U0379611

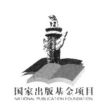

国家出版基金项目
NATIONAL PUBLICATION FOUNDATION

中医良方大典

总 主 编　严世芸

副总主编　王庆其

　　　　　胡鸿毅

【儿科卷】

本卷主编　虞坚尔

ZHONGYI
LIANGFANG DADIAN

上海科学普及出版社

中医良方大典·儿科卷
编委会名单

主　　编　虞坚尔

副 主 编　赵　鋆

编辑委员　（以姓名笔画为序）

丁惠玲　李　战　李利清　沈　健　陈伟斌　封玉琳

俞　建　姜之炎　姜永红　姚俊丽　秦丽萍　倪菊秀

焦露露　薛　征　霍莉莉

编写人员　（以姓名笔画为序）

万莉萍　马　晶　仇　晶　乐瓅琳　朱婷婷　刘秀秀

齐芳艳　孙　雯　孙　婷　孙艳艳　李一凡　吴文华

张菲菲　范　腾　和婧伟　赵　倩　崔　晨　韩海琼

阚倩娜

序言 | Preface

习近平总书记指出,中医药学是中国古代科学的瑰宝,也是打开中华文明宝库的钥匙,凝聚着深邃的哲学智慧和中华民族几千年的健康养生理念及其实践经验。中医药学是中华优秀文化的学术结晶和杰出代表,传承和发扬中医药学的丰富遗产,守正创新,是建设健康中国,维护人民健康的重要内容。

方剂是中药临床应用的最基本方式,是中医基础与临床的桥梁课程。作为一门讲求经验性、感悟性的学科,方剂是集历代医家临床经验之大成者,是中医研究成果最为直观的表现。古今就方剂药物的籍著不下数千种,方剂数以万计。随着现代科学技术的迅猛发展,中医药研究方法和研究手段推陈出新,方剂学从基础到临床也有了长足的进步和提高。

遣方用药是中医取效的关键之一。丰富的临床实践,总结出了众多的有效方剂和用药经验。为了记录中医方药研究新成果,推广、应用和研究经验良方,上海科学普及出版社集聚上海中医界大师、领军人才、教授和博导,组成了一支实力雄厚的编写队伍。这些专家学者在各自的研究领域均为学科带头人,教学、临床科研双肩挑,术有专攻,成果丰硕,有口皆碑。由总主编严世芸领军,副总主编王庆其、胡鸿毅统稿,隆重推出《中医良方大典》(全六卷)。分设肿瘤卷、内科一卷、内科二卷、外科卷、妇科卷和儿科卷,总字数 600 余万字,涵盖 900 余个病种,收入方剂 2 万余则。

《中医良方大典》(全六卷)对 1949—2018 年间我国中医类、中西医结合类杂志以及医学论文专刊等资料中的临床治疗经验和所刊方药进行系统梳理,通过归类比较,去粗存精,选出良方,编撰成书。以改革开放后的中医研究成果为重点,彰显现代;从文献学角度、中西医结合角度等多方面展开论述;其书资料翔实、内容宏富、脉络清晰、重点突出;综概之其科学性、系统性、权威性和实用性汇聚一身,尤为可贵。编著以临床现代医学病名设置体例,以中医期刊、中医专著、中医年鉴为参阅,词条以现代西医病名体现。每一病症原则上分为概述、辨证施治、单方、经验方、中成药、预防用药等六部分。深入阐述,追根溯源;一病多方,选择性强;理法方药,逻辑性强;重点突出,实用性强;集治法大成,可读性强。以方引方,以方出药,以方带法,以方讲病,以方述理,引领读者传承中医良方，弘扬中医药精髓，领略中医药的博大神奇。

中医药是一门虽然古老却历久弥新、学术长青的学科，至今仍发挥着重要防病治病，养生保健的作用。2020 年在抗击新冠肺炎疫情中又发挥了重要作用，成为中国方案的亮点，产生了重大海内外学术影响。作为一部综合性的大型方剂参考丛书，囊括内科、外科、妇科、儿科、伤科等中医学各学科，可谓学术百花齐放，文采多姿多彩。其内容丰富，融辨证施治、单方、经验方、中成药、预防用药，分类清晰，操作性强。该宏著不仅是广大中医药工作者和普通读者查阅参考的现代工具书，为临床医疗、教学、科研和养生保健提供了便利，也是全国各大图书馆的必备馆藏。"良方"在手，释难解惑，启迪后学；"大典"在案，用之于民，惠之于民。希望丛书的问世，能成为广大读者朋友的良师益友，以推动我国中医药文化事业健康科学地发展。

中国工程院　院　　士
天津中医药大学　校　　长　张伯礼
中国中医科学院　名誉院长
庚子年暑月于天津团泊湖畔

前言 | Foreword

　　近几十年来，儿科疾病谱发生了巨大的变化。随着疫苗、抗生素的广泛使用以及儿童保健工作的大力推进，许多出生缺陷疾病、传染性疾病、感染性疾病、寄生虫病在儿科的发病率上越来越低，而饮食的改变、环境的变化、学业压力的增加使得儿童过敏性疾病、内分泌系统疾病、神经系统疾病、心理行为疾病的发病率越来越高。为了适应当前的这种变化，广大中医药工作者在继承前辈经验的基础上，或对既往传统有效方剂进行了改良，或创制许多针对新病种临床有效方剂，均取得了显著成效。一些医家对于儿童的经验良方进行了不同程度的收录与整理，发表在相关杂志上，对经验良方的保存起到了促进作用，但尚不成规模，缺少系统完整性的整理、收集与更新。故总主编严世芸教授决定在《中医良方大典》的编著中分设儿科卷，并委托上海科学普及出版社策划出版。

　　相较于第一版的《现代中医奇效良方宝典》，本卷儿科卷剔除了约30％已经不适合当前临床使用的中药方剂，增补了1992年以来核心期刊杂志发表的文献中相关的方剂。设19个篇章，涉及138个儿科病种，共收集3 300余则方剂，涉及中药、针灸、推拿等多种治疗手段。除呼吸系统疾病、消化系统疾病、泌尿系统疾病等常见病症外，另设新生儿疾病章节，涵盖面广，内容齐全。对近几十年来儿科出现的新病种以及新的经验方剂追根溯源、严加甄别，但凡无临床验证、缺少理论依据或者来源出处不明的方剂，概不予收录，以确保方剂的有效性与真实性。对于本卷中涉及到的静脉中药制剂，如炎琥宁注射液、穿琥宁注射液等，一定要在医生指导下使用。

　　本卷编写体例总体上与丛书其他各卷保持一致，分概述、辨证施治、经验方、单方、中成药、预防用药六大部分。鉴于儿童眼科疾病、伤科疾病的相关内容与外科卷重复，故儿科卷不再收录这两类疾病病种和方剂，若想了解儿童眼科疾病和伤科疾病的方剂，可详参外科卷。

　　儿科疾病多病发突然且传变迅速，若未能及时用药，易延误病机，难以见效。此外，儿童脏腑娇嫩，难耐攻伐，故临床用药时，应将药物寒热属性、毒性大小、服药难易程度、患儿年龄大小、体质强弱等因素均纳入考虑范畴。希望本卷的刊印能够拾遗补阙、除旧呈新，为一般家庭内的儿科保健和治疗提供更多的参考，并能成为中医儿科医生医疗和教学的参考著作，使中医药治疗儿科的成果得到及时的推广。本卷在编撰过程中得到众多儿科专家和相关人员的帮助与指导，并得到中国中医药年鉴编辑部、上海科学普及出版社陈星星、柴日奕、黄鑫、蔡丽娟等编辑对本书资料提供的大力支持，在此一并表示衷心的感谢。编著过程中难免存在疏漏不足之处，也恳请读者不吝指正，以利再版时继续完善。

虞坚尔

2021 年 2 月

凡例 | General Statements

　　一、《中医良方大典》分为《中医良方大典·肿瘤卷》《中医良方大典·内科一卷》《中医良方大典·内科二卷》《中医良方大典·外科卷》《中医良方大典·妇科卷》和《中医良方大典·儿科卷》六卷，系统梳理了 1949—2018 年间的中医治疗成果。各卷均以现代医学病症为条目，从中医期刊、中医专著中收集良方。每一条目内容分为概述、辨证施治、经验方、单方、中成药、预防用药等六方面。

　　二、《中医良方大典》遵循去粗存精之原则，收录病症 900 余种，方剂 2 万余则。方剂从组成、治疗方法、临床观察等方面进行详细阐述，均有文献可依。

　　三、《中医良方大典》中，"单方""经验方"按药味数量区分："单方"指包含 3 味药及以下的方剂，"经验方"指包含 3 味药以上的方剂。

　　四、《中医良方大典》收录的临床病例一般以常见而资料又较全者为主，某些少见而确有参考价值的特殊病例亦予以收录。

　　五、《中医良方大典》收录的无方名方剂，采用"某某经验方"或"某某病方"命名的原则。如果此类方剂有多则，在"某某经验方""某某病方"后加上"1""2""3"等序号，依次排列。

　　六、《中医良方大典》引用的文献中，凡未说明方剂的煎服法，均为常规煎服法，即每日 1 剂，水煎服，分 2 次服用。书中未说明煎服法的方剂，不再一一说明。

　　七、《中医良方大典》收录的中药材，一般根据《中国药典》的命名；为体现道地药材，则保留原文献的写法，如广木香、云茯苓、川黄连等。凡列入国家保护动物名录的动物药材，均改用药效相似的其他药材替代，或说明"现禁用"。

　　八、《中医良方大典》中的剂量均使用现行的法定计量单位，原文献中的"钱""两"已换算成"克"（1 钱＝3 克，1 两＝30 克）。剂量单位均使用汉字表述，如"mmHg"为"毫米汞柱"，"ml"为"毫升"，"cm"为"厘米"等。

　　九、《中医良方大典》参考文献的著录格式如下：

　　（一）期刊类

1. 作者一名,著录格式为:

第一作者.文献题名[J].期刊名,年,卷(期):起止页码.

2. 作者多名,且同时注明通讯作者的文献,著录格式为:

第一作者,通讯作者,等.文献题名[J].期刊名,年,卷(期):起止页码.

3. 作者多名,但未注明通讯作者的文献,著录格式为:

第一作者,等.文献题名[J].期刊名,年,卷(期):起止页码.

文献的作者包括单位名或组织名。

(二)专著类

1. 主编一名,著录格式为:

主编.书名[M].出版地:出版单位,出版年:起止页码.

2. 主编多名,著录格式为:

主编,等.书名[M].出版地:出版单位,出版年:起止页码.

(三)论文集

著录格式为:第一作者,等.文献题名[C].出版地:出版单位,出版年:起止页码.

(四)学位论文

著录格式为:第一作者,等.文献题名[D].出版地:出版单位,出版年:起止页码.

(五)专利文献

1. 专利申请者或所有者一名,著录格式为:

专利申请者或所有者.专利题名:专利国别,专利号[P].公告日期或公开日期.

2. 专利申请者或所有者多名,著录格式为:

专利申请者或所有者,等.专利题名:专利国别,专利号[P].公告日期或公开日期.

目录 | Contents

新生儿疾病

新生儿肝炎综合征

概 述

新生儿肝炎综合征又称新生儿肝炎,发生于新生儿期或满月后。是由多种不同原因引起的共同临床表现,主要特征为出生后数日至3～4个月发生持续阻塞性黄疸、肝脾肿大、血清直接胆红素增高以及转氨酶升高。部分患儿可有呕吐、腹泻、发热,或精神萎靡、昏睡等。

本病属中医"胎黄"范畴。其病理特点是湿热熏蒸,胆郁不利。表现为出生后数日至3～4个月出现黄疸,伴肝大,不思乳食,小便黄,大便不畅,舌质红,苔黄腻,脉滑数。治法以清热解毒、凉血利湿为主。

经 验 方

1. 自拟石茵汤 石打穿3克、栀子3克、泽泻3克、甘草3克、茵陈6克、炒白术10克、山药10克、茯苓10克。每日1剂,水煎至50～60毫升,分次喂服,1周为1个疗程。郑仪宁等选取60例婴儿肝炎综合征,分为治疗组和对照组各30例。治疗组予上方治疗。对照组予能量合剂、复方甘草酸苷保肝利胆,若合并细菌感染者予头孢他啶等抗感染、补充脂溶性维生素A、D、E、K_1及予重组人干扰素α-2b 100万单位肌注,每日1针,连打3针,再隔日1针肌注,共4针,总计7针。结果:治疗4周后,治疗组治愈24例,好转4例,无效2例,总有效率为93.3%;对照组治愈18例,好转8例,无效4例,总有效率86.7%。两组总有效率比较差异有显著性($P<0.01$)。治疗2周后,两组生化指标较治疗前均有改善,但治疗组更明显,组间比较差异有统计学意义($P<0.05$)。[①]

2. 自拟方 金钱草9克、白术9克、薏苡仁9克、生麦芽9克、茯苓9克、茵陈12克、滑石6克、甘草6克。每日1剂,水煎取汁50毫升,分早、晚2次口服。聂军红等将收治的200例新生儿肝炎综合征随机分为治疗组和对照组各100例。对照组予西医常规治疗。注射用还原型谷胱甘肽钠300毫克、新型水溶性维生素5毫克、注射用脂溶性维生素Ⅱ 1/3支,加入5%葡萄糖注射液250毫升中静脉滴注,每日1次。治疗组在对照组基础上加用中药汤剂口服。结果:两组治疗后丙氨酸氨基转移酶(ALT)、天门冬氨酸氨基转移酶(AST)、γ-谷氨酰转肽酶(γ-GT)、直接胆红素(DBiL)及总胆红素(TBiL)水平与本组治疗前比较差异有统计学意义($P<0.05$);两组治疗后ALT、AST、γ-GT、DBiL及TBiL水平组间比较差异有统计学意义($P<0.05$),治疗组改善优于对照组。表明采用中西结合治疗新生儿肝炎综合征临床疗效明显优于单纯西医治疗,可以明显降低血液中结合性胆红素水平含量,促进肝功能修复,起到保护肝脏的作用。[②]

3. 茵陈蒿汤合膈下逐瘀汤 茵陈、当归、川芎、赤芍、桃仁、红花、柴胡、黄芩、枳壳、广木香、茯苓、青皮、陈皮等。肝脾肿大且大于2厘米加人参鳖甲煎丸(包煎)同服。每日1剂,水煎2次,频服。用7～10剂后,酌减活血散结药,加健脾和中

① 郑仪宁,等.石茵汤与干扰素联合治疗婴儿肝炎综合征30例[J].浙江中医杂志,2015,50(8):601-602.
② 聂军红,等.中西医结合治疗新生儿肝炎综合征疗效观察[J].河北中医,2012,34(8):1187-1188.

之品。倪菊秀用上方加减治疗婴儿肝炎综合征 28 例,痊愈 27 例,无效 1 例。①

4. 利胆护肝合剂 茵陈、生大黄、栀子、赤芍、黄芩、柴胡、茯苓、五味子。制成浓缩液,每剂 20 毫升(上海医科大学研制)。每次 10 毫升,每日 2 次。俞建等将婴儿肝炎综合征 52 例分为治疗组 29 例和对照组 23 例。治疗组用上方治疗。对照组用利胆汤(茵陈、生大黄、栀子、虎杖、金钱草、萹蓄、广郁金)。每日 1 剂,水煎服。均 1 个月为 1 个疗程。治疗 1～3 个疗程。结果显示治疗组与对照组分别痊愈 25 例、18 例,好转 3 例、4 例,无效各 1 例。两组疗效及血清胆红素恢复正常时间比较均无显著性差异($P > 0.05$)。动物实验表明,本品对血清总胆红素、谷丙转氨酶、血清甘胆酸的改善较对照组快,总胆管插管胆汁流量明显增多($P < 0.01$ 或 0.05);肝胆摄取功能明显好转,肝肠通过时间显著缩短(P 均 < 0.01)。②

5. 婴肝汤 绵茵陈 7 克、炒栀子 7 克、鲜虎杖 15 克、败酱草 10 克、广郁金 10 克。随症加减:纳呆者,加鸡内金 7 克、炒谷芽 10 克、炒麦芽 10 克;腹胀者,加青皮 7 克、陈皮 10 克或木香 7 克;便秘者,加炒牵牛子 7 克、白牵牛子 7 克或火麻仁 10 克等。每日 1 剂,水煎 2 次,频服。彭兆麟用上方

加减治疗婴儿肝炎综合征 14 例,痊愈 8 例,好转 2 例,自动出院 2 例,死亡 2 例,有效率为 71.4%,平均住院 38.5 天,最长 49 天,最短 24 天。③

6. 茵陈蒿汤加减 茵陈 50 克、大黄 5 克、栀子 10 克。随症加减:热偏重,加黄芩 10 克、板蓝根 10 克、大青叶 20 克;偏湿重,加海金砂 10 克、金钱草 15 克、泽泻 10 克、车前子 10 克;大便溏泻,加陈皮 10 克、苍术 10 克、白术 10 克、茯苓 20 克;腹胀,加木香 10 克、青皮 10 克;肝脾肿大、质硬,加郁金 15 克、丹参 25 克、赤芍 10 克、桃仁 10 克、红花 10 克;肝功能障碍,加白芍 15 克、五味子 10 克。每剂煎 2 次,取汁 150 毫升,分 2 日服,每日 4～6 次分服,疗程 5～19 周。王汝锡等用上方加减治愈肝外胆道完全梗阻性新生儿肝炎综合征 7 例,皮肤退黄 2～12 周,巩膜退黄 4～18 周,大便转黄 3～13 周,小便转正常 4～13 周,血清胆红素恢复正常 8～19 周。④

7. 莫锦明经验方 龙胆草 6 克、黑栀子 9 克、川黄柏皮 9 克、金银花 9 克、土茯苓 30 克、净连翘 9 克、西茵陈 15 克、牡丹皮 15 克、丹参 15 克、干垂盆草 15 克、鹿衔草 15 克。每日 1 剂,水煎 2 次,频服。莫锦明用上方加减治疗新生儿肝炎综合征 1 例,患儿服药 45 天获痊愈。⑤

① 倪菊秀.28 例婴儿肝炎综合征的中医药辨证治疗[J].上海中医杂志,1995(4):31-32.
② 俞建,等.利胆护肝合剂治疗婴儿肝炎综合征的临床与实验研究[J].上海中医药杂志,1995(5):13-15.
③ 彭兆麟.婴肝汤治疗婴儿肝炎综合征 14 例[J].湖北中医杂志,1989(4):19-20.
④ 王汝锡,等.中药治愈七例肝外胆道完全梗阻性新生儿肝炎综合征[J].辽宁中医杂志,1984(11):23-24.
⑤ 莫锦明.胎黄治验[J].上海中医药杂志,1984(6):4-5.

新生儿硬肿症

概　　述

新生儿硬肿症又称新生儿寒冷损伤综合征，是由受寒、早产、感染、窒息等多种原因引起的皮肤和皮下组织变硬与水肿的一种病症，主要表现为低体温和皮肤软组织变硬水肿，重症可发生多器官功能损伤甚至衰竭。本病多发生在患儿出生后1周内，尤以早产儿多见，若不及时抢救，常可危及患儿生命，预后不良。国外报道重症新生儿硬肿症病死率为50%～75%，国内报道为15%～53%。临床多伴患儿体温不升、不哭、拒乳、呼吸微弱和反应低下；硬肿首先发生在小腿、大腿外侧，渐至全身。

本病属中医"胎寒""血瘀"及"五硬"中的"肉硬"范畴。其病理特点是禀赋不足、阳气虚衰，外感寒邪、寒凝血滞而成；胎母湿热侵及小儿引起气滞血瘀，水湿侵入肌肤所致；或感受温热之邪，热毒蕴结，耗气伤津，血热互结，而致气滞血瘀；或因分娩时早破水，或感受风寒，导致肺气失宣，阳气不得宣通，则气血不调，脾失健运，水湿浸于肌肤而形成硬肿症。

辨　证　施　治

1. 寒凝经络、气滞血瘀型　寒邪凝滞，气血运行不畅，气滞血瘀，故而导致肌肤不温，冷硬而肿，属于"胎寒""寒厥""五硬"等范畴。多为风寒侵袭，气滞血瘀所致。治宜温阳散寒、活血祛瘀。方用伸筋活血汤：伸筋草10克、丹参10克、红花10克、赤芍10克、桂枝10克。加水至2 000毫升，文火煮沸30分钟，去渣取汁，待药液温度降至38℃～40℃用于药浴。临床观察：王沁将200例新生儿硬肿症患儿随机分为观察组和对照组各100例，在综合治疗的基础上，观察组采用伸筋活血汤联合系统抚触疗法，对照组采用传统局部按摩法，比较两组疗效。结果：观察组显效率为97%，对照组为78%，两组比较差异有显著性（P<0.01）。结论：伸筋活血汤联合系统抚触疗法治疗新生儿硬肿症能明显提高疗效。[①]

2. 脾肾阳虚、寒凝血瘀型　由寒冷损伤、感染、窒息或早产等原因引起。方用温阳消肿膏：肉桂6克、丁香9克、乳香7.5克、没药7.5克、延胡索15克、五灵脂15克、当归15克、红花15克、川芎15克、赤芍15克、透骨草15克。共捣碎，文火焙焦，研末过筛，加入1 000克灭菌后的凡士林制成软膏，装入无菌干燥瓶内备用。略加温后（20℃～25℃）外敷于硬肿部位，每日4～6次。临床观察：张社教等应用温阳消肿膏外敷硬肿部位辅助治疗新生儿硬肿症21例，并与西医常规综合治疗组24例相对照。结果：治疗组总有效率95.2%，对照组总有效率66.7%，治疗组明显优于对照组。[②]

3. 王东巧等分3型

（1）气虚血瘀型　症见两下肢、腹壁肿胀发亮，按之凹陷，有硬皮样感觉，皮肤暗红，面色或口唇周围发绀，哭声低下，吮乳困难，尿少。治宜益气通阳、活血化瘀。药用黄芪15克、苏木15克、

① 王沁.伸筋活血汤联合系统抚触疗法治疗新生儿硬肿症疗效观察［J］.时珍国医国药,2013,24(7)：1691-1692.
② 张社教,等.温阳消肿膏辅助治疗新生儿硬肿症疗效观察［J］.四川中医,2003,21(9)：68-69.

桂枝 9 克、白术 12 克、茯苓 12 克、桃仁 10 克、红花 10 克、泽兰 10 克。

（2）脾肾阳虚型　症见下肢及腹壁甚则全身硬肿，体温不升，反应低下，不哭不吃。治宜温补脾肾、化瘀利湿。药用白术 12 克、当归 12 克、泽兰 12 克、茯苓 15 克、附子 9 克、干姜 6 克、桃仁 10 克、大腹皮 10 克。

（3）热毒内盛型　多发于夏秋季，多与感染有关。硬肿多发生在腹部及背部，患儿可伴发热，哭闹或不哭，拒乳。治宜清热解毒、化瘀利湿。药用金银花 15 克、蒲公英 15 克、败酱草 15 克、红藤 15 克、当归 12 克、桃仁 12 克、泽兰 9 克、大腹皮 10 克。

临床根据不同的证型选择相应的药物，将药物混合 700 毫升水中，文火煎取 400 毫升，装瓶。用时将药液加热后，用纱布浸透药液涤搽热敷硬肿部位。每次 5～10 分钟，每日热敷 3～4 次。临床观察：王东巧等治疗新生儿硬肿症 54 例，属气虚血瘀型 25 例，脾肾阳虚型 25 例，热毒内盛型 4 例。结果：显效 34 例，有效 17 例，无效 3 例，有效率为 94.44％。[1]

4. 张宝林分 2 型

（1）脾肾阳虚型　治宜温肾健脾、活血化瘀。方用真武汤加减：制附子（先煎）1～1.5 克（前后剂量分别为生龄 5 日内和 15 日内者，后仿此）、茯苓 2～3 克、红花 2～3 克、黄芪 2～3 克、白术 1.5～3 克、人参（另炖兑服）1.5～3 克、赤芍 1～2 克、当归 1～2 克、川芎 1～2 克、地锦草 5～9 克。

（2）热毒蕴结型　治宜清热解毒、活血化瘀。方用黄连解毒汤加减：黄连 1～2 克、黄芩 1～2 克、栀子 1～2 克、川芎 1～2 克、人参（另炖兑服）1.5～3 克、红花 1.5～2 克、茯苓 2～3 克、黄芪 2～3 克、麦冬 3～5 克。并可加用川芎红花注射液（每毫升含生药川芎 1 克、红花 0.6 克），0.1～0.3 毫升/（千克·次），加等量的 10％葡萄糖注射液 5～

10 毫升静脉注射；或加 10％葡萄糖注射液 20～50 毫升静脉滴注；每日 1～2 次。临床观察：张宝林用上方辨证治疗新生儿硬肿症 13 例，痊愈 11 例。[2]

经 验 方

1. 附红油膏　制附子 5 克、红花 15 克、川芎 15 克、透骨草 15 克、肉桂 6 克、丁香 9 克。焙干共研细末过筛。与凡士林温火加热制成 12％软膏，装入无菌干燥瓶中备用。将附红油膏加温烊化，温度在 38℃～40℃，均匀涂抹于硬肿处，厚薄均匀适中。并以保鲜膜覆盖，轻度 1～2 次/天，中重度 3～5 次/天，此操作在暖箱进行，直至硬肿完全消失。王春娟将 82 例新生儿硬肿症患儿随机分为治疗组 42 例和对照组 40 例，两组均给予复温、补液及供给足够热量、控制感染、抗凝等常规综合治疗。治疗组在常规治疗的基础上采用维生素 E 按摩硬肿皮肤，附红油膏外敷硬肿处，对两组患儿的硬肿完全消退时间、体温恢复时间、住院时间进行对比分析。结果：治疗组患儿硬肿完全消退时间、体温恢复时间、住院时间明显低于对照组，两组比较差异有统计学意义（P＜0.05）；治疗组总有效率 95.24％，对照组总有效率 80.00％，两组比较差异有统计学意义（P＜0.05）。结论：维生素 E 按摩及附红油膏外敷能显著改善新生儿硬肿症症状和体征，提高疗效，安全可靠，适合临床应用。[3]

2. 罗飞娟经验方　人参 3 克、当归 3 克、制附子 3 克、黄芪 5 克、没药 5 克、桂枝 5 克、肉桂 5 克、党参 5 克、乌药 2 克、木香 2 克、木通 2 克、川芎 2 克、防风 2 克、甘草 2 克。每日 1 剂，水煎至 100 毫升，分 3～4 次口服，将药渣第 2 次煎煮至 500 毫升，冷却至 39℃～42℃后给新生儿患者擦洗全身。罗飞娟用上法治疗新生儿硬肿症 32 例，治愈 30 例，好转 2 例，无效 0 例。治愈率 93.75％。[4]

① 王东巧,等.中药外用治疗新生儿硬肿症 54 例[J].河南中医,2003,23(8)：48.
② 张宝林.新生儿硬肿症论治[J].浙江中医杂志,1982,17(12)：508.
③ 王春娟.附红油膏外敷治疗新生儿硬肿症 42 例[J].中外医学研究,2016,14(20)：122 - 123.
④ 罗飞娟.自拟方治疗新生儿硬肿症[J].湖北中医杂志,2015,37(2)：50.

3. 王秀琴经验方　川乌7.5克、草乌7.5克、乳香7.5克、肉桂6克、丁香9克、红花10克、川芎15克、当归15克、透骨草15克。温火炒焦，研碎成沫，加凡士林1000克成膏，外敷于硬肿处，每日1次。王秀琴用中药外敷配合支持疗法治疗新生儿硬肿症26例，患儿均痊愈。[1]

4. 许淑荣经验方　川乌6.5克、草乌6.5克、肉桂6克、丁香10克、红参10克、川芎12克、当归15克、红花15克、赤芍15克、透骨草15克、细辛2克、乳香8克、没药8克。共同研磨成细末后与医用凡士林1000克混合均匀制成软膏，将制成的软膏敷于硬肿处，并加热水袋热敷。许淑荣将63例患儿随机分成两组，对照组31例，实验组32例。结果：中西医结合的治疗效果明显高于西医疗法。[2]

5. 散瘀活血膏　桃仁120克、红花120克、当归120克、川芎120克、透骨草120克、制附子30克、桂枝30克、细辛15克、乳香20克、没药20克。取芝麻油1000毫升置锅中，将上药浸入油锅中3～5小时，至浸透为止，后把连油带药的锅置于炉火上煎至药物枯焦变黑，捞出药渣，滤过后放于器皿中静置，微冷后加入654-2 30毫克，维生素E 1克，搅拌均匀，用蜂蜡塑形备用。药膏加温烊化，当温度在40℃～45℃用棉签蘸取药膏涂抹于患处，厚薄适中，并用保鲜膜覆盖，每日2次。陈聪水等应用散瘀活血膏在硬肿部位局部外敷治疗新生儿硬肿症42例，并与西医常规治疗26例对照观察。结果：治疗组治愈40例(95.2%)，死亡2例(均并发急性肾功能衰竭)；对照组治愈17例(65.4%)，死亡8例(其中合并肺出血3例，急性肾功能衰竭2例，弥散性血管内凝血3例)。两组治愈率及死亡率经统计学处理均有显著性差异(均$P<0.05$)。[3]

6. 硬肿消散膏　制附子2克、黄芪3克、肉桂7克、丁香7克、制草乌头5克、制川乌头6克、乳香6克、没药6克、当归13克、丹参13克、红花13克、川芎13克。上药共研细末，与凡士林配成13%油膏备用。使用前加温，油膏厚度0.2～0.3厘米敷于硬肿处，外用纱布包裹。敷药前须做局部按摩，按摩力度不能过猛，视患儿反应和表现决定，轻度每日按摩1～2次，中度或重度每日按摩3～5次，每次3～5分钟。每日换药1～2次。[4]

7. 双黄桃红膏　黄连15克、黄芩20克、桃仁15克、红花15克、川芎15克、丹参15克、麦冬12克、当归12克、黄芪9克、冰片1克、生甘草6克。加温至40℃左右后直接涂患处，厚度约3毫米，所涂药膏要超过硬肿周边2厘米左右，然后用消毒纱布包裹患处，每日涂抹1次，药用至硬肿完全消退。孙光茂等将新生儿硬肿症患儿随机分为观察组45例和对照组44例，并分轻、中、重度，两组均以热量供给、支持及对症治疗。观察组在此基础上同时采用双黄桃红膏外敷患处。结果：观察组治愈率、有效率均优于对照组，组间比较，均$P<0.05$，有显著差异；观察组轻度、重度疗效与对照组比较无显著差异($P>0.05$)，中度疗效优于对照组($P<0.05$)。结论：双黄桃红膏治疗非寒冷新生儿硬肿症疗效确切。[5]

8. 软膏方　乳香8克、没药8克、川乌8克、肉桂6克、丁香9克、当归15克、红花15克、川芎15克、赤芍15克、透骨草15克。上药共研细末后加入凡士林500克调和制成软膏抹在纱布棉花垫上加温包敷在硬肿面，给予保暖，防止烫伤，换药1次/天。王维葆等将200例新生儿硬肿症患儿分为治疗组和对照组各100例，两组均给予快速复温、抗感染、纠酸、合理供给热卡和液体，对中度以上的硬肿症输注血浆。治疗组加用上述软膏。结果：治疗组显效(体温正常，一般情况好，硬肿5天内消退)59例，有效(体温正常，一般情况好，硬肿7天内消退)34例，无效(症状无改善，一般情况差，硬肿7天内未消退，病情恶化死亡，自动出院)

① 王秀琴.中药外敷治疗新生儿硬肿症26例[J].陕西中医,2008,29(11)：1515.
② 许淑荣.中西医结合治疗新生儿硬肿症[J].医药论坛杂志,2008,29(16)：119-120.
③ 陈聪水,等.散瘀活血膏外敷治疗新生儿硬肿症疗效观察[J].河北中医,2005,27(2)：103-104.
④ 张丽,等.硬肿消散膏外敷治疗新生儿硬肿症30例疗效观察[J].河北中医,2005,27(11)：827.
⑤ 孙光茂,等.自制双黄桃红膏治疗非寒冷性新生儿硬肿症45例[J].中医药临床杂志,2004,16(6)：574-575.

7例,总有效率93%;对照组显效25例,有效40例,无效35例,总有效率65%。两组疗效相比有显著性差异(P<0.01)。[1]

9. **活血散** 丹参15克、川芎6克、红花6克、当归10克、赤芍12克、桃仁10克、肉桂2克。将活血散20～40克加医用凡士林膏30～50克搅拌混匀成膏状,加温至37℃左右,均匀涂在硬肿皮肤处,厚2～3毫米,外用纱布包裹。轻度每日换药1次,中、重度者每日换药2～3次,疗程3～5天。崔颖将64例新生儿硬肿症分为治疗组34例与对照组30例。对照组采用综合治疗,治疗组在其基础上加用活血散外敷。结果:治疗组显效24例,有效8例,无效2例,有效率96%;对照组显效8例,有效15例,无效7例,有效率77%。经统计学处理,两组有效率有显著差异(P<0.05)。[2]

10. **中药药浴方** 防风20克、艾叶20克、透骨草20克、红花20克、白矾5克。煎水制成2000毫升备用。白灵等对50例硬肿症患儿应用中药药浴法治疗,与西医治疗组比较,硬肿消退天数明显缩短,经统计学处理,具有显著性差异(P<0.01)。[3]

11. **复方生脉散** 人参(另炖兑服)6克、五味子2.5克、当归2.5克、川芎2.5克、丹参2.5克、炙甘草2.5克、制附子(先煎)1.5克、干姜1.5克、黄芪5克。每日1剂,水煎频频滴入口中。本方系由生脉散、参附汤、四逆汤加味而成。以生脉散益气敛阴;参附汤、四逆汤回阳救逆,益气固脱;伍用黄芪增益气之功;合当归、川芎、丹参增生血活血之能。诸药合用,阳回气血畅行,则寒、硬、肿诸证自消。李国文用上方治疗因先天禀赋不足,阳弱气虚,复感外寒,气血凝结而致新生儿硬肿症多例,疗效较佳。附验案2则。[4]

12. **真武汤加味** 制附子(先煎)6克、茯苓4克、白术4克、白芍2克、生姜1片、肉桂3克。每日1剂,浓煎频频滴入新生儿口,并注意保温。严东标以上方加减治愈1例真元不足新生儿硬肿症。[5]

13. **附子桂枝汤** 制附子(先煎)、桂枝、炙甘草。随症加减:兼气虚者,加党参、黄芪;精神萎靡、口含痰沫、呼吸不匀(不管肺部听诊有无湿性啰音,均应警惕有并发肺炎可能),宜再加僵蚕、法半夏、石菖蒲、郁金、胆南星、牛黄等化痰开窍之品,严重病婴亦可考虑西药配合治疗;兼血瘀者,加丹参、赤芍、红花、桃仁、郁金、牛膝;夹热夹实者,加大黄(后下)、槟榔、牡丹皮等以泄热通腑;肿甚、小便不利者,加四苓散、木通、车前子(包煎)以健脾化气利水。倪际外以上方治疗新生儿硬肿症25例,临床治愈23例。[6]

14. **阳和汤加减** 熟地黄10克、生黄芪10克、白术10克、薏苡仁10克、鹿角片2克、肉桂1克、炮姜1克、生麻黄1克、怀牛膝1克、白芥子1克、甘草3克、大贝母3克。每日1剂,水煎频服。徐留生以温阳散寒、活血化痰法治疗真阳不振,复感风寒,气血凝滞新生儿硬肿症1例,2剂药后硬肿有所减退,连服6剂后,硬肿全消而愈。[7]

15. **参附汤加味** 人参(另炖兑服)5克、制附子(先煎)3克、石菖蒲3克。水煎分次频频滴服,每次5～10滴。棉花包裹法:取棉花750克,包裹患儿全身,外加单布1块,暴露口鼻,肛门处垫卫生纸1块,大小便后随时更换,注意体温变化,如体温升至37.2℃可适当剥去一层棉花,使其保持正常恒定体温。王文清用上方配合棉花包裹法治疗新生儿硬肿症11例,效果较好。附验案1则,患儿连服上方4剂,7天后体温正常,皮肤变软、色转红润。[8]

16. **基本方** 制附子(先煎)2.4克、干姜2.4克、丹参12克、黄芪12克、当归9克、红花6克、

① 王维葆,等.中药外敷治疗新生儿硬肿症疗效观察[J].时珍国医国药,2001,12(5):448-449.
② 崔颖.活血散外敷治疗新生儿硬肿症[J].河南中医,2001,21(3):52-53.
③ 白灵,等.中药药浴治疗新生儿硬肿症50例[J].临床军医杂志,2000,28(4):102-103.
④ 李国文.浙江中医杂志,1989(3):115.
⑤ 严东标.新生儿硬肿症治验[J].四川中医,1989(5):26.
⑥ 倪际外.新生儿硬肿症的中医辨证论治——附临床25例分析[J].福建中医药,1988,19(3):12-13.
⑦ 徐留生.新生儿硬肿症验案二则[J].江苏中医,1988(7):10.
⑧ 王文清.参附汤加味治疗新生儿硬皮症[J].新中医,1984(1):33.

红参(另炖兑服)3克、炙甘草3克。每日1剂,水煎服。常规治疗:暖箱保温、补液、纠正酸中毒、能量合剂、激素、抗生素,重度者适量输血。金为人用中西医结合治疗新生儿硬肿症5例(其中中度1例,重度4例),另选5例进行对照,其硬肿和其他症状消退时间都较西医对照组短。[1]

17. 基本方　附片(先煎)0.3克、川芎0.3克、黄芪1.5克、茯苓1.5克、红参(另炖兑服)1克、红花0.6克、地锦草3克。每日1剂,水煎服。张宝林等以上方加减治疗脾肾阳虚、气滞血瘀重症新生儿硬肿症1例,服药14剂,硬肿消失,体温恢复正常而愈。[2]

18. 外敷方　肉桂6克、丁香9克、川乌7.5克、草乌7.5克、乳香7.5克、没药7.5克、红花15克、当归15克、川芎15克、赤芍15克、透骨草15克。上药研为细末,加入凡士林1000克调成油膏,涂在纱布上,略加温,外敷硬肿部,外敷前局部先涂1%麝香酮,每日1次。给以复方丹参注射液4毫升(含丹参4克、降香4克)静脉滴注为主,有时加用肝素(300单位/次)等治疗。结合常规保暖、喂乳、输液、输血或输血浆及药物治疗等综合性治疗。上海第一医学院儿科医院采用活血化瘀法治疗新生儿硬肿症68例,总治愈率为64.7%。[3]

单　方

1. 韭菜汁　组成:韭菜。用法用量:在保持皮肤清洁的前提下,每次将少量韭菜(约25克)用火(点燃一支蜡烛即可)烧软,后用手搓出汁,待温,连同韭菜擦在硬肿处,用拇指指腹轻轻按摩,反复进行,保持皮肤要有韭菜汁;每次按摩10~15分钟,每日4~6次,连续1~2天,一般2天痊愈。临床应用:张米英对20例新生儿硬肿症患儿在用传统治疗法的基础上,用韭菜汁外擦配合按摩治

疗,20例患儿中,1天治愈8例(占40%),2天治愈10例(占50%),3天治愈2例(占10%),无1例死亡和并发症。说明韭菜汁外擦行局部按摩是一种安全、简便易行而有效的辅助治疗新生儿硬肿症的方法。[4]

2. 艾叶浴　组成:艾叶500克。用法用量:将艾叶500克加水3000毫升,煎熬浓缩为1000毫升,每次取250毫升加入温水浴盆中(水温37℃~38℃),在洗浴过程中可缓慢加入热水,保持水温为30℃~40℃,每次浸泡15~20分钟,浴后擦干,着柔软单衣,放入温暖的棉襁褓中或电热褥上,每日2~3次。对危重不宜搬动者用艾叶液或艾叶药渣热敷硬肿部位,配合复温、合理喂养、补充热卡、扩充血容量、纠正酸中毒、抗感染,个别予激素等综合治疗。刘宗媛以上法治疗新生儿硬肿症48例,体温恢复正常时间平均(7.2±5.1)小时,硬肿消退时间平均(5.78±2.36)日,治愈40例,死亡8例。[5]

中　成　药

1. 参附注射液　组成:红参、黑附片的提取物。临床应用:魏玉芳将96例新生儿硬肿症患儿随机分为治疗组50例和对照组46例,两组均采用常规综合治疗,治疗组在对照组治疗基础上加参附注射液2毫升/(千克·天)静脉滴注,5~7天为1个疗程,观察两组新生儿的体温恢复时间、硬肿消散时间。结果:治疗组硬肿完全消退时间为(3.61±0.29)天,体温恢复时间为(5.95±1.54)天,住院时间为(7.58±1.42)天,与对照组相比差异均有统计学意义(P<0.05)。结论:参附注射液治疗新生儿硬肿症可使硬肿消散和体温恢复增快,其疗效显著,操作简单方便,经济。[6]

2. 丹参注射液　组成:丹参提取物。用法用量:0.8~1.2毫升/(千克·天),1次/天,加入

① 金为人.中西医结合治疗新生儿硬肿症[J].上海中医药杂志,1982(6):24.
② 张宝林,等.中药治愈重症新生儿硬肿症1例报告[J].新医药学杂志,1979(2):56.
③ 上海第一医学院儿科医院.活血化瘀法治疗新生儿硬肿症[J].中医杂志,1979(9):14.
④ 张米英.韭菜汁外擦配合按摩治疗新生儿硬肿症[J].华夏医学,2004,17(3):444.
⑤ 刘宗媛.艾叶浴复温治疗新生儿硬肿症[J].四川中医,1992,10(2):26-27.
⑥ 魏玉芳.新生儿硬肿症96例临床分析[J].中国实用医药,2010,5(18):82-83.

10%葡萄糖注射液20毫升缓慢静滴。10天为1个疗程。临床应用：过红霞观察新生儿硬肿症住院患儿70例，分为治疗组36例和对照组34例。经治疗后，治疗组治愈14例，显效12例，有效5例，无效5例，总有效率86.1%；对照组治愈9例，显效8例，有效4例，无效13例，总有效率61.8%。两组总有效率比较有非常显著性差异（$P < 0.01$）。认为丹参注射液治疗新生儿硬肿症安全有效、使用简便、价廉，适于临床推广。[1]

3. 香丹注射液　组成：丹参、降香提取物。用法用量：早产儿3～4毫升/天，加入5%葡萄糖注射液30毫升滴注，每日1次；足月儿4～6毫升/天，加入5%葡萄糖注射液50毫升缓慢静滴，每日1次。临床应用：周柏香治疗新生儿硬肿症178例，其中治疗组90例、对照组88例。经治疗后，治疗组显效（用药3天后硬肿消失或明显减轻，重要脏器功能损害明显好转，功能恢复）50例，有效（用药4天后硬肿明显好转或消失，重要脏器功能恢复）27例，缓解（用药4天后硬肿减轻，以后逐渐好转）9例，无效（5天内硬肿无减轻，甚至加重，病情恶化或死亡）4例；对照组显效20例，有效29例，缓解30例，无效9例。两组总显效率比较有显著性差异（$P < 0.05$）。说明香丹注射液对新生儿硬肿症硬肿消退有明显疗效。[2]

4. 川芎红花注射液　组成：川芎、红花提取物。用法用量：静脉注射川芎红花注射液0.3毫升/（千克·次）（每毫升含川芎0.6克、红花0.3克），每日4次。轻度硬肿或中度以上患儿经治疗好转者可改为肌注，每日2次。支持疗法及对症处理：供给充足热量、能量合剂、维持水电解质平衡、输血浆、纠正酸中毒、利尿等。临床应用：龚长付等用川芎红花注射液和支持对症疗法治疗新生儿硬肿症15例，硬肿消退13例，好转出院1例，死亡1例。实验研究表明，川芎红花注射液有扩张周围血管、降低股动脉阻力、增加血流量和改善微循环的作用。[3]

① 过红霞.丹参注射液为主治疗新生儿硬肿症36例[J].浙江中医杂志,2010,45(6)：438.
② 周柏香.香丹注射液治疗新生儿硬肿症90例[J].中国中医药信息杂志,2004,11(5)：445.
③ 龚长付,等.川芎红花注射液对新生儿硬肿症的疗效观察[J].中医杂志,1982(3)：36-37,20.

新生儿 ABO 溶血症

概　述

　　新生儿 ABO 溶血症是母婴 ABO 血型不合所致的新生儿溶血性疾病,多数情况下,母亲血型为 O 型,子女为 A 型、B 型或 AB 型,由于母血中含有 IgG 抗 A 或抗 B 抗体,通过胎盘进入胎儿,在胎儿血中与胎儿相应红细胞发生免疫反应而溶血,表现为出生后早期发生的新生儿高间接胆红素血症。多数病情不重,最早出现的症状是黄疸,一般在生后 24～36 小时内出现,3～7 天内消退。轻者无病态,无贫血,肝脾不大,少数病情较重,酷似 RH 溶血病,有严重贫血,肝脾肿大,胆红素明显增高,发生核黄疸。

　　本病属中医"胎黄""胎疸"范畴。其病理特点是肝胆湿热蕴结。表现为全身面目黄染呈鲜橘色,大便黄绿,吐奶,舌质红,苔白腻,指纹紫暗。治法以清热利湿为主。

经　验　方

　　1. 黄茵安胎汤　熟大黄 5 克、盐黄柏 6 克、甘草 3 克、丹参 10 克、地骨皮 10 克、生地黄 10 克、牡丹皮 10 克、黄芩 10 克、茵陈 10 克、栀子 10 克。随症加减:瘙痒症状明显,加白芷;体肤黄、大小便干涩黄症状明显,加虎杖;腰部疼痛症状明显,加桑寄生;腹部急剧性疼痛,加白芍。1 剂/天,水煎取汁分 3 次服用。安文茜等收集 60 例母体与胎儿 ABO 血型不合的妊娠者作为研究对象,以数字随机法分为实验组和对照组各 30 例,其中对照组采用常规西医治疗方法(维生素 C、E 口服治疗,均 3 次/天,33 毫克/次,并配合吸氧),实验组采用西医方法联合黄茵安胎汤进行治疗,比较两组抗体效价下降用时、新生儿胆红素水平、溶血症黄疸出现情况的差异。结果:两组妊娠者治疗后抗体效价均较治疗前显著下降($P<0.05$),治疗后实验组妊娠者的抗体效价、血清胆红素水平均明显低于对照组(均 $P<0.05$);血红蛋白水平显著高于对照组($P<0.05$);新生儿黄疸例数及溶血症例数均明显少于对照组($P<0.05$);血清胆红素水平与抗体效价呈显著正相关($P<0.05$);血红蛋白水平与抗体效价呈现负相关($P>0.05$),但相关不显著。结论:黄茵安胎汤联合西医对母婴 ABO 血型不合的妊娠者抗体效价下降及新生儿胆红素水平改善作用明显,且能够有效预防新生儿黄疸及溶血症状的出现。[①]

　　2. 滋肾清热化湿安胎方　菟丝子 30 克、茵陈 20 克、过路黄 20 克、制大黄 10 克、焦栀子 12 克、黄芩 12 克、郁金 12 克、炒白术 12 克、杜仲 15 克、桑寄生 15 克。随症加减:腹痛,加当归 12 克、炒白芍 20 克;阴道流血,加藕节 15 克、仙鹤草 30 克。每日 1 剂,水煎服。应震红门诊收集 120 例母婴 ABO 血型不合患者,随机分为治疗组和对照组各 60 例。治疗组予滋肾清热化湿安胎方加减治疗。对照组用茵陈蒿汤,药用茵陈 20 克、制大黄 10 克、焦栀子 12 克。每日 1 剂,水煎服。两组均口服至抗体效价正常或直至分娩,服药期间每月定期检测抗体效价。结果:治疗组有效(孕妇血清抗体效价不上升或下降,分娩胎儿正常,或新生儿可出现

---

①　安文茜,等.黄茵安胎汤联合西医对 ABO 血型新生儿溶血抗体效价和胆红素水平的影响[J].现代中西医结合杂志,2014,23(23):2572 - 2573.

轻度病理性黄疸)58 例,无效(抗体效价上升,出现自然流产、早产、死胎及新生儿溶血)2 例,总有效率 96.5%;对照组有效 50 例,无效 10 例,总有效率 83.3%。治疗组疗效优于对照组($P<0.05$)。[1]

3. 莲黄汤 莲房 10 克、黄芪 15 克、制大黄 6 克、木香 6 克、白术 10 克、茵陈 20 克、杜仲 20 克、仙鹤草 20 克。每日 1 剂,水煎 250 毫升,分餐次频服。2 周为 1 个疗程。陈颖异等选择 35 例符合诊断标准的孕妇,用上方治疗。根据孕周和血清抗体效价高低以及大便情况,可调整白术和大黄的用法和剂量。结果:治愈 13 例,显效 12 例,有效 7 例,无效 3 例(1 例产后发生溶血性黄疸,2 例抗体效价从 1∶128 上升至 1∶256,但产后未发生新生儿溶血病),总有效率 91.4%。表明莲黄汤能有效降低血清抗体效价,所有观察病例中仅有 1 例发生新生儿溶血性黄疸,在预防新生儿溶血病方面取得明显的疗效。[2]

4. 寿胎丸合茵陈蒿汤加减 菟丝子 12 克、桑寄生 15 克、川续断 10 克、阿胶(烊化)10 克、茵陈 24 克、炒栀子 24 克、制大黄(后下)9 克。每日 1 剂,水煎 2 次,分 2 次服。随症加减:若脾胃虚弱,大便溏薄者,酌减大黄用量,加党参、白术;腰酸明显者,加杜仲;阴道流血,加苎麻根、仙鹤草、生地黄炭、藕节炭,大多数患者经抗体效价测定在≥1∶128,当抗体滴度为 196～1 128 时开始服药。少数患者既往有流产史,并确诊为母婴 ABO 血型不合,故在停经早期即服药,直至分娩或分娩前 1 周停药。崔林治疗母婴血型不合 20 例,有效(患者定期进行抗体效价测定显示抗体效价稳定或下降。阴道出血症状消失,至足月分娩活婴,新生儿未出现严重黄疸)19 例,无效(阴道大量出血,胎儿流产)1 例。[3]

单 方

自拟方 组成:茵陈 10 克、丹参 10 克、党参

10 克、山药 10 克、甘草 3 克、黄芩 6 克、青蒿 6 克、竹茹 6 克。每日 1 剂,水煎服。临床应用:梅乾茵等治疗 1 例肝胆湿热型新生儿 ABO 溶血症,服上方 4 剂后黄疸减少,继用上方去山药,加枸杞子 10 克、当归 6 克,3 剂后,黄疸基本消退。后期以养血健脾为主,佐以清退余热善后,药用丹参 10 克、当归 10 克、黄芪 10 克、枸杞子 10 克、白芍 10 克、白茅根 10 克。服 4 剂后痊愈出院。[4]

附:核黄疸后遗症

概 述

核黄疸后遗症是新生儿核黄疸患者,经积极抢救幸免死亡,后遗症以锥体外系症状为主和有明显智能及言语障碍的一种严重的神经系统病症。表现为失语,智力低下,运动障碍,肌张力增高,颈软、腰软,听力减退,眼球运动障碍等。

本病属中医"五迟""五软"等范畴。其病理特点是肝肾阴虚、脾肾两虚等。治法以补肾育阴、健脾养肝为主。

经 验 方

自制方 核黄散Ⅰ号:生地黄、赤芍、枸杞子、肉苁蓉、葛根、生牡蛎、石决明、钩藤、丹参、制大黄、三七、甘草等。核黄散Ⅱ号:太子参、怀山药、薏苡仁、枸杞子、川续断、补骨脂、狗脊、三七、牛膝、丹参等。柔痉散:僵蚕、全蝎、蜈蚣、地龙、白芍、葛根、甘草等。将以上三方药物分别烤干,研极细末,过 130 目筛即成,肝肾阴虚者用蜂蜜水冲服核黄散Ⅰ号,用药随患者年龄、体重、病情和耐受能力灵活掌握。一般 3 岁以内每次服 2～3 克,4～10 岁每次服 4～5 克,10 岁以上每次服 6～

① 应震红.滋肾清热化湿安胎方治疗母儿 ABO 血型不合 60 例[J].中国中医药科技,2012,19(3):271-272.
② 陈颖异,等.莲黄汤对母儿 ABO 血型不合溶血病抗体效价的影响[J].中国中医药科技,2008,15(2):144-145.
③ 崔林.寿胎丸合茵陈蒿汤治疗母婴血型不合 20 例[J].浙江中医杂志,1990,25(9):416.
④ 梅乾茵,等.中药治愈一例新生儿 ABO 溶血症[J].湖北中医杂志,1988,10(5):18.

8克,均每日3次。脾肾两虚者用糖开水送服核黄散Ⅱ号,剂量与服法同核黄散Ⅰ号。肌张力明显增高者,每次冲服柔痉散1～3克,每日2次。倪大钧等治疗核黄疸后遗症102例,基本痊愈(3个主证及多数次证基本恢复)9例(8.8%),显效(2个以上主证及3个以上次证明显改善)31例(30.4%),有效(2个以上主证改善或1个主证及3个以上次证较明显改善)57例(55.9%),无效(仅次证改善而主症无改善)5例(4.9%)。总有效率为95.1%。[1]

① 倪大钧,等.中医药治疗核黄疸后遗症102例初步观察[J].中医杂志,1986(3):21-23.

新生儿破伤风

概　述

　　新生儿破伤风是由破伤风杆菌引起的一种急性感染性疾病。由于接生中使用破伤风杆菌污染的又未严格消毒的剪刀（或其他用具）剪断脐带，致使破伤风杆菌进入脐部。临床表现为出生后3～14天，出现牙关紧闭，苦笑面容，继则出现四肢抽动或呈强直性痉挛，甚则喉肌、呼吸痉挛引起窒息。在普遍推行新法接生后，本病发病率已大为降低。新生儿破伤风的发病有明显的地区差异，在城市及卫生条件较好的地区，本病已甚罕见，但在边远山区、经济文化落后地区，本病仍有发生，严重威胁着新生儿的健康和生命。

　　本病属中医"脐风""锁口风""四六风""七日风"范畴。其病理特点是邪毒入体，邪闭经脉，肝风内动，临床表现为高热、口噤、肢厥、频频抽搐，甚至角弓反张，喉内痰涎壅滞，舌质红，苔白或黄，指纹紫青。治法以祛风镇痉、解毒消痰为主。

经　验　方

　　1. **新破汤方**　全蝎1.5克、僵蚕6克、蝉蜕6克、胆南星6克、葛根6克、田基黄6克、金银花6克、防风6克、钩藤6克、鲜红骨蓖麻根15～20克。每剂浓药汁80～100毫升，每2小时鼻饲5毫升。随症加减：初起有风热表证者，加连翘、桔梗、荆芥、薄荷（后下）；咳嗽痰鸣属风热犯肺者，加杏仁、浙贝母、桔梗、瓜蒌、陈皮；高热不退，口唇干燥，阳明热盛者，加生石膏（先煎）、知母、栀子；便秘者，加大黄（后下）。后期抽搐渐缓，气血两虚，以调补气血、清除余邪为主，药用当归、川芎、生地黄、党参、黄芪、钩藤、僵蚕、蝉蜕等。陈展中等用清热止痉法治疗重症新生儿破伤风患儿31例（治疗组），33例西药组进行对照（对照组），两组均采用西医对症处理。结果：治疗组痊愈19例，死亡10例，恶化2例；对照组痊愈12例，死亡16例，恶化5例。比较两组治愈率，有显著性差异（$P<0.05$）。[1]

　　2. **脐风汤**　生天南星9克、钩藤9克、防风6克、蝉蜕6克、僵蚕6克、天麻6克、全蝎3克。加水共煎3次，取药液100毫升，加黄酒约2毫升，不拘时喂服。服药2小时后，若患儿五心（眉、胸、背、手、足）处得微汗者效佳；反之应加速服药，以愈为度。周志忠用上方治疗新生儿破伤风6例，全部治愈。疗程最短5天，最长10天。[2]

　　3. **五虎追风散加味**　蝉蜕3克、天麻3克、天南星1克、全蝎3个、僵蚕3个、麝香0.1克、钩藤2克。张振中用上方治疗新生儿破伤风1例，3剂症状缓解，继服7剂，用量加倍，症状完全控制，后以参苓白术散调理而愈，随访2年发育良好。[3]

　　4. **玉真散合五虎追风散加减**　蝉蜕6克、白僵蚕6克、清半夏6克、川芎3克、羌活3克、防风3克、白芷3克、天竺黄3克。随症加减：并发肺炎，加金银花、连翘、生石膏（先煎）；高热者，加羚羊角粉（冲服）；阴亏津短者，酌加石斛、玉竹、生白芍、麦冬等；痰盛者，可酌加竹沥膏。每日1剂，水煎60毫升，分2次，鼻饲给药。西药：控制痉挛每

①　陈展中，等.清热止痉法治疗重症新生儿破伤风31例疗效观察[J].湖南中医杂志，1991（2）：15－16.
②　周志忠.脐风汤治疗新生儿破伤风[J].四川中医，1989（7）：19－20.
③　张振中.治愈新生儿破伤风一例[J].江西中医药，1989（5）：20.

次用鲁米那(苯巴比妥)6～10毫克/千克,6～10小时1次;10%水合氯醛灌汤,每次0.5毫升/千克;呼吸困难者,氧气吸入,肌注可拉明(尼可刹米)、洛贝林。破伤风抗毒素3万单位1次静脉点滴,另1500单位脐周封闭。青霉素160万单位静滴,每日1次。痉挛减轻后改肌注40万单位,每日2次,静脉补液维持营养。姬长县等用中西医结合治疗新生儿破伤风14例,痊愈10例,并发肺炎4例中死亡3例。一般在服中药8～14天后痉挛基本控制。单纯西药组15例,有并发症者11例,均死亡,控制痉挛平均20天。两组痊愈率比较,经统计学处理有显著差异($P < 0.01$)。[1]

5. 追风灌肠汤　蜈蚣2条、全蝎10克、胆南星10克、僵蚕10克、防风10克、钩藤15克、蝉蜕30克。随症加减:阴虚者,加玄参、生地黄、知母、麦冬;高热者,加金银花、生石膏(先煎)、水牛角(先煎);燥热内结者,加生大黄(后下)。同时合并使用西药破伤风抗毒素、镇静剂及补液等。加水400毫升煎至200毫升,取头煎再加水200毫升,煮30分钟取二煎,两煎合并浓缩至60毫升。待温,首次取15毫升加10%水合氯醛2毫升,用细导尿管高位灌肠。此后每4小时取煎剂9毫升酌加10%水合氯醛1毫升灌肠。马东科等用上法治疗新生儿破伤风3例,均获效。[2]

6. 加味撮风散　僵蚕3克、钩藤3克、甘草3克、全蝎2.1克、炙蜈蚣半条、朱砂(水飞冲服)1.5克、麝香(冲服)0.15克。每日1剂,水煎2次频服。随症加减:兼风寒,症见面青,鼻塞清涕,舌质淡,苔白薄,加紫苏叶、防风;兼风热,症见面赤,鼻干,舌质红,苔薄黄,加菊花、桑叶、连翘、蝉蜕;热痰内滞,加天竺黄或竹沥;小便短赤,加栀子、木通;腹满大便秘结,加枳实、瓜蒌仁;抽搐缓解,面色㿠白,汗多,去僵蚕、蜈蚣、麝香,加党参、玉竹、白芍、淮山药。陈绍国用上方加减治疗新生儿破伤风7例,痊愈5例,好转1例,死亡1例。一般服药4～6剂症状完全消失。[3]

7. 撮风散(《证治准绳》方)加减　蜈蚣(微火焙黄)1条、全蝎3克、僵蚕3克、钩藤6克、蝉蜕3克、甘草3克、防风3克、薄荷3克、白芍3克、排风藤6克、五匹风6克。每日1剂,水煎分3次服。连服3剂后,抽搐次数减少,全身肌肉痉挛已较缓和,但仍不能吮乳,大便3日未解,苔薄微黄。再用上方加川大黄3克,枳壳3克,连进2剂,抽搐停止,痉挛缓解,渐能吮乳而愈。成仲文用撮风散加减治疗新生儿破伤风3例,均痊愈。[4]

8. 自拟方　僵蚕(炒黄)10个、蝉蜕(炒黄)10个、蜈蚣(炒黄)1个、朱砂1.5克、牛黄0.15克。上药共为细末,成人1次顿服,小儿服1/4,成人用黄酒,小儿用乳汁送服。服药后1～2小时,肠中雷鸣出虚宫,即为药已生效,抽搐逐渐停止,全身症状消失,最长时间不超过12小时,即可痊愈。若系产后风,愈后可继服1～2剂生化汤更佳。于茂文用上方共治疗产后风17例,小儿破伤风23例,均有药到病除之功。[5]

① 姬长县,等.中西医结合治疗新生儿破伤风14例报告[J].山东中医杂志,1985(4):27-28.
② 马东科,等.新生儿破伤风追风灌肠汤治疗[J].云南中医杂志,1982(2):20.
③ 陈绍国.江苏中医,1965(2):12.
④ 成仲文.撮风散加减治愈三例新生儿破伤风[J].中医杂志,1965(8):36.
⑤ 于茂文.河北省中医临床资料科会集(第一集)[C].1958(11):114.

新生儿脐炎

概　述

新生儿脐炎是由于出生时断脐或生后护理不严污染细菌而引起的炎症。中医称为脐疮。其主要病理特点是邪毒侵入，气血凝滞，经络受阻。临床表现脐部红肿热痛，甚则糜烂，脓水流溢，严重者可并发腹膜炎或败血症。

经　验　方

1. **血余炭外敷**　少量血余炭的制作：临用前取新生儿妈妈的头发少许，随用随取，用碱水洗干净，用火点燃使之燃烧，祛除燃烧不完全的，保留烧成炭状的余烬，将其研细备用。治疗方法：先用新洁尔灭（苯扎溴铵）棉球彻底擦净脐部的渗出液及脓性分泌物，同时消毒脐部周围的皮肤约2厘米，再用消毒干棉球吸净消毒液及分泌物，使脐部感染灶干燥。把药粉均匀地播撒在脐部，不需要覆盖，每天上药1次，换药前用生理盐水棉球清洗脐部。王勇等用血余炭外敷治疗新生儿脐炎，治愈率90.74%。[1]

2. **自制脐粉**　碘伏20克、硼酸粉200克、氧化锌395克、滑石粉395克。首先将称取的氧化锌、滑石粉置于瓷盘中，放入烤箱，用120℃干热空气消毒1小时，放冷却，然后将称取的硼酸及碘伏研磨成粉状，最后将以上4种药粉充分混匀即得。观察组268例在出生后第3天，即脐带根部开始融化时，于洗澡后将脐带周围的水吸干，将未脱落的脐痂轻轻提起，再用消毒棉签蘸75%酒精围绕脐带根部由内向外作环形消毒，然后在脐根部撒上少许自制脐粉，并盖上消毒纱布1块，用胶布固定，每日更换1次，直至脐带脱落。未脱脐而要求出院的，给脐粉带回家自行换药，并予以护理指导。对照组120例每天于洗澡后用酒精涂擦脐部。观察组脐带于生后（5.00±2.05）天全部如期脱落，脱落后脐窝干燥，无红肿、渗液、渗血现象，仅有2例发生轻度感染，有效防治率达95.5%。对照组脐带于（8.00±3.15）天脱落，其中有26例发生不同程度的感染，有效防治率78.3%。两组相比，观察组效果明显优于对照组（$P < 0.01$）。结论：脐带脱落前用脐粉能预防脐炎的发生，弥补酒精消毒的不足。[2]

3. **云南白药粉**　观察组（1）轻度新生儿脐炎：予聚维酮碘溶液消毒，待干，敷云南白药粉，用消毒棉签敷匀整个脐部，可以加盖敷贴，2次/天。（2）中度新生儿脐炎：用双氧水和生理盐水冲洗，涂聚维酮碘溶液，待干后敷云南白药粉，量稍多，3次/天。（3）重度新生儿脐炎：入院后即作脐部脓性分泌物细菌学培养和药物敏感试验，彻底清除脓性分泌物，脓肿形成者切开排脓，用双氧水和生理盐水反复冲洗，涂聚维酮碘溶液，待干后敷云南白药粉，量稍多，1次/4小时。同时选用敏感抗生素，一般情况差者，加强全身支持治疗。肉芽组织增生突出或表面杨梅状颗粒，作修剪或硝酸银溶液烧灼后敷云南白药粉。对照组：用传统方法作脐部护理，涂聚维酮碘溶液，2次/天。钟翠莲等收治新生儿脐炎65例，其中男38例，女

① 王勇，等.血余炭外敷治疗新生儿脐炎[J].中国社区医师，2012，14（25）：222.
② 朱少慧，等.自制脐粉防治新生儿脐炎的效果分析[J].中国医药导报，2008，5（4）：58-59.

27 例。随机分成两组,观察组 33 例和对照组 32 例。结果:观察组大多在 3～5 天愈合,明显快于对照组,两组比较差异有显著性意义($P<0.01$)。对第 2 次剪脐后创面,敷云南白药粉,一般创面于第 2～3 天就能愈合。①

4. 黄龙乌贼散　川黄连 2 份、煅龙骨 2 份、乌贼骨 1 份。研细末,装瓶备用。使用时用双氧水清洗脐部,用药棉拭干,将本品均匀铺撒疮面,用干净柔软之纱布包扎,每日换药 1 次。王宏臣用上方治疗小儿脐疮,疗效甚好。②

5. 云南白药　先用生理盐水或新洁尔灭清除局部分泌物,然后于患处撒上云南白药 1 克,再用消毒纱布覆盖后用绷带包扎。杨国文用云南白药治疗婴儿脐炎 10 例,取得显著疗效。③

---

① 钟翠莲,等.云南白药粉敷脐在新生儿脐部护理中的应用[J].中国实用神经疾病杂志,2007,10(2):131-132.
② 王宏臣.黄龙乌贼散治疗小儿脐疮[J].中医杂志,1984(8):40.
③ 杨国文.云南白药治疗婴儿脐炎 10 例[J].中医杂志,1983(4):77.

新生儿肺炎

概　述

　　新生儿肺炎是新生儿期最常见也是比较严重的疾病,由于新生儿抵抗力差,感染后咳嗽、呼吸困难、拒食、有干湿啰音,如果抗病毒和抗炎治疗不及时,会导致新生儿死亡。

　　本病属中医"喘嗽"范畴。系由风热袭肺或风寒闭肺而化热,壅遏于肺所致。治宜辛凉宣泄、清肺平喘。

经　验　方

　　1. 中药穴位贴敷　麻黄 10 克、细辛 10 克、白芥子 10 克、延胡索 15 克、干姜 10 克。粉碎后加少量蜂蜜调成半干状贴,取 5 角硬币大小药物即可,穴位贴敷在肺俞(双)、丰隆(双)、膻中穴,1 次/天,2~3 小时/次。欧彩香等收治 81 例新生儿肺炎患儿随机分为治疗组 41 例和对照组 40 例。对照组给予常规治疗,如抗感染、雾化、拍背、吸痰或氧疗等。治疗组在常规治疗基础上加用中药穴位贴敷。结果:治疗组治愈率为 73.17%,对照组治愈率为 32.50%,比较差异有统计学意义($P < 0.01$);治疗组总有效率为 95.12%,高于对照组的 75.00%,差异有统计学意义($P < 0.05$)。结论:中药穴位贴敷辅助治疗新生儿肺炎可明显缓解临床症状,促进肺部啰音吸收,缩短住院时间。[1]

　　2. 小儿双金清热口服液　金银花、蒲公英、大青叶、板蓝根、赤芍、柴胡、秦艽、荆芥、淡竹叶、莱

菔子、桔梗、苦杏仁、僵蚕、广藿香、石菖蒲、郁金。钱慧莉收治纳入 80 例患儿,采用随机数表法分为观察组和对照组各 40 例。对照组患儿给予静脉注射用乳糖酸阿奇霉素 10 毫克/(千克·天)。观察组患儿在对照组治疗基础上给予小儿双金清热口服液 2.5 毫升,口服,3 次/日。结果:观察组患儿的咳嗽、气喘、鼻翼煽动、紫绀、体温降低、肺部啰音的缓解时间均短于对照组,差异有统计学意义($P < 0.05$)。结论:小儿双金清热口服液辅助治疗能够有效的促进症状、体征的消退以及体温的下降,对于新生儿肺炎的治疗具有积极价值。[2]

　　3. 麻杏石甘汤加减　炙麻黄 3 克、生石膏 10 克、杏仁 5 克、茯苓 5 克、白术 5 克、川贝母 5 克、半夏 5 克、甘草 5 克、五味子 5 克。随症加减:风寒闭肺型,加荆芥、豆豉辛温解表,加桂枝与石膏表里双解;风热闭肺型,加黄芩 5 克、板蓝根 5 克、生地黄 6 克以清热解毒,且注意养阴;痰热壅肺型,加紫苏子、前胡宣肺化痰,热甚腑实加大黄 2 克。上药头煎加水 80 毫升,取汁 40 毫升,二煎加水 60 毫升,取汁 30 毫升,两煎混合,每日 1 剂,频频喂服,重症者用滴管或鼻饲法,每日每次喂药 3~5 毫升,疗程 10 天。陈婕将新生儿肺炎患儿 150 例分为对照组 60 例和治疗组 90 例。对照组采用西医儿科常规综合治疗,吸氧,雾化吸痰,镇静,改善循环:酚妥拉明 3~5 微克/千克,多巴胺 5~10 微克/千克静滴,病毒唑(利巴韦林)10~15 毫克/(千克·日),分 2 次静滴,选用青霉素,也可根据药敏实验选择抗生素;合并心衰者予强心利

① 欧彩香,等.中药穴位贴敷辅助治疗新生儿肺炎的疗效观察[J].中国现代药物应用,2017,11(19):178-179.
② 钱慧莉.小儿双金清热口服液治疗新生儿肺炎的临床疗效评价[J].中国保健营养,2013,24(10):6020-6021.

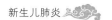

尿改善心功能。治疗组在此基础上加用中药麻杏石甘汤加减。结果：治疗组显效63例，有效24例，无效3例，总有效率96.6%；对照组显效30例，有效15例，无效15例，总有效率75.0%。治疗组与对照组疗效比较差异均有显著性（均$P<0.05$）。结论：中西医结合治疗新生儿肺炎其效果明显优于单纯西药疗效，更好地减轻患儿痛苦，缩短住院时间。①

---

① 陈婕.中西医结合治疗新生儿肺炎90例疗效观察［J］.健康必读杂志，2010，18（4）：66.

先天性胆道闭锁

概　述

　　先天性胆道闭锁是新生儿期引起长期梗阻性黄疸的最常见疾病。胆道系统可以全部或部分闭锁或缺如,可分为肝内闭锁和肝外闭锁两种类型,多数为肝外胆道闭锁。由于胆道阻塞、胆汁淤积,使肝实质受损。患儿初生几天多无明显症状,粪便颜色正常,黄疸一般在出生后1～2周明显,亦有在第3～4周才出现黄疸,同时粪便逐渐变为淡黄色,以至陶土样灰白色,巩膜和黏膜明显黄疸,皮肤呈金黄色甚至棕褐色。肝脏可明显增大。黄疸指数可由50～100单位,渐升高至300～400单位。

　　本病属中医"胎黄""黄疸"范畴,其主要病理特点是肝胆郁热、湿浊阻滞等。临床辨证分为两型。(1)湿热内盛型:出生后皮肤黏膜出现黄疸,色泽鲜明,或有发热,烦闹不安,口渴,小便黄赤,大便白干或稀溏,舌质红,苔白腻,脉滑有力,指纹紫滞。治法以清热利湿、疏肝利胆为主。(2)脾虚湿阻型:出生后面目皮肤发黄,色泽晦暗,面色无华,形体消瘦,精神呆滞,纳呆食少,大便溏泻,色灰白,手足欠温,舌质淡,苔白滑或腻,脉濡缓,指纹淡青。治法以温中祛湿、消瘀利胆为主。

辨　证　施　治

1. 陈黎等分2期

(1)黄疸期　治法以清利湿热、活血祛瘀、利胆退黄为主。药用生麦芽9克、金钱草9克、泽兰9克、丹参9克、云茯苓9克、茵陈12克、通草3克、黄柏3克、白术4克,另青黛0.3克、血竭0.3克、明矾0.3克、琥珀0.3克冲服。

(2)黄疸消退,转氨酶升高期　治法以祛湿解毒、活血通络、疏肝散结为主。药用青黛3克、生薏苡仁15克、紫草9克、蒲公英9克、败酱草9克、土茯苓9克、贯众9克、马齿苋9克、生铁落9克、白花蛇舌草9克。

随症加减:若伴脘腹胀满,腹壁膨隆,肝脾肿大质硬,则在方中加用桃仁、红花、大腹皮、鳖甲、橘核等活血通络、祛瘀消癥。临床观察:陈黎等共收治23例胆道闭锁患儿,随访时间为1年,其中治疗组11例,对照组12例。中药汤剂每次口服30毫升,每日3次。观察用药后1个月、3个月、6个月、12个月、18个月、24个月不同时间段两组患儿的临床疗效。对照组予熊去氧胆酸10毫克/(千克·天)、葡醛内酯(150毫克/天)口服,退黄保肝治疗;治疗组在对照组治疗方案基础上加服中药治疗。治疗1个月时两组ALT、AST平均水平较前均有不同程度升高,治疗3～6个月时,两组ALT、AST较前明显下降,治疗组均优于对照组($P<0.05$);治疗18个月时ALT、AST均有不同程度的反弹升高,两组差别不大($P>0.05$);治疗24个月时,两组AST较前继续升高,对照组升高幅度明显大于治疗组($P>0.05$)。两组ALT较前下降,且治疗组下降速度较对照组快($P<0.05$)。综上,两组患儿ALT、AST均较前下降,治疗组较对照组下降更快、更平稳;治疗1个月时,两组总胆红素、直接胆红素均有明显消退,治疗组较对照组消退速度更快($P<0.05$);治疗3、6个月时,对照组消退幅度较治疗组大($P<0.05$),两组患儿平均胆红素水平在6个月后恢复正常,且无明显反弹迹象;治疗12个月时两组患儿肝硬度测量值与之前相比较,治疗组无明显变化($P>0.05$),对照组变化显著($P<0.05$),说明治

疗 12 个月时,治疗组患儿肝纤维化程度无明显变化,而对照组患儿肝纤维化程度较前加重,两组患儿肝脏纤维化程度(LSM)变化值差异有统计学意义($P<0.05$)。结论:综上所述,认为配合中药分期治疗较单纯西药治疗能更快更平稳地改善婴儿胆道闭锁术后患儿的肝功能情况,有效地延缓患儿肝纤维化的进展。[1]

2. 湿热内盛型 症见全身黄染如鲜橘色,大便色黄或灰白,胃纳差,精神萎顿,脉浮滑有力,指纹淡紫红色,苔白腻,脉数。治宜清热利湿、疏肝利胆。

(1) 自拟方 制大黄 1 克、茵陈 10 克、栀子 3 克、郁金 3 克、泽兰 5 克、赤芍 5 克、谷芽 5 克、炮甲片(先煎)1.5 克。每日 1 剂,水煎服。临床观察:张西俭用上方加减用药 8 个月,治愈肝内胆管发育不全而致重症黄疸患儿 1 例。[2]

(2) 陈寿春经验方 1 茵陈 10 克、石打穿 10 克、焦栀子 6 克、炒白术 6 克、炒柴胡 3 克、车前子(包煎)9 克、泽泻 9 克、茯苓 9 克、淮山药 9 克、焙鸡内金 5 克、陈皮 5 克。每日 1 剂,水煎频服。临床观察:陈寿春用上方加减治疗 1 例 3 个月小儿先天性胆道阻塞,14 剂黄疸明显减轻,再以上方加党参、郁金益气活血,15 剂后黄疸退尽,诸症告平,肝功能恢复正常。续服补脾益气、活血和络剂 1 个月以善其后,随访 2 年患儿发育正常,黄疸未见复发。[3]

(3) 茵陈蒿汤加减 茵陈 50 克、栀子 10 克、大黄(后下)5 克。随症加减:偏热,加黄芩 15 克、板蓝根 15 克、大青叶 20 克;偏湿,加金钱草 15 克、泽泻 10 克、海金沙 10 克、车前子(包煎)10 克;大便溏泻,加陈皮 10 克、苍术 10 克、白术 10 克、茯苓 20 克;腹胀,加木香 10 克、青皮 10 克;肝脾肿大质硬,加郁金 15 克、丹参 25 克、赤芍 10 克、桃仁 10 克、红花 10 克;肝功能障碍,加白芍 15 克、五味子 10 克。2 日 1 剂,煎成汤剂口服,每日

4～6 次。临床观察:王汝锡等用上方加减治愈肝外胆道完全梗阻性新生儿肝炎综合征 7 例。疗程 5～19 周,平均 14 周。[4]

(4) 自拟方 川黄连 4 克、郁金 6 克、生地黄 6 克、天花粉 6 克、赤茯苓 6 克、猪苓 6 克、茵陈 10 克、甘草 3 克。每日 1 剂,水煎服。临床观察:汪慎安用上方治愈胎黄患儿 1 例。[5]

3. 脾虚湿阻型 症见面目俱黄,便白稀溏,纳呆神倦,肚腹胀大,舌苔白腻而厚。此属湿滞内郁,肝胆失疏,气机壅滞,胆道闭阻之候。治法以渗化并举、疏泄气机、利胆退黄为主,稍佐护中之品。

(1) 陈寿春经验方 2 茵陈 10 克、谷芽 10 克、赤茯苓 10 克、猪苓 10 克、泽泻 9 克、郁金 9 克、炒白术 6 克、青陈皮各 5 克、鸡内金 5 克。每日 1 剂,水煎频服。临床观察:陈寿春用上方加减治疗 2 个月先天性胆道阻塞患儿 1 例,加减用药 15 剂,黄疸退尽,复查肝功能均正常。续服健脾益气剂 10 剂以善其后,随访 1 年,黄疸未再复发。[6]

(2) 自拟方 茵陈 10 克、金钱草 10 克、白术 7.5 克、焦山楂 7.5 克、炮姜 5 克、鸡内金 5 克、神曲 5 克、甘草 5 克。每日 1 剂,水煎 2 次,分 3 次服。临床观察:李树熏用上方治愈先天性胆道梗阻性黄疸 2 例。[7]

4. 郭锦章等分 3 型

基本方:茵陈 10～15 克、郁金 6～8 克、鸡内金 6～8 克。

(1) 湿热型 症见黄疸色泽鲜明,或有发热,烦闹不安,口渴,大便干结,舌质红,舌苔黄腻,指纹紫滞。药用基本方加车前子(包煎)、栀子、灯心草以清利湿热。

(2) 脾虚湿困型 症见黄疸色泽晦暗,面色无华,形体消瘦,精神倦怠,纳呆食少,大便溏薄,舌质淡,舌苔白腻,指纹淡青。药用基本方加白

① 陈黎,胡艳,等.中药对婴儿胆道闭锁术后的干预作用及其远期疗效的观察[J].中国中医急症,2016,25(2):353-356.
② 张西俭.婴儿重症黄疸治验 1 例[J].江西医药,1990,21(5):22-23.
③ 张骉,等.陈寿春老中医治疗先天性胆道阻塞二则[J].四川中医,1987(3):13.
④ 王汝锡,等.中药治愈七例肝外胆道完全梗阻性新生儿肝炎综合征[J].辽宁中医杂志,1984(11):23-24.
⑤ 汪慎安.胎黄治验 1 例[J].中医杂志,1982(9):14.
⑥ 张骉,等.陈寿春老中医治疗先天性胆道阻塞二则[J].四川中医,1987(3):13.
⑦ 李树熏.新中医,1983(5):1.

术、茯苓、泽泻、陈皮以健脾化湿。

（3）寒湿型　症见黄疸色泽晦暗,面色无华,形体消瘦,精神倦怠,纳呆食少,大便溏薄,四肢欠温,完谷不化,舌质淡,舌苔白腻,指纹淡青。药用基本方加干姜、制附子(先煎)以温阳化湿。

随症加减:腹胀者,加大腹皮理气消胀;舌质黯红者,加桃仁、红花活血化瘀;病程后期黄疸消退,肝脾仍大者,改为异功散加三棱、莪术健脾和胃、消积化瘀。每日1剂,水煎2次,取汁80～100毫升,频服。临床观察:郭锦章等用上法治疗新生儿胆道阻塞12例(湿热型2例、脾虚湿困型8例、寒湿型2例),均痊愈(黄疸完全消退、大小便颜色正常,血胆红素、黄疸指数等指标恢复正常,肝脾缩小)。平均服药42剂。6例随访2～5年,疗效巩固,肝脾缩小至正常范围,生长发育正常。[1]

经　验　方

1. 孙淑芬等经验方1　茵陈16克、生荷叶4克、黄柏4克、通草4克、金钱草9克、生麦芽9克、丹参9克、泽兰9克。水煎15分钟,取汁90毫升,另以明矾0.3克、青黛0.3克、血竭0.3克、琥珀0.3克,研面兑入药汁。每日1剂,分3次服,每服30毫升。临床观察:孙淑芬等用上方治疗黄疸患儿1例,患儿服用上方1周,颜面皮疹消退,黄染减轻,大便呈草绿色。又以上方加减服用2周,患儿皮肤、巩膜黄染完全消退。患儿康复出院,随访半年未复发。[2]

2. 孙淑芬等经验方2　生麦芽12克、茵陈10克、金钱草6克、通草4克、黄柏4克、白术4克、甲片4克、茯苓9克、炒扁豆9克、炒山药9克。水煎15分钟,取汁90毫升;另加明矾0.3克、青黛0.3克、血竭0.3克、琥珀0.3克,研面兑入上汁。每日1剂,每服30毫升。临床观察:孙淑芬等用上方治疗黄疸患儿1例,治疗15天,大便转黄。又以上方加减服用1个月,患儿皮肤、巩膜黄染完全消退,面色红润而胖,体重增长至5千克,复查肝功正常,病告痊愈。[3]

① 郭锦章,等.疏利化瘀法治愈新生儿胆道阻塞12例介绍[J].中医杂志,1987(1):40.
② 孙淑芬,等.治本截源辨治难治型乳儿黄疸的临床经验[J].北京中医,2007,26(3):152-153.
③ 同上.

先天性肥厚性幽门狭窄

概　述

　　先天性肥厚性幽门狭窄是由于幽门环肌肥厚、增生，使幽门管腔狭窄而引起的机械性幽门梗阻，是新生儿常见的消化道畸形。临床主要表现是授乳后剧烈呕吐，呈喷射性，伴有胃蠕动波和右上腹部肿块。

　　本病属中医"呕吐""反胃"等范畴。其病理特点是气血凝滞，胃失和降。症见呕吐，腹胀，大便少，舌质淡红，苔白微厚，指纹紫。治法以通腑降逆、活血化瘀为主。

辨　证　施　治

　　吕雪卿分3型

　　以降逆通幽汤为基本方：半夏3～9克、陈皮2～5克、竹茹3～6克、代赭石（先煎）6～12克、厚朴3～5克、生姜2～6克、党参3～6克、茯苓5～10克、泽泻3～6克、桃仁2～6克、红花2～6克、山楂3～12克。

　　（1）乳食积滞型　症见以食后即吐，吐出奶块，气味酸腐，腹胀，不思乳食，哭闹不安，大便臭秽，舌淡苔白厚腻，指纹紫滞为主症。药用上方山楂易焦楂，加枳实、大黄。

　　（2）肝胃气滞型　症见以频发呕吐，呃逆，呕出奶瓣，甚者吐出物呈咖啡色，腹胀，可视及胃蠕动波，哭闹躁动不安，睡中易惊，尖叫，或有目黄，眵多，溲黄，便下黏滞不畅，舌红苔黄，指纹紫滞。

药用上方加白蔻仁、青皮。

　　（3）脾虚痰瘀型　症见以呕吐日久频作，势缓，吐出物清稀无味，兼形体消瘦，面色萎黄或晦暗，目无神采，昏昏欲睡，哭声低微，大便溏薄，舌淡黯，苔白多津，指纹淡滞。药用上方倍党参、茯苓，酌加白术、黄芪、当归、山药、麦冬、石斛、甲片。

　　每日1剂，水煎2次，少量多次频频喂服。乳母同服。临床观察：吕雪卿用上方辨证治疗先天性肥厚性幽门狭窄患儿57例，服药30天为1个疗程，随访半年。结果：痊愈（临床症状消失，B超下幽门肌厚度及幽门管长度归于正常）32例，有效（症状消失，B超下幽门肌厚度及幽门管长度接近正常）21例，无效（症状缓解，但B超下幽门肌厚度及幽门管长度无改变）4例。[①]

经　验　方

　　1. 针刺取穴疗法　取双足三里穴、三阴交穴、手三里穴、内关穴，每日针2次，不留针，未愈者3周后改为每日1次。补泻之法要根据患儿病情而定，患儿体质好可用泻法，患儿虚弱先用补法。肖宏宇等共收治16例先天肥厚性幽门狭窄患儿，每日针刺2次，全部患儿在10天内见效，未愈者20天后改为每日针1次。40天患儿全部痊愈。随访患儿5～15年均未发病。[②]

　　2. 吴迪祥经验方　京三棱5克、蓬莪术5克、红花3克、桃仁3克、当归尾6克、生大黄5克、菝葜15克、丹参10克、焦山楂10克、焦神曲10克、生谷芽10克、生麦芽10克、红参须2克、砂仁

①　吕雪卿.降逆通幽汤治疗小儿先天性肥厚性幽门狭窄[J].河南中医,1997,17(5)：296.
②　肖宏宇,等.针刺治疗新生儿先天性肥厚性幽门狭窄[J].中国中药咨讯,2010,2(33)：354.

（杵）2克、川黄连2克、生姜3片。每日1剂，水煎2次，少量多次频频服。吴迪祥用上方治疗先天性肥厚性幽门狭窄患儿1例，服药8剂症状消失，随访1年发育正常。①

3. 中药配合针刺　（1）中药：止吐以生姜为主，佐以温和脾胃药如丁香、陈皮、半夏、高良姜、竹茹；如虚弱过甚者，酌加党参以扶元气，甘草、白蜜以润肠；通便用承气汤加减，配合解痉输液等。（2）针刺：用5分或1寸毫针，浅刺而不留针。初病以泻，久病以补之手法，每日或间日刺。穴位：巨阙、鸠尾、上脘、中脘、下脘、天枢、内关、足三里

等。宁波市中医门诊所儿科用上法治疗先天性肥厚性幽门狭窄患儿21例，痊愈（随访8个月至5年未复发）17例，显效（呕吐渐止，大便正常偶有吐乳者）2例，无效2例。②

4. 郭景华等经验方　川大黄（后下）1.5克、芒硝（后下）1.5克、川厚朴1.5克、半夏1.5克、陈皮1.5克、甘草1.5克、代赭石（先煎）3克、枳实3克、莱菔子3克、党参3克。水煎至60毫升，每日2次，每次15毫升。服完1剂，呕吐减轻，继服1剂，呕吐止。郭景华等用上方治愈小儿先天性幽门肥厚性狭窄1例，随访2月未复发。③

① 吴迪祥.活血化瘀法治愈先天性肥厚性幽门狭窄1例［J］.中西医结合杂志,1991(9)：558.
② 宁波市中医门诊所儿科.浙江中医杂志,1977(3)：25.
③ 郭景华,等.小儿先天幽门肥厚性狭窄一例治验［J］.中医杂志,1964(10)：7.

胆汁淤积综合征

概　　述

胆汁淤积综合征是由于胆汁淤积于胆管或肝内小胆管中，胆汁排泄不畅，使胆红素排出障碍而引起。表现为出生后黄疸持续不退，呈进行性加重，粪便呈灰白色或淡黄色，肝脏增大，血清直接胆红素增高，尿胆红素阳性，尿胆原阴性。

本病属中医"胎黄"范畴。其病理特点是肝胆湿热，蕴结于里，浸淫肌肤所致。临床表现为出生后遍体俱黄，色泽鲜明，尿黄，便干，舌质红，苔黄腻，指纹紫。治法以清热化湿、利胆退黄为主。

经　验　方

1. **茵陈苓柏汤**　茵陈15克、板蓝根10克、生麦芽10克、茯苓6克、白术6克、车前子（包煎）6克、薏苡仁6克、黄柏3克。随症加减：大便秘结难解，加大黄（后下）2克；小便短赤者，加淡竹叶；黄疸日久不退者，加金钱草。每日1剂，水煎1次，取汁30～50毫升，分次频服。陈建平用上方加减治疗28例胆汁淤积综合征患儿，痊愈（皮肤、巩膜黄染完全消失，尿色正常，肝功能检查正常）23例，好转（皮肤、巩膜黄染完全消退，尿正常，血清胆红素正常，肝功能未全部恢复正常）3例，无效（皮肤、巩膜黄染无消退，肝功能无改变）2例。服药最短者6天，最长者23天，平均14天。[1]

2. **茵陈四苓汤**　茵陈15克、茯苓10克、白术7.5克、泽泻7.5克、猪苓5克。随症加减：黄疸色黄鲜明、大便秘结者，加黄柏、栀子；黄疸色黄晦暗、大便溏薄者，加党参；小便短赤者，加竹叶；黄疸日久不退者，加金钱草。每日1剂，水煎2次，取汁30～50毫升，分3次口服。石效平等用上方加减治疗本病20例，收效良好，多数患儿于服药6剂后病症即有不同程度的减轻，服药9～12剂黄疸基本消失。疗程最短6天，最长24天，平均疗程12天，随访半年均未见黄疸复发。[2]

3. **茵陈蒿汤加减**　茵陈18克、栀子12克、大黄（后下）6克、金钱草6克、大青叶6克、丹参6克、郁金6克、黄芩6克、柴胡4克。每日1剂，水煎2次，分2～3次服。卓士昂用上方加减治疗婴儿胆汁黏稠综合征1例，2周后皮肤巩膜黄染完全退尽，肝缩至肋下3厘米，尿色正常。尿胆红质阴性而愈，随访2年，发育正常。[3]

4. **茵陈蒿汤合茵陈四苓散加减**　茵陈15克、大金钱草15克、栀子3克、大黄（后下）3克、藿香10克、郁金5克、青皮5克、陈皮5克、白术5克、茯苓10克、泽泻5克、猪苓5克、虎杖5克。每日1剂，水煎2次，分2～3次服。戴统慎用上方治疗1例小儿黄疸（胆汁淤积综合征），用上方加减14剂后，大便由陶土色转变为黄色，身目黄染渐退尽，唯有呕或干呕，小便时黄，大便时稀。此为湿重于热，用茵陈四苓散加藿香、法半夏、金钱草、郁金、虎杖、砂仁、厚朴、陈皮之类芳香佐以淡渗，后用香砂六君子去甘草加淮山药、白豆蔻、谷芽健脾醒胃善后。复查各项指标均已正常。随访病未复发。[4]

① 陈建平.茵陈苓柏汤治疗小儿胆汁淤积综合征28例临床疗效观察[J].河南中医,1990(6)：24.
② 石效平,等.茵陈四苓汤治疗小儿胆汁淤积综合征[J].中医杂志,1989(1)：32.
③ 卓士昂.中药治愈婴儿胆汁粘稠综合征一例[J].辽宁中医杂志,1986(10)：19.
④ 戴统慎.小儿急症三例[J].四川中医,1983(5)：42.

小儿幽门痉挛症

概　述

小儿幽门痉挛症，多于出生后一周内发病，呕吐是喷射性，因幽门括约肌并非持续性痉挛，故呕吐呈间歇性，并非每次喂乳后均有呕吐，呕吐物为乳汁偶有少量乳凝块，无胆汁，胃型及胃蠕动波极少见，触不到痉挛的幽门，对全身营养影响较小。

本病属中医"呕吐""反胃"等范畴。其病理特点是脾虚不运，胃气上逆。治法以健脾补中、理气降浊为主。

经　验　方

六君子汤加味　党参、白术、茯苓、甘草、陈皮、半夏、枳实、降香、代赭石（先煎）、麦芽、升麻、柴胡。每日1剂，水煎服，频频送服。刘建明用上方治疗小儿幽门痉挛1例，用药3剂呕吐止，随访未复发。[①]

附：先天性胆道狭窄

概　述

先天性胆道狭窄是先天性胆道畸形疾病。因胚胎发育过程中某种障碍所致。临床主要表现为生后黄疸，逐渐加重。

中医属"胎黄"范畴。病理特点是肝胆郁滞、湿热困脾；或寒邪伤脾，脾失健运。临床辨证分为两型。（1）肝胆湿热型：遍身皮肤色黄，目黄，小便深黄量少，大便色白如陶土或干或稀，舌质红，苔厚腻，指纹淡紫达气关。治法以疏泄肝胆、清利湿热为主。（2）寒湿化热型：周身色黄，精神萎靡，纳呆腹胀，口中流涎，小便黄赤，大便溏薄而不爽，舌体胖大、苔腻，指纹紫滞甚过命关。治法以清热利湿解毒为主。

辨　证　施　治

1. **寒湿化热型**　方用甘露消毒丹加减：草豆蔻3克、藿香3克、滑石（包煎）3克、木通3克、黄芩3克、柴胡3克、姜黄3克、郁金3克、茵陈10克、升麻10克、葛根10克、石菖蒲2克。分3次服。临床观察：周录用上方治疗先天性胆道狭窄患儿1例，服药6剂，黄疸消退，腹胀稍减，继服上方加升麻、葛根6剂，腹胀全除，二便如常，发育正常而愈。[②]

2. **肝胆湿热型**　方用柴胡5克、香附5克、郁金5克、茵陈15克、大枣5粒。每日1剂，水煎2次，分2次服。临床观察：徐建勋用上方治疗先天性胆道狭窄患儿1例，服药5剂，肤黄转淡，尿色稍淡，继用上方加味，用药150剂，黄疸全消，饮食、二便如常而愈。[③]

①　刘建明.婴儿幽门痉挛[J].湖南中医杂志,1988(4)：37-38.
②　周录.浙江中医杂志,1985(2)：58.
③　徐建勋.湖南医药杂志,1984(6)：37.

食管裂孔疝

概　述

食管裂孔疝是指胃通过扩大的食管裂孔突入胸腔。患儿出生后即有呕吐，多呈喷射状，有溃疡或狭窄时，可伴吞咽困难或胸部上腹部疼痛。

本病属中医"噎膈""气膈"范畴。其病理特点是寒凝气滞，升降失调。症见面色偏黄，精神萎靡，食入即吐，胃脘疼痛、拒按，痛剧时脘部膨胀，二便秘结不畅，舌质淡红，苔白腻，脉沉细弦。治法以温胃祛寒、理气散结为主。

经　验　方

周俊德经验方　（1）煎剂：素馨花 9 克、柴胡 9 克、腊梅花 9 克、香附 9 克、郁金 9 克、鹿衔草 15 克、龙眼肉 15 克、大枣 15 克、佛手 4.5 克。每日 1 剂，水煎服。（2）药丸：吴茱萸 9 克、枳壳 9 克、藿香 15 克、川厚朴 15 克、甘草 15 克、川椒 10.5 克、陈皮 3 克、苏打明 1.5 克。共为细末，炼蜜为丸如黑豆大。每次服 10 丸，6 小时 1 次，温开水送服。周俊德用上法治疗小儿食管裂孔疝 1 例，服汤药 2 剂及药丸后，次日腹痛、呕吐即止。饮食好转，二便畅通。继服药 1 个月，体重增加，神气活泼，后以煎剂方加北沙参 9 克、党参 9 克，药丸继服 1 料巩固疗效。随访半年痊愈，未见复发。[①]

---

① 周俊德.小儿气膈[J].新中医，1975(2)：34.

新生儿尿布疹

概　述

　　新生儿尿布疹是由于尿布更换不勤，或使用橡皮尿布，尿液不得蒸发，受大便中产氨杆菌作用而放出氨，刺激皮肤所致。常发生于大腿内侧及生殖器部位，可蔓延至会阴、臀部及大腿外侧。

　　本病属中医"淫尻疮""尿灶火丹"等范畴。其病理特点是尿湿浸渍，熏蒸肌肤。表现为会阴、阴囊、大腿内侧、臀部出现片状红斑，或有小水疱、糜烂、渗液等，患儿常哭闹不止。治法以清热利湿解毒为主。

经　验　方

　　1. 紫草油　将数片紫草放入 50 克芝麻油中浸泡 2 小时，待油呈玫瑰红时即可使用。孙洁将收治的 78 例新生儿尿布疹随机分为治疗组和对照组各 39 例。治疗组采用紫草油涂抹患处，严重者用紫草油纱布湿敷，2～4 次/日，感染者使用抗生素。对照组使用氧化锌软膏涂抹，2～3 次/日。结果：治疗组治愈 27 例，有效 12 例，总有效率 100％；对照组治愈 21 例，有效 15 例，无效 3 例，总有效率 92.3％。治疗组治愈时间 3～10 天，平均 4.5 天；对照组治愈时间 5～21 天，平均 8.5 天。两组疗效比较，差异有显著性意义（$P<0.05$）。[1]

　　2. 珍珠粉　每次便后先用清水洗净患处，再用干燥毛巾吸干水分，然后将珍珠粉直接撒于患处，覆盖整个创面，每日 3～6 次，保证局部持续用药，以 3 天为 1 个疗程。治疗期间必须用全棉尿布，最好是半新半旧的棉布。岑立青收治 38 例新生儿尿布疹，经治疗 1 个疗程后，35 例患儿获痊愈，其中轻度、中度患儿 31 例，重度患儿 4 例；治疗 2 个疗程后，3 例重度患儿痊愈。总有效率 100％。[2]

　　3. 葛根芩连汤加减　方①：葛根 5 克、黄芩 3 克、黄连 2 克、大黄 1 克、甘草 3 克、云茯苓 3 克、连翘 5 克。每日 1 剂，煎水 50 毫升，分 4 次服。2 天后溃疡愈合，唯肛门周围有轻微充血，上方去大黄，再服 4 剂痊愈。方②：葛根 5 克、黄芩 4 克、黄连 2 克、甘草 3 克。随症加减：局部充血，溃疡有大量渗液，大便频者，加云茯苓 3 克、连翘 5 克、大黄 1 克。每日 1 剂，煎水 50 毫升，分 4 次服。5 天后，臀部症状消失，肤色正常红润。唐冬秀用上方治疗新生儿尿布疹 2 例，均痊愈。[3]

附：新生儿霉菌性皮炎

概　述

　　新生儿霉菌性皮炎因患儿抵抗力低下而引起。病损主要局限于尿布包裹部位及腋窝、颈等处。初起皮肤潮红，以后糜烂，表面有米粒大扁平丘疹，密集成片易于擦烂，伴有灰白色脱屑。周围

---

① 孙洁.紫草油治疗新生儿尿布疹 78 例疗效观察［J］.浙江中西医结合杂志,2005,15(2)：70.
② 岑立青.珍珠粉外用治疗新生儿尿布疹 38 例［J］.浙江中医杂志,2001,36(3)：133.
③ 唐冬秀.葛根芩连汤治疗新生儿尿布疹［J］.湖北中医杂志,1985(4)：29.

有小儿脓疱或小脓疱,可延及下腹部或全身,可有鹅口疮。

本病属中医"圆癣""钱癣"等范畴。其病理特点是风热湿邪,侵袭肌肤。治法以清热解毒、除湿杀虫为主。

经 验 方

1. 苦参汤　苦参 10 克、黄柏 10 克、蛇床子 10 克、白鲜皮 15 克、地肤子 15 克。水煎,待药温和时,搅匀后洗患处。每日 1 次,7～10 天为 1 个疗程。苦参汤熏洗外阴后,用柔软纱布拭干,在病变区涂擦复方达克宁霜,每日 2 次。每日观察臀部皮损,并记录。韩柳用上法治疗新生儿霉菌性尿布皮炎患儿 67 例。结果:治愈(皮疹完全消退)54 例,占 80%;显效(皮疹消退＞70%)10 例,占 15%;有效(皮疹消退＞30%)3 例,占 5%。有效率为 100%。[1]

2. 自拟方　黄连 40 克、黄芩 30 克、大黄 15 克、苦参 15 克、知母 15 克、蛇床子 15 克、山豆根 20 克、九里明 20 克。每日 1 剂,水煎外洗,每日数次。谢爱玲等用上方治疗新生儿霉菌性皮炎患儿 1 例,洗后 10 小时,患儿全身皮肤红色斑疹明显消退,连用 3 天痊愈出院。[2]

新生儿剥脱性皮炎

概 述

新生儿剥脱性皮炎是新生儿期皮肤广泛发红伴有疱疹、大片表皮脱落的一种皮炎。可伴有发热、呕吐及腹胀。其特点是病变的皮肤被轻轻地摩擦即可擦掉表皮而露出红色渗液面的真皮。

本病属中医"初生小儿无皮"等范畴。其病理特点是胎元本虚,气血不足。治法以大补气血为主。

经 验 方

李隆映经验方　卧浴:糯米 1 500 克,微炒候冷,磨粉过密箩,将米均匀地铺一层于被褥面上,让患儿裸体睡卧于米粉上,再将米粉撒一层患儿身上,然后将被褥裹严(头部露出被外),置摇篮中。同时内服十全大补汤,每日 1 剂,浓煎,药汁与乳汁交替频频喂服。李隆映用上法治疗新生儿剥脱性皮炎患儿 1 例,次日复诊有向愈之征,更换米粉,卧浴如上法,内服方药以红参续服。5 日患婴剥脱之皮肤全部再生。[3]

① 韩柳.中西医结合治疗新生儿霉菌性尿布皮炎 67 例[J].河南中医,2006,26(4):11.
② 谢爱玲,等.新生儿霉菌性皮炎[J].广西中医药,1988,11(6):35.
③ 李隆映.糯米粉卧浴治愈新生儿脱皮一例[J].湖北中医杂志,1981(5):49,47.

呼吸系统疾病

急性上呼吸道感染

概　述

急性上呼吸道感染系由各种病原引起的上呼吸道的急性感染,俗称感冒,是小儿最常见的疾病。该病主要侵犯鼻、鼻咽和咽部。各种病毒和细菌均可引起急性上呼吸道感染,但90%以上为病毒,病毒感染后可继发细菌感染,其中最常见为溶血性链球菌。

由于年龄、体质、病原体及病变部位的不同,本病的病情缓急、轻重程度也不同。年长儿症状较轻,婴幼儿则较重。一般局部症状可见鼻塞、流涕、喷嚏、干咳、咽部不适和咽痛等,多于3~4天内自然痊愈。全身症状见发热、烦躁不安、头痛、全身不适、乏力等。部分患儿有食欲不振、呕吐、腹泻、腹痛等消化道症状。腹痛多为脐周阵发性疼痛,无压痛,可能为肠痉挛所致。

本病并发症以婴幼儿多见,病变若向邻近器官组织蔓延可引起中耳炎、鼻窦炎、扁桃体周围脓肿、支气管炎及肺炎等。年长儿若患A组β型溶血性链球菌咽峡炎,以后可引起急性肾小球肾炎和风湿热,其他病原体也可引起风湿病等结缔组织病。

本病属中医"感冒"范畴,《幼科释谜》解释感冒为"感者触也,冒其罩乎",是指感受外邪,触罩肌表全身,概括了病名及其含义。其病变部位在肺卫,病机关键为肌表失疏,肺气失宣。肺主皮毛,司腠理开阖,开窍于鼻,外邪自口鼻或皮毛而入,客于肺卫,致卫表失司,卫阳受邪,肺气失宣,出现发热、恶风寒、鼻塞流涕、喷嚏、咳嗽等症状,发为感冒。小儿感冒病变常累及于脾、心、肝,出现夹痰、夹滞、夹惊的兼证。

辨　证　施　治

1. 风热型　症见发热,微恶寒,鼻塞流涕,咳嗽,咽红或咽喉肿痛,脉浮而数,舌尖红苔薄白或薄黄,乃风邪袭表,阳从热化。治宜辛凉解表。

(1) 银黄双解汤　金银花、黄芩、连翘、芦根、薄荷、牡丹皮、僵蚕、蝉蜕、大黄、枳壳、焦槟榔、炒莱菔子、甘草。临床观察:张娅丽等用上方治疗90例风热感冒患儿,对照小儿豉翘清热颗粒,治疗组总有效率95.6%。该方在解热时间及改善患儿临床症状方面疗效更为显著。[1]

(2) 银翘散合桑菊饮化裁　金银花10克、连翘10克、芦根10克、板蓝根10克、薄荷(后下)5克、桔梗5克、杏仁6克、桑叶6克、桑皮6克、荆芥6克、甘草3克。每日1剂,水煎200毫升,分2次服。临床观察:刘玉堂用上方治疗新生儿感冒1例,2剂热退,咳嗽,再予上方去荆芥,加鱼腥草10克、胆南星6克、橘红6克,再进3剂告愈。[2]

(3) 小儿退热冲剂　金银花7份、连翘7份、前胡7份、荆芥7份、防风7份、僵蚕6份、钩藤6份、山楂6份、蝉蜕5份、薄荷(后下)5份、甘草2份(由本院制剂室加工成冲剂)。每包10克,含浸膏2克。半岁以内每次0.5包,1~2岁每次1包,3~4岁每次1.5包,5~6岁每次2包。均每日3次。临床观察:杨永芳用上方治疗小儿风热感冒

---

① 张娅丽,等.银黄双解汤治疗小儿风热感冒的临床观察[D].晋中:山西中医学院,2016.
② 刘玉堂.新生儿治验三则[J].天津中医,1991(4):7.

33例,痊愈(服药1、2天,体温降至正常,症状基本消失者)22例,显效(服药3天,体温降至37.5℃以下,症状明显好转者)8例,无效(服药3天以上,体温不降者)3例。[①]

(4)王传吉等经验方1　荆芥穗10克、薄荷(后下)6克、连翘15克、黄芩10克、板蓝根12克。随症加减:目赤肿痛者,加木贼10克、赤芍6克、蝉蜕3克;咳重,加前胡10克、杏仁6克、瓜蒌10克;咽痛者,加加山豆根6克。临床观察:王传吉等用上方加减治疗风热型上感患儿84例,治愈81例,占96.4%;无效3例。[②]

2. 风邪夹湿型　症见发热恶寒,流涕咳嗽,头晕身重,倦怠无力,脘痞纳少,恶心呕吐,或有腹痛腹泻,脉濡数,舌苔黄腻。此系感风邪夹湿,湿邪滞留,脾阳被湿所困,阻中化热,阻遏气机升降所致。治宜化湿透表、清热和中。

(1)藿香正气汤加减　藿香10克、茯苓10克、白芷3克、紫苏叶6克、大腹皮6克、佩兰6克、竹叶6克、黄芩6克、甘草2克。随症加减:若发热甚者,加生石膏(先煎);咳嗽者,加川贝母;夜睡不宁,加象牙丝(现禁用)、钩藤;痰多,加莱菔子、法半夏;纳呆,加山楂、神曲。每日1剂,水煎,分3~4次服。杨锡红用上方加减治疗小儿感冒发热20例,显效(药后24小时内发热降至正常,口渴、腹胀均有明显好转)5例,有效(药后2天体温降至正常,诸症缓解)13例,无效(服药3天,发热基本不退)2例。[③]

(2)王传吉等经验方2　紫苏叶10克、藿香10克、白芷10克、黄芩10克、连翘15克、板蓝根12克。随症加减:热重者,加黄连6克;咳嗽重者,加前胡10克、杏仁6克、瓜蒌10克;恶心呕吐甚者,加半夏10克、陈皮6克;腹泻者,加滑石(包煎)10克、炒薏苡仁10克。临床观察:王传吉等

用上方加减治疗风邪夹湿型患儿58例,治愈54例,占93.1%;无效4例。[④]

3. 表里俱热型　症见发热,面红气促,鼻塞,咳嗽,口渴,烦躁,脉数,舌红苔黄。此为风邪客表,里热炽盛,有表里俱热之候。治宜解表泄热。

(1)安象乾经验方　金银花6克、连翘6克、黄芩6克、玄参6克、牛蒡子6克、薄荷(后下)6克、柴胡6克、竹叶6克、生石膏(先煎)10克、芦根10克、法半夏3克、甘草3克。每日1剂。临床观察:安象乾用上方治疗小儿上感1例,1剂则热退,神爽纳食。以竹叶石膏汤加石斛1剂善后,症未发。[⑤]

(2)王传吉等经验方3　荆芥穗10克、知母10克、黄芩10克、薄荷(后下)6克、连翘15克、石膏(先煎)30克、芦根30克。临床观察:王传吉等用上方治疗表里俱热型18例,治愈17例,占94.4%;无效1例。[⑥]

4. 感冒夹滞型　症见发热汗出,口气秽浊,形瘦面黄,精神欠佳,不思饮食,腹胀,舌质淡,苔厚腻,脉缓。

(1)清热消滞汤　黄芩、柴胡、山楂、莱菔子、连翘、金银花、槟榔、厚朴、炒牵牛子、生大黄、甘草。随症加减:咽喉红肿者,加赤芍、僵蚕、牛蒡子、射干;流涕、喷嚏者,加荆芥、防风;夏季暑湿发热,加藿香、滑石;高热惊惕,夜卧不安,甚至出现惊厥者,加钩藤、蝉蜕;咳嗽痰壅者,加杏仁、陈皮、姜半夏。剂量因人而异(14岁以下都是儿童,其用量相对变化较大),3天为1个疗程。临床观察:孔令霞用上方加减治疗90例风热感冒夹滞患儿,其中痊愈(体温正常,各种症状消失)56例(62.2%),有效(体温正常,各种症状减轻)31例(34.5%),无效(发热不退或增高,鼻塞流涕及兼证未改善或加重)3例(3.3%)。总有效率96.7%。[⑦]

①　杨永芳.小儿退热冲剂治疗感冒发热临床小结[J].湖北中医杂志,1987(6):13.
②　王传吉,等.中医治疗小儿上感160例疗效分析[J].新中医,1980(2):30.
③　杨锡红.藿香正气汤加减治20例小儿感冒发热夹滞证[J].新中医,1988(6):28,49.
④　王传吉,等.中医治疗小儿上感160例疗效分析[J].新中医,1980(2):30.
⑤　安象乾.解毒法为主治小儿高热急症[J].四川中医,1987(1):12.
⑥　王传吉,等.中医治疗小儿上感160例疗效分析[J].新中医,1980(2):30.
⑦　孔令霞.清热消滞汤治疗小儿风热感冒挟滞证90例疗效观察[J].中国医药科学,2011,1(1):39.

（2）葛根汤加味　葛根12克、生麻黄6克、白芍6克、桂枝6克、甘草6克、木香6克、陈皮9克、炒谷芽9克、炒麦芽9克、生姜3片、红枣5枚。每日1剂，水煎2次，分2～3次服。曹安来等用上方治疗小儿感冒夹滞1例，1剂后大便频泻，热度降低，继用2剂。身热退净，大便实，纳食增，精神好转，再予原方4剂告愈。[①]

5. 湿热型　症见发热，无汗，口干喜饮，或兼见鼻塞流涕，咳嗽，腹泻，食欲不振，舌红苔薄黄，脉数有力。

（1）新加香薷饮加味　香薷3克、扁豆花9克、金银花9克、连翘9克、大青叶9克、厚朴花6克、生石膏（先煎）20克。随症加减：鼻塞流涕，加防风、荆芥；咳嗽，加杏仁、炙前胡、炙紫菀；腹泻，加煨葛根、防风、炒白术；食欲不振，舌苔白腻，加藿香、砂仁（后下）。每日1剂，水煎分2次服，连用2天。李七一用上方加减治疗小儿夏季感冒150例，服2剂后，体温降至37.3℃以下，1周内不再回升，其他临床症状基本消失者139例，占92.67％；药后热仍未退，或未退净改用其他方法治疗者11例，占7.33％。[②]

（2）解毒乙方　贯众、连翘、茵陈、薄荷（后下）、佩兰、大青叶、黄芩、滑石（包煎）、通草、藿香。随症加减：有卫分症状者，加香薷、豆豉；有气急痰鸣者，加郁金、天竺黄、瓜蒌皮；惊厥、抽搐，加钩藤、僵蚕。诸药加水1500毫升，煎煮取汁1000毫升。病轻者，每日3次，夜服1次；病重者，每日4次，夜1次。病重者，加紫雪丹，神昏谵语、抽搐不止者，宜加服安宫牛黄丸。张仕明用上方加减治疗小儿夏季病毒性感冒250例，除5例呕吐剧烈不能进药及3例并发肺炎配合西药治疗外，242例单用本方而治愈。结果：服2剂内治愈48例，占19.2％；服3～4剂治愈158例，占63.2％；服5～6剂治愈30例，占14.4％。总有效率为96.8％。[③]

6. 刁娟娟等分3型

（1）风寒束表型　药用午时茶颗粒（湖北午时药业股份有限公司生产，国药准字Z42020134）：苍术、柴胡、羌活、防风、白芷、川芎、藿香、前胡、连翘、陈皮、山楂、枳实、麦芽（炒）、甘草、桔梗、炒神曲、紫苏叶、厚朴、红茶。

（2）风热犯表型　药用小儿感冒颗粒（北京同仁堂科技发展股份有限公司制药厂生产，国药准字Z11020375）：藿香、菊花、连翘、大青叶、板蓝根、生地黄、地骨皮、白薇、薄荷、石膏。

（3）表寒里热型　药用小儿感冒舒颗粒（南京中山制药有限公司生产，国药准字Z20000076）：荆芥、牛蒡子、葛根、桔梗、玄参、蝉蜕、神曲、甘草。

临床观察：刁娟娟等收治1019例急性上呼吸道感染患儿，随机分为治疗组517例、对照组502例。治疗组予上述方药辨证治疗，对照组予利巴韦林颗粒（四川百利药业有限责任公司生产，国药准字H51023508）和护彤（小儿氨酚黄那敏颗粒，哈药集团制药六厂生产，国药准字H23022613）治疗。结论：中成药辨证治疗方案治疗腺病毒和副流感病毒较对照组有优势，治疗鼻病毒和合胞病毒与对照组比较疗效无差别。[④]

7. 曾灶昌等分3型

（1）风寒证　治以清热解表为主。药用感冒清热颗粒进行治疗。3岁以上患儿每日2次，每次1包；3岁以下患儿每日2次，每次半包。

（2）风热证　治以辛温复凉为主。药用小儿风热清口服液进行治疗。0～3岁，每次10～20毫升，每日4次；3～6岁，每次20～40毫升，每日4次；6～14岁，每次30～60毫升，每日4次。

（3）表寒里热证　治以辛凉解表为主。药用疏清颗粒进行治疗。1岁以下，每次3克；1～3岁，每次6克；4～6岁，每次9克；7岁以上，每次12克；均为每日3次。共治疗3～7天，总有效率95.12％。[⑤]

① 曹安来，等.葛根汤治疗儿科病证举隅[J].江苏中医，1989（11）：14.
② 李七一.新加香薷饮加味治疗小儿夏季感冒150例[J].安徽中医学院学报，1989，8（2）：28.
③ 张仕明.解毒乙方治疗小儿夏季病毒性感冒250例观察[J].中医杂志，1986（6）：46.
④ 刁娟娟，李燕宁，等.中成药辨证治疗儿童急性上呼吸道感染1019例[J].山东中医杂志，2013，32（1）：11-12.
⑤ 曾灶昌，等.辨证论治小儿急性上呼吸道感染41例[J].河南中医，2013，33（7）：1146-1147.

经 验 方

1. **香芩解热颗粒** 藿香 12 克、柴胡 12 克、射干 12 克、法半夏 12 克、石膏 12 克、连翘 15 克、薄荷 9 克、芦根 9 克、陈皮 9 克、黄芩 6 克、生甘草 6 克。由成都中医药大学药剂实验室将 1 剂原料药制作成 30 克的颗粒剂,然后分装为 3 袋,每袋 10 克。苏小霞用上方治疗 38 例急性上呼吸道感染伴发热的患儿(观察组),患者分早、中、晚 3 次温服,每次 1 袋,用 40 毫升温水冲服;对照组 38 例采用利巴韦林治疗,两组同时给予口服氨溴索口服液及推拿肺俞穴治疗,连续治疗 5 天后,观察组治疗后症状评分、体征评分、体温显著低于对照组,差异有统计学意义($P<0.05$),观察组总有效率(94.74%)显著高于对照组(78.95%),并可以进一步减轻炎症反应。[①]

2. **银翘退热方(安效先经验方)** 金银花 10 克、连翘 10 克、知母 10 克、黄芩 10 克、青蒿 10 克、牡丹皮 10 克、地骨皮 10 克、荆芥穗 10 克、白薇 10 克、薄荷 6 克、玄参 6 克、生石膏 24 克。用冷水没过药物一横指,浸泡半小时,头煎用武火煮沸,沸后改文火再煎 20 分钟;二煎同前,二煎水量略少,沸后改文火再煎 20 分钟,每隔 3～5 分钟搅拌一次,最后两煎药混合后,饭后分 2 次服用。每日 1 剂,分 2 次口服。药物剂量随年龄增减。刘昆等用上方治疗小儿外感发热风热证,总有效率达 93.3%。结果表明治疗组在整体疗效上明显优于对照组,治疗组退热时间快于对照组,治疗组疗法优于对照组。[②]

3. **中药药浴** 金银花 20 克、板蓝根 20 克、连翘 20 克、紫苏叶 15 克、防风 15 克、荆芥 15 克、薄荷 10 克。加入 500 毫升水煎后,加入洗澡水,水温 38℃～40℃,沐浴时间以 15～20 分钟最佳,1～2 次/天。高发志收治 100 例急性上呼吸道感染风热型患儿,随机分为观察组和对照组各 50 例。对照组服用小儿感冒颗粒,观察组在对照组基础上加用上述中药药浴。两组患儿持续用药 5 天。观察组平均退热时间、平均病程明显短于对照组,治疗有效率明显高于对照组,差异有统计学意义($P<0.05$)。[③]

4. **中药退热贴** 生石膏、生栀子、川黄连、黄芩等。碾成粉末,用老姜汁调匀做成丸状,贴敷于大椎穴及双侧涌泉穴,用特制的敷贴胶带固定好,每日 1 次,每次贴敷 6～10 小时后由家属自行去除,3 天为 1 个疗程。李忠等收治 98 例上呼吸道感染发热患儿,随机分为治疗组和对照组各 49 例。两组患儿均给予补液、抗病毒等消除基本病因及诱因,辅以物理降温等治疗,并鼓励患儿多喝水。治疗组给予中药退热贴穴位贴敷,对照组予布洛芬混悬液口服治疗。结果:治疗组总有效率为 97.96%,对照组为 81.63%,两组比较差异有统计学意义($P<0.05$),说明治疗组疗效优于对照组。[④]

5. **参麻颗粒** 炙麻黄绒 6 克、南沙参 18 克、杏仁 10 克、紫苏叶 10 克、桔梗 10 克、射干 10 克、浙贝母 10 克、前胡 10 克、炒枳壳 10 克、百部 10 克、佛手 10 克、砂仁 10 克、鸡内金 10 克。赖碧婷等观察 60 例小儿风寒感冒,治疗组(参麻颗粒)与对照组(风寒感冒颗粒)总疗效率经卡方检验,差异无统计学意义,表明两种药物对小儿风寒感冒均有明显效果,且总疗效相当。治疗组在改善咳嗽症状方面优于对照组,差异具有统计学意义($P<0.05$)。[⑤]

6. **银翘凝胶** 金银花、连翘、苦杏仁、薄荷、桑叶等。王琳等收治 120 例小儿急性上呼吸道感染,随机分为单纯推拿组、膏摩组、贴敷组、膏摩加贴敷组四组,每组各 30 例。单纯推拿组:自指根向指尖推肺经、肝经各 300 次,顺时针方向运内八卦 100 次,指揉肺俞、膻中穴 2 分钟,拇指分推患儿肩胛骨内侧缘 50 次,每日 1 次,每 6 次为 1 个

① 苏小霞.香芩解热颗粒治疗小儿急性上呼吸道感染发热 38 例[J].环球中医药,2016,9(11):1368-1370.
② 刘昆,等.安效先学术经验总结及银翘退热方治疗小儿外感发热的临床研究[D].北京:中国中医科学院,2016.
③ 高发志.小儿感冒颗粒联合中药沐浴治疗小儿急性上呼吸道感染风热型的临床效果分析[J].临床医学研究与实践,2016,1(6):56.
④ 李忠,胡国华,等.中药退热贴治疗小儿急性上呼吸道感染发热 49 例疗效观察[J].中医儿科杂志,2015,11(3):25-27.
⑤ 赖碧婷,等.参麻颗粒治疗小儿风寒感冒的临床研究[D].昆明:云南中医学院,2014.

疗程。膏摩组：取适量银翘凝胶剂为介质涂抹穴位，推拿手法同单纯推拿组。贴敷组：取适量银翘凝胶涂于无菌纱布上，贴敷于肺俞、膻中穴，8小时后取下，连用6天为1个疗程。膏摩加贴敷组：膏摩后，取适量银翘凝胶涂于无菌纱布上，贴敷于肺俞、膻中穴，8小时后取下。各组疗程相同。经治疗1个疗程后观察疗效。结果：单纯推拿组治愈（体温恢复正常，各种症状消失）13例，好转（体温恢复正常，各种症状均减轻）10例，未愈（发热不退或增高，鼻塞流涕及兼症未改善或加重）7例，总有效率76.67%；膏摩组治愈16例，好转9例，未愈5例，总有效率83.33%；贴敷组治愈8例，好转12例，未愈10例，总有效率66.67%；膏摩加贴敷组治愈23例，好转5例，未愈2例，总有效率93.33%。①

7. 藿桂汤　藿香15克、紫苏叶15克、桂枝15克、白芍15克、白芷15克、云茯苓15克、陈皮15克、法半夏15克、大枣15克、黄芩10克、生姜10克、生甘草10克。每日1剂，每剂加水500毫升煎至300毫升，每次服100毫升，每日3次。王丹等收治上呼吸道感染风寒表虚兼郁热证患儿72例，随机分为治疗组和对照组各36例。治疗组予上方治疗，和对照组予感冒清热颗粒进行对比。治疗后治疗组与对照组均可明显改善发热、恶寒、自汗、心烦、鼻塞、流涕、肢体酸痛、咳嗽等症状（P＜0.05），治疗组在鼻塞、流涕、咳嗽3项症状积分的改善情况均优于对照组（P＜0.05）。经过3天的治疗，两组治愈率与总有效率，治疗组为14.7%、94.12%，对照组为6.5%、74.2%，组间比较有统计学意义（P＜0.05），治疗组优于对照组。②

8. 中医定向透药疗法　杨小芬等治疗162例上呼吸道感染患儿，随机分为治疗组82例和对照组80例。两组均给予宣肺、解表、化痰、止咳等中药对症治疗，治疗组在此基础上采用法摩康医疗设备（北京）有限公司生产的中医定向透药治

疗仪（离子导入治疗仪）辅助治疗，外用每日1次，连续3天，对照组不予药物导入治疗。治疗方法：（1）先将配套药贴（川贝母、柴胡、鱼腥草、麻黄、石膏，每片2.5毫升药液）分别贴于双肺俞穴上（第3胸椎棘突旁开1.5寸）。（2）将仪器的两电极固定在两个贴片上，按"治疗键"开始治疗。（3）选择合适剂量和温度，仪器上"室温"选项适用炎症的急性期，"低温"适用夏季，"中温"适用春秋冬季，注意观察患儿反应，根据患儿的年龄、适应程度进行适当调节。每次治疗时间20分钟，保留贴片24小时。结果：两组患儿治疗后症状消失的平均时间比较，治疗组较对照组短（P＜0.01），且两组患儿治疗后，治疗组总有效率为96.3%，对照组为85.0%，两组比较差异有统计学意义（P＜0.01）。表明对症治疗的基础上，采用中医定向透药治疗仪辅助治疗小儿上呼吸道感染疗效显著。③

9. 表里双解汤　荆芥10克、防风10克、桔梗10克、金银花10克、连翘10克、玄参10克、牛蒡子10克、薄荷10克、滑石20克、生石膏20克、芦根30克、甘草6克。随症加减：高热不退，咽喉肿痛，大便秘结，加柴胡12克、青蒿10克、板蓝根15克、牡丹皮6克、大黄3～6克；伴有咳嗽，加用桑白皮10克、浙贝母10克、僵蚕6克、蝉蜕6克；伴有恶心、呕吐、大便不成形，加用藿香10克、竹茹10克、白术10克、山药10克、生姜2片、大枣5枚。每日1剂，水煎100～200毫升，分3～4次口服。郑景用上方加减治疗小儿外感发热80例，痊愈（服药3天后体温降至正常，临床症状消失）52例，显效（治疗3天后体温接近正常，临床症状减轻，咽部黏膜充血、水肿轻微）15例，有效（治疗3天后体温低热，在37℃～37.5℃之间，仍有轻微临床症状，咽黏膜充血水肿减轻，偶有肺部干啰音）10例，无效（未达到有效标准）3例。总有效率96.3%。④

10. 三阳清解散　葛根7克、柴胡12克、黄芩

①　王琳，等.银翘凝胶膏摩加贴敷治疗小儿急性上呼吸道感染30例[J].山东中医杂志，2014(33)：115-116.
②　王丹，等.藿桂汤治疗上呼吸道感染风寒表虚兼郁热证临床试验[D].昆明：云南中医学院，2013.
③　杨小芬，等.中医定向透药治疗小儿上呼吸道感染疗效观察[J].广州医药，2012，43(4)：64-65.
④　郑景.表里双解汤治疗小儿外感发热80例[J].山东中医杂志，2011，30(12)：857.

10 克、生石膏 30 克、生栀子 10 克、莪术 6 克、生大黄 5 克、甘草 3 克。诸药研末，用袋泡茶包装纸包装，每袋 5 克，加水适量煮沸 2～3 分钟，取汁频服。王晓燕收治 150 例小儿外感发热（风热夹滞型），随机分为治疗组 100 例和对照组 50 例。治疗组予上方治疗，对照组服用小儿清热宁颗粒口服液，用药 2～3 天后评定疗效。结果：治疗组的退热起效时间明显早于对照组（$P<0.01$），痊愈率高于对照组（$P<0.05$）。[1]

11. **民间验方** 五味茶：荆芥 3 克、防风 3 克、连翘 5 克、蝉蜕 3 克、钩藤 5 克。七味茶：五味茶加麦冬 5 克、僵蚕 3 克。药物剂量视年龄大小随时增减，每日 1 剂，水煎至 50 毫升，加少量糖，分 3～4 次服。李斌生等治疗 93 例小儿感冒，分为中药组 38 例和对照组 55 例。中药组风寒感冒者予五味茶治疗，风热感冒者则用七味茶治疗。对照组予利巴韦林加布洛芬或扑热息痛（部分加抗生素）治疗。疗程均为 3 天。结果：总有效率中药组为 84.21%，对照组为 87.27%，两组比较差异无显著性意义（$P>0.05$）。[2]

12. **解毒利咽汤** 金银花 6～15 克、连翘 6～10 克、薄荷（后下）6～10 克、荆芥 6～10 克、杏仁 6～10 克、桔梗 6～10 克、羚羊角粉（冲服）0.3～0.9 克、黄芩 6～10 克、青蒿 6～12 克、大青叶 6～12 克、玄参 6～10 克、射干 6～10 克、石膏 15～30 克、牛蒡子 6～10 克、芦茅根各 15～30 克。随症加减：咳嗽痰多者，加前胡；有食滞、舌苔厚腻者，减石膏，加焦三仙；大便干者，加大黄；扁桃体化脓，加板蓝根；肺炎喘嗽，合用麻杏石甘汤；表证已除入里化热者，减薄荷、荆芥。水煎取汁 200 毫升，分 2～4 次服用。王范武收治 150 例小儿发热，随机分为治疗组 100 例和对照组 50 例。治疗组予上方加减治疗。对照组口服中成药瓜霜退热灵胶囊，每粒 250 毫克，每次 1～3 粒，每日 3 次；同时对白细胞计数低者，按每千克体重 10～15 毫克静脉点滴利巴韦林，每日 1 次；对白细胞计数高者，按每千克体重 50～100 毫克静脉点滴头胞噻肟钠，每日 1 次。结果：显效率治疗组为 89.0%，对照组为 70.0%，两组具有统计学差异（$P<0.05$）。[3]

13. **八味退热散** 柴胡、连翘、黄芩、大青叶、大黄、麦冬、西洋参、丹参。杨红莉等收治 62 例发热患儿，随机分为治疗组 32 例和对照组 30 例。治疗组予八味退热散，对照组常规服用恬倩口服液。两组均给予抗病毒、抗生素控制感染，用清开灵、先锋霉素（或红霉素）。39℃ 以上者给物理降温，冷盐水灌肠；伴发惊厥者止惊，用鲁米那每千克体重 5 毫克肌注。结果：治疗组治愈（体温 2 天内降至正常且不再回升，伴随症状减轻）28 例，好转（2～5 天渐降至 38.5℃ 以下，未再反复）4 例。总有效率 100%。治疗组在退热时间、程度、远期疗效及全身症状改善等方面均优于对照组。[4]

14. **玉屏风散加味** 黄芪 15 克、白术 9 克、茯苓 9 克、防风 6 克、藿香 6 克、甘草 3 克。随症加减：发热，加柴胡 6 克、黄芩 9 克；咳嗽重者，加桔梗 6 克、前胡 6 克、枇杷叶 6 克；痰多，加百部 6 克、川贝母 9 克；恶寒怕风，加桂枝；咽部疼痛不适者，加玄参 6 克、连翘 9 克。每日 1 剂，取汁 100 毫升，每日 4～5 次口服，小于 3 岁可频服，10 天为 1 个疗程，1 个疗程后，改玉屏风散加味方泡茶饮用 1 个月。刘自谦收治 53 例小儿上呼吸感染，随机分为治疗组 30 例和对照组 23 例。治疗组予上方加减治疗，对照组予病毒唑等西药对症治疗。结果：治疗组显效（症状体征完全消失，1 年内无复发）20 例，有效（症状体征完全消失，1 年内复发少于 3 次或较治疗前减少 5 次以上）9 例，无效（治疗后症状体征消失或好转，1 年内发作次数无变化或进一步增多）1 例，总有效率 96.6%；对照组显效 4 例，有效 10 例，无效 9 例，总有效率 60.8%。两组比较有显著性差异（$P<0.05$）。[5]

15. **赵心波经验方** 金银花 90 克、蔓荆子 60

---

① 王晓燕.三阳清解散治疗小儿外感发热临床观察[J].中国中医急症杂志,2008,17(4)：453-454.
② 李斌生,等.五味茶、七味茶治疗小儿感冒 38 例[J].光明中医,2008,23(1)：63-64.
③ 王范武."解毒利咽汤"治疗小儿发热 100 例临床观察[J].江苏中医药,2006,27(2)：38.
④ 杨红莉,等.八味退热散治疗小儿发热的疗效观察[J].现代中医药,2005(2)：27-28.
⑤ 刘自谦.玉屏风散加味治疗上呼吸道易感儿童 30 例[J].陕西中医,2005(10)：1032-1033.

克、薄荷 24 克、法半夏 30 克、生石膏 150 克、橘红 60 克、浮萍 30 克、生地黄 90 克、天竺黄 60 克、杏仁 60 克、大黄 90 克、杭菊 90 克。上药共轧细面，兑研冰片 3 克，炼蜜为丸，丸重 3 克。周岁左右服 1 丸，2 岁以上服 1 丸半，5 岁以上每次服 2 丸，每日服 2 次，白开水送下。适用于小儿感冒发热，停食停奶，便秘，恶心，头痛咳嗽，惊搐烦急等。①

16. 蒿柴薇丹汤　青蒿 10 克、银柴胡 10 克、白薇 10 克、牡丹皮 10 克。随症加减：兼咳嗽者，加紫苏子、黄芩、桑白皮、杏仁；兼咽红肿痛者，加野菊花、大青叶。每诊处方为 2～3 剂，治疗时不拘血象高低。董萍收治 85 例小儿发热，均予上方加减治疗。结果：痊愈（服药 3 剂，体温降至正常，诸症消失）72 例，其中 1、2、3 天退热分别为 35 例、27 例和 10 例；有效（服药 4～6 剂，体温降至正常，症状好转）80 例；无效（服药 6 剂以上，体温下降或降后复升，体温不稳定者）5 例。有效率为 94.1%。②

17. 青香散　香薷 15～30 克、青蒿 15～30 克、金银花 10～20 克、紫苏叶（后下）3～6 克、荷叶（后下）3～6 克、蝉蜕 4～6 克、建曲 10～30 克、益元散（包）10～30 克。随症加减：头身疼痛无汗，证属偏寒，加荆芥、防风等；咳甚咽痛，咯吐黄痰，证属偏热，加桑白皮、射干、贝母、桔梗等；头身困重，便结纳呆，舌苔黄腻，证属湿重夹滞，加藿香、佩兰、紫苏梗、枳实等；高热惊厥，加生石膏、双钩藤或冲服紫雪丹等。每日 1 剂，水煎 2 次，和匀分次不分昼夜频服，病情重可每日 2 剂，亦可袋装泡茶服。叶圣国用上方加减治疗小儿不明原因发热 234 例，年龄最小 7 个月，最大 12 岁，其中治愈（热退身凉寐安，而他症亦解）229 例，占 97.86%。③

18. 三仁汤加味　杏仁 8 克、滑石 8 克、生薏苡仁 8 克、白蔻仁 4 克、通草 4 克、川厚朴 4 克、法半夏 6 克、竹叶 6 克、青蒿 6 克、生石膏 10 克。每

日 1 剂，水煎服，分 2 次服。1～2 岁小儿药量酌减。丘首原用上方治疗小儿上感发热 60 例，经 1～3 剂治疗，患儿体温均恢复正常。其中服药 1 剂退热 20 例，2 剂退热 34 例，3 剂退热 6 例。④

单　方

艾苏煎剂　组成：艾叶 100 克、紫苏叶 100 克。用法用量：加水至 2 500 毫升，由我院煎药室统一代煎，煎药温度达 100℃后取汁，然后倾入桶中，加凉水或温水至皮肤感觉略烫时浴足，可适当加入药液或热水至药液浸泡至膝盖处，以不烫伤皮肤为度，浸泡 10～15 分钟，擦净足部。临床应用：徐和祥收治 160 例小儿感冒发热，随机分为治疗组和对照组各 80 例，均采用西医相关合理处理，治疗组外用艾苏煎剂浴足。两组比较在退热时间、临床症状消失时间及住院天数上有显著差异（$P<0.05$）。⑤

中　成　药

1. 小儿豉翘清热颗粒　组成：厚朴、淡豆豉、薄荷、黄芩、连翘、柴胡、半夏等（济川药业集团有限公司，国药准字 Z20050154）。用法用量：6 个月～1 岁，1～2 克/次；1～3 岁，2～3 克/次；3～7 岁，3～4 克/次；均为 3 次/天。临床应用：徐旭等治疗 86 例小儿病毒性上呼吸道感染，随机分为治疗组与对照组各 43 例。治疗组服用小儿豉翘清热颗粒，对照组予利巴韦林颗粒（中国药科大学制药有限公司，国药准字 H10970280，0.1 克/袋），10 毫克/（千克·天），分 2～3 次服用。治疗后治疗组总有效率 86.05%，明显高于对照组 58.14%（$P<0.05$）。表明该药对 7 岁以下小儿病毒性上呼吸道感染患者合并消化功能紊乱效果明显。⑥

①　中国中医研究院西苑医院儿科.赵心波儿科临床经验选编［M］.北京：人民卫生出版社，2005：71.
②　董萍.蒿柴薇丹汤治疗小儿发热 85 例［J］.河南中医，2004，24（2）：44.
③　叶圣国.自拟小儿青香散治疗小儿不明原因发热 234 例［J］.辽宁中医杂志，1999，26（11）：500.
④　丘首原.三仁汤加味治疗小儿上感发热 60 例［J］.新中医，1996，28（9）：50.
⑤　徐和祥.艾苏煎剂浴足治疗小儿急性上呼吸道感染发热 80 例临床观察［J］.时珍国医国药，2004，15（8）：507.
⑥　徐旭，等.小儿病毒性上呼吸道感染采用小儿豉翘清热颗粒治疗疗效观察［J］.中华中医药学刊，2017，35（5）：1330－1332.

2. 儿感退热宁颗粒　组成：青蒿、板蓝根、菊花、苦杏仁、桔梗、连翘、薄荷、甘草（国药准字Z20050740，每袋5克）。用法用量：3～5岁，2～3克/次；5～10岁，3～5克/次。每日3次冲服。临床应用：杜旭红治疗200例急性上呼吸道感染患儿，随机分为观察组和对照组各100例。所有患儿均按上呼吸道感染常规治疗，包括休息、多饮水、保持良好的周围环境及对症治疗。观察组病毒、细菌感染均按年龄给予儿感退热宁颗粒。对照组经血常规检查，属病毒感染给予利巴韦林颗粒（国药准字H20058839），每日10毫克/千克，分4次口服；属细菌感染给予头孢丙烯颗粒（国药准字H20080792），每次7.5毫克/千克，每日2次口服。两组患者体温超过38.5℃时联合口服美林退热。结果：观察组总有效率100%，明显高于对照组（$P<0.05$）。①

3. 金莲清热泡腾片　组成：莲花、大青叶、石膏、知母、地黄、玄参、炒苦杏仁等提取物（天津中盛海天制药有限公司）。用法用量：1岁以下，每次1片，每日3次，高热时每日4次；1～15岁，每次1～2片，每日4次，高热时每4小时给药1次，疗程5天。临床应用：瞿艳红等治疗144例急性上呼吸道感染，随机分为治疗组和对照组各72例。治疗组予金莲清热泡腾片；对照组给予利巴韦林颗粒15毫克/（千克·天），分3次口服。结果：治疗组总有效率93.06%，明显高于对照组75.00%（$P<0.01$）。②

4. 柴防口服液　组成：防风、荆芥、柴胡、黄芩、板蓝根、野菊花、北寒水石（10毫升/支）。用法用量：<1岁，0.5支/次，2次/日；1～3岁，1支/次，2次/日；>3岁，1支/次，3次/日。临床应用：汪芸等治疗66例急性上呼吸道感染患儿，随机分为治疗组32例和对照组34例。两组常规退热治疗相同，体温>38.5℃时，给予口服对乙酰氨基酚每次10～15毫克/千克（每次<600毫克），

间隔时间≥4小时，每天最多4次（最大剂量为2.4克/天）。在常规治疗的基础上，治疗组采用柴防口服液治疗。对照组采用利巴韦林（四川百利药业有限责任公司，50毫克/袋）治疗，5毫克/千克，3次/天。结果：① 治疗组平均退热时间短于对照组（$P<0.01$）；治疗组退热起效时间短于对照组（$P<0.01$）。② 体温疗效观察，治疗组总有效率84.4%，对照组总有效率64.7%（$P<0.05$）。③ 治疗后第5天两组患儿伴随症状比较，治疗组咽痛、咳嗽、流涕、鼻塞等症状完全缓解者多于对照组，有统计学差异（$P<0.05$）。③

5. 复方鱼腥草颗粒　组成：鱼腥草、板蓝根、金银花、连翘、黄芩（广西邦琪药业有限公司，批准文号国药准字Z20010131，6克/包）。用法用量：口服，6个月～1岁，1.5克/次；1～2岁，2.0克/次；2～6岁，3.0克/次。均每日3次。临床应用：门忠友等用复方鱼腥草颗粒治疗130例急性上呼吸道感染患儿，其中痊愈（5～7天内主要症状、体征消失，临床症状记分为0）80例，显效（5～7天内主要症状减轻，体征大部分消失，临床症状记分≤初诊日的1/3）40例，有效（5～7天内主要症状减轻，体征部分消失，临床症状记分≤初诊日的50%）9例，无效（5～7天内症状及体征无明显改善）1例。总有效率99.2%。④

6. 扁咽糖浆　组成：金银花12克、连翘12克、射干4.5克、马勃4.5克、通草4.5克、牛蒡子4.5克、薄荷3克、蒲公英12克、板蓝根12克（每毫升含生药量1.38克）。用法用量：1岁以内，1次10毫升；1～3岁，1次15毫升；4～6岁，1次20毫升；7岁以上，1次30毫升。均每日3次，饭后口服，5～10天为1个疗程。临床应用：梁春辉等用医院自制的扁咽糖浆及复方氯己定含漱液治疗患儿咽喉炎症100例。饭后服用扁咽糖浆，早晚刷牙后用复方氯己定含漱液含漱2～5分钟，每日2次。结果：总有效率95%。扁咽糖浆有清热

① 杜旭红.儿感退热宁颗粒治疗小儿急性上呼吸道感染100例疗效观察[J].实用中西医结合临床,2016,16(4)：35-36.
② 瞿艳红,等.金莲清热泡腾片治疗小儿急性上呼吸道感染72例[J].中国药业,2013,22(12)：153.
③ 汪芸,李尔珍,等.柴防口服液辅助治疗小儿急性上呼吸道感染[J].中国实验方剂学杂志,2012,18(13)：266-269.
④ 门忠友,等.复方鱼腥草颗粒治疗小儿急性上呼吸道感染130例[J].长春中医药大学学报,2009,25(1)：115-116.

解毒、消肿利咽、疏散风热之效,对各种原因引起的咽喉肿痛疗效确切,再配用复方氯己定含漱液漱口,疗效更佳。此法减少了运用抗生素所致的不良反应,并且服用方便,口味好,药物吸收好,对胃肠的刺激性小,作用迅速,无明显不良反应。[1]

7. 柴葛清热颗粒　组成:柴胡、葛根、黄芩、麻黄、石膏、杏仁、甘草。功效:疏风解表,清热解毒。临床应用:常静等采用双盲随机多中心阳性药平行对照试验设计。结果:Ⅱ期临床总有效率96.43%(符合方案分析),Ⅲ期临床总有效率94.59%(符合方案分析)。柴葛清热颗粒是治疗急性上呼吸道感染风热证安全有效的药物。[2]

8. 抗感颗粒　组成:金银花、赤芍、贯众(四川佳能达攀西药业有限公司)。功效:清热解毒,宣散风热。用法用量:7～12月龄服用1/3包,1～3岁服用1/2包,4～8岁服用1包,均每日3次,3天为1个疗程。临床应用:陈柏兴等用抗感颗粒治疗小儿风热型感冒60例。结果:临床控制(发热已退,鼻塞、流涕、咽痛症状基本消失)42例,显效(发热、鼻塞、流涕、咽痛症状明显好转)15例,无效(发热仍不退,临床症状、体征未好转)3例。总有效率95%。[3]

9. 黄虎解热袋泡剂　组成:黄芩6克、连翘8克、虎杖10克、金银花8克、青蒿6克、柴胡5克、葛根12克、山芝麻12克。用法用量:6个月～1周岁儿,1包分2次服用;1～5岁儿,每次1包,每日2次;6～14岁儿,每次1包,每日3次。临床应用:杨华萃等收治180例急性上呼吸道感染患儿,随机分为治疗组和对照组各90例。治疗组予黄虎解热袋泡剂治疗,对照组用沙溪袋泡剂治疗。结果:治疗组痊愈显效率94.4%,对照组74.4%,两组比较治疗组疗效显著优于对照组($P<0.01$)。[4]

10. 醒脑静注射液　组成:麝香、冰片、栀子、郁金等。临床应用:华军等用醒脑静注射液治疗上呼吸道感染患儿伴发热403例,随机分为3组。① 醒脑静大剂量组122例予常规抗病毒治疗的同时,加用醒脑静注射液0.4毫升/千克,加入100毫升10%葡萄糖注射液中,以较快速度静滴。② 醒脑静小剂量组156例加用醒脑静注射液0.2毫升/千克,用法同前,每日1次,连用3天。③ 对照组125例给予常规抗病毒治疗(三氮唑核苷)。对WBC$>10\times10^9$/升或$<4.0\times10^9$/升者均加用青霉素10～20万单位/千克。对体温>39.5℃者(共86例),为防止高热惊厥均予复方氨基比林0.1毫升/千克肌注(最多不超过2毫升),未再用其他退热药物。结果:加用醒脑静的治疗组退热效果明显优于对照组($P<0.01$);0.2毫升/千克与0.4毫升/千克剂量组的疗效无显著差异($P>0.05$)。儿科推荐剂量为0.2～0.4毫升/千克。[5]

① 梁春辉,等.扁咽糖浆治疗小儿急性咽喉炎症100例[J].陕西中医,2008,29(5):549.
② 常静,等.柴葛清热颗粒治疗急性上呼吸道感染风热证的双盲随机对照临床试验[J].中西医结合学报,2007,5(2):141-146.
③ 陈柏兴,等.抗感颗粒治疗小儿风热感冒60例疗效观察[J].中国误诊学杂志,2006,6(5):929.
④ 杨华萃,等.黄虎解热袋泡剂对小儿急性上呼吸道感染的随机临床研究[J].四川中医,2005,23(11):74-75.
⑤ 华军,等.醒脑静注射液治疗小儿上呼吸道感染伴发热的疗效观察[J].苏州医学院学报,2000,20(4):391-392.

高 热 惊 厥

概　述

高热惊厥是临床儿科惊厥中常见的一种，由于外感时邪、内蕴痰热所致，起病迅速、形证有余。临床以突然高热，烦躁不安，面红唇赤，痰壅气促，牙关紧闭，四肢抽搐，神昏项强，甚则角弓反张为主要表现。多数预后良好，若惊厥反复发作或持续时间长可导致小儿智力降低，甚则继发癫痫。

本病属中医"急惊风"范畴。其主要病理特点可概括为热盛生风，风盛生痰，痰盛生惊。治疗以清热、豁痰、镇惊、熄风为基本原则，由于本病发病较急，当遵循急则治标、缓则治本的原则。

辨 证 施 治

1. **风热动风型**　风邪由表入里，郁而化热，热盛则风动。患儿可表现为发热，头痛，流涕，热势迅速升高出现烦躁，瞬即神昏、抽搐，舌苔薄白或薄黄，脉浮数。治法以疏风清热、熄风定惊为主。方用银翘散加减。神昏抽搐较重者加服小儿回春丹，或用水牛角磨服。

2. **气营两燔型**　多见于夏至之后，感受暑热之气，暑热为阳邪，易化火，痰火互结，肝风内动。患儿可表现为壮热不退，头痛项强，恶心呕吐，烦躁或嗜睡，抽搐，舌红苔黄，脉弦数。严重者高热不退，反复抽搐，神志昏迷，舌红苔黄腻，脉滑数。治法以清气和营、熄风开窍为主。方用清瘟败毒饮加减。昏迷较深者选加牛黄清心丸或紫雪丹熄风开窍。

3. **邪陷心肝型**　临床多见于温热病过程中，患儿可表现为高热不退，烦躁口渴，谵语，抽搐，两目上视，舌质红，苔黄腻，脉数。治法以清心开窍、平肝熄风为主。方用羚角钩藤汤加减。

4. **湿热疫毒型**　湿热疫毒盛甚而致惊，常见于现代医学的中毒性菌痢。患儿可表现为高热，抽搐，腹痛呕吐，大便黏腻或夹脓血，舌质红，苔黄腻，脉滑数。治法以清热化湿、解毒熄风为主。方用黄连解毒汤合白头翁汤。若患儿出现面色苍白，呼吸浅促，四肢厥冷，脉微细欲绝，改用参附龙牡救逆汤灌服。

5. **痰食惊风型**　食滞痰邪蒙蔽心包，引动肝风。患儿可表现为不思饮食嗳腐气，大便稀臭如败卵，夜卧不宁，发热烦躁，手足心热，时有抽搐，舌质红，苔黄厚腻，脉滑数。治法以消食导滞、凉肝熄风为主。方用保和丸加减。

6. **痰热惊风型**　乳食积滞则生湿痰，痰积生热蒙蔽心包，郁极生风。患儿表现为高热谵语，神昏，反复惊厥，呕吐腹痛，舌质红，苔白腻，脉弦滑。治法以清化痰热、安神定志为主。

7. **肠胃实热型**　邪热入里，与肠中糟粕相搏，燥屎内结，邪热与燥屎相结而热愈炽，上熏侵扰心神。患儿表现为壮热不退，神昏狂妄，大便秘结，矢气频旋，手足瘈疭，汗少溲赤，舌苔黄腻，两脉数实。治法以通腑泄热为主。方用大承气汤、小承气汤等。

8. **宣桂琪分 4 型**

（1）偏于风者　症见身有壮热，手足发挈，或有抽搐。此乃热盛生风而成急惊。方用宣氏镇惊汤：天麻、钩藤、鲜石菖蒲、郁金、连翘、牛蒡子、薄荷、蝉蜕、僵蚕、天竺黄等。

（2）偏于热者　症见壮热不解，手足躁扰，或抽搐，甚者神识不清或昏迷嗜睡。方用白虎汤和银翘散加减：生石膏、知母、金银花、连翘、淡竹叶、牛蒡子、鲜芦根、鲜石菖蒲、全蝎、钩藤等。

（3）偏于痰者　症见身热不高，咳嗽痰喘，面唇青白，神识昏迷，甚者惊厥。方用麻杏石甘汤加减：炙麻黄、杏仁、蝉蜕、胆南星、竹沥半夏、僵蚕、天竺黄、天麻、贝母、鲜石菖蒲等。

（4）偏于食者　症见精神软弱，身热不甚，或呕吐、泄泻，口渴面青，突发惊厥，或昏厥。方用平胃散加减：厚朴、藿香、陈皮、六神曲、枳壳、半夏、豆卷、紫苏梗、木香、鲜石菖蒲等。①

9.帅云飞等分4型

（1）热入肺卫　常见于感冒夹惊，症见发热，两目上视，欲作抽搐，时有手足抖动，舌质红，苔薄黄或黄，脉浮数或指纹浮紫。治以辛凉解表为主，佐以羚羊角、钩藤、蝉蜕等熄风止痉药。方用银翘散、导赤散之属。切不可发汗太过，以免引起汗多血虚亡阳险证。

（2）热入气分　症见高热神昏，两目凝视或上视，口干欲饮，烦躁不安，牙关紧闭，抽搐掣动，面赤唇红，腹胀便秘，口臭，舌红，苔黄燥，脉洪数或指纹紫。治宜清热泻火、柔肝熄风止痉。方用清热泻火汤：生石膏、大黄、芒硝、黄连、瓜蒌仁、生地黄、白芍、白僵蚕。随症加减：如抽搐不止，可加全蝎。切忌攻伐太过，以伤正气。

（3）热入营血　症见发热急骤，高热，夜轻暮重，烦躁，口渴，衄血，尿血或斑疹，神昏惊厥，角弓反张，舌红绛，苔少，脉数或弦数。治宜清热解毒、凉肝熄风止痉。方用清热凉血熄风汤：生石膏、生地黄、水牛角、牡丹皮、赤芍、钩藤、天麻。随症加减：便秘，加桑椹；阴虚，加墨旱莲、女贞子；喉间痰鸣，加石菖蒲、郁金、胆南星、竹沥等。若出现内闭外脱，见高热、肢厥、面白、脉沉微者，急用参附龙牡汤合至宝丹回阳开闭。

（4）热入心包　症见高热，神昏，谵语，甚则昏迷不醒，四肢厥逆，或见抽搐，舌绛，苔灰，指纹青紫或脉滑数。治宜清热开窍、熄风止痉。方用

清热开窍汤：生石膏、黄连、石菖蒲、胆南星、远志、竹茹、全蝎。可配以安宫牛黄丸鼻饲。②

经 验 方

1.清肝定惊汤　羚角片（先煎）1～3克、双钩藤（后入）6～9克、天麻6～9克、僵蚕3～6克、霜桑叶6克、滁菊花9克、生地黄9～15克、生白芍6～9克、川贝母（去心）6～12克、竹茹6克、生甘草3克。羚角先煎2小时代水，煎以上药物30分钟至200～300毫升，少量频服。随症加减：喉间痰鸣者，加天竺黄、瓜蒌皮；高热，便秘，乳蛾红肿者，加大黄；感冒发热初起，加金银花、连翘和防风；皮肤发疹发斑，舌红绛，加水牛角、赤芍、玄参、牡丹皮；大便黏滞或夹脓血，舌质红，苔黄腻，脉滑数，加黄连、黄芩、黄柏、栀子等。漆晓东收治66例高热惊厥患儿，随机分为观察组和对照组各33例。对照组患儿给予常规西医治疗，包括给氧、抗感染、控制惊厥及物理退热降温等对症治疗。口服地西泮0.3～0.5毫克/千克，婴儿＜2毫克，2～3次/天。观察组患儿在对照组基础上加用清肝定惊汤加减治疗。结果：观察组显效（治疗15分钟后发热、烦躁不安等症状消失，30分钟后体温恢复正常，发热后无惊厥发作）28例，有效（治疗30分钟后发热、烦躁不安等症状明显改善，体温恢复，24小时后有惊厥发作）3例，无效（治疗30分钟后发热、烦躁不安等症状未见明显改善，1小时后实热不退，出现惊厥）2例，总有效率为93.94%；对照组（西药对症治疗）显效19例，有效5例，无效9例，总有效率为72.73%。两组总有效率比较差异有统计学意义（P＜0.05）。随访1年内，观察组惊厥次数显著少于对照组，差异有统计学意义（P＜0.01）。③

2.董氏金粟丹　胆南星3克、煅代赭石1.5克、姜汁白附子1.5克、僵蚕3克、姜汁天麻3克、

① 王晓鸣.宣桂琪防治小儿高热惊厥经验浅谈[J].浙江中医杂志,2016,51(11):804.
② 帅云飞,等.从卫气营血辨治儿童热性惊厥4则[J].湖南中医杂志,2014,30(7):114-115.
③ 漆晓东.清肝定惊汤治疗小儿高热惊厥的疗效观察[J].中国初级卫生保健,2017,31(6):76-77.

全蝎 0.9 克、乳香 3 克、羚羊角粉 0.06 克、蝉蜕 1.5 克、石菖蒲 1.5 克、龙齿 6 克。上药碾粉制成丸剂，如梧桐籽大小。30 克为 1 个疗程，分成 20 天服用，惊厥发作几次，服用几个疗程。许莉等收集 60 例有高热惊厥史半年以上最少发作 2 次以上的病例，高热惊厥后脑电图为无病理波出现，年龄在 6 个月～5 岁，服用董氏金粟丹治疗。最后观察综合疗效，48 例患儿在疗程结束后观察半年，遇发热未有惊厥发作，惊厥次数比治疗前有所减少。①

3. 中药灌肠 枳实 12 克、蝉蜕 12 克、僵蚕 12 克、钩藤 12 克、厚朴 12 克、大黄(后下)5 克。水煎 35 分钟成汤剂。操作：取左侧卧位，每次取药液 2 毫升/千克，速度为 4 毫升/分钟推注药液。每日 1 次，连用 5 天。彭滟等选取 120 例复杂型热性惊厥患儿，分为中药组和西医组各 60 例。中药组予中药灌肠，西医组口服苯巴比妥，每日 1 次，连用 5 天。结果：中药组患儿治疗 72 小时后体温下降至正常例数 47 例，西医组 18 例，中药组明显多于西医组($P<0.01$)；中药组患儿经 72 小时治疗后体温下降至正常所需时间(2.9 ± 0.8)天，西医组所需时间(4.5 ± 1.0)天，中药组明显少于西医组($P<0.01$)；中药组患儿于治疗 72 小时后症状和体征积分为(4.2 ± 1.2)，西医组于治疗 72 小时后症状和体征积分为(6.0 ± 1.7)，两组积分差异有统计学意义($P<0.01$)；惊厥再发频率中药组优于西医组，差异有统计学意义($P<0.01$)。②

4. 钩藤银翘散 钩藤 6 克、僵蚕 6 克、蝉蜕 6 克、连翘 6 克、栀子 6 克、薄荷 6 克、牛蒡子 6 克、柴胡 6 克、天竺黄 6 克、甘草 6 克、金银花 10 克。上药 1 剂/天，水煎取汁约 150 毫升，50 毫升/次，3 次/天，口服。杨春梅等收治风热动风型小儿急惊风 45 例，予上方治疗，服药 4～9 剂后治愈(热退，抽搐未发作，咳嗽、咽痛、流涕消失)31 例，好转(热退，抽搐未发作，咳嗽、咽痛、流涕减轻)13

例，未愈(仍发热，抽搐再次发作，咳嗽、咽痛、流涕消失未见改善或加重)1 例。治愈率 68.89%，总有效率 97.78%。③

5. 柴芩温胆汤加减 黄芩 15 克、柴胡 10 克、陈皮 10 克、清半夏 10 克、茯苓 10 克、炙甘草 10 克、枳实 3 克、竹茹 3 克。上药加冷水浸泡 20 分钟，后武火煎煮至水沸腾，文火煎煮 20 分钟，取汁 100 毫升，二煎煎 20 分钟取汁 100 毫升，两煎相混服用，1 剂分多次服完，忌食辛辣炙煿、饮茶、食绿豆等。徐荣谦治疗 1 例小儿夜发惊风予上方加减调治 1 个月，随访半年未复发。④

6. 通腑泻热汤 大黄(后下)3 克、钩藤 6 克、白芍 5 克、莱菔子 6 克、蝉蜕 3 克、枳实 6 克、僵蚕 5 克、甘草 2 克。每日 1 剂，水煎服，分 3 次服用。3 天为 1 个疗程。陈映辉治疗 78 例小儿高热惊厥患儿，随机分为治疗组和对照组各 39 例。对照组行西医常规治疗，包括抗感染、抗惊厥给药、退热降温等对症治疗，缓慢静脉注射地西泮 0.3～0.5 毫克/(次·千克)(最大剂量<10 毫克)，婴儿<2 毫克。治疗组在对照组基础上服用通腑泻热汤治疗。结果：总有效率治疗组为 97.44%，对照组为 79.49%，差异有统计学意义($P<0.05$)。⑤

7. 小承气汤加减 大黄 6 克、厚朴 10 克、枳实 10 克、金银花 10 克、连翘 10 克、川贝母 10 克、天竺黄 10 克、僵蚕 10 克、蝉蜕 6 克、石菖蒲 5 克。上药 1 剂，煎 2 次取汁 200 毫升，分 2 次鼻饲给药，抽搐渐止。仲凤英治疗 1 例高热惊厥患儿，用上方加大黄 6 克服 1 剂，次日患儿退热、身凉、惊止、神清，诸症锐减。⑥

8. 清热止惊汤 钩藤 10 克、菊花 10 克、生地黄 6 克、炒枳实 6 克、蝉蜕 10 克、白芍 10 克、柴胡 5 克、栀子 6 克、防风 6 克、炙甘草 3 克。每日 1 剂，水煎，两煎混匀取汁 150 毫升，分 2 次口服，连服 2 周后，去生石膏、柴胡，加入党参 10 克、白术

① 许莉,倪菊秀.董氏金粟丹防治小儿高热惊厥[J].上海中医药杂志,2017,51(2)：24－26.
② 彭滟,等.中药灌肠和口服苯巴比妥治疗小儿复杂型热性惊厥的对比研究[J].深圳中西医结合杂志,2017,27(10)：21－23.
③ 杨春梅,等.钩藤银翘散治疗风热动风型小儿急惊风的疗效[J].中国社区医师,2016,32(28)：112.
④ 蔡江,徐荣谦,等.柴芩温胆汤救治夜惊实录[J].世界中医药,2016,11(8)：1554－1555.
⑤ 陈映辉.通腑泻热汤防治小儿高热惊厥 39 例疗效观察[J].湖南中医杂志,2016,32(7)：68－69.
⑥ 仲凤英.大小承气汤加味儿科治验案例[J].内蒙古中医药,2014(4)：49－50.

10 克,继续服药 2 周为 1 个疗程,稳定后改为每 2 日 1 剂,每日服 75 毫升,共 3 个疗程。史长燕用上方治疗小儿高热惊厥 40 例,治愈 35 例,占 87.5%;有效 3 例,占 7.5%;无效 2 例,占 5.0%。总有效率为 95.0%。①

9. 凉膈散 薄荷 3 克、连翘 10 克、栀子 6 克、大黄(后下)6 克、黄芩 6 克、钩藤 10 克、全蝎 5 克、石决明(先煎)15 克、蜂蜜 20 克。1 剂水煎,分 3 次灌服。孙小琴用上方治疗 1 例高热惊厥患儿,患儿服药后约 2 小时许,大便通泻 2 次,泻下物如痰浊样,并夹有未消化的豌豆残渣,泻后高热迅速减退,惊搐停止,神志转清。②

10. 黄连竹叶汤 黄连 8 克、竹叶 6 克、连翘 5 克、钩藤 8 克、蝉蜕 4 克、竹茹 5 克、甘草 2 克。随症加减:流涕、咽痛、发热,加薄荷、牛蒡子以辛凉解表、透邪外达;高热者,加栀子、黄芩以清热解毒;大便秘结者,加大黄通腑泻热、釜底抽薪;抽搐频繁者,加地龙、白芍、全蝎清热平肝、熄风解痉;热入血分,皮肤发疹发斑,有瘀点者,加赤芍、水牛角丝。每日 1 剂,煎汤 60～200 毫升,每日 4 次,每次 15～50 毫升口服。2 天为 1 个疗程,治疗 1～3 个疗程。陈本善用黄连竹叶汤加减治疗急惊风 50 例。结果:治愈(发热、抽搐、昏迷消失)45 例,显效(发热、昏迷消失,抽搐明显减轻)5 例。总有效率 100%。③

11. 羚角钩藤汤 羚羊角 2～3 克、钩藤 6～9 克、桑叶 3～6 克、菊花 6～9 克、生地黄 6～9 克、白芍 6～9 克、浙贝母 6～9 克、竹茹 6～9 克、茯苓 6～9 克、甘草 1.5～3 克。剂量根据年龄及病情酌情而定,每日 1 剂,连服 7 天,并嘱若患儿下次有发热症状时即服用此方。周永霞等在西医常规治疗的基础上用上方治疗 25 例小儿高热惊厥患儿。结果:临床痊愈 7 例,好转 16 例,总有效率 92%。④

12. 清热息风汤 金银花 6～9 克、连翘 6～9

克、青黛 3 克、紫草 6～9 克、生石膏 25～35 克、蝉蜕 6～9 克、钩藤 6～9 克、黄连 3～6 克、珍珠母 20～30 克。1～3 岁用前一剂量,4～6 岁用后一剂量。用常规煎药法煎药,每日 1 剂,分 3 次口服。单纯型高热惊厥连服 5 天,复杂型高热惊厥连服 10 天。并嘱家长在患儿下次有上呼吸道感染症状如流涕、咽痛时(不一定有体温增高),即按此方法服药,连用 4 次为 1 个疗程。42 例单纯型高热惊厥中,36 例临床痊愈(停药后随访 6 月或 4 次高热无惊厥,脑电图正常,占 85.7%),6 例好转(停药后随访 6 月或 4 次高热有 1 次惊厥,脑电图正常或异常,占 14.3%);9 例复杂型高热惊厥中,5 例临床痊愈(56.6%),2 例好转,2 例无效。⑤

13. 解热镇惊散 白僵蚕 25 克、延胡索 20 克、黄连 15 克、黄芩 15 克、栀子 10 克、冰片 2 克、新鲜牛苦胆 2 个。将新鲜牛苦胆上端切一小口,放入白僵蚕,用丝线扎紧切口,悬于阴凉通风处 1 个月。取出白僵蚕,洗净,烘干备用。延胡索制法同上,然后将胆制僵蚕、延胡索与黄连、黄芩、冰片、栀子共研细末,装瓶防潮备用。1 岁以下用 0.3～0.5 克,1～3 岁 0.5～1 克,3～6 岁 1～1.5 克,6～9 岁 1.5～2 克。饭后半小时口服,每日 3 次。预防者于上呼吸道感染初期用 7～15 日;惊厥反复发作者用 4～6 个月。史天文用上方防治小儿高热惊厥 110 例,痊愈 104 例(94.60%),无效 6 例。⑥

14. 麝冰散 麝香 1 份、冰片 50 份、姜黄 50 份、郁金 50 份、血竭 50 份、全蝎 50 份、巴豆 30 份(15 份焙黄)、大赤金 10 份。共研细末过 160～180 目筛后装瓶,每瓶 1 克,使用时将药粉兑入等渗溶剂(生理盐水)内即可。分别采用灌服、肛点、鼻饲、保留灌肠等综合给药方法以体现多途径、非创伤、非开放性治疗的特点。一般情况按 0.2 克/千克/次给药,必要时可加倍,2 小时后可重复给

① 史长燕.清热止惊汤防治小儿高热惊厥 40 例[J].中国中西医结合急救杂志,2012,2(19):93.
② 孙小琴.凉膈散加减治疗高热惊厥验案[J].内蒙古中医药,2011(23):58.
③ 陈本善.黄连竹叶汤加减治疗急惊风 50 例[J].中国民族民间医药,2010,19(3):135.
④ 周永霞,等.羚角钩藤汤控制小儿高热惊厥发作临床研究[J].中国中医急症,2004,13(7):434-435.
⑤ 李君芳.中医治疗小儿高热惊厥 51 例临床研究[J].中国中医急症,2000,9(5):200.
⑥ 史天文.解热镇惊散防治小儿高热惊厥 110 例[J].山西中医,1995,11(2):23-24.

药。王清涛等用上方治疗小儿高热惊厥43例,总有效率为96%。①

15. **黄连解毒汤合白头翁汤加减** 黄连12克、黄柏12克、黄芩12克、金银花12克、秦皮10克、牡丹皮10克、赤芍10克、石菖蒲10克、生大黄(后下)10克、白头翁15克、钩藤15克、水牛角粉(另煎)15克。水煎2次,送服紫雪丹1克。并配合针刺人中、内关、太冲、涌泉等穴,中强刺激。刘胜利用上方配合针刺治疗小儿急惊风1例,治疗1天,泻下脓血便4次,发热减,神清颈软,惊厥止。守方治疗4天,发热渐退,精神好转,能进食流质,脓血便逐日减少,遂随症加减调治12天,诸症消失,血及大便检查无异常,病愈。②

16. **保和丸加味** 山楂15克、炒麦芽8克、炒谷芽8克、神曲8克、炒莱菔子8克、半夏8克、陈皮8克、茯苓8克、金银花10克、连翘10克、钩藤10克、广角(细末,分5次用药汁冲服)2克。水煎每小时喂药30毫升。文益华用上方治疗1例急惊风小儿,1剂后体温下降,2剂后痊愈。③

单 方

1. **钩藤水煎液** 组成:钩藤60克。功效:清热平肝,熄风定惊。制备方法:钩藤60克加水500毫升,先大火烧开后小火煎煮15分钟,取汁200毫升。用法用量:发热开始给予20毫升口服,每日3次,疗程3天。临床应用:王小丽等收治90例热性惊厥患儿,钩藤组再发惊厥4例,显著低于常规组10例($P<0.05$)。④

2. **栀子桃仁泥** 组成:栀子5克、桃仁5克。制备方法:上药捣烂如泥,加面粉15克及蛋清适量,调拌均匀。用法用量:以纱布或棉布手绢作外垫,将该药分别外敷于两足心(即涌泉穴),6~8小时取下,以局部皮肤呈青蓝色为佳。连续用药1~3次。临床应用:黄向红等收治76例小儿高热惊厥,随机分为实验组和对照组各38例。对照组积极治疗原发病及对症、常规治疗,实验组在对照组治疗的基础上用栀子桃仁泥贴敷涌泉穴治疗。结果:实验组显效(本次发热24小时内无惊厥发生)36例,无效(12小时内出现惊厥)2例,显效率为94.74%;对照组显效27例,无效11例,显效率为71.05%。两组比较,差异有统计学意义($P<0.01$)。⑤

3. **小承气汤** 组成:大黄6克、厚朴6克、枳实6克。制备方法:加水250毫升煮药20分钟过滤取汁150毫升。用法用量:保留灌肠,2~3毫升/千克/次,每日2次。临床应用:康玉亭使用小承气汤保留灌肠治疗小儿高热惊厥60例。结果:治愈率100%,退热时间佳,且药物灌肠未见不良反应,操作方便。⑥

4. **升降散** 组成:生大黄150克、蝉蜕75克、僵蚕75克、广姜黄15克。制备方法:共研细末瓶装,蜂蜜调服。用法用量:10~14岁,首次服用2~3克,后1.5克/次,每日2次;6~9岁,首次1.5~2克,后1克/次,每日2次;2~5岁,首次0.5~1克,后0.5克/次,每日2次。临床应用:黄梓平用上方治疗高热惊厥30例,全部病例服药后惊厥停止,临床症状逐渐消失,全部病例未见不良反应。⑦

中 成 药

1. **羚羊角颗粒** 组成:羚羊角。适用于热性惊风、高热及高热诱发的神昏谵语、高热癫狂、抽搐癫痫、惊厥等。临床应用:周春清等用上方治疗婴幼儿高热惊厥37例,总有效率为94.6%,高热惊厥再发率为8.1%。⑧

① 王清涛,等.麝冰散治疗小儿高热惊厥43例[J].吉林中医药,1993,26(1):25.
② 刘胜利.小儿急惊风治验[J].湖南中医杂志,1991(6):22.
③ 文益华.急惊风治验[J].四川中医,1989(5):23.
④ 王小丽,等.钩藤水煎液口服预防热性惊厥效果观察[J].交通医学,2016,30(5):479,482.
⑤ 黄向红,等.栀子桃仁泥贴敷涌泉穴预防小儿高热惊厥复发临床观察[J].新中医,2009,41(10):93.
⑥ 康玉亭.小承气汤保留灌肠治疗小儿高热惊厥60例[J].陕西中医,2005,26(10):1041.
⑦ 黄梓平.升降散治高热惊厥30例[J].实用全科医学,2004(4):364.
⑧ 周春清,等.羚羊角颗粒预防婴幼儿高热惊厥再发的临床观察[J].中医药导报,2016,22(6):90-92.

2. 小儿牛黄清心　组成：黄连、赤芍、大黄、水牛角浓缩粉、天麻、胆南星、全蝎、僵蚕、琥珀、冰片。功效：清热化痰,镇惊止痉。用法用量：周岁以内,0.5袋/次;1～3岁,1袋/次;3岁以上酌增,1～2次/天;连用5天。临床应用：赵志军收治224例小儿热性惊厥患儿随机分为对照组和治疗组各112例。对照组给予常规西医治疗,治疗组给予中西医结合治疗。治疗组患儿惊厥控制后给予中成药小儿牛黄清心散口服。结果：治疗组平均完全退热时间显著短于对照组($P<0.05$);治疗组住院期间复发率、1年内复发率分别为0.89%、2.67%,显著低于对照组的6.25%、9.82%,两组复发率比较,差异有统计学意义($P<0.05$)。[①]

3. 醒脑静注射液　组成：麝香、郁金、冰片、栀子。用法用量：0.5毫升/千克加入5%葡糖糖注射液100～250毫升静脉滴注,每日1次,连续用药1周。临床应用：黎丽丹收治100例热性惊厥患儿随机分为实验组和对照组各50例,均采用常规治疗,实验组加用醒脑静注射液。结果：实验组总有效率94%,显著高于对照组总有效率74%($P<0.05$);实验组退热时间、意识恢复时间明显短于对照组（均$P<0.05$);实验组复发率6%,明显低于对照组复发率30%。[②]

4. 清开灵注射液　组成：牛黄、水牛角、珍珠母、金银花、黄芩、栀子等。用法用量：6个月～1岁患儿,1支/次;1～4岁患儿,1.5支/次;加入10%葡糖糖注射液中静脉滴注,1次/天。临床应用：白海波收治76例高热惊厥患儿随机分为观察组和对照组各38例,观察组在常规急诊治疗的基础上加用清开灵注射液。结果：观察组总有效率为92.1%,对照组为78.9%,两组比较差异具有统计学意义($P<0.05$)。[③]

5. 羚羊角感冒口服液　组成：羚羊角、牛蒡子、金银花、荆芥、淡竹叶、桔梗、淡豆豉、连翘、薄荷脑、甘草。功效主治：清热解表,宣肺祛痰,熄风镇惊;适用于流行性感冒、伤风咳嗽、头晕发热、咽喉肿痛。临床应用：史晓霞收治62例有热性惊厥病史的患儿,于感染发热之际应用羚羊角感冒口服液预防急惊风的复发,与对照组61例口服地西泮片预防进行对比。研究结果表明羚羊角感冒口服液与地西泮片防治效果相当。[④]

6. 安宫牛黄丸　组成：牛黄、水牛角、珍珠粉、麝香、冰片、黄连、黄芩、生栀子、朱砂、明雄黄、郁金。功效：清热解毒,镇惊,开窍解痉,清心豁痰。用法用量：6月～1岁每次1/6丸,1～3岁每次1/4丸,4～6岁每次1/2丸,7～12岁每次1丸;均5天为1个疗程。临床应用：钟政武等收治70例热性惊厥患儿,随机分为治疗组36例和对照组34例。两组均予物理降温、抗感染、保持呼吸道通畅、吸氧,抽搐发作时立即给予水合氯醛或地西泮等止痉,并视病情予利尿、脱水、降低颅内压等措施。治疗组加服安宫牛黄丸。结果显示治疗组止惊时间明显短于对照组($P<0.01$)。[⑤]

7. 镇惊退热栓　组成：羚羊角粉、人工牛黄、生石膏、柴胡等。功效：退热镇惊。用法用量：将上药制成栓剂,纳入患儿肛门中,连用3天。临床应用：王茹等收治83例小儿高热惊风患儿,随机分为A组43例和B组40例,A组予镇惊退热栓治疗并配合常规治疗,B组予西医常规用药。结果：A组痊愈(24小时内惊厥完全缓解,体温恢复正常,症状好转)8例,显效(24小时内惊厥次数明显减少,程度明显减轻,体温降低1.5℃以上,症状减轻)15例,有效(24小时内惊厥减少,程度减轻,体温降低0.5～1.5℃,症状可有减轻)17例,无效(24小时内惊厥的次数,程度没有改善,体温降低不足0.5℃,症状无明显改善)3例,总有效率93.03%;B组痊愈6例,显效15例,有效8例,无效11例,总有效率72.5%。A组的疗效明显优于B组($P<0.01$)。[⑥]

① 赵志军.中西医结合治疗小儿热性惊厥的疗效分析[J].世界中医药,2016,11(10)：1986-1988,1993.
② 黎丽丹.醒脑静治疗热性惊厥的疗效观察[J].临床医学,2015,35(12)：45-47.
③ 白海波.清开灵注射液在小儿高热惊厥治疗中的应用效果研究[J].中国实用医药,2014,9(35)：14-15.
④ 史晓霞.羚羊角感冒口服液预防小儿热性惊厥复发的临床观察[J].中国中医药科技,2011,18(1)：51-52.
⑤ 钟政武,等.安宫牛黄丸佐治小儿热性惊厥36例[J].浙江中医杂志,2010,45(9)：663.
⑥ 王茹,等.镇惊退热栓治疗小儿高热惊风83例临床报告[J].中成药,2010,32(2)：345-346.

预 防 用 药

1. **防风散** 组成：钩藤6克、淡竹叶3克、防风6克、蝉蜕6克、白芍10克、甘草3克(农本方颗粒剂)。用法用量：每日1剂，分早晚2次开水冲服，连用30天后停药。临床应用：张静敏等收治120例小儿高热惊厥患儿，随机分为治疗组、对照组和空白对照组各40例。3组均在感染期间予常规治疗(抗感染、解热、对症处理等)。对照组在感染期间予常规治疗外，于每次感染时如体温＞37.3℃者即予苯巴比妥片口服，3～5毫克/(千克·次)，3次/天，维持用药至体温恢复正常；空白对照组仅于感染期间予常规治疗(抗感染、解热、对症处理等)；治疗组予防风散，在感染期间仅予常规治疗。对已纳入本研究的患儿观察期为2年，每个月复诊观察或随访1次。结果：治疗组的呼吸道感染例次、惊厥例次、发热例次逐年下降，组内前后对比差异都具显著性意义(均 $P<0.01$)。[1]

2. **固本防惊汤** 组成：党参、焦白术、茯苓、清甘草、黄芪、淮山药、益智仁、远志、胆南星、白附子、全蝎、僵蚕。用法用量：每日1剂，水煎20分钟，日服200毫升，分3次服用，30天为1个疗程，停药随访1年。临床应用：董幼祺等收治272例小儿高热惊厥，随机分为治疗组138例和对照组134例。对照组平时不用药，一旦有发热立即口服地西泮片，2.5毫克/片，0.1毫克/千克，每日3次，维持用药至体温稳定，恢复正常，随访1年。治疗组予固本防惊汤治疗。结果：治疗组一年复发率降至20.3％(好转＋无效)、中医证候疗效92.8％，优于对照组的47.8％、61.9％。[2]

3. **双白朱香散** 组成：白芍、白附子、朱砂、龙涎香等。用法用量：共研极细末，早晚用开水冲服1～1.5克；疗程3～4个月，感冒发热时暂停服药。临床应用：陈先泽收治36例高热惊厥患儿，均予上方内服。结果：治愈(凡服药后观察3年以上，其间曾高热3～7次，但无发作惊厥者)27例，显效(服药后观察1年，其间高热3次，发作1次高热惊厥，经第2次服药观察2年以上，无发作惊厥者)5例，有效(服药后1年内曾高热无发作惊厥，或1年以上高热惊厥重发作，没有再服上药治疗者)2例，无效(服药后1年内仍有高热惊厥发作，或1年后发作2次以上者)2例。[3]

① 张静敏，梁文旺，等.防风散对小儿高热惊厥预防效果研究[J].辽宁中医杂志,2016,43(9)：1897－1899.
② 董幼祺，等.固本防惊汤预防小儿高热惊厥复发的疗效观察[J].中华中医药杂志,2012,27(3)：766－768.
③ 陈先泽.双白朱香散防治高热惊厥36例临床观察[J].新中医,1997,29(S1)：85－86.

反复呼吸道感染

概　述

反复呼吸道感染（RRTI）是指 1 年内发生上下呼吸道感染的次数频繁，超过了一定范围。上呼吸道感染包括鼻炎、咽炎、扁桃体炎；下呼吸道感染包括气管-支气管炎、毛细支气管炎及肺炎等，是儿童时期最常见的疾病，任何年龄皆可发生，多见于 6 个月～6 岁的小儿，其中 1～3 岁的幼儿发病率最高，四季皆可见，以气候骤变及冬春季节发病率高。本病易引起其他脏器的并发症，增加患儿成年后患肺系疾病的可能性。

本病临床特点为反复出现上下呼吸道感染，往往是旧病初愈，新病又起，病程长，缠绵不愈。由于患者抵抗力低下，易诱发哮喘、病毒性心肌炎、肾脏疾病等免疫相关性疾病，严重威胁小儿健康。频发呼吸道感染，反复使用抗生素，不仅使得机体易产生耐药性，而且由于抗生素常干扰肠道益生菌的平衡状态，影响食欲，营养物质摄入减少，可造成贫血、营养不良等，愈发使抵抗力下降，形成恶性循环，影响患儿生长发育。

反复呼吸道感染平时可见体弱乏力、形体消瘦、多汗等表现，可归属于中医"体虚感冒""虚人感冒"等范畴。许多中医家认为本病的病因为肺脾肾三脏不足，肺气虚弱，卫外不固，易于受邪，肺与脾为母子之脏，即土能生金，肺气有赖于脾运化水谷精微以充养，脾健则肺强，脾虚则肺弱；金水相生，肺肾相关，肺与肾相互滋生、相互依存；肾虚不能承上以滋肺，肺虚不能养下以滋肾，肺病日久必伤及肾，致肾阴不足；肾为先天之本，脾为后天之本，先天之气需有后天之气不断化生气血来滋养，而后天之气又必须依赖先天之气的温运资助。

《灵枢·百病始生》中言："此必因虚邪之风，与其身形，两虚相得，乃客其形。其中于虚邪也，因于天时，与其身形，参以虚实，大病乃成。"《素问·评热病论》载："邪之所凑，其气必虚。"均强调本病乃是正虚，而非邪实。

辨　证　施　治

1. 李家瑜分 4 型

（1）肺脾气虚证　治宜补肺固表、健脾益气。方用玉屏风散合六君子汤加减：茯苓、人参、炙黄芪、白术、法半夏、防风、五味子、橘红、甘草等。随症加减：纳呆者，加炒谷芽、莱菔子、焦山楂以消食开胃；便溏者，加炒薏苡仁以化湿健脾；余邪未清者，加连翘、黄芩以清其余热。

（2）营卫失调证　治宜调和营卫、益气固表。方用黄芪桂枝五物汤加减：桂枝、炙黄芪、炙甘草、白芍、大枣、煅龙骨、煅牡蛎、生姜等。随症加减：伴咳嗽者，加款冬花、杏仁以止咳宣肺；身热未清者，加银柴胡、青蒿以清宣肺热；咽中红肿者，加玄参、射干以利咽化痰；鼻流清涕者，加苍耳子、辛夷花；鼻流浊涕、头痛咽干者，加玄参、菊花、薄荷、白芷、川芎。

（3）脾肾阳虚证　症见外感反复，面白少华或面色萎黄，肌肉松软，形体消瘦，腰膝酸软，龟背鸡胸，形寒肢冷，发育迟缓，气短，喘促乏力，懒言少气，纳呆食少，易汗多汗，大便溏烂或五更泄泻，多夜尿，舌质淡，苔薄白，脉沉细无力。治宜温补肾阳、健脾益气。方用参苓白术散合右归丸加减：山茱萸、熟地黄、茯苓、怀山药、党参、肉桂、白术、当归、泽泻、杜仲等。随症加减：五迟者，加补骨脂、鹿角霜、生牡蛎以壮骨补肾；汗多者，加煅龙骨、炙黄芪以固表益气;低热者,加地骨皮、鳖甲以清其虚热;阳虚者,加淫羊藿、仙茅、肉苁蓉等。

(4)肺脾阴虚证　治宜养阴润肺、补肾健脾。方用生脉饮合六味地黄汤:太子参、五味子、沙参、麦冬、淮山药、制鳖甲、扁豆、山茱萸等。随症加减:便秘者,加枳壳、瓜蒌仁以通腑润肠;虚热者,加银柴胡、地骨皮以除蒸清热;盗汗者,加糯稻根须以止虚汗。[1]

2.汪受传分3型

(1)营卫失和、腠理疏松型　多见于脾气虚弱、卫阳不足小儿,或在首次感冒后治疗不当,或服解表发汗药过剂,汗出过多,肌腠空虚,络脉失和,卫阳失于固护,外邪极易乘虚而入。治宜扶正固表、调和营卫。方用桂枝加龙骨牡蛎汤加减:桂枝、芍药、生姜、甘草、大枣、龙骨、牡蛎(主方)。随症加减:汗多,加碧桃干固表止汗;兼有咳甚,加百部、杏仁、炙枇杷叶、款冬花宣肺止咳;身热未清,加青蒿、连翘、银柴胡清宣肺热;咽红、扁桃体肿大未消,加板蓝根、玄参、浙贝母利咽化痰消肿;咽肿、便秘,加瓜蒌仁、枳壳、生大黄化痰解毒通腑;兼燥邪去黄芪,加麦冬;夹滞,加焦山楂、神曲;痰多,加法半夏、陈皮。

(2)肺脾两虚、肌表不固型　多见于后天失调,喂养不当,乏乳早断之小儿。治宜健脾益气、补肺固表。方用玉屏风散加味:黄芪、白术、防风(主方)。随症加减:余邪未清,加大青叶、黄芩、连翘清其余热;汗多,加稻豆衣、五味子固表止汗;纳少厌食,加鸡内金、炒谷芽、生山楂开胃消食;便溏者,加炒薏苡仁、茯苓健脾化湿;便秘积滞者,加生大黄、枳壳导滞消积。

(3)肾虚骨弱、精血失充型　多因先天禀赋不足,或后天失调,固护失宜,日照不足,骨骼生长不良,肾虚骨弱,肺卫不固,故不堪风寒。治宜补肾壮骨、填阴温阳。方用补肾地黄丸加味:干山药、山茱萸、熟干地黄、鹿茸、川牛膝、牡丹皮、白茯

苓、泽泻(主方)。随症加减:五迟者,可加鹿角霜、补骨脂、煅牡蛎补肾壮骨;汗多者,加黄芪、煅龙骨益气固表;低热者,加鳖甲、地骨皮清其虚热;阳虚者,加鹿茸、紫河车、肉苁蓉温阳固本。[2]

3.脾气虚型　症见厌食,甚则拒食,面色萎黄或㿠白,发枯不泽,肌肉不实或消瘦,大便溏薄,或先干后稀,舌质淡,苔薄白或中部少苔,脉沉弱。

(1)强壮灵冲剂　黄芪、黄精、青黛、茯苓、化橘红、炙鸡内金等。每袋含生药5克。1.5~3岁每次1袋,每日3次;3~5岁每次2袋,每日2次;5~10岁每次2袋,每日3次。均连续服用3个月。临床观察:邹治文用上方治疗脾虚易感儿280例,厌食改善有效率95.3%,其中中度治愈率80%,重度治愈率72.3%;体重平均增加(1.17±0.04)千克,其中体重增加1千克以上者207例(占73.9%);身高平均增加(2.29±0.06)厘米;治疗多汗的有效率为97.7%,治愈率为74.5%;治疗后3个月内未再感冒者为显效,感冒1次者为好转,感冒2次以上者为无效,使用强壮灵冲剂治疗后的有效率为92.6%。[3]

(2)黄芪提取液　黄芪制成的提取液,装入安瓿中,每支2毫升,含生药2克供口服,每日1次。全程3~6个月,经治疗后病程5~7天逐渐好转。临床观察:沈书萍等用上方预防小儿呼吸道感染100例,临床控制(服药3月内及其以上未发作呼吸道感染者)47例,显效(服药后1月内基本不发病或偶有轻微咳嗽,经一般对症处理仅1~2天症状消失或发病减半者)42例,有效(仍有发病但病情较前轻,发病持续时间缩短,但发病不及一半而减少1/4以上者)5例,无效(发病次数持续时间及病情均无明显改善者)6例。总有效率94%。[4]

(3)健脾益气糖浆　四君子汤(党参10克、茯苓10克、白术6克、甘草6克)加味制成。每瓶150~200毫升,含生药3剂量。2岁以内患儿10

---

①　李家瑜.小儿反复呼吸道感染的中医诊治体会[J].临床医药文献杂志,2017,4(14):2756-2757.
②　梁建卫,等.汪受传治疗儿童反复呼吸道感染经验[J].山东中医杂志,2006,25(11):771-772.
③　邹治文.强壮灵治疗小儿脾气虚厌食症的研究[J].中国医药学报,1993,8(1):26-28.
④　沈书萍,等.黄芪提取液小剂量口服预防小儿呼吸道感染100例[J].江苏中医,1988(9):32.

天服 1 瓶;2～7 岁 7 天服 1 瓶;8 岁以上 5 天服 1 瓶。每天服用 3 次,连服 3 个月为 1 个疗程。临床观察:温振英等用上方防治呼吸道易感儿 266 例,经定期随访达 3 个月以上者共 190 例,全部获效。其中近期治愈者(治疗后 3 个月以上无复发,各项化验指标均已恢复正常)90 例(47.4%),显效者(治疗后 3 个月内仍有复发,但发作次数比往年同季节显著减少,发作时症状显著减轻,各项化验指标恢复正常或有改善)53 例(27.90%),有效者(治疗后 3 个月内未能控制复发,发作次数不减少,但症状减轻,化验指标有改善)47 例(24.7%)。[1]

4. 卫气不足型

(1) 防感合剂 黄芪、桂枝、白芍、大枣、生姜等(由南京中医学院附院制剂室提供)。每瓶 200 毫升。<3 岁每次 10 毫升,3～6 岁每次 15 毫升,>6 岁每次 20 毫升。每日 2 次,2 个月为 1 个疗程。左旋咪唑,每片 25 毫克,每日 2.5 毫克/千克,分 2 次服,每周服 2 天,停 5 天,共用 2 个月。临床观察:马融等收治 131 例反复呼吸道感染患儿,用防感合剂治疗 86 例,与服用左旋咪唑治疗的 30 例和未服药物的 15 例进行对照。结果:防感合剂组总有效率为 97.7%,左旋咪唑组 86.7%,两者比较有显著性差别(P<0.05)。[2]

(2) 加味玉屏风散 白术 6 克、陈皮 6 克、防风 3 克、生黄芪 9 克、山药 9 克、生牡蛎(先煎)9 克。上药共研细面,每日 2 次,每次 3 克,隔日服。以后按此方量比例由食品公司加工制成小儿脆口酥糖,每日 2 次,每次 3 块,隔日饭后服。临床观察:方鹤松等用上方预防体弱儿反复呼吸道感染 32 例,服药观察 3 个半月。结果:服药期间一直未发病者 11 例;感冒仅发作 1 次,较服药前明显减少者 13 例;感冒 2 次,较服药前明显减少者 7 例;无效 1 例未能配合按时服药。服药者均无感冒合并肺炎者。总有效率 96.9%。[3]

5. 肺脾两虚型 症见食欲不振,面色萎黄少

华,大便失调,出汗多及舌质淡,苔薄白等。

复康灵糖浆 白人参(另炖兑服)3 克、黄芪 15 克、黄精 15 克、北沙参 15 克、灵芝 10 克、五味子 10 克。每瓶 200 毫升含生药 4 剂量,3 岁以内每 15 天服 1 瓶,3 岁以上每 10 天服 1 瓶,每天服用 2 次,连续 2～3 个月为 1 个疗程。临床观察:北京中医医院用上方治疗体弱易感儿 240 例,显效(治疗 1 个疗程,随访 3 个月,整个冬春好发季节不发病或偶发 1 次者)179 例(74.6%),有效(整个冬春季节发病 2 次者)52 例(21.7%),无效(整个冬春季节发病 3 次及以上者)9 例(3.7%)。总有效率 96.3%。[4]

6. 脾胃气阴两虚型

(1) 玉屏风散加味 黄芪 24 克、炒白术 16 克、茯苓 16 克、鸡内金 10 克、防风 8 克、五味子 8 克。共为细末,过筛装瓶备用。<3 岁每次 5 克,>3 岁每次 7 克,每日 1 次,温开水冲服,疗程为 2 个月,追踪半年以上。临床观察:张宪军收治 100 例反复上呼吸道感染患儿,随机分为治疗组 53 例和对照组 47 例。治疗组予玉屏风散加味治疗,对照组予左旋咪唑每日 1.25～2.5 毫克/千克,分 3 次口服,服 2 天停 5 天,疗程为 2 个月,追踪半年以上。结果:治疗组显效(1 个疗程后未再复发持续 3 个月,与以往比较体力恢复、体重增加)34 例,有效(1 个疗程后有复发,但症状轻,上感次数减少 1/2 以上)16 例,无效(未达上述标准)3 例,总有效率 94.3%;对照组显效 29 例,有效 9 例,无效 9 例,总有效率 81%。两组比较有显著性差异(P<0.05)。[5]

(2) 健儿散 人参、五味子、川贝母(3:2:1)。上药研为细末,制成散剂或水丸、糖衣片备用。3 岁以下每次服 0.3 克,4～6 岁每次服 0.6 克,7～10 岁每次服 1 克,11～14 岁每次服 1.2 克,每日 2 次。一般需连续服用 30～60 天。于夏季服药,第二年春季随访,判定疗效。临床观察:陈杰等

① 温振英,等.培土生金法防治呼吸道病易感儿的临床观察[J].中医杂志,1987(1):34-35.
② 马融,江育仁,等.防感合剂防治小儿反复呼吸道感染的临床研究[J].中西医结合杂志,1991,11(10):592-594.
③ 方鹤松,等.加味玉屏风散预防体弱儿反复呼吸道感染效果观察[J].中医杂志,1982(1):37-38.
④ 北京中医医院.中药"复康灵"治疗体弱易感儿的临床与实验研究[J].北京中医杂志,1990(1):52-54.
⑤ 张宪军.加味玉屏风散防治小儿反复上呼吸道感染[J].中西医结合杂志,1991(10):619.

用健儿散预防上呼吸道感染 352 例，显效（药后上感次数与服药前同期减少 2/3 以上或减半，症状明显减轻，饮食增加，体质增强）118 例（33.6%），有效（服药后上感次数比服药前同期减半或略有减少，发病症状减轻）210 例（59.5%），无效 24 例（6.8%）。总有效率 93.2%。①

经 验 方

1. 橘半枳术丸加味　陈皮 6 克、法半夏 3～6 克、炒枳实 6 克、生白术 6～10 克、生黄芩 5～10 克、黄连 1 克、生黄芪 10 克、甘草 3 克。前 2 周每日 1 剂，2 周后去法半夏，加防风 6 克，每 2 日 1 剂。水煎分服，12 周为 1 个疗程。刘云等将 120 例反复呼吸道感染胃肠积热型患儿分为治疗组 60 例和对照组 60 例。治疗组予上方治疗。对照组予脾氨肽口服液，2 毫克/次，用 10 毫升凉开水溶解后口服，1 次/天，每周服 5 天，12 周为 1 个疗程。结果显示治疗组总有效率为 71.67%，明显高于对照组的 36.67%，两组比较差异有统计学意义（$P < 0.05$）。②

2. 防感散香袋　苍术、肉桂、黄芩、山柰、冰片等。将上药研制成每只 6 克的香袋，佩戴于天突穴上，每 7 天更换一次，连用 2 个月，佩戴期间配合服用玉屏风散颗粒剂（黄芪 3 克、白术 6 克、防风 6 克），水冲 100 毫升，每日分 2 次口服。宋辰斐等收治 384 例反复呼吸道感染属肺脾气虚证患儿，根据随机数字表将患儿分为香佩组和对照组各 192 例。香佩组予上方预防。对照组仅服玉屏风散 2 个月，用法用量同香佩组。结果：香佩组总有效率 73.4%，对照组 43.2%，两组预防效果比较差异有统计学意义（$P < 0.001$）。香佩组对小儿复感的预防效果优于对照组。③

3. 穴位贴敷＋推拿　（1）穴位贴敷药物：黄芪、当归、防风、白术、肉桂按照 2∶1∶3∶2∶1 的比例调配，研成细末，并加入麝香和鲜姜汁调和，制成直径为 3 厘米的药丸放于无纺布上，备用。选穴：取患儿大椎、心俞、肺俞、脾俞、檀中、肾俞穴，先用鲜姜涂擦穴位，待患儿皮肤稍微潮红，将上述做好的药物敷贴在穴位上 2～4 小时/次。所有患儿均于夏季初伏开始贴敷，每 10 天贴敷 1 次，30 天为 1 个疗程。共贴敷 1 个疗程，并于疗程结束后 1 年进行疗效评定。（2）推拿治疗：首先补脾、胃、肺、肾经各推 5 分钟，接着通过顺运内八卦 3 分钟，然后按揉患儿足三里穴 5 分钟，最后捏脊 6 遍。隔天推拿 1 次，14 天为 1 个疗程，共 3 个疗程。何静收治 110 例反复呼吸道感染患儿，随机分为治疗组和对照组各 55 例。治疗组予上法治疗。对照组予转移因子胶囊进行治疗，口服，于夏季初伏开始服用，1 支/次，2 次/天，连续服用 90 天为 1 个疗程，共 1 个疗程，并于疗程结束后 1 年进行疗效评定。结果：治疗组显效（患儿呼吸道感染次数每年减少≥75%）44 例（80.0%），有效（患儿呼吸道感染次数每年减少≥50%）9 例（16.4%），无效（患儿呼吸道感染次数每年减少＜50% 或未出现变化）2 例（3.6%），总有效率为 96.4%；对照组显效 26 例（47.3%），有效 13 例（23.6%），无效 16 例（29.1%），总有效率 70.9%。两组比较差异具有统计学意义（$P < 0.01$）。④

4. 冬夏敷贴方　夏季敷贴方（白芥子、细辛、白芷、甘遂、黄芩）。冬季敷贴方（白芥子、细辛、白芷、地龙、甘遂、黄芩）。各药共研细末，加入适量生姜汁，搓成薄饼状，直径 2 厘米，厚度 1.5 厘米（含生药 5～10 克），备用。夏季三伏天（7 月初到 8 月底之间）进行贴敷，每周贴敷 2 次，每次 20 分钟，共 12 次；冬季三九天（每年 12 月底至次年 1 月中旬之间）进行贴敷，每周贴敷 2 次，每次 30 分钟，共 12 次；冬夏共 24 次。将做好的药饼以纱布包裹敷在膻中穴及双侧肺俞、定喘、膏肓穴共 7 个穴位上，将离子导入仪的电极板用湿布包好，盖在

①　陈杰，等.健儿散预防小儿上呼吸道感染 352 例初步观察［J］.中医杂志，1985（6）：46.
②　刘云，等.橘半枳术丸加味治疗小儿反复呼吸道感染胃肠积热型临床观察［J］.中医儿科杂志，2018，14（1）：48－51.
③　宋辰斐，夏以琳，等.防感散香袋预防小儿反复呼吸道感染的临床研究［J］.山东中医杂志，2017，36（1）：33－35.
④　何静.穴位贴敷结合推拿保健防治小儿反复呼吸道感染的临床疗效观察［J］.中国现代药物应用，2015，9（12）：249－250.

药饼上,电流强度 5~10 毫安,治疗时间 20 分钟。霍莉莉等用上法防治 117 例反复呼吸道感染患儿,连续 3 年的疗效分析结果显示总有效率(53.8%、79.5%、84.6%)逐年升高,前后中医证候及体征比较均提示明显改善。①

5. 升陷资生汤　生黄芪 10 克、玄参 10 克、牛蒡子 10 克、炒白术 9 克、砂仁 6 克、蝉蜕 6 克、知母 6 克、炒鸡内金 6 克、生谷麦芽各 6 克、生山药 15 克、甘草 4 克、柴胡 3 克、桔梗 3 克、升麻 3 克。每剂服用 2 天,3 次/天,连续服用 2 周,停 2 周再连续服用 2 周。杨旭东将 185 例 RRTI 患儿分为治疗组 146 例、对照组 39 例。治疗组予上方治疗。对照组予万适宁,0.4 克/片,1 片/次,1 次/天,连续坚持用药 60 天。结果:治疗组有效率为 91.41%,明显优于对照组,两组患儿呼吸道感染治疗效果比较差异显著(P<0.05)。提示应用升陷资生汤对 RRTI 患儿临床效果非常明显。②

6. 三黄屏风膏　Ⅰ 号方:黄芪、白术、防风、黄精、延胡索、酒大黄;Ⅱ 号方:苍术、党参、茯苓、白术、山楂。分别粉碎为极细末,和匀装瓶密闭备用,临用前用鲜姜汁调成饼状。将 Ⅰ 号方药饼贴敷在肺俞、膈俞、膻中,用胶布固定;予 Ⅱ 号方药饼贴敷在神阙穴上。贴敷 12 小时,每 2 周贴敷 1 次,每次连贴 3 天,总疗程 3 个月。李小艳收治 45 例反复呼吸道感染患儿,随机分为治疗组 22 例和对照组 23 例。治疗组予上法治疗。对照组予左旋咪唑片,3 毫克/(千克·天),口服 1 次/天,连服 2 天后停药 5 天为 1 周期,共服 8 个周期。治疗后治疗组总有效率为 100%,对照组总有效率为 70%,两组疗效差异有统计学意义(P<0.05)。③

7. 培土生金方　黄芪 3~15 克、太子参 10~20 克、炒白术 6~12 克、茯苓 6~15 克、防风 6~12 克、麻黄根 6~12 克、黄精 10~20 克、桔梗 6~12 克、川贝母(研末冲)1~3 克、甘草 3 克。随症加减:表虚汗出明显者,加煅龙骨 10~20 克、煅牡

蛎 10~20 克;脾虚胃纳不化,加鸡内金 6~10 克、神曲 6~10 克;兼血瘀者,加桃仁 6~15 克。服药期间如出现上感发热,暂停服药,待病情恢复再继续用上药。剂量根据患儿年龄、体重进行调整,1 剂/天,煎煮 2 次,分 2~4 次口服。王孝钦收治 166 例反复呼吸道感染患儿,随机分为治疗组 84 例和对照组 82 例。治疗组予上方加减治疗,对照组服用转移因子口服液,进行 12 个月的随访。结果:治疗组在发病次数减少、病程缩短方面优于对照组,差异均有统计学意义(P<0.05);治疗组总有效率 86.9%,优于对照组,差异有统计学意义(P<0.05)。提示培土生金方对 RRTI 有较好的临床疗效,能调节 RRTI 患者细胞免疫和体液免疫。④

8. 太阴调胃汤　薏苡仁 15 克、干栗 15 克、莱菔子 10 克、麻黄 5 克、麦冬 5 克、五味子 5 克、石菖蒲 5 克、桔梗 5 克。上药水煎,0~2 岁每日 1/3 剂,分 4 次口服;3~5 岁每日 1/2 剂,分 4 次口服;6~12 岁每日 1 剂,分 4 次口服;12 岁以上每日 2 剂,分 4 次口服。金顺福等收治 100 例反复呼吸道感染患儿,随机分为治疗组 60 例和对照组 40 例。治疗组予上方治疗,对照组给予黄芪颗粒,两组均以 4 周为 1 个疗程,连续治疗 2 个疗程后,观察其发病次数、病情分级、病程的变化。结果:治疗组显效率 56.7%,有效率 96.7%;对照组显效率 30%,有效率 90%。治疗组优于对照组(P<0.05)。⑤

9. 加减人参五味子汤　党参 5 克、白术 3 克、茯苓 5 克、麦冬 5 克、五味子 3 克、麦芽 15 克、神曲 5 克、浮小麦 10 克、黄芪 5 克、白芍 3 克、甘草 3 克。每日 1 剂,水煎。1~3 岁煎取 100 毫升,4~6 岁煎取 150 毫升,分 2~3 次口服,35 日为 1 个疗程。向朝阳将 60 例 RRTI 患儿随机分成治疗组和对照组各 30 例。治疗组予上方治疗。对照组予斯奇康注射液治疗,每次 1 毫升,肌内注射,每 2

① 霍莉莉,等.伏九贴敷防治反复呼吸道感染 3 年疗效趋势分析[J].新中医,2014,46(2):183-186.
② 杨旭东,何萍.升陷资生汤治疗小儿反复呼吸道感染 146 例观察[J].中国实用医药,2013,8(3):155-156.
③ 李小艳.三黄屏风膏穴位贴敷防治小儿反复呼吸道感染临床观察[J].中医临床研究,2013,5(15):38-39.
④ 王孝钦.培土生金方治疗小儿反复呼吸道感染[J].中国实验方剂学杂志,2012,18(3):216-218.
⑤ 金顺福,等.太阴调胃汤治疗反复呼吸道感染临床研究[J].中国民族民间医药,2012,21(23):18,20.

天1次,共18次为1个疗程。两组均每半个月复诊1次,随访半年。结果:治疗组有效率93.3%,明显高于对照组(P<0.05)。提示加减人参五味子汤对RRTI缓解期肺脾气虚证疗效显著。①

10. 金屏汤 炙黄芪、防风、炒白术、炙甘草、煅龙骨、煅牡蛎、桂枝、白芍。随症加减:若患儿疾病初愈,仍有少量咳嗽,加用炙桑叶、桑白皮、炙百部、杏仁、炙款冬花;干咳无痰者,加用炙百部、百合、南沙参、天冬、麦冬;若痰多,大便不稀,加用瓜蒌皮、浙贝母、陈皮、法半夏;痰多,大便干结者,加瓜蒌、生大黄(后下);若纳差,加用焦山楂、焦神曲、苍术;汗出多者,加五味子、碧桃干;咽红、扁桃体肿大者,加玄参、板蓝根、蒲公英;若咽红、便秘,加瓜蒌、生大黄(后下)、枳实、玄参、七叶一枝花;大便溏薄者,加茯苓、苍术、薏苡仁;喷嚏流涕者,加用白芷、辛夷花、苍耳子。服药12周为1个疗程,疗程结束后随访1~2周期,每周期为12周。张永春等收治68例RRTI患儿,随机分为治疗组48例和对照组20例。治疗组予上方加减治疗。对照组发作期给予西医对症处理,缓解期未经任何相关治疗。结果:治疗组总有效率89.58%,明显高于对照组25.00%,经统计学处理,两组有显著性差异(P<0.05),治疗组临床疗效优于对照组。②

11. 黄芪桂枝汤 黄芪20克、桂枝9克、白芍6克、浮小麦10克、防风6克、党参10克、白术6克、桑白皮10克、陈皮6克、甘草3克。每日1剂,水煎早晚分服,2周为1个疗程,冬季3周为1个疗程。王丽娜将72例RRTI患儿随机分为治疗组和对照组各36例。治疗组口服黄芪桂枝汤,对照组口服胸腺肽肠溶片,每片5毫克,2~4岁1次半片,2次/天;5~10岁每次1片,2次/天。连服3个月。结果:治疗组总有效率93.3%,高于对照组有效率73.0%,两组疗效比

较差异有统计学意义(P<0.05)。黄芪桂枝汤治疗小儿RRTI疗效优于西药组,不良反应少,值得临床推广应用。③

12. 加味导赤散 淡竹叶9克、通草6克、生地黄6克、生甘草3克、连翘3克。刘鉴应用加味导赤散治疗RRTI患儿30例,并设对照组30例进行观察。对照组采用玉屏风散治疗,每日1剂,分2次服,2个月为1个疗程。结果:治疗组患儿2年发病次数及每次持续时间均明显缩短,优于对照组(P<0.05)。④

13. 保儿宁汤 黄芪9~15克、白术5~12克、防风5~12克、桂枝2~3克、白芍10~15克、煅龙牡各10~15克、山楂5~15克、神曲5~15克、麦冬5~10克、黄精5~12克、太子参10~15克、炙甘草3~5克。每日1剂,水煎服,每日2次或分多次口服,疗程2个月。赵玲用上方治疗RRTI患儿100例,经2个月治疗,显效58例,有效39例,无效3例,显效率58%,总有效率97%。说明保儿宁汤治疗小儿反复呼吸道感染疗效显著。⑤

14. 双屏风散颗粒剂 黄芪、柴胡、防风、白术、白芍、党参、枳实等(本院制剂室生产)。每次1包(10克),每日2次,连服2个月为1个疗程。梁文旺将60例RRTI患儿平均分成治疗组和对照组各30例。治疗组服用上方。对照组用玉屏风散颗粒剂(本院制剂室生产,由黄芪、白术、防风按2:1:1比例组成),每次1包(10克),每日2次,连服2个月为1个疗程。结果:治疗组显效23例(76.6%),有效6例(20%),无效1例(3.33%);对照组显效17例(56.6%),有效5例(16.6%),无效8例(26.6%)。两组疗效比较有显著性差异(P<0.05)。⑥

15. 温化痰饮法 小青龙汤加味:炙麻黄3~5克、白芍3~5克、桂枝3~5克、干姜3~5克、五味子3~5克、半夏3~5克、炙甘草3~5克、细辛

① 向朝阳.加减人参五味子汤防治小儿反复呼吸道感染的临床观察[J].中医药导报,2011,17(7):42-44.
② 张永春,汪受传.温阳固表法治疗儿童反复呼吸道感染48例[J].山东中医药大学学报,2011,35(2):149-150.
③ 王丽娜.黄芪桂枝汤治疗小儿反复呼吸道感染36例疗效观察[J].亚太传统医药,2011,7(1):38-39.
④ 刘鉴.加味导赤散治疗儿童反复呼吸道感染30例[J].陕西中医,2011,32(11):1460.
⑤ 赵玲.保儿宁汤治疗小儿反复呼吸道感染100例[J].四川中医,2007,25(10):89-90.
⑥ 梁文旺."肝枢扭"法则防治小儿反复呼吸道感染30例[J].陕西中医,2002,23(6):493.

2～3克、黄芩6～10克。苓桂术甘汤加味：茯苓6克、紫苏子6克、桂枝5克、白术5克、炙甘草3克、白芥子3克、莱菔子9克。先服小青龙汤加味，每日1剂，连服3天，再服苓桂术甘汤加味，每日1剂，连服4天，共服1周。张德贵等将200例小儿反复呼吸道感染患者随机分为观察组和对照组各100例。观察组用上两方治疗。对照组用青霉素钠盐60～80万单位，氨苄青霉素钠0.3～0.5克，交替肌注，每日3次；复方甘草合剂1/2～1片/次，每日3次；板蓝根冲剂1/3～1包/次，每日3次。上药连用1周。结果：观察组、对照组痊愈率分别为50%、20%，总有效率分别为90%、54%。经统计学处理，两组疗效有显著性差异（$P<0.01$）。[1]

16.益肺健身合剂　菟丝子10克、黄芪10克、太子参10克、葛根10克、当归6克、赤芍6克、防风3克、甘草3克。每毫升含生药1.835克。2岁以内5～8毫升/次，2～6岁10毫升/次，6～12岁15毫升/次，每日2次口服，平均观察117.2日。张湘屏等将收治的小儿反复呼吸道感染患儿随机分为合剂组和单盲试验组（单盲1组与2组）。合剂组和单盲1组为观察组，予上方防治；单盲2组为对照组，予玉屏风散合剂，各组防治方法均相同。结果：合剂组和单盲1组的总有效率分别为95.1%、94.9%，单盲2组的总有效率为67.9%。观察组疗效明显优于对照组（$P<0.01$）。[2]

17.强力防感口服液　海龙、黄芪、白芍、生龙骨、生牡蛎、红枣等。制成每安瓿10毫升之糖浆，约30毫升含1剂药量。3岁以下5毫升/次，每日3次；3～6岁10毫升/次，每日2次；6岁以上10毫升/次，每日3次。饭前服，30日为1个疗程，连服2个疗程。张亮等收治RRTI患儿96例（每月均患呼吸感染1～2次，已连续1年以上，且植物血凝素皮肤试验（PHA）阴性），随机分为治疗组和对照组各48例。治疗组予口服液，对照组不用

任何药物，以治疗前后的一般情况（如发病频度、病程长短、治疗情况、症状增减等）、PHA、检测唾液SIgA、血清IgA、IgG、IgM、补体C_3及D-木糖排泄率等为评价指标。结果显示治疗组临床症状、体征有明显改善，各项检验指标均值明显上升，与对照组或自身对照比较均有显著差异（$P<0.01$）。[3]

18.防感灵　黄芪10克、女贞子10克。为1日量，煎成糖浆口服。疗程2个月。范雯用上方防治小儿上呼吸道感染47例，服药后显效（服药期间不发病）32例，好转（发作减轻减少）9例，无效（病情无变化）6例，总有效率87.23%。1年后随访12例，有4例不发病，6例好转，停药复发者2例，总有效率83.33%。[4]

中　成　药

1.槐杞黄颗粒　组成：槐耳菌质、枸杞子、黄精等。功效主治：益气养阴；适用于气虚体质的反复呼吸道感染患儿。用法用量：3岁以下者，5克/次，饭前开水冲服，每日2次；3岁以上者，10克/次，饭前开水冲服，每日2次，以2个月为1个疗程，总共治疗3个疗程。临床应用：王侠选取50例气虚体质的反复呼吸道感染患儿，根据随机数字表法随机分为治疗组和对照组各25例。对照组患儿给予适当抗生素控制感染，静滴阿奇霉素10毫克/（千克·天），用药5天后停药3～4天，再根据病情需要予口服阿奇霉素序贯治疗，常规给予退热、补液、化痰止咳，以及硫酸锌冲剂5毫克/（千克·天）口服。观察组患儿常规治疗方案与对照组患儿相同，在对照组患儿常规治疗的基础上加用槐杞黄颗粒。结果显示治疗组患儿治疗总有效率为96.0%，显著高于对照组的76.0%，差异有统计学意义（$P<0.05$）；治疗组患儿感染发作次数、抗生素治疗时间明显少（短）于对照组，且再发时间明显长于对照组，差异均有统计学意义

①　张德贵，等.温化痰饮法治疗小儿反复呼吸道感染100例临床观察［J］.山西中医，1995，11（1）：27－28.
②　张湘屏，等.益肺健身合剂防治小儿反复呼吸道感染的临床与实验研究［J］.中国中西医结合杂志，1993，13（1）：23－26.
③　张亮，等.强力防感口服液预防小儿反复呼吸道感染的疗效观察［J］.湖南中医学院学报，1991，11（3）：14－15.
④　范雯."防感灵"防治小儿上呼吸道感染的观察［J］.江苏中医，1988（9）：32.

($P<0.05$);治疗后两组患儿血清 CD3＋、CD4＋、CD4＋/CD8＋较治疗前明显升高,且治疗组明显高于对照组水平,差异均有统计学意义($P<0.05$)。结论:槐杞黄颗粒治疗小儿反复呼吸道感染可改善患儿的免疫功能,增强患儿体质,有效提高治疗效果。[1]

2. 乐儿康颗粒　组成:党参、太子参、黄芪、山药、薏苡仁、制何首乌、麦冬、焦山楂、陈皮、炒麦芽、桑枝、大枣(2.5 克×10 袋,宁波市中城医药有限公司,国药准字 Z20090861)。功效主治:益气健脾,和中开胃;适用于小儿食欲不振,营养不良。用法用量:1～2岁,2.5 克/次,2岁以上,5.0 克/次;2～3 次/天,疗程 2 周,连续服药 2 周后停药。临床应用:金海华等收治 94 例反复呼吸道感染的患儿,按就诊顺序随机分为干预组和对照组各 47 例。对照组在急性感染期给予抗感染及对症治疗,在非急性感染期不予任何用药;干预组在急性感染期给予常规抗感染及对症治疗,在非急性感染期给予乐儿康颗粒口服。结果显示干预组总有效率 93.6％,对照组总有效率 76.6％,干预组疗效明显高于对照组,差异有高度统计学意义($P<0.01$);且干预组免疫球蛋白水平显著高于对照组($P<0.01$);两组治疗 1 年后干预组呼吸道感染次数较对照组显著减少($P<0.01$)。[2]

3. 云芝肝泰冲剂　组成:云芝、蔗糖(冲剂每5 克含葡聚多糖 0.37 克)。适用于多种肝病、慢性支气管炎。用法用量:3岁以下者 2.5 克/次,3岁以上者 5 克/次,每日 3 次,连续服用 3 个月。临床应用:李晓楼收治小儿反复呼吸道感染 36 例,随机分为云芝肝泰组 19 例和对照组 17 例。云芝肝泰组服用云芝肝泰,对照组每次口服左旋咪唑 1

毫克/千克,每日 2 次,每周连服 2 日,共服药 3 个月。观察 1 年,云芝肝泰组患儿平均每年患呼吸道感染的次数为 4.7 次,每次发病的平均病程为 4.1 天,下呼吸道感染率为 7.1％,与对照组比较有显著差别($P<0.01$)。[3]

预 防 用 药

1. 按摩法　常规手法"三补、二揉、一捏按"。三补是在患儿无名指、小指的指面进行补脾土、补肺金、补肾水各 10 次;二揉是在患儿胸、背部进行揉擅中和揉肺俞各 50～100 次;一捏按是在患儿背、肋部进行捏脊和按弦搓摩分别 5 次和 50 次。用法用量:上述按摩治疗均选择在夏季初、中、末三伏天进行,每天按摩 1 次,10 天为 1 个疗程,共治疗 3 个疗程。治疗期间均不服用任何止咳或扶正药物。临床应用:朱升朝收治 30 例咳喘患儿,用上法按摩治疗 2 个月后患儿血清 IgA 含量较前显著升高($P<0.01$),而 IgM 和补体 C4 则有不同程度的下降;治后 6 个月,血清 IgG 及补体 C3 和 C4 含量均较治疗前有较大幅度升高($P<0.01$)。[4]

2. 中药煎剂　组成:金银花 60 克、贯众 60克、甘草 20 克。制备方法:加水 600 毫升煎煮 2次,每次 30 分钟,滤去药渣取汁,浓缩成 120 毫升左右,冷却后备用。用法用量:每日上午用喷雾器喷入或滴入患儿的咽喉部。每日 1 次,药量约为 1.2 毫升,疗程 3 个月,星期日停药。临床应用:周黎明用上方预防儿童上呼吸道感染 393 例,在 3个月的疗程中,用药组的上感发病率为 12.29％,对照组高达 44.49％。表明中草药煎剂预防上感的效果很显著($P<0.01$)。[5]

① 王侠.槐杞黄颗粒治疗反复呼吸道感染患儿临床疗效及对细胞免疫功能影响[J].辽宁中医药大学学报,2016,18(10):202－204.
② 金海华,等.乐儿康颗粒治疗小儿反复呼吸道感染的效果[J].中国医药导报,2015,12(2):79－81,85.
③ 李晓楼.云芝肝泰防治小儿反复呼吸道感染 19 例报告[J].中西医结合杂志,1991(6):373－374.
④ 朱升朝.按摩提高咳喘患儿免疫力的临床实验[J].按摩与导引,1992(5):7,12.
⑤ 周黎明.中草药煎剂预防儿童上呼吸道感染 393 例[J].上海中医药杂志,1983(9):27.

扁 桃 体 炎

概　　述

扁桃体位于消化道和呼吸道的交汇处,是饮食和呼吸的必经之路,较易隐藏病菌和异物。当机体抵抗力下降、腺体分泌机能降低时,扁桃体易遭受细菌或病毒感染而发炎。主要致病菌为乙型溶血性链球菌,其他还有葡萄球菌、肺炎双球菌、流感杆菌及腺病毒,多数为条件致病菌。扁桃体炎好发于儿童学龄前期,这时期儿童扁桃体对病原体的反应更为强烈而局部炎症反应更明显,在春秋两季气温变化时最易发病。扁桃体炎包括急性扁桃体炎(化脓性、非化脓性)和慢性扁桃体炎。急性扁桃体炎主要表现为扁桃体充血、肿胀,甚至表面有脓性渗出物。一般伴有发热、咽喉灼热、肿痛、堵塞感、口渴欲饮、便秘、舌红、苔黄、脉数等。

本病属中医"乳蛾"范畴。多因外感时邪,里热过盛而致;亦可单独肺胃热盛,上蒸于咽喉而发病;或既有肺胃二经蕴热,复感外邪而引起乳蛾肿大,甚至溃脓。临床以咽喉肿痛、喉核肿大,甚则溃烂化脓、高热为主症。本病根据起病及病程可以分为急乳蛾与慢乳蛾。乳蛾又有单乳蛾和双乳蛾之分。一侧喉核肿大称之单乳蛾,两侧皆肿大称之为双乳蛾。

急乳蛾临床辨证分型:

(1)风热袭表型　症见发热恶寒,咽痛,喉核红肿,舌质红,苔薄白或微黄,指纹紫。治法以疏风清热利咽为主。

(2)热毒袭喉型　症见壮热头痛,咽喉肿胀灼热疼痛,喉核肿甚,有点状或片状黄白色脓样物,口臭,便秘,舌红,苔黄厚,脉滑数,指纹紫滞。

治法以清热解毒、利咽消肿为主。

(3)肺胃郁热型　症见发热较盛,咽喉剧痛,喉核红肿胀大,痰黄黏咳吐不爽,口渴饮冷,便下烂臭稀或便燥难下,舌质红,苔黄,脉数,指纹紫。治法以利咽解毒、通腑泻热为主。

(4)肺肾阴虚型　症见口燥咽干,微痛不适,干咳少痰,伴五心烦热,头晕,不易耐劳,扁桃体暗红、肿大,或有少许脓液附于表面,舌红少苔,脉细数。治法以滋阴降火、清利咽喉为主。

(5)脾虚气陷型　症见乳蛾反复发作,喉核肿大,微红,咽痛时作,阵发性刺激性咳嗽,易感冒,纳差,便溏,舌淡,脉弦细或细数。治法以升阳益气为主。

辨 证 施 治

1. 马融分 2 型

(1)实热乳蛾　疾病初期,邪热在表,尚未入里者,治宜疏风清热、宣肺利咽。方用银翘散加减。若表邪未解,入里化热,尚未腑实者,治法以清热解毒、消肿散结为主。方用消瘰丸加减:瓜蒌皮 15 克、山慈菇 10 克、夏枯草 15 克、玄参 10 克、生牡蛎 10 克、连翘 12 克、甘草 6 克,再加清热解毒药物。若表邪已解,里热炽盛,腑实便结,治宜泻火解毒、消肿散结,方用凉膈散加减。随症加减:若痰多,加瓜蒌皮、山慈菇等化痰药;若红肿严重,配以活血药赤芍、桃仁等。临证尤其要注意的是,若兼外感风寒,或者表寒较重者,不能过用寒凉药物,可选用防风、羌活以辛温疏解;腑实便结者,可用生大黄苦寒泻火,直到大便得利后可改用熟大黄,继续服用 2 日。切记中病即止,因为小儿脏腑娇嫩,恐其攻伐太过伤其脾胃。

急性期如果内服药物效果不显,可考虑外治法,用冰硼散或者锡类散吹喉,每次 0.2 克,每日 3 次,可促使脓点消除。

(2)虚火乳蛾 多见于急性期后期,由于治疗不当或者患儿素体虚弱,致使疾病转为慢性。主要表现为热势渐退,咽痛隐隐,口干口渴,乳蛾肿大,凹凸不平,吞咽有异物感,神疲乏力。治宜甘寒养阴、清肺利咽、软坚散结。方用养阴清肺汤加龟甲、鳖甲。若见神疲乏力、食少便溏、舌淡苔白、脉细弱为肺脾气虚,咽喉失养。治宜益气健脾、活血化瘀。方用补中益气汤加川芎、红花、赤芍。①

2. 吴兆怀等分 3 型

(1)风热外侵,肺经有热 症见咽部疼痛,渐吞咽不利,咽喉干燥灼热感,喉核红肿,连及周围咽部,并见发热恶寒,头痛鼻塞,咳嗽,舌边尖红,舌苔薄白或微黄,脉浮数。治宜疏风清热、消肿利咽。方用通天达地汤(《家传经验良方》方):荆芥、防风、连翘、炒牛蒡子、桔梗、枳壳、黄芩、赤芍、玄参、射干、天花粉、浙贝母或川贝母、白芥子、灯心草、甘草。

(2)邪热传里,肺胃热盛 症见咽部疼痛剧烈,痛连耳根及颌下,吞咽困难,有梗阻感,或有声嘶,喉核红肿,表面或有黄白色脓点,颌下淋巴结肿大,并见高热口渴,咳嗽,咳黄稠痰,口臭,尿赤便秘,舌质红,苔黄厚,脉洪数。治宜泄热解毒、利咽消肿。方用清咽利膈汤(《喉症全科紫珍集》方):连翘、栀子、黄芩、薄荷、牛蒡子、防风、荆芥、玄明粉、玄参、金银花、大黄。

(3)邪热久留,肺胃阴虚 症见咽部微痛、微痒,干咳无痰,咽部有梗阻感,喉核肥大、潮红或有少许黄白色脓点,口燥咽干、不欲饮食,午后颧红,手足心热,大便干结,舌质红少苔,脉细数。治宜养阴清肺胃、生津润燥。方用养阴清肺汤、沙参麦门冬汤、玄麦甘桔汤(《经验良方》方)加减:玄参、麦冬、桔梗、甘草。②

3. 牛生录等分 4 型

(1)肺阴虚证 症见咽喉不适,干咳少痰,微痒微痛,哽喉不利,颧红,手足心热,午后较甚,或有张口呼吸,打鼾,小儿可有生长发育缓慢,消化不良,易感冒发热。检查见喉核慢性充血,增生肥大,或表面有黄白色脓点,挤压有黄白色干酪样物溢出,舌质红,少苔,或薄黄苔,脉细数。治宜养阴润肺、生津化痰。方用养阴清肺汤(生地、麦冬、玄参、生甘草、薄荷、贝母、牡丹皮、炒白芍)加桔梗、丹参。

(2)肾阴虚证 症见咽干不适,哽哽不利,时有微痛,虚烦失眠,头晕耳鸣,腰膝酸软,午后为甚。检查见喉核慢性充血,增生肥大,或表面有黄白色脓性物,挤压可有黄白色分泌物溢出,舌质红,少苔,脉细数。治宜滋阴降火、利咽散结。方用知柏地黄汤(熟地黄、山茱萸、干山药、泽泻、茯苓、牡丹皮、知母、黄柏)加玄参、桔梗、丹参等清降虚火、利咽散结之品。

(3)脾胃虚弱证 症见咽喉哽哽不利,异物感,时发咽痛咽干,纳差困倦,脘腹胀满,乏力懒言,小儿易腹泄,消瘦,生长缓慢。检查见喉核慢性充血,连及周围肌膜,增生肥大,表面有黄白色脓样分泌物,挤压有黄白色脓样物溢出,舌质淡,舌苔薄白,脉缓弱。治宜健脾益气、利咽散结。方用参苓白术散(白扁豆、白术、茯苓、甘草、桔梗、莲子、人参、砂仁、山药、薏苡仁)合四君子汤(人参、白术、茯苓、甘草)加减。

(4)脾肾阳虚证 症见咽喉哽哽不利,异物感,口淡无味,时有咽痛,精神不振,疲倦乏力,手足失温,脘腹胀满或肠鸣隆隆,完谷不化,大便时有溏泄,小便清长。检查见咽喉黏膜淡红,喉核暗红,质较硬,其隐内挤压出白黄色分泌物,舌质淡,舌苔薄白,脉虚缓而弱。治宜温脾补肾、利咽散结。方用附桂八味丸(附子、肉桂、熟地黄、山药、山茱萸、泽泻、茯苓、牡丹皮)加桔梗、丹参、当归利咽散结。随症加减:食欲不振,消化不良者,加六曲、麦芽、鸡内金等。③

---

① 闫景瑞,马融.马融教授治疗小儿扁桃体炎的经验[J].中医儿科杂志,2011,7(4):8-10.
② 吴兆怀,等.小儿乳蛾的辨证与治疗[J].现代中西医结合杂志,2006,15(14):1932-1933.
③ 牛生录,等.慢乳蛾的危害与防治[J].陕西中医学院学报,2003(4):29-30.

经 验 方

1. 柴芩银栀汤 柴胡 15 克、黄芩 15 克、生栀子 15 克、荆芥 15 克、知母 15 克、石膏 20 克、金银花 12 克、生大黄 12 克、桂枝 12 克、桑枝 12 克。先以冷水浸泡药物 20 分钟后煎煮,煎汁 1 000 毫升,再加水煎汁 1 000 毫升,两煎混合放入恒温足浴盆,调节药液温度在 38℃～40℃,将患儿双足浸泡药液中,药液以超过足踝上 2～3 厘米为度,每次足浴 20～30 分钟。可根据体温波动情况用原药液升温后重复足浴 1～2 次,每日 1 剂。邓雪等将急性扁桃体炎伴有发热的患儿 72 例随机分为中药足浴治疗组和对照组各 36 例。两组均予常规处理,予抗生素治疗,体温≥39℃均按体重予布洛芬混悬液口服。治疗组在体温＞38.0℃时加用柴芩银栀汤足浴,疗程 3 天。对照组在体温＞38.0℃时予降温贴贴于患儿额头,如体温不降可隔 8 小时再用,并予温水擦浴。治疗 3 天观察疗效。疗程结束后与对照组比较总有效率、退热时间和证候积分值。结果:治疗组总疗效优于对照组,差异有统计学意义($P<0.05$);治疗组退热时间短于对照组,差异有显著性;治疗组治疗后 24 小时、48 小时、72 小时治疗组对证候积分的改善均优于对照组,差异有统计学意义($P<0.05$)。[1]

2. 通经滋阴汤 黄芩 10 克、黄连 10 克、连翘 8 克、马勃 8 克、玄参 8 克、生地黄 5 克、淡竹叶 5 克。1 剂/天,分 2 次口服。亢弘扬将反复化脓性扁桃体炎患儿 88 例分为常规用药组和自拟方剂治疗组各 44 例。治疗 5 天后,治疗组总有效率达 97.73%,常规用药组总有效率 79.55%,两组差异具有统计学意义($P<0.05$)。[2]

3. 敷贴法

(1) 釜底抽薪散 吴茱萸、大黄、黄连、胆南星各 3 克。将药物研成细末,用食醋调成糊状,并用干净纱布包好,睡前用温开水洗脚,熟睡后将药物敷于双足涌泉穴,并用纱布包扎固定,贴敷时间不低于 8 小时。丁务高等将 60 例急性扁桃体炎患儿随机分为治疗组和对照组各 30 例。对照组采用西医常规治疗,治疗组在西医常规治疗基础上采用釜底抽薪散涌泉穴贴敷治疗。结果:治疗组退热时间、咽痛消失时间及扁桃体脓点消失时间均短于对照组($P<0.05$,$P<0.01$),临床总有效率较对照组有所增高。[3]

(2) 咽扁贴 青黛、射干、蒲公英、牛蒡子、冰片等按一定比例共研为末,和以温水或蜂蜜调制而成。患儿取坐位或卧位,微仰头暴露天突穴,清洁表面皮肤,待干,将药物用蜂蜜调成糊状,用自制成型器做成直径 1.5～2 厘米小药饼,置于 6 厘米×7 厘米自粘无菌敷贴之上,轻轻按压于穴位皮肤之上。急性期每日 1 次,每次贴 2～4 小时,连用 7 日,取时用温水浸湿敷料后轻轻取下,避免皮肤受损,观察局部皮肤状况,询问患儿自觉症状并记录。孙姝等将 50 例急性扁桃体炎患儿随机分为治疗组和对照组各 25 例。对照组临床常规静滴的药物有青霉素类、头孢类抗生素、中成药静脉制剂喜炎平、口服清热解毒的中药(如金银花、连翘、马勃、板蓝根、射干、玄参、紫花地丁、青黛等)。治疗组在常规用药的基础上辅以咽扁贴敷贴天突穴。结果:治疗组咽部疼痛平均消失天数为(6.17 ± 2.45)天,对照组为(8.25 ± 3.11)天,经统计学处理,两组差异有统计意义($P<0.05$);治疗组体征缓解时间明显短于对照组($P<0.01$)。说明咽扁贴贴天突穴佐治急性扁桃体炎效果较好。[4]

4. 自拟方 生地黄 15 克、玄参 15 克、黄芩 12 克、连翘 12 克、赤芍 10 克、僵蚕 10 克、青黛 6 克。随症加减:高热者,加生石膏 20 克、大黄 6 克、紫雪散(冲服)3 克;淋巴结肿大者,加蒲公英 20 克、夏枯草 14 克、柴胡 10 克;伴有疱疹性咽峡炎者,加大青叶 12 克、板蓝根 12 克;伴有支气管炎者,

① 邓雪,等.柴芩银栀汤足浴辅助治疗小儿急性扁桃体炎疗效观察[J].山西中医,2016,32(3):44-45.
② 亢弘扬.自拟通经滋阴汤治疗小儿反复化脓性扁桃体炎疗效探讨[J].中医临床研究,2015,7(16):116-117.
③ 丁务高,等.釜底抽薪散穴位贴敷在小儿急性扁桃体炎治疗中的应用[J].中国临床研究,2015,28(5):661-663.
④ 孙姝,等.中药贴敷天突穴治疗小儿急性扁桃体炎临床观察[J].四川中医,2012,30(12):120-121.

加瓜蒌 24 克、杏仁 10 克、川贝母 6 克、鱼腥草 12 克、桃仁 10 克。上方以水 500 毫升,煎服 15 分钟,取汁 300 毫升,分 2 次温服,每日 1 剂,治疗周期为 3 天。5 岁以下患儿酌情减量至 10～20 毫升/次,对局部出现脓性炎症并伴有高热的患儿加用青霉素 5 万单位/(千克·天)肌注以配合治疗。姚静选取扁桃体炎患儿 24 例随机分为治疗组和对照组各 12 例。对照组予以青霉素 5 万单位/(千克·天)肌注或者青霉素 20～40 万单位/(千克·天)静脉滴注治疗;治疗组予以上方进行清热解毒、凉血化瘀治疗。结果:治疗组总有效率 91.66%,对照组总有效率 75.00%,两组患儿临床疗效比较差异性显著($P<0.05$)。①

5. 复方络石藤方 络石藤 15 克、岗梅根 15 克、怀牛膝 10 克、柴胡 10 克、连翘 10 克、野菊花 10 克、苦杏仁 10 克、黄芩 6 克、薄荷(后下)6 克、甘草 6 克、木蝴蝶 6 克、生石膏 30 克。随症加减:舌苔厚腻,加神曲 12 克、滑石(先煎)20 克;大便干结,加厚朴 6 克、枳实 6 克。以上为 5 岁患儿的药量,>5 岁者酌增,<5 岁者酌减。每日 1 剂,水煎,取药汁 100～200 毫升,分早晚 2 次口服。王丽清等观察急性扁桃体炎患儿共 80 例,随机分为治疗组和对照组各 40 例。治疗组予上方治疗,对照组采用西医常规治疗,两组疗程均为 5 天。结果:两组退热时间、渗出物消失时间、扁桃体缩小时间、充血缓解时间比较,差异均有显著性意义($P<0.05$),治疗组疗效优于对照组。②

6. 清咽汤 金银花 30 克、野菊花 30 克、蒲公英 30 克、射干 15 克、紫花地丁 15 克、板蓝根 30 克、玄参 15 克、桔梗 15 克、蝉蜕 6 克、甘草 6 克(儿童剂量酌减)。随症加减:邪袭肺经者,加薄荷(后下)8 克;肺胃热盛者,加生石膏(布包先煎)30 克、生大黄(后下)10 克。每日 1 剂,加水 600 毫升,武火煎 15～20 分钟,取汁频频呷服,连服 5

天。周菲菲等用上方加减治疗急性乳蛾 112 例,临床痊愈(临床症状及体征消失,体温、血白细胞计数恢复正常)79 例,显效(主要症状、体征改善 2 级以上)16 例,好转(主要症状、体征改善 1 级以上)15 例,无效(未达到有效标准或反而恶化者)2 例,总有效率 98.21%。与对照组(头孢氨苄胶囊、草珊瑚含片)比较,总有效率有非常显著性差异($P<0.01$),治疗组疗效优于对照组。③

7. 消扁汤 金银花 12 克、夏枯草 12 克、连翘 10 克、牛蒡子 10 克、威灵仙 10 克、桔梗 10 克、赤芍 6 克、甘草 3 克。随症加减:大便秘结,加生大黄 6 克、炒栀子 6 克;高热,加生石膏 30 克、玄参 10 克;咽痛,加射干 6 克、山豆根 6 克。每日 1 剂,水煎 2 次混匀,分 3～4 次口服。治疗组予上方治疗。对照组采用口服复方新诺明(分 2 次口服,首剂加倍),肌注青霉素(每日 5 万单位/千克,分 2 次),对青霉素过敏者,给予肌注林可霉素(每日 30 毫克/千克,分 2 次)。结果:治疗组总有效率 96.6%,对照组总有效率 92.3%。④

8. 消乳蛾汤 金银花 20 克、连翘 15 克、炒牛蒡子 6 克、夏枯草 6 克、浙贝母 6 克、桔梗 6 克、黄连 6 克、胖大海 6 克、甘草 6 克、诃子 10 克、马勃 10 克、金果兰 10 克、当归 10 克、赤芍 10 克、生地黄 10 克、知母 9 克、茯苓 15 克。随症加减:在急性感染初期,可加艾叶 10 克、山豆根 15 克;高热不退,可加羚羊角粉。每日 1 剂,水煎服。⑤

9. 复方石花汤 烂生石膏 25 克、金银花 15 克、牛蒡子 15 克、山豆根 15 克、桔梗 10 克、桃仁 10 克、白芷 10 克。每日 1 剂,水煎分 2 次服。以上为成人量。7～16 岁患儿用 1/2 成人量,7 岁以下患儿用 1/3 成人量。郭姣选取 107 例急性扁桃体炎患儿分为治疗组 56 例和对照组 51 例。治疗组予上方治疗,对照组用青霉素处理。结果:治疗组治愈率 53.6%,对照组治愈率 33.3%。⑥

---

① 姚静.中医药验方治疗小儿扁桃体炎 12 例临床分析[J].亚太传统医药,2011,7(8):49-50.
② 王丽清,等.复方络石藤方治疗小儿急性扁桃体炎临床观察[J].新中医,2010,42(12):40-41.
③ 周菲菲,等.清咽汤治疗急性乳蛾 112 例[J].湖南中医杂志,2004,20(3):61-62.
④ 苏齐.消扁汤治疗小儿急性扁桃体炎 60 例[J].陕西中医,2000,21(4):175.
⑤ 张正才.治疗乳蛾验方[J].山西中医,1999,15(4):17.
⑥ 郭姣.复方石花汤治疗急性扁桃体炎的临床研究[J].中医药学报,1996(3):28.

10. 金灯山根汤加味 挂金灯 9 克、牛蒡子（打）9 克、皂角刺 9 克、牡丹皮 9 克、浙贝母 9 克、射干 6 克、山豆根 6 克、生山楂 12 克、天花粉 10 克、山药 15 克、蒲公英 15 克、桔梗 4.5 克、生甘草 3 克。水煎服。根据咽喉部急性感染性疾病大多为热毒壅结咽喉的特点，以疏风散邪、清泻热毒、宣肺利咽法治之。本方以苦寒、辛平、甘缓、宣畅药适当配伍，故在治疗各种热毒上犯咽喉之肺胃实热证时奏效迅速，疗效卓著。张赞臣用此方治疗急性咽炎、急性扁桃体炎、扁桃体周围脓肿、急性会厌炎等 7 种急性咽喉感染性疾病 146 例，有效者占 44.5%，总有效率 93.1%。[①]

11. 乳蛾一号 金银花 15 克、大青叶 15 克、马勃 5 克、板蓝根 5 克、金灯笼 6 克、桔梗 6 克、甘草 6 克、牛蒡子 6 克、黄芩 6 克、玄参 6 克、牡丹皮 6 克、薄荷（后下）6 克、赤芍 10 克、蒲公英 10 克。每日 1 剂，用水泡半小时，头煎煮沸 8 分钟，二煎煮沸 20 分钟，频服。刘清贞等用上方治疗小儿急性扁桃体炎 84 例，显效 58 例，有效 17 例，无效 9 例。总有效率 89.3%。[②]

12. 黄花玄麦汤 一枝黄花 15～30 克、玄参 15～30 克、麦冬 6～12 克、桔梗 6～12 克、甘草 6～9 克。水煎，每日分 3 次服。小儿药量减半。[③]

13. 牛蒡甘桔汤 牛蒡子、连翘、玄参、桔梗、射干、山豆根、黄芩、黄连、牛膝、木通。剂量根据其年龄大小而定，煎汤内服。少部分加用板蓝根针剂注射。谭世萍用上方治疗小儿化脓性扁桃体炎 50 例，全部治愈。[④]

14. 消肿止痛散 硼砂 15 克、明雄黄 3 克、赤石脂 6 克（夏暑天用 9 克）、朱砂 3 克、儿茶 1.5 克、血竭花 1.5 克、冰片 0.4 克、薄荷霜 0.1 克。先将前 6 味研细，再加冰片、薄荷霜，共研极细面，装入瓶内，备用。每日吹撒患处 3～4 次。[⑤]

单 方

1. 鲜酢浆草 组成：鲜酢浆草 60 克。适用于急性扁桃体炎。制备方法：先用水洗净，捣碎，绞汁。用法用量：取其汁与蜂蜜调匀口服，每日 2 次。[⑥]

2. 蝎尾粉 组成：全蝎尾 2 条。制备方法：研粉。用法用量：研粉后分置于 2 块胶布上，贴敷双侧人迎穴，每日 1 次；不用抗生素，疗程 3 天。临床应用：于建敏用上方治疗小儿急性扁桃体炎 20 例，痊愈 6 例，有效 11 例，无效 3 例。总有效率 85%。[⑦]

3. 一枝黄花 组成：鲜一枝黄花 30～60 克或干品 15～30 克。用法用量：水煎，代茶饮；另用鲜一枝黄花适量，捣烂绞汁，加食盐、醋少许拌匀，徐徐含咽。治疗期间不用抗生素。[⑧]

4. 熟大黄片剂 组成：熟大黄。临床应用：李贵等收治 30 例化脓性扁桃体炎患儿，随机分为 3 组。Ⅰ组服解热消炎Ⅰ号（新工艺熟大黄制品），Ⅱ组服解热消炎Ⅱ号（老工艺熟大黄制品），Ⅲ组为对照组（红霉素加 TMP 或消清片）。学龄儿童每次 5 片（每片 0.3 克，下同），学龄前儿童每次 3 片，均每日 3 次。结果：Ⅰ组退热有效率为 100%，脓消失有效率为 92.9%；Ⅱ组退热有效率为 96.6%，脓消失有效率 96.6%；Ⅲ组退热有效率 100%，脓消失有效率 96.7%。[⑨]

5. 玄明粉 组成：玄明粉 30 克（儿童 10 克）。适用于急性扁桃体炎而形体壮实者。用法用量：以开水 20 毫升 1 次冲服。注意事项：一次见效，不宜再服；出现腹泻，毋用止涩；配合淡盐汤

① 张赞臣.金灯山根[J].实用中西医药结合杂志,1993,6(3):179.
② 刘清贞,等.乳蛾一号治疗小儿急性扁桃体炎 84 例[J].山东中医杂志,1990,9(6):13.
③ 唐军.治疗急慢性扁桃体炎、咽喉炎验方[J].四川中医,1988(12):49.
④ 谭世萍.牛蒡甘桔汤治疗小儿化脓性扁桃体炎 50 例[J].四川中医,1988(7):45.
⑤ 蔡福养.验方介绍—消肿止痛散[J].辽宁中医杂志,1983(12):6.
⑥ 酢浆草治病验方[J].湖南中医杂志,2016,32(11):87.
⑦ 于建敏.蝎尾粉外治小儿急性扁桃体炎 20 例[J].江苏中医,1994,15(11):23.
⑧ 赵伟强,史谦博.一枝黄花治疗小儿急性扁桃体炎[J].四川中医,1990(1):48.
⑨ 李贵,等.熟大黄片剂对小儿化脓性扁桃体炎临床疗效观察[J].中医杂志,1988(1):24.

漱口,并以蜜制冰硼散(炼蜜：冰硼散＝4∶1)润喉,每日数次。[1]

中 成 药

1. **复方鱼腥草颗粒** 组成：鱼腥草、板蓝根、金银花、连翘、黄芩(6 克/包)。用法用量：6 个月～1 岁,1.5 克/次,1～2 岁,2 克/次,2～5 岁,3克/次,3 次/天。临床应用：张华静收治 220 例小儿急性扁桃体炎属风热证患儿,随机分为试验组和对照组各 110 例。试验组在给予药物或物理降温基础上予复方鱼腥草颗粒口服。对照组予利巴韦林颗粒口服。疗程均为 3 天。疗效观察表明,复方鱼腥草颗粒与利巴韦林颗粒疗效相当,均有较好的治疗效果,且避免了临床上抗生素的滥用和长期应用西药抗病毒药物对造血系统造成的不良影响。临床观察表明,复方鱼腥草颗粒无明显不良反应,说明该药安全可靠。[2]

2. **小儿豉翘清热颗粒** 组成：连翘、淡豆豉、薄荷、荆芥、炒栀子、大黄、青蒿、赤芍、槟榔、厚朴、黄芩、半夏等 14 味药。功效：疏风解表,清热解毒,消炎抗肿。用法用量：开水冲服,8 月～1 岁,每次 1 克,每日 3 次；1～3 岁,每次 2 克,每日 3次；4～6 岁,每次 3 克,每日 3 次；>6 岁,每次 4克,每日 3 次。临床应用：杨耀锋用青霉素结合小儿豉翘清热颗粒治疗小儿急性扁桃体炎 63例,总有效率 95.25％,明显高于西药对照组。说明小儿豉翘清热颗粒在改善临床症状、缩短疗程等方面疗效确切。[3]

3. **复方双花口服液** 组成：金银花、穿心莲、连翘、麻黄、辛夷等。临床应用：李学等以复方双花口服液联合头孢克肟治疗小儿急性扁桃体炎 30 例,总有效率 100％,明显优于单用头孢克

肟对照组。[4]

4. **连花清瘟颗粒** 组成：连翘、金银花、炙麻黄、炒杏仁、石膏、板蓝根、绵贯众、鱼腥草、广藿香、大黄、红景天、薄荷脑、甘草。功效：清热解毒,消肿散结,利咽喉止痛。用法用量：每次 1 袋,每日 3 次；两组疗程均为 5 天。临床应用：李向军等收治 73 例急性扁桃体炎患儿,随机分为治疗组38 例和对照组 35 例。对照组予头孢克肟颗粒,治疗组在对照组基础上加用连花清瘟颗粒。结果：治疗组有效率为 94.7％,高于对照组 77.1％,且症状改善时间亦优于对照组。[5]

5. **珍黄丸** 组成：人工牛黄、珍珠、三七、黄芩提取物、猪胆汁、冰片、薄荷油等。功效：清热解毒。用法用量：1～2 粒/次,每日 2～3 次,口服。临床应用：杨群收治 186 例儿童急性扁桃体炎,随机分为治疗组 94 例和对照组 92 例。治疗组在给予局部雾化吸入及抗病毒治疗的基础上加用珍黄丸。结果：治疗组总有效率 89.4％,优于西药对照组 79.3％。说明珍黄丸在缩短病程、减轻症状方面疗效满意。[6]

6. **小儿热速清冲剂** 组成：柴胡、黄芩、葛根、金银花、连翘、大黄、板蓝根、水牛角等。功效：清热解毒,散结消肿。用法用量：<1 岁,1.5～3克/次；1～3 岁,3～6 克/次；>3～7 岁,6～9 克/次；>7～10 岁,9～12 克/次；>10 岁,12 克/次。均 3～4 次/天；两组均以 3～5 天为 1 个疗程,临床应用：车宝娥等收治 160 例急性扁桃体炎患儿,随机分为治疗组 100 例和对照组 60 例。对照组予青霉素钠静脉滴注治疗,治疗组加用小儿热速清冲剂治疗,高热者均予布洛芬混悬液口服。结果：治疗组总有效率 96％,优于对照组的 80％。[7]

7. **蒲地蓝消炎口服液** 组成：蒲公英、苦地丁、板蓝根、黄芩等。功效：泄热解毒,消肿利咽。

① 邢介丰.玄明粉治疗急性扁桃体炎[J].江苏中医杂志,1985(11)：21.
② 张华静.复方鱼腥草颗粒治疗小儿急性扁桃体炎风热证的临床研究[J].医学理论与实践,2013,26(2)：194－195.
③ 杨耀锋.小儿豉翘清热颗粒治疗小儿急性扁桃体炎疗效观察[J].内蒙古中医药,2010,29(24)：19－20.
④ 李学,等.复方双花口服液联合头孢克肟治疗小儿急性扁桃体炎的疗效评价[J].中国民族民间医药,2010,19(13)：34.
⑤ 李向军,等.连花清瘟颗粒治疗急性扁桃体炎临床观察[J].临床合理用药,2009,2(9)：49.
⑥ 杨群.珍黄丸辅治儿童急性扁桃体炎[J].浙江中西医结合杂志,2007,17(10)：645－646.
⑦ 车宝娥,等.小儿热速清冲剂辅助治疗急性扁桃体炎疗效观察[J].现代中西医结合杂志,2006,15(16)：2245.

用法用量：0～1岁，每次1/3支；1～3岁，每次1/2支；3～5岁，每次2/3支；5岁以上，每次1支；均每日3次。临床应用：郭可瑜收治280例小儿急性扁桃体炎与急性咽炎，随机分为治疗组162例和对照组118例。治疗组以蒲地蓝消炎口服液治疗，对照组予口服头孢克洛分散片。结果显示治疗组在咽痛、咽充血、咽肿胀、发热及全身不适等症状缓解方面均明显优于对照组（$P<0.05$）。[①]

8. 新癀片　组成：九节茶、牛黄、珍珠层粉。用法用量：体重10～15千克者，每次2/3片；16～20千克者，每次1片；21～25千克者，每次1.5片；26～30千克者，每次2片；31～35千克者，每次2.5片；36千克以上者，每次3片。3次/天口服。临床应用：李新梅收治急性扁桃体炎患儿67例，随机分为治疗组36例和对照组31例。对照组予头孢拉啶胶囊、扑热息痛片治疗，治疗组加用新癀片。结果：治疗组总有效率为91.67%，优于对照组的74.1%（$P<0.01$）。[②]

9. 复方瓜子金颗粒　组成：瓜子金、大青叶、野菊花、白花蛇舌草、海金沙、紫花地丁。用法用量：每次10克，每日3次。临床应用：邓耀成等将收治的急性扁桃体炎患儿随机分为治疗组281例和对照组132例。治疗组予复方瓜子金颗粒，对照组口服强必林颗粒。结果：治疗组显效率明显优于对照组（$P<0.01$）。[③]

10. 双黄连口服液　组成：金银花、黄芩、连翘。功效：清热解毒，利咽消肿，抗病毒和广谱抗菌。用法用量：每次每岁1～2毫升，每日3次，3日为1个疗程。临床应用：寇翠萍将收治的83例化脓性扁桃体炎患儿随机分为双黄连组24例、青霉素组24例和联合组35例。双黄连组仅服用双黄连口服液治疗，青霉素组使用青霉素G治疗，联合组同时应用双黄连口服液和青霉素治疗，三组高热病例均采用物理降温或口服泰诺系列退热剂。结果：联合组的有效率与痊愈率均优于其他两组，单独用药两组之间无显著性差异。说明双黄连口服液与青霉素在治疗化脓性扁桃体炎时有协同作用。[④]

预 防 用 药

羚翘解毒丸　组成：羚羊角、金银花、连翘、牛蒡子、桔梗。功效：解表疏风，清热解毒。用法用量：3～4岁，1丸/次，2次/天；5～12岁，1丸/次，3次/天，连服4个月。临床应用：赵宏俊等将200例扁桃体炎反复发作患儿随机分为治疗组和对照组各100例。对照组西药常规治疗，缓解期未用药物；治疗组发作期西药常规治疗，同时口服羚翘解毒丸。随访观察1年，羚翘解毒丸预防扁桃体炎反复发作明显优于常规治疗；并发症方面，治疗组明显少于对照组。说明羚翘解毒丸预防小儿扁桃体炎反复发作临床疗效显著，并发症少。[⑤]

① 郭可瑜.蒲地蓝消炎口服液治疗162例小儿急性扁桃体炎与急性咽炎的疗效[J].实用医技杂志,2006,13(9)：1560-1561.
② 李新梅.新癀片辅助治疗小儿急性扁桃体炎疗效观察[J].湖北中医学院学报,2004,6(1)：46.
③ 邓耀成,等.复方瓜子金颗粒治疗儿童急性扁桃体炎281例疗效观察[J].实用中西医结合临床,2004,4(3)：55.
④ 寇翠萍.双黄连在治疗小儿化脓性扁桃体炎中的作用[J].中国中西医结合急救杂志,2000,7(1)：45.
⑤ 赵宏俊,等.羚翘解毒丸预防小儿扁桃体炎反复发作疗效观察[J].医学理论与实践.2014,27(18)：2466-2467.

急性疱疹性咽峡炎

概　　述

疱疹性咽峡炎是儿科门诊常见感染性疾病,多为柯萨奇A组病毒感染造成,传播途径为粪-口、呼吸道。疱疹性咽峡炎传染性强,多在夏秋季节爆发。临床以突发高热、咽痛、流涕、流涎、厌食、呕吐、疱疹及小溃疡等为主要表现。主要侵袭1～7岁小儿,病程1周左右,呈自限性,一般预后较好。西医治疗疱疹性咽峡炎主要以抗病毒、对症治疗为主。

本病属中医"口疮病"范畴。《素问·气交变大论》言:"口疮者,满口赤烂……"。《幼幼集成·口疮证治》曰:"口疮者,满口赤烂,此因胎禀本厚,养育过温,心脾积热,熏蒸于上,以成口疮。"还有医家认为口疮病为风热外侵,与肺经蕴热有关。亦有医家指出小儿脾常不足,脾胃蕴热化火,素体心肝火盛,上攻搏结咽喉。

心开窍于舌、脾开窍于口、肾脉连舌本、胃经络齿龈,故本病病位主要在心、脾、胃、肾。小儿脏腑娇嫩,形气未充,卫外不固,易受邪气侵犯,若顾护不周而感受风热疫毒之邪,此邪伤人多从口鼻而入,而咽喉为呼吸之门户,外邪入口鼻,上结于咽喉,与咽部气血相搏结,内乘心脾,或虚火上浮,循经上炎,熏灼于咽喉,致咽部红肿疼痛,咽峡部可见疱疹或溃疡。

辨　证　施　治

1. 吴国荣分4型

(1) 心脾积热型　此型发病急,病程短,溃疡多生于唇、颊、上颚黏膜及舌面等处。溃疡大小不等,数量较多。甚至融合成片,其基底呈灰黄色,周围黏膜鲜红、肿胀,疼痛剧烈,呈烧灼样。可兼见口渴、发热、小便黄赤等症,舌红苔黄,脉数而有力。治宜清心凉脾、消肿止痛。方用导赤散加味:生地黄、竹叶、木通、灯心草、白茅根、芦根、生石膏、甘中黄(包)、连翘等。

(2) 胃火上蒸型　症见溃疡形态各异,大小不等,个数较多。溃疡基底为深黄色,并有渗出物,其周围充血明显、肿胀较甚。灼热疼痛,进食、说话时尤甚。常兼有口干而臭,烦渴多饮,小便黄赤,大便秘结等,舌质干红,苔黄或腻,脉洪大。治宜清胃泻火、解毒祛腐。方用白虎汤加味:生石膏、知母、栀子、甘中黄(包)、黄连、天花粉、六一散(包)、金银花、煅人中白等。若诸症较重,大便秘结者,可加大黄(后下)、芒硝(冲服)以釜底抽薪。

(3) 湿邪困脾型　其溃疡较为浅平,形状不规则,基底呈灰白色,溃疡面上的覆盖物厚如糜粥,边缘轻度水肿,充血不明显,并有胃脘痞满,纳谷不馨,身倦乏力,大便溏薄,舌胖边有齿痕,苔白腻或白滑,脉濡缓等症。治宜芳香化湿、醒脾助运。方用健脾丸加减:藿香、佩兰、砂仁、山楂、六曲、半夏曲、厚朴、石菖蒲、升麻等。

(4) 阴虚火旺型　症见溃疡大小不等,数量较少或分散,周围微红微肿,灼热疼痛。常有口燥咽干,心烦失眠,手足心热或小便黄,大便干结等症。舌红少苔,脉细而数。治宜养阴清热、生肌敛疮。方用知柏地黄汤加减:生地黄、山药、茯苓、知母、黄柏、玄参、石斛、麦冬、煅人中白、甘草等。[1]

---

① 吴国荣.复发性口疮的病因病机及中医治疗探析[J].吉林中医药,2010,30(4):292-294.

2. 马骏分 4 型

（1）心脾积热型　症见口疮鲜红微肿，边有黄白色分泌物，伴有心烦，口干，胃脘嘈杂，便干溲赤，舌尖红，脉滑数或濡数。方用甘草泻心汤合三才封髓丹加减，药用生甘草、黄连、黄芩、太子参、黄柏、知母、砂仁、连翘、朱麦冬、朱灯心、生薏苡仁等。

（2）肺胃积热型　症见口疮红肿，疼痛剧烈，伴有发热，头痛，咽痛口干，口苦口臭，舌红苔薄黄或黄腻，脉浮数或滑数。方用清胃散合升降散加减，药用黄连、升麻、生地黄、当归、知母、牡丹皮、桑白皮、蒲公英、连翘、僵蚕、蝉蜕、姜黄、大黄、生甘草等。

（3）阴虚火旺型　症见口疮反复发作，疮红微肿，疼痛昼轻夜重，伴有口干咽燥，手足心热，心烦眠差，舌红少苔，脉细数。治宜滋补肝肾、泻火滋阴。方用六味地黄汤合三才封髓丹加减，药用生地黄、茯苓、茯神、牡丹皮、泽泻、山茱萸、黄柏、知母、砂仁、天冬、连翘等。

（4）脾虚贼火型　症见口疮反复发作，时轻时重，口疮淡红或周边发白，伴有气短乏力，纳差便溏，舌胖边有齿痕苔白，脉弱。治宜益气健脾、清热降火。方用升阳散火汤合三才封髓丹加减，药用太子参、茯苓、白术、炙甘草、生黄芪、升麻、防风、黄柏、知母、砂仁等。随症加减：若有阳虚症状，则佐少量肉桂。[1]

经 验 方

1. 解毒利咽止痛汤　威灵仙 5 克、延胡索 10 克、射干 6 克、牛蒡子 10 克、桔梗 5 克、前胡 10 克、蒲公英 15 克、连翘 5 克、芦根 10 克、挂金灯 6 克、鱼腥草 10 克、山慈菇 3～5 克、全蝎 2 克、僵蚕 10 克、郁金 8 克、炒白术 10 克、甘草 3 克、甜菊叶 2 克。每日 1 剂，水煎 2 次，共取药汁约 120 毫升，6 个月～2 岁，每 3 日 1 剂，频服；2～4 岁，每 2 日

1 剂，3 次/天冲服；4～7 岁，1 剂/天，3 次/天冲服。李宝库将 60 例儿童疱疹性咽峡炎患者随机分为治疗组和对照组各 30 例。治疗组予解毒利咽止痛汤治疗。对照组给予蒲地蓝消炎口服液 0.5 毫升/（千克·次），3 次/天；利巴韦林气雾剂，每 3 小时喷咽部 1 次，每次 2 揿。3 天为 1 个疗程，一般观察 2 个疗程。结果：治疗组痊愈（患儿治疗后临床症状与咽部疱疹消失）13 例，显效（临床症状与咽部疱疹均明显减轻）8 例，好转（临床症状、咽部疱疹减轻）7 例，无效（治疗后症状未改善或恶化，咽部疱疹未减少）2 例，总有效率 93.3%；对照组痊愈 9 例，显效 7 例，有效 6 例，无效 8 例，总有效率 73.3%。两组疗效对比差异有统计学意义（$P<0.05$）。[2]

2. 白虎解毒汤　生石膏 30 克、知母 15 克、淡竹叶 15 克、连翘 15 克、七叶一枝花 10 克、升麻 15 克、川射干 10 克、麻黄 10 克、甘草 10 克。1 剂药煎出 200 毫升药液。1～2 岁，15～20 毫升/次；3～5 岁，30～60 毫升/次；6～7 岁，70～90 毫升/次。均每日 3 次，饭前或饭后半小时服用。郝玲等将 120 例儿童疱疹性咽峡炎患儿随机分为治疗组和对照组各 60 例。治疗组予白虎解毒汤治疗，对照组予利巴韦林治疗，每次 10～15 毫克/千克，每日 1 次。体温超过 38.5℃予以布洛芬混悬液口服退热。若持续发热，可间隔 4～6 小时重复用药 1 次，24 小时不超过 4 次。结果：治疗组痊愈 41 例，显效 9 例，有效 6 例，无效 4 例，总有效率 93.33%；对照组痊愈 26 例，显效 10 例，有效 14 例，无效 10 例，总有效率 83.33%。两组差异有统计学意义（$P<0.05$）。[3]

3. 加味泻黄散　藿香 10 克、栀子 5 克、石膏 5 克、防风 5 克、厚朴花 5 克、生地黄 10 克、淡竹叶 10 克、车前草 10 克、滑石 10 克、佩兰 3 克、豆蔻 10 克、甘草 3 克。温水煎服。11 个月～1 岁，20 毫升/次，2 天 1 剂，4 次/天；1～2 岁，30 毫升/次，1.5 天 1 剂，4 次/天；3～4 岁，50 毫升/次，1 天 1

① 薛西林.马骏治疗慢性复发性口腔溃疡的经验[J].北京中医,2005,24(6):335-336.
② 李宝库.解毒利咽止痛汤治疗小儿疱疹性咽峡炎的临床研究[J].双足与保健,2018,27(2):169,171.
③ 郝玲,李忠旭.白虎解毒汤治疗儿童疱疹性咽峡炎邪热壅肺证 60 例[J].陕西中医药大学学报,2017,40(4):68-70.

剂,4次/天;5岁及以上,80毫升/次,1天1剂,4次/天;连续服用1个星期。孙梦甜等将72例疱疹性咽峡炎患儿随机分为观察组和对照组各36例。观察组予加味泻黄散治疗,对照组予常规西药治疗。结果:观察组痊愈7例,显效20例,有效7例,无效2例,总有效率94.44%;对照组痊愈2例,显效10例,有效15例,无效9例,总有效率75.00%。两组差异有统计学意义($P<0.05$)。[1]

4. 清肺利咽汤 金银花10克、连翘9克、菊花6克、黄芩3克、大青叶6克、玄参6克、赤芍6克、生地黄6克、芦根9克、白茅根6克、生甘草3克。药量可随患儿年龄、体质量增减,每日1剂,每剂取汁100毫升,分2~4次温服。同时给予穴位外敷,取院内制剂溃疡散(煅石膏20克、明矾15克、黄连12克、连翘12克、三七12克、朱砂3克、麝香1.5克)用适量白醋调和并捏成小饼状,外敷于天突穴,照海穴和涌泉穴处,并用膏药固定后,贴敷10小时,每日1次。李巧香等将90例疱疹性咽峡炎患儿采用随机数字法分为A组和B组各45例。A组给予清肺利咽汤联合穴位外敷治疗。B组患儿给予维生素C片,50毫克/次,每日3次,口服;利巴韦林颗粒10~15毫克/(千克·天),分3次口服。两组均同时给予淡盐水漱口、退热、补液等对症治疗,若白细胞高者可加用抗菌药物治疗。两组均治疗5天为1个疗程,1个疗程后评价疗效。结果:A组、B组的总有效率分别为95.56%、73.33%,两组差异有统计学意义($P<0.05$)。[2]

5. 银翘散 连翘5克、牡丹皮5克、金银花5克、芦根5克、神曲5克、牛蒡子5克、淡竹叶5克、天花粉6克、蝉蜕3克、甘草3克。水煎煮,取汁100毫升服用,1剂/天,3次/天。付燕军将74例疱疹性咽峡炎患儿依据治疗方法不同分为实验组与对照组各37例。实验组予银翘散治疗,同时配合针刺关冲、少商、合谷、大椎等穴位,以上穴位

均使用毫针刺,且关冲、少商可点刺出血。治疗1周。对照组予利巴韦林治疗,3次/天,1粒/次,口服。结果:实验组痊愈(体温恢复至正常水平,咽部充血、疱疹等症状消失)20例,有效(体温正常,咽部充血、疱疹等症状显著好转)15例,无效(体热不退,症状未好转或加剧)2例,总有效率94.59%;对照组痊愈14例,有效13例,无效10例,总有效率72.97%。两组差异有统计学意义($P<0.05$)。[3]

6. 口疮散 五倍子10克、雄黄6克、冰片1克、玄明粉6克、细辛3克。研磨成粉,涂擦在疱疹处。杨丽选取80例疱疹性咽峡炎患儿随机分为研究组与对照组各40例。对照组仅给予常规治疗,如补液、静脉滴注维生素C等,体温>38.5℃,口服布洛芬以降温,或采用湿敷进行物理降温处理。另外静脉滴注10毫克/(千克·天)病毒唑。研究组在常规治疗的基础上联合自制中药制剂口疮散治疗。结果:研究组、对照组的总有效率分别为92.5%、80.0%,差异有统计学意义($P<0.05$)。[4]

7. 自拟清心泻火汤 黄连3克、淡竹叶3克、生地黄5克、通草5克、桔梗5克、木蝴蝶5克、灯心草1扎、甘草10克。随症加减:热盛汗出明显者,加石膏、知母;脾经热盛且风重者,加栀子、藿香、防风;咽痛明显者,加玄参、岗梅根;有热盛动风之象者,加羚羊角单煎。用量以3岁小儿为例,临床随年龄以增减。每日1剂,加水煎煮至药汁浓缩为200毫升,分早晚2次温服,疗程3天。王媛媛将70例疱疹性咽峡炎患儿随机分为治疗组和对照组各35例。治疗组予自拟清心泻火法的中药汤治疗。对照组予利巴韦林颗粒口服,每次10~15毫克/千克,每日3次,疗程3天。结果:治疗组显效(用药2天内体温正常,疱疹缩小,无溃疡形成)13例,有效(用药3天内体温正常,局部疼痛减轻或消失,溃疡愈合或溃疡面缩小)18例,无效(用药3天后体温仍高,或临床症状无改善,

① 孙梦甜,陈文利.加味泻黄散治疗小儿疱疹性咽峡炎的临床分析[J].中国医药导刊,2017,19(2):178-179.
② 李巧香,刘贵云等.清肺利咽汤联合穴位外敷治疗小儿疱疹性咽峡炎的临床观察[J].中国中医急症,2017,26(6):1022-1025.
③ 付燕军.银翘散联合针刺治疗小儿疱疹性咽峡炎临床疗效观察[J].亚太传统医药,2017,13(11):149-150.
④ 杨丽.自制中药制剂(口疮散)治疗小儿疱疹性咽峡炎的临床疗效观察[J].临床医药文献杂志,2017,4(16):3121.

溃疡面未见缩小)4例,总有效率88.6%;对照组显效8例,有效15例,无效12例,总有效率65.7%。两组差异有统计学意义(P<0.05)。①

8. 清营利咽汤　连翘5～10克、黄芩5～10克、薄荷5～10克、牛蒡子5～10克、射干5～10克、玄参5～10克、桔梗5～10克、天花粉5～10克、赤芍5～10克、当归5～10克、皂角刺5～10克、夏枯草5～10克、青蒿5～10克、生甘草3～5克。每日1剂,水煎服,每日3次,小于1岁者每日总量约80毫升,1～3岁每日总量约150毫升,3～7岁每日总量约200毫升,大于7岁每日总量约300毫升。杨昆等将60例疱疹性咽峡炎患儿随机分为治疗组和对照组各30例,病程均为1～2天。治疗组予上方治疗。对照组口服金莲清热泡腾片,小于1岁,每次1片,每日3次;1～15岁,每次1～2片,每日4次。两组均治疗5天后统计疗效。结果:治疗组、对照组的总有效率分别为93.33%、73.33%,两组差异有统计学意义(P<0.05)。②

9. 咽峡炎1号方　连翘、金银花、滑石、甘草、青蒿、牛蒡子、射干、桔梗。免煎颗粒,每样1袋为1剂,1～3岁服用1剂1.5天,4～7岁服用1剂1天,每日3次,疗程5天。殷齐辉将160例疱疹性咽峡炎患儿按随机数字表法分为观察组和对照组各80例。观察组予咽峡炎1号方治疗。对照组予静脉滴注喜炎平注射液,5～10毫克/千克,最高量不超过250毫克,以5%葡萄糖注射液100毫升稀释后静脉滴注,疗程为5天。结果:实验过程中观察组中5例、对照组中8例由于手足出现疱疹而脱落,147例完成了观察。观察组、对照组的总有效率分别为96.0%、90.3%,两组差异有统计学意义(P<0.05)。③

10. 银翘清凉汤　金银花6克、连翘6克、板蓝根4克、薄荷4克、牛蒡子4克、生姜4克、升麻2克、甘草2克。以纯净水200毫升浸泡10分钟,武火煎15分钟,将其煎出汤液用四层纱布反复滤

过3次,后静置沉淀1小时,取其上清液80毫升低温保存。使用超声雾化器,每次取40毫升药液,雾化20分钟,2次/天,3天为1个疗程,治疗2个疗程。郭春生等选取164例疱疹性咽峡炎患儿随机分为治疗组和对照组各82例。对照组采用喜炎平注射液,按5～10毫克/(千克·天)[或(0.2～0.4)毫升/(千克·天)],最高剂量不超过250毫克,以5%葡萄糖注射液或0.9%氯化钠注射液100～250毫升稀释后静脉滴注,控制滴速30～40滴/分钟,1次/天;利巴韦林注射液0.2克、糜蛋白酶4 000单位加入0.9%氯化钠注射液40毫升,超声雾化吸入,1次/天。治疗组在对照组治疗方法的基础上加银翘清凉汤雾化吸入。结果:治疗组显效(治疗2天内体温恢复正常,食欲好转,咽峡疱疹缩小,无溃疡形成)32例,有效(治疗4天内体温正常,食欲好转,咽峡疱疹缩小,并逐渐消失,无溃疡形成)48例,无效(治疗5天以上体温仍不能恢复正常,疱疹不愈,溃疡形成且融合成片)2例,总有效率97.6%;对照组显效19例,有效51例,无效12例,总有效率85.4%。两组差异有统计学意义(P<0.05)。④

11. 解毒利咽汤　蝉蜕、僵蚕、桔梗、杏仁、牛蒡子、玄参、板蓝根、金银花、连翘、七叶一枝花、紫花地丁、蒲公英、甘草。随症加减:伴高热烦躁,加知母、石膏;伴呕吐,加竹茹、芦根;咽部肿痛严重,加山豆根、马勃。1剂/天,每剂煎煮2次,将2次煎煮所得药液混合后,每日分3次口服,≤3周岁患儿服药剂量30～50毫升/次,3～5岁患儿服药剂量50～80毫升/次,>5岁患儿服药剂量80～100毫升/次。1个疗程为5天,治疗1个疗程。刘博选取100例疱疹性咽峡炎患儿随机分为观察组与对照组各50例。对照组予口腔护理、使用西瓜霜喷剂、口服退热药物等常规治疗,同时静脉滴注利巴韦林注射液。利巴韦林用量为5毫克/(千克·次)溶入5%葡萄糖注射液中静脉滴

① 王媛媛.清心泻火法治疗疱疹性咽峡炎疗效观察[J].新中医,2016,48(11):141-142.
② 杨昆,等.清营利咽汤治疗小儿疱疹性咽峡炎临床观察[J].实用中医药杂志,2016,32(7):647-648.
③ 殷齐辉.咽峡炎1号方治疗疱疹性咽峡炎疗效观察[J].中国中西医结合儿科学,2016,8(3):296-298.
④ 郭春生,等.自拟银翘清凉汤雾化吸入佐治小儿疱疹性咽峡炎82例[J].中医儿科杂志,2016,12(3):37-39.

注,2次/天。观察组在常规治疗的基础上加用自拟解毒利咽汤加减治疗。结果:观察组、对照组的总有效率分别为98.0％、88.0％,两组差异有统计学意义(P＜0.05)。①

12. 清咽解毒汤 连翘15克、金银花15克、柴胡10克、淡豆豉10克、板蓝根10克、竹叶10克、大青叶10克、黄芩10克、栀子10克、生石膏30克。随症加减:咳痰者,加黄芩4～9克、鱼腥草6～15克;大便秘结者,加火麻仁6～15克、苦杏仁3～7克;流涎者,加黄连1～3克;腹痛者,加延胡索4～12克、小茴香3～8克。每日1剂,加水煎煮至药汁浓缩为200毫升,分早晚2次温服,共服用5天。吴金锴选取105例疱疹性咽峡炎患儿随机分为研究组53例和对照组52例。对照组入院后及时纠正电解质、补液、补充维生素、退热等对症处理,合并感染者应用抗生素;另予利巴韦林颗粒口服,每次5毫克/千克,每日3次,共治疗5天。研究组入院后常规治疗同对照组,另予清咽解毒汤口服。结果:研究组、对照组的总有效率分别为92.4％、76.9％,两组差异有统计学意义(P＜0.05)。②

13. 自拟中药颗粒剂 金银花6～9克、连翘6～12克、黄芩5～12克、柴胡7～10克、竹叶6～12克、牛蒡子9～12克、射干9～12克、桔梗9～12克、紫花地丁9～12克、石膏15～30克、蒲公英9～12克。1剂/天,以沸水100毫升冲开,50毫升/次,分早、晚2次口服。连续治疗4～6天为1个疗程。西医对症治疗:注意休息,做好口腔护理,高热者给予解热镇痛药,如口服对乙酰氨基酚、布洛芬等药物或肠道给药,并给予抗病毒治疗,予利巴韦林注射液10毫克/(千克·天)加入250毫升5％葡萄糖注射液中,1次/天,静脉输注。连续治疗4～6天为1个疗程。赵旭晨用上述中西医方法治疗小儿疱疹性咽峡炎200例。结果:显效169例(84.5％),有效28例(14.0％),无效3

例(1.5％)。总有效率98.5％。③

14. 清热解毒汤 金银花15克、连翘15克、淡豆豉10克、竹叶10克、板蓝根10克、大青叶10克、柴胡10克、黄芩10克、栀子10克、生石膏30克。常规煎药后,再用水浴法浓缩药汁,每剂药汁浓缩到200～250毫升,封装备用,用时再用温水温热。按药量5毫升/千克,温度为38℃左右,每日2次。患儿采取左侧卧位,直肠滴入,结束后患儿平卧0.5～1小时,以利于药物的吸收,3天为1个疗程。石锦梅等选取108例小儿疱疹性咽峡炎患儿,按照开放、平行对照的原则将患儿分成治疗组56例和对照组52例。所有入选病例,均予退热、补液、补充维生素及电解质等综合处理,合并细菌感染加用抗生素抗感染治疗,高热者予布洛芬混悬液或对乙酰氨基口服,同时予物理降温。治疗组在常规治疗基础上加用中药清热解毒汤保留灌肠。结果:治疗组、对照组的总有效率分别为98.2％、84.6％,两组差异有统计学意义(P＜0.05)。④

15. 牛黄天麻利咽散 人工牛黄5克、天麻10克、胆南星10克、黄连10克、赤芍5克、大黄10克、全蝎5克、水牛角5克、冰片3克、朱砂2克。粉碎成散,每袋5克,口服。＜1岁每次半袋,1～3岁每次1袋,＞3岁每次2袋,均每日2次口服,连续服用3～5天。杨明杰等观察100例疱疹性咽峡炎患儿,随机分为治疗组和对照组各50例。对照组给予注射用炎琥宁冻干粉针5～10毫克/(千克·天)加入5％葡萄糖液100～150毫升静滴注入,1次/天,连用3～5天。治疗组在对照组基础上给予牛黄天麻利咽散。均以5天为1个疗程。结果:治疗组、对照组的总有效率分别为96.0％、70.0％,两组差异有统计学意义(P＜0.01)。⑤

16. 清热解毒利咽方 金银花10克、牛蒡子9克、栀子9克、黄芩10克、青蒿10克、玄参10克、薄荷(后下)5克、桔梗10克、水牛角粉(冲服)3克。将药物水煎至150毫升,分早晚2次服用,配

① 刘博.自拟解毒利咽汤治疗小儿疱疹性咽峡炎50例疗效探讨[J].中国现代药物应用,2016,10(7):261-262.
② 吴金锴.清咽解毒汤联合西药治疗疱疹性咽峡炎疗效观察[J].新中医,2015,47(9):169-170.
③ 赵旭晨.中西医结合治疗小儿疱疹性咽峡炎的疗效观察[J].中西医结合心血管病杂志,2015,3(20):46-47.
④ 石锦梅,等.清热解毒汤保留灌肠治疗小儿疱疹性咽峡炎疗效观察[J].中医药临床杂志,2015,27(1):87-89.
⑤ 杨明杰,等.牛黄天麻利咽散治疗疱疹性咽峡炎的临床分析[J].光明中医,2014,29(11):2334-2335.

合用吴茱萸 5 克研成粉,用白醋调匀后敷于双侧涌泉穴,用胶布固定 10～12 小时。朱云群将 84 例疱疹性咽峡炎患儿随机分为治疗组和对照组各 42 例。两组患儿均给予常规的补液维持水电解质平衡、口腔护理、退热等对症支持治疗,并发细菌感染者联用抗生素治疗。治疗组在常规治疗的基础上予中药治疗。对照组给予利巴韦林 10 毫克/(千克·天)加入 5% 葡萄糖溶液 100～250 毫升稀释后静脉滴注,1 次/天。两组均 1 周的疗程。结果:治疗组显效(体温 2 天内恢复正常,症状消失,疱疹消退)30 例,有效(体温在 4 天内恢复正常,症状好转,疱疹明显减少)10 例,无效(症状和体征均无明显改善)2 例,总有效率 95.2%;对照组显效 12 例,有效 20 例,无效 10 例,总有效率 71.4%。两组差异有统计学意义($P<0.05$)。[①]

17. 自拟中药汤 牛蒡子 10 克、桔梗 6 克、射干 6 克、玄参 10 克、黄芩 6 克、黄连 6 克、金银花 10 克、金荞麦 6 克、板蓝根 15 克、枇杷叶 6 克、白花蛇舌草 6 克、赤芍 10 克、紫荆皮 10 克、甘草 3 克。每日 1 剂,分 3 次服用。康碧选取 90 例疱疹性咽峡炎患儿随机分为观察组和对照组各 45 例。对照组静脉滴注炎琥宁治疗,6 毫克/(千克·天),每日 1 次。观察组在对照组基础上再口服自拟中药汤治疗。两组均以 3 天为 1 个疗程,观察 2 个疗程。结果:观察组、对照组的总有效率分别为 93.33%、71.11%,两组差异有统计学意义($P<0.05$)。[②]

18. 小儿七珍丸 雄黄、天麻、天竺黄、全蝎、僵蚕、半夏、钩藤、黄芩、桔梗、巴豆、胆南星、蝉蜕、蟾蜍、沉香、水牛角、羚羊角、牛黄、麝香、朱砂。用白开水或糖水送服,或同乳共服,空腹服用。1 个月 3 粒/次,3～4 个月 5～6 粒/次,7～8 个月 8～9 粒/次,1 周岁 15 粒/次,3～4 岁 25 粒/次,5～6 岁 30 粒/次,7～8 岁 35 粒/次,10 岁及以上 40 粒/次,隔 24 小时再服 1 次,连服 3 天。陈鹏等将 100 例疱疹性咽峡炎患儿按入院先后顺序分为治疗组

和对照组各 50 例。两组患儿均进行常规退热等对症处理,对照组加用更昔洛韦治疗 5 毫克/千克/天,浓度不超过 0.1% 静脉滴注,疗程 3 天;治疗组加用小儿七珍丸口服。结果:治疗组显效(3 天内体温降至正常)32 例,有效(5 天内体温降至正常)12 例,无效(超过 5 天仍有发热或者有并发症)6 例,总有效率 90.0%;对照组显效 14 例,有效 16 例,无效 20 例,总有效率 60.0%。两组差异有统计学意义($P<0.05$)。[③]

19. 青芩银翘汤 大青叶 10 克、黄芩 10 克、金银花 10 克、连翘 10 克、栀子 8 克、薄荷(后下)5 克、竹叶 10 克、甘草 4 克。3 岁以下婴幼儿剂量酌减。随症加减:高热面赤、口臭、便干、苔黄去薄荷,加生石膏、知母、生地黄、大黄;咽红疼痛明显,加牛蒡子、桔梗;咳嗽,加杏仁、陈皮;哭闹明显、烦躁不安,加生地黄。每日 1 剂,水煎,二煎分多次口服,三煎分次漱口。邓雪选取 60 例疱疹性咽峡炎患儿随机分为治疗组和对照组各 30 例。两组均予常规液体疗法及对症治疗。患儿体温＞38.5℃,酌情使用物理降温及短效退热剂。对照组予利巴韦林颗粒口服,治疗组予自拟青芩银翘汤,均治疗 1 周后评价疗效。结果:治疗组显效(治疗 3 天内体温恢复正常,症状基本消失)20 例,有效(治疗 3 天体温恢复正常,症状持续 5 天消失)7 例,无效(治疗 3 天体温未降至正常,症状无明显好转)3 例,总有效率 90.00%;对照组显效 9 例,有效 13 例,无效 8 例,总有效率 73.33%。两组差异有统计学意义($P<0.05$)。[④]

20. 银翘散合剂 金银花 10 克、连翘 10 克、鱼腥草 15 克、牛蒡子 5 克、射干 6 克、板蓝根 12 克、桔梗 6 克、黄芩 8 克、甘草 4 克。水煎加糖水浓缩压袋。＜1 岁者 6 毫升/次,1～5 岁者 10 毫升/次,＞5 岁者 15 毫升/次,均为每日 3 次口服。侯怀璧将 140 例疱疹性咽峡炎患儿随机分为治疗组 80 例和对照组 60 例。治疗组予银翘散合剂。

① 朱云群.中医药治疗小儿疱疹性咽峡炎 42 例临床观察[J].中国实用医药,2014,9(24):101-102.
② 康碧.自拟汤药治疗儿童疱疹性咽峡炎的临床疗效观察[J].中国当代医药,2013,20(16):137-138.
③ 陈鹏,等.小儿七珍丸治疗疱疹性咽峡炎 100 例临床观察[J].时珍国医国药,2013,24(2):483-484.
④ 邓雪.自拟青芩银翘汤治疗小儿疱疹性咽峡炎 30 例[J].中国中医急症,2009,18(12):2065.

对照组服用阿昔洛韦，5毫克/(千克·次)，每日3次口服。两组病例均服药5天，并给予退热、补充维生素C和维生素B₂等治疗。结果：治疗组显效(48小时内退热，口腔疱疹数量减少)55例，有效(72小时内退热，口腔疱疹明显减少或消退)15例，无效(超过72小时不退热，口腔内疱疹未见明显减少或消退)10例，总有效率87.50%；对照组显效34例，有效10例，无效16例，总有效率73.34%。两组差异有统计学意义($P<0.01$)。[①]

21. 清解泻黄汤 藿香10克、防风10克、金银花10克、连翘10克、黄芩10克、紫花地丁10克、炒栀子6克、赤芍6克、木通6克、柴胡6克、石膏15克、蒲公英15克、黄连3克、生地黄12克。1剂/天，煎汤后多次温服。陶然等将68例疱疹性咽峡炎患儿随机分为治疗组和对照组各34例。两组均给予新博林5毫克/(千克·次)，3次/天。治疗组另加口服清解泻黄汤，两组均连续治疗3天为1个疗程，1个疗程后判定疗效。结果：治疗组治愈率、总有效率分别为55.88%、91.18%，对照组分别为32.35%、79.41%，两组的治愈率及总有效率均差异有统计学意义($P<0.05$，$P<0.01$)，治疗组的疗效明显优于对照组。[②]

22. 加味泻心导赤汤 黄连1克、生地黄10克、木通6克、灯心草1克、甘草3克、栀子3克、生石膏15克。每日1剂，水煎，煎取药液200毫升，取其少量多次频频喂服。刘百祥等将139例疱疹性咽峡炎患儿随机分为治疗组69例和对照组70例。两组患儿均给予退热、口腔护理等对症和支持疗法。治疗组在此治疗的基础上加服上方。对照组则给予利巴韦林喷剂直接喷口咽部及患处，第1天用药8次，之后每日用药4次。两组疗程皆为5天。结果：治疗组、对照组的总有效率分别为100%、92.9%，两组总有效率的差异有统计学意义($P<0.05$)。[③]

23. 清解利咽汤 柴胡10克、黄芩10克、七叶一枝花10克、青蒿10克、射干10克、山豆根10克、山慈菇10克、紫草5克。随症加减：伴高热者，加石膏、寒水石；呕吐者，加芦根、竹茹；咽部肿甚者，加紫荆皮。水煎2次，合液取汁100毫升，每日3次分服，每日1剂(以上药量为6岁儿童用量)。3天为1个疗程。荣艳霞选取符合标准的疱疹性咽峡炎患儿80例，随机分为治疗组和对照组各40例。两组均予青霉素钠盐和中药针剂穿琥宁静滴，每日1次。治疗组在此基础上加用清解利咽汤。对照组加用射干利咽口服液，10毫升/支，0.5~2岁5毫升/次，2~4岁10毫升/次，4~7岁20毫升/次，均每日3次口服。结果：治疗组治愈率、总有效率分别为为85%、97.5%，对照组分别为55%、87.5%，差异有统计学意义($P<0.01$)，治疗组疗效优于对照组。[④]

24. 黄连解毒汤加减 黄连3~5克、黄芩3~5克、栀子3~7克、射干3~7克、大黄1~3克、茵陈3~6克、薄荷2~5克、甘草1~3克。每日1剂，水煎服，疗程2~4天。王华光等将96例疱疹性咽峡炎患儿随机分为中药组和抗生素组进行治疗，每组各48例。中药组予黄连解毒汤加减治疗，抗生素组以青霉素或红霉素为主，少数选用头孢类抗生素。两组其他全身治疗和对症处理基本相同。结果：中药组、抗生素组的总有效率分别为93.7%、43.8%，中药组疗效明显优于抗生素组($P<0.001$)。[⑤]

25. 清咽解毒汤 柴胡6克、黄芩6克、生地黄10克、玄参10克、牛蒡子3克、白薇6克、山慈菇6克、蝉蜕3克、谷芽10克、桔梗3克、金银花10克、神曲10克、甘草2克。以上药物为2~3岁小儿用量，每剂煎2次，每次煎25分钟，2次和匀，每次服50毫升，每日服3次，于饭前半小时加冰糖适量服之，其他年龄可适当加减，疗程5天。全文哲用上方治疗疱疹性咽峡炎30例，治愈24例，

① 侯怀璧.银翘散合剂治疗小儿疱疹性咽峡炎80例[J].内蒙古医学院学报,2009,31(6)：659-660.
② 陶然,等.自拟清解泻黄汤治疗小儿疱疹性咽峡炎临床观察[J].现代中医药,2009,29(4)：48-49.
③ 刘百祥,等.加味泻心导赤汤治疗小儿疱疹性咽峡炎69例[J].湖南中医杂志,2008,24(5)：68-69.
④ 荣艳霞.清解利咽汤治疗小儿疱疹性咽峡炎疗效观察[J].中国社区医师,2007(23)：148.
⑤ 王华光,等.黄连解毒汤加减治疗疱疹性咽峡炎疗效观察[J].中国基层医药,2005,12(9)：1213.

好转 5 例,无效 1 例,总有效率 96.6%。①

26. 薄荷蝉蜕饮　薄荷 20 克、蝉蜕 20 克。加凉水 1 000 毫升,浸泡 10 分钟后文火煎开 5 分钟,自然凉至常温。小于 1 岁患儿 100 毫升,1～2 岁患儿 200 毫升保留灌肠 15～30 分钟,灌肠结束后将患儿臀部抬高 30°,2 次/天,至体温正常停用。胡庆梅等将 118 例疱疹性咽峡炎患儿随机分为治疗组 60 例和对照组 58 例。治疗组用薄荷蝉蜕饮治疗,对照组用对乙酰氨基酚类药物退热。其他治疗两组均按常规,高热惊厥者行抗惊厥治疗。结果:治疗组显效(3 天内体温下降至正常)44 例,有效(5 天内体温下降至正常)13 例,无效(>5 天仍发热或者有并发症)3 例,总有效率 95.0%;对照组显效 12 例,有效 23 例,无效 23 例,总有效率 60.35%。两组总有效率的差异有统计学意义(P<0.01)。②

27. 凉膈散加减　薄荷 6 克、连翘 10 克、豆豉 10 克、焦栀子 10 克、黄芩 10 克、牛蒡子 10 克、淡竹叶 10 克、板蓝根 10 克、川黄连 0.5～3 克、大黄(便畅用制大黄,便秘用生大黄)3～10 克。水煎浓缩至 100 毫升,分 4～5 次喂服。姜润林将 96 例疱疹性咽峡炎患儿随机分成治疗组和对照组各 48 例。治疗组予凉膈散加减治疗。对照组予病毒唑 10～15 毫克/(千克·天)加入葡萄糖注射液中静脉滴注,每日 1 次;或肌肉注射,每日 2 次,1 个疗程均为 5 天。结果:治疗组、对照组的总有效率分别为 91.8%、76.2%,两组有显著性差异(P<0.01)。③

28. 牛蒡解肌汤　牛蒡子 15 克、夏枯草 15 克、薄荷 10 克、荆芥 10 克、牡丹皮 10 克、栀子 10 克、连翘 10 克、石斛 10 克、玄参 10 克。随症加减:阴伤甚者,重用石斛、玄参;热甚者,重用薄荷、荆芥,加生石膏;咽部疱疹甚者,重用牡丹皮,加皂角刺、山慈菇;发热无汗者,加藿香。每日 1 剂,分 3 次温服。张如新将 90 例疱疹性咽峡炎患儿随机分为治疗组 46 例和对照组 44 例。对照组采用穿琥宁 10 毫克/(千克·天)和病毒唑 10～15 毫克/(千克·天)溶于 5%～10% 葡萄糖溶液中静脉滴注,每日 1 次。治疗组在对照组治疗的基础上加用牛蒡解肌汤治疗,两组均 5 天为 1 个疗程。结果:治疗组显效(经治 2 天内体温恢复正常,饮食好转,咽峡疱疹缩小,无溃疡形成)38 例,有效(经治 4 天内体温恢复正常,饮食好转,咽峡部疱疹缩小并逐渐消失,无溃疡形成)5 例,无效(治疗 5 天以上,体温仍不能恢复正常,疱疹不愈,形成溃疡)3 例,总有效率 93.48%;对照组显效 11 例,有效 19 例,无效 14 例,总有效率 67.57%。治疗组与对照组总有效率的差异有统计学意义(P<0.01)。④

29. 柴葛解肌汤　柴胡、葛根、白芷、黄芩、金银花、贯众、僵蚕、青黛、芦根、薄荷。随症加减:热甚,加生石膏;咽颊部疱疹甚且伴浅表溃疡者,加皂角刺、山慈菇;发热无汗,加藿香。每日 1 剂,分次温服。陈可静用上方治疗疱疹性咽峡炎 28 例。结果:显效(服药 1 剂,24 小时内热退净,不复热,咽部充血及疱疹明显改善)10 例,有效(服药 2 剂,46 小时内热退不复热,咽部充血及疱疹较前减轻)16 例,无效(服药 48 小时热未退净,咽部症状无明显改善)2 例。总有效率 92.86%。⑤

30. 加味导赤散　生地黄 6 克、淡竹叶 6 克、金银花 6 克、木通 2 克、生甘草 2 克、黄连 2 克、栀子 4 克。郭荣辉等将 68 例疱疹性咽峡炎患儿按就诊单双号分为治疗组 32 例与对照组 36 例。两组均予美林退热,每 6 小时服药 1 次。治疗组以加味导赤散治疗。对照组予病毒唑 15 毫克/千克、青霉素 10 万单位/千克、维生素 C 1 克,每日 1 次,静脉滴注。结果:治疗组显效(临床症状消失时间≤3 天者)12 例,有效(临床症状消失,时间>3 天而≤5 天者)18 例,无效(临床症状消失时间>5 天者)2 例,总有效率为 93.75%;平均疗程(3.87±0.75)天,平均退热时间为(17.04±5.7)小

①　全文哲.自拟清咽解毒汤治疗小儿疱疹性咽峡炎 30 例[J].现代中医药,2005(1):9-10.
②　胡庆梅,等.薄荷蝉蜕饮保留灌肠治疗疱疹性咽峡炎发热 60 例疗效观察[J].中国全科医学,2005(23):1966-1967.
③　姜润林.凉膈散加减治疗小儿疱疹性咽峡炎[J].浙江中医杂志,2004(9):32.
④　张如新.牛蒡解肌汤治疗小儿疱疹性咽峡炎 48 例[J].湖北中医杂志,2004,26(10):39.
⑤　陈可静.柴葛解肌汤加减治疗小儿疱疹性咽峡炎 28 例[J].中国中医急症,2003,12(1):87.

时。对照组显效 5 例,有效 18 例,无效 13 例,总有效率为 63.89%;平均疗程(4.97±1.11)天,平均退热时间(33±8.46)小时。治疗组临床疗效及退热时间明显优于对照组(P<0.05)。①

31. 竹翘清解合剂 金银花 12 克、连翘 12 克、板蓝根 15 克、桔梗 6 克、射干 8 克、山豆根 6 克、牛蒡子 9 克、黄芩 9 克、僵蚕 10 克、竹叶 10 克、生石膏 20 克、焦三仙各 10 克。加糖水煎浓缩压袋装。<1 岁者 6 毫升/次,1～5 岁者 10 毫升/次,>5 岁者 15 毫升/次,均每日 3 次口服。王金丽将 60 例小儿疱疹性咽峡炎患儿随机分为治疗组和对照组各 30 例。治疗组用竹翘清解合剂治疗,加用利巴韦林肌注或安替林含片含服。对照组不用中药,均用西药,利巴韦林肌注或安替林含片含服,合并感染者,加用先锋Ⅵ肌注或阿莫西林口服,配合维生素 B₂维生素 C 口服。结果:治疗组、对照组的总有效率分别为 93.3%、66.67%,两组总有效率的差异有统计学意义(P<0.05)。②

32. 清胃散 生石膏 15 克、黄连 4 克、生地黄 10 克、牡丹皮 10 克、当归 10 克、升麻 6 克。随症加减:热盛者去当归,加大黄、牛膝以泻火,导热下行;咽部红肿痛甚者,加金银花、玄参、蒲公英以清热解毒;小便黄赤者,加竹叶、木通以泻火通淋。每日 1 剂,水煎,分 3 次服。配合自制口疮膏(取吴茱萸、肉桂以 2：1 比例混合研末,以鱼石脂少量调匀)外敷患儿双足涌泉穴,隔日一换。王丽君等用上法治疗 82 例疱疹性咽峡炎患儿,治疗 2～5 天后,愈合(口腔疮面平复,体温正常,全身症状及体征消失)70 例,显效(症状基本消失,口腔创面基本平复,但仍咽部红赤)11 例,无效(症状体征无改善)1 例。总有效率 98.78%。③

单　方

清咽散 组成:吴茱萸 8 克、胆南星 4 克、生

大黄 4 克。用法用量:研末用食醋调成糊状,每晚睡前用温水浸泡双足 10 分钟左右,擦干后取上药少许敷双侧足底涌泉穴,外用胶布固定,第 2 天清晨去除,连用 3 天。进食少者可适当补液,补充维生素 C、维生素 B₆ 等,一般不用抗生素。临床应用:陈丽亚将 109 例疱疹性咽峡炎患儿随机分为治疗组为 64 例和对照组 45 例。治疗组用清咽散治疗。对照组用青霉素、病毒唑、维生素 C、维生素 B₆ 等补液对症治疗,每日 1 次,连用 5～7 天。结果:治疗组显效(3 天后体温正常,溃疡愈合,临床症状消失)60 例,有效(3 天后体温正常,溃疡尚未完全愈合,但疼痛消失,无口角流涎)4 例,无效(3 天后体温仍高,溃疡未见缩小,疼痛不减,口角仍有流涎)0 例,总有效率 100%;对照组显效 10 例,有效 20 例,无效 15 例,总有效率 66.7%。两组总有效率的差异有统计学意义(P<0.01)。④

中　成　药

1. 蓝芩口服液 组成:板蓝根、黄芩、栀子、黄柏、胖大海。功效:利咽消肿,清热解毒。用法用量:依据患儿年龄的不同对服用剂量进行控制,>3 岁的患儿 3 次/天,1 支/次;≤3 岁的患儿 3 次/天,2/3 支/次;5 天为 1 个疗程,进行 1 个疗程治疗。临床应用:吴文玉将 280 例疱疹性咽峡炎患儿随机分为参照组和实验组各 140 例。两组患儿入院之后均实施静脉补液、注射痰热清注射液、补充维生素 C、口腔护理等常规治疗。参照组患儿在常规治疗基础上予以利巴韦林喷雾剂治疗,3 次/天,吸入利巴韦林喷雾剂,0.1 克/次,5 天为 1 个疗程,进行 1 个疗程治疗。实验组患儿在参照组治疗基础上予以蓝芩口服液治疗。结果:实验组、参照组的总有效率分别为 98.57%、92.86%,两组对比差异具有统计学意义

① 郭荣辉,等.加味导赤散治疗疱疹性咽峡炎[J].湖北中医杂志,2002,24(5):31.
② 王金丽.竹翘清解合剂治疗小儿疱疹性咽峡炎 60 例[J].现代中西医结合杂志,2001,10(21):2049-2050.
③ 王丽君,等.清胃散配合口疮膏治疗小儿疱疹性咽峡炎 82 例总结[J].甘肃中医,1999,12(4):33-34.
④ 陈丽亚.清咽散外敷涌泉穴治疗疱疹性咽峡炎 64 例[J].河南中医,2008,28(10):60.

（$P<0.05$）。①

2. 莲花清瘟颗粒　组成：连翘、金银花、炙麻黄、苦杏仁、石膏、红景天、板蓝根、贯众、鱼腥草、广藿香、大黄、薄荷脑、甘草。用法用量：2 克/次，每日 3 次，疗程 7 天。临床应用：王燕玲等将 108 例小儿疱疹性咽峡炎患儿随机分为研究组和对照组各 54 例。对照组基础西药采用利巴韦林颗粒，10 毫克/千克，分 3 次口服，疗程 7 天。研究组加用莲花清瘟颗粒口服。结果：研究组患儿显效 46 例，有效 6 例，无效 2 例，总有效率为 96.3%；对照组患儿显效 41 例，有效 6 例，无效 7 例，总有效率为 87.0%。两组总有效率对比差异具有统计学意义（$P<0.05$）。②

3. 小儿豉翘清热颗粒　组成：连翘、淡豆豉、薄荷、荆芥、炒栀子、大黄、青蒿、赤芍、槟榔、厚朴、黄芩、半夏、柴胡、甘草（2 克/袋）。用法用量：6～12 个月 1～2 克/次，1～3 岁 2～3 克/次，4～6 岁 3～4 克/次，3 次/天，连用 4 天。临床应用：张晓莉等将 120 例疱疹性咽峡炎患儿随机分为观察组和对照组各 60 例。所有患儿均采用常规综合治疗，包括利咽、口腔护理、抗病毒、对症降温，合并细菌感染者给予抗生素等，两组常规给予利巴韦林（50 毫克/袋）10～15 毫克/（千克·天），分 3 次服用。对于体温高者给予药物或物理降温，呕吐者给予多潘立酮混悬液止吐，咽痛明显患儿能配合者给予金喉健喷雾剂清咽。观察组在以上常规治疗基础上加用小儿豉翘清热颗粒。结果：观察组、对照组总有效率分别为 95.0%、81.6%，观察组总有效率明显高于对照组，差异有统计学意义（$P<0.05$）。③

4. 小儿柴桂退热颗粒　组成：柴胡、桂枝、葛根、黄芩、浮萍、蝉蜕、白芍。用法用量：1 岁以内 2.5 克/次，1～3 岁 5 克/次，4～6 岁 7.5 克/次，3 次/天。临床应用：卢琴红等将 200 例疱疹性咽峡炎患儿进行回顾性分析，观察组和对照组各 100 例。对照组 100 例患儿采用常规西医疗法治疗，口服利巴韦林每日 10～15 毫克/千克，3 次/天。观察组 100 例患儿在对照组基础上给予小儿柴桂退热颗粒，两组患儿均接受 3 天治疗。结果：观察组的愈显率为 93.0%，对照组的愈显率为 77.0%，观察组愈显率显著高于对照组（$P<0.05$）。④

5. 复方鱼腥草糖浆　组成：鱼腥草、黄芩、板蓝根、连翘、金银花等。功效：清热解毒。临床应用：刘潇等将 201 例儿童疱疹性咽峡炎患儿随机分为三组，对照组、试验 A 组和试验 B 组各 67 例。对照组采用常规西药治疗，给患儿使用抗感染药物，并且采取补液、吸氧等治疗。试验 A 组采用常规西医治疗联合低剂量复方鱼腥草糖浆治疗，其中复方鱼腥草糖浆根据患儿的年龄调整用量，每日 3 次，疗程为 1 周。试验 B 组采用常规西医治疗联合高剂量复方鱼腥草糖浆治疗，其中复方鱼腥草糖浆根据患儿的年龄调整用量，每日 3 次，疗程为 1 周。结果：试验 A 组、试验 B 组、对照组的总有效率分别为 92.54%、98.51%、76.12%，试验 A 组、试验 B 组总有效率均明显高于对照组，并且试验 B 组有效率高于试验 A 组，差异具有统计学意义（$P<0.05$）。⑤

6. 口炎清颗粒联合双料喉风散　组成：口炎清颗粒由天冬、麦冬、玄参、金银花、甘草等组成；双料喉风散主要由人工牛黄、冰片、珍珠、黄连、甘草、青黛、山豆根、寒水石、煅人中白等组成。临床应用：黄剑等将 182 例疱疹性咽峡炎患儿随机分为对照组和治疗组各 91 例。对照组给予对症处理，如口服退热药或进行物理降温、静脉补液等，同时给予口炎清颗粒口服，4 月～3 岁，10 克/次；4～6 岁，20 克/次，2 次/天。治疗组在对照组治疗方法的基础上联合双料喉风散于饭后、睡前直接喷于患处，3 次/天，喷后 0.5 小时内禁食。两组均以 5

① 吴文玉.蓝芩口服液治疗小儿疱疹性咽峡炎的临床效果及安全性探讨[J].中国现代药物应用,2018,12(1):113-114.
② 王燕玲,等.莲花清瘟颗粒辅助治疗小儿疱疹性咽峡炎的疗效[J].内蒙古中医药,2017(14):31-32.
③ 张晓莉,谭晓丽,等.小儿豉翘清热颗粒治疗疱疹性咽峡炎疗效观察[J].中国社区医师,2017,33(35):96,99.
④ 卢琴红,等.小儿柴桂退热颗粒对疱疹性咽峡炎患儿的疗效分析[J].中药材,2017,40(3):721-723.
⑤ 刘潇,张伟,等.复方鱼腥草糖浆治疗儿童疱疹性咽峡炎的疗效分析[J].中国处方药,2017,15(12):109-110.

天为1个疗程,1个疗程后评价临床疗效。结果:治疗组、对照组的总有效率分别为96.7%、73.63%,两组临床疗效比较有统计学差异($P<0.05$)。[1]

7. 儿童回春颗粒　组成:黄连、水牛角、羚羊角、人中白、淡豆豉、大青叶、荆芥、羌活、葛根、地黄、川木通、赤芍、黄芩、前胡、玄参、桔梗、柴胡、西河柳、升麻、牛蒡子。功效:清热解毒,透表豁痰,消炎止惊。用法用量:1岁以下每次1/4袋,1～2岁每次1/2袋,2～4岁每次3/5袋,4～7岁每次1袋。每日3次,7天为1个疗程。临床应用:赫延峰将132例疱疹性咽峡炎患儿随机分为治疗组和对照组各66例。两组患儿均给予利巴韦林抗病毒、退热、口腔护理等常规治疗。治疗组在常规治疗基础上加用儿童回春颗粒口服。结果:治疗组显效(患儿体温正常,流涎消失,疱疹消退)48例,有效(患儿体温下降,流涎减轻,疱疹部分消退)15例,无效(患儿临床症状无改善或加重,或手、足、肛周出现皮疹,转变为手足口病)3例,总有效率为95.5%;对照组显效38例,有效12例,无效16例,总有效率为75.8%。两组临床疗效比较有统计学差异($P<0.05$)。[2]

8. 复方毛冬青颗粒　组成:毛冬青、丹参、黄芪、莪术等加工提取而成。用法用量:10毫升/次,2次/天。临床应用:周启仲将80例小儿疱疹性咽峡炎患儿分为观察组和对照组各40例。观察组采用复方毛冬青颗粒口服、康复新液口腔内喷洒,5次/天联合治疗。对照组采用利巴韦林治疗,静脉滴注,10毫克/千克/天。结果:治疗组、对照组的总有效率分别为95%、82.5%,两组临床疗效比较有统计学差异($P<0.05$)。[3]

9. 疏风解毒胶囊　组成:虎杖、连翘、板蓝根、柴胡、败酱草、马鞭草、芦根、甘草。用法用量:餐后30分钟温水冲服,<1岁,半粒/次;1～3岁,1粒/次;3～7岁,1.5粒/次;7～14岁,2粒/次;均每日3次。临床应用:刘呈祥将70例患儿随机分

为治疗组37例和对照组33例。对照组给予利巴韦林静脉滴注,10～15毫克/(千克·天),每日2次。治疗组在对照组治疗的基础上给予疏风解毒胶囊治疗。两组疗程均为5天。两组均给予适量补液处理,对发热患儿据临床情况使用退热药物治疗。结果:治疗组、对照组的总有效率分别为91.9%、72.7%,两组总有效率对比差异具有统计学意义($P<0.05$)。[4]

10. 银翘马勃利咽颗粒　组成:金银花10克、连翘10克、牛蒡子10克、芦根10克、黄芩10克、板蓝根15克、射干6克、桔梗6克、栀子6克、马勃3克、甘草3克。用法用量:开水冲服,每日2～3次。临床应用:杨珊妹等将60例湿热毒蕴型疱疹性咽峡炎患儿随机分为治疗组和对照组各30例。两组均采用常规综合治疗,退热对症、保持口腔清洁、食欲差者给予适当能量支持等。治疗组给予银翘马勃利咽颗粒治疗。对照组给予利巴韦林颗粒治疗,10～15毫克/(千克·天),分3～4次口服。两组均治疗5天,观察疗效。结果:治疗组、对照组的总有效率分别为96.67%、93.33%,组间比较差异有统计学意义($P<0.05$)。[5]

11. 开喉剑喷雾剂　组成:八爪金龙、蝉蜕、山豆根、薄荷脑。功效:抗菌消炎,消肿止痛,清热凉血。用法用量:每3～4小时1次,每次6～7喷,连用5～7天。临床应用:刘亚琼等将80例疱疹性咽峡炎患儿随机分为治疗组和对照组各40例。所有患儿均采取隔离治疗,常规口腔护理、维持水电解质平衡等治疗。对照组给予常规治疗包括喜炎平注射液0.2～0.4毫升/(千克·天)静脉滴注,每日1次,连用5～7天;α－1b干扰素每次10万单位/千克雾化吸入,每日2次,连用5～7天;康复新液外涂患处,连用3～5天(1岁以下患儿每次使用2.5毫升,1～3岁患儿每次使用3毫升,3岁以上患儿每次使用5毫升,均每日3次);

① 黄剑,等.口炎清颗粒联合双料喉风散治疗小儿疱疹性咽峡炎91例临床观察[J].中医儿科杂志,2016,12(4):31－34.
② 赫延峰.儿童回春颗粒治疗疱疹性咽峡炎临床分析[J].上海中医药杂志,2015,49(1):55－56.
③ 周启仲.复方毛冬青颗粒康复新液联合运用对小儿疱疹性咽峡炎的疗效[J].内蒙古中医药,2015,34(5):36－37.
④ 刘呈祥.疏风解毒胶囊治疗小儿疱疹性咽峡炎37例[J].河南中医,2015,35(7):1695－1697.
⑤ 杨珊妹,曹宏,等.银翘马勃利咽颗粒治疗疱疹性咽峡炎30例[J].湖南中医杂志,2015,31(7):69－70.

发热患儿口服复方锌布颗粒等对症治疗。治疗组在上述治疗的基础上给予开喉剑喷雾剂（儿童型）喷于患处。结果：治疗组显效（治疗3天，体温正常，流涎好转、疱疹减少）13例，有效（治疗4～5天，体温基本正常，流涎、疱疹好转）24例，无效（治疗5天后，体温不能恢复，疱疹明显）3例，总有效率92.5%；对照组显效10例，有效15例，无效15例，总有效率62.5%。两组比较差异有统计学意义（$P<0.05$）。[1]

12. 小儿双金清热口服液　组成：金银花、蒲公英、大青叶、板蓝根、赤芍、柴胡、秦艽、荆芥、淡竹叶、莱菔子、桔梗、苦杏仁、僵蚕、广藿香、郁金，辅料为蔗糖、苯甲酸钠。功效：清热散风，化湿导滞。用法用量：10～20毫升，每日3次。临床应用：张慧敏将86例疱疹性咽峡炎患儿随机分为治疗组和对照组各43例。治疗组给予小儿双金清热口服液。对照组给予双黄连口服液10～20毫升，每日3次。同时根据病情需要给予退热、抗生素等支持治疗。5～7天为1个疗程。结果：治疗组、对照组的总有效率分别为93.02%、72.09%，治疗组显效率和总有效率均高于对照组，差异有统计学意义（$P<0.05$）。[2]

13. 七味清咽气雾剂　组成：蟾酥、冰片、射干、山豆根。用法用量：每次2喷，每日3次。临床应用：陈书琴等将162例疱疹性咽峡炎患儿随机分成治疗组102例和对照组60例。治疗组采用七味清咽气雾剂治疗。对照组采用西瓜霜喷雾剂治疗，使用时将药瓶倒置，药物导管旋转90°伸入口腔，喷嘴对准咽部，每次喷2喷，每日3次。观察两组的疗效和安全性。结果：治疗组、对照组的总有效率分别为91.18%、76.67%，两组比较差异有统计学意义（$P<0.05$）。[3]

① 刘亚琼,谢坚,等.开喉剑喷雾剂辅助治疗小儿疱疹性咽峡炎疗效观察[J].儿科药学杂志,2015,21(4)：26-28.
② 张慧敏.小儿双金清热口服液治疗疱疹性咽峡炎43例疗效观察[J].中国民间疗法,2013,21(12)：54.
③ 陈书琴,等.七味清咽气雾剂治疗疱疹性咽峡炎102例[J].实用儿科临床杂志,2012,27(22)：1771-1772.

支 气 管 炎

概　述

支气管炎包括急性支气管炎和慢性支气管炎。

急性支气管炎在婴幼儿时期发病较多、较重，常并发或继发于呼吸道其他部位的感染。发生支气管炎时，气管大多同时发炎，如果涉及毛细支气管，则其病理与症状均与肺炎相仿。

急性支气管炎主要由细菌、病毒或两者合并感染而致。发病大多先有上呼吸道感染的症状，也可忽然出现频繁而较深的干咳，渐有支气管分泌物，双肺可闻及干、湿性啰音，以不固定的中等水泡音为主。症状轻者无明显病容，重者发热38℃～39℃，偶尔达40℃，多在2～3天退热。易疲劳，影响睡眠食欲，甚至发生呕吐、腹泻、腹痛等消化道症状。年长儿可诉头痛及胸痛。咳嗽一般延续7～10天，有时迁延2～3周，或反复发作，如不经适当治疗可引起肺炎。在营养不良、免疫功能低下、先天呼吸道畸形、慢性鼻咽炎、佝偻病患儿中，易并发肺炎、中耳炎、喉炎、副鼻窦炎等。

慢性支气管炎指反复多次的支气管感染，病程超过2年，每年发作时间超过3个月，有咳、喘、痰、炎四大症状。

单纯性慢性支气管炎很少见于小儿，一般与慢性鼻窦炎、增殖体炎、原发性或继发性呼吸道纤毛功能异常等有关联。病毒与细菌可为本病的主要病原体。本病多在冬季发病，早晚加重，尤以夜间为甚。常在感冒后产生持久性咳嗽，多日不愈，或伴轻度至中度喘息，痰量或多或少，咳出后稍感舒服。患儿常感胸痛。如不积极治疗则频发和加重，病程拖延，体质更弱，甚至夏季亦可发病。最

终因支气管或肺间质破坏可并发肺不张、肺气肿、支气管扩张等不可逆性损伤。

本病属中医"咳嗽""咳逆上气"等范畴，急性支气管炎属中医"外感咳嗽"，而慢性支气管炎属中医"内伤咳嗽"范畴。小儿咳嗽发生的原因，有外因和内因之分。外因责之于感受外邪，其中又以感受风邪为主。内因责之于肺脾虚弱，痰自内生。小儿因肺脏娇嫩，卫外不固，易为外邪所侵，故以外感咳嗽为多见。《素问·咳论》篇言："五脏六腑皆令人咳，非独肺也。"《河间六书·咳嗽论》载："寒、暑、燥、湿、风、火六气，皆令人咳嗽。"《医学心悟·咳嗽》曰："肺体属金，譬若钟然，钟非叩不鸣，风寒暑湿燥火六淫之邪，自外击之则鸣，劳欲情志、饮食炙煿之火自内攻之则亦鸣。"

辨 证 施 治

1. 王景双分3型

（1）风热咳嗽　症见咽喉红肿、疼痛，恶寒发热等。方用麻杏石甘汤加味：炙麻黄、牛蒡子、石膏、杏仁、冬瓜仁、连翘、鱼腥草、瓜蒌、甘草等。

（2）风寒咳嗽　症见恶寒发热、气喘咳嗽等。方用三拗汤加味：瓜蒌、鱼腥草、紫菀、炙麻黄、杏仁等。

（3）痰湿咳嗽　症见气喘咳嗽、食欲不振、咽喉部位有痰等。方用二陈汤加减：陈皮、茯苓、泽泻、瓜蒌、半夏、连翘、川贝母等。

每日2剂，水煎服。临床观察：王景双收治24例小儿支气管炎，随机分为观察组和对照组各12例。对照组予常规西药治疗，观察组按上述分型施治。两组患者治疗周期均为8天。结果：观察组、对照组的总有效率分别为91.67%、75.00%，差

异有统计学意义（P＜0.05）。①

2. 马香梅分3型

（1）风寒咳喘　症见咳喘不断，口吐白痰，身体发热恶寒，但无出汗现象，舌苔薄白，脉浮数或者指纹轻浮。治宜宣肺散寒、止咳止痰。方用三拗汤加味：炙麻黄8克、杏仁3克、紫菀7克、瓜蒌12克、鱼腥草15克。

（2）风热咳喘　症见身体发热恶寒，出汗不止，长时间咳喘，口吐黄痰，咽喉红肿且有一定疼痛，舌苔薄黄，脉数及指纹青紫。治宜清热宣肺、化痰止咳。方用麻杏石甘汤加味：炙麻黄5克、杏仁8克、石膏36克、甘草5克、牛蒡子12克、连翘10克、瓜蒌8克、冬瓜仁9克、鱼腥草8克。

（3）痰湿咳喘　症见反复性咳嗽或者喘息不断，喉中痰鸣，食欲不振，舌苔白腻，脉滑数，指纹正常。治宜燥湿化痰、理气止咳。方用二陈汤加减：陈皮8克、清半夏4克、茯苓20克、泽泻18克、瓜蒌14克、鱼腥草10克、连翘9克、川贝母8克。

均每日1剂，可多次水煎口服。临床观察：马香梅治疗小儿支气管炎90例，随机分为A、B两组各45例。A组按上述辨证施治，B组予青霉素治疗。结果：A组、B组的总有效率分别为97.77％、73.33％，A组疗效明显高于B组。②

3. 张德蕴等分3型

（1）风热咳喘　症见发热恶寒，有汗出，咳喘，吐黄痰，咽痛，舌苔薄黄，脉数，指纹青紫。治宜清热宣肺、化痰止咳。药用麻黄3克、甘草3克、杏仁6克、连翘6克、生石膏（先煎）25克、牛蒡子9克、瓜蒌9克、鱼腥草15克。

（2）风寒咳喘　症见咳喘、吐黄痰，发热恶寒，无汗，舌苔薄白，脉浮或指纹轻浮。治宜宣肺散寒、止咳。药用麻黄3克、杏仁3克、紫菀9克、瓜蒌12克、鱼腥草15克。

（3）痰湿咳嗽　症见咳嗽或喘，喉中痰鸣，食欲不佳，舌苔白腻，脉滑，指纹正常。治宜健脾化痰、止咳。药用陈皮10克、瓜蒌10克、半夏3克、云茯苓6克、泽泻6克、连翘6克、大贝母6克、鱼腥草20克。

均每日1剂，水煎服。临床观察：张德蕴等治疗83例小儿支气管炎，分为中药组41例和西药组42例。中药组用上述方法辨证施治，西药组用青霉素、扑尔敏、氨茶碱、小儿止咳糖浆等治疗。结果：中药组治愈（用药3天，咳喘症状与肺部啰音消失，体温正常）27例，显效（用药6天，咳喘症状与肺部啰音消失，体温正常）7例，有效（用药9天，咳喘减轻，肺部啰音减少，体温正常或有低热）6例，无效（用药9天以上，咳喘减轻或无变化，尚有低热）1例，总有效率为97.6％；西药组治愈12例，显效16例，有效10例，无效4例，总有效率90.5％。两组比较，中药组疗效优于西药组（P＜0.001）。③

4. 孙林分3型

宣降汤　麻黄2～4克、杏仁6～8克、前胡6～8克、桔梗3～6克、紫苏子4～7克、葶苈子4～6克。

（1）风寒证　症见咳嗽频频，声重有痰，喉痒，咳痰稀薄色白，常伴有发热恶寒，无汗，鼻塞流清涕，脉浮或浮紧，舌质不红，苔薄白，指纹浮红。以上方加紫苏叶、荆芥、防风。

（2）风热证　症见咳嗽频剧，气促，或咳嗽声哑，咽喉红肿，鼻流稠涕，咯痰不爽，痰黏稠或黄，口干喜饮，或大便干结，溲黄，时有汗出，舌质红，苔薄白或薄黄，脉象浮数，指纹浮紫。以上方加桑叶、薄荷、金银花。随症加减：咽红肿痛明显，加板蓝根、蒲公英、生地黄；口渴甚，喜冷饮，加生石膏、芦根。

（3）痰热蕴肺证　症见咳嗽频作，干咳，痰黄稠黏难出，发热口渴，咽喉干痛，面赤唇红，舌红苔黄，脉滑数。以上方加鱼腥草、川贝母、桑白皮。随症加减：痰热重者，加黛蛤散、瓜蒌皮、黄芩；大便干结者，加生大黄、生石膏；咳甚痰涌病情较急

①　王景双.中医分型论治小儿支气管炎的24例临床观察[J].临床医药文献电子杂志,2017,4(70)：13727.
②　马香梅.分型论治小儿支气管炎90例[J].中国中医药现代远程教育,2014,12(4)：46.
③　张德蕴,等.中西药对照治疗小儿支气管炎83例[J].中西医结合杂志,1989(5)：307－308.

者,可另服"牛黄夺命散"以导痰下行。

每日1剂,水煎2次,分2～3次服。临床观察:孙林用上方加减治疗小儿急性支气管炎87例,痊愈(临床症状消失,体征、实验室检查均正常)51例,好转(临床症状及体征明显好转,实验室检查基本正常)34例,无效(临床症状及体征均无明显好转,实验室检查无变化)2例。总有效率97%。①

5.滕宣光分5型

苏芩桑杏汤(基本方) 紫苏子、黄芩、桑白皮、杏仁。

(1)风邪犯肺型 症见发热,咳嗽气促,痰多不易咳出,或干咳无痰,流涕喷嚏,鼻塞咽痛,有汗或无汗,苔薄白,脉浮数或滑数。随症加减:发热初起,上方加薄荷(后下)、荆芥穗;高热,上方加生石膏(先煎)、知母;发热迁延、午后热甚或夜热早凉,上方加青蒿、地骨皮、银柴胡;咽红肿痛,上方加大青叶。

(2)痰热郁肺型 症见咳喘,有白黏或黄黏痰,重者高热,喘憋鼻煽,口唇青紫,苔薄黄或黄厚,脉滑数。随症加减:痰多黄黏不易咳出,上方加葶苈子、黛蛤散(包煎);咳甚阵发频繁,上方加地龙、百部;喘憋、口唇青紫,上方加麻黄;高热,上方加生石膏(先煎)、知母。

(3)肺胃蕴热型 症见咳喘痰稠,手足心热,面颊掀红,烦急喜啼,睡眠不安,咳时引吐,大便干结,或便溏黏绿,小便黄少,舌质尖边红,苔黄厚,脉沉数有力。随症加减:胃热食滞,上方加知母、莱菔子;胸满气促大便不爽,上方加瓜蒌;便结干燥,上方加熟大黄(后下);烦急寝不安,上方加胡黄连、竹叶。

(4)脾湿肺热型 症见咳嗽痰多,喉间漉漉,胸闷伴喘。食纳减少,鼻流浊涕,口水较多,常自汗出,大便糟杂,舌质胖淡,苔白腻,面色㿠白,脉濡数。本型多为泥膏样体质,方颅,唇舌俱淡,发黄稀疏患儿。随症加减:脾湿为主证者,上方加茯苓、陈皮、法半夏;痰白稀黏,上方加胆南星;痰

黄稀黏、喉间漉漉,上方加海浮石、生蛤壳(先煎)、生牡蛎(先煎);

(5)痰热伤阴型 症见咳嗽夜重,病程较长,痰少或无。潮热盗汗,咽干颧红,舌红少津无苔,脉细数。随症加减:肺热阴虚,上方加沙参、麦冬;咳久,上方加紫菀、款冬花、五味子;夜间咳重,上方加白茅根、赤芍。

临床观察:滕宣光用上方加减治疗小儿支气管炎165例,3剂痊愈(体温正常,咳痰、喘均消失)占4.24%,好转(体温下降,咳喘明显减少)占83.03%,总有效率87.27%;6剂痊愈占79.4%,好转占15.75%,总有效率95.15%。②

经 验 方

1.大桑菊合剂 桑叶3克、菊花3克、浙贝母2克、甘草1克、黄芩3克、薄荷1克、鱼腥草2克、连翘2克、青天葵1克、芦根2克、桔梗2克(每10毫升药物含量)。3岁以上,每次10毫升,每日3次;3岁以内,每次5毫升,每日3次。两组患儿均以10天为1个疗程。莫琼珊等选取100例小儿支气管炎证属风热犯肺型作为研究对象,随机分为对照组和观察组各50例。对照组服用小儿咳喘灵口服液,<2岁的患儿,每次5毫升,每日3次;3～4岁,每次7.5毫升,每日3次;5～7岁,每次10毫升,每日3次。观察组口服大桑菊合剂。结果:观察组的有效率为86.00%,高于对照组的64.00%(P<0.05)。③

2.健脾宣肺法 党参30克、黄芪15克、茯苓12克、白术9克、桔梗6克、陈皮6克、鸡内金9克、半夏6克、前胡9克、杏仁12克、紫菀9克、紫苏9克、甘草3克。水煎剂,取汁浓缩至200毫升,分早晚2次温服,1剂/天,连续治疗1个月。葛玥铭等将收治的86例慢性咳嗽患儿随机分为对照组和观察组各43例。对照组采用雾化吸入布地奈德气雾剂2次/天,400微克/次。连续治疗

① 孙林.小儿急性支气管炎87例临床治疗观察[J].江苏中医杂志,1986(1):3-4.
② 滕宣光.苏芩桑杏汤加味治疗小儿支气管炎165例的体会[J].辽宁中医杂志,1981(4):18-19.
③ 莫琼珊,余德钊.大桑菊合剂治疗风热犯肺型小儿支气管炎50例[J].河南中医,2018,38(4):593-596.

1个月。观察组在对照组基础上采用中医健脾宣肺法。结果：观察组的总有效率93.02%高于对照组的83.72%，观察组的疗效明显优于对照组，两组差异有统计学意义（$P<0.05$）。①

3. 麻杏石宣汤　麻黄5克、杏仁10克、石膏20克、甘草3克、枇杷叶10克、射干10克、郁金10克、小通草5克、淡豆豉10克。随症加减：湿甚者，加滑石、车前子；热甚者，加银翘、蒲公英、七叶一枝花；痰甚者，加半夏、陈皮；喘甚者，加葶苈子、紫苏子；咳甚者，加紫菀、款冬花；津伤者，加天花粉、知母；鼻部症状严重者，加苍耳子、蝉蜕、薄荷。煎煮方法：冷水浸泡30分钟，石膏先熬20分钟，然后把其他药物全放进去熬，大火熬开后改为文火熬15分钟，药水倒出后加冷水熬第2次，大火熬开后文火熬20分钟，两次药水混合。6个月至1岁患儿，1剂/2天，服用20～30毫升/次，3次/天；1～6岁患儿：1剂/2天，服用30～60毫升/次，3次/天；6～10岁患儿，1剂/2天，服用60～100毫升/次，3次/天；10～18岁患儿，1剂/天，服用100～150毫升/次，3次/天。李高恩等收治72例湿热证咳嗽患儿，分为观察组和对照组各36例。观察组予上方加减治疗。对照组予蒿芩化湿口服液（青蒿、黄芩、川射干、枇杷叶、郁金、淡豆豉、苦杏仁、法半夏、滑石、芦根、冬瓜子、薏苡仁）治疗。结果：观察组、对照组的总有效率分别为97.22%、88.89%，两组差异有统计学意义（$P<0.05$）。②

4. 温肺化痰活血法　炙麻黄3克、桂枝3克、法半夏3克、甘草3克、杏仁5克、蝉蜕5克、陈皮5克、矮地茶6克、紫草8克、紫菀8克、茯苓10克。1剂/日，水煎服，分2次服用，连续服用1周。闵锋等收治70例咳嗽患儿，随机分为观察组和对照组各35例。对照组采用常规西医治疗＋远红外穴位敷贴治疗，给予常规抗感染治疗，止咳、解痉，并口服氨茶碱，每次4毫升/千克，每隔6小时服用1次，连续1周；远红外穴位敷贴，选择定喘、膻中、肺俞、大椎为主穴，选择风门、膏肓、丰隆行临床辨证加减，1次/天。观察组在对照组基础上联合应用温肺化痰活血法治疗。结果：治疗后观察组总有效率为91.4%，显著高于对照组的77.1%，具有统计学差异（$P<0.05$）。③

5. 清肺贴穴位贴敷　金银花15克、前胡10克、紫菀15克、款冬花10克、百部10克、浙贝母10克、矮地茶5克、枳壳5克、鱼腥草10克。上药磨成粉与凡士林混合成药膏，将自粘性消毒敷料与药膏结合后贴于两侧肺俞穴、天突穴、膻中穴、丰隆穴，每日1次，每次5～6小时，5天为1个疗程。李洁选取216例急性支气管炎患儿，随机分为对照组和研究组各108例。对照组给予对症治疗，川贝止咳糖浆、利巴韦林颗粒、阿莫西林，根据情况选择性给予营养支持，5天为1个疗程。研究组在常规西药治疗基础上加用清肺贴穴位贴敷。结果：治疗1个疗程后，研究组治愈率和总有效率（96.29%）均优于对照组（92.59%），差异有统计学意义（$P<0.05$）。④

6. 百和清金颗粒　地龙、炙麻黄、桑白皮、炒黄芩、杏仁等。取30克温水冲服，分为3等份，于早、中、晚冲服。明溪等收治60例感染后咳嗽患儿，随机分为治疗组和对照组各30例。治疗组予百和清金颗粒治疗。对照组给予对症治疗，咳嗽者给予扑尔敏片0.1～0.2毫克/千克，每日2次；有痰者给予盐酸溴己新片0.2毫克/千克，每2日1次，症状消失停用；有肺炎支原体、衣原体感染者加用阿奇霉素干混悬剂10毫克/千克，每日1次，连用3天。治疗期间停用其他药物，禁食刺激性食物，禁烟酒。两组均以7天为1个疗程。结果：治疗组、对照组的总有效率分别为96.67%、89.65%，两组差异有统计学意义（$P<0.01$）。⑤

7. 九宝丸加减方　柴胡6克、黄芩4克、党参6克、半夏6克、生地黄6克、紫菀6克、款冬花6

① 葛玥铭，等.健脾宣肺法联合布地奈德雾化吸入治疗小儿慢性咳嗽的疗效及安全性分析[J].世界中医药，2017，12(8)：1786－1788.
② 李高恩，常克.麻杏石宣汤治疗小儿湿热咳嗽72例临床观察[J].世界中医药，2017，12(8)：1747－1750.
③ 闵锋，等.远红外穴位敷贴联合温肺化痰活血法治疗小儿咳嗽疗效观察[J].陕西中医，2017，38(4)：459－460.
④ 李洁.中西医结合治疗学龄前儿童急性支气管炎108例[J].中国民族民间医药，2017，26(9)：99－100.
⑤ 明溪，熊磊，等.百和清金颗粒治疗木火刑金型儿童感染后咳嗽的临床疗效研究[J].湖北中医药大学学报，2016，18(1)：51－53.

克、前胡 6 克、陈皮 3 克、炙甘草 3 克。上药均采用中药颗粒剂配制,开水冲服,每次 100 毫升,每日 2 次,早晚分服。疗程为 14 天。杨周剑等收治 200 例风痰蕴肺型感染后咳嗽患儿,分为对照组和治疗组各 100 例,最终对照组、治疗组分别脱落 9 例、10 例。对照组予白三烯受体拮抗剂口服,每次 4 毫克,每晚 1 次。疗程为 14 天。治疗组予九宝丸加减方。结果:轻度咳嗽患儿治疗组、对照组的临床总有效率分别为 85.11%、86.96%,组间临床疗效比较,差异无统计学意义($P > 0.05$);重度咳嗽患儿治疗组、对照组的临床总有效率分别为 75.00%、56.82%,组间临床疗效比较差异有统计学意义($P < 0.05$)。[①]

8. 清肺豁痰汤　炙麻黄 2~6 克、生石膏 6~18 克、杏仁 3~9 克、天竺黄 3~6 克、瓜蒌皮 3~12 克、姜半夏 3~6 克、茯苓 5~15 克、葶苈子 3~6 克、紫菀 6~12 克、前胡 6~9 克、陈皮 2~6 克。随证加减:肺热重者,加黄芩、鱼腥草;发热无汗或少汗者,加荆芥、薄荷;咽喉肿痛者,加射干、板蓝根;便秘者,加大黄、芒硝;积滞者,加焦山楂、六神曲;咽干口渴者,加麦冬、玄参。每日 1 剂,水煎服,3 天为 1 个疗程,治疗 3 个疗程。别心坦等收治 52 例痰热壅肺患儿,随机分为对照组和观察组各 26 例。对照组予炎琥宁注射液 0.4~0.8 毫克/千克、利巴韦林注射液 10~15 毫克/千克加入 5.0% 葡萄糖溶液 100 毫升,每日静脉滴注,每日 1 次,以 3 天为 1 个疗程,治疗 3 个疗程。观察组予上方加减治疗。结果:经过 3 个疗程治疗后,观察组总有效率为 92.31%,对照组为 57.69%,观察组临床疗效显著高于对照组,差异有统计学意义($P < 0.05$)。[②]

9. 桑皮止咳方　桑白皮 10 克、地骨皮 10 克、苦杏仁 10 克、紫苏子 10 克、桔梗 6 克、牛蒡子 10 克、白前 10 克、蝉蜕 6 克、甘草 6 克。采用中药颗粒剂,开水冲服,100 毫升每日 2~3 次服用,若服

药困难可分 3~4 次以上频服。吕珊珊等收治肺郁热型慢性咳嗽患儿 100 例,随机分为治疗组和对照组各 50 例。对照组予白三烯受体拮抗剂进行治疗,2~5 岁的患儿每次 4 毫克,5~13 岁的患儿每次 5 毫克,每日 1 次,睡前嚼服。治疗组予桑皮止咳方治疗。两组疗程均为 14 天,两组患儿在服药过程中均应注意多饮温水,忌食辛辣、油腻、生冷食物。结果:治疗组、对照组的总有效率分别为 90%、64%,差异有统计学意义($P < 0.05$),由此得出治疗组的疗效优于对照组。[③]

10. 射干合剂　射干、炙麻黄、黄芩、前胡、杏仁、僵蚕等。口服,1 岁以下每次 5 毫升,1~5 岁每次 10 毫升,5 岁以上每次 15 毫升,均每日 3 次,连续服用 7 天。朱鹏程等收治 285 例咳嗽患儿,随机分为治疗 A 组、治疗 B 组与对照组各 95 例,最终脱落 15 例。各组细菌感染者均可采用阿奇霉素颗粒或合适的头孢类抗生素治疗,病毒感染者采用抗病毒口服液治疗。治疗 A 组加用射干合剂治疗。治疗 B 组加用宣肺止嗽合剂(荆芥、前胡、桔梗、百部、紫菀、陈皮、鱼腥草、薄荷、罂粟壳、甘草等),口服,1~3 岁每次 2.5 毫升,3~8 岁每次 5 毫升,8 岁以上每次 10 毫升,均每日 3 次,连续服用 7 天。对照组加用氨溴特罗口服液治疗,未满 8 个月每次 2.5 毫升,8 个月~1 岁每次 5 毫升,2~3 岁每次 7.5 毫升,4~5 岁每次 10 毫升,6~12 岁每次 10 毫升,均每日 2 次,连续服用 7 天。结果:治疗 A 组、治疗 B 组、对照组的临床总有效率分别为 91.11%、80.00% 和 77.78%,组间比较差异有统计学意义($P < 0.05$),治疗 A 组明显优于治疗 B 组、对照组。[④]

11. 天贝汤　川贝母 15 克、桑白皮 10 克、炙麻黄 9 克、杏仁 7 克、款冬花 15 克、紫苏子 10 克、半夏 6 克、天麻 10 克、黄芩 10 克、陈皮 10 克、茯苓 10 克、甘草 6 克。随症加减:发热明显,加石膏、知母;鼻塞流涕明显,加辛夷、苍耳子;咳重欲

① 杨周剑,等.九宝丸加减方治疗风痰蕴肺型小儿感染后咳嗽的临床研究[J].上海中医药杂志,2016,50(8):60-63.
② 别心坦,等.清肺豁痰汤治疗小儿咳嗽痰热壅肺证 52 例临床观察[J].四川中医,2016,34(1):118-120.
③ 吕珊珊,白晓红,等.桑皮止咳方治疗儿童肺郁热型感染后咳嗽临床疗效观察[J].辽宁中医药大学学报,2016,18(4):95-97.
④ 朱鹏程,吴敏,等.射干合剂治疗小儿咳嗽的随机、阳性药对照、大样本临床试验[J].上海中医药杂志,2016,50(9):48-51.

呕者,加代赭石;大便干或便秘者,加生大黄、决明子;咳嗽伴喘者,加紫菀、地龙;胸痛者,加枳壳、郁金;痰黄者,加浙贝母、黄芩;痰多,加竹茹、葶苈子;烦躁不安,加钩藤、僵蚕;伤食纳呆,加鸡内金、焦三仙、黄芪、白术、陈皮等;顽固性久咳或痉咳者,加炒全蝎、蝉蜕。每日服1剂,水煎100～150毫升,分3次口服,分早、中、晚3次服。史雅风选取60例痰热咳嗽患儿随机分为对照组和治疗组各30例。对照组患儿口服小儿肺热咳喘口服液。治疗组予天贝汤加减治疗。疗程均为10天,疗程结束后观察疗效。结果:治疗组临床总有效率(96.7%)与对照组(83.3%)相比,存在统计学差异(P<0.05)。①

12. 三字经派小儿推拿手法　运八卦10分钟,清肝肺10分钟,清天河水10分钟,揉二马10分钟。痰多者加揉小横纹10分钟,每日1次,治疗5天。单杰等选取小儿感冒后咳嗽患儿113例随机分为治疗组56例和对照组57例。治疗组予三字经派小儿推拿手法治疗。对照组口服阿奇霉素干混悬剂,体质量15千克以下者,10毫克/(千克·天),每日1次,连服3天;体质量15～25千克者,每日1次,每次200毫克,连服3天;体质量26～35千克者,每日1次,每次300毫克,连服3天。同时口服儿童清肺口服液,每日3次,每次10毫升。以上两组均于治疗第3日和第5日各观察1次,统计疗效。结果:治疗组治疗3天、5天的疗效(96.5%、100%)均优于对照组(71.9%、80.7%)。②

13. 二姜丁辛汤　干姜6～9克、藿香6～9克、荆芥6～9克、紫菀6～9克、高良姜3～6克、丁香3～6克、细辛1～3克、葶苈子9～12克。随症加减:咳甚,加紫苏子、银杏;痰多,加煅月石、化橘红;外感症状明显,加白芷、苍耳子。温中散寒,宣肺止咳。每日1剂,先泡后煎,不复煎。3岁内可少量多次频服,5～20毫升/次;3～7岁30～

60毫升/次,每日3次。服药期间忌生冷之物及剧烈活动。薄震东等用上方加减治疗小儿痉挛性支气管炎63例,痊愈56例,其中3日治愈39例,5日治愈17例。③

14. 中药外敷　洋金花10克、干姜10克、公丁香20克、肉桂30克、细辛40克、附子40克、百部200克、白芥子25克、苍术25克、麻黄15克、半夏15克。上药共研细末,调膏,捻成直径0.5～0.8厘米、厚0.2～0.3厘米的圆饼,贴于神阙、膻中、天突、大椎,用胶布固定。每次贴6～10小时,隔日1次,连用3次为1个疗程,疗程间隔1～3日。急性期贴1～2个疗程,慢迁期贴4～6个疗程。王静懿等用上法治疗小儿支气管炎188例,痊愈76例,显效62例,好转43例,无效7例。总有效率96.28%。④

15. 柴嗽加减汤　柴胡6克、太子参6克、黄芩6克、金银花10克、板蓝根6克、白前6克、炙紫菀6克、百部6克、桔梗6克、姜半夏3克、荆芥3克、陈皮3克、炙甘草3克。随症加减:咳剧,加五味子;鼻塞流涕,发热恶寒者,加防风、紫苏叶;体温39℃以上者,加生石膏(先煎);口渴、心烦热尿赤者,加栀子、天花粉。每日1剂,水煎2次,取汁100～250毫升,混合后加白糖适量矫味,少量多次频服,小于1岁者剂量酌减。周乐城用上方加减治疗小儿急性支气管炎218例,痊愈(临床症状完全消失,血象正常)156例占71.6%,有效(临床症状基本消失,有轻度咳嗽,血象未完全在正常范围)40例占18.3%;无效(症状和血象均无改善)22例占10.1%。总有效率89.9%。⑤

16. 清热散　玄参30克、生石膏(先煎)30～60克、桑叶15克、炙麻黄3～6克、蝉蜕12克、僵蚕6克、牛蒡子15克。随症加减:咳喘者,加杏仁12克;痰甚者,加陈皮20克、胆南星10克;抽搐者,加全蝎6克、钩藤20克;呕吐者,加竹茹10克、生姜3片;大便干者,加大黄(后下)6克。每日

① 史雅风.天贝汤加减治疗小儿痰热咳嗽临床疗效观察[J].辽宁中医药大学学报,2013,15(7):228-230.
② 单杰,等.推拿治疗小儿外感咳嗽56例疗效观察[J].中国中医药信息杂志,2012,19(5):71.
③ 薄震东,张子宽.温中散寒治疗小儿痉挛性支气管炎63例[J].辽宁中医杂志,1993(3):23.
④ 王静懿,等.中药外敷法治疗小儿支气管炎[J].中医研究,1993,6(1):45-46.
⑤ 周乐城.柴嗽加减汤治疗小儿急性支气管炎218例[J].湖南中医杂志,1991(4):44.

1～2 剂,水煎 2 次,分 4 次服。3 岁以下每次服 50～80 毫升;3 岁以上每次服 100～150 毫升。服药期间忌生冷、油腻。张晋中等用上方加减治疗小儿急性支气管炎 12 例,显效(体温降至正常,咳嗽减轻)5 例,有效(体温降至 37.5℃ 以下,仍咳嗽)4 例,无效 3 例。总有效率 75%。①

17. 茎苈汤 鲜芦根 30 克(无鲜芦根可改用干芦根 15 克)、冬瓜仁 6 克、莱菔子 6 克、桃仁 3 克、前胡 3 克、杏仁 3 克、地龙 3 克、薏苡仁 3 克、七叶一枝花 10 克。随症加减:夜间咳嗽,桃仁加倍;痰中带血者,加黄芩 3 克;喘甚者,加紫苏子 6 克;大便干燥,加大黄(后下)3 克;痰多,加半夏 3 克;大便稀,加潞党参 3 克;发热,加生石膏(先煎)10 克。每日 1 剂,水煎 2 次,取浓缩液 100 毫升,分 4 次温服,年长儿分 2 次服。周正国用上方加减治疗小儿急性支气管炎 120 例。结果:痊愈(体征及自觉症状全部消失)76 例,占 63%;显效(体征消失,咳喘减轻)36 例,占 30%;无效(用药 5 天,症状及体征无改善或恶化)8 例,占 7%。总有效率 93%。②

18. 中药外敷 紫苏子 30 克、白芥子 30 克、芫荽 30 克、香附 30 克、食盐 30 克、细辛 10 克、食醋少许。上药用铁锅在炉上翻炒至芳香灼手,装入柔软布袋内,立即在脊柱及两旁或啰音密集处来回推熨,开始隔衣而熨,药物温度下降则直接熨于皮肤上。每日 2 次,6 天 1 个疗程。刘晓鹰等用上法治疗小儿肺部啰音久不吸收者 30 例,经治 1 个疗程,咳嗽、啰音消失者 24 例,咳嗽消失、肺部偶闻啰音者 4 例;偶咳、肺部啰音减少者 2 例,有效率 100%。一般湿性啰音较干性啰音吸收快。③

19. 止咳化痰汤 百部 15～20 克、前胡 10～15 克、连翘 20 克、桔梗 10 克、陈皮 15 克、罂粟壳 5～10 克。随症加减:风寒者,加荆芥 5 克;风热

者,加金银花 15 克;痰多者,加瓜蒌 20 克、枇杷叶 15 克;呕吐者,加竹茹 10 克;咽痛者,加射干 20 克、七叶一枝花 15 克。水煎 2 次,煎液混合后加武火浓缩至 100 毫升,分 2 日服。张力山用上方治疗小儿咳嗽 32 例(风寒型 7 例,风热型 25 例),经 4～8 天治疗,痊愈 29 例,转他院治疗 3 例。治愈率 91%。④

20. 茅侧蝉蜕汤 白茅根 10～20 克、侧柏叶 6～15 克、蝉蜕 4～8 克、杏仁 4～8 克、川贝母 5～9 克、甘草 2～5 克。每日 1 剂,水煎 2 次,分 2～3 次服。随症加减:表热甚者,加薄荷(后下);里热甚者,加生石膏(先煎);伴喘者,加地龙;大便秘者,加川大黄(后下);干咳痰少,加百部;腹胀,加紫苏梗;纳差,加焦三仙;白细胞升高者,加金银花;白细胞降低、淋巴细胞升高,加板蓝根。何秀川等用上方加减治疗小儿上呼吸道感染咳嗽 100 例(感冒引起者 32 例,肺炎或气管炎引起者 29 例,扁桃体炎引起者 18 例,急性咽炎引起者 10 例,百日咳引起者 8 例,麻疹后咳嗽 1 例,风疹引起者 2 例),服 3 剂痊愈者 83 例,服 6 剂以上痊愈者 11 例,无效 6 例。总有效率 94%。⑤

21. 宣肺通腑汤 炙麻黄 3～6 克、川贝母 10～15 克、大黄(后下)6～9 克、生石膏(先煎)15～20 克、桔梗 9 克、杏仁 9 克、炙枇杷叶 9 克、炙甘草 6 克。随症加减:痰黏,加海浮石、生蛤壳;咽痒,加紫苏叶;咽干,加麦冬;纳呆,加焦三仙。每日 1 剂,水煎 2 次,分 2～3 次服。李连生用上方加减治疗小儿支气管炎 35 例,用药 1 周,痊愈(咳喘痰多症状及体征消失)33 例,好转(咳喘痰多症状减轻但未消失)2 例。总有效率 100%。服 3 剂以下治愈者占 80%。⑥

22. 中药香袋 雄黄、白芷、艾叶等 6 味药。研成细末装入布袋,每袋药末为 12.5～13 克,悬挂于胸前。每半月更换 1 次,共观察 3.5 个月。俞

① 张晋中,等.清热散治疗小儿发热 112 例临床观察[J].中医药研究,1991(4):45.
② 周正国.茎苈汤治疗小儿急性支气管炎[J].四川中医,1990(10):27.
③ 刘晓鹰,等.中药外熨治疗小儿肺部罗音久不吸收者 30 例[J].湖北中医杂志,1990(2):5.
④ 张力山.止咳化痰汤治疗小儿咳嗽 32 例[J].吉林中医药,1988(2):17.
⑤ 何秀川,等.茅侧蝉蜕汤治疗小儿上呼吸道感染咳嗽 100 例[J].四川中医,1988(1):49.
⑥ 李连生.宣肺通腑汤治疗小儿支气管炎 35 例临床观察[J].天津中医,1988(3):27.

詠华等用上述中药香袋预防小儿反复发作支气管炎 39 例，未发病者 11 例，减轻者 28 例。①

23. 止嗽护肺汤　荆芥 3～6 克、紫苏子 3～6 克、莱菔子 3～6 克、杏仁 3～5 克、前胡 4～7 克、黄芩 3～9 克、百部 3～9 克、陈皮 4～9 克。随症加减：热盛舌红，加栀子、连翘；表寒无汗，加桂枝，紫苏子易紫苏叶；喘甚去荆芥，加麻黄、射干；呕吐腹泻去紫苏子、莱菔子，加葛根、半夏。每日 1 剂，水煎服，分 3～5 次温服，病重者日服 1 剂半。温治江用上方加减治疗小儿急性支气管炎 40 例，治愈（体温降至正常，啰音全部消失，胸透两肺正常，吐、泻止，食欲增加）27 例，好转（体温降至正常，啰音减少，咳嗽减轻）9 例，无效（服药 3 剂后症状、体征无改善）4 例。总有效率 90%。②

24. 止咳散　半夏 15 克、葶苈子 8 克、川贝母 8 克、熟大黄 6 克、竹沥（汁）6 克。将前 4 味药烘干研末，过箩成粉，竹沥混入粉中，此为 1 包剂量。1 岁以下 1/3 包/次，1～3 岁 1/2 包/次，3～5 岁 2/3 包/次，5～10 岁 1 包/次，10～14 岁 2 包/次。将药面用纱布包裹，置小砂锅（茶缸亦可）中加入少许水（以水面淹没药包为度），煎煮 5～10 分钟，然后将药包内液挤尽。服时煎液加白糖少许，均日服 2 次。仝泰云用上方治疗小儿支气管炎 50 例，治愈（2 天内治愈者 21 例，3～7 天内治愈者 27 例，平均疗程 4 天）48 例，无效（系高热合并急性肺炎而改住院治疗）2 例。③

25. 气管炎膏药　牙皂 120 克、冬虫夏草 90 克、肉桂 9 克、生半夏 9 克、天南星 9 克、冰片 6 克、铅粉 220 克、芝麻油 500 克。先将前 5 味药放入芝麻油中炸枯（成炭），然后捞出去渣过滤，再将过滤后的芝麻油熬至滴水成珠时（约 300℃），入铅粉收膏，离火略停，喷水去火毒后，纳入冰片搅匀，待成形时推于油纸上备用。每张用药量以成人小指肚大小为宜。贴于膻中穴，3 天 1 换，9 天为 1

个疗程，一般 1～3 个疗程。高振达用上法治疗小儿支气管炎 202 例，近期临床控制 138 例，显效 32 例，占 84.1%；好转 28 例，占 13.8%；无效 4 例，占 2%。总有效率 90.80%。④

单　方

1. 自拟方　组成：黄芩、板蓝根。随症加减：风寒咳嗽，加紫菀、款冬花；风热咳嗽，加金银花、连翘；痰湿咳嗽，加陈皮；热痰，加川贝母、地龙、桑白皮、瓜蒌；寒痰，加桔梗、白前、半夏；久咳，加枇杷叶；痰热闭肺，加麻黄、生石膏、杏仁。临床应用：陈银山等将 200 例咳嗽患儿随机分为治疗组和对照组各 100 例。治疗组予上方加减治疗，对照组予常规治疗。结果：治疗组咳嗽患儿治愈（临床症状消失，X 线检查及血常规检查均正常）60 例，有效（临床症状好转，X 线检查及血常规检查有不同程度的好转）38 例，无效（临床症状无改善，X 线及血常规检查无变化）2 例，有效率 98%；对照组治愈 30 例，有效 50 例，无效 20 例，有效率 80%。两组之间有效率比较，差异具有统计学意义（$P<0.05$）。⑤

2. 参贝散　组成：沙参、川贝母。制备方法：研细末，等分 6 包。用法用量：≤1 岁、>1 岁分别用沙参 10 克、15 克，川贝母 20 克、30 克。1 包加等量白糖，兑水调成糊状，隔水蒸 10 分钟，温服，每日 2 次；3 日为 1 个疗程。临床应用：张梓芬观察 90 例急性支气管炎患儿，随机分为治疗组和对照组各 45 例。治疗组予上方治疗，对照组用头孢氨苄、枇杷止咳糖浆治疗。结果：治疗组、对照组分别痊愈 33 例、26 例，显效 12 例、17 例，无效 0 例、2 例；两组咳嗽消失时间分别平均 2.33 日、4.30 日。经统计学处理，差异非常显著（$P<0.01$）。⑥

3. 外敷法　组成：白芥子 100 克。制备方

①　俞詠华,等.中药香袋预防小儿反复发作支气管炎[J].南京铁道医学院学报,1987,6(2)：42-44.
②　温治江.止嗽护肺汤治疗小儿急性支气管炎 40 例观察[J].中西医结合杂志,1986(10)：619.
③　仝泰云.止咳散治疗小儿气管炎 50 例观察[J].中医杂志,1984(12)：47.
④　高振达.气管炎膏药外贴治疗小儿支气管炎[J].新中医,1982(7)：31.
⑤　陈银山,等.黄芩、板蓝根治疗小儿咳嗽的临床研究[J].中医临床研究,2013,5(4)：3-4.
⑥　张梓芬.参贝散治疗小儿急性气管炎 45 例疗效观察[J].新中医,1995(7)：22-23.

法：研细，分 3 次用。每次加 90 克白面，用水调好，做成饼。饼大小视背部面积而定。用法用量：每晚睡前敷背部，晨起去掉；一般连用 2～3 次即可。临床应用：祁秀花等用上法治疗小儿急慢性气管炎及哮喘 50 例，快则 2 次痊愈，慢则 6 次痊愈。凡属痰湿壅盛，身体较胖者，效果更佳。①

中 成 药

1. 金振口服液　组成：山羊角、平贝母、大黄、黄芩、牛黄、青礞石、生石膏、甘草。功效主治：清热解毒，祛痰止咳；适用于小儿急性支气管炎。用法用量：6 个月～1 岁，每次 5 毫升，每日 3 次；2～3 岁，每次 10 毫升，每日 2 次；4～7 岁，每次 10 毫升，每日 3 次；8～14 岁，每次 15 毫升，每日 3 次。连续治疗 7 天。临床应用：舒毅芳等选取 80 例支气管炎患儿，随机分为对照组和观察组各 40 例。对照组给予患儿抗感染、止咳、吸氧、吸痰、平喘、补液等常规治疗并辅以降温和保暖，对患儿进行生命体征监测，维持水、电介质平衡。必要时加用多巴胺等稳定血压，改善患儿循环功能。观察组在对照组基础上加用金振口服液。结果：观察组患儿的咳嗽、喘息及肺啰音消失时间明显少于对照组，差异有统计学意义（$P<0.05$）。②

2. 小儿化痰止咳糖浆　组成：桔梗流浸膏、桑白皮流浸膏、吐根酊、盐酸麻黄碱。功效主治：消炎镇咳，清热滋阴，祛痰利咽；适用于小儿急性支气管炎。用法用量：口服；1～2 岁 2～3 毫升/次，2～5 岁 3～5 毫升/次，6～10 岁 5～10 毫升/次，3～4 次/日。临床应用：张慧珍选取 200 例急性支气管炎患儿，随机分为对照组和研究组各 100 例。对照组患儿常规应用吸氧、补液、退热、抗病毒、抗感染、止咳化痰等西医治疗，患儿应休息至体温正常，发热期间应鼓励患者喝水。研究组则在对照组治疗基础上应用小儿化痰止咳糖浆。

结果：研究组患儿的治疗总有效率为 96.0%，明显高于对照组的 71.0%，两组差异具有统计学意义（$P<0.05$）。③

3. 小儿肺咳颗粒　组成：人参、茯苓、白术、陈皮、鸡内金、大黄、鳖甲、地骨皮、沙参、炙甘草、青蒿、麦冬、桂枝、干姜、瓜蒌、桑白皮、款冬花、紫菀、桑白皮、胆南星、黄芪、枸杞子，辅料为蔗糖。功效主治：健脾益肺，止咳化痰；适用于小儿支气管炎。用法用量：<4 岁者，3 克/次；4～6 岁，6 克/次；6～12 岁，9 克/次；3 次/天。临床应用：马文建等将 170 例感染后咳嗽患儿随机分为观察组和对照组各 85 例。对照组予孟鲁司特钠咀嚼片、布地奈德气雾剂治疗。观察组西药同对照组，并加用小儿肺咳颗粒治疗。合并有肺炎支原体、衣原体感染者，给予阿奇霉素干混悬剂治疗，连续使用 3 天。两组疗程均为 2 周。结果：观察组、对照组的总有效率分别为 97.5%、83.54%，两组比较差异有统计学意义（$P<0.01$）。④

4. 小儿清肺化痰口服液　组成：麻黄、前胡、黄芩、炒紫苏子、石膏、苦杏仁、葶苈子、竹茹。功效主治：止咳平喘，清热化痰；适用于小儿痰热壅肺型咳嗽。用法用量：患儿<1 岁，3 毫升/次；1～5 岁，10 毫升/次；>5 岁，15～20 毫升/次，均 3 次/天。两组患儿均治疗 1 周。临床应用：李晓侠等收治痰热壅肺型急性支气管炎患儿 170 例，随机分为观察组和对照组各 85 例。两组均给予常规西医治疗，包括补液维持水电解质平衡、合并有细菌感染者给予抗感染等对症支持治疗。体温 38.5℃以下者给予物理降温，38.5℃以上者酌情给予解热镇痛药物；烦躁者必要时可给予镇静剂。观察组在此基础上给予小儿清肺化痰口服液。结果：观察组治疗后咳嗽、咳痰、肺部特征改善情况及缓解时间或消失时间均优于对照组（均 $P<0.05$）。⑤

5. 肺力咳合剂　组成：黄芩、前胡、百部、红花、龙胆、梧桐根、白花蛇舌草、红管药。功效主治：

① 祁秀花,等.白芥子敷背法治疗小儿急慢性气管炎[J].黑龙江中医药,1988(1)：28 - 29.
② 舒毅芳,吴杰,等.金振口服液治疗小儿支气管炎的临床疗效观察[J].贵州医药,2018,42(1)：48 - 50.
③ 张慧珍.小儿急性支气管炎采用小儿化痰止咳糖浆治疗的效果[J].临床医学研究与实践,2018,3(3)：87 - 88.
④ 马文建,鲁玉芬,等.小儿肺咳颗粒治疗儿童感染后咳嗽的疗效与作用机制[J].中国实验方剂学杂志,2017,23(14)：204 - 209.
⑤ 李晓侠,等.小儿清肺化痰口服液辅治痰热壅肺型小儿急性支气管炎疗效观察[J].现代中西医结合杂志,2016,25(20)：2204 - 2206.

止咳平喘,祛痰消炎;适用于小儿风热犯肺所引起的急性支气管炎。用法用量:<7岁者,10毫升/次;7~14岁者,15毫升/次,均3次/日,口服。临床应用:金路选取急性支气管炎患儿150例随机分为对照组和观察组各75例。对照组给予补液、对症、支持等治疗,血常规白细胞(WBC)>10×10^9/L或根据病原体检测结果可按常规剂量酌情给予阿莫西林克拉维酸钾或阿奇霉素等抗菌药物;WBC≤10×10^9/L者按常规剂量酌情给予利巴韦林抗病毒治疗。观察组在对照组基础上加用肺力咳合剂。两组均连续治疗7天。结果:观察组、对照组的总有效率分别为93.33%、82.67%,两组差异有统计学意义($P<0.05$)。[1]

6. 小儿白贝止咳糖浆　组成:白屈菜、瓜蒌、半夏(矾制)、平贝母,辅料为蔗糖。功效主治:清热解毒,化痰止咳;适用于痰火壅肺证小儿急性支气管炎。用法用量:每日3次,6月以内5毫升/次,7~12个月15毫升/次,1~3岁20毫升/次,3~6岁25毫升/次,6~9岁30毫升/次,9岁以上50毫升/次。临床应用:李梅芳等选取480例痰火壅肺证小儿急性支气管炎患儿,分为试验组360例和对照组120例。对照组应用金振口服液,试验组予小儿白贝止咳糖浆。实验期间,对腋温在38.5℃以上者可采用物理降温,必要时使用解热镇痛药临时处理。疗程均为1周。结果:试验组、对照组的总有效率分别为93.22%、82.30%,两组差异有统计学意义($P<0.05$)。[2]

急性毛细支气管炎

概　述

急性毛细支气管炎是肺炎的一种类型,主要是呼吸道合胞病毒引起。本病以6个月以内的小婴儿多见。因微小的管腔易由黏性分泌物、水肿及肌收缩而发生梗阻,并可致肺气肿或肺不张。一般表现起病急骤、突然喘憋、呼吸困难、面色苍白、烦躁不安、口周紫绀、听诊呼吸音减弱并有明显哮鸣音、喘憋缓解后可听到少量中细湿啰音、X线显示两肺有不同程度的梗阻性肺气肿及支气管周围炎的影像。

本病属中医"马脾风""暴喘"等范畴。其病理特点是痰湿内阻、痰热搏结壅塞气道。

经 验 方

1. 三拗青金汤　杏仁6克、麻黄3克、甘草3克、桔梗10克、青蒿10克、金银花10克。加水200毫升煎至100毫升,早晚分服,每日1剂。林华仙等收治小儿急性毛细支气管炎患儿100例,随机分为对照组和观察组各50例。对照组患儿给予雾化吸入单用治疗,包括硫酸沙丁胺醇、布地奈德。治疗组患儿在对照组基础上加用三拗青金汤。两组患儿治疗时间均为1周。结果:观察组患儿临床治疗总有效率(94.00%)显著高于对照组(74.00%),差异有统计学意义($P<0.05$)。[3]

2. 清金平喘贴　大黄、芒硝、乳香、没药、生南星、黄芩、炙麻黄。治疗穴位:肺俞、天突、膻中,每个穴位1贴,并予适度力量按揉穴位,以皮肤轻度红晕为度,每日1次。邱颜昭等选取60例小儿急性毛细支气管炎(痰热闭肺证)患儿,随机分为实验组和对照组各30例。两组均予5%沙丁氨醇雾化溶液0.25毫升/次加入0.9%氯化钠溶液2毫升雾化吸入,每日2次,严重者可增加到20分钟1次,加用甲强龙针2毫克/千克静滴抗炎平喘,吸氧,纠正酸中毒,使用心电监护。对照组加用利巴韦林针10毫克/次静脉,每日1次。实验组予清金平喘贴治疗。结果:实验组总有效率(96.67%)高于对照组(86.67%),差异有统计学意义($P<0.05$)。[4]

① 金路.肺力咳合剂佐治小儿急性支气管炎75例临床评价[J].中国药业,2016,25(4):48-50.
② 李梅芳,胡思源,等.小儿白贝止咳糖浆治疗小儿急性支气管炎痰火壅肺证的临床研究[J].中成药,2014,36(1):44-48.
③ 林华仙,等.三拗青金汤联合雾化吸入治疗小儿急性毛细支气管炎临床观察[J].中国中医急症,2017,26(11):2037-2039.
④ 邱颜昭,等.清金平喘贴治疗小儿急性毛细支气管炎(痰热闭肺证)临床观察[J].中国中医急症,2016,25(6):1236-1238.

3. **麻藤定喘微型灌肠剂** 麻黄6克、钩藤20克、杏仁10克、僵蚕10克、地龙10克、甘松10克等(每支5毫升)。尹杉杉等观察200例婴儿毛细支气管炎,随机分为治疗组和对照组各100例。两组患儿均使用阿莫西林、沐舒坦、顺尔宁、美普清口服液治疗。治疗组在此基础上加用麻藤定喘微型灌肠剂治疗。疗程均为7天。结果:治疗组、对照组的临床显效率分别为96.0%、80.0%,差异有统计学意义($P<0.05$)。[1]

4. **小儿咳喘宁口服液** 麻黄、细辛、苦参、柿蒂、白前等。≤1岁,5毫升/次,>1岁,10毫升/次,均每日3次。黄腾等选取毛细支气管炎患儿68例,随机分为治疗组和对照组各34例。两组均采用常规对症治疗,包括吸氧、抗炎解痉雾化、合理补液、拍背排痰等气道管理,严重者予糖皮质激素、甲磺酸酚妥拉明注射液等。治疗组在常规治疗基础上,给予小儿咳喘宁口服液。两组疗程均为7天。结果:治疗组、对照组的总有效率分别为97.06%、88.24%,两组比较差异有统计意义($P<0.05$)。[2]

5. **宣肺健中止喘汤** 麻黄1~3克、杏仁3~9克、紫苏子3~6克、白芥子3~6克、莱菔子3~6克、细辛1~3克、半夏3~6克、干姜3~6克、大枣3~6枚、五味子3~6克、砂仁2~3克、甘草1~3克。随症加减:夹惊,加僵蚕、蝉蜕清热解惊;夹食滞,加焦神曲、陈皮消食化滞;风寒夹热,加生石膏、黄芩;兼喉中痰鸣,加射干、款冬花化痰降气平喘;咳嗽重,加百部、枇杷叶宣肺止咳。此方适用于2月至2岁婴幼儿,依年龄、体质及寒热侧重不同加减药物剂量。每日1剂,水煎服,少量频服。漆晓东等观察130例毛细支气管炎患儿,随机分为治疗组66例和对照组64例。对照组采用综合性治疗,包括抗生素、止咳平喘、镇静、吸氧、雾化吸入,有心衰时予强心、利尿及血管活性药物。治疗组在对照组基础上加用上述中药汤剂。

结果:治疗组总有效率(95.45%)明显高于对照组(82.81%),两组差异有统计意义($P<0.05$)。[3]

6. **活血除憋方** 炙麻黄1~3克、光杏仁3~5克、川贝母3~5克、紫草1~5克、七叶一枝花3~5克、地龙3~5克、莪术1~2克、川芎1~3克、橘红2~5克、葶苈子3~5克、徐长卿3~5克。随症加减:若热甚,加生石膏10~15克;痰多,加猴枣散[猴枣、牛黄、猪牙皂、琥珀(水飞)、全蝎(制)、川贝母、蛇胆汁(制)、细辛、草豆蔻、石菖蒲、珍珠(水飞)、人工麝香、朱砂(水飞)等16味];便秘,加炒莱菔子3~5克。每日1剂,水煎频服。俞虹等收治70例急性毛细支气管炎患儿,分为治疗组和对照组各35例。两组患儿均采用西医常规治疗,予抗生素、止咳、平喘、镇静、吸氧,伴有心衰时给强心利尿、血管活性药物等。治疗组在西药常规治疗的基础上加服活血除憋方。结果:治疗组的临床总有效率(94.28%)高于对照组(80.00%),差异有统计意义($P<0.05$)。[4]

7. **定喘汤** 白果4~6克、麻黄(先煎)3~5克、桑白皮4~6克、款冬花6~8克、半夏4~6克、杏仁3~5克、紫苏子8~10克、黄芩4~6克、甘草2克。随症加减:① 痰热壅肺,肺气闭郁者,加生石膏、射干;痰盛者,加葶苈子、鲜竹沥;喘甚者,加生地龙;胸闷憋气者,加郁金、赤芍、丹参。② 风寒闭肺,肺气失宣者,定喘汤去桑白皮、黄芩,加细辛、生姜、紫菀;口唇青紫者,加赤芍、郁金;烦躁者,加钩藤。上药加水适量,浸泡30分钟,武火沸,文火30分钟成。每日1剂,分温频服。展玉萍用上方加减治疗急性毛细支气管炎患儿76例,1周内治愈65例,好转11例,好转病例续治4天,均获痊愈。[5]

单 方

1. **中药塌渍外敷** 组成:大黄、芒硝、炒白芥

① 尹杉杉,刘昌玉,等.麻藤定喘微型灌肠剂治疗婴儿毛细支气管炎的临床研究[J].湖北中医杂志,2015,37(2):35-36.
② 黄腾,等.小儿咳喘宁口服液联合西药治疗毛细支气管炎急性期34例临床观察[J].中医杂志,2013,54(20):1747-1750.
③ 漆晓东,等.中西医结合治疗婴幼儿毛细支气管炎临床观察[J].中医儿科杂志,2010,6(1):31-32.
④ 俞虹,等.活血除憋方治疗小儿急性毛细支气管炎35例[J].中国中医药科技,2008,15(2):149.
⑤ 展玉萍.定喘汤加减治疗急性毛细支气管炎76例[J].四川中医,2003,21(7):74-75.

子按一定比例配制。制备方法：用大蒜汁调成糊状，将调好的药物均匀的平摊在敷料上，制成 10 厘米×15 厘米大小，薄厚适中。用法用量：将药物敷料外敷于背部听诊啰音密集处或 X 线胸片阴影明显处的后背部。根据不同年龄选择敷药时间，<1 岁贴敷 10 分钟，<2 岁贴敷 15 分钟。7 天为 1 个疗程。临床应用：郭亦男选取 58 例毛细支气管炎患儿，随机分为治疗组和对照组各 29 例。对照组按照毛细支气管炎的常规中西医结合治疗。治疗组在对照组的治疗基础上给予中药塌渍外敷治疗。结果：治疗组总有效率（96.5%）优于对照组（89.6%），但差异无统计学意义（$P>0.05$）。注意事项：在敷用过程中，观察患儿有无哭闹等不适反应及皮肤是否有红肿、皮疹、过敏等情况。[1]

2. 桃花散　组成：石膏 9 克、川贝母 15 克、朱砂 3 克。功效：清肺热，止咳化痰，平喘利尿，镇静安神。制备方法：上药分别研细，过 100 目筛，然后混合均匀备用。用法用量：1 岁以内 0.25～0.3 克，2～3 岁 0.5～0.75 克，4～5 岁 1 克，6 岁以上 1.5～2 克；温水冲服。临床应用：冯秀兰用上方治疗小儿毛细支气管炎 150 例，显效 135 例，低效 15 例。有些病例辅予麻杏石甘汤治疗。[2]

中 成 药

玉屏风颗粒　组成：黄芪、防风、白术。功效：扶正祛邪，益气固卫。用法用量：3 月～1 周岁 2.5 克/天，1～2 岁 5 克/天，3 次/天。临床应用：林佳英等选取 96 例毛细支气管炎患儿，随机分为治疗组 50 例和对照组 46 例。对照组患儿急性感染期给予常规治疗，治疗组在此基础上加用玉屏风颗粒口服。结果：治疗组患儿咳嗽持续时间、喘息消失时间、肺部啰音消失时间、住院天数均明显短于对照组（均 $P<0.01$）。[3]

喘息性支气管炎

概　述

喘息性支气管炎是指临床以喘息为主要表现的婴幼儿支气管感染。多见于 1～3 岁小儿。常继发于上呼吸道感染之后。可伴发热、喘鸣、咳嗽、肺部可听到较多湿啰音或哮鸣音。慢性者可反复发作，或病情迁延。

本病属中医"喘咳""痰饮""哮喘"等范畴。其病理特点是痰热闭肺、外感内饮等。

辨 证 施 治

1. 2 型

（1）痰热闭肺型　方用麻杏石甘汤合二陈汤加味：麻黄 1.5 克、杏仁 3～4 克、生石膏（先煎）6～15 克、半夏 3～6 克、茯苓 3～6 克、橘红 3～6 克、桑白皮 3～6 克、黄芩 3～6 克、甘草 3～6 克、连翘 6～15 克。随症加减：热盛津伤口唇干裂，舌苔黄燥者去半夏，加沙参、麦冬养阴润燥；喘重者，加葶苈子、大枣、地龙泻肺平喘；咳剧者，加前胡、枇杷叶宣肺止咳；痰多便结者，加贝母、瓜蒌、大黄（后下）清热涤痰通腑。每日 1 剂，水煎 2 次，分 2～3 次服。

（2）外寒内饮型　方用小青龙汤加味：麻黄 1.5～3 克、细辛 1.5～3 克、干姜 1.5～3 克、桂枝 3～6 克、白芍 3～6 克、杏仁 3～6 克、五味子 3～4.5 克、半夏 4.5～6 克、炙甘草 3 克。随症加减：发热烦躁或脉数者，加生石膏（先煎）9～15 克；喘憋严重、喉中有水鸣声者，宜加射干、茯苓、陈皮、

① 郭亦男.中药塌渍外敷治疗小儿毛细支气管炎 58 例临床观察[J].中国医药指南,2016,14(11)：197-198.
② 冯秀兰.桃花散治毛细支气管炎 150 例临床观察[J].新中医,1988(1)：33.
③ 林佳英,贾秀红.玉屏风颗粒辅助治疗小儿毛细支气管炎的疗效评估及机制探讨[J].滨州医学院学报,2016,39(3)：189-191.

川厚朴以散寒化饮、降气平喘；身困懒言、脉象虚弱者，加党参、当归以补益气血、扶正祛邪。每日1剂，水煎2次，分2～3次服。

2.张必进分3型

（1）寒痰犯肺型 症见咳喘频频，形寒肢冷，或有低热，喉间喘鸣，鼻流清涕，咳痰稀白，舌苔薄白。肺部听诊以哮鸣音为主，兼闻粗湿啰音。治宜温肺化痰、下气平喘。方用射干麻黄汤：射干、麻黄、生姜、细辛、紫菀、款冬花、大枣、半夏、五味子。

（2）热痰蕴肺型 症见咳喘，发热面赤，张口呼吸，喉中痰鸣，痰稠，舌苔黄。肺部听诊两肺干湿啰音。治宜清热化痰、泻肺平喘。方用麻杏石甘汤：麻黄、生石膏（先煎）、杏仁、甘草。

（3）湿痰阻肺型 症见咳喘，痰多色白如泡沫，易呕吐痰液，喉间痰鸣，形体虚胖，舌胖苔白腻。肺部听诊两肺满布干湿啰音。治宜化痰止咳、降逆平喘。方用三子养亲汤：紫苏子、白芥子、莱菔子。

以上三型均同时加鱼腥草30克、金荞麦15克、炙百部10克、僵蚕10克、制南星6克、制全蝎3克、制蜈蚣3克。每日1剂，水煎2次，浓缩后分3～4次空腹服。疗程7日。临床观察：张必进辨证治疗小儿哮喘性支气管炎87例，痊愈14例，显效26例，好转26例，无效21例。三型有效率分别为88.2％、62.1％、75.0％。[1]

经 验 方

1.定喘止咳汤 炙麻黄5克、苦杏仁10克、桑白皮10克、射干10克、蝉蜕5克、防风10克、法半夏8克、陈皮8克、紫苏子10克、甘草5克。水煎取汁150毫升，分4～5次喂服，1/2至1剂/天（<1岁半剂，≥1岁1剂）。吴惠君等收治婴幼儿喘息性支气管炎98例，随机分为观察组和对照

组各49例。两组婴幼儿在确诊后均给予常规的对症治疗，包括低流量吸氧、抗感染以及止咳等。存在低热者给予外贴退热贴，高热者给予口服退热药治疗。对照组患儿给予布地奈德混悬剂。观察组在上述基础上给予定喘止咳汤。均治疗7天。结果：观察组、对照组的总有效率分别为95.92％和83.67％，观察组的临床总有效率明显高于对照组，差异有统计学意义（$P<0.05$）。[2]

2.定喘止息颗粒方 炙麻黄1.5克、杏仁3克、法半夏3克、橘红3克、茯苓5克、紫苏子3克、葶苈子3克、莱菔子3克、银杏3克、白僵蚕3克、川芎3克、甘草1.5克。随症加减：热证，加黄芩3克、桑白皮3克、干地龙3克、川贝母3克；寒证，加干姜3克、细辛0.5克、五味子0.5克；鼻痒、打喷嚏、流清涕，加辛夷3克、苍耳子3克；皮肤瘙痒或有湿疹、荨麻疹，加地肤子3克、苦参3克、徐长卿3克。1剂/天，温开水冲服。全燕将选取的70例小儿喘息性支气管炎患儿随机分为治疗组和对照组各35例。两组患儿均给予常规抗感染治疗、抗炎平喘、支持治疗。对照组予硫酸特布他林气雾液雾化吸入。治疗组在对照组的基础上同时予定喘止息颗粒方治疗。结果：治疗组咳嗽、喘息、肺部啰音消失时间均短于对照组，两组比较差异有统计学意义（$P<0.01$）。[3]

3.平喘汤 炙麻黄1.5～3克、杏仁3～6克、生甘草1.5～3克、桔梗3～5克、前胡3～6克、瓜蒌仁5～8克、半夏3～6克、细辛1～2克、桑白皮5～8克。随症加减：鼻塞流涕明显，加荆芥1～3克；热重，加黄芩2～5克、连翘5～8克；阴虚，加沙参5～10克、麦冬5～10克、地骨皮3～6克；食滞，加莱菔子3～8克；痰多，加葶苈子3～5克。每日1剂，水煎2次，两次药液混合浓缩至30～60毫升，分2次服。疗程7天。对照组42例给予常规抗感染、止咳、平喘治疗。治疗组38例在对照组基础上加用中药汤剂治疗。结果：治疗组、对照

① 张必进.辨证分型治疗小儿哮喘性支气管炎87例[J].江苏中医,1994,15(11)：18.
② 吴惠君,等.定喘止咳汤联合布地奈德混悬剂治疗婴幼儿喘息性支气管炎的疗效与安全性分析[J].世界中医药,2017,12(8)：1778-1780,1785.
③ 全燕.自拟定喘止息颗粒方治疗小儿喘息性支气管炎的疗效观察[J].中华中医药杂志,2015,30(3)：955-957.

组的治愈率比较,两者有统计学意义($P<0.05$)。①

4. 止咳平喘方　车前子 30 克、石菖蒲 30 克、蝉蜕 10 克。随症加减:脾虚型,咯痰较重,伴纳差、消瘦、便溏,上方加党参 10 克、茯苓 10 克、山药 10 克、砂仁(后下)5 克;肾虚型,咳喘俱重,伴遗尿、肢冷,上方加熟地黄 20 克、女贞子 20 克、五味子 10 克;肝旺型,痉挛性咳嗽为主,伴急躁易怒、面赤便干,上方加柴胡 6 克、枳壳 5 克、白芍 10 克、炙甘草 10 克。以上中药方加生姜 2 片、大枣 5 枚、水 500 毫升,文火煎至 150 毫升,每日服 3 次,1~2 日服完(服用量依患儿年龄及病情而定)。赵以乔选取 180 例小儿喘息型支气管炎患儿,随机分为治疗组和对照组各 90 例。对照组予常规西药治疗,治疗组予中药汤剂治疗。均 6 天为 1 个疗程。结果:两组的有效率和复发率比较,经统计学处理,均有显著性差异($P<0.05$),治疗组明显优于对照组。②

5. 宣肺平喘汤　炙麻黄 3 克、杏仁 6 克、蝉蜕 6 克、款冬花 6 克、桑白皮 6 克、地龙 6 克、制半夏 5 克、甘草 2 克。随症加减:鼻塞流涕明显者,加荆芥 5 克;发热口渴者,加生石膏 10 克;干咳无痰者,加沙参 6 克、麦冬 6 克。每日 1 剂,水煎服。严天顺用上方加减治疗喘息性支气管炎患儿 35 例,治愈 29 例,好转 4 例,无效 2 例。总有效率 94.3%。③

6. 喘支饮　射干 8 克、炙麻黄 3~6 克、紫菀 10 克、杏仁 10 克、黄芩 10 克、葶苈子 10 克、法半夏 10 克、紫苏子 6 克、浙贝母 6 克、钩藤 10~20 克、蜈蚣 1 条、僵蚕 3~6 克。随症加减:兼恶寒发热等表证者,加荆芥 6 克、防风 6 克;大便干结者,加生熟大黄(后下)各 3~6 克;喘憋较剧,咳则吐食者去僵蚕,加代赭石(先煎)10~20 克;溏泻去杏仁,葶苈子,加陈皮 6 克、桔梗 6 克;咳喘难以平卧,夜不寐者,加平地木 10~20 克。每日 1 剂,水

煎 2 次,加水浓缩至 50 毫升,每次 5~10 毫升,分 3~4 次口服。婴儿少量频服。周炜用上方加减治疗喘息型支气管炎 167 例,痊愈 88 例,显效 39 例,有效 25 例,无效 15 例。总有效率 91%。④

7. 鹅梨汤　煅鹅管石(研)6~10 克、杏仁 6~10 克、茯苓 6~10 克、炙麻黄 3 克、瓜蒌仁 4~12 克、梨皮 10~15 克、陈皮 6~9 克、半夏 6~9 克、紫苏子 6~9 克、射干 6~9 克、姜汁 3~5 克。随症加减:偏寒,加桂枝、细辛;偏热,加生石膏(先煎)、鱼腥草、青黛(包煎);肺虚,加黄芪、党参、五味子;脾虚,加党参、山药、白术;肾虚,加补骨脂、淫羊藿、胡桃肉;咳嗽剧烈,加紫菀、款冬花、诃子;哮喘严重,加白果、地龙、椒目;痰多,加葶苈子、皂荚、胆南星。每日 1 剂,水煎,分 4 次服。唐明德用上方加减治疗小儿哮喘性支气管炎 287 例,痊愈 158 例,占 55%;好转 117 例,占 40.7%;无效 12 例,占 4.2%。⑤

8. 喘支汤　制南星(1 岁以下 10 克)12 克、桔梗 12 克、前胡 12 克、钩藤 12 克、黄芩 15 克、甘草 15 克。加水至过药面,煎至 80~100 毫升,加糖适量,分 2 次口服。张梓芬收治 66 例小儿喘息样支气管炎患儿,随机分为治疗组 34 例和对照组 32 例。对照组给予综合治疗,常规使用抗生素、氨茶碱、非那更、镇咳祛痰合剂、维生素类。治疗组予上述中药汤剂治疗。两组有高热者均另给退热栓塞肛。结果:治疗组平均止喘天数 1.9 天,止咳天数 3.1 天;对照组平均止喘天数 4.9 天,止咳天数 6.5 天。两组比较有非常显著差异($P<0.01$)。⑥

9. 平喘合剂　桔梗 9 克、五味子 9 克、半夏 9 克、桂枝 9 克、生麻黄 3 克、细辛 3 克、生石膏(先煎)30 克。每日 1 剂,水煎 2 次浓缩药液。1 岁以下分 5 次服,1 岁以上分 3~4 次服。孟连英用上方治疗小儿喘息性支气管炎 86 例,其中服 1 剂痊愈者 31 例,占 37.08%;服 2 剂痊愈者 38 例,占

①　林湘屏.自拟平喘汤治疗婴幼儿喘息性支气管炎 38 例[J].吉林中医药,2007,27(6):18.
②　赵以乔.自拟止咳平喘方治疗小儿喘息型支气管炎 90 例[J].四川中医,2004,22(8):73-74.
③　严天顺.宣肺平喘汤治疗小儿喘息性支气管炎 35 例[J].四川中医,2001,19(4):63.
④　周炜.喘支饮治疗小儿喘息型支气管炎 167 例[J].江西中医药,1994,25(6):32.
⑤　唐明德.浙江中医杂志,1991(1):10.
⑥　张梓芬.喘支汤治小儿喘息样支气管炎疗效分析[J].新中医,1989(9):25-26.

44.1%，除 5 例因服药呕吐而改用西药治疗外，其余均服 3～5 剂而愈。[1]

10. 喘宁 3 号 砒石 0.33 毫克、枯矾 1.33 毫克、豆豉 0.1 克、银杏 0.1 克、五味子 0.1 克、百部 0.1 克、前胡 0.1 克（为每片剂量）。2～3 岁，每次 2 片；4～6 岁，每次 3 片；7～10 岁，每次 4 片；11～14 岁，每次 5 片，均每日服 2 次。初次连续服药必须在 2 个月以上。病情缓解后，可继服补阴片（沙参 15 克、生山药 15 克、麦冬 9 克、五味子 9 克、百合 9 克、茯苓 9 克、黄精 9 克、山茱萸 9 克、紫河车 9 克、川贝母 6 克。用量同喘宁 3 号）、胎盘片或地黄丸。每于第 1、2 年喘宁 3 号疗程结束后，持续服 3～6 个月。每例在第 2 年好发季节之前 1 个月再追服喘宁 3 号 1～3 个月，少数病例至第 3 年再服药 1 个月。小组用上法治疗小儿慢性喘息性支气管炎 84 例，经 2 个月以上的治疗，连续随访 5 年以上。结果：痊愈 70 例，占 83.3%；显效 6 例，占 7.1%；好转、无效各 4 例，各占 4.8%。总有效率 95.2%。[2]

中 成 药

1. 止喘灵口服液 组成：麻黄、洋金花、苦杏仁、连翘（10 毫升/支）。功效主治：平喘，止咳，抗菌，祛痰，抗炎，抗过敏；适用于哮喘、咳嗽、胸闷痰多，支气管哮喘、喘息性支气管炎见上述症候者。用法用量：1 岁以下 1/3 支，3 次/天；1～3 岁或体质量 20 千克以下，1/2 支/次，3 次/天；3 岁以上且体质量 30 千克以下，2/3 支/次，3 次/天；体质量 30 千克以上 1 支/次，3 次/天。临床应用：张艳秋等选取急性喘息性支气管炎患儿 735 例，随机分为止喘灵组 367 例和对照组 368 例。止喘灵组服用止喘灵口服液，对照组服用小儿肺热咳喘口服液，口服药物进行常规的抗炎治疗及退热等其他对症治疗，疗期 1 周，中途病情加重或治疗效果差的改输液治疗。结果：止喘灵组的总缓解率（96.73%）显著高于对照组（75.54%），两组比较有显著差异（$P < 0.05$）。[3]

2. 小儿消积止咳口服液 组成：山楂、槟榔、枳实、枇杷叶、瓜蒌、莱菔子、葶苈子、桔梗、连翘、蝉蜕。功效主治：清热疏肺，消积止咳；适用于小儿食积咳嗽，属痰热证，见咳嗽以夜间加重，喉间痰鸣，腹胀，口臭。用法用量：<1 岁，5 毫升/次；1～3 岁，10 毫升/次；3～5 岁，15 毫升/次，均 3 次/天。临床应用：林喜足等收治婴幼儿喘息性支气管炎患儿 127 例，分为治疗组 57 例和对照组 70 例。两组患儿均给予积极抗感染及对症处理。治疗组给予小儿消积止咳口服液，对照组服用盐酸氨溴索。均治疗 5～7 天。结果：治疗组显效（3 天内喘息好转、止咳，肺部啰音消失）36 例，有效（5 天内喘息好转、止咳，肺部啰音消失）15 例，无效（5 天内喘息未好转、仍咳，肺部啰音未消失）6 例，总有效率 89.5%；对照组显效 45 例，有效 10 例，无效 15 例，总有效率 78.6%。两组疗效比较差异有显著性（$P < 0.05$）。[4]

① 孟连英.平喘合剂治疗喘息性支气管炎 86 例[J].山西中医，1986，2(1)：27.
② 北京儿童医院中医科气管炎小组."喘宁 3 号"治疗小儿慢性喘息性支气管炎疗效追踪观察[J].新医药学杂志，1977(10)：27-29.
③ 张艳秋，等.止喘灵口服液辅助治疗急性喘息性气管支气管炎疗效分析[J].现代中西医结合杂志，2014，23(11)：1224-1226.
④ 林喜足，卓志强，等.小儿消积止咳口服液佐治婴幼儿喘息性支气管炎 57 例疗效观察[J].环球中医药，2013，6(S2)：97-98.

小 儿 肺 炎

概　　述

肺炎是由不同病原体或其他因素引起的肺部感染,包括大叶性肺炎、支气管肺炎、间质性肺炎、毛细支气管肺炎等。病原体为肺炎链球菌、金黄色葡萄球菌、肺炎支原体、腺病毒、呼吸道合胞病毒、真菌等。以发热、咳嗽、气促、呼吸困难及肺部湿啰音为主要临床表现。中医病名称之为"肺炎喘嗽",临床以发热、咳嗽、痰壅、气急、鼻煽为主要症状,重者可见张口抬肩、呼吸困难、面色苍白、口唇青紫等症。

本病一年四季均可发生,但多见于冬春季节。任何年龄均可患病,年龄越小,发病率越高。肺炎喘嗽的预后一般与年龄大小、体质强弱、受邪轻重及护理适当与否有密切的关系。若能早期、及时治疗,预后良好;年龄幼小,体质虚弱者常反复发作,迁延难愈;病情较重者容易合并心阳虚衰及邪陷心肝等严重变证,甚至危及生命。

本病属中医"肺炎喘嗽""风温闭肺""马脾风"等范畴。其病变部位主要在肺,常累及脾,亦可内窜心肝。其病理机制主要是肺气郁闭之演变。临床辨证分型首辨常证、变证。常证分为六型。(1)风寒闭肺型:恶寒发热,无汗不渴,咳嗽气促,痰稀色白,舌质淡红,苔薄白,脉浮紧。治法以辛温开肺、化痰降逆为主。(2)风热闭肺型:发热重,恶寒轻,咳嗽,痰稠色黄,呼吸急促,咽红,舌质红,苔薄白或薄黄,脉浮数,指纹青紫。治法以辛凉开肺、降逆化痰为主。(3)痰热闭肺型:壮热烦躁,喉间痰鸣,痰稠色黄,气促喘憋,鼻翼煽动,或口唇青紫,舌质红,苔黄腻,脉滑数,指纹紫。治法以清热涤痰、宣肺降逆为主。(4)毒热闭肺型:高热持

续,咳嗽剧烈,气急鼻煽,甚至喘憋,涕泪俱无,鼻孔干燥如煤烟,面赤唇红,烦躁口渴,溲赤便秘,舌质红而干,苔黄而糙,脉滑数。治法以清热解毒、泻肺开闭为主。(5)阴虚肺热型:病程较长,低热盗汗,咳嗽少痰或无痰,口干口渴,面色潮红,舌质红,苔少或花剥,脉细数,指纹紫。治法以养阴清热、润肺化痰为主。(6)肺脾气虚型:低热起伏不定,面色少华,咳嗽无力,痰多,神疲倦怠,动则汗出,纳差便溏,舌质淡,苔薄白或腻,脉细弱无力,指纹淡红。治法以健脾益气、化痰止咳为主。变证分为两型。(1)心阳虚衰型:突然呼吸急促,心悸心慌,烦躁不安,面色苍白,口唇发绀,四肢厥冷,胁下痞块,舌质紫黯,苔白,脉微急促。治法以益气温阳、救逆固脱为主。(2)邪陷厥阴型:壮热不退,四肢抽搐,神昏谵语,颈项强直,两目上视,舌质红,苔黄,脉数。治法以平肝熄风、清心开窍为主。

辨 证 施 治

1. 李燕宁分 3 期

(1)初期　表邪闭肺,邪束肺卫,卫表郁遏,肺气失宣,闭郁不行,此期应遵循"治表不犯里"的原则。治宜疏散表邪、宣肺平喘。若症见以恶寒无汗明显、热势不高为主,伴有鼻塞、流清涕、头痛等症,方用麻杏石甘汤合二胡加减;若症见以恶寒减轻、身热渐增为主,方用麻杏石甘汤合柴葛汤加减;若症见以干咳痰少、痉挛性咳嗽为主,伴有咽痒、声重,方用麻杏石甘汤加僵蚕、蝉蜕。

(2)中期　痰热闭肺,外邪入里化热,热邪炽盛,灼津炼液成痰,痰热交结。治宜清热涤痰、开肺止喘。若症见发热有汗,咳嗽,咳吐黄痰,痰浊

质稠,喉间痰鸣,方用麻杏石甘汤加浙贝母、瓜蒌;若症见气急喘促,鼻翼煽动,声高息涌,听诊以双肺底中小水泡音为主,方用麻杏石甘汤加紫苏子、葶苈子;若症见体质肥胖,素体痰湿,以咳嗽痰多色白为主,听诊以痰鸣音为主,方用麻杏石甘汤合二陈汤加减。

（3）后期　邪去正衰,体质虚弱或邪毒炽盛之患儿,病情常迁延难愈,日久伤阴、耗气。治法以扶正益气为主。若症见余热未清,时有低热,干咳,痰量少或无痰,口干、口渴欲饮,舌红少苔,方用麻杏石甘汤加炙枇杷叶、百部;若症见咳嗽日久,咯痰无力,痰稀白易咯,气短,喘促乏力,动则喘甚,纳差,方用麻杏石甘汤加炙紫菀、款冬花。[①]

2. 傅彩彪分 6 型

（1）肺热盛邪实型　此型临床最为常见,多见于体质较强壮的小儿,部分有表证,多为热证、实证。此型多属于普通型肺炎,部分伴有败血症,或为病毒性肺炎。治宜清热宣肺、化痰止咳。方用麻杏石甘汤加味:麻黄 4.5 克、杏仁 6 克、生石膏 15～20 克、甘草 3 克、板蓝根 9～15 克、黄芩 9 克、银杏 9 克、紫苏子 9 克、葶苈子 9 克。随症加减:毒热盛者,加大青叶、金银花、七叶一枝花、僵蚕;大便干结者,加大黄。

（2）脾胃虚腹泻型　此型多见于体质较弱的患儿,除肺部症状、体征外,多伴有明显的脾虚腹泻症状。治宜和中健脾、化痰止咳。方用肺炎补脾汤:陈皮 9 克、茯苓 9 克、白术 9 克、山药 9 克、银杏 9 克、地骨皮 9 克、姜半夏 6 克、七叶一枝花 12 克、甘草 4.5 克。随症加减:体温高者,酌加金银花、连翘或僵蚕;体温不高者,去地骨皮、七叶一枝花,加太子参、生黄芪;腹胀甚者,加厚朴;腹泻次数多者,加肉豆蔻或诃子。

（3）心阳虚衰竭型　此型发病急、病情重且变化多端,属肺炎伴心力衰竭。除咳喘较重外,多有四肢厥冷等表现。治宜益气养阴、回阳救逆。方用生脉散加味:党参 10～15 克、麦冬 9 克、七叶

一枝花 9 克、僵蚕 9 克、茯苓 9 克、五味子 6 克、银杏 6 克、桔梗 6 克、甘草 3 克。随症加减:心阳欲脱,四肢厥冷者,加附子、干姜,易党参为人参;汗多者,加龙骨、牡蛎。

（4）肝热盛抽搐型　此型与肺热盛邪实型相似,多有抽搐,系热极生风所致,属肺炎合并中毒性脑病。治宜平肝熄风、清热化痰。方用钩藤汤:钩藤 9 克、白菊花 9 克、银杏 9 克、陈皮 9 克、生地黄 15 克、石决明 12 克、全蝎 2 克、胆南星 3 克、僵蚕 6 克。随症加减:神昏者,酌加安宫牛黄丸、紫雪散等鼻饲。

（5）正气虚迁延型　此型为肺部啰音吸收慢,病势迁延不愈。多见于肺炎伴营养不良、佝偻病、贫血及反复发作的肺炎或肺炎后期,常有低热不退或盗汗等。治宜益气养阴、清热止咳。方用沙参麦冬汤加减:北沙参 9 克、麦冬 9 克、陈皮 9 克、茯苓 9 克、葶苈子 9 克、车前子 9 克、地骨皮 12 克、半夏曲 6 克、甘草 3 克、大枣 3～5 枚。

（6）肺肾虚喘息型　此型多见于体质虚胖小儿,体温不甚高且喘憋较重者。系肺肾气虚,邪实闭肺所致,属喘憋性肺炎。治宜温肾暖肺、降气平喘。方用射干麻黄汤加减:麻黄 4.5 克、射干 9 克、细辛 3 克、五味子 6 克、葶苈子 6 克、杏仁 6 克、紫苏子 6 克、附子 2 克、鹅管石 9～15 克。随症加减:四肢冰冷者,加桂枝;心率快,脉细数者,去麻黄,加生脉散;喘不止者,加地龙;体温较高者,加板蓝根、金银花、连翘;喘止痛缓者,酌加胡桃仁、补骨脂等。[②]

3. 张玉兰等分 3 型

（1）风寒闭肺型　多属支气管肺炎的早期,症见发热,无汗,咳嗽,气粗,恶寒不渴,痰稀白,舌苔薄白,脉浮数。治宜宣肺清热化痰。药用金银花 15 克、大青叶 15 克、瓜蒌 15 克、淡豆豉 10 克、连翘 7.5 克、前胡 7.5 克、贝母 7.5 克、芦根 7.5 克、冬瓜仁 5 克、桔梗 5 克等。

（2）风温闭肺型　多系支气管肺炎,症见发

① 周卫华.李燕宁教授运用麻杏石甘汤加减治疗小儿肺炎喘嗽经验[J].中国中西医结合儿科学,2011,3(4):306－307.
② 傅彩彪.辨证分型治疗小儿肺炎 171 例[J].浙江中医杂志,1998(9):389.

热微汗,咳嗽气促,痰鸣鼻煽,舌红苔黄,脉滑数。治宜清热解毒、宣肺化痰。药用石膏(先煎)20克、鱼腥草15克、金银花15克、大青叶15克、杏仁7.5克、连翘7.5克、甘草5克、黄芩5克、天竺黄5克、麻黄3克。

(3)痰热闭肺型 多系大叶性肺炎或支气管肺炎重症。起病急骤,高热烦躁,痰鸣气喘不得平卧,鼻煽肩息,大便多秘,舌苔黄腻,脉滑数。治宜清热解毒、泻痰平喘。方用麻杏石甘汤加大青叶15克、金银花15克、莱菔子10克、连翘7.5克、天竺黄5克、葶苈子4克、大黄(后下)3克,合安宫牛黄丸同用。

上方均每日1剂,水煎2次,分2～3次服。病情重者可配合西药治疗。临床观察:张玉兰等用上方辨证治疗93例小儿肺炎,单纯用中药治愈53例,配合西药治愈38例,好转2例。①

经 验 方

1. 涤痰平喘方 黄芩10克、桑白皮10克、地骨皮10克、款冬花10克、紫苏子10克、苍术10克、地龙10克、前胡10克、白前10克、炙麻黄6克、甘草6克、柴胡6克、清半夏6克、紫菀6克、生石膏15克、鱼腥草15克、陈皮8克。用500毫升水煎服,每日1剂,取药液200毫升,每日分3次口服。梁陵选取104例小儿支气管肺炎患儿,随机分为治疗组和对照组各52例。两组患儿均给予头孢呋辛钠和利巴韦林抗感染及抗病毒治疗,给予盐酸氨溴索祛痰治疗,同时给予补液。治疗组患儿加用自拟涤痰平喘方治疗。两组疗程均为7～10天。结果:治疗组患儿发热、咳嗽、肺部啰音、喘息和咯痰的发生率分别为11.54%、9.62%、13.46%、5.77%和11.54%,均显著低于对照组患儿(均 $P < 0.05$);治疗组患儿发热、咳嗽、肺部啰音、喘息和咯痰的持续时间均显著短于对照组(均 $P < 0.05$)。②

2. 清热方 甘草6克、炙麻黄3克、桔梗6克、杏仁6克、金银花9克、半夏6克、连翘6克、生石膏15克、桑白皮8克。随症加减:痰热壅肺,加桃仁6克、全瓜蒌10克、葶苈子10克、莱菔子6克、红花3克、知母6克,生石膏增至20克;风寒闭肺,将杏仁加至9克,炙麻黄加至5克,细辛1.5克;风热闭肺,加菊花6克、板蓝根10克、生地黄9克、黄芩6克;便秘,加大黄3克。每日1剂,水煎300毫升,较重者2剂/天,2～3次分服。王文学选取30例小儿肺炎患儿,随机分为治疗组和对照组各15例。对照组予以一般西医抗感染及对症治疗,治疗组在对照组基础上联合清热方辨证施治。两组疗程均为10天。结果:治疗组、对照组的总有效率分别为96.32%、33.25%,治疗组疗效优于对照组($P < 0.01$)。③

3. 宣肺清解活血方 制麻黄6克、杏仁6克、制远志6克、制甘草3克、川贝母6克、制半夏3克、橘红3克、生地黄9克、赤芍6克、黄芩6克、虎杖6克、鱼腥草9克。随症加减:痰多,加葶苈子6克、白芥子3克;大便溏频,加车前子9克、茯苓6克;喘甚,加地龙6克、紫苏子6克。以上方药根据年龄和体重调整剂量,皆使用中药颗粒剂,每日1剂,加开水适量冲服,根据患儿服药难易分2次或多次服用。张雅芬等收治98例小儿支气管肺炎患儿,随机分为观察组和对照组各49例。对照组采用常规药物治疗,主要药物为青霉素、利巴韦林、双黄连、头孢唑肟。观察组在对照组的基础上加服宣肺清解活血方。两组均连续应用10天。结果:观察组总有效率明显高于对照组(95.92%、81.83%, $P < 0.05$);观察组发热、咳嗽、咳痰及肺部啰音消退时间明显短于对照组,两组比较差异有统计学意义($P < 0.05$)。④

4. 止嗽汤经验方 紫菀3～8克、前胡3～8克、陈皮2～5克、桔梗3～8克、荆芥3～8克、甘

① 张玉兰,等.中西医结合治疗小儿肺炎93例[J].辽宁中医杂志,1994,21(12):556.
② 梁陵.涤痰平喘方治疗小儿支气管肺炎疗效观察[J].陕西中医,2016,37(4):412-413.
③ 王文学.清热方联合西药治疗小儿肺炎随机平行对照研究[J].实用中医内科杂志,2014,28(2):125-126.
④ 张雅芬,等.宣肺清解活血方治疗小儿支气管肺炎[J].中国实验方剂学杂志,2012,18(2):237-239.

草 1～3 克、黄芩 3～6 克、鱼腥草 3～8 克、杏仁 2～5 克、北斗根 3～5 克。随症加减：若偏于风寒者，去黄芩、北斗根，加防风、紫苏叶、生姜以辛温开肺、散寒宣肺；若偏于风热者，加桑叶、菊花、芦根以疏风肃肺；若偏于痰热，加桑白皮、贝母、竹茹等以清热宣肺、涤痰定喘；若偏于风燥伤肺，去陈皮、荆芥，加桑叶、麦冬、沙参等以滋阴润燥。贾建珍等收治 118 例小儿肺炎患儿，随机分为治疗组 60 例和对照组 58 例。对照组仅用西医治疗，根据血常规、细菌培养、药敏实验等结果，结合临床征象分别给予青霉素、头孢类、阿奇霉素等抗生素，更昔洛韦雾化吸入、吸氧等治疗。治疗组在西医治疗基础上加上方加减治疗。疗程为 3～7 天。结果：治疗组、对照组的总有效率分别为 96.67%、84.48%，两组总有效率比较差异有显著性（P＜0.05）。①

5. **肺炎喘嗽基本方** 麻黄 2～5 克、杏仁 2～5 克、大青叶 3～8 克、金银花 3～8 克、连翘 3～8 克、桔梗 3～8 克、毛冬青 3～8 克、薏苡仁 5～10 克、甘草 2～3 克。随症加减：若高热烦渴，加生石膏 6～20 克；痰盛者，加紫苏子 3～6 克、葶苈子 2～5 克、白芥子 2～5 克；若见面白、唇紫，加桃仁 2～5 克、红花 2～5 克、丹参 3～6 克。水煎取汁，分 3～5 次口服。洪华金将 147 例肺炎患儿随机分为治疗组 104 例和对照组 43 例。对照组予抗病原及对症治疗，并积极治疗并发症。治疗组在对照组的基础上加服肺炎喘嗽基本方加减治疗。两组均以 7 天为 1 个疗程。结果：治疗组、对照组的总有效率分别为 98.1%、90.7%，两组总有效率差异有统计意义（P＜0.05），治疗组疗效明显优于对照组；治疗组在咳嗽和干湿性啰音消失时间上明显优于对照组，差异有高度统计学意义（P＜0.01）。②

6. **夏陈化痰组方** 党参 145.8 克、制半夏 83.3 克、陈皮 104.2 克、茯苓 145.8 克、泽泻 62.5 克、车前草 166.7 克、白术 145.8 克、山药 125 克、甘草 62.5 克。1 毫升/千克。每日 3 次口服。水煎醇提取法，浓缩至 1 000 毫升（相对密度约 1.08），添加蔗糖 100 克，食用香精适量，苯甲酸钠 1.5 克，10 毫升管制口服液瓶分装；115℃，30 分钟灭菌，即得。尹宝叶等收治 70 例支气管肺炎患儿，随机分为治疗组和对照组各 35 例。两组均根据病情予抗感染等常规西医治疗。治疗组加服夏陈化痰组方。两组均以 15 天为 1 个疗程。结果：两组退热、咳嗽消失、气促消失、啰音消失时间及住院时间比较差异均有统计学意义（均 P＜0.05），治疗组少于对照组。③

7. **穴位敷贴粉** 白芥子、细辛、甘遂、延胡索等。将前药研成细末，治疗前用生姜汁调匀，成 1 厘米×1 厘米×0.5 厘米大小膏状，放入 2 厘米×2 厘米纱布块上，贴于相应穴位，透气胶布固定。取穴：肺俞、脾俞、膈俞、天突、膻中。随症加减：喘者，加定喘穴；发热流涕，加风门穴。背部穴位均取双侧。贴敷时间依据不同年龄及耐受程度，每次 0.5～3 小时即可。隔日 1 次，3 次为 1 个疗程，1 个疗程后观察疗效。张艳平收治 30 例小儿肺炎。结果：治愈 14 例，占 46.67%；好转 15 例，占 50%；无效 1 例，占 3.33%。总有效率 96.67%。④

8. **敷胸散** 大黄、玄明粉、大蒜泥按 4∶1∶4 比例配制。根据病变部位取敷胸散 30～50 克加入适量水调成糊状，将调好的敷胸散均匀地平摊在敷料上（一般为 8～10 厘米），薄厚适中（一般为 0.3～0.5 厘米）。患儿取俯卧位或侧卧位，暴露敷药部位，将摊好的膏药敷在病变部位上。敷药时间：1～3 岁 10 分钟，4～7 岁 15 分钟，8 岁以上 20 分钟。每日 1 次。鲁英等收治 452 例支气管肺炎患儿，随机分为治疗组 267 例和对照组 185 例。治疗组临床使用敷胸散，根据肺部听诊情况和 X 线检查确定敷胸部位，根据患儿年龄确定敷药时间。对照组则不应用敷胸散。7 天判定疗效。结

① 贾建珍,等."止嗽汤经验方"佐治小儿肺炎的临床研究[J].中外医学研究,2012,10(2)：124-125.
② 洪华金.肺炎喘嗽基本方治疗小儿肺炎 104 例[J].中医儿科杂志,2011,7(4)：25-26.
③ 尹宝叶,等.夏陈化痰组方治疗小儿支气管肺炎临床观察[J].河北中医,2010,32(12)：1799-1800.
④ 张艳平.穴位贴敷治疗小儿肺炎 30 例临床观察[J].吉林中医药,2006,26(11)：57-58.

果：两组总疗效分别为 100%、96.17%，治疗组明显优于对照组。①

9. 补脾益肺冲剂　黄芪 800 克、太子参 600 克、白术 600 克、茯苓 500 克、百合 500 克、炒扁豆 450 克、桔梗 450 克、山楂曲 450 克、当归 350 克、陈皮 350 克、紫河车 350 克、甘草 150 克。按《中国药典》1985 年版规定制成含糖冲剂，每包 12 克。每次 1~6 个月 1/5 包，6 个月~1 岁 1/4 包，1~2 岁 1/3 包，2~4 岁 1/2 包，4~8 岁 1 包，8~15 岁 1.5 包，>15 岁 2 包，每日 3 次冲服。1 个月为 1 个疗程。反复感染配用抗生素。胥福林用方补脾益肺冲剂治疗慢性肺炎 108 例，痊愈 71 例，好转 28 例，无效 9 例。总有效率 90.1%。②

10. 杏桔汤　杏仁 6 克、瓜蒌皮 6 克、贝母 6 克、前胡 6 克、黄芩 6 克、桔梗 5 克、金银花 10 克。随症加减：痰热郁肺、喘咳不宁，加麻黄、生石膏（先煎）；兼风寒外感去黄芩、金银花，加紫苏叶、化橘皮；兼风热外感，加牛蒡子、蝉蜕，肺阴虚，加白薇、麦冬；肺气虚，加太子参、山药；痰多黏稠，加天竺黄、冬瓜仁；喘满气粗，加葶苈大枣泻肺汤；喘咳夜甚合泻白散；便秘，加大黄（后下）、桃仁；肺部啰音，加赤芍、红花。每日 1 剂，水煎 2 次，分 4 次服。<1 岁药量减半，>2 岁药量加重 1/3。向一青用上方加减治疗小儿肺炎 150 例，痊愈（临床症状、肺部体征均消失者）89 例，显效（临床症状基本消失，但听诊可闻及少量痰鸣音者）46 例，无效（临床症状、肺部体征无明显好转者，部分病例病情有加重之势者）15 例。总有效率 90%。③

11. 莨菪消喘膏　炙白芥子、延胡索、细辛、甘遂按 2∶2∶2∶1 比例研成粉末，密封保存。药粉 5 克，用东莨菪碱注射液 0.6 毫升混合成膏状，以成形略湿为宜，分成 2 等份，每份压成 2 厘米直径的药饼，置于 3.5 厘米×3.5 厘米胶布上，贴敷于穴位上。取穴：肺俞、膈俞、百劳、膏肓穴、阿是穴（肺部啰音显著处），每次选 2 穴。2~8 小时局部

有瘙痒、烧灼、痛感时取掉药饼，个别患儿如果反应轻可适当延长贴敷时间，但反应较剧、起水泡时应立即取下，以防造成皮肤损伤。刘怡湘等收治小儿肺炎 160 例，随机分为治疗组和对照组各 80 例。对照组用两种或两种以上的抗生素。治疗组予上法治疗。结果：两组啰音消失时间 3 日以内、3~5 日、6~8 日、8 日以上分别为 24 例、7 例、36 例、8 例、16 例、31 例、4 例、34 例，平均 4 日、7.8 日，治疗组优于对照组，两组有显著性差异（P<0.01）。④

12. 中药外敷　陈皮 20 克、半夏 20 克、茯苓 20 克、白芥子 20 克、川芎 20 克。研极细末，装入 15 厘米×25 厘米纱布口袋封口，轮流置于胸、背部，将电子熥疗包接通电源，加热覆盖于药袋上，胸、背各 15 分钟，每日 1 次。西药常规用抗生素 1~2 种静滴，每日 1 次。解晓红等收治 519 例小儿肺炎患儿，分为皮肤给药组 200 例、对照 I 组 151 例、对照 II 组 168 例。对照 I 组常规单用抗生素治疗，对照 II 组予常规抗生素合中药汤剂治疗，皮肤给药组予常规抗生素加中药外敷治疗。结果：三组的总有效率分别为 91.5%、77.5%、94%，表明皮肤给药法明显优于单纯抗生素法（P<0.01），与抗生素合口服中药法有相同的效果（P>0.05）。⑤

13. 肺炎合剂　炙麻黄 4 克、桃仁 8 克、杏仁 8 克、生大黄（后下）4 克、生石膏（先煎）15 克、鱼腥草 15 克、桑叶 8 克、桑皮 8 克、七叶一枝花 15 克、葶苈子 10 克、前胡 10 克、炙百部 10 克、川贝母 6 克。随症加减：热甚，加黄芩 8 克、寒水石 10 克；痰盛，加瓜蒌仁 10 克、鲜竹沥水 20 毫升；憋喘为主，加地龙 10 克、钩藤 8 克；腹泻，加炒扁豆 10 克、熟薏苡仁 15 克，或加服中药止泻散；伴心阳虚衰，予熟附子 4 克、生晒参 10 克、淡干姜 6 克，另煎口服；伴血象明显增高者，加用抗生素；缺氧明显者给氧；心衰严重者予强心利尿。每日 1 剂，水

① 鲁英,王雪峰,等.中药贴敷治疗小儿肺炎的疗效观察及护理[J].辽宁中医杂志,2005,32(6):607.
② 胥福林.补脾益肺冲剂治疗慢性肺炎 108 例[J].四川中医,1995(1):23.
③ 向一青.杏桔汤治疗小儿肺炎 150 例[J].湖南中医杂志,1994,10(6):25-26.
④ 刘怡湘,等.莨菪消喘膏穴位贴敷促进小儿肺炎罗音吸收 80 例观察[J].中医杂志,1994(10):620.
⑤ 解晓红,等.皮肤给药法治疗小儿肺炎恢复期 200 例[J].北京中医杂志,1993(1):25-26.

煎至200毫升,频服或灌肠,每日2次。杜跃进选取86例小儿肺炎患儿,随机分为肺炎合剂治疗组和单纯西药对照组各43例。对照组给予青霉素、氨苄青霉素或红霉素、丁胺卡那霉素静脉滴注。配合支持疗法及对症处理。治疗组予肺炎合剂加减治疗。均治疗7天。结果:治疗组、对照组的总有效率分别为93.03%、69.77%,两组有显著性差异($P<0.05$)。[1]

14. 呼吸道两方 呼吸道Ⅰ号方:黄芩10克、杏仁10克、连翘15克、鱼腥草30克、桔梗5克、生甘草5克。呼吸道Ⅱ号方:炙麻黄5克、生甘草5克、葶苈子5克、生石膏30克、鱼腥草30克、板蓝根30克、杏仁10克、桑白皮10克。上药均水煎浓缩加调味品及防腐剂制成成药,15～30毫升/次,每日3～4次。许桂英等用呼吸道Ⅰ号方治疗90例小儿肺系疾病,其中治愈73例,好转11例,无效6例;用呼吸道Ⅱ号方治疗116例,其中治愈87例,好转23例,无效6例。[2]

15. 肺炎灵 炙麻黄10克、杏仁10克、陈皮10克、款冬花10克、甘草9克、冬瓜仁9克、丹参15克、赤芍12克。上药制成250%的合剂。6个月以内患儿10毫升/次,6个月以上患儿20毫升/次,均每日3次。朱素娥等收治150例婴幼儿肺炎患儿,随机分为治疗组和对照组各75例。全部病例均采用西药常规治疗:抗生素、支持疗法、对症处理。治疗组加用上述中药治疗。1～2周为1个疗程。结果:治疗组的咳嗽消失时间、肺部啰音消失时间及痊愈天数均优于对照组(均$P<0.01$)。[3]

16. 清肺饮 荆芥穗4克、杏仁9克、百部6克、金银花10克、芦根12克、板蓝根12克、大青叶12克、甘草2克。随症加减:有表虚征象者,宜加黄芪、防风、桂枝;里热亢盛者,加生石膏(先煎)、知母;痰多气逆,加紫苏子、半夏;后期肺炎有

气阴两伤明显者,加人参、麦冬、玄参;邪陷厥阴神昏者,可用羚角钩藤汤化裁,羚羊角3克、全蝎3克,钩藤、生地黄或用安宫牛黄丸(散)。煎汤徐服,每日1剂。刘信普用上方加减并辅以西药对症治疗婴幼儿肺炎45例,痊愈42例,占92%。[4]

17. 清热散 玄参30克、生石膏(先煎)30～60克、桑叶15克、炙麻黄3～6克、蝉蜕12克、僵蚕6克、牛蒡子15克。随症加减:咳喘者,加杏仁12克;痰甚者,加陈皮20克、胆南星10克;抽搐者,加全蝎6克、钩藤20克;呕吐者,加竹茹10克、生姜3片;大便干者,加大黄(后下)6克。每日1～2剂,煎成200毫升分4次温服。3岁以下每次服50～80毫升,3岁以上每次服100～150毫升。服药期忌生冷油腻。治疗时间最短1天,最长3天。张晋中等用上方治疗小儿肺炎15例,痊愈(体温正常,肺部啰音消失)6例,显效(体温降至正常,仍有散在啰音)5例,有效(体温下降1℃,仍有啰音)2例,无效(服药后无变化)2例。总有效率86.7%。[5]

18. 新医散 黄连4份、朱砂4份、雄黄4份、天竺黄4份、牛黄4份、白芷4份、硼砂4份、羚羊粉4份、天麻10份、橘红10份、胆南星10份、枳壳10份、琥珀10份、玄参10份、冰片2份。将药混匀研极细末,装包,每包重2克。清热化痰,镇咳平喘。小于6个月每次1/6包,6个月～1岁1/4包,2～5岁1/2包,5岁以上每次1包,每日3次,温开水冲服。治疗2周。曹元奎用上方治疗60例小儿肺炎,总有效率100%。[6]

19. 跌打丸 三七、当归、红花、血竭、没药、乳香、木通、自然铜等。将上药研碎,用黄酒调成糊状涂于布上,厚约3毫米,敷于肺部听诊时细湿啰音较多的相应胸背部,每隔12小时换敷1次,直至肺部啰音消失后再治疗2天。功效:活血散瘀消肿。李晓楼收治小儿肺炎39例,均按小儿肺炎

① 杜跃进.肺炎合剂为主治疗小儿肺炎43例[J].辽宁中医杂志,1992(11):32-33.
② 许桂英,等.呼吸道Ⅰ号Ⅱ号方治疗小儿肺系疾病206例[J].上海中医药杂志,1992(1):12.
③ 朱素娥,等.中西医结合治疗婴幼儿肺炎75例小结[J].湖北中医杂志,1992(4):9-10.
④ 刘信普.清肺饮治疗婴幼儿肺炎45例[J].内蒙古中医药,1991(4):6.
⑤ 张晋中,等.清热散治疗小儿发热112例临床观察[J].中医药研究,1991(4):45.
⑥ 曹元奎.新医散治疗小儿肺炎[J].吉林中医药,1991(4):24-25.

常规治疗,包括退热、镇静、吸氧、止咳平喘及应用抗生素,此外用跌打丸敷胸辅助治疗。结果:患儿均被治愈,平均治愈时间34.8小时。[1]

中 成 药

1. 金振口服液 组成:羚羊角、大黄、黄芩、石膏、人工牛黄、甘草等。功效:清热解毒,祛痰止咳。用法用量:6个月龄～1岁,每次5毫升,3次/天;1～3岁,每次10毫升,2次/天;3～7岁,每次10毫升,3次/天;7～14岁,每次15毫升,3次/天。临床应用:季汝风等选取159例小儿支气管肺炎患儿,随机分为治疗组79例和对照组80例。两组均常规予以抗感染、"布地奈德、异丙托溴按、博利康尼"气泵吸入,必要时吸痰、营养支持等治疗,在此治疗之上,治疗组给予金振口服液进行治疗,对照组未予其他祛痰止咳的中西药物。疗程为7天。结果:治疗组、对照组的总有效率分别为94.94％、83.75％,两组差异有统计学意义(P＜0.05)。[2]

2. 小儿肺热咳喘口服液 组成:麻黄、杏仁、石膏、金银花、连翘、知母、黄芩、板蓝根、鱼腥草等,辅料为苯甲酸钠、甜蜜素。功效:清热解毒,宣肺止咳,化痰平喘。用法用量:1岁以下每次5毫升,每日2次;1～3岁每次10毫升,每日3次;4～7岁每次10毫升,每日4次;8～12岁每次20毫升,每日3次。临床应用:刘文亚将163例小儿肺炎患儿随机分为治疗组82例和对照组81例。两组均给予抗感染、对症治疗,非支原体肺炎给予头孢孟多酯钠、拉氧头孢钠静脉滴注;支原体肺炎给予注射用乳糖酸阿奇霉素,每日1次静脉滴注,至少连续用药5～7天,继之换用口服阿奇霉素10毫克/(千克·天),每日1次。治疗组在以上治疗的基础上辅以小儿肺热咳喘口服液治疗。疗程均

为7天。结果:治疗组恢复时间及住院时间均明显少于对照组(P＜0.05);治疗组肺功能恢复效果明显好于对照组(P＜0.05);治疗组的总有效率为96.34％,而对照组仅为87.65％,治疗组的治疗效果明显好于对照组(P＜0.05)。[3]

3. 双黄连口服液 组成:金银花、黄芩、连翘,辅料为蔗糖、香精(10毫升/支)。用法用量:婴儿,5毫升/次,3次/日;幼儿,10毫升/次,3次/日,不用任何抗菌药物。临床应用:张文娟等收治72例小儿肺炎患儿,分为治疗组40例和对照组32例,治疗组退出5例。对照组口服阿莫西林干糖浆。两组患儿咳嗽、发热均用伤风止咳糖浆、复方阿司匹林片对症治疗。结果:治疗组、对照组的总有效率分别为100％、87.5％。[4]

4. 祛痰灵口服液 组成:鲜竹沥、鱼腥草(30毫升/支)。功效:清热祛痰。用法用量:＜2岁每日1支,2～4岁每日1.5支,4～6岁每日2支,均分2次口服,3日为1个疗程。临床应用:许舜根等用祛痰灵口服液治疗小儿肺热痰咳150例,显效(临床症状基本解除,肺部痰鸣音或啰音消失,或明显减少)37例(24.7％),有效(临床症状明显减轻,肺部痰鸣音或啰音减少)103例(68.6％),无效(临床症状依旧,肺部痰鸣音或啰音未消失)10例(6.7％)。总有效率93.3％。[5]

5. 小儿咳喘灵口服液 组成:麻黄、杏仁、生石膏、金银花、黄芩、甘草、蜂蜜(每100毫升含生药207克)。用法用量:1个月～1岁,5毫升/次,每日2次;1～3岁,10毫升/次,每日2次,4～6岁,10毫升/次,每日3次。临床应用:胡仁寿等收治60例小儿支气管肺炎患儿,随机分为治疗组和对照组各30例。治疗组予小儿咳喘灵口服液,对照组按常规治疗用青霉素或红霉素(对青霉素过敏者)、氨茶碱。结果:治疗组治愈8例,显效20例,有效2例;对照组治愈9例,显效20例,有

① 李晓楼.跌打丸敷胸促进小儿肺炎罗音吸收39例观察[J].中西医结合杂志,1991(11):684.
② 季汝风,等.金振口服液治疗小儿支气管肺炎的疗效观察[J].中国医药指南,2017,15(17):195-196.
③ 刘文亚.小儿肺热咳喘口服液治疗小儿肺炎的临床疗效评估[J].中国医药导报,2012,9(32):91-92,95.
④ 张文娟,等.双黄连口服液治疗小儿肺炎35例[J].医药导报,2000,19(6):566-567.
⑤ 许舜根,等.祛痰灵口服液治疗小儿肺热痰咳150例小结[J].上海中医药杂志,1994(12):28.

效 1 例。①

喘 息 性 肺 炎

概　述

喘息性肺炎是肺炎的一种类型，其病原多为细菌、病毒，也可由病毒、细菌混合感染。病原体常由呼吸道入侵，少数经血行入肺，以肺组织充血、水肿、炎性浸润为主。肺泡内充满渗出物，经过肺泡壁通道向周围肺组织蔓延，呈点片状炎症灶。目前认为喘息性肺炎的发作除与上呼吸道感染有关外，还与过敏体质相关，喘息的病理基础可能是由于气道炎性水肿、痰液黏稠栓塞使气道狭窄所致。加之婴幼儿呼吸肌发育尚未完善，支气管腔相对狭窄，管壁纤毛运动差，咳嗽乏力，呼吸做功消耗能量大，从而缺氧使喘息加重，若不及时治疗，可引起心功能和呼吸功能不全。

辨 证 施 治

1. 钱美珍等分 2 型

（1）热证　症见咳喘哮鸣，气粗声扬，痰黏稠不易出，发热，面红唇干，烦躁，小便黄，大便秘结，舌红苔黄，脉滑数，指纹红而限于风关。治宜清肺化痰平喘。方用麻杏石甘汤加味：麻黄、杏仁、生石膏、生甘草、紫苏子、葶苈子、浙贝母、瓜蒌壳、丹参、桃仁、红花。

（2）寒证　症见咳嗽气促，喉间喘鸣有声，咯痰清稀，色白，鼻塞声重，或流清涕，面色青白，或晦暗不泽，舌苔泛白，脉浮滑，指纹色紫而限于气关。治宜温肺化痰定喘。方用小青龙汤合三子养亲汤加味：麻黄、桂枝、干姜、细辛、制半夏、白芍、炒莱菔子、紫苏子、白芥子、甘草、丹参、桃仁、红

花、五味子。

随症加减：咳甚，加紫菀、款冬花；发热止，咳嗽缓解后，以培补肺脾为主，予六君子汤加味（党参、白术、茯苓、制半夏、陈皮、防风、黄芪、丹参、桃仁、红花）。临床观察：钱美珍等收治 68 例婴幼儿喘憋性肺炎患儿，予西药利巴韦林、祛痰、平喘、对症处理，中药予辨证施治。结果：经治疗后痊愈 42 例，好转 26 例，全部有效。②

2. 龙秀芳等分 2 期

（1）急性期　正盛邪实，病在卫气。症见发热，口渴，无汗，咳嗽，喘憋，舌苔黄或薄白。方用支肺合剂：麻黄 3 克、杏仁 6 克、甘草 6 克、黄芩 6 克、生石膏 15 克、白茅根 15 克、金银花 15 克、大青叶 9 克、鱼腥草 9 克。随症加减：痰多，加葶苈子 4 克、天竺黄 3 克；紫绀重，加丹参 6 克、赤芍 3 克等。加水煎至 40～60 毫升，1～3 岁每日 1 剂，1 岁以下剂量酌减，分数次频频服下。

（2）恢复期　正虚邪微，气阴两伤，余热未尽。症见低热或不热，仍咳嗽，肺内少许啰音。方用扶肺合剂：百合 6 克、地骨皮 6 克、桑白皮 6 克、麦冬 6 克、党参 6 克、前胡 6 克、百部 6 克、甘草 3 克、粳米 9 克。服法同上。临床观察：龙秀芳等收治小儿喘憋性肺炎 80 例，中药予上法治疗，西药采用对症治疗为主，继发细菌感染适当选用抗生素。结果：显效 49 例，有效 31 例。有效率 100％。③

经 验 方

1. 温肺化瘀定喘汤　黄芩 6 克、杏仁 6 克、生麻黄 3 克、半夏 9 克、青黛 3 克、细辛 3 克、桃仁 6 克、红花 6 克、桂枝 6 克、五味子 6 克、瓜蒌 10 克、炙甘草 6 克。水煎浓缩为每剂 60 毫升。<6 个月患儿每次 10 毫升，6 个月～2 岁患儿每次 15 毫升，2～3 岁患儿每次 20 毫升，每日 3 次。刘晓红等将风寒袭肺型小儿病毒性肺炎患儿 50 例分为

①　胡仁寿,等.小儿咳喘灵口服液治疗小儿支气管肺炎的临床与实验研究［J］.中国中西医结合杂志,1992,12(12)：719－721,737.
②　钱美珍,等.中西医结合治疗婴幼儿喘憋性肺炎 68 例［J］.中国中医急症,2005,14(6)：502.
③　龙秀芳,等.中西医结合治疗小儿喘憋性肺炎 80 例［J］.陕西中医,1991,12(12)：542－543.

试验组28例和对照组22例。均给予基础治疗即沐舒坦静脉点滴、布地奈德、复方异丙托溴铵空气压缩泵雾化吸入。试验组加用温肺化瘀定喘汤口服治疗，对照组予利巴韦林静脉注射、盐酸丙卡特罗口服。疗程均5～7天。结果：气促消退时间、咳嗽减轻时间、住院天数明显减少，腹泻持续时间试验组短于对照组，差异有统计学意义($P<0.05$)。[1]

2. 清肺平喘汤　葶苈子、射干、地龙、大贝母、枇杷叶、桑白皮、莱菔子、紫苏子。金爱琴等将71例喘息性肺炎患儿随机分为观察组37例和对照组34例。两组患儿入院后常规用鼻导管吸氧及吸痰保持呼吸道通畅，糖皮质激素雾化吸入及给予抗生素治疗。对照组予二羟丙茶碱静脉给药，观察组服用自创清肺平喘汤治疗。疗程均为5天。结果：观察组、对照组的治疗效果有显著差异性($P<0.05$)；显效患者呼吸困难消失时间，观察组(3.0 ± 1.6)天优于对照组(4.1 ± 0.7)天，两组有显著性差异($P<0.05$)；血氧饱和度恢复正常时间，观察组(6.5 ± 2.8)小时优于对照组(10.3 ± 1.9)小时，两组有显著性差异($P<0.05$)。[2]

3. 止喘合剂　麻黄3克、半夏3克、细辛1克、五味子6克、黄芩3克、野菊花6克、甘草3克（为小青龙汤加减）。煎药室煎制，分袋真空包装备用，温热频服。张灿用止喘合剂治疗喘憋性肺炎患儿57例。结果：痊愈56例，1例病程迁延。总有效率98.2%。[3]

4. 特治药贴　鱼腥草、金银花、板蓝根、杏仁、桔梗、川贝等。龙苹将60例小儿喘憋性肺炎患儿随机分为治疗组和对照组各30例。两组均给予抗生素、抗病毒制剂、对症处理，在此常规治疗基础上治疗组采用经皮给药治疗仪治疗，特治药帖固定在两个电极板上，然后将其分别置于肺俞穴或肺部听诊啰音密集处，调整所需参数开始治疗，结束后取下电极板，药帖留置在穴位上20小时后

取下，用清水洗净皮肤，进行局部轻柔按摩2～3分钟，间隔4小时再进行下一次治疗，1次/天，连续6天为1个疗程。结果：治疗组、对照组的总有效率分别为96.67%、86.67%，两组比较差异有显著性($P<0.05$)。[4]

5. 麻杏甘石汤加味　麻黄3克、山慈菇3克、甘草3克、生石膏15克、杏仁9克、半夏9克、大枣9克、葶苈子5克。每日1剂，水煎服，分4～6次温服。王燕等用麻杏甘石汤加味治疗小儿毛细支气管炎50例，结果：痊愈47例，好转3例。总有效率100%。[5]

6. 葶苈五味子平喘汤　葶苈子10克、紫苏子10克、白芥子10克、五味子10克、地龙10克、桂枝10克、秦皮10克、莱菔子15克、桔梗15克、板蓝根15克、制半夏6克（基本方）。随症加减：风邪犯肺型用基本方；痰热闭肺型基本方加鱼腥草10克、沙参10克、生地黄10克；正虚邪恋型基本方加党参10克、白术10克、茯苓10克。每日1剂，煎成60毫升，3个月～1岁服20毫升/天，1～3岁40毫升/天，>3岁60毫升/天，分2～3次口服，婴儿不限次数，疗程为7天。罗志英等将216例疗婴幼儿喘憋性肺炎随机分为治疗组和对照组各108例。两组均常规选择1～2种抗生素、病毒唑及对症和支持治疗，合并心力衰竭者酌情加用西地兰。雾化吸入：吸入液为生理盐水30毫升内加α-糜蛋白酶1500单位、庆大霉素4万单位、地塞米松1毫克，每日2次。治疗组根据中医辨证施治加用上述中药治疗。结果：治疗组、对照组的总有效率分别为96.3%、85.2%，两组比较差异有显著性($P<0.01$)。[6]

7. 喘肺灵合剂　麻黄3克、杏仁6克、甘草6克、黄芩6克、生石膏15克、白茅根15克、金银花15克、大青叶9克、鱼腥草9克。随症加减：如痰多，加葶苈子4克、天竺黄3克；紫绀重，加丹参3

① 刘晓红，林海.温肺化瘀定喘法治疗风寒袭肺型小儿病毒性毛细支气管炎的临床研究[J].首都医科大学学报，2013,34(4)：587-591.
② 金爱琴，等.自创清肺平喘汤在喘息性肺炎中的应用[J].江西医药，2010,45(11)：1120-1121.
③ 张灿.止喘合剂在治疗小儿喘憋性肺炎中的应用体会[J].中医药导报，2005,11(11)：34.
④ 龙苹.经皮给药治疗仪佐治小儿喘憋性肺炎30例临床观察[J].右江民族医学院学报，2004,26(2)：276.
⑤ 王燕，等.麻杏甘石汤加味治疗小儿毛细支气管炎50例[J].实用中医药杂志，2002,18(11)：27.
⑥ 罗志英，等.中西医结合治疗婴幼儿喘憋性肺炎108例[J].中国中西医结合杂志，2002,22(3)：228-229.

克、赤芍 3 克。1 日内温热喂服,7 剂为 1 个疗程。於卫国等用喘肺灵合剂治疗 42 例喘憋性肺炎患儿,总有效率 90.5％。[1]

8. 清肺泄痰猴枣汤灌肠　麻黄 6 克、炙枇杷叶 6 克、杏仁 10 克、桑白皮 10 克、葶苈子 10 克、淡黄芩 3 克、川贝母 3 克、生大黄(后下)3 克、地龙 5 克、冬瓜仁 15 克、猴枣散(兑入)2 支(每支 0.36 克)。随症加减:痰热壅肺高热,咳嗽痰多,呼吸喘促,加鲜竹沥(冲)1 支,石菖蒲 10 克、姜半夏 10 克;并发哮喘,地龙改为 10 克,加蝉蜕 6 克、射干 3 克;纳差,加鸡内金 6 克、莱菔子 10 克;如有腹泻,去生大黄,加马齿苋 20 克、焦山楂 15 克。每日 1 剂,取药液约 150 毫升,再兑入猴枣散搅匀,冷却至 37℃左右,早晚分 2～3 次灌肠。高幼琴等收治 148 例小儿咳喘症患儿,随机分为治疗组 98 例和对照组 50 例。治疗组用上方加减治疗。对照组口服博利康尼片、静脉点滴病毒唑针;炎症明显者,适当选用抗生素;高热者,予解热。两组均治疗 3 天为 1 个疗程,治疗 2～3 个疗程后观察疗效。结果:治疗组、对照组的总有效率分别为 97.96％、70％,两组比较有非常显著性差异($P<0.01$),治疗组疗效明显高于对照组。[2]

中 成 药

十味龙胆花颗粒　组成:龙胆花、甘草、川贝母等。功效:清热化痰,止咳平喘。用法用量:0.1 克/(千克·次),2～3 次/天,连用 3～6 天。临床应用:王文明等将 125 例喘憋性肺炎患儿随机分为观察组 62 例和对照组 63 例。两组患儿均采用控制呼吸道感染和对症治疗。观察组采用十味龙胆花颗粒,不加任何平喘止咳药物,重型短期内应用激素 1～21 天。对照组采用一般平喘止咳药物,如氨茶碱、麻黄素、舒喘灵、非那根、酮替芬等。结果:治疗组、对照组的痊愈率

分别为 96.77％、79.36％,两组比较有显著性差异($P<0.05$)。[3]

小儿病毒性肺炎

概 述

小儿病毒性肺炎是小儿感染病毒所引起的肺部炎症。临床主要特征:气喘,咳嗽,咯痰痰鸣,发热,肺部听诊可闻及中、细湿啰音,X 线全胸片可表现为肺实变浸润阴影,鼻咽部分泌物脱落细胞或血清病毒学检测阳性。小儿病毒性肺炎病原体主要包括呼吸道合胞病毒、腺病毒、流感病毒、副流感病毒、巨细胞病毒等,其中以呼吸道合胞病毒最多见。

呼吸道合胞病毒肺炎是 3 岁以下婴幼儿最常见的肺炎。病原是呼吸道合胞病毒,一般在上呼吸道感染 2～3 天后即出现肺炎症状。轻者有发热,咳嗽,呼吸困难与精神萎靡常不显著;重症患儿有高热,咳嗽,呼吸困难,鼻煽,三凹征,口周青紫,心率增快,烦躁不安与萎靡不振交替出现,可合并心衰,部分患儿有喘息性支气管炎或肺炎。听诊有中小水泡音,X 线检查有间质性肺炎、肺泡病变及肺气肿。

辨 证 施 治

1. 毛玉燕分 2 型

(1) 风寒闭肺证　症见恶寒发热,无汗不渴,咳嗽气急,痰稀色白,咽喉不红,舌质淡红,苔薄白,脉浮紧。治宜辛温开肺、化痰止咳。方用三拗汤合葱豉汤加减:炙麻黄 2～5 克、杏仁 5～10 克、荆芥 5～10 克、防风 5～10 克、桔梗 3～5 克、淡豆豉 5～10 克、甘草 3～5 克。随症加减:化热,或多

① 於卫国,等.喘肺灵合剂治疗喘憋性肺炎疗效分析[J].现代中西医结合杂志,2001,10(13):1232－1233.
② 高幼琴,等.清肺泄痰猴枣汤灌肠治疗小儿咳喘症 98 例——附西药治疗 50 例对照[J].浙江中医杂志,2001(3):109－110.
③ 王文明,等.十味龙胆花颗粒治疗喘憋性肺炎 62 例[J].中国中医药信息杂志,2001,8(12):86.

兼有热象,故常加黄芩 10～15 克、金银花 10 克、连翘 5～10 克;若痰多,加制半夏 3～5 克、浙贝母 10 克;若食欲不振,加焦山楂 10 克、炒神曲 10 克、炙鸡内金 5～10 克。

(2) 风热犯肺证 症见发热恶风,或微有汗出,或口渴欲饮,咳嗽,痰稠色黄,呼吸急促,咽红充血,舌质红,苔薄黄,脉浮数。治宜辛凉宣肺、清热化痰。方用银翘散合麻杏石甘汤加减:金银花 10 克、连翘 5～10 克、炙麻黄 2～5 克、杏仁 5～10 克、生石膏 15～30 克、鱼腥草 15～30 克、桔梗 3～5 克、生甘草 3～5 克。随症加减:体温较高、咳嗽不剧者,以银翘散为主加入薄荷 3～5 克、淡豆豉 5～10 克、荆芥 5～10 克等加强疏散表邪的作用;若咳频、气促、咽喉红肿者,以麻杏石甘汤为主加紫苏子 5～10 克、葶苈子 5～10 克、浙贝母 5～10 克、地龙 5～10 克;咽喉红肿者,加射干 5 克、牛蒡子 5～10 克;大便秘结者,加生大黄 5～10 克、玄参 5～10 克;津伤口渴,加芦根 10～20 克、天花粉 5～10 克。

每日 1 剂,水煎 2 次,参考年龄及体质量大小每日服 150～300 毫升,分多次服用。临床观察:毛玉燕选取 116 例非重症病毒性肺炎患儿,分为中药治疗组 54 例和西药对照组 62 例。对照组选用抗生素联合利巴韦林治疗,咳频加止咳药。治疗组用上述中医辨证施治。两组疗程均以≤2 周为限,如患儿体温过高,则临时加用退热药。结果:两组临床治愈率(85.12%、82.26%)比较差异无统计学意义($P>0.05$),治疗组与对照组疗效相当;两组不良反应发生率(9.68%、5.56%)比较差异有统计学意义($P<0.01$),治疗组明显少于对照组。[1]

2. 王霞等分 3 型

(1) 风寒袭肺型 症见恶寒发热,无汗不渴,咳嗽气急,痰稀色白,舌淡,苔薄白,脉浮紧。治宜辛温解表、宣肺化痰。药用麻黄 2～5 克、防风 3～8 克、紫苏叶 3～8 克、前胡 5～9 克、桔梗 3～6 克、杏仁(打)3～5 克、白芥子 3～5 克、蝉蜕 3～5 克、葛根 5～10 克。随症加减:痰多,加陈皮 3～5 克、制半夏 3～6 克;咳剧,加百部 5～8 克、紫菀 5～8 克;喘甚者,加紫苏子 5～8 克。每日 1 剂,水煎服,连服 3～5 剂,剂量按年龄大小而定(下同)。热退去蝉蜕、葛根,连服 2～3 剂,再加太子参 8～15 克、五味子 3～5 克,连服 2～3 剂。

(2) 风热犯肺型 症见发热恶风,微有汗出,口渴欲饮,咳嗽气急,痰稠色黄,咽痛,舌尖红,苔薄黄,脉浮数。治宜辛凉解表、清肺化痰。药用桑叶 5～8 克、麻黄 2～5 克、生石膏(先煎)10～20 克、前胡 5～9 克、杏仁(打)3～5 克、桔梗 3～6 克、百部 5～8 克、浙贝母 3～8 克、葶苈子 5～8 克、鱼腥草 8～15 克、黄芩 3～6 克、蝉蜕 3～5 克、葛根 5～10 克。随症加减:咽痛,加射干 3～8 克、板蓝根 6～12 克;痰多,加天竺黄 2～4.5 克。每日 1 剂,水煎服,连服 3～5 剂。热退去蝉蜕、葛根、生石膏,连服 2～3 剂,后浙贝母改川贝母 2～5 克,再连服 2～3 剂。

(3) 痰热壅肺型 症见壮热烦躁,喉间痰鸣,气促喘憋,鼻翼煽动,或口唇青紫,痰稠色黄,舌质红,苔黄腻,脉滑数。治宜清热化痰、泻肺平喘。药用生石膏(先煎)10～20 克、葶苈子 5～8 克、桑白皮 5～9 克、杏仁(打)3～5 克、黄芩 3～6 克、鱼腥草 8～15 克、浙贝母 3～8 克、甘草 3～5 克。随症加减:大便秘结者,加大黄 3～6 克;口唇青紫明显者,加桃仁 5～8 克、丹参 5～10 克;痰多者,加天竺黄 2～4.5 克、瓜蒌 6～9 克;口干、舌红少津者,加天花粉 6～12 克、北沙参 8～12 克。每日 1 剂,水煎服,连服 3～5 剂。热退后去生石膏,连服 2～3 剂,后浙贝母改为川贝母 2～5 克,再连服 2～3 剂。[2]

经 验 方

1. 通腑宣肺汤 炙麻黄、炙大黄、地龙、百部、

① 毛玉燕.辨证论治小儿非重症病毒性肺炎 54 例临床观察[J].河北中医,2010,32(10):1478-1479.
② 王霞,等.辨证分型论治小儿腺病毒肺炎 43 例报告[J].中医药临床杂志,2004,16(5):411-412.

连翘、鱼腥草、生石膏、浙贝母、款冬花、蝉蜕、杏仁、枇杷叶、前胡、桔梗等。吴婷等共选取 60 例肺炎喘嗽患儿，随机分为观察组和对照组各 30 例。观察组予上方治疗，对照组采用西医常规治疗。结果：观察组、对照组的总有效率分别为 93.33%、86.67%，差异具有统计学意义(P<0.05)。①

2. 宣肺解毒汤 鱼腥草 5～8 克、板蓝根 5～8 克、胆南星 5～8 克、黄芩 5～8 克、桔梗 3～6 克、前胡 3～6 克、青黛 3～6 克、枳壳 3～6 克。清热解毒，止咳化痰。每日 1 剂，水煎分 2 次服。曹静静等收治 100 例病毒性肺炎患儿，随机分为治疗组 56 例和对照组 44 例。治疗组采用上方进行治疗。对照组应用病毒唑 10～15 毫克/千克静脉滴注，每日 1 次。两组均以 10 天为 1 个疗程，共治疗 1～2 个疗程。结果：治疗组治愈 50 例，好转 6 例，治愈率为 89.3%；对照组治愈 39 例，好转 5 例，治愈率为 88.6%。两组治愈率比较差异无统计学意义(P>0.05)，但在症状改善方面，治疗组发热、喘息、咳嗽等指标的改善所需时间明显少于对照组，差异有统计学意义(P<0.05)。②

3. 麻杏清肺汤 炙麻黄 6 克、杏仁 9 克、石膏 15 克、川贝母 6 克、炙枇杷叶 12 克、炙桑白皮 15 克、炙紫菀 12 克、莱菔子 10 克、橘红 10 克、僵蚕 9 克、甘草 6 克。随症加减：发热较重者，加金银花、连翘，或加重石膏用量为 30 克；喘促较重者，加葶苈子、地龙；大便秘结者，加大黄、牵牛子；食欲不振者，加焦三仙、鸡内金；兼惊者，加钩藤、蝉蜕。此为 2～8 岁小儿剂量，可随小儿年龄、病情适当增减。宣肺平喘，清热化痰。每日 1 剂，水煎 2 次，少量频服。对个别发热咳喘较重者，常配服紫雪丹、牛黄清心丸，并辅以清开灵注射液静脉滴注。李志强选取 170 例病毒性肺炎患儿，随机分为治疗组 86 例和对照组 84 例。对照组予西药常规治疗。治疗组以自拟麻杏清肺汤加减治疗。结果：治疗组、对照组的有效率分别为 93.0%、

64.3%，两组疗效比较，差异有统计学意义(P<0.05)，治疗组明显优于对照组。③

4. 肺炎 2 号方 麻黄 3 克、石膏 25 克、知母 7 克、杏仁 7 克、黄芩 7 克、射干 7 克、地龙 7 克、法半夏 7 克、紫苏子 7 克、桔梗 5 克、甘草 5 克。随症加减：伴热甚者，加重石膏用量至 30 克，知母 10 克；伴喘者，加白芥子 7 克、莱菔子 7 克；痰多者，加前胡 7 克、川贝母 7 克；病情迁延者，加当归 10 克、山药 10 克。魏弘选取 256 例腺病毒肺炎患儿，随机分为中药组 130 例和对照组 126 例。中药组予鱼金注射液加入 10% 莪术油葡萄糖注射液静脉滴注，口服肺炎 2 号方加减治疗。结果：经治疗两组患儿均痊愈，但中药组咳嗽及肺部啰音消失、退热天数及胸片恢复正常天数均较对照组为短(均 P<0.05)。④

5. 增液承气汤加味 玄参 5 克、麦冬 5 克、细生地黄 5 克、全瓜蒌 5 克、浙贝母 5 克、大黄 2 克、芒硝 2 克、厚朴 3 克。剂量根据患者年龄大小而略有增减。每日 1 剂，水煎服。此方服 1 剂后高热可缓解，体温可下降。服第 2 剂后，大便可通，热邪可去。患者如发生变证，出现邪陷心包、内陷厥阴之症状，如神昏、谵语、抽风等，可加羚羊角 0.5 克、钩藤 3 克、杭菊 3 克、白芍 5 克、天麻 5 克等平肝熄风之品。待大便通、热邪去后，用养阴健脾补肾之法，拟方：生地黄 5 克、熟地黄 5 克、麦冬 5 克、淮山药 5 克、茯苓 5 克、白术 5 克、扁豆 5 克、莲子 5 克、薏苡仁 8 克、党参 8 克、芡实 6 克、黄芪 10 克。水煎服，连服 2 剂患儿即可康复。杨端芬用上法治疗 88 例小儿病毒性肺炎患儿，总有效率 99.6%。⑤

6. 复方芪苓汤 黄芪 12 克、莪术 8 克、川贝母 8 克、枇杷叶 8 克、党参 8 克、茯苓 10 克、黄芩 10 克、金银花 10 克、连翘 10 克、当归 6 克、甘草 6 克。此为 5 岁患儿药量。随症加减：发热者，加柴胡、青天葵；喘咳甚者，加葶苈子、炙麻黄；痰

① 吴婷.通腑宣肺汤治疗小儿肺炎喘嗽毒热闭肺证的临床疗效分析[D].石家庄：河北医科大学,2016.
② 曹静静,等.宣肺解毒汤治疗小儿病毒性肺炎 56 例临床观察[J].临床合理用药,2014,7(1B)：38.
③ 李志强.麻杏清肺汤治疗小儿病毒性肺炎疗效观察[J].中医学报,2011,26(5)：539-540.
④ 魏弘.中药治疗小儿腺病毒肺炎 130 例疗效观察[J].中国中医急症,2003,12(4)：324-325.
⑤ 杨端芬.增液承气汤治疗小儿病毒性肺炎 88 例[J].四川中医,2001,19(3)：60-61.

多者,加地龙、天竺黄;腹胀者,加莱菔子、厚朴;惊战者,加钩藤、蝉蜕;腹泻者,加白术、炒扁豆;纳食不佳者,加谷芽、麦芽、鸡内金;精神萎靡者,加西洋参;高热抽搐者,加紫雪丹。韦宗境用自拟复方芪芩汤治疗小儿迁延性病毒性肺炎43例,总有效率100%。[1]

7. 小柴胡汤加减 柴胡、黄芩、半夏、杏仁、板蓝根、桔梗、五味子、甘草。剂量根据患儿年龄、体质、症状酌定。随症加减:若伴高热惊厥者,加蝉蜕、僵蚕、姜黄、生大黄、石膏;并发气喘者,加麻黄、苍耳子;喉间痰鸣者,加射干、橘红;咳痰黄稠者,加鱼腥草、山豆根;呕吐者,加代赭石、竹茹,宜少量频频服用;腹泻者,加炒车前子、葛根。每日1剂,水煎3次服用。若小儿服药不便可鼻饲或保留灌肠。服药期间,饮食宜清淡流质,忌食辛辣油腻;一般情况下停用其他药物,心衰及水电失衡者需配合西药。李逢春等用上方加减治疗病毒性肺炎88例,治愈率100%。[2]

8. 宣肺膏 鱼腥草9克、金银花9克、生石膏30克、海蛤粉9克、北沙参9克、杏仁9克、木蝴蝶2克、川贝母3克、橘红3克、前胡9克。水煎2次,滤去残渣,滤液浓缩成膏滋,加入二甲基亚枫0.2毫克,调匀,即得。每日1次,贴敷于患儿脐部。3次为1个疗程。许伦霞收治55例小儿病毒性肺炎患儿,随机分为治疗组29例和对照组26例。治疗组予上法。对照组使用抗生素,气急、喘息严重者给予口服(吸入)B₂激动剂,心悸和极度衰竭者给予对症治疗。结果:治疗组、对照组的有效率分别为96.6%、96.2%。可见宣肺膏治疗小儿病毒性肺炎有效。[3]

中 成 药

1. 清肺口服液 组成:麻黄、杏仁、生石膏、甘草、桑白皮、草苗子、前胡、虎杖等。功效:清解肺热,解毒活血,平喘镇咳,祛痰止咳。用法用量:10~20毫升/次,3次/天。临床应用:李群选取80例痰热闭肺型小儿病毒性肺炎患儿,随机分为治疗组和对照组各40例。对照组予利巴韦林静滴,治疗组予清肺口服液治疗。两组均连续治疗10天为1个疗程,共治疗3个疗程。结果:治疗组总有效率为95.00%,对照组为87.50%,治疗组临床疗效优于对照组($P<0.05$);且治疗组的体温平均恢复时间少于对照组,两组差异显著($P<0.01$)。[4]

2. 清金解毒口服液 组成:麻黄、桑白皮、黄芩、苦杏仁、石膏、甘草、板蓝根、瓜蒌皮、法半夏、浙贝母、橘红、紫苏子、细辛、薄荷、青礞石、枇杷叶、前胡、天花粉、虎杖等。用法用量:1~3岁10毫升/次,3~6岁20毫升/次,均每日3次。临床应用:李丽娟将70例小儿病毒性肺炎患儿随机分为实验组和对照组各35例。两组均予基础西医治疗,实验组加用清金解毒口服液。结果:实验组、对照组的总有效率分别为88.6%、74.3%,两组相比差异显著($P<0.05$)。[5]

3. 猴枣散 组成:猴枣、猪牙皂、全蝎、牛黄、川贝母等。功效:除痰,镇惊,通窍。用法用量:<1岁每次0.18克,每日2次;≥1岁每次0.36克,每日2次。临床应用:陈彩芬收治133例恢复期顽固性痰鸣小儿肺炎患儿,分为治疗组83例和对照组50例。对照组按常规方法治疗。治疗组同时加用猴枣散口服。结果:治疗组、对照组的总有效率分别为96.39%、68%,两组具有非常显著的差异($P<0.01$)。[6]

4. 扶正抗毒糖浆 组成:沙参、天花粉等。用法用量:3岁以下10毫升/次,4~7岁15毫升/次,每日4次口服。临床应用:朱莉娜等收治96例病毒性肺炎患儿,随机分为治疗组69例和对照

[1] 韦宗境.复方芪芩汤治疗小儿迁延性病毒性肺炎43例[J].浙江中医杂志,2001(7):298.
[2] 李逢春,等.小柴胡汤加减治疗病毒性肺炎[J].内蒙古中医药,1997(4):9-10.
[3] 许伦霞.宣肺膏敷脐治疗小儿病毒性肺炎[J].黑龙江中医药,1997(2):43.
[4] 李群.清肺口服液治疗小儿病毒性肺炎痰热闭肺证随机平行对照研究[J].实用中医内科杂志,2014,28(9):34-35.
[5] 李丽娟.清金解毒口服液治疗小儿病毒性肺炎的效果和药理机制[J].中国医药指南,2014,12(14):277-278.
[6] 陈彩芬.猴枣散治疗小儿肺炎恢复期顽固性痰鸣83例[J].浙江中西医结合杂志,1999,9(1):20-21.

组27例。治疗组予扶正抗毒糖浆,对照组用病毒唑静滴。均3日为1个疗程。结果:两组总有效率分别为97%、85%;治疗组治疗后止咳作用优于对照组($P<0.05$);退热时间两组比较无显著性差异($P>0.05$)。[1]

5. 羚羊清肺散 组成:羚羊角、牛黄、贝母、黄芩、生石膏、青礞石、大黄、朱砂、甘草等。功效主治:清热泻火,化痰止咳,平喘通便,镇惊安神;适用于小儿流感、急性支气管炎、肺炎。临床应用:毛彩香等用羚羊清肺散治疗120例小儿呼吸道感染患儿,白细胞增高者配伍用适宜抗生素如头孢拉定等口服,用药1周后均痊愈。[2]

大叶性肺炎

概　述

大叶性肺炎,临床多见于较大的儿童,婴儿期极为少见。由于较大儿童机体抵抗力逐渐增加,故能将病灶局限于一个肺叶或一个节段。多为肺炎球菌感染。临床表现先有轻度的上感症状,继而寒战、高热、咳嗽,或伴胸痛、腹痛、心悸、气促、鼻煽,甚者伴有三凹征,口周青紫,年长儿可有铁锈色痰。

本病属中医"风温""咳喘"范畴。其病理特点是风温犯肺、肺失宣降等。临床辨证分型与治则。(1)温邪犯肺型:发热微恶寒或不恶寒,咳嗽或胸痛,吐白色痰,舌红唇干,苔薄黄,脉浮数。治以辛凉解表、宣肺化痰为主。(2)痰热壅肺型:高热,咳嗽,胸闷气促痰鸣,吐铁锈色痰,烦躁不安,口干欲饮,舌赤唇干,小便短赤,大便干或稀,舌红苔黄,脉滑数或洪数。治以清热解毒、宣肺化痰为主。(3)余热未尽,气阴两伤型:低热,咳嗽少痰,乏力嗜睡,自汗,盗汗,手足心热,舌淡体胖,少苔,脉细数或沉数。治以益气养阴、清解余热为主。

辨 证 施 治

曹汉昌分3型

(1)风温病毒侵犯肺卫 发病初期。症见发热微恶寒或不恶寒,咳嗽或胸痛,吐白色痰,舌稍红唇干,苔薄黄,脉浮数。治宜辛凉解毒、宣肺化痰。方用银翘散加减:连翘15克、金银花15克、大青叶15克、芦根15克、竹茹6克、牛蒡子6克、薄荷(后下)6克、桑白皮9克、桔梗3克、生甘草3克。

(2)痰热壅肺,肺失宣降 发病极期。症见高烧,咳嗽,胸痛,气促痰鸣,吐铁锈色痰,烦躁不安,口干欲饮,舌赤唇干,小便短赤,大便干或稀,舌红苔黄,脉滑数或洪数。治宜清热解毒、宣肺化痰。方用麻杏石甘汤合苇茎汤加减:炙麻黄3克、杏仁9克、黄芩9克、冬瓜仁9克、甘草6克、桃仁6克、生石膏(先煎)30~60克、大青叶15~30克、芦根12克、薏苡仁15克、连翘15克。

(3)余热未尽,气阴两伤 恢复期。症见低热,咳嗽少痰,乏力嗜睡,自汗、盗汗,手足心发热,舌淡体胖,少苔,脉细数或沉数。治宜益气养阴、清理余热。方用沙参麦冬汤加减:沙参15克、扁豆15克、生地黄9克、茯苓9克、丹参9克、桑白皮9克、炙枇杷叶9克、麦冬6克、玉竹6克、地骨皮6克、山药12克。

随症加减:胸痛甚,加郁金6克、丹参15克、桃仁6克;胸闷兼喘者,加前胡6克、地龙6克、天竺黄6克、瓜蒌15克;痰中带血,加白茅根30克、藕节6克;痰多,加贝母6克、竹沥3克;呕吐者,加竹茹6克、生石膏(先煎)12克;纳差,加焦三仙各6克;大便干,加大黄6克、瓜蒌15克;小便短赤,加滑石9克、车前子6克、白茅根18克;抽风,加羚羊角粉(冲)1.5克、钩藤15克、全蝎(研末冲服)3克、蜈蚣(研末冲服)1条;邪热下利,配葛根

① 朱莉娜,等.扶正抗毒糖浆治疗小儿病毒性肺炎69例[J].北京中医药大学学报,1995,18(3):50-51.
② 毛彩香,等.羚羊清肺散治疗小儿呼吸道感染[J].河北中医,1994,16(3):23.

芩连汤。上述方中药量为5～12岁小儿剂量,根据年龄酌情增减。每日1剂,水煎2次,取250～500毫升,分3～4次服完。临床观察:曹汉昌按上述中医辨证施治治疗小儿大叶性肺炎患儿60例,病重者配合抗生素及对症治疗,均全部治愈。[1]

经 验 方

1. 清肺解毒汤 大青叶15克、鱼腥草15克、苇茎15克、桃仁10克、金荞麦12克、两面针12克、甘草6克。随症加减:热毒壅肺,加蒲公英、玄参、大黄等;痰热壅肺,加冬瓜仁、葶苈子、海蛤粉等;兼血瘀,加红花、丹参、延胡索等;兼湿热,加黄芩、车前子、薏苡仁等;兼悬饮,加葶苈子、泽泻、茯苓等;兼痰湿,加陈皮、半夏、石菖蒲等。清泻肺热,解毒化瘀,化痰止咳。根据年龄和病情随症加减药量,每日1剂,水煎,分2次口服,或采用中药浓缩颗粒剂。治疗7天为1个疗程,共2个疗程。宋桂华等收治217例大叶性肺炎患儿用清肺解毒汤加减治疗。结果:痊愈(症状及体征消失,实验室及X线等检查恢复正常)133例,好转(症状及体征、实验室检查等有所改善,X线检查肺部病灶尚未完全吸收)81例,未愈(病情未见好转)3例。总有效率98.6%。[2]

2. 凉膈散加味 大黄10克、朴硝(冲化)10克、黄芩6克、栀子9克、连翘15克、枳实10克、鱼腥草15克。每日1剂,水煎分2次温服,泻下燥粪或大便溏薄为止。随症加减:脉明显细数者,加柴胡、白芍以透邪解郁;咳声重浊痰多者,加桔梗、川贝母以宣肺止咳;胸背疼并神志模糊者,加桃仁、瓜蒌仁、石菖蒲以活血通窍;呼吸困难、紫绀、鼻煽、抽搐者,加地龙、羚羊角以清热平肝熄风。杨献民收治48例大叶性肺炎患儿用上方加减治疗,经治疗2～8天全部治愈,无咳嗽或偶闻咳嗽,无咯痰,体温正常,神情活泼,饮食、二便均无异常。其中休克纠正时间6～30小时;体温降

至正常时间最短2天,最长5天;X线肺部阴影消失时间最短5天,最长8天;呼吸恢复正常时间最短3天,最长8天。[3]

支 原 体 肺 炎

概 述

支原体肺炎(MMP)是由肺炎支原体(MP)所引起,肺炎支原体是介于细菌与病毒之间的一类病原微生物,是小儿呼吸道感染的重要病原体之一,MP感染占小儿肺炎的20%～30%,流行期可占50%～60%。支原体肺炎是支原体感染的重要表现,在各个年龄组均可发生,发病年龄不再局限于年长儿,近年来报道,6岁以下儿童支原体肺炎发病率有增加趋势,婴幼儿感染率也高达25%～69%。现代研究发现支原体肺炎患儿不仅可出现严重的肺部病变,尚可发生其他脏器损伤,还与儿童支气管哮喘有密切关系。近年来,各国研究者进一步发现支原体对大环内酯类抗生素出现耐药问题,治疗支原体感染越来越困难。

本病属中医温病中"风温"等范畴。主要病因病机是时温邪热,侵袭肺卫,热毒炽盛,肺失肃降等。临床表现为发热微恶寒,咽红肿痛,咳嗽频频,大便干,小便黄,舌质红,苔薄白或黄腻,脉滑数。治法以清热宣肺解毒为主。

辨 证 施 治

1. 李秀亮分4型

(1) 肝经风热型 症见咳嗽频作,痰少,流浊涕,目眵多或颜面、躯干出现红色皮疹,烦躁,头晕,胸闷,舌红苔薄黄或黄少,指纹浮紫,脉弦数或浮数。治宜疏风清热、泻肝止咳。方用桑菊饮加减:桑叶、菊花、蝉蜕、黄芩、栀子、桔梗、杏仁。

① 曹汉昌.中西医结合治疗小儿大叶性肺炎60例[J].陕西中医,1989,10(10):440-441.
② 宋桂华,宋欢欢,等.清肺解毒汤治疗儿童大叶性肺炎217例疗效观察[J].中国中西医结合儿科学,2013,5(1):51-52.
③ 杨献民.凉膈散治疗儿童休克型大叶性肺炎48例[J].四川中医,2003,21(9):73-74.

（2）木火刑金型　症见咳嗽频频，痰中带血，甚至咯血，咳甚则面红耳赤，心烦易怒，咽干口苦，颊赤便秘，舌红苔黄，指纹紫，脉弦数。治宜清肝宁肺、凉血止血。方用咳血方或龙胆泻肝汤加减：龙胆草、栀子、青黛、海蛤壳、枇杷叶、侧柏叶。

（3）阴虚肺燥型　症见咳嗽日久，痰少难咯或干咳无痰，咳引呕吐，胸闷痛，唇红声嘶，咽干口渴，大便干燥，舌红苔少，脉细数。治宜滋阴润肺、柔肝缓急。方用清燥救肺汤加减：沙参、麦冬、石膏、川贝母、杏仁、白芍。

（4）横逆犯脾型　症见咳嗽久作，痰多，黏稠难咳，伴有面色萎黄，烦躁，夜卧不宁，磨牙，神乏困倦，胸闷纳呆，舌淡红，苔黄腻或白腻，脉滑数。治宜疏肝健脾、化痰止咳。方用六安煎加减：半夏、橘红、陈皮、枳壳、薏苡仁、葶苈子、海浮石、郁金、柴胡。[1]

2. 李向红分 4 型

（1）风邪犯肺型　初期症见患儿咳嗽痰少，苔薄白或薄黄，脉浮或数。治宜疏风解表。方用桑菊饮化裁：桑叶、连翘、杏仁、薄荷、桔梗、枳壳、甘草。随症加减：风热偏盛，加金银花、黄芩；风寒偏盛去连翘，加紫苏叶。

（2）痰湿型　症见咳嗽痰多，或喘气，肺部听诊湿啰音较多，舌苔厚腻，脉滑。治宜降气化痰。方用二陈汤化裁：半夏、陈皮、茯苓、紫苏子、杏仁、桔梗、莱菔子、地龙、葶苈子。随症加减：痰热偏盛，加黄芩、川贝母、鱼腥草。

（3）肺阴不足型　症见干咳无痰，口渴便秘，或午后低热，舌红苔少，脉细数。治宜滋阴润肺。方用沙参麦冬汤化裁：沙参、麦冬、玉竹、川贝母、炙枇杷、地龙、桔梗、百部。

（4）脾肺气虚型　症见咳嗽无力，痰液清稀，纳呆，四肢欠温，汗多，便溏，舌淡紫，苔薄白润，脉沉滑。治宜益气健脾化痰。方用六君子汤化裁：太子参、黄芪、白术、茯苓、陈皮、法半夏、地龙、紫苏子、甘草。[2]

3. 孟宪兰分 2 期

（1）急性期　① 以咳嗽为主要症状，初为干咳，继而转为顽固性剧烈咳嗽，有时表现为百日咳样咳嗽，无痰或带少量黏液脓性痰，咳嗽持续时间较长，咳甚则吐，面红耳赤，舌质边尖红，苔黄或白，脉弦数。治宜清泻肺热、解痉止咳。方用清金汤：炙桑皮、黄芩、桃仁、虎杖、川贝母、僵蚕、炙百部、金银花、白花蛇舌草。② 以发热为主要症状，表现为发热持续时间较长，一般为3～7天，咳嗽不重，口渴，咽痛，舌质红，苔薄黄，脉滑数或浮数。治宜疏风清热、宣肺止咳。方用麻杏石甘汤合银翘散加减：麻黄、杏仁、生石膏、黄芩、鱼腥草、金银花、连翘、炒牛蒡子、蝉蜕、僵蚕、板蓝根、青蒿。③ 以喘憋为主要症状，临床表现为喘憋气促，呼吸困难，喉中痰鸣，咳嗽，发热或无热，大便干，舌质红，苔黄厚腻，脉滑数。肺部听诊可闻及哮鸣音或中小水泡音。治宜清肺化痰、泻肺平喘。方用麻杏石甘汤合葶苈大枣泻肺汤加减：麻黄、杏仁、生石膏、黄芩、白花蛇舌草、葶苈子、炒紫苏子、炒地龙、僵蚕、胆南星、射干、甘草。

（2）缓解期　① 以阴伤为主，表现为无热或低热，咳喘不重，咯痰不爽，口干唇燥，舌质干红少苔，脉细数。治宜养阴润肺止咳。方用沙参麦冬汤加减：沙参、麦冬、天花粉、鱼腥草、川贝母、桑皮、地骨皮、紫菀。② 以肺脾气虚为主，表现为咳轻，喉中有痰，气短身倦，舌淡苔白，脉弱。治宜健脾益气、化痰止咳。方用六君子汤加减：太子参、白术、茯苓、陈皮、半夏、桃仁、冬瓜子、甘草。[3]

经 验 方

1. 中药内服加外治　风热闭肺证患儿给予清肺通络汤：桑白皮 10 克、地骨皮 10 克、桃仁 10 克、杏仁 10 克、紫苏子 10 克、葶苈子 10 克、蝉蜕 6 克、地龙 10 克、平地木 15 克、甘草 3 克；痰热闭肺证患儿给予清肺涤痰汤：炙麻黄 6 克、杏仁 10 克、

① 胡鹏，李秀亮.李秀亮教授从肝论治小儿支原体肺炎经验[J].中医儿科杂志，2008，4（2）：7－9.
② 李向红.中西医结合治疗小儿支原体肺炎 42 例疗效观察[J].北京中医药大学学报（中医临床版），2004，11（3）：23－24.
③ 孟宪兰，等.小儿支原体肺炎辨治经验[J].中医杂志，2004，45（9）：709.

生石膏 15 克、黄芩 10 克、百部 10 克、紫苏子 10 克、葶苈子 10 克、全瓜蒌 10 克、天竺黄 10 克、赤芍 6 克、甘草 3 克。采用中药免煎配方颗粒剂冲服。2～3 岁，每日 1/2 剂，分 2 次服用；3～6 岁，每日 2/3 剂，分 2 次服用；6～14 岁，每日 1 剂，分 2 次服用。中药外治采用细芥敷贴粉：白芥子 20 克、细辛 20 克、甘遂 20 克、花椒目 20 克、延胡索 20 克、干姜 10 克。将上述药物研成粉状，加适量温水调成糊状药膏，做成 1.5 厘米×1.5 厘米大小、厚度为 0.5 厘米的药饼，将药饼敷贴于患儿天突、大椎穴处，用胶布固定，每日 1 次，每次 2～4 小时。刺激量以皮肤潮红或有痒感为度，若皮肤出现明显烧灼感或起疱不能耐受者，应提前去药。姜之炎等将 80 例支原体肺炎患儿随机分为治疗组和对照组各 40 例。对照组予西医常规治疗，治疗组加用中药内服辅以细芥敷贴粉外敷治疗。治疗周期均为 10 天。结果：治疗组愈显率 97.50%，明显高于对照组 77.5%，两组比较差异有统计学意义（$P < 0.01$），治疗组疗效优于对照组；治疗组中医证候疗效愈显率 90.00%，明显高于对照组 62.50%，两组比较差异有统计学意义（$P < 0.01$），治疗组疗效优于对照组。[1]

2. 中药穴位外敷　天花粉、黄柏、乳香、没药、樟脑、大黄、生天南星、白芷各等份。共研细末，加入适量的醋、蜂蜜赋形剂调成糊状，然后摊于无菌纱布中进行贴敷，敷于胸部两侧中府、屋翳穴。魏昆收治 90 例支原体肺炎患儿，随机分为治疗组和对照组各 45 例。对照组采用常规西药对症治疗，治疗组在对照组基础上加用中药穴位外敷。两组疗程均在 10～14 天。结果：治疗组有效率为 97.78%，对照组为 81.11%，两组比较差异有统计学意义（$P < 0.05$）。[2]

3. 参芪五味汤　黄芪 10～15 克、人参 3～6 克、白术 9～12 克、茯苓 10～15 克、甘草 3～6 克、五味子 10～15 克、射干 6～10 克、桃仁 6～9 克、贝母 6～9 克、金银花 10～15 克、鱼腥草 10～15 克、丝瓜络 6～9 克、丹参 6～9 克。随症加减：咳嗽不止者，加紫菀、百部、款冬花；低热起伏，营卫不和者，加桂枝、龙骨、牡蛎、白芍；食欲不振者，加山楂、神曲、麦芽；久泻不止者，加白扁豆、山药、煨木香；热毒尚存者，加蒲公英、败酱草；阴虚肺燥者，加知母、黄芩、青蒿、地骨皮；痰多者，加桔梗、前胡；气促，加紫苏子、葶苈子；喘憋严重者，加瓜蒌、地龙。每日 1 剂，分 2 次服用。1～2 岁，每次 50 毫升；3～5 岁，每次 80 毫升；6～9 岁，每次 120 毫升；10～15 岁每次 150 毫升。5 天为 1 个疗程。崔秀川采用参芪五味汤加减治疗正虚邪恋型小儿肺炎 78 例，并予常规西医治疗。结果：治愈（治疗 1 个疗程后，临床症状消失，体温正常，啰音消失，肺部病灶吸收，血常规恢复正常）36 例，好转（治疗 1 个疗程后，症状减轻，啰音减少，X 线检查肺部病灶未完全吸收）38 例，无效（治疗后症状和体征均无改善，或恶化，或中途改用其他药物者）4 例。总有效率为 94.9%。[3]

4. 清热养阴合剂　金银花 9 克、连翘 9 克、知母 9 克、银柴胡 9 克、青蒿 9 克、地骨皮 9 克、秦艽 9 克、鲜芦根 30 克、人参 6 克、生石膏 15 克、鳖甲 12 克、淡竹叶 3 克、甘草 3 克。张社教将 74 例肺炎支原体患儿随机分为治疗组 38 例和对照组 36 例。对照组予阿奇霉素静脉滴注，同时予对症处理。治疗组采用自拟的清热养阴合剂治疗。两组均治疗 1 周。结果：治疗组、对照组的总有效率分别为 94.7%、72.2%，两组比较差异有统计学意义（$P < 0.01$）。[4]

5. 止咳穴位贴　吴茱萸、白醋、皮肤渗透剂氮酮调和制成。温经通脉，降逆止咳。吕英豪等收治 60 例支原体肺炎患儿，随机分为治疗组和对照组各 30 例。两组均采用阿奇霉素针剂 10 毫克/千克每日静滴，连用 3～5 天。治疗组将止咳穴位贴固定敷贴于足底涌泉穴上，患儿晚上睡前贴 6～

① 姜之炎,肖臻,等.清肺通络法治疗小儿支原体肺炎的临床疗效评价[J].上海中医药大学学报,2016,30(5):17-21.
② 魏昆.中药穴位外敷佐治小儿支原体肺炎疗效观察[J].中医药临床杂志,2012,24(4):308-309.
③ 崔秀川.参芪五味汤加减治疗正虚邪恋型小儿肺炎 78 例[J].中医研究,2011,19(8):44-45.
④ 张社教.清热养阴合剂治疗小儿肺炎支原体感染后持续发热 38 例[J].山西中医,2010,26(6):18,20.

8 小时,每日 1 次。疗程均为 1 周。结果:治疗组较对照组血清总 IgE 水平明显降低,差异有统计学意义($P<0.05$)。①

6. 麻杏石甘汤加减 炙麻黄 3 克、甘草 3 克、杏仁 6 克、桔梗 6 克、石膏 12 克、前胡 8 克、僵蚕 8 克、地龙 8 克。随症加减:风寒闭肺者,去石膏,加桂枝、荆芥、半夏、紫苏子、陈皮;风热闭肺者,加金银花、连翘、浙贝母、薄荷;痰热闭肺者,加黄芩、桑白皮、鱼腥草、葶苈子、天竺黄、丹参;阴虚肺热者,去石膏、麻黄,加沙参、麦冬、玉竹、炙款冬花、百部、知母。每日 1 剂,水煎分服。毛梅仙收治肺炎支原体感染患儿 86 例,随机分为治疗组 44 例和对照组 42 例。对照组常规静脉点滴阿奇霉素,治疗组在对照组基础上加服中药。结果:治疗组治愈率(95.5%)高于对照组(88.1%),差异有统计学意义($P<0.05$);在退热、啰音消失、咳嗽消失时间方面,治疗组优于对照组,差异有统计学意义($P<0.05$)。②

7. 肺炎痰喘汤(马莲湘经验方) 生麻黄 1.5 克、生石膏(先煎)15 克、金银花 9 克、连翘 6 克、杏仁 9 克、生甘草 3 克、炒葶苈子 6 克、天竺黄 6 克、瓜蒌皮 6 克、玄参 6 克。可根据年龄酌情增减,每日 1 剂,水煎分 2 次口服,5 天为 1 个疗程。戴海东等收治支原体肺炎患儿 60 例,随机分为治疗组和对照组各 30 例。对照组采用阿奇霉素针静脉滴注,连用 3～5 天,治疗组加用肺炎痰喘汤治疗。结果:治疗组、对照组的总有效率分别为 96.67%、83.33%,治疗组疗效明显优于对照组($P<0.01$)。③

8. 支原体合剂 川贝母、白果、白芍、夏枯草、板蓝根、大青叶、莱菔子、百部、羚羊角。制成汤剂 200 毫升,装袋备用,每次 75 毫升,均每日 3 次口服。高明莉等收治支原体肺炎患儿 670 例,随机分为治疗组 380 例和对照组 290 例。对照组采用一般治疗和对症治疗,抗生素均选用红霉素。治疗组在对照组的基础上加用自拟方支原体合

剂。结果:治疗组与对照组均全部治愈;与对照组比较,治疗组症状消失快,胃肠症状轻,且在病程、退热、止咳、啰音消失方面均优于对照组(均 $P<0.01$)。④

9. 清肺化痰汤 银杏 9 克、款冬花 10 克、前胡 10 克、紫菀 10 克、杏仁 10 克、瓜蒌 10 克、浙贝母 10 克、黛蛤散 15 克、紫苏子 10 克、桑白皮 10 克、鲜芦根 15 克、地骨皮 10 克、知母 6 克、黄芩 10 克、鱼腥草 12 克。随症加减:发热甚者,加羚羊角粉 6 克;恶心呕吐者,加焦三仙各 10 克、半夏 6 克;脾虚腹泻者,加白术 6 克;肺阴虚者,加沙参 6 克、麦冬 9 克;咽痛者,加牛蒡子 9 克;纳差者,加神曲 6 克、麦芽 6 克;喘憋者,加炙麻黄 1.5 克。每日 1 剂,水煎 2 遍,共取汁 100～300 毫升,分 3～4 次温服。治疗时间 12～14 天。杨红收治支原体肺炎患儿 56 例,随机分为治疗组 30 例和对照组 26 例。对照组按照常规治疗方法,口服阿奇霉素,同时配合其他对症支持疗法。治疗组在对照组用药基础上加服清肺化痰汤。两组疗程均为 2 周。结果:治疗组、对照组的总有效率分别为 100.0%、76.9%,两组有显著性差异($P<0.05$),说明治疗组疗效优于对照组。⑤

10. 麻杏宣肺汤 麻黄 1～10 克、苦杏仁 2～10 克、紫苏子 3～10 克、葶苈子各 3～10 克、百部 3～20 克、甘草 2～5 克。随症加减:风热重者,加桑叶、菊花、芦根、竹叶;痰热重者,加桑白皮、地骨皮、桃仁、胆南星、竹茹;痰湿重者,加法半夏、陈皮、莱菔子;阴虚肺热者,加沙参、麦冬、五味子;久咳不愈者,加五味子、诃子、枇杷叶;夹有积滞者,加莱菔子、瓜蒌。每日 1 剂,水煎服。石艳红收治肺炎支原体患儿 126 例,随机分为治疗组 76 例和对照组 50 例。对照组应用阿奇霉素,同时给予解热、解痉、止咳、平喘等对症治疗。治疗组在对照组治疗基础上加用自拟麻杏宣肺汤。均 1～2 周为 1 个疗程。结果:治疗组、对照组的总

---

① 吕英豪,等.止咳穴位贴治疗儿童支原体肺炎的对照研究[J].实用医学杂志,2010,26(14):2647-2649.
② 毛梅仙.中西医结合治疗小儿支原体肺炎 44 例疗效观察[J].浙江中医杂志,2009,44(12):904.
③ 戴海东,等.中西医结合治疗小儿支原体肺炎疗效观察[J].浙江中西医结合杂志,2008,18(6):385-386.
④ 高明莉,等.自拟支原体合剂治疗支原体肺炎 380 例临床观察[J].中国中医药科技,2006,13(4):225.
⑤ 杨红.自拟清肺化痰汤佐治小儿支原体肺炎的临床观察[J].北京中医,2006,25(10):619-620.

有效率分别为 99.0%、94.0%，两组差异有显著性（$P<0.05$）。[1]

11. 解毒宣肺和中汤　黄芩 6～8 克、鱼腥草 9～12 克、大青叶 9～12 克、桑白皮 6～10 克、陈皮 6～9 克、浙贝母 6～9 克、白术 6～9 克、姜半夏 6～9 克、竹茹 6～9 克。随症加减：发热者，加金银花 9～12 克；咳甚者，加前胡 6～8 克、连翘 6～9 克、桔梗 6～9 克、枇杷叶 6～9 克；痰色黄黏稠者，加全瓜蒌 6～9 克。上药加水适量煎取汁 100～150 毫升，每日 1 剂。陈玉收治支原体肺炎患儿 74 例，随机分为治疗组 44 例和对照组 30 例。对照组采用红霉素、罗红霉素治疗，有并发症者对症治疗。治疗组在对照组的基础上加用自拟解毒宣肺和中汤治疗。均 7 天为 1 个疗程，连用 2 个疗程。结果：治疗组、对照组的总有效率分别为 88.9%、70%，两组差异有统计学意义（$P<0.05$），治疗组明显优于对照组。[2]

12. 止嗽散加减　桔梗 10 克、白前 10 克、百部 10 克、紫菀 10 克、桑白皮 10 克、当归 10 克、紫草 6 克、莪术 6 克、地龙 6 克、桃仁 6 克、生甘草 3 克。以上药物凉水浸泡 30 分钟，武火急煎 2 次，每次 15 分钟，混匀后分次口服，7 天为 1 个疗程。宣肺止咳，凉血活血。刘晓萍等用上方加减治疗 30 例肺炎支原体感染后咳嗽患儿，痊愈（服药 7 天，咳嗽消失）8 例，显效（服药 7 天，咳嗽减轻至每日 2～3 次，痰易咯出）14 例，有效（服药 7 天，咳嗽次数减少 1/2）6 例，无效（服药 7 天，咳嗽无改善）2 例。总有效 93.33%。证明宣肺止咳、凉血活血法是治疗肺炎支原体感染后咳嗽的较为有效的方法。[3]

中 成 药

1. 小儿肺热咳喘口服液　组成：麻黄、苦杏仁、石膏、甘草、金银花、连翘、知母、黄芩、板蓝根、麦冬、鱼腥草。功效：清热解毒，宣肺化痰。用法用量：4～7 岁每次 1 支，每日 4 次；8～12 岁每次 2 支，每日 3 次。临床应用：余强等收治肺炎支原体肺炎患儿 86 例，随机分为治疗组和对照组各 43 例。对照组患儿给予常规治疗，包括止咳、化痰、退热等对症综合治疗。治疗组在对照组基础上加服小儿肺热咳喘口服液。结果：治疗组的总有效率为 90.70%，明显高于对照组的 81.40%，差异有显著性意义（$P<0.05$）；治疗组患儿在咳嗽、咳痰、喘促、发热缓解的时间均优于对照组患儿（均 $P<0.05$）。[4]

2. 小儿消积止咳口服液　组成：山楂、槟榔、枇杷叶、瓜蒌、葶苈子、蝉蜕、连翘等。功效：调节脾胃，清肺止咳。用法用量：5 岁以下患儿每次服用 10 毫升，5 岁及 5 岁以上患儿每次服用 15 毫升，每日 3 次。临床应用：马雪萍等收治 120 例支原体肺炎患儿，按用药不同分为对照组 57 例和观察组 63 例。两组患儿入院后均进行常规退热、止咳、化痰治疗。在此基础上，对照组患儿给予阿奇霉素静脉滴注，观察组患儿在对照组治疗基础上每日加服小儿消积止咳口服液。1 周为 1 个疗程，两组均连续治疗 2～3 个疗程。结果：观察组患儿总有效率（80.95%）显著高于对照组（64.91%），两组差异有统计学意义（$P<0.05$）。[5]

真 菌 性 肺 炎

概　述

真菌性肺炎，是因一种深部组织真菌感染引起的肺炎，最常见的病原为念珠菌，其次是曲菌。小儿真菌性肺炎大多继发于支气管肺炎、麻疹后肺炎。在肺部出现广泛的渗出性炎症反应，组织坏死，形成脓肿。临床一般发病缓慢，病程较长，

① 石艳红.中西医结合治疗小儿肺炎支原体肺炎 76 例[J].新中医,2005,37(1)：70－71.
② 陈玉.解毒宣肺和中汤治疗小儿支原体肺炎 44 例[J].陕西中医,2005,26(5)：411－412.
③ 刘晓萍,等.凉血活血法治疗肺炎支原体感染后咳嗽 30 例[J].现代中医药,2005,25(5)：39.
④ 余强,等.小儿肺热咳喘口服液联合阿奇霉素治疗小儿肺炎支原体肺炎 43 例[J].中国药业,2016,25(4)：121－122.
⑤ 马雪萍,等.阿奇霉素联合小儿消积止咳口服液治疗小儿支原体肺炎的疗效分析[J].中国药房,2016,27(30)：4233－4235.

亦可急性发作,形成败血症。患儿出现畏寒、发热、咳嗽、胸痛、青紫、咯痰、烦躁不安等。

辨 证 施 治

欧阳中兴等分4型

(1)风邪犯肺型　治宜祛风止哮。方用自拟方:柴胡、地龙、防风、钩藤、五味子、白芍、甘草。

(2)温邪犯肺型　治宜清肺解毒。方用银翘散化裁。

(3)阴虚火旺型　治宜滋阴降火。方用百合固金汤合秦艽鳖甲散化裁。

(4)气阴两虚型　治宜益气养阴。方用生脉散合沙参清肺汤化裁。①

间 质 性 肺 炎

概　　述

间质性肺炎病因尚不明了,包括特发性弥漫性间质性肺纤维化症、脱屑性间质性肺炎、肺含铁血黄素沉着症以及其他肺泡蛋白沉积症等。多为亚急性与慢性过程,急性者少见,多为婴幼儿,常合并感染。临床表现发热、咳嗽、脓痰、气急、青紫、捻发音。X线类似肺炎。

本病属中医"咳喘"等范畴。其病理特点是痰热恋肺、肺脾两虚等。临床辨证分型及治则。(1)痰热恋肺型:发热口渴,咳嗽痰鸣,面赤唇干,大便秘结,小便短赤,舌质红,苔黄厚腻,脉滑数,指纹深红。治法以清热泻肺、化痰止咳为主。(2)气阴两虚型:持续低热,动则汗出,精神倦怠,食欲不振,咳嗽气短,舌质淡红,少苔,脉细无力。治法以益气养阴、健脾化痰为主。(3)肺脾两虚型:面色萎黄,咳而无力,短气,体虚多汗,痰涎清稀色白,动则咳剧,且伴纳呆食少,舌淡胖而润,脉细弱。

治法以培土生金、健脾益气为主。(4)肺阴不足型:反复咳嗽,低热不退,咳嗽昼轻夜重,痰少不易咳出或无痰,咽红口干,舌红少苔或剥,脉细数。治法以养阴清肺为主。

辨 证 施 治

1. 王正公等分2期

(1)发作期　治宜宣肺祛痰、清热解毒、活血通痹。方用基本方:荆芥、桔梗、紫菀、百部、白前、生甘草、僵蚕、蝉蜕、鱼腥草、佛耳草、桃仁、川郁金。随症加减:气急喘促者,加炙麻黄、杏仁、地龙;风热重者,加牛蒡子、前胡、桑白皮;痰湿盛者,加陈皮、制半夏、茯苓;风寒重者,加桂枝、紫苏子、细辛;痰热盛者,加黄芩、蒲公英、葎草;瘀血明显者,加丹参、赤芍。

(2)缓解期　治宜扶正培本、清透余邪。方用基本方:南沙参、北沙参、当归、白芍、白术、炙甘草、防风、僵蚕、百部、浙贝母、川郁金。随症加减:偏肺气虚者,加党参、黄芪、山药;偏肺阴虚者,加麦冬、百合、生地黄;痰湿盛者,加陈皮、制半夏、炙远志;肺有伏热者,加桑叶、竹茹、芦根。

治疗期间均停用抗生素及止咳平喘类药物。原用激素者在两周内递减至停用。临床观察:王正公等用上方加减治疗小儿间质性肺炎71例,痊愈(咳嗽、痰鸣、气喘消失,X线胸片复查正常)25例,显效(喘平,偶有咳嗽、痰鸣,X线胸片复查仅有肺气肿,余无异常)27例,好转(咳嗽、痰鸣、气喘明显减轻,X线胸片复查无改变)14例,无效(咳嗽、痰鸣、气喘同治疗前,X线胸片复查无改变)5例。总有效率93%。②

2. 陈德根等分3型

(1)痰热恋肺型　症见低热,咳嗽痰少而黏,咯之不畅,口略干,小便黄,舌尖红苔薄腻,脉细滑。治宜清肺止咳、祛痰化瘀。方用泻白散合止嗽散加减:桑白皮、鱼腥草、天将壳、炙紫菀、象贝

---

① 欧阳中兴,等.呼吸病诊疗全书[M].北京:中国医药科技出版社,1999:227-229.
② 马仁美.中药治疗小儿间质性肺炎71例[J].上海中医药杂志,1993(5):26-27.

母、全瓜蒌、白前、桃杏仁、丹参、甘草。

（2）肺脾两虚型　症见咳嗽无力，声低痰稀，神疲而倦，面色㿠白，易自汗出，纳少便溏，舌淡苔白而腻，脉细而弱。治宜健脾益气，祛痰化瘀。方用六君子汤加减：黄芪、白术、茯苓、姜半夏、陈皮、炙紫菀、党丹参、桃仁、甘草。

（3）气阴两虚型　症见咳嗽少痰或干嗽无痰，神疲，食少，易盗汗，大便干结或二三日一行，舌淡红或红、少苔或花剥，脉细或细数。治宜益气养阴，通络化痰。方用沙参麦冬汤加减：南北沙参、黄芪、茯苓、麦冬、五味子、炙紫菀、象贝母、桃仁、丹参、甘草。

每日 1 剂，水煎，分 2 次服用。后 2 型主要用于病程后期。临床观察：陈德根等按上述分型治疗 20 例间质性肺炎患儿，并使用双黄连注射液、丹参注射液治疗。治疗后，痊愈（症状体征消失，X 线复查摄片转阴）14 例，好转（症状消失，体征好转，X 线复查摄片部分吸收）6 例。[①]

经 验 方

1. 涤痰活血益肺方　鱼腥草 15 克、车前子 15 克、七叶一枝花 9 克、紫菀 9 克、象贝母 9 克、桃仁 9 克、赤芍 9 克、黄芪 9 克、白术 9 克、前胡 6 克、甘草 3 克。随证加减：咳甚作喘者，加炙麻黄 3 克、细辛 3 克、蛤壳 30 克；盗汗，加碧桃干 30 克、五味子 3 克；大便干结，加全瓜蒌 15 克、炙紫苏子 9 克；厌食，加豆蔻 1.5 克、六曲 6 克。上方水煎服，每日 1 剂。服药 3 个月为 1 个疗程。丁惠玲用上方加减治疗 64 例儿童间质性肺炎。结果：显效 31 例，有效 26 例。总有效率 89.06%。[②]

2. 清肺消炎煎剂　金银花、连翘、薄荷（后下）、桑白皮、地骨皮、黄芩、虎杖、板蓝根、鱼腥草、芦根、甘草。随症加减：热重口渴，选加石膏、知母、天花粉、芦根；喘咳甚者，选加杏仁、紫苏子、前胡、白前；痰多，酌加射干、桔梗、冬瓜仁、鲜竹沥；

夹湿，酌加豆卷、藿佩、薏苡仁、车前子；阴虚，酌加北沙参、玉竹参、白薇；腹泻，酌加葛根、茯苓、薏苡仁；便秘，酌加瓜蒌仁、知母、桃仁泥。每日 1 剂，水煎 2 次，分 3 次服。韩雪友收治 80 例小儿间质性肺炎，随机分为中西医结合组和西药对照组各 40 例。两组均予常规抗感染及对症治疗，中西医结合组加用上方加减治疗。结果：两组比较退热时间和住院时间均有显著性差异（$P<0.05$）；止咳天数和 X 线转阴天数均有高度显著性差异（$P<0.01$）。故中西医结合组优于西药对照组。[③]

迁 延 性 肺 炎

概 述

迁延性肺炎是指病程较长，一般在 1～3 个月内的肺炎。表现为轻重不等的咳嗽、喘憋、发热，肺部听诊可闻及湿啰音或干鸣音，或胸片显示炎症改变。

本病属中医"咳喘"范畴。其病理特点是正虚邪恋，肺脾两虚。临床辨证分为九型。（1）气虚型：咳声无力，面色㿠白，消瘦，神疲，四肢欠温，纳差，便溏，低热，舌质淡，脉弱。治以益气敛肺为主。（2）虚热型：干咳少痰，面赤颧红，咽干口燥，自汗低热，舌红少津，脉细数。治以养阴清热为主。（3）痰湿型：咳嗽痰多，胸闷纳差，四肢倦怠，舌苔白腻，脉滑濡。治以健脾燥湿为主。（4）肺脾阳虚型：咳喘日久，形体消瘦，面色㿠白，纳呆食少，四肢无力，过食即泻，鼻煽，喉中痰鸣，舌质淡红，苔白腻，脉滑。治以温肺脾化痰饮、止咳定喘为主。（5）脾肺阴虚型：咳喘少痰，形体消瘦，口唇干红，舌质红，根部白厚腻，脉细数。治以滋阴润肺化痰为主。（6）虚型痰证：神疲乏力，面色㿠白，多汗轻咳，痰稀色白，食少不化，腹满唇淡，苔白厚，脉沉。治以祛痰湿、补脾肺为主。（7）实型

① 陈德根,等.清热化瘀法治疗小儿间质性肺炎 20 例[J].上海中医药杂志,1992(11)：21－23.
② 丁惠玲.涤痰活血益肺方治疗儿童间质性肺炎 64 例[J].实用中医药杂志,2002,18(1)：17.
③ 韩雪友.中西医结合治疗小儿间质性肺炎 80 例对照观察[J].四川中医,1991(10)：21－22.

痰证：咳嗽，痰稠口臭，便干尿黄，面赤唇干，苔黄脉数。治以泻肺化痰为主。(8)寒型痰证：轻咳伴哮鸣，痰多色白似涎，早晚较重，动则气短，食少便溏，肢冷唇淡，苔薄脉迟。治以温化寒痰为主。(9)热型痰证：咳嗽，痰黏色黄成块，量不多，白天重，手足热，便干尿黄，神烦面赤，唇干，苔厚脉数。治以清热除痰为主。

辨 证 施 治

鲍菁分4型

(1)肺热津虚型　久热久咳的小儿多见。症见患儿咳嗽不断，痰多不畅，大便干结，舌红少苔，肺部啰音稀少。治宜养阴清肺、泻肺化痰。方用自拟沙麦桑丹汤：北沙参、麦冬、桑白皮、丹参、益母草、桔梗、杏仁、炙枇杷叶、鱼腥草、川贝母、马兜铃、竹茹。随症加减：热重，加生石膏、牡丹皮；咳甚，加胆南星、冬瓜仁；纳欠，加山楂、麦芽；重症，酌加补肺阿胶散。

(2)土不生金型　虚胖型婴儿多见。患儿平素面色少华，容易出汗，咳少痰多，喉中痰鸣，舌苔白腻，感邪后肺中粗啰音时消时现。治宜理气化痰、温经逐水。方用温胆汤去甘草加麻黄、杏仁、白前、车前子(草)、桃仁、红花、鱼腥草、党参。随症加减：虚汗多，加黄芪、麻黄根；咳甚，加紫菀、炙百部；便稀，加炮姜、神曲。待啰音消失后，再以星附(胆南星、白附子)六君子汤加减扶脾祛痰。

(3)营卫虚弱型　多为重症肺炎6个月以下的婴儿。症见体温波动，神疲面㿠，汗出不温，咳而无力，舌淡嫩苔薄白，脉细缓无力，啰音久不吸收。治宜扶正护阳、调和营卫。方用桂枝龙骨牡蛎汤减草、姜、枣，佐以桑白皮、地骨皮、陈皮、桔梗、紫菀、茯苓、红花、鱼腥草、淫羊藿。随症加减：汗多，加党参、五味子；痰多，加半夏、胆南星；阳虚甚，加黄芪、红参；重症，酌加生脉散。

(4)气虚邪遏型　幼童及年长儿的间质性肺炎、反复发生的支气管炎、大叶性肺炎后期多见。以咳喘时轻时重，早晚为甚，痰多不爽，面白纳欠，大便偏干，舌苔薄腻，肺部散在水泡音游走不定，间或叩诊轻度浊音为主。治宜益气化痰、泻肺化瘀。方用参芪葶苈汤：党参(或太子参)、黄芪、葶苈子、川芎、冬瓜子、川贝母、全瓜蒌、桑白皮、丹参、炒桃仁、胆南星、鱼腥草、莪术。随症加减：热毒甚，加黄芩、败酱草或蒲公英；喘甚，加椒目、地龙；啰音多，加车前子(草)、汉防己；啰音消失慢，加五味子、没药。

临床观察：鲍菁用上述辨证施治共治疗52例迁延性肺炎患儿，治疗2～3周后，痊愈(体温正常，症状体征消失，肺部炎症全部吸收)40例，好转(症状体征减轻，肺部炎症部分吸收)8例，无效(症状体征未改善，肺部炎症吸收不明显，或1周内复发者)4例。①

经 验 方

1. 黄芪止嗽饮　黄芪30克、太子参10克、法半夏5克、陈皮5克、炙百部10克、炙紫菀10克、炙款冬花10克、苦杏仁10克、麦冬10克、枸杞子10克、炙甘草5克。随症加减：若口干，舌质红，肺胃阴虚明显者，加玉竹、女贞子以养肺胃之阴、润肺止咳；若喉间痰鸣者，加紫苏子、莱菔子以肃降肺气、温化痰湿；若大便干结者，加大黄、厚朴以通腑气，腑气通则肺气降，肺气降则咳嗽平。加水煎取200毫升，每日3次，口服。3～7岁，每2日1剂；8～14岁，每日1剂。顾国祥等收治72例迁延性肺炎患儿，随机分为治疗组和对照组各36例。对照组予常规综合治疗，治疗组予上方加减治疗。两组均以10天为1个疗程。结果：两组治疗后主症积分均显著减少，与同组治疗前比较差异有统计学意义(P＜0.05)，但治疗后组间比较差异无统计学意义(P＞0.05)；治疗组治疗后次症积分与治疗前比较差异有统计学意义(P＜0.05)，两

---

①　鲍菁.儿童迁延性肺炎辨治52例[J].中医杂志,1996,37(5)：294－295.

组治疗后组间比较差异有统计学意义($P<0.05$);治疗组总有效率为86.67%,对照组为90.00%,两组总有效率差异无统计学意义($P>0.05$),表明治疗组与对照组疗效相当。[1]

2. 健脾益肺汤　太子参10克、白术10克、茯苓8克、黄芪8克、苦杏仁8克、陈皮8克、川贝母8克、炙甘草6克、五味子6克、紫苏子5克、制半夏5克、百部5克、橘红5克。随症加减:多汗者,加煅龙骨、煅牡蛎、浮小麦;咳嗽者,加紫菀、款冬花;汗出不温者,加桂枝、白芍;食欲不振或乳食停滞者,加焦山楂、炒谷芽、炒麦芽、槟榔;痰涎内盛者,加胆南星、白附子;久泻不止者,加炒扁豆、山药、煨诃子。剂量随年龄增减。每日1剂,水煎2次,混合浓缩药液至150～250毫升,分数次温服。治疗10天为1个疗程,最多治疗2个疗程。张军平将200例迁延性肺炎患儿随机分为治疗组和对照组各100例。对照组予头孢噻肟钠针、利巴韦林针静脉滴注,并口服羟甲司坦片。治疗组予上方加减治疗。两组疗程相同。结果:治疗组、对照组的总有效率分别为96%、61%,两组差异有显著性意义($P<0.05$)。[2]

3. 益气化痰汤　党参10克、太子参10克、茯苓10克、白术10克、麦冬10克、款冬花10克、炙南星10克、山楂10克、神曲10克、黄芪20克、丹参15克、鱼腥草15克、川贝母6克、甘草6克。将川贝母研成细末,余药水煎2次去渣约100毫升,再加入川贝母末6克和少许冰糖,稍煎浓缩成约80毫升备用,为1日量。1～3岁8～12毫升/次,4～7岁15～20毫升/次,均每日3～4次口服。朱红云用上方治疗小儿迁延性肺炎56例。结果:痊愈(不发热,不咳嗽,肺部听诊正常,胸透正常,血白细胞数正常,疗程≤9天者)45例,好转(热退,咳嗽减轻,但胸透或肺部听诊有一项未恢复正常,病程≤9天者)8例,无效(临床症状

和体征均无明显变化,疗程>9天者)3例。有效率为94.6%。[3]

小儿重症肺炎

概　述

小儿重症肺炎是指肺炎病情重,呼吸道系统症状体征特别严重,中毒症状明显者。一般表现持续高热或体温不升、嗜睡、烦躁、腹胀等明显中毒症状,肺部炎症病变广泛,缺氧明显,或并发多重呼吸衰竭、循环衰竭、弥散性血管内凝血、中毒性脑病等。

本病属中医"风温""喘咳"等范畴。其病理特点是邪毒炽盛,正气亏虚。临床辨证分型与治则。(1)肺气壅塞型:发热咳嗽,气喘不能平卧,唇紫绀,鼻翼煽动,胁间呈吸气性凹陷,口干烦躁,脉数。治法以辛凉透邪、宣肺清解为主。(2)痰湿闭肺型:发热咳嗽,喉中痰鸣,喘息鼻煽,唇紫烦躁,脉滑数。治法以清解宣肺、降逆化痰为主。(3)痰热壅盛,肝风内动型:咳喘气促,喉中痰鸣,眼吊鼻煽,手足抽搐,发热无汗,口唇发绀,舌苔白腻,脉滑数,指纹青紫。治法以表里双解、镇肝熄风为主。

经　验　方

1. 肺炎合剂　麻黄4克、桃仁8克、杏仁8克、生石膏15克、鱼腥草15克、七叶一枝花15克、葶苈子10克、桑白皮10克、炙百部10克、川贝母10克。按以上比例,3日量加水浓缩250毫升装瓶,3岁以下20毫升/次,3岁以上30毫升/次,均每日3次口服。灌肠药量加倍。杜跃进对24例重症肺炎患儿(治疗组)在常规治疗的基础

① 顾国祥、徐玲,等.黄芪止嗽饮治疗儿童迁延性肺炎气阴两虚证30例临床观察[J].中医儿科杂志,2018,14(1):32-35.
② 张军平.健脾益肺汤治疗小儿迁延性肺炎100例[J].新中医,2008,40(2):83-84.
③ 朱红云.益气化痰汤治疗小儿迁延性肺炎56例[J].中医研究,1991,4(3):37-38.

上予上方口服或保留灌肠治疗,21 例为对照组予抗感染、抗心衰、对症支持等常规治疗。结果:治疗组的主要症状和体征消失时间(发热、憋喘、紫绀、鼻煽)均较对照组短($P<0.05$,$P<0.01$)。[1]

2. 中药内服方和外敷方 加味麻杏石甘汤:麻黄 4 克、杏仁 8 克、生石膏 20 克、生甘草 4 克、射干 10 克、百部 10 克、鱼腥草 15 克(剂量依年龄和病情而适当增减)。每日 1 剂,水煎 2 次,每次各取汁 100 毫升,混合后分 4 次喂服。五子散:炒白芥子 10 克、炒紫苏子 10 克、炒葶苈子 10 克、炒莱菔子 10 克、牛蒡子 10 克、生大黄 10 克、白矾 10 克。研制成散,分作 2 次用鸡蛋清调成饼状,上午外敷膻中穴,下午外敷肺俞穴,每次敷药 2 小时,每日 1 剂,连敷 5 天。清热宣肺,豁痰降气。谭申生等收治重症肺炎 140 例,分为治疗组 80 例和对照组 60 例。治疗组予上述内服方和外敷方治疗。对照组用西药常规治疗,即应用青霉素、丁胺卡那、先锋霉素等抗生素联合抗感染,病毒唑抗病素,补液支持,祛痰止咳,必要时强心、吸氧,高热者药物降温或药物配合物理降温等。结果:治疗组、对照组的总有效率分别为 96.25%、93.33%,两组比较 $P>0.05$,说明中药内服和外敷的疗效不亚于西药常规治疗,且无不良反应。[2]

3. 中药重肺汤 大青叶 10 克、板蓝根 10 克、蒲公英 10 克、葶苈子 10 克、人参 5 克、附子 5 克、僵蚕 5 克、甘草 5 克、车前子 8 克。随症加减:心衰,加毒毛旋花子甙 K 0.01 毫克/(千克·次)与10%葡萄糖液静脉慢注(5~10 分钟内注完),必要时 8~12 小时后可重复 1 次;暴喘,加射干 6 克、麻黄 3 克、细辛 3 克;脾虚,加焦山楂 10 克、黄精 10 克;超高温,物理降温、安宫牛黄注射液肌注;抗生素,青霉素、氨苄青霉素常规静滴。霍锡坚结合西药用中药重肺汤治疗重症肺炎 28 例(治疗组),单纯西药治疗 24 例(对照组)。两组均常规输氧、纠酸、注意电解质紊乱及对症处理。结果:

治疗组、对照组的治愈率分别为 67.86%、29.16%,两组有非常显著性差异($P<0.01$)。[3]

4. 西洋参生脉液 西洋参(另炖兑服)3~6 克、麦冬 15 克、五味子 3 克。水煎,不拘时代茶饮。随症加减:痰热者,配麻杏石甘汤或定喘汤;咳痰多者,配三拗汤或二陈汤;舌绛或紫黯者,加桃仁、赤芍、红花、丹参活血化瘀之品;积热蕴结、大便干结者,加鸡内金、四消饮、瓜蒌等。郭孝月用上方加减治疗小儿重症肺炎 42 例,显效(用药 3~7 天咳嗽喘憋症状消失,肺内啰音消失)33 例,有效(7 天内咳嗽症状明显减轻,肺内少许干啰音)7 例,无效(7 天咳喘症状不减,肺内仍有湿啰音)2 例。总有效率 95.22%。[4]

5. 抗感染合剂 大黄 1 克、黄芪 1 克、心痛定 0.5 克、维生素 K 1 克、糖适量。加水煎至 1 000 毫升,每次服 1~2 毫升/千克,每日 3~4 次;不能口服者以同等剂量药液加温至 37℃ 左右作保留灌肠,一般用药 5~7 日。西药予抗感染、祛痰、平喘、强心、呼吸兴奋剂及纠正电解质紊乱、吸氧、雾化等支持疗法。刘兴远等将 120 例住院小儿重症肺炎患儿随机分为治疗组和对照组各 60 例。治疗组予上法进行治疗,对照组除不用抗感染合剂外,其他疗法同治疗组。结果:治疗组、对照组的有效率分别为 98.1%、95%,两组有显著性差异($P<0.05$)。[5]

6. 蝎附麻杏汤加味 全蝎 3 克、白附子 3 克、麻黄 4.5 克、郁金 4.5 克、杏仁 5 克、蝉蜕 4.5 克、粉葛根 10 克、生石膏(先煎)24 克、建菖蒲 6 克、酸枣仁 6 克、天竺黄 6 克、钩藤 6 克、胆南星 3 克、甘草 3 克。每日 1 剂,水煎 2 次,少量频灌。钟生等用上方治疗 1 例 8 月龄重症肺炎患儿。1 剂则唇绀、鼻煽、眼吊、手足抽搐症状消失,热退喘平,微有痰鸣,眼转动灵活。因余邪未清,调方予前胡 5 克、柴胡 5 克、酸枣仁 5 克、黄芩 5 克、天竺黄 6 克、浙贝母 6 克、粉葛根 6 克、金银花 10 克、连翘 10 克、

① 杜跃进.肺炎合剂辅助救治小儿重症肺炎 24 例[J].四川中医,2001,19(1):48-49.
② 谭申生,等.内外并治小儿重症肺炎 80 例[J].湖南中医杂志,2000,16(5):38-39.
③ 霍锡坚.中西医结合治疗小儿重症肺炎 28 例[J].辽宁中医杂志,1994,21(1):36.
④ 郭孝月.西洋参生脉液治疗小儿重症肺炎 42 例[J].山东中医杂志,1991,10(4):17.
⑤ 刘兴远,等.抗感染合剂治疗小儿重症肺炎 60 例[J].陕西中医,1991(12):540-541.

谷芽 10 克、甘草 3 克。2 剂而病愈。[①]

中 成 药

肺康口服液 组成:七叶一枝花、杏仁、虎杖、大青叶、赤芍、丹参、白前、黄芩、地龙、枇杷叶等。功效:清热解毒,宣肺止咳化痰,降气平喘,祛邪扶正,活血化瘀。用法用量:<1 岁者,每次 5 毫升,每日 2 次;≥1 岁者,每次 10 毫升,每日 2 次,疗程 5~7 日;不能口服者给予保留灌肠,每次 10 毫升,每日 2 次。临床应用:董英等收治 186 例婴幼儿重症肺炎患儿,随机分为治疗组 100 例和对照组 86 例。治疗组予肺康口服液口服或保留灌肠,辅以静脉内给氧(碳酸酰胺过氧化氢)18 毫克/千克加入 5%~10%葡萄糖中稀释成 3~10 毫克/毫升的浓度(每次量不超过 10 克),缓慢静滴。对照组采用抗生素及鼻导管或面罩吸氧法。结果:治疗组总有效率为 99.0%,显著优于对照组的 89.5%($P<0.05$)。[②]

小儿肺炎合并心力衰竭

概 述

小儿肺炎合并心衰是小儿肺炎最常见的并发症之一。一般表现为呼吸困难突然加重,烦躁不安,面色苍白或紫绀、心率增快在 160~180 次/分以上,心音低钝,肝脏迅速增大超过 2 厘米以上。

本病属中医"内闭""外脱"等范畴,其病理特点是痰热闭肺、心阳虚衰等。

辨 证 施 治

邹锡听等分 3 型
(1)肺气郁闭型 心衰常发生在肺系疾病之后,有咳嗽、气急、喘促等症候。治宜开宣肺气。方用麻杏石甘汤加减:炙麻黄 6 克、炒枳壳 6 克、葶苈子(包)10 克、炙紫苏子(包)10 克、杏仁 10 克、木香 10 克、玉泉散(包)30 克、鱼腥草 30 克、蒲公英 15 克。

(2)气阴两虚型 常发生于肺系疾病久延,气阴暗耗,形成邪未去而正已伤的局面,由此产生的心衰单纯开宣肺气已无能为力,必须根据辨证,或以清养气阴为主(太子参 15 克、石斛 8 克、五味子 8 克、川贝母 10 克、玄参 10 克、麦冬 10 克、天花粉 12 克、大生地黄 10 克)或以补益肺气为先(炙黄芪 9 克、党参 12 克、黄精 9 克、炒扁豆 15 克、炒山药 12 克、炒白术 9 克、炒陈皮 6 克),两者均可适当加用猴枣散(3 次/天,吞服),每次 1/4 支。

(3)心阳暴脱型 多发生于体质弱的患儿,往往突然喘促加重,面色苍白,多汗,舌淡,脉沉细。治宜温阳固脱。方用参附龙牡汤:红参(先煎)3 克、制附子(先煎)3 克、煅牡蛎(先煎)20 克、煅龙骨(先煎)20 克、川芎 6 克、红花 6 克、赤芍 10 克、白芍 10 克、炙甘草 5 克。

均每日 1 剂,水煎 2 次浓缩后喂服或鼻饲。临床观察:邹锡听等将 44 例婴幼儿急性心力衰竭患儿随机分为治疗组和对照组各 22 例。两组西药治疗相同,即在消除病因的前提下,选用洋地黄类药物,如地高辛、西地兰等;利尿剂如氯噻嗪、安体舒通等;血管扩张剂如硝普钠、酚妥拉明等。均按本病常规治疗选用。治疗组加用中医辨证施治。结果:治疗组、对照组的治愈率分别为 100%、72.72%,两组差异有显著性($P<0.05$)。[③]

经 验 方

李明经验方
第一步:治宜益气回阳。即用人参注射液治疗,每次 2~4 毫升加入 25%~50%葡萄糖注射液

① 钟生,等.祖传蝎附麻杏汤治愈重症小儿肺炎[J].上海中医药杂志,1985(4):35-36.
② 董英,等.肺康口服液辅静脉内给氧治疗婴幼儿重症肺炎的研究[J].中国中西医结合急救杂志,1999,6(11):499-501.
③ 邹锡听,等.中西医结合治疗婴幼儿急性心力衰竭 44 例疗效观察[J].中西医结合实用临床急救,1995,2(4):153-154.

10～20 毫升中缓慢静脉推注,每隔 2～3 个小时重复 1 次,至心衰纠正为止。

第二步:治宜清热宣肺、涤痰定喘、益气固脱、回阳救逆。方用麻杏石甘汤或葶苈大枣泻肺汤、生脉散或参附龙牡汤化裁。常用药物有炙麻黄、杏仁、生甘草、生石膏(先煎)、葶苈子、大枣、党参(或红参)、麦冬、五味子、制附子、煅龙骨、煅牡蛎、地龙等。随症加减:痰盛者,加天竺黄、川贝母;面唇青紫严重者,酌加丹参、红花、桃仁、当归等;发热或热象明显者,以清开灵注射液每次 2～4 毫升肌注,每日 2～3 次,或 20～40 毫升加入 5％～10％葡萄糖注射液 250～500 毫升中静滴,每日 1 次。

第三步:治宜清热宣肺、涤痰定喘。方用麻杏石甘汤合葶苈大枣泻肺汤加味:炙麻黄、杏仁、生甘草、生石膏(先煎)、葶苈子、大枣、黄芩、鱼腥草、天竺黄、地龙、金银花等。

西医予抗感染、强心、利尿、镇静、输氧、对症、支持疗法等治疗。李明用上述中西医结合疗法治疗小儿肺炎并发心力衰竭 71 例,治愈 69 例(97.18％),好转 1 例,死亡 1 例。[①]

婴幼儿肺炎合并中毒性肠麻痹

概　述

中毒性肠麻痹是重症肺炎较为常见的合并症,由于缺氧、感染与毒素的影响,内脏微循环出现障碍,肠壁瘀血、渗出、水肿、蠕动减弱,从而出现中毒性麻痹性肠充气。一般表现为顽固性鼓肠,严重脱水,酸中毒,休克等。常因休克、心衰、呼吸衰竭、脑病死亡。亦可因胃肠壁坏死穿孔而发生弥漫性腹膜炎。

本病属中医"喘满""中满""气臌"等范畴。其病理特点是肺胃实热,阴寒内结等。临床辨证分为三型。(1)肺胃实热型:壮热汗出,烦渴饮冷,胸满息促,燥屎内结,便秘腹坚,无矢气,神昏动风,舌苔黄燥,脉洪数或沉实。治法以攻下邪热、解毒导滞为主。(2)阴寒内结型:面色㿠白,神颓,四肢厥冷,腹胀坚痛,呕吐,舌淡而紫,苔黑滑。治法以温中导滞或温阳攻下为主。(3)湿浊积滞型:神呆体重,嗳腐纳呆,恶心呕吐,尿短黄,腹胀满,便秘,舌苔厚腻,脉滑。治法以化湿浊、导积滞为主。

单　方

1. 自拟方　组成:芒硝 30～40 克、枳实 20～30 克、大蒜瓣 3～5 个。制备方法:研末捣烂,用酱酒调成糊状。用法用量:将制作好的药物敷于脐下腹部,用绷带固定。敷药前先在腹部涂上石蜡油,防止皮肤起泡。每次敷药时间 2～4 小时。临床应用:洪庆会用上法治疗小儿中毒性肠麻痹 24 例,显效(敷药 1 次,腹胀消失,肛门恢复排气排便,肠鸣音正常)18 例,有效 6 例。[②]

2. 自拟方　组成:冰片 1 克、葱白 50 克、生姜 50 克。制备方法:冰片碾末置于脐孔内,葱白、生姜捣烂炒热,布包置于脐腹中。临床应用:李建成用上法治疗 1 例小儿肺炎并中毒性肠麻痹,敷药 2 小时后矢气 2 次,随解黄稀便 1 次,腹胀明显减轻,1 周后痊愈出院。[③]

① 李明.中西医结合治小儿肺炎并发心力衰竭 71 例[J].新中医,1991(11):28-30.
② 洪庆会.中医外敷治疗小儿中毒性肠麻痹 24 例小结[J].湖南中医杂志,1993(1):21.
③ 李建成.外治法在儿科急症中的运用举隅[J].新中医,1991(3):32-33.

肺 脓 肿

概 述

肺脓肿是指由各种细菌感染引起的肺实质炎性病变、坏死、液化形成内含脓液的洞腔。本病起病较急,发热无定型,有持续或弛张型高热,可伴寒战,咳嗽为阵发性,有时出现呼吸增快或喘憋,胸痛或腹痛,常见盗汗、乏力、体重下降,甚则咳吐脓血,婴幼儿多伴呕吐与腹泻。1周左右脓肿自行破溃,痰量骤增,往往每日可咳出大量的脓性臭痰。该病主要继发于肺炎,其次并发于败血症。偶有邻近组织化脓病灶,如肝脓肿、膈下脓肿或脓胸蔓延到肺部。此外肿瘤或异物压迫可使支气管阻塞而继发化脓性感染,肺吸虫、蛔虫及阿米巴等也可引起肺脓肿。

根据其发病原因有经气管感染、血源性感染和多发脓肿及肺癌等堵塞所致的感染;也可以根据相关的病原进行归类,如葡萄球菌性、厌氧菌性或曲霉菌性肺脓肿。自抗生素的广泛应用以来,肺脓肿的发生率已大为减少。现代医学认为本病的病因与细菌、原虫或免疫机能降低等因素有关。

本病属中医"肺痈"范畴。《金匮要略》首次列"肺痈"病名,《金匮要略·肺痿肺痈咳嗽上气病脉证治》曰:"咳而胸满振寒,脉数,咽干不渴,时出浊唾腥臭,久久吐脓如米粥者,为肺痈。"指出成脓者治以排脓,未成脓者治以泻肺,分别制定了相应的方药,还强调早期治疗的重要性。《诸病源候论·肺痈候》言:"肺痈者……寒乘虚伤肺,寒搏于血,蕴结成痈,热又加之,积热不散,血败为脓。"认为风寒化热亦可为痈,并强调正虚是发病的重要原因。《类证治裁·肺痿肺痈》所载:"肺痈者,咽干吐脓,因风热客肺蕴毒成痈",认为本病是由风热外邪自口鼻或皮毛侵犯于肺所致。《张氏医通·肺痈》曾言:"肺痈者,由感受风寒,未经发越,停留胸中,蕴发为热",提出本病可因风寒袭肺,未得及时表散,内蕴不解,郁而化热所为。《柳选四家医案·环溪草堂医案·咳喘门》云:"肺痈之病,皆因邪瘀阻于肺络,久蕴生热,蒸化成痈",提出本病因邪热郁肺,蒸液成痰,邪阻肺络,血滞为瘀,而致痰热与瘀血互结,蕴酿成痈。

本病发病多急,常突然出现恶寒或寒战,高热,午后热甚,咳嗽胸痛,咯吐黏浊痰,舌红,苔黄或黄腻,脉滑数或实,经过旬日左右,痰量增多,咳痰如脓,有腥臭味,或脓血相兼,甚则咳血量多,随着脓血的大量排出,身热下降,症状减轻,病情有所好转,经数周逐渐恢复。如脓毒不净,持续咳嗽,咯吐脓血臭痰,低热,出汗,形体消瘦者,则可转入慢性。恢复阶段,多见气阴两虚,故舌质红或淡红,脉细或细数无力为多见。治法常以清热解毒、化瘀排脓为主。

辨 证 施 治

1. 陈天翼等分4期

(1)脓未成时 常可见于大叶性肺炎充血期的阶段。临床主要表现为发热,咳嗽,咯吐黄痰或少量白色黏痰,口渴咽红,舌质偏红或淡,苔薄黄或白,脉浮数或紧;双肺听诊呼吸音模糊,或可闻及细湿啰音,多有双肺呼吸音不对称;X线片示两肺纹理增粗,或肺野透亮度减低,病变区出现极淡的小片状云雾阴影,密度略低或密度稍高模糊影。治宜清肺解毒、化痰通络,兼以疏散表邪。方用清肺化痰汤合千金苇茎汤加减:鱼腥草、桑白皮、大青叶、苇茎、金荞麦、金牛根、桃仁、冬瓜子、赤芍、川芎、红花、紫菀、款冬花、枇杷叶、橘红、僵蚕、蝉蜕、橘络。随症加减：若兼有食积气滞,则配合枳壳、炒莱菔子。

（2）脓欲成时 多见于大叶性肺炎实变期（红色肝样变或灰色肝样变期）,提示肺部炎症大量渗出,炎症因子大量释放。临床主要表现为精神欠佳,持续高热,咳嗽重浊剧烈,痰稠色黄,或咯铁锈色痰,烦躁,胸痛,喘促憋闷,口唇发绀,或颜面青紫,舌质红绛,或生芒刺,苔少而光,脉滑数或细数;肺部听诊可闻及中细湿啰音,呼吸音不对称;X线胸片表现肺叶或肺段广泛一致密度增高影,可有胸膜增厚或胸膜粘连,或肺不张,双肺上中下叶均多见。治法以清肺解毒、化痰通络为主。在清肺化痰汤合千金苇茎汤的基础上加海蛤壳、海浮石、芦根、桃仁、薏苡仁、冬瓜仁、淫羊藿。

（3）脓成未溃 此期患者多出现咯吐腥臭脓痰;双肺听诊可闻及中细湿啰音,呼吸音不对称,部分患者可有胸膜摩擦音,肺部叩诊可闻及实音;X线片可见圆形阴影,如与支气管相通则见脓腔有液平面,周围环以炎性浸润阴影。治宜托毒排脓。正气未虚时,方用桔梗白散：桔梗、川贝母、巴豆;正气已虚时,方用清肺化痰汤合千金苇茎汤加用宁肺桔梗汤加减：黄芪、瓜蒌、桔梗、薏苡仁、防己、葶苈子、知母、地骨皮。

（4）痈脓已溃不敛 本期常并发脓胸,在脓胸形成初期,若脓液量较多且为包裹性胸腔积液,可考虑行胸腔穿刺术,作闭式引流灌洗,排除脓液解除胸腔压迫;若肺部炎症尚未吸收,或B超提示为多发性分隔状积液,则不宜作穿刺引流或手术治疗。治宜补气扶正、祛腐生新。方用紫菀茸汤加减：紫菀、款冬花、川贝母、人参、阿胶、桑叶、苦杏仁、百合、蒲黄、鹿茸。[1]

2. 张岩分2期

（1）初期 症见寒热往来,咳嗽,呻吟,呕恶,便闭,舌苔黄,脉弦数,属少阳实证。治宜和解少阳、清热解毒。方用小柴胡汤合桔梗汤加味：柴胡、生姜、黄芩、桔梗、贝母、枳实、半夏、赤芍、牡丹皮、大枣、金银花、甘草、大黄、桑白皮。

（2）恢复期 方用桂枝云苓加当归芍药散：桂枝、云茯苓、牡丹皮、桃仁、赤芍、当归、生地黄。[2]

经 验 方

1. 赵坤经验方 生黄芪10克、蒲公英20克、苇茎20克、鱼腥草30克、生薏苡仁40克、桃仁10克、冬瓜仁10克、赤芍10克、红花10克、葶苈子15克、大青叶15克、朱砂根10克、浮海石15克、海蛤粉15克、川贝母6克、炙枇杷叶10克、南沙参15克、北沙参15克、天花粉15克、白及10克、橘红6克、橘络6克、僵蚕10克、蝉蜕6克、甘草6克。每日1剂,水煎服。赵坤用上方治疗小儿重症肺痈1例,患儿服5剂后原方去大青叶、蒲公英、枇杷叶、南北沙参,加金荞麦15克、炙桑白皮10克、紫菀12克、款冬花10克。再服用10剂,每剂分3日服用。另加用鹿茸6克,4剂,每日1次,水煎服。2个月后患儿基本痊愈。[3]

2. 氧驱雾化吸入联合中药加味二陈汤 （1）胸腔引流：全麻下行胸腔闭式引流术,术后24小时内排出50～150毫升不等的脓汁。（2）术后第一天开始进行雾化吸入疗法,氧驱雾化吸入联合中药加味二陈汤进行治疗,其中雾化液的成分：注射用水、糜蛋白酶、庆大霉素及地塞米松,氧流量6～8升/分钟,每日分2～3次给药,每次15～20分钟;加味二陈汤：陈皮、半夏、人参、黄芩、茯苓、甘草、川芎、木香,饭后加生姜3片、乌梅1个。水煎服2剂。王鸿等选取50例脓胸患儿随机分为治疗组和对照组各25例。治疗组予上法治疗。对照组只采用常规抗生素治疗,不进行氧气雾化吸入。结果：治疗组的临床有效率为96%,对照组的临床有效率为56%,治疗组明显高于对照组,

① 陈天翼,赵坤,等.分期辨治小儿肺脓肿经验[J].中医杂志,2016,57(4)：344－346.
② 张岩.小儿脓胸治验1例[J].新疆中医药,1997,15(4)：60.
③ 韩玉霞,刘晓静.赵坤运用生黄芪治疗小儿重症肺痈的经验探讨[J].中国民间疗法,2017,25(9)：12－13.

两组间比较有显著性差异（$P<0.05$）。[1]

3. 千金苇茎汤加味方　芦根、薏苡仁、冬瓜仁、桃仁、鱼腥草、金银花、紫花地丁、黄芩、桔梗。李良辉等收治 36 例小儿肺脓疡患儿，随机分为西药治疗组 17 例和中西药治疗组 19 例。西药治疗组开始时均使用青霉素加庆大霉素，3～5 天后疗效不佳者分别改用新青霉素加氨苄青霉素，或者氨苄青霉素加先锋霉素Ⅴ号；做了痰培养、血培养的根据药敏试验改用相应抗生素。中西药治疗组在上述西药治疗的基础上加用中药治疗。结果：西药治疗组、中西药治疗组分别治愈 3 例、13 例，好转 12 例、6 例，无效 2 例、0 例，中西药治疗组治愈率高于单纯西药治疗组，平均住院天数也比单纯西药治疗组少 8.1 天，两组治愈率与住院天数比较均有显著性差异（均 $P<0.01$）。[2]

4. 中药内服及外敷　葶苈子 12 克、大枣 10 克、黄芩 10 克、鱼腥草 15 克、桔梗 10 克、杏仁 6 克、桑白皮 10 克、川贝母 6 克、金银花 15 克、连翘 10 克、花粉 10 克、瓜蒌皮 10 克。1 岁以内 2 日服 1 剂，1 岁以上 1 日服 1 剂，水煎 150 毫升，取汁频服；另用纱布袋将药渣包好，置于患侧胸背部热敷，胸背部轮换，各 15 分钟，每日 1 次。西药治疗合理选用 2 种或 3 种抗生素，如青霉素、头孢唑啉钠或新青霉素Ⅱ联合庆大霉素、丁胺卡那霉素或妥布霉素，均按标准规定的千克体重量给药。修海华收治 17 例婴儿脓胸患儿，8 例采用上述纯西药治疗（对照组），9 例除采用西药治疗外加用中药内服及外敷治疗（治疗组）。结果：治疗组、对照组的痊愈率分别为 100%、75%。[3]

5. 解毒消痈汤　鱼腥草 30 克、丹参 30 克、山慈菇 25 克、制半夏 6 克、胆南星 6 克、桃仁 12 克、冬瓜仁 10 克、鲜芦根 20 克。随症加减：咳重、咳痰黄稠者，加全瓜蒌、桑白皮、射干等；高热不退或退而复出者，加柴胡、黄芩、黄连、栀子等；大便干燥者，加大黄；汗多体弱者，加黄芪、党参；低热、心烦口干者，加沙参、麦冬、百合、阿胶等；脾胃虚弱者，加白术、山楂、神曲等。每日 1 剂，分 2 次口服，最长疗程 1 月左右，最短疗程 10 天。周莹等收治 34 例小儿脓胸患儿，采用胸腔穿刺排脓及口服上述中药治疗。结果：痊愈（症状异常体征消失，胸部 X 线检查脓液吸收）24 例，显效（热退、咳嗽咯痰明显减轻，胸部 X 线检查脓腔明显吸收）6 例，无效（持续发热，脓液黏稠，需做胸腔闭式引流或外科胸膜剥离术）4 例。总有效率 88.22%。[4]

6. 中药透入疗法　川芎 20 克、过山龙 20 克、葛根 20 克、红花 10 克、青蒿 10 克、丹参 10 克、乳香 10 克、没药 10 克、赤芍药 10 克、莪术 30 克、三棱 15 克、黄芩 15 克、黄柏 15 克。每 50 克中药加用 75% 酒精 725 毫升，先将中药浸泡于 75% 酒精中 7 天，把多层厚纱布用中药湿透敷于患侧胸部，用中药透入仪透入，每日 1 次，15～20 次为 1 个疗程。脓腔处理后，不再需要抽脓，引流拔管后刀口愈合 1 周，均可进行上述中药透入。并选用 2 种以上敏感的抗生素治疗。李金泉等收治 48 例小儿脓胸患儿，按上述疗法治疗。出院 1 年后追踪复查，除 1 例入院时已有胸廓变形外，其余 47 例 X 线摄胸片完全正常。[5]

7. 复方清热解毒汤　野荞麦根 15～30 克、芦根 15～30 克、金银花 15 克、鱼腥草 15 克、红藤 9～15 克、桔梗 6～9 克、黄芩 6～9 克、丹参 9 克、桃仁 9 克。浓煎成 60 毫升，每日 1 剂，分 2～3 次口服。疗程一般 15～30 天。西药予抗生素及对症治疗，红霉素 30 毫克/千克及庆大霉素 5 毫克/千克，静脉滴注，每日 2～3 次，疗程 4～6 周。马业耕选取小儿肺脓肿患儿 45 例，随机分为复方清热解毒汤加抗生素组（治疗组）20 例和单纯抗生素组（对照组）25 例。两组抗生素使用及对症治疗均相同。结果：在治愈率、治愈天数、退热时

① 王鸿，等.氧驱雾化吸入联合中药加味二陈汤促进肺萎陷脓胸患儿肺膨胀的护理观察[J].环球中医药,2014(S2)：76-77.
② 李良辉，等.中西医结合治小儿肺脓疡临床观察[J].江西中医药,2000,31(1)：44.
③ 修海华.合用中西药治疗婴儿脓胸 9 例疗效观察[J].中西医结合实用临床急救,1998,5(1)：14-15.
④ 周莹，等.排脓解毒疗法治疗小儿脓胸 34 例临床观察[J].陕西中医,1996,17(8)：339.
⑤ 李金泉，等.中药透入治疗小儿脓胸的报告[J].新中医,1992(2)：42,44.

间、排尽脓痰时间、咳嗽消失时间、X线完全吸收时间等方面,两组均有显著性差异($P<0.05$,$P<0.01$)。说明清热类中药与抗生素联合应用,既发挥了抗生素的强大抑杀细菌的作用,又借用了清热解毒中药增强免疫功能、解除抗生素杀菌后释放的毒素之毒性的作用。[1]

8. **苇茎消痈汤加减** 鲜苇茎 20 克、鱼腥草 15 克、炒桃仁 6 克、冬瓜仁 15 克、薏苡仁 10 克、桔梗 6 克、生甘草 3 克、黄芩 6 克。每日 1 剂,水煎分 4 次温服。随症加减:初起寒战高热、体温血象较高者,加金银花 15 克、连翘 6 克;脚疼、咳嗽吐脓痰较多者,加瓜蒌仁 6 克、川贝母 6 克;患儿久病体弱者,酌加党参 6 克、黄芪 6 克。西医予体位引流排脓、输液、输血及退热、祛痰等对症处理。张运知收治 110 例肺脓疡患儿,治愈(症状全部消失,X 线胸片肺部阴影消失,或仅留条索状阴影,血象正常)65 例,占 61.8%;好转(除有低热外其他症状消失,X 线胸片脓疡腔明显缩小或留有残腔而形成慢性)29 例,占 21.3%;无效(用药 7 天以上症状无好转)13 例,占 11.9%,住院时间最长 45 天,最短者 14 天。[2]

9. **自拟方** 芦根 10 克、薏苡仁 10 克、冬瓜仁 10 克、鱼腥草 10 克、蒲公英 10 克、紫花地丁 10 克、桃仁 5、浙贝母 5 克、黄芩 7 克、金银花 15 克、连翘 8 克、桔梗 8 克。每日 1 剂,水煎服。侯桂莉用上方加减治疗 1 例小儿脓胸患儿,进药 5 剂后,体温下降,稍能进食,余症同前。又进 5 剂,体温正常、精神佳、咳嗽减轻,饮食增加,舌质淡红,苔薄黄,脉略数。考虑病儿病程较长,正气已虚,阴液亏乏。治宜益气养阴、清热化痰。方用自拟方:桑白皮 8 克、桔梗 8 克、连翘 8 克、贝母 5 克、杏仁 5 克、当归 5 克、薏苡仁 10 克、瓜蒌仁 10 克、玄参 10 克、沙参 10 克、冬瓜仁 10 克、金银花 10 克、牡丹皮 6 克。患儿共服药 36 天,临床症状、X 线胸透、肺部体征全部消失,无任何后遗症。现患儿身体健康,发育正常。[3]

10. **小儿肺痈汤** 玄参 15 克、金银花 10 克、蒲公英 10 克、紫花地丁 10 克、败酱草 10 克、桔梗 10 克、天冬 10 克、麦冬 10 克、天花粉 10 克、冬瓜仁 18 克、薏苡仁 18 克、芦根 10 克。每日 1 剂,水煎服。成守用使用上方治愈小儿脓胸 2 例。[4]

11. **苇茎汤合桔梗汤加减** 芦根 6 克、鱼腥草 6 克、薏苡仁 6 克、金银花 6 克、连翘 6 克、桔梗 3 克、冬瓜仁 4 克、黄芩 4 克。服 4 剂后原方加浙贝母 4 克、皮尾参 4 克,再服 6 剂。鄢金荣用上方加减治愈小儿脓胸 1 例。[5]

12. **王鹏飞经验方** 青黛(冲服)3 克、紫草 9 克、寒水石(先煎)9 克、天竺黄 9 克、牙皂 6 克。随症加减:高热不退,加地骨皮 9 克,或加竹沥汁 30 克,兑入汤剂中分服;咳甚或胸痛,加瓜蒌 9 克、银杏 9 克、枳壳 3 克;咳脓血痰多,加白及 9 克、白芷 6 克;体温渐复正常,痰量减少或消失,但精神疲惫、食欲差者,可改用调养气血、扶正祛邪方:青黛 3 克、银杏 9 克、黄精 9 克、焦山楂 9 克、草豆蔻 6 克、太子参 3 克;体虚者,加百合 9 克、木瓜 9 克。3 岁以上,每日服 2 次,每次 100 毫升;1～3 岁日服 2 次,每次 50～80 毫升,1 岁以下日服 2～3 次,每次 15～30 毫升。北京儿童医院中医科收治 128 例小儿肺脓肿患儿,分为中药组 84 例和抗生素组 44 例。中药组 50 例服用上方治疗,7 例以千金苇茎汤加减治疗,27 例以仙方活命饮加减治疗。抗生素组常规为 2 种或 3 种以上抗生素联合使用,一般先用青、链霉素或红霉素与卡那霉素等联合使用,效果不佳者可换用庆大霉素,新青霉素 Ⅱ 或崔西杆菌肽等。均为肌肉注射或静脉点滴。对两组患儿除运用以上药物外,均未予其他方法治疗。结果:中药组痊愈(临床症状与体征消失,X 线检查已无炎性浸润及空洞,或仅遗留纤维索条状阴影者)16 例(19.0%),好转(症状与体征消失或明显好转,但 X 线检查脓腔缩小或变化不大者)68

① 马业耕.复方清热解毒汤治疗小儿肺脓肿[J].中国中西医结合杂志,1991(5):311.
② 张运知.中西医结合治疗肺脓疡 110 例[J].河南中医,1991(5):24.
③ 侯桂莉.小儿脓胸治验[J].四川中医,1988(9):15.
④ 成守用.小儿肺痈勿忘滋阴[J].山东中医杂志,1987(5):46.
⑤ 鄢金荣.治小儿脓胸一例报告[J].新中医,1986(2):44－44.

例（81.0%）。抗生素组痊愈 9 例（20.4%），好转 33 例（75.0%），死亡 2 例（4.5%）。①

13. 中药内服二方　早、中期证属风热犯肺，肺热炽盛。方用泻白散加减：桑白皮 9 克、地骨皮 9 克、寒水石（先煎）9 克、淡竹沥（冲服）1 瓶、青黛（冲服）3 克、薏苡仁 30 克、紫草 6 克、白薇 6 克、乳香 4.5 克。随症加减：高热不退，加干芦根 15 克、连翘 9 克、五倍子 4.5 克；咳嗽剧烈，痰多，加杏仁 6 克、牛蒡子 6 克、白芷 4.5 克。4 岁以下每日 1 剂；4 岁以上每日 2 剂，浓煎，分数次喂服。后期肺阴大伤，热毒未清。方用二母宁嗽丸加减：浙贝母 9 克、地骨皮 9 克、桑白皮 9 克、海浮石 9 克、知母 6 克、麦冬 6 克、白薇 6 克、竹茹 12 克。随症加减：咳嗽仍较剧烈者，加芦根 15 克、杏仁 6 克、瓜蒌皮 4.5 克，或川贝粉（研细送服）3 克。常规处理：肌肉注射复方丹参注射液、鱼腥草注射液，每次各 2 毫升，每日 2 次，一般注射 10～14 天。若热毒炽盛，体温弛张不退，加用银黄注射液，每次 2 毫升，每日 2 次，用 3～5 天。口服维生素 B、C 片。谢宋昌用上法治疗小儿肺脓疡 16 例，13 例经联系随访，经 X 线检查显示，脓液完全吸收时间，20 天以内 5 例，30 天以内 6 例，2 个月以内 2 例；余 3 例未进行随访。②

单　　方

1. 肺痈汤　组成：金荞麦干根片 250 克。制备方法：取上药置瓦罐中加清水或黄酒 1 500 毫升，罐口以竹箬封口，隔水文火蒸 3 个小时，趁热过滤，即成（久用者应加防腐剂消毒封存）。用法用量：＜2 岁，10～15 毫升/次；2～5 岁，15～20

毫升/次；5～10 岁，20～30 毫升/次；10～14 岁，30～35 毫升/次；＞4 岁，40 毫升/次，均每日 3 次，饭后温服。临床应用：沈洪全用上法治疗小儿肺脓肿，较抗生素更快速。③

2. 马鞭草　组成：鲜马鞭草梗 150 克。制备方法：将上药捣烂加冷开水约 60 毫升，再拌捣片刻用纱布包裹取汁。用法用量：每次取少许给患儿频频饮咽，分 2 日服完；连服 1 周。临床应用：林峰用上方治愈小儿肺脓疡合并化脓性胸膜炎重症患儿 1 例。④

中　成　药

1. 白鲜皮注射液　组成：白鲜皮提取物。用法用量：常规胸腔穿刺引流，排液后胸腔内注入 100%白鲜皮注射液 15～20 毫升，立即拔出胸穿针。做闭式引流的病例，可沿引流管逆行向胸腔注入 100%白鲜皮注射液 15～20 毫升，注入后夹管 2～3 小时。每隔 1～2 天一次，最多注入 9 次，未见不良反应。临床应用：用上法共治疗 51 例小儿脓胸患儿，治愈 47 例，好转 4 例；平均退热天数 12.3 天。⑤

2. 四黄液　组成：黄芩 0.4 克、黄柏 0.4 克、黄连 0.4 克、黄芪 0.6 克。用法用量：1～5 岁每次 5 支，6～14 岁每次 10 支，间隔 1～2 天排脓注药 1 次。脓汁黏稠者，用生理盐水冲洗胸腔。有 3 例患儿为脓气胸、肺不张、支气管胸膜瘘做了胸腔闭式引流排脓，生理盐水冲洗胸腔，间日胸腔注射四黄液治疗。临床应用：昌图县第二人民医院儿科用上法共治疗小儿脓胸 30 例，全部治愈，平均住院日 18 天。⑥

① 北京儿童医院中医科.中药治疗小儿肺脓肿的疗效观察[J].中医杂志,1980(11)：31‐32.
② 谢宋昌,等.浙江中医药,1978(1)：23.
③ 沈洪全.中西医结合治疗小儿肺脓肿临床体会[J].中华医学丛刊,2004(7)：61‐62.
④ 林峰.马鞭草治疗肺脓疡、化脓性胸膜炎[J].中医杂志,2001,42(7)：392‐393.
⑤ 佚名.白鲜皮治疗小儿脓胸 51 例[J].辽宁中级医刊,1978(3)：58.
⑥ 昌图县第二人民医院儿科.四黄液胸腔注入治疗小儿脓胸[J].辽宁医学杂志,1977(4)：45‐46.

特发性肺含铁血黄素沉着症

概　述

特发性肺含铁血黄素沉着症（IPH）是一组肺泡毛细血管出血性疾病，其主要特征为肺间质内含铁血黄素沉着。反复咯血、缺铁性贫血和弥散性肺浸润三联征是其特征性表现。

本病主要在小儿时期发病，多数是婴儿。临床表现为发作性面色苍白、乏力、低热、咳喘，时有咯血、呕血或幼儿胃液中有陈血，可伴有慢性难治性低色素小细胞性贫血。X线检查可见肺野中有边缘不清、密度浓淡不一的云絮状阴影。伴有肺门增大、心脏扩大等。这些特点可先后出现，其严重程度亦可不成比例，甚至有些幼儿仅以贫血一种征象就诊。

急性肺出血期：贫血及呼吸道症状表现较重，突然发病表现为发热、咳嗽、咯血、面色苍白、乏力、气促、呼吸困难、发绀、心悸、心动过速等，重者发生呼吸衰竭，部分患者死于出血性休克或出血合并感染，而咯血最具有诊断意义，咯血可呈痰中带血，也可大量咯血。此期肺部体征不尽相同，可无体征或有少许湿啰音、哮鸣音，也可有肺实变体征。

肺出血静止期：指肺内出血已停止，无明显临床症状。

慢性反复发作期：急性期过后大部分患儿可能进入此期。此期贫血症状较重，呼吸道症状相对较轻。以长期或反复咳嗽、咯血、胸痛、哮喘及低热为特征，部分患儿可出现肝脾大、黄疸。由于反复的肺出血，大量含铁血黄素在肺内沉积，并由咳痰丢失，引发慢性失血，进而导致缺铁性贫血。

慢性迁延后遗期：呼吸道症状表现较重，贫血症状表现较轻，晚期因反复出血形成广泛间质纤维化，临床表现为有多年发作的病史及不同程度的肺功能下降，小支气管出现不同程度的狭窄扭曲，反复发作多年的儿童尚有通气功能障碍，可见肝脾肿大、杵状指（趾）及心电图异常变化，X线胸片显示纹理增多而粗糙，可有小囊样透亮区或纤维化，并可有肺不张、肺气肿、支气管扩张、慢性肺源性心脏病和心力衰竭，甚至造成患者死亡。

本病属中医"虚劳""喘病""血证（咯血、鼻衄、尿血）"范畴。多因患儿先天禀赋不足，素体虚弱；后天喂养不当，滋生湿热。患儿体虚，卫外不固，易感外邪。邪气犯肺，肺失清肃，肺气上逆，则咳嗽频作；湿热熏灼，损伤肺络，血溢脉外，则咯血；血热妄行，上出鼻窍，则衄血；湿热之邪，下注肾与膀胱，脉络受损，血渗膀胱，则尿血。脾湿不运则生痰，血溢脉外则成瘀，以致湿热痰瘀夹杂为患。日久不愈，血虚无以生气，气虚不能生血，气血两虚，内不能和调五脏六腑，外不能洒陈营卫经脉，则面白无华，神疲乏力。本病病位在肺，与脾、肾密切相关，亦可累及膀胱。IPH以肺脾肾虚为本，湿热痰瘀为标，病性本虚标实，虚实夹杂。急性出血期与慢性期急性发作多实；肺出血静止期、慢性迁延后遗期多虚。实证多系湿热痰瘀为患，虚证多因气血亏虚使然。

辨　证　施　治

1. 李亮斌等分4型

（1）气虚肺热血瘀型　治宜补气摄血、清热活血止血。药用黄芪30克、西洋参10克、阿胶10克、黄芩10克、鱼腥草18克、浙贝母10克、桑白皮10克、生地黄15克、三七10克、丹参10克、白及 10 克、金钱草 18 克、桔梗 6 克。加适量水煮 2 次,过滤去渣,合并滤液为 3 份,每日 3 次口服。

(2)气虚血瘀型 治宜补气祛痰排铁。药用黄芪 100 克、党参 100 克、阿胶 30 克、山药 100 克、茯苓 100 克、枸杞子 100 克、当归 100 克、红花 30 克、桃仁 30 克、三七 30 克、水蛭 30 克、土鳖虫 30 克、丹参 100 克、金钱草 100 克。上药共研细末,制成蜜丸,每日 3 次,每次 15 克,忌食辛辣寒冷之品。

(3)肺痿气阴两虚型 治宜补气活血、滋阴润肺。药用黄芪 20 克、白人参 100 克、百合 100 克、麦冬 100 克、阿胶 100 克、龟甲胶 50 克、三七 50 克、丹参 50 克、红花 50 克、法半夏 30 克、金钱草 100 克、桔梗 30 克、生甘草 30 克。上药制成蜜膏,每日 3 次,每次 15 克,忌食辛辣之品。

(4)肺痿虚寒型 治宜补气活血、温肺化饮。药用黄芪 200 克、白人参 100 克、山药 100 克、茯苓 100 克、白术 100 克、干姜 60 克、三七 50 克、红花 50 克、桃仁 30 克、法半夏 50 克、生甘草 30 克。制成药丸,每日 3 次,每次 10 克,忌食寒冷之品。

以上为 6 岁儿童剂量,可根据患儿年龄酌情加减。所有患儿均给予对症及激素治疗。[1]

2. 王晓琪等分 3 型

(1)邪伤肺络、血溢损肺型 症见发热,咳嗽,痰中带血,面色苍白,口唇紫绀,呼吸困难,肺部可闻及干鸣和湿性啰音,舌质红,苔黄,脉浮细数。胸部 X 线显示肺野大片絮状阴影。治宜清热解毒、益气活血、宣肺止咳。方用清肺益气活血汤化裁:黄芪 15 克、丹参 15 克、桑白皮 15 克、大青叶 15 克、金银花 15 克、大小蓟各 15 克、仙鹤草 15 克、金钱草 20~30 克、生地黄 15~20 克、红花 9 克、赤芍 9 克、百部 9 克、玄参 9 克、黄芩 12 克、桔梗 6 克、甘草 10 克、三七粉(冲服)3 克。

(2)肺络瘀滞、气虚邪恋型 症见低热,咳嗽,痰多,咯血时轻时重,面色、黏膜苍白,食欲不振,肢体倦怠,懒言少动,动则气喘,两肺可闻及干

湿鸣音,口唇紫绀,杵状指(趾),肝脾肿大,舌质淡红有瘀血点,苔薄白或厚。治宜活血化瘀、通络益肺。方用化瘀通络汤化裁:黄芪 30 克、丹参 30 克、鸡血藤 30 克、党参 15 克、白及 15 克、赤芍 9 克、生地黄 9 克、川芎 9 克、生蒲黄 9 克、白僵蚕 9 克、陈皮 9 克、地龙 12 克、甘草 3 克。

(3)瘀血阻肺、邪潜肺络型 症见咳嗽咯血消失,面色苍白,纳差,舌质淡有瘀血点,脉细涩或沉细。两肺呼吸音粗,有干鸣,肺片显示肺野呈网状及小结节阴影。治宜活血化瘀、疏络祛邪。方用桃红四物汤化裁:黄芪 20 克、太子参 20 克、鸡血藤 20 克、生地黄 15 克、丹参 15 克、桃仁 6 克、红花 6 克、当归 6 克、川芎 6 克、莪术 6 克、郁金 6 克、蒲黄 6 克、地龙 6 克、桔梗 6 克、冬虫夏草 6 克、甘草 3 克、三七粉(冲服)3 克。

配合西医治疗。① 一般疗法:急性期应卧床休息,维持水电解质平衡,纠正贫血,增强免疫,预防感染。② 激素疗法:急性发作期用氢化可的松 5~8 毫克/(千克·天)静脉滴注,待症状缓解后改用强的松 1~2 毫克/(千克·天)口服。咳嗽,肺出血停止,肺部病变吸收,逐渐减量,改为隔日疗法,维持 1~2 年。③ 免疫抑制疗法:激素治疗无效可用免疫抑制剂,硫唑嘌呤 2 毫克/(千克·天)口服,用 6 周时减量为 1 毫克/(千克·天),继续服用 8 周,或用长春新碱 0.05 毫克/千克/次,每周静滴 1 次,连用 4~6 次。临床观察:王晓琪等用上法共治疗 11 例特发性肺含铁血黄素沉着症患儿,治愈 9 例,占 81.9%;死亡 2 例,占 18.1%。[2]

经 验 方

1. 血府逐瘀汤加减 丹参、红花、当归、生地黄、川芎、赤芍、三棱、桔梗、柴胡、枳壳、沙参、麦冬、甘草。依据具体症状随时加减药物,药量以患儿年龄及体重加减。王瑞耕等用上方加减配合泼尼松 2 毫克/千克,同时辅予抗感染、止咳化痰,必

① 李亮斌,等.中药配合治疗特发性肺含铁血黄素沉着症 11 例[J].中医杂志,2001,42(4):249-250.
② 王晓琪,等.中西医结合治疗小儿特发性肺含铁血黄素沉着症 11 例[J].陕西中医,1997,18(8):337-338.

要时予支持疗法,共治疗 15 例痰瘀互结型 IPH 患儿。结果:治疗 4 周后,有效率为 86.7%。[1]

2. 钱华经验方　南北沙参各 10 克、麦冬 10 克、生地黄 10 克、阿胶(烊化)10 克、百部 10 克、紫菀 10 克、款冬花 10 克、白及 10 克、藕节炭 10 克、牡丹皮 12 克、延胡索 15 克、花蕊石 15 克、仙鹤草 20 克、参三七 5 克、生甘草 5 克。每日 1 剂,分 2 次服。钱华以上方治疗 1 例特发性肺含铁血黄素沉着症,服药 7 剂后,咳嗽痰中带血减少至 1 日 3～4 口,胸痛明显减轻,大便溏薄,日解 2～3 次,舌黯红,苔薄白,脉弦。治守原法,佐以健脾利湿,上方加淮山药 20 克、生炒薏苡仁各 15 克,又进 7 剂,胸痛愈,咳嗽明显减少,痰血也由暗红色转为淡橘红色。其后一直以此方加减治疗,坚持服药 5 月余。现患者一般情况良好,咳嗽偶作,痰中时有绿豆大小淡橘红色血丝,最多 1 日 2～3 口,查血常规红细胞计数 4.02×10^{12}/升,血红蛋白 12.2 克/升。[2]

3. 刘薇经验方　桑白皮 12 克、地骨皮 15 克、白茅根 20 克、太子参 20 克、青黛 8 克、黄芩 8 克、蝉蜕 8 克、瓜蒌壳 8 克、牡丹皮 10 克、赤芍 10 克、川贝母 6 克。水煎服。配合静滴抗生素、口服激素、静推强心药、给氧等治疗。刘薇以上方治疗 1 例特发性肺含铁血黄素沉着症,8 天后,患者病情好转,无咳嗽咳痰,无胸闷、心悸、气紧、潮热盗汗,软困乏力减轻,纳可,寐好,二便调,舌淡红,苔薄白,脉细无力,治以健脾益气养血为主,予:党参 20 克、黄芪 20 克、熟地黄 15 克、茯苓 10 克、白术 10 克、白芍 10 克、当归 10 克、川芎 10 克、丹参 10 克、黄芩 10 克、牡丹皮 10 克。水煎服。8 天后,咳嗽、气紧、咳血、胸闷消失。胸片提示两肺阴影已吸收,后无复发。[3]

4. 百合固金汤加味　百合 12 克、玄参 12 克、北沙参 12 克、藕节 12 克、仙鹤草 12 克、茜草 9 克、当归 9 克、知母 9 克、麦冬 9 克、川贝母 6 克、白及粉(冲服)6 克、桔梗 5 克、甘草 5 克、鲜白茅根 30 克。每日 1 剂,水煎,分 2～3 次服。养阴清热,润肺止血。邓泽普用上方治疗特发性肺含铁血黄素沉着症患儿 1 例,患儿连用 10 剂则咳嗽、咯血、鼻衄消失。胸透提示右下肺纹理增多。后再以上方 10 剂以资巩固,并以六味地黄丸善后,随访 2 年多未见再发,胸片、痰液检查未见异常,血及骨髓象均恢复正常。[4]

① 王瑞耕,等.活血化瘀疗法在特发性肺含铁血黄素沉着症后期治疗上的疗效评价[J].中国实验方剂学杂志,2011,17(24):284-286.
② 钱华.特发性肺含铁血黄素沉着症从瘀论治验案[J].江苏中医药,2003,24(12):37.
③ 刘薇.特发性肺含铁血黄素沉着症治验[J].陕西中医,1997,18(3):123-124.
④ 邓泽普.百合固金汤加味治疗特发性肺含铁血黄素沉着症一例报告[J].新中医,1986(5):45.

肺泡蛋白沉积症

概　　述

肺泡蛋白沉积症(PAP)是一种亚急性、进行性呼吸功能不良,肺泡内积聚富有黏蛋白物质及脂质的疾病。病因不明,是以肺泡内过碘酸雪夫氏(PAS)染色阳性脂蛋白类物质异常沉积为特征的肺部弥漫性病变。起病可急可缓,一般呈慢性过程,运动不耐受是最常见的首发表现,若未予诊断,则可表现为进行性呼吸困难和咳嗽。可伴发热、无力、体重减轻、胸痛、咯血及食欲减退。婴幼儿呼吸道症状较为隐匿,多表现为生长发育落后,以吐泻为首发症状。病变进展可出现发绀及严重气促。体征甚少,仅有少许散在湿啰音或胸膜摩擦音,有时可见杵状指(趾)。典型X线胸片可见肺门周围细小弥漫性羽毛状浸润阴影,从肺门向肺边缘扩散,呈蝴蝶状,略似肺水肿;或表现为软状低密度的结节状阴影,呈蝶形分布。有时两肺下叶显示浸润性病变,或有些患者开始时呈结节状密度增深影,从两下叶浸润进展为整个大叶实变。病灶之间有代偿性肺气肿或形成小透亮区。纵隔明显增宽,X线酷像肺水肿,但无 K - B 线。CT对PAP有很大诊断价值,病变肺组织常呈毛玻璃样改变,叶间叶内胸膜增厚而不规则。可伴发细菌或霉菌感染,继发感染时,痰可呈黄色脓性。

本病属中医"咳喘""肺痿"范畴。病机为肺肾两虚、痰瘀内阻。发病多为肺气不足之体,为风寒湿外邪所侵,气虚卫外不固,邪气深入肺络,聚生痰浊,阻塞肺中经络,化生瘀血,痰瘀以娇脏为巢穴,更加耗伤肺中气阴,以至无力抗邪而出,肺失肃降,则为咳喘。治法以涤痰化瘀、益气通络为主。

经　验　方

1. **万丽玲经验方**　生黄芪15克、白术10克、防风10克、桂枝6克、白芍10克、炮姜6克、细辛3克、当归10克、鬼箭羽20克、茯苓10克、陈皮10克、甘草6克。水煎服。李瑾等用上方治疗1例PAP患者,7剂后,咳嗽基本消失,气喘较前好转。守上方减炮姜、细辛,加菟丝子20克,30剂,水煎服。6个月后复查胸部CT示两肺多发斑片影,右肺为主,左肺较前吸收。咳嗽咳痰、痰黄稠量适中,气喘不明显,厌油,胃纳差,舌淡红,苔薄,脉沉细。听诊两肺呼吸音减弱。方用三子养亲合二陈汤加味:紫苏子10克、白芥子10克、莱菔子10克、法半夏10克、陈皮10克、茯苓10克、厚朴10克、旋覆花10克、紫菀10克、款冬花10克、当归10克、桃仁10克、甘草6克。14剂。上药取颗粒剂,开水冲服。2个月后,患者诉无明显不适,无气喘,活动耐量基本正常,精神胃纳较前好转,一般情况可,舌淡红苔薄,脉沉细。守前方加熟地黄15克、淫羊藿10克。40剂,水煎服。5个月后,复查肺部CT示两肺斑片影较7个月前又吸收一半,无明显气喘及呼吸困难,爬6楼可无明显气喘,大便偏干,余一般情况可,未服用其他药物,舌淡红苔薄,脉沉细,守上方。儿童用量酌减。[1]

2. **自拟方**　鱼腥草30克、金荞麦30克、法半夏12克、枳壳12克、竹茹12克、天竺黄8克、陈皮15克、胆南星15克、浙贝母15克、麸炒白术15克、茯苓15克、川贝母粉(冲)6克、黄芪20克、蜈

① 李瑾,万丽玲,等.万丽玲治疗肺泡蛋白沉积症验案1则[J].江西中医药,2016,47(11):23-24.

蚣2条、泽兰10克。水煎服。清肺豁痰,益气通络。王蕾等用上方治疗特发性 PAP 患者 1 例,5剂后,患者咳嗽减轻,咳痰量减少。药用陈皮15克、胆南星15克、黄芩15克、浙贝母15克、三棱15克、莪术15克、麦冬15克、法半夏12克、枳实12克、天竺黄12克、竹茹12克、鱼腥草30克、黄芪40克、红景天20克、蜈蚣2条、甲片粉(冲)3克。水煎服,30剂。冲服方:西洋参50克、紫河车50克、红参20克。研末,每日3克冲服。后复诊在上方基础上加减。7个月后,患者症状缓解,运动能力改善,偶尔胸背沉,舌质淡红,苔薄黄,脉弦细。复查胸部 CT 示肺部多发斑片影较前吸收。继用前法调整:陈皮15克、枳壳15克、茯苓15克、泽兰15克、苍术15克、法半夏12克、天竺黄12克、竹茹12克、黄连8克、鱼腥草30克、红景天30克、黄芪40克、甲片粉(分冲)3克、蜈蚣3条、薏苡仁20克。2日1剂,水煎服。口服百令胶囊、六味地黄丸。9个月后,患者无明显咳嗽喘息症状,纳食、二便调,舌淡红,苔薄白,脉细弦。复查胸部 CT 示肺部斑片影减少,较前吸收。上方去鱼腥草,加麦冬15克,每月7剂,西洋参、红参、紫河车研粉冲服,中成药同前,避免外感。儿童用量酌减。①

3. 自拟方 桑白皮20克、黄芩16克、前胡10克、桔梗10克、浙贝母10克、赤芍20克、三棱10克、莪术10克、知母20克、白花蛇舌草20克、金荞麦20克、党参20克、白术10克、黄芪20克、陈皮10克、半夏10克、甘草6克。清热化痰,益气活血化瘀。每日1剂。配合头孢哌酮2克,2次/天;喘定0.5克,1次/天;沐舒坦60毫升,2次/天。疗程20天。郭思佳等用上方治疗1例 PAP 患者,治疗后复查胸部 CT 提示病灶有所吸收。儿童用量酌减。②

4. 马伟明经验方 川桂枝6克、炒白芍6克、丹参6克、川厚朴4.5克、杏仁4.5克、姜半夏4.5克、陈皮4.5克、生姜4.5克、当归尾4.5克、川芎4.5克、炙甘草4.5克、红枣5枚。每日1剂,水煎2次,分2～3次服。马伟明等用上方治疗肺泡性蛋白质沉积症患儿1例,4剂后,诸症减轻,继服4剂而愈。后以益气和营为主,用药5剂固本。随访1年未复发。③

① 王蕾,李国勤,等.从痰瘀阻络辨治特发性肺泡蛋白沉积症[J].中医杂志,2015,56(4):344－346.
② 郭思佳,等.中西医结合诊治肺泡蛋白沉积症1例[J].甘肃中医,2010,23(1):49－50.
③ 马伟明,等.调和营卫法治疗小儿疑难杂症[J].新中医,1991(11):38.

喉　炎

概　述

喉炎包括急性喉炎、慢性喉炎以及痉挛性喉炎等。按病程长短可分为急性及慢性,通常症状在 3 周以下称为急性喉炎,反之则称为慢性喉炎。急性喉炎多继发于上呼吸道病毒或细菌感染之后,也有细菌直接感染。慢性喉炎是可能急性喉炎迁延未愈转为慢性,或由于过敏、胃食管返流等,这些因素都可能造成声带的刺激。

急性喉炎为婴幼儿时期的常见病及多发病,常见于 6 个月~3 岁的婴幼儿,一般认为多发于感冒后,先有病毒入侵,继发细菌感染。常见的病毒有副流感病毒、流感病毒和腺病毒等,常见细菌有金黄色葡萄球菌、链球菌、肺炎双球菌、奈瑟卡他球菌等。异物、检查器械等操作刺激喉部黏膜也可引起急性喉炎。

小儿急性喉炎以喉部及声门下水肿、气管与支气管内大量分泌物以及中毒症状为特征,临床以犬吠样咳嗽、喉鸣、声音嘶哑、吸气性呼吸困难等为主要症状,多伴有发热。严重者除开始即有阵发性犬吠样咳嗽,还可出现面色发绀,或烦躁不安、鼻翼煽动、吸气时三凹征,昼轻夜重。

由于小儿喉部的解剖特点,喉腔狭小,喉软骨柔软、会厌软骨舌面、杓状软骨、杓状会厌襞、室带和声门下区黏膜下组织松弛,黏膜淋巴管丰富,发炎后易肿胀发生喉梗阻。小儿咳嗽反射不强,不易排出喉部及下呼吸道分泌物,容易加重呼吸困难。大多急性起病,病情进展迅速,并发喉梗阻是小儿呼吸系统危重症之一,严重者可危及生命。

喉梗阻分级　Ⅰ度喉梗阻:仅于活动后出现吸气性喉鸣和呼吸困难,肺呼吸音及心率无改变。

Ⅱ度喉梗阻:于安静时亦出现喉鸣和吸气性呼吸困难,肺部听诊可闻及喉传导音或管状呼吸音,心率加快。Ⅲ度喉梗阻:除Ⅰ、Ⅱ度喉梗阻症状外,患儿因缺氧而出现烦躁不安,口唇及指(趾)发绀,双眼圆睁,惊恐万状,头面部出汗,肺部呼吸音明显降低,心率快,心音低钝。Ⅳ度喉梗阻:患儿渐显衰竭,昏睡状态,由于无力呼吸,三凹征可不明显,面色苍白发灰,肺部听诊呼吸音几乎消失,仅有气管传导音,心律不齐,心音钝、弱。

本病属中医"喉痹""喉喑"等范畴。其主要病理是风邪袭肺,肺气失宣。临床辨证分为两型。(1)外感风寒、肺气郁闭型:持续性发声嘶哑,高声发音则嘶哑更甚,咽喉无痛感,口不渴,纳差,舌质淡,苔白薄腻。治法以温肺宣肺、健脾化痰为主。(2)风热袭肺、肺气失宣型:犬吠样咳嗽,发热,声音嘶哑,烦躁乏力,小便黄,大便干,舌质红,苔黄,脉滑数。治法以清热止咳、润肺利喉为主。

辨 证 施 治

何中美等分 2 型

(1)风热侵袭证　治宜疏风清热、利咽开音。方用疏风清热汤:荆芥 5~12 克、防风 5~12 克、桔梗 5~12 克、杏仁 5~12 克、黄芩 3~10 克、金银花 3~10 克、连翘 3~10 克、牛蒡子 6~15 克、生地黄 10~25 克、赤芍 6~15 克、桑白皮 5~12 克、板蓝根 10~25 克、浙贝母 3~10 克、蝉蜕 2~6 克、千层纸 5~12 克、甘草 3~6 克。

(2)风寒外袭证　治宜辛温散寒、疏风解表、宣肺开音。方用六味汤:荆芥穗 5~12 克、防风 5~12克、桔梗 5~12克、薄荷 6~15 克、甘草 3~6 克、蝉蜕 2~6 克、杏仁 5~12 克、僵蚕 3~10 克、紫苏叶5～12克。

每日1剂,水煎服。根据年龄及个体差异而选择剂量,分早、中、晚3次服,同时以咽喉雾化剂(金银花15克、野菊花15克、薄荷15克、苏叶15克、藿香15克、佩兰15克、红花15克,煎水200毫升,冷却后加入冰片1克密封)20～40毫升雾化吸入,每日2次。①

经 验 方

1. 中药穴位贴敷 中药穴位贴敷天突穴及中药吴茱萸贴敷双侧涌泉穴。Ⅰ度喉梗阻患儿给予口服醋酸泼尼松片,1毫克/(千克·天),3次/天,应用3天。治疗期间检测血常规、C反应蛋白,依据检测结果酌情给予抗生素口服及利巴韦林颗粒抗病毒治疗,个别患儿给予雾化吸入布地奈德混悬液(1～2毫克/次,每次吸入10分钟,2次/天)1～2天。Ⅱ度喉梗阻患儿给予雾化吸入布地奈德混悬液1～2毫克/次,每次吸入10分钟,2次/天,应用3天,地塞米松静脉注射,0.3毫克/(千克·次),1次/天,治疗3天,结合血常规及C反应蛋白结果,给予选用青霉素或头孢类抗炎、炎琥宁抗病毒治疗。所有患儿在西医治疗基础上加用中药穴位贴敷天突穴及中药吴茱萸贴敷双侧涌泉穴。伴随发热患儿,体温＞38.5℃时给予退热药物对症处理。程小宁等收治128例急性喉炎患儿,其中Ⅰ度喉梗阻患儿68例,Ⅱ度喉梗阻患儿60例。将两度喉梗阻患儿再随机分为治疗组和对照组,Ⅰ度喉梗阻治疗组、对照组各34例,Ⅱ度喉梗阻治疗组、对照组各30例,分别按上述方法进行治疗。结果:Ⅰ度喉梗阻治疗组、对照组患儿的临床治愈率(76.5%、44.1%)比较,治疗组明显优于对照组;Ⅱ度喉梗阻治疗组、对照组患儿的临床治愈率(50%、26.7%)比较,治疗组明显优于对照组。②

2. 玉屑无忧散 玄参10克、荆芥穗10克、滑石10克、缩砂10克、白茯苓10克、贯众10克、甘草10克、山豆根10克、寒水石10克、黄连3克、硼砂3克。随症加减:声音嘶哑重者,加麻黄3克、杏仁3克;咳嗽重者,加白前5克、炙紫菀5克;发热重者,加栀子10克、连翘10克、黄芩10克。以上各药研极细末混合,涂于舌面或冲水咽下,每日4～6次。李洋等选取99例小儿急性喉炎患儿,随机分为治疗组61例和对照组38例。治疗组予上方加减治疗。对照组给予抗生素、抗病毒、地塞米松等西医对症支持治疗。两组均以2周为1个疗程,并随访1个月。结果:治疗组、对照组的显效率分别为63.9%、23.7%,两组显效率相比有高度显著性差异(P＜0.01)。③

3. 玉屏风散合参苓白术散 党参8克、茯苓6克、陈皮6克、防风5克、黄芪6克、僵蚕6克、木蝴蝶6克、蝉蜕6克、全蝎3克、桔梗6克、甘草3克。随症加减:声带水肿者,加七叶一枝花6克;声带慢性充血肥厚者,加赤芍、浙贝母、玄参、郁金;喉中有痰者,加浙贝母、桑白皮。益气健脾,补肺固表,利咽开音。上药每日1剂(以上各药剂量只适合6～7岁儿童,＞7岁可酌情加量),以水浸泡(水面高出2厘米)20分钟后煎煮,煮沸5分钟即可,连煎2次,药液混合后静置,取上层药液,频频喂服。黄莺飞等收治124例小儿慢性喉炎患儿,随机分为治疗组和对照组各62例。治疗组按上述中药加减治疗,对照组予口服六神丸、头孢克洛片。两组均以7天为1个疗程,连服2个疗程,观察疗效。结果:治疗组、对照组的总有效率分别为91.94%、56.45%,两组相比P＜0.01,治疗组优于对照组。④

4. 清喉散 桔梗10克、生甘草6克、蝉蜕10克、玄参10克、青黛6克、赤芍6克、浙贝母10克、黄芩10克。随症加减:高烧不退者,加生石膏20克(用米泔水磨调);声音嘶哑者,加马勃3克;咳嗽重者,加前胡3克;呼吸困难者,加枳实3克;

① 何中美,毛得宏.中药内服及雾化吸入治疗急性喉炎疗效观察[J].中国中医急症,2012,21(8):1332-1333.
② 程小宁,等.穴位贴敷配合西药治疗小儿急性喉炎临床观察[J].陕西中医,2017,38(5):636-637.
③ 李洋,等.玉屑无忧散加减治疗小儿急性喉炎61例临床观察[J].江苏中医药,2013,45(2):39-41.
④ 黄莺飞,等.玉屏风散合参苓白术散治疗小儿慢性喉炎62例[J].广西中医药,2009,32(3):30-31.

有Ⅱ度以上喉梗阻表现及全身缺氧、中毒明显者，可配合静滴抗生素及西药对症治疗。王迎春用上方加减治疗27例小儿急性喉炎患儿，使用清喉散1～4剂后声音嘶哑消失，咳嗽减轻，除2例未再复诊外，其余25例均获治愈，其中服3剂以内者8例，4～6剂者12例，7～10剂者5例。[①]

5. 木蝴蝶汤　木蝴蝶15克、生地黄15克、牛蒡子12克、金银花12克、诃子12克、胖大海9克、甘草6克(儿童用量酌减)。随症加减：发热恶寒，全身不适者，加荆芥、防风；咳嗽、痰多者，加桔梗、青果；咽干、喉痛较甚，加玄参、黄芩。每日1剂，水煎服。无条件煎药者可将上药用沸水400毫升冲泡20分钟(加盖)后饮用。吕康等选取198例急性喉炎患者，分为治疗组98例和对照组100例。治疗组予上述中药加减治疗，对照组予青霉素等西医对症治疗。结果：治疗组、对照组的总有效率分别为97.9%、95.0%，经统计学处理，两者有显著性差异($P<0.05$)，治疗组疗效明显优于对照组。[②]

6. 麻桔射蓝汤　炙麻黄3克、桔梗7克、射干7克、前胡7克、黄芩7克、玄参7克、蝉蜕4克、板蓝根10克、百部10克、鱼腥草10克、僵蚕6克。随症加减：风热喉痹去玄参，加金银花；表热偏甚，加桑叶、薄荷(后下)；表寒偏甚者，加荆芥、防风；夹湿热，加滑石(包煎)、木通；病毒性感染，重用射干、板蓝根；咽干甚者，加沙参、麦冬；声嘶，加木蝴蝶。每日1剂，水煎30分钟，取汁饮用，亦可以药代茶，频频饮服。齐利辉等用上方加减治疗小儿喉痹62例，治愈57例，占92%；好转5例，占8%。[③]

单　方

蜂胶酊中药合剂与蜂针　蜂胶酊中药合剂的组成：蜂胶20克、金银花1克、菊花1克、桔梗1克、麦冬1克、甘草1克。制备方法：取蜂胶20克放入90℃乙醇100毫升浸泡168小时，每日振荡3次，每次10分钟，再用双层纱布过滤即得10%蜂胶酊。将5味中药加水1000毫升浸泡15分钟。再用砂锅文火熬30分钟左右，浓缩成350毫升，药液倒出后，再加水500毫升熬15分钟，再次浓缩成250毫升。两次药液混合后冷藏。用法用量：2日/剂，每日3次，每次加入蜂胶酊2毫升，饭后加热温服。蜂针：取穴太溪、天突、人迎、水突、鱼际、风池、太冲、三阴交，每日1次直刺和散刺；天突、太溪埋针治疗。7天为1个疗程。临床应用：代乾用上法治疗慢性喉炎86例，总有效率91.2%。[④]

中　成　药

金嗓开音丸　组成：桑叶、菊花、蝉蜕、金银花、连翘、杏仁、前胡、胖大海等。功效：清热解毒，活血化瘀，开郁通气，生津润燥，开咽利喉。用法用量：每日3次，每次120粒，饭后服，儿童减半。[⑤]

①　王迎春.自拟清喉散治疗小儿急性喉炎27例[J].中国中医急症,2008,17(8):1038.
②　吕康,等.木蝴蝶汤治疗急性喉炎98例[J].山西中医,1994,10(6):18-19.
③　齐利辉,等.麻桔射蓝汤治疗小儿喉痹[J].湖南中医杂志,1989(3):12-13.
④　代乾.蜂胶酊中药合剂与蜂针综合治疗慢性喉炎[J].中国蜂业,2011,62(4):34.
⑤　官树雄,等.金嗓开音丸治疗急慢性喉炎132例临床观察[J].右江民族医学院学报,2006(2):273-274.

消化系统疾病

厌　食

概　述

厌食是指小儿较长时期见食不贪,不思摄食的病证,是目前儿科临床的常见病。在城市中发病率尤高,各年龄组儿童都可能患本病,但以1~6岁儿童最为常见。夏季暑湿当令,易于困遏脾胃,发病率较高。厌食是由于脾运胃纳功能失职引起,一般预后良好;但若长期不愈,也会使气血失充,体质下降,易于感受外邪,而致反复呼吸道感染;长期严重厌食还有可能转化为疳证。

脾主运化,胃主受纳,脾胃调和,方能知饥欲食,食而能化。《灵枢·脉度》言:"脾气通于口,脾和则口能知五谷矣。"脾胃运化受纳功能失调则引起厌食。引起脾胃运化受纳功能失调的常见原因有喂养不当,饮食不节;多病久病,损伤脾胃;先天不足,后天失调;暑湿熏蒸,脾阳不展;情志变化,思虑伤脾等。本病的病位在脾胃,病机在于脾运胃纳功能失常。

由于厌食症状可出现于很多疾病当中,如急慢性胃炎、消化道溃疡、各种肝炎、疰夏等,而儿科的厌食指单纯的脾胃运化功能失调,因而在诊断的过程中要加以鉴别,以免误诊。

儿童厌食的治疗原则以和为贵,以运为健。治疗时宜以轻清之剂解脾气之困,拨清灵脏气以恢复转运之机,使脾胃调和,脾运复健,则胃纳自开,正所谓"脾健贵在运不在补"。

另外本病在药物治疗的同时,必须注意调节饮食,方能收效。

辨　证　施　治

1. 王霞芳分5型

(1) 湿食里滞型　症见厌恶进食,脘腹胀满,口臭,汗多,烦躁不宁,大便臭秽或干结便秘,舌苔厚腻或黄腻,脉沉带滑,或指纹紫红。针刺四缝穴黏液多而稠。多由喂养不当,饮食内伤,水谷无从化生精微,导致湿食积滞于内,以致脾失健运,胃难纳谷。治宜消导化滞、运脾燥湿。方用董氏开胃散加减:胡黄连、五谷虫、川厚朴、青皮、陈皮、茯苓、莱菔子、连翘、枳壳、炙鸡内金、谷芽、麦芽等。随症加减:暑湿困阻,则加藿香、佩兰、六一散、砂仁;腹满微硬、大便秘结,加槟榔、木香、枳实、小青皮等。

(2) 脾胃气虚型　症见不思进食,面色少华,精神萎靡,少气懒言,食少便多或大便夹不消化物,舌淡胖嫩,苔薄白润,脉濡细软,或指纹淡红,未过风关,山根常现青筋。素体脾胃气虚,运化无权,不能及时腐熟水谷。治宜益气健脾、助运醒胃,但又不可壅补。患儿运化力薄弱,过补则更呆胃,宜补运兼施。方用异功散加味:党参、白术、茯苓、陈皮、甘草、砂仁、神曲、山楂、鸡内金、谷芽。随症加减:夏令兼感暑热,加藿香、佩兰、黄连;腹痛泄泻,加煨木香、炒扁豆、炮姜;苔腻便烂,加苍术、炒薏苡仁等。

(3) 胃阴不足型　症见不饥不纳,食少饮多,面色萎黄,形体偏瘦,皮肤失润,大便偏干,小便短黄,烦躁不宁,舌红无苔或花剥少津,脉细小数,或指纹色红,未过风关。素体阴虚,或热病耗津,或嗜食辛炙之品,胃阴耗伤,受纳失职,则不觉饥饿。治宜酸甘化阴、养胃生津。方用养胃汤加减:沙参、石斛、麦冬、白芍、乌梅、甘草、白扁豆、谷芽等。随症加减：兼脾气虚馁、神疲乏力，加太子参、白术；大便干结、烦躁少寐，加火麻仁、柏子仁、瓜蒌仁；手足心热、口渴，加竹叶、芦根、天花粉。

（4）营卫不和型　症见食欲不振，自汗盗汗，面色苍白少华，汗出肢凉，易感外邪，睡时露睛，腹软便调，舌淡红苔薄润，两脉濡软，指纹淡红。患儿厌食兼见汗多，反复感冒，乃因营卫不和，腠理疏松，易汗感邪，影响脾胃气机，睡时露睛为脾虚之兆。治宜调和营卫、运脾醒胃。方用桂枝汤加味：桂枝、白芍、炙甘草、陈皮、佛手、炒谷芽、生姜、大枣。随症加减：汗多易感者，加防风、黄芪、糯稻根须、白术；腹痛便软者，加炒扁豆、木香、焦白术、焦山楂、焦神曲；舌红少苔或有鼻衄者，加川石斛、炒藕节；大便干结，加天花粉、火麻仁。

（5）肝胃不和型　症见嗳气作恶，不思饮食，面色青黄或山根青筋显露，烦躁易怒，形体偏瘦，夜寐不宁，舌质偏红，苔多薄黄，脉弦，指纹青紫滞涩。患儿因素体肝旺，或娇养任性、环境改变、强迫进食、学习压力过大等因素，令肝气郁结，横逆犯胃克脾，气机逆调则恶心烦躁易怒，纳运失常，影响正常饮食。治宜疏肝理气、降逆和胃健运。方用四逆散或柴胡疏肝散加减：柴胡、赤芍、白芍、炒枳壳、炙甘草、香橼皮、香谷芽、生麦芽等。随症加减：脘胀嗳气，加砂仁、白豆蔻、小青皮、佛手；苔腻恶心，加陈皮、竹茹；大便不畅，加大腹皮、火麻仁、炒莱菔子；夜寐不宁，加茯神、柏子仁、灯心草。[①]

2. 徐文平分 3 型

（1）脾胃虚弱型　症见食欲不振，面色萎黄，精神不振，大便溏薄或不成形，舌淡苔薄，脉软。治宜健脾益气、渗湿和胃。方用参苓白术散加减：人参、白术、茯苓、山药、扁豆、莲子、薏苡仁、砂仁、桔梗、甘草。随症加减：腹胀去甘草，加神曲、木香和中理气；苔腻，加藿香、苍术化湿醒脾。

（2）胃阴不足型　症见不欲进食，口舌干燥，

大便干结，舌红少津，脉细。治宜养胃生津、育阴润燥。方用养胃增液汤加减：石斛、沙参、玉竹、乌梅、白芍、甘草。随症加减：脾虚，加山药、扁豆补益健运；口渴引饮者，加芦根、天花粉；大便秘结者，加火麻仁、瓜蒌仁润肠通便。

（3）食滞内阻型　症见饮食懒进，脘腹饱胀，精神尚可，二便如常，苔白或腻，脉象有力。治宜消食导滞、健脾助运。方用曲麦枳术丸：枳实、白术、神曲、麦芽。随症加减：舌苔厚腻，白术易苍术以燥湿健脾；腹胀气滞，加陈皮、鸡内金、莱菔子增强理气消食；气虚乏力，加太子参、茯苓、扁豆以益气健脾。

临床观察：徐文平用上方辨证治疗 156 例小儿厌食症，其中脾胃虚弱型 32 例（20.5％），胃阴不足型 56 例（35.9％），食滞内阻型 68 例（43.6％）。2 周为 1 个疗程，共治疗 3 个疗程。结果：显效 86 例（55.1％），有效 70 例（44.9％），无效 0 例。总有效率 100％。[②]

3. 陈永辉等分 2 型

（1）脾运失健型　治宜燥湿理气消食为主。药用苍术、佩兰、陈皮、鸡内金、焦山楂等。加工成儿宝颗粒，每次服 10 克，每日 3 次，1 个月为 1 个疗程。

（2）脾气虚弱型　治宜补运兼施法。药用党参、茯苓、陈皮、神曲等。加工成健儿糖浆，每次服 10 毫升，每日 3 次，1 个月为 1 个疗程。[③]

4. 周明君分 3 型

（1）脾气虚弱型　症见食欲不振，厌恶进食，面色淡白少华，大便时溏或完谷不化，形体消瘦，苔薄或白腻，脉缓。治宜益气健脾。方用异功散：人参、白术、茯苓、陈皮、甘草。

（2）胃阴不足型　兼见口渴喜饮，大便干结，性情急躁，舌红少苔，脉细数。治宜用益气养胃法。方用养胃汤：厚朴（姜汁炙）、苍术、半夏、藿香、茯苓、人参、炙甘草、橘红。

（3）气阴两虚型　上述症状交互出现，视其

① 王霞芳.小儿厌食症的辨证分型论治[J].中医儿科杂志,2007,3(4)：28-30.
② 徐文平.中药为主治疗小儿厌食症 156 例[J].中医杂志,2001,42(4)：235.
③ 陈永辉,等.运脾法在儿科临床的应用及其作用机制[J].江苏中医,2001,22(3)：28-29.

偏盛偏衰。方用厌食方：沙参 5 克、乌梅 5 克、桑叶 3 克、陈皮 3 克、炒麦芽 3 克、甘草 3 克。随症加减：腹胀，加炒莱菔子 5 克；便溏，加山楂炭 5 克、炮姜 3 克；口臭，加生石膏（先煎）10 克、黄连 2 克；手足心热，加莲子心 2 克、胡黄连 2 克；苔腻，加藿香 5 克、苍术 5 克。

临床观察：周明君用上方辨证治疗 96 例小儿厌食症，痊愈 32 例，显效 29 例，好转 24 例，无效 11 例。总有效率 88.5%。[①]

5. 汪受传等分 2 型

（1）脾运失健型　症见面色欠华，形体尚可，不思进食，食而无味，多食后脘腹作胀，易于泛恶、呕吐，大便偏干或偏稀，舌苔白或腻。方用儿宝冲剂：苍术 10 克、陈皮 4 克、鸡内金 3 克、焦山楂 10 克（每 30 克含量）。每次服 10 克，每日 3 次，温开水冲服。

（2）脾气不足型　症见面色无华，精神较差，形体偏瘦，不思进食，食而无味，或有大便不成形，夹不消化残渣，易于出汗，易患外感，舌质淡，苔薄白，脉软。方用健儿糖浆：党参 10 克、茯苓 10 克、神曲 10 克、陈皮 3 克（每 30 毫升含量）。每服 10 毫升，每日 3 次。

临床观察：汪受传等用上方辨证治疗 174 例小儿厌食症，显效 70 例（40.2%），有效 79 例（45.4%），无效 25 例（14.4%）。[②]

6. 康健等分 4 型

（1）积滞实证型　症见舌红，苔黄腻，脉有力。治宜消食导滞。方用厌食Ⅰ号：尾黄连 6 克、熟大黄 6 克、木香 3 克、木瓜 9 克、神曲 9 克、焦山楂 9 克、生麦芽 9 克。

（2）脾气虚弱型　症见气虚体弱，面黄肌瘦，自汗乏力，舌淡苔白，脉细虚。治宜健脾益气。方用厌食Ⅱ号：党参 9 克、茯苓 9 克、白术 9 克、焦山楂 9 克、生麦芽 9 克、甘草 3 克。

（3）虚实夹杂型　症见面黄，自汗，舌红苔淡黄，脉弱。治宜健脾益胃消导。方用厌食Ⅲ号：

茯苓 9 克、玉竹 9 克、焦山楂 9 克、木香 6 克、熟大黄 6 克、神曲 6 克、砂仁 3 克。

（4）气阴两虚型　积滞未尽，虚中夹实。治宜育阴益气兼导滞。方用厌食Ⅳ号：党参 9 克、茯苓 9 克、黄精 6 克、扁豆 6 克、莲子 6 克、厚朴 5 克、甘草 3 克。

以上各方均加工为冲剂，每包 6～7 克。6 个月以内每次服 1/3 包；7 个月～2 岁每次服 1/2 包；3～5 岁每次服 1 包，均每日 2 次；6～13 岁每次服 1 包，每日 2～3 次。均连服 4～6 周。临床观察：康健等将小儿厌食症患儿随机分为中药冲剂组 46 例和西药对照组 30 例。西药对照组服小儿增食乐（丹东生物化学制药厂生产）。中药冲剂组予上方辨证治疗。结果：中药冲剂组和对照组显效（用药 1 周后，食欲好转，食量增加，2 周食量大增，8 周疗效巩固）分别为 17 例、13 例，有效（用药 2 周后食欲好转，食欲增加，8 周疗效基本巩固）分别为 25 例、12 例，无效（用药 4～6 周后，食欲未好转，食量不增加）分别为 4 例、5 例。总有效率分别为 91.30%、83.33%。[③]

7. 王烈分 3 型

（1）虚热型　病见初发。病理改变以胃阴不足为主。症见厌食口渴，神烦不宁，面色焦黄，手足心热，腹满不适，口唇干淡，舌苔白厚，脉数无力或脉沉有力。治宜养胃滋阴。方用养胃汤：石斛、麦冬、佛手、党参、玉竹、甘草。随症加减：体瘦，加楂实子；神疲乏力，加党参；腹满不适，加枳壳；消化不良，加麦芽。

（2）虚寒型　多属久病。见有胃阳不振之病理。症见厌食，体虚而瘦，神乏面㿠，眶下多黑，肌弛腹软，胃脘部叩诊可见振水音，口唇润淡，舌苔薄少，脉沉迟无力。治宜补胃益气。方用五味异功散：人参、白术、茯苓、甘草、陈皮。每日 1 剂，水煎，分 2～3 次服。随症加减同上。

（3）混合型（虚寒、虚热兼有）　方用进食汤：龙胆草、白芍、佛手、枳壳、九香虫、石斛、麦芽。每

① 周明君.中药治疗小儿厌食症 96 例［J］.辽宁中医杂志,1993(5)：30 - 31.
② 汪受传,等.运脾方药治疗小儿厌食症的临床与实验研究［J］.中西医结合杂志,1991,11(2)：67,75 - 78.
③ 康健,等.中药冲剂治疗小儿厌食症［J］.北京中医,1989(4)：24 - 25.

日1剂,水煎分2～3次服。随症加减同上。①

8.陈中瑞等分2型

(1)脾胃虚弱型　症见面黄乏力,食欲低下,腹胀腹痛,食少便多,舌质淡,苔薄白,脉缓。治宜醒脾调中、升发胃气。方用醒脾开胃冲剂:生谷芽15克、生稻芽15克、荷叶6克、白芍15克、使君子15克、香橼皮6克、佛手6克、甘草3克、冬瓜子12克。

(2)脾胃阴伤型　症见面黄消瘦,食少饮多,每食必饮,烦急不安,便干溲赤,舌质红,苔微黄或剥脱,脉细数。治宜养阴和中、升发胃气。方用养阴开胃冲剂:生谷芽15克、生稻芽15克、荷叶6克、沙参12克、麦冬12克、玉竹10克、石斛10克、生地黄10克、牡丹皮10克。

以上两方分别水煎去渣,浓缩晾干,加1倍糖粉,打成颗粒。1克冲剂相当于7克生药。每日20克,分早晚2次用开水冲服。临床观察:陈中瑞等用上方辨证治疗厌食症193例,显效118例,有效64例,无效11例。②

9.孟仲法分4型

(1)脾气虚型　症见气短,倦怠,眩晕,多汗,内脏下垂,或疝气,或脱肛。方用健脾益气方:党参9克、黄芪9克、白术9克、陈皮4.5克、炙甘草3克。

(2)脾阳虚型　症见肢冷,喜热饮,恶风或畏寒,久泻,口泛清水,脉沉细无力。方用补脾助阳方:党参9克、茯苓9克、白术9克、制附子(先煎)2克、干姜1.5克。

(3)脾胃阴虚型　症见低热,面颊潮红,口渴,大便干结,舌干红,苔白或花剥少津,脉平滑或细数。方用益胃养阴方:石斛6克、生地黄9克、甘草9克、乌梅9克、白扁豆9克。

(4)脾虚湿阻型　症见浮肿,身重,肢困,脘腹胀闷,苔白腻或黄腻,脉濡。方用健脾利湿方:

藿香5克、厚朴3克、黄芩3克、苍术9克、车前草9克。

上述各型可随症加减运用。为了便于儿童服用,四种基本方都做成浓缩糖浆剂,每剂浓缩成20毫升,每日1剂。服用时间最少2周,大部分是4周,个别稍长。临床观察:孟仲法用上方辨证治疗108例脾虚纳呆患儿。结果:显效26例,占24％;有效36例,占33％;好转26例,占24％;无效20例,占19％。总有效率81％。③

经 验 方

1.肥儿合剂　藿香10克、茯苓10克、陈皮10克、黄芩10克、苍术10克、炒神曲10克、炒山楂10克、厚朴6克、姜半夏9克、炒麦芽15克、甘草3克。上药加水500毫升,浓缩2次,共成药汁120毫升。姚伟光等将厌食症符合脾胃不和型患儿随机分为治疗组31例和对照组29例。治疗组予以口服肥儿合剂,1～2岁每次20毫升,2～4岁每次30毫升,4～6岁每次40毫升,分早、中、晚3次服用,1个疗程为4周。对照组口服复方消化酶胶囊(韩林制药株式会社,注册证号:H20030543),1～2岁每次半粒,每日2次;2～4岁每次2～3粒,4～6岁每次1粒,每日3次,疗程同治疗组。结果:治疗组痊愈11例,好转17例,无效3例,总有效率90.32％;对照组痊愈6例,好转15例,无效8例,总有效率72.41％。肥儿合剂用于治疗脾胃不和型厌食症,疗效满意。④

2.儿宝2号方　太子参、焦白术、茯苓、甘草、大枣、山药、砂仁、木香、薏苡仁、金钗、鸡内金、焦三仙、罗汉果。随症加减:偏阴虚者,加麦冬;大便干结者,加莱菔子;易患反复呼吸道感染者,加黄芪、防风。⑤

3.健脾开胃汤　苍术5～8克、白术10克、佛

① 王烈.浅谈小儿厌食[J].辽宁中医杂志,1983(3):31-32.
② 陈中瑞,等.开胃冲剂治疗小儿厌食症300例临床观察及实验研究[J].中医杂志,1981(3):19-21.
③ 孟仲法.小儿脾虚纳呆症的临床观察[J].中医杂志,1981(8):34-36.
④ 姚伟光,等.肥儿合剂治疗脾胃不和型小儿厌食症31例临床观察[J].浙江中医杂志,2014,49(11):827-828.
⑤ 高立珍,等.赵和平治疗儿科疾病经验[J].陕西中医,2011,32(9):1214-1215.

手 10 克、茯苓 10 克、鸡内金 10 克、神曲 10 克、炒麦芽 10 克、山药 15 克、陈皮 4.5～6 克、枳壳 4.5～6 克、藿香 6～9 克。随症加减：脾胃气虚明显，加太子参；阴虚，加玉竹、沙参。刘春晓将 144 例厌食患儿分为治疗组和对照组各 72 例。治疗组以健脾开胃汤治疗，2 周为 1 个疗程，共服 2 个疗程，第 1 个疗程每日 1 剂，第 2 个疗程隔日 1 剂。2 个疗程结束后随访 1 个月评定疗效。对照组口服健胃消食口服液，5 岁以下 10 毫升/次，每日 2 次，5 岁以上 10 毫升/次，每日 3 次，餐间或饭后口服。2 周为 1 个疗程，连用 2 个疗程。第 1 个疗程每日服用，第 2 个疗程隔日服用。2 个疗程结束后随访 1 个月评定疗效。结果：治疗组显效 58 例（80.56%），有效 13 例（18.05%），无效 1 例（1.30%），总有效率 98.61%；对照组显效 45 例（62.50%），有效 18 例（25.00%），无效 9 例（12.50%），总有效率 87.50%。两组之间的疗效差异有统计学意义（$P < 0.05$）。[1]

4. 醒脾健胃合剂 藿香 6 克、党参 6 克、厚朴 5 克、茯苓 10 克、苍术 8 克、黄芩 10 克、山楂 12 克、神曲 10 克、大黄 2 克、甘草 3 克。上方加水 500 毫升，浓煎 3 次。煎出的药量，可根据年龄大小来决定，如 1～3 岁 100～150 毫升；4～7 岁 150～200 毫升；8～12 岁 200～250 毫升。每日 3～4 次口服，年龄小或不配合者，不受次数限制。2 周为 1 个疗程。林德湘等将厌食患儿分为治疗组 30 例和对照组 30 例。治疗组以醒脾健胃合剂治疗 1 周，观察 1 周。对照组给予复合维生素 B、多酶片和锌制剂或钙制剂，每日 3 次，治疗 2 周。结果：治疗组痊愈 22 例，显效 5 例，有效 2 例，无效 1 例，总有效率 96.67%；对照组痊愈 14 例，显效 5 例，有效 4 例，无效 3 例，总有效率 90.00%。治疗组疗效优于对照组。[2]

5. 抑肝健脾汤 煅龙骨（先煎）30 克、煅牡蛎（先煎）30 克、磁石（先煎）30 克、珍珠母（先煎）30 克、钩藤 15 克、党参 8 克、白术 8 克、茯苓 8 克、枳实 8 克、麦芽 8 克、神曲 8 克、苍术 6 克、陈皮 6 克、鸡内金 6 克。每日 1 剂，水煎 2 次，每次取汁 100～200 毫升混合，分次口服。3 周为 1 个疗程，共 2 个疗程。赵亚岚等用上方治疗肝郁脾虚型厌食患儿 80 例，显效 46 例（57.50%），有效 27 例（33.75%），无效 7 例（8.75%）。总有效率 91.25%。[3]

6. 加味厌食散 柴胡 15 克、茯苓 10 克、当归 15 克、白芍 10 克、白术 10 克、木香 8 克、炙三仙各 10 克、炙甘草 8 克。1 岁半～3 岁，每次 5 克，每日 3 次；3～5 岁，每次 10 克，每日 2 次；5～10 岁，每次 10 克，每日 3 次。张雅凤等观察了 342 例患儿，其中治疗组 260 例，采用加味厌食散治疗；对照组 82 例，采用 0.2% 硫酸锌糖浆治疗。每次按体重 2 毫升/千克，分 3 次口服。一共治疗 3 个月。结果：治疗组临床有效率 95.3%，体重平均增加（1.2±0.04）千克，身高平均增加（2.3±0.06）厘米，防治复感儿有效率 92.6%；对照组为 79.3%、（0.8±0.06）千克、（1.46±0.09）厘米、66.5%。治疗组疗效均优于对照组。[4]

7. 儿宝方 苍术 10 克、陈皮 5 克、炒山楂 10 克、鸡内金 10 克。每日 1 剂，水煎服。万力生将 60 例厌食症患儿分为花剥苔组和厚腻苔组各 30 例。均采用儿宝方治疗 4 周。结果：厚腻苔组有效率为 96.67%，花剥苔组有效率为 93.33%，差异无统计学意义（$P > 0.05$）；两组治疗后食欲差、恶心呕吐、嗳气、腹痛、多汗、疲乏、大便不调等症状较治疗前均有明显改善（$P < 0.01$）；摄食量和体重等指标较治疗前均有提高（$P < 0.01$）；两组患儿均有缺锌，花剥苔组更明显，治疗后均有改善，恢复到正常水平（$P < 0.05$）；厚腻苔组患儿有铅过量现象，治疗后恢复正常（$P < 0.01$）。说明儿宝方既能促进营养物质锌的吸收，又加强了废物铅的排泄。适合治疗小儿厌食症脾失健运证。[5]

8. 保儿增食液 太子参、白术、茯苓、葫芦茶、

① 刘春晓.健脾开胃汤治疗小儿厌食症 72 例[J].陕西中医,2010,31(3)：298.
② 林德湘,等.醒脾健胃合剂治疗小儿厌食症临床研究[J].辽宁中医杂志,2008,35(4)：553 - 554.
③ 赵亚岚,等.抑肝健脾汤治疗小儿厌食症 80 例[J].新中医,2008,40(2)：86 - 87.
④ 张雅凤,等.加味厌食散治疗肝郁脾虚型厌食患儿临床观察[J].中华中医药学刊,2007,25(5)：1030 - 1032.
⑤ 万力生.60 例厌食症患儿舌苔变化及运脾中药的干预作用[J].中华中医药学刊,2007,25(6)：1182 - 1184.

布渣叶、山楂、连翘、莱菔子、谷芽、麦芽、白芍、甘草等。1~2岁，每次15毫升；2~3岁，每次20毫升；3~6岁，每次30毫升，均每日3次。1月为1个疗程，共治疗3个疗程。李蔷华等将69例小儿厌食症患儿随机分为治疗组45例和对照组24例。治疗组服用保儿增食液。对照组口服儿康宁（太极集团涪陵制药厂生产，由党参、黄芪、白术、茯苓、山药、薏苡仁、麦冬、制何首乌、大枣、焦山楂、炒麦芽、桑枝组成），疗程同治疗组。结果：治疗组痊愈18例，显效16例，有效9例，无效2例，总有效率95.6%；对照组痊愈3例，显效8例，有效10例，无效3例，总有效率87.5%。治疗组患儿体重、血红蛋白含量治疗前后比较，差异有非常显著性意义(P<0.01)。保儿增食液对改善小儿厌食症的症状、体征疗效显著。①

9. 疏肝理脾汤 党参10克、白术10克、白芍10克、山药12克、柴胡6克、陈皮6克、莪术6克、炙甘草3克。每日1剂，连服3周为1个疗程。随症加减：血虚者，选加当归、莲肉、阿胶、大枣；肝阴虚者，改柴胡为银柴胡，选加胡黄连、青蒿、酸枣仁、乌梅、木瓜；胃阴虚者，选加石斛、花粉、白扁豆、薏苡仁；血瘀者，选加赤芍、山楂、桃仁、香橼、佛手；湿浊者，改白术为苍术，选加枳实、莱菔子、厚朴、生麦芽。刘晓萍等用上方治疗100例厌食患儿，每日1剂，3周为1个疗程，疗效不显著者再继服1周。结果：显效63例，有效28例，无效9例。总有效率91%。②

10. 肥儿口服液 柴胡、芜荑、使君子、木通、淡竹叶、银柴胡、水仙子、胡黄连、生地黄、神曲、麦芽、槟榔、木香、白豆蔻。1~3岁每次10毫升，每日3次；3~5岁每次15毫升，每日3次；5~8岁每次20毫升，每日3次，连服1周为1个疗程。康立媛将小儿厌食患儿随机分为治疗组156例和对照组100例。治疗组予肥儿口服液按年龄服

用。对照组口服多酶片，每次1片，每日3次，连服1周为1个疗程。结果：治疗组治愈21例，好转27例，无效8例，总有效率94.9%；对照组治愈30例，好转21例，无效49例，总有效率51%。治疗组优于对照组。③

11. 康健儿宝方 太子参15克、生地黄10克、沙参15克、胡连10克、石斛10克、乌梅10克、莪术10克、枳实7.5克、佛手10克、陈皮15克、鸡内金10克、焦山楂10克、焦神曲10克、炒麦芽10克、甘草10克。治疗时间短则1周，最长1个月。张扶宇用上方治疗300例小儿厌食症。结果：显效（食欲增强）168例，占56%；有效（食欲明显改善）117例，占39%；无效（无改善）15例，占15%。总有效率95%。④

12. 适贝高儿宝颗粒 太子参、茯苓、白扁豆、北沙参、麦冬、山药、山楂、陈皮、白芍、葛根。1~3岁5克，4~6岁7.5克，6岁以上10克，每日3次，2周为1个疗程。全文哲将厌食患儿分为治疗组60例和对照组40例。治疗组用适贝高儿宝颗粒治疗。对照组服用多酶片，每次1片，每日3次，11岁以上儿童每次2片，每日3次，15天为1个疗程。两组均服用3个疗程。结果：治疗组痊愈38例，显效12例，有效10例，无效0例，总有效率100%；对照组痊愈0例，显效2例，有效14例，无效24例，总有效率40%。治疗组疗效明显优于对照组。⑤

13. 扶正健脾方 黄芪6克、枸杞子7克、鸡内金9克、神曲9克、麦芽10克、焦山楂9克、黄芩6克、广木香5克、木瓜6克，重症患儿加谷芽15克、山药15克。每日1剂，煎汤分3~6次服，连服30天。陶拉娣等采用本方治疗130例脾虚厌食患儿。结果：显效64例(49.23%)，有效60例(46.15%)，无效6例(4.62%)。总有效率95.38%。⑥

① 李蔷华,等.保儿增食液治疗小儿厌食症的临床研究[J].新中医,2007,39(4)：22-23.
② 刘晓萍,等.疏肝理脾法治疗小儿厌食100例[J].陕西中医,2007,28(11)：1453-1454.
③ 康立媛.肥儿口服液治疗小儿厌食156例[J].陕西中医,2005,26(10)：1037-1038.
④ 张扶宇.康健儿宝方治疗小儿厌食症300例[J].辽宁中医杂志,2005,32(10)：1067.
⑤ 全文哲.适贝高儿宝颗粒治疗儿童厌食症60例[J].陕西中医,2004,25(11)：996.
⑥ 陶拉娣,等.扶正健脾方对脾虚厌食症患儿微量元素含量及免疫功能的影响[J].中国中西医结合杂志,2002,22(6)：429-431.

14. 肥儿散　三仙各 10 克、陈皮 10 克、莱菔子 10 克、胡黄连 5 克、槟榔 5 克、川楝子 5 克、玄胡 5 克、使君子 5 克、肉豆蔻 5 克、木香 5 克。上药共碾细末加白糖 30 克，此为 8～15 岁小儿用量，8 岁以内酌减。郭彩霞等用上方治疗 256 例厌食患儿，全部治愈。①

15. 加减平胃散　青皮、陈皮、厚朴、佛手、炒山楂、炒谷芽、炒麦芽、鸡内金、甘草。随症加减：舌苔厚腻者，加苍术、佩兰叶；脘腹疼痛者，加白芍、柴胡；便溏次多者，加炮姜、广木香；大便干结者，加知母、郁李仁；食积化热、咽蛾红肿者，加连翘、射干；胃阴不足、口渴烦躁、舌苔花剥者，去厚朴，加川石斛、天花粉。每日 1 剂，水煎服。李志刚等将 78 例厌食症患儿分为实证组 57 例和虚证组 21 例，均采用加减平胃散治疗，4 周为 1 个疗程，连续观察 2 个疗程。期间配合每周 1 次针刺四缝穴疗法。结果：实证组治愈 42 例，好转 9 例，无效 6 例，总有效率 89.47%；虚证组治愈 4 例，好转 6 例，无效 11 例，总有效率 47.62%。实证组疗效优于虚证组。可见该方对实证疗效满意。②

16. 儿康合剂　黄芪 10 千克、白术 6 千克、茯苓 6 千克、木瓜 5 千克、鸡内金 4 千克、牡蛎 6 千克、豆蔻 1.5 千克。将豆蔻按水蒸气蒸馏法提取挥发油约 50 毫升，残渣同余下 6 味药一起按合剂制备方法用水煮提。制备后制得比重为 1.16 左右的药液约 35 000 毫升。将豆蔻油用 95% 乙醇溶解后加入药液中，另加蔗糖 6 千克作矫味剂，苯甲酸 100 克、尼泊金乙酸 20 克作防腐剂，搅拌均匀，调整比重至 1.15 左右，静置 24 小时，取上清液灌装，分装成 400 瓶（100 毫升/瓶），经药检合格后备用。口服，每日 3 次，3 岁以上儿童每次 15 毫升；1～3 岁儿童每次 10 毫升；1 岁以下儿童每次 5 毫升。15 天为 1 个疗程，连服 3 个疗程，在服药 1 个疗程后观察，治疗期间停用其他药物。黄灿华等用上方治疗儿童厌食症 186 例，中医辨证为脾胃虚弱者 60 例，脾虚夹湿者 126 例。结果：脾胃虚弱型痊愈 21 例，显效 18 例，有效 12 例，无效 9 例；脾虚夹湿型痊愈 39 例，显效 54 例，有效 30 例，无效 3 例。儿康合剂对脾虚夹湿型儿童厌食症的总有效率为 97.62%，高于脾胃虚弱型 85% 的总有效率。③

17. 运脾汤　苍术 6 克、炒鸡内金 6 克、莪术 6 克、山楂 10 克、神曲 10 克、党参 10 克、麦芽 15 克、茯苓 12 克、陈皮 8 克。随症加减：脾胃气虚者，加黄芪 15 克；脾胃阴虚者，加沙参 12 克、白芍 10 克；嗜食生冷瓜果者，加砂仁 3 克；口干便结溲黄者，加连翘 8 克、炒莱菔子 10 克。张彩玲用上方加减配合针刺四缝穴疗法治疗厌食患儿 68 例，其中脾胃不和型 33 例，脾胃气虚型 26 例，脾胃阴虚型 9 例。6 剂为 1 个疗程。结果：痊愈 55 例，好转 12 例，无效 1 例。总有效率 98.5%。④

18. 保儿宁口服液　炙黄芪、炒白术、茯苓、山药、芦根、鸡内金各适量，提取有效成分，配制成口服液，每瓶 100 毫升。2 周岁以内每次 5 毫升，2 周岁以上每次 10 毫升，每日服 3 次。叶鉴芬用上方共治疗 300 例厌食患儿。结果：显效 271 例（占 90.3%），有效 23 例（占 7.7%），无效 6 例（占 2%）。总有效率 98%。⑤

19. 儿保 1 号冲剂　板蓝根、大黄、陈皮、黄芩、连翘、茯苓、山楂、半夏、槟榔、莱菔子等。2～4 岁每次 1 包，4～7 岁每次 1 包半，7 岁以上每次 2 包，每日 3 次，疗程 1 个月。张雨生等将 124 例小儿厌食症随机分为对照组和观察组各 62 例。对照组用多酶片治疗，按其年龄每次 1～3 片，3 次/天，口服。观察组采用多酶片加用儿保 1 号冲剂。结果：对照组治愈 36 例，见效 12 例，无效 14 例，总有效率 77.42%；观察组治愈 52 例，见效 8 例，无效 2 例，总有效率 96.77%。对照组单纯用多酶片治疗对厌食症治疗效果不理想，而观察组加用

① 郭彩霞，等.肥儿散治疗小儿厌食 256 例［J］.陕西中医，2002，23（11）：1017.
② 李志刚，等.加减平胃散治疗小儿厌食症 78 例［J］.上海中医药杂志，2001（6）：30 - 31.
③ 黄灿华，等.儿康合剂的研制及临床疗效观察［J］.中药材，2000，23（5）：307 - 308.
④ 张彩玲.运脾汤为主治疗小儿厌食症 68 例［J］.陕西中医，1997，18（8）：352.
⑤ 叶鉴芬.自制保儿宁口服液治疗小儿厌食症 300 例［J］.南京中医药大学学报，1996，12（6）：56.

儿保1号后,通过中西医结合治疗,发挥了中草药在机体调节机制作用,真正起到标本兼治目的。儿保1号治疗厌食症疗效可靠,效果满意。①

20.逍遥散加味方　柴胡3～9克、薄荷3～9克、当归3～9克、白芍3～9克、甘草3～9克、酒大黄3～9克、茯苓3～15克、鸡内金3～15克、炒麦芽3～15克、大白3～10克、炒白术3～12克、生姜少许。随症加减:咳嗽者,酌加川贝母、杏仁;食积郁热者,酌加连翘、蒲公英;阴伤口干者,酌加乌梅、沙参、玉竹;大便干甚者去酒大黄,加生大黄;呕吐者,酌加紫苏梗、半夏、竹茹;易感儿,酌加生黄芪、防风;虫积者倍大白,酌加川椒、黄柏。范道长等用上方加减治疗50例厌食儿童,每日1剂,疗程最短6天,最长2月,平均疗程20.5天。结果:痊愈30例,好转20例。总有效率100%。②

21.健脾开胃汤　北沙参9克、苍术6～9克、枳壳6～9克、佛手6～9克、神曲6～9克、白豆蔻3～9克、焦山楂3～6克、肉豆蔻霜3～6克。随症加减:胃阴不足,加五味子3～6克、乌梅3～6克、麦冬3～9克、牡蛎(先煎)6～9克;脾胃气虚者,北沙参易党参,苍术易白术,可去焦山楂、神曲,加黄芪9克、茯苓9克、炮姜3～6克、木香3～6克、陈皮6～9克;肾虚,加益智仁6～9克、补骨脂6～9克;肝旺脾弱,加炒柴胡6～9克、香附6～9克、钩藤9克、白芍6克。每日1剂,水煎20～30分钟,连续煎3次合并,分5次服。1个月为1个疗程。陈辉等用上方治疗60例小儿厌食症,痊愈36例,好转23例,无效1例,总有效率98.3%。体重、血红蛋白、D-木糖排泄率、头发中微量元素(锌、铜、铁、锰)含量,治疗前后比较均有显著性差异($P<0.01$)。③

22.929调胃益智散　太子参30克、鸡内金30克、山楂30克、龙骨30克、牡蛎30克、制黄精20克、益智仁15克、白术15克、黄芪15克、使君子15克、白茯苓10克、枸杞子10克、杭菊花10克。制成散剂,每包5克。每次1包,每日2次口服,50日为1个疗程。余元泰等用上方治疗儿童脾胃功能失调122例(服药组),空白对照组100例。结果:症状、智能、血红蛋白3项,服药组总有效率分别为99.18%、92.62%、63.94%,对照组分别为26.00%、23.00%、16.00%。服药组优于对照组(均$P<0.01$)。④

23.脆蛇山药散　脆蛇、山药、茯苓、泽泻、使君子等。上药研末,每包10克。每次2岁以内1/3包,2～3岁1/2包,3～5岁2/3包,5岁以上1包,每日3次口服。服药时间6～14日。赵鹏用上方治疗100例小儿厌食症,治愈82例,有效12例,无效6例。⑤

24.启脾汤　党参6克、山药6克、菖蒲4克、郁金4克、杏仁3克、木香3克、枳壳3克、槟榔3克、鸡内金3克、莪术2克、牵牛子2克、大黄炭2克、花椒1克、肉桂1克。每日1剂,水煎分早、中、晚饭前各服1次。随症加减:舌边尖红者去木香,加炒金银花5克;舌苔厚腻者去木香,加藿香3克;尿黄或浑浊者,加滑石(包煎)4克;烦躁多动者,加蝉蜕4克、白芍4克;汗多者,加浮小麦10克。每日1剂,水煎2次,分3次服。1个月为1个疗程。和成斌用上方加减治疗250例小儿厌食症,痊愈198例,好转46例,无效6例。总有效率97.6%。⑥

25.强壮灵　黄芪、茯苓、橘红、浮小麦、黄精、鸡内金等。1.5～3岁每次服1袋,每日3次;3～5岁每次服2袋,每日2次;5～10岁每次服2袋,每日服3次。3个月为1个疗程。邹治文等用上方治疗脾虚厌食患儿130例(治疗组),对照组43例用0.2%硫酸锌糖浆按每日每千克体重2毫升口服给药,疗程同上。结果:治疗组痊愈105例

① 张雨生,等.儿保1号治疗非缺锌性小儿厌食症124例临床研究[J].中草药,1995,26(8):421-422.
② 范道长,等.逍遥散加味治疗小儿厌食症50例[J].陕西中医,1995,16(12):541.
③ 陈辉,杨振邦.健脾开胃汤治疗厌食症的临床研究[J].云南中医学院学报,1994,17(3):18-21.
④ 余元泰,等."929调胃益智散"治疗儿童脾胃功能失调122例[J].中国农村医学,1994,22(12):50-51.
⑤ 赵鹏.脆蛇山药散治疗小儿厌食100例疗效观察[J].云南中医杂志,1993,14(3):13-14.
⑥ 和成斌.启脾汤治疗小儿厌食症250例[J].陕西中医,1992,13(7):295.

(80.8%),显效 13 例(10%),好转 5 例(3.8%),无效 7 例(5.4%),总有效率 94.6%;对照组痊愈 4 例(9.3%),显效 9 例(20.9%),好转 22 例(51.2%),无效 8 例(18.6%),总有效率 81.4%。①

26. **基本方** 苍术、白术、神曲、山楂、草豆蔻。每日 1 剂,水煎分 2～3 次服。症状改善后用四君子汤加淮山药以巩固疗效。陈佳盛用上方治疗 16 例厌食患儿,均治愈。②

27. **山扁术金汤** 炒山药 5～10 克、炒扁豆 3～5 克、炒白术 3～5 克、鸡内金 3～5 克。以上为 1 剂用量,水煎分服。随症加减:卫外不固,加生黄芪、防风;夜寐不安,加灯心草、竹叶、钩藤、生龙骨、生牡蛎;便秘腹胀,加焦槟榔、炒莱菔子;脾肾不足甚者,加龟甲(先煎)、鳖甲(先煎)、山茱萸;胃阴不足,加石斛、北沙参;胃热嗜异,加乌梅、青蒿、黄芩。王德润等用上方加减治疗 1 215 例小儿脾虚弱证患儿,痊愈 293 例(24.1%),显效 322 例(26.5%),好转 587 例(48.3%),无效 13 例(1.1%)。总有效率 98.9%。③

28. **健脾Ⅰ号** 党参、白术、陈皮、黄芪、甘草。复煎为混合煎煮而成,另加蔗糖 1.6 千克、5% 尼泊金 30 毫升、苯甲酸钠 12 克(或苯甲酸 6 克),制成 3 000 毫升煎液,分装 30 瓶,每瓶 100 毫升,相当于 5 剂生药。单味煎药味同上。每味生药单独分别加水 4～5 倍后煎煮 2 次,合并 2 次煎液,放置过夜,然后分别过滤,滤液分别浓缩成 1∶2 浓液,然后合并,其总容积为 2 300 毫升。另将 0.8 千克蔗糖加水适量,溶解后纱布滤入药液中,加水使药液总量达 3 000 毫升即得。分装同复煎。无选择地给予单复煎剂。3 岁以内每次 5 毫升,每日 3 次;4 岁以上每次 10 毫升,每日 3 次。疗程最短 1 周,最长 6 周,极大部分病例疗程在 4 周以内。孟仲法等用上方治疗脾虚纳呆患儿 134 例。结果:单煎 36 例中,显效 6 例,占 16.66%;有效 27 例,占 75%;无效 3 例,占 8.33%。总有效率 91.66%。复煎 98 例中,显效 25 例,占 25.21%;有效 51 例,占 52.04%;无效 22 例,占 22.44%。总有效率 77.55%。④

单 方

大山楂颗粒剂 组成:大山楂(广东省第二中医院制剂室研制)。制备方法:本品依 1990 版药典大山楂丸方,单味药物提取后,经喷雾干燥制成颗粒,每袋 3 克。用法用量:每次 1 袋,每日 2 次口服。临床应用:许家骝等用上方治疗 59 例小儿厌食症(治疗组)。对照组 31 例用传统大山楂丸,每次 1 丸(每丸 3 克),每日 2 次口服。疗程均为 14 日。结果:治疗组、对照组分别显效(食量比原增加 1/2,进食速度明显增快) 20 例、5 例,好转 30 例、18 例。总有效率分别为 84.7%、74.2%(P>0.05)。新剂型与传统丸剂疗效相似。⑤

中 成 药

1. **醒脾养儿颗粒** 组成:毛大丁草、山栀茶、一点红、蜘蛛香,辅料为蔗糖。功效主治:醒脾开胃,养血安神,固肠止泻;适用于儿童脾气虚所致的厌食,腹泻便溏,烦躁盗汗,遗尿夜啼。临床应用:刘向萍等用上方治疗 80 例厌食患儿。结果:治愈 51 例(63.75%),好转 22 例(27.50%),无效 7 例(8.75%)。总有效率 91.25%。⑥

2. **健身消导颗粒** 组成:鸡内金、麦芽、山楂、六神曲、党参、苍术、厚朴、陈皮、枳壳、槟榔、牵牛子、大黄等(天津市儿童药厂生产的中成药制剂,5 克/袋)。适用于脾失健运型厌食患儿。用法用量:1～5 岁患儿每次 2.5 克,每日 2 次,口服;

① 邹治文,等.强壮灵治疗小儿脾虚厌食症的临床报道[J].中医杂志,1988(9):24-25.
② 陈佳盛.婴幼儿厌食症 24 例治疗体会[J].浙江中医杂志,1985(4):157.
③ 王德润,等.山扁术金汤治疗小儿脾胃虚弱症[J].中医杂志,1983(4):57.
④ 孟仲法,等.健脾Ⅰ号单复煎剂治疗小儿脾虚纳呆[J].上海中医药杂志,1983(10):18.
⑤ 许家骝,等.大山楂颗粒剂治疗小儿厌食症的临床观察[J].中药药理与临床,1995(2):46-47.
⑥ 刘向萍,等.醒脾养儿颗粒治疗儿童厌食症 80 例[J].陕西中医,2011,32(10):1331-1332.

5～14岁患儿每次5克,每日2次,口服,疗程14天。临床应用:冯兆才等将200例厌食患儿分为治疗组和对照组各100例。治疗组采用健身消导颗粒治疗,对照组采用院内制剂保和散(六神曲、茯苓、焦山楂、陈皮等组成,4.5克/包)或者保和大黄散(大黄、六神曲、茯苓、焦山楂、陈皮等组成,3克/包)治疗。两组均共计治疗14天。结果:治疗组治愈显效率84%,总有效率98.67%;对照组治愈显效率72%,总有效率98%。两组疗效比较差异无统计学意义($P>0.05$)。①

3. 山麦健脾口服液 组成:山楂、麦芽、砂仁、陈皮、高良姜、干姜、栀子等(成都恩威保健制药公司生产)。用法用量:口服,1～3岁每次10毫升/支,2次/天;>3岁每次10毫升/支,3次/天;2周为1个疗程。临床应用:徐士云等将120例小儿厌食症随机分为治疗组64例和对照组56例。治疗组予山麦健脾口服液治疗,对照组以乳酶生、多酶片、食母生及葡萄糖酸锌口服液治疗。两组均治疗2周。结果:治疗组显效35例,有效21例,无效8例,总有效率87.5%;对照组显效26例,有效13例,无效17例,总有效率69.6%。两组之间的差异有统计学意义。②

4. 肥儿宝冲剂 组成:党参、茯苓、莲子、鸡内金、山楂、山药、炒谷芽、甘草、使君子(湖北省黄石市飞云制药有限公司制成,10克/包)。用法用量:6岁以下小儿,半包/次,2次/天;6岁以上小儿,1包/次,2次/天;20天为1个疗程。轻者1～2个疗程,重者3个疗程。临床应用:张迎春等用上方治疗50例小儿厌食症。结果:治愈27例,有效18例,无效5例。总有效率90%。③

5. 王氏保赤丸 组成:大黄、川贝母、黄连、生姜、制南星、巴豆霜等。功效主治:祛滞、健脾、祛痰;适用于小儿乳滞疳积,痰厥惊风,喘咳痰鸣,乳食减少,吐泻发热,大便秘结,四时感冒以及脾

胃虚弱、发育不良等症;成人肠胃不清,痰食阻滞者亦有疗效。用法用量:1周岁1次服10粒,每日2次;2周岁1次服20粒,年龄增大1岁加10粒至8周岁1次60粒,每日2次。临床应用:徐秋琼等观察王氏保赤丸对144例厌食患儿的治疗,疗程3周。结果:治愈71例(49.3%),好转64例(44.4%),无效9例(6.3%)。总有效率93.7%。④

6. 厌食冲剂 组成:党参、白术、山药、扁豆、龟甲、鳖甲、甲片、鸡内金、神曲、莱菔子、青皮、使君子、三棱、莪术、薏苡仁(中国第二汽车制造厂总医院制药厂生产)。用法用量:1～2岁每日用6克,3～4岁每日9克,5～6岁每日12克,6岁以上每日18克,1岁以内酌减,分2～3次温开水送服,或拌入饭内食用;4周为1个疗程。临床应用:张秀华等将480例小儿厌食症随机分为2组,年龄、性别等比例基本一致。治疗组320例服用上方,连续服用1～2个疗程。对照组160例服用三甲散,按产品规定用量及用法,4周为1个疗程,连续服用2个疗程。结果:治疗组有效率97.81%,治愈率87.50%,其中以脾失健运型、脾胃气虚型效果最佳,有效率分别达到100%、99.1%;对照组有效率76.87%,治愈率仅为45%。⑤

7. 神效儿宝 组成:小槐花、麦芽、白术、茯苓等(广西柳州地区制药厂生产)。用法用量:取神效儿宝3～5克涂脐部(涂前用洁净毛巾轻轻擦净脐部),每晚1次,连用7天。临床应用:周文光等用上方治疗小儿厌食症210例,经治疗后痊愈63例,显效68例,好转69例,无效10例。总有效率95.2%,显效率64.2%。⑥

8. 加减异功散 组成:黄芪、白术、茯苓、黄精、陈皮、青黛、炙鸡内金、炙甘草,其比例为3∶3∶3∶3∶2∶2∶1∶1(由北京第六制药厂加工为冲剂,每袋3克)。用法用量:1.5～3岁,每次

① 冯兆才,等.健身消导颗粒治疗小儿厌食脾失健运证临床观察[J].辽宁中医杂志,2007,34(6):776-777.
② 徐士云,等.山麦健脾口服液治疗小儿厌食症64例[J].中国中西医结合消化杂志,2005,13(6):408-409.
③ 张迎春,等.肥儿宝冲剂治疗小儿厌食症50例临床观察[J].时珍国医国药,2004,15(1):24.
④ 徐秋琼,等.王氏保赤丸治疗小儿厌食症144例的临床报道[J].陕西中医学院学报,2000,23(4):33.
⑤ 张秀华,等.厌食冲剂治疗小儿厌食症的临床与实验研究[J].河南中医,1997,17(6):344-346,382-383.
⑥ 周文光,等.神效儿宝治疗小儿厌食症的临床与实验研究[J].中成药,1995(9):30-32.

1袋,每日3次;3～5岁,每次2袋,每日2次;5～10岁,每次2袋,每日3次;疗程3个月。李秀敏等用上方治疗小儿厌食症58例,疗效按《中医儿科病证诊断疗效标准》评定,痊愈48例,显效6例,好转2例,无效2例。痊愈率82.8%,总有效率96.6%。①

① 李秀敏,王伯岳,邹治文.健脾益气法在小儿厌食症中的应用[J].中西医结合杂志,1990,10(8):454,482-484.

急 性 胃 炎

概　　述

急性胃炎是由各种不同的因素引起的胃黏膜，甚至胃壁的急性病变，即胃黏膜充血、水肿、糜烂，急性溃疡和出血等改变。

急性胃炎由于致病原因不同，其临床表现也不一致，大多发病急骤，常有上腹部不适，或疼痛，有的剧烈疼痛，恶心呕吐；并发上消化道出血者可见呕血和黑便；伴发肠炎者可出现中上腹绞痛、腹泻、发热、失水、电解质紊乱、休克等中毒症状；化脓性胃炎者除寒颤、高热外，可并发胃穿孔、腹膜炎、血栓性门静脉炎及肝脓肿。

除急性化脓性胃炎、急性腐蚀性胃炎外，急性单纯性胃炎、急性糜烂性胃炎病程短，胃黏膜在短期内修复，因而又是一种短暂的自限性疾病。

急性胃炎相当于中医"胃脘痛""呕吐""呕血"或"便血"等范畴。中医认为本病的发生与感受外邪、卒受惊恐、饮食失节，以及胃气虚弱等因素有关。对于不同原因导致的急性胃炎，治疗原则也不相同：因外邪犯胃者，应解表通里；因湿热中阻者，应清热利湿；因食积者，应消导行滞；因毒物伤胃者，应解毒和胃；因寒积所致者，应温化散寒；因寒热交错者，应辛开苦降。

辨 证 施 治

1. 江育仁等分 4 型

（1）外邪犯胃型　风寒型，方用藿香正气散加减：藿香、厚朴、大腹皮、白芷、紫苏叶、半夏、茯苓、白术；风热型，方用银翘散加减：金银花、芥穗、淡竹叶、橘皮、连翘、淡豆豉、芦根、竹茹；暑湿型，方用新加香薷饮加减：香薷、厚朴、连翘、扁豆花、金银花、竹茹。随症加减：以上各型如兼夹宿食，症见胸闷、腹胀，加神曲、麦芽、鸡内金；腹满便秘，加大黄、枳实。

（2）饮食积滞型　方用保和丸加减：陈皮、半夏、茯苓、山楂、神曲、莱菔子、连翘、木香、厚朴。随症加减：食积化热，加大黄、枳实；呕吐，加藿香、紫苏梗。

（3）湿热中阻型　方用泻心汤加减：大黄、黄芩、黄连、竹茹、蒲公英、芦根。随症加减：呕血黑便，加茜根、栀子炭、蒲黄、紫珠草；伴食滞，加山楂、神曲；胃痛甚，加川楝子、延胡索。

（4）毒物伤胃型　治宜驱邪解毒为主。催吐法，瓜蒂粉 5 克，沸水冲服；洗胃法，绿豆 60 克，水煎取汁 500 毫升洗胃，可反复多次。用于服毒在 4～6 小时内者。有呕吐、便血者禁用，腐蚀性毒物中毒者禁用；泻下法，番泻叶 5 克，沸水浸泡后内服，用于毒物存在肠道未完全吸收者，服后使肠道积滞毒物排出；解毒法，绿豆 60 克、甘草 12 克、芦根 30 克，水煎服，兑入姜汁 10 滴。有解毒生津和胃之效。适用于多种毒物犯胃。[1]

2. 王业建分 2 型

（1）寒邪犯胃型　症见呕吐物为不消化物，酸臭味不甚，面色苍白，腹痛，有明显的受寒或饮食生冷诱因。治宜温胃散寒、和胃行气。方用自拟香砂和胃汤：广木香、砂仁、法半夏、桂枝、茯苓、陈皮、白蔻仁。

（2）乳食积滞型　症见恶心，呕吐物酸腐秽

---

① 江育仁，张奇文.实用中医儿科学［M］.上海：上海科学技术出版社，2005：529-530.

浊,腹痛胀满,舌苔厚腻。治宜消食导滞和中。方用保和丸加减:焦山楂、槟榔、枳壳、法半夏、莱菔子、炒麦芽、焦曲等。[①]

经 验 方

1. 运脾益胃糖浆　肉桂、丁香、炒苍术、厚朴花、槟榔、砂仁、莱菔子等用1∶1∶2∶2∶3∶3∶3的比例混合,并均匀研磨成粉末状,并加入蜂蜜调成糖浆状。1岁以下1次用量5毫升,1~3岁1次用量7.5毫升,5岁以上1次用量10~15毫升,3~4次/天,连续6天为1个疗程。覃浩权将100例小儿急性胃炎患者随机分为观察组和对照组各50例。对照组采用常规的西药治疗。静脉注射甲氰咪胍(每次5~10毫克/千克),2~4次/天,连续治疗3~5天为1个疗程;给予15毫克/(千克·天)的克拉霉素以及20毫克/(千克·天)的替硝唑进行抗炎治疗,2次/天,连续治疗1周为1个疗程。观察组在对照组基础上加服运脾益胃糖浆口服治

疗。结果:对照组痊愈9例,显效20例,有效15例,无效6例,总有效率88%;观察组痊愈15例,显效25例,有效9例,仅1例无效,总有效率98%。[②]

2. 藿连二陈汤　藿香9克、陈皮9克、半夏9克、蒲公英9克、生姜3片、竹茹6克、川厚朴6克、紫苏梗12克、川黄连5克。随症加减:腹痛重者,加杭芍、木香;腹胀者,加枳壳、炒莱菔子;夹食滞者,加焦三仙、鸡内金;口渴者,加石斛、玉竹。每日1剂,水煎100~200毫升,分数次少量频服。王延泉等用上方加减治疗60例急性胃炎患儿,共观察3天。结果:治愈52例,好转6例,无效2例。总有效率96.66%。[③]

3. 紫金锭　山慈菇、红大戟、五倍子、千金子霜、朱砂、雄黄、麝香。王庆智用上方治疗1例急性胃炎患者,每次服1.5克,珠黄散每次服0.3克,两药合用,每日服3次,石膏20克、陈皮6克、竹茹6克煎汤送服。服1剂,病势顿挫,腹痛消失,体温如常。唯有干呕时作,不思饮食,继以紫金锭每次服1.5克,每日服3次,调治而愈。[④]

---

① 王业建.小儿急性胃炎证治体会[J].安徽中医临床杂志,1998,10(4):205.
② 覃浩权.小儿急性胃炎的常见病因分析及治疗体会[J].中国医药指南,2014,12(18):251-252.
③ 王延泉,等.藿连二陈汤治疗小儿急性胃炎60例[J].陕西中医,2002,23(1):55.
④ 王庆智.紫金锭在儿科急症中的应用[J].中国中医急症,1999,8(4):171.

慢 性 胃 炎

概　述

慢性胃炎是胃黏膜上皮在多种致病因素侵袭下,发生持续性慢性炎症的一种胃病。慢性胃炎通常分为慢性浅表性胃炎、慢性萎缩性胃炎。慢性胃炎无特殊的临床症状,甚至病者也无不适感觉,常见的症状有胃脘胀闷,疼痛,嗳气,泛酸,食欲不振,恶心,甚至出血,贫血,消瘦。

本病属中医"痞满""胃脘痛""嘈杂"等范畴,萎缩性胃炎归属于"胃痞"。中医认为,本病的发生与饮食因素、情志因素有关。病变初期以气滞、郁热为主,久之则脾胃受损,脾气不足或胃阴亏虚,气机进一步郁滞,导致气滞血瘀,胃黏膜损伤之变。

慢性胃炎病位在胃,但与肝脾关系密切,涉及气血阴阳、寒热虚实的病变。对于肝胃不和者,应疏肝和胃、理气解郁;对于脾胃虚弱者,应健脾益气、温中和胃;对于脾胃湿热者,应清热化湿;对于胃阴不足者,应养阴益胃;对于胃络瘀阻者,应活血化瘀。

辨 证 施 治

1. 张志巧分 4 型

(1)脾胃湿热型　症见脐周及胃脘部钝痛或灼痛,呈阵发性,伴身热烦躁、呕吐、吐物酸臭、厌食、口臭口干,大便秘结或气秽,舌质偏红,苔薄黄腻,脉滑或弦。方用连朴饮加减:制厚朴、川黄连(姜汁炒)、石菖蒲、制半夏、炒豆豉、焦栀子、芦根等。

(2)肝胃气滞型　症见胃脘及脐周胀痛,呈持续性或阵发性发作,嗳气频频,泛酸或呕吐黄水,烦躁易怒,大便不畅,舌淡,苔薄黄或薄白,脉弦滑。方用柴胡疏肝散或越鞠丸加减:柴胡、陈皮、川芎、香附、枳壳、白芍、炙甘草等。

(3)脾胃虚寒型　症见胃脘及脐周隐痛不适,喜暖喜按,遇冷痛作或加重,伴食欲不振、面色少华、头晕、手足欠温、大便溏泄或秘结,舌淡苔薄白,脉细弱。方用黄芪建中汤合良附丸加减:饴糖、桂枝、白芍、生姜、大枣、黄芪、高良姜、香附、炙甘草等。

(4)胃阴不足型　症见胃脘灼痛,心烦嘈杂,嗳气恶心,厌食,口干喜饮,大便秘结,舌红少苔,脉细。方用益胃汤合芍药甘草汤加减:沙参、麦冬、生地黄、玉竹、白芍、甘草等。

临床观察:张志巧等用上方辨证治疗 50 例患儿,连续服药,1 个月为 1 个疗程,停药 1 个月后观察疗效。总有效率 98%。[①]

2. 闫慧敏分 7 型

(1)寒邪犯胃证　症见胃脘冷痛,常见绞痛,痛甚则额冷汗出,疼痛遇寒加重,得温则缓,可伴有纳呆,呕吐清水痰涎或呕吐不消化残余乳食,面色苍白,小便清长,大便溏薄,舌淡红苔白,脉弦紧或弦迟或脉细。治宜温中散寒、理气止痛。方用良附丸合藿香正气散加减:高良姜、香附、藿香、木香、紫苏叶、白芷、厚朴、大腹皮、白术、茯苓、陈皮、炙甘草。随症加减:若伴有纳呆、嗳气或呕吐者,加枳实、焦神曲、鸡内金、公丁香、制半夏、生姜等。

---

① 张志巧,夏以琳.辨证治疗小儿慢性胃炎 50 例疗效观察[J].山东中医杂志,2011,30(6):392-393.

（2）食滞胃肠证　症见脘腹胀满，疼痛拒按，进食后痛甚，嗳腐吞酸，口气臭秽，不思乳食，恶心呕吐，吐物呈酸臭乳块或不消化食物，吐后痛缓，泻下酸臭，大便不爽，夜卧不安，舌红，苔厚腻或苔厚微黄，脉实有力或脉滑，多有饮食不节史。治宜消食导滞、行气止痛。方用保和丸或消乳丸加减：焦三楂、焦神曲、炒麦芽、陈皮、莱菔子、制半夏、砂仁、茯苓、木香、厚朴、炙甘草。随症加减：胃脘胀痛而便秘者，加枳实、熟大黄、槟榔；呕吐者，加藿香、紫苏梗、生姜。

（3）湿热中阻证　症见脘腹胀满疼痛，痛势急迫，疼痛拒按，嘈杂吐酸，口苦或黏，口臭，口疮，口干心烦，恶心呕吐，渴喜冷饮，大便干或大便不畅，小便黄，舌红，苔黄或黄腻，脉滑数。治宜清热利湿、调中行气。方用大黄黄连泻心汤加减：大黄、黄连、黄芩、藿香、厚朴、制半夏、茯苓、陈皮、竹茹、蒲公英、芦根。随症加减：呕血黑便者，加茜草根、栀子炭、蒲黄炭、紫草；伴食滞者，加焦山楂、焦神曲；胃痛甚者，加川楝子、延胡索；大便稀溏者，去大黄。

（4）肝胃气滞证　症见脘腹胀满疼痛，或两胁作胀，晨起或情绪紧张时加重，嗳气泛酸，得嗳气或矢气舒，胃脘饱胀，餐后尤甚，不思乳食，恶心呕吐，厌恶油腻，烦躁易怒，胸闷气短，睡卧不安，大便不调，舌红，苔薄白，脉弦。治宜疏肝理气、和胃止痛。方用柴胡疏肝散加减：柴胡、香附、枳壳、陈皮、白芍、甘草、佛手、香橼、郁金、紫苏梗、木香。随症加减：嘈杂泛酸明显者，加黄连、吴茱萸、煅瓦楞、海螵蛸；胁痛明显者，加川楝子、延胡索；食滞纳呆者，加炒莱菔子、焦山楂、焦神曲、炒麦芽；大便不畅者，加厚朴、槟榔。

（5）脾胃虚寒证　症见腹部隐痛，空腹痛甚，得食痛减，受凉加重，痛处喜按喜暖，泛吐清水，食纳欠佳，食后腹胀，四肢清冷，少气乏力，神疲倦怠，面色㿠白，大便溏薄或大便不调，舌淡边有齿痕，苔薄白，脉沉缓或脉细。治宜温中补虚、缓急止痛。方用黄芪建中汤合理中汤加减：炙黄芪、桂枝、芍药、党参、白术、生姜、大枣、炙甘草、肉豆蔻、茴香、藿香。随症加减：脾胃气虚为主，寒象不重者，可以香砂六君子丸加减；泛吐清水较多者，加吴茱萸、益智仁、制半夏、陈皮、茯苓。

（6）胃阴不足证　症见脘腹隐隐灼痛，嘈杂似饥，餐后饱胀，饥不欲食，烦渴喜冷饮，手足心热，舌燥咽干，大便干结，舌红少津，苔少或花剥，脉细数。治宜养阴益胃、缓急止痛。方用益胃汤加减：北沙参、麦冬、生地黄、玉竹、太子参、山药、地骨皮、焦山楂、石斛、白芍、炙甘草。随症加减：口干渴甚者，加天花粉、知母、芦根；大便干结者，加火麻仁、肉苁蓉、芦荟；胃脘灼痛，嘈杂泛酸者，加煅牡蛎、海螵蛸、黄连、吴茱萸。

（7）瘀阻胃络证　症见胃脘刺痛为主，疼痛较剧，痛处固定拒按，胃痛日久不愈，不思饮食，或吐血、血便，舌黯红或紫黯或瘀斑，苔薄白，脉弦涩或脉细。治宜活血化瘀、理气止痛。方用失笑散合养胃化瘀汤加减：蒲黄炭、五灵脂、三七粉、生地黄、牡丹皮、郁金、枳壳、延胡索、乳香、没药、炙黄芪、北沙参、麦冬。随症加减：胃痛甚者，加延胡索、木香、郁金、枳壳；大便黑色者，加侧柏叶、血余炭、阿胶。[①]

3. 丁慧玲分5型

（1）肝胃气滞型　症见胃脘胀痛，进食尤甚，痛连两胁或烦躁易怒，嗳气频作，或恶心呕吐，或嘈杂泛酸，矢气多，舌苔薄白或黄，脉弦。小儿忧思恼怒，所欲不遂；或学习负担过重，或遭受委屈，情怀不畅，致肝郁气滞，肝气不舒，横逆犯胃，胃气壅滞而疼痛。治宜疏肝理气、和胃止痛。方用自拟王氏舒肝养胃汤：柴胡、枳壳、陈皮、太子参、桂枝、白芍、甘草、生姜、大枣、谷芽、麦芽。随症加减：嘈杂易饥明显者，加黄连、吴茱萸；嗳气泛酸者，加白螺蛳壳、海螵蛸；胁痛明显者，加川楝子、延胡索；气滞明显者，选用佛手、绿萼梅、开心果、九香虫等。

（2）寒邪犯胃型　症见胃脘部冷痛骤作，泛吐清水痰涎，喜暖喜按，口不渴，舌苔白，脉弦紧。

①　闫慧敏.小儿胃炎的中西医诊治研究进展［J］.武警医学，2011，22（12）：1013－1016.

多为小儿护养不当,多食生冷,导致六淫之邪客于胃肠,气机逆乱,故胃痛吐涎。治宜温中散寒、和胃止痛。方用理中汤加味:人参、白术、干姜、甘草。随症加减:如有表证,则加入桂枝,既可温中祛寒,又可解表散寒;寒邪较盛者,可加高良姜、吴茱萸、川椒;兼有饮邪呕吐者,加半夏、陈皮、竹茹。

(3)胃热炽盛型 症见胃痛急迫,中脘灼热胀痛,嘈杂吐酸,心烦口苦,大便秘结,舌红苔黄或腻,脉细数。多因胃有积热或乳食积滞化热,导致胃火上扰,气机痞塞,胃脘灼热胀痛。治宜清泻胃中积热、调气止痛。方用半夏泻心汤合左金丸加减:半夏、黄芩、干姜、人参、黄连、大枣、吴茱萸、甘草。随症加减:伴食滞者,加鸡内金、神曲、山楂;腹满便秘者,加大黄、枳实。

(4)食积伤胃型 症见胃脘胀满作痛拒按,口臭嗳腐吞酸,或呕吐不消化食物,吐后痛缓,舌苔厚腻,脉滑实。小儿乳食不节,或食入酸馊腐败不洁之物,损伤中气,食积气滞,气机升降失调,则胃痛嗳腐呕吐。治宜消食助运、和中止痛。方用保和丸加味:山楂、神曲、莱菔子、半夏、陈皮、茯苓、连翘。

(5)脾胃气虚型 症见胃痛绵绵,得食则缓,喜温喜按,神倦乏力,手足欠温,食欲不振,大便时溏,舌淡红苔薄白,脉细软。患儿素体中阳不足,气虚中寒则胃失温煦,故隐隐作痛,喜热喜按。治宜健脾益气、温中和胃。方用小建中汤加味。随症加减:大便溏薄者,加焦白术、煨木香;手足欠温、汗多者,加附子、干姜;神倦乏力者,加黄芪、党参。[1]

4. 吴沛田分 6 型

(1)中焦湿热型 症见胃脘疼痛或灼热,胸闷纳呆,口黏而苦,或腹胀便溏,苔黄腻脉濡数,或指纹暗红呆滞。治宜清利湿热。药用黄芩、黄连、蒲公英、薏苡仁、通草、茯苓、藿香、佩兰、青黛等。

(2)气滞血瘀型 症见胃胀而痛,部位固定不移,大便不爽或便秘,舌质黯苔薄白或有瘀斑,或指纹紫暗不活。治宜理气活血。药用延胡索、赤芍、小茴香、红花、乳香等。

(3)饮食停滞型 症见胃脘胀痛,嗳腐吞酸,或呕吐不消化食物,吐食或矢气后减轻,或大便不爽,舌苔厚腻,脉弦滑。治宜消食导滞。药用神曲、山楂、谷芽、麦芽、鸡内金、茯苓、木香、泽兰、连翘等。

(4)脾胃虚寒型 症见胃痛隐隐,喜温喜按,空腹痛甚,得食则减,或泛吐清水或酸水,或纳呆少食,大便溏薄,或神疲乏力,手足不温,舌质淡苔薄白,有齿痕。治宜温中健脾。药用黄芪、桂枝、甘草、茯苓、大枣、生姜、党参、白术、枳壳、炮姜、吴茱萸、高良姜等。

(5)湿困脾土型 症见胃脘食后胀满或胀痛,口淡不渴,或胃中有震水声,大便溏,舌质淡红苔薄白,或舌白滑,脉沉弱。治宜化湿运脾、醒脾开胃。药用苍术、白术、陈皮、薏苡仁、砂仁、白豆蔻、茯苓、厚朴、紫苏梗、佩兰、谷芽、神曲等。

(6)胃阴亏虚型 症见胃痛隐隐,口燥咽干,或饥而不欲食,或大便秘结,舌红少津,无苔或见镜面舌、地图舌,脉细数,指纹色红不活。治宜养阴益胃,兼调气机。药用白芍、石斛、沙参、麦冬、甘草、当归、百合、香橼、佛手、绿萼梅、乌梅、女贞子、黄连等。[2]

5. 陈芳分 2 型

(1)脾胃湿热型 治宜清化湿热、行气活血。药用青黛、紫草、藿香、佩兰、黄连、厚朴、乳香、川楝子、焦山楂。

(2)脾胃虚寒型 治宜温中健脾益气。药用藿香、丁香、茴香、荔枝核、延胡索、川楝子、茯苓、白术。

随症加减:大便干结者,加莱菔子、枳实等;泛酸者,加煅牡蛎、瓦楞子;疼痛严重者,加生蒲黄、五灵脂;呕吐重者,加旋覆花、代赭石;食欲不振者,加炒谷芽、炒麦芽、神曲;气急烦躁、夜卧不安者,加钩藤、夜交藤。每日 1 剂,早、晚各 1 次,

① 丁惠玲,王霞芳.王霞芳治疗小儿胃脘痛经验[J].上海中医药杂志,2010,44(8):10-12.
② 吴沛田.诊治小儿慢性胃炎应注意什么[J].中医杂志,2009,50(4):375.

餐前 30 分钟服用。临床观察：陈芳等将 75 例慢性胃炎患儿随机分为治疗组 45 例和对照组 30 例。治疗组采用上方辨证施治。对照组口服贵鼎康磷酸铝凝胶，餐前 30 分钟服，每次 20 克，早、晚各 1 次。疗程均为 4 周。结果：治疗组临床症状缓解及 HP 清除情况优于对照组。两组症状改善情况比较：除大便异常以外，其余诸症总有效率相近（$P > 0.05$）；在显效率方面，除泛酸外，治疗组均优于对照组；两组胃黏膜形态及组织病理学改变情况比较：治疗组总有效率 90.32%，对照组 82.35%，两组情况相近（$P > 0.05$）；治疗组 HP 清除率 69.57%，对照组 HP 清除率 28.57%，治疗组 HP 清除率高于对照组（$P < 0.05$）。[1]

经 验 方

1. 三仁汤　杏仁、薏苡仁、白豆蔻仁、滑石、白通草、竹叶、厚朴、半夏。张涛运用此方加减治疗 1 例小儿慢性胃炎。初诊，予杏仁 8 克、薏苡仁 30 克、白豆蔻仁 8 克、厚朴 8 克、通草 6 克、滑石 10 克、淡竹叶 8 克、焦三仙各 15 克、藿香 12 克、佩兰 12 克、制半夏 8 克。3 剂，水煎服。二诊，予杏仁 8 克、薏苡仁 30 克、厚朴 8 克、通草 6 克、焦三仙各 15 克、藿香 12 克、佩兰 12 克、制半夏 8 克。2 剂，水煎服。二诊后，患儿病情痊愈。[2]

2. 加味半夏泻心汤　法半夏 6 克、黄芩 6 克、木香 6 克、柴胡 6 克、干姜 3 克、黄连 3 克、甘草 3 克、党参 10 克、延胡索 10 克、白芍 10 克、大枣 10 克、火麻仁 10 克、当归 10 克。张金虎用上方治疗 1 例慢性胃炎患儿，7 剂后患儿无明显腹痛，食欲增加，无恶心呕吐，无发热，睡眠佳，大小便正常，舌淡苔白，脉缓。续用上方减当归、火麻仁，7 剂。经电话随访，患儿再无腹痛，饮食、睡眠、大小便均正常。[3]

3. 香苏冲剂　香附、紫苏梗、香薷、陈皮、桔

梗、甘草。刘宝珍选取慢性胃炎患儿 94 例，随机分为治疗组（香苏组）和对照组各 47 例。两组患儿均给予每日 3 次阿奇霉素口服，每周 3 次，持续 4 周；每日 2 次水杨酸铋（0.15 克/次）口服治疗，持续 8 周。治疗组患儿在此基础上给予每日 3 次香苏冲剂（15 克/次）治疗，持续 8 周。结果：治疗组总有效率 93.62%，对照组总有效率 82.98%。[4]

4. 半夏泻心汤加减　半夏 500 克（洗）、黄芩 150 克、干姜 150 克、人参 150 克、炙甘草 150 克、黄连 50 克、大枣（擘）12 个。加水 500 毫升加热至水开，改加压小火煎 25 分钟，倒出药汁，加水重煎 25 分钟倒出药汁，和第一煎药汁放一起，分 2 次口服。每日早晚餐后各服用 1 次，服用 2 周。闫武杰将 120 例慢性胃炎、十二指肠球炎及消化性溃疡患儿随机分为对照组和治疗组各 60 例。对照组采用四联疗法（阿莫西林胶囊、克拉霉素分散片、枸橼酸铋钾胶囊、奥美拉唑胶囊）治疗。治疗组在对照组治疗基础上服用半夏泻心汤加减 2 周。两组均服用活菌剂培菲康胶囊，10 毫克/（千克·天），分 4 次，服用时间需与抗生素及铋剂相隔至少 2 小时，4 周后进行检查。结果：治疗组根治率为 95%（57/60），高于对照组的 83.3%（50/60），差异有统计学意义（$P < 0.05$）；治疗组发生不良反应 7 例，对照组 6 例，两组比较差异无统计学意义（$P > 0.05$）。[5]

5. 自拟方　炙甘草 6 克、蝉蜕 6 克、清半夏 8 克、陈皮 10 克、茯苓 10 克、丹参 12 克、白术 15 克、山药 20 克、党参 20 克、连翘 30 克、黄芪 30 克。随症加减：咳嗽较为严重，加用川贝母；咽部疼痛，加用马勃；出汗较多，加用五味子；食欲不振，加用炒山楂；发生呼吸道感染，加黄芪；便秘，加当归。采取水煎的方式，每日 1 剂，分早晚 2 次服用，1 个疗程是 3 个月。上述剂量，年龄小于 3 岁的患儿使用 1/3 的剂量，3～7 岁的患儿使用一半的剂量，大于 7 岁的患儿正常使用。研究采用

① 陈芳，等.中药治疗小儿慢性胃炎疗效观察[J].中国中医急症，2005，14(4)：326－327.
② 张涛.三仁汤在小儿脾胃病中的临床应用[J].光明中医，2016，31(16)：2421－2423.
③ 郭靖宁，等.张金虎主任医师治疗小儿慢性胃炎临床经验[J].陕西中医，2016，37(11)：1526－1527.
④ 刘宝珍.香苏冲剂联合水杨酸铋治疗对儿童慢性胃炎的疗效观察[J].中国医药导刊，2015，17(1)：46－47.
⑤ 闫武杰.中西医结合根治慢性胃炎儿童幽门螺旋杆菌感染 60 例疗效观察[J].中国中西医结合儿科学，2014，6(6)：530－532.

随机对照试验。滕新红将60例慢性胃炎患儿随机分成对照组与治疗组各30例。治疗组使用上述自拟方进行治疗。对照组患儿使用复方黄芪健脾口服液(炒山楂、炒山药、炒莱菔子、炒白术、黄芪、大枣)进行治疗,每日2次,1个疗程为3个月。结果:治疗组有效率为93.33%,对照组为70.00%,在有效率方面,治疗组明显优于对照组(P<0.05);对照组清除HP概率为35.71%,治疗组清除HP概率为73.33%,治疗组明显高于对照组(P<0.05)。①

6. 安痛三仁汤 杏仁10克、滑石10克、通草6克、白蔻仁12克、淡竹叶10克、薏苡仁30克、法半夏6克、沉香10克、乌贼骨30克、瓦楞子15克、延胡索10克。7剂,1剂/天,水煎服。闫永彬用上方临床治疗小儿慢性胃炎1例,患儿服药后症状明显缓解。②

7. 自拟方 黄芪10克、党参10克、黄连6克、黄芩6克、白术10克、茯苓6克、陈皮10克、木香10克、当归6克、白芍10克、焦山楂10克、麦芽曲10克。随症加减:腹痛、腹胀者,加香附10克、枳壳5克;存在明显呕吐者,加竹茹10克、半夏6克;食欲不振者,加麦芽6克。每日1剂,水煎服,分成2次口服。梁仁琼将80例小儿慢性胃炎患儿随机分成治疗组和对照组各40例。治疗组使用单纯中药治疗方法。对照组口服贵鼎康磷酸铝凝胶,每日2次,分别为早晚餐前半小时服用,每次服食20克。结果:治疗组显效32例,有效6例,无效2例,总有效率95%;对照组显效22例,有效8例,无效10例,总有效率75%。③

8. 健脾扶正活血散 黄芪30克、连翘30克、党参20克、山药20克、白术15克、丹参12克、茯苓10克、陈皮10克、清半夏8克、蝉蜕6克、炙甘草6克。随症加减:大便干燥者,加当归;反复呼吸道感染者,重用黄芪;食欲差,纳差者,加炒山楂、炒麦芽;汗多者,加五味子;咽红咽痛者,加马

勃;咳嗽者,加川贝母。免煎冲服(三九制药公司免煎中药颗粒剂),2次/天,3个月为1个疗程,7岁以上患儿用以上剂量,3～7岁患儿用以上剂量的半量,3岁以下患儿用上述剂量的1/3量。元国红等将60例诊断为小儿慢性胃炎且符合中医肺脾两虚型辨证标准的患儿随机分为治疗组和对照组各30例。治疗组予健脾扶正活血散治疗。对照组口服复方黄芪健脾口服液(黄芪、炒莱菔子、炒白术、炒山楂、炒山药、桑叶、大枣,辅料为蔗糖、蜂蜜、苯甲酸钠,国药准字B20020561),疗程同治疗组。结果:治疗组总有效率93.3%,对照组总有效率70%,两组疗效有显著性差异(P<0.05),治疗组疗效优于对照组。④

9. 益气养阴法 太子参15克、黄芪10克、茯苓10克、麦冬8克、乌梅10克、炒谷芽10克、炒麦芽10克、山药15克、白术10克、象牙丝(现禁用)10克、山楂10克、陈皮5克、郁金8克、粳米10克、甘草5克。每周服用3～4天,1月为1个疗程,治疗2个疗程。肖蓉等将40例慢性胃炎患儿随机分为治疗组和对照组各20例。对照组口服黏膜保护剂、H₂抗体拮抗剂及胃动力等常规药物,治疗组在对照组治疗基础上加用益气养阴中药汤剂。结果:治疗组总有效率90%,对照组为75%,两组比较差异有统计意义(P<0.05)。⑤

10. 胃康散 黄芪10克、党参6克、黄连6克、黄芩10克、陈皮10克、木香10克、焦山楂10克、麦芽10克。随症加减:腹痛、腹胀明显者,加香附10克、枳壳5克;恶心、呕吐明显者,加竹茹10克、半夏6克。剂量可随患儿年龄酌情加减,每日1剂,水煎服,分2次口服。邢丽辉将124例小儿慢性胃炎随机分成治疗组64例和对照组60例,治疗组采用中药治疗,对照组采用餐后口服麦滋林-S颗粒(日本寿制药株式会社制造,批号X980059),每次30～40毫克/千克,每日3次口服,疗程为4周。结果:治疗组显效率和总有效率分别为84.4%和

① 滕新红.中药治疗小儿慢性胃炎30例[J].中国中医药现代远程教育,2014,12(11):128-129.
② 刘洁,闫永彬.安痛三仁汤治疗小儿慢性胃炎浅析[J].中医临床研究,2013,5(1):57.
③ 梁仁琼.单纯中药治疗小儿慢性胃炎40例[J].中国中医药现代远程教育,2013,11(24):20-21.
④ 元国红,等.健脾扶正活血散治疗小儿慢性胃炎30例[J].陕西中医,2013,34(3):276-277.
⑤ 肖蓉,等.益气养阴法治疗儿童慢性胃炎20例临床观察[J].中医儿科杂志,2013,9(3):22-23.

95.3%，明显高于对照组的 46.7% 和 76.7%。两组经统计学处理差异有显著性（P＜0.01）；在缓解临床主要症状方面治疗组明显优于对照组，其中腹痛、腹胀、食欲不振两组间差异非常显著（P＜0.01），恶心呕吐两组间差异有显著性（P＜0.05）；复发率治疗组 1.85%，对照组 7.15%，两组差异有显著性（P＜0.05）。①

11. 香砂六君子汤加减　党参、茯苓、白术、甘草、香附、砂仁（采用三九制药中药单味配方颗粒，各 1 包）。随症加减：脘腹胀痛、时有嗳气、舌质淡苔白腻者，加苍术 1 包；脾气急躁、口苦心烦、舌质红苔薄者，加黄芩 1 包、栀子 1 包；厌食、大便干燥、舌苔厚腻者，加炒莱菔子 6～9 克、炒麦芽 6～9 克、炒谷芽 6～9 克；胃脘隐痛、舌质红苔薄者，加白及 1 包。每日 1 剂，连服 15 剂为 1 个疗程，2～3 个疗程后停药。单连云等将 138 例病例随机分为治疗组 70 例和对照组 68 例。治疗组采用香砂六君子汤加减治疗；幽门螺旋杆菌阳性者治疗组加黄连 1 包，连服 7 天。对照组采用麦滋林－S 颗粒 1 包，每日 3 次，4～6 周后停药，幽门螺旋杆菌阳性者加阿莫西林（羟氨苄青霉素）50 毫克/千克·天，替硝唑 10 毫克/（千克·天），疗程 7 天。结果：治疗组总有效率 96%，对照组总有效率 85%。两组治愈率比较有显著性差异（P＜0.01）；两组幽门螺旋杆菌转阴率比较无显著性差异（P＞0.05）。②

12. 参苓白术散加减　党参 10 克、白术 10 克、茯苓 10 克、山药 10 克、扁豆 6 克、陈皮 6 克、吴茱萸 3 克、木香 3 克、干姜 3 克、砂仁 5 克、薏苡仁 8 克、红枣 5 枚。每日 1 剂，水煎服，每日服 2 次。刘明贵治疗小儿慢性胃炎 1 例，用上方增减 20 剂后，患儿精神好，腹痛消失，饮食正常，复查胃钡餐黏膜完好。嘱注意饮食，1 年后随诊，再未复发。③

13. 泻黄散加味　藿香 10 克、石膏 15～30

克、防风 10 克、栀子 6～10 克、甘草 3～5 克。随症加减：痛甚者，加木香行气止痛；伴有恶心、呕吐者，加陈皮、半夏、砂仁等理气降逆止呕；伴有食积者，加枳实、槟榔行气导滞消积；HP－AB 阳性者，加白花蛇舌草、蒲公英抗幽门螺旋杆菌。2 周为 1 个疗程，一般服药 1～2 个疗程，3 个月之内随访。于苏平等用上方加减治疗 39 例小儿慢性胃炎。结果：临床控制 22 例（56.4%），显效 9 例（23.1%），有效 5 例（12.8%），无效 3 例（7.7%）。结论：加味泻黄散能明显改善小儿慢性胃炎临床症状，在抗幽门螺旋杆菌方面具有一定的杀灭或抑制 HP 的作用。④

14. 红藤健胃汤　红藤 15 克、姜半夏 7 克、黄连 3 克、生姜 3 克、玫瑰花 5 克、佛手花 5 克、绿萼梅 5 克、炒鸡金 10 克、焦神曲 10 克、太子参 15 克、蒲公英 15 克、石斛 10 克。每日 1 剂，每次 60 毫升，每日 2 次。杜玉琳将 74 例慢性胃炎患儿随机分为治疗组 38 例和对照组 36 例。治疗组服用红藤健胃汤。对照组服用胶体次枸橼酸铋，每日 6 毫克/千克，分 2 次空腹服用；吗丁啉，每次 0.3 毫克/千克，每日 3 次，餐前 30 分钟服用。治疗期间停用其他中西药，两组均以 1 周为 1 个疗程，1 个疗程后观察 1 周评定疗效。两组均嘱保持良好饮食习惯及生活规律，进低脂、高蛋白饮食，不食咖啡、巧克力和刺激性事食物。结果：治疗组显效 23 例，有效 11 例，无效 4 例，总有效率 89.47%；对照组显效 13 例，有效 13 例，无效 10 例，总有效率 72.22%。⑤

15. 半夏泻心汤　半夏 10 克、干姜 6 克、黄连 6 克、陈皮 6 克、黄芩 10 克、党参 15 克、蒲公英 15 克、甘草 3 克、茯苓 10 克、大枣 10 克。水煎服，每日 2 次。殷勤用上方治疗慢性胃炎患儿 1 例，效果良好。⑥

16. 自拟方　黄芪 10 克、黄芩 10 克、茯苓 10

① 邢丽辉.胃康散治疗小儿慢性胃炎 64 例[J].中国中医药现代远程教育,2012,10(16)：37－38.
② 单连云,等.香砂六君子汤加减治疗小儿慢性胃炎疗效观察[J].现代中西医结合杂志,2012,21(8)：837－838.
③ 刘明贵.参苓白术散治疗儿科病验案举隅[J].湖北中医杂志,2007,29(6)：45－46.
④ 于苏平,等.泻黄散加味治疗小儿胃炎 39 例[J].成都中医药大学学报,2007,30(4)：6－8.
⑤ 杜玉琳.红藤健胃汤治疗小儿慢性胃炎 38 例疗效观察[J].浙江中医药大学学报,2007,31(3)：336－338.
⑥ 殷勤.半夏泻心汤在儿科应用体会[J].长春中医药大学学报,2006,22(4)：39.

克、陈皮10克、木香10克、白芍10克、焦山楂10克、麦芽曲10克、党参6克、黄连6克、白术6克、当归6克。随症加减：若腹痛、腹胀明显者，加香附10克、枳壳5克；恶心呕吐明显者，加竹茹10克、半夏6克；食欲不振者，加麦芽6克。每日1剂，水煎服，分2次口服。邢丽辉等将110例小儿慢性胃炎随机分为治疗组60例与对照组50例。治疗组采用中药辨证论治。对照组餐后口服麦滋林（日本寿制药株式会制造，批号：XP80059），30~40毫克/（千克·次），每日3次，腹痛明显者给予皮下注射硫酸阿托品，每次0.01毫克/千克。观察疗程均为4周。结果：治疗组显效率和总有效率分别为80%和95%，明显高于西药对照组的56%和76%；在缓解临床主要症状方面治疗组优于对照组（$P<0.05$或$P<0.01$）；幽门螺杆菌（HP）转阴率治疗组72.4%，对照组41.7%；复发率治疗组2.0%，对照组7.1%。结论：中药治疗小儿慢性胃炎在提高疗效、改善临床症状、HP转阴及降低复发率上均优于西药治疗。[1]

17. **健脾益气方** 太子参10克、白术8克、茯苓10克、柴胡6克、丹参6克、炙甘草8克。随症加减：痛甚者，加乌药10克；便溏者，加干姜10克；反酸者，加瓦楞子10克；纳呆者，加山楂10克。每日1剂，水煎服，分3次饭前30分钟饮服。曹静等将60例小儿慢性胃炎随机分为治疗组和对照组各30例。治疗组采用健脾益气方治疗，对照组采用麦滋林-S颗粒（日本千寿制药株式会社福琦工厂生产，批号X20010453）治疗，每日3次，每次0.67克。两组均4周为1个疗程，服药1个疗程后观察疗效。结果：治疗组总有效率90%，对照组86.67%，两组疗效无显著性差异（$P>0.05$）；治疗组明显减轻患儿症状并优于对照组（$P<0.05$或$P<0.01$）；改善胃黏膜炎症及杀灭HP，两组无显著性差异（$P>0.05$）。[2]

18. **胃平冲剂** 青黛、紫草、茴香、乳香、黄连、藿香、神曲等。≤6岁患儿，每日2次，每次6克；>6岁患儿，每日3次，每次6克。闫慧敏等将60例小儿慢性胃炎湿热证随机分为治疗组与对照组各30例进行观察。治疗组口服中药胃平冲剂。对照组口服麦滋林-S颗粒治疗，每日3次，每次0.67克。均治疗4周。结果：治疗组总疗效（包括胃镜、病理改变及综合疗效）90%，对照组总疗效86.67%，经统计学处理无显著性差异（$P>0.05$）；但从临床症状缓解上分析，治疗组明显优于对照组（$P<0.05$）。结论：经胃平冲剂治疗后，胃痛、腹胀、纳呆、呕吐、嗳气泛酸、便秘等6项症状计分治疗前后对比有极其显著的差异（$P<0.01$）。说明胃平冲剂有良好地改善临床症状的作用，并明显优于麦滋林对照组；从减轻胃黏膜炎症及胃黏膜病理组织损害上分析，两组经Ridit分析，$P>0.05$，无显著性差异。说明胃平冲剂与麦滋林在胃黏膜表面炎症的改善方面疗效相似。[3]

19. **加味君子汤** 党参10克、陈皮10克、半夏10克、神曲10克、茯苓8克、白术8克、佛手8克、川楝子8克、延胡7克、砂仁5克、黄连5克。每日1剂，水煎服，早晚各服1次，15天为1个疗程。高晓黎用上方治疗儿童慢性胃炎35例，中医辨证属胃脾虚弱12例，寒热错杂8例，脾胃湿热6例，肝胃不和3例，脾胃虚寒6例。结果：痊愈20例，好转13例，无效2例。总有效率94.3%。[4]

20. **自拟方** 青黛3克、藿香10克、黄芩10克、黄连6克、延胡索10克、茯苓10克、白术6克、焦山楂10克、小茴香3克、乳香6克、神曲10克。随症加减：大便干结，舌质红，舌苔厚腻者，加大黄5克、槟榔6克、厚朴10克；烦躁不安，易哭易怒，夜卧不宁者，加钩藤10克、香附10克、柴胡10克；面黄消瘦，语低倦怠，便溏者，加吴茱萸3克、乌药10克、干姜6克；反酸者，加乌贼骨10克、瓦楞子10克；食欲不佳者，加谷芽10克、麦芽10克、鸡内金6克等；腹痛重者，加三棱6克、莪术

① 邢丽辉,等.中药治疗小儿慢性胃炎60例临床观察[J].中国社区医师,2006,8(144)：70-71.
② 曹静,等.健脾益气法治疗小儿慢性胃炎临床疗效观察[J].广西中医学院学报,2005,8(2)：25-26.
③ 闫慧敏,等.中药治疗小儿慢性胃炎湿热证的临床研究[J],北京中医,2005,24(6)：330-331.
④ 高晓黎.加味君子汤治疗儿童慢性胃炎35例[J].陕西中医,2003,24(7)：640.

10克。每日1剂,水煎服。季之颖等将70例小儿慢性胃炎随机分为治疗组40例与对照组30例。治疗组服用上述中药方。对照组口服麦滋林-S颗粒(日本寿制药株式会社制造,出口商为味之素株式会社,批号X980059),每日3次,每次0.67克。两组疗程均为4周。结果:缓解临床主要症状方面治疗组明显优于对照组,其中胃脘胀痛两组间有非常显著差异($P<0.01$);胃黏膜形态及病理组织学两组治疗前后均有明显改善,但组间无明显差异($P>0.05$);幽门螺杆菌转阴率治疗组66.6%,对照组26.6%,两组比较差异无显著性($P>0.05$)。①

21. 养胃健脾散 太子参、炒白术、柴胡、黄芩、丹参、六曲、山楂、陈皮、荷叶、谷芽、麦芽。1包/次,每日3次,疗程4周。沈林等将68例胃炎患儿随机分为治疗组35例与对照组33例。对照组口服雷尼替丁和德诺,前者3毫克/(千克·天),分2次服,后者7毫克/(千克·天),分3次服,疗程4周。治疗组口服养胃健脾散,≤4岁者,1.0克/次,每日3次;>4岁者,0.21克/次,每日3次。治疗结束后两组均口服微生态制剂培菲康以巩固治疗。结果:两组有效率无差异,停药1月后的复发率对照组组高于治疗组。②

22. 儿胃康 黄芩3～6克、甘草3～6克、蒲公英9～15克、制半夏6～9克、陈皮6～9克、白芍6～9克、鸡内金6～9克、苍术4.5～6克、当归4.5～6克。随症加减:脘腹胀痛、时有嗳气、舌质淡苔白腻者,加大腹皮6～9克、枳壳6～9克;脾气急躁、口苦心烦、舌质红苔薄者,加柴胡4.5～6克、川楝子4.5～6克;厌食、大便干燥、舌苔厚腻者,加炒莱菔子6～9克、炒麦芽6～9克、炒谷芽6～9克;面色少华、胃脘隐痛、舌质淡苔薄者,加白术4.5～6克、淮山药6～9克。每日1剂,连服15剂为1个疗程,2～3个疗程后停药。陈华等将68例小儿慢性胃炎随机分为治疗组38例和对照组30例。治疗组采用儿胃康治疗。对照组治疗采

用麦滋林-S颗粒1包,胃炎干糖浆1包,每日3次,4～6周后停药。结果:治疗组治愈27例,好转10例,无效1例。治愈率71%,总有效率97.4%;对照组治愈16例,好转12例,无效2例。治愈率53.3%,总有效率93.3%。两组差异有统计学意义。③

23. 健脾和胃汤 黄芪12克、砂仁6克、木香3克、苍术9克、白术9克、白芍9克、甘草3克。每日1次,水煎分3～4次口服。配合纠正不良习惯、调节饮食、抗感染、铋剂、H_2受体阻滞剂等。马少剑共治疗142例慢性胃炎患儿,均采用中西医结合治疗,中药用自拟健脾和胃汤为基础方,抗感染选用氨苄青霉素50～100毫克/(千克·天),分4次口服;甲硝唑20毫克/(千克·天),分4次口服;庆大霉素1万微克/(千克·天),分4次服;氟哌酸10毫克/(千克·天),分3次服。疗程4～6周。枸橼酸铋钾20毫克/(千克·天),疗程6周。有消化性溃疡者,加用甲氰咪胍或雷尼替丁(8岁以上者)治疗。结果:94%患儿治疗1～2周腹痛消失,胃纳好转,服药4～6周停药后症状完全消失;1月后胃肠钡餐复查9例,7例恢复正常,2例无变化;随访1年多的57例患儿中,症状完全消失者49例,近期疗效尚满意。④

24. 自拟方 炒党参6克、焦白术5克、法半夏5克、陈皮5克、紫苏梗5克、金钱草6克。随症加减:肝热犯胃者,加黄连、枳壳;肝胃郁热者,加川楝子、青皮。每日1剂,水煎服,10天为1个疗程。任梅香等用上方加减治疗小儿慢性胃炎215例,并配合西药以抗感染及对症治疗为主。结果:经综合治疗1个疗程后,患儿的症状基本消失。⑤

25. 加味二陈汤 陈皮4.5克、半夏5克、茯苓6克、甘草4.5克、白术6克、炒谷芽9克、炒麦芽9克。随症加减:偏于积滞者,加炒楂曲、炒莱菔子;苔厚腻湿滞者,加苍术或薏苡仁,夏季需改善者,加藿梗;腹痛寒滞呕吐者,加干姜或延胡索;

① 季之颖,等.中药治疗小儿慢性胃炎40例临床观察[J].中医杂志,2002,43(8):597-598.
② 沈林,等.养胃健脾散治疗小儿胃炎35例[J].上海中医药杂志,2001(4):20.
③ 陈华,等.儿胃康治疗小儿慢性胃炎的临床分析[J]现代中西医结合杂志,2000,9(7):593.
④ 马少剑.小儿慢性胃炎的中西医结合治疗[J].中国临床医生,2000,28(2):44.
⑤ 任梅香,等.中西医结合治疗小儿慢性胃炎215例[J].河南中国医药学刊,1999,14(6):13-14.

中医良方大典·儿科卷

腹胀气滞,大便不调者,加煨木香或川朴花;有出血者,加藕节炭或地榆炭;久病脾虚者,加党参、淮山药、炒扁豆或莲肉。吴志群用上方加减治疗小儿慢性胃炎78例。结果:显效30例,有效38例,无效10例。总有效率87.1%。①

单 方

土茯苓乌贼骨 组成:土茯苓、乌贼骨。制备方法:上述药物以4∶1的比例混合,研成细末内服。用法用量:视年龄大小每次服药2～6克,每日3次,温开水送服;15天为1个疗程。临床应用:胥小云等用上药治疗1例慢性胃炎患儿3个疗程,随访8个月未复发。注意事项:服药期间忌食辛辣燥热、生冷难消化食物。②

中 成 药

1. 和胃疗疳颗粒 青皮、白芍、胡黄连、柴胡、使君子、槟榔、白术、茯苓、芡实、北沙参、莲子、山楂、麦芽、乌梅、麦冬、甘草(昆明中药厂有限公司生产,批号Z20026113)。彭文娟等将75例慢性胃炎患儿随机分为中西医结合治疗组(简称治疗组)42例和对照组33例。两组患儿均采用阿奇霉素口服,剂量按10毫克/(千克·天),每日1次,每周用3天停4天,饭前1小时服用,连用4周;碱式水杨酸铋干混悬剂(悉欣,0.15克,12袋,江苏苏中药业集团股份有限公司生产,批号H20000639)口服,剂量按3～6岁每次0.5袋,6～9岁每次1.0袋,9～13岁每次1.5袋,每日3次,连用8周。治疗组加用中药和胃疗疳颗粒口服,剂量按4～5岁3.3克(1/3包),5～8岁5.0克(1/2包),8岁以上10.0克(1包),每日2次,温开水冲服,连用12周。对照组加用吗丁啉治疗,剂量按0.3毫克/(千克·次),每日3次,连用12周。上述两组药物同天服用。结果:治疗组痊愈34例,显效4例,有效2例,无效2例,总有效率95.24%;对照组痊愈20例,显效4例,有效2例,无效7例,总有效率78.79%。治疗组总疗效优于对照组,差异具有显著性($P<0.05$)。③

2. 胃苏冲剂 组成:紫苏梗、香附、陈皮、香橼、佛手、枳壳、鸡内金、槟榔(江苏省扬子江制药股份有限公司)。用法用量:按每岁每日1克计算用药总量,分2～3次服用,共服2～4周,同时辅以口服保护胃肠黏膜、调整饮食等综合治疗。临床应用:张曼琳等予胃苏冲剂治疗50例慢性胃炎患儿。结果:患儿临床症状、体征改善明显,显效率76%,总有效率94%。④

① 吴志群.加味二陈汤治疗小儿胃炎78例观察[J].浙江中医学院学报,1994,18(4):26.
② 胥小云,等.土茯苓乌贼骨治疗小儿慢性胃炎[J].中医杂志,2002,43(1):14.
③ 彭文娟,等.和胃疗疳颗粒联合他药治疗小儿慢性胃炎的疗效观察[J],中国医院药学杂志,2007,27(1):84-85.
④ 张曼琳,等.胃苏冲剂治疗儿童慢性胃炎疗效观察[J].儿科药学杂志,2004,10(3):56.

消化性溃疡

概　　述

消化性溃疡(PU)通常指发生于胃和十二指肠球部的溃疡,分别称为胃溃疡(SU)和十二指肠溃疡(DU),以周期性脘腹疼痛,伴厌食,恶心,呕吐,甚至呕血,黑便为主要表现。年长儿见反酸、嗳气,部分患儿无症状甚至并发消化道出血才就诊。发病有一定的季节性,一般来说秋季和冬春之交时期容易多发。

中医学认为本病的发生与寒邪客胃,乳食伤胃,情志失调,脾胃素虚,以及药物刺激等因素有关。本病病位在肠胃,与肝、脾等密切相关。病机为胃之气机阻滞,脉络失养,以致胃失和降,不通则痛。本病的治疗原则为理气和胃止痛:寒凝者当散寒行气,食积者当消积导滞,气滞者当疏肝理气,肝郁化火者当疏肝泄热,血瘀者当活血化瘀,阳虚当温阳益气,阴亏者当养阴益胃。

辨　证　施　治

江育仁分7型

(1)寒凝气滞型　方用良附丸加味:高良姜、香附。随症加减:寒痛甚者,加制附子;伴呕吐者,加干姜、半夏;伴腹泻者,加炮姜、白豆蔻;寒热身痛,有表证者,加紫苏叶、生姜。寒邪郁久化热,寒热夹杂,症见胸痞脘胀,不思食,恶心呕吐,胃脘疼痛,有燥热感,口苦口干,舌红苔黄腻,脉濡者。方用甘草泻心汤。

(2)乳食伤胃型　方用保和丸加减:神曲、山楂、半夏、茯苓、陈皮、连翘、莱菔子、延胡索。随症加减:偏热者,加黄连、枳实;偏虚者,加党参、白术;胃脘胀痛者,加香附、枳壳;苔黄,口渴者,加黄芩、栀子;脘腹痞痛,大便不爽,苔黄浊腻者,加生大黄、厚朴、木香;素有胃寒者,加炮姜、砂仁、厚朴、草豆蔻、神曲、麦芽、陈皮、高良姜、炙甘草。

(3)肝胃不和型　方用越鞠丸或柴胡疏肝散加味:苍术、香附、川芎、神曲、栀子、柴胡、枳壳、白芍、甘草。随症加减:嗳气泛酸者,加陈皮、半夏、沉香、旋覆花、乌贼骨;呕吐甚者,加半夏、生姜、代赭石;嘈杂似饥者,加煅瓦楞、黄芩、吴茱萸。

(4)肝胃郁热型　方用左金丸合金铃子散:黄连、吴茱萸、延胡索、川楝子、郁金、栀子、降香。也可用清胃散加减:生地黄、牡丹皮、枳实、草果、黄连、升麻、当归、延胡索。随症加减:呕吐甚者,加生姜汁、竹茹;呕血者,加白及;便秘者,加大黄、枳实;便血者,加地榆、槐花。

(5)气滞血瘀型　方用血府逐瘀汤或膈下逐瘀汤加减:当归、川芎、赤芍、桃仁、红花、生地黄、牛膝、柴胡、枳壳、乌药、延胡索、香附,酌加青皮、砂仁、檀香以行气。随症加减:气虚者,加党参、白术、黄芪、黄精;若血瘀疼痛伴呕血、便血,当辨寒热虚实分别治之;如出血鲜红,用大黄黄芩黄连泻心汤加炒蒲黄、阿胶珠、地榆炭、白及、三七。

(6)脾胃虚寒型　方用黄芪建中汤合良附丸:黄芪、白芍、桂枝、生姜、大枣、高良姜、香附、饴糖。随症加减:呕吐清水者,加陈皮、半夏、茯苓;泛酸者,去饴糖,加乌贼骨;遇寒痛甚,四肢不温者,加川椒、干姜、人参。

(7)胃阴不足型　方用益胃汤加减:芍药、甘草、木香、陈皮、乌药。随症加减:症状较重者,用沙参麦冬汤加减(沙参、麦冬、玉竹、生地黄、竹叶、石膏、半夏、大枣、天花粉、扁豆、川楝子);纳差者,加少量陈皮、神曲、麦芽;有瘀滞者,加丹参、桃仁。[1]

经 验 方

自拟方 青黛、熟大黄、甘草、太子参、白芍、枳壳、厚朴、陈皮、木香、白及。口服,每日 2 次,每次 60 毫升,连续口服 4 周。周旦军等选取 PU 患儿共 188 例,随机分为治疗组和对照组各 94 例。两组均进行基本的西药口服:克拉霉素(康美药业制造),2 次/天,15 毫克/千克,连续口服 2 周;奥美拉唑(阿斯利康药业制造),1 次/天,0.8 毫克/千克,连续口服 4 周;羟氨苄青霉素(贝克诺顿药业制造),3 次/天,50 毫克/千克,连续口服 2 周。治疗组在此基础上加入中药口服。结果:两组溃疡愈合率比较,治疗组溃疡愈合 89 例(94.68%),对照组溃疡愈合 68 例(72.34%)。1 年后随访溃疡复发率比较,治疗组共 89 例,随访 6 个月复发 1 例(1.12%),随访 9 个月复发 3 例(3.37%),随访 12 个月复发 4 例(4.49%);对照组共 68 例,随访 6 个月复发 6 例(8.82%),随访 9 个月复发 10 例(14.71%),随访 12 个月复发 14 例(20.59%)。结论:治疗组患儿的溃疡愈合率及 HP 根除率均高于对照组($P < 0.05$),两组中 HP 完全根除的患儿溃疡愈合率高于 HP 未完全根除的患儿,在 1 年的随访中治疗组溃疡复发率低于对照组($P < 0.05$)。中西医结合治疗儿科 PU 的效果更好。[2]

单 方

1. **白鲜皮根** 组成:白鲜皮根。适用于胃热型消化性溃疡病。制备方法:白鲜皮根适量,洗净,抽去硬芯,阴干后碾细粉备用。用法用量:3～7 岁每次 2.5 克,7 岁以上每次 3～5 克,每日 2 次;空腹时温开水送服,用鸡蛋 1 个加食用油煎服效果更好。[3]

2. **乌贝散** 组成:海螵蛸 500 克、浙贝母 250 克。适用于消化性溃疡时有嗳气泛酸者。制备方法:上述药物共研细末,3～7 岁每次 5 克,7 岁以上每次 10 克,每日 3 次。[4]

3. **牡蛎白及散** 组成:牡蛎 5 份、白及 4 份。适用于各型消化性溃疡病。制备方法:上述 2 药按比例配方,混合研细末。用法用量:3～7 岁每次 3 克,7 岁以上每次 6 克,每日 3 次,饭后温开水送服。[5]

① 江育仁,张奇文.实用中医儿科学[M].上海:上海科学技术出版社,2005:537 - 539.
② 周旦军,等.中西医结合治疗儿童消化性溃疡临床疗效对比[J].中国中西医结合消化杂志,2012,20(9):416 - 417.
③ 江育仁,张奇文.实用中医儿科学[M].上海:上海科学技术出版社,2005:539.
④ 江育仁,张奇文.实用中医儿科学[M].上海:上海科学技术出版社,2005:539 - 540.
⑤ 江育仁,张奇文.实用中医儿科学[M].上海:上海科学技术出版社,2005:540.

小 儿 腹 泻

概　　述

小儿腹泻是由不同病因引起的消化道综合征。如喂养不当、肠道外或肠道内感染、气候因素等。包括急性腹泻、慢性腹泻、迁延性腹泻等。

小儿腹泻分为感染性腹泻和非感染性腹泻两类。感染性腹泻又名小儿肠炎，多由细菌（如大肠杆菌、空肠弯曲菌、耶尔森菌等）、病毒（如轮状病毒、柯萨奇病毒，埃可病毒等）引起；非感染性腹泻常由饮食不当，肠道功能紊乱引起。

产生腹泻的机制：肠腔内存在大量不能吸收的具有渗透活性的物质，肠腔内电解质分泌过多，炎症造成的液体大量渗出，肠道运动功能异常等。病原微生物随污染的饮食或水进入消化道，或通过污染的日用品、手、玩具或带菌者传播。

一般多见于3岁以下小儿，2岁以下发病率高。以大便次数增多，粪质稀薄或如水样为特征，每日数次至十余次，可夹有不消化食物及少量黏液或呈蛋花汤样。感染性腹泻可伴有发热、呕吐、腹痛、大便镜检可见少量或多量白细胞。重型患者大便每日数十次至三四十次，常伴呕吐、发热及明显脱水症状。

本病一年四季均可发生，以夏秋季节发病率为高。不同季节发生的泄泻，证候表现有所不同。

本病属中医"泄泻"范畴，其病理特点是湿盛脾虚、食滞肠阻等。《黄帝内经》已有"泄""濡泄"等记载，宋朝以后著作多称为泄泻，如《幼科金针·泄泻》曰："泄者，如水之泄也，势犹纷绪；泻者，如水之泻也，势惟直下。为病不一，总名泄

泻。"婴幼儿脾常不足，易于感受外邪、伤于乳食，或脾肾阳气亏虚，均可导致脾病湿盛而发生泄泻。轻者治疗得当，预后良好；重者下泄过度，易见气阴两伤，甚至阴竭阳脱；久泻迁延不愈者，则易转为疳证。

中医治疗小儿泄泻方法较多，泄泻的中药新药研究建立了规范化方法，中医药治疗泄泻的药理研究已从调节胃肠运动、抗腹泻、抗病毒、抑菌等试验得到说明。现代对西医学不同类型腹泻的辨证论治规律及多种疗法的研究已经开展，研究还在不断深入进展中。

辨 证 施 治

1. 黄明志分2型

（1）湿泻型　方用太苍散：太子参15克、炒苍术30克、白茯苓30克、车前子30克、粉葛根10克、乌梅肉10克、广藿香10克、炒麦芽5克、炒山楂5克、大砂仁5克。上药研细末，1岁以内每次1克（随年龄增长酌情增加），每日3次，开水冲服。

（2）秋泻型　方用梅连散：乌梅肉30克、车前子30克、川黄连15克、粉葛根15克、山楂炭10克、石榴皮10克。上药研细末，半岁以内每次1克，半岁以上酌情加大用量，每日3次，开水冲服。[①]

2. 尚冰分4型

（1）伤食型　症见脘腹胀痛，痛则啼哭欲泻，泻下蛋花样或豆渣状不消化物，气味腐臭，泻后痛减啼止，不思乳食，此外尚可兼嗳腐吞酸、夜卧不安、手足心热等伤食症状。治宜清导和中，佐以分利。方用小和中饮：陈皮、厚朴、茯苓、炒扁豆、麦

---

① 黄牲.黄明志治疗小儿腹泻经验鳞爪[J].江苏中医药,2006,27(2)：20.

芽、山楂、甘草,或楂曲胃苓汤:山楂、建曲、苍术、陈皮、厚朴、猪苓、茯苓、泽泻、白术、桂枝、甘草。

(2)暑湿热型 暑热偏盛者,症见暴注下迫,如简吊水,大量泻出水样或蛋花样大便,兼见发热、口渴、心烦、尿黄,舌红苔黄。治宜清泻暑热,佐以分利。方用葛根芩连汤加味:葛根、黄芩、黄连、青蒿、滑石、甘草,或薷芩汤加减:香薷、厚朴、生扁豆、黄连、茯苓、泽泻、车前子;湿热偏盛者,症见下利,稠黏臭秽,便时不畅,似痢非痢,小便黄少,舌苔白黄而腻。治宜利湿清热,佐以化浊。方用黄芩滑石汤:黄芩、滑石、猪苓、茯苓、大腹皮、白豆蔻、通草。

(3)脾虚型 症见大便溏薄,乳食不化,神倦纳差,面目虚浮或腹部虚胀,舌淡苔白。治宜健脾益气、和中化湿。方用参苓白术散:人参、茯苓、白术、山药、扁豆、莲子心、陈皮、砂仁、薏苡仁、桔梗、大枣、甘草,或七味白术散:人参、白术、茯苓、葛根、藿香、木香、甘草。

(4)肾阳虚型 症见下利清谷,澄澈清冷,四肢厥冷,面目无神,舌淡,脉细。治宜温补脾肾、补火生土。方用桂附理中汤:肉桂、附片、党参、白术、炮姜、甘草。[1]

3.佟秀兰分3型

(1)外感型 症见腹泻频作,一日数次,尿黄量少,舌红,脉浮数,伴有呕吐。此证夏季多见。治宜清热利湿。方用六一散(滑石6克、甘草1克)加味:六一散2克、砂仁末1克、黄连末3克。每次服0.5克,每日服4次。

(2)伤乳型 症见腹泻次数不甚多(少于10次),粪便黏滞腐臭,混有不消化的奶瓣,尿黄量少,腹胀呕吐,手足心热,舌红苔垢腻,脉滑数。治宜利湿醒脾消食。方用六一散加味:六一散2克、砂仁末0.5克、山楂末3克、鸡内金2.5克、陈皮末1克。每次服0.5克,每日服4次。

(3)脾虚型 症见腹泻次数多(每日10次以上),排不消化的乳瓣及水样便,小便清利,哭声低

微,形体消瘦,舌淡苔白,脉濡细。治宜健脾益胃利湿。方用六一散加味:六一散1克、白术末3克、人参末2克。每次服0.5克,每日服4次。

临床观察:佟秀兰用上方辨证治疗新生儿腹泻150例,有效率96.6%。[2]

4.徐迪三分2型

(1)湿热型 症见身热,口渴,或无热,水样或蛋花样便,多黏液或腥臭,舌红或偏红,或舌质正常,咽部可有轻度到中度充血,舌苔多为薄白或薄黄腻,少数为黄厚腻,脉细或滑数。治宜清利湿热。方用消化1号方:煨葛根9克、黄芩炭9克、夏枯草9克、板蓝根9克、茯苓9克、鸡内金炭3克。若发热,上呼吸道症状明显者,服上感1号方:羌活9克、防风9克、黄芩9克、板蓝根9克、夏枯草9克、菊花9克、生甘草4.5克。

(2)寒湿型 症见无热或低热,水样或蛋花样便,多泡沫,无臭味,舌质正常苔薄白或白腻,少数白厚腻,咽部正常,脉细或滑。治宜祛寒化湿。方用消化6号方:藿香9克、紫苏梗9克、姜半夏9克、茯苓9克、陈皮4.5克、厚朴4.5克、炮姜炭4.5克。

以上二方均为上海第一医学院儿科医院自制合剂,每剂20毫升。6个月以内,1剂半分3日服;6个月~1岁,2剂分3日服;1~3岁,每日1剂。随症加减:如伤阴苔剥或少苔,加乌梅炭4.5~6克;大便黏冻多者,加扁豆花9克;需收敛止泻者,加石榴皮9克、煨诃子9克。以上各药均为浓煎剂,每毫升含0.5~1克。临床观察:徐迪三等将111例小儿腹泻随机分为治疗组53例和对照组58例。治疗组根据中医辨证施治。对照组以复合维生素B粉剂或片剂、胃蛋白酶合剂、口服葡萄糖电解质粉冲茶代饮,凡有发热、上感症状者均不加任何抗生素及收敛药。结果:治疗组痊愈37例,对照组痊愈26例;治疗组好转12例,对照组好转10例;治疗组无效4例,对照组无效22例。治疗组治愈率为69.8%,总有效率为92.5%;

① 嵩冰.胡天成教授治疗小儿腹泻经验[J].山西中医学院学报,2002,3(3):30-31.
② 佟秀兰.六一散加味治疗新生儿腹泻[J].吉林中医药,1987(12):24.

对照组治愈率为 44.8％,总有效率为 62.1％,有显著性差异(*P*<0.01)。[1]

5. 郑美珠分 3 型

(1)寒湿型　症见恶寒微热,喷嚏鼻塞,大便溏薄或水样,腹中雷鸣,口不渴,舌质淡,苔白腻。治宜解表渗湿。方用藿香正气散加减:藿香、茯苓、紫苏叶、大腹皮、炒白术、半夏曲、白芷、陈皮、厚朴、桔梗、炙甘草、生姜、大枣。

(2)湿热型　症见发热,大便喷射而出,蛋花样,色带黄绿,口干喜饮,小便短赤,舌质红,苔黄或黄白相兼。治宜清热利湿为主。湿重于热者,方用胃苓汤:苍术、厚朴、陈皮、甘草、白术、桂枝、猪苓、茯苓、泽泻、生姜、大枣加黄连;热重于湿者,方用葛根芩连汤:葛根、黄芩、黄连、甘草。

(3)积滞型　症见恶心呕吐,吐物酸腐,纳呆腹胀,腹痛,泻下食物残渣,臭如败卵,泻后痛除,舌质正常,苔白厚腻。治宜消食导滞、和胃止泻。方用保和丸加减:山楂、神曲、半夏、茯苓、陈皮、连翘、莱菔子、麦芽。

临床观察:郑美珠用上方辨证治疗小儿急性腹泻 28 例。结果:1 天止泻者 11 例,占 39.2％;2 天止泻 10 例,占 35.5％;3 天止泻 3 例,占 10.5％;4 天止泻 2 例,占 7.4％;2 例 4 剂未效,占 7.4％;加用西药以无效计算,占 7.4％。总有效率 92.6％。[2]

6. 叶孝礼分 3 型

(1)外感型　偏热者,症见水样稀便,色黄气臭,腹痛即泻,暴注下迫,身热口渴,烦躁不安,小便短赤,舌质红,苔黄腻,脉数急。治宜清热利湿。方用加味葛根芩连汤:葛根 5 克、黄芩 5 克、黄连 3 克、甘草 3 克、泽泻 10 克、茯苓 10 克、广木香 2 克;偏寒者,症见大便清稀,色淡不臭,腹痛肠鸣,口不渴或伴有发热,鼻塞流涕,轻咳厌食,苔薄白,脉浮。治宜祛寒化湿。方用藿香正气散加减:藿香 3 克、陈皮 3 克、紫苏 5 克、制半夏 5 克、茯苓 10 克、白术 10 克。

(2)伤食型　症见有明显伤食现象,大便酸臭,腹痛胀满,泻前有哭闹,泻后痛减,厌食或兼呕吐,舌苔厚浊,脉滑。治宜祛积消食。方用保和丸加减:六神曲、山楂、半夏、陈皮、连翘、莱菔子、鸡内金、茯苓、麦芽。

(3)正气虚型　脾气虚者,症见大便稀薄或水样,夹有不消化食物残渣或带奶瓣,身弱肢凉,面色萎黄,消瘦,神疲倦怠,腹痛厌食,口唇淡白,舌质淡,苔白,脉缓而弱。治宜健脾扶土止泻。方用加减参苓白术散:党参 10 克、淮山药 10 克、扁豆 10 克、白术 5 克、茯苓 5 克、草豆蔻 2 克、炮姜 15 克;脾阴虚者,症见眼窝及前囟凹陷,皮肤干燥,精神倦怠或烦躁不安,小便短赤,泻黄色水样便,口渴引饮,舌光绛或口舌生疮,脉细数。治宜滋育脾阴。方用五阴煎加减:熟地黄 9 克、太子参 15 克、淮山药 15 克、扁豆 10 克、茯苓 10 克、杭白芍 10 克、莲子 10 克、乌梅 10 克、炙甘草 3 克、白术 6 克;脾肾两虚者,症见久泻不止,大便完谷不化,面色㿠白,四肢厥冷,苔白质淡,脉细微。治宜育阴维阳、温补脾肾。方用右归饮及健脾益气汤合四神丸加减:淮山药 15 克、枸杞子 10 克、乌梅 10 克、补骨脂 10 克、五味子 10 克、白术 10 克、茯苓 10 克、肉豆蔻 5 克、土炒当归 5 克、桂枝 5 克、吴茱萸 5 克、人参(另炖兑服)3 克、附子(先煎)3 克。

临床观察:叶孝礼用上方辨证治疗婴幼儿腹泻 611 例,治愈率 95.6％。[3]

7. 梁家禧分 5 型

(1)伤食型　症见腹痛,腹胀,腹部拒按,泄泻粪便酸臭,伴有恶心呕吐、不思饮食,舌苔厚腻或微黄,脉滑数,指纹多见紫滞。治宜消食导滞。方用保和丸加减。

(2)风寒型　症见腹痛,肠鸣,大便清稀、色淡、臭味较清,或伴有发鼻塞、流涕,舌苔白腻,脉浮。治宜疏风散寒化湿。方用藿香正气散加减。

(3)湿热型　症见发热,口渴,大便水渣样、色黄或黄绿,气臭,肛门灼热发红,尿短赤,舌红苔

① 徐迪三,等.婴幼儿急性腹泻中药疗效观察[J].辽宁中医杂志,1982(8):16-17.
② 郑美珠.中医对小儿"热、拉、咳"的治疗体会[J].福建中医药,1982(6):27.
③ 叶孝礼.婴幼儿泄泻的中医治疗探讨[J].中医杂志,1981(1):18-21.

黄,指纹紫滞。甚则烦躁不安,口渴引饮,鼻干唇焦,舌赤苔削。治宜清热利湿、益气育阴。前者方用葛根芩连汤加车前子(包煎)、六一散(包煎);后者方用猪苓汤加太子参、乌梅、石斛、五味子等。

(4)脾虚型 症见大便稀烂,夹有不消化食物残渣,呈淡黄色或黄白色,若久泻不愈,则形体消瘦,神疲肢倦,舌质淡苔薄白,脉沉无力,指纹色淡。治宜补气健脾止泻。方用参苓白术散加减及鸡怀散(鸡内金 30 克、怀山药 150 克,炒黄研成细末)。

(5)里寒型 症见食入即泻,完谷不化,腹痛肠鸣,精神萎靡,面色淡白,四肢不温,小便清长,舌质淡苔白滑,脉沉迟,指纹淡红。治宜温中祛寒,佐以固涩。方用丁蔻汤:党参 6 克、肉豆蔻 5 克、丁香 5 克、砂仁 5 克、莲米 10 克、赤石脂 10 克、焦米茶(炒焦米 15～30 克、茶叶 3 克,煎茶去渣取水煮焦米)。

临床观察:梁家禧用上方辨证治疗小儿腹泻 70 例。结果:痊愈(大便次数性状正常,临床症状消失)44 例,好转(大便次数减少,症状大部分消失)20 例,无效(大便情况和临床症状无改善)6 例。[1]

8.杨以阶分 6 型

(1)风寒泻型 方用香苏饮合四苓散加味:香附、紫苏叶、陈皮、甘草、猪苓、茯苓、白术、泽泻、荆芥、防风。

(2)暑湿泻型 方用胃苓汤合六一散:苍术、厚朴、陈皮、甘草、白术、桂枝、猪苓、茯苓、泽泻、生姜、大枣、滑石、甘草。随症加减:偏热重者,加白头翁、蒲公英;偏于湿重者,加云茯苓、泽泻;津液受伤者,加沙参、石斛、天花粉之类。

(3)寒湿泻型 方用平胃散合藿香正气散:苍术、厚朴、陈皮、甘草、藿香、茯苓、紫苏叶、大腹皮、炒白术、半夏曲、白芷、桔梗、炙甘草、生姜、大枣。

(4)伤食泻型 轻型,方用用保和丸:山楂、神曲、半夏、茯苓、陈皮、连翘、莱菔子、麦芽;重型,

方用枳实导滞丸:枳实、大黄、神曲、茯苓、黄芩、黄连、白术、泽泻。

(5)脾虚泻型 偏于脾阳虚者,方用香砂六君子汤合理中汤:木香、砂仁、人参(另炖兑服)、白术、茯苓、半夏、干姜、陈皮、甘草;偏于脾阴虚者,方用参苓白术散:人参(另炖兑服)、白术、茯苓、甘草、莲子肉、薏苡仁、砂仁、桔梗、扁豆、山药、陈皮,或钱氏白术散(四君子汤加藿香、木香、葛根)加减。

(6)脾肾阳虚泻型 方用益黄散:陈皮、青皮、诃子肉、炙甘草、丁香。四神丸:补骨脂、五味子、肉豆蔻、吴茱萸、大枣、生姜。附子理中汤:附子(先煎)、人参(另炖兑服)、白术、干姜、甘草。

临床观察:杨以阶用上方辨证治疗急性泄泻 32 例,痊愈 27 例,显效 3 例,好转 2 例,痊愈率 84.4%,有效率 100%。治疗慢性泄泻 28 例,痊愈 20 例,显效 2 例,好转 3 例,无效 3 例,痊愈率 71.4%,有效率 89.2%。[2]

9.虞佩兰分 3 型

(1)脾虚泄泻型 症见脾虚久泻,食欲不振,食后作泻,泻物不化,面黄肌瘦,或有浮肿,精神倦怠,四肢无力,腹胀虚膨,舌苔薄白,脉象沉缓,指纹淡隐。治宜健脾利湿,以健脾为主。方用自拟方加减:党参、茯苓、白术、炙甘草、陈皮、扁豆、淮山药、白莲子、砂仁。随症加减:兼感风寒或风热,外感证候较重者,先以辛温或辛凉解表,外感痊愈后再转向健脾;脾虚证候明显,外感证候较轻者,标本兼治,以健脾为主,少佐祛风寒之品如紫苏叶、防风等,或用健脾而不温燥之剂,少佐辛凉解表药如薄荷(后下)、桑叶、芦根等。脾虚夹滞,症状与脾虚泄泻相似,但常有低热、口干,或善食肌瘦,大便黏臭,腹胀或硬,舌质略红,苔厚或垢腻。治宜健脾化滞或以健脾为主(党参、茯苓、炙甘草),或以化滞为主(神曲、山楂、麦芽、莱菔子),或攻补兼施(清热加连翘,或黄连少许)。脾虚泄泻伤阴,症见腹泻,口干,午后低热,五心烦热,唇

① 梁家禧.辨证分型治疗小儿泄泻 70 例[J].广西中医药,1981(4):45-46.
② 杨以阶.小儿泄泻辨证施治(附 60 例疗效分析)[J].中医杂志,1966(6):40.

舌略红,或舌中光剥,苔薄,或有皮肤甲错发枯,指纹略紫。治宜先以养阴清热为主(但不用滋腻之品),待热退后脾虚之症明显,再改以健脾为主。方用自拟方:青蒿、玉竹、石斛、白薇、地骨皮、粳米、甘草、淮山药、扁豆。脾虚泄泻兼浮肿,除上述脾虚泄泻证候外,兼有浮肿者,面色多苍白,四肢较凉,且沉重无力,腹胀,脉沉弱无力。治宜健脾利湿。病重者,常用参苓白术散加减(同脾虚泄泻);病轻而浮肿者,以利湿为主,酌加茯苓、薏苡仁、泽泻、车前子(包煎)等;阳虚明显者,加桂枝、生姜或附子(先煎)等,有合并症者配合西药治疗。

(2)脾虚下陷型 除上述证候外,常伴有脱肛等气虚下陷症状。治宜补中益气。方用自拟方:党参、黄芪、白术、炙甘草、升麻、柴胡、陈皮,或加当归、诃子等。

(3)脾肾阳虚型 症见面色苍白,手足厥冷,恶寒喜暖,神疲食减,泄泻水谷不化,小便清长,舌苔薄白,指纹淡隐,或体温低于36℃甚至35℃以下不升者。治宜温中健运。方用自拟方:党参、黄芪、茯苓、白术、炙甘草、草豆蔻、生姜、补骨脂。随症加减:阳虚明显者,或加附子、桂枝等。

临床观察:虞佩兰等用上方辨证治疗小儿慢性腹泻35例。结果:患儿平均住院30.7天,出院时痊愈9例(25.7%),近愈者16例(45.7%),好转者7例(20%),无效1例(2.9%),死亡2例(5.7%)。[1]

经 验 方

1.车葛楂苓汤 车前子9克、焦山楂9克、葛根12克、茯苓12克。根据患儿及临床表现调节用量用药。随症加减:湿热表现者,加黄芩6克、黄连3克;食积表现者,加槟榔6克、苍术6克、炒谷芽9克、炒麦芽9克;脾虚表现者,加山药12克、薏苡仁15克、陈皮6克;脾肾阳虚者,加炒山药15克、肉桂4克、干姜3克、吴茱萸6克。龚雷鸣等将60例小儿腹泻随机分为治疗组和对照组各30例,治疗组采用车葛楂苓汤为主加减治疗,对照组加蒙脱石散(江西仁和药业股份有限公司),口服每日3次,<1岁每日1袋;1~2岁每日1~2袋;>2岁每日2~3袋;大便常规检查中若有脓细胞、白细胞时,加用庆大霉素2~3单位/千克/天,分2次服用。结果:治疗组在热退时间、腹痛腹胀消失时间、呕吐消失时间、大便正常时间等方面均较对照组时间短,显著优于对照组,差异有统计学意义($P<0.01$)。[2]

2.温运颗粒(汪受传经验方) 苍术6克、煨益智仁6克、砂仁1.5克、炮姜3克、茯苓6克、生麦芽12克。每剂分服2天,每日3次,温开水冲服,疗程为5天。徐珊等用上方治疗52例泄泻脾虚证患儿。结果:痊愈20例(38.46%),显效28例(53.85%),有效3例(5.77%),无效1例(1.92%)。愈显率92.31%。[3]

3.平胃白术汤 苍术、白术、泽泻、茯苓、葛根、黄连、木香、陈皮、白扁豆、藿香、甘草、焦三仙。随症加减:热重苔黄者,加金银花、连翘、黄芩;舌苔厚腻较甚者,加砂仁、佩兰;腹痛甚者,加白芍、延胡索、木瓜;恶心呕吐者,加生姜、竹茹、姜半夏;胃纳减少者,加鸡内金。每日1剂,水煎服,每次口服50毫升,视病情决定服药疗程。徐丽等将286例腹泻患儿随机分为治疗组188例和对照组98例。治疗组给予平胃白术汤加减治疗,对照组予蒙脱石散及调节肠道益生菌制剂口服。结果:治疗组、对照组总有效率分别为95.13%、80.11%,有统计学意义($P<0.05$);并且治疗组和对照组各证候分型疗效比较亦具有统计学意义(均$P<0.05$)。[4]

4.香葛启钥饮 藿香、葛根、苍术、茯苓、焦山楂、炒麦芽、白芍、黄连、木香、陈皮、甘草(由七味白术散和葛根芩连汤合方加减而来)。随症加减:如大便酸馊,或如败卵,不思饮食者,重用焦山楂、炒麦芽;大便清稀多泡沫,属外感风寒,伴鼻塞流

① 虞佩兰,等.35例小儿慢性腹泻的疗效分析[J].中医杂志,1963(2):1-6.
② 龚雷鸣,等.车葛楂苓汤治疗60例小儿泄泻的临床疗效观察[J].中国中医基础医学杂志,2016,22(10):1415-1416.
③ 徐珊,等.温运颗粒治疗小儿脾虚泻52例临床研究[J].江苏中医药,2014,46(8):26-27.
④ 徐丽,郭振武.自拟平胃白术汤治疗小儿腹泻86例[J].辽宁中医杂志,2014,41(2):298-299.

清涕者,加紫苏叶、防风;湿热盛,伴发热,泻下急迫,肛门潮红灼痛者,倍黄连,加黄芩、滑石;脾虚甚,食入即便,食少神疲,乏力倦怠,舌淡苔白者,去黄连,加党参、炒山药;腹胀呕恶明显者,加砂仁;久泻者,加乌梅、芡实。宋明锁用上方加减临床治疗 4 例不同分型小儿泄泻,风寒泻、湿盛泻、湿热泻、脾虚泻各 1 例,患儿症状均予以改善或痊愈。[1]

5. 儿泻宁　苍术 6 克、厚朴 6 克、藿香 6 克、陈皮 6 克、木香 6 克、茯苓 8 克、荆芥 8 克、蒲公英 12 克、肉桂 2 克、炭三仙各 15 克、炙甘草 2 克。随症加减:湿热重者,加黄连 3 克以燥湿清热;寒湿重者,加炮姜 2 克以温化寒湿;久泻者,加益智仁 6 克以涩肠止泻;苔厚腻者,加佩兰 10 克以化湿。每日 1 剂,每日 3 次。杨映江将 95 例小儿腹泻随机分为治疗组 48 例和对照组 47 例。在一般疗法配合下,治疗组用自拟儿泻宁加减治疗,对照组用蒙脱石散(山东颐和制药有限公司生产)治疗,每日 3 次,每次半包。结果:治疗组总有效率 97.9%,对照组总有效率 80.9%,两组疗效对比有显著差异($P < 0.05$)。结论:儿泻宁加减治疗小儿腹泻疗效满意。[2]

6. 加味七味白术散　党参 6~9 克、白术 6~9 克、茯苓 6~12 克、黄连 3~6 克、广木香 3~6 克、葛根 6~9 克、藿香 6~9 克、泽泻 6~9 克、甘草 3~6 克等。根据患儿年龄及病情调整用量,每日 1 剂。袁静等将 55 例小儿腹泻随机分为治疗组 30 例与对照组 25 例,两组均予蒙脱石散口服,3 岁以上儿童,每日 3 次,每次 3 袋;2~3 岁儿童,每日 2~3 袋,分 3 次服;1~2 岁儿童,每日 1~2 袋,分 3 次服。治疗组加用加味七味白术散口服,治疗 4 天后比较两组的综合疗效、临床症状和体征总积分。结果:治疗组总有效率 96.7%,对照组总有效率 96.0%,两组疗效差异有统计学意义($P < 0.05$);治疗组治疗后临床症状、体征总积分

低于对照组($P < 0.05$)。[3]

7. 小儿药香饮　炒山药 20 克、檀香 0.5 克、冰糖 5 克。水煎服。12 月以下每日 1 剂,每日 3 次;12 月以上 60 月以下每日 2 剂,每日 3 次;60 月以上每日 3 剂,每日 3 次。疗程为 3 天。曾莉等将 94 例小儿泄泻随机分为治疗组 52 例和对照组 42 例。两组的病情轻重及临床分型无明显差异。治疗组服用小儿药香饮。对照组服用盐酸小檗碱片(北京双鹤药业股份公司生产,国药准字 H1021505),12~60 月每次 1 片,每日 3 次;60 月以上每次 2 片,每日 3 次。疗程同治疗组。结果:治疗组治愈 43 例(82.7%),好转 2 例(3.8%),无效 7 例,总有效 45 例(86.5%);黄连组治愈 36 例(85.8%),好转 3 例(7.1%),无效 3 例,总有效 39 例(92.9%)。[4]

8. 益脾汤　太子参 6~10 克、黄芪 6~10 克、芡实 6~10 克、白术 3~6 克、青皮 2~4 克、砂仁 2~4 克、藿香 2~4 克、公丁香 2~4 克、石斛 2~4 克、鸡矢藤 2~4 克、五味子 2~4 克、鸡内金 4~6 克。每日 1 剂,水煎 2 次,滤渣取汁 80~150 毫升,分 2 次温服。李少春等将 100 例腹泻并锌缺乏性患儿随机分为治疗组与对照组各 50 例,治疗组内服益脾汤治疗。对照组口服葡萄糖酸锌糖浆(哈药集团三精制药有限公司生产),每支 10 毫升,3 岁以下每次 1 支,每日 1 次;3~6 岁每次 1 支,每日 2 次。两组均口服 2 周为 1 个疗程。结果:治疗组临床痊愈 39 例,好转 7 例,无效 4 例。临床痊愈率 78%,总有效率 92%;对照组临床痊愈 26 例,好转 12 例,无效 12 例。临床痊愈率 52%,总有效率 76%。两组总有效率、临床痊愈率比较,差异有显著性或非常显著性意义($P < 0.05$,$P < 0.01$)。[5]

9. 玉氏五花饮　金银花 8 克、扁豆花 8 克、鸡蛋花 8 克、木棉花 8 克、厚朴花 8 克、葛根 12 克、枳壳 3 克。随症加减:夹食伤食者,加山楂、鸡屎

① 王小芸,宋明锁.宋明锁治疗小儿腹泻经验举隅[J].山西中医,2012,28(5):5-6.
② 杨映江.自拟儿泻宁加减治疗小儿腹泻 48 例[J].四川中医,2011,29(10):92-93.
③ 袁静,等.加味七味白术散结合西药治疗儿童脾虚型非感染性腹泻的疗效评价研究[J].上海中医药杂志,2010,44(4):36-37.
④ 曾莉,等.小儿药香饮治疗小儿泄泻的临床观察[J].北京中医药大学学报,2008,31(3):215-216.
⑤ 李少春,等.益脾汤治疗小儿锌缺乏性迁延性肠炎临床观察[J].辽宁中医杂志,2008,36(8):1203.

藤消食健脾;发热甚者,加土甘草、青天葵清热解毒;若小儿泄泻势急,稍佐收敛之品,但中病即止,以免留邪;若肛门红肿疼痛可用花生油、茶油涂搽肛周。每日1剂,水煎服。清热渗湿,醒脾升阳,止泻。适用于治疗婴幼儿湿热、暑湿型腹泻。玉振熹以此方治疗小儿腹泻患者1例,患儿痊愈。①

10. 健胃运脾汤 紫苏梗、陈皮、苍术、广木香、黄连、白豆蔻、木通、车前草。随症加减:若伤食,症见腹胀腹痛,泻前哭闹,泻后痛减,大便腐臭,若臭鸡蛋样,伴呕吐,纳差,舌苔厚腻,脉滑者,加槟榔、大腹皮、山楂、神曲、炒谷芽、炒麦芽消积导滞;若湿热蕴结,症见发热或不热,大便如水,色绿或黄,伴黏液,肛门潮红,小便黄少,舌红苔黄腻,脉细数者,加黄芩、大黄、车前子、马齿苋,且重用黄连以清热除湿;若脾虚,症见大便稀溏,食后作泻,色淡不臭,时轻时重,面色萎黄,形体消瘦,神疲倦怠,舌淡,边有齿印,苔白,脉细者,加米炒怀山药、米炒白术以健脾补虚;若兼胃寒者,加草果、砂仁以温中祛寒;若脾虚下陷者,加党参、升麻以补中益气;若兼外感发热者,加葛根、紫苏叶以解表散寒。②

11. 灶心黄连合剂 灶心土20克、炒黄连6克、藿香6克、木香3克。随症加减:如腹泻日久,食后即泻,不发热者,加红参3克。每日1剂,水煎服,连服3剂。1岁以内每日5毫升,每日服3次;1~3岁,每日10毫升,每日服3次;3岁以上,每次15毫升,每日服3次。李治平用上方加减治疗小儿腹泻402例。结果:治愈327例(81.34%),好转41例(10.20%);无效34例(8.46%)。总有效率91.54%。③

12. 藿苓双术汤 藿香9克、茯苓9克、苍术9克、白术6克、薏苡仁5克、陈皮5克、木香5克、甘草3克。随症加减:风寒泻者,加羌活5克、防风5克;寒湿泻者,去薏苡仁,加乌药5克、白豆蔻3克、砂仁3克;湿热泻者,去白术、甘草,加葛根5

克、马齿苋6克;伤食泻者,加鸡内金5克、炒麦芽9克。每日1剂,水煎取汁,分3~4次温服。缪湘伊将114例泄泻患儿随机分为治疗组63例与对照组51例,治疗组口服藿苓双术汤加减治疗,对照组口服思密达[博福-益普生(天津)制药有限公司产品]治疗。结果:治疗组总有效率为95.24%,对照组为78.43%,两组比较具有非常显著性差异(P<0.01);且治疗组主要症状体征消失所需时间、大便常规改善情况均明显优于对照组(P<0.05)。④

13. 苏附木香汤 紫苏叶10克、紫苏梗10克、木香10克、香附10克、黄连12克、吴茱萸4克。上药烘干,研细末,每10克为1份无纺布袋分装,每3份以2层塑料袋封装。中药1包(10克)放入150毫升清水中浸泡20分钟,武火烧开,文火收至50毫升,弃去药包,加白糖适量,分2次温服,每日1剂。另以小药匙挑取肉桂粉少许(约2克),温水或醋调,敷神阙穴,每隔2小时以热水袋加热(注意不可烫伤),每日1次,晚间不敷。中病后追加1天。周晓云将543例腹泻患儿随机分为A组(中药组)178例、对照组B(微生态制剂组)183例和对照组C(抗生素组)182例。A组口服中药煎剂;对照组B口服丽珠肠乐胶囊(丽珠集团生产,0.5亿活菌/粒)和思密达(法国博福-益普生集团生产,3克/袋);对照组C口服复B液(皖精方制药厂,500毫升/瓶)与庆大霉素(苏中制药厂生产,8万单位/支)混合液,按10支:500毫升比例勾兑。结果:A组、对照组B、对照组C有效率分别是98.31%、96.72%、81.87%,卡方检验对照组C疗效明显差于另两组,同时,A组内部各证型之间疗效无显著差异。结论:苏附木香汤对小儿腹泻具有理气消滞、寒热互济的功效。⑤

14. 益黄止泻汤 丁香15粒、炮干姜8克、肉豆蔻6克、诃子5克、人参10克、白术12克、茯苓15克、木香6克、陈皮8克、炙甘草3克、大枣3

① 赵朝庭,等.玉氏五花饮治疗小儿腹泻[J].新中医,2007,39(12):36.
② 李翠霞,等.王静安治疗小儿泄泻经验撮要[J].辽宁中医杂志,2006,33(1):19-20.
③ 李治平.灶心黄连合剂治疗小儿腹泻402例[J].四川中医,2003,21(9):70-71.
④ 缪湘伊.藿苓双术汤治疗小儿泄泻63例临床观察[J].中药材,2003,26(7):537-538.
⑤ 周晓云.苏附木香汤治疗小儿腹泻178例[J].陕西中医,2001,22(12):711-712.

枚。浓煎。随症加减：肢冷不温甚或厥冷者，加炙附片5克、肉桂3克；脱肛者，去木香，加黄芪9克、升麻3克、柴胡6克；面青腹痛者，加吴茱萸6克、炙艾叶6克；腹部与目眶凹陷、口干舌燥、舌光红少津者，加乌梅5克、白芍6克、五味子6克；久泻伤阴、筋脉失养者，加天麻6克、全蝎2个、蜈蚣1条。浓煎，每日1剂，分4～5次服。甄君用上方加减治疗小儿虚寒性腹泻30例。结果：服用7～14剂后，显效20例，有效8例，无效2例。总有效率93.33％。①

15.**小儿腹泻散**　白术20克、茯苓30克、焦山楂15克、莲子肉6克、半夏4克、山药12克、桔梗5克、车前子12克、甘草4克、麦芽粉9克、鞣酸蛋白9克。随症加减：若感染性及消化不良性腹泻，早期不用鞣酸蛋白，2～3天后可酌情使用；风寒泻者，加藿香6克、紫苏叶6克；湿热泻者，加黄连3克、白头翁9克；伤寒泻者，加炒神曲9克；脾肾阳虚泻者，加干姜3克。均以每日每千克体重服0.06～0.09克，每日3次。5天为1个疗程。姜健用上方加减治疗小儿腹泻520例。结果：痊愈442例（85％），显效42例（8.1％），有效28例（5.4％），无效8例（1.5％）。总有效率98.5％。②

16.**益气分消饮**　白术1.5～10克、干姜1～5克、木香1～5克、紫苏1～5克、车前子（另包）1～5克、炙甘草1～3克。每日1剂，水煎2次混合分3～6次空腹温服。慕礼珍等用上方治疗小儿腹泻33例。结果：除5例因服药困难而中断治疗外，治愈28例，其中服3～5剂愈者11例，6～8剂愈者14例，9剂愈者1例，10剂愈者2例。③

17.**中宁散**　炒白术10克、干姜5克、五倍子5克、儿茶2克。上药加工制成极细粉末分装成1.5克、3克、4克、5克不等量药包备用。6月以内患儿每次1.5克，6月～3岁每次3克，3～6岁每次4克，6岁以上每次5克。均每日3次。以温开

水调匀送服。孙钢用上方治疗小儿腹泻56例。结果：痊愈46例，好转7例，无效3例。总有效率为95％。④

18.**白术泽泻汤**　白术10克、泽泻9克、山药20克、木香6克、延胡索6克、甘草6克。随症加减：伤食型，加焦三仙各10克；风寒型，加紫苏9克；湿热型，加金银花10克、六一散10克；脾虚久泻者，加党参10克、云苓10克；脾肾阳虚者，加附子3克、煨肉蔻10克；伴呕吐者，加陈皮9克、半夏6克。每日1剂，水煎服，分3次服。郭兴旺用上方加减治疗小儿腹泻30例。结果：痊愈24例，显效4例，有效2例。⑤

19.**腹泻宁加味**　白术12克、山药12克、扁豆12克、薏苡仁12克、茯苓12克、车前子（包煎）12克。随症加减：风寒型，加藿香6克、紫苏叶6克；湿热型，加黄连3克、白头翁12克；脾虚型，不加味；伤食型，加莱菔子12克、焦神曲12克、焦麦芽12克、焦山楂12克；脾肾阳虚型，加炮附子（先煎）3克、干姜3克。新生儿、1个月～1岁、1～3岁、3～6岁分别用1/6、1/3、1/2、2/3剂量。每日1剂，水煎2次，分2～4次服。7日为1个疗程。严重脱水予口服或静脉补液。王恩桂用上方加减治疗小儿泄泻386例。结果：痊愈323例（83.7％），好转45例（11.7％），无效18例（4.7％）。总有效率95.3％。⑥

20.**实热汤**　藿香9克、地榆9克、寒水石（先煎）9克、灶心土9克、赤石脂9克、丁香1克。制成浓缩合剂45毫升。3～6个月患儿，每日10毫升；6个月～2岁患儿，每日15毫升，均3次口服。疗程5天。欧芳兰等将轮状病毒性肠炎患儿随机分为治疗组42例与对照组24例。治疗组采用实热汤治疗。对照组用病毒灵10毫克/千克/日，分4次口服。脱水者静脉补液。结果：治疗组痊愈22例（52.38％），显效12例（28.57％），有效6

①　甄君.益黄止泻汤治疗小儿虚寒性腹泻30例〔J〕.辽宁中医杂志,2000,27(2)：74.
②　姜健.自拟小儿腹泻散为主治疗小儿腹泻520例〔J〕.辽宁中医杂志,1999,26(7)：304－305.
③　慕礼珍,等.益气分消饮治疗小儿腹泻33例〔J〕.山西中医,1998,14(5)：3.
④　孙钢.中宁散治疗小儿腹泻56例〔J〕.辽宁中医杂志,1997(2)：67.
⑤　郭兴旺.白术泽泻汤为主治疗小儿腹泻30例〔J〕.四川中医,1997,15(10)：45.
⑥　王恩桂.腹泻宁加味治疗小儿泄泻临床疗效观察〔J〕.中医杂志,1994(9)：548.

例(14.295),无效 2 例(4.76%),总有效率 95.4%,平均止泻时间 2.1 日;对照组痊愈 3 例(12.5%),显效 10 例(41.67%),有效 4 例(16.66%),无效 7 例(29.17%),总有效率 70.83%,平均止泻时间 3.17 日。治疗组优于对照组(P<0.05)。①

21. 止泻汤 藿香 3～6 克、炒车前子 9～12 克、党参 6～9 克、茯苓 6～9 克、焦白术 6～9 克、广木香 3～6 克、马齿苋 9～12 克、板蓝根 9～12 克。每日 1 剂,以水 250～300 毫升浓煎成 60～90 毫升,过滤取汁,每次服 20～30 毫升,每日 3 次。胡敏用上方治疗腹泻患儿 80 例。治疗组 48 例予自拟止泻汤。西药对照组 32 例中轻型腹泻者予增效联磺合剂及乳酸菌素口服(两药分开服);重型患儿予静滴氨苄青霉素 1～2 克,并静脉补液及口服乳酸菌素。两组均嘱患儿家长在米汤里加少许食用糖及盐后代茶饮用。结果:治疗组显效 41 例(85.4%),有效 4 例(8.3%),无效 3 例;对照组显效 21 例(65.6%),有效 5 例(15.6%),无效 6 例。经统计学处理,两组的显效率具有显著性差异(P<0.05)。②

22. 疏运汤 紫苏梗 10 克、藿梗 10 克、煨木香 10 克、焦白术 10 克、茯苓 10 克、扁豆衣 10 克、炙藕节 10 克、炒竹茹 10 克、煨葛根 5 克、陈皮 5 克、白豆蔻 3 克。随症加减:若发热、口渴、舌红者,加金银花 10 克、生石膏(包煎)30 克;大便色绿夹有泡沫,肠鸣辘辘,阵发哭闹或腹痛者,加防风炭 10 克;大便常规见有白细胞者,加炒黄芩 30 克、马齿苋 30 克;腹胀、嗳气、大便夹有不消化残渣者,加焦楂曲各 10 克;久泻色绿、大便水分较多、舌淡红者,加炮姜炭 3 克;口干唇燥、尿少、舌红少苔者,去紫苏梗、藿梗、陈皮,加乌梅 10 克、石斛 10 克;见矢气或小便时均有大便滑出或暴泻次频量多者,去紫苏梗、藿梗、白豆蔻,加煨诃子 10 克、石榴皮 10 克;久泻、大便鸭溏,次数或多或少、

腹软、舌淡红者,去紫苏梗、藿梗,加太子参 10 克。每日 1 剂,水煎服。口服困难者,采用保留灌肠或直肠点滴。王乐平等用上方加减治疗小儿泄泻 256 例。结果:痊愈 232 例,好转 19 例,无效 5 例。总有效率 98%。平均住院天数 5.87 日。③

23. 甘姜苓术汤加味 甘草、干姜、茯苓、白术、藿香、木香、葛根、车前子(包煎)、白豆蔻、麦芽。随症加减:伤食泻者,白术改煨苍术,加山楂、神曲、炒谷芽;湿热泻者,干姜用炮姜,加黄连、滑石(包煎)、白头翁、马齿苋;脾虚泻者,去葛根,加附子(先煎)、肉豆蔻、党参;肾虚泻者,去藿香、葛根,加补骨脂、党参、吴茱萸、诃子、制附子(先煎)。凌远朝用上方加减治疗小儿泄泻 250 例,痊愈 180 例,好转 65 例,无效 5 例。④

24. 加味四苓散 茯苓 12 克、白术 12 克、猪苓 6 克、泽泻 6 克、车前子(包煎)6 克、葛根 6 克、肉豆蔻 3 克、木香 3 克。每日 1 剂,浓煎少量频服,并适当口服少量小米粥。随症加减:风寒型,加藿香、炮姜;脾虚型,加山药、扁豆;伤阴型,加五味子、乌梅;轻度失水者,加口服补液盐;中、重度失水者,采用静脉补液。任平安用上方加减治疗小儿泄泻 148 例。结果:用药 4 天,痊愈 113 例,好转 35 例。全部有效。⑤

25. 止泻饮 炒神曲 9 克、炒麦芽 9 克、车前子(包煎)9 克、山药 9 克、炒白术 9 克、带壳高粱(炒炭存性)30 克。每日 1 剂,加水 700 毫升煎至 300 毫升,分 3～4 次服。随症加减:发热者,加桂枝 5 克;呕吐者,加竹茹 5 克;伴有脱水者,酌情给予补液;有合并感染者,须配合抗生素治疗。常建林用上方加减治疗小儿腹泻 209 例,痊愈 187 例(89.4%),有效 14 例(6.7%),无效 8 例(3.8%)。总有效率 96.2%。⑥

26. 滑壳汤 滑石(包煎)10 克、车前子(包煎)10 克、罂粟壳 3 克、甘草 5 克。每日 1 剂,水煎

① 欧芳兰,等.实热汤治疗轮状病毒肠炎临床观察[J].中国中西医结合杂志,1994,14(11):682.
② 胡敏.止泻汤治疗小儿腹泻的临床观察[J].上海中医药杂志,1994(6):22.
③ 王乐平,钱育寿.疏运汤治疗小儿泄泻 256 例[J].辽宁中医杂志,1992(12):29.
④ 凌远朝.甘姜苓术汤加味治疗小儿泄泻 250 例[J].浙江中医杂志,1991(2):66.
⑤ 任平安.四苓散治疗小儿泄泻 148 例[J].陕西中医,1991,12(8):349.
⑥ 常建林.止泻饮治疗小儿腹泻 209 例[J].辽宁中医杂志,1991(4):41.

2 次，频服。一般 3 剂即愈。随症加减：发热者，加黄连 5 克；呕吐者，加半夏 3 克；脾虚者，加炒薏苡仁 5 克；风寒表证者，加防风 5 克；偏寒者，加炒车前子（包煎）、炒薏苡仁。邱振波用上方加减治疗婴幼儿急性腹泻百余例，疗效显著。①

27. 苍术车前子汤　炒苍术 10 克、车前子（包煎）10 克、葛根 5 克、桔梗 1 克。随症加减：兼喷嚏、流涕者，加防风 3 克；热重者，加黄芩 3 克；腹胀者，加山楂 5 克；久泻者，加煨诃子 5 克；有脓血便者，去桔梗、车前子，加黄连 2 克、黄芩 5 克。3 岁以下者每日 1 剂，煎汤装瓶，多次饮服；3 岁以上者视病情轻重，每日服 1.5～2 剂。刘桂滨用上方加减治疗难治性小儿腹泻，每能获效。曾治 1 例 8 个月小儿腹泻，抗生素治疗不效，服本方 2 剂而愈。②

28. 腹泻方　黄连 3 克、煨葛根 5 克、苍术 5 克、厚朴 5 克、板蓝根 10 克、茯苓 10 克、泽泻 10 克、藿香 10 克、石榴皮 10 克、炒神曲 10 克。随症加减：虚寒者，去板蓝根、黄连，加干姜。每日 1 剂，少量频服。刘远樵用上方加减治疗婴幼儿秋季腹泻 40 例，全部治愈。最长 4 天，最短 1 天，平均 2 天。治愈率 100%。③

29. 山药茯苓汤　山药 20 克、扁豆 20 克、茯苓 10 克、莱菔子 10 克。每日 1 剂，浓煎，少量频频服之。易维样用上方治疗 150 例婴幼儿泄泻，服药 1～2 剂后，痊愈 130 例，有效 18 例，无效 2 例。④

30. 启脾丸加减　人参（另炖兑服）10 克、神曲 10 克、白术 6 克、麦芽 6 克、青皮 3 克、陈皮 3 克、砂仁 3 克、甘草 3 克、厚朴 3 克、干姜 1.5 克。随症加减：肠热重者，加金银花、黄连、黄芩；恶心呕吐者，干姜易生姜，加半夏、茯苓；泄泻较甚小便减少者，加茯苓、车前子（包煎）；兼有暑热者，去干姜，加藿香、葛根；脾阴不足，舌红少苔者，去青皮、

干姜、厚朴，酌加山药、乌梅、石斛之类。每日 1 剂，水煎 2 次，浓缩取汁 100 毫升左右，每隔 1～2 小时喂服 1 次，同时喂米饮汤数匙。杨玉岫用上方加减治疗小儿泄泻 168 例。结果：治愈 152 例，好转 12 例，无效 4 例。总有效率 97.6%。服药最少 1 剂，最多 8 剂，平均 4 剂而愈。⑤

31. 克泻灵冲剂　薏苡仁 5 千克、六一散 4 千克、黄芩 1.5 千克、炒槟榔 1.5 千克、鱼腥草 1.5 千克、厚朴花 1 千克、葛根 1 千克、黄连 0.5 千克、广木香 0.5 千克、西大黄 0.25 千克。共研细粉，煎煮提取加白糖适量制成冲剂，每包含生药 3 克。1～3 个月每次服 1/4 包，4～6 个月每次服 1/3 包，7～12 个月每次服 1/2 包，1 岁半～2 岁每次服 1 包，3～4 岁每次服 1 包半，5～7 岁每次服 2 包，均日服 3～4 次，开水冲服。适用于伤食、湿热泻。马荫笃用上方治疗小儿腹泻 109 例。结果：痊愈 79 例，占 72%；好转 22 例，占 20%；无效 8 例，占 8%。总有效率 92%。服药最短为 1 天，最长为 7 天，平均 4 天。⑥

32. 七味止泻汤　生（炒）山楂 5～8 克、车前子（包煎）5～8 克、山药 6～10 克、煨木香 2～3 克、鸡内金 2～3 克、白术 3～5 克、孩儿茶 1.5～3 克。随症加减：兼湿热者，加葛根、黄芩、六一散（包煎）；寒湿内盛者，加苍术、藿香、草豆蔻；津伤者，加乌梅、沙参、白芍；脾虚者，加党参、茯苓、砂仁；阳虚者，加附子（先煎）、炮姜；久泻大便失禁者，加黄芪、升麻、石榴皮；兼腹胀者，加厚朴、炒莱菔子；呕吐者，加半夏、竹茹、姜汁数滴；惊厥者，加全蝎、钩藤；昏睡露睛者，合参附龙牡救逆汤。重症腹泻患儿，可适当结合输液，惊厥抽搐时加用镇痉剂。每日 1 剂，加水煎至 60 毫升，分 2～3 次温服。渠敬文用自拟七味止泻汤治疗婴儿腹泻 180 例，全部治愈。其中轻型 144 例，重型 36 例。⑦

① 邱振波.滑壳汤治疗婴幼儿急性腹泻[J].辽宁中医杂志，1991(12)：32.
② 刘桂滨.难治性小儿泄泻经验[J].浙江中医杂志，1991(4)：161.
③ 刘远樵，等.中药治疗婴幼儿秋季腹泻疗效观察——附 80 例对照分析[J].浙江中医杂志，1991(9)：404.
④ 易维样.山药茯苓汤治婴幼儿泄泻 150 例[J].浙江中医杂志，1991(11)：492.
⑤ 杨玉岫.启脾丸治疗小儿泄泻 168 例[J].辽宁中医杂志，1990(11)：25.
⑥ 马荫笃.克泻灵冲剂治疗小儿腹泻 109 例[J].上海中医药杂志，1990(11)：8.
⑦ 渠敬文.七味止泻汤治疗婴儿腹泻 180 例[J].辽宁中医杂志，1989(9)：25.

33. 人参败毒散加减 人参(另炖兑服或党参代)、茯苓、甘草、枳壳、桔梗、前胡、柴胡、羌活、独活、川芎、薄荷(后下)、生姜。随症加减：表邪较重者,加荆芥、防风;咳嗽痰多者,加陈皮、半夏;呕吐者,加竹茹、半夏;伤食者,加焦麦芽;脾虚久泻者,加白术、扁豆;湿重者,加苍术、薏苡仁;脾胃虚寒者,以炮姜易生姜。风寒型以汤剂为主;脾虚型以散剂为主。席兴胜用上方加减治疗婴幼儿腹泻132例。结果:痊愈117例,其中1剂痊愈14例,2~3剂痊愈79例,4剂痊愈24例;无效者15例,占11%。总有效率89%。①

34. 腹泻验汤 黄连3~5克、罂粟壳3~5克、秦皮6~8克、神曲6~8克、白头翁10~12克、车前子(包煎)7~9克、车前草7~9克、甘草4~6克、石榴皮10~20克、谷芽6~9克、麦芽6~9克。随症加减:泻重者,可酌加黄连;腹胀者,加陈皮、苍术;呕吐者,加半夏、柿蒂。开始时罂粟壳、石榴皮量适中,稍后可酌情加重。每日1剂,文火煎药约45分钟,滤取药汁150~200毫升,频频饮用温服,每次1小匙,喂服不呕可酌加2~3匙,1剂后多可见效,续服2~3剂可愈。徐精华等用上方加减治疗106例婴儿腹泻,结果均获痊愈。服药1~3剂治愈者90例,4剂者6例,5剂以上者10例。②

35. 粟壳止泻汤 党参、白术、茯苓、葛根、黄芩、黄连、金银花、肉桂、干姜、附子(先煎)、罂粟壳、神曲。每日1剂,水煎2次,分2次服。随症加减:腹泻重时,用人参(另炖兑服)代党参;热泻时,不可去温药,可减轻其用量;寒泻时,不可去凉药,可减轻其用量。张立富用上方加减治疗1例婴幼儿腹泻属气阴两伤者,6剂症减,8剂痊愈。③

36. 加减乌梅参苓白术汤 乌梅15克、莲子5克、炒白术5克、茯苓6克、诃子6克、炮姜6克、炒扁豆6克、党参10克、淮山药10克、炒薏苡仁10克、砂仁3克。随症加减:阳虚者,加附子(先煎)、补骨脂。每日1剂,水煎2次,分2~3次服。何长益用上方加减治疗小儿顽固性腹泻20余例,效果良好。④

37. 加味平胃散 苍术6~10克、川厚朴3~6克、陈皮3~6克、茯苓10克、薏苡仁10克、车前子(包煎)10克。随症加减:伤食型,加山楂、神曲或麦芽;风寒型,加荆芥或紫苏叶;湿热型,加六一散(包煎);脾虚型,加山药、甘草;脾肾阳虚型,加炮姜或附子(先煎);呕吐腹胀者,加砂仁、半夏;腹痛者,加青皮或木香;尿少者,加泽泻;发热者,加葛根。姜润林用上方加减治疗小儿腹泻129例。结果:用药3天后,痊愈79例,好转42例,无效8例。⑤

38. 止泻散 诃子20克、鸡内金10克、猪苓10克、茯苓30克、大黄5克。上药混合烘干研末,装瓶备用。一般1~2岁每次用10克,1岁以下每次用5克,每日3次,可根据患儿病情、年龄等情况作适当增减。用时将药放入布包内,在开水中煎5分钟,得药液约5毫升,加适量的白糖温服。仝泰云用上方治疗150例小儿腹泻,治愈149例。⑥

39. 止泻灵 苍术2克、茯苓2克、滑石2克、甘草1克、猪苓1克、鸡内金1克、焦神曲1.5克、焦麦芽1.5克、焦山楂1.5克、藿香1.5克(汤剂、散剂、糖浆均可)。以上剂量可随年龄增减。马云清用上方治疗小儿泄泻300例。结果:痊愈246例,占82%;显效21例,占7%;好转27例,占9%;无效6例,占2%。总有效率98%。⑦

40. 孩儿茶合剂 2个月~1岁:孩儿茶1~1.5克、葛根2~3.5克、茯苓2~3.5克、党参2~3.5克、木香1~2克、藿香1.5~3克、白术1.5~3克、甘草1.5~3克。1~3岁:孩儿茶1.5~3克、

① 席兴胜.人参败毒散治疗婴幼儿腹泻一三二例[J].浙江中医杂志,1989(1):15.
② 徐精华,等."腹泻验汤"治婴儿腹泻效好[J].新中医,1989(5):48.
③ 张立富.粟壳止泻汤治疗婴幼儿腹泻[J].云南中医杂志,1989,10(2):19.
④ 何长益.小儿顽固性腹泻验方[J].云南中医杂志,1989,10(1):29.
⑤ 姜润林.加味平胃散治疗小儿腹泻129例[J].浙江中医杂志,1988(1):17.
⑥ 仝泰云.自拟止泻散治疗小儿腹泻[J].浙江中医杂志,1988(1):17.
⑦ 马云清.自拟止泻灵治疗小儿泄泻300例疗效观察[J].黑龙江中医药,1988(1):27.

葛根 3.5～5 克、党参 3.5～5 克、木香 2.5～3.5 克、白术 3～4.5 克、茯苓 3～4.5 克、藿香 3～4.5 克、甘草 3～4.5 克。随症加减：腹泻初起，兼风寒表证者，加紫苏叶、防风；呕吐者，加生姜，酌加藿香适量；夹食、夹惊者，加鸡内金、神曲、钩藤、僵蚕；腹泻日久，口渴甚，小便短少者，加乌梅、石斛、车前子(包煎)；腹部膨胀，小儿烦躁不安者，可用木香 5 克、丁香 7 克、肉桂 7 克研末纱布包置脐上敷之。每日 1 剂，水煎频服。高普选用上方加减治疗婴幼儿腹泻 300 例。结果：痊愈 285 例，显效 8 例，有效 4 例，无效 3 例。治愈率 95%。①

41. 七味白术散加减　藿香 8 克、葛根 15 克、党参 10 克、茯苓 10 克、白术 6 克、神曲 6 克、泽泻 6 克、薏苡仁 9 克、木香(后下)3 克、甘草 3 克。随症加减：若伤肉食者，加山楂、鸡内金；腹胀、哭闹不安者，加连翘、莱菔子；发热者，加柴胡；咳嗽者，加陈皮、半夏、桔梗、紫菀；口干思饮者，加乌梅；腹泻 2 周以上者，加煨诃子；夹热者，加黄连。每日 1 剂，水煎分 3 次服。张彩玲用上方加减治疗小儿泄泻 17 例，全都获愈。服药 1 剂痊愈者 6 例，2 剂痊愈者 10 例，3 剂痊愈者 1 例。②

42. 增液益胃汤　人参(另炖兑服)、葛根、白术、茯苓、茵陈、藿香、金银花、乌梅、马齿苋、甘草。随症加减：不发热或热势不甚者，去马齿苋、金银花；心肾阳虚者，加干姜、附子(先煎)。上药加水 1000 毫升，煎煮去渣取汁 500 毫升，嘱其停乳食 24 小时，频频饮服。张仕明用上方加减治疗小儿重症腹泻 80 例。结果：76 例痊愈，少则 3 剂，多则 7～8 剂而愈；4 例因重度脱水而加用生脉注射液，配合西药静脉输液而愈。③

43. 健童散　党参 150 克、山药 150 克、莱菔子 150 克、胡黄连 100 克、地骨皮 100 克、五谷虫 100 克、槟榔片 100 克、白术 100 克、砂仁 100 克、炒扁豆 100 克、莪术 100 克、木香 100 克、芦荟 50

克、青黛 50 克。共研细面，高压灭菌，分装每袋 1.5 克。随症加减：伤食泻者，用焦神曲 10 克、焦麦芽 10 克、焦山楂 10 克煎汤服；伤湿泻者，用吴茱萸 5 克、肉豆蔻 10 克煎汤服；脾虚泻者，用莲肉 10 克、肉桂 5 克煎汤服；呕吐者，加竹茹 10 克、藿香 10 克煎汤服；久泻不止者，用罂粟壳 10 克、石榴皮 10 克煎汤服。3 个月～1 岁每次服 0.5 克，2～3 岁每次服 1.5～2 克，4～7 岁每次服 2.5 克，每日 2 次，温开水或药汤送服。贾锐等用上方加减治疗婴幼儿腹泻症 455 例，其中伤食泻 211 例，湿热泻 98 例，寒湿泻 45 例，脾虚泻 92 例，久泻气虚下陷 9 例。结果：治愈 438 例，好转 15 例，无效 2 例。④

44. 加味痛泻要方　炒白术 12 克、芍药 9 克、炒陈皮 6 克、防风 5 克。随症加减：湿重者，加茯苓、苍术；寒重者，加炮姜、肉桂；热重者，加胡黄连；气虚者，加黄芪、党参；肾阳虚者，加天竺黄；中气下陷者，加柴胡、葛根；里急后重者，加桔梗、枳壳；久泻滑脱者，加莲子肉、罂粟壳；气滞者，加木香、砂仁；食积者，加焦山楂、神曲。水煎服，2 日 1 剂，每日服 3 次，乳幼儿服药次数适量增加。阮育民用上方加减治疗小儿慢性泄泻 45 例。结果：随访 1 个月以上，43 例治愈；2 例随访时间不到 1 个月。⑤

45. 肥儿散　人参、白术、茯苓、黄连、胡黄连、使君子、神曲、麦芽、山楂、炙甘草、芦荟。上药共为细末。婴幼儿每次 5～15 克，每日 3 次，儿童酌加。江苏省"肥儿散"科研协作组将 332 例婴幼儿迁慢性腹泻随机分为治疗组 201 例与对照组 131 例。治疗组予肥儿散治疗。对照组综合应用酶制剂、止泻药、抗生素或中药等。均 5 天为 1 个疗程。结果：治疗组痊愈 131 例，显效 47 例，无效 23 例，总有效率 88.5%；对照组痊愈 37 例，显效 25 例，无效 69 例，总有效率 47.3%。⑥

46. 止泻冲剂　苍术、羌活、车前子、制川乌、

①　高普选.孩儿茶合剂治疗婴幼儿腹泻 300 例[J].陕西中医,1987,8(7)：324 - 325.
②　张彩玲.七味白术散加减治疗小儿泄泻 17 例[J].广西中医药,1987(6)：24.
③　张仕明.增液益胃汤治疗小儿重症腹泻 80 例[J].四川中医,1986(3)：16.
④　贾锐,等.健童散治疗婴幼儿腹泻症 455 例[J].辽宁中医杂志,1986(6)：28.
⑤　阮育民.加味痛泻要方治疗小儿慢性泄泻 45 例[J].云南中医杂志,1986(4)：24 - 25.
⑥　江苏省"肥儿散"科研协作组."肥儿散"治疗婴幼儿迁慢性腹泻 201 例报导[J].江苏中医杂志,1986(9)：41.

生大黄、熟大黄、生甘草等。6个月以内每次1克，6个月至3周岁每次2克，均每日2～3次。脱水者，予口服补充盐汤。急性腹泻3天为1个疗程，慢性腹泻6天为1个疗程。盛丽先用上方治疗小儿腹泻485例（湿热泻147例，寒湿泻120例，伤食泻70例，脾虚泻148例）。结果：痊愈289例，占59.6%；好转130例，占26.8%；无效66例，占13.6%。总有效率86.4%。①

47. 白术散　人参（另炖兑服）6克、茯苓6克、白术6克、藿香6克、木香6克、甘草3克、葛根12克。随症加减：偏于热者，加黄连、车前子（包煎）；伤食者，加焦槟榔、焦山楂、焦乌梅；兼表证者，加防风。每日1剂，水煎分4～5次口服。周斌用上方加减治疗小儿慢性腹泻23例。结果：有效率100%。痊愈时间最短5天，最长22天，平均14天。②

48. 藿香正气散加减　藿香6克、厚朴3克、紫苏梗3克、大腹皮5克、法半夏5克、炒白术5克、白茯苓10克。随症加减：伴呕吐者，倍半夏，加生姜2片；暑热甚者，加葛根5克、黄芩3克、荷叶3克、六一散（包煎）10克；小溲短少者，加车前子（包煎）10克；夹食滞者，加山楂5克、谷芽5克、麦芽5克；脾虚者，加太子参12克、炒扁豆12克；腹胀者，加槟榔5克、广木香3克；湿邪较重，舌苔白腻，用苍术易白术。每日1剂，水煎分3次服。梁学琳用上方加减治疗婴幼儿泄泻20例。结果：服药后第2天泻止者15例，第3天泻止者3例，第4天泻止者2例。治愈率100%。③

49. 神术散加减　苍术、陈皮、姜厚朴、藿香、砂仁、炙甘草。随症加减：伤食泻属肉积者，加炒山楂；米积者，加炒神曲、麦芽；面积者，加莱菔子；寒湿泻者，酌加干姜、半夏、茯苓等；湿热泻者，酌加黄连、黄芩、车前子（包煎）等；热重于湿者，去砂仁、厚朴；脾虚泻者，酌加党参、茯苓、桂枝等；脾肾

阳虚泻者，合加味七神丸（肉豆蔻、吴茱萸、广木香、补骨脂、白术、茯苓、车前子）；肢冷畏寒者，酌加附子（先煎）、干姜、桂枝；脾虚甚者，加人参（另炖兑服）；兼见暑热泄泻者，宜加香薷饮、黄连之类；兼表寒者，加荆芥、防风等；兼表热者，加金银花、连翘、柴胡等；兼虫症者，酌加川椒、使君子等；伴热呕者，酌加竹茹、姜半夏、姜黄连等；伴寒呕者，酌加吴茱萸、半夏等。张新志等用上方加减治疗小儿泄泻81例，治愈74例，好转6例，无效1例。④

50. 通补汤　炒白术3克、茯苓3克、猪苓3克、车前子（包煎）3克、泽泻3克、通草3克、炒柴胡3克、陈皮3克。随症加减：伤食泻者，加焦山楂、炒麦芽、鸡内金等；脾虚泻者，加党参、山药、扁豆等。属重型者，则根据脱水程度适当输液。每日1剂，煎滤后加适量蔗糖调味，亦可数次频服。轻型患儿禁食8～12小时，重型禁食12～24小时。卞兴亚用上方加减治疗小儿非感染性腹泻766例，治愈744例，无效20例，死亡2例。治愈天数最短者2天，最长者15天。⑤

51. 止泻灵　炒车前子32克、炒泽泻64克、木瓜24克、胡黄连24克、焦白术24克、炒扁豆24克、山药24克、党参16克、砂仁16克、广木香16克、葛根16克、桔梗9克。上药共研细末过筛，装瓶备用。随症加减：发热38℃以上者，另以大青叶、天花粉水煎，上下午各服1次；呕吐甚者，予吴茱萸、公丁香水煎，少量多次灌服。开水调服，每日3次，3～6个月每次服1.2～1.5克；6个月～1岁每次服1.5～2克；1岁1个月～1岁8个月每次服2～3克；1岁8个月～2岁每次服3～4.5克。胡安黎用上方加减治疗婴幼儿泄泻364例，治愈332例，有效24例，无效8例。⑥

52. 实热汤　藿香9克、地榆9克、寒水石（先煎）9克、灶心土9克、赤石脂9克、丁香1克。上

① 盛丽先.止泻冲剂治疗小儿腹泻485例[J].浙江中医杂志,1986(6):245.
② 周斌.白术散治疗小儿慢性腹泻[J].中医杂志,1985(6):40.
③ 梁学琳.藿香正气散加减治疗婴幼儿泄泻20例[J].浙江中医杂志,1985(4):156.
④ 张新志,等.神术散加减治疗小儿泄泻81例[J].陕西中医,1985(9):398.
⑤ 卞兴亚.通补汤治疗小儿非感染性腹泻766例[J].陕西中医,1985,6(5):201-202.
⑥ 胡安黎."止泄灵"治疗婴幼儿泄泻[J].上海中医药杂志,1985(12):25-26.

药配制成浓缩合剂 45 毫升。3～6 个月患儿，每日 3 次，每次 10 毫升；6 个月～1 岁患儿，每日 3 次，每次 15 毫升。同时注意补液、纠正脱水。孙燕华等用上方治疗秋季腹泻 30 例，观察 3 天。结果：痊愈 24 例，占 80%；好转 4 例，占 13.3%；无效 2 例，占 6.7%。总有效率 93.3%。平均退热时间 1.9 天，平均止泻时间 2 天。①

53. 小儿腹泻协定方　藿香、紫苏叶、黄连、木香、茯苓、猪苓、厚朴、陈皮、焦神曲、焦麦芽、焦山楂。治疗时间 3 天。唐方等用上方治疗小儿秋季腹泻 53 例。结果：痊愈 39 例，占 73.6%；有效 11 例，占 20.8%；无效 3 例，占 5.6%。总有效率 94.4%。②

54. 葛朴散　煨葛根 6 克、姜厚朴 6 克、神曲 6 克、炒扁豆 6 克、泽泻 6 克、鲜地锦 10 克（冬春用干地锦）。随症加减：若夏秋暑热甚者，加香薷 6 克、滑石（包煎）6 克；冬春外感寒邪者，加紫苏叶 4 克、陈皮 4 克；兼寒呕者，加生姜 6 克；兼热呕者，加芦根 8 克；尿少者，加木通 6 克；高热口渴者，加人参（另炖兑服）5 克、麦冬 15 克，并加生石膏（先煎）30 克用米泔水磨调茶服；兼咳喘者，加前胡 6 克、桑白皮 6 克；泻后转痢疾者，加白芍 5 克、槟榔 5 克、炒地榆 5 克；若大泻脱水者，用粳米 50 克、麦冬 20 克、乌梅 5 克水煎，调适量白糖与盐做饮料，以补充津液。水煎，分多次服。小儿进药量少加用黄连素肌注。曾立昆用上方加减治疗小儿腹泻 38 例。结果：除 3 例未能复诊外，其余皆治愈。③

55. 止泻方　车前子（包煎）10 克、炒山楂 10 克、宣木瓜 8 克、罂粟壳 6 克。每日 1 剂，煎 2 次，混合浓缩到 100 毫升。8 周岁儿童分 4～5 次温服，1 周岁以下儿童减半。王健民治疗小儿腹泻 376 例。结果：痊愈 358 例（占 95.2%），无效 18 例（占 4.8%），多数患儿服 1～2 剂即愈。④

56. 膈下逐瘀汤加减　五灵脂 1.5 克、乌药 1.5 克、川芎 1.5 克、延胡索 1.5 克、红花 1.5 克、枳壳 1.5 克、桃仁 2 克、牡丹皮 2 克、当归 2 克、赤芍 2 克、甘草 2 克、香附 2 克。随症加减：脾胃虚弱者，加白术、茯苓、黄芪；脾肾两虚者，加附子（先煎）、肉桂、黄芪；大便次数多且呈水样者，加诃子、薏苡仁。每日 1 剂，水煎 2 次药液混合，分 8～10 次服完（平均 1 小时服 1 次），每次 2～4 匙即可。此为 1 岁小儿 1 日水煎剂量，其他年龄适当增减。李兴民用上方加减治疗脾胃虚弱型泄泻患儿 64 例，痊愈 22 例，有效 32 例，无效 10 例，总有效率 84.3%；治疗脾肾两虚型泄泻患儿 56 例，痊愈 24 例，有效 21 例，无效 11 例，总有效率 80.4%。两型合计 120 例，总有效率 82.5%。⑤

57. 扁槿花煎剂　白扁豆花 20 克、木槿花 20 克、焦山楂 10 克、炒山药 15 克、鸡内金 6 克（此为 3～5 岁患儿剂量，可视年龄大小酌情增减）。每日 1 剂，取上药加水 500 毫升煎煮至 300 毫升，滤出药液，再加水 300 毫升，同法煎至 150 毫升，合并药液，浓缩至 300 毫升左右，分 3 次服。可配自制口服补液水（每 100 毫升开水加茶叶 1 克、食盐 0.5 克、食糖 5 克、小苏打 1 克）。刘华等用上方治疗小儿腹泻 1 例，1 剂症减，2 剂痊愈。⑥

58. 八宝红灵丹　朱砂、火硝、硼砂、雄黄、礞石、冰片、麝香、金箔。6 个月以内，0.24～0.3 克；6 个月～1 岁，0.3～0.45 克；1～2 岁，0.45～0.6 克；2～3 岁，0.6～0.75 克。每隔 6 小时服 1 次，连用 3～5 天。脱水者可配合输液。适用于无合并症的腹泻。余文鑫等用上方治疗小儿腹泻 28 例，痊愈 14 例，好转 5 例，无效 9 例。⑦

59. 益黄散合剂　丁香、陈皮、青皮、诃子、甘草、半夏、生姜、茯苓、滑石（益黄散、六一散、小半夏加茯苓汤 3 个方剂组成）。随症加减：若需驱风

---

① 孙燕华,等.中药"实热汤"治疗秋季腹泻的体会[J].中医杂志,1984(10)：35 - 36.
② 唐方,王士相.中医治疗小儿秋季腹泻疗效观察[J].中医杂志,1983(10)：7.
③ 曾立昆.葛朴散治疗小儿腹泻 38 例[J].浙江中医杂志,1982(8)：364.
④ 王健民.止泻方治疗小儿腹泻[J].辽宁中医杂志,1982(7)：15.
⑤ 李兴民.膈下逐瘀汤治疗小儿久泻疗效观察[J].新中医,1981(12)：26 - 27.
⑥ 刘华,等.扁槿花煎剂治疗小儿腹泻[J].辽宁中医杂志,1980(5)：16.
⑦ 余文鑫,等.八宝红灵丹治疗小儿腹泻 39 例临床观察[J].中医杂志,1964(6)：8 - 9.

退热,加葛根、连翘、柴胡、桑叶、钩藤、蝉蜕、紫苏叶;需清暑化浊,加藿香、青蒿、薄荷(后下)、香薷、佩兰、金银花、白头翁、扁豆花;需健脾扶正,加党参、黄芪、白术、山药、白芍、地骨皮、扁豆衣;需清心降火,加黄连、黄芩、栀子、淡竹叶、竹茹、竹芯;需淡渗利湿,加猪苓、泽泻、木通、石韦、芦根;需醒脾理气,加沉香、神曲、枳壳、厚朴、砂仁、木香;需驱蛔消食,加鹤虱、使君子、麦芽、山楂、神曲、麦冬、天花粉;需宁嗽化痰,加杏仁、贝母、枇杷叶。胡寿康等用上方加减治疗小儿腹泻99例,全部治愈,其中1次痊愈占78.8%,2次痊愈占16.2%,3次痊愈占5%。[1]

单　　方

1. 固肠止泻汤　组成:菟丝子、益智仁、赤石脂。制备方法:上述药物粉碎为较大颗粒,按固定剂量分大中小量装袋煮剂。用法用量:6～14个月患儿予小袋,15～26个月患儿予中袋,27～36个月患儿予大袋,每日1袋,水煎分温服。临床应用:秦海金等将120例慢性小儿泄泻患儿随机分为治疗组和对照组各60例。治疗组予固肠止泻汤治疗。对照组予洛酸梭菌活菌散(青岛东海药业有限公司)500毫克治疗,每日2次。5天后评价疗效。结果:治疗组治愈41例(68.34%)、显效17例(28.33%)、无效2例(3.33%),总有效率96.67%;对照组治愈8例(13.33%)、显效29例(48.34%)、无效23例(38.33%),总有效率61.67%。两组疗效比较,差异有统计学意义($P<0.05$)。[2]

2. 神茶散　组成:炒神曲3.0～5.0克、孩儿茶0.3～0.6克。制备方法:上述药物共磨为面粉状,加红糖少许,用温开水调成糊状口服。用法用量:每日3次,急性腹泻3天为1个疗程,迁延性腹泻5天为1个疗程。临床应用:丛国艳用上方治疗小儿腹泻124例。结果:1个疗程治愈率81.5%,有效率95.9%。[3]

3. 中药内服外敷方　内服方组成:山药10～15克、车前子15～20克、生麦芽6～12克。外敷方组成:小茴香15克、肉桂10克、葱白4根。用法用量:水煎,每日1剂,煎汁100～200毫升,分3～4次服;将外敷方前2味药研为粗末,再与葱白共捣烂,用砂锅炒热,装入缝好的布袋内,以神阙为中心热敷于小儿腹部,热度以不烫伤皮肤为宜。每日1剂,每剂用2次,每次持续30～40分钟。临床应用:于海英等用上法治疗小儿腹泻82例,结果均获痊愈(大便成形,全身症状消失,大便镜检无异常,病原学检查阴性)。[4]

4. 小儿止泻颗粒剂　组成:虮子草、地锦草、墨旱莲。制备方法:上述药物加工成小儿止泻颗粒剂。用法用量:根据小儿年龄给药,6个月～1周岁,每次1袋,每日3次;1～3岁,每次1.5袋,每日3次;3岁以上,每次2袋,每日3次。临床应用:周佃渠等将235例小儿腹泻随机分为治疗组145例和对照组90例。治疗组予小儿止泻颗粒剂冲服。对照组按病因常规西药治疗。结果:非感染性腹泻总有效率,治疗组为94.73%,对照组为70.00%;细菌性腹泻总有效率,治疗组为98.28%,对照组为90.00%;病毒性腹泻总有效率,治疗组为98.04%,对照组为50.00%。[5]

5. 山鸡散　组成:山药、鸡内金。制备方法:山药3份、鸡内金1份,共研末煮粥。用法用量:口服,每日3次,每次用量根据患儿的饮用量而定,3～5天为1个疗程。临床应用:李秀金等用上方治疗小儿腹泻268例。结果:1个疗程治愈204例,2个疗程治愈55例,9例效果不详(带药回家治疗,未随访)。注意事项:治疗期间注意水电解质平衡。[6]

6. 山药糊　组成:生山药。制备方法:取生

① 胡寿康,等.益黄散合剂治疗小儿腹泻99例的临床疗效观察[J].浙江中医杂志,1958(8):23.
② 秦海金,等.固肠止泻汤治疗慢性小儿泄泻疗效观察[J].山西中医,2018,34(2):35-36.
③ 丛国艳.神茶散治疗小儿腹泻124例临床分析[J].辽宁中医杂志,2007,34(3):333-334.
④ 于海英,等.中药内服外敷治疗小儿腹泻82例[J].江苏中医药,2004,25(10):7.
⑤ 周佃渠,等.小儿止泻颗粒剂治疗小儿腹泻145例[J].山东中医杂志,2001,20(3):144-145.
⑥ 李秀金,等.山鸡散治疗小儿腹泻[J].山东中医杂志,1998,17(7):308-309.

山药适量,去皮,切成块,文火炒黄,趁热轧碎,过80目筛,粉末装瓶备用,存放时间不宜过长。用法用量:服用时将山药粉用水调匀,文火煮成粥,加入5～10克葡萄糖粉调味。服药前患儿停食母乳6小时,口服葡萄糖盐水,于胃排空的情况下服用山药糊。1～6个月1～1.5克/千克,6～12个月2～3克/千克,周岁以上60～80克/天,6小时服1次。亦可按患儿平时饭量酌情加减。临床应用:李林培用上法治疗小儿腹泻98例。结果:用药24～48小时泻止者89例,占90.8%;并用西药治愈9例。总有效率100%。用药最长者6天。①

7. 健脾止泻汤 组成:党参、白术等。用法用量:每剂浓煎60毫升,3岁以下10～15毫升/次,3岁以上15～20毫升/次,每日3～4次口服。临床应用:刘祖玉等将80例小儿迁延性腹泻随机分为治疗组与对照组各40例。治疗组予健脾止泻汤。对照组予复方新诺明片,每日每千克体重25～50毫克,每次分2次口服。均7天为1个疗程,一般治疗2个疗程。结果:治疗组痊愈26例(65%),好转10例(25%),无效4例(10%),总有效率为90%;对照组痊愈13例(32.5%),好转14例(35%),无效13例(32.5%),总有效率67.5%。②

8. 单味生淮山药 组成:生淮山药粉。用法用量:每人每次5～10克,加水适量调和后加温熬成粥状,于奶前或饭前口服,每日3次。也可以山药粥代替乳食。疗程3天。临床应用:关德华等用上法治疗婴幼儿腹泻104例。结果:痊愈75例,占72.12%;好转18例,占17.31%;无效11例,占10.89%。总有效率89.43%。③

9. 麻黄前胡汤 组成:麻黄2～4克、前胡4～8克。用法用量:上药用水煎成300毫升左右,稍加白糖频服,每日1剂。临床应用:郭松河

用上方治疗无明显脱水和电解质紊乱的小儿腹泻138例。结果:痊愈126例(91.3%),其中服药1剂痊愈者52例,2剂者72例,3剂者2例;无效12例(8.7%)。④

10. 鸡内金白术苹果糊 组成:炙鸡内金12克、白术20克。制备方法:上述药物炒黄研末过筛,苹果1只连皮放在瓦片上用武火煨烂后去皮核,取果肉50克捣烂,与上两药混合成糊状,装入罐中备服。用法用量:每次15克,每日4次,开水冲服。一般服用2天后症状即可好转。临床应用:沈志忠用上法治疗婴儿腹泻45例。结果:痊愈25例,占55%;有效14例,占31%;无效6例,占13%。总有效率86%。⑤

11. 方药 组成:乌梅、苏打。用法用量:自制乌梅粉及市售苏打片(每片0.5克),1岁以下用乌梅粉1克、苏打0.25克,1岁以上用乌梅粉1.5克、苏打0.25克。均作口服,每日3次,重症病例暂禁食3～12小时,有脱水酸中毒者给静脉补液。临床应用:马业耕将127例婴幼儿腹泻随机分为治疗组67例和对照组60例。治疗组采用自制乌梅粉和市售苏打片治疗。对照组采用吡哌酸30毫克/(千克·日),分3次服,或用庆大霉素每次2～4万单位,每日3次。两组每个疗程均为3～5天。结果:治疗组痊愈65例,占97%;对照组痊愈50例,占83%。两组对比,治疗组明显优于对照组。⑥

12. 大黄蝉蜕汤 组成:大黄1～3克、蝉蜕1～3克。制备方法:将大黄捣碎,蝉蜕去头足,用水适量,浸泡20分钟,武火煎煮10～15分钟。用法用量:取澄清药液约50毫升,每次灌服3～5毫升,每日5～8次。脱水严重者,可配合口服适量糖盐水或输液。临床应用:王振录等用上方治疗婴儿腹泻300例。结果:显效192例,占64%;有效48例,占16%;无效60例,占20%。服药最长

① 李林培.山药糊治疗小儿腹泻[J].山东中医杂志,1994,13(10):467.
② 刘祖玉,等.健脾止泻汤治疗小儿迁延性慢性腹泻临床疗效研究[J].中药药理与临床,1993(2):46-47.
③ 关德华,等.单味生淮山药治疗婴幼儿腹泻104例疗效观察[J].北京中医学院学报,1989(6):24.
④ 郭松河.麻黄、前胡治疗小儿腹泻138例[J].中西医结合杂志,1988(6):351.
⑤ 沈志忠.鸡内金白术苹果糊治疗婴儿腹泻[J].江苏中医,1988(2):15.
⑥ 马业耕.乌梅、苏打治疗婴幼儿腹泻[J].江苏中医,1988(9):32.

6 天,最短 1 天。总有效率 80%。[①]

13. 马齿苋煎汤 组成:马齿苋。制备方法:鲜马齿苋一把或干者 30 克煎汤,加白糖半汤匙喂服。用法用量:1 天 1～2 剂,每剂 3 服。临床应用:经治数例,1～3 天见效。[②]

14. 野生刺梨子煎剂 组成:刺梨子 3 千克。制备方法:取鲜刺梨子加水 3 000 毫升,文火煎煮,浓缩至 1 500 毫升,并按 0.2% 比例加尼泊金防腐。用法用量:1 岁以内用量为 10 毫升,1～2 岁 15 毫升,2 岁以上 20 毫升,每日 3 次,空腹温开水送下。临床应用:梅德勤等用上法治疗婴幼儿秋季腹泻 20 例。结果:治愈 13 例,有效 6 例,无效 1 例。[③]

15. 单味茯苓末 组成:茯苓。制备方法:将茯苓研碎过筛成细粉末,炒过后盛入瓶内备用。用法用量:婴儿期(1 岁以内)每次 0.5 克,每日 3 次口服;幼儿期(1～2 岁)每次 1 克,每日 3 次口服。临床应用:林源霞将 143 例秋冬季腹泻患儿随机分为治疗组 93 例与对照组 50 例。治疗组采用单味茯苓末治疗。对照组仅口服胃蛋白酶合剂、维生素 B。结果:治疗组治愈 79 例,好转 8 例,无效 6 例;对照组治愈 35 例,好转 9 例,无效 6 例。[④]

16. 云南绿茶粉 组成:云南绿茶。用法用量:云南绿茶细粉每日 1 克,分 3 次温开水或乳汁调服,连服 1～4 天为 1 个疗程。若患儿有脱水及电解质紊乱者可配合补液治疗。临床应用:杨中学用上法治疗婴幼儿腹泻 100 例。结果:治愈率 83%,有效率 91%。[⑤]

17. 山竹姜汤 组成:山竹树皮、生姜。制备方法:取山竹树皮干品 500 克,先刮净表皮,然后加工切碎,加水 2 000 毫升放在锅里浸泡约 1 小时,加入生姜 75 克,煎至 1 000 毫升,用干净纱布过滤,冷却后加入防腐剂(每 500 毫升加入苯甲酸钠 2 克)即成。用法用量:1 岁以下每日服 3 次,

1～2 岁每日服 4 次,每次均服 5 毫升。临床应用:陈兴选用上方治疗婴儿泄泻 84 例。结果:1 天治愈者 15 例,2 天治愈者 59 例,3 天治愈者 4 例,4 天治愈者 2 例,无效 4 例。平均治愈时间 1.9 天,治愈率 95.2%。[⑥]

中 成 药

1. 宝儿康散 组成:太子参、芡实、薏苡仁、茯苓、炒白扁豆、炙甘草、炒白术、炒麦芽、山楂、北沙参、山药、陈皮、石菖蒲、莲子(12 克/瓶,广东宏兴集团股份有限公司宏兴制药厂,国药准字 Z44021152)。功效:补气健脾,开胃消食,渗湿止泻。用法用量:低剂量组,饭后 0.5 小时服用,开水冲服,6 个月～1 岁 0.125 克/次,2～3 岁 0.25 克/次,4～12 岁 0.5 克/次,每日 2 次;高剂量组,饭后 0.5 小时服用,开水冲服,6 个月～1 岁 0.25 克/次,2～3 岁 0.5 克/次,4～12 岁 1.0 克/次,每日 2 次。临床应用:张丽学观察宝儿康散治疗脾虚湿困型小儿腹泻的临床疗效,将小儿腹泻分为急性(层一)和慢性迁延性(层二)两层,然后分别采用随机、双盲双模拟、阳性药平行对照并进行剂量探索的方法。将入组层一的 340 例小儿急性腹泻随机分为三组,高剂量组 112 例、低剂量组 113 例、阳性药对照组 115 例,疗程 3 天,比较三组患者的临床疗效,并对宝儿康散临床应用的安全性进行评价;将入组层二的 167 例小儿慢性迁延性腹泻随机分为三组,高剂量组 56 例、低剂量组 55 例、阳性药对照组 56 例,疗程 5 天,比较三组患儿的临床疗效,同时对宝儿康散临床应用的安全性进行评价。低剂量组予口服宝儿康散、宝儿康散模拟剂,口服止泻灵颗粒模拟剂,6 个月～6 岁 6 克/次,7～12 岁 12 克/次,每日 3 次。高剂量组予口服宝儿康散,口服止泻灵颗粒模拟剂,6 个月～

① 王振录,等.大黄蝉蜕汤治疗婴儿腹泻 300 例[J].浙江中医杂志,1988(8):376.
② 唐明.马齿苋治婴幼儿腹泻[J].四川中医,1986(3):18.
③ 梅德勤,等.刺梨子治疗婴幼儿秋季腹泻[J].中医杂志,1985(6):71.
④ 林源震.茯苓治疗婴幼儿秋冬季腹泻[J].北京中医杂志,1985(5):31-32.
⑤ 杨中学.云南绿茶粉治疗婴幼儿腹泻[J].新中医,1982(5):42.
⑥ 陈兴选.山竹姜汤治疗婴儿泄泻的临床小结[J].新中医,1974(2):37.

6岁6克/次,7~12岁12克/次,每日3次。阳性药对照组:饭后0.5小时服用宝儿康散模拟剂,开水冲服,6个月~1岁0.25克/次,2~3岁0.5克/次,4~12岁1.0克/次,每日2次;口服止泻灵颗粒,6个月~6岁6克/次,7~12岁12克/次,每日3次。结果:高剂量组治疗小儿急性和慢性迁延性腹泻的愈显率分别为58%、57.1%,有效率分别为96.4%、94.6%;低剂量组治疗小儿急性和慢性迁延性腹泻的愈显率分别为54.9%、52.7%,有效率分别为92%、92.7%;阳性药对照组治疗小儿急性和慢性迁延性腹泻的愈显率分别为51.3%、50%,有效率分别为87.8%、85.7%。高、低剂量组愈显率和有效率显著高于阳性药对照组($P<0.05$)。对于中医脾虚湿困证的治疗,高、低剂量组的愈显率和有效率显著高于阳性药对照组($P<0.05$),其中高、低剂量组对大便稀溏、便次增多、食欲不振的愈显率和有效率显著优于阳性药对照组($P<0.05$)。[1]

2. 腹泻灵胶囊 组成:鸡内金、山药、芡实、山楂、肉桂、乌梅、白扁豆、砂仁、干姜(江苏颐海药业有限责任公司生产,生产批号:20120626)。制备方法:制药常规提取,制成胶囊,每粒含药物提取物0.45克。用法用量:服用前将胶囊中药粉取出温开水冲服,2~3岁每日3粒,分3次;4~6岁每日4粒,分早晚2次。临床应用:王忠民等将152例腹泻患儿按单盲随机分为治疗组和对照组各76例进行临床观察。对照组口服西药思密达[博福-益普生(天津)制药有限公司生产,每袋3克,主要成分为蒙脱石,国药准字H20000690]。治疗组口服腹泻灵胶囊,两组疗程急性腹泻为5天,迁延性腹泻为14天,慢性腹泻为21天。结果:治疗组迁延性腹泻、慢性腹泻有效率均优于对照组($P<0.01$);粪常规转阴率、好转率均优于对照组($P<0.05$);粪培养转阴率、粪轮状病毒抗原转阴率、尿D-木糖含量测定前后比较,急性

腹泻差异无显著性($P>0.05$),迁延性腹泻、慢性腹泻差异具有显著性($P<0.05$)。结论:腹泻灵胶囊可有效治疗小儿腹泻病,尤其对迁延性腹泻、慢性腹泻疗效满意;腹泻灵胶囊无明显的不良反应。[2]

3. 小儿泄泻停冲剂 组成:苍术、羌活、车前子、大黄、甘草等(杭州胡庆余堂制药厂制)。功效:升清降浊,泻热散寒,消积导滞。用法用量:6个月以内每次半袋,6月~3岁每次1袋,3~6岁每次2袋,6~12岁每次3袋,温开水冲服,每日2次。临床应用:上海中医药大学附属曙光医院等治疗小儿腹泻105例。结果:治愈65例,好转31例,无效9例。治愈率61.9%,好转率29.5%,总有效率91.4%,无效率8.6%。无不良反应。[3]

4. 双苓止泻口服液 组成:茯苓、猪苓(每支5毫升,含生药茯苓2.3克、猪苓3克等,四川涪陵制药厂生产)。用法用量:<1岁每次2.5毫升,1~3岁每次5毫升,每日3次,温服。临床应用:王树山等将60例小儿轮状病毒性肠炎患儿随机分为治疗组和对照组各30例。治疗组用双苓止泻口服液。对照组用思密达(主要成分为双八面体蒙脱石,每袋3克),<1岁每次1克,1~3岁每次1.5克,口服,每日3次。结果:治疗组显效(服药1~2月,大便次数≤2次/日或正常,性状正常,症状消失)14例(46.7%),有效11例(36.7%),无效5例(16.6%),总有效率83.33%;对照组显效22例(73.3%),有效5例(16.7%),无效3例(10%),总有效率90%。两组比较无显著性差异($P>0.05$)。[4]

附:秋季腹泻

概 述

秋季腹泻又称病毒性肠炎,主要是由轮状病

---

① 张丽学.宝儿康散治疗脾虚湿困型小儿腹泻的临床疗效观察[J].中国中药杂志,2015,40(8):1605-1609.
② 王忠民,等.专利药物腹泻灵胶囊治疗小儿腹泻临床研究[J].中华中医药学刊,2015,33(7):1633-1635.
③ 上海中医药大学附属曙光医院,等.小儿泄泻停冲剂治疗小儿腹泻105例疗效观察[J].上海中医药杂志,1998(5):33.
④ 王树山,等.双苓止泻口服液治疗小儿轮状病毒性肠炎的临床研究[J].中国中西医结合杂志,1995,15(5):284-285.

毒感染所致的一种急性腹泻,以 10～11 月份为发病高潮。起病急,早期出现呕吐,多合并上呼吸道感染症状,发热、腹胀较明显,大便稀薄、色淡,或为水样便,黏液少,多有严重口渴及明显烦躁。伴不同程度的脱水表现。

本病属中医"泄泻""水泻""暴泻"等范畴。其病理特点是感受外邪,脾失健运。

辨 证 施 治

1. 陈琴玲分 2 型

(1) 风热型　症见起病急,热甚,烦渴不安,大便稀黄,小便短赤,舌质红,苔黄腻。方用基本方:葛根 6～9 克、黄芩 6～9 克、茯苓 6～9 克、泽泻 6～9 克、山楂 6～9 克、神曲 6～9 克、白术 6～9 克、黄连 2～3 克。

(2) 风寒型　症见发热,鼻塞,流涕,轻咳,口不渴,大便清稀色淡,舌质淡红,苔薄白。方用基本方:藿香 6～9 克、紫苏叶 6～9 克、茯苓 6～9 克、白术 6～9 克、山楂 6～9 克、神曲 6～9 克、泽泻 6～9 克、半夏 2～3 克、陈皮 2～3 克、莱菔子 2～3 克、厚朴 3～6 克。

以上中药均为每日 1 剂,浓煎后分数次喂服,呕吐频繁者每次喂量宜小。临床观察:陈琴玲将 40 例秋冬季腹泻患儿随机分为治疗组和对照组各 20 例。治疗组口服中药治疗。对照组予以西药治疗,补液纠正脱水,外加抗生素(庆大霉素、氨苄青霉素、呋喃唑酮等)、乳酶生、维生素以及其他对症治疗药物。结果:治疗组平均退热天数 1.2 天,止呕天数 1.3 天,止泻天数 2.3 天;对照组平均退热天数 1.0 天,止呕天数 1.9 天,止泻天数 3.3 天。[①]

2. 韦俊分 7 型

(1) 湿热型　症见吐泻频繁,暴注下迫,呈水样便,伴有少量黏液,色黄热臭或白色,口渴欲饮,烦躁不安,身热,小便黄赤而短少,舌质红,苔黄腻,脉象滑数,指纹紫滞。治宜清热利湿。方用葛根芩连汤化裁:葛根 6 克、黄芩 6 克、黄连 3 克、青黛(冲服)3 克、甘草 3 克、寒水石(先煎)9 克、焦山楂 9 克、滑石(包煎)15 克。

(2) 湿滞型　症见脘腹胀满,大便稀薄,或呈乳白色,恶心呕吐,口不渴,纳差,舌质淡,苔薄白或白腻厚,脉象濡。治宜健脾燥湿、行气消胀。方用胃苓汤化裁:苍术 6 克、厚朴 6 克、陈皮 6 克、白术 6 克、泽泻 6 克、半夏 3 克、甘草 3 克、猪苓 4.5 克、焦山楂 9 克。

(3) 脾虚型　症见大便稀溏,水谷不化,色淡白,食后作泻,脘腹不舒,纳差,面色萎黄,神疲倦怠,舌淡苔白,脉缓而弱。治宜健脾益胃。方用七味白术散化裁:党参 9 克、白术 9 克、茯苓 9 克、扁豆 9 克、焦山楂 9 克、藿香 6 克、泽泻 6 克、木香 3 克、陈皮 3 克、甘草 3 克。

(4) 伤食型　症见腹痛胀满,痛则欲泻,泻后痛减,粪便酸臭,嗳逆腐浊,舌苔黄垢,脉滑而实,指纹多见紫滞。治宜消食导滞。方用保和丸化裁:半夏 6 克、陈皮 6 克、神曲 6 克、泽泻 6 克、茯苓 9 克、山楂 9 克、连翘 15 克、莱菔子 3 克、猪苓 4.5 克。

(5) 伤阴型　症见吐泻频作,口渴欲饮,烦躁不安,或嗜睡无力,小便短赤,高热不退,舌质红绛而干,脉细数。治宜酸甘敛阴、苦寒泄热。方用连梅汤化裁:葛根 6 克、黄芩 6 克、麦冬 6 克、黄连 3 克、西洋参(另炖兑服)3 克、甘草 3 克、白芍 15 克、乌梅 15 克、石斛 12 克、生地黄 12 克。

(6) 阴阳两伤型　症见嗜睡,肢冷面㿠白,舌质红干绛,脉细数。治宜温阳潜阴敛阴。方用参附龙牡救逆汤化裁:附子(先煎)6 克、龙骨(先煎)15 克、牡蛎(先煎)15 克、白芍 15 克、石斛 15 克、炮姜 3 克、人参(另炖兑服)、甘草 3 克。

(7) 脾肾阳虚型　症见精神萎靡,面色㿠白,四肢厥冷,粪便呈清水,次数频多,完谷不化,舌质苔白,脉细微,脉象沉细无力。治宜温补脾肾。方用附子理中汤化裁:附子(先煎)6 克、炮姜 3 克、五味子 3 克、甘草 3 克、白蔻仁 3 克、吴茱萸 4.5 克、党参 9 克、白术 9 克、补骨脂 9 克、焦山楂 9 克。

① 陈琴玲.中药治疗小儿秋冬季腹泻[J].湖北中医杂志,1985(6):14.

临床观察：韦俊用上方辨证治疗婴幼儿秋季腹泻 480 例，其中湿热型 325 例、湿滞型 45 例、脾虚型 58 例、伤食型 10 例、伤阴型 20 例、阴阳两伤型 12 例、脾肾阳虚型 10 例。结果：全部治愈，平均止吐时间 1.2 天，退烧时间 1.32 天，止泻时间 3.5 天，平均住院 5.5 天。①

经　验　方

1. 六焦饮　炒麦芽 10 克、焦山楂 10 克、焦神曲 10 克、炒莱菔子 10 克、煨葛根 10 克、煨枳壳 5 克。随症加减：热重者，加黄连 5 克；呕吐者，加法半夏 5 克；伤阴者，加麦冬 10 克；伤阳者，加白参 10 克。每日 1 剂，水煎 2 次，代茶温饮。彭硕德等将 120 例秋季腹泻患儿随机分为治疗组 80 例和对照组 40 例。对照组用庆大霉素 1～2 万单位/（千克·天），分 3 次口服，或（和）病毒唑 10～15 毫克/（千克·天），分 2 次肌注。治疗组用六焦饮。均禁食 6～8 小时，并对症处理。结果：治疗组痊愈 66 例（82.5%），有效 14 例（17.5%），总有效率 100%；对照组痊愈 29 例（72.5%），有效 8 例（20%），无效 3 例（7.5%），总有效率 92.5%。②

2. 基本方　黄芩 10 克、五味子 10 克、葛根 10 克、升麻 10 克、车前子（包煎）10 克、桑叶 10 克、桔梗 3 克、诃子 3 克、马兜铃 3 克、陈皮 6 克、防风 6 克、寒水石（先煎）15 克。随症加减：鼻塞重者，加辛夷 3 克、苍耳子 10 克；发热不重者，去寒水石；腹痛甚者，加延胡索 10 克、川楝子 10 克；腹胀甚者，加广木香 3 克；阴液大伤者，去车前子，加乌梅 10 克。每日 1 剂，水煎服。3 日为 1 个疗程。脱水者服用口服补液盐。徐荣谦等用上方加减治疗秋季腹泻患儿 126 例。结果：服药 2 个疗程后，痊愈 112 例（88.9%），好转 12 例（9.5%）。③

3. 温阳健脾止泻汤　制附子（先煎）6～12 克、干姜 6～12 克、云茯苓 10 克、白芍 10 克、防风 10 克、赤石脂 10 克、党参 20 克、车前子（包煎）30 克、炒白术 30 克、炙甘草 5 克。随症加减：初泻兼呕吐者，加焦山楂 20～30 克，鸡内金 10 克，重用干姜至 15～20 克；久泻者，重用赤石脂至 15 克，党参加至 30 克。水煎 2 次，药液加红糖 30 克、食盐 1～2 克，每次服 30～60 毫升，1～2 小时服 1 次。刘家磊用上方加减治疗小儿秋季腹泻 164 例，结果均获痊愈。服 1～3 剂痊愈 135 例，3 剂以上痊愈 29 例。④

4. 止泻饮　炒神曲 9 克、炒麦芽 9 克、车前子（包煎）9 克、山药 9 克、炒白术 9 克、带壳高粱（炒炭存性）30 克。随症加减：发热者，加桂枝 5 克；呕吐者，加竹茹 5 克。伴有脱水者酌情给予补液，有合并感染者须配合抗生素治疗。每日 1 剂，加水 700 毫升煎至 300 毫升，分 3～4 次服。常建林用上方加减治疗小儿腹泻 209 例，痊愈 187 例（89.4%），有效 14 例（6.7%），无效 8 例（3.8%）。总有效率 96.2%。⑤

5. 秋泻汤　金银花炭 5～10 克、板蓝根炭 5～10 克、炒白术 6～10 克、云茯苓 6～10 克、车前子（包煎）20 克、罂粟壳 2～4 克、甘草 2 克。随症加减：发热者，加葛根 6～10 克。每日 1 剂，水煎服。轻度脱水者，给口服补盐液，重度脱水者，给予静脉补液、补碱。柴英勤等用上方治疗小儿秋季腹泻 200 例，结果均获痊愈。2～3 天痊愈 150 例，3～4 天痊愈 22 例，4～5 天痊愈 19 例，6～7 天痊愈 9 例。⑥

6. 小儿腹泻汤　肉桂 3～4 克、肉豆蔻 3～4 克、藿香（后下）3～4 克、党参 6～10 克、白术 6～8 克、茯苓 6～8 克。随症加减：热甚者，加柴胡；口渴甚者，加葛根；大便有食物残渣或奶瓣者，加鸡内金、焦山楂；流涕、咳嗽明显者，加青黛（冲服）、瓜蒌皮。每日 1 剂，水煎频服。根据脱水程度给

① 韦俊.辨证治疗婴幼儿秋季腹泻 480 例[J].陕西中医,1991,12(8)：347-348.
② 彭硕德,等.六焦饮治疗婴幼儿秋季腹泻的临床观察[J].中西医结合实用临床急救,1995,2(4)：145-146.
③ 徐荣谦,等.从肺论治小儿秋季腹泻 126 例[J].北京中医学院学报,1993(1)：37.
④ 刘家磊.温阳健脾止泻汤治疗小儿秋季腹泻 164 例疗效观察[J].黑龙江中医药,1992(3)：21-22.
⑤ 常建林.止泻饮治疗小儿腹泻 209 例[J].辽宁中医杂志,1991(4)：41.
⑥ 柴英勤,等.秋泻汤治疗小儿秋季腹泻 200 例[J].湖北中医杂志,1990(3)：28.

予口服补液或静脉输液 1～2 天,乳儿应减少乳食,可给适量炒米糊或米汤,2 天后逐渐恢复乳食。禁饮浓糖水,避免大量饮白开水。谢斌用上方加减治疗秋季腹泻 117 例。结果:痊愈 109 例,好转 8 例。治愈时间为 1～3 天。[①]

7. 葛根汤加减　葛根、麻黄、桂枝、白芍、大枣、生姜、甘草。随症加减:呕吐者,加半夏;腹胀者,加厚朴;咳嗽者,加陈皮;表热较甚者,加薄荷(后下);里热较甚者,加黄连。每日 1 剂,重型 2 剂,水煎服。如有脱水者加口服补液盐。不予禁食,饮食以母乳或糊、稀粥为主。李水文用上方加减治疗小儿秋季腹泻 33 例。结果:服药 3 剂后治愈 22 例,显效 5 例,好转 4 例,无效 2 例。总有效率 93.9%。[②]

8. 五味秋泻饮　土茯苓 20～50 克、炒白术 6～15 克、煨葛根 6～12 克、炒鸡内金 3～10 克、藿香 6～10 克。随症加减:热泻者,加板蓝根、金银花;寒泻者,加煨姜、木香;初泻者,加泽泻、车前子(包煎);久泻者,加诃子、地榆;呕吐者,加半夏或吴茱萸;口渴者,加乌梅;肠鸣音亢进者,加乌药、僵蚕或防风;有表证者,加野菊花、防风或金银花。每日 1 剂,水煎服。重者每日可服 2 剂。失水重者酌情补液。袁世萍用上方加减治疗小儿秋季腹泻 50 例。结果:痊愈 48 例,其余 2 例服药 2 剂后效果不显改用他药治疗。痊愈病例中,服药最少者 1 剂,最多者 5 剂。治愈率 96%。[③]

9. 加味春泽汤　炒白术 12 克、茯苓 12 克、猪苓 12 克、泽泻 16 克、肉桂粉 3 克、炮姜 3 克、人参(另炖兑服)5 克、佩兰根(或叶)10 克。随症加减:呕吐者,加姜半夏、生姜 2 片;舌苔厚腻者或有腹胀者,加麦芽 5 克、神曲 5 克;发热较高者,加葛根 5 克;伤阴较甚者,加麦冬 6 克、五味子 3 克;日久气虚者,加淮山药 5 克、炒扁豆 5 克、炙甘草 2 克;经治疗 3 天以上腹泻仍未减,无发热腹胀者,加罂粟壳 1～2 克、石榴皮 3 克、煨诃子 3 克。每日 1 剂,水煎服。中度以上脱水者,同进补盐液口服或静脉输液。王志豪等用上方加减治疗小儿秋季腹泻患者 120 例。结果:痊愈 96 例(80%),显效 18 例(15%),无效 6 例(5%)。总有效率 95%。平均治愈天数 2 天。[④]

单　　方

单味苦疬药汁　组成:鲜苦疬药(又名四方麻)。制备方法:将鲜苦疬药叶洗净捣烂,加少许冷开水,服其药汁。用法用量:每日放鲜叶 3 克,分 3 次口服。因药汁味苦涩,可加少许白糖调味。脱水酸中毒较严重者可静脉补液,一般脱水病例口服补盐液。临床应用:张继德等用上方治疗秋季小儿急性肠炎 50 例。结果:显效 41 例,有效 8 例,无效 1 例。显效率 82%,有效率 98%。[⑤]

①　谢斌.自拟小儿腹泻汤治疗秋季腹泻 117 例[J].广西中医药,1989(5):20.
②　李水文.葛根汤的临床新用[J].福建中医药,1988(2):15.
③　袁世萍.自拟五味秋泻饮治疗小儿秋季腹泻 50 例[J].广西中医药,1987(2):20.
④　王志豪,等.加味春泽汤治疗秋季腹泻疗效观察[J].中国医刊,1986(8):51.
⑤　张继德,等.苦疬药汁治疗秋季小儿急性肠炎 50 例[J].湖南医药杂志,1983(3):64.

小儿感染后脾虚综合征

概　述

小儿感染后脾虚综合征为一中西医结合新概念,是指小儿在 1 次或多次急性或亚急性感染后不久,产生一组与"脾虚证"相似,或以"脾虚证"表现为主的综合征。其特征为长期厌食、面黄、消瘦、多汗、乏力、便通失常(便溏、干硬或便秘),舌质淡、尖红或花剥,舌苔白腻或黄腻。其主要病理特点是外邪侵袭,脾失健运。治法以健脾和理脾为主。

辨　证　施　治

孟仲法分 4 型

(1) 外邪未清、脾弱气虚型(Ⅰ型)　症见感染外邪后,纳食不佳,体弱乏力,汗多气短,面黄少华,脉弱而数,舌淡苔白或胖而润。

(2) 脾肺不足、痰浊留恋型(Ⅱ型)　症见咳嗽缠绵,时重时轻,痰声辘辘,咳频气粗,偶尔或喘促,纳食欠佳,便干硬或稀溏,或有发热,舌苔淡白或白腻,脉细数。

(3) 脾虚肾亏、气阴不足型(Ⅲ型)　症见外感时邪不清,久则面色失华,形体消瘦,纳食少进,乏力多汗,精神萎顿,发育落后,颧红口渴,便干尿赤或夜尿,脉弱而数,舌红苔黄。

(4) 湿邪蕴结、纳化失司型(Ⅳ型)　症见消化系统或泌尿系统感染后,便溏腹胀,胸闷纳呆,恶心或呕吐,可有身重浮肿,低热尿频,舌红或苔腻,脉濡或数。

治宜清热理脾、扶正祛邪。用方如下。① 健脾方:党参 15 克、黄芪 15 克、茯苓 9 克、陈皮 4.5 克、白扁豆 15 克、炙鸡内金 4.5 克、甘草 4.5 克、大枣 6 枚。② 抗感方:地锦草 15 克、水仙草 15 克、蒲公英 15 克、黄芩 6 克、白术 9 克、黄芪 12 克、赤芍 6 克、甘草 6 克。③ 益肺方:北沙参 9 克、紫菀 9 克、白前 6 克、水仙草 10 克、杏仁 6 克、半夏 6 克、当归 6 克、蒸百部 9 克、生黄芪 9 克、五味子 6 克、陈皮 4.5 克、甘草 4.5 克。④ 增免方:太子参 15 克、炙黄芪 15 克、淫羊藿 6 克、黄精 6 克、五味子 6 克、白扁豆 10 克、麦冬 6 克、白术 9 克、甘草 9 克。Ⅰ 型用方①或②,Ⅱ 型用方③或④,Ⅲ 型用方④或①,Ⅳ 型用方②或①。每日 1 剂,水煎服,连服 4 周以上观察疗效。临床观察:孟仲法用上方辨证治疗 3 798 例患儿。结果:显效 1 292 例,占 34.02%;有效 2 209 例,占 58.16%;无效 297 例,占 7.82%。[①]

经　验　方

1. 自拟方　太子参 6 克、白术 6 克、茯苓 6 克、半夏 4.5 克、陈皮 4 克、砂仁 6 克、薏苡仁 8 克、白蔻仁 8 克、木香 3 克、炒山楂 10 克、炙甘草 3 克。随症加减:寒胜者,加附片 4.5 克;湿胜者,加腹皮 6 克、苍术 6 克;腹胀明显者,加厚朴 6 克、莱菔子 6 克;积滞胜者,加槟榔 6 克、鸡内金 8 克;腹痛胜者,加香附 6 克、延胡索 6 克。益气健脾,利湿消滞。李红卫等将 206 例婴幼儿呼吸道感染后脾虚综合征患儿随机分为对照组 132 例和治疗组 74 例。对照组给予多酶片、乳酸菌素片、复合维

---

① 孟仲法."小儿感染后脾虚综合征"的诊断和治疗——附 3 798 例分析[J].上海中医药杂志,2000(10):12-14.

生素 B 以及 654-2 以调节胃肠道功能。治疗组在对照组基础上加用中药辨证施治。结果：治疗组显效 49 例（37.1%），有效 68 例（51.5%），总有效率 88.6%；对照组显效 14 例（18.9%），有效 41 例（55.4%），总有效率 74.3%。两组比较有极显著性差异（P＜0.01）。①

2. 加减玉屏风散 黄芪 12 克、太子参 10 克、白术 6 克、防风 6 克、制半夏 6 克、焦三楂 10 克、鸡内金 6 克、枳实 6 克、柴胡 6 克、当归 6 克、甘草 6 克。每日 1 剂，每剂 2 煎，将 2 次药液混合，每日分早中晚 3 次等服。5 岁以下剂量减半。10 天为 1 个疗程。刘松将 67 例小儿反复呼吸道感染患儿随机分为治疗组 34 例和对照组 33 例。对照组予（1）头孢拉定 100 毫克/（千克·天），加入 5% 葡萄糖溶液静脉点滴，分 2 次给药，连用 10 天为 1 个疗程；（2）氨溴索、非那根止咳糖浆等祛痰止咳治疗。治疗组在对照组治疗基础上配合加减玉屏风散。结果：治疗组治愈 29 例（85.3%），有效 5 例（14.7%），总有效率 100%；对照组治愈 21 例（63.6%），有效 12 例（36.4%），总有效率 100%。两组治愈率比较有显著性差异（P＜0.05）。两组感染后脾虚综合征发生率比较，治疗组发生率为 32.3%，对照组发生率为 60.6%，两组比较有显著性差异（P＜0.05）。结论：治疗组在疗效、减少头孢拉定不良反应、减少感染后脾虚综合征的发生率等方面均优于对照组（P＜0.05）。②

3. 姜桂黄土汤 炮姜 6 克、肉桂（后下）3 克、灶心土（包煎）30 克。水煎取汁 50～100 毫升，分 3～4 次服。何映将 60 例婴儿感染后脾虚综合征患儿随机分为治疗组和对照组各 30 例双盲对照。对照组用姜桂黄土汤水煎冲服参苓白术散，参苓白术散的用法：新生儿 1 克/次，3 次/日；2～5 个月，1.5 克/次，3 次/日；6～12 个月，3 克/次，2 次/日。治疗组在上方基础上加服益生菌制剂妈咪爱。结果：两组总有效率均＞90%，治疗组显效

28 例（93.33%），有效 1 例，无效 1 例；对照组显效 21 例（70%），有效 7 例，无效 2 例。两组比较治疗组优于对照组，有显著差异（P＜0.01）。③

4. 小儿七星茶加减 太子参 15 克、薏苡仁 15 克、谷芽 15 克、山楂 8 克、淡竹叶 10 克、钩藤（后下）10 克、淡豆豉 6 克、甘草 3 克。每日 1 剂，水煎服。许双虹等用上方治疗 1 例感染后脾虚综合征患儿，治疗 2 天后大便正常，口臭消失，睡眠渐安，汗出减少。④

5. 双屏散口服液 黄芪 12 克、党参 6 克、白术 6 克、柴胡 6 克、防风 6 克、枳实 6 克、白芍 6 克、制半夏 6 克、甘草 6 克。每日 1 剂，制成口服液 10 毫升×3 支，每次服 10 毫升，每日 3 次，5 岁以下药量减半，30 天为 1 个疗程。陈朝霞等共观察 60 例小儿感染后脾虚综合征，全部服用双屏散口服液。结果：显效（主要症状和体征消失，实验室检查结果正常，观察期间未发生感染者）46 例（76.67%），有效（主要症状和体征消失 1/2 或以上者，或有明显改善者，实验室检查有所改善或部分恢复正常，观察期间发生感染不超过 1 次，并且持续时间不超过 1 周即愈者）9 例（15.00%），无效（治疗后无变化或加重者；或观察期间虽有某些症状和体征的改善，但仍有超过 1 次以上的感染或迁延不愈者）5 例（8.33%）。总有效率 91.67%。⑤

6. 自拟方 太子参、黄芪、焦白术、茯苓、鸡内金、龙骨、牡蛎、炙甘草。上述药物按比例水煎浓缩成合剂口服。1 岁以下者，每次 10 毫升；1～2 岁者，每次 20 毫升；2～4 岁者，每次 30 毫升；5 岁以上者，每次 50 毫升。均每日 2 次，20 天为 1 个疗程。王理鸣共观察治疗 52 例小儿感染后脾虚综合征。全部病例皆服用上药。结果：显效（主要症状和体征消失，实验室检查结果基本正常，3 个月内未见复发者）28 例，有效（主要症状体征基本消失，实验室检查各项指标改善或部分恢复正常，治疗期间有轻度反复者）19 例，无效（治疗后

① 李红卫,等.婴幼儿呼吸道感染后脾虚综合征疗效观察[J].中医临床研究,2013,5(1):47-48.
② 刘松.加减玉屏风散治疗小儿反复呼吸道感染 34 例临床观察[J].北方药学,2012,9(7):17-18.
③ 何映.中西结合治疗婴儿感染后脾虚综合征临床观察[J].中国社区医师(医学专业),2011,13(1):110.
④ 许双虹,等.小儿七星茶新用[J].新中医,2009,41(3):100-101.
⑤ 陈朝霞,等.双屏散口服液治疗小儿感染后脾虚综合征 60 例[J].广西中医学院学报,2007,10(1):19-20.

无变化或加重)5例。总有效率90.4％。①

7. 健脾化食口服液　太子参、黄芪、焦白术、鸡内金、牵牛子、鳖甲、厚朴、炙甘草。口服,1岁以下5毫升/次,1～2岁5～10毫升/次,2～4岁10～15毫升/次,5岁以上15～20毫升/次。均每日2次,20天为1个疗程。赵玉霞等共治疗小儿感染后脾虚综合征52例,全部服用健脾化食口服液。结果:显效(主要症状和体征消失,实验室检查结果基本正常,在治疗期间及治疗后的3个月内未见复发者)28例(53.8％),有效[主要症状和体征基本消失(消失1/2或以上)或有明显改善者,实验室检查有所改善或部分恢复正常,在治疗期间有轻度反复,治疗后3个月内未见复发者]19例(36.5％),无效(治疗后无变化或加重)5例(9.6％)。总有效率90.4％。治疗中出现反复感染,家长自动停药放弃2例,治疗中失去联系3例,归为无效病例。②

8. 升阳益气汤　黄芪10克、党参10克、白术12克、茯苓15克、升麻3克、黄连3克、柴胡10克、泽泻10克、白芍10克、法半夏10克、白豆蔻5克、甘草5克。随症加减:肺脾不足,症见自汗、面白神疲、舌淡苔白者,酌加五味子、淮山药;脾胃阴虚,症见口干、喜冷饮、舌红少苔者,酌加玉竹、石斛;脾虚肝旺,症见烦躁易怒者,酌加独脚柑、钩藤。每日1剂,600毫升煎至180毫升,分2次口服,连服10天,之后隔日1服,连用20天,30天为1个疗程,病程较长者连用2个疗程。黄向红共观察42例小儿感染后脾虚综合征,全部服用升阳益气汤。结果:显效(主要症状和体征消失,实验室检查基本正常,在治疗期间及治疗后3个月内未见复发者)26例(61.9％),有效[主要症状和体征基本消失(消失1/2或以上者),或有明显改善者,实验室检查有所改善或部分恢复正常,在治疗期间有轻度反复,治疗后3个月内未见复发者]11例(26.2％),无效(治疗后无变化或加重者)5

例(11.9％)。总有效率88.1％。③

9. 健脾糖浆　党参30克、茯苓30克、焦白术30克、建曲30克、枳实30克、怀山药30克、甘草10克。随症加减:若兼有外感热邪发热恶寒者,加蒲公英20克、连翘20克;兼脾肺气虚,咳喘明显者,加紫菀20克、白前20克;肺阴虚久咳无痰者,加百合20克、百部20克;兼睡眠不安、兴奋多动者,加龙齿10克;兼便溏者,易白术为苍术,加炒薏苡仁30克;兼便秘者,加火麻仁20克;兼时腹痛者,加白芍30克;舌偏红而少津,苔见花剥或光红者,加乌梅30克。上药加水煎2次,双层纱布过滤,浓缩后加适量白糖煎至500毫升,冷却后装入盐水瓶内加盖置高压锅消毒约1小时,置冰箱中备用。每次30～50毫升,每日2次,开水兑服,5～7天为1个疗程。宜海莉等共治疗30例小儿感染后脾虚综合征患儿,均口服自制健脾糖浆。结果:痊愈(1年内再未出现厌食,脾虚诸症消失,体重增长较快)18例,好转(厌食及脾虚诸症减轻,体重有所增加)10例,无效(症状改善不明显或停药后即反复者)2例。总有效率93.3％。④

10. 人参五味子汤　党参8克、白术6克、茯苓10克、炙甘草3克、麦冬10克、五味子3克。随症加减:肺脾不足,症见面白唇淡、自汗、疲乏、舌淡苔白者,酌加黄芪、陈皮、大枣、淮山药;气阴不足,症见颧红唇红、口干、咽红、盗汗、舌红苔少者,酌加太子参、淮山药、玉竹、石斛、山楂;正虚邪恋,气虚痰浊,症见反复发热、咳嗽痰多、自汗疲乏者,酌加黄芪、防风、陈皮、法半夏、莱菔子、薏苡仁、海浮石、苦杏仁、白前;正虚邪恋,脾虚肝旺明显,症见反复发热、消瘦盗汗、纳呆、烦躁易怒、睡眠不宁者,酌加玉竹、石斛、淮山药、白芍、独脚柑、象牙丝、钩藤、浙贝母、木蝴蝶。每日1剂,水煎空腹温服,每周连服5天,休息2天,4周为1个疗程,连续治疗2个疗程。益气健脾,滋阴清热平肝,扶正祛邪。甄穗清等共观察36例小儿感染后

① 王理鸣.小儿感染后脾虚综合征的中医治疗与护理[J].湖北中医杂志,2007,29(8):47.
② 赵玉霞,等.健脾化食口服液治疗小儿感染后脾虚综合征的临床研究[J].实用中西医结合临床,2006,6(1):20-21.
③ 黄向红.升阳益气汤治疗小儿感染后脾虚综合征42例疗效观察[J].国际医药卫生导报,2004,10(10):116-117.
④ 宜海莉,等.健脾糖浆治疗小儿感染后脾虚综合征30例[J].陕西中医,2002,23(6):494-495.

脾虚综合征,全部病例服用人参五味子汤,疗效判断标准参照孟仲法主任医师拟订的标准。结果:显效 22 例(61%),有效 10 例(28%),无效 4 例(11%)。总有效率89%。[1]

11. 异功散　人参、茯苓、白术、甘草、陈皮。随症加减:表虚自汗者,加黄芪、浮小麦、五味子固表止汗;口渴者,加沙参、麦冬生津止渴;大便秘结者,加决明子润肠通便;泄泻者,加山药健脾益气;睡眠不安者,加钩藤、蝉蜕安神定志;腹痛者,加木香、槟榔宽中行气。每日 1 剂,水煎 20 分钟,取汁 100 毫升,分 2 次服。张丽霞将 68 例小儿感染后脾虚综合征患儿随机分为治疗组 38 例与对照组 30 例。治疗组服用异功散治疗。对照组以健胃消食片治疗,每次 3 片,口服,每日 3 次。两组均以 5 天为 1 个疗程,连用 1~2 个疗程。结果:治疗组治愈率为81.58%,总有效率为94.74%;对照组治愈率为53.33%,总有效率为73.3%。治疗组治愈率、总有效率均明显高于对照组,经卡方检验,两组之间存在显著性差异($P<0.05$),治疗组疗效明显高于对照组。[2]

12. 七味白术散　太子参 9 克、白术 9 克、茯苓 9 克、藿香 6 克、葛根 6 克、甘草 6 克、木香 3 克。随症加减:兼有鼻塞流清涕者,加荆芥 6 克、防风 6 克;咳嗽者,加紫苏 6 克、贝母 9 克;低热、口干、盗汗者,去藿香、葛根,加麦冬 9 克、胡黄连 3 克、地骨皮 9 克;腹胀、大便完谷不化者,加鸡内金 9 克;久泻不止者,去太子参,加黄柏 9 克、诃子 3 克。每日 1 剂,水煎分 3 次温服,1~2 岁每日口服 4~5 次,疗程 1~3 周。朱奎华共治疗 80 例小儿感染后脾虚综合征,全部服用七味白术散。结果:痊愈(食欲正常,面色红润,体重增加,血红蛋白正常)24 例,显效(食欲、面貌明显好转,体重渐增、血红蛋白增加)30 例,好转(食欲、面貌改善,体重较治疗前无明显增加,血红蛋白略增加)21 例,无效(食欲、面貌无改善,体重、血红蛋白均无变化)

5 例。[3]

13. 匀气散加减　藿香 4 克、木香 3 克、檀香 2 克、丁香 2 克、砂仁 2 克、白蔻仁 3 克、薏苡仁 4 克、陈皮 3 克、大腹皮 3 克、炙甘草 1 克。林广裕等将 163 例小儿感染后脾虚综合征随机分成治疗组(中医辨证施治组)68 例、对照组 A(西药镇静药组)49 例和对照组 B(胃肠解痉药组)46 例。治疗组服用匀气散加减,3~5 剂后改参苓白术散;对照组 A 分别用苯巴比妥 5~7 毫克/千克或氯丙嗪 1 毫克/千克,于每晚肌注 1 次,或两药相继使用;对照组 B 给予颠茄合剂常规剂量。结果:治疗组显效 58 例(85.3%),有效 6 例(8.8%),无效 4 例(5.9%),总有效率 94.1%;对照组 A 显效 10 例(20.4%),有效 7 例(14.3%),无效 32 例(65.3%),总有效率 34.7%;对照组 B 显效 12 例(26.1%),有效 9 例(19.6%),无效 25 例(54.3%),总有效率 45.7%。治疗组疗效明显优于对照组 A 和对照组 B(均 $P<0.01$)。[4]

14. 孟仲法等经验方　(1)抗感方(即抗感染方):地锦草 15 克、水仙草 15 克、蒲公英 15 克、黄芩 6 克、赤芍 6 克、茯苓 9 克、白术 9 克、甘草 4.5 克。随症加减:心脾两虚,睡眠不佳,脾气急躁,兴奋多动者,加酸枣仁 9 克、夜交藤 9 克、远志 6 克;肺脾两虚,咳喘明显者,加黄芪 15~20 克、紫菀 6 克、白前 6 克、灵芝 6 克、胡颓叶 10 克;肺阴偏虚,久咳无痰者,加款冬花 9 克、绿萼梅 6 克、天竺子 6 克、杏仁 6 克;脾约肠燥,大便干硬或便秘者,加生地黄 10~15 克、郁李仁 3~6 克。每日 1 剂,水煎 2 次,分 2~3 次服。一般应用 8~10 周。适用于患儿感染症状尚未控制时。(2)增免方(即增强免疫功能方):太子参 15 克、炙黄芪 15 克、淫羊藿 6 克、黄精 6 克、五味子 6 克、麦冬 6 克、白扁豆 10 克、甘草 4.5 克。随症加减:胃阴不足,口渴、舌红、厌食明显者,去白扁豆、五味子,加生地黄 10 克、石斛 6 克、乌梅 6 克;心脾两虚,睡

①　甄穗清,等.人参五味子汤治疗小儿感染后脾虚综合征的临床观察[J].实用医学杂志,2002,18(4):439.
②　张丽霞.异功散治疗小儿感染后脾虚综合征 38 例[J].湖南中医药导报,2002,8(5):255.
③　朱奎华.七味白术散化裁治疗小儿感染后脾虚综合征 80 例[J].中国中西医结合脾胃杂志,1998,6(4):242.
④　林广裕,等.小婴儿重症感染后脾虚综合征的临床观察[J].中医杂志,1998,39(1):38-39.

眠不佳,脾气急躁,兴奋多动者,加酸枣仁 9 克、夜交藤 9 克、远志 6 克;肺阴偏虚,久咳无痰者,加款冬花 9 克、绿萼梅 6 克、天竺子 6 克、杏仁 6 克;脾约肠燥,大便干硬或便秘者,去白扁豆、五味子,加生地黄 10～15 克、郁李仁 3～6 克;气机不畅,腹痛肠鸣者,加陈皮 6 克、木香 3～4.5 克、香附 3～4.5 克;腹痛明显兼有寒象者,加用白芍 9～15 克、甘草 6～9 克、延胡索 6 克、制附子(先煎)4.5～6 克。每日 1 剂,水煎 2 次,分 2～3 次服。适用于感染已控制或基本控制时。

孟仲法等将 150 例小儿感染后脾虚综合征患儿分为两组,一组 100 例予上述中药施治(辨证组),一组 50 例予开胃灵糖浆(香菇、蘑菇、金针菇、黑木耳四种食用菌制成的糖浆,6 岁内每次 10 毫升,6 岁以上每次 20 毫升,均每日服 3 次,疗程 2 个月)作对照(开胃灵组),同时配合食疗。结果:辨证组显效(主要症状和体征消失,实验室检查基本正常,体重增加,治疗期间未感染者)36 例(36%),有效(主要症状和体征基本消失或有明显改善,实验室检查有改善或部分恢复正常,治疗期间仅有不超过 1 次的感染,且持续时间不超过 1 周即愈者)62 例(62%),无效(治疗 2 个月,症状体征无变化或加重者,治疗期间虽有某些体征的改善,但仍有 1 次以上的感染或迁延不愈者)2 例(2%),总有效率 98%;开胃灵组显效 23 例(46%),有效 24 例(48%),无效 3 例(6%),总有效率 94%。两组疗效比较差异无显著性意义(P>0.05)。[①]

---

① 孟仲法,等.小儿感染后脾虚综合征诊断与治疗研究[J].中西医结合杂志,1991,11(12):742－744.

胃 石 症

概 述

胃石症又称为胃内结块、胃结块症或胃结石，为某种食物或他物在胃内滞留，结成团块，或与胃液凝结成硬块的一种疾病。以上腹部不适、餐后加重、上腹部可触及坚硬团块为主要特征。本病多由食用柿子、山楂、黑枣等引起。

本病属中医"食滞""积聚""胃脘痛""反胃""呕吐""癥瘕"等范畴。中医认为，柿、枣、山楂等比较黏腻、酸涩、生冷，难以消化。小儿脾胃薄弱，不知节制饮食，若恣食过量，损伤脾胃，胃失腐熟，脾失运化，食积成块，停于胃府所致。脾胃虚弱，湿浊内生，积湿成痰；或中阳不运，气机阻滞，气滞血瘀，气血与痰、食相搏，日积月累而成结石。胃石久居不下，中阳更加受损，以致积块逐渐增大。

本病临床辨证主要分为里实积滞、血瘀寒凝和脾胃虚寒等三种类型，相应采取消积导滞、理气破瘀、温中健脾等方法治疗。

辨 证 施 治

江育仁等分3型

（1）里实积滞型　方用六磨汤加味：木香、沉香、乌药、槟榔、枳实、厚朴、肉桂、鸡内金、神曲。随症加减：脾虚积滞者，加白术、苍术；呕吐者，加生姜、半夏。

（2）血瘀寒凝型　方用胃石温化汤加减：附片、吴茱萸、高良姜、槟榔、紫苏梗、鸡内金、苍术、麦芽、肉桂。随症加减：腹痛者，加延胡索、檀香，若不见效，加三棱、莪术；结块坚硬者，加昆布、海藻；结块变小变软而仍未排出者，加芒硝；神疲乏力，脉虚时，加党参、白术。

（3）脾胃虚寒型　方用黄芪建中汤加味：黄芪、桂枝、白芍、大枣、炙甘草、党参、干姜、饴糖。随症加减：大便溏薄者，加白术、肉豆蔻；冷积便秘者，加附子、大黄。[1]

经 验 方

1. 加味六君子汤　党参10克、白术10克、茯苓10克、枳实10克、焦山楂10克、陈皮6克、制半夏6克、木香6克、砂仁6克、檀香6克、厚朴6克、生大黄6克、丹参12克、鸡内金15克、肉桂3克、干姜3克、金钱草20克、炙甘草3克。每日1剂，水煎分3次服。郭杰等用上方治疗胃山楂结石患者30例，均连续服用5剂。结果：经治疗后患者自觉症状缓解，行X线钡餐造影复查示结石消失，全部治愈。[2]

2. 刘韵远经验方　方①：紫苏梗10克、鸡内金10克、干姜6克、苍术5克、厚朴6克、焦山楂10克、焦槟榔10克、延胡索6克、木香6克、吴茱萸6克。温中散寒，消积化滞。方②：枳实6克、厚朴6克、三棱6克、莪术6克、干姜6克、吴茱萸6克、焦槟榔6克、鸡内金10克、焦山楂10克。化滞和中，散寒理气，化瘀止痛。刘韵远用上方治疗2例胃石症患儿，均痊愈。[3]

3. 消导承气汤　厚朴6~15克、枳实6~15

① 江育仁,张奇文.实用中医儿科学[M].上海：上海科学技术出版社,2005：542-543.
② 郭杰,等.加味六君子汤治疗胃山楂结石30例[J].中国中医急症,2001,11(5)：409-410.
③ 闫慧敏,等.刘韵远治疗小儿胃柿石症临床经验[J].北京中医,1994(4)：3-4.

克、大黄（后下）6～15 克、鸡内金 10～20 克、焦神曲 10～20 克、焦麦芽 10～20 克、焦山楂 10～20 克、槟榔 10 克。随症加减：气虚者，加党参或人参（另炖兑服）；呕吐者，加半夏、旋覆花（包煎）；腹痛者，加延胡索、白芍；大便稀者，酌减大黄。每日 1 剂，水煎服。崔雅庭等用上方加减治疗胃结石 9 例，经胃钡餐造影显示全部治愈。①

4. 滕宣光经验方　青皮 6 克、陈皮 6 克、三棱 6 克、莪术 6 克、牵牛子 6 克、枳实 6 克、桃仁 6 克、焦槟榔 4.5 克、木香 4.5 克、神曲 9 克、砂仁 3 克。滕宣光用上方治疗胃结石患儿 1 例。服 4 剂后，X 线钡餐造影显示胃结石未改变，原方加牡蛎、赤芍；又服 2 剂，患儿矢气增多，胃脘部膨隆减轻，结石稍有缩小。原方去砂仁、木香、神曲，加大黄（后下）、厚朴。药至 10 剂，大便内出现黑枣核 12 枚及未消化的枣皮残渣。继服 6 剂，随粪便又排出大量黑枣核，结石逐渐软化。X 线造影复查，结石完全消失，钡餐通过良好。②

① 崔雅庭,等.中药治疗胃结石 9 例报告[J].中医杂志,1991(8)：13.
② 滕宣光.胃结石一例治验[J].中医杂志,1966(4)：34.

单纯消化不良

概　　述

单纯消化不良是指由非感染性及饮食因素引起的胃肠疾患。表现大便每日5～6次,多至十余次,蛋花样或水样,黄或黄绿,有白色小块,大便酸臭,不思乳食,腹满胀痛。可有低热、溢奶,精神饮食尚可或略减,体重不增或略降,无脱水。

本病属中医"积滞""泄泻"范畴,其主要病理特点是食滞中脘、气滞不行等。临床辨证分为五型。(1)湿热型:大便色黄带青,多有黏液或黄色水便,味臭秽,肛门红赤,小便赤涩,脘腹胀痛,扪之灼热,舌红,苔黄或白腻,指纹紫青。治法以清利湿热为主。(2)虚寒型:大便淡黄或淡绿,无臭味,肛门色淡,指纹淡细,舌质淡,苔薄白。治法以温中健脾为主。(3)食滞型:呕吐宿食,矢气秽臭,脘腹胀痛,大便夹杂不消化食物,舌苔厚腻。治法以消食导滞为主。(4)伤乳型:吐泻乳食不化,其味酸臭,大便夹不消化食物,不思饮食,舌红,苔厚,脉滑。治法以清热和胃,祛湿消食为主。(5)肠胃实热型:发热抽风,胸腹灼热,两颧红赤,口舌焦干,烦渴喜饮,大便秘结,舌苔厚,脉数。治法以清热通腑、熄风止痉为主。

辨　证　施　治

1. 食滞型　症见食欲不佳,腹胀腹痛,便秘或大便糟粕,黏稠,手心发热,睡眠不安等。

(1)轻症者用散剂治疗。保和散:焦神曲15克、焦麦芽15克、焦山楂15克、焦槟榔15克、茯苓15克、半夏15克、连翘15克、鸡内金15克、厚朴15克、砂仁5克、枳壳10克、莱菔子10克、陈皮10克、谷芽10克。共为细末;升降散:生大黄20克、酒大黄20克、胆南星20克、僵蚕15克、天竺黄15克、冰片1克、姜黄5克。共为细末。以保和散兑服升降散,用药比例为2∶1。婴儿0.5～1克/次,幼儿1～2克/次,学龄前儿童2～3克/次,学龄儿童3～4克/次。每日服2～3次。

(2)病程长,症状较重者采用汤剂治疗。方用香砂枳术丸合枳实导滞丸化裁:枳实、白术、砂仁、木香、茯苓、焦神曲、焦麦芽、焦山楂、大黄(后下)。随症加减:湿热重者,加黄连;湿盛,加泽泻;腹胀便难者,加槟榔;虚中夹实证者,可加人参(另炖兑服);无便秘或大便稀或糟粕黏稠者,可去大黄或改酒大黄(后下)。每日1剂,水煎分2～3次服。

临床观察:杨秀婷等共治疗小儿积滞100例。轻症89例均用散剂治疗,病程较长、症状较重的11例采用汤剂治疗。结果:近期疗效满意,少者3日,多者7日患儿排便正常,食欲改善,精神好转。[①]

2. 伤食型　方用小承气汤合消食散化裁:川厚朴10克、枳实10克、云茯苓10克、陈皮10克、神曲10克、麦芽10克、石斛10克、广木香8克、生大黄8克。临床观察:蔡根兴用上方治疗小儿积滞便结1例,效果满意。[②]

3. 杨有凤分4型

石朴合剂:石榴皮10克、赤石脂10克、诃子10克、山楂10克、厚朴6克、丁香3克。每日1

---

① 杨秀婷,等.小儿积滞100例临床分析[J].中医药学报,1985(3):26-27.
② 蔡根兴.承气法在儿科的临床应用[J].黑龙江中医药,1983(2):47-50.

剂,水煎 250 毫升,分 4～6 次服。6 个月以下婴儿酌情减量。

(1) 伤食泄泻型 表现为低热或不发热,便呈绿色有乳块或不消化的食物残渣,呕吐物有酸臭、口臭,每天泻下 5～6 次或十多次不等,舌苔厚腻,脉滑,指纹紫滞。药用石朴合剂加麦芽 10 克、神曲 10 克、谷芽 10 克、莱菔子 6 克。

(2) 脾胃虚弱型 表现为久泻不止或时泻时止,迁延不愈,食减,大便溏薄或水样,带不消化的食物残渣,有腥臭味,大便每日数次或十数次,面色苍白,精神疲倦,睡时露睛,四肢冷,舌质淡,脉沉无力,指纹色淡。药用石朴合剂加党参 10 克、白术 6 克、砂仁 6 克、肉豆蔻 3 克。

(3) 外感泄泻型 表现为恶寒发热,流清鼻涕,打喷嚏,微咳,厌食,泄泻如水样或蛋花样便,多伴泡沫,腹胀痛,肠鸣,呕吐,大便日解数次或十多次,苔白腻或微黄,指纹紫。药用石朴合剂加藿香 4 克、苍术 4 克、佩兰 4 克、紫苏叶 5 克。

(4) 湿热泄泻型 为外感湿邪内蕴化热或湿邪夹杂所引起,类似中毒性消化不良。主要表现为起病较急,高热或低热,腹痛腹胀,泻下急迫量多,呈蛋花样便,气味臭,呕吐,口干唇燥,两眼窝及前囟凹陷,嗜睡,小便少黄或无尿,腹胀如鼓,呼吸深快,甚者呼气有酸味,舌质红,指纹紫色透过气关,甚者至命关。药用石朴合剂加寒水石(先煎)10 克、木通 6 克、黄芩 6 克、乌梅 5 克。

在以上各型中可作如下加减:高热不退者,加寒水石(先煎)10 克、黄芩 6 克;恶心呕吐者,加藿香 4 克、半夏 4 克;腹痛者,加白芍 6 克、广木香 5 克;尿少者,加车前子(包煎)6 克、木通 6 克、猪苓 6 克;腹胀者,加大腹皮 10 克、砂仁壳 6 克、陈皮 5 克;口渴者,加乌梅 3 克、石斛 5 克;泄泻不止者,加肉豆蔻 3 克、生姜炭 3 克、青果 6 克;抽搐者,加钩藤 10 克;有严重腹水和剧烈呕吐者,则及时输液纠正水电解质平衡紊乱;出现鼓胀者,可针灸足三里(双)、天枢(双)及外敷药物(胡椒 1 克、丁香 3 克、吴茱萸 3 克,研细末加入捣烂之葱头 30

克,调匀外敷脐部,或用葱头 30 克、灯心草 1 克、吴茱萸 6 克、陈皮 10 克、白酒 250 克,放入瓦罐内文火炖 15 分钟后将药用纱布包好,以温热为宜外敷腹部,药冷后又将其炖热,反复使用数次)。临床观察:杨有凤用上方加减治疗婴幼儿消化不良 130 例,其中单纯性消化不良 105 例,中毒性消化不良 25 例;伤食泄泻型 20 例,脾胃虚弱型 47 例,外感泄泻型 25 例,湿热泄泻型 38 例。结果:单纯性消化不良治愈 100 例,好转 4 例,无效 1 例;中毒性消化不良治愈 22 例,好转 1 例,无效 2 例。[①]

4. 吕素珮分 3 型

(1) 湿热型 症见以右手指纹为显,舌红,苔色黄白相兼而腻,大便一般色黄带青而多黏液,或呈黄色水样便,但味秽臭,小便赤涩,脘腹胀痛,扪之灼热。治宜清利湿热。方用加味六一散:生甘草 1.5 克、茵陈 6 克、滑石(包煎)6 克、生白芍 6 克。随症加减:湿热重者,酌加槐花或黄芩 1.5～3 克;烦躁不安者,加钩藤 9 克,或重用白芍;高热抽风者,加龙胆草 3 克;呕吐者,加竹茹 9 克;腹胀者,加槟榔 3 克;大便伴有奶瓣者,可加生麦芽 9 克或焦山楂 9 克。

(2) 虚寒型 症见色淡纹细,甚至沉隐不显,舌质色淡,苔薄白,肛门口色淡,甚则黏膜色淡,皱褶紧束,大便淡黄或淡绿,无秽臭味,小便清,脘腹软,扪之不灼手。治宜温中健脾。方用加味干姜甘草汤:炮姜 3 克、炙甘草 3 克、白芍 6 克、生山药 9 克(无山药时可用扁豆、芡实、莲子代替)。随症加减:虚弱者,加党参、白术;阳虚四肢发冷者,加附子(先煎)1.5～3 克;呕吐者,加法半夏 3 克;吐甚者,加吴茱萸 1.5 克;腹胀者,加木香或肉豆蔻 1.5～3 克;有奶瓣者,酌加焦神曲、焦麦芽、焦山楂。

(3) 食滞型 症见指纹以右手为显,舌苔较厚,大便夹杂不消化食物,脘腹胀痛,或是呕吐宿食,矢气秽臭等。治宜消食导滞。方用保和丸:山楂、神曲、半夏、茯苓、陈皮、连翘、莱菔子、麦芽,或消食丸加减。随症加减:偏于湿热者,加清利

① 杨有凤.石朴合剂治疗婴幼儿消化不良 130 例临床观察[J].广西中医药,1982(3):19-21,28.

湿热药;偏于虚寒者,加温中健脾药。

临床观察:吕素珮共观察 154 例单纯性消化不良患儿,按上方辨证施治,其中湿热型患儿 121 例,虚寒型患儿 27 例,食滞型患儿 6 例。结果:湿热型显效 112 例(92.5%),无显效 9 例(7.5%);虚寒型显效 20 例(74.1%),无显效 7 例(25.9%);食滞型显效 6 例(100%)。①

5. 刘幼岩分 3 型

主要症状如下。① 呕吐:单纯哺乳者,吐出物多为未消化的乳汁凝块;食积伤食者,则多为食物残渣,气味多呈酸臭。② 腹泻:属乳积者,每日二三次乃至十余次,粪便多稀薄含黏液及脂肪石颗粒,色绿;属食积者,粪便含灰白色小块或黏液;属伤食者,大便内多未消化食物,气味均酸臭。③ 食欲:均见不振。④ 体温:除并发其他感染外,一般体温多呈微热或中度发热。⑤ 腹部情况:腹部胀满拒按,有疼痛表情。⑥ 神经状态:睡眠不安、惊跳、夜啼。⑦ 慢性伤食多伴有头痛眩晕、嗳气不舒。

(1) 乳积型 方用消乳丸:香附、砂仁、陈皮、甘草、神曲。随症加减:便泄未止者,加川黄连、莲子;呕吐止后食欲不振者,加淮山药、茯苓;夜寐惊跳者,加蝉蜕、钩藤。

(2) 食积型 方用保和丸:神曲、山楂、半夏、连翘、莱菔子、陈皮、麦芽、茯苓。随症加减:便泄久有虚象者,加白术;呕泻止后,食欲未振者,加鸡内金、荷叶。临床观察:刘幼岩等共治疗食积型患儿 69 例。结果:治愈 61 例,进步 5 例,无效 3 例。

(3) 伤食型 伤食偏于实热者,方用葛根芩连汤:粉葛根、黄芩、川黄连、甘草。随症加减:烦渴者,加生栀子、豆豉;小便不利者,加茯苓、泽泻;食积不消者,加神曲、山楂、川厚朴;腹胀者,加薄荷;苔白者,加藿香。偏于风寒冷积之实证者,方用藿香正气散减味:大腹皮、紫苏、甘草、茯苓、川厚朴、苍术、半夏、神曲、白芷、藿香梗。随症加减:腹

痛甚者,加砂仁;呕逆枢机不转者,加柴胡、枳壳。

由于攻积太过,病延日久,胃气损伤,形体日耗,势将成疳者,方用参苓白术散:人参(另炖兑服)、茯苓、白术、山药、莲子、扁豆、桔梗、甘草、砂仁、薏苡仁、陈皮(以红枣煎汤调服)。随症加减:口渴者,加乌梅、川黄连;舌赤者,加沙参、麦冬;余积未消者,加神曲、麦芽。

临床观察:刘幼岩等治疗乳幼儿消化不良症 189 例,按上述辨证施治。结果:乳积型患儿 47 例治愈(持续就诊至病状完全消退者)36 例,进步(来诊一次症状减轻未来复诊者)6 例,无效(服药后症状加重或就诊一次未见疗效未来复诊者)5 例;食积型患儿 69 例治愈 61 例,进步 5 例,无效 3 例;伤食型患儿 73 例治愈 60 例,进步 3 例,无效 18 例。②

经 验 方

1. 中药膏 止泻膏:丁香 2 克、吴茱萸 5 克、白胡椒 5 克;止痛膏:木香 2 克、陈皮 3 克、丁香 1 克、高良姜 2 克、肉桂 2 克;止汗膏:牡蛎 2 克、五倍子 2 克。将上药按比例研成细末,装入药袋备用,每袋 2 克。可将上药 2 克用米醋或凡士林油混合调成膏状,将药膏平摊在两层纱布中间,敷于神阙穴,胶布固定,24 小时取下更换。3 日为 1 个疗程。适用于单纯性消化不良、腹痛纳呆、胃肠功能紊乱、厌食等,也可用于盗汗、自汗、多汗症。史颖等用上法治疗单纯消化不良、秋季腹泻等胃肠疾病 100 余例,收效满意。③

2. 捏脊 用双手拇指、食指沿尾骨两侧将皮肤捏起,边往上推,边用手指交替捏起皮肤,直推至头项部,连续 2~3 遍,并选择适当穴位足三里、三阴交、天枢、气海、八髎等用拇指行重点揉法。黄一中用上法治疗小儿单纯性消化不良 30 例。结果全部有效,其中痊愈 24 例,好转 6 例。④

① 吕素珮.小儿单纯性消化不良治疗 154 例的临床观察[J].新中医,1980(5):30-31.
② 刘幼岩,等.治疗乳幼儿消化不良症 189 例临床治疗的观察和体会[J].福建中医药,1958(8):18-20.
③ 史颖,等.中药膏外敷神阙治疗小儿胃肠疾病[J].辽宁中医杂志,1991(5):38.
④ 黄一中.捏脊疗法对小儿单纯性消化不良 30 例治疗观察[J].新疆中医药,1986(2):29-30.

3. **五谷汤** 钩藤 10 克、蝉蜕 3 克、炒山楂 6 克、炒谷芽（或麦芽）6 克、神曲 6 克。随症加减：兼感寒邪者，加藿香、紫苏梗；脾胃虚寒者，加炮姜、煨肉豆蔻；湿浊内阻者，加扁豆花、泽泻、车前子（包煎）；脾胃气滞者，加木香、厚朴；食积化热者，配葛根、黄连、银柴胡、白芍；脾胃虚弱者，加党参、白术；气虚下陷者，酌加黄芪、升麻；久泻滑脱不止者，加赤石脂、罂粟壳；伤阴者，加白芍、乌梅、木瓜、甘草；伤阳者，配附子（先煎）、炮姜；阴阳俱伤者，制附子（先煎）、干姜与龙骨（先煎）、牡蛎（先煎）配合使用；若兼疳积，可酌加黄连、使君子、芜荑等。每日 1 剂，水煎 2 次，分 2 次服。虞文恭用上方加减治疗 2 例小儿消化不良症，分别于服药 2～6 剂后痊愈。①

4. **外敷药** 藿香 10 克、吴茱萸 10 克、山药 10 克、车前子 10 克、木香 5 克、丁香 5 克。随症加减：内伤乳食证，加麦芽、槟榔；脾胃虚弱证，加肉桂、苍术；兼外感风寒证，去木香、车前子，加葱白 1 棵（烧熟捣入药面中）；暑热夹湿证，去吴茱萸、丁香，加黄连、黄芩；脾肾阳虚证，吐重于利，主方去车前子，加生姜、半夏、甘草，利重于吐，主方加附子、干姜。上药共研细面，每次 25 克，温开水调成糊状，用纱布包裹，敷神阙、气海、关元、水分、天枢等穴，每次敷 3～4 小时，每日敷 2 次。温中健脾，行气化浊，利水止泻。张惠珍用上方加减治疗小儿消化不良 50 例，其中内伤乳食证患儿 12 例，脾胃虚弱证患儿 19 例，兼外感风寒证患儿 11 例，暑热夹湿证患儿 3 例，脾肾阳虚证患儿 5 例。结果：内伤乳食证患儿均治愈；脾胃虚弱证患儿均治愈；兼外感风寒证患儿治愈 9 例，显效 2 例；暑热夹湿证患儿治愈 2 例，显效 1 例；脾肾阳虚证患儿治愈 4 例，显效 1 例。②

5. **郭秀珍经验方** 扶脾止泻散：茯苓、泽泻、白术、猪苓、木通、滑石、车前子、白芍、竹叶、甘草。

上药共为细末，每 1 岁 1 克，每日服 2～3 次。适用于脾虚湿盛，肠鸣腹泻，大便多水，小便少。消乳散：醋制香附 200 克、陈皮 80 克、砂仁 50 克、炙甘草 50 克、神曲 50 克、麦芽 50 克。上药共为细末。每 1 岁 1 克，每日服 2～3 次。适用于婴儿吐乳，腹胀嗳气，睡眠不安。郭秀珍用上两方治疗单纯性消化不良 102 例，结果均痊愈。最短 2 天，最长 7 天治愈。③

6. **小儿消积散** 鸡内金 32 克、槟榔 32 克、榧子肉 32 克、鳖甲 32 克、神曲 20 克、麦芽 20 克、山楂 20 克、牵牛子 20 克、川黄连 20 克、番泻叶 4 克、砂仁 12 克。上药共研细末，过 120 目筛，按每瓶 3 克分装。每日 3 次，每次半岁以下 1/4 瓶，1～2 岁 1/3 瓶，2～3 岁 2/3 瓶，3 岁以上者 1～1.5 瓶。程为玉用上方治疗小儿单纯性消化不良 152 例。结果：治愈 129 例，显效 8 例，好转 5 例，无效 10 例。治愈率 84.9%，总有效率 93.5%。④

7. **杀虫健脾汤** 藿香 6 克、白术 6 克、七瓜红 6 克、槟榔 6 克、川花椒 6 克、紫苏子 6 克、枳壳 6 克、乌梅 24 克、焦山楂 9 克、黄连 4.5 克、山药 12 克、竹叶 3 克、灯心草 1 克。张刚用上方治疗小儿慢性消化不良 1 例，患儿服 7 剂诸症好转，以后每周 2 剂，服药 1 月痊愈。⑤

8. **捏脊** 患儿俯卧，术者以两手拇指与食指交替，自尾骨端的长强穴起沿督脉向上徐徐压捏至大椎穴，将大片皮肤及皮下组织向上推进，连续 6 次，在捏拿第 4、5 次时在命门、脊中等穴处重提几次。捏完后以两手拇指外侧在长强穴处向上推 120 次左右，推后再从大肠俞、肾俞、胃俞、脾俞等穴以两手拇指向内侧同时按揉 3～4 次，每日 1 次，以空腹操作为宜。治疗期间禁食肥甘厚腻。刘经训用上法治疗小儿单纯性消化不良 384 例。结果：治愈 372 例（96.9%），无效 12 例（3.1%）。1 次治愈占 75%，2 次治愈占 22.9%，3 次或 3 次

① 虞文恭.五谷汤治疗小儿消化不良［J］.福建中医药,1985(6)：59.
② 张惠珍.外治法治疗小儿消化不良 50 例［J］.辽宁中医杂志,1984(11)：31.
③ 郭秀珍.扶脾止泻散、消乳散治疗单纯性消化不良［J］.黑龙江中医药,1983(2)：39－40.
④ 程为玉.小儿消积散治疗单纯性消化不良一百五十二例［J］.湖北中医杂志,1983(5)：35.
⑤ 张刚.调理脾胃在儿科常见病中的应用［J］.山西医药杂志,1983,12(1)：22－24.

以上治愈者仅占 2.1%。[1]

9. 消食散 厚朴、茯苓、陈皮、广木香、槟榔、神曲、谷芽、石斛、灯心草。随症加减：单纯食滞用上方治疗；风迫食滞型，加疏风解表药，兼风寒者，加紫苏叶、荆芥；兼风热者，加金银花、连翘；兼有暑湿者，加藿香、佩兰、香薷；食滞发热者，加生石膏(先煎)、连翘；脾虚食滞者，去厚朴、槟榔，加北沙参、白术、莲子。张介安用上方加减治疗小儿食滞 1 000 例，痊愈 914 例，好转 57 例，无效 29 例。[2]

10. 清肠消运汤 白头翁 6～8 克、山楂炭 6～8 克、香附 6～8 克、茯苓 6～8 克、苍术 6～8 克、砂仁 1～2 克、炙甘草 1～4 克、焦神曲 8～12 克。随症加减：兼有外感发热四肢欠温，呕吐，苔白腻而滑者，加藿香 6 克、法半夏 4 克、紫苏梗 4 克；湿热较重，腹痛便不爽或带浓沫，舌苔薄黄质红者，加葛根 6 克、秦皮 6 克、黄芩 6 克；久泻伤脾，脾虚失运，面色萎黄，神疲，苔薄质淡者，加枳实 10 克、山药 10 克、莲子 10 克；脾虚下陷，久泻脱肛者，加黄芪 10 克、升麻 4 克、诃子 6 克；脾阳虚者，加炮姜 4 克、制附子(先煎)4 克；阴伤，皮肤干瘪，口渴，低热，睡中露睛，舌红少苔者，去砂仁、苍术，加生地黄 8 克、生石膏(先煎)8 克、乌梅 8 克。上方水煎浓缩 200 毫升，每日多次少量频服。姚公树用上方加减治疗小儿消化不良 50 例。结果：临床痊愈 42 例，显效 6 例，无效 2 例。服药 1～2 剂泄泻即止者 25 例，服 2～5 剂泄止病情好转者 16 例，服药 5～8 剂症情减轻者 7 例。总有效率 96%。[3]

11. 中国泉经验方 炒鸡内金 10 克、炒神曲 30 克、陈皮 1 克、胡椒 1 克。研细末备用。上药用饭汤水调成糊状，加冰糖适量(以甜为度)，每次 1 汤匙，每日 3 次。中国泉用上方治疗小儿消化不

良 35 例，均获满意效果。[4]

12. 猪苓散加半枝莲 猪苓 10 克、茯苓 10 克、白术 10 克、半枝莲 20 克。1 岁以内小儿用量酌减。一般 1～3 剂即愈。杨昔年用上方治疗 1 例小儿单纯性消化不良，用药 2 剂即告痊愈。[5]

13. 七味白术散 党参、白术、茯苓、甘草、藿香、木香、葛根。随症加减：发热无汗夹有表邪者，加防风；有汗忌表，以煨葛根配黄连；高热者，去藿香，加黄芩；湿盛腹满者，甘草应慎用；寒泻者，加砂仁壳；中寒者，加干姜；四肢厥冷者，酌选附子四逆散；暑湿泻者，加鲜芦根、扁豆花、滑石；水泻尿少者，加车前子(包煎)、泽泻；脾虚者，加淮山药、薏苡仁；泄泻初起，党参可不用。万成志用上方加减治疗婴幼儿消化不良 1 例，患儿每日服 2 剂，水煎频饮，续服 4 剂而愈。[6]

14. 消积散 大黄 30 克、芒硝 30 克、牵牛子 30 克、姜黄 30 克、巴豆霜 30 克、牙皂 12 克。上药共研细末，过筛备用。先用生姜 3 片、红糖少许共煎水 20～30 毫升，待温，作引，将散剂冲服。6 个月以内婴儿不用，其余年龄均每日 1 剂。6 个月～1 岁每日 0.015 克，1～2 岁每日 0.03 克，2～3 岁每日 0.045 克，3～4 岁每日 0.06 克，4～6 岁每日 0.09 克，7～9 岁每日 0.12 克，10 岁以上每日 0.15 克。向世仪用上方治疗小儿慢性消化不良 1 016 例。结果：一般服药 2～3 次后食欲精神显著好转，睡眠安稳，腹痛腹胀减轻或消失。服药期间有稍稀大便，每日 1～3 次，停药后即止。仅 4 例无效。[7]

15. 淮莲麦糊 淮山药 90 克、莲子 90 克、麦芽 60 克、茯苓 30 克、大米 500 克。先将莲子去心(不去皮)，麦芽擦去外壳，淮山药、茯苓打碎晒干，与米合磨成细粉，以白糖(不嗜糖婴儿可以盐代)煮成糊状，每日 3 次。给缺乳婴儿服食。无泄泻

① 刘经训.捏脊治疗小儿单纯性消化不良三百八十四例[J].辽宁中医杂志,1982(8)：34.
② 张介安,等.消食散治疗小儿食滞 1 000 例[J].辽宁中医杂志,1982(8)：15.
③ 姚公树.清肠消运汤治疗小儿消化不良 50 例[J].湖北中医杂志,1982(3)：38-39.
④ 申国泉.湖南医药杂志,1982(6)：15.
⑤ 杨昔年.猪苓散加半枝莲治疗小儿单纯性消化不良[J].陕西中医,1981,2(6)：11.
⑥ 万成志.七味白术散治疗婴幼儿消化不良[J].中医杂志,1980(10)：72.
⑦ 向世仪.洛阳市中医资料选编,1979 年中医年会征文：95.

者可不用茯苓。仁化县人民医院儿科用上法治疗4例小儿肠胃机能紊乱营养不良症,结果均于服用7天后症状缓解,食欲增加。①

单　方

1. 川贝散　组成:川贝母。制备方法:川贝母粉碎,过80～100目筛后分装即备用。用法用量:每日按每千克体重0.1克,分3次服用。临床应用:杨凤琴用上方治疗婴幼儿消化不良10例。结果:2日痊愈4例,3日痊愈3例,4日痊愈3例,总有效率100%。②

2. 滑胡金散　组成:滑石粉、白胡椒、鸡内金。制备方法:上述药物共研细末,备用比例为2:2:1。用法用量:6厘米×6厘米麝香虎骨膏贴敷肚脐,隔日更换1次,每次用滑胡金散5克。临床应用:季春承治疗婴幼儿消化不良35例。结果:敷药2～3次治愈19例,7次治愈9例,无效7例。治愈率80%。③

3. 山药鸡内金　组成:炒山药12克、鸡内金4克。用法用量:上述药物共研细末,加适量红糖,以上为1日量,加水煮沸成糊状,分2～3次口服。临床应用:孙玉岚用上方治疗婴幼儿消化不良35例。结果:服2～3天治愈19例,7天治愈9例,无效7例。治愈率80%。④

4. 复方山药散　组成:生山药、炒白术、鸡内金。制备方法:上述药物按10:1:1的比例配方研细末,干燥保存备用。用法用量:1周岁每日药量1～1.5克,用奶锅煮成粥状,分3～4次口服。疗程一般1～5天。临床应用:李良等用上方治疗小儿单纯性消化不良300例。结果:显效215例(71.7%),有效83例(27.7%),无效2例(0.7%)。总有效率99.3%。⑤

5. 槟榔良姜　组成:槟榔、高良姜。用法用量:上述药物以2:1之量研末装瓶备用,用时将药末填脐中以纱布覆盖,胶布固定。临床应用:张志峰用上法治疗小儿消化不良有效。⑥

6. 猪胆汁糖浆　组成:猪胆汁。制备方法:将固体的猪胆汁制成3‰的糖浆,即100毫升的猪胆汁糖浆中含3克的固体胆汁粉。用法用量:6个月以下小儿每日4毫升,6个月～1岁6毫升,1～4岁8毫升,4～7岁10毫升,分3～4次内服,可连用数天。临床应用:郑毅生用上方治疗小儿单纯性消化不良81例。结果:痊愈71例(87.7%),好转7例(8.6%),无效3例(3.7%)。⑦

中成药

1. 金芽开胃口服液　组成:党参、白扁豆、砂仁、麦芽、薏苡仁、茯苓、山楂、白术、鸡内金、神曲、水仙子、红莲子、布渣叶、陈皮、莱菔子(批准文号粤药制字Z20070348,规格:10毫升×6支/盒)。用法用量:口服,3岁以上每次1支,1～2岁每次2/3支,0.5～1岁每次半支,6个月以下每次1/3支,每日2次。临床应用:杨荣英等将154例小儿消化不良随机分为治疗组和对照组各77例。治疗组采用金芽开胃口服液治疗,对照组,采用宝儿康糖浆(李时珍医药集团有限公司生产,国药准字Z42021645,规格:100毫升/瓶。)口服,1岁小儿每次2.5毫升,2～3岁每次5毫升,4～6岁每次10毫升。均每日2次。两组患儿均治疗4周。结果:治疗组痊愈52例(67.53%),显效12例(15.58%),好转7例(9.09%),无效6例(7.79%),总有效率92.21%;对照组痊愈39例(50.65%),显效10例(12.99%),好转8例(10.39%),无效20例(25.97%),总有效率74.03%。⑧

① 仁化县人民医院.广东中医,1963(3):23.
② 杨凤琴.川贝散治疗婴幼儿消化不良10例报告[J].黑龙江中医药,1991(3):38.
③ 季春承.中药敷脐治疗婴幼儿消化不良35例[J].陕西中医,1991,12(8):371.
④ 孙玉岚.山药鸡内金治疗婴幼儿消化不良35例[J].河北中医,1989(6):28.
⑤ 李良,等.复方山药散治疗小儿单纯性消化不良[J].张家口医学院学报,1989,6(4):42-43.
⑥ 张志峰.槟榔良姜填脐治疗小儿消化不良[J].河南中医,1987(3):22.
⑦ 郑毅生.广东中医,1960(6):303.
⑧ 杨荣英,等.金芽开胃口服液治疗小儿消化不良的成本效果分析[J].光明中医,2017,32(10):1412-1414.

2. 复方参芪软胶囊 组成：黄芪、白术、太子参、炒麦芽、防风（冀药试制字 Z20130043，规格：0.6 克/粒，）。功效主治：健脾和胃，益气固表；适用于小儿功能性消化不良。制备方法：将药材提取物粉末和挥发油加入油溶性辅料中，再密封于囊皮中，使挥发油相对稳定。用法用量：3 岁以下 0.6 克，3 岁以上 1.2 克，口服，每日 2 次，1 个月为 1 个疗程。临床应用：李燕等将 128 例消化不良患儿随机分为治疗组和对照组各 64 例。治疗组口服复方参芪软胶囊。对照组口服复方参芪颗粒（冀药制字 Z20080060，规格：2.5 克/袋），温开水冲服，3 岁以下 1.25 克，3 岁以上 2.5 克。均每日 2 次，1 个月为 1 个疗程。结果：因依从性差、失访脱落 6 例，治疗组 2 例，对照组 4 例。治疗组与对照组均能明显改善腹痛、腹胀、食少早饱、嗳气返酸、恶心呕吐等临床症状，与治疗前比较差异有统计学意义（P＜0.05）；治疗组在改善腹痛、腹胀、食少早饱方面优于对照组（P＜0.05）；两组在改善嗳气返酸、恶心呕吐方面疗效相当。治疗组总有效率为 91.9%，对照组总有效率为 78.3%，两组比较差异有统计学意义（P＜0.05）。两组治疗后正常胃电节律均明显增加，过缓胃电节律减少，与治疗前比较，差异有统计学意义（P＜0.05），

治疗后治疗组与对照组比较，差异有统计学意义（P＜0.05）。两组在改善过速胃电节律方面无显著性差异。①

3. 儿宝颗粒 组成：太子参、党参、茯苓、山药、炒白芍、煨葛根、炒山楂、麦冬等。用法用量：1～3 岁，5 克/次，每日 3 次；4～6 岁，7.5 克/次，每日 3 次。临床应用：程小宁等将 115 例消化不良患儿随机分组为治疗组 60 例和对照组 55 例。对照组单服硫酸锌口服液，1～6 岁，每次 10 毫升，每日 2 次。治疗组在口服硫酸锌口服液的基础上全程加服儿宝颗粒。疗程均为 2 个月。结果：治疗组在体重增加、呼吸道及消化道感染发病率、症状性腹痛缓解、地图舌改善方面均优于对照组。②

4. 保儿安冲剂 组成：孩儿草、葫芦茶、使君子、山楂、谷芽。用法用量：每包 10 克，每次 1 包；2～3 岁者，每次半包；未满 1 周岁者，每次 1/4 包。均每日 2 次冲服。临床应用：高水英将 100 例消化不良患儿随机分为治疗组和对照组各 50 例。对照组均应用复合维生素 B 溶液、次碳酸铋及配合应用乳酶生或多酶片治疗。治疗组在对照组的基础上加用保儿安冲剂。结果：治疗组治愈 40 例，显效 6 例，有效 3 例，无效 1 例；对照组治愈 22 例，显效 20 例，有效 2 例，无效 6 例。③

① 李燕,王春艳,等.复方参芪软胶囊治疗儿童功能性消化不良的随机对照试验[J].中国药师,2016,19(5)：922－924.
② 程小宁,等.儿宝颗粒联合硫酸锌口服液治疗小儿消化不良 60 例[J].陕西中医,2011,32(7)：799－800.
③ 高水英.保儿安为主治疗单纯性消化不良 50 例疗效分析[J].福建医药杂志,1995,17(3)：62－63.

肠 梗 阻

概 述

肠内容物不能正常运行顺利通过肠道称为肠梗阻,临床以腹痛、腹胀、呕吐和便闭四大症状为特征。肠梗阻为急腹症中常见疾病之一,其发病率仅次于阑尾炎、胆道疾病。小儿肠梗阻患者也不少见,在新生儿期、婴儿期以肠道先天性畸形多见;2岁以内以肠套叠多见;蛔虫原因引起者亦不少见,且农村发病率高;肿瘤所致的肠梗阻则较少,是小儿时期的特点。

在肠梗阻初期,多为功能性、不完全性肠梗阻,若不及时治疗,可发展为完全性、绞窄性肠梗阻,引起一系列全身病理变化,严重时危及生命。

肠梗阻按原因可分为三种。(1)机械性肠梗阻:如蛔虫团、粪块、异物引起的肠腔堵塞,先天性肠旋转不良引起的肠扭转,肠管嵌顿于疝囊颈,先天性肠道闭锁,肠套叠等致肠内容物通过发生障碍。(2)动力性肠梗阻:神经反射或毒素刺激引起肠壁功能紊乱,致肠内容物通过发生障碍。(3)血运性肠梗阻:由于肠系膜血管栓塞或血栓形成,肠管血运发生障碍,失去动力,继而发生肠麻痹致肠梗阻。

此外按照肠壁有无血运障碍分为单纯性和绞窄性肠梗阻;按肠梗阻的程度分为完全性和非完全性肠梗阻。

本病属中医"腹痛""关格""肠结"等范畴。其病理特点是饮食不节,脾失运化,燥屎内结,水湿留滞;蛔虫结聚,气机失调或跌仆损伤及术后留滞所致。病因有寒、热、湿、食、气、血等。根据中西医结合诊治肠梗阻的实践,本病分为三期。(1)痞结期:患儿一般情况好,腹胀软,无压痛、腹肌紧张等腹膜刺激征。肠管无血液运行障碍的急性肠梗阻早期属此型。(2)瘀结期:一般情况较上型差,腹痛严重,腹部中度膨胀,有按压痛或触及痛性包块(肠襻),吐棕褐色或血样液体,有轻度腹膜刺激征。有轻度血运障碍的各种急性肠梗阻属此期。(3)疽结期:一般情况差,先烦躁后精神萎靡,或神志恍惚,腹胀痛持续不止,腹胀如鼓,有明显的腹膜刺激征。晚期绞窄性肠梗阻或腹胀显著伴有明显腹膜炎的属此型。在治法上选用攻坚消胀、破瘀消胀、温寒消胀、驱虫消胀等,但总以通里开结为其治疗大法。

辨 证 施 治

江育仁分3期

(1)痞结期 方用大承气汤:大黄、厚朴、枳实、芒硝。随症加减:对腹胀较重需峻下者,方用硝菔通结汤(鲜萝卜、芒硝);对腹胀较轻而正气较虚者,方用理气宽肠汤(当归、桃仁、乌药、青皮、陈皮);寒凝者,方用大黄附子汤;热结者,大承气汤重用大黄,加赤芍、桃红、牡丹皮;食积者,大承气汤加当归、鸡内金、山楂、神曲、莱菔子、陈皮;虫积者,大承气汤加槟榔、使君子、苦楝皮;腹痛剧烈,呕吐者,加乌梅;湿阻者,加甘遂末1克冲服,即能泻下5~6次,对消除肠腔积液作用迅速。水煎,大黄后下,取汁50~150毫升,分2~3次口服。恶心呕吐,口服困难者,抽空胃液后经胃管注入,夹管2~3小时,观察疗效。给药后4小时未缓解,可再给药。

(2)瘀结期 方用桃仁承气汤:桃仁、大黄、芒硝、甘草、桂枝、赤芍、莱菔子、甘遂末(冲服)。随症加减:久瘀化热者,重用大黄,加牡丹皮、金银花。

(3) 疽结期　立即手术治疗。[①]

经　验　方

1. 健儿片　巴豆霜、苦杏仁、雄黄、甘草。郭慧知等用上方治疗肠梗阻患儿1例,先喂3粒,次晨空腹又服3粒,服用2次后,于当日下午开始排大便数次,以原状猪蹄筋多见,患儿腹胀明显减轻,第3日再次服用2粒,7天后患儿精神好,神志清。[②]

2. 自拟方　制附片(先煎)6克、高良姜6克、陈皮4.5克、乌药9克、广木香4.5克、川楝子9克、青皮5克、延胡索9克、槟榔30克、使君子10克、苦楝根皮30克、乌梅3克、郁李仁12克、生大黄(后下)3克。水煎分2次服。李志华等用上方共治疗16例小儿蛔虫性肠梗阻患儿。结果:治疗后排出蛔虫者12例,未见排虫者4例。[③]

3. 加味大承气汤　大黄(后下)、芒硝(冲服)、枳实、厚朴、赤芍、桃仁、莱菔子。随症加减:发热者,加金银花、川黄柏;呕吐严重者,加生姜、半夏;腹痛重者,加延胡索、广香。上药加水500毫升煎至200毫升,分2次服,每日2次,必要时每日可服2剂。任致琲等采用中西医结合方法治疗蛔虫性肠梗阻患儿68例,全身支持疗法包括补充液体以纠正水电解质及酸碱平衡、补充必要的维生素及胃肠减解压等,服用上述加味大承气汤。在采用上述非手术疗法失败时,立即中转手术,切开肠管取出虫。结果:除3例中转手术(1例因血运障碍,致肠坏死,行肠切除,肠吻合;2例因蛔虫团扭结过紧过长,不宜散开肠切开取虫)外,余65例中4例服用加味大承气汤2次即通下成功,而解除梗阻。一般需服药2剂可解除梗阻,服药后开始通下时间,4例在6小时通下,35例在12~24小时

通下,28例在36小时以上通下,1例最长达60小时才通下。[④]

4. 升清降浊汤　西洋参(另炖兑服)3~6克、陈皮3~6克、薏苡仁6~10克、白术6~10克、金银花6~10克、黄芪6~10克、炒麦芽15~20克、决明子10~15克、防风10~15克、柴胡1.5~3克、法半夏1.5~3克。随症加减:腹胀甚,无排气排便者,加槟榔3~6克;呕吐不止者,加竹茹3~6克。每日1剂,水煎2次取汁120~150毫升,分4~6次鼻饲或口服。林伟华用上方加减治疗小儿麻痹性肠梗阻12例。结果:上方服用1~3剂后排气排便,肠鸣音恢复,腹胀基本消失10例,无效2例。[⑤]

5. 大承气汤加减　木香5克、枳壳5克、赤芍5克、延胡索5克、川楝子5克、郁李仁5克、生大黄(后下)5克、芒硝5克、川厚朴3克、黄柏3克、炒莱菔子3克、甘草3克、全瓜蒌10克、当归6克。每日1剂,水煎服或胃管注入,每日2次,至梗阻解除。白德明等将66例小儿黏连性肠梗阻随机分为治疗组和对照组各33例。治疗组采用中西医结合治疗方法,中医予上方治疗。对照组采用单纯西医治疗。西药治疗包括输血浆30~50毫升,隔日1次;频谱治疗,每日2次;胃肠减压、补液;经保守治疗无效,病情加重者,施行手术。结果:治疗组保守治愈30例,手术3例;对照组保守治愈17例,手术16例。[⑥]

6. 升清通结治方　升麻9克、枳实6克、厚朴10克、大黄(后下)10克、芒硝(冲服)10克。此为6岁以内小儿剂量,年龄稍大酌增,稍小酌减。升清利气,消胀通闭。龙万春用上方治疗小儿肠梗阻16例。结果:均服1剂后呕吐、腹痛减轻。大便通,腹胀减,症状基本消失,再以和胃健脾之药收功。一般2天治愈,最长4天治愈。[⑦]

① 江育仁,张奇文.实用中医儿科学[M].上海:上海科学技术出版社,2005:557-558.
② 郭慧知,等.健儿片治疗小儿肠梗阻1例观察与护理[J].中国社区医师(医学专业半月刊),2009,11(22):192.
③ 李志华,等.中药治疗小儿蛔虫性肠梗阻16例[J].中国民间疗法,2003,11(8):62.
④ 任致琲,等.中西医结合治疗蛔虫性肠梗阻的体会[J].黄河医学,1994,3(1):56-57.
⑤ 林伟华.自拟升清降浊汤治疗小儿麻痹性肠梗阻[J].四川中医,1994(3):41-42.
⑥ 白德明,等.中西医结合治疗小儿粘连性肠梗阻33例疗效分析[J].山西中医,1994,10(2):21.
⑦ 龙万春.升清通结法治疗小儿肠梗阻16例[J].四川中医,1983(1):44.

7. 寒下法 （1）复方大承气汤：厚朴 15 克、炒莱菔子 15 克、枳实 6 克、牛膝 6 克、大黄（后下）9 克、桃仁 9 克、木香 9 克、红花 9 克、芒硝（冲服）18 克；（2）通幽解阻汤：大黄（后下）9 克、乌药 9 克、木香 9 克、枳实 9 克、芒硝（冲服）15 克、沉香 15 克、厚朴 15 克。经彻底胃肠减压后，将每剂药煎 40～60 毫升由胃管注入。2 小时将药渣煎成 150～200 毫升灌肠，诱导排便。4 岁以下患儿用药量减半，新生儿用 1/4 量，4～6 小时重复给药。天津市儿童医院外科采用中西医结合治疗小儿急性肠梗阻 83 例。中药治疗：体质较强者，采用复方大承气汤；体质较弱者，采用通幽解阻汤。一般治疗：禁食禁水，胃肠减压，输液，纠正电解质紊乱等。辅助治疗：穴位注射，经足三里穴位注射新斯的明每次 1 毫克/千克。润下法：采用花生油 40～60 毫升胃管注入，夹管 2～3 小时后再用 3% 盐水灌肠诱导排便。适用于蛔虫性肠梗阻。观察中如患儿阵发性腹痛好转，腹部包块缩小或消失，提示虫团已散，可用药物或氧气驱虫。常用驱蛔灵每次 150 毫升/千克，胃管注入或由胃管注氧每次 150 毫升/岁。结果：53 例非手术治疗成功，梗阻缓解（63.8%）；中转手术 26 例（31.2%）。[1]

8. 大承气汤 大黄（后下）15 克、厚朴 15 克、芒硝（冲服）6 克、枳壳 9 克。随症加减：桃仁 9 克、红花 9 克、木香 9 克、生牛膝 6 克、炒莱菔子 15 克。每剂煎成 40～60 毫升，经彻底胃肠减压后由胃管分次注入，以不致引起呕吐为原则。2 小时后将药渣煎成 150～200 毫升灌肠（6 个月～4 岁者用药量减半）。天津市儿童医院外科用上方加减治疗小儿肠梗阻 33 例。结果：成功 22 例，均获得缓解；失败 11 例，进行了手术。中药治疗平均住院天数 10.2 天，手术治疗平均住院天数 22.5 天。[2]

9. 乌梅汤 乌梅 12 克、黄连 12 克、干姜 7.5 克、黄柏 4.5 克、人参（另炖兑服）4.5 克、制附子（先煎）4.5 克、桂枝 4.5 克、细辛 4.5 克、当归 1.5 克、花椒 1.5 克。上药共浓煎成 50 毫升。1～3 岁 8 毫升/次，4～8 岁 10 毫升/次，9～12 岁 15 毫升/次。饭前口服，每日 2～3 次。陈文征用上方治疗小儿蛔虫性肠梗阻 8 例，一般均在服药 1～2 剂后腹痛减轻，3 天内包块消失，其中在 24 小时内消失者占 50%，1.5 天消失者占 12.5%，2.5 天消失者占 37.5%。包块消失后再予驱虫，排虫最少 20 条，最多达 130 条。治愈率 100%。[3]

单 方

1. 姜蜜合剂 组成：生姜 30 克、蜂蜜 60 毫升。制备方法：将生姜洗净、捣烂，绞汁于蜂蜜中，搅匀，此为 1 剂量。用法用量：将姜蜜合剂少量频频喂服，如服后呕吐可继续喂服，并酌情补给药量。呕吐剧烈者可经胃管注入。服 1 剂后梗阻仍不解除者，可再服第 2 剂，一旦梗阻症状解除，症状、体征消失，立即给予驱虫。临床应用：郑鹏远用上方治疗小儿蛔虫性肠梗阻 45 例。结果：除 1 例转院外，其余 44 例均治愈。[4]

2. 芝麻油 组成：芝麻油。用法用量：取芝麻油 75～125 毫升，1 次口服或胃管注入，如在 4～6 小时症状未见缓解，可重复给药，以愈为度。临床应用：张昌乾用上法治疗小儿蛔虫性肠梗阻 32 例（其中完全性肠梗阻 8 例，不完全性肠梗阻 24 例）。结果：用药 1 次解除者 18 例，2 次解除者 12 例，3 次解除者 2 例。治疗后多数病例 24 小时内开始排虫，数量 10～60 余条，排虫率 100%。为巩固疗效，梗阻缓解后给服驱虫药，以防复发。[5]

3. 花椒油 组成：芝麻油、花椒。制备方法：取芝麻油 100 克放锅内熬热，再投入花椒 12 克，炸后即去花椒。用法用量：待油温，1 次服下。如有呕吐恶心，徐徐缓服。临床应用：张慧中用上法治疗儿童蛔虫团肠梗阻 8 例。结果：均于服花

① 天津市儿童医院外科.中西医结合治疗小儿急性肠梗阻 83 例临床小结[J].天津医药,1976(11)：551-552.
② 天津市儿童医院外科.中西医结合治疗小儿肠梗阻 33 例总结[J].天津医药,1974(6)：275-276.
③ 陈文征.乌梅汤治疗小儿蛔虫性肠梗阻[J].福建中医药,1960(5)：24.
④ 郑鹏远.姜蜜合剂治疗小儿蛔虫性肠梗阻[J].新医药杂志,1979(5)：34.
⑤ 张昌乾.麻油治疗小儿蛔虫性肠梗阻 32 例[J].浙江中医杂志,1979(9)：342.

椒油后 15～30 分钟绞痛停止,继而大便通下,取得满意疗效。[1]

4. 大黄粉蜜合剂　组成:生大黄粉 15 克、炒米粉 9 克、蜂蜜 100 克。制备方法:将大黄粉、炒米粉调入蜂蜜内,加适量温开水搅匀。用法用量:每小时服 1 次,共分 12 次服完,每次约服 1 汤匙,缓缓服至排出蛔虫为止。若服完 1 剂而未见排虫,可以再服。这类患儿多得食即吐,唯服此药不吐,个别患儿初服虽也有呕吐现象,经连续服用 2～3 次即可改善。临床应用:刘保尚用上法治疗小儿蛔虫肠梗阻 6 例。结果:均症状解除而愈。排虫后均无持续腹泻。[2]

外伤性十二指肠梗阻

概　　述

外伤性十二指肠梗阻是由于外伤原因使上腹部受创,而出现十二指肠黏膜下血肿阻塞,并伴局部血肿,剧烈疼痛,频繁呕吐,肛门不排气、排便,X线检查钡剂在十二指肠横部受阻。

本病属中医"关格"范畴。其病理特点是瘀血阻滞中焦,胃失和降,脾失运化,水湿内停。临床表现精神萎靡,形体消瘦,眼眶凹陷,皮色苍黄,腹部膨隆,震水音明显,舌质有瘀点苔白腻,脉细而涩。治法以活血化瘀、和胃降逆、运脾燥湿为主。

经　验　方

自拟方　丹参 30 克、赤芍 12 克、牛膝 12 克、藿香 12 克、厚朴 12 克、茯苓 25 克、半夏 15 克、陈皮 9 克、红花 9 克、生姜 9 克。每日 1 剂,水煎,少饮频频温服。活血化瘀,和胃降逆,运脾燥湿。龚智用上方治疗 1 例外伤性十二指肠梗阻患儿,2 剂呕吐消失,腹胀减轻,继用上方去牛膝,加干姜 15 克,再服 2 剂后患儿主要症状基本消失,唯食欲欠佳,大便溏薄,神情倦怠,遂予理中汤加神曲 15 克、砂仁 5 克。调理治疗 6 天做 X 线钡透复查,提示上消化道通畅,已无梗阻征象,随访 5 年无异常。[3]

①　张慧中.花椒油治疗 8 例儿童蛔虫团肠梗阻的临床观察[J].中医杂志,1966(4):21.
②　刘保尚,等.大黄粉蜜合剂治疗小儿蛔虫肠梗阻的经验介绍[J].中医杂志,1965(8):34.
③　龚智,等.小儿血瘀呕吐治验[J].四川中医,1987(1):15-16.

肠 套 叠

概 述

肠套叠是一部分肠管套入相邻的肠管之中，是引起肠梗阻的重要原因之一。临床以腹痛、呕吐、果酱样血便和腹部肿物为特征。

肠套叠分为原发性和继发性两类。婴幼儿肠套叠几乎均为原发性。原发性肠套叠的病因尚未完全明了，一般认为与食物改变和辅食刺激、局部解剖因素、病毒感染等有关。继发性肠套叠是指肠壁或肠腔内器质性病变引起的肠套叠，如肠息肉、肿瘤、肠壁血肿或回肠远端憩室、肠囊肿等。

本病属中医"肠结""腹痛"等范畴，认为其发作与寒凝气滞血瘀、食滞内结、气虚血瘀等因素有关，其病机为气血不通，不通则痛。治疗以疏通经络、调和气血、行气止痛为主。

辨 证 施 治

洪波分3型

（1）寒凝气滞血瘀型 治宜益气健脾、温通化瘀。方用自拟方：当归尾5克、赤芍5克、补骨脂5克、木香5克、乌药3克、红花5克、炒白术5克、延胡索5克。水煎取汁200毫升，分3～4次口服。临床观察：洪波用上方治疗肠套叠患儿1例。患儿神阙穴贴丁桂儿脐贴，并保持小儿腹部温暖，忌生冷饮食。嘱其家长，若患儿哭闹严重不止，速来医院就诊。二诊，家长代述，服药当晚患儿偶有轻微哭闹，腹部转软，腹泻好转。服3剂后，患儿精神状态佳，腹泻止，无哭闹。药已见效，原法继进，以杜其根，药用当归尾5克、党参6克、茯苓5克、白术5克、肉桂（后下）3克、红花5克、延胡索5克。3剂，患儿服药后症状消失，病告痊愈。

（2）食滞内结型 治宜攻下通便、消食导滞。方用自拟方：生大黄（后下）6克、芒硝3克、厚朴5克、枳实5克、焦神曲10克、焦麦芽10克、焦山楂10克、桂枝3克、木香5克、紫苏梗5克。临床观察：洪波用上方治疗肠套叠患儿1例。水煎服，但药液入口即吐。故考虑外用敷脐法，取生姜15克、葱白10克、鲜薄荷8克、食盐适量，捣烂后加麝香0.2克，置于药上，用3～4层纱布敷神阙穴。半小时后，患儿有排气，腹胀稍减，故嘱少量多次喂服中药，每次10～20毫升。二诊，家长代述，昨晚按医嘱敷脐并服汤药3次，今日凌晨3点排便，味酸臭，排便后未哭闹，安静入睡。今日继续予健脾消食治疗。药用焦山楂10克、茯苓10克、半夏5克、神曲10克、莱菔子10克、炒麦芽15克、连翘5克、陈皮6克、枳壳10克。水煎，少量频服。服药3天后，患儿精神佳，排便正常，腹部体征（-）。

（3）气虚血瘀型 治宜益气化瘀行滞。方用自拟方：党参10克、炒白术6克、茯苓6克、山药15克、焦神曲15克、木香5克、红花5克、延胡索5克、炒茴香3克。水煎，取汁200毫升，分3～4次口服。临床观察：洪波用上方治疗肠套叠患儿1例。患儿坚持治疗1月后，病告痊愈，再未复发。[①]

---

① 洪波.中医治疗小儿肠套叠验案3则举隅［J］.中医儿科杂志，2016,12(2)：22－24.

经 验 方

1. **自拟方** 枳实 6 克、厚朴 3 克、熟大黄 3 克、黄连 1.5 克、川楝子 10 克、延胡索 10 克、紫苏梗 10 克、神曲 15 克、炒山楂 15 克、炒麦芽 15 克、炒稻芽 15 克。加水煎熬 2 次,去渣,取药液 200 毫升,每日 7～8 次,每次 10～20 毫升。攻通散结,消食导滞,健脾和胃。外加药浴疗法:广木香 30 克、香附 30 克、枳实 30 克、厚朴 30 克、大腹皮 30 克、陈皮 30 克、肉桂 30 克、吴茱萸 30 克、小茴香 50 克。上药用水 2 000 毫升煎煮 30 分钟,去渣取药液再兑温热水洗澡,每日 1 剂,每日洗 1～2 次。刁灿阳用以上方法治疗 1 例急性肠套叠患儿,结果病愈。[①]

2. **大承气汤** 生大黄 15 克、厚朴 10 克、枳实 10 克、芒硝 9 克。水煎,经多次过滤,再将静脉注射用的碘水造影剂(50%泛影钠)溶于过滤后的药液中配制成 10%的含碘溶液 500 毫升。灌注前半小时,针刺商阳、合谷、足三里。灌肠筒的高度较通常稍高,液面与检查台的距离在 90～180 厘米间酌情调节。在透视下当套叠开始退缩时则说明压力适当,如发现套叠停滞不退则说明压力不足,可再调高灌肠筒的高度,直到套叠开始退缩。若阻力较大,不易整复,则低压保留灌肠,灌注时用手轻轻按摩包块处。刘德武等用上法治疗 31 例婴幼儿套叠。结果:整复成功 23 例,成功率 74.2%,其中 1 次复位 17 例,2～3 次复位 6 例。1 例发生肠穿孔(该例肠套叠时间为 71 小时),7 例未成功,中转手术。[②]

3. **大柴胡汤加减** 生大黄 9 克、北柴胡 5 克、黄芩 5 克、杭芍 5 克、枳实 5 克、厚朴 5 克、牡丹皮 5 克、鲜竹茹 9 克、南山楂 9 克。曾益谦用上方治

疗肠套叠患儿 1 例,显效。[③]

4. **补中益气汤加减** 黄芪 30 克、白术 10 克、陈皮 10 克、党参 15 克、炙甘草 10 克、当归 10 克、升麻 7 克、柴胡 9 克、茯苓 12 克、山药 12 克、木香 6 克、砂仁 6 克。江洁来用上方治疗 1 例肠套叠患儿。结果:先后进本方 15 剂,疗效显著。[④]

5. **直肠滴注法** 抱石莲 30 克、鱼腥草 15 克、墨旱莲 15 克、鸭趾草 15 克、马齿苋 15 克、野麻络 15 克、刘寄奴 15 克、生地黄 9 克、牡丹皮 9 克、水牛角(先煎)60 克。每日 1 剂,水煎 2 次,浓缩至 300 毫升,待冷予以慢滴 1 小时。清热解毒,清营凉血。王素云等用上法治疗 1 例小儿出血性小肠炎。结果:滴至 20 分钟时,腹胀渐减,呼吸转为平稳。次日大便仅 2 次,色如酒渣。继予上方加减 3 剂,热退腹软,便色转黄,化验检查皆正常而愈。[⑤]

6. **少腹逐瘀汤加减** 当归尾 6 克、赤芍 9 克、延胡索 9 克、桃仁 9 克、醋炒五灵脂 9 克、红花 4.5 克、乳香 4.5 克、没药 4.5 克、肉桂 3 克、木香 2.4 克。每日 1 剂,水煎 2 次,分 2～3 次服。董廷瑶用上方治疗 1 例小儿复发性肠套叠。结果:患儿服药 2 剂则腹痛止,腹部柔软,便下通利,继用上方加减 4 剂而愈,未再复发。[⑥]

7. **大承气汤合增液汤加味** 大黄(后下)5 克、芒硝 10 克、枳实 5 克、玄参 15 克、火麻仁 15 克、生地黄 15 克、麦冬 10 克、厚朴 10 克、白芍 10 克、杏仁 10 克。戴统慎用上方治疗 1 例小儿肠套叠。结果:患儿服药 1 剂,行 2 次稀便,痛减呕止。因发热而守上方加连翘、蝉蜕之属,药后诸症皆愈,用参苓白术散益气健脾善后,随访未复发。[⑦]

8. **补中益气汤加减** 黄芪 9 克、党参 6 克、炒白术 3 克、茯苓 3 克、炒陈皮 1.5 克、制香附 1.5 克、羌活 0.8 克、桃仁 0.8 克、姜半夏 0.6 克、炮姜

① 刁灿阳.刁本恕外治为主治疗小儿急性腹痛经验[J].中医外治杂志,2011,21(3):63-64.
② 刘德武,等.中西医结合整复婴幼儿肠套叠 31 例[J].四川中医,1998,16(5):39.
③ 曾美华.曾益谦老中医验案拾萃[J].福建中医药,1996,27(3):6-7.
④ 江洁来.补中益气汤为主治愈反复发作性肠套叠 1 例[J].安徽中医临床杂志,1994,6(2):23.
⑤ 王素云,等.中草药煎剂直肠滴注治疗小儿危重症[J].云南中医杂志,1989,10(2):35-36.
⑥ 董廷瑶.治疗儿科一些急重症的经验[J].上海中医药杂志,1984(6):2-3.
⑦ 戴统慎.小儿急症三例[J].四川中医,1983(5):42.

0.3克、升麻1克、生甘草1克。张万能用上方治疗1例小儿肠套叠证属脾胃虚弱、中气下陷、气血郁滞,治宜温补升提中气,佐以调气活血。患儿服药2剂,痛止块消。为巩固疗效,原方去桃仁、羌活、香附,加当归身2克、白芍2克,续进4剂,观察3年未发。[1]

中 成 药

儿宝颗粒　组成:太子参、北沙参、茯苓、山药、炒山楂、炒麦芽、陈皮、炒白芍、炒白扁豆、麦冬、葛根。用法用量:开水冲服,<1岁患儿,5克/次,2次/天;1~3岁患儿,5克/次,3次/天。临床应用:方绍艳将60例肠套叠复位后腹泻患儿随机分为观察组和对照组各30例。观察组采用儿宝颗粒治疗。对照组采用蒙脱石散治疗,将蒙脱石散溶于约50毫升温水中,充分调匀后空腹口服。<1岁患儿,1/3袋/次,3次/天;1~3岁患儿1/2袋/次,3次/天。治疗3天。结果:治疗1天后,观察组总有效率73.3%,对照组33.3%;治疗2天后观察组总有效率100%,对照组66.7%。两组疗效比较,差异有统计学意义($P<0.05$)。[2]

① 张万能.补中益气汤加减治疗小儿复发性肠套叠[J].陕西中医,1982,3(2):19.
② 方绍艳.儿宝颗粒治疗肠套叠复位后腹泻疗效观察[J].中国民康医学,2014,26(15):94-95.

先天性巨结肠

概　　述

先天性巨结肠（Hirschsprung disease，HSCR）是常见小儿消化道畸形，源自胚胎期神经嵴细胞发育障碍引起的远端肠段肠神经系统缺失，使肠管产生痉挛性收缩、变窄、丧失蠕动能力，近端肠段扩张，继发性代偿扩张肥厚。全球发病率约 1/5 000，以亚洲人群发病率最高（2.8/10 000）。[①]

本病属于一类致命性出生缺陷，其自然转归预后差，患儿表现为顽固性便秘，腹胀，生长发育迟缓，30%的患儿合并多种其他畸形（如先天性心脏病、中枢神经系统功能异常等），6 个月内死亡率达 50%～70%。[②] HSCR 发病率呈逐年上升趋势，严重危害新生儿健康。

本病属中医"腹胀""便秘""腹泻""锁肚"等范畴。其病理特点多由胎中受病，热毒壅结，中焦闭塞，气机阻滞，胃肠失于传导，腑气不通所致；或因先天阴阳错乱，气滞血瘀，痰湿壅阻，脏腑气机升降失调所致。

辨　证　施　治

1. 曾景才分 3 型

（1）实热蕴结、胃肠闭阻型　症见便秘，或有少量硬结便，腹胀，甚或腹胀如鼓，少腹有坚硬包块，呕吐，时带胆汁，甚至呈粪便样，伴有神情烦躁不安。治宜苦寒泻下、软坚去实。方用大承气汤：大黄、厚朴、枳实、芒硝。随症加减：若伴高热、神昏、呕吐、腹泻，并发小肠结肠炎者，加黄芩、黄连、黄柏、生石膏（先煎）、知母、水牛角粉（冲服）以清热解毒、凉血开窍。

（2）腑实气滞、胃肠闭阻型　症见便秘，腹胀，呕吐，但不如上型为甚，无神情烦躁。治宜苦寒泻下、行气导滞。方用厚朴三物汤：厚朴、大黄、枳实。

（3）津枯热结、传导受阻型　症见便秘，腹胀，舌质干红，少苔或无苔，或服苦寒泻下药后大便已解。治宜泄热泻下、润肠通便。方用麻子仁丸加减：麻子仁、芍药、枳实、大黄、厚朴、杏仁。若肠腑已通，则宜常食黑木耳粥，以润燥利肠，预防便秘再度发生，有良效。

在临床中，分型界限不很明显，常兼顾用药。[③]

2. 周炜分 2 型

（1）本虚标实、邪实阻腑型　方用大承气汤加味：生大黄（后下）3 克、制大黄（后下）3 克、芒硝（冲服）3 克、川厚朴 3 克、枳壳 3 克、大腹皮 3 克、苍术 6 克、白术 6 克、陈皮 4.5 克、法半夏 4.5 克。

（2）气虚衰微、因虚致胀型　方用补中益气汤加减：炙黄芪 15 克、炒白术 6 克、人参（另炖兑服）6 克、升麻 3 克、陈皮 3 克、柴胡 3 克、当归 3 克、大腹皮 4.5 克、茯苓 4.5 克。[④]

① Takahashi Y, SiPPD, Enomoto H. Tissue interactions in neural crest cell development and disease[J]. Science, 2013, 34(16148): 860－863.
② Butler Tjaden NE, Trainor PA The developmental etiology and Pathogenesis of hirschsprung disease[J]. Transl Res, 2013, 162(1): 1－15.
③ 曾景才，等.先天性巨结肠辨治体会[J].四川中医，1990(4)：28.
④ 周炜.先天性巨结肠治验[J].浙江中医杂志，1990(11)：489.

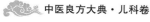

经 验 方

1. 理中四君子汤合不换金 小红参3克、白术3克、茯苓3克、藿香3克、苍术3克、厚朴3克、陈皮3克、鸡内金3克、焦山楂5克、麦芽5克、木香1克、半夏3克、炮姜3克、枳壳3克、大腹皮3克、制附子3克、甘草3克。每日1剂,水煎100毫升,早晚口服。益气温中,健脾消食。杨清华用上方治疗1例先天性巨结肠患儿。结果:服药1剂后矢气频频,腹胀消失,服完2剂后正常哺乳。[①]

2. 加味四君子汤 党参10克、炒白术6克、茯苓6克、生甘草3克、蒲公英5克、大黄3克。煎成药液100毫升/剂,口服,3岁以下50毫升/次,3岁及以上100毫升/次,每日2次。朱好等将32例巨结肠患儿随机分为治疗组和对照组各16例。治疗组于根治术前10天开始予加味四君子汤,同时予生理盐水清洁灌肠,每日1次,共10天。对照组仅予生理盐水清洁灌肠。治疗10天后行巨结肠根治手术,术中切取患儿病变结肠肠壁组织。结果:与对照组比较,光镜200倍视野下观察到治疗组结肠黏膜腺体数均值高于对照组,差异有统计学意义($P<0.05$);与对照组比较,电镜下观察到治疗组结肠黏膜上皮细胞膜较完整,细胞间隙较紧密,微绒毛分布规整,细胞以及细胞器形态正常;与对照组比较,治疗组患儿病变结肠黏膜下固有层浆细胞SIgA表达水平评分平均值明显升高,差异有统计学意义($P<0.01$)。[②]

3. 推拿加中药敷脐法 (1)推拿手法:患儿仰卧于床,裸露腹部,医者坐其侧,以温热之手按顺时针方向施缓慢摩法并配合震颤手法作用于患儿腹部,时间约5分钟。患儿俯卧,医者以左手托住其左手,右手施补脾胃、揉板门、清大肠、顺运内八卦、运水入土各200次。揉龟尾,医者以拇指或中指指腹揉患儿龟尾1分钟。推下七节骨,医者

双拇指螺纹面或偏峰交替快速向下推七节骨100次。捏脊,自下向上提捏患儿脊柱及其双侧皮肤5遍。按揉放松腰骶部,结束治疗。用法用量:此法每日1次,1个月为1个疗程。(2)中药敷脐法:生大黄、玄明粉。将生大黄和玄明粉颗粒剂等量混合,敷于脐,以5厘米×5厘米的纸胶布贴敷固定。24小时更换1次,连贴3天,停2天,再贴3天,停2天,如此循环,1个月为1个疗程。杨晓仙等用上法治疗9例先天性巨结肠患儿,均已在西医院确诊为"先天性巨结肠"并建议采用手术治疗。结果:治疗1个月后,治愈7例,好转2例,未发现无效病例。总有效率100%。且年龄越小,病程越短,疗效越好。[③]

4. 推拿 揉神阙、天枢,放带脉,引气归元,分腹阴阳、摩腹,推下七节骨,揉龟尾,推下承山,清天河水,退六腑,捏脊。操作:(1)摩腹:即沿升结肠→横结肠→降结肠→乙状结肠方向顺推15~20次。(2)放带脉:即右手拇指压在水分穴(脐上1寸),中指扣压左侧带脉(两侧季肋下2寸),同时左手拇指压在右手拇指上,中指扣压右侧带脉(注意中指要往里抖动1分钟)。(3)引气归元:左手拇指和食指分别捏住水分穴与阑门穴之间的肌肉,右手用同样手法捏住气海两侧肌肉,两手同时用力往上提1分钟。其余各穴均用泻法,每穴推拿3~5分钟。每日按摩1次,停用其他治疗。张五生用上法治疗1例先天性巨结肠患儿,患儿2日后自行排出少量粪便,以后每1~3天排便1次;1周后便质渐软,腹胀痛消失,呕止纳增,精神转佳。1个月后改为隔日治疗1次先天性巨结肠患儿,2个月后患儿可每日顺利排便1次。继续治疗2个月以巩固疗效,随访1年未复发。[④]

5. 推拿 首诊处方:开天门24次,分推坎宫9次,按揉总筋5次,分阴阳9次,清天河400次,揉指小横纹50次,清板门100次,逆运内八卦100次,分腹阴阳400次,下推胃脘200次,清肺经100

① 杨清华,等.反治-塞因塞用治疗便秘、鼓胀[J].实用中医内科杂志,2014,28(2):75-76.
② 朱好,等.加味四君子汤对巨结肠患儿肠屏障功能影响的临床观察[J].中国中西医结合杂志,2012,32(2):199-202.
③ 杨晓仙,等.推拿加中药敷脐法治疗小儿先天性巨结肠9例[J].南京中医药大学学报,2008,24(3):196.
④ 张五生.推拿治愈先天性巨结肠1例[J].中国民间疗法,2003,11(11):18.

次,退六腑100次,推三关50次,点按肩井3次。介质:甘油。另以鸡蛋清调吴茱萸粉成胶状敷贴双足涌泉穴。推治1天,每日4次。二诊处方:开天门24次,分推坎宫9次,按揉总筋5次,分阴阳9次,清天河水200次,补脾土400次,推上三关200次,退六腑100次,清肺经100次,补肾水100次,揉外劳100次,揉乙窝风合逆运内八卦各100次,推四横纹50次,揉膊阳池100次,分腹阴阳、下推胃脘至上腹变软,食、中、无名3指齐揉中脘与双天枢至肠蠕动平静,点按肩井3次,推治前先用体温表蘸甘油塞入肛门,并向下挤压腹部以排出肠内积粪。推治3天,每日4次推治。以补脾经200次,推四横纹50次,分腹阴阳、推胃脘至上腹变软,3指齐揉中脘与双天枢穴至肠蠕动平静。每日2次,推治1星期调理。郭旭辉用上法治疗1例先天性巨结肠患儿,随访半年正常。①

6. 赵学兰经验方　巨肠消1号:生大黄1克、芒硝1克、枳实1克、厚朴1克,为1份散剂;巨肠消2号:太子参1克、白术1克、茯苓1克、当归1克、赤芍1克、炒莱菔子1克、陈皮1克、火麻仁1克、墨旱莲1克、鱼腥草2克、丹参2克,为1份量,共研细末,温开水送服。30天为1个疗程。赵学兰用上两方共治疗101例先天性巨结肠患儿。服用"巨肠消1号"的治疗时间最短28天,最长46天。一般服药2天左右即可见效,每日早晚各1份,温开水送服,15天为1个疗程。视病情增减。1个疗程后即改为每日1份,温开水送服,20天为1个疗程。服"巨肠消1号"的平均天数为35天。待"巨肠消1号"用后,患儿每日排便1~3次者可改服"巨肠消2号"。服用"巨肠消2号"的治疗时间最短3个疗程,最长8个疗程。结果:治疗后3个月到半年,临床症状完全消失,患儿自行排出粪便,肠蠕动恢复,X线下钡剂排出加速,直肠括约肌测压无异常者为痊愈,101例经治疗全部治愈。②

7. 张永前经验方　加味保和散:焦山楂、神曲、法半夏、云茯苓、陈皮、连翘、莱菔子、谷芽、麦芽、沉香、槟榔、厚朴、砂仁;健胃散:鸡内金、白术、厚朴、枳壳、葛根、焦山楂、麦芽、陈皮、莱菔子;玉液散:滑石、甘草、朱砂。3种散剂合用,比例为6:3:1,酌加大黄粉、广木香粉少许,分装成每包0.5克备用。每日服3次,每次1包,温开水送服。张永前用上方治疗1例先天性巨结肠患儿。结果:患儿连服1周,诸症明显好转,上方去广木香后再服半月,上述症状全部消失,又用健胃散和香砂六君子散调理1周而告愈。③

8. 张志科经验方　柴胡6克、白芍6克、党参6克、白术6克、云茯苓6克、砂仁壳6克、大腹皮6克、佛手6克、牡蛎6克、三棱3克、莪术3克、藿香3克。每日1剂,水煎服,头二煎混匀,取汁30毫升,分3次温服。张志科用上方治疗1例先天性巨结肠患儿。结果:患儿连服8剂时,腹胀开始削减,按之已趋柔软,腹壁青筋隐约可见,吐乳已愈,精神好转,睡眠安稳,吮乳,二便如常。④

9. 益气消胀饮　太子参10克、槟榔5克、枳实3克、甘草3克。随症加减:若郁久化热,则加大黄(后下)、黑牵牛子、白牵牛子;腹部出现青筋、肠形者,加桃仁、大黄(后下);呕吐者,加法半夏。每日1剂,水煎服。病情缓解后,加黄芪、当归补气活血善后。卢似磐用上方加减治疗3例小儿先天性巨结肠,3例患儿症状消失(大便通、腹胀消、肠形消失)分别是15天、20天、24天。平均19.6天。⑤

10. 加味宽肠理气汤　木香3~6克、乌药3~6克、陈皮3~6克、白芍3~6克、黄芪3~6克、大黄(后下)3~6克、桃仁1~3克、青皮1~3克、枳壳1~3克、柴胡1~3克。随症加减:气郁化火者,加牡丹皮、栀子;兼脾胃虚弱者,加党参、白术、茯苓;下肢水肿者,加白术、当归;中焦虚寒者,加干姜;便溏者,减大黄。朱佑民用上方加减治疗先天性巨结肠患儿18例,全部患儿均有便秘、腹胀,

① 郭旭辉.推拿治疗先天性巨结肠1例[J].按摩与导引,1999,15(3):53-54.
② 赵学兰.先天性巨结肠101例疗效观察[J].河南中医,1997,17(6):357-358.
③ 张永前.中医药治愈先天性巨结肠一例报告[J].贵阳中医学院学报,1995,17(3):16.
④ 张志科.婴幼儿先天性巨结肠治验1例[J].陕西中医,1995,16(8):360-361.
⑤ 卢似磐.自拟益气消胀饮治疗小儿先天性巨结肠病[J].新中医,1993(4):38.

8例有呕吐拒乳,6例有贫血、消瘦、毛发枯槁,2例有双下肢水肿,6例有腹壁静脉曲张。均可触及腹部大小包块。其中17例均经钡剂灌肠X线确诊,1例指检高度可疑为先天性巨结肠。结果:17例服药1~2剂取效,治疗期间均能保持每日大便1~2次,质软,呕吐止,食欲增加,腹胀消失,消瘦及贫血得到不同程度改善而顺利地转外科治疗;1例无效。①

11.黄龙汤　大黄(后下)3克、人参(另炖兑服)3克、甘草3克、芒硝(冲服)1克、生地黄5克、当归5克、黄芪5克、枸杞子5克、厚朴2克。每日1剂,水煎至30毫升,分3次灌服。何启新用上方治疗先性巨结肠证属腑气不通、糟粕内停的婴儿。结果:患儿服10剂后,腹满基本消除,前方去芒硝,加鸡内金5克、白术3克,大便始通,且由细变粗,上方稍有加减,共服32剂,诸症皆除。随访近10年,身体健康。②

12.大黄甘草汤加味　大黄(后下)、甘草、砂仁壳、厚朴、陈皮粉、鸡内金粉。杨乘龙以上方加减治疗婴儿鼓胀,取得较好疗效。③

单　方

消积散　组成:木香6克、鸡内金3克、陈皮3克。用法用量:上药研细末,置纱布袋内,用绷带捆新生儿脐上1夜,一般1~2次即愈。临床应用:陈建平用上方治疗新生儿腹胀30余例,效果显著,无不良反应。④

①　朱佑民.加味宽肠理气汤治疗先天性巨结肠[J].四川中医,1992(11):46.
②　何启新.先天性巨结肠[J].山东中医杂志,1991,10(3):9.
③　杨乘龙.大黄甘草汤加味治疗婴儿臌胀的体会[J].辽宁中医杂志,1983(7):27.
④　陈建平.消积散外治新生儿腹胀[J].中医杂志,1988(2):8.

中毒性肠麻痹

概　述

中毒性肠麻痹多继发于重症肺炎、败血症、Ⅱ～Ⅲ度营养不良、痢疾、肠炎、神经系统感染、重度烧伤、腹膜炎以及腹部手术之后,死亡率较高。其主要症状是腹痛、腹胀、呕吐及不排便,但以腹胀为突出症状,肠鸣音消失等。

本病属中医"腹痛""腹胀""关格"等范畴。其病理特点是气滞血瘀、积滞内停等,故多采用理气活血、泻下积滞为主,继以补脾健胃善后。

辨　证　施　治

陈美华分3型

(1)肺胃实热型　症见发热,汗出,烦躁喜冷,胸满气促,腹胀满,便秘无矢气,苔黄燥,脉洪数或沉实。治宜攻下泄热、解毒导滞。方用大承气汤加桃仁、连翘等。

(2)阴寒内结型　症见面㿠神萎,四肢厥冷,腹胀痛且吐,舌淡而紫,苔黑滑,中阳失运而便溏。治宜温中导滞或温阳攻下。方用四逆汤或大黄附子汤加桃仁、莱菔子、厚朴等。

(3)湿浊积滞型　症见神呆纳呆,恶心呕吐,尿短黄,腹胀便秘,苔厚腻,脉滑。治宜化湿浊、导积滞。方用保和丸或枳实导滞丸加桃仁、台乌药等。

临床观察:陈美华用上方辨证治疗28例肺炎并发中毒性肠麻痹患儿,其中肺胃实热型18例,阴寒内结型4例,湿浊积滞型6例。12例危重患儿抢救过程中,4例采用鼻饲、胃肠减压的同时注入中药煎剂,4例采用中药煎剂保留灌肠(每日2次),2例同时采用鼻饲和保留灌肠给药,2例采用滴管滴入法给药。结果:治愈24例,死亡4例。[①]

经　验　方

1. 荔核散　荔枝核6克、橘核6克、虎杖6克、枳实6克、生何首乌6克、乌药4克、厚朴3克、陈皮3克、槟榔3克、鱼腥草9克、山楂12克、三棱3克、延胡索5克。随症加减:夹瘀者,加桃仁5克、红花5克;夹寒者,加干姜6克;胎热重者,加金银花9克、连翘9克;肝热重者,加茵陈9克;气虚者,加人参1克。每日1剂,加水200毫升,煎液100毫升,分6次服,连服3天。同时,较重的结合西药对症积极抗感染治疗,比如静脉滴注青霉素或头孢菌素类药物。何卫东用上方加减治疗200例新生儿肺炎并发的腹胀。结果:痊愈128例,占64%;明显好转25例,占12.5%;好转29例,占14.5%;有效14例,占7%;无效4例。[②]

2. 小承气汤加木香　大黄、厚朴、枳实、木香(小于1岁者各6克,大于1岁者各9克)。用水250毫升煎煮约20分钟取汁,2～3毫升/(千克·次),保留灌肠,2次/天,3天1个疗程。朱彦秋将91例中毒性肠麻痹患儿随机分为治疗组53例和对照组38例。对照组采用禁食、胃肠减压、肛管排气及抗生素控制感染,酚妥拉明静滴0.5毫克/(千克·次),每4～8小时1次;治疗组在此基础

① 陈美华.中西医结合治疗婴幼儿肺炎并发中毒性肠麻痹28例[J].江西中医药,1997,28(4):45.
② 何卫东.中药治疗新生儿肺炎并发症之腹胀[J].光明中医,2010,25(2):286-287.

上采用小承气汤加木香。结果：治疗组除少数患儿大便次数稍增加外，未见明显不良反应，有效45例，无效8例，有效率84.90%；对照组有效24例，无效14例，有效率63.15%。两组结果有显著性差异(P<0.05)，治疗组疗效明显优于对照组。①

3. 中药外敷方 大黄15克、芒硝10克、枳实10克、厚朴10克、木香12克、甲片3克、葱须(洗净切碎)3棵。用鸡蛋清调匀，纱布包好敷于神阙穴上加热敷袋，持续8～10小时，更换1次。陈西莲共治疗23例婴幼儿肺炎并发中毒性肠麻痹患儿，采用中西医结合方法治疗。西药联合应用抗生素控制感染及抗病毒治疗，中毒症状重者应用激素、纠正水电解质紊乱、输血浆或全血、胃肠减压、肛管排气等。在以上治疗的基础上，联合中药外敷方治疗。结果：治愈19例，显效2例，无效2例，有效率91.30%。治疗时间14～20天。②

4. 复方大承气汤加味 厚朴、炒莱菔子、枳实、炒大黄、芒硝、桃仁、赤芍、甘草、炒白术、陈皮。每日1剂，煎剂保留灌肠，每日2次，并取少量煎剂分次喂服。3剂为1个疗程。郑维共治疗36例中毒性肠麻痹患儿，原发疾病为新生儿肺炎21例(58.3%)、缺氧缺血性脑病(HIE)8例(22.2%)、新生儿窒息7例(19.5%)。在患本病的同时，并发心力衰竭22例(61.1%)、呼吸衰竭25例(69.4%)、新生儿黄疸26例(72.2%)。结果：显效14例(38.9%)，有效20例(55.6%)，无效2例(5.5%)。有效率94.4%。③

5. 承气化滞汤 黄连8克、木香8克、大腹皮8克、藿香8克、厚朴5克、枳实5克、熟大黄5克、陈皮5克、川芎10克、瓜蒌皮10克。将上药水煎、浓缩、过滤，取汁200毫升鼻饲或口服，每日1剂分3服。李唯一共治疗9例中毒性肠麻痹患儿。结果：9例患儿均于间断用药18小时后，肠麻痹消失，肠蠕动功能恢复，肠鸣音恢复，开始排气通便，腹部胀痛基本消除康复。④

6. 大柴胡汤加味 生大黄5～10克、黄芩10～20克、柴胡5～10克、赤芍5克、枳实3～6克、半夏3～6克、青蒿5～10克、生石膏10克、槟榔5～10克、厚朴3～6克。随症加减：重症肺炎，加鱼腥草15克、川贝母5克；中毒性菌痢，加白头翁15克、秦皮5克；脓毒败血症，加七叶一枝花10克、红花3克；中毒性消化不良，加观音草15克、广木香5克。每日1剂，水煎2次，浓缩过滤取汁100毫升左右，每次治疗先插入肛管排气10分钟，再用50毫升注射器抽吸药汁20～30毫升(药温35℃～45℃)缓慢注入，防止药汁即时泻出，每日2～3次，连用2～3天。胡同斌等用上方加减治疗17例中毒性肠麻痹患儿。结果：经过2～3天的保留灌肠，治愈14例，体温退至正常，或明显下降，腹胀消除，肠鸣音正常，神志清楚；显效2例，体温下降，腹胀减轻，肠鸣音恢复，神志转清，仍在治疗之中；无效1例，患儿为中毒性消化不良，于入院后48小时死于心力衰竭、呼吸衰竭。⑤

7. 小承气汤 大黄(后下)6克、厚朴6克、枳实8克。将上药水煎、过滤，取汁250毫升鼻饲。鼻饲前抽取胃内容物。首次鼻饲40毫升，以后每隔2小时注入药汁20毫升，18～24小时为1个疗程。肖家菊等用上方治疗小儿中毒性肠麻痹10例，均有急性细菌性痢疾的典型经过。经治1个疗程均获痊愈(肠蠕动功能恢复，肠鸣音恢复，开始排便、排气，停止呕吐，腹部胀痛基本消除)。⑥

8. 肚脐膏 冰片0.2～1克，或樟脑3克，纱布包置于肚脐；另取葱白30克、田螺30克、淡豆豉30克、鲜车前草30克，共捣烂，外敷肚脐，每日

① 朱彦秋.中西医结合治疗小儿中毒性肠麻痹的护理观察[J].光明中医,2009,24(8):1540-1541.
② 陈西莲.中西医结合治疗婴幼儿肺炎并发中毒性肠麻痹23例[J].河南中医,2003,23(5):49.
③ 郑维.复方大承气汤加味治疗新生儿中毒性肠麻痹36例临床观察[J].青海医药杂志,2002,32(3):55-56.
④ 李唯一.承气化滞汤治疗中毒性肠麻痹[J].四川中医,2002,20(3):42.
⑤ 胡同斌,等.大柴胡汤加味灌肠治疗小儿中毒性肠麻痹17例[J].江西中医药,1998,29(1):12.
⑥ 肖家菊,等.鼻饲小承气汤治疗小儿中毒性肠麻痹10例[J].湖北中医杂志,1997,19(4):36.

1次。张南共用上法治疗18例中毒性肠麻痹患儿。结果：治疗1天痊愈3例，2天痊愈8例，3天痊愈7例。①

9. 桃红小承气汤加减　大黄(后下)3～8克、枳实6～10克、厚朴6～8克、桃仁3～6克、红花2～3克、牡丹皮3～6克、赤芍6～9克、槟榔3～10克、甘草2～3克。上药加水200～300毫升，煎取60～80毫升。每次取上述药液20～30毫升做保留灌肠，4～6小时1次，每日用药2～3次。赖子建等共治疗小儿重症肺炎并发中毒性肠麻痹12例，所有病例均有2种或2种以上严重并发症，其中并发心力衰竭10例，呼吸衰竭3例，中毒性脑病2例。结果：用药1次即见排便3例，用药2次排便7例，用药3次后排便2例。全部病例均在用药后第2天腹胀完全缓解或消失。随着腹胀的解除，患儿喘憋等其他临床症状也随之明显缓解。12例均治愈出院。②

10. 承气甘遂糊　芒硝10克、甘遂10克、厚朴6克、枳壳6克、冰片6克、甘草3克。将上药共研细末，用藿香正气水调成糊状，敷于脐部，以麝香虎骨膏固定，热水袋敷于药上，每6小时换约1次。何天有等共治疗12例中毒性肠麻痹患儿，均经便检证实为细菌性痢疾。X线检查均示肠内无阶梯样液平面。结果：12例患儿均在敷药2～4小时后开始排气、排便，呕吐停止，腹胀逐渐消失；经2～6天治疗，均获痊愈。③

11. 厚朴三物汤加味　厚朴5～8克、桃仁5～8克、枳实4～6克、生大黄(后下)4～8克、丹参6～10克、红花3～6克。随症加减：气虚者，加党参4～6克、黄芪6～10克；阴虚津亏者，加玄参4～6克、麦冬4～6克、生地黄3～5克；大便次数增多后，去大黄。以上剂量适用于6～12个月小儿，临床可按年龄及体质情况作适当增减。每日1剂，水煎分3～6次口服或鼻饲，一般2～3剂即可

奏效。李德启用上方加减治疗小儿中毒性肠麻痹28例。结果：痊愈(经治疗3天内呕吐腹胀消失，精神明显好转，肠鸣音恢复正常，X线检查示肠胀气明显减轻，液平消失)24例，显效(治疗3～5天，呕吐腹胀减轻，X线检查液平消失或明显减少)3例，无效(治疗5天以上，病情日益加重)1例。④

12. 莱莩蜜合剂　炒莱菔子、炒莩荂研成粉末备用。用时按年龄所需要的莱菔子量(1岁以下9克，2～3岁15克，4～5岁18克，6～7岁20克)、莩荂量(1岁以下3克，2～3岁4克，4～5岁6克，6～7岁7克)加蜂蜜(1岁以下50克，2～3岁100克，4～5岁120克，6～7岁150克)搅匀后灌肠，每日2～3次。黄其新用上方治疗小儿中毒性肠麻痹56例。结果：灌肠后30分钟至2小时见效，出现肠蠕动，有大便排出或矢气。最少灌肠2次、用药2天，最多7次、用药4天。治愈(腹胀全消，肠鸣音恢复，能排便)48例，好转(腹胀大减，有肠鸣音，有矢气)6例，无效(仍腹胀，肠鸣音消失或减弱)2例。疗效满意，未发现有任何不良反应。⑤

单　方

1. 大黄液　组成：大黄。用法用量：大黄20克加温开水混匀保留灌肠，1～3次/天。临床应用：王光明等将30例中毒性肠麻痹患儿随机分为对照组和治疗组各15例，均常规给予大黄液灌肠。治疗组在应用大黄的同时给予用5毫升注射器抽取新斯的明注射液1毫升，取足三里穴位消毒后针刺，反复提拉刺激3～5次推注0.5毫克，然后以同样方法完成对侧治疗，1～2次/天，治疗12～72小时后观察疗效。结果：治疗组显效13例，好转2例；对照组显效5例，好转7例，无效3例。治疗组显效率86.7%，明显高于对照组(33.3%)。⑥

---

① 张南.肚脐膏治疗小儿中毒性肠麻痹18例[J].中国中医急症,1996,5(2)：58.
② 赖子建,等.中药灌肠治疗小儿重症肺炎并发中毒性肠麻痹[J].福建中医药,1996,27(1)：20.
③ 何天有,等.承气甘遂糊敷脐治疗中毒性肠麻痹[J].辽宁中医杂志,1992(4)：40.
④ 李德启.厚朴三物汤加味治疗小儿中毒性肠麻痹[J].浙江中医杂志,1988(10)：447.
⑤ 黄其新.莱莩蜜灌肠治疗小儿中毒性肠麻痹56例临床观察[J].新中医,1988(7)：30,32.
⑥ 王光明,等.大黄灌肠联合新斯的明足三里封闭治疗危重病患者中毒性肠麻痹疗效观察[J].中国临床研究,2011,24(9)：856.

2. **槟黄枫液** 组成：大黄、槟榔、八角枫。制备方法：每千克每次取生大黄 1 克、槟榔 0.4 克、八角枫 2 克。先将槟榔、八角枫用水煎开 20 分钟，待药液在 100 毫升左右（儿童酌减），将生大黄趁药液正沸腾时倒入煮 2～3 分钟，取出药液待温度适宜（34℃～37℃）则行直肠灌注。用法用量：直肠灌注保留 10～20 分钟，每 4 小时 1 次，每日 2～3 次。临床应用：韦红杨等用上法共治疗中毒性肠麻痹患者 37 例。结果：治疗见效最快为药后 4 小时，最慢为药后 18 小时；经治疗最短为 1 天，最长为 3 天；痊愈 34 例，好转 3 例。①

3. **芒硝散** 组成：芒硝。制备方法：在积极抗感染、改善循环、纠正电解质紊乱等抢救措施的同时，用芒硝 100～200 克装入约 12 厘米大小的方形布袋内（布袋用单层手帕或双层纱布缝制而成），外敷于中下腹部，用胶布固定，再置热水袋于布袋上面，盖好衣被。用法用量：热敷 0.5～1 小时后，芒硝受热溶解，布袋潮湿，即可撤去热水袋。持续外敷时间依腹胀消退情况而定。临床应用：邓永连用上法治疗中毒性肠麻痹患儿 285 例，其中重症肺炎 138 例，新生儿败血症 32 例，小儿肠炎 99 例，中毒性菌痢 9 例，坏死性肠炎 7 例。结果：一般外敷 2 小时腹胀缓解；3～4 小时腹胀消失。285 例患儿中，4 小时内痊愈 118 例，好转 158 例，无效 9 例（均属抢救无效死亡者）。总有效率 96.8%。②

4. **吴茱萸粉** 组成：吴茱萸。制备方法：凡经综合治疗后，腹胀逐渐加重，肠鸣音不恢复，患儿呼吸极度困难者，采用吴茱萸粉末与鸡蛋清调成糊状，外敷在腹部至干燥后更换，连续用至腹胀消失。一般于用药后 3～4 小时腹部渐软，开始排气，8～12 小时显效，于用药后 24～72 小时完全缓解。临床应用：张雅琴等用上法共治疗 182 例中毒性肠麻痹患儿。结果：3～4 小时显效 36 例，

5～8 小时显效 68 例，9～12 小时显效 56 例，13～16 小时显效 18 例；24 小时完全缓解 38 例，36 小时完全缓解 52 例，48 小时完全缓解 72 例，72 小时完全缓解 16 例。无效 4 例。③

5. **葱白糊** 组成：葱白。制备方法：在积极治疗原发病的基础上给葱白 30～75 克捣烂成糊状，用纱布包好敷神阙穴，再用 100 毫升或 250 毫升液体瓶装上热水（以不烫手为原则），根据患儿腰围用一宽布条把瓶子顺布条长度包好，在葱白上热敷，或用毛巾裹好瓶子热敷亦可。用法用量：每次持续热敷 1～2 小时，如腹胀不消失每 2 小时更换 1 次葱白继续敷脐，直至腹胀消失。临床应用：穆兆英等用上方治疗小儿感染性疾病引起的中毒性肠麻痹 32 例，原发病为重症肺炎 19 例，伴先天性心脏病 4 例，新生儿败血症 2 例，新生儿肺炎 3 例，毛细支气管炎 8 例。结果：肠鸣音恢复，腹胀消失，并有肛门排气或排便，平均消失时间 3.2 小时。④

6. **外敷药物** 组成：芒硝 30～40 克、枳实 20～36 克、大蒜瓣 3～5 个。制备方法：将上药及大蒜瓣研末捣烂，用酱油调成糊状，敷于脐下腹部，用绷带固定。敷药前先在腹部涂上石蜡油，防止皮肤起泡。用法用量：每次敷药时间为 2～4 小时。临床应用：洪庆会治疗小儿中毒性肠麻痹 24 例，重症肺炎并发者 12 例，急性菌痢者 9 例，急性肠炎者 2 例，败血症者 1 例。结果：显效 18 例，有效 6 例。⑤

7. **消胀散** 组成：鲜橘叶 100 克、茴香 30 克、麸皮 30 克、食盐 50 克。制备方法：将橘叶、茴香捣粗末后加入麸皮、食盐，炒热，装入纱布口袋。用法用量：外敷脐部 3～4 小时。临床应用：吕春禄等用上方治疗小儿中毒性肠麻痹 80 例。结果：持续外敷 3 小时腹胀消失者 24 例，外敷 4 小时腹胀消失者 43 例，外敷 4 小时内腹胀减轻者 13 例，

① 韦红杨，等.槟黄枫液灌肠治疗中毒性肠麻痹 37 例[J].四川中医，1999,17(6)：24.
② 邓永连.芒硝敷治小儿中毒性肠麻痹 285 例[J].江苏中医，1997,18(10)：20.
③ 张雅琴，等.吴茱萸在小儿中毒性肠麻痹中的应用[J].中国急救医学，1996,16(2)：44-45.
④ 穆兆英，等.中药敷神阙穴治疗中毒性肠麻痹疗效观察[J].小儿急救医学杂志，1994,1(3)：141.
⑤ 洪庆会.中药外敷治疗小儿中毒性肠麻痹 24 例小结[J].湖南中医杂志，1993,9(1)：21.

全部有效。[①]

中 成 药

1. 六味安消胶囊 组成：木香、大黄、山柰、寒水石(煅)、诃子、碱花。功效主治：和胃健脾，导滞消积，行血止痛；临床常用于胃痛胀满、积滞便秘。用法用量：每粒胶囊装 0.5 克。3～4 岁每次服 1 粒，5～6 岁每次服 2 粒，每日 3 次。临床应用：张南等将 61 例中毒性肠麻痹患儿随机分为治疗组(六味安消胶囊＋艾灸组)31 例与对照组(新斯的明组)30 例。治疗组给予口服六味安消胶囊，外治以艾灸双侧天枢穴约 5 分钟，至皮肤潮红为度。对照组给予肌注新斯的明 0.04 毫克/(千克·次)，并肛管排气。结果：治疗 3 天后，治疗组痊愈 26 例，好转 4 例，无效 1 例，总有效率 96.77%，消胀时间(1.26±0.23)天；对照组痊愈 19 例，好转 6 例，无效 5 例，总有效率 83.33%，消胀时间(2.42±0.36)天。治疗组在疗效和消胀时间方面均较对照组为优，经统计学处理有显著性差异(均 $P<0.05$)。[②]

2. 四磨汤 组成：木香、枳壳、乌药、槟榔。功效：顺气降逆。用法用量：1 岁以下 5 毫升，1～3 岁 10 毫升，3 次/天。临床应用：孙先军等将 65 例中毒性肠麻痹患儿随机分为治疗组 35 例和对照组 30 例。对照组在治疗原发病的基础上均给予患儿禁食、胃肠减压、肛管排气、静滴酚妥拉明及补液、纠正水电解质紊乱等常规治疗；治疗组在对照组治疗的基础上，口服金双歧(三联活菌制剂)和四磨汤，若不能服药可给予鼻饲喂药。金双歧 1 岁以下 1 片，1～3 岁 2 片，每日 3 次。结果：治疗组显效 20 例(57%)，有效 14 例(40%)，无效 1 例。总有效率 97%，明显高于对照组的 73%，差异有高度显著性($P<0.01$)。[③]

预 防 用 药

推拿 临床应用：武历风等将 150 例患儿随机分为治疗组 80 例和对照组 70 例。治疗组在西医综合治疗的前提下用按摩推拿疗法治疗。操作方法如下。(1) 叩法：通过脐部在腹部划一横线，从脐至腹外侧沿横线两侧各分 4 等份，自剑突至各等份点上连一直线，每侧 4 条线，两侧共 8 条直线，医者中指微屈，用指端在每条连线上从剑突向下叩击，每条线叩击 5 遍，从里向外依次进行。(2) 运法：用手指及掌部自左上腹向右下方向揉运，直至上腹部的右下方，连续揉运 30 次。(3) 摩法：用手掌从右下腹向上至平脐，再横向从右向左侧腹，再向内下方至下腹中部，成半圆形按摩，连续 30 次。手法要轻、深、透。对重度腹胀患儿开始时手法不宜过重。每日 2 次。对照组用酚妥拉明每次 0.5～1 毫克/千克，稀释至 10～15 毫升静注，总量不超过 10 毫克，6 小时后重复 1 次。结果：治疗组治愈率为 87.5%，有效率为 6.3%，总有效率为 93.8%；对照组治愈率为 51.7%，有效率为 22.9%，总有效率为 80.6%。观察组无效率及死亡率低于对照组，两组差异非常显著($P<0.01$)。[④]

① 吕春禄,等.消胀散外敷治疗小儿中毒性肠麻痹 80 例[J].中西医结合杂志,1989(7)：420.
② 张南,等.六味安消胶囊联合艾灸治疗小儿中毒性肠麻痹 31 例[J].福建中医药,2005,36(2)：32.
③ 孙先军,等.金双歧和四磨汤辅助治疗小儿中毒性肠麻痹疗效观察[J].中国煤炭工业医学杂志,2002,5(7)：742.
④ 武历风,等.推拿治疗小儿中毒性肠麻痹 80 例[J].四川中医,2001,19(7)：71－72.

小儿腹股沟疝

概　述

小儿腹股沟疝，男性小儿较为常见。当小儿哭闹，站立或用劲时，肿物在腹股沟或阴囊出现或增大，平卧后即逐渐缩小至完全消失，也可用手指轻轻由下向上推压肿物，协助其回纳入腹腔。由于不能即时还纳，小儿则表现腹痛、局部疼痛。

本病属中医"气疝""狐疝"等范畴。其病理特点是先天禀赋不足，发育不全，加之活动量大，内脏由腹股沟的内环突出至阴囊；或饮食不慎，寒暖失常，肝气郁结不舒，邪无出路，迫小肠坠入阴囊所致；或因其他疾病，导致中气虚衰，内脏下移继发而成。

辨　证　施　治

刘升分3型

（1）寒凝气滞型　症见疝痛拘急，腹部作胀，得热则缓，遇冷增剧，舌淡苔白，脉沉迟或紧。方用天台乌药散：乌药6克、川楝子6克、木香2克、槟榔2克、炒小茴香5克、高良姜5克、青皮5克、荔枝核8克、橘核8克、桃仁3克、红花3克。

（2）中气下陷型　症见疝气时上时下，多无疼痛，舌淡苔白，脉细弱。方用补中益气汤加味：黄芪15克、党参6克、白术6克、炙甘草6克、陈皮3克、升麻5克、当归5克、柴胡4克、大枣3枚、荔枝核8克、橘核8克。

（3）气虚气滞型　症见疝气时上时下，隐隐作痛或时有痛剧，腹胀满，食欲差，舌淡白，脉沉细。

方用天台乌药散与补中益气汤加味交替使用。

以上方药剂量，需根据年龄、病情和体质等酌情加减，必要时可用纱制疝带。临床观察：刘升用上方辨证治疗小儿腹股沟斜疝38例。结果：治愈32例，好转4例，无效2例。治愈率84％。随访未见复发。[①]

经　验　方

1. 艾灸大敦穴　1次/天，6天为1个治疗周期，4个周期为1个疗程，连续治疗3个疗程。朱国生等将108例小儿腹股沟斜疝患儿随机分为观察组与对照组各54例。对照组仅给予疝气带治疗，首先在患儿晨起时将配制好的温中散寒中药包放入疝气带药包袋内，随后将带药包的一侧于患儿患处贴压固定，保持松紧适中，除游泳、洗澡等活动外需24小时佩戴，连续佩戴3个月。观察组给予艾灸大敦穴配合疝气带治疗，医护人员首先与患儿及其家属进行沟通，取得患儿与家属的支持与配合。于患儿脚部铺治疗巾，并将艾条点燃，在位于脚趾大拇指外侧甲根边约2毫米处的大敦穴做雀啄灸，1根艾条烧完即可。治疗期间，密切观察患儿脚趾部位是否发生烧伤事件，并密切观察患儿是否发生循经（足厥阴肝经）走窜症状。由于该治疗实践较长，因此患儿家属可掌握该治疗方法后在家自行操作，每月到医院复查即可。结果：观察组总有效率为96.3％，对照组为79.6％，观察组总有效率高于对照组，差异有统计学意义（$P<0.05$）；观察组患儿半年内未发生复发现象，对照组半年内出现复发患儿5例，半年复发

---

① 刘升.辨证治疗小儿斜疝38例[J].辽宁中医杂志,1982(8)：34.

率为9.3%,治疗组半年复发率低于对照组,差异有统计学意义($P<0.05$)。注意事项:治疗期间,需叮嘱患儿家属尽量避免让患儿剧烈运动、长时间站立或大声哭闹,防止腹内压持续升高;保持日常饮食均衡,营养丰富,可引导患儿进行适当的腹肌功能锻炼。[1]

2. 刘开运推拿法 (1)中气下陷证:开天门24次,推坎宫24次,推太阳24次,按总筋9次,分推手部阴阳24次,补脾经400次,清肝经200次,补肺经300次,补肾经300次,揉中脘(补中法)100次,揉按百会60次,揉神阙100次,揉急脉(患侧)60次,拿肚角10次,捏脊5遍,揉按脾俞100次,按肩井3次。(2)肝脾不调证:开天门24次,推坎宫24次,推太阳24次,按总筋9次,分推手部阴阳24次,补脾经400次,清肝经400次,补肺经300次,补心经100次,补肾经300次,揉中脘(补中法)100次,揉按百会60次,揉神阙100次,揉急脉(患侧)60次,拿肚角10次,捏脊5遍,揉按脾俞100次,盐擦肝俞50次,按肩井3次。(3)大肠热结证:开天门24次,推坎宫24次,推太阳24次,按总筋9次,分推手部阴阳24次,清脾经400次,清肝经300次,清肺经500次,清心经200次,补肾经300次,清大肠300次,推六腑90次,推中脘(用消导法),揉神阙100次,摩腹100次,揉急脉(患侧)60次,揉龟尾80次,推下七节骨60次,揉擦肺俞80次,盐按大肠俞50次,按肩井3次。在辨证分型基础上采用上述手法推拿,并配合自创的"揉急脉(耻骨联合下旁开2.5寸处)""拿肚角(位于脐两旁大筋)"之法,每日1次,连续治疗14天。宿绍敏等将180例腹股沟斜疝患儿按随机分为治疗组和对照组各90例。治疗组采用上述推拿治疗。对照组采用疝气治疗带[北京市仁济医疗器械有限责任公司,京药监械(准)字2009第1260018号]治疗,腰腹捆扎,患侧扎紧,24小时使用,连续治疗14天。结果:治疗组治愈59例,好转26例,无效5例,总有效率94.44%;对照组治愈10例,好转38例,无效42例,总有效率53.33%。治疗组总有效率明显高于对照组,差异有统计学意义($P<0.01$)。[2]

3. 大茴升举汤加减 党参6～12克、白术5～9克、炒升麻6～9克、炙黄芪9～20克、炒山药6～12克、当归6～9克、大茴香20～60克、乌药6～9克、茯苓9～15克、炙甘草3～6克。随症加减:气虚甚者,酌加太子参或加大党参、黄芪用量;气虚下陷者,加大炒升麻、炒山药用量;脾肾虚弱者,加巴戟天、续断、骨碎补;合并嵌顿者,酌加延胡索、五灵脂、蒲黄、甲片。每日1剂,煎服2次,每次文火煎取汁150～200毫升,加红糖10～20克。王承琳用上方加减治疗小儿腹股沟斜疝25例,2周后改服天奇牌茴香橘核丸(国药准字:Z15020246,赤峰天奇制药有限责任公司生产),根据年龄大小,每次服3～4.5克,每日2次,连服1.5月。总疗程2月。结果:痊愈19例,占76%;显效5例,占20%;无效1例,占4%。全部病例在服药过程中,疝内容物坠入疝囊的次数减少,其中7例嵌顿性疝在服大茴升举汤后0.5～1小时内,疝内容物全部自行回纳。在显效的5例中有2例因患百日咳而复发。[3]

4. 何泽民经验方 愈疝汤:白参2～6克,党参4～10克、黄芪4～10克、龙眼肉4～10克、淮山药4～10克、白术4～10克、橘络3～8克、乌药3～8克、玉竹3～10克、麦冬3～10克、山楂肉3～10克、麦芽3～10克、枸杞子3～10克、茯苓3～10克、炙鳖甲粉3～8克、芡实3～8克、金樱子3～8克。上方各味药量随患儿年龄和体重而取常规量,并随症加减。每日1剂,煎汁2次兑匀,加蜂蜜适量调味,分3～4次温热口服。何泽民将123例腹股沟斜疝患儿随机分为治疗组62例与对照组61例。治疗组口服愈疝汤和温润中药囊三角形疝托治疗。治疗组外治法方药:荔核、白及、公丁香、吴茱萸、小茴香、肉桂、花椒、五倍子、益智仁。上述各药分别洗净、烘干、粉碎,过120目筛。

① 朱国生,等.艾灸大敦穴配合疝气带治疗小儿腹股沟斜疝的临床效果[J].临床合理用药杂志,2015,8(8C):148-150.
② 宿绍敏,等.推拿手法治疗小儿腹股沟斜疝疗效观察[J].中国中医药信息杂志,2013,20(10):73,78.
③ 王承琳.大茴升举汤治疗小儿腹股沟斜疝25例[J].中医儿科杂志,2011,7(2):35-36.

按 1：1：1：1：1：1：1：1：1 的比例取量混匀备用。中药囊制备：根据疝孔大小与年龄，每次取 8～15 克药末，置于金属瓢里，加入开水和成稀糊后置火上加热调匀成稠药糊，倒于 13 厘米×13 厘米双层纱布上，放置温热用线扎紧纱布口，即成温润中药囊。对照组口服愈疝方和中药囊疝带网夹固托治疗。愈疝方：白参 2～6 克、黄芪 4～10 克、党参 4～10 克、龙眼肉 4～10 克、白术 4～10 克、淮山药 4～10 克、北五味 3～10 克、麦冬 3～10 克、玉竹 3～10 克、白及 3～10 克、枸杞子 3～10 克、茯苓 3～10 克、杜仲 3～8 克、制鳖甲粉 3～8 克、荔核 3～8 克、乌药 3～8 克、山楂 3～8 克。上方各味药量随患儿年龄和体重而取常规量，并随症加减。每日 1 剂，煎汁 2 次兑匀，加蜂蜜适量调味，分 3～4 次温热口服。对照组外治法方药：公丁香、吴茱萸、小茴香、肉桂、花椒、益智仁、五倍子、芡实、海螵蛸。上述各药分别洗净、烘干、粉碎，过 120 目筛。按 1：1：1：1：1：1：1：1：1 的比例取量混匀备用。结果：治疗组与对照组治愈各 46 例、43 例，好转各 9 例、10 例，未愈各 7 例、8 例。治愈率分别是 74.19%、70.49%，两组治愈率比较，治疗组稍高于对照组，但无显著性差异（$P>0.05$）。[1]

5. 推拿 补脾经、平肝经、揉二马、揉关元、揉百会、擦八髎骨。随症加减：有便秘者，加清大肠、退六腑、运水入土。每日 1 次，治疗期间佩戴疝气带。张静用上法治疗 16 例腹股沟斜疝患儿。结果：痊愈 10 例，占 62.50%；显效 4 例，占 25%；有效 2 例，占 12.50%。总有效率 100%。[2]

6. 疝气卡 绷带 3 卷，弹性钢丝适当长度（可选用细线由患处绕髂骨沿至第 3、4 腰椎处稍超 1 寸许，依线长度截钢丝），将钢丝一端捏如环状，用绷带缠之如纺锤状，保留绷带之两端作为系带。将钢丝按体型弯曲成适当钩形，缝绕 3 层绷带，距细端寸半处保留一条系带，即成为疝气卡，使用时

将疝内容物纳还腹腔，用方锤端堵住患处（加少许麝香更佳），另端在腰背处卡在髂骨上。将两端系带缚于腰中，中带由背肩系于腹带上，另在大端颈部缀带一条，与大端另一条系带缠缚患侧大腿上固定。佩戴方法：令患儿仰卧，将疝内容物全部纳还腹内，把疝气卡大端压扶在腹股沟处，小端依体型弯曲适体，绕髂骨上至腰椎处稍超出，扶紧。大端一个系带与小端系带在少腹处打结。最长一系带由背胸乳下与少腹余带打结，做到以松紧适度为宜，可昼戴夜取或不取。张清旺用上法共治疗 326 例腹股沟斜疝患儿。结果：痊愈（疝内肿物不外突，症状消除，随访 1 年无复发者）208 例，有效（经治后病内肿物明显不外突）111 例，无效（症状恢复原状者）7 例。总有效率 97%。疗程最短者 1 个月，最长达 4 个月。[3]

7. 麝蛛散 麝香、蜘蛛、肉桂等。将麝蛛散 0.3～0.5 克填于脐孔中，外贴黑膏药，贴至膏药自行脱落为止。一般 1 个多月脱落，同时注意治疗兼症，如咳嗽、腹泻、便秘等。张淑荣等用上法共治疗 36 例腹股沟斜疝患儿。结果：痊愈 18 例，好转 9 例。总有效率 75%。对疗效与患儿年龄、患儿病程及病情轻重的关系加以统计分析，均未见显著性差别（$P>0.05$）。[4]

8. 内提基础方 黄芪、人参（另炖兑服）、柴胡、升麻、枳壳。随症加减：小便不利者，加木通；小便赤涩（湿热壅塞）者，加蒲公英、车前草、益母草；寒凝气滞者，加吴茱萸、川楝子、橘核、荔枝核；不能回纳者，加小茴香、昆布；便溏、食少、自汗（脾虚卫弱）者，加防风、白术、桔梗。俞希彬用上方加减治疗小儿腹股沟斜疝 20 例，合外托法，即用棉花包裹 1～2 分硬币或等大的纽扣，包扎成 1 个小棉团，把下坠的小肠回纳入腹后，把棉团填堵在阴囊上方髂窝下肠漏小口处，用胶布固定或自制松紧布背肩固定，控制此间隙，免于小肠下坠，1 周更换 1 次棉花，一般 2 周左右即可。结果全部

① 何泽民.愈疝汤并温润中药囊三角形疝托治疗小儿腹股沟斜疝 62 例临床观察[J].四川中医,2006,24(6)：73－74.
② 张静.推拿治疗小儿腹股沟斜疝 16 例[J].中医外治杂志,2001,10(1)：50.
③ 张清旺.疝气卡治疗小儿腹股沟斜疝 326 例[J].湖北中医杂志,1993,15(1)：35.
④ 张淑荣,等.麝蛛散填脐治疗小儿腹股沟斜疝 36 例疗效观察[J].新疆中医药,1992(4)：22－23.

治愈。①

9. **桂香白姜膏** 肉桂10～20克、丁香10～20克、葱白根20克、鲜生姜20克。将前2药制成粗粉，葱白根炒热，鲜生姜捣烂，4药合匀，捣成泥膏，制成7厘米×7厘米或10厘米×10厘米大的圆饼，备用。敷前先用温水将脐部洗净，用酒精棉球消毒。膏饼以覆盖三经（任脉、足少阴肾经、足厥阴肝经）八穴（神阙、水分、水注、肓俞、阴交、气海）为宜。敷后，用宽布带托提扎紧。每次5天，10天为1个疗程。敷处保持清洁。婴幼儿防止尿布浸湿感染。曹正忠用上法治疗小儿疝气125例。结果：治愈79例，好转41例，无效5例。②

单　方

1. **自拟方** 组成：瓜蒌1个、荔枝核7枚、红花10克。用法用量：将上述药物放入砂锅，加水500毫升，用文火煎取汁100毫升左右。待冷后用双层纱布过滤，滤液内加入黄酒500毫升、红糖500克混匀。供患儿不定时服用，于7天内服完。对于不喝中药的小儿，可以用以上药液和面，制成面片，炒熟后作零食服用，同样有效。在使用上法的同时，在小儿腹股沟部用湿热毛巾热敷。7天为1个疗程，不愈者加用1个疗程。临床应用：徐胜军等用上法共治疗25例腹股沟疝气患儿。结果：20例治疗1个疗程，5例治疗2个疗程，共治愈24例，临床症状消失，疝块已不能触及；显效1例，临床症状消失，疝块明显变小。治愈率96%，有效率100%。③

2. **自拟方** 组成：桃金娘果60克、猪小肠1段（约150克）。适用于小儿腹股沟斜疝。用法用量：加水2碗，炖半小时，去果，内服药汤和小肠；每日1次，10次1个疗程。若连服2个疗程无效者，应到医院手术治疗。注意事项：忌茶叶。④

3. **二香散** 组成：小茴香、丁香各等份，芝麻油适量。用法用量：将药物研成细末，加芝麻油调成糊状敷于肚脐（神阙穴），用纱布覆盖，胶布固定。每隔24小时更换1次，治疗期间避免患儿哭闹和直立。临床应用：胥伟等用上法共治疗24例小儿腹股沟斜疝。结果：贴敷1次痊愈6例，2次痊愈12例，3次痊愈3例，无效3例。总有效率87.5%。⑤

4. **疝气散** 组成：生川乌20克、白胡椒20克、荞面20克。用法用量：用时将前2味研极细末，与荞面混匀，加适量白酒调成硬膏状，贴敷涌泉穴（双），外用伤湿止痛膏固定，每日贴敷1次，早晚用热水袋在其膏药上热敷1次，每次约30分钟，热水袋温度以舒适为宜，以防烫伤。治疗1周为1个疗程。临床应用：邹德霖等30多年来用疝气散外治小儿腹股沟斜疝，疗效满意。⑥

① 俞希彬."内提外托"法治疗小儿腹股沟斜疝[J].江西中医药,1989(6):38.
② 曹正忠.桂香白姜膏敷脐治疗儿童疝[J].辽宁中医杂志,1981(12):33.
③ 徐胜军,等.中药治疗小儿腹股沟疝气25例[J].中国民间疗法,2004(4):55.
④ 欣文.治小儿腹股沟斜疝一法[N].民族医药报,2002-12-13(2).
⑤ 胥伟,等.二香散治疗小儿腹股沟斜疝[J].山东中医杂志,1996,15(12):569.
⑥ 邹德霖,等.疝气散外治小儿腹股沟斜疝[J].浙江中医杂志,1994(9):412.

细菌性肝脓肿

概　述

细菌性肝脓肿多继发于化脓性感染。一般表现为发热、寒战、肝脏肿大及压痛、食欲不振、多汗消瘦等。血培养可为阳性。

本病属中医"肝痈"范畴。其主要病理特点是湿热蕴结，气滞血瘀，毒腐成脓。临床表现发热畏寒，无汗，纳呆，右胁肋下疼痛，舌质淡，苔白腻，脉弦滑。治法以解毒消毒、活血化瘀为主。

经　验　方

1. 消炎散　大黄 10 克、黄柏 5 克、黄连 5 克、薄荷 4 克、白芷 4 克、冰片 2 克。将上药研成粉末，用蜂蜜或温开水调成糊状，单层纱布包好，敷贴于病变压痛最明显处，再覆盖塑料纸、胶布或用绷带固定，防止药物散落或滑脱。一般每次用 30 克，每 2 日更换 1 次，中毒症状重者，每次可用 60 克以加强药效。朱廷赓等用消炎散外用辅助治疗小儿细菌性肝脓肿 72 例。结果：住院时间 6～42 天，平均 14.5 天，全部治愈。[①]

2. 肝痈六法

（1）清热解毒法　药用红藤、败酱草、金银花藤、蕺菜、野菊花、蒲公英、紫花地丁、牡丹皮、黄连、大黄等。随症加减：舌苔厚腻者，酌加瓜蒌、冬瓜仁等。

（2）疏肝通络法　药用柴胡、郁金、青皮、延胡索、乳香、没药、桃仁、丝瓜络、归尾、赤芍、瓦楞子、五味子等。此法具有保肝、止痛作用。适用于胸胁内痛、触之更甚者，其隐痛重者宜理气，刺痛重者宜祛瘀。

（3）活血软坚法　药用三棱、莪术、丹参、蚕砂、瓦楞子、白檀香、青黛、龙胆草、玄明粉、茵陈、郁金、芡实、厚朴、木香、白术、白蔻仁、砂仁、白芍、炙甘草、建曲。上述药物共研末，炼蜜为丸，早晚服。有助抑制和延缓炎症恢复期的纤维化或黏连过程。肝大质硬久而不复，此乃热毒蕴积，内停于肝，气滞血瘀，郁结不散，日久则硬，宜软坚散结。

（4）托里排脓法　药用黄芪、归尾、赤芍、甲片、皂角刺、桔梗、白芷、红花、乳香、没药等。内腐成痛，气血衰败者，当托里排脓，但肝痈为内痈，流注腹腔可酿大患。故多发而小、相邻而深居者，方可促使相互贯通融合成大腔，以创手术引流后排脓通畅之机。

（5）扶正托邪法　方用补中益气汤、八珍汤等。适用于日久体虚，邪毒既不消散又难成脓之正不胜邪者，亦适用于术后或病后久虚不复。旨在留人治病，扶正祛邪，故用之最广。

（6）外敷法　方用如意金黄散、活血通络散 1 号（成都中医学院附院制剂，功能清热解毒、活血通络）各半调敷。适用于肝痈初起、中毒症状严重、肝区膨隆而痛者。

刘贤文等用上法辨证治疗 43 例小儿细菌性肝脓肿。结果：痊愈 31 例，有效 10 例，无效 2 例。[②]

3. 消毒饮加柴胡解毒汤　柴胡 15 克、金银花 15 克、黄芪 15 克、当归 15 克、黄芩 10 克、生地黄 10 克、云茯苓 10 克、麦冬 10 克、连翘 10 克、赤芍

① 朱廷赓,等.消炎散外用辅助治疗小儿细菌性肝脓肿[J].中西医结合实用临床急救,1997,4(2)：85－86.
② 刘贤文,等.中西医结合治疗小儿细菌性肝脓肿 43 例[J].中国中医急症,1994,3(3)：109.

10 克、牡丹皮 10 克、桃仁 6 克、红花 6 克、甘草 2 克。水煎 250 毫升,每 4 小时口服 20 毫升。清胆解毒,扶正托脓。周宾堂在控制炎症、支持疗法等的基础上加用消毒饮加柴胡解毒汤治疗 1 例多发性肝脓肿患儿。结果:患儿 3 天后体温开始下降,腹痛逐渐减轻。连续治疗 17 天体温平稳,临床症状、体征消失。1 个月后 B 超复查示脓肿完全吸收,痊愈出院。随访 3 月病情无复发。[1]

4. 疮疡散加减 青黛 3 克、紫草 9 克、寒水石 9 克、乳香 6 克、牙皂 6 克。以上为 1 剂量,每日 1 剂,每剂煎 100~200 毫升。3 岁以内患儿,每日服 3 次,每次服 30 毫升;3~7 岁患儿,每日服 3 次,每次服 50 毫升;8~12 岁患儿,每日服 2 次,每次服 100 毫升。燕润菊等以上方治疗 6 例患儿,男 4 例,女 2 例;年龄最小 1 岁 8 个月,最大 12 岁;病程最短 12 天,最长 75 天。本组 6 例患儿入院前均经多种抗生素治疗最短治疗 2 周,最长达 1 个半月,疗效均不满意,发热不退,肝区痛未消失。1 例曾做剖腹手术 2 次,从肝右叶引流出大量脓液,

临床症状仍未得到控制。住院治疗期间未用过抗生素。经中药口服治疗,6 例全部获治愈出院,平均服药 62 剂,退热时间平均为 13.5 天;肝区触痛和叩击痛消失、肝大消失、精神食欲改善平均为 20 天;平均住院时间为 52 天。[2]

5. 大柴胡汤加减 柴胡 6 克、枳壳 6 克、厚朴 6 克、栀子 10 克、赤芍 10 克、丹参 10 克、黄芩 10 克、金银花 12 克、蒲公英 15 克、败酱草 15 克、生薏苡仁 15 克、生大黄(后下)6 克。每日 2 剂分服。汪受传用上方治疗小儿肝痈 1 例。结果:患儿用药后 2 天,身热退,大便行,肝区疼痛消失。上方随症加减,一段时间后,患儿肝功能正常,继服 10 剂中药。患儿来院复查,一般情况良好。[3]

6. 自拟方 杏仁 6 克、薏苡仁 15 克、通草 6 克、半夏 9 克、竹茹 9 克、川黄连 3 克、黄芩 6 克、茵陈 15 克、金钱草 15 克、熟大黄 6 克、生黄芪 15 克、生甘草 3 克。每日 1 剂,水煎 2 次,分 2~3 次服。汪受传以上方治疗 1 例 8 岁小儿肝脓疡。共服药 23 剂,痊愈出院。[4]

① 周宾堂.中西医结合治愈多发性肝脓肿一例[J].西北民族学院学报,1993(1):15,26.
② 燕润菊,等.脓疡散加减治疗肝脓肿 6 例报告[J].中医杂志,1991(07):37.
③ 汪受传.解毒活血消痈法治愈小儿肝痈一例[J].新疆中医药,1987(2):59.
④ 汪受传.新疆中医药,1987,(2):59.

原发性硬化性胆管炎

概　　述

原发性硬化性胆管炎是弥漫性炎症引起的胆管壁增厚和狭窄。其临床表现为进行梗阻性黄疸,初期症状轻微,后逐渐加重。可发生在任何年龄,可于幼年时发病。小儿原发性硬化性胆管炎发病率虽低,但预后较差,因其病因不明,且为进行性胆管周围纤维化,又无有效治疗措施,多于发病后5～7年死于门静脉高压、食管静脉曲张出血或肝功能衰竭。[①]

本病属中医"黄疸"范畴。其主要病理特点是禀赋不足湿热郁蒸,胆道壅阻,胆汁溢于肌肤。治法以益气祛湿、清热解毒为主。

经　验　方

1. 化瘀退黄汤　茵陈蒿8克、大黄2克,当归4克、金钱草8克、郁金6克、白术5克。随症加减:偏于湿热内蕴,加栀子、龙胆草;偏于脾虚湿困,加茯苓、黄芪;四肢不温寒盛,加桂枝、附子;呕吐,加半夏、竹茹;黄疸日久胁肋痞块,加莪术、川芎;皮肤瘀斑、衄血、便血,加牡丹皮、白茅根;纳差,加焦山楂、炒谷芽。傅毅等在西医常规治疗基础上以自拟化瘀退黄汤辨证加减治疗38例婴儿梗阻性黄疸,治疗1周后评价疗效。结果:治愈21例,有效12例,无效5例。总有效率86.84％。[②]

2. 自拟方　红参(另炖兑服)2.5克、白术5克、茯苓2.5克、板蓝根5克、甘草1.5克、茵陈10克、大黄(后下)2克、栀子2.5克、木通2克、五味子3克、丹参3克。每日1剂,水煎服。李开增用上方治疗1例小儿原发性硬化性胆管炎患儿,患儿服药10剂病情好转,黄疸明显消退,继服15剂诸症悉除。随访半年。B超显示肝内胆管扩张征象消失,肝外胆管壁变薄0.1～0.2厘米,胆总管腔达0.7～0.8厘米,肝、胆、脾未见异常改变。[③]

3. 宁世清经验方　阳黄证,方用茵陈蒿汤加味:茵陈、栀子、大黄、郁金、甘草、金钱草。随症加减:热偏盛,加黄柏、黄芩、板蓝根、大青叶;湿偏盛,加陈皮、半夏、茯苓、白术等;阴黄证,方用茵陈术附汤或茵陈五苓散加桃仁、红花、赤芍、丹参、三棱、莪术等。随症加减:腹泻重者,大黄改制大黄,加附子、诃子;恶心呕吐,加陈皮、半夏、竹茹;SGPT高持续不降,加五味子等。宁世清等以上方治疗97例婴儿梗阻性黄疸患儿,治愈63例,占65％;曾一度好转14例,占14.4％;无效20例,占20.6％;完全梗阻服中药治愈10例,占中药治疗36例的27.8％。[④]

①　王燕霞,孙琳.小儿原发性硬化性胆管炎[J].中华小儿外科杂志,1995(6):343-345,376-377.
②　傅毅,谭邦华.中西医结合治疗婴儿梗阻性黄疸38例[J].中国中医急症,2010,19(11):1967-1968.
③　李开增.小儿原发性硬化性胆管炎一例治验[J].辽宁中医杂志,1989(8):23-24.
④　宁世清,等.婴儿梗阻性黄疸112例临床分析[J].辽宁中医杂志,1986(6):24-26.

小 儿 便 秘

概　　述

小儿便秘是指大便秘结不通,排便次数减少或时间延长,或大便艰涩不畅的一种病证。它可以作为一种独立的疾病,也可以是其他疾病的症状之一。或伴有食欲不振。其主要病理特点是脾胃失和,气机失调。

本病一年四季均可发生,在2～14岁的小儿中发病率为3.8%,且呈上升趋势,可能与目前儿童食谱和生活习惯的改变有关,如粗纤维类饮食明显减少,日常活动量明显不足等。本病经过合理治疗,一般预后良好,少数迁延不愈者,往往引起肛裂、脱肛或痔疮等。

西医认为,便秘包括器质性便秘与功能性便秘两大类。功能性便秘是指结肠、直肠未发现明显器质病变而以功能性改变为特征的排便障碍,占儿童便秘的90%以上。其发生可能与肠道刺激不够、肠动力缺乏而引起的肠黏膜应激力减弱等有关。

辨 证 施 治

1. 封玉琳分5型

(1) 阴虚肠燥、无水行舟型　方用增液汤加味:生地黄12克、知母6克、玄参9克、麦冬9克、天花粉9克、川石斛9克、火麻仁10克。

(2) 外感风热、热结大肠型　方用大小柴胡汤加减:炒黄芩9克、炒牛蒡子9克、天花粉9克、槟榔9克、炒枳实9克、柴胡6克、桔梗6克、川厚

朴6克、竹叶10克、炒莱菔子10克。

(3) 里热食积、腑气不通型　方用大小承气汤出入:生大黄3克、川厚朴6克、芒硝2克、炒枳实9克、大腹皮9克、炒莱菔子10克、连翘10克、玄参10克、知母10克、火麻仁10克、瓜蒌仁10克。

(4) 饮食不节、湿食里滞型　方用四苓散合小承气汤加味:白术12克、猪苓10、茯苓10克、泽泻9克、炒枳实9克、山楂9克、炒莱菔子9克、薏苡仁15克、川厚朴6克、生大黄3克、车前子3克。

(5) 肺胃蕴热、热结大肠型　方用泻白散合调胃承气汤加减:桑白皮10克、火麻仁10克、炒莱菔子10克、连翘10克、黄芩9克、北沙参9克、炒枳实9克、焦栀子9克、金银花12克、大黄3克。[①]

2. 刁娟娟分2型

(1) 脾气虚弱型　症见排便困难而粪质不干,多为气虚推动无力,或见粪巨如臂,粪便头干,后面粪质正常,且常伴见面色黄白少华,纳少乏力,肌肉松软,舌质淡苔白。治宜健脾益气助运。方用黄芪汤加减:黄芪12克、党参9克、白术15克、陈皮6克、炒山药15克、火麻仁6克、枳实3克。临床观察:刁娟娟等用上方治疗1例气虚排便困难患儿,服用3剂后患儿排便较前通畅,无需汗出努责,2～3日1行。

(2) 肠道津亏型　症见粪质干结而排便困难,多为阴虚肠道失于濡养,且常伴见形体瘦削,口唇干,手足心热,舌质红苔薄少。治宜滋阴润肠通便。方用增液汤加减:玄参9克、麦冬9克、生

① 封玉琳,等.王霞芳儿科临床传承撷英[M].北京:中国中医药出版社,2015:112-119.

地黄 12 克、知母 6 克、玉竹 6 克、桃仁 6 克、当归 6 克、柴胡 3 克。临床观察：刁娟娟等用上方治疗 1 例阴虚排便困难患儿，经治疗 4 日后，患儿大便转正常质地，1～2 日 1 行，停药仅调理饮食。①

3. 丛丽分 3 型

（1）阴津不足型　症见便干不甚，便条略粗，便出稍难，大便 1～2 日 1 行，纳可，舌质红，苔薄白欠润，脉略细。治宜养阴增液。方用增液汤：生地黄、玄参、麦冬。随症加减：便时腹痛不适者，加枳壳、当归；纳差者，加炒莱菔子、麦芽；咽红者，加木蝴蝶、地骨皮。临床观察：丛丽等用上方加减治疗 1 例阴虚便秘患儿，服 10 剂，患儿症状消失。随访半年未复发。

（2）肠燥津枯型　症见大便干燥，甚者燥如羊屎，3～10 日 1 行，便条粗，类于成人，或呈球状，便时极其困难，甚者可伴肛裂出血，舌质红苔薄白欠润，脉略细。治宜润肠通便。方用五仁汤：瓜蒌仁、火麻仁、柏子仁、郁李仁、杏仁 10 克。随症加减：便燥甚者，可加番泻叶或大黄，但稍利即止，不可过用；便燥略缓解者，可逐渐改以养阴增液汤配合，如玄参、生地黄等。临床观察：丛丽等用上方加减治疗 1 例肠燥便秘患儿，服上方加减 1 剂未尽，患儿大便已通。再服 2 剂，大便由燥转干，便条仍粗，便时不甚困难。上方加减后，又服 6 剂，大便便质近于正常，1～2 日 1 次。

（3）食积便秘型　症见大便 2～4 日 1 行，大便先干后稀，大便初时便干，便出略困难，继之便稀，伴腹中不适，便意频频，便时明显延长，纳呆，舌质淡，苔薄白而腻，脉缓。治宜消积导滞。方用枳术丸：枳实、白术。随症加减：纳差者，加焦三仙、鸡内金；腹中闷胀者，加木香、佛手；便干结者，加炒莱菔子或火麻仁。临床观察：丛丽等用上方加减治疗 1 例食积便秘患儿，服用 3 剂后，患儿大便已不干，但大便后期仍呈软便，有轻微后重感。原方加减后，继服 6 剂，治愈。②

4. 宿健桃分 2 型

（1）燥热内结、津液不足型　症见大便干燥，面色发红，烦躁口渴，口舌生疮，食欲正常，小便发黄，舌苔黄厚。治法初期以泻热通便为主，见便后则以清热润肠为主。

（2）身体虚弱、气血不足型　症见患者面色发白，疲倦无力，虽有便意，但常排不下来，平素大便不干或略干，小儿腹部胀满较明显。治法以润肠通便为主。方用麻仁滋脾丸。每次服 1 丸，每日服 2 次，温开水送服。如小儿体质明显虚弱，同时伴头痛、头晕、多汗、面色发白，治法以养血润燥为主，方用桑椹蜜膏。③

经 验 方

1. 四君子汤加味　人参 5 克、炒白术 10 克、茯苓 10 克、莱菔子 10 克、木香 10 克、枳壳 10 克、槟榔 10 克、火麻仁 10 克。每日 1 剂，每剂药先凉水浸泡 0.5 小时，武火煎至沸后用文火煎 20 分钟，滤出药汁，再加水煎煮 20 分钟，过滤，弃渣，将 2 次药汁混合搅匀，分 4 次温服。3 岁以上每次 100 毫升，3 岁以下小儿剂量减少 50%。姚奇鹏将 60 例气虚便秘患儿随机分为治疗组和对照组各 30 例。治疗组用四君子汤加味口服。对照组用妈咪爱（北京韩美药品有限公司）口服，2 岁及 2 岁以下 1 袋，每日 2 次；大于 2 岁 2 袋，每日 2 次，温开水或温牛奶冲服，也可加入果汁、饮料中服用，但水温不得高于 40℃。1 周为 1 个疗程，共治疗 2 个疗程。结果：治疗组治愈 11 例，显效 8 例，有效 7 例，无效 4 例，总有效率 86%；对照组治愈 6 例，显效 7 例，有效 9 例，无效 8 例，总有效率 73%。观察组总有效率高于对照组（$P < 0.05$）。结论：四君子汤加味治疗小儿气虚便秘，疗效显著。④

2. 中药贴敷　皂角、大黄、三棱、莪术、冰片。上述药物按 2∶2∶2∶2∶1 比例研成细粉，加搅

① 刁娟娟,等.小儿便秘辨治体会[J].山东中医杂志,2007,26(10)：720-721.
② 丛丽,等.小儿便秘的证治规律[J].长春中医学院学报,2001,17(4)：38.
③ 宿健桃.小儿便秘分型治疗[N].中国医药报,2000-11-7(6).
④ 姚奇鹏.四君子汤加味治疗小儿气虚便秘临床观察[J].实用中医药杂志,2016,32(12)：1159-1160.

碎的葱白调成糊状,制成厚度约 0.5 厘米、直径约 6 厘米的药饼。将药饼平敷于腹部肚脐处。连续贴敷 10 天,每日 1 次,每次 5 小时。辛世勇等将 84 例便秘患儿随机分成治疗组 44 例和对照组 40 例。治疗组用中药腹部贴敷。对照组用小儿太极丸(北京同仁堂制药厂,国药准字 Z11020223)口服,每次 1 丸,每日 3 次,连续口服 10 天。结果:治疗组治愈 8 例,显效 20 例,有效 8 例,无效 8 例,总有效率 81.8%;对照组治愈 2 例,显效 12 例,有效 6 例,无效 20 例,总有效率 50.0%。治疗组优于对照组($P<0.05$);首次排便时间,治疗组(5.2 ± 2.7)小时,对照组(10.2 ± 7.7)小时,治疗组优于对照组($P<0.05$)。[①]

3. 金润注水合方 桑白皮 10~20 克、地骨皮 10~20 克、知母 10~20 克、天花粉 10~20 克、麦冬 10~20 克、五味子 10~15 克、南沙参 10~20 克、北沙参 10~20 克、生地黄 10~20 克、熟地黄 10~20 克、玄参 10~20 克、生赭石 15~30 克、枳实 10~20 克、厚朴 10~20 克。随症加减:头昏少寐,加当归、鸡血藤;汗多心悸,加龟甲、阿胶;口干口臭,加石膏、灯心草;口腔溃疡,加肉桂、丁香;腰痛、腿软,加肉苁蓉、桑寄生;腹痛腹胀,加桃仁、虻虫。每日 1 剂,水煎服,连续服用 1 周后复诊,疗程 1 个月。3 岁以下儿童可每 2 日 1 剂,酌情减量。常克等将 60 例便秘患儿随机分为治疗组和对照组各 30 例。治疗组采用金润注水合方加减。对照组采用乳果糖口服液(浓度 66.7%,北京韩美药品有限公司,国药准字 H20065730),1~6 岁 5~10 毫升,7~16 岁 10~15 毫升,晨起 1 次口服,疗程 1 个月。结果:治疗组痊愈率 30%,显效率 26.7%,有效率 33.3%,无效率 10%,总有效率 90%;对照组痊愈率 17.2%,显效率 20.6%,有效率 27.6%,无效率 34.5%,总有效率 65.5%。两组痊愈率、显效率比较,差异有统计学意义($P<0.05$),说明治疗组疗效明显优于对照组。[②]

4. 四缝刺血 患儿由家长抱坐于膝上,医者左手握住患儿食、中、环、小四指指端令其掌心向上,右手以 75% 乙醇棉球消毒四缝穴,后用一次性 5 号普通针头快速点刺患儿近侧指间关节横纹处深 1~3 毫米,以挤出 2~5 滴黄白色黏液或血液为度,然后用消毒干棉球揩净,按压针孔至血止。每隔 3 日治疗 1 次,2 次为 1 个疗程。井夫杰等用上法治疗 60 例便秘患儿。结果:痊愈 45 例,占 75.0%;显效 8 例,占 13.3%;有效 4 例,占 6.7%;无效 3 例,占 5.0%。总有效率 95.0%。[③]

5. 自拟外用方 小蓟 20 克、生大黄 10 克、槐花 15 克、全瓜蒌 20 克。每日 1 剂,水煎约 500 毫升药汁,先熏洗肛门,再坐浴 15~30 分钟,每日 1~2 次,7 天为 1 个疗程。同时嘱多吃蔬菜、水果,少吃油炸、辛辣之品。邵娟用上法治疗 60 例便秘患儿。结果:治愈 36 例,好转 22 例,无效 2 例。总有效率 96.7%。[④]

6. 加味一捻金方 黄精 10~20 克、紫草 5~15 克、牵牛子 3~9 克、槟榔 5~15 克、大黄(后下)3~9 克、蜂蜜(冲服)9~15 克。用量随年龄大小酌定。每日 1 剂,用时加水适量浸泡 30 分钟,文火煮沸 15 分钟,取汁 150~300 毫升,频频少量温服,或分 3~4 次温服。张焱将 144 例便秘患儿随机分为治疗组 84 例和对照组 60 例。治疗组采用加味一捻金方。对照组用开塞露(武汉五景药业有限公司生产)直肠给药,根据年龄适量给药,每日 1 次。均 10 天为 1 个疗程。结果:治疗组治愈 55 例,有效 23 例,无效 6 例,总有效率 92.86%;对照组治愈 16 例,有效 26 例,无效 18 例,总有效率 70.00%。两组差异有非常显著意义($P<0.01$)。[⑤]

7. 健脾导滞合剂 黄芪 15 克、炒白术 6 克、藿香 6 克、佩兰 6 克、鸡内金 6 克、白豆蔻仁 20 克、炒莱菔子 10 克、郁李仁 10 克、火麻仁 10 克。煎药机水煎 150 毫升/袋。3 岁以下 100 毫升/天,3~7 岁 150 毫升/天,7 岁以上 200~300 毫升/

① 辛世勇,等.中药腹部贴敷治疗小儿便秘的疗效观察[J].辽宁医学院学报,2015,36(3):45-47.
② 范涛,常克,等.金润注水合方治疗小儿便秘(肺热阴亏证)30 例临床观察[J].四川中医,2013,31(8):102-104.
③ 井夫杰,等.点刺四缝穴治疗胃肠燥热型小儿便秘[J].中国针灸,2013,33(3):262.
④ 邵娟.中药药浴治疗小儿便秘[J].内蒙古中医药,2012,31(6):28.
⑤ 张焱.中药加味一捻金方治疗小儿便秘 84 例[J].辽宁中医杂志,2006,33(2):195.

天,分2～3次口服。程燕将89例脾虚型便秘患儿随机分为治疗组47例和对照组42例。治疗组用健脾导滞合剂治疗。对照组选用健胃消食片(江中制药股份有限公司),3岁以下1片/次,3～7岁2～3片/次,7岁以上3～5片/次,口服3次/天。疗程均为10天。结果:治疗组治愈39例(83%),好转8例(17%);对照组治愈32例(76.2%),好转10例(23.8%),两组之间经统计学处理,疗效相近无显著性差异。在较短的疗程内,两组都取得了比较满意的疗效。①

8. 大建中汤 福富悌用大建中汤治疗5例给予饮食疗法和规律性排便指导仍无改善的便秘患儿,每日给予患儿0.3克/千克,分2或3次服用。结果:服用大建中汤后5例全部症状改善,便秘评价分数由治疗前的(6.20±1.79)降至(2.80±1.30)。其中1岁以下平均降低1.5分,1岁以上平均降低4.25分。②

9. 自拟方 黄芩10克、杏仁10克、麦芽10克、鸡内金3克、枳实6克、莱菔子10克、槟榔10克、山楂10克、厚朴3克、苍术10克、郁李仁10克、火麻仁10克、当归10克、麦冬10克。温开水冲服,每日3次。3～6个月,4日1剂;7个月～1岁,3日1剂;1～3岁,2日1剂;4～7岁,3日1剂;8～14岁,每日1剂。同时予黄连膏(长春市中心医院自制中药)外涂肛周以润肠防治肛裂,疗程20天。李欣越等用上法治疗小儿便秘72例。结果:痊愈32例,显效16例,有效19例,无效5例。总有效率93%。③

10. 自制运肠灵口服液 太子参、大腹皮、决明子、黄芩、生大黄、薄荷、蜂蜜(由上海市奉贤区中医院传统中药制剂室按比例煎制后浓缩装瓶备用,100毫升/瓶)。<1岁5～10毫升/次,1～7岁15毫升/次,7～13岁20毫升/次,均每日3次,连

服5日为1个疗程。治疗2个疗程。李惠群用上方治疗84例便秘患儿,其中食积便秘8例,燥热便秘55例,气滞便秘4例,气血不足便秘17例。结果:治愈51例,好转15例,缓解12例,无效6例。总有效率92.8%。④

11. 补中益气汤加减 黄芪、党参、白术、陈皮、当归、柴胡、枳实、槟榔、升麻、甘草等。随症加减:伤阴重者,加玄参。用药同时停服其他药物。钱春兰等用上方治疗小儿便秘28例。结果:一般用药1～2日即可顺利排便,总有效率96.5%,无不良反应。⑤

12. 增液汤加味 玄参、麦冬、生地黄、川厚朴、枳实、陈皮、白芍、甘草。随症加减:热病伤阴,余热未清,气阴不足者,上方重用玄参、麦冬、生地黄,加太子参、石斛、天花粉、芦根、知母等药;热邪未退,热结津枯者,用增液汤加川厚朴、枳实、天花粉、白芍、甘草,首剂酌加大黄适量后下,或加芒硝适量冲服;合并肛裂者,服增液汤加味后,可使用开塞露等软化粪头硬便,以减轻其排便时的疼痛。以上诸药用量因人因病情轻重而定。上述方药,以水1000毫升煎成300毫升,婴幼儿分多次喂服,较大的儿童嘱其1次服完。朱南方用上方加减治疗小儿便秘100例,其中单纯性便秘48例,有兼症52例。结果:显效90例,有效10例。⑥

13. 姚传伟经验方 当归10克、知母10克、木香10克、泽泻10克、槟榔6克、炒大黄6克。随症加减:腹痛者去泽泻,加白芍。头煎加水400毫升,二煎加150毫升,先浸泡20分钟,急火煎沸,文火再煎15分钟,各取汁50～80毫升,混合稍煎备用。每日1剂,各取汁50～80毫升,混合稍煎备用,分5～6次服完。药量可根据年龄、体质酌情增减。服药期间予清淡易消化饮食,婴儿期用乳制品喂养者应注意按比例稀释。姚传伟用

① 程燕.健脾导滞合剂治疗小儿脾虚型便秘47例临床观察[J].天津中医药,2005,22(6):473-474.
② 柽坤.大建中汤治疗小儿便秘的经验[J].国外医学(中医中药分册),2004,26(5):300.
③ 李欣越,等.清肺导滞润肠通便法治疗小儿便秘72例[J].辽宁中医杂志,2003,30(10):856.
④ 李惠群.运肠灵口服液治疗小儿便秘84例临床观察[J].河北中医,2002,24(12):906-907.
⑤ 钱春兰,等.补中益气汤加味治疗小儿便秘的疗效观察[A].见:中国中西医结合学会编.全国中西医结合儿科第十次学术会议论文集[C].2002:156.
⑥ 朱南方.增液汤加味治疗小儿便秘100例[J].陕西中医,1999,20(7):301.

上方加减治疗小儿便秘 1 例,3 剂而愈。随访 1 年,便秘未复发。治疗小儿习惯性便秘,一般 2～3 天显效,大便正常即停药。①

单　方

1. 蒲公英煎　组成:蒲公英 30～60 克。制备方法:将蒲公英水煎后取浓缩液 50～80 毫升。用法用量:每日 1 次顿服。年龄小、服药困难者,可分 2～3 次服。药煎好后,可加适量白糖和蜂蜜调味。临床应用:刘健英用上方治疗小儿便秘,一般患儿服药 2～5 天即可治愈。②

2. 大黄贴穴　组成:大黄 5～10 克。用法用量:上药研成细末,用醋调为糊状,置于伤湿止痛膏中心,贴双足涌泉穴或肚脐处,10～15 小时后取下。年龄 4 个月～12 岁,一般治疗 1～3 次。一般便秘患儿 1 次即可见效。为巩固疗效,可再贴 2～3 次。同时改善饮食、训练排便习惯。临床应用:张静慧用上法治疗 80 例便秘患儿。结果:经治疗后 8 小时即排出成形软便 37 例,占 46%;经治疗后 15 小时排出成形软便 38 例,占 48%;有 5 例需配合开塞露注入肛门刺激直肠壁引起排便,占 6%。③

3. 银菊饮　组成:金银花 18 克、菊花 18 克、甘草 8 克。制备方法:上述药物轻煎 2 次取汁为茶频饮。用法用量:2 岁以下 100～200 毫升,2 岁以上服 300 毫升,每日 1 剂。临床应用:李江用上方治疗小儿便秘 180 例,便秘时间 2～5 天。结果:患儿均在服药 24 小时内顺利排出软便。④

中 成 药

1. 复方丁香开胃贴　组成:丁香 556 克、苍术 417 克、白术 417 克、豆蔻 278 克、砂仁 139 克、木香 139 克、冰片 27.8 克(湛江寸草制药有限公司生产)。用法用量:外贴脐部,每日 1 贴,每贴置药 1 丸(1.2 克)于胶布护圈中,药芯对准脐部贴 12 小时以上,每周治疗 3 天,停药 4 天,连续使用 2 周。临床应用:李燕华等将 73 例便秘患儿随机分为治疗组 38 例和对照组 35 例。治疗组予复方丁香开胃贴。对照组予口服四磨汤口服液(河南汉森制药股份有限公司生产。组成:木香 37.5 克、枳壳 37.5 克、槟榔 37.5 克、乌药 37.5 克、果糖浆 240 克、山梨酸钾 1.5 克,制成 1 000 毫升),新生儿每次 3～5 毫升,幼儿每次 10 毫升,每日 3 次,共 2 周。结果:治疗组显效 21 例,有效 15 例,无效 2 例,总有效率 94.73%;对照组显效 12 例,有效 14 例,无效 9 例,总有效率 74.29%。两组总有效率比较,差异有统计学意义(P<0.05)。⑤

2. 王氏保赤丸　组成:黄连、大黄等(南通制药厂生产)。适用于大肠湿热型便秘,舌质正常或偏红,苔白厚或黄腻者。用法用量:以每岁 10 粒/次计算,≥6 岁均为 60 粒/次,每日 2 次,连服 3 日,3 日后改为每日 1 次,疗程 5～7 天。临床应用:徐佩芳等通过王氏保赤丸治疗 66 例便秘患儿。结果:显效 44 例,占 66.7%;有效 16 例,占 24.2%;无效 6 例,占 9.1%。总有效率 90.9%。显效与有效者 3 个月后随访无复发,排便间隔、大便性状、食欲、舌质、舌苔均恢复正常。⑥

预 防 用 药

1. 莱菔子粥　组成:莱菔子。制备方法:取莱菔子适量,拣净杂质,文火炒熟后(以炒至微鼓起并有香味为度)研极细末,贮瓶备用。用法用量:每次取药末 5～10 克,大米 50 克,加水煮粥,然后再加蜂蜜适量,喂服;每日 2 次,连用 2～3 日。⑦

① 姚传伟.小儿习惯性便秘验方[J].四川中医,1991(12):17.
② 刘健英.蒲公英治小儿便秘[N].民族医药报,2003-1-24(3).
③ 张静慧.大黄贴穴治疗小儿便秘 80 例疗效观察[J].现代中西医结合杂志,2001,10(22):2193.
④ 李江.银菊饮治疗小儿便秘 180 例[J].湖北中医杂志,1988(3):22.
⑤ 李燕华,等.复方丁香开胃贴治疗小儿便秘 38 例[J].中国中西医结合消化杂志,2010,18(2):119-120.
⑥ 徐佩芳,等.王氏保赤丸治疗小儿便秘 66 例[J].上海中医药杂志,1999(12):24.
⑦ 里声.莱菔子粥对小儿便秘有特效[N].卫生与生活报,2008-4-7(14).

2. 食疗

（1）积热便秘

菜汁汤　组成：鲜菠菜或白菜适量。用法用量：煮汤饮用。

萝卜汁　组成：红心萝卜。用法用量：捣成泥状取汁（或榨汁机取汁），白糖适量，共煮2～3分钟，温服。

松子仁粥　组成：大米、松子仁。用法用量：100克煮粥，熟前放入松子仁30克，煮至粥成，加糖食用。

苹果　用法用量：每日早晚空腹食苹果半个至1个。

番泻叶鸡蛋汤　组成：番泻叶5～10克、鸡蛋1个、菠菜少许，食盐、味精适量。制备方法：将鸡蛋磕入碗中搅散备用。番泻叶水煎，去渣取汁，加入鸡蛋、菠菜、食盐，煮沸加味精即成。

黄豆皮　用法用量：黄豆皮100克，水煎服，每日3次。

蜂蜜　用法用量：蜂蜜30～60克、芝麻油10克，开水冲服，早晚各1次。

（2）虚证便秘

韭菜汁　组成：韭菜叶。用法用量：韭菜叶捣烂取汁1小杯，温开水送服，早晚各1次。

土豆　用法用量：新鲜土豆去皮切碎，加开水捣烂，用纱布包，绞汁，每日晨起空腹服1～2匙，酌加蜂蜜同饮，连用半月左右。

萝卜籽　用法用量：萝卜籽10～20克，炒黄研细粉，加糖，开水冲服，每日分1～2次服。

黑芝麻　用法用量：黑芝麻15克，捣碎，水煎，空腹食；或黑芝麻10～20克，炒香，打碎，与鸡蛋同煎或夹入馒头、面包内，每日1～2次。

地瓜　用法用量：地瓜1个，煮熟后食用。

（3）气虚便秘

黄芪苏麻粥　组成：黄芪10克、紫苏子50克、火麻仁50克、粳米250克。适用于气虚便秘。制备方法：将黄芪、紫苏子、火麻仁洗净，烘干，打成细末，倒入200毫升温水，用力搅匀，待粗粒下沉时，取药汁备用。洗净粳米，以药汁煮粥。

杏仁羹　组成：杏仁10～20克、山药50克、胡桃肉20克。制备方法：将前3味洗净去皮打碎和匀，加蜂蜜，加水适量煮沸，频服。[1]

---

① 丁凡.小儿便秘可食疗[N].中国中医药报,2008-2-20(7).

脱　　肛

概　　述

肛管直肠脱垂,简称脱肛,是直肠黏膜、肛管、直肠全层和部分乙状结肠向下移位和脱出肛外的一种疾病,而小儿以直肠黏膜脱垂多见。[1] 常见于1~3岁的小儿。

小儿脱肛多因气血未旺,久病体弱营养不良,久咳、久泻下痢,中气下陷,遂令肛门松弛,滑脱不收所致。其主要病理特点是中气不足,气虚下陷。多以补益气血、升提固涩为治则。

辨　证　施　治

1. 田振国分2型

(1) 脾虚气陷型　症见排便或努挣时肛内有物脱出,轻重程度不一,色淡红,伴有肛门坠胀,大便带血,神疲乏力,食欲不振,舌淡苔薄白,脉细弱。治宜补中益气、升提固摄。方用补中益气汤加减:黄芪30克、党参20克、葛根20克、当归15克、升麻15克、柴胡15克、鸡内金15克、诃子10克、白术10克、炙甘草10克。每日1剂,水煎3次分服。

(2) 湿热下注型　治宜清热利湿。方用萆薢渗湿汤加减:萆薢30克、升麻30克、薏苡仁20克、柴胡20克、牡丹皮20克、滑石20克、黄柏15克、赤茯苓15克、泽泻15克。每日1剂,水煎3次分服。[2]

2. 王凤仪分4型

(1) 脾胃虚弱、中气下陷型　症见局部脱肛,肛门有下坠感,兼见面色萎黄,肌瘦体弱,四肢倦怠,腹胀食少,大便溏薄,便意频频,舌淡苔薄白,脉弱无力。治宜补中益气、升举固脱。方用补中益气汤加减:党参、黄芪、白术、当归、柴胡、升麻、陈皮、炙甘草、五味子、诃子、金樱子。

(2) 肺气耗伤、大肠失固型　症见咳嗽反复不已,时有脱肛,兼气短懒言,面色苍白,自汗畏寒,语言低怯,舌淡嫩,脉微细。治宜补肺益气、固摄大肠。方用补肺阿胶汤加味:北沙参、阿胶、马兜铃、茯苓、杏仁、炙甘草、麦冬、五味子、诃子、金樱子。

(3) 肝肾阴虚、液燥肠干型　症见长期便秘,大便时用力努挣而脱肛,兼见头目眩晕,腰膝酸软,发育迟缓,舌红少苔,脉细,尺脉弱。治宜滋养肝肾、润肠导便。方用人参固本汤加味:人参、生地黄、熟地黄、天冬、麦冬、麻仁、郁李仁、瓜蒌仁、诃子、五味子、金樱子。

(4) 大肠湿热、气阴两伤型　症见脱出物红肿或色暗,上有糜烂,渗液或出血点,兼身热,口渴,便秘,溲赤,舌红苔黄,脉数。治宜益气养阴、清化湿热,攻补兼施。方用补阴益气汤合葛根芩连汤加味:当归、生地黄、太子参、炙甘草、柴胡、升麻、葛根、黄芩、黄连、诃子、五味子、金樱子。

临床观察:王凤仪等用上方辨证治疗50例患儿。结果:Ⅰ度脱肛痊愈38例;Ⅱ度脱肛痊愈3例,显效5例;Ⅲ度脱肛痊愈1例,显效1例,无效2例。总有效率96%。[3]

3. 陶祖宇分2型

(1) 肺脾虚型　治宜补肺健脾升提。方用补

① 刘海英,许德龙.近心端结扎瘢痕固定术加芍倍注射液注射治疗直肠脱垂28例[J].中外健康文摘,2012,9(18):288-289.
② 胡占起.田振国教授治疗小儿脱肛病经验初探[J].辽宁中医药大学学报,2014,16(11):83-85.
③ 王凤仪,等.中医辨证治疗小儿脱肛50例[J].中医杂志,2002,43(3):205.

肺汤加味：炙黄芪10克、党参9克、五味子5克、白术5克、紫菀5克、桑白皮3克、陈皮3克、柴胡3克、升麻3克、炙甘草3克。临床观察：陶祖宇用上方治疗小儿咳嗽脱肛1例，患儿用药5剂好转，继服10剂病愈。

（2）脾肾虚寒兼湿热型　治宜温肾健脾、涩肠固脱。方用乌梅汤加减：党参15克、白术6克、肉豆蔻6克、黄连5克、黄柏5克、升麻5克、炙甘草5克、乌梅9克、白芍9克、诃子9克、肉桂3克。临床观察：陶祖宇用上方治疗小儿痢疾脱肛1例，患儿用药2周而愈。[①]

经 验 方

1. 灸百会配合中药熏洗　（1）艾灸百会穴：取百会穴，予清艾条采用温和悬灸法灸10分钟至皮肤潮热为度，每晚1次，2周为1个疗程。（2）中药熏洗：五倍子10克、荷叶15克。加水至1000毫升，煮沸后将药液倒入盆中，置于适度高度椅子上，患儿平坐器皿上减少腹压，利用热气熏蒸肛门，待药液至温热时续将肛门坐浴盆中5分钟左右，每日早晚各1次，1天共用同1次药液，2周为1个疗程。董海城等用上法治疗小儿脱肛1例，治疗3周后，患儿便后无肿物脱出，痊愈。[②]

2. 参苓白术散加减　党参10克、白术5克、茯苓6克、山药10克、砂仁5克、扁豆5克、莲子肉5克、神曲5克、胡黄连3克、莪术3克、槟榔3克、葛根6克、桔梗5克、甘草5克。每日1剂，水煎服，饭后少少频服。秦大刚用上方治疗小儿脱肛1例，7个月后随访，患儿饮食知饥饱，形体健，发黑，腹平，各项检查均正常，脱肛未复发。[③]

3. 中药外敷合艾灸　（1）固脱方：五倍子12克、枯矾12克、朴硝12克、苦参15克、云南白药12克。将上述药物的前4种研成极细粉末后，与云南白药混匀，装瓶备用。治疗时用温盐水坐浴

3～9分钟，再外涂医用石蜡油，将药末均匀地涂在脱垂直肠黏膜表面（1～2毫米厚）。手法复位，卧床休息1小时，每日2次，2周为1个疗程。（2）艾灸法：取百会、长强穴，采用温灸法，上下2穴各灸9分钟左右，每日1次，2周为1个疗程。李淑艳用上法治疗35例脱肛患儿。结果：治愈30例，占85.7％；好转5例，占14.3％。总有效率100％。一般治疗半个疗程即可见效，1～2个疗程达到治疗效果。[④]

4. 脱肛宁口服液　葛根20克、党参20克、黄芪30克、炙麻黄8克、白芍15克、白术15克、柴胡15克、升麻10克、桔梗10克、黄连10克、桂枝10克、甘草10克、干姜6克、大枣5枚。取以上药材置不锈钢容器内，浸泡50分钟后，加热蒸汽煎煮。浓缩药液至500毫升，分装于净灭菌的500毫升药瓶内，加盖密封，蒸汽灭菌。<5岁每次50毫升，每日2次；5～10岁每次100毫升，每日2次；10～13岁每次150毫升，每日2次。10日为1个疗程。陈菊将137例直肠脱垂患儿随机分为治疗组96例和对照组41例。治疗组口服脱肛宁口服液；对照组口服补中益气汤（黄芪30克、甘草10克、党参20克、当归20克、白术20克、陈皮12克、升麻6克、柴胡6克），水煎取汁500毫升，每日1剂。用量及疗程同治疗组。结果：治疗组治愈86例，治愈率89.58％；对照组治愈16例，治愈率78.05％。治疗组中Ⅰ度、Ⅱ度直肠脱垂81例，治愈75例，治愈率92.59％，提示该药对病情轻者疗效较好，在治愈的86例患者中，病程<1年者34例，1～3年者21例，3～5年者18例，5年及以上者13例，提示该药对病程短者疗效较好。[⑤]

5. 补中益气汤　黄芪15克、人参（党参）15克、白术10克、炙甘草15克、当归10克、陈皮6克、升麻6克、柴胡12克、生姜9克、大枣6枚。上药水煎3次，前2次混匀分3次口服，第3次水煎10分钟后，先利用热气熏蒸肛门10分钟，待药

① 陶祖宇.小儿脱肛治验［J］.四川中医，1988（1）：12－13.
② 董海城，等.灸百会配合中药熏洗治疗小儿不完全直肠脱垂1例［J］.中医外治杂志，2015，24（5）：60－61.
③ 秦大刚.参苓白术散加减在小儿杂症中的运用体会［J］.北京中医药大学学报（中医临床版），2013，20（4）：55－56.
④ 李淑艳.中药外敷合艾灸治疗小儿直肠脱垂35例临床体会［J］.内蒙古中医药，2012，31（21）：66.
⑤ 陈菊.脱肛宁口服液治疗小儿直肠脱垂96例［J］.浙江中医杂志，2011，46（12）：896.

至温热时再将肛门坐浴盆中 10 分钟,1 次/天。马志雄用上法治疗 55 例脱肛患儿,均予以补中益气汤内服、外洗,且以治疗 20 天为 1 个疗程,治疗 1 个疗程后评价疗效。结果:治愈 40 例,占 72.73%;显效 7 例,占 12.73%;有效 4 例,占 7.27%;无效 4 例,占 7.27%。总有效率 92.73%。[①]

6. 升提固脱汤配合中药外洗方 (1)升提固脱汤:人参 3~10 克、炙黄芪 12~36 克、升麻 3~10 克、柴胡 3~10 克、炒枳壳 1.5~6 克、炙甘草 2~6 克。上药加水 300~500 毫升煎至 100~200 毫升取汁,再加水煎煮 1 次,2 次药液混合,早晚 2 次分服,每日 1 剂,半个月为 1 个疗程。(2)中药外洗方:五倍子 20 克、乌梅 20 克、苦参 20 克、明矾 30 克。加水 3 000 毫升煎至 2 000 毫升置于盆内,先熏后洗肛门,早晚各 1 次。熏洗期间家长需注意药液温度,勿烫伤患儿皮肤。刘建勋用上法治疗小儿脱肛 56 例。结果:经 1~2 个疗程治疗,痊愈 44 例,好转 10 例,无效 2 例。总有效率 96%。[②]

7. 灸法 患儿取平卧位,取神阙穴隔姜艾绒灸,每次 5~7 壮;百会穴用艾条温灸、雀啄灸,每次 3 分钟左右;然后患儿改为俯卧位,取长强穴温灸 3 分钟。以上各穴每日 1 次,10 天为 1 个疗程。治疗后患儿禁水 30 分钟。白衣康用上法治疗小儿脱肛 103 例。结果:治愈 87 例,好转 15 例,无效 1 例。总有效率 99.03%。[③]

8. 加味补中益气汤配合五倍子散 (1)加味补中益气汤:煅龙骨 20 克、煅牡蛎 20 克、炙黄芪 15 克、党参 15 克、乌梅 15 克、当归 12 克、炒白术 12 克、五倍子 12 克、柴胡 8 克、升麻 8 克、炙甘草 6 克。随症加减:便秘腹胀者,加厚朴 6 克、大黄 6 克;出血者,加仙鹤草 10 克、白及 10 克;湿热下注者,加黄连 12 克、广木香 6 克。6~8 岁服上方全量,4~6 岁服上方半量,4 岁及以下服上方 1/3 量,水煎服,每日 1 剂,药渣加水再煎 500~1 000 毫升先熏再洗,洗后外敷五倍子散。(2)五倍子

散:五倍子 5 克、枯矾 2.5 克、冰片 0.25 克。上药共研细末,撒布脱出的肛管直肠黏膜上,每日 1 次,托回肛内后用小指伸入肛内揉按 1 分钟效果更佳。6 天为 1 个疗程,连用 5 个疗程统计疗效。孟德霞等用上法治疗小儿脱肛 56 例。结果:痊愈 49 例,占 87.5%(其中服药 3 个疗程痊愈 25 例,4 个疗程痊愈 20 例,5 个疗程痊愈 4 例,半年内随访无复发);好转 5 例,占 9%;未愈(因脱肛时间较长,服药 3 个疗程后改用注射疗法而治愈)2 例。总有效率 96.5%。[④]

9. 脐疗法 枳壳 10 克、升麻 5 克、五倍子 5 克、乌梅 5 克。上药共研成细粉状用醋调成糊状,敷于脐部,外盖纱布用胶布固定,每 1~2 日 1 次。[⑤]

10. 黄芪葛根口服液 葛根 20 克、黄芪 30 克、麻黄 8 克、桔梗 10 克、白芍 15 克、党参 20 克、白术 15 克、升麻 10 克、柴胡 15 克、干姜 6 克、大枣 5 枚、黄连 10 克、桂枝 10 克、甘草 10 克。取以上炮制合格的药材,置不锈钢容器内,加水至淹没药面 5 厘米,先浸泡 5 分钟后,加热蒸汽煎煮,大火至沸,小火微沸,头煎 1 小时后,滤出药液,再加水复煎药渣 1 小时,滤出药液,药渣压榨取液,合并各次煎液及压榨液,静止沉淀、滤过,滤液加热浓缩至 500 毫升,分装于洗净灭菌的 500 毫升药瓶内,加盖密封,用蒸汽灭菌即得。5 岁以下患儿每次 50 毫升,3 次/天;5~10 岁患儿每次 100 毫升,2 次/天;10~13 岁患儿每次 150 毫升,每日 2 次,10 天为 1 个疗程。刘建萍将 137 例脱肛患儿随机分为治疗组 96 例和对照组 41 例。治疗组口服黄芪葛根口服液。对照组口服补中益气汤(黄芪 30 克、甘草 10 克、党参 20 克、当归 20 克、陈皮 12 克、升麻 6 克、柴胡 6 克、白术 20 克),每剂煎成 500 毫升口服液。对照组与治疗组用量及疗程完全相同。结果:治疗组治愈 86 例,总治愈率 89.58%;对照组治愈 16 例,总治愈率 78.05%。治疗组中Ⅰ度、Ⅱ度直肠脱垂 81 例,治愈 75 例,

① 马志雄.补中益气汤治疗小儿脱肛 55 例疗效观察[J].甘肃中医,2011,24(5):62.
② 刘建勋.升提固脱汤治疗小儿脱肛 56 例[J].河南中医,2011,31(12):1415.
③ 白衣康.灸法治疗小儿直肠脱垂 103 例[J].中医外治杂志,2009,18(5):35.
④ 孟德霞,等.加味补中益气汤配合五倍子散治疗小儿脱肛 56 例[J].四川中医,2008,26(7):88-89.
⑤ 时毓民.中医治小儿脱肛方法多[N].健康时报,2007-10-15(8).

治愈率92.59%,提示该药对病情轻者疗效较好,在治愈的86例患者中,病程<1年的34例,1~3年的21例,3~5年的18例,大于等于5年的13例,提示该药对病程短者疗效较好。黄芪葛根口服液在疗效上明显优于对照组补中益气汤。[1]

11.**益气养阴汤** 黄芪15克、葛根15克、生地黄15克、白芍12克、白术10克、陈皮10克、玉竹10克、知母10克、鸡内金10克、槐花10克、柴胡5克、升麻5克、甘草5克。1剂/天,加水600毫升煎至200毫升,复煎加水400毫升煎至100毫升,将2次药液混合,分3次口服。10天为1个疗程,3个疗程后统计疗效。赵亚松将50例脱肛患儿随机分为治疗组与对照组各25例。治疗组采用益气养阴汤。对照组服用补中益气汤(黄芪15克、党参10克、当归10克、橘皮6克、升麻3克、柴胡3克、白术10克)。煎服法同治疗组。结果:治疗组治愈23例,无效2例。治愈率92.0%;对照组治愈17例,无效8例。治愈率68.0%。两组治愈率经统计学处理,有显著性差异($P<0.05$),说明治疗组疗效明显优于对照组。[2]

12.**二味举陷汤加减** 红参6克、升麻8克、枳壳10克、红花9克、赤芍5克、乌梅12克。每日1剂,水煎服。杨传忠等用上方治疗小儿脱肛1例。结果:经治疗8剂后而愈。随访3月,未复发。[3]

13.**止脱散熏洗加丁字带加压固定** (1)止脱散:乌梅10克、五味子10克、五倍子10克、白矾15克、七叶一枝花30克、朴硝30克、生甘草6克、薄荷6克。随症加减:若有肿痛糜烂,宜加清热解毒之药,马齿苋20克、蒲公英20克、赤芍15克、苦参15克、黄连10克、荆芥10克。水煎熏洗,每日2次,每次20分钟,连用1个月为1个疗程。(2)丁字带加压固定:在复位后,以纱布卷纵

型填压肛门,与臀沟平齐,再以丁字带兜紧肛门,白天使用,晚上松解,长期使用,有治疗和预防的双重作用。李永奇用上法治疗37例脱肛患儿。结果:痊愈30例,好转5例,无效2例。总有效率94.59%。[4]

14.**自拟外用方** 补骨脂100克、乌梅20克、五倍子20克、升麻10克。煎水熏洗肛门,连用10天。马建海用上方治疗小儿脱肛1例,经治疗后肛门已无脱出物,半年后随访未再复发。[5]

15.**脱肛汤内服加脱肛散外敷** (1)脱肛汤:太子参20克、炙黄芪20克、炒白术10克、补骨脂10克、菟丝子10克、五味子5克、蛤蚧(研末冲服)3克、当归6克、升麻6克、炙甘草6克。随症加减:肺虚明显,加淮山药15克、茯苓10克;肾虚明显,加鹿角霜15克、肉桂3克;下焦湿热、黏膜水肿糜烂出血者,加苍术6克、泽泻6克。每日1剂,水煎分2次服。(2)脱肛散:枯矾20克、五倍子20克、赤石脂40克。上药共研细末,便后取适量敷于脱出的直肠黏膜上,然后还纳于肛内。赵国华等用上法治疗小儿脱肛54例。结果:治愈49例,好转5例。[6]

16.**灸百会和捏脊法** 百会穴行雀啄灸,时间为15分钟,病程长、病情重则延长至25分钟,早晚各1次。慢性肠炎加灸关元,肾虚加灸命门。捏脊从尾骶部开始,在下、中、次和上次髎穴及腰椎间隙处拿提各3次,并在大椎处拿提1次以增阳益气,再在各骶孔处、腰椎间隙及其夹脊处用大拇指轻揉,捏脊时应注意患儿承受力。8天为1个疗程。伴有细菌感染加服抗生素治疗。周宣用上法治疗22例脱肛患儿。结果:经治疗1个疗程,全部痊愈,16例半年随访无复发。[7]

17.**乌梅五倍子汤** 乌梅30克、五倍子35克、明矾15克、升麻15克。先取五倍子5克研细

① 刘建萍.黄芪葛根口服液治疗小儿直肠脱垂96例观察[J].实用医技杂志,2006,13(10):1680-1681.
② 赵亚松."益气养阴汤"治疗小儿脱肛25例临床观察[J].江苏中医药,2004,25(11):37.
③ 杨传忠,等.益气化瘀疗法治疗小儿脱肛[J].广西中医药,2003,26(3):50.
④ 李永奇.止脱散熏洗加丁字带加压固定治疗小儿脱肛37例[J].陕西中医,2003,24(6):498.
⑤ 马建海.补骨脂是治小儿脱肛之良药[J].中医杂志,2002,43(6):413-414.
⑥ 赵国华,等.脱肛汤加脱肛散治疗小儿脱肛54例[J].现代中西医结合杂志,2000,9(10):947.
⑦ 周宣.灸百会捏脊治疗小儿脱肛[J].上海针灸杂志,1999,18(4):45.

末(过120目筛)备用。将上药每剂煎2次,每次取300毫升,于大便后熏洗约10分钟,之后用五倍子粉匀敷于脱出肛管黏膜上,再将脱出肠肛管送回,适当休息,5次为1个疗程。赵宝林用上方治疗小儿脱肛58例。结果:经1~2个疗程治疗后,痊愈49例,显效9例。有效率100%。[1]

18. 复方五倍子散　五倍子、煅龙骨、煅牡蛎、诃子。上药各等份,共为细末,过筛,均匀混合后装入瓶内备用。小儿大便后,用卫生纸拭净肛门及脱出的肠黏膜上的粪便,将复方五倍子散均匀撒在脱出的肠黏膜上,厚1~2毫米,再用卫生纸将脱出的肠段轻轻揉送进肛门内。每次便后必用。并内服补中益气丸1/4~1/3丸,每日2次。积极治疗原发病。庄廷明等治疗小儿脱肛78例。结果:痊愈(直肠恢复到正常位置。大便或增加腹压时,直肠不能脱出肛门外)63例;好转(大便时稍有轻度直肠黏膜脱出肛门外)11例;无效(治疗前后无变化)4例。[2]

19. 田来旺经验方　棉花根30~60克、升麻9克、白术9克、防风1.5~3克。每日1剂,水煎2次,分早晚2次温服。田来旺用上方治疗小儿脱肛1例,患儿服此方3剂而愈。[3]

单　方

1. 自拟方　组成:党参6克、白术3克、茯苓5克、山药6克、甘草3克。临床应用:吴日光用上方治疗1例小儿脱肛,患儿服3剂后症状改善不明显,守上方加薏苡仁50克,3剂后症状已除,病得康复。随访1年未见复发。[4]

2. 荷叶、五倍子煎汤　组成:荷叶15克、五倍子10克。用法用量:上药煎汤熏洗,上、下午各1次。临床应用:孙彦敏等用上方治疗小儿顽固

性脱肛2例,经治疗10~15天,患儿脱肛治愈。1个月后随访未复发。[5]

3. 自拟方　组成:补骨脂100克、乌梅30克、五倍子20克。用法用量:每日1剂,加水约1500毫升,煮开趁热熏洗肛门,每次20分钟,每日2次。临床应用:马建海用上方治疗小儿脱肛1例,经治疗2周,脱肛消除,随访1年未见复发。[6]

4. 五倍子散　组成:五倍子50克、椿根皮50克、三七25克。制备方法:以上药烘干,研细末,过筛,装入胶囊备用,每粒0.5克,盐酸罂粟碱注射液30毫升。用法用量:用75%酒精棉球消毒肚脐,用五倍子散1克、盐酸罂粟碱1支调成糊状敷脐,以塑料薄膜覆盖,伤湿止痛膏固定,每次便后清洗肛门脱出肿物,用纱布撒五倍子散复位,每日肚脐换药1次,10天为1个疗程,中间停2~3天,再进行下1个疗程或连续使用直到症状消失为止。临床应用:鞠端惠用上法治疗5例脱肛患儿。结果:治疗1个疗程症状消失2例,给药2~3个疗程痊愈3例。随访半年均未复发。[7]

5. 蛇床子外用方　组成:蛇床子15克、甘草10克、明矾15克。制备方法:取蛇床子适量,水洗淘净砂土及杂质,文火炒黄,研极细末,贮瓶备用。用法用量:上药加水300毫升煎沸待温熏洗肛门及脱出的直肠黏膜。洗后擦干,将蛇床子粉撒在脱出的直肠黏膜部分,再还纳复位。每次脱出后用上法1次,连用5~10天。临床应用:邓泽潭近10年来用上法治疗小儿脱肛,常获良效。[8]

6. 中药内服外敷　(1)内服方组成:石榴皮5克。用法用量:上药加水100毫升,文火煎10分钟,取汁30毫升加白糖15克,1次服下。(2)外敷方组成:乌梅炭20克、枯矾20克、五倍子20克。用法用量:上药共研细末,过120目筛,贮瓶备用。

① 赵宝林.乌梅五倍子汤治疗小儿脱肛58例[J].河北中医,1998,20(3):167.
② 庄廷明,等.复方五倍子散治疗小儿脱肛[J].四川中医,1996,14(11):45.
③ 田来旺,等.小儿脱肛[J].新中医,1981(11):56.
④ 吴日光.薏苡仁治疗小儿脱肛[J].中医杂志,2008,49(4):342.
⑤ 孙彦敏,等.小儿脱肛治验[J].中医外治杂志,2005,14(4):52.
⑥ 马建海.补骨脂是治小儿脱肛之良药[J].中医杂志,2002,43(6):413-414.
⑦ 鞠端惠.五倍子散贴脐外用治疗小儿脱肛[J].中医外治杂志,2000,9(4):48.
⑧ 邓泽潭.蛇床子善治小儿脱肛[J].中医杂志,2000,41(8):457.

待小儿大便后,用温水洗净脱出物,将药末敷于脱出物黏膜上,并使脱出物缓慢复位,动作要轻。15天为1个疗程。临床应用:赵连生等用上法治疗20例脱肛患儿。结果:经治1个疗程治愈5例,2个疗程治愈10例,3个疗程治愈4例、基本治愈1例。①

7. **金樱根煎** 组成:金樱根。用法用量:每天用金樱根干片30克,文火水煎后取煎液加适量白糖分4～5次饮服,连用至痊愈后再继续服3天,以巩固疗效。临床应用:陈振高等用上方治疗小儿脱肛32例。结果:服煎液至脱肛痊愈,仅连用3天者9例,4天者5例,5天者4例,6天者4例,7天及9天者各2例,8天者3例,12天者1例,有2例患儿不合作,灌服量很少而无效,治愈率93.75%,无不良反应。②

8. **百草霜丸** 组成:百草霜500克、蜂蜜600克。制备方法:百草霜研细末,过100目筛,取炼蜜(120℃)500克,和药时蜜温100℃,与上药粉搅拌均匀,成滋润团状,分坨,搓条,制如梧桐子大,低温干燥,备用。用法用量:内服,每次服6克,每日2次,温开水送服。临床应用:蒋秋根用上方治疗小儿顽固性脱肛数例,疗效显著。注意事项:忌食辛辣物。③

9. **脱肛丸** 组成:使君子适量。制备方法:取使君子(去壳取仁捣烂)加入适量饴糖,制成丸药,每丸3克,备用。用法用量:每次1丸,炖瘦猪肉100～250克。3天服药汤1次,3次为1个疗程。临床应用:陈孟燊用上法治疗小儿脱肛53例。结果:痊愈(服药1～2个疗程症状消失,直肠黏膜或全层不脱肛外)30例,占56.6%;好转(服药1～2个疗程后基本消失,脱出显著减轻)15例,占28.3%;无效8例,占15.1%。总有效率84.9%。④

10. **自拟方** 组成:乌梅5个、冰片0.2克。

制备方法:乌梅用温火焙干(勿烧成焦炭)研成细末,将冰片、乌梅和匀,再用芝麻油调成糊状,涂于脱肛周围,即可缩回。用法用量:每次大便脱出涂药1次,直至大便后不脱出痊愈为止。临床应用:赵荣辉等用上方治疗小儿脱肛21例,均获痊愈。⑤

11. **李桂斌经验方** 组成:活龟2只(大者1只也可)、花椒3～6克、芝麻油少许。制备方法:先将花椒置于瓦上焙黄研末,以芝麻油拌之,再把洗净的龟放于柴炭烈火中烧熟,取出去壳,去其肠杂。用法用量:临吃时蘸花椒油,每晚空服半只到1只,视其龟之大小、小儿年龄而定。临床应用:李桂斌用上法治疗小儿脱肛2例,均服用2次而愈。随访3个月未见复发。⑥

中 成 药

消痔灵 组成:五倍子有效成分、明矾有效成分碳酸钾铝、鞣酸(国药准字号:Z11020605,10毫升/支)。制备方法:将消痔灵注射液与0.5%盐酸利多卡因注射液按1∶1抽取备用。用法用量:对于Ⅰ度直肠脱垂、肛门括约肌功能正常的患儿,可单纯行直肠黏膜下注直射治疗;对于Ⅱ度、Ⅲ度直肠脱垂的患儿,在直肠黏膜下注射后同时进行直肠间隙注射。临床应用:郭翠青等用上方治疗16例脱肛患儿,均一次性注射治愈,平均治愈时间为5天。经半年～2年随访无复发,治愈率100%。⑦

预 防 用 药

1. **保守法** 组成:石蜡油(或芝麻油)。用法用量:让患儿趴在家长的膝上,家长的手指涂上石蜡油或芝麻油,然后缓慢地将脱出的直肠纳入

① 赵连生,等.中药内服外敷治疗小儿直肠脱垂[J].湖北中医杂志,2000,22(7):30.
② 陈振高,等.金樱根治疗小儿脱肛32例[J].中草药,1995,26(3):140.
③ 蒋秋根.小儿顽固性脱肛治验[J].四川中医,1994(4):45.
④ 陈孟燊."脱肛丸"治疗小儿脱肛53例疗效观察[J].中医杂志,1985(2):34.
⑤ 田来旺,等.小儿脱肛[J].新中医,1981(11):56.
⑥ 李桂斌.用龟肉治愈小儿脱肛两例[J].江苏中医,1961(Z1):60.
⑦ 郭翠青,罗敏.消痔灵注射治疗儿童直肠脱垂16例[J].现代中西医结合杂志,2012,21(26):2924-2926.

肛门内,然后清洁肛周皮肤,用吊带将纱布垫固定肛门于两侧。[①]

2. 食疗法　组成:猪大肠 1 小段、马齿苋适量。用法用量:将猪大肠洗净后装满马齿苋,扎紧两头炖熟后,空腹分早、晚 2 次服完,连服 5 天。[②]

3. 推拿法　(1)揉丹田:患儿仰卧,爸爸或妈妈坐在右边,用右掌根揉患儿丹田(脐下 1.5 寸)7～10 分钟。揉时掌根不要在皮肤上滑动。(2)揉龟尾:患儿俯卧或由家长抱住,另一家长坐于右侧,用右手中指螺纹面揉龟尾穴(即尾骨尖处),顺时针方向揉 3～5 分钟。(3)推上七节:患儿俯卧,爸爸或妈妈用拇指桡侧面从患者尾骨处向上直推至第 2 腰椎(相当于肋缘稍下),反复推 2 分钟左右。推时常需用润滑剂,如滑石粉,以防擦破皮肤。以上方法每日推拿 1 次,早晚均可。[③]

① 时毓民.小儿脱肛首选保守治疗[N].健康报,2007－5－23(4).
② 刘建英.小儿脱肛治法多[N].中国中医药报,2006－9－25(5).
③ 同上.

婴 儿 肛 瘘

概　　述

　　肛瘘是肛管周围脓肿的后遗症,是婴儿常见的肛管疾病。由于肛管周围脓肿经皮切开引流或自行溃破后,隐窝入口不能闭合而渐形成慢性瘘管。临床常有肛管周围急性感染或反复流脓病史。肛瘘的主要临床表现为患儿排便时哭闹,初期可见肛旁有黄豆大小之红肿,较硬,逐渐扩大中心变软,约1周破溃或切开排脓红肿消退,但多数留一瘘孔,偶有极少量分泌物,误认为已结疤愈合,经长短不等的静止期后原疤痕处又红肿化脓,多次反复,最终形成瘘管,瘘管大多为1～2处,以截石位3或9点处多见。检查可见肛门附近、会阴或大阴唇部有瘘外口。[①]

经　　验　　方

　　1. 挂线疗法　选择反复感染两次以上者或脓肿切开同时施挂线术,在氯胺酮静脉麻醉下,取截石位,常规消毒铺巾,瘘口在左侧者,术者右手小指或食指插入肛门内;右侧者,左手小指或食指插入肛门内,另一手持探针从外口或切开排脓口向直肠方向内探入,直抵肛门手指,感觉探针与手指间仅有一菲薄黏膜时即可直接戳通,探针从内口穿出肛门外,用4号丝线将橡皮筋系在探针上,涂石蜡油少许,橡皮筋从内口向外口拉出,内口与肛门缘之间皮肤浅浅切开真皮层,拉紧橡皮筋,助手用4号丝线双股结扎,剪除多余橡皮筋手术即完成。便后用高锰酸钾液或1‰碘伏清洗肛门,抗生素使用数日,一般4～7天橡皮筋可自行脱落,2周左右新肉芽生长创口愈合。王寿青等用上法治疗156例婴幼儿肛瘘,无1例复发,疗效确切。[②]

　　2. 手术加外用药物　(1)手术(切开加挂线):在局麻下,以球头银丝探针自肛门外溃口轻轻插入瘘管,术者左手小指同时探入肛门作引导,找到内口后,将球头银丝钩出肛外。若一时找不到内口,则可选择肛窦附近黏膜最薄层处,稍用力顶破即可。切开全部管道,修剪创缘,使创口呈楔状。(2)药物:生肌白玉膏和生肌散。上述药物棉嵌创口,外用。若瘘管较长,顾虑手术切开出血多或有损伤括约肌的可能,则采用挂线术。可在银丝球头端引进橡皮筋,并稍稍拉紧橡皮筋后,以丝线结扎固定,使橡皮筋的弹力回缩产生对管道组织的切割作用。由于婴儿肌体稚嫩,橡皮筋挂线不必太紧,一般在4～5天脱落。唐汉钧用上法治疗婴儿肛瘘104例。结果:全部治愈,切开疗法治愈时间14～21天,平均17.2天;挂线疗法治愈时间16～24天,平均19.5天。[③]

①　王寿青,等.婴儿、新生儿后天性肛瘘挂线的治疗体会[J].江苏医药杂志,2004,30(8):637.
②　同上.
③　唐汉钧.防治婴儿肛瘘104例[J].辽宁中医杂志,1987(9):32-33.

消化道异物

概　　述

消化道异物主要发生于儿童,其中又以1个月至1岁多见。[1] 多由于小儿将异物放入口内玩耍误吞引起,也可因饮食不慎将枣核及骨片等物吞入。食管异物多嵌顿于食管自然狭窄处,异物也可进入胃或肠内。临床表现哽噎,疼痛,继则流涎,吞咽困难,进食即呕吐,较大异物压迫气管可发生咳嗽、哮鸣甚或窒息。儿童消化道异物十分常见,虽然多数预后良好,但部分可出现严重并发症如黏膜溃疡、穿孔、消化道梗阻、感染性腹膜炎,甚至大血管破裂导致死亡。[2]

经　验　方

1. 自拟方　硼砂9克、桔梗9克、威灵仙9克、青橄榄5只、乌梅5只、甘草12克、山柰30克、山楂30克。上药用水2碗煎至1碗,在半小时内频频慢服。上方为成人用量,15岁以下酌情减量。郭朝广用上方治疗食道异物20例,均服药1剂而愈。[3]

2. 韭芹汤　鲜韭叶(去白不切)30克、鲜芹茎(去叶不切)30克、藕粉(干)30克、莲房炭30克。以上4味加水4碗以煮熟为度,将莲房剥去,每日3～4次,囫囵吞服。刁桂山用上方治疗小儿误吞

金属异物5例,均于服药后24～72小时内随大便排出。[4]

单　　方

1. 鲜韭菜　组成:鲜韭菜250克。用法用量:将其切成0.5～1寸长,用开水烫成半生熟,拌白糖适量2次服下。临床应用:李祖安用上法治疗小儿误吞针头1例,24小时内随大便排出。[5]

2. 磁石新炭粉　组成:磁石(末煅)6～15克、曾炭(新炭末)3～6克、蜜糖15～30克。用法用量:将磁石、曾炭共研成粉末,以蜜糖调和服食。每日1次,服至金属异物排出。临床应用:傅若谦用上方治疗吞咽金属异物数十例,收效良好。[6]

预 防 用 药

1. 误食是小儿上消化道异物最主要原因,本病防护关键是加强健康教育。主要是针对家长及监护人,其次是各类儿童。(1)通过电视、报纸、刊物等媒体健康教育来提高社会人群的防护知识和意识;(2)对产妇赠阅《小儿喂养指南》,进行早期防护宣教;(3)提高各类学校、幼儿园教师对本病防护意识,同时利用教师开展健康教育;(4)针对不同年龄儿童特点,采用资料、多媒体、游戏等多种形式开展校内宣传;(5)保证玩具质优、安

① Sugawa C, Onoh, Taleb M, et al. EndoscoPic management of foreign bodies in the upper gastrointestinal tract: Areview. World J Gastrointest Endosc, 2014, 6(10): 475-481.
② Kramer RE, Lerner DG, Lin T, et al. Management of Ingested Foreign Bodies in Children: A Clinical Report of the Naspghan Endoscopy Committe. J Pediatr Gastroenterol Nutr, 2015, 60(4): 562-574.
③ 郭朝广. 中药治疗食道异物[J]. 新中医, 1974(4): 29.
④ 刁桂山. 韭芹汤治疗五例小儿误吞金属异物报告[J]. 广东医学(祖国医学版), 1964(3): 29-30.
⑤ 李祖安. 韭菜治疗误吞针头一例[J]. 四川中医, 1983(6): 43.
⑥ 傅若谦. 吞咽金属异物治验[J]. 新中医, 1977(5): 10.

全。婴幼儿的玩具要适合,并严加看护。对近年发病率上升的小儿精神行为异常情况,需提高警惕。一旦发生误食,尽快就诊,凡尖锐或大块异物,经确诊需立即在胃镜下取出,减少并发症。[1]

2.出现吞入异物后,首先家长需镇静,对年龄较大,吞服的异物较小的,有排出可能的小儿可吃些粗纤维的蔬菜,像芹菜、韭菜等,看能否协助自行排出,并观察大便。[2]

[1]　徐智慧,等.小儿上消化道异物的流行特征及防护对策[J].中华流行病学杂志,2001,22(6):454.

[2]　张丽荣,等.儿科消化道异物的原因及预防[J].黑龙江护理杂志,2000,6(5):72.

变态反应性疾病

婴幼儿湿疹

概　　述

婴幼儿湿疹是临床常见的一种变态反应性疾病,可由多种内外因素引起。其发病多以口或头面发际开始,并逐渐向颈、前胸、腋窝和脐部等部位蔓延,同时肌肤出现多形性损害,表现为局部潮红、丘疹、水疱、脓疱和结痂等多种疹型。急性期多以丘疹、水疱为主,慢性期可见局部皮肤肥厚、苔藓化。皮损常呈对称性分布,自觉剧烈瘙痒,易反复发作,缠绵不愈。

中医根据其发病特点及发病部位的不同,有"胎疮""奶癣""浸淫疮""旋耳疮(耳周湿疹)""绣球风(阴囊湿疹)""四弯风(肘膝窝部湿疹)"等名称。其病理特点是多因饮食失调,脾失健运,内蕴湿热,外受风湿热邪入侵,风湿热邪相互搏结于肌肤而成。中医临床辨治婴幼儿湿疹,可依据其病程缓急长短、疹型等临床表现,灵活采用清热祛湿、健脾利湿、养血祛风、凉血活血等多种治法。

辨　证　施　治

1. 任勤分 3 证

(1) 风湿热盛证　患儿以丘疱疹为主,渗出明显,皮肤弥漫潮红,瘙痒难忍,舌红苔黄腻,脉滑数。治宜疏风清热、健脾利湿、凉血解毒为主。风盛者,予消风散加味治疗;热盛者,予银翘散加味治疗;湿盛者,以三妙散加味治疗。

(2) 脾虚湿蕴证　患儿渗出较少,以丘疹、丘疱疹、结痂、鳞屑为主,有轻度糜烂,肤色暗红,可伴有瘙痒,舌淡红,苔白腻,脉滑。治宜健脾利湿,兼以消导法。方用三妙散、萆薢分清饮加味。

(3) 血虚风燥证　患儿皮肤肥厚,表面粗糙,或呈苔藓样变,颜色呈褐色,常伴有痂皮、丘疱疹、抓痕,舌淡苔少津,脉弱。治宜健脾燥湿、养血祛风、清热止痒。方用四物汤加味。

现代医学急性湿疹多见于风湿热盛证,亚急性湿疹多见于脾虚湿蕴证,而慢性湿疹则以血虚风燥证多见。[①]

2. 楼延丞分 2 型

(1) 急性湿疹　皮肤可见密集的对称性小点状斑丘疹或疱疹、水疱、糜烂、渗出淡黄色岩体,伴奇痒、寝食不安等。证属湿热风邪蕴于肌腠,留恋不解。治宜化湿清热、疏风止痒。基本方:青黛(冲服)3 克、紫草 10 克、荷叶 6 克、败酱草 12 克、地肤子 9 克、生地黄 9 克。

(2) 慢性湿疹　急性期后,反复发作,病期一般超过 6 个月,长可达数年。皮肤粗糙,皮纹加深,以鳞屑、痂皮多见,皮损多较局限,分泌物甚少或无,皮肤色暗,失去正常的柔软润泽。证属久病耗血,血虚生风化燥,风燥瘀结。治宜养血、祛风、杀虫为主,佐以利湿。基本方:当归 6 克、玉竹 6 克、生地黄 12 克、黑芝麻 9 克、贯众 9 克、茯苓皮 9 克、赤芍 9 克、白芍 9 克。

随症加减:皮疹以面部为主,加蝉蜕、菊花;臀部、躯干、四肢为主者,加苦参、黄柏;痒甚,加白鲜皮;湿疹日久,痒甚不休,加鹤虱、贯众。

均每日 1 剂,水煎 2 次分服,3 煎用于外洗患部以有利于减少分泌物刺激和预防感染。临床观察:楼延丞用上方辨证施治小儿湿疹 100 例,治愈

① 高雅娜,任勤.任勤教授以保和丸加味治疗小儿湿疹验案举隅[J].中国中医急症,2013,22(12):2058-2059.

（皮损及症状消失，无反复）59例，好转（皮损及症明显减轻）28例，无效（连续用药12剂以上无好转）13例。总有效率87%。①

经 验 方

1. 滑竹温胆汤　免煎颗粒陈皮、半夏、茯苓、竹茹、枳实、薏苡仁、竹叶、滑石、连翘、浮萍、徐长卿、蝉蜕、生甘草各1袋。每剂以300毫升70℃温开水冲服，小于4个月每剂分10份，4～9个月每剂分8份，9～15个月每剂分7份，15～24个月每剂分6份，2～3岁每剂分5份，3～5岁每剂分4份，每次1份，每日口服3次。韩冬梅等将婴幼儿湿疹湿热浸淫型90例随机分为治疗组和对照组各45例。治疗组予上方治疗；对照组口服盐酸西替利嗪糖浆，每次2.5毫升，每日1次。两组患儿均外涂适量肤乐霜，每日2次，治疗4周。治疗期间患儿限制辛腥发散及油腻之品，哺乳患儿母亲需忌食辛辣、肥甘、腥荤之品，4周为1个疗程，4周后判定疗效，并随访3个月观察其复发率。结果：治疗组总有效率为91.11%，对照组为86.05%，两组比较差异无统计学意义（$P>0.05$）；治疗组愈显率为77.78%，对照组为58.14%，治疗组优于对照组，差异有统计学意义（$P<0.05$）；治疗组复发率为14.63%，对照组为40.54%，两组复发率比较差异有统计学意义（$P<0.05$）。提示滑竹温胆汤治疗小儿湿疹湿热浸淫型疗效显著，并能降低其复发率。②

2. 艾苓湿疹洗剂　艾叶30克、土茯苓30克、野菊花20克、黄柏10克、苦参15克、蛇床子20克、地肤子20克。上述药物加水约500毫升后煎至200毫升，待适温后洗浴10～15分钟，每日1～2次，15日为1个疗程。沈桂芳将266例湿疹患儿分为观察组和对照组各133例。观察组患儿使用艾苓湿疹洗剂治疗，对照组患儿使用炉甘石洗剂外涂治疗。结果：观察组的痊愈率、总有效率、复发率方面均优于对照组，差异具有统计学意义（均$P<0.05$）。③

3. 消风散加减　炒苍术10克、生薏苡仁10克、蝉蜕3克、防风6克、苦参6克、黄芩6克、荆芥6克、陈皮6克、六一散（包煎）10克。随症加减：瘙痒难忍者，加地肤子10克、白鲜皮10克；渗水较多者，加茯苓10克、车前草10克；尿赤、心烦者，加黄连3克、灯心草6克；血热，加赤芍6克、牡丹皮6克；失眠者，加酸枣仁10克、夜交藤10克。每日1剂，分2次口服。王健用上方加减治疗风湿热型小儿湿疹40例，治愈10例，显效26例，好转3例。总有效率97.5%。④

4. 加味薏苡竹叶散　免煎颗粒薏苡仁、淡竹叶、滑石、白蔻仁、连翘、茯苓、小通草、浮萍草、白鲜皮、佩兰、竹茹、黄柏、蜜枇杷叶各1袋，配成1剂。1岁以内每剂用水冲开后分成9份，每日早中晚各服用1份；1～2岁每剂分为6份，每日3份水冲服。吴颖等将60例婴幼儿湿疹随机分为治疗组和对照组各30例。对照组予扑尔敏0.35毫克/（千克·天），分3次口服；维生素C片，每日100～300毫克，分3次口服。治疗组在此基础上加用加味薏苡竹叶散。均4周为1个疗程。服药期间忌食生冷、辛辣、腥膻。结果：治疗组、对照组的总有效率分别为93.3%、73.3%，治疗组临床疗效明显优于对照组，两组比较差异有统计学意义（$P<0.05$）。提示加味薏苡竹叶散治疗婴幼儿湿疹疗效显著。⑤

5. 保和丸加减　生山楂10克、神曲10克、陈皮10克、连翘10克、莱菔子10克、白鲜皮10克、徐长卿10克、白芍10克、茯苓15克、黄芩8克、甘草8克、清半夏5克。随症加减：痒剧者，加苦参8克、地肤子10克；便秘者，加枳实10克；便溏者，加白术10克、薏苡仁15克；气虚者，加黄芪10克、山药10克；阴虚者，加玉竹10克、麦冬10克。

① 李素亭，楼延丞.小儿湿疹辨证施治100例体会［J］.中医杂志，1986（3）：41.
② 韩冬梅，王有鹏.滑竹温胆汤治疗婴幼儿湿疹临床疗效观察［J］.中国中医基础医学杂志，2016，22（4）：561－562，584.
③ 沈桂芳.艾苓湿疹洗剂治疗小儿湿疹的临床效果观察［J］.实用中西医结合临床，2015，15（12）：72－73.
④ 王健.消风散加减治疗风湿热型小儿湿疹40例［J］.中医儿科杂志，2014，10（3）：52－54.
⑤ 吴颖，等.加味薏苡竹叶散治疗婴幼儿湿疹的临床疗效观察［J］.中医临床研究，2014，6（11）：62－63.

上药水煎 2 次,每次煎煮 20～30 分钟,共取汁 100 毫升混合后,按照 1 岁以内每 3 日 1 剂,1 岁以上每 2 日 1 剂,予以口服。张楚石将 42 例湿疹患儿随机分为治疗组和对照组各 21 例。治疗组予上方加减治疗,并配合给予扑尔敏 0.35 毫克/(千克·天),分 3 次口服;维生素 C 片,每日 100～300 毫克,分 3 次口服。对照组则单纯给予扑尔敏、维生素 C 片,剂量同前。均以 4 周为 1 个疗程。结果:治疗 1 个疗程后,治疗组疗效明显优于对照组,差异有统计学意义(P＜0.05)。①

6. 五味消毒饮加减 紫花地丁 10 克、黄芩 10 克、栀子 10 克、蒲公英 12 克、野菊花 12 克、车前子 12 克、泽泻 12 克、茯苓 12 克、当归 12 克、金银花 15 克。随症加减:肝火炽盛者,加用牡丹皮 10 克;肝经湿热者,加枳壳 10 克、薏苡仁 12 克;阴虚火旺者去除黄芩 10 克、栀子 10 克,加用知母 10 克、生地黄 10 克;外感风热者,加防风 10 克、蝉蜕 10 克。用冷水 3 000 毫升,煮沸 40 分钟后溶冰片于浴盆中,待水温适宜时给幼儿沐浴,每剂药治疗 2 天,每日 2 次。赵桂琴等将 64 例湿疹患儿随机分为观察组和对照组各 32 例。观察组予上方加减治疗。对照组采用西医治疗,给予扑尔敏 0.35 毫克/(千克·天),每日 3 次,口服;外用 3％硼酸湿敷,于湿疹处外涂肤轻松软膏。结果:观察组、对照组的总有效率分别为 90.6％、75％,经统计学分析,差异有统计学意义(P＜0.05)。随访 6 个月～2 年,对照组复发 9 例,复发率 28.1％;观察组复发 1 例,复发率 3.1％。两组复发率经统计学分析,差异具有统计学意义(P＜0.05)。②

7. 复方三黄洗液 黄柏 15 克、大黄 15 克、黄芩 15 克、地榆 15 克、蛇床子 15 克、紫草 15 克、五倍子 20 克、青黛 10 克、枯矾 6 克。煎药取汁 400 毫升。根据皮损大小以不同面积之 6～8 层消毒纱布在药液中浸透,取出,稍拧至不滴水为度,敷患处,略超出皮损边界,稍加压力,使之与皮肤充

分接触,每 3～5 分钟换 1 遍,每次更换 4～5 遍,每日 3～4 次;间歇期用药将复方三黄洗液各药研末芝麻油调,外搽。邹国明等将 50 例婴幼儿湿疹随机分为治疗组 30 例和对照组 20 例。治疗组予上法进行治疗。对照组以 3‰硼酸溶液,外敷患处,方法同治疗组;间歇期加用锌氧油外搽。两组治疗周期均为 14 天。观察两组治疗前后的皮损、症状变化、血液嗜酸性粒细胞及 IgE 值。结果:治疗组临床有效率为 93.33％,对照组为 65.00％,两组有效率有显著性差异(P＜0.05);两组治疗后复发率、IgE、嗜酸性粒细胞水平比较,均有显著性差异(均 P＜0.05)。提示复方三黄洗液可以提高婴幼儿湿疹的临床疗效,缩短其疗程。③

8. 黄连青黛霜 脲素霜 40 克、生黄连粉 0.6 克、青黛 0.3 克、黄柏粉 0.3 克、枯矾 0.3 克、冰片少许。陈慧将 100 例婴幼儿湿疹分为治疗组和对照组各 50 例。治疗组采用适量黄连青黛霜外涂于患处,要求均匀覆盖患处皮肤,每日 2～3 次。对照组采用糠酸莫米松乳膏(上海先灵葆雅制药有限公司生产,国药准字:H19991418,规格:5 克/支)外用治疗,每日 1 次。两组疗程均为 2 周,观察皮损变化,并记录结果及不良反应。结果:治疗组和对照组的有效率分别为 78％、86％,疗效差异无统计学意义(P＞0.05)。治疗组治疗过程中未见不良反应,提示黄连青黛霜治疗小儿湿疹安全有效。④

9. 苦参汤 苦参 50 克、黄柏 20 克、马齿苋 20 克、地肤子 20 克、白茅根 20 克、白鲜皮 30 克、蒲公英 30 克。随症加减:渗出多者,加枯矾 20 克;皮肤干燥者,加玉竹 20 克、白及 20 克,苦参减为 30 克。将上药浸泡 10 分钟,而后加水至 2 000 毫升,煮开后文火 20 分钟,待药液温后擦洗患处。每日 2 次,10 天 1 个疗程,观察 2 个疗程。清热解毒、健脾利湿、祛风止痒。宋慧平等用上方加减治疗婴儿湿疹 40 例,痊愈(皮损及瘙痒消失)21 例,

① 张楚石.保和丸加减治疗婴幼儿湿疹 42 例临床观察[C].第二十九次全国中医儿科学术大会暨"小儿感染性疾病的中医药预防"培训班论文汇编,2012:439-440.
② 赵桂琴,等.五味消毒饮加减治疗湿疹 64 例临床分析[J].当代医学,2012,18(12):155.
③ 邹国明,谢斌.复方三黄洗液治疗婴幼儿湿疹临床研究[J].辽宁中医杂志,2011,38(2):297-299.
④ 陈慧.黄连青黛霜治疗婴幼儿湿疹的临床观察[J].四川中医,2011,29(6):88-89.

好转（皮损及瘙痒明显改善,无新皮疹出现）17例,无效（皮损未见明显改善）2例。总有效率95％。最短治疗时间5天。①

10. 湿疹软膏　浮萍、连翘、牡丹皮、徐长卿、黄柏、紫花地丁、金银花、乌梅、丁香、苦参、白鲜皮。将上药放入带下嘴的容器内,加适量蒸馏水浸泡5天后放出药汁,用纱布粗滤后再用滤纸精滤,将所得滤液浓缩到550毫升左右作为水相,并在其中加入三乙醇胺10毫升、硼砂5克、甘油80克;另取十八醇100克、白凡士林200克、液状石蜡60克、尼泊金乙酯5克,混合组成油相。油、水两相同时分别加温至（80±2）℃,在不断地搅拌下将油相部分徐徐加入到水相中,充分搅拌至凝成膏,再加入适量的樟脑、冰片、香精,再行搅拌均匀即可。先用金银花、艾叶煎水清洗患处,每日上、下午各洗1次,洗后涂擦湿疹药膏。清热解毒、散风凉血、收敛止痒、除湿护肤。宋夕诚用上法治疗婴幼儿湿疹200余例,收到良好效果。②

11. 平胃散加味　陈皮6克、苍术6克、茯苓6克、川厚朴4克、炙甘草2克、滑石（包煎）10克、泽泻5克、炒麦芽15克。每日1剂,分2次服。辅以马齿苋30克、生地榆30克、黄柏30克,煎水湿敷,每日3次,每次15～20分钟。调和脾胃、除湿清热。周文旭用上法治愈1例证属湿热壅滞顽固性婴儿湿疹,前后进药7剂,皮疹消退,诸症获愈。近期随访,未见复发。③

12. 葛根芩连汤合平胃散加味　葛根10克、黄芩6克、陈皮5克、苍术5克、黄连3克、厚朴3克、甘草3克。每日1剂,水煎分4次服。解肌清热,醒脾除湿。张祥鑫用上方治疗婴儿湿疹12例,效果较好。④

13. 地榆祛脂汤　地榆20克、黄柏20克、野菊花20克、苦参20克、白鲜皮20克、蛇床子20克、地肤子20克、百部20克。每日1剂,加水2 000毫升煎至1 250毫升左右,置盆内熏洗患处,每日3～5次,每次15分钟。清热解毒,疏风燥湿。吴绩赐用上方治疗脂溢型婴儿湿疹20例,全部治愈（皮肤损害消退,皮肤干燥脱屑）,均为4天内治愈。⑤

14. 加味紫草消毒饮　金银花6克、连翘6克、紫草6克、浙贝母6克、白术6克、茯苓6克、牡丹皮5克、僵蚕3克、甘草3克、生赭石（先煎）10克、北沙参10克、广木香1.5克。随症加减:体虚神怯,加当归、黄芪,人参（另炖兑服）易北沙参;热重,加黄芩、栀子;毒重,加赤芍、紫花地丁;湿重,加泽泻、土茯苓,重用白术;风重,加荆芥、防风;痒甚,加地骨皮、夏枯草、生地黄;热毒充溢于血络的重症,加羚羊粉（冲服）。每日1剂,水煎服。清热解毒,健脾祛湿。石熙瑞用上方加减治疗小儿湿疹,疗效显著。⑥

15. 涤毒祛湿汤　苍耳棵30克（可用苍耳子15克代替）、蛇床子15克、白鲜皮15克、苍术15克、苦参15克、生大黄（后下）15克、黄柏15克、地肤子15克。每日1剂,水煎取滤液待温凉后洗患处,早、中、晚各洗1次（此为2～3岁患儿用量,1岁以下减量1/3）。解毒祛湿。杨景柱等用上方治疗婴幼儿湿疹30例,治愈（皮疹消退,皮色恢复正常,5个月内无复发）23例,有效（皮疹消退,5个月内有复发）4例,无效（皮疹未见消退或消退甚少,中断治疗）3例。治愈者用药1～6剂,平均3.5剂。⑦

16. 湿疹膏　寒水石150克、煅石膏150克、地肤子60克、青黛60克、川黄柏60克、土槿皮60克、藜芦60克、金炉底60克、枯矾60克、苦参60克、松香60克、滑石60克、五倍子60克、轻粉9克、木鳖子30克、百部30克。上药共为极细末,

① 宋慧平,等.苦参汤外洗治疗婴儿湿疹[J].浙江中医杂志,2007,42(1):27.
② 宋夕诚.自拟"湿疹软膏"治疗婴幼儿湿疹[J].上海中医药杂志,1990(6):17.
③ 周文旭.顽固性婴儿湿疹治验[J].四川中医,1989(9):14.
④ 张祥鑫.葛根芩连汤合平胃散加味治疗婴儿湿疹[J].四川中医,1987(7):12-13.
⑤ 吴绩赐.中药治疗脂溢型婴儿湿疹20例[J].广西中医药,1985(3):27.
⑥ 肖展鹏.石熙瑞老中医治疗小儿湿疹的经验[J].辽宁中医杂志,1983(6):14.
⑦ 杨景柱,等.涤毒祛湿汤治疗婴幼儿湿疹30例[J].中医杂志,1983(3):17.

加入芝麻油(或凡士林)调成膏状备用。若湿疹部有痂,须先用2%硼酸溶液或3%过氧化氢溶液拭去,再用消毒棉球吸干糜烂面的渗出液,再把湿疹膏涂敷,盖上纱布包裹,每日换药1次。如在颊部或其他露出部位,涂药后亦可暴露不必包扎。张伯清应用湿疹膏治疗婴儿湿疹100例,全部治愈。治疗时间长短不一,但最长也未超过2周。[①]

单　方

1. **马齿苋洗方**　组成:马齿苋60克。功效主治:清热解毒,除湿止痒;适用于儿童湿疹见皮疹鲜红,或有渗出者。用法用量:马齿苋净水洗净后,用水2千克煎煮20分钟,过滤去渣,用纱布6层蘸药水湿敷患处,每日2～3次,每次20～30分钟。[②]

2. **乌倍散**　组成:乌贼骨20克、五倍子20克、冰片5克。功效主治:清热,渗湿,止痒;适用于干燥型、脂溢型和渗出型婴幼儿湿疹。用法用量:上药共研细粉,将药粉调蛋黄油擦于干燥型婴幼儿湿疹患处,或将药粉直接擦于脂溢型和渗出型婴幼儿湿疹患处。轻者每日1～2次,重者每日4～5次。临床应用:杨荣用上方治疗婴幼儿湿疹25例,治愈22例,好转2例,未愈1例。总有效率96%。治疗时间最短4天,最长15天。[③]

3. **墨旱莲**　组成:墨旱莲鲜品适量或干品50克。适用于渗出型湿疹。用法用量:取墨旱莲鲜品适量洗净取汁,装入容器内加盖并在普通蒸锅内蒸15～20分钟消毒备用,待药液冷却后直接将药液涂于患处即可,每日数次;如无鲜草,可用干品50克左右煎液外敷,或浓缩后涂擦患处。视患儿病情,可酌加苍术、黄柏、地肤子等。对于重症患儿应注意食物调配,并可辅助使用抗过敏药。患儿多在用药2～3天后渗出明显减少,结痂,瘙

痒减轻,1周左右皮损痊愈,再次使用仍然有效。临床应用:陈刚庆经临床证实,以墨旱莲治疗婴幼儿湿疹对皮肤无刺激性,简单、经济、疗效可靠。[④]

4. **苍黄止痒汤、茵陈蒿散**　苍黄止痒汤组成:苍术20克、黄柏15克、苦参20克。用法用量:水煎500毫升,洗患处,每2日1次。茵陈蒿散组成:茵陈蒿120克、青黛15克、冰片5克。用法用量:将茵陈蒿焙焦后制成细粉,与青黛、冰片混匀装瓶封口。用时以消毒纱布蘸取药液擦洗患处,如患处有渗出,随即撒干药粉;无渗出者,以芝麻油调糊涂敷患处,隔日换药1次,敷药后以消毒纱布包扎。临床应用:梁敬文用上方治疗30例婴幼儿湿疹,痊愈27例,显效3例。平均治疗天数15.7天。经1～5年随访,无1例复发。[⑤]

5. **复方丹参煎剂**　组成:丹参30克、茵陈30克、苦参25克。用法用量:每日1剂,水煎,取1/5药液内服,余液外洗患处,每日2次。临床应用:彭瑞婵用上方治疗婴儿湿疹20例,全部治愈(无渗出液,红、肿、痒均消失,且不留疤痕)。治愈时间3天4例,4天14例,6天2例。随访半年均未复发。[⑥]

6. **黄连油**　组成:黄连1份、莨芝麻油4份。用法用量:黄连研极细面,加莨芝麻油混合均匀,隔1日后,经灭菌后使用。用灭菌棉签,蘸上黄连油,涂于患处,每日1次,采用暴露疗法(因多数是头面部),若在躯干四肢者,则涂布较厚些,并用消毒纱布盖之,缚以绷带。临床应用:邹维德用上法治疗婴儿湿疹13例,痊愈9例,进步2例,无效2例。[⑦]

中 成 药

1. **复方紫草油**　组成:紫草、冰片、忍冬藤、白芷(武汉健民药业集团股份有限公司生产的中

① 张伯清.应用中药湿疹膏治疗婴儿湿疹100例初步总结报告[J].中医杂志,1959(5):37.
② 宋晓莉,等.小儿化湿汤治疗脾虚湿蕴型儿童湿疹56例临床观察[J].浙江中医杂志,2017,52(9):657.
③ 杨荣.乌倍散治疗婴幼儿湿疹25例[J].实用中医药杂志,2004,20(3):145.
④ 陈刚庆.旱莲草治疗婴幼儿湿疹[J].中医药杂志,2004,45(1):11.
⑤ 梁敬文.茵陈蒿散治疗难治性婴幼儿湿疹30例[J].山东中医杂志,1989,8(6):22-23.
⑥ 彭瑞婵.浙江中医杂志,1988(2):80.
⑦ 邹维德.新中医药,1956(12):14.

药外用制剂）。用法用量：本药为外用油剂,取适量涂擦患处,每日数次。临床应用：邓丽华等对60例湿疹患儿予以复方紫草油外用涂擦治疗,治疗1~2个疗程,每个疗程为7天,观察患儿治疗前后症状的改善情况,并随访3个月,观察复发率。结果：脱落5例,55例患儿中临床痊愈8例,显效29例,有效13例,无效5例。治疗总体有效率90.9%。3个月的随访,失访7例,复发5例,复发率10.20%。提示复方紫草油治疗婴幼儿湿疹的临床疗效确切,且复发率较低。[①]

2. 康复新液 组成：美洲大镰干燥虫体的乙醇提取物,主要成分为多元醇类、肽类、黏糖氨酸、黏氨酸等多种修复人体创面的有效成分,属于纯中药生物制剂。适用于小儿湿疹,有助于迅速止痒、保持皮肤干燥、易于渗透吸收,无明显不良反应等特点。[②]

3. 醒脾养儿颗粒 组成：毛大丁草、山栀茶、一点红、蜘蛛香。临床应用：丁丽凤等将120例婴幼儿湿疹患儿随机分为治疗组62例和对照组58例。两组均予0.05%地奈德乳膏外用并饮食控制,治疗组在此基础上给予醒脾养儿颗粒口服。两组疗程均为2周,观察两组治疗后的临床疗效、治疗前后IgE含量变化和两组的复发率。结果：治疗组、对照组的总有效率分别为91.93%、70.68%。治疗组IgE含量较治疗后下降明显,治疗组的复发率明显低于对照组,两组比较有显著性差异（均$P<0.01$）。提示醒脾养儿颗粒联合地奈德乳膏治疗伴脾虚湿盛型胃肠症状的婴幼儿湿疹安全、有效。[③]

4. 肤痒颗粒 组成：苍耳子、地肤子、川芎、红花、白英（天津美伦医药集团有限公司,批准文号：Z12020694,规格：4克×9袋）。功效：祛风除湿,清热止痒。用法用量：体重>30千克者,每次4克,每日3次；体重15~30千克者,每次4克,每日2次；体重<15千克者,每次2克,每日3次。临床应用：金永南等将120例小儿湿疹随机分为观察组和对照组各60例。观察组予肤痒颗粒；氯雷他定糖浆（批准文号：H20100394,规格：60毫升∶60毫克）治疗,体重>30千克者,每次10毫升,每日1次；体重≤30千克者,每次5毫升,每日1次。疗程1个月。对照组单用氯雷他定糖浆,使用方法、疗程同观察组。观察组、对照组的总有效率分别为96.67%、28.33%,两组差异有统计学意义（$P<0.01$）。[④]

5. 荆防合剂 组成：荆芥、防风、羌活、独活、川芎、柴胡、前胡、桔梗、枳壳、茯苓、甘草（山东鲁南厚普制药有限公司生产,国药准字Z20053800）。用法用量：患处直接涂抹,渗出明显者将原液倒在一块纱布垫上敷于患处,每日2次,每次0.5小时；面积较大者将原液与纯净水1∶9混合稀释后全身浸泡,每日2次。临床应用：董梅将95例湿疹患儿随机分为治疗组48例和对照组47例。治疗组采用荆防合剂治疗。对照组采用（商品名尤卓尔,天津药业集团有限公司生产,国药准字H10940095）涂抹,每日2次,渗出明显者加用30克/升硼酸溶液湿敷。结果：两组在治疗3、7、14天时患儿自觉症状评分、EASI评分（湿疹皮损面积及严重程度指数评分）、有效率差异均无统计学意义（$P>0.05$）。表明荆防合剂外用治疗小儿急性湿疹与糖皮质激素疗效接近,无明显不良反应,尤适于患儿皮损面积较广泛者。[⑤]

6. 冰黄肤乐软膏 组成：大黄、硫黄、姜黄、黄芩、甘草、冰片、薄荷脑。功效主治：清热燥湿,泻火解毒,止痒；适用于皮炎、湿疹等瘙痒性皮肤病。临床应用：苏海辉用冰黄肤乐软膏治疗68例皮炎、湿疹患儿,经治疗后,患儿瘙痒减轻,红斑、丘疹逐渐消退,皮损面积逐渐缩小,角化性损害消退较慢。平均起效时间4.5天。[⑥]

① 邓丽华,张雪荣,等.复方紫草油治疗婴幼儿湿疹的临床疗效观察[J].世界中医药,2017,12(6)：1358-1360.
② 陈宗玮,等.康复新液在儿童常见病治疗中的合理使用[J].江西医药,2016,51(1)：58-59.
③ 丁丽凤,程颖.醒脾养儿颗粒治疗脾虚湿盛型婴幼儿湿疹的疗效观察[J].陕西中医,2016,37(9)：1211-1212.
④ 金永南,等.肤痒颗粒为主治疗小儿湿疹60例临床观察[J].浙江中医杂志,2013,48(9)：699.
⑤ 董梅.荆防合剂外用治疗小儿急性湿疹的效果[J].齐鲁医学杂志,2012,27(1)：75-76,78.
⑥ 苏海辉.冰黄肤乐软膏治疗小儿皮炎湿疹类疾病疗效观察[J].临床皮肤科杂志,2006,35(12)：816.

7. 健脾糕　组成：党参、云茯苓、白术、甘草、山药、扁豆、芡实、莲子肉、薏苡仁、冬瓜皮、鸡内金、陈皮（四川达县中药厂生产）。用法用量：不满 5 岁每次服 8 片，5～10 岁每次服 12 片，每日 3 次，嚼碎或混于稀饭或饼干糊吞服。治疗期间不用其他任何药物及疗法。并嘱避免搔抓，肥皂、烫水擦洗，忌食鱼虾等食物。临床应用：李章全用上方治疗小儿湿疹 60 例，痊愈（皮疹及瘙痒消退）36 例，占 60%；好转（皮疹消退半数以上，瘙痒明显减轻）15 例，占 25%；无效（皮疹瘙痒无改善或加重）9 例，占 15%。总有效率 85%。见效时间最短 3 天，最长 7 天。痊愈患儿均经随访 1 个月未复发。①

---

① 李章全.成空药学，1989(3)：19.

过敏性鼻炎

概　述

　　过敏性鼻炎又称变应性鼻炎，主要症状为阵发性鼻塞、鼻痒、流涕、喷嚏，是由 IgE 介导的最常见的鼻黏膜非感染性疾病。在儿童中属较常见疾病，临床上可分为常年发作型和季节发作型。亚洲有关国家的统计资料显示，儿童过敏性鼻炎的患病率为 10%～20%，近年来有逐年增加趋势。儿童过敏性鼻炎的具体病因难以找出，病情易于反复，病程多迁延，可导致鼻腔不通气，从而引起睡眠紊乱、情绪失调、注意力减退和学习障碍等，给患儿学习生活等带来一定负面影响。临床中该类疾病的防治关键在于及早发现过敏原及相关危险因素，并予以有效避免及接触。治疗涉及口服或鼻用抗组胺药物（H1 受体拮抗剂）、鼻用糖皮质激素、抗白三烯药（白三烯受体拮抗剂）、色酮类药物和鼻用减充血剂，以及免疫治疗等。

　　本病属中医"鼻鼽""鼽水"范畴，多为肺脾肾三脏功能失调，加之风寒邪气袭扰鼻窍所致。中医药在改善过敏性鼻炎患者相关症状及体质调理上具有独特优势，对提高儿童生活质量有着重要意义。临床辨证分为六型。（1）风寒型：治宜疏风散寒、宣通鼻窍；（2）痰湿型：治宜温化痰湿；（3）湿热型：初期除解表外，辅以清热化湿解毒；（4）肺脾两虚型：治宜补肺健脾利湿；（5）脾肾阳虚：治宜温补脾肾、助阳通窍；（6）痰瘀互结：治宜化痰散瘀、宣通鼻窍。

辨　证　施　治

1. 从六经辨证论治小儿变应性鼻炎

（1）太阳病　此多为变应性鼻炎急性发作期，常见证型分为太阳表虚证及外寒内饮证。太阳表虚证主症为恶风，自汗，鼻塞，鼻痒，流清涕，舌质淡红，苔薄白，脉浮缓，检查视鼻腔黏膜色淡白，见水样分泌物。方用桂枝汤加减。外寒里饮证主症为恶寒，无汗，或咳或呕，鼻塞，频频喷嚏，清涕不止，舌质淡，苔白滑，脉浮滑。治宜散寒解表、温阳化饮、通窍止痒。方用小青龙汤加减。

（2）阳明病　常见证型为郁热熏鼻证，主症可见鼻痒，喷嚏，鼻流清涕，鼻塞突然和反复发作，患儿常伴有口臭，牙龈出血，大便干，喜寒恶热，舌质红，苔黄腻，脉滑或洪等胃火炽盛之象，常在炎热季节发病。检查可见鼻黏膜充血，色深红或暗红。方用辛夷清肺饮。

（3）少阳病　在此阶段常为少阳枢机不利证，主症为鼻塞，鼻痒，喷嚏，晨起加重，遇冷热交替症状明显，春季易发，流涕，或口苦，目眩，咽痒咽干，眼痒，舌质红，苔薄白，脉弦。治宜和解少阳、宣通鼻窍。方用小柴胡汤。

（4）太阴病　太阴病所致的变应性鼻炎多为脾胃气虚证型。主症为鼻塞，喷嚏，或头晕目眩，腹胀腹泻，或手足不温，乏力，查体见鼻腔黏膜淡白，鼻甲多肥大，水样分泌物较多，舌质淡，苔白腻，脉滑弱。治宜健脾益气、利湿通窍。方用参苓白术散加减。

（5）少阴病　小儿变应性鼻炎中在少阴病阶段最常见的是太少两感证。主症为鼻塞、鼻痒，喷嚏频频，流大量清涕，腰膝酸软，四肢发凉，小便频等，舌淡胖，有齿痕，苔白，脉沉细。治宜温补肺肾、宣通鼻窍。方用麻黄附子细辛汤加减。

（6）厥阴病　当疾病发展到厥阴时，病程已久，正气已不足，阴阳气胜复变化多端，从而导致厥阴病表现的多样性和复杂性,病情常表现为寒热错杂,厥热交替。[①]

2. 张娟等分3型

(1) 肺气虚寒型 治宜温肺散寒、益气固表。方用温肺止流丹加减。

(2) 肺脾两虚型 治宜益肺散寒、温肺健脾。方用四君子汤加减。

(3) 肺经伏热型 治宜清宣肺气、通利鼻窍。方用辛夷清肺汤加减:辛夷1.8克、黄芩3克、栀子3克、麦冬3克、百合3克、石膏3克、知母3克、甘草1.5克、枇杷叶(去毛)3片、升麻0.9克。[②]

3. 韩新民分2期

(1) 发作期 风邪是小儿鼻鼽发作期的主要病因,治宜祛风宣肺。方用自拟抗敏宣肺汤:蝉蜕6克、辛夷花6克、薄荷(后下)6克、钩藤(后下)10克、徐长卿10克、桑叶10克、紫苏子10克、鹅不食草10克。煎煮好药液后,先让药液蒸气熏蒸鼻窍5分钟(经鼻局部给药因其更直接针对病变局部,通过鼻黏膜吸收药物有效成分,有助于疗效彰显),再温服药液。每日1剂,早晚各煎服1次。

(2) 缓解期 "未发时扶正为主",鼻鼽缓解期治疗常补虚扶正,以增强体质,控制病情,防止复发。方用玉屏风散加减:炙黄芪15克、白术10克、白芍10克、太子参10克、苍耳子10克、钩藤(后下)10克、荆芥10克、连翘10克、防风3克、辛夷6克。[③]

4. 许必芳等分3型

(1) 肺气虚弱,风寒外袭 治宜温补肺脏、祛风散寒。方用温肺止流丹(《疡医大全》方):人参、甘草、诃子、细辛、荆芥、桔梗、鱼脑骨。随症加减:鼻塞甚者,加辛夷、苍耳子;肺气虚弱者,加黄芪、五味子;鼻痒者,加刺蒺藜、蝉蜕、僵蚕、地龙。

(2) 脾气虚弱,肺失充养 治宜健脾益气、补肺敛气。方用补中益气汤(《脾胃论》方):黄芪、人参、白术、当归、升麻、柴胡、陈皮、甘草。随症加减:清涕多者,加五味子、乌梅;鼻塞者,加苍耳子、白芷、细辛。

(3) 脾肾阳虚,鼻失温养 治宜温补脾肾、助阳通窍。方用附子理中汤(《万病回春》方):附子、干姜、吴茱萸、肉桂、人参、当归、陈皮、厚朴、白术、炙甘草。随症加减:涕多清冷者,加胡桃肉、覆盆子、肉苁蓉;鼻塞者,加苍耳子、辛夷。[④]

5. 姜欣等分4型

鼻鼽为反复发作性疾病,每因气候变化、外感、饮食等原因而诱发,分为发作期和缓解期。发作期以祛邪为主,重视祛风开窍,佐以化痰活血,但须分清寒热。

(1) 外感风寒 治宜温肺散寒、祛风通窍。方用射干麻黄汤加减:射干、麻黄、五味子、细辛、紫菀、款冬花、防风、川芎、辛夷、白芷等。

(2) 外感风热 治宜祛风清热、化痰通窍。方用银翘麻杏石甘汤加减:金银花、连翘、麻黄、杏仁、黄芩、牛蒡子、川射干、京半夏、化橘红、甘草、辛夷等。

(3) 痰热犯肺 治宜清热化痰、宣肺通窍。方用苏葶麻杏石甘汤加减:紫苏子、葶苈子、莱菔子、麻黄绒、杏仁、黄芩、牛蒡子、川射干、桔梗、枳壳、辛夷花等。

(4) 痰湿犯肺 治宜燥湿化痰。方用新制六安煎加减:京半夏、化橘红、苏子、杏仁、紫菀、款冬花、辛夷花等。[⑤]

6. 赵帅龙分5型

中医认为,外感风邪为小儿过敏性鼻炎重要的诱发因素,其为外因;体质因素则为内因,过敏性鼻炎的发作是外因作用于内因的结果。治疗当针对病机,以祛风解表为先,并结合寒、热属性之不同随症处理。

(1) 风寒滞肺型 见于过敏性鼻炎初期阶段。症见鼻塞遇冷加重,打喷嚏,鼻涕清稀,量多,

---

① 袁韬.从六经辨证论治小儿变应性鼻炎[J].中国民族民间医药,2017,26(6):78-80.
② 张娟,丛品.小儿鼻鼽的证治探讨[J].中医耳鼻喉科学研究,2013,12(1):20-22.
③ 潘晨.韩新民教授治疗小儿过敏性鼻炎经验[J].中国中医急症,2012,21(4):554,564.
④ 许必芳,等.儿童过敏性鼻炎辩治探析[J].医学信息,2011(9):4957-4958.
⑤ 姜欣,刘小凡,等.从中医角度理解"同一气道,同一疾病"的相关性[J].中国中西医结合儿科学,2011,3(6):509-510.

头昏头痛，舌质淡红，苔薄白，脉浮紧。治宜疏风散寒、宣通鼻窍。方用荆防败毒散合苍耳子散加减。

（2）痰饮蕴肺型　受先天禀赋或后天饮食环境的影响，素体气虚，寒饮内生，多见伴有哮喘的患儿，面色苍白，形体肥胖，动则气喘，喉间有痰鸣音，鼻塞，张口呼吸，喷嚏不多，鼻流清涕，纳呆眠可，大便溏，小便清，舌淡胖，苔白腻，脉沉。治宜温化痰饮、宣肺肃降。方用苓桂术甘汤合苏子降气汤加减。

（3）湿热内壅型　由于胎热、胎毒等先天因素，导致体秉湿热内盛即湿热体质，在临床上表现为一派热象或湿热征象，患儿常常出现间断性鼻塞、喷嚏、流浊涕，伴咽红，饮食可，二便正常，舌质偏红，苔黄厚，脉数。治疗初期除解表外，当辅以清热化湿解毒，方用川芎茶调散合苍耳子加减；湿热致病，缠绵难愈，后期外邪已去则着重清热、利湿、解毒。

（4）肺脾气虚型　症见鼻塞，鼻痒，喷嚏频作，流清涕，每遇冷空气感受风寒、花粉、粉尘等刺激而发，伴面色㿠白，纳呆便溏，口不渴，疲乏无力，舌质淡，苔薄白，脉细缓。治宜补肺健脾利湿。方用参苓白术散加减。

（5）脾肾亏虚型　见于鼻病屡次发作者，鼻塞为间歇性，时通时塞，晨起鼻痒，喷嚏阵作，鼻涕色白而稀、量多，遇寒加重，平时神疲乏力，胸闷气短，食欲减退，眠少易醒，舌淡红，苔薄，脉细弱。治宜益气健脾、补肾通窍。方用青娥丸合六君子汤加减。[1]

经　验　方

1. 温肺止流丹联合参苓白术散　温肺止流丹：鱼脑骨（煅过存性，为末）15克、桔梗9克、诃子3克、甘草3克、荆芥1.5克、细辛1.5克、人参1.5克。每日1剂，水煎成200毫升，分2次服用。

胡铁阳等将132例过敏性鼻炎患儿随机分为观察组和对照组各66例。观察组予温肺止流丹口服；参苓白术散（山西华康药业有限公司），口服，每次6克，每日2次。对照组给予布地奈德气雾剂（鲁南贝特制药有限公司）雾化吸入，每次100微克，每日2次；粉尘螨滴剂（浙江我武生物科技股份有限公司）舌下含服，每日1次。两组均以7天为1个疗程，治疗6个疗程。结果：观察组、对照组的总有效率分别为86.4％、69.7％，两组比较差异有统计学意义（$P<0.05$）；治疗6个疗程后，观察组IgE、LTE4、IL-4水平均低于对照组，IL-2水平高于对照组，两组比较差异均有统计学意义（$P<0.05$）；随访3～5年，观察组复发次数及复发率均低于对照组，差异均有统计学意义（$P<0.05$，$P<0.01$）。温肺止流丹联合参苓白术散治疗儿童过敏性鼻炎具有近、远期效果显著，安全性高等优点，对改善IgE、LTE4、IL-2、IL-4水平具有正向意义，值得推广应用。[2]

2. 鼻敏汤　蜜麻黄6克、炒苍耳子6克、紫苏叶6克、大枣6克、炙甘草6克、淡附片5克、炙黄芪10克、细辛3克、桂枝4克。上药共煎，淡附片先煎半小时，浓缩至100毫升，每日2次，饭后半小时服用。王桂玲等将68例过敏性鼻炎患儿随机分为观察组38例和对照组30例。观察组予上方治疗，同时采用推拿手法沿着小儿背部足太阳膀胱经、督脉经循行路线反复推、摩近150次，每次操作15分钟左右，7天为1个疗程，每个疗程间隔2天，完成2个疗程的治疗。治疗过程中，如有发热等呼吸道感染表现，则暂停推拿，待相关症状完全消失后再继续完成疗程。对照组给予丙酸倍氯米松气雾剂（山东精卫制药有限公司，批号：1411023），6～8岁患儿每日早晚各喷150微克，9～12岁患儿每日早晚各喷200微克；联合鼻渊通窍颗粒（山东新时代药业有限公司），6～8岁患儿每次服用7.5克，9～12岁患儿每次服用15克，每日3次。两组均治疗20天，随访12个月以上。

①　赵帅龙.儿童过敏性鼻炎中医分型论治体会［J］.中国中医急症，2009，18（8）：1362-1363.
②　胡铁阳，等.温肺止流丹联合参苓白术散治疗儿童过敏性鼻炎疗效观察［J］.新中医，2016，48（4）：137-139.

结果：观察组总有效率（89.5%）高于对照组（70.0%），差异有统计学意义（$P<0.05$）；观察组治疗后的发作次数与症状积分优于对照组，差异有统计学意义（$P<0.05$）。[1]

3. 加味再造散　党参 12 克、黄芪 15 克、防风 9 克、辛夷花 9 克、白芍 9 克、附子 9 克、桂枝 6 克、细辛 3 克、生姜 3 片、大枣 5 枚。每日 1 剂，水煎 2 次共取汁 300 毫升，分早晚 2 次服用，14 天为 1 个疗程，连续进行 2 个疗程。王巍等将 70 例过敏性鼻炎患者随机分为治疗组 37 例和对照组 33 例。治疗组予上方治疗，缓解期服用人参归脾丸 4.5 克、金匮肾气丸 4.5 克，长期口服丸药。对照组予西替利嗪片（浙江海力生制药有限公司，每片 5 毫克），成人每次 5 毫克，每日 1 次，14 天为 1 个疗程，连续治疗 2 个疗程。结果：治疗组的疗效优于对照组，两组有显著性差异（$P<0.05$）。[2]

4. 加减小柴胡汤　柴胡、黄芩、姜半夏、党参、炙甘草、生姜、桔梗、防风、苍耳子、辛夷花、黄芪、蝉蜕。应用中药免煎颗粒剂，冲服，每日 1 剂，分 2 次服用。药量根据年龄增减，1 个月为 1 个疗程，1 个疗程后统计疗效，并随访 1 年。王绍洁等将 50 例过敏性鼻炎患儿用上方治疗 1 个疗程后，痊愈 19 例，显效 21 例，有效 7 例，无效 3 例。总有效率 94%。随访 1 年后发现，通过本方法治疗后，患儿发病数明显减少，治疗前每年平均发病 6 次，治疗后每年平均发病 2 次。[3]

5. 玉屏风散合苍耳子散加减　黄芪 15 克、白术 10 克、防风 6 克、苍耳子 6 克、白芷 6 克、辛夷花 6 克、川芎 6 克、炙甘草 3 克。随症加减：流黄涕者，加黄芩 10 克、鱼腥草 10 克；流清涕较多者，加细辛 3 克；畏寒肢冷者，加附子 6 克；反复喷嚏者，加乌梅 10 克。每日 1 剂，水煎，早晚温服。吴新春等治疗肺脾气虚型儿童过敏性鼻炎，治疗组 56 例，对照组 50 例。对照组予布地奈德鼻喷雾剂，早晚 2 次，每个鼻孔喷 1 次，每次 64 微克，疗

程 3 个月。治疗组在对照组基础上予玉屏风散合苍耳子散加减。结果：治疗组疗效优于对照组，差异有统计学意义（$P<0.05$）。[4]

6. 抗敏煎　太子参 15 克、白术 15 克、桂枝 6 克、防风 12 克、苍耳子 10 克、辛夷花 10 克、白芷 10 克、僵蚕 10 克、肉桂 3 克、乌梅 3 克、甘草 6 克。随症加减：肺脾气虚者，加黄芪 20 克；脾虚食滞者，加炒麦芽 10 克、炒谷芽 10 克、炒山楂 10 克；偏风热者，加黄芩 10 克、薄荷（后下）6 克；风痰热化者，加胆南星 10 克、金银花 10 克、陈皮 10 克；鼻塞甚者，加石菖蒲 10 克、细辛 2 克。每日 1 剂，水煎煮 2 次，取药液 300 毫升，根据不同年龄分别给予 100～300 毫升口服。孙秉奎将 116 例过敏性鼻炎患儿随机分为对照组和联合观察组各 58 例。对照组口服盐酸左西替利嗪片（比利时联合化工集团医药，批号 012317），每次 5～10 毫升，每日 1 次，疗程 4 周；布地奈德鼻喷雾剂（阿斯利康制药有限公司，批号 201203C245），根据不同情况喷鼻，疗程 10 天。联合观察组在对照组治疗的基础上采用抗敏煎内服和中药穴位敷贴。中药穴位敷贴，药物组成：麻黄、细辛、炒白芥子、白芷、苍耳子、冰片、制附子、藁本各等份。上药打细粉，用时调成糊状敷贴于大椎、肺俞、风门穴，每次 3 小时，每周 1 次，共 4 次。口服中药及敷贴疗程均为 4 周。结果：联合观察组临床疗效总有效率 100%，对照组 86.2%，联合观察组优于对照组（$P<0.05$）；治疗后联合观察组鼻炎的症状评分等均低于对照组（$P<0.01$）。[5]

7. 乌梅苍耳子散　苍耳子 6 克、白芷 6 克、薄荷（后下）6 克、乌梅 9 克、蝉蜕 9 克、辛夷花（包煎）9 克、白蒺藜 9 克、细辛（后下）3 克。以上诸药随年龄及症状加减，每日 1 剂，水煎 2 次，去渣后浓缩为 250～300 毫升药汁，分 3 次温服。王颖等将 124 例小儿过敏性鼻炎随机分为治疗组和对照组各 62 例。对照组患儿采用达芬霖喷雾剂（深圳大

① 王桂玲，吴蕙，等.鼻敏汤联合经络按摩治疗儿童过敏性鼻炎疗效观察[J].中国中西医结合儿科学，2016,8(3)：280-282.
② 王巍，等.加味再造散治疗过敏性鼻炎[J].吉林中医药，2015,35(10)：1028-1030.
③ 王绍洁，等.加减小柴胡汤治疗儿童过敏性鼻炎 50 例临床观察[J].中医儿科杂志，2014,10(4)：36-39.
④ 吴新春，等.中西医结合治疗肺脾气虚型儿童过敏性鼻炎 56 例[J].河南中医，2014,34(7)：1390-1391.
⑤ 孙秉奎.抗敏煎内服及穴位敷贴治疗儿童过敏性鼻炎 58 例[J].中国实验方剂学杂志，2014,20(19)：190-193.

佛药业有限公司)与地塞米松针治疗,将2毫克地塞米松注射液加入至达芬霖喷雾剂瓶内,摇匀,喷鼻,早晚各1次,每次用量2~3喷,患儿症状缓解后可停用。治疗组患儿采用上述中药与穴位敷贴联合治疗,穴位敷贴为红外止咳贴(武汉华卫科技有限公司),选择患儿肺俞、膻中、大椎、膏肓,于每年的农历"头伏""二伏""三伏"及"一九""二九""三九"时进行贴敷。夏季贴敷时间4~6小时,冬季贴敷时间6~8小时。治疗时间为每年2次,1个疗程为1年,连续治疗3年。治疗组患儿1年治疗2次,1个疗程为1年,连续治疗3年。连续3年观察两组鼻塞、揉鼻、喷嚏、流涕等临床症状。结果:治疗组的总有效率98.4%,明显高于对照组的79.0%,两组差异有统计学意义(P<0.05)。①

8. 参苓白术散合补中益气汤　党参7.5克、黄芪7.5克、茯苓7.5克、白术5克、升麻5克、柴胡5克、炙甘草3克、陈皮3克、生薏苡仁15克、五味子6克。随症加减:喷嚏多者,加蝉蜕3克、地龙干5克;鼻流清涕不止,汗多者,加浮小麦15克、糯稻根15克。每日1剂,水煎服,每日2次,15天为1个疗程。服用后若无不适,连服下1个疗程。李爱贵用上方加减治疗62例过敏性鼻炎患儿,痊愈20例,显效26例,有效13例,无效3例。治愈时间7~90天。②

9. 加味麻黄汤　麻黄3~5克、桂枝10克、杏仁8克、炙甘草10克、蒲公英15~30克、猫爪草10克、紫荆皮10克。随症加减:兼具咽部不利者,予蝉蜕、桔梗以利咽;鼻黏膜肿胀鼻塞、打鼾严重,伴鼻息肉、腺样体肥大者,酌加贝母、甲片、莪术、牡蛎等化痰散结;热重伤络而至鼻出血者,予地榆、栀子炭凉血止血;肺胃内热盛者,加金银花、蒲公英以清内热;大便干结者,加全瓜蒌以清肺通腑化痰;伴湿疹者,加荆芥、连翘。每日1剂,水煎服,煎2次,每剂煮取300毫升,少量频服,分3~4

次服用。21天为1个疗程。王秋莉用上方加减治疗45例过敏性鼻炎患儿。结果:加味麻黄汤能明显改善小儿变应性鼻炎中喷嚏、流涕、鼻痒、鼻塞等症状和鼻部体征,总有效率91.1%,治疗前后有显著性差异(P<0.01)。③

10. 二麻汤　麻黄6克、麻黄根6克、辛夷6克、鹅不食草6克、五味子6克、桃仁6克、黄芪15克、白术10克、防风10克、淫羊藿10克、甘草3克。随症加减:形寒肢冷明显,加干姜6克、细辛1克;涕黄浊,加冬瓜仁10克、黄芩6克;食少、便溏、自汗,加山药20克、苍术10克、牡蛎20克;食积苔腻,加神曲10克、麦芽10克、炒莱菔子6克。每日1剂,水煎服,10天为1个疗程。赵学云等将58例随机分为治疗组35例和对照组23例。治疗组予上方加减治疗。对照组口服鼻炎康(广东佛山德众药业有限公司,主要成分为广藿香、猪胆汁、扑尔敏等),8岁以上每次1~2片,每日3次;8岁以下每次0.5~1片,每日3次,10天为1个疗程。结果:治疗组、对照组的总有效率分别为87.5%、65.2%,治疗组疗效优于对照组(P<0.05)。④

11. 益气固表丸　黄芪180克、白术120克、诃子肉120克、防风60克、紫河车60克、炙甘草60克。由院制剂室制为水丸,每瓶60克。依年龄不同每次3~6克,每日服2次。1个月为1个疗程。同时结合外治法,予穴位敷贴同时进行。选穴,第一组:肺俞、膏肓;第二组:大椎、风门、脾俞;第三组:肺俞、肾俞、命门。贴敷药物:白芥子(生、熟各半)、细辛、前胡、甘遂等量,粉碎成面,生姜适量捣汁,搅拌,做成药饼。每穴敷药量0.3~0.5克,再用麝香壮骨膏外贴,固定4~6小时后除去。敷药的穴位处可有灼热感、红丘或小水泡等皮肤反应,可外涂紫药水处理。视皮肤反应消退情况,按上述穴位分组顺序,每间隔4~8天贴敷1次,3组贴完为1个疗程。治疗2个疗

① 王颖.穴位敷贴结合乌梅苍耳子散加减治疗小儿过敏性鼻炎的疗效观察[J].中医药导报,2014,20(4):129-131.
② 李爱贵.中医药治疗小儿变态反应性鼻炎62例疗效观察[J].中国社区医师,2011,13(1):116-117.
③ 王秋莉.加味麻黄汤治疗小儿变应性鼻炎的临床疗效观察[D].北京:北京中医药大学,2011.
④ 赵学云,等.二麻汤治疗儿童过敏性鼻炎临床研究[J].山东中医杂志,2006,25(3):166-167.

程无效者,改用其他疗法。王磊用上法治疗 92 例过敏性鼻炎患儿。结果:经 1～2 个疗程治疗,治愈 40 例,好转 42 例,无效 10 例。总有效率 89%。[1]

12.加味射干麻黄汤 麻黄 5 克、射干 6 克、半夏 6 克、五味子 6 克、石菖蒲 6 克、紫菀 6 克、款冬花 6 克、徐长卿 6 克、细辛 3 克、生甘草 3 克、大枣 3 枚、生姜 3 片。随症加减:伴发哮喘,咳甚作呕,加地龙 5 克、紫苏子 5 克;鼻痒,喷嚏频作,加蝉蜕 3 克、防风 3 克;涕清长流,加辛夷 6 克、石榴皮 5 克;鼻塞甚重,呼吸不畅,加藿香 3 克、丹参 10 克;头痛较重,加白芷 3 克、川芎 5 克;纳呆便溏,加白术 5 克、薏苡仁 15 克。每日 1 剂,水煎服。邱根祥等将 60 例小儿过敏性鼻炎随机分为治疗组和对照组各 30 例。对照组予扑尔敏每日 0.35 毫克/千克,分 3 次服用;苯海拉明麻黄素滴鼻,每日 3 次,连续用药 4 周。治疗组在对照组治疗的基础上,加服加味射干麻黄汤。结果:治疗组、对照组的总有效率分别为 96.2%、73.3%,经统计学分析,两组有显著性差异($P < 0.05$)。[2]

13.加味金水六君煎 炙麻黄 4 克、防风 15 克、白术 15 克、茯苓 15 克、陈皮 10 克、半夏 10 克、当归 5 克、田七 5 克、甘草 5 克。随症加减:咳嗽者,加半枝莲、枇杷;泡沫痰者,加干姜;痰黄者,加浙贝母;哮喘者,加地龙 5～10 克。每日 1 剂,水煎服,分 2 次内服。3 个月为 1 个疗程。辅以西药赛庚啶片 2 毫克,按患者年龄大小,每晚 1～2 毫克内服。喻峰用上法治疗 128 例过敏性鼻炎患儿。结果:显效 96 例,好转 22 例,无效 10 例。[3]

14.参苓白术散 党参 10 克、白术 10 克、苍耳子 10 克、辛夷花 10 克、黄芪 15 克、山药 15 克、茯苓 12 克、扁豆 12 克、薏苡仁 12 克、砂仁 6 克、防风 6 克、炙甘草 3 克。以上剂量可根据患儿年龄、体质及病情酌情增减。随症加减:兼有外感表证者,加荆芥、菊花;头痛鼻塞者,加川芎、白芷;纳差者,加炒麦芽、鸡内金;鼻流清涕不休者,加五味子、乌梅。每日 1 剂,水煎服,服 15 剂为 1 个疗程。孔令穆用上方加减治疗过敏性鼻炎患儿 60 例,痊愈(临床症状消失,随访 1 年以上未复发)44 例(73.3%),显效(服药 2 个疗程,临床症状部分消失,或偶有复发)14 例(23.3%),无效(服药 2 个疗程,而临床症状无明显变化)2 例(3%)。[4]

单 方

苍薄滴鼻油 组成:苍耳子 30 克、鲜薄荷 50 克。制备方法:将苍耳子捣碎,浸泡于芝麻油 150 克和橄榄油 50 克中,24 小时后加热,待苍耳子煎至变黄后,加入蒜 30 克,待蒜变色后关火,加入薄荷,放凉后过滤即得。临床应用:宋文娟等将 72 例过敏性鼻炎患儿随机分为观察组和对照组各 36 例。急性期两组均予氯雷他定治疗,2～12 岁,体重≤30 千克者,每日 5 毫克;体重>30 千克者,每日 10 毫克,每日 1 次,口服。治疗组在此基础上加用自制苍薄滴鼻油每日 3 次滴鼻。两组配合推拿疗法(推拿印堂、山根、双侧迎香、双侧合谷、风池、足三里、脾俞、肺俞、肾俞各 100 次,7 天为 1 个疗程)。结果:治疗组临床痊愈率 44.5%、总有效率 91.7%,对照组临床痊愈率 27.8%、总有效率 77.8%。治疗组总有效率优于对照组,两组差异有统计学意义($P < 0.05$);经 2 年电话随访,治疗组远期总有效率亦优于对照组,两组差异有统计学意义($P < 0.05$)。[5]

中 成 药

1.通窍鼻炎颗粒 组成:辛夷花、黄芪、白芷、炒苍耳子、防风、炒白术、薄荷等(四川川大华西药业,每袋 2 克)。功效:祛风宣肺通窍,清热

① 王磊.穴位贴敷合益气固表丸治疗儿童过敏性鼻炎 92 例[J].中国民间疗法,2005,13(6):45-46.
② 邱根祥,等.加味射干麻黄汤为主治疗小儿过敏性鼻炎 30 例——附西药治疗 30 例对照[J].浙江中医杂志,2004,39(11):483.
③ 喻峰.加味金水六君煎治疗过敏性鼻炎 128 例小结[J].中国中医药信息杂志,2002,9(7):54.
④ 孔令穆.参苓白术散加减治疗小儿过敏性鼻炎 60 例[J].中国民间疗法,2001,9(9):33.
⑤ 宋文娟,等.中西医结合综合治疗儿童过敏性鼻炎 36 例[J].光明中医,2013,28(12):2604-2606.

解毒,止痛排脓。用法用量:每次 2 克,每日 3 次,开水冲服。临床应用:王艳将过敏性鼻炎患儿 80 例随机分为对照组和观察组各 40 例。对照组患儿给予盐酸西替利嗪滴剂(成都民意制药有限责任公司),每次 0.5 毫升,每日 1 次,或每次 0.25 毫升,每日 2 次。治疗组患儿同时给予通窍鼻炎颗粒。两组均连续治疗 2 周。结果:观察组患儿治疗后临床症状总评分低于对照组,两组差异有统计学意义($P<0.05$);观察组患儿总有效率 98.0%,高于对照组的 80.0%,两组差异有统计学意义($P<0.05$);观察组治疗后总不良反应发生率低于对照组,两组差异有统计学意义($P<0.05$)。提示通窍鼻炎颗粒联合西替利嗪滴剂治疗儿童过敏性鼻炎临床效果较好,能够显著改善患儿临床症状,促进患儿恢复,安全性较高。[1]

2. **鼻渊通窍颗粒** 功效:清热解毒,祛风宣肺通窍,止痛排脓。临床应用:区洁楹等将 160 例儿童过敏性鼻炎随机分为治疗组和对照组各 80 例。对照组给予孟鲁司特钠咀嚼片(杭州默沙东制药有限公司生产,国药准字 20070070,规格:4 毫克×5 片),每次 4 毫克,每日 1 次,口服。治疗组在对照组基础上加用鼻渊通窍颗粒(山东新时代药业有限公司生产,国药准字 Z20030071,规格:15 克×10 袋),每次 15 克,每日 3 次,开水冲服。2 周为 1 个疗程。观察两组临床症状和体征改善情况,评估临床疗效及安全性。结果:两组治疗后喷嚏、流涕、鼻痒、鼻塞、局部体征评分均较治疗前明显降低($P<0.05$),疗程结束时治疗组各项评分均明显低于对照组($P<0.05$);治疗组总有效率明显高于对照组($P<0.05$),均未发生明显不良反应。提示鼻渊通窍颗粒联合孟鲁司特钠咀嚼片可明显改善儿童过敏性鼻炎的临床症状和体征,疗效显著,未见明显不良反应。[2]

3. **玉屏风颗粒** 功效:扶正祛邪,益气固卫。

临床应用:宋晓等将 120 例儿童过敏性鼻炎随机分为治疗组和对照组各 60 例。治疗组患儿采用穴位贴敷配合玉屏风颗粒治疗,贴敷药主要成分为白芥子、延胡索、甘遂、细辛、白芷、制川乌等。上述中药研粉过 100 目筛,与生姜汁调匀成糊状,做成直径 1 厘米圆饼置于大椎、双肺俞穴位处,再分别以 3 厘米×4 厘米胶布固定于每个穴位,每次贴敷 3 小时,每 10 日 1 次,4 次为 1 个疗程;另加用玉屏风颗粒(广东环球制药有限公司,国药准字 Z10930036)治疗,加温水冲服,3～4 岁,每次 2.5 克,每日 3 次;4～12 岁,每次 5 克,每日 3 次,用药 40 天。对照组患儿睡前口服氯雷他定糖浆(江苏汉晨药业有限公司,国药准字 H20103533),体重>30 千克者,每日 1 次,每次 2 茶匙(10 毫升);体重≤30 千克者,每日 1 次,每次 1 茶匙(5 毫升),用药 40 天。配合使用辅舒良,开始时每个鼻孔各喷 2 次,早晚各 1 次,每日最大用量不超过 8 喷,症状缓解后每日每个鼻孔喷 1 次,每次 1 喷,治疗 40 天。结果:治疗组总有效率为 96.7%,高于对照组的 91.7%,组间临床疗效比较差异无统计学意义($P>0.05$);治疗组患儿鼻腔嗜酸粒细胞数量显著低于对照组,差异具有统计学意义($P<0.05$)。[3]

预 防 用 药

复方参苏颗粒 组成:太子参、紫苏叶、葛根、前胡、橘皮、半夏、枳壳、淡豆豉、神曲、葱白、桔梗(经制剂室加工,每包 3.09 克)。用法用量:每次 1 包冲服,每日 3 次,连服 4 周。临床应用:郭泽举等将 120 例儿童常年性变应性鼻炎随机分为治疗组和对照组各 60 例。对照组用伯克纳鼻气雾剂(丙酸倍氯米松鼻气雾剂,天津葛兰素史克有限公司生产,批号 H20056256)喷鼻,每日 2 次,每次 1～2 喷;氯雷他定 5 毫克,每日 1 次口服,连服 4 周。治疗组在对照组治疗相同的基础上加用

① 王艳.通窍鼻炎颗粒联合西替利嗪滴剂治疗儿童过敏性鼻炎的疗效分析[J].儿科药学杂志,2017,23(3):30-32.
② 区洁楹,等.鼻渊通窍颗粒联合孟鲁司特钠咀嚼片治疗儿童过敏性鼻炎[J].长春中医药大学学报,2016,32(5):1028-1029,1032.
③ 宋晓,等.穴位贴敷配合玉屏风颗粒治疗儿童过敏性鼻炎临床研究[J].亚太传统医药,2015,11(8):86-87.

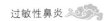

复方参苏颗粒。两组治疗开始前1周及治疗期间停用其他药物治疗。结果:治疗结束后,治疗组、对照组的总有效率分别为95.0%、73.3%;治疗结束1年后,治疗组、对照组的总有效率分别为93.3%、55.0%。两组比较近期、远期疗效差异均有显著性意义(均$P<0.01$)。[1]

---

① 郭泽举,等.复方参苏颗粒联合西药治疗儿童常年性变应性鼻炎60例观察[J].实用中医药杂志,2011,27(6):398-399.

哮　喘

概　述

哮喘是一种儿童常见的呼吸道过敏性疾病,其发生多与接触变应原、冷空气、物理/化学性刺激、呼吸道感染、运动以及过度通气(如大笑和哭闹)等相关,常在夜间和/或清晨突然发病或加剧,前驱症状可有鼻痒、干咳、胸部发紧等。表现为反复发作的喘息、气促、胸闷、咳嗽等症,双肺可闻及散在或弥漫性以呼气相为主的哮鸣音,呼气相延长。

哮喘是由 T 淋巴细胞、肥大细胞及嗜酸性粒细胞等多种细胞和细胞组分参与的气道慢性炎症性疾病,与气道高反应相关。

本病属中医"哮证""痰喘""盐哮""醋哮""暴喘"等范畴。其主要病理特点是痰浊互结,阻塞气道,肺气愤郁,升降不利。临床辨证分型涉及痰热壅肺型、外寒内饮型、脾虚痰阻型、肺脾气虚型、肺肾气虚型等,分别治以清热化痰、散寒化饮、健脾益气化痰、补益肺肾等。

小儿哮喘是临床儿科常见病和多发病,近年来发病率有不断增高的趋势,其病程较长,治疗不彻底可影响儿童肺功能及其生长发育。中医预防医学中治未病的"未病先防、已病防变"思想,在本病病程中具有重要的指导意义。了解该疾病发病因素并予以一定的预防,发作时早期治疗,对患儿康复有着积极作用。

辨　证　施　治

1. 汪受传分 3 期

(1)**发作期**　先治其标,攻邪治肺,证分寒热:风寒束肺型,症见气喘咳嗽,无汗,肢寒畏寒,痰质清晰多沫,舌苔白滑。治宜温肺化饮,涤痰定喘。方用小青龙汤为主方加减;痰热阻肺型,症见咳嗽喘息,痰黄,身热面赤,口干舌红。治宜先清肺中之热、宣肺降气化痰。方用麻黄杏仁甘草石膏汤合苏葶丸加减。随症加减:喘急者,加地龙;咳甚者,加炙白部、炙款冬花;痰多者,加胆南星、竹沥;热重者,加栀子、虎杖。外寒内热型,治宜解表清里,定喘止咳。方用大青龙汤为主加减。随症加减:咳喘哮吼甚者,加射干、桑白皮、葶苈子。

(2)**迁延期**　标本兼治,治肺顾脾肾:风痰恋肺、肺脾气虚型,症见哮喘缓减而未平,静时如常,动辄喘鸣发作,汗多,易受风感冒,大便稀溏。治宜祛风化痰、降逆平喘。方用射干麻黄汤合人参五味子汤加减:炙麻黄、细辛、五味子、半夏、陈皮、炙款冬花、人参、茯苓、白术、甘草、僵蚕、地龙。随症加减:喷嚏时作,加辛夷、苍耳子。风痰恋肺、肾气亏虚型,症见气喘、哮鸣久作未止,动则更甚,喘促胸满为主,多见于疾病迁延不愈或先天不足的患儿。治宜泻肺祛痰、补肾纳气。偏肺实者,方用苏子降气汤加陈皮、紫菀、款冬花;偏肾虚者,方用都气丸合射干麻黄汤加减。

(3)**缓解期**　扶正治本,益肺调脾肾:肺脾气虚型,症见咳嗽无力,气短多汗,易于反复感冒,脾气虚运化无力,形瘦失养,便溏。治宜补肺以巩固肺卫之表以防邪、健脾益气助运。方用人参五味子汤合玉屏风散加减。随症加减:汗甚者,加煅龙骨、煅牡蛎;喷嚏时作,加辛夷、白芍。脾肾阳虚型,症见形寒肢冷面白,动则心悸喘促。因个体脾肾虚弱的偏向,而有动辄喘促,腹胀纳差,便溏等症状程度差异,阳虚者发作时程度不重,但无法迅速得到缓解,且于夜半阳气虚甚之时喘作。治宜健脾温肾、固摄纳气。方用金匮肾气丸加减,或加淫羊藿、五味子、胡桃肉。肺肾阴虚型,症见喘促乏力,咳嗽时作,消瘦盗汗,面色潮红,无痰或痰质黏,舌质红或苔花剥。治宜补养肺肾之阴、清虚热。方用麦味地黄丸加减,或加百合、枸杞子、紫河车。随症加减:汗甚者,加知母、黄柏;咳声不爽,加百部、南沙参、款冬花。①

2. 林瑞珍分2期

(1) 发作期 热型,症见咳喘哮鸣,胸满气粗,声高息涌,呼气延长,痰稠色黄或白稠,难咯,或见发热烦渴,小溲短赤,大便干结,舌红苔黄或黄腻,脉滑数。治宜清热化痰、宣肺平喘。方用克喘Ⅰ号方:蜜炙麻黄、杏仁、石膏、葶苈子、紫苏子、莱菔子、枳壳、竹茹、丹参、鱼腥草、地龙。适用于热型哮喘。寒型,症见哮喘胸闷,咳痰清稀、色白有泡沫,遇寒冷而发,口中不渴或渴喜热饮,形寒肢冷,舌淡苔白或厚腻,脉浮滑或缓。治宜宣肺散寒、化痰平喘。方用克喘Ⅱ号方:蜜炙麻黄、杏仁、陈皮、半夏、茯苓、苏子、白芥子、鹅管石(先煎)、赤芍、地龙、橘络、细辛。随症加减:寒甚,加桂枝、细辛;寒包热者,改用大青龙汤加减;大便干结,加瓜蒌仁、莱菔子;胸闷气粗,加桑白皮、薤白、丝瓜络。适用于寒型哮喘。

(2) 恢复期 症见体虚易感,面色㿠白,体倦乏力,气短多汗,纳少脘痞,舌淡苔白,脉细无力。治宜补肺固卫、健脾益肾。方用克喘Ⅲ号方:黄芪、白术、防风、党参、茯苓、熟地黄、当归、陈皮、半夏、胡桃肉、紫河车。适用于善后调理提高机体免疫力。

均为水煎服。每日1剂,分2~3次服。临床观察:林瑞珍辨证治疗小儿哮喘200例。结果:经1~6日后,痊愈34例,临床控制132例,显效20例,有效14例;临床症状消失情况:3天以内占56%,4~6天的占44%,最短1天,最长6天,平均4天。总显效率93%。②

3. 姚惠陵分2期

(1) 发作期 药用当归15克、桃仁10克、丹

参10克、桑白皮10克、枳壳10克、葶苈子10克、杏仁10克、炙麻黄6克、法半夏6克、甘草3克。随症加减:热喘,加黄芩6克、鱼腥草15克;寒喘,加细辛3克、五味子6克。

(2) 缓解期 药用当归10克、桃仁10克、桑白皮10克、枳壳10克、杏仁10克、法半夏6克、黄芪15克、甘草3克。随症加减:肺脾气虚,加太子参10克、白术10克、防风6克;脾肾阳虚,加紫河车15克、补骨脂10克、熟地黄10克;肺肾阴虚,加北沙参10克、枸杞子10克。临床观察:姚惠陵治疗小儿支气管哮喘50例。结果:临床控制18例,显效9例,有效15例,无效8例。总有效率为84%。③

4. 王振熹分3型

(1) 脾虚痰阻型 症见喘发时喉间痰鸣,胸闷恶心,或呕吐痰涎,面色晦暗,苔白厚或厚微黄,脉滑或濡。平时则神倦纳少,面色萎黄无华,疲乏无力,不喜嬉戏,舌质淡,苔薄白,大便溏烂,脉细缓。治宜健脾化痰。方用人参五味子汤加减:人参(另炖兑服)或党参、麦冬、五味子、茯苓、白术、贝母、法半夏、甘草、大枣。水煎服,每日或隔日1剂,连服1~2个月。

(2) 肺气虚弱型 症见每因嬉戏过度、学习紧张,或汗出当风而发,喘息气短,懒言懒动,语音低弱,喉间痰鸣不显,或有外感表证。平时面色㿠白,神倦懒言,自汗或盗汗,易感冒,纳少,大便不调,舌淡,苔薄,脉细弱。治宜益气固表。方用生脉散合黄芪桂枝五物汤加减:人参(另炖兑服)或党参、麦冬、五味子、黄芪、白芍、桂枝、大枣、白术、甘草。煎服法同上。

(3) 肾虚型 多在冬春季发作,症见喘则气短,动则喘甚,甚则张口抬肩,端坐喘息,额汗淋漓,肢冷。平时形寒畏冷,小便清长,夜尿多或遗尿,自汗盗汗,脉沉细或沉迟。治宜补肾纳气。方用附桂八味丸加减:制附子(先煎)、肉桂、熟地黄、淮山药、茯苓、牡丹皮、泽泻、山茱萸或枸杞子、

① 李翎玉,汪受传.汪受传教授分3期论治儿童哮喘[J].中华中医药杂志,2015,30(4):1094-1095.
② 林瑞珍.辨证治疗小儿哮喘200例[J].福建中医学院学报,1993,3(2):84-85.
③ 姚惠陵.浙江中医杂志,1990(3):102.

巴戟天、胡桃肉、菟丝子。煎服法同上。

临床观察：王振熹治疗小儿喘证 16 例，经 1 年以上随访，除 2 例哮喘发作次数明显减少、症状减轻外，其余痊愈。[1]

5. 刘韵远分 2 期

（1）急性期　寒喘属寒饮兼外感者，方用杏苏散、小青龙汤、射干麻黄汤加减；属湿痰阻肺者，方用温胆汤、苓桂术甘汤、紫苏子降气汤加减。热喘属外寒内热者，方用定喘汤加减；属痰热蕴肺者，方用麻杏石甘汤加减；属肺燥兼感者，方用沙参麦冬汤加减。

（2）缓解期　肺气虚者，治宜补益肺气、固表止汗。方用补气片：黄芪、煅牡蛎、青黛、炙五味子、茯苓、鸡内金、黄精、淫羊藿。每片 0.3 克，每日 2 次口服。1～2 岁每次 2 片，3～5 岁每次 3 片，6～9 岁每次 4 片，10 岁以上 5 片。气阴虚者，治宜益气润肺。方用补气片合滋阴片，滋阴片药用沙参、麦冬、炙五味子、银杏、黄精、百合、紫河车、鸡内金。每片 0.35 克，每日 2 次口服，每次 2～3 片。气阳虚者，治宜益气健脾、温阳化饮。方用补气片合喘宁片，喘宁片药用砒石、淡豆豉、炙五味子、枯矾、炙补骨脂、银杏、甘草。每片重 0.3 克。每日 2 次口服。3 岁小儿每次 2 片，每增加 3 岁增加 1 片，最大用药量为每次 4 片。3 岁以内者慎用。阴阳俱虚者，治宜健脾益肾、调补阴阳。方用补气片加河车大造丸或胎盘片。临床观察：刘韵远共治疗小儿哮喘 5 例，均痊愈。[2]

经 验 方

1. **麻杏石甘汤合升降散**　炙麻黄 6 克、炙甘草 6 克、苦杏仁 9 克、僵蚕 3 克、石膏 12 克、桔梗 6 克、蝉蜕 3 克、浙贝母 6 克、黄芩 9 克、瓜蒌 9 克、枇杷叶 9 克。以水煎至 100 毫升取汁，每日 1 剂，分为早晚 2 次服用。杜鹃将 86 例患儿随机分为治疗组与对照组各 43 例，对照组予布地奈德混悬液、硫酸特布他林雾化液吸入，每日 2 次。治疗组在对照组基础上加用麻杏石甘汤合升降散治疗。疗程均为 7 天。结果：治疗组临床控制 29 例（占 67.44％），显效 4 例（占 9.30％），好转 5 例（占 11.63％），无效 5 例（占 11.63％），总有效率为 88.37％；对照组临床控制 21 例（占 48.84％），显效 3 例（占 6.98％），好转 7 例（占 16.28％），无效 12 例（占 27.91％），总有效率 72.09％。两组比较，治疗组总有效率明显高于对照组（$P<0.05$）；治疗组患儿在喘息、夜间睡眠、紫绀方面的评分明显低于对照组（$P<0.05$）；治疗后治疗组外周血免疫球蛋白 E（IgE）水平与对照组存在显著差异（$P<0.05$）。结论：对支气管哮喘患儿采用麻杏石甘汤合升降散加减治疗的效果显著，便于改善患儿的临床症状与体征，促进疾病的早日康复。[3]

2. **六君子汤加减**　太子参 9 克、炒白术 9 克、茯苓 9 克、陈皮 6 克、半夏 6 克、炙甘草 6 克、砂仁（后下）6 克。结合临床实际加减，每日 1 剂，水煎服，分 2 次服用。马效东将 68 例患儿随机分为对照组和治疗组各 34 例。对照组予抗感染、糖皮质激素等控制哮喘治疗，布地奈德混悬液吸入，治疗组在此基础上予六君子汤加减，两组治疗时间 3 个月，随访时间为 1 年。结果：治疗组控制 20 例，部分控制 11 例，未控制 3 例，有效率 91.18％；对照组控制 14 例，部分控制 13 例，未控制 7 例，有效率 79.41％，治疗组有效率明显高于对照组（$P<0.05$）；治疗组患儿哮喘持续发作时间、随访期间哮喘发作次数及治疗后症状积分均低于对照组（$P<0.05$）；两组患儿治疗前免疫功能水平无明显差异，治疗后治疗组患儿总 T 淋巴细胞％、辅助性 T 细胞％、CD^{4+}/CD^{8+} 水平明显高于治疗前及对照组治疗后（$P<0.05$）；两组不良反应发生率间无明显差异。结论：六君子汤加减联合西药治疗小儿支气管哮喘的疗效明显优于单纯西药治疗，可明显提高有效率，缩短哮喘持续发作时间，减少随访期间哮喘发作次数，改善哮喘症状积分，恢复

① 王振熹.小儿喘证的固本治疗[J].四川中医，1986（5）：23.
② 刘韵远.运用"标本兼治法"治疗小儿哮喘[J].北京中医杂志，1985（6）：11－13.
③ 杜鹃.麻杏石甘汤合升降散加减治疗小儿支气管哮喘发作期临床观察[J].光明中医，2018，33（6）：799－800.

机体免疫功能,有利于病情的恢复。①

3. **加味三子养亲汤微型灌肠剂** 紫苏子15克、莱菔子15克、白芥子15克、茯苓15克、半夏12克、陈皮12克、甘草10克(由牡丹江市中医医院制剂室统一煎制)。将以上中药加水煎制成100%浓度提取液后,100℃流通蒸汽灭菌45分钟即得。1~3岁每次10毫升,3~6岁每次15毫升,每日1次保留灌肠。王丛礼等将80例小儿痰阻气壅型哮喘随机分为治疗组与对照组各40例,对照组予吸入信必可都保(布地奈德/福莫特罗粉吸入剂),每次1吸,每日2次;治疗组在对照组基础上加用加味三子养亲汤微型灌肠剂,两组均10天为1个疗程。观察两组患儿临床疗效及症候积分的变化的对比。结果:在有效率及治疗后哮喘症候积分方面,治疗组显著优于对照组($P<$0.05)。结论:加味三子养亲汤微型灌肠剂直肠推入保留灌肠治疗小儿痰阻气壅型哮喘疗效显著,患儿依从性高,适于临床应用。②

4. **固本平喘膏** 太子参5克、麦冬15克、陈皮15克、白术15克、黄芪20克、茯苓20克、五味子10克、党参10克、甘草10克、紫菀10克、款冬花10克、地龙10克、白芍10克、玄参10克、牡丹皮10克、川贝母6克、半夏6克。随症加减:乏力明显者,加人参;食少纳呆者,加焦三仙;低热者,加知母;咽红明显者,加射干、薄荷;痰多者,加瓜蒌;夜卧不安者,加生牡蛎、生龙骨、远志;五心烦热者,加赤芍;大便干燥者,加牛蒡子、火麻仁;病久舌质紫黯或有瘀斑瘀点者,加桃仁、红花。以上药物由辽宁中医药大学附属第二医院制剂室统一煎煮浓缩后,加入蜂蜜熬炼成稠厚的膏剂,每日1剂,每剂药物压制成3袋,每袋约30克,分早午晚3次口服。治疗疗程3个月,疗程结束后观察疗效,并随访半年。林忠嗣等将64例患儿随机分为治疗组与对照组各32例,对照组口服孟鲁司特

纳,1~3岁每次4毫克,4~6岁每次5毫克,6岁以上每次10毫克,每晚睡前1次嚼服;治疗组口服自拟中药膏方固本平喘膏。结果:治疗组临床控制14例,显效9例,有效7例,无效2例,总有效率为93.75%;对照组临床控制12例,显效5例,有效6例,无效9例,总有效率71.88%,治疗组有效率明显高于对照组,且临床症状积分,总IgE,嗜酸性粒细胞(EOS)水平,哮喘平均发作次数,均优于对照组(均$P<0.05$)。③

5. **玉屏风散加减方** 黄芪8克、白术8克、茯苓8克、太子参8克、防风4克、五味子4克、补骨脂6克、煅龙骨12克、煅牡蛎12克、枳壳5克。根据患儿年龄和体重调整剂量,水煎,分2次服用。每月至少服用20天,连续服用3个月。唐其民等将60例患儿随机分为治疗组与对照组各30例,对照组予布地奈德气雾剂吸入治疗,每次吸入100微克,每日2次,连续使用3月;治疗组予玉屏风散加减方。结果:治疗组临床控制8例(26.7%),显效18例(60.0%),有效3例(10.0%),无效1例(3.3%),总有效率为96.7%;对照组临床控制6例(20.0%),显效14例(46.7%),有效6例(20.0%),无效4例(13.3%),总有效率86.7%。治疗组总有效率明显高于对照组($P<0.05$)。④

6. **射干麻黄汤加减** 射干、麻黄、细辛、干姜、紫菀、款冬花、法半夏、五味子、大枣。随症加减:若患者体弱,阳虚寒盛,恶寒倦怠,平时易感冒,合用玉屏风散,加用制附子、干姜、桂枝。以温肺化饮法治疗小儿支气管哮喘,针对哮喘发作的重要内因气虚、阳虚,及其痰瘀伏肺的发作凤根。适用于寒饮郁肺型寒哮证。王诚喜以上方加减治疗1例支气管哮喘患儿,3剂后咳嗽、喉中哮鸣减轻,食欲好转,舌质红,苔薄白,指纹紫,继服2剂后症状消失。⑤

① 马效东.六君子汤加减治疗小儿支气管哮喘的疗效及对免疫功能的影响[J].全科医学临床与教育,2018,16(1):82-84.
② 王丛礼,等.加味三子养亲汤微型灌肠剂治疗小儿哮喘临床观察[D].中国民族医药学会儿科分会2017年学术大会论文集,2017,229-231.
③ 林忠嗣,等.固本平喘膏防治小儿支气管哮喘临床观察[J].长春中医药大学学报,2017,33(3):455-458.
④ 唐其民,等.玉屏风散加减方治疗小儿支气管哮喘缓解期30例临床观察[J].中医儿科杂志,2017,13(1):41-43.
⑤ 贾萍,王诚喜.王诚喜运用温肺化饮法治疗小儿支气管哮喘经验[J].湖南中医杂志,2016,32(10):51-52.

7. 苏子降气汤加减　炒紫苏子9克、白前9克、炙款冬花9克、橘红9克、炙紫菀9克、半夏6克、黄芩6克、厚朴6克、甘草6克、白芥子4.5克、瓜蒌15克、炒莱菔子12克。每日1剂，水煎2次，分2～3次温服。降气平喘，祛痰止咳。适用于肺实肾虚之咳喘，偏于上实。嘱清淡饮食。董倩等治疗1例小儿哮喘发作期患儿，4剂后症减，继服5剂后症状消失。①

8. 止哮固本汤　黄芪、党参、白术、防风、陈皮、茯苓、法半夏、山药、银柴胡、乌梅、五味子、当归、赤芍、僵蚕、地龙、焦三仙、甘草。每日1剂分3次服。张士卿将80例患儿随机分为治疗组与对照组各40例，对照组口服酮替芬，每日1毫克，分2次口服；治疗组采用止哮固本汤内服和咳喘贴穴位贴敷综合治疗。咳喘贴由紫苏子、白芥子、莱菔子、细辛、干姜、丹参等组成，制成粉剂，应用时用蜂蜜调和成钱币大小的药饼，贴于穴位处。结果：以止哮固本汤辨治小儿哮喘缓解期，结合穴位敷贴外治法，能显著减轻咳嗽、咯痰、气喘、胸闷等临床症状，喉间哮鸣音等临床体征也得到不同程度的改善，治疗组临床控制14例，显效18例，有效6例，无效2例；对照组临床控制11例，显效16例，有效8例，无效5例。治疗组近期疗效有效率95.0％，明显优于对照组的80.8％，两组相比有显著性差异（P＜0.05）；用药以后治疗组肺功能的改善，嗜酸性粒细胞的下降，免疫球蛋白的调整等项均优于对照组。远期疗效显示，治疗1年后平均发病次数治疗组较对照组有显著下降（P＜0.05）。②

9. 小青龙汤　麻黄9克、赤芍9克、防风9克、细辛2～3克、甘草4克、半夏8克、五味子3克、桂枝6克。随症加减：咳嗽，加陈皮6克、荆芥6克；发热，减细辛，加蝉蜕4克、黄芩10克；肺部湿啰音者，加鱼腥草10克、瓜蒌皮9克。每日1剂，水煎2次，混合后分3～5次口服，连服3天。谢梅华等将

119例儿童哮喘急性发作患儿随机分为治疗组85例与对照组34例。对照组予吸氧，氨茶碱静脉滴注，每次4～5毫克/千克，每日1次；倍氯米松气雾吸入，每次100毫克，每日2～4次；头孢曲松钠每日50毫克/千克。治疗组在对照组基础上加服小青龙汤加减，并用干地龙、甘草、白芥子各适量，研末用生姜汁调制成药饼状贴敷于肺俞穴1/2小时，连用3天。结果：治疗组临床治愈38例，好转46例，未愈1例，总有效率98.86％；对照组临床治愈9例，好转22例，未愈3例，总有效率91.18％。③

10. 三子散穴位敷贴　古方三子养亲汤原方加地龙，由湖北省黄石市中医院制剂室研制加工成"三子散"，加高效无毒透皮吸收剂氮酮调配成丸，取患儿大椎、肺俞、肾俞等穴位，均选择农历三伏的头伏、中伏、末伏为治疗时间，择时敷贴。每次敷药时间为4～8小时，视患儿肌肤腠理之薄弱而定，以敷药处皮肤发红、起泡为适度。疗程为每年3次，2年为1个疗程。范华等治疗儿童哮喘150例，敷药后每2个月定期电话咨询及登门随诊1次，并由专人做详细的临床症状和体征记录。全部病例以治疗前1周内观察症状、体征为临床指标，免疫球蛋白、肺功能测定为客观指标，与治疗1疗程后做对照。结果：显效87例，占58％；有效57例，占38％。总有效率96％；症状、体征及免疫球蛋白、肺功能测定等客观指标较治疗前亦有显著性差异（均P＜0.01）。④

11. 定喘汤　炙麻黄6克、白果6克、杏仁6克、款冬花6克、桑白皮6克、紫苏子4克、半夏3克、黄芩3克、甘草3克。随症加减：辨证为热性哮喘，痰多、发热者，加瓜蒌6克、柴胡6克；伤阴，加麦冬6克、五味子3克；辨证为寒性哮喘者，去黄芩、桑白皮，加桂枝6克、细辛3克；哮喘甚者，加葶苈子5克、白芥子6克；兼有虚证，面色不华、气短乏力者，加炙黄芪6克、太子参6克；伴乏力、多汗、畏寒肢冷、易感冒者，加制附子3克、牡蛎6

①　董倩，张葆青.苏子降气汤治疗小儿哮喘医案举隅[J].北京中医药，2012，31(8)：616.
②　吕晓武.张士卿从痰瘀辨治小儿哮喘的经验总结与临床研究[D].北京：中国中医科学院，2011：36-45.
③　谢梅华，等.小青龙汤配合中药敷贴治疗儿童哮喘急性发作85例[J].陕西中医，2004(5)：391.
④　范华，等.三子散穴位敷贴治疗儿童哮喘150例临床观察[J].时珍国医国药，2000，11(10)：874.

克、太子参 6 克;伴大便稀溏,小便量少者,加茯苓 6 克、太子参 6 克、白术 6 克;缓解期,去黄芩、款冬花,加黄芪 6 克、太子参 6 克、防风 6 克、熟地黄 6 克、肉桂子 6 克、山茱萸 6 克、茯苓 6 克、白术 6 克、焦三仙各 6 克、五味子 3 克、炙麻黄、白果量减半。加水煎至 200～300 毫升,加蜂蜜少量口服,每日 1 剂,3 日为 1 个疗程。上方为 7～9 岁儿童剂量,可根据年龄大小,剂量增减 2～3 克。适当应用抗生素以辅助治疗,体温超过 38℃以上者,可予对症治疗。李小侠等用上方加减治疗儿童哮喘中医辨证为发作期热性哮喘、寒性哮喘,缓解期的肺气虚弱、脾虚气弱、肾虚不纳两期各证候患儿共计 286 例,结果:3 日后有效 270 例,其中效果良好 199 例,占 69.9%,有效 61 例,占 21.4%,6 日后见效者 21 例,占 7.4%,无效 5 例,占 1.7%。总有效率 98.3%。共治愈 169 例,治愈率 59.0%。结论:定喘汤化裁治疗儿童哮喘中医辨证临床两期各证候疗效良好。①

12. 加味定喘汤　炙麻黄 5 克、地龙 5 克、炒白果 5 克、款冬花 10 克、黄芩 10 克、桑白皮 10 克、法半夏 10 克、杏仁 10 克、炒紫苏子 10 克、生石膏(先煎)30 克。随症加减:喘甚,加葶苈子 10 克、海浮石 10 克;痰多,加瓜蒌 10 克、胆南星 10 克。每日 1 剂,水煎 2 次,分 3 次温服,重者每日 2 剂,6 天为 1 个疗程。周明君用上方加减治疗儿童哮喘 106 例。结果:临床痊愈 66 例,好转 32 例,无效 8 例。总有效率 92.5%。②

13. 蝉僵汤　蝉蜕 15～30 克、浮萍 15～30 克、晚蚕砂(包煎)15～30 克、苍耳子 6～9 克、麻黄 3～5 克、炙甘草 3～6 克、白芍 9～15 克、白僵蚕 9～12 克、地肤子 9～12 克、白鲜皮 9～12 克、蛇床子 9～12 克。剂量视年龄而作增减。每日 1 剂,水煎 2 次,分 2～3 次温服。张勤用上方治疗过敏性哮喘 36 例,8 例痊愈,17 例显效,9 例好转,2 例无效。总有效率 94.44%。③

14. 中药外敷法　洋金花 10 克、干姜 10 克、公丁香 20 克、肉桂 30 克、细辛 40 克、附片 40 克、百部 20 克、白芥子 25 克、苍术 25 克、麻黄 15 克、半夏 15 克。共研细末,调膏,捻成直径 0.5～0.8 厘米,厚 0.2～0.3 厘米的圆饼,贴于神阙、膻中、天突、大椎,胶布固定,每次贴敷 6～10 小时,隔日 1 次,连用 3 次为 1 个疗程,疗程间隔 1～3 日。急性期贴 1～2 疗程,慢迁期贴 4～6 个疗程。王静懿等用上法治疗小儿支气管炎 188 例。结果:治愈 76 例(40.43%),显效 62 例(32.98%),好转 43 例(22.87%),无效 7 例(3.72%)。总有效率 96.28%。④

15. 三拗苏葶合方　麻黄 3～10 克、杏仁 6 克、苏子 6 克、葶苈子 6～10 克、甘草 3 克。随症加减:风寒束肺,加荆芥、防风、紫苏;痰热阻肺,加黄芩、鱼腥草、生石膏(先煎)、金银花;痰白清稀,加半夏、茯苓、款冬花;咯痰不爽,加制南星;咯吐黄痰,加前胡、贝母;痰稠不易咯出,加天竺黄;胸闷苔厚腻,加厚朴、苍术;喘重,加地龙、青皮、槟榔、石菖蒲;过敏引起者,加银柴胡、乌梅、五味子、防风;兼肺脾虚,加党参、麦冬、五味子、灵芝草、黄芪;兼肾虚,加熟地黄、补骨脂、巴戟天或六味地黄丸、金匮肾气丸。每日 1 剂,分 2 次煎服,婴幼儿频频口服,夜间发作者在睡前服 1 次。陈进用上方加减治疗小儿哮喘 60 例,临床控制 35 例,显效 14 例,好转 7 例,无效 4 例。总有效率 93.3%。⑤

16. 温里活血脱敏汤　桂枝、高良姜、制附子(先煎)、制半夏、肉桂、大茴香、川花椒、白芥子、丹参、辛夷花等。随症加减:喘重,加乌梅、雷公藤、山楂;咳重有热者,加山豆根、射干、黄芩;伴虚证自汗或盗汗者,加太子参、五味子、麻黄根,或加酸枣仁、茯神、黄芪。每日 1 剂,水煎服。5 剂为 1 个疗程。一般 1～3 个疗程。先温里散寒,迫寒邪外出,继以活血化瘀,佐以具免疫调节作用之中药脱敏控制临床症状,而后补气扶正。饶元启等用上方

① 李小侠,姚小青.定喘汤化裁治疗儿童哮喘临床各证候 286 例[J].长春中医药大学学报,2010,26(1):91－92.
② 周明君.加味定喘汤治疗儿童哮喘 106 例[J].新中医,1995(5):25.
③ 张勤.蝉僵汤治疗小儿过敏性哮喘[J].浙江中医杂志,1995(8):377.
④ 王静懿,等.中药外敷法治疗小儿支气管炎[J].中医研究,1993,6(1):45－46.
⑤ 陈进.三拗苏葶合方治小儿哮喘 60 例临床疗效观察[J].江西中医药,1992,23(4):33－34.

加减治疗小儿支气管哮喘 50 例,临床治愈 18 例,显效 24 例,有效 7 例,无效 1 例。总有效率 98%。①

17. 冰硼散擦胸背　组成:冰片、硼砂、玄明粉、朱砂。用法用量:取冰硼散适量,喷撒于胸背部,医者用手(五指并拢)自上而下推擦,以皮肤微红为度,每日 1 次,严重者可加至 2 次。治疗时宜避风保暖。临床应用:史存娥用上法治疗小儿咳喘 100 例,痊愈 51 例,好转 43 例,无效 6 例。②

18. 河车丸　紫河车 1 个、蛤蚧 1 对、黄芪 40 克、白术 30 克、川贝母 20 克、甘草 10 克。共为细面,炼蜜为丸,每丸重 3 克,早晚各服 1 丸。6 岁以下减半。随症加减:有发热表证者可先解表,肺有实热,可配合黄芩、桑皮、生石膏适量,水煎冲药丸服;饮食欠佳,可配麦芽、山楂、神曲水煎服,或药量减半服。忌食腥荤、油腻食物。一般服药 2 个月便可止喘,半年根除。③

19. 河车大造片　熟地黄、天冬、麦冬、党参、黄芪、龟甲胶、紫河车、法半夏、茯苓。将熟地黄、天冬熬膏与烊化的龟甲胶作赋形用。党参、黄芪、法半夏、茯苓、紫河车研成细粉与赋形剂混合制成颗粒压片,每片 0.3 克。陈寿春以上方治疗小儿哮喘百例,绝大多数病例治愈,少数病例症状显著减轻,发作次数显著减少,疗效满意。④

单　方

1. 蛤海散　组成:蛤蚧 1 对(约 80 克)、海螵蛸 100 克。用法用量:焙干研成细末。每次 6 克(临服时加白糖 2 等分矫味),温开水送服,每日服 3 次,连服 4 个月。每料可服 2 周左右。临床应用:罗星照用上方治疗 8 例慢性哮喘患儿。结果:多于服药后 8～11 天见效,发作停止。随访 1.5～3.5 年,6 例不再发作;2 例发作次数减少,

症状亦轻,明显改善。⑤

2. 麻黄膏　组成:芝麻油、铅丹、麻黄。芝麻油 1850 克熬至滴水成珠后,将铅丹 500 克放入油中搅拌均匀,再次炼熬至一定的黏稠度,即为膏基。继用 70% 的麻黄粉、30% 白胡椒粉,混合均匀,在每份膏基上,放上 1 小药匙(0.1 克),趁热合拢备用。用法用量:治疗时将此膏烘热,贴于患儿背部肺俞穴(第 3 胸椎棘突下旁开 1.5 寸,但小儿应接近脊柱)。咳喘甚或年龄稍大患儿可贴两侧穴位,每日换药 1 次,症轻或幼儿可贴一侧或 2 日换药 1 次。临床应用:舒忠民用上法治疗小儿风寒咳喘 288 例。结果:痊愈 235 例(81.6%),好转 42 例(14.6%),无效 11 例(3.8%)。总有效率 96.2%。288 例中,3 天内治愈 164 例;5 天内治愈 56 例,好转 17 例;1 周内治愈 35 例,好转 25 例;1 周后未愈 11 例。⑥

3. 外熨法　组成:苍术 50 克、麻黄 50 克(1 剂量)、鸡蛋 1 个。制备方法:加水 500 毫升,以文火煎约 30 分钟(务使药性浸透入蛋内),趁热以蛋滚熨肺俞穴和双侧涌泉穴。用法用量:蛋凉则再煎,反复滚熨 3～5 次(注意不要烫坏小儿嫩皮)。一般 1 贴可愈,未愈连用 2 贴。临床应用:邓朝纲用上法治疗小儿喘咳数百例,屡见奇功。附验案 1 例,早晚各滚熨 3 次,2 日病愈,未复发。注意事项:阴虚型不宜。⑦

4. 肺俞穴外敷方　组成:白芥子、甘遂等份。用法用量:上药等份研末,适量面粉调敷两侧肺俞穴,胶布包贴,隔日 1 换(起泡者,挑破放水后,7 日再敷)。临床应用:胡翘武用上法治疗小儿哮喘 1 例,5 次喘止。⑧

5. 蟾蜍果　组成:活蟾蜍 7 只(以夏季捕捉为佳)、面粉 250 克、芝麻油 250 克。制备方法:将活蟾蜍 7 只,置于空缸中一昼夜,仅取其后腿,去

① 饶元启,等.温里活血脱敏汤治疗小儿"支哮"50 例[J].江苏中医,1992(10):9.
② 史存娥,等.浙江中医杂志,1991(1):10.
③ 张培元.河南中医,1981(2):38.
④ 陈寿春.河车大造丸治疗小儿哮喘[J].江苏中医,1963(1):39-40.
⑤ 罗星照.蛤海散治疗儿童哮喘症[J].中医杂志,1989(8):55.
⑥ 舒忠民.麻黄膏外用治疗小儿风寒咳喘 288 例[J].广西中医药,1987(1):8.
⑦ 邓朝纲.小儿喘咳外治见功[J].吉林中医药,1985(6):25.
⑧ 胡翘武,等.外敷法在儿科中的运用[J].云南中医杂志,1985(1):30-31.

皮去掌剁为肉泥。另面粉 250 克,加适量水,肉粉和匀然后切成小片块,再取芝麻油 250 克煮沸,将片块炸焦,即为蟾蜍果。用法用量:将果分为 12 等份,每日 3 次,每次 1 份(此系 3 岁左右小儿服法,视其年龄,亦可增减等份)。剩余芝麻油,分次炒饭给患儿吃,上药为 1 料 1 个疗程,若未好转,可再服 1 料。临床应用:林志坚等用上法治疗小儿哮喘 5 例,均获满意效果,随访多年未复发。[1]

6. 黄独汤 组成:黄独(黄药子)100 克(5 岁以下酌减)、大枣 10 枚。用法用量:煎取头二汁,混合,入冰糖 20 克,浓缩至 150 毫升,1 日内分数次服完,隔日 1 剂,3 剂为 1 疗程。临床应用:王乃山用上方治疗小儿顽哮 10 例。结果:7 例根治,3 例好转。[2]

中 成 药

1. 小青龙颗粒 组成:麻黄、桂枝、白芍、干姜、细辛、法半夏、五味子、炙甘草(北京首儿药厂,国药准字 Z19993076,13 克/袋)。用法用量:3~6 岁每次 6 克,7~12 岁每次 13 克,每日 3 次。临床应用:豆红玉将 60 例患儿随机分为治疗组与对照组各 30 例,对照组予硫酸特布他林雾化液、布地奈德混悬按剂量加入 2 毫升生理盐水中雾化吸入,每日 1 次;治疗组口服小青龙颗粒。均以 5 天为 1 个疗程。结果:治疗组临床控制 1 例,显效 16 例,有效 12 例,无效 1 例,总有效率 96.7%;对照组临床控制 2 例,显效 16 例,有效 11 例,无效 1 例,总有效率 96.9%。两组疗效相当,无明显差异;中医证候疗效,治疗组明显优于对照组;中医单项症状疗效比较,治疗组患儿咳嗽、咯白痰、清涕等症状的改善方面明显优于对照组(P<0.05)。结论:口服小青龙颗粒与雾化吸入布地奈德、特布他林均能有效控制哮喘发作,改善患儿的肺功能和降低外周嗜酸性粒细胞,但小青龙颗粒对改

善患儿的咳嗽、咯痰症状,中医症候及全身状况方面疗效显著。小青龙颗粒用于治疗轻、中度小儿寒性哮喘具有较好的疗效。[3]

2. 咳喘宁口服液 南京先声东元制药有限公司生产,国药准字 Z32020967。用法用量:5~7 岁每次 7~10 毫升,7~10 岁每次 10~15 毫升,10 岁以上每次 15 毫升,每日 3 次,发作期每周均服用,缓解期服用 2 周,停用 2 周,疗程 1 月。临床应用:杨火莲将 78 例患儿按照治疗方式不同分为治疗组与对照组各 39 例,对照组患儿予常规西药治疗,急性发作期予布地奈德雾化吸入,每次 1~2 毫克/次,每日 2 次;氨茶碱注射液,每次 2~4 毫克/千克,静注,每日 2 次,必要时予抗生素治疗。缓解期予特布他林雾化吸入,每日 2 次,茶碱缓释胶囊 0.1 克,每日 2 次;孟鲁司特钠片,5 岁以下 4 毫克,6 岁以上 5 毫克,每日 1 次,睡前口服。治疗组在此基础上加咳喘宁口服液。结果:治疗组总有效率 87.2%,对照组总有效率 69.2%,治疗组显著高于对照组(P<0.05);对照组复发率 59.0%,治疗组复发率 23.7%,治疗组复发率明显低于对照组(P<0.05);对照组哮喘发作次数为(4.23±2.01)次,治疗组为(2.48±1.27)次,治疗组哮喘发作次数明显低于对照组(P<0.05)。结论:咳喘宁口服液结合常规西药治疗抗小儿支气管哮喘复发疗效显著,未见明显不良反应。[4]

3. 宣肺止咳颗粒 组成:麻黄、黄芩、苦杏仁、防风、甘草等(武汉健民集团随州制药公司生产)。功效:宣肺平喘,清热化痰。用法用量:每袋 8 克,4 岁以下每次 1/3~2/3 袋,4 岁以上每次 1~1.5 袋,每日 3 次。临床应用:吴敏将 102 例患儿随机分为治疗组 59 例与对照组 43 例,对照组采用常规抗感染治疗,予青霉素、先锋霉素、抗病毒类药物,佐以必嗽平、舒喘灵等;治疗组在此基础上加用宣肺止咳颗粒。结果:治疗组患儿咳嗽、喘息、肺部体征等消失时间均显著短于对照组

[1] 林志坚,等.蟾蜍果治疗小儿哮喘五例[J].四川中医,1983(3):45-46.
[2] 王乃山.浙江中医杂志,1983(12):536.
[3] 豆红玉.小青龙颗粒治疗小儿哮喘急性发作期寒哮证的临床观察[D].山东:山东中医药大学,2015:2-18.
[4] 杨火莲.布地奈德结合咳喘宁口服液治疗抗小儿支气管哮喘复发作用研究[J].现代预防医学,2012,39(14):3532-3533.

（均 $P<0.05$）。[1]

预 防 用 药

中药穴位敷贴　组成：白芥子、白芷、南葶苈子、透骨草、黄酒、丁香、补骨脂。制备方法：上药以 3∶3∶3∶2∶2∶1∶1 的比例配置，制成 2 厘米×2 厘米×0.5 厘米大小的药饼备用。用法用量：取天突穴、膻中穴、大椎穴、双侧肺俞穴，分别于初伏和冬至开始敷贴，每次贴 2～4 小时，每周 1 次，共 4 次。临床应用：胡春兰等将 80 例支气管哮喘缓解期患者随机分为治疗组和对照组各 40 例。对照组予中药穴位敷贴，治疗组在中药穴位敷贴的同时，根据体质予相应的中药汤剂口服：气虚质，予玉屏风散益气固表；阳虚质，予金匮肾气丸温补阳气；痰湿质，予六君子汤健脾化湿。上药每日 1 剂，水煎，早晚分服，分别从初伏和冬至开始服用，连服 28 剂。两组疗程均为 1 年，随访 1 年后，观察临床疗效及哮喘控制测试量表（ACT）评分、血清免疫球蛋白 E（IgE）水平、1 年内哮喘发作次数的变化情况。结果：治疗组临床控制 10 例，显效 18 例，有效 10 例，无效 2 例，总有效率 95.0%；对照组临床控制 7 例，显效 13 例，有效 12 例，无效 8 例，总有效率 80.0%，治疗组临床疗效明显优于对照组（$P<0.05$）；两组治疗后 ACT 评分明显增加，IgE 水平明显降低，1 年内的哮喘发作次数明显减少，且两组各指标差异均有统计学意义（$P<0.05$）。结论：穴位敷贴结合中医药体质调理的支气管哮喘缓解期中医药体质干预方案，可明显改善支气管哮喘缓解期患者临床症状，提高生活质量，减少哮喘的发作次数。[2]

[1]　吴敏.宣肺止咳颗粒治疗小儿咳喘性疾病 59 例[J].中国中医急症,2002,11(1):59.
[2]　胡春兰,高鹏飞,等.支气管哮喘缓解期中医药体质干预方案的临床疗效评价[J].上海中医药杂志,2018,52(2):58-61.

泌尿系统疾病

急性肾小球肾炎

概　述

急性肾小球肾炎简称急性肾炎，是小儿时期常见的以肾脏病变为主的全身变态反应性疾病，其发病率占小儿肾脏病首位。发病者多有前驱感染史，临床主要表现为急性起病，以浮肿、血尿、少尿为主要症状，甚则小便不通、头痛、眩晕及血压高。病程多在1年以内。

本病多见于儿童和青少年，其中5～14岁最为多见，小于2岁少见，男女比例约为2：1。尽管本病有多种病因，如细菌、病毒、支原体、原虫，但绝大多数属急性链球菌感染后肾小球肾炎；溶血性链球菌感染后，肾炎的发生率一般在0%～20%；急性咽炎感染后，肾炎的发生率为10%～15%；脓皮病与猩红热后，肾炎的发生率在1%～2%。

呼吸道及皮肤感染为主要前驱感染。多数急性肾小球肾炎患儿于发病2～4周内消肿，肉眼血尿消失，血压恢复正常，残余少量蛋白尿，镜下血尿多于3～6个月内消失。近年来，由于采取中西医结合治疗措施，本病的严重并发症明显减少，预后大多良好。95%的病例能完全恢复，小于5%的病例有持续尿异常，死亡率在1%以下。目前主要死因为急性肾功能衰竭。

本病属中医"水肿"的"阳水""风水"范畴。《金匮要略·水气病脉证并治》云："风水，其脉自浮，外证骨节疼痛，恶风。"其病理特点一为受风、寒、湿、热、毒等外邪侵袭，二为脏腑气化功能和免疫功能损伤，这是重要的致病因素，而脏腑功能的失调又成为外邪侵入的基础；且肺、脾、肾三脏气化功能失调是本病病机的关键。其病位主要在肾，常涉及肺、脾、肝、心。《幼幼集成·肿满证治》曰："治肿当分上下。经曰：面肿者风，足肿者湿。凡肿自上而起者，皆因于风，其治在肺，宜发散之，参苏饮合五皮汤。肿自下而起者，因于肾虚水泛，或因于脾气受湿，宜渗利之。"

辨　证　施　治

1. 李良分5型

（1）风热型　症见发热恶寒，咽喉红肿疼痛，咳嗽，咯黄痰，口干口渴多饮，尿短赤，舌红，脉浮滑数。治宜疏风清热、宣肺行水。方用越婢加术汤加味：麻黄9克、生姜9克、白术9克、大枣9克、牛蒡子9克、连翘9克、菊花9克、石膏（先煎）18克、甘草5克、蝉蜕3克。

（2）风湿型　症见全身浮肿，多从头面开始蔓延全身，恶寒发热，无汗，身体酸楚，咳嗽或气喘，尿少，舌质淡红，苔薄白，脉浮紧，尿蛋白较多，红细胞较少。治宜疏风宣肺、利水消肿。方用麻杏五皮饮加味：杏仁9克、生姜皮9克、桑白皮9克、陈皮9克、大腹皮9克、荆芥9克、黄芪9克、茯苓皮9克、麻黄6克、甘草6克、薄荷6克、石膏（先煎）18克。

（3）湿热型　症见眼睑浮肿，延及全身，一般肢体浮肿较轻，小便不利，发热，口干苦不欲饮，舌红，苔薄黄或黄腻，脉滑数。治宜清热化湿、解毒利水。方用麻黄连翘赤小豆汤合五味消毒饮加减：金银花20克、野菊花15克、蒲公英15克、紫花地丁15克、紫背天葵子15克、连翘12克、赤小豆12克、太子参12克、芦根12克、麻黄6克。

（4）脾虚型　症见全身浮肿，按之没指，倦怠乏力，胃纳欠佳，小便短少，舌淡，苔白腻，脉沉缓。治宜健脾化湿、解毒利水。方用五皮饮合胃苓汤加减：生姜皮9克、桑白皮9克、陈皮9克、大腹皮9克、茯苓皮9克、桂枝9克、茯苓15克、黄芪15克、苍术15克、厚朴15克、泽泻15克、白术15克、猪苓15克、红花6克、甘草6克。

（5）阴虚型　症见浮肿较轻，尿赤，面色潮红或晦暗，体倦失眠，口干或有五心烦热，盗汗，一般有慢性扁桃体炎病史，舌红苔少或薄黄，脉细数或弦细。治宜养阴清热、凉血解毒利水。方用知柏地黄汤加减：熟地黄12克、茯苓12克、山药12克、泽泻12克、太子参12克、丹参12克、白茅根12克、山茱萸9克、牡丹皮9克、黄柏9克、知母9克。随症加减：恢复期余邪未尽，正气未亏者，以参苓白术散加味；湿热未尽，正气已虚者，以生脉饮合四妙汤加味。

临床观察：李良用上方辨证治疗急性肾小球肾炎986例，治愈890例（90.26％），基本治愈54例（5.48％），有效14例（1.42％）。总有效率97.16％。[1]

2. 桂金贵等分3型

（1）风水型　症见眼睑浮肿或波及全身，尿少黄赤，兼见发热、咳嗽、咽赤肿痛等外感症状，舌苔薄白或薄腻，脉浮数。治宜宣肺利水。药用麻黄、杏仁、金银花、连翘、车前子（包煎）、白茅根。随症加减：咳甚者，加前胡、葶苈子。

（2）湿热型　症见尿赤短少，或尿呈洗肉水样，眼睑及下肢浮肿，或有皮肤疖肿，舌质红，苔薄黄或黄腻，脉濡数或滑数。治宜清利湿热。药用大蓟、小蓟、车前子（包煎）、泽泻、赤茯苓、萹蓄、凤尾草、紫珠草、白茅根。随症加减：血尿明显者，加侧柏炭、琥珀末（冲服）；高血压明显者，加夏枯草、菊花、钩藤。

（3）脾虚型　症见面淡无华，或晨起眼睑浮肿，倦怠无力，食欲不振，舌质淡，脉沉缓无力。治宜健脾化湿。药用焦白术、猪苓、茯苓、泽泻、生黄芪、玉米须、陈皮。随症加减：食欲不振者，加鸡内金；有血尿者，加藕节炭、白茅根；舌淡多汗者，加炒党参。

临床观察：桂金贵等用上方辨证共治疗小儿急性肾炎312例，以3个疗程结束时为判定疗效的时间。结果：痊愈213例（68.3％），好转97例（31.1％），无效2例（0.6％）。总有效率99.4％。[2]

3. 陆章华等分2期

（1）急性期　药用淡竹叶9克、炒牡丹皮9克、连翘9克、忍冬藤15克、白茅根15克、鸭跖草15克、车前子12克、蝉蜕4.5克。

（2）恢复期　药用茯苓9克、炒牡丹皮9克、薏苡仁15克、白茅根15克、车前子12克、墨旱莲12克、益母草12克、赤小豆30克。随症加减：发热者，加生石膏、金银花；高血压者，加夏枯草、决明子；浮肿明显者，加麻黄、泽泻；血尿明显者，加琥珀粉、大蓟、小蓟。每日1剂，水煎服。

临床观察：陆章华等用上方辨证治疗小儿急性肾小球肾炎190例，痊愈（浮肿消退，血压正常，尿常规正常在3～6个月者）158例（80％），好转（症状改善，尿常规仍有小量蛋白及红细胞者）32例（20％）。总有效率100％。[3]

4. 郑健等分4型

（1）风热型　症见发热汗出，咽痒肿痛，口渴喜饮，尿少而赤，颜面轻度非凹陷性浮肿，舌红苔薄黄，脉滑数或浮肿。治宜疏风清热、宣肺利水。方用麻黄连翘赤小豆汤加减。

（2）湿热型　症见发热或不发热，头痛身重，面目或全身非凹陷性浮肿，尿短赤，脘闷纳少，口苦口黏，大便溏薄，舌红苔黄腻，脉滑数。治宜清热利湿。方用八正散加减。

（3）热毒型　症见面目或肢体非凹陷性浮肿，小便短赤，口渴神烦或发热，皮肤疮毒，大便干，舌红苔黄厚或燥，脉滑数。治宜清热解毒、利湿消肿。方用五味消毒饮加味。

（4）脾虚型　症见身倦乏力，纳少便溏，面色苍黄，自汗盗汗，舌质淡胖或有齿印，苔白，脉缓弱。治宜健脾益肾。方用参苓白术散加味。

每日1剂，水煎服。临床观察：郑健等用上

① 李良.中医辨治急性肾炎986例［J］.辽宁中医杂志，2007，34（12）：1735－1736.
② 桂金贵，等.辨证治疗小儿急性肾炎312例［J］.江苏中医，1999，20（5）：24－25.
③ 陆章华，等.中药为主治疗小儿急性肾小球肾炎190例疗效观察［J］.浙江中医学院学报，1994，18（5）：25－26.

方辨证治疗小儿急性肾炎 102 例,治愈 92 例(90.2%),显效 10 例(9.8%)。浮肿、尿蛋白、尿细胞平均消退时间分别为 6 日、16 日、17 日,血压恢复正常平均 3.7 天。[①]

5. 张玉乾分 3 型

(1) 风热型　症见突发浮肿,以上半身为重。发热、咳嗽,气喘或有恶心呕吐,厌食,小便短黄,舌质稍红,苔薄白或薄黄,脉浮数或数。系风热袭肺,肺气失宣所致。治宜宣肺平喘、泄热利水。方用自拟土茯苓茅根英坤汤:麻黄 7.5 克、杏仁 7.5 克、连翘 10 克、桑白皮 10 克、葶苈子 10 克、蒲黄 10 克、滑石 10 克、益母草 15 克、蒲公英 15 克、土茯苓 15 克。

(2) 热重于湿型　症见浮肿始见于眼睑,继则延及全身,发热或低热,恶心呕吐,食欲不振,皮肤疡痒,或咽喉疼痛,腹胀,口干欲饮,大便干燥,小便短黄,舌质红,苔薄黄或黄,脉数。系热炽湿蒸,蕴蓄下焦所致。治宜清热解毒利湿。药用土茯苓 15 克、白茅根 15 克、车前子 15 克、泽泻 15 克、益母草 15 克、蒲公英 15 克、连翘 10 克、瞿麦 10 克、萹蓄 10 克、滑石 10 克、蒲黄 10 克、墨旱莲 10 克、竹叶 10 克、小蓟 7.5 克。

(3) 湿重于热型　症见浮肿逐渐形成,先眼睑继则蔓延全身,以下半身为重。恶寒,无发热,脘腹胀满,两下肢沉重,小便短涩,面色欠荣,舌质稍红,苔黄腻,脉缓。系湿郁卫阳,膀胱气化失职所致。治宜通阳利水,佐以清热利湿。药用白术 10 克、泽泻 10 克、茯苓 10 克、桂枝 10 克、猪苓 10 克、益母草 10 克、蒲公英 10 克、车前子 15 克、土茯苓 15 克。

以上各型随症加减:血尿明显者,加藕节、大蓟、小蓟、墨旱莲、侧柏叶;尿蛋白增多者,加党参、黄芪、白术、山药;血压高者,加山楂、牛膝、龙骨、牡蛎、黄芩、夏枯草、草决明。每日 1 剂,水煎服。临床观察:张玉乾用上方辨证共治疗小儿急性肾炎 110 例,痊愈(临床症状消失,尿检正常)78 例,

显效(临床症状消失,尿检有明显进步)19 例,好转(临床症状消失,尿检稍有进步)12 例,无效(临床症状及尿检无改变)1 例,总显效率为 88.2%。平均疗程为 22 天。浮肿完全消退最短 2.5 天,最长 16.5 天,平均 6.3 天。血压下降正常最短 4.5 天,最长 15 天,平均 6.8 天。尿检转阴最短 4.5 天,最长 69 天,平均 17.5 天。[②]

6. 叶孝礼等分 6 型

(1) 风水肿　多由上呼吸道感染引起,病起急骤,症先见眼睑头面部水肿,继则波及全身,每兼有咳嗽、尿少而黄赤,舌苔多薄白,脉浮紧。治宜宣肺利水。方用麻黄连翘赤小豆汤加减:麻黄 3 克、连翘 9 克、茵陈 9 克、大腹皮 9 克、栀子 9 克、赤小豆 30 克、枳实 4.5 克、厚朴 4.5 克。每日 1 剂,水煎服。

(2) 湿水肿　多由皮肤疮毒引起,症见水肿由下先起,腰以下浮肿显著,小便短赤,舌苔黄腻,脉浮滑。治宜清热利湿。方用银翘散合导水茯苓汤加减:金银花 9 克、连翘 9 克、淡竹叶 9 克、生栀子 9 克、茯苓 9 克、泽泻 9 克、白术 6 克、大腹皮 9 克、茵陈 9 克。案例:女性患儿,遍身浮肿,尿短赤已有 5～6 天。诊见面部浮肿,腰以下尤剧,咽稍红,扁桃体红肿,心肺正常,腹软,肝脾未触及,血压正常,舌苔黄腻,脉沉数,尿检蛋白(+)、脓细胞(++)、红细胞(++)。患儿服上方 6 剂,浮肿渐减,尿量增加。照前方加减,再服 8 剂,浮肿消退,小便清长,尿检正常。6 个月后随访,未见复发。

(3) 风湿肿　症见外感风邪,内蕴湿热,遍身皆肿,舌苔薄黄,脉浮滑。治宜外疏内利。方用五苓散加减:白术 9 克、猪苓 9 克、茯苓 9 克、泽泻 9 克、茵陈 9 克、赤小豆 30 克。案例:男性患儿,因浮肿、小溲短赤 3～4 天而就诊。患儿服上方 2 剂,尿量增多,肿势见退,尿蛋白(+)、红细胞(++),脓细胞(+)。前方加减续服 8 剂,浮肿全消。复予导水茯苓汤以健脾渗湿,6 剂后尿检正常。嘱服加减地黄丸,每日 15 克。2 个月后随访,

① 郑健,等.中医治疗小儿急性肾炎 102 例临床观察[J].陕西中医学院学报,1993,16(2):26-27.
② 张玉乾.中医治疗小儿急性肾炎 110 例疗效观察[J].辽宁中医杂志,1984(8):29-30.

已告痊愈。

（4）心阳虚衰型　常为肾炎并发心衰，系水气上攻心肺，症见心悸，气促，喘息不得平卧，舌苔淡白，脉细数而弱。治宜温阳补气。方用参附汤或独参汤加味：红参 3 克、肉桂 1.5 克、制附子 9 克、牡丹皮 9 克、泽泻 9 克、牛膝 9 克、车前子 9 克、熟地黄 15 克、茯苓 15 克、玉米须 15 克、葫芦壳 15 克。每日 1 剂，水煎服。

（5）肝热上冲型　常为肾炎并发高血压脑病，肝风上扰清窍，症见头晕、头痛、恶心、呕吐，甚至惊厥昏迷，舌质红，脉弦或弦数。治宜平肝熄风。方用银花连翘赤小豆汤合羚羊钩藤汤加减：金银花 9 克、连翘 9 克、赤小豆 30 克、羚羊角粉（冲服）1 克、钩藤 3 克、杭菊花 3 克。每日 1 剂，水煎服。

（6）肾阴亏虚型　常为急性肾功能衰竭，热毒内陷，症见口渴溺少，舌质红绛，脉细数无力。治宜滋补阴液。方用六味增液汤合麻黄连翘赤小豆汤加减：生熟地黄各 9 克、山茱萸 9 克、淮山药 9 克、茯苓 9 克、泽泻 9 克、天冬 9 克、麦冬 9 克、连翘 9 克、牡丹皮 6 克、太子参 15 克、麻黄 3 克、赤小豆 30 克。案例：女性患儿，入院时血压 120/80 毫米汞柱，神志朦胧，体温 35℃。血非蛋白氮 80 毫克％，尿素氮 27 毫克％，血沉 40 毫米/小时，尿检蛋白（＋），红细胞（＋＋＋）。入院后按急性肾炎并发尿毒症处理，给予静脉输液，滴注葡萄糖、乳酸钠等，并结合中医治疗。中医辨证为肾阴亏虚，水湿泛溢，虚热上扰清窍，用补肾育阴清热消肿法，予患儿上方治疗。服后神志转清，尿量增加，转为养阴清热法施治。[①]

7. 刘秀琴等分 6 型

（1）风水型　症见病初多发热，约两周左右水肿骤起，眼睑头面先见，继则波及全身，肢节酸重，小便短少，咳嗽气粗，或伴发热头痛、恶风等症，舌质淡苔薄白，脉浮或浮数或弦。治宜疏风宣肺、利水消肿。方用麻杏苡甘汤加味：麻黄 6 克、杏仁 6 克、泽泻 6 克、甘草 6 克、瞿麦 6 克、薏苡仁 12 克、连翘 20 克、云茯苓 9 克、车前子 9 克、白茅根 30 克。每日 1 剂，水煎服。

（2）寒湿型　症见全身浮肿，按之没指，小便量少，倦怠乏力，胸闷纳呆，口淡黏腻，舌苔白腻，脉濡缓。治宜健脾渗湿、利水消肿。方用五苓散加味：白术 9 克、猪苓 9 克、大腹皮 9 克、云茯苓 12 克、泽泻 12 克、桂枝 8 克、陈皮 6 克、黄芪 6 克、白茅根 30 克。每日 1 剂，水煎服。

（3）湿热型　症见病初多有疖肿，咽痛，而后肢体浮肿，小便量少色黄，或如浓茶，或洗肉水样，部分患儿伴有低热，舌苔黄腻，脉滑数。治宜清热解毒、利湿消肿。方用小蓟饮子加减：生地黄 9 克、栀子 9 克、小蓟 12 克、滑石 18 克、通草 3 克、牡丹皮 3 克、甘草 3 克、金银花 20 克、连翘 20 克、白茅根 30 克。每日 1 剂，水煎服。

（4）水气上凌心肺型　症见浮肿加重，心悸气促，咳嗽胸闷烦躁不能平卧，甚则面色灰白，肢冷多汗，舌苔白腻，脉细数无力。治宜泻肺逐水、宁心安神。方用葶苈大枣泻肺汤合苓桂术甘汤加减：葶苈子 4 克、云茯苓 12 克、桂枝 6 克、白术 6 克、甘草 6 克、党参 6 克、龙骨 9 克、茜草 9 克、生姜 2 克、大枣 6 枚。每日 1 剂，水煎服。

（5）邪犯心肝型　症见头痛头晕，视力模糊，烦躁不宁，呕吐口苦，尿赤，甚则抽搐昏迷，舌质红苔黄糙，脉弦或弦数。治宜平肝泻水、利湿开窍。方用龙胆泻肝汤加减：龙胆草 6 克、黄芩 6 克、木通 6 克、牛膝 6 克、菖蒲 6 克、泽泻 6 克、栀子 9 克、钩藤 9 克、白芍 9 克、车前子 12 克。每日 1 剂，水煎服。

（6）水毒内闭型　症见头痛头晕，呕吐，尿少或尿闭，逐渐昏迷，苔腻，脉弦或数。治宜泻水降浊。方用温胆汤加减：陈皮 6 克、清半夏 6 克、竹茹 6 克、枳实 6 克、胆南星 4 克、车前子（包煎）9 克、泽泻 9 克、大黄 3 克。每日 1 剂，水煎服。

临床观察：刘秀琴等共收治小儿急性肾炎 150 例，按科研设计进行分组，中医组 75 例，西医组 75 例。西医组按常规治疗，中医组辨证论

---

① 叶孝礼,等.小儿急性肾炎中医病因病理及治疗方法的进一步探讨[J].中医杂志,1984(9)：35－38.

治。中药组痊愈 70 例（93.3%），显效 3 例（4%），好转 1 例（1.3%），无效 1 例（1.3%），总有效率98.7%；西药组痊愈 56 例（74.4%），显效 11 例（14.6%），好转 3 例（4%），无效 5 例（7%），总有效率93%。①

8. 李玉冬等分 4 型

（1）风热型　症见浮肿突然发生，以上半身为重，发热、咳嗽、气喘，或有恶心呕吐、厌食、小便短黄，舌苔薄白或薄黄，舌质稍红，脉浮数或数。根据脉证互参，此型乃风热袭肺，肺气失宣。治宜宣肺平喘、泄热利水。方用麻黄连翘赤小豆汤加味：生麻黄 3 克、连翘 9 克、桑白皮 9 克、莱菔子 9 克、葶苈子 9 克、杏仁 4.5 克、赤小豆 20 克。随症加减：热重者，加玉泉散 20 克、金银花 9 克、金丝草 15 克、白花蛇舌草 15 克；浮肿重者，加灯心草 15 克、车前子 15 克、茯苓皮 15 克、六一散 20 克、猪苓 9 克、泽泻 9 克等。每日 1 剂，水煎服。

（2）热重于湿型　症见突然浮肿，始见眼皮，继则延及全身，发热或低热，恶心呕吐，食欲不振，皮肤生疮或咽喉疼痛，腹胀，口干欲饮，大便干燥，小便短赤，舌苔薄黄或黄，舌质红，脉数。根据脉证互参，此型乃热重于湿型，热炽湿蒸，蕴蓄下焦。治宜清热利湿。方用八正散加减：瞿麦 9 克、萹蓄 9 克、炒栀子 9 克、金银花 9 克、连翘 9 克、炒山楂 9 克、黑蒲黄 9 克、侧柏叶 9 克、龙芽草 9 克、车前子 15 克、一枝黄花 15 克、六角仙 15 克、藕节 15 克、海金砂 15 克、金丝草 15 克、白茅根 15 克等。每日 1 剂，水煎服。

（3）湿重于热型　症见浮肿逐渐形成，先眼皮浮肿，继则蔓延全身，以下半身为重，恶寒无发热，脘腹胀满，两下肢沉重，小便短涩，面色欠荣，舌苔黄腻，舌质稍红，脉较缓。根据脉证互参，此型乃湿重于热，湿郁卫阳，膀胱气化失职。治宜通阳利水。方用五苓散加减：桂枝 4.5 克、白术 4.5 克、苍术 4.5 克、石菖蒲 4.5 克、藿香梗 4.5 克、紫苏梗 4.5 克、茯苓 9 克、猪苓 9 克、赤小豆 30 克、车前子 15 克。每日 1 剂，水煎服。

（4）瘀热伤络型　症见浮肿较轻，鼻衄发热，皮肤发斑，口渴喜饮，腹痛呕吐，大便干燥，小便短赤，舌苔黄而干，舌边有瘀点，脉数。根据脉证互参，此型乃湿热久蕴，瘀热伤络，血溢于下焦或皮肤。治宜凉血化瘀、清热止血。方用犀角地黄汤加减：水牛角 30 克、赤芍药 9 克、龙芽草 9 克、黑蒲黄（包煎）9 克、黑栀子 9 克、紫珠草 9 克、丹参 9 克、茜草 9 克、牡丹皮 6 克、生地黄炭 6 克、梅蓉草 15 克、土大黄 15 克。随症加减：血尿者，可加藕节、紫珠草、龙芽草、炒蒲黄、白茅根、炒栀子、炒地榆、生地炭、梅蓉草、山楂炭、炒侧柏叶等清热凉血止血药；蛋白尿者，可加生黄芪、淮山药、莲子肉、芡实、金丝草、地胆草、川革薢等健脾利湿药；病程日久者，可加覆盆子、木蝴蝶、制附子、炮姜、肉桂、益智仁等温肾理气药；尿白细胞多者，可加用六角仙、土茯苓、海金砂、积雪草、蒲公英、一枝黄花等清热利湿药；血压高者，可加用黄芩、夏枯草、珍珠母、草决明、牡蛎等平肝熄风药。每日 1 剂，水煎服。

临床观察：李玉冬等以上方治疗小儿急性肾炎 231 例，除 1 例无效外，其余均获疗效。其中痊愈者共 193 例，治愈率 83.6%；显效者共 22 例，占 9.5%；好转者 15 例，占 6.5%，有效率为 99.6%；无效 1 例，占 0.4%。②

9. 靖雨珍等分 5 型

（1）表证型　症初见目睑浮肿，继而四肢及全身皆肿，小便不利，且多有恶寒、恶风、发热及肢节酸重等症。或咳而喘，舌苔薄白，脉浮紧；或咽喉红肿，苔薄黄，脉浮数。治宜宣肺利水。方用越婢汤加减：炙麻黄 3 克、生甘草 3 克、生石膏 20 克（或滑石 10 克）、白茅根 15 克、板蓝根 10 克、黄芩 10 克、陈皮 10 克、生姜皮 10 克、茯苓皮 10 克、冬瓜皮 10 克。随症加减：表证重者，加防风、薄荷、芥穗；咽喉红肿疼痛者，加山豆根、桔梗。

（2）湿热型　① 热重者临床表现以血尿为主，症见湿热内郁血分，尿少色赤，浮肿，皮肤润泽

① 刘秀琴，等.150 例小儿急性肾炎临床治疗小结［J］.山东中医杂志，1984（5）：13－14.
② 李玉冬，等.中医治疗小儿急性肾炎 231 例疗效观察［J］.福建医药杂志，1981（1）：34－36.

发亮,可有湿疮或脓肿,神烦,腹胀等,脉濡数,苔黄腻。治宜清热利湿。方用麻黄连翘赤小豆汤加减:炙麻黄3克、木通3克、连翘10克、炙桑白皮10克、生姜皮10克、滑石10克、生地黄10克、赤小豆12克、大蓟12克、小蓟12克、白茅根15克。

②湿重者临床表现以浮肿为主,症见湿浊困脾,头面四肢悉肿,心腹胀满,上气促急,小便不利,苔白或白腻,脉滑。治宜利水化湿。方用五皮饮合五苓散:陈皮10克、大腹皮10克、茯苓皮10克、桑白皮10克、猪苓10克、生姜皮6克、泽泻6克、白术6克、桂枝6克。

③肝亢者临床以高血压为主要表现,肝经湿热,肝阳偏亢,症见血压升高,浮肿,尿少色深,脉弦或弦滑,苔黄或黄腻。治宜泻肝清热利湿。方用龙胆泻肝汤加减:龙胆草6克、通草6克、泽泻10克、柴胡10克、车前子(包煎)10克、生地黄10克、当归10克、黄芩10克、知母10克、生石决明(先煎)12克、生甘草3克。

(3)恢复期肾阴虚型 尿红细胞较多者为下焦余热不尽,肾阴已虚。治宜滋肾和血。药用生地黄10克、山药10克、牡丹皮10克、茯苓10克、墨旱莲10克、藕节炭10克、益母草10克、熟地黄10克、白茅根10克、泽泻6克。

(4)恢复期下焦不固型 尿蛋白持续不消者为下焦不固,脾虚者健脾益气。治宜健脾益气。药用生地黄10克、熟地黄10克、淮山药10克、茯苓10克、党参10克、黄芪10克、炒白术10克、陈皮10克、生甘草3克。

(5)恢复期脾肾两虚型 治宜健脾补肾。药用党参10克、炒白术10克、陈皮10克、茯苓10克、熟地黄10克、山药10克、车前子10克、泽泻10克、枸杞子10克、肉桂2克、制附子3克、黄芪15克。

临床观察:靖雨珍等以中西医结合治疗小儿急性肾炎203例,痊愈(临床症状、体征消失,肾功能及尿检恢复正常)105例(51.7%)、显效(临床症状、体征消失,肾功能正常,尿检明显好转)53例

(26.1%),好转(临床症状、体征消失,肾功能正常,尿检好转)38例(18.7%),无效(临床症状、体征消失或好转,尿检无好转)7例(3.5%)。总有效率96.5%。[1]

10. 北京中医医院儿科肾炎组分4型

急性期主方:白茅根30克、车前草30克、牡丹皮15克、板蓝根15克、蒲公英15克、龙葵15克。清热解毒,凉血活血,宣肺利水。

(1)风寒型 发病急骤,眼睑先肿渐及全身,腰以上为重,压凹易复,小便不利,常伴恶寒发热,舌淡红,舌苔薄白,脉浮紧。咳喘、头面浮肿明显以宣肺利水为主,上方加麻黄3~6克、生石膏(先煎)20~30克、杏仁8克、生姜6克。

(2)风热型 发病急骤,眼睑先肿渐及全身,腰以上为重,压凹易复,小便短少,甚或血尿,常伴发烧重,恶寒轻,咽喉肿痛,或扁桃体红肿化脓,舌尖边红,苔薄黄,脉浮数或洪数等。血尿重,侧重凉血活血,上方加茜草10克、丹参10克、生地黄10克。

(3)湿热型 遍身浮肿,腰以下为著,身倦肢重,胸腹痞闷,小便短赤或混浊或血尿或皮肤疮疡,舌苔黄厚或厚腻,舌质红,脉滑数或濡数。咽部症状明显,侧重清热利咽,上方加锦灯笼6克、七叶一枝花10克。

(4)热毒型 遍身浮肿,咽喉肿痛,或扁桃体红肿化脓,小便短赤或血尿或尿灼热,口渴喜饮,舌质红,苔黄或黄白,脉数。脓痂未愈,上方加用清热利湿之药,加苦参10克、地肤子10克、紫花地丁12克。

每日1剂,水煎服。恢复期主方:白术10克、茯苓15克、黄精15克、生谷15克、麦芽15克、生地黄10克、生甘草6克、墨旱莲10克、女贞子10克。健脾滋阴。北京中医医院儿科肾炎组用上方辨证加减治疗61例小儿急性肾小球肾炎(其中风寒型2型,风热型6例,湿热型21例,热毒型32例),除湿热型3例,热毒型1例转为迁延性肾炎

① 靖雨珍,等.小儿急性肾炎203例临床总结[J].中医杂志,1980(7):41-43.

外,其余 57 例全部治愈。①

经 验 方

1. 解毒利湿益肾汤　茯苓皮 6～10 克、黄芩 6～10 克、白术 6～10 克、石韦 6～12 克、大腹皮 6～10 克、木通 6～10 克、车前子 6～10 克、赤小豆 9～12 克、金银花 10～12 克、白茅根 12～15 克、益母草 6～10 克、连翘 9～12 克、桑皮 6～10 克、甘草 3 克。随症加减：血尿明显者,加大小蓟各 6～9 克、仙鹤草 9～12 克;血压高者,加天麻 10～12 克、杜仲 6～9 克;尿蛋白严重者,加萆薢 6～9 克、蝉蜕 3～6 克;咳喘甚者,加葶苈子 3～6 克、杏仁 3～6 克、麻黄 2～4 克。每日 1 剂,水煎服。刘学义等将 174 例急性肾炎患儿随机分为治疗组和对照组各 87 例。治疗组予上方治疗,对照组予西医常规治疗。结果：治疗组痊愈 48 例,有效 29 例,无效 10 例,总有效率 88.51%;对照组痊愈 14 例,有效 35 例,无效 38 例,总有效率 56.32%。两组总有效率比较差异显著($P<0.05$)。②

2. 白花蛇舌草汤　白花蛇舌草 20 克、桑白皮 6 克、麻黄 5 克、黄芩 5 克、赤小豆 10 克、桔梗 6 克、芦根 10 克、白茅根 10 克、薏苡仁 10 克。3 剂为 1 个疗程。傅贵平用上方治疗 1 例急性肾炎患儿,3 剂。二诊诸症大减,上方去麻黄,改用白术 9 克,再进 7 剂,水肿消退,诸症皆除,蛋白尿、血尿转阴,病告痊愈。③

3. 肾炎汤　蝉蜕 15 克、紫苏叶 10 克、车前子 20 克、茯苓 20 克、益母草 30 克。随症加减：有扁桃腺炎者,加玄参、牛蒡子、射干、山豆根、板蓝根;发热者,加金银花、连翘;水肿者,加五皮饮(其中姜皮易鲜生姜 30～50 克)、白茅根;蛋白尿者,加桑螵蛸、五倍子、金樱子、五味子、鱼鳔胶;皮肤有

丘疹瘙痒或疖肿者,加白鲜皮、土茯苓、乌梢蛇;咳嗽者,加杏仁、桔梗、川贝母;气虚者,加玉屏风散,去紫苏叶;脘胀纳少者,加厚朴、鸡内金、焦山楂、炒谷芽、神曲、大腹皮、炒麦芽;血尿者,加白茅根、生地黄、小蓟、三七。每日 1 剂,水煎,分 2 次服。蒋方才用上方治疗 200 例急性肾炎患儿,经治疗 3 周后,170 例痊愈(临床症状及体征消失,实验室检查恢复正常),占 85%;26 例好转(临床症状及体征消失,实验室检查有改善),占 13%;4 例无效(临床症状及体征好转,但实验室检查无改善),占 2%。总有效率 98%。④

4. 急肾宁　黄柏 12 克、黄芪 30 克、生地黄 15 克、桃仁 10 克、茯苓 15 克、猪苓 15 克、泽泻 12 克、白术 12 克、桂枝 12 克、炒蒲黄 15 克、丹参 30 克、大黄 10 克、益母草 15 克。王长民用上方治疗急性肾小球肾炎 24 例,治愈 19 例,显效 2 例,有效 2 例,无效 1 例。总有效率 95.8%。⑤

5. 肾炎灵合剂　黄芪 50 克、生地黄 20 克、鱼腥草 20 克、白茅根 20 克、黄柏 15 克、益母草 10 克、马鞭草 10 克、黄栀子 10 克、藕节炭 15 克、蒲公英 20 克、金钱草 20 克、金樱子 10 克、山药 10 克、甘草 5 克。李炎强等用上方治疗 30 例急性肾炎患者,痊愈 21 例,有效 8 例,无效 1 例。总有效率 96.67%。⑥

6. 旱莲茅根汤　墨旱莲 30 克、白茅根 30 克、益母草 30 克、紫珠草 30 克、丹参 10 克、生地黄 10 克、栀子 10 克、牡丹皮 10 克、淮山药 10 克、北沙参 10 克、甘草 8 克。每日 1 剂,水煎,2 次分服。7 剂为 1 个疗程。丁敏等用上方治疗 40 例急性肾炎患者,经 1～2 个疗程治疗,临床治愈(经小便化验,红细胞消失,尿蛋白阴性)33 例,治愈率 82.5%;好转(经小便化验,红细胞减至 0～2/HP,尿蛋白消失)7 例,占 17.5%。总有效率 100%。⑦

① 北京中医医院儿科肾炎组.小儿急性肾小球肾炎 61 例的远期转归和治疗体会[J].辽宁中医杂志,1980(11)：28-29.
② 刘学义,等."解毒利湿益肾汤"治疗小儿急性肾炎 87 例临床观察[J].江苏中医药,2011,43(5)：52.
③ 傅贵平.白花蛇舌草善治急性肾炎[J].中医杂志,2008,49(6)：532.
④ 蒋方才.肾炎汤治疗小儿急性肾炎 200 例[J].浙江中医杂志,2007,42(4)：217.
⑤ 王长民.急肾宁治疗急性肾小球肾炎 24 例疗效观察[J].山东中医杂志,2005,24(10)：607.
⑥ 李炎强,等.自制肾炎灵合剂治疗急性肾炎 30 例[J].时珍国医国药,2003,14(10)：621-622.
⑦ 丁敏,等.旱莲茅根汤治疗急性肾炎后期血尿 40 例[J].四川中医,2001,19(2)：41.

7. **四草二根汤** 车前草 6～12 克、益母草 6～12 克、白花蛇舌草 10～20 克、仙鹤草 10～20 克、白茅根 10～20 克、芦根 6～12 克。随症加减：上感风寒者，加防风、麻黄、蝉蜕以疏风透表、宣肺行水；上感风热者，加金银花、连翘、大青叶、桔梗以清热宣肺解表；皮肤疮疖感染者，加野菊花、紫花地丁、土茯苓以解毒托毒；浮肿明显者，加茯苓皮、猪苓、麻黄以发汗、利水；血压高者，加钩藤、川牛膝、泽泻以利尿降压；血尿甚者，加墨旱莲、茜草、大小蓟以凉血止血；蛋白尿为主者，重用蝉蜕，加石韦、生黄芪；尿有脓细胞者，重用白花蛇舌草与车前草，可加蒲公英。每日 1 剂，水煎，分 2 次服。陈伟民将 140 例急性肾炎患儿分为西药组 72 例及中西药组 68 例对比观察。西药组予常规西医治疗，中西药组除西医治疗外加用上方治疗。结果：西药组临床治愈 42 例，占 58.33%；有效 25 例，占 34.72%；无效 5 例，占 6.94%。治愈 1 年内复发 6 例，占 14.29%。中西药组临床治愈 52 例，占 76.47%；有效 14 例，占 20.59%；无效 2 例，占 2.94%。治愈 1 年内复发 2 例，占 3.85%。[1]

8. **麻蝉茅鱼汤** 麻黄 6～9 克、蝉蜕 9～15 克、白茅根 30 克、鱼腥草 30 克。每日 1 剂，分 3 次服。10 天为 1 个疗程。邓汉成等将收治的急性肾炎患儿分为治疗组 120 例和对照组 40 例。治疗组用上方治疗。对照组用青霉素（或红霉素）、双氢克尿噻、芦丁、维生素 C 治疗。结果：治疗组临床治愈 99 例（82.5%），有效 19 例（15.8%），无效 2 例（1.7%），总有效率 98.3%；对照组临床治愈 24 例（60.0%），有效 7 例（17.5%），无效 9 例（22.5%），总有效率 77.5%。两组比较有显著性差异（$P < 0.05$）。[2]

9. **加味麻黄连翘赤小豆汤** 麻黄 7 克、连翘 15 克、杏仁 9 克、甘草 8 克、梓白皮（桑白皮代）10 克、赤小豆 20 克、野菊花 20 克、白茅根 20 克。随症加减：风热湿毒型，加蒲公英、金银花、射干、山豆根以增强解毒利咽之功；风热壅肺型，加葶苈子、车前子（包煎），协同平喘利水；水湿泛滥型，加薏苡仁、茯苓以化湿；浮肿甚者，加泽泻、猪苓、车前子（包煎）；血尿者，加墨旱莲、藕节、茜草；高血压者，加夏枯草、草决明；上呼吸道感染重，伴咳喘较剧者，加金银花、蒲公英、生石膏（先煎）；若遇有浮肿，蛋白尿难以迅速消除者，可酌加活血化瘀之品，如桃仁、赤芍、益母草，经临床证实可获得较好疗效。每日 1 剂，水煎服。待症状消除，尿检 3 次正常，仍需服药 1 周，方可撤药。药量按年龄体质酌情加减。张济民等用上方加减共治疗小儿急性肾炎 88 例，痊愈（水肿消退，临床症状消失，化验尿连续 2 周以上检查正常）71 例，好转（水肿消退，临床症状基本消失，化验尿 2 周以上蛋白少许、红细胞少许）16 例，无效（水肿消退不明显，临床症状及化验指标无明显改变）1 例。[3]

10. **银翘活血汤** 金银花 18 克、连翘 18 克、苍术 18 克、白术 18 克、板蓝根 18 克、藿香 10 克、佩兰 10 克、茯苓 10 克、泽泻 10 克、牡丹皮 10 克、当归 10 克、薏苡仁 12 克、黄芪 12 克、山药 12 克、益母草 40 克。高伟等用上方治愈 36 例湿热型急性肾炎，疗程 5～24 天，平均 14 天，最长者服药 24 剂，短者服药 5 剂。[4]

11. **浮萍三草汤** 浮萍 6～12 克、地胆草 10 克、马鞭草 6～10 克、益母草 15 克。随症加减：咽喉肿痛者，加一枝黄花、酢浆草；风热盛者，加白茅根、蝉蜕、木贼草；疮毒疖肿者，加地肤子、七叶一枝花；血尿明显者，加茜草、紫珠草；高血压者，加草决明、黄芩、车前子（包煎）。以上为 5 岁用量。每日 1 剂，水煎分 4～5 次服。赵伟强用上方加减治疗小儿急性肾炎 260 例，痊愈 218 例，好转 37 例，无效 5 例。总有效率 98.1%。[5]

12. **三鲜赤小豆汤** 鲜白茅根 30 克、鲜半边莲 30 克、鲜蒲公英 30 克、赤小豆 12 克、麻黄 9 克、连翘 9 克、桑白皮 9 克、杏仁 9 克。随症加减：

① 陈伟民，等.中西医结合治疗小儿急性肾炎 68 例临床观察[J].中国中医基础医学杂志，2000，6(9)：43 - 44.
② 邓汉成，等.麻蝉茅鱼汤治疗急性肾炎 120 例[J].中国中西医结合杂志，1995，15(5)：297.
③ 张济民，等.加味麻黄连翘赤小豆汤治疗小儿急性肾炎 88 例临床观察[J].北京中医，1994(3)：46 - 47.
④ 高伟，等.银翘活血汤治疗急性肾炎的临床观察[J].中药药理与临床，1994(1)：46 - 47.
⑤ 赵伟强.浮萍三草汤治疗小儿急性肾炎 260 例[J].陕西中医，1993，14(9)：394.

伴咽痛,皮肤感染者,加金银花、板蓝根、玄参;有咳喘、血压较高者,加葶苈子、菊花、夏枯草;水肿腰以下甚,畏寒体倦,腹胀便溏,舌苔白滑,脉濡缓者,上方去麻黄、杏仁,加桂枝、制附子、干姜、白术、茯苓、厚朴;全身水肿不甚,面色㿠白少华,神倦腰酸,可见微量蛋白尿,舌苔薄白,质淡略紫,脉细滑者,上方去麻黄、桑皮、杏仁,余药酌情减量,加黄芪、人参、淮山药、熟地黄、枣皮、肉桂、益母草。每日1剂,水煎服。黄生杰用上方加减治疗45例急性肾炎患者。结果:治愈(水肿消失,血压正常,尿常规正常,肾功能正常,维持一年以上)32例,占71%;好转(水肿消失,血压正常,肾功能正常,尿蛋白减至±～+或镜下血尿持续在一年以内)11例,占24%;无效(症状改善不明显)2例。总有效率95.6%。①

13. **急肾汤** 生地黄12～24克、通草3～6克、竹叶6克、甘草6克、白茅根30克、石韦12～20克、车前子(包煎)10～20克、泽泻10～20克、黄芩6～15克。随症加减:血尿明显者,加藕节7个;发热者,加金银花12～30克、连翘10～15克。每日1剂,水煎2次,早晚各1次服。张顶方等用上方加减共治26例急性肾炎患儿,经治3～10日后均愈。②

14. **黄芪益母草汤** 黄芪18克、益母草12克、生地黄12克、白茅根12克、黄柏9克、小蓟9克、茯苓9克、白术9克、泽泻9克、滑石9克。随症加减:疮疡者,加金银花、紫花地丁、蒲公英;风寒感冒者,加荆芥、防风、桔梗;扁桃体炎者,加金银花、黄芩、牛蒡子。每日1剂,水煎服。10天为1个疗程。康建武用上方加减治疗小儿急性肾炎104例,全部治愈。一般1～2个疗程,少数小儿因上呼吸道感染而复发者,继续服用上方,效果仍然满意。③

15. **五草汤** 鱼腥草15克、墨旱莲15克、益母草15克、半枝莲15克、车前草10克、灯心草

1.5克。随症加减:血尿明显者,加大蓟10克、小蓟10克、茜草10克、侧柏叶10克、仙鹤草10克、白茅根30克;水肿严重者,如颜面浮肿明显,越婢加术汤或麻黄连翘赤小豆汤合方加减,颜面下肢均浮肿加五皮饮或猪苓汤合方化裁;咽喉疼痛红肿者,加玄参10克、牛蒡子10克、七叶一枝花10克、射干10克、板蓝根15克;蛋白尿显著者,加倒扣草30克。每日1剂,水煎内服,每日2次。本方具有清热解毒、凉血止血、活血化瘀、利水消肿之功。任奉文用上方治疗儿童急性肾小球肾炎40例,平均蛋白尿消失时间为21.7天,蛋白尿在2个月内消失38例,平均血尿消失时间为41.3天,血尿在2个月内消失30例。有浮肿和高血压的患儿,经治疗后均在1周内恢复正常。④

16. **肾炎方** 金银花10克、连翘10克、蒲公英10克、夏枯草10克、益母草10克、黄芩10克、板蓝根15克、龙葵15克、墨旱莲15克、白茅根20克、车前草20克。随症加减:血尿明显者,加大蓟、小蓟、生藕节;发热重伴口渴者,加生石膏、知母;乳蛾红肿者,加玄参、射干;脾弱气虚者,加黄芪、山药。每日1剂,水煎服。吴力平用上方加减治疗小儿急性肾炎36例,每3天查尿常规1次,3个月后统计疗效。结果:痊愈(症状消失,尿检连续3次阴性)33例,好转(症状明显改善,浮肿消退,尿检改变但未完全正常)2例,无效(症状好转,浮肿明显消退,尿检无改变)1例。总有效率97.2%。⑤

17. **四苓散加味** 云茯苓9克、猪苓9克、泽泻9克、炒白术9克、白茅根30克、车前子15克、生甘草6克。随症加减:表实无汗者,加麻黄、桂枝以发散表寒;表寒里热者,以生石膏(先煎)易桂枝,发表清热;水肿较重者,可合五皮饮;血压高者,加夏枯草、钩藤、牛膝;尿血多者,加大蓟、小蓟、墨旱莲、侧柏叶;热伤营阴者,加生地黄、牡丹皮;热毒盛者,加黄芩、栀子、生大黄。每日1剂,

① 黄生杰.三鲜赤小豆汤治疗急性肾炎45例[J].四川中医,1992(12):32.
② 张顶方,等.急肾汤治疗小儿急性肾炎[J].新中医,1991(10):41.
③ 康建武.黄芪益母草汤治疗小儿急性肾炎104例[J].湖北中医杂志,1991(6):17.
④ 任奉文.五草汤治疗儿童急性肾小球肾炎40例[J].中医杂志,1991(3):20.
⑤ 吴力平.肾炎方治疗小儿急性肾炎36例[J].江苏中医,1990(12):22.

水煎温服。以上为小儿剂量,成人酌加。上方加党参即为四君子汤与四苓散合方变化,可用于急性肾炎中后期伴气虚而湿邪不盛者。黄一中等用上方加减治疗小儿急性肾炎67例,痊愈(临床症状消失,尿常规连续3次均为阴性)38例,有效(临床症状消失,尿常规仅有微量蛋白或红、白细胞者)28例,无效(临床症状及尿常规均无改变,或改变不明显,或有加重趋势者)1例。痊愈率56.7%,有效率98.5%。①

18. 蝉衣地肤汤　蝉蜕、地肤子、黄芪、蒲公英、紫苏叶、益母草、薏苡仁、菟丝子、车前子(包煎)、甘草。随症加减:脾虚纳呆者,可加白术、砂仁、山楂;肾阳偏虚,管型不易消失者,加金樱子、益智仁;风热者去菟丝子,加连翘、牡丹皮、白茅根;下焦湿热重者,加黄柏、泽泻、赤小豆。每日1剂,水煎服。宣肺利水,清热解毒,健脾利湿。刘恩华用上方加减治疗小儿急性肾炎23例,一般经1～2周治疗,水肿可消退,自觉症状消失,但尿蛋白不容易转阴,痊愈20例,有效3例,疗程最长4个多月,疗程最短1个月。②

19. 商陆麻黄汤　麻黄1.5～3克、商陆3～6克、茯苓皮10克、赤小豆10克、泽泻6克。随症加减:发热者,加荆芥、连翘;扁桃体肿大者,加牛蒡子、板蓝根;皮肤疮毒者,加紫花地丁、蒲公英;尿血者,加生地黄、小蓟。每日1剂,水煎服。姜润林用上方加减治疗小儿急性肾炎68例,治愈(症状消失尿检正常)62例(91.3%);好转(症状基本消失,尿蛋白±)5例(7.3%);无效1例(1.4%)。总有效率98.6%。治愈时间最短为8天,最长为24天,平均治愈天数9.6天。③

20. 荔大前合剂　荔枝草3 000克、车前草3 000克、大蓟1 500克、小蓟1 500克。加水煎制成6 000毫升,加适量苯甲酸与尼泊金防腐,分装备用。每次口服10～20毫升,每日3次。本方具

有清热解毒、利尿消肿、凉血止血作用。马业耕用上方治疗小儿急性肾炎70例,治愈69例(98.6%),好转1例(1.4%)。④

21. 四妙散加减　苍术、黄柏、薏苡仁、牛膝、茯苓、泽泻、车前子。随症加减:兼风热表证者,加金银花、连翘;兼风寒表证者,加防风、羌活;伴咽喉红肿疼痛者,加牛蒡子、桔梗;湿重于热者,加重苍术用量;热重于湿者,加重黄柏用量;兼脾虚者,加太子参、白术、山药;以血尿为主者,加小蓟炭、蒲黄炭、白茅根;以蛋白尿为主者,加鸡内金、黄芪、麦芽、神曲。每日1剂,水煎服。陈建平用上方加减治疗小儿急性肾炎135例,全部治愈。疗程最短者18天,最长者52天。⑤

22. 麻茅汤　麻黄4.5克、鲜芦根15克、杏仁5克、连翘5克、赤小豆10克、茯苓6克、车前子(包煎)6克、甘草3克。随症加减:热重、咳嗽气促者,加荆芥、桑白皮;咽喉红肿,扁桃体肿大疼痛者,加金银花、黄芩、川牛膝;皮肤疮毒者,加金银花、蒲公英、栀子;尿血者,加生地黄、小蓟。每日1剂,水煎服。蒋先明等用上方加减共治疗小儿急性肾炎98例,痊愈(临床症状消失,尿检连续3次阴性者)90例(91.8%),好转(临床症状消失,尿检未完全恢复正常者)7例(7.1%),无效(临床症状好转,浮肿基本消退,尿检无改变者)1例(1.1%),总有效率98.9%。治愈时间最短7天,最长26天,平均为10天。⑥

23. 固涩补气法基本方　五味子10克、炙黄芪10克、焦白术10克、金樱子25克、太子参25克、杭白芍15克、黄芩7克。随症加减:血尿者,加小蓟炭15克、茅根炭25克;水肿者,加云茯苓10克、泽泻7克;贫血者,加全当归10克、熟地黄7克;纳减者,加鸡内金7克、焦神曲10克、焦麦芽10克、焦山楂10克;阴虚明显者,加地骨皮25克或牡丹皮7克;便秘者,加黑牵牛5克、白牵牛末5

① 黄一中,等.四苓散加味方治疗小儿急性肾炎67例[J].新疆中医药,1989(2):16-17.
② 刘恩华.蝉衣地肤汤治疗小儿急性肾炎23例小结[J].江西中医药,1989(6):33.
③ 姜润林.商陆麻黄汤治疗小儿急性肾炎68例[J].辽宁中医杂志,1989(12):42.
④ 马业耕.“荔大前合剂”治疗小儿急性肾炎的观察[J].江苏中医,1989(7):14-15.
⑤ 陈建平.四妙散治疗小儿急性肾炎135例[J].吉林中医药,1988(2):11.
⑥ 蒋先明,等.麻茅汤治疗小儿急性肾炎——附98例临床小结[J].湖南中医杂志,1988(1):21,51.

克或火麻仁 10 克。每日 1 剂，水煎分 3～4 次服。2 周为 1 个疗程。彭兆麟用上方加减治疗小儿急性肾炎恢复期尿常规异常 81 例，共治疗 4 个疗程。每周至少检查尿常规 1 次。结果：痊愈（治疗 1～2 个疗程后，尿常规转阴，并继续观察尿常规 4～8 周，每周查 1 次无异常者）69 例，显效（治疗 2 个疗程后，尿常规异常明显减轻或多项异常中尚存 1 项轻度异常者）9 例，好转（治疗 2 个疗程后，尿常规异常明显减轻，但常有反复者）3 例。①

24. 泻肺补脾法基本方　桑白皮、黄芩、茯苓、生黄芪、党参、黄柏、白茅根、陈皮。随症加减：浮肿者，加车前子（包煎）、麻黄、生薏苡仁；发热者，加金银花、川黄连；血压高者，加夏枯草、生石决明（先煎）；后期者，加丹参、赤芍、白芍、枸杞子；腹胀者，加枳壳、山楂。每日 1 剂，水煎服。江宁华用上方加减治疗小儿肾炎 212 例，轻症服药 20 多天症状体征消失，一般需 2～3 个月恢复正常。②

25. 宣肺利水汤　紫苏叶 6 克、桔梗 6 克、蚕砂 6 克、荆芥 8 克、茯苓皮 10 克、车前草 10 克、野菊花 10 克、蒲公英 12 克、桑白皮 5 克、葶苈子 3 克、白茅根 15 克、甘草 3 克。随症加减：血尿明显者，加藕节；发热重伴口渴者，加生石膏（先煎）、知母；脓疱疮未愈者，加穿心莲；脾虚气弱者，加太子参、淮山药。每日 1 剂，水煎服。以上为 3～6 岁剂量。依年龄大小酌情加减。10 天为 1 个疗程。周洵清用上方加减治疗小儿急性肾炎 54 例，显效（服药 1 疗程，症状体征消失，尿常规正常）31 例，有效（服药 2 疗程，症状体征消失，尿常规正常者）22 例，无效 1 例。总有效率 98.1%。③

26. 茅根合剂　茅根 30 克、益母草 12 克、小蓟 10 克、车前草 15 克。随症加减：风寒型主方去小蓟，加麻黄 5 克、紫苏叶 10 克、杏仁 10 克；风热型主方加金银花 12 克、连翘 10 克、桑叶 10 克、山豆根 8 克；热重于湿型主方加赤小豆 15 克、冬瓜皮 15 克、墨旱莲 15 克、泽泻 10 克；湿重于热型主

方去小蓟，加茯苓皮 15 克、大腹皮 10 克、生姜皮 6 克、白术 8 克；扁桃体炎者，加玄参 10 克、桔梗 10 克、金银花 10 克、板蓝根 12 克、蒲公英 15 克；高血压者，加夏枯草 15 克、牛膝 6 克、草决明 12 克；皮肤疮毒者，加紫花地丁 15 克、金银花 12 克、野菊花 10 克；脾肾两虚，蛋白尿久而不愈者，主方去小蓟、车前草，加党参 12 克、黄芪 15 克、芡实 15 克、金樱子 15 克、怀山药 15 克、白术 10 克、鹿角霜 10 克。每日 1 剂，水煎服。梁家禧用上方加减共治疗小儿急性肾炎 84 例，痊愈（症状、体征消失，尿常规检查正常）30 例（35.7%），显效（症状、体征消失，尿常规检查接近正常）32 例（38.2%），好转（症状、体征明显好转，尿常规检查未恢复正常）18 例（21.4%），无效（症状、体征、尿液无改善）4 例（4.7%）。总有效率 95.3%。④

27. 清热利水汤　金银花 12 克、蒲公英 12 克、车前子 12 克、桑白皮 10 克、连翘 10 克、白茅根 30 克、黄柏 6 克、泽泻 8 克、牡丹皮 8 克、蝉蜕 5 克。随症加减：血尿明显者，加小蓟 10 克、墨旱莲 10 克；食欲不振者，加茯苓 12 克、淮山药 12 克；血压高者，加石决明（先煎）20 克、菊花 10 克。每日 1 剂，水煎分 2 次服。1 个月为 1 个疗程。陈荣华等用上方加减治疗小儿急性肾炎 104 例，痊愈 80 例，好转 21 例，无效 3 例。总有效率 97.1%。⑤

28. 小儿肾炎主方　党参 10 克、黄芪 10 克、板蓝根 10 克、荠菜 10 克、茯苓 10 克、金银花 3 克、连翘 3 克、白术 3 克、爵床 6 克、茅根 12 克、海金砂 5 克、石韦 5 克（以上为 3～6 岁剂量，若小于 3 岁或大于 6 岁者可适当增减）。随症加减：肺热型治以清热、渗湿利水为主，用小儿肾炎主方去党参、黄芪、白术，酌加鱼腥草、蒲公英、白花蛇舌草、淡竹叶以清热解毒，或再加杏仁、桔梗、黄芩以宣肺清热；肺热重于脾虚型治以清肺热为主，佐以健脾渗湿，用小儿肾炎主方酌加鱼腥草、蒲公英、白花蛇舌草等清解肺热之品；脾虚重于肺热型治以

① 彭兆麟.固涩补气法治疗小儿急性肾炎恢复期尿常规异常的临床观察[J].中医杂志,1988(3):37-38.
② 江宁华.泻肺补脾法治疗小儿急性肾炎 213 例临床观察[J].江西中医药,1987(2):21-22.
③ 周洵清,等.宣肺利水汤治疗小儿急性肾炎 54 例小结[J].湖南中医杂志,1987(1):52-53.
④ 梁家禧.茅根合剂治疗小儿急性肾炎 84 例[J].云南中医杂志,1986(4):19-20.
⑤ 陈荣华,等.清热利水汤治疗小儿急性肾炎[J].四川中医,1985(6):33.

健脾渗湿为先,佐以清解肺热,用小儿肾炎主方酌加淮山药、芡实、莲子肉以增强健脾渗湿之效;脾虚型治宜健脾益气、渗利水湿,用小儿肾炎主方去金银花、连翘、板蓝根、爵床等清热解毒之品,酌加苍术、淮山药、芡实、莲子肉以健脾阳利水湿。每日1剂,水煎服。杜锦海用上方加减共治疗小儿急性肾炎75例,痊愈(临床症状消失,尿检正常)51例(68%),好转(临床症状消失,尿检有进步)22例(29.3%),无效(临床症状及尿检均无进步)2例(2.7%)。①

单　方

1. 仙鹤青蒿汤　组成:仙鹤草30克、青蒿10克。用法用量:每次1剂,每日2次,水煎服,14天为1个疗程。临床应用:杨云红等将60例急性肾小球肾炎患儿随机分为治疗组33例和对照组27例。治疗组在常规治疗基础上加用上方治疗。3个疗程后,治疗组总有效率87.9%,对照组总有效率70.4%,两组比较差异非常显著(P<0.05)。②

2. 红壳鸡蛋蝼蛄　组成:红壳鸡蛋1枚。制备方法:敲1小孔,取蝼蛄1~2只放入其中,外用草纸或卫生纸浸湿包8~10层,放入草木灰火中或电烤箱内,待熟后弃纸及壳,趁热服之。用法用量:一般1~5岁每日吃蝼蛄蛋1个,6~10岁每日吃2~3个,10岁以上每日吃3~4个。脾胃虚弱者食后口含生姜1小片。临床应用:谢贻亿以蝼蛄为主治疗小儿急性肾炎36例,全部治愈。③

3. 浮葶双消汤　组成:浮萍、葶苈子、墨旱莲。用法用量:每日1剂,水煎服。随症加减:肾气虚,加黄芪、熟地黄;肾阳虚,加附子、山茱萸;肾阴虚,加生地黄、五味子。临床应用:张孟林用上方为主治疗小儿急性肾炎160例,服药4剂肿消78例,6剂69例,余13例效果较慢,总有效率92%;消蛋白以尿检蛋白(±)为准,其中服10剂蛋白消失者41例,15剂消失者59例,20剂消失者25例,其余35例蛋白消退不佳,总有效率78%。④

① 杜锦海.健脾清热渗湿法治疗小儿急性肾炎75例疗效观察[J].福建中医药,1982(4):18-24.
② 杨云红,等.仙鹤青蒿汤联合西药治疗急性肾小球肾炎血尿33例[J].陕西中医,2014,35(2):198-199.
③ 谢贻亿.蝼蛄为主治疗小儿急性肾炎36例[J].浙江中医杂志,1994(4):162.
④ 张孟林.浮葶双消汤治疗小儿急性肾炎[J].陕西中医,1984(12):41.

慢性肾小球肾炎

概　　述

慢性肾小球肾炎简称"慢性肾炎"，是由多种原因引起的不同病理类型组成的原发于肾小球的一组疾病。该组疾病起病方式各异，病情迁延，常进展缓慢，病程绵长，临床主要表现为蛋白尿、血尿、水肿及高血压，常伴有不同程度的肾功能损害。

本病属中医"慢肾风""水肿""虚劳""尿血"等范畴。《素问·奇病论》记载："有病庞然如水状，切其脉大紧，身无痛，形不瘦，不能食，食少……病生在肾，名曰肾风。"《素问·风论》云："肾风之状，多汗恶风，面庞然浮肿，脊痛不能正立，其色炲，隐曲不利，诊在肌上，其色黑。"本虚责之肺脾肝肾，标实在早期为风寒、风湿、风热、湿热等，后期则可见有湿浊和瘀血等病理产物。慢性肾炎与机体免疫功能失调有关，而机体免疫功能的失调与脏腑（肺、脾、肾）的虚损有密切联系，治疗困难，预后较差。慢性肾小球肾炎是世界性难治病之一，发展成为尿毒症则危及生命。

辨　证　施　治

1. 邹燕勤分9法

（1）脾肾气虚，补气为先　方用四君子汤或参苓白术散：川续断15克、桑寄生15克、太子参30克、生黄芪30克、茯苓30克、炒白术10克、生薏苡仁20克（儿童酌减）。随症加减：气虚日久伤阴，转为气阴两虚证，此时须补气而兼顾养阴，取参芪地黄汤之意，在补气药中加入生熟地黄、山茱萸、枸杞子、制首乌等补益肾阴之品；气为阳之微，

肾炎后期气虚渐损及阳，或阴伤及阳，出现脾肾阳虚证者，方拟右归丸或理中丸合济生肾气丸加减，常用党参、生黄芪、菟丝子、淫羊藿、枸杞子等，脾肾并补，温阳药常选菟丝子、淫羊藿等平补肾阳之药，少用桂、附等辛温大热之品，以防耗真阴损真气，阳虚证重时才用，遣方用药上注意配伍味甘凉润之品，以制约其辛温之性；气虚可兼见血虚，此时当补气养血，着重健脾益气，常用归脾汤、八珍汤，或于补气药中加入当归、白芍、制首乌、枸杞子等养血之品。

（2）肺肾同治　常用方法有① 补气固卫法，方用玉屏风散加味：生黄芪30克、茯苓皮30克、生薏苡仁30克、太子参15克、川续断15克、桑寄生15克、泽泻15克、炒白术10克、防风5克。儿童酌减。适用于肺肾气虚证，见于慢性肾炎缓解期。② 宣肺利水法，方用三子养亲汤、葶苈大枣泻肺汤加减：葶苈子12克、紫苏子10克、莱菔子10克、杏仁10克、防风10克、桑白皮15、泽泻15克、茯苓皮30克。儿童酌减。适用于风水犯肺证，见于慢性肾炎急性发作期。③ 清热利咽法，方用玄麦甘桔汤合银翘散加减：玄参10克、射干10克、麦冬15克、牛蒡子15克、金银花15克、连翘15克、制僵蚕12克、蝉蜕6克、桔梗5克、生甘草5克等。适用于热结咽喉证，见于慢性肾炎外感初期。④ 清肺解毒法，方用桑白皮汤加减：炒黄芩10克、桑白皮15克、紫菀15克、款冬花15克、冬瓜仁15克、南沙参15克、麦冬15克、鱼腥草30克、金荞麦30克、浙贝母（杵）12克。儿童酌减。适用于肺经热盛证，见于慢性肾炎合并呼吸道感染。⑤ 养肺滋肾法，方用麦味地黄汤加减：南北沙参各20克、百合20克、麦冬20克、生薏苡仁20克、玄参10克、山茱萸10克、生地黄12克、

淮山药 15 克、茯苓 15 克、泽泻 15 克。儿童酌减。适用于肺肾阴虚证，见于慢性肾炎合并呼吸道感染的恢复期。

（3）肝肾同病　常用方法：① 清肝解毒，药用柴胡、炒黄芩、半夏、制大黄、贯众、土茯苓、垂盆草、田基黄、鸡骨草、凤尾草、蛇舌草、五味子等。适用于肝功能损害见有肝经湿热者。② 养肝滋肾，药用当归、白芍、枸杞子、生地黄、山茱萸、山药、制首乌、茯苓、牡丹皮、泽泻等。适用于肝功能受损后恢复期见有肝肾阴虚者。③ 平肝潜阳，药用天麻、钩藤、白蒺藜、夏枯草、厚杜仲、怀牛膝、桑寄生、生地黄、山茱萸、制首乌、茯神等。适用于肾性高血压见有肝肾阴虚、肝阳上亢者。④ 疏肝和络，药用制香附、广郁金、川楝子、佛手片、丹参、川芎、赤芍、桃仁、红花、泽兰、泽泻、车前子等。适用于慢性肾炎合并肝胆疾病日久不愈，见有气滞血瘀者。⑤ 疏滞泄浊，药用苍术、生薏苡仁、制香附、广郁金、合欢皮、法半夏、广陈皮、川芎、当归、神曲、茯苓等。适用于慢性肾炎中使用激素、雷公藤、免疫抑制剂疗效不显、蛋白尿不消而药物不良反应明显者。

（4）心肾同治　常用方法：① 心气虚，药用太子参、生黄芪、炒白术、茯苓、茯神、酸枣仁、丹参、远志等补益心气、养心安神；② 心气心阴不足，药用太子参、麦冬、五味子、夜交藤、酸枣仁、碧桃干等益气养阴；③ 心肾阴虚，药用生地黄、麦冬、山茱萸、淮山药、茯苓、泽泻、牡丹皮、丹参等滋养心肾；④ 心肾阳虚，药用制附子、淡干姜、淫羊藿、丹参、炒白术、茯苓皮、猪苓、泽泻、车前子、怀牛膝等温阳利水。随症加减：若气滞痰瘀致心胸阳气不展，出现胸闷、胸痛、心悸者，加用丹参、川芎、降香、全瓜蒌、薤白头、炙远志等以宽胸理气、祛痰化瘀。

（5）扶正渗利，轻药重投　药用茯苓皮、生薏苡仁、猪苓、泽兰、泽泻、车前子、薏苡仁根、葫芦瓢等，常伍以太子参、生黄芪、炒白术等补气健脾之品，利水而不伤正。随症加减：对于水肿肿势明显的阴水患者，轻药重投，如茯苓皮 50 克、生薏苡仁 30 克、薏苡仁根 15～50 克、猪苓 30～40 克、泽泻 20 克、车前子（包）30 克、葫芦瓢 50 克等。儿童酌减。

（6）清热利湿，贯穿始终　症见湿热壅结上焦，咽红、咽干、咽喉肿痛，干咳，舌红苔黄者，选用黑玄参、麦冬、桔梗、射干、牛蒡子等清利咽喉，常合金银花、连翘、炒黄芩等清热解毒。湿热蕴结中焦，伴腹痛腹泻，纳谷不馨，舌苔黄腻者，常用制苍白术、藿香、佩兰、马齿苋、凤尾草、车前草、荠菜花等健脾化湿清利。湿热流注下焦，尿频尿急尿痛，血尿，尿液浑浊者，常用石韦、萹蓄、瞿麦、蒲公英、紫花地丁、车前草、荔枝草、白花蛇舌草等清热解毒、利湿通淋。女子下焦湿热，出现带下色黄量多有异味，外阴湿痒，尿中白细胞较多时，常选用椿根皮、白英清利解毒。湿热浸淫肌肤，皮肤疮疖肿痛，常用蒲公英、紫花地丁、土茯苓、地肤子、白鲜皮等清利解毒、消肿祛风。湿热损伤络脉，血溢于外，伴见肉眼血尿或镜下血尿者，视血尿情况选用大蓟、小蓟、小槐花、生地榆、水牛角片、白茅根、荠菜花、仙鹤草等清利止血。

（7）活血化瘀　当归、赤芍、牡丹皮、丹参、鸡血藤、泽兰等活血和络，适用于瘀血症较轻者；桃仁、红花、三棱、莪术、川芎、参三七、益母草、茺蔚子、怀牛膝、川牛膝、乳香、没药等活血化瘀，适用于病程久，有瘀血症状者；僵蚕、蝉蜕、全蝎、地龙、水蛭、䗪虫、蜈蚣，亦用成药大黄䗪虫丸等祛风活血、破血逐瘀，适用于病久又瘀血明显，而一般草药不易见效者。

（8）祛除风邪　祛风利咽法，适用于风湿热毒壅结咽喉，咽喉不利者，常用玄参、射干、桔梗、牛蒡子、制僵蚕、蝉蜕等，热重加黄芩、炒栀子。祛风除湿法，适用于风湿痹阻而见关节疼痛等，常用青风藤、雷公藤、鸡血藤、桑枝、片姜黄等。祛风通络法，适用于顽固性蛋白尿、水肿，常用全蝎、蜈蚣、水蛭、䗪虫等虫类药，有抑制肾脏免疫反应、抗炎、降低尿蛋白的作用。

（9）护咽固卫　玉屏风散防外感；玄麦甘桔汤合银翘散加减以清热利咽；桑白皮汤以清肺解毒；麦味地黄汤养肺滋肾，配合金银花、南沙参、胖大海、生甘草等泡饮频服，局部可用锡类散吹喉，以增加疗效。①

2. 周宝宽分3型

(1) 肾性高血压 症见肝肾阴虚,夹湿夹瘀。治宜滋阴潜阳、祛湿化瘀。方用滋阴潜阳化瘀汤:熟地黄 10 克、枸杞子 10 克、女贞子 10 克、墨旱莲 10 克、木香 10 克、牛膝 10 克、赤芍 10 克、土茯苓 10 克、生龙骨(先煎)30 克、牡蛎(先煎)30 克、葛根 30 克、紫贝齿(先煎)20 克、金樱子 20 克、芡实 20 克、狗脊 15 克、益母草 15 克、炙甘草 5 克。小年龄儿童用量酌减。水煎服。

(2) 肾性蛋白尿 症见脾肾气虚,脉络瘀滞。治宜滋阴理脾、通络化瘀。方用滋阴健脾化瘀汤:枸杞子 15 克、女贞子 15 克、菟丝子 15 克、狗脊 10 克、补骨脂 10 克、益智仁 10 克、山茱萸 10 克、金樱子 10 克、茯苓 10 克、泽泻 10 克、牛膝 10 克、益母草 10 克、红花 10 克、鸡血藤 10 克、白术 10 克、芡实 20 克、薏苡仁 20 克、墨旱莲 20 克、车前子(包煎)20 克、炙甘草 5 克。小年龄儿童用量酌减。水煎服。

(3) 肾性水肿 症见脾肾阳虚,夹湿夹瘀。治宜温补脾肾、祛湿化瘀。方用温阳化瘀利水汤:制附子 5 克、桂枝 10 克、桑白皮 10 克、白术 10 克、茯苓 10 克、猪苓 10 克、牛膝 10 克、红花 10 克、益母草 10 克、川芎 10 克、土茯苓 10 克、淫羊藿 10 克、狗脊 15 克、菟丝子 20 克、车前子(包煎)30 克、泽泻 30 克、黄芪 30 克、桑寄生 15 克、炙甘草 3 克。小年龄儿童用量酌减。水煎服。②

3. 周文祥等分3法

(1) 健脾补肾法 方用六味地黄丸:黄芪 30 克、党参 30 克、白术 15 克、山药 15 克、茯苓 15 克、橘红 10 克、升麻 10 克、柴胡 10 克、牡丹皮 10 克、甘草 10 克、山茱萸 12 克、熟地黄 12 克、当归 12 克。儿童酌减。随症加减:肾阳虚者,用平补肾阳之菟丝子、补骨脂等;肾阴虚者,用补而不腻之女贞子、墨旱莲;血虚者,用参芪四物汤;气滞水停者,加川厚朴、扁豆、砂仁、薏苡仁。

(2) 清热利湿法 症见扁桃体肿大,咽充血者,舌质红(赤),苔少或苔黄者,青少年无症状者。方用二半汤加减:半枝莲 12 克、半边莲 12 克、金银花 12 克、连翘 12 克、黄芩 12 克、玄参 12 克、麦冬 12 克、地肤子 12 克、益母草 12 克、生黄芪 20 克、党参 10 克、甘草 10 克、桔梗 10 克、蝉蜕 10 克、辛夷 15 克。儿童用量酌减。随症加减:蛋白尿合并泌尿道感染、前列腺炎者,用八正散合龙胆泻肝汤加减;年老体弱,热象不显者,泌尿症状反复者,常采用滋阴清热,佐以利尿通淋,以知柏地黄丸加利尿通淋之品;蛋白尿腹痛腹泻合并肠道感染者,葛根芩连汤合痛泻要方、香连丸加减。

(3) 活血化瘀法 方用少腹逐瘀汤加减:黄芪 30 克、当归 12 克、川芎 12 克、蒲黄 12 克、赤芍 12 克、没药 12 克、延胡索 12 克、干姜 5 克、肉桂 5 克、小茴香 5 克、丹参 15 克、牡丹皮 15 克、益母草 15 克、川牛膝 15 克、怀牛膝 15 克、山药 15 克、五灵脂 10 克。儿童用量酌减。③

4. 傅启武分4型

(1) 气虚血滞 症见脾虚气弱,络脉瘀阻。治宜益气运脾、化瘀行水。方用益气化瘀补肾汤加减:黄芪 10 克、白术 10 克、茯苓 10 克、川芎 10 克、山药 10 克、怀山药 10 克、泽兰泻各 10 克、丹参 10 克、六月雪 10 克、党参 20 克、菟丝子 12 克、木香 6 克、干姜 3 克、谷芽 15 克、益母草 15 克。儿童用量酌减。

(2) 水病累血 症见脾肾阳虚,水湿内停。治宜温阳健脾、利水消肿。药用党参 10 克、白术 10 克、肉桂(后下)3 克、茯猪苓各 15 克、薏苡仁 15 克、蒲公英 15 克、白花蛇舌草 15 克、泽泻 15 克、制附片 3 克、甘草 6 克。儿童用量酌减。临床观察:王某,初诊,予上方 10 剂,浮肿仍不退,且尿检蛋白(＋＋＋),红细胞(＋),去薏苡仁、蒲公英,加丹参 10 克、赤芍 10 克、泽兰 10 克,又进 10 剂,肿消症减,尿蛋白(＋～＋＋),红细胞消失。予健脾

① 邹燕勤,等.慢性肾炎临证辨治撷要[J].江苏中医药,2018,50(6):1-5.
② 周宝宽.从瘀论治慢性肾炎经验[J].北京中医药大学学报,2011,18(6):36-38.
③ 周文祥,管竞环,等.管竞环治疗慢性肾炎经验举隅[J].辽宁中医杂志,2011,38(9):1738-1739.

丸、金匮肾气丸等巩固治疗,2个月后病愈。

（3）久病入络　症见脾肾阳虚,肝络瘀阻,水湿不化。治宜温肾运脾、疏肝化瘀通络。药用黄芪20克、当归10克、党参10克、郁金10克、桃仁10克、路路通10克、肉桂（后下）2克、制附片3克、泽兰泻各15克、大腹皮15克、益母草15克、连皮苓30克。儿童用量酌减。另金匮肾气丸早晚各服8粒。

（4）邪热入血　症见毒热滞留血分。治宜清热解毒、活血化瘀。药用生地黄15克、玄参15克、赤芍15克、泽兰泻各15克、牡丹皮15克、桃仁10克、钩藤（后下）10克、制半夏10克、白茅根30克、蒲公英30克、制大黄6克、甘草6克。儿童用量酌减。[1]

5.戴京璋等分2期

（1）慢性肾炎前期　① 肝肾阴虚:治宜补益肝肾、益气养阴。方用六味地黄丸、四君子汤合二至丸加减。② 脾肾阳虚:治宜益气健脾、补肾助阳。方用济生肾气丸、四君子汤和水陆二仙丹加减。③ 阴阳两虚:治宜调补阴阳。方用右归丸、四君子汤加减。随症加减:阳虚重者,加水陆二仙丹;阴虚甚者,可加二至丸。④ 兼夹证肝郁气滞型:治宜疏肝理气。方用丹栀逍遥丸、四逆散加减。⑤ 兼夹证血脉瘀阻型:丹参三七片或桂枝茯苓丸加减,以活血通脉为治法。⑥ 兼夹证湿热阻滞型:四妙散或平胃散合茵陈五苓散加减,以健脾和胃、清热利湿为法。⑦ 兼夹证痰湿不化型:补中益气丸、苓桂术甘汤加减,以补中益气、健脾利湿为法。⑧ 兼夹证外感热毒型:银翘散加减,以清热解毒、宣肺解表为法。若因疮疥、脓疡不愈引起发热者,可以麻黄连翘赤小豆汤合五味消毒饮加减治疗。

（2）慢性肾炎后期　① 气血阴虚,浊毒内停。方用六味地黄丸、八珍汤、调胃承气汤加减,以益气养血、滋阴降浊为法。② 气血阳虚,浊毒内停。方用济生肾气丸、八珍汤、温脾汤加减,以益气养血、助阳降浊为法。③ 气血阴阳俱虚,浊毒内停。方用右归丸、人参养荣汤、调胃承气汤加减。调补阴阳气血,降浊利水。④ 五种常规兼夹证的治法如前述。⑤ 胃肠结滞。方用大柴胡汤加减。和解清热,缓泻结滞。⑥ 浊毒伤血。方用犀角（水牛角代）合三七粉加减。解毒活血,凉血止血。⑦ 水凌心肺。方用生脉散合葶苈大枣泻肺汤加减。补气养心,泻肺利水。⑧ 肝风内动。方用天麻钩藤饮加减。平肝熄风,清热泄浊。随症加减:抽搐明显者,可加羚羊角粉、大黄等。⑨ 毒犯心包。方用西洋参煎汤,化服至宝丹。清热开窍,化浊解毒。临床观察:戴京璋等应用上述分期治疗慢性肾炎患者500余例,对于改善患者症状、减少尿蛋白和血尿、保护肾功能、延缓病情进展等都有良好作用。[2]

6.傅祥昌等分5型

（1）脾气虚衰、水湿逗留型　症见面色萎黄,时有形寒乏力,四肢沉重,全身轻度浮肿经久不消,伴纳呆、食后胀闷,大便稀或溏薄,舌淡胖边有齿痕,苔薄腻,脉细而濡。治宜健脾益气、利湿消肿。方用东垣黄芪补中汤加减:黄芪30克、赤小豆30克、党参15克、土炒白术15克、厚朴花10克、猪苓10克、砂仁10克、陈皮10克、车前草10克、茯苓12克、补骨脂12克。随症加减:水肿重者,加泽泻10克、桂枝10克;大便溏甚者,土炒白术加至30克、补骨脂15克;蛋白尿持续不降者,去茯苓、猪苓、车前草,加芡实12克、五味子12克;食后腹胀甚者,加鸡内金10克、山楂10克、炒谷芽10克。每日1剂,水煎分3次服。儿童用量酌减。

（2）脾肾阳虚、水湿泛滥型　症见面色㿠白,神萎倦怠,形寒肢冷,四肢无力,腹胀纳少或伴呕恶,面部、周身重度浮肿,或伴胸水、腹水,甚则咳逆上气不能平卧,便溏尿少,舌淡苔薄或薄滑,脉沉细而弱。治宜补脾益肾、温阳利水。方用肾炎汤加减:制附子12克、干姜12克、茯苓12克、大

① 傅启武.活血化瘀法治疗慢性肾炎体会[J].江苏中医,1998,19(7):17-18.
② 戴京璋,等.慢性肾炎证治探讨[J].北京中医药大学学报,1995,18(6):53-55.

腹皮 12 克、胡芦巴 12 克、党参 15 克、土炒白术 15 克、泽泻 10 克、车前子(布包)30 克、赤小豆 30 克、仙人头 1 个。随症加减:咳逆不能平卧者,加射干 10 克、麻黄 5 克;有胸水者,加葶苈子 10 克、椒目 10 克;恶心呕吐者,加半夏曲 10 克、佩兰 10 克、砂仁 10 克。每日 1 剂,水煎分 3 次服。儿童用量酌减。

(3)脾肾两亏、气血不足型 症见面色少华,头晕耳鸣,疲倦寐少,腰膝酸软,四肢无力,食后作胀,下肢微肿或不肿舌淡苔薄白,脉细软无力。治宜健脾益肾、双补气血。方用大补元煎加减:炙黄芪 5 克、人参 10 克、茯苓 10 克、陈皮 10 克、炙甘草 10 克、熟地黄 15 克、枸杞子 15 克、炒白术 12 克、当归 12 克、何首乌 12 克、炒杜仲 12 克。随症加减:失眠者,加炒枣仁 30 克、五味子 12 克;头晕耳鸣甚者,加生牡蛎 15 克、鹿角胶 12 克;气血双亏严重者,加紫河车(烘干研末冲)15 克、阿胶 15 克。每日 1 剂,水煎分 2 次服。儿童用量酌减。

(4)肝肾阴亏、肝阳上亢型 症见面色潮红,眩晕头痛或头胀,心悸失眠,腰酸遗精,或轻度浮肿,大便或干,小便黄,舌红苔薄少津,脉弦细。治宜养阴滋肾、平肝潜阳。方用地黄饮子加减:生地黄 30 克、天冬 12 克、麦冬 12 克、枸杞子 12 克、山茱萸 15 克、龟甲(先煎)15 克、生牡蛎(先煎)15 克、炒枣仁 15 克、肉苁蓉 10 克、盐黄柏 10 克、远志 10 克。儿童用量酌减。每日 1 剂,水煎分 2 次服。遗精频繁者,加服金锁固精丸,每日 1～2 丸。

(5)脾肾衰败、阴浊内盛型 症见浮肿严重,尿少或尿闭,呕恶频作,头痛、烦躁不宁,或抽搐昏迷,苔腻,脉沉细有力。为湿浊内阻、气机壅滞,应急治其标,破气通滞,攻下逐水。方用疏凿饮子加减:商陆 6 克、牵牛子 12 克、生大黄 12 克、青皮 12 克、槟榔 12 克、泽泻 12 克、枳实 12 克、茯苓 12 克、杏仁 12 克、木通 10 克。随症加减:抽搐、昏迷者,加石菖蒲 10 克、郁金 10 克。待病情减轻后,即改温脾汤加减:附子(先煎)10 克、人参(另煎冲服)10 克、生大黄(后下)10 克、半夏 10 克、厚朴 10 克、陈皮 12 克、茯苓 12 克、焦白术 12 克、竹茹 6

克、陈胡芦瓢 30 克、生姜 15 克。儿童用量酌减。每日 1 剂,水煎分 3 次服。

临床观察:傅祥昌等用上方治疗慢性肾炎 52 例,完全缓解 10 例,基本缓解 13 例,好转 12 例,无效 17 例。总有效率 67.3%。[①]

7. 吕立言分 6 关

(1)利水肿,温肾阳,复真火 药用鹿角片 9 克、肉桂 3 克、巴戟天 9 克、附子 4.5 克、黄芪 24 克、杜仲 9 克、猪苓 9 克、商陆 9 克、黑白丑各 9 克、泽泻 15 克、椒目 2.4 克、茯苓 15 克。儿童用量酌减。

(2)消蛋白,重气化风药新用 方用疏风汤:生紫菀 9 克、浮萍 9 克、蝉蜕 6 克、荆芥 9 克、防风 9 克、苍耳子 9 克、西河柳 9 克、薄荷 4.5 克、薏苡仁根 30 克。儿童用量酌减。水煎服,每日 2 剂,用于顽固性蛋白尿,近期疗效殊佳。另用龙蜂方:龙葵 30 克、露蜂房 9 克、蛇雷 30 克、白英 30 克。以祛邪化瘀,拨乱反正,可增强疗效。

(3)止血尿,重清热,辨虚实 方用琥珀散:琥珀粉 3 克、珍珠粉 15 克、朱砂末 15 克、滑石 10 克、甘草粉 3 克。和均,每取 9 克,用整木通去粗皮 10 克先煎汤调服。

(4)纠贫血,治中焦擅于补脾 药用山药、黄芪、生晒参、生甘草、何首乌、胎盘各等份研末。每服 1.5 克,每日服 2～3 次,用大枣、鹿衔草煎汤过口,疗效更佳。

(5)降血压,治在肾阴阳并调 方用加减二仙汤:仙茅 9 克、淫羊藿 9 克、当归 9 克、赤芍 9 克、牡丹皮 9 克、黄柏 9 克、知母 9 克、生地黄 15 克、川芎 4.5 克、泽泻 9 克。随症加减:上盛者,加望江南 9 克、石楠叶 9 克;下虚甚者,加牛膝 9 克、杜仲 9 克;恶性高血压有危象先兆者,加山羊角 30 克、石决明 30 克常能取效。

(6)去溺毒,拯关格手执六法 急则拯关格,缓则调气化原则,常用方法有六个。① 升清降浊,降中有化:方用小半夏加茯苓汤以和胃降逆、升清降浊。半夏生用,以加强止呕泄浊之力,常先煎入药,用量达 30 克未见不良反应。治疗关格证,呕

① 傅祥昌,等.辨证治疗慢性肾炎 52 例[J].山东中医杂志,1994,13(2):57-58.

恶频作,汤药难进。② 湿热兼治,清化浊邪:方用黄连温胆汤以化湿清热、和胃泄出。③ 通肠下泄,邪去正安:药用生大黄30克、六月雪30克,煎成100～150毫升以保留灌肠,每日1次,起到结肠透析作用。④ 标本同治,补中寓泻:方用附桂八味丸加生大黄、六月雪、黑大豆等品以补肾泄浊。⑤ 温补肾阳,阴中求阳:方用金匮肾气丸加减以温补肾阳而助气化。⑥ 活血化瘀,血水同求:酌加泽兰叶、益母草之属以化血利水,或加水红花、水蛭研粉吞服,皆有验。①

经 验 方

1. 固肾化瘀汤 熟地黄30克、丹参30克、黄芪15克、山茱萸15克、益智仁15克、泽泻15克、茯苓15克、白术15克、淮山药15克、怀牛膝15克、菟丝子15克、厚朴15克、当归12克、川芎12克。儿童用量酌减。随症加减:气虚甚者,加大黄芪用量至60克;阳虚甚者,加用制附子、锁阳;阴虚甚者,加用玉竹、生地黄;凡有水肿者,均在基本方中加渗水利湿药如猪苓、车前子;夹湿热证者,加清热利湿或清热解毒药如知母、黄柏或蒲公英、连翘;瘀证明显者,加活血化瘀药如泽兰、红花等。每日1剂加水复煎取汁,分3次于饭后服,30天为1个疗程,共治疗6个疗程。李良以上方加减治疗66例患者,经6个疗程治疗后,完全缓解30例,显著缓解12例,部分缓解13例,无效11例。总缓解率83.33%。②

2. 药对施治 黄芪配伍淮山药健脾固本;茅根配伍碧玉散清化湿热;丹参配伍鬼箭羽活血通络;泽兰配伍玉米须化瘀利水。③

3. 大补元煎 炙黄芪30克、怀山药10克、山茱萸10克、枸杞10克、党参15克、熟地黄15克、杜仲15克、当归15克、芡实15克、金樱子15克。

儿童酌减。④

4. 芪术地黄汤 黄芪50克、熟地黄24克、益母草15克、山药12克、山茱萸12克、白术10克、茯苓10克、牡丹皮10克、泽泻10克、丹参10克、芡实10克、白果10克、枸杞10克、阿胶10克、赤芍10克。随症加减:如有感冒后水肿者,暂用越婢加术汤合防己黄芪汤;高血压者,加夏枯草、钩藤、杜仲、石决明;肾阳虚者,加肉桂、附子。田永春等以上方加减治疗慢性肾炎40例,完全缓解25例,基本缓解10例,部分缓解3例,无效2例。总有效率95%。⑤

5. 消白冲剂 黄芪30克、石韦30克、白茅根30克、益母草30克、鬼箭羽30克等,由上海中医药大学附属曙光医院制剂室制备[批号:沪卫药剂N(97)-078(曙光)],14克/包,每次1包,每日3次口服。王琛等将60例慢性肾炎患者随机分为治疗组和对照组各30例。治疗组用上方治疗。对照组用保肾康(成都亨达制药厂,批号00127),50毫克/片,每次3片,每日3次。两组均以3个月为1个疗程。治疗期间如有其他并发症,可用西药对症处理,如抗感染、控制血压等。结果:治疗组和对照组总有效率分别为83.33%、80.00%;治疗组24小时尿蛋白定量在治疗后明显降低($P<0.05$);两组治疗后胆固醇、甘油三酯水平与治疗前比较有明显下降($P<0.05$),两组之间无显著差异($P>0.05$)。提示消白冲剂可有效降低尿蛋白,改善患者血脂异常。⑥

6. 独活寄生汤加减 独活10克、桑寄生15克、防风已各10克、怀牛膝15克、川芎12克、赤芍12克、生地黄10克、黄芪20克、蝉蜕6克、地龙15克、全蝎5克、青风藤20克、僵蚕10克。儿童酌减。王钢等用上方治疗73例住院已做过肾活检明确病理诊断的慢性肾炎风邪证患者,发现风邪证在系膜增生性及微小病变性慢性肾小球肾

① 吕立言.颜德馨治疗慢性肾炎慎过六关的经验[J].辽宁中医杂志,1994,21(9):385-386.
② 李良.固肾化瘀汤治疗慢性肾炎蛋白尿疗效观察[J].辽宁中医杂志,2010,37(6):1076-1077.
③ 舒静.郑平东巧用药对治疗慢性肾炎蛋白尿经验[J].江苏中医药,2008,40(10):24-25.
④ 高建东,等.大补元煎合蒙诺治疗慢性肾炎蛋白尿疗效观察[J].辽宁中医杂志,2007,34(8):1076-1077.
⑤ 田永春,等.芪术地黄汤治疗慢性肾炎40例[J].陕西中医,2004,25(8):680.
⑥ 王琛,等.消白冲剂治疗气虚湿瘀型慢性肾炎60例[J].上海中医药杂志,2004,38(12):8-10.

炎中所占比例较大,从风论治慢性肾小球肾炎总有效率为 90.41%。①

7. 益肾清化汤 黄芪 30 克、党参 30 克、生地黄 30 克、清半夏 10 克、龙葵 10 克、苏木 10 克、水蛭 6 克、白花蛇舌草 60 克、马鞭草 60 克、山茱萸 20 克、陈皮 15 克、山药 15 克、牡丹皮 15 克、泽泻 15 克、茯苓 15 克。随症加减:湿热型,加茵陈 20 克、石韦 30 克;水肿甚者,加浮萍 10 克、车前子 30 克;持续蛋白尿不降者,加水陆二仙丹;持续血尿者,加仙鹤草 30 克、白茅根 30 克或送服云南白药 0.3 克,每日 3 次;腰痛者,加杜仲 15 克、续断 15 克;纳呆者,加鸡内金 20 克、焦山楂 60 克、焦神曲 60 克、炒麦芽 60 克;大便秘结者,加生大黄 5～10 克;肾阳虚者,加淫羊藿 30 克、巴戟天 15 克;高血压者,加石决明 30 克、天麻 15 克。每剂水煎 3 次,各取汁 150 毫升,混合后分 3 次服用,早饭前、晚饭后各服药 1 次。2 个月为 1 个疗程,连用 3 个疗程。郑培林用上方加减治疗慢性肾小球肾炎 68 例,慢性肾炎普通型 23 例中治愈 11 例,好转 8 例,未愈 4 例;肾病型 17 例中治愈 5 例,好转 9 例,未愈 3 例;高血压型 24 例中治愈 13 例,好转 7 例,未愈 4 例;急性发作型 4 例中治愈 2 例,好转 1 例,未愈 1 例。总治愈率 45.6%,总有效率 82.3%。②

8. 正肾合剂 金银花 20 克、连翘 20 克、黄芩 15 克、柴胡 10 克、生黄芪 30 克、太子参 20 克、山茱萸 15 克、白茅根 30 克、白花蛇舌草 30 克、车前子 15 克、胡芦巴 15 克、丹参 20 克、三七粉 1.5 克。每日 1 剂,水煎,2 次分服,7 剂为 1 个疗程。③

9. 降白汤 金钱草 20 克、白花蛇舌草 20 克、翻白草 20 克、车前子 20 克、菟丝子 20 克、丹参 20 克、益母草 20 克、茯苓 20 克、雷公藤 6 克、山茱萸 15 克、白术 15 克、墨旱莲 15 克、金樱子 12 克、芡实 10 克、黄芪 30 克。随症加减:对水肿较甚、尿少者,加用冬瓜皮 15 克、白茅根 30 克;脾虚便溏者,加

党参 20 克、山药 15 克;舌苔浊腻不化者,加薏苡仁 30 克、草果 10 克;腰痛甚者,加川续断 15 克、杜仲 15 克。儿童用量酌减。每日 1 剂,水煎 2 次分服。赵藏朵等用上方治疗慢性肾炎蛋白尿 30 例,显效 12 例,有效 15 例,无效 3 例。总有效率 90%。④

10. 三草汤 茅根 10 克、益母草 15 克、金钱草 10 克、丹参 10 克、黄芪 10 克、当归 10 克、续断 10 克、金银花 10 克、紫花地丁 10 克、槟榔 10 克、甘草 6 克。随症加减:水肿明显者,重用茅根 50～100 克,并加赤小豆;脾虚者,加白术、生苡仁、茯苓以健脾渗利;阴虚者,加生地黄、女贞子;血瘀者,尿蛋白(＋＋＋)以上,久不降者,可加桃仁、红花、三七、牡丹皮等;肾阳虚者,加制附子、肉桂;湿热者,加茵陈、栀子以清利湿热;出现急性尿毒症者,加制附子、大黄以温阳解毒降浊。黎明用上方加减治疗慢性肾炎 45 例,治愈 34 例,有效 9 例,无效 2 例。治愈率 75.5%,总有效率 95.5%。⑤

11. 蚣蚕蜂汤 蜈蚣 4 条、白僵蚕 12 克、露蜂房 10 克、益母草 15 克、茯苓 12 克、泽泻 10 克、半枝莲 20 克、黄芪 20 克。随症加减:浮肿不退者,加车前子 10 克;尿红细胞多者,加藕节 15 克、荠菜花 12 克;血压增高者,加石决明 20 克、地龙 12 克。水煎服,每日服 2 次。姚弭乱用上方加减治疗慢性肾炎 51 例,经过 30～70 天治疗后,临床症状消失,尿化验连续 4 次以上正常(每周检查 1 次),观察 1 年未复发为痊愈,有 39 例。还有 12 例经 45～100 天治疗后,临床症状基本消失(在治疗中有 1～2 次反复,但仍坚持服药后,基本消除症状),尿蛋白(－～±),观察 1 年为显效。⑥

12. 从咽论治肾炎基本方 金银花 10 克、赤芍 10 克、蝉蜕 10 克、制僵蚕 30 克、白花蛇舌草 30 克、全蝎 5 克、黄芩 12 克。若辨证为风热型,治宜疏风散邪、清热解毒,以基本方加连翘、七叶一枝花、射干、山豆根、牛蒡子等;热毒壅盛者,酌配蒲

① 王钢,等.从风论治慢性肾小球肾炎 73 例临床分析[J].江苏中医药,2003,24(5):12-14.
② 郑培林.自拟益肾清化汤治疗慢性肾小球肾炎 68 例[J].辽宁中医杂志,2003,30(11):905.
③ 吴深涛.清金和木扶正法治疗慢性肾炎的体会[J].江苏中医药,2002,23(3):35-36.
④ 赵藏朵,等.降白汤治疗慢性肾炎蛋白尿 30 例[J].中医杂志,2002,43(3):202-203.
⑤ 黎明.三草汤治疗慢性肾炎 45 例[J].陕西中医,1999,20(10):443.
⑥ 姚弭乱.蚣蚕蜂汤治疗慢性肾炎[J].中医杂志,1998,39(2):125.

公英、荔枝草、七叶一枝花等;阴伤型,治宜滋肾养肺,兼以清利,常以基本方加玄参、桔梗、麦冬、南沙参、生甘草等。随症加减:水肿者,加生黄芪、防己、茯苓皮、生苡仁、车前子、泽泻、玉米须;血尿者,加大小蓟、白茅根、茜草根、紫珠草。2 周为 1 个疗程,一般治疗 2~3 个疗程。许陵冬等用上方加减治疗慢性肾炎 84 例,完全缓解 8 例(9.52%),基本缓解 21 例(25%),部分缓解 42 例(50%),无效 13 例(15.48%)。总有效率 84.52%。①

13. 愈肾封髓汤　黄芪 20 克、白术 10 克、茯苓 10 克、山药 10 克、山茱萸 10 克、续断 10 克、芡实 10 克、煅牡蛎(先煎)30 克。随症加减:气虚明显者,加人参或党参 10~15 克;血虚明显者,加当归 10 克、熟地黄 10 克;阳虚明显者,加肉桂 6 克、淫羊藿 10 克;阴虚明显者,加二至丸;湿热明显,加白花蛇舌草 30 克、车前子 15 克;血瘀明显者,加桃仁 10 克、红花 10 克、益母草 15 克;尿蛋白久治不清者,加地龙 15 克、萆薢 10 克。符成杰用上方治疗慢性肾炎蛋白尿 38 例,完全缓解 9 例,基本缓解 19 例,好转 8 例,无效 2 例。完全缓解率 23.6%,总有效率 94.7%。②

14. 肾炎灵　桑寄生、狗脊、金樱子、怀牛膝、党参、黄芪、麦冬、牡蛎、车前子、金钱草、荠菜、猪苓、泽泻、槟榔、枳壳、佛手、益母草、白芍。上药物浓缩为丸,每 10 克中含原生药 100 克。汤雪梅应用中成药肾炎灵治疗气阴两虚型慢性肾小球疾病 33 例,完全缓解 5 例,基本缓解 9 例,好转 16 例,无效 3 例。总有效率 90.9%。③

15. 肾康袋泡茶　黄芪、白术、板蓝根、大青叶、地胆草、紫珠草、白花蛇舌草、益母草、无根藤、大黄等。每包 6.5 克,每次 2 包,每日 2 次。开水泡后饮药液,儿童用量酌减,14 天为 1 个疗程,2 个疗程后复查。杜锦海等用上方治疗急慢性肾小球肾炎 112 例,完全缓解 34 例,基本缓解 40 例,好转 25 例,无效 13 例。总有效率 88.4%。④

16. 慢肾汤　益母草 30 克、黄芪 20 克、当归 20 克、党参 15 克、川芎 12 克、红花 12 克。随症加减:尿少肿甚者,酌加薏苡仁 15 克、车前子 15 克、猪苓 12 克、赤小豆 12 克、泽泻 12 克、大腹皮 10 克;高血压者,可选加具有降压作用的药物如夏枯草 30 克、生牡蛎 20 克、石决明 15 克、白芍 15 克、菊花 15 克、汉防己 12 克。儿童用量酌减。每日水煎服 1 剂,连续服用,尿液每周检验 1 次,连检 3 次皆阴性者,可用汤剂或改用丸剂、散剂,维持用药 2~6 个月,以巩固疗效。张书显等用上方加减治疗慢性肾炎 36 例,总有效率 88.9%。⑤

17. 健脾补肾固精汤　黄芪 15 克、党参 15 克、白术 15 克、熟地黄 15 克、白芍 15 克、车前子 15 克、芡实 15 克、金樱子 15 克、山茱萸 12 克、山药 30 克、菟丝子 30 克、甘草 6 克。随症加减:若舌淡苔白、畏寒肢冷者,加肉桂 6 克、制附子 6 克,以温肾阳;若阴虚者,去菟丝子,加枸杞子 15 克。儿童酌减。水煎服,每日 1 剂,早晚各服 1 次。30 天为 1 个疗程,每个疗程结束后,均行复查。张长义用上方加减治疗慢性肾炎 96 例,完全缓解 32 例,基本缓解 18 例,好转 36 例,无效 10 例。总有效率 89.6%。⑥

单　方

1. 玉米须　组成:河北遵化产承抗 10 号玉米须,去杂洗净晒干。制备方法:取 60 克玉米须加水 2 升,文火煎煮至 300 毫升药液。用法用量:每日服 3 次,每次服 100 毫升。临床应用:陈沛林等将慢性肾炎患者 62 例随机分为治疗组和对照组各 31 例。两组患者均进行休息、限盐等一般治疗及西药常规治疗。治疗组服玉米须煎剂,对照组服安慰剂。结果:治疗组完全缓解

① 许陵冬,等.慢性肾炎从咽论治 84 例[J].南京中医药大学学报,1997,13(3):174-175.
② 符成杰.自拟愈肾封髓汤治疗慢性肾炎蛋白尿 38 例[J].四川中医,1996,14(6):18.
③ 汤雪梅.肾炎灵治疗慢性肾小球疾病 33 例小结[J].新中医,1995(11):21-22.
④ 杜锦海,等.肾康袋泡茶治疗肾小球肾炎 112 例[J].辽宁中医杂志,1994,21(8):364-365.
⑤ 张书显,等.慢肾汤治疗慢性肾炎 36 例[J].陕西中医,1993,14(4):153.
⑥ 张长义.健脾补肾固精汤治疗慢性肾炎 96 例[J].山东中医杂志,1992,11(3):15-16.

率及总有效率分别为58.1%、96.8%，均明显高于对照组（32.2%、61.3%），$P<0.05$。提示玉米须煎剂在治疗慢性肾小球肾炎中显示出更高疗效、更少反复。[1]

2. 大蒜梗　组成：干燥大蒜梗（5月份收挖大蒜时将大蒜梗叶收集洗净，晒干备用）250克。制备方法：加水1 000毫升煎煮，待水开15～20分钟，去渣取液，置热水瓶中。用法用量：分上午、下午、晚上3次服，小儿用量酌减，1个月为1个疗程，一般服1～3个疗程。[2]

中　成　药

1. 肾炎康复片　组成：生地黄、杜仲、淮山药、人参、土茯苓、益母草、丹参、白花蛇舌草、白茅根、泽泻、桔梗等。功效：益气养阴，补肾健脾，清解余毒。临床应用：郑宝林等将82例肾功能正常的慢性肾炎患者随机分为氯沙坦钾组和肾炎康复片联合氯沙坦钾组（联合组），分别检测两组治疗前后24小时尿蛋白定量、尿N-乙酰-β-D氨基葡萄糖苷酶（NAG酶）、血肌酐和细胞因子IL-6、IL-18的变化情况。治疗3个月后，联合组的总有效率为80.5%，氯沙坦钾组为61.0%，两组比较，联合组疗效优于氯沙坦钾组（$P<0.05$）；联合组的24小时尿蛋白、尿NAG酶显著低于氯沙坦钾组（$P<0.05$）；血肌酐、尿素氮水平，两组比较差异无统计学意义（$P>0.05$）。[3]

2. 黄葵胶囊　组成：主要成分为黄蜀葵花（江苏苏中药业集团股份有限公司生产，规格0.5/粒）。用法用量：每次5粒，每日3次，饭后30分钟服用，同时加用厄贝沙坦150毫克/天。临床应用：徐文君等将70例慢性肾小球肾炎患者随机分为厄贝沙坦组（对照组）和黄葵胶囊联合厄贝沙坦组（治疗组）各35例。经治疗后，治疗组完全缓解

9例，基本缓解12例，好转10例，无效4例，总有效率88.6%；对照组完全缓解4例，基本缓解7例，好转9例，无效15例，总有效率57.1%。两组总有效率比较有显著性差异（$P<0.05$）。[4]

3. 强肾片　组成：鹿茸、山茱萸、熟地黄、桑椹子、杜仲、山药、人参、枸杞等14味中药（沈阳东昂制药有限公司生产）。用法用量：每日3次，每次4片，口服。临床应用：郑宝林等将72例肾功能正常的慢性肾小球肾炎患者随机分为缬沙坦组和强肾片联合缬沙坦组，分别检测两组治疗前后24小时尿蛋白定量、血压、血肌酐。治疗4个月后，联合组临床疗效总有效率（83.8%）显著高于缬沙坦组（67.93%）；联合组的24小时尿蛋白低于缬沙坦组，血压、血肌酐两组差异无统计学意义；免疫指标方面，联合组的免疫球蛋白IgG、IgA、补体C3及淋巴细胞亚群CD+3、CD+8、CD+4/CD+8的改善优于缬沙坦组（$P<0.05$）。发现强肾片联合缬沙坦比单用缬沙坦能更有效地降低慢性肾炎患者蛋白尿，并具有免疫调节作用。[5]

4. 益肾胶囊　组成：黄芪、党参、熟地黄、山茱萸、山药、仙鹤草、茯苓、泽泻、沙苑子等。用法用量：每日3次，每次3粒，口服，连续应用3个月。临床应用：吴喜利等检测45例健康查体者和130例慢性肾小球肾炎（CGN）患者治前、后红细胞C_3b受体花环率（C_3b-RCR）、红细胞免疫复合物花环率（RBC-ICR）、自然杀伤细胞（NK细胞）活性、血清白细胞介素-6（IL-6）、白细胞介素-8（IL-8）及24小时尿蛋白的含量。CGN患者用上方经过3个月的治疗，其NK细胞活性、C_3b-RCR水平较治疗前升高，24小时尿蛋白、RBC-ICR及IL-6、IL-8水平降低，与治疗前比较均有显著性差异（$P<0.001$）。益肾胶囊能降低CGN患者尿蛋白含量，提高机体免疫功能。[6]

5. 益肾宝胶囊　组成：生地黄、枸杞根、天花

① 陈沛林，等.玉米须煎剂治疗慢性肾小球肾炎临床观察[J].中华中医药学刊,2011,29(2)：358-359.
② 陈鸿根.大蒜梗治疗慢性肾炎[J].浙江中医杂志,2000(2)：48.
③ 郑宝林，等.肾炎康复片联合氯沙坦钾治疗慢性肾小球肾炎的疗效观察[J].广州中医药大学学报,2014,31(1)：32-34,35.
④ 徐文君，等.黄葵胶囊联合厄贝沙坦治疗慢性肾小球肾炎的临床研究[J].中药药理与临床,2010,26(3)：57-59.
⑤ 郑宝林，等.强肾片联合缬沙坦治疗慢性肾小球肾炎的临床功能的影响[J].广州中医药大学学报,2004,21(2)：98-101.
⑥ 吴喜利，等.益肾胶囊对慢性肾小球肾炎患者尿蛋白及免疫功能的影响[J].广州中医药大学学报,2004,21(2)：98-101.

粉、麦冬、淮山药、泽泻、甘草等(上海陈氏中药保健有限公司生产)。用法用量:每日3次,每次4粒,口服,30天为1个疗程,4个疗程结束时判断疗效。临床应用:黄传亮等用益肾宝胶囊辅助治疗慢性肾炎46例(治疗组),并与单纯西药治疗的30例(对照组)进行疗效对比。结果:治疗组完全缓解11例,部分缓解30例,无效5例,总有效率89.13%;对照组完全缓解3例,部分缓解20例,无效7例,总有效率76.67%。两组疗效经统计学处理,有显著性差异($P<0.05$)。说明中西医结合治疗有明显的优越性。[1]

6. **慢肾灵口服液** 组成:黄芪、生地黄、桂枝、益母草、败酱草、茯苓等(每毫升相当于生药2.85克,四川省达县地区制药厂生产)。用法用量:每次25～35毫升口服(儿童用量酌减),每日3次,疗程2～3个月。临床应用:苏宗泽等用慢肾灵口服液治疗慢性肾炎100例,显效率69%,总有效率91%;同期采用慢肾宝液对照治疗45例,显效率40%,总有效率66.7%。治疗组疗效明显优于对照组($P<0.001$)。动物实验表明,该药对免疫性肾炎模型有治疗作用,并有利尿、消除或减少蛋白尿、增加肾血流量、抗炎、促进纤维蛋白溶解、抗变态反应、调节和促进免疫功能、升高外周血白细胞等作用;急性和长期毒性试验均未发现不良反应。[2]

---

① 黄传亮,等.益肾宝胶囊辅助治疗慢性肾炎46例[J].山东中医杂志,1998,17(3):123-124.
② 苏宗泽,等.慢肾灵口服液治疗慢性肾炎临床与实验研究[J].中国中西医结合杂志,1993,13(5):269-272.

过敏性紫癜性肾炎

概　述

过敏性紫癜性肾炎是过敏性紫癜常见的并发症,肾炎症状多发生在紫癜出现后1～8周。绝大多数患儿主要为血尿和蛋白尿,而水肿和高血压少见。其病程多半迁延,绝大多数呈急性肾炎经过。

过敏性紫癜好发年龄为3～14岁,尤以学龄儿童多见,男性多于女性,春季发病较多。其发病机理主要是较广泛的毛细血管和小动脉的变态反应性炎症。

本病属中医"发斑""溺血""水肿"等范畴。小儿素体正气亏虚是发病之内因,外感风热时邪及其他异气是发病之外因。其病理特点是血热妄行,风毒内蕴,膀胱湿热,脾肾两虚,阴虚火旺,气不统血等。《小儿卫生总微论方·血溢论》载:"小儿诸血溢者,由热乘于血气也。血得热则流溢,随气而上,从鼻出者为衄䰜;从口出者多则为吐血,少则为唾血;若流溢渗入大肠而下者,则为便血;渗入小肠而下者,为溺血。又有血从耳目牙缝龈舌诸窍等出者,是血随经络虚处着溢,自皮孔中出也。"《幼科金针·葡萄疫》曰:"葡萄疫……乃不正之气使然,小儿稍有寒热,忽生青紫斑点,大小不一,但有点而无头,色紫若葡萄,发于头面者点小,身上者点大,此表证相干,直中胃腑,邪毒传攻,必致牙宣,十有八九,久能虚人。"在辨证论治方面,急性期注重清热、凉血,慢性期注重益气、养阴,同时加用活血化瘀方法。

辨证施治

1. 管竞环分7型

(1)阴虚内热型　症见以血尿为主,可见紫癜色红,兼见口干咽燥,手足心热,腰酸,舌质红苔少,脉细数。治宜滋阴清热、凉血止血。药用生地黄、墨旱莲、女贞子、金银花、连翘、白茅根、大蓟、小蓟等。

(2)气阴两虚型　症见血尿或蛋白尿,时轻时重,紫癜黯淡或消退,伴神疲乏力,眩晕目涩,舌质红苔薄,脉沉细。治宜益气养阴、补肾宁络。药用黄芪、党参、炒白术、干地黄、女贞子、墨旱莲、杜仲、知母等。

(3)脾肾气虚型　症见以蛋白尿或伴镜下血尿为主,紫癜常消退,兼见面色欠华,神疲乏力,腰腿酸软,舌淡胖苔白,脉沉缓。治宜健脾补肾固摄。药用黄芪、党参、炒白术、茯苓、杜仲、桑寄生、淫羊藿等。

(4)风热型　症见血尿、蛋白尿的同时,伴见发热不畏寒,咽喉肿痛,口干喜饮,舌红苔薄黄,脉浮数。治宜疏风散热。药用鱼腥草、黄芩、连翘等。

(5)湿热型　症见血尿或伴蛋白尿,兼见口苦,面浮,纳呆,脘腹胀闷,苔薄黄腻,脉滑或数。治宜清热化湿。药用苍术、佩兰、厚朴、黄连、黄柏等。

(6)瘀血型　症见血尿或蛋白尿,兼见面色黧黑或晦暗,腰痛固定,舌有瘀点、瘀斑,甲皱微循环异常。治宜活血化瘀。药用丹参、川芎、当归、赤芍、红花等。

(7)湿浊型　症见蛋白尿或镜下血尿,伴见面色萎黄，或口中尿臭，纳呆，泛恶，大便不爽，舌淡胖，苔厚腻。治宜化湿泄浊。药用苍术、薏苡仁、大黄、虎杖等。①

2. 王璋雄分2期

（1）膀胱湿热期　多见于疾病早期。症见小便尿血，灼热鲜红，或伴发热，舌红苔黄，脉滑数。治宜清热利尿、凉血止血。药用竹叶、滑石、生地黄、大蓟、小蓟、蒲黄炭、藕节、牡丹皮、当归、甘草。随症加减：风热内盛兼咽痛者，加蝉蜕、金银花；热伏营血，紫癜经久不消者，加赤芍；血尿明显者，加白茅根、墨旱莲；腹痛兼便血者，加白芍、白及。

（2）脾肾两虚期　多见疾病中后期。尿血迁延不愈，并有尿蛋白，纳呆食少，腰膝酸软，舌红苔薄，脉细弱。治宜补脾益肾、化瘀止血。药用生地黄、山茱萸、淮山药、茯苓、牡丹皮、益母草、鹿衔草、石韦、炒蒲黄、黄芪。随症加减：气虚倦怠乏力者，加太子参；阴虚明显者，加墨旱莲、枸杞子；尿蛋白＞（＋＋）者，重用黄芪；血尿明显者，加阿胶、龙骨、牡蛎、金樱子。每日1剂，水煎分2次服。一般服药2个月为1个疗程，需要时可再用。临床观察：王璋雄以中药为主治疗小儿紫癜性肾炎22例，显效（症状完全消失时间较快，尿及肾功能检查3个月内恢复正常，无复发）15例，有效（症状消失时间比较缓慢，或消失后又有复发，但再经治疗后又消失，尿及肾功能检查4个月以上恢复正常）7例。②

3. 韦俊分5型

（1）温毒发斑型　症见发热，皮肤有散在性尤以两下肢较多之紫红色皮疹，膝、腕关节肿痛，有时伴有全身性出血，鼻衄，呕血，尿血，便血，舌质红而干，脉洪数。治宜清热凉血止血。方用犀角地黄汤化裁：犀角（水牛角代，先煎）3～6克、生地黄15～30克、白芍15克、连翘15克、仙鹤草15克、牡丹皮9克、炒茜草9克、小蓟30克、白茅根30克、麦冬6克、丹参15～20克。随症加减：热不甚者，改用水牛角（先煎）30克、大青叶15克；出

血严重者，加三七粉（冲服）3克；尿血严重者，加墨旱莲30克、琥珀（冲服）3克。

（2）阴虚火旺型　症见紫癜反复出现，色红，衄血，咽干，头昏，低烧，盗汗，面色粉红，手足心发热，舌质红无苔，脉细数或弦细数。多见于素体阴虚或者久热伤阴的患儿。治宜滋阴降火、清热凉血。方用知柏地黄汤化裁：黄柏6克、阿胶（烊化）6克、知母9克、牡丹皮9克、玄参9克、生地黄15～30克、山茱萸30克、白茅根30克、墨旱莲30克、山药15克、鳖甲15克、丹参15克。随症加减：盗汗者，加煅龙骨15克、煅牡蛎15克；鼻衄者，加焦栀子6克；纳差者，加焦山楂9克、炒麦芽9克。

（3）湿热型　症见发热或不发热，神烦，皮肤润泽光亮，腹胀痞闷，或皮肤疮毒，或咳嗽多黄痰，尿如浓茶，短赤，舌质红，舌苔黄腻或黄厚腻，脉滑数或洪数。治宜清热利湿、凉血止血。方用小蓟饮子化裁：生地黄15克、连翘15克、滑石15克、藕节15克、小蓟15～30克、益母草30克、白茅根30克、当归6克、黄柏6克、知母6克、通草6克、栀子6克、炒蒲黄9克。随症加减：尿中有红细胞者，加牡丹皮9克、墨旱莲15克、琥珀（冲服）3克；尿中有脓球或白细胞多者，加半枝莲15克、土茯苓15克；如为中焦湿热者，选用甘露消毒饮化裁。

（4）血瘀型　症见面色熏黑或黄，腹痛剧烈，便血呕血，舌红紫黯，尿中红细胞，尿蛋白较长时间不消，或者参照甲皱微循环的改变有瘀滞。治宜活血化瘀补肾。方用桃红四物汤化裁：桃仁6克、红花6克、赤芍6克、当归6克、丹参20克、生地黄12克、川芎9克、白茅根30克、益母草30克、女贞子15克、墨旱莲15克。随症加减：有出血时，加三七粉（冲服）3克；气虚者，加黄芪15克、党参9克；以腹痛为主伴有血瘀时，用活络效灵丹化裁。

（5）气阴两虚型　在紫癜肾炎恢复期，一般症状好转，但患儿多有自汗盗汗，手足心发热，神

---

①　陈伟栋，刘晶，等.管竞环教授治疗紫癜性肾炎经验［J］.四川中医，2017，35（5）：1－3.
②　王璋雄.中药为主治疗小儿紫癜性肾炎22例［J］.上海中医药杂志，1994（10）：27.

疲乏力,面色少华,口干舌红,少苔,脉濡细或细数。尿中有蛋白或红血球。治宜益气养阴补肾。方用益气养阴补肾方化裁:黄芪 15 克、山药 15 克、茯苓 15 克、益母草 15 克、女贞子 15 克、墨旱莲 15 克、生地黄 12 克、丹参 12 克、菟丝子 9 克。

临床观察:韦俊用上方中医分型论治治疗小儿过敏性紫癜性肾炎 64 例,治愈 59 例,5 例肾病型 2 例用中药加激素在治疗 4 个月后痊愈,1 例改用桃红四物汤化裁治疗 3 个月后痊愈。至今 3 年未见复发,其余 2 例,尿蛋白转阴,仍在观察随访中。①

经 验 方

1. 清肾凉血汤 水牛角 30 克、生地黄 30 克、玄参 30 克、白茅根 30 克、紫草 30 克、大蓟 30 克、小蓟 30 克、白芍 15 克、牡丹皮 15 克、蝉蜕 17 克、金银花 20 克。随症加减:小便黄赤者,加黄柏、知母;水肿者,加车前子、泽泻;咽痛者,加菊花、桔梗等;腹痛者,加延胡索;腰痛者,加牛膝。每日 1 剂,水煎服。李月娥等采用中医辨证配合激素治疗紫癜性肾炎 30 例,并与单纯激素治疗 30 例对照,强的松每日 1~2 毫克/千克,分 3~4 次口服,病情稳定后激素减量,直至停药。两组均 15 天为 1 个疗程,2 个疗程后统计疗效,其他一般治疗均相同。结果:治疗组治愈率(73.3%)明显优于对照组治愈率(50%)。②

2. 化瘀解毒降浊汤 黄柏 6 克、泽泻 9 克、白茅根 10 克、茜草 6 克、紫草 3 克、小蓟 9 克、三七粉(冲服)1.5 克、生地黄 12 克、墨旱莲 10 克、制大黄 3 克、山茱萸 10 克、川芎 3 克、仙鹤草 10 克、蝉蜕 6 克、苍术 10 克、土茯苓 15 克、白花蛇舌草 12 克。随症加减:尿蛋白(+~++)者,加用金樱子、乌梢蛇、芡实;紫癜明显者,加蝉蜕、苍术、土茯苓;急进性肾炎和慢性肾炎型(重型),加用乌蛇、地龙、白僵蚕、丹参、川芎、水蛭。剂量随患者的体

质、年龄而定,水煎 20 分钟,取汁 150 毫升,每剂两煎共 300 毫升,分早、晚 2 次服用。3 岁以内患儿可少量频服。4 周为 1 个疗程。薄丽亚等将 208 例患者随机分为 A、B 两组。A 组 108 例,给予化瘀解毒降浊汤加减治疗并配合常规治疗;B 组 100 例,予西医常规治疗。分别观察两组症状体征等改善的情况。结果发现,化瘀解毒降浊汤治疗组(A 组)在抗过敏、抗炎、改善肾功能等方面明显优于西医常规治疗组(B 组)(P<0.05)。说明化瘀解毒降浊汤对小儿过敏性紫癜性肾炎具有较强的抗炎、减少抗原抗体复合物的沉积、抗过敏作用。③

3. 风毒清解汤 金银花 15 克、连翘 6 克、七叶一枝花 6 克、防风 6 克、僵蚕 6 克、制大黄 6 克、炒栀子 6 克、生地黄 12 克、白茅根 20 克、蝉蜕 10 克、茜草 10 克、槐米 10 克、竹叶 6 克、甘草 5 克。随症加减:紫癜紫黑成片,灼热疼痛,血热毒盛者,加水牛角、紫草;咽部感染明显者,加桔梗、牛蒡子、北豆根;病久腰膝酸软,虚烦口干,苔少脉细数,阴虚火旺者,去防风、连翘、七叶一枝花,重用生地黄,加知母 6 克、黄柏 6 克、女贞子 10 克、墨旱莲 15 克;表虚易感冒者,加黄芪 15 克、白术 6 克;面色萎黄,纳少腹胀,脾虚者,去连翘、七叶一枝花、蝉蜕、大黄,加白术 6 克、茯苓 10 克、山药 15 克。水煎取 300 毫升,1~6 岁每次 100 毫升,7~14 岁每次 150 毫升,早晚 2 次分服。陈权等将 168 例过敏紫癜性肾炎患儿随机分为治疗组和单纯西药组各 84 例。治疗组应用风毒清解汤煎服;单纯西药组采用口服强的松、潘生丁、扑尔敏、维生素 C、钙剂等治疗,观察疗效并进行比较。两组治疗均以 30 天为 1 个疗程,3 疗程后行统计分析。结果:治疗组治愈率 96.43%,好转率 3.57%,总有效率 100%;对照组治愈率 84.53%,好转率 10.71%,总有效率 95.24%。皮疹消退时间治疗组 14 天内消退 100%,对照组 77.14%;肾脏损害消失时间治疗组 14 天内消失 79.76%,28 天内消

① 韦俊.中西医结合治疗小儿过敏性紫癜性肾炎 64 例[J].陕西中医,1983,4(5):15-17.
② 李月娥,等.辨证治疗紫癜性肾炎临床观察[J].四川中医,2011,29(2):87.
③ 薄丽亚,王茹,等.化瘀解毒降浊汤干预小儿过敏性紫癜性肾炎免疫反应 108 例疗效分析[J].四川中医,2011,29(8):97-98.

失 11.91%，对照组分别为 40.48%、28.57%。治疗前后有关免疫指标测定，治疗组的免疫调节作用明显优于对照组(P＜0.05)。说明风毒清解汤治疗小儿过敏紫癜性肾炎疗效明显优于激素、脱敏等西药，从风毒立论为治疗本病的有效方法。①

4. 紫癜肾宁方　水牛角 30 克、黄芪 30 克、生地黄 10 克、赤芍 10 克、牡丹皮 10 克、紫草 15 克、益母草 15 克、蝉蜕 10 克、小蓟 15 克、蒲黄 10 克、女贞子 15 克、墨旱莲 15 克等 12 味药为基础方。根据年龄、病情用量酌情增减。随症加减：若皮肤紫癜较重，反复出现者，加金银花、败酱草；若血尿明显者，加白茅根、地榆；蛋白尿重者，加用加金樱子、芡实等。每日 1 剂，疗程 8 周。任国珍等采用紫癜肾宁方联合激素作为观察组，以激素和一般治疗作为对照组，随机观察 36 例(每组 18 例)小儿紫癜性肾炎患者。经治疗 8 周后 24 小时尿蛋白定量、12 小时尿红细胞计数的变化，并统计分析疗效。结果发现中西医结合组在减少尿蛋白量及尿红细胞计数和疗效方面明显优于西医组(P＜0.05)。采用紫癜肾宁方联合激素治疗能加强对紫癜性肾炎的疗效，减少不良反应。②

5. 凉血消斑汤　生地黄 12 克、牡丹皮 9 克、赤芍 9 克、紫草 9 克、丹参 9 克、威灵仙 9 克、青黛 3 克、益母草 30 克、白茅根 30 克、墨旱莲 15 克、大蓟 15 克、小蓟 15 克、生薏苡仁 20 克、黄芪 20 克。每日 1 剂，水煎分 2 次温服。配服雷公藤多甙片，每日 1 毫克/千克，分 2～3 次服，2～4 个月为 1 个疗程。卞存卫用上法治疗紫癜性肾炎 38 例，显效率 73.7%，总有效率 92.1%，且治疗前后肝肾功能未见明显异常，临床取得较好疗效。③

6. 益气活血汤　黄芪 60 克、丹参 30 克、小蓟 30 克、紫草 20 克、当归 12 克、地龙 12 克、乌梅炭 12 克、生地黄 12 克、白芍 12 克、桃仁 12 克、红花 6 克、川芎 6 克。随症加减：伴小便黄赤或尿色鲜红、紫癜颜色鲜红或深红、口渴、舌红苔黄、脉数等血热症状者，加牡丹皮 12 克、白茅根 30 克；伴小便短少、浮肿、紫癜颜色淡红或消退、纳差乏力、舌淡苔白、脉细弱无力等气虚症状者，加太子参 30 克、茯苓 20 克；伴小便黄少或赤、紫癜颜色暗红或青紫或消退、五心烦热、舌红少苔、脉细数等阴虚症状者，加墨旱莲 30 克、枸杞子 20 克。每剂水煎 2 次，取汁 200 毫升，每日 1 剂，分 2 次口服，儿童酌减量，2 个月为 1 个疗程。彭暾用上方加减治疗过敏性紫癜性肾炎 42 例，结果：完全缓解 17 例，显效 15 例，有效 7 例，无效 3 例。总有效率 92.9%。④

7. 消斑愈肾合剂(辽宁中医学院附院提供)　生地黄 150 克、牡丹皮 200 克、紫草 200 克、丹参 200 克、白茅根 350 克、黄芪 300 克等。制成复方合剂，每 100 毫升含生药 180 克，小于 5 岁 50 毫升/次，5～10 岁 70 毫升/次，大于 10 岁 100 毫升/次，每日 2 次口服，1 周用药 6 日。肾炎型 1 个月为 1 个疗程，肾病型 3 个月为 1 个疗程。张君等用上方治疗小儿紫癜性肾炎 51 例，治愈 41 例，好转 8 例，无效 2 例。⑤

8. 时毓民经验方　生黄芪 12～15 克、黄芩 9 克、墨旱莲 9 克、茜草 9 克、生地榆 9 克、小蓟 9 克、白术 9 克、白花蛇舌草 30 克、琥珀屑(吞服)2 克。随症加减：阴虚者，加生地黄 9 克、玄参 9 克；阳虚者，加补骨脂 12 克、菟丝子 12 克；感冒者，加金银花 9 克、连翘 9 克。每日 1 剂，水煎服，分 2 次服。疗程 6 个月～3 年 2 个月。时毓民等用上方加减治疗小儿紫癜性肾炎 21 例，痊愈或完全缓解 16 例，部分缓解 5 例。平均随访 7.34 年，未发现肾功能不全者。本方不良反应少，积极防治上呼吸道感染，对减少病情反复起重要作用。⑥

9. 紫癜汤　仙鹤草 30 克、白茅根 30 克、紫草 10 克、赤芍 12 克、牡丹皮 12 克、蝉蜕 12 克、生地黄 12 克、当归 12 克、三七粉(冲服)6 克、甘草 6

①　陈权，等.从风毒论治小儿过敏紫癜性肾炎 84 例疗效观察[J].四川中医，2007，25(10)：84－85.
②　任国珍，等.紫癜肾宁方加激素治疗小儿紫癜性肾炎[J].中国中医基础医学杂志，2006，12(6)：449－450.
③　卞存卫.凉血消斑汤合雷公藤多甙片治疗紫癜性肾炎 38 例[J].四川中医，2003，21(6)：42.
④　彭暾.益气活血汤治疗过敏性紫癜性肾炎 42 例[J].四川中医，2002，20(5)：38.
⑤　张君，等.消斑愈肾剂治疗小儿紫癜性肾炎的临床研究[J].中国中西医结合杂志，1994，14(5)：298－299.
⑥　时毓民，等.中西医结合治疗小儿肾炎肾病型紫癜性肾炎远期疗效观察[J].中国中西医结合杂志，1992，12(6)：340－342.

克。随症加减：若风热初起，加金银花、连翘、大青叶、板蓝根；疹起痒甚者，加荆芥、防风；风毒热盛者，加犀牛角（水牛角代）、败酱草、紫花地丁、蒲公英等；血尿甚或日久不愈者，加墨旱莲、阿胶（烊化）等。[1]

10. 甘麦大枣汤加味　以甘麦大枣汤随症加减：发热咽痛者，加金银花、黄芩；血压高，加夏枯草；浮肿者，加白茅根、车前草；血尿者，加三七、大蓟、小蓟。药量按年龄不同增减，疗程视病情而定，最短 1 个月，最长 3 个月。段群录等用上方加减治疗小儿紫癜性肾炎 19 例，治愈（症状、体征消失，尿常规化验连续 3 次以上正常）15 例（78.9%），显效（症状、体征消失，尿常规化验明显改善）3 例（15.8%），无效（连续治疗 3 个月似上症状、体征有改善，但尿常规化验无明显进步）1 例（5.3%）。其中 10 例随访 1～5 年，尚未发现复发及转为慢性肾炎。[2]

中　成　药

1. 自拟方黑色胶囊　组成：三七参、血竭、琥珀各 4 份，茜草炭、黑生地黄各 2 份，黑地榆、生蒲黄、炒蒲黄、黑栀子、牡丹皮、赤芍、滑石、当归、大黄炭各 1 份。制备方法：由新野县中医院制剂室精制浓缩为胶囊，每粒 0.5 克。用法用量：4～7 岁，每次 2 粒；8～12 岁，每次 3 粒；12 岁以上，每次 4 粒，均每日 3 次口服。临床应用：赵书瑜等观察病例 224 例，随机分为治疗组 124 例和西医对照组 100 例。治疗组按中西医结合方法治疗，对照组只用西医方法治疗。两组均以 4 周为 1 个疗程，2 个疗程结束后统计疗效。结果发现，治疗组临床治愈率 34.68%，总有效率 88.71%；对照组临床治愈率 18%，总有效率 62%。两组相比有显著性差异（P＜0.05）。说明中西医结合组疗效均显著优于西医组。[3]

2. 血尿停颗粒剂　组成：生地黄、水牛角、当归、墨旱莲、虎杖、三七、甘草等。制备方法：由河南中医学院第一附属医院药剂科按生药 1∶2.7 制成颗粒剂，每袋 10 克。用法用量：2～3 岁，每日 20 克；4～9 岁，每日 30 克；10～18 岁，每日 40 克，分 2 次早晚餐前冲服。并配合雷公藤多甙片（见第 287 页中成药 3）常规治疗。临床应用：丁樱等观察 60 例儿童，健康对照组 30 例为正常儿童，体检前未服用任何药物。病例组 30 例采用血尿停颗粒剂加雷公藤多甙片治疗，治疗 4 周为 1 个疗程，可连用 2～3 个疗程，本次临床观察在病例组治疗 1 个疗程后进行统计分析。治疗 4 周后，病例组患儿 CD4 的百分率及 CD4/CD8 比值显著升高，与健康组儿童相比无显著差异；IgA 含量显著降低，与治疗前相比差异有显著性，但与健康儿童比仍有显著性差异。说明血尿停颗粒剂加雷公藤多甙片能明显调节机体的细胞免疫功能，明显降低紫癜性肾炎患儿血清 IgA 水平。[4]

3. 雷公藤多甙片　组成：卫矛科雷公藤经分离提纯后的药物（江苏泰州制药厂生产，批号：000303）。用法用量：1 毫克/（千克·天），分 3 次餐后口服，最大剂量不超过 60 毫克/天。临床应用：见第 287 页中成药 2。[5]

① 张兆霞，等.过敏紫癜性肾炎[J].山东中医杂志，1992，11(6)：56.
② 段群录，王世茹.甘麦大枣汤加味结合西药治疗小儿紫癜性肾炎 19 例[J].中西医结合杂志，1988(6)：377－378.
③ 赵书瑜，等.中西医结合治疗小儿紫癜性肾炎 124 例[J].四川中医，2006，24(9)：75.
④ 丁樱，等.血尿停加雷公藤多甙对小儿紫癜性肾炎免疫功能的影响[J].四川中医，2004，22(10)：72－73.
⑤ 同上.

肾 病 综 合 征

概　述

肾病综合征(NS)简称肾病,可见于各种原发性肾小球疾患,是小儿泌尿系统的常见疾病,临床以全身明显浮肿、大量蛋白尿、低蛋白血症及高胆固醇血症为四大特征。

肾病是儿童时期的一种常见病。在泌尿系疾病中,其发病率仅次于急性肾炎而居于第二位,据我国1982年20个省市105所医院统计,仅原发性肾病便占泌尿科住院患者总数的21%,且有逐年增加的趋势。本病多发生于2~8岁小儿,其中2~5岁为发病高峰,男女比例为(1.5~3.7)∶1。部分患儿因多次复发,病程迁延,严重影响其身体健康。部分难治性肾病最终发展成慢性肾功能衰竭甚至死亡。

本病属中医"水肿"的"阴水""虚证"范畴。其病理特点是本虚标实,其本虚以脾气虚弱、脾肾阳虚、肝肾阴虚为主;标实以水湿、湿热、瘀血为主,临床上多虚实并见。水肿病首先记载于《黄帝内经》。书中不仅论述了水肿病证特点,还阐述了水肿的病因病机,提出了"诸湿肿满,皆属于脾"的重要论点。元代朱丹溪将水肿归纳为"阳水""阴水"两大类,从而使水肿的证候及病因病机学说渐趋完善。对于水肿的治疗,《黄帝内经》首先提出发汗、利小便、攻逐三大法则;《金匮要略》充分体现了"开鬼门,洁净府"的治疗方法。《证治汇补》则归纳了前人治疗水肿方法,总结出"治分阴阳""治分汗渗""湿热宜清""寒湿宜温""阴虚宜补""邪实当攻"的多种治疗原则,对于后世治疗各种水肿均有重要的指导意义。

辨 证 施 治

1. 林坚分5型

(1)风水泛滥型　方用加味越婢汤:麻黄9克、生石膏20克、白术12克、板蓝根15克、金银花15克、黄芩12克、甘草5克。

(2)脾肾阳虚型　方用真武汤加减:熟地黄15克、白术15克、白芍15克、山药15克、泽泻15克、牛膝15克、制附子10克、干姜10克、茯苓12克、车前子12克。

(3)肝肾阴虚型　方用知柏地黄汤加减:熟地黄15克、山药15克、茯苓15克、泽泻15克、牛膝15克、益母草15克、牡丹皮12克、黄柏12克、山茱萸10克、知母9克。

(4)阴虚湿热型　方用黄连温胆汤:黄连12克、竹茹12克、厚朴15克、猪苓15克、半夏10克、陈皮10克、枳壳10克、茯苓20克、甘草6克。

(5)肾虚血瘀型　方用左归饮加减:生地黄15克、山药15克、枸杞15克、山茱萸15克、丹参15克、赤芍15克、川芎15克、益母草15克、当归10克、泽兰12克、茯苓20克。

临床观察:林坚将108例确诊为原发性肾病综合征患者随机分成两组,治疗组56例,在激素或环磷酰胺的治疗基础上,本组每例患者根据辨证分型给予中药治疗;对照组52例,每例患者只给予激素或环磷酰胺常规治疗。2个月后观察两组临床疗效、肾功能、血脂和炎症因子等指标的变化情况。结果:治疗组总有效率91.07%,对照组总有效率80.77%,差异有显著性($P<0.05$);治疗组在改善肾功能、血脂、炎症因子等水平均明显优

于对照组($P<0.05$)。[1]

2. 管日军分 4 期

（1）水肿初期　症状以面部浮肿为主，或兼双下肢肿，伴发热、咳嗽，面色苍白，舌质淡红，苔薄白，脉浮无力。治疗重在健脾助运、宣肺利水。药用蜜炙麻黄 6 克、茯苓 10 克、猪苓 10 克、炒白术 10 克、炙黄芪 10 克、连翘 10 克、益母草 10 克、蝉蜕 10 克、党参 10 克。

（2）水肿极期　主要症状为患儿全身高度浮肿，腹胀，胸闷，尿少，便稀，四肢不温，舌淡，苔薄白，脉沉细无力。治疗重在温肾健脾、利水消肿。药用淡附片 6 克、川桂枝 3 克、生炙黄芪各 20 克、车前子(包)30 克、猪苓 10 克、茯苓 10 克、炒白术 10 克、薏苡仁 10 克、蝉蜕 10 克、益母草 10 克。

（3）水肿消退期　经积极而有效地治疗后，患儿浮肿症状基本消失，血、尿检查也渐趋正常，唯精神倦怠，尿蛋白持续＋～＋＋而不转阴，面色苍白，舌淡，脉细弱，表现为肺、脾、肾三脏俱虚。治宜补肺健脾益肾并举。药用党参 10 克、炙黄芪 10 克、炒白术 10 克、茯苓 10 克、淮山药 10 克、补骨脂 10 克、菟丝子 10 克、连翘 10 克、益母草 10 克、蝉蜕 6 克。

（4）激素不良反应期　① 阴虚火旺型：往往表现为阴虚火旺证，患儿面色红润，精神亢奋，睡眠少，舌质红，苔少，脉细数。治宜滋阴降火。药用知母 10 克、玄参 10 克、生地黄 10 克、山茱萸 10 克、牡丹皮 10 克、泽泻 10 克、山药 10 克、蝉蜕 10 克、益母草 10 克、连翘 10 克。② 阴阳两虚型：表现为阳虚证，形寒，肢冷，舌淡，苔薄，脉沉细。治以滋阴温肾相结合。药用仙茅 10 克、淫羊藿 10 克、杜仲 10 克、山茱萸 10 克、茯苓 10 克、淮山药 10 克、泽泻 10 克、益母草 10 克、炙黄芪 10 克、连翘 10 克、蝉蜕 6 克。

临床观察：管日军以中医辨证分期为主治疗小儿肾病的方法，临床验案疗效满意。[2]

3. 戴京璋等分 3 阶段

（1）激素大剂量诱导治疗阶段　症见颜面潮红，五心烦热，口舌干燥，多食易饥，舌红少苔，脉沉细数，以及容易出现外感等症状，属阴虚内热或阴虚火旺之征。治宜育阴清热、凉血活血。药用生地黄、玄参、麦冬、墨旱莲、赤芍、牡丹皮、丹参、金银花、连翘、黄芩等药物。随症加减：瘀血表现重者，加用川芎、当归；湿热明显者，加用苍术、盐知柏、白蔻仁、薏苡仁；外感风热表现突出者，以银翘散加减治疗。

（2）激素减量阶段　随着激素用量的减少，患者将逐渐出现神疲乏力、腰腿酸软、少气懒言等气虚，甚至畏寒肢冷、纳少便溏等阳虚的表现，意味着证候向气阴两虚或阴阳两虚转化。在第一阶段方药的基础上，随激素用量的减少，逐渐增加益气乃至温阳药物的比重，而减少清热药物的剂量，常用益气温阳药物有黄芪、太子参、黄精、党参、白术、杜仲、菟丝子、续断等。

（3）激素维持治疗阶段　阴虚表现逐渐消失，而肾元亏虚，卫外不固，血脉瘀阻的征象愈加明显。治宜益气固肾、健脾活血。常用方药有黄芪、白术、防风、仙茅、淫羊藿、巴戟天、墨旱莲、当归、川芎、丹参、芡实、金樱子等。

概而言之，肾病综合征患者均有不同程度的气虚、血瘀表现，活血化瘀疗法又被证实具有提高免疫力、增强疗效的作用。因此，在各个治疗阶段均应酌情使用活血化瘀之品。如丹参、当归、赤芍、桃仁、红花、川芎等。应用激素治疗过程中，容易招致外邪，所以在方药中应注意在辨证的基础上加入清热解毒之品，以祛邪安正，防治外感，减少复发。[3]

4. 郭文征分 3 型

（1）肺脾两虚型　症见面色淡白，全身浮肿，倦怠乏力，食少腹胀，咳嗽气短，舌质淡，苔白，脉沉细。治宜益气健脾、利水消肿。方用四君子汤加减：党参 10 克、陈皮 10 克、白术 10 克、黄芪 15

① 林坚.中西医结合治疗原发性肾病综合征临床观察[J].中华中医药学刊,2012,30(3):658-660.
② 管日军.中医分期辨证治疗小儿原发性肾病综合征体会[J].江苏中医药,2003,24(2):21-22.
③ 戴京璋,等.中医药治疗肾病综合征的思路与方法[J].中国中医基础医学杂志,2001,7(11):49-51.

克、山药 15 克、防己 8 克、桂皮 8 克。随症加减：兼有阴虚者，加生地黄、知母、地骨皮；腹胀纳差者，加焦神曲、焦麦芽、焦山楂、川厚朴、槟榔。

（2）肾虚血瘀型　症见面色晦暗，神情苦闷，食欲不振，面肢浮肿，小便不利，舌质黯淡，舌两侧有瘀点，脉细涩。治宜补肾祛瘀、利水消肿。方用补阳还五汤合肾气丸加减：黄芪 15 克、茯苓 15 克、红花 12 克、赤芍 12 克、当归 12 克、山茱萸 10 克、牡丹皮 10 克、泽泻 10 克、桂枝 6 克、制附子（先煎）6 克。随症加减：有热象者，去桂枝、制附子，加白茅根、黄柏；尿蛋白多，加赤小豆、石韦。

（3）脾肾阳虚型　症见面色苍白，精神萎顿，形寒肢冷，饮食少思，腹泻便溏，全身浮肿，阴囊肿甚，小便不利，舌质淡胖，苔白滑，脉沉弱。治宜温肾健脾、化气行水。方用真武汤加减：制附子 6 克、桂枝 6 克、白术 12 克、补骨脂 12 克、茯苓 15 克、泽泻 10 克。随症加减：兼有湿热留滞者，加薏苡仁、黄柏；尿蛋白多者，加山药、黄芪、金樱子。

每日 1 剂，水煎服。临床观察：郭文征用上方辨证治疗小儿肾病综合征 32 例，治愈 12 例，好转 15 例，无效 5 例。总有效率 84.4%。[1]

5. 刘弼臣分一方九法　鱼腥草汤：鱼腥草 15 克、半枝莲 15 克、益母草 15 克、车前草 15 克、倒叩草 30 克、白茅根 30 克、灯心草 1 克。清热利尿，活血解毒。在此方的基础上，分别运用利尿、发汗、健脾、温化、燥湿、逐水、理气、清解、活血化瘀九法，以适应肾病不同阶段的表现，及具体每个患者的特殊变化。（1）阳水：① 风水泛滥，治宜宣肺利水。风重于水时，鱼腥草汤合麻黄连翘赤小豆汤加减；水重于风时，鱼腥草汤合麻黄五皮饮加减；当风水并重时鱼腥草汤合越婢加术汤加减。② 水湿浸渍，治宜通阳利水。轻症鱼腥草汤合五皮饮加减；重则合五苓散加减。③ 湿热壅盛，治宜清热利湿。鱼腥草汤合疏凿饮子或己椒苈黄丸加减；大便不通合舟车丸加减；有疖肿合五味消毒饮加减。（2）阴水：① 脾阳不运，治宜温阳利水。

方用实脾饮加减。② 肾阳式微，治宜温肾利水。方用真武汤加减。

临床观察：刘弼臣治疗的 57 例肾病综合征患儿中属阳水者 43 例占 75.8%，主要表现为风水泛滥，水湿浸渍，湿热壅盛。属阴水者 14 例占 24.2%，主要表现为脾阳不运水湿潴留；肾阳式微，阴盛于下，漫肿以腹下为重，多为虚实夹杂。刘弼臣教授的一方九法适用于肾病综合征的不同阶段，灵活运用，随症加减，多收到满意疗效。[2]

6. 李少川分 3 期

（1）初期　症先见眼睑及颜面浮肿，继而延及全身，神倦乏力，纳呆溲少或兼有恶风发热，咳嗽咽红之症，舌红苔白，脉浮或细弦。证属素质不健，脾失运化，风邪外袭，肺气被遏，水湿内渍，横逆泛滥所致，法遵"开鬼门，洁净府，去菀陈莝"。方用越婢加术汤、杏苏饮、银翘四苓汤（银翘散合四苓汤）、疏风通气汤。常用药物麻黄、紫苏梗、紫苏叶、杏仁、白术、云茯苓、泽泻、知母、金银花。

（2）迁延期　① 脾虚湿困型，症见眼睑及下肢浮肿明显，甚至伴有腹水及阴下水肿，食欲欠佳，面色不华，少气懒言，舌淡体胖，尿蛋白（＋＋＋～＋＋＋＋），经久难消。证属水湿内渍，脾为湿困，脾阳不振，三焦受阻，逐致脾胃升降枢机失司，气滞水停，肿胀难消，故以健脾利水为主，佐以行气之味，方用胃苓汤。方用小儿肾病合剂为主。常用药物紫苏梗、茯苓、泽泻、厚朴、陈皮、知母、冬麦、太子参、六曲。② 湿邪郁久化热型，症见头面及全身浮肿，面赤胸闷，烦躁呕吐，便秘溲黄，舌红苔黄或黄腻，膜滑数，尿蛋白（＋＋～＋＋＋）。治宜芳香疏化、清热利湿。常用药物白豆蔻、藿香、连翘、厚朴、云茯苓、泽泻、知母、黄柏、滑石（包煎）、紫苏梗。③ 阴虚火旺型，症见颜面潮红，口干唇赤，精神烦扰，头目眩晕，溲黄，舌红苔少，脉细数。方用玉女煎、知柏地黄丸、镇肝熄风汤合胃苓汤化裁。常用药物知母、云茯苓、麦冬、厚朴、山药、泽泻、生地黄、紫苏梗、补骨脂。

① 郭文征.辨证治疗小儿肾病综合征[J].四川中医，1994(5)：37-38.
② 李素卿，等.刘弼臣教授治疗小儿肾病综合征经验[J].山西中医，1994，10(3)：7-8.

（3）缓解期　此期特征为水肿消退,症见尿蛋白阴转,胃纳渐增,面白少华,倦怠乏力,自汗易感,舌淡红苔白,脉缓。方用参苓白术散、肥儿丸、天宝采微汤等化裁。常用药物太子参、羌活、独活、葛根、柴胡、白术、陈皮、神曲、山药、厚朴、知母。[1]

7. 陈德根等分2期

（1）初期　① 脾虚湿困型,症见全身浮肿,四肢较甚,面色萎黄,神疲,脘闷,纳呆,大便溏薄,小便色清,舌质偏淡,舌苔白腻,脉沉缓。治宜健脾利湿。方用防己茯苓汤加减:黄芪15克、防己6克、茯苓9克、白术9克、党参9克、薏苡仁30克、大腹皮6克、草蔻仁6克、赤小豆6克、半夏6克、陈皮3克。② 脾肾阳虚型,症见全身高度浮肿,按之凹陷难起,面色㿠白,神萎,形寒肢冷,腹部胀满,饮食不思,小便不利,舌质淡胖,舌苔白嫩,脉沉弱。治宜温阳利水。方用真武汤加减:熟附片（先煎）6克、白术9克、黄芪30克、白芍6克、猪苓6克、车前子9克、党参15克、菟丝子15克。③ 肝肾阴虚型,症见浮肿较轻,头晕痛,面色潮红,虚烦不安或五心烦热,小便短少,或大便干结,舌质红,苔少或花剥,脉细弦而数。治宜滋补肝肾、育阴潜阳。方用左归丸加减:生地黄15克、玄参9克、白芍9克、枸杞子9克、泽泻9克、怀菊花9克、茯苓9克、麦冬9克、牡丹皮6克、黄芪30克。以上三型均须佐以清热化瘀药物,如红花、丹参、益母草、白花蛇舌草、鹿衔草。大剂量强的松诱导阶段用知柏地黄汤加减:知母9克、黄柏6克、生地黄15克、玄参9克、牡丹皮6克、泽泻6克、龙胆草9克、女贞子9克、天麦冬各9克、赤白芍各6克、甘草3克。强的松减量,撤除阶段用二仙汤加味:仙茅9克、淫羊藿9克、肉苁蓉9克、巴戟天9克、补骨脂9克、菟丝子30克、山茱萸9克、淮山药9克、黄芪60克、白术9克、玄参9克、麦冬9克、生薏苡仁30克、全瓜蒌9克。

（2）缓解期　治宜益气补肾、调整阴阳。按第三阶段用药,在强的松停药后继续调治1～1.5年。易感冒加用益气固表的玉屏风散,尿蛋白微量加用芡实、益智仁等固涩精气之品。

临床观察:上海龙华医院儿科以益气补肾为主治疗小儿原发性肾病综合征60例,基本痊愈30例,完全缓解19例,部分缓解8例,未缓解3例,缓解率为95％。在治疗中反复13例,复发7例,经治疗病情完全缓解。[2]

8. 韦俊分7型

（1）脾肾双虚型　症见浮肿,尿少,体倦乏力,纳差,面色萎黄,舌淡有齿痕,苔白,脉细弱。治宜益气健脾补肾利尿。方用五苓五皮饮化裁:黄芪、党参、白术、陈皮、猪苓、泽泻、桂枝、桑白皮、大腹皮、生姜皮、丹参、赤芍、山药。

（2）脾肾阳虚型　症见全身水肿明显,尤以阴囊及腰膝以下为著,面色㿠白,神萎倦怠,形寒肢冷,纳果食少,恶心,呕吐,尿少便溏,舌质淡,舌体胖嫩,边缘有齿痕,舌苔白滑厚腻,脉沉细微。治宜健脾温肾利水。方用实脾饮合真武汤化裁:制附子、党参、白术、桂枝、淫羊藿、泽泻、茯苓、山茱萸、大腹皮、厚朴、丹参、赤芍、焦山楂、甘草。

（3）肝肾阴虚型　症见头晕耳鸣,心烦口干,五心烦热,汗多,尿黄而少,舌质红干,少苔,脉弦细数。治宜滋补肝肾、育阴潜阳。方用知柏地黄汤化裁:黄柏、知母、熟地黄、山茱萸、牡丹皮、山药、泽泻、女贞子、墨旱莲、枸杞子、丹参、赤芍、焦山楂。

（4）阴虚阳亢型　症见柯兴氏外貌,面色红润,精神兴奋,舌质红而干,无苔,脉象弦数,血压高。治宜滋阴降火。药用生地黄、知母、黄柏、玄参、牡丹皮、泽泻、女贞子、墨旱莲、夏枯草、珍珠母。

（5）湿热内蕴型　症见神情烦闷,失眠,口苦口黏,脘闷纳差,腹胀,尿少色黄,便溏,舌质稍红、苔黄腻,脉滑数。治宜清热利湿。湿重于热,方用三仁汤化裁:杏仁、白豆蔻、薏苡仁、厚朴、半夏、黄柏、知母、连翘、泽泻。热重于湿,方用甘露消毒饮化裁:白豆蔻、川贝母、射干、厚朴、连翘、黄芩、

① 马融,等.李少川治疗小儿肾病经验简介[J].天津中医学院学报,1993(2):32-33.
② 陈德根,林莲梅.益气补肾为主治疗小儿原发性肾病综合征60例[J].辽宁中医杂志,1992(11):21-23.

薄荷、白花蛇舌草、滑石、丹参、赤芍、川芎、甘草。

（6）瘀血内阻型 症见面色灰滞，皮肤紧张光亮，有瘀血点或瘀斑，腹胀，腰痛，肉眼血尿或镜下血尿不消失，舌质紫黯或有瘀血点。治宜活血化瘀。方用桃红四物汤化裁：桃仁、红花、熟地黄、山茱萸、丹参、泽泻、山药、当归、川芎、赤芍、三棱、莪术、益母草。

（7）脾肾不振型 症见神疲乏力，纳差，舌淡脉细弱。治宜温补脾肾。方用二仙汤化裁：生黄芪、仙茅、淫羊藿、菟丝子、补骨脂、锁阳、五味子。

每日 1 剂，水煎服。临床观察：韦俊用上方辨证治疗小儿肾病综合征 85 例，完全缓解（临床症状、体征消失，尿蛋白消失，血清蛋白、胆固醇正常，肾功能正常）74 例（87.5%），基本缓解（临床症状、体征消失，尿蛋白消失，血清蛋白、胆固醇接近正常）11 例（12.5%）。[①]

9. 贸显庭分 3 型

（1）脾阳虚型 方用五苓散加党参、黄芪、丹参、益母草等。

（2）肾阳虚型 方用真武汤加杜仲、黄芪、丹参、益母草等。

（3）阴虚阳亢型 方用知柏地黄汤加减。适用于经激素治疗后出现的阴虚阳亢症。

每日 1 剂，水煎至 200～300 毫升，分 2～3 次饭前温服。临床观察：贸显庭用上方辨证治疗小儿肾病综合征 13 例，显效（症状解除，尿蛋白消失）10 例，有效（症状部分解除，尿蛋白减少）1 例，无效（症状未改善，尿蛋白未减少）2 例。13 例中，对其中 10 例进行了 1～4 年随访，其中有 2 例复发。[②]

经 验 方

1. 固本通络方 仙茅 15 克、山茱萸 15 克、炒白术 15 克、茯苓 15 克、鸡血藤 15 克、桑螵蛸 20 克、淫羊藿 20 克、黄芪 30 克、熟地黄 30 克、红花

10 克、蝉蜕 10 克。由本院煎药房，分 2 次水煎，共取汁 300 毫升，分早晚 2 次温服；配合水蛭粉 2～3 克，每日 1 次冲服；疗程 3 个月。张全乐等选取 120 例辨证为肾络瘀阻型难治性肾病综合征（RNS）患者，随机分为治疗组和对照组各 60 例。对照组予公认的激素联合环磷酰胺治疗，治疗组在对照组基础上加用固本通络方，连续治疗 3 个月，疗程 3 个月，追踪随访评估 6 个月。观察期间除病情变化和出现药物不良反应外，不再服用其他对本病有影响的药物。观察两组总有效率、复发率和实验室指标等。结果发现，治疗组、对照组总有效率分别为 93.33%、80.00%，复发率分别为 3.33%、13.33%，不良反应发生率分别为 21.67%、40.00%，差异均有统计学意义（均 $P < 0.05$）；治疗组在改善中医临床症状、降低中医证候积分、提升 ALB、降低 24 小时尿蛋白定量、TC 及 TG 等方面优于对照组（$P < 0.05$）；治疗组、对照组均能稳定血 BUN、Scr、UA 水平，两组差异无统计学意义（$P > 0.05$）。[③]

2. 加味胃苓汤 生白术 15 克、茯苓 15 克、苍术 10 克、厚朴 10 克、猪苓 10 克、桑白皮 10 克、陈皮 10 克、大腹皮 10 克、丹参 10 克、川芎 10 克、桂枝 10 克、黄芪 30 克、黄芩 10 克、泽泻 10 克。随症加减：气促痰多，可加葶苈子 10 克。煎药机浓煎成 400 毫升（由广州市中医院煎药室代煎），分 2 次温服。赵威等将 70 例湿热型原发性肾病综合征水肿期患者随机分为治疗组 40 例和对照组 30 例。治疗组失访 4 例，对照组失访 5 例，实际选取病例为治疗组 36 例、对照组 25 例。两组均予常规西医治疗，治疗组加用加味胃苓汤，疗程均为 4 周。观察两组治疗前后临床症状积分、生化指标、利尿效果及炎症因子超敏 C 反应蛋白（HSCRP）、白细胞介素-18（IL-18）、白细胞介素-1β（IL-1β）等的变化情况。结果：治疗组总有效率 88.89%，对照组 80.00%，治疗组疗效有优于对照组趋势，但两组比较差异无统计学意义（$P > 0.05$）；治疗后，

① 韦俊.中西医结合治疗小儿肾病综合征 85 例[J].陕西中医,1989,10(10)：437-439.
② 贸显庭.中药治疗小儿肾病综合征 13 例[J].湖南中医杂志,1988(1)：44.
③ 张全乐,等.固本通络法治疗肾络瘀阻型难治性肾病综合征的临床研究[J].中华中医药学刊,2015,33(7)：1664-1667.

两组的血肌酐水平较治疗前略有好转,但差异无统计学意义($P>0.05$);两组的血清白蛋白均显著升高,24小时尿蛋白定量显著降低,差异有统计学意义($P<0.05$),且治疗组的改善优于对照组,差异有统计学意义($P<0.05$);治疗后,两组的血脂指标总胆固醇均降至正常水平,与治疗前比较差异均有统计学意义($P<0.05$),但两组治疗后比较差异无统计学意义($P>0.05$);治疗后,两组的HSCRP、IL-18、IL-1β均显著降低,与治疗前比较差异均有统计学意义($P<0.05$),且治疗组的降低作用优于对照组,差异有统计学意义($P<0.05$);治疗组的全身水肿消退时间为(9.8 ± 2.7)天,对照组为(11.9 ± 3.7)天,治疗组的利尿效果优于对照组,两组比较差异有统计学意义($P<0.05$)。①

3. 加味二仙汤　仙茅15克、肉苁蓉15克、熟地黄15克、山药15克、白术15克、淫羊藿10克、蝉蜕10克、山茱萸12克、地龙12克。随症加减:水肿明显者,加猪苓15克、白茅根20克、车前子30克;体虚乏力明显者,加生黄芪15～60克、茯苓15克、黄精20克;腰酸困痛者,加桑寄生15克、续断15克、狗脊15克。每日1剂,浓煎取200毫升,分早晚2次温服。王伟荣等将61例肾病综合征患者随机分为两组。对照组30例给予西药泼尼松联合环磷酰胺常规治疗;治疗组31例在对照组治疗基础上加服加味二仙汤。结果发现,治疗组总有效率83.9%,明显高于对照组的66.7%;治疗组治疗后较对照组更能显著降低24小时尿蛋白定量、尿素氮水平,提高血浆白蛋白水平。②

4. 参芪地黄汤　党参15克、山药15克、山茱萸15克、茯苓15克、黄芪15～30克、熟地黄10～20克、泽泻12克、牡丹皮10～30克。随症加减:激素足量治疗阶段加知母、黄柏、生甘草等,减量阶段以基本方为主,维持阶段加用菟丝子、淫羊藿、补骨脂等。每日1剂,水煎服,早晚分服,服至停用激素

后1～2个月。胡洪贞等将40例原发性肾病综合征患者随机分为两组。治疗组22例在常规激素治疗的基础上,根据激素应用的不同阶段,辅以参芪地黄汤加减治疗;对照组18例常规激素治疗,治疗8周后进行疗效评价。结果:治疗组完全缓解12例,基本缓解7例,有效1例,无效2例,总有效率90.9%;对照组完全缓解6例,基本缓解3例,有效1例,无效8例,总有效率55.6%。两组总有效率比较有显著性差异($P<0.05$)。治疗组出现不良反应轻度4例,重度3例,总发生率31.8%;对照组出现不良反应轻度4例,重度10例,总发生率77.8%,两组不良反应总发生率比较有显著性差异($P<0.05$)。治疗后治疗组总有效率及不良反应发生率与对照组比较均有显著性差异(均$P<0.05$)。③

5. 小柴胡汤加味　柴胡10克、黄芩10克、法半夏10克、茜草10克、党参15克、炒白术15克、猪苓15克、茯苓30克、白花蛇舌草30克、生黄芪30克、白茅根30克、益母草20克、炙水蛭3克、炙甘草3克。每日1剂,水煎2次,每次150毫升。夏建华将100例原发性肾病综合征患者随机分为治疗组60例和对照组40例。治疗组采用小柴胡汤加味治疗,如原服用激素则继续服用并逐渐减量直至停服,如未服用激素以纯中药治疗。对照组采用西药激素加双嘧达莫治疗。观察两组症状体征、24小时尿蛋白定量、血浆白蛋白、肌酐、总胆固醇等生化指标的变化。治疗组24小时尿蛋白定量明显减少、总胆固醇降低、血浆白蛋白升高,经统计学处理与对照组比较有显著性差异($P<0.01$)。④

6. 健脾补肾固精汤　党参、黄芪、白术、芡实、金樱子、菟丝子、龟甲胶、鹿角胶、车前子、丹参、益母草、半枝莲、白花蛇舌草。随症加减:阴虚火旺者,去鹿角胶,加知母、黄柏;阳虚者,去龟甲胶,加制附子、桂枝;水肿者,加云茯苓、泽泻、大腹皮;尿蛋白难以转阴者,加冬虫夏草、山茱萸。每日1剂,加水煎2次,取汁400毫升,混匀分2～3次温服。于德凯等

① 赵威,等.加味胃苓汤治疗湿热型原发性肾病综合征水肿期疗效及其对炎症因子的影响[J].广州中医药大学学报,2014,31(1):28-31.
② 王伟荣,等.中西药合用治疗难治性肾病综合征31例临床观察[J].江苏中医,2014,46(3):46-47.
③ 胡洪贞,等.参芪地黄汤加减辅助治疗肾病综合征临床观察[J].山东中医杂志,2010,29(4):243-244.
④ 夏建华.小柴胡汤加味治疗原发性肾病综合征60例[J].山东中医杂志,2010,29(3):159-160.

在应用西药治疗的同时配用口服健脾补肾固精汤加减治疗肾病综合征65例,完全缓解54例(83%),部分缓解8例(12.3%),未缓解3例(4.7%)。①

7. 宁肾颗粒　黄芪30克、仙茅10克、淫羊藿10克、生地黄10克、萆薢10克、金樱子10克、覆盆子10克、白花蛇舌草15克、益母草15克。采用免煎颗粒。3～7岁每日0.5剂,8～14岁每日1剂,分2次水冲服。赵林等将符合诊断标准的难治性原发性肾病综合征48例,随机分为对照组23例和治疗组25例。对照组按照标准方案服用激素。治疗组激素疗法同对照组,同时服用宁肾颗粒。两组均给予低盐、低脂、高优质蛋白饮食,治疗12周后评定疗效。结果:治疗组完全缓解12例,部分缓解6例,未缓解7例,总有效率72.0%;对照组1例患儿因严重胃肠道反应退出观察,在结果统计时将其剔除,完全缓解10例,部分缓解5例,未缓解7例,总有效率68.2%。两组总有效率比较,差异无统计学意义(P>0.05)。对照组出现恶心、呕吐7例,白细胞降低1例,轻度肝功能损害2例,向心性肥胖6例,痤疮1例,其中6例经对症处理后缓解,1例因严重胃肠道反应退出观察;治疗组出现向心性肥胖5例,烦躁、失眠1例经对症处理后缓解。不良反应发生率对照组为77.3%(17/22),治疗组为24.0%(6/25),两组比较,差异有统计学意义(P<0.01)。②

8. 护肾活血方　黄芪15克、生地黄15克、山药15克、茯苓15克、芡实15克、女贞子15克、墨旱莲15克、白花蛇舌草15克、金银花15克、益母草15克、山茱萸10克、茜草10克、藕节10克、三七粉(冲服)3克。随症加减:气虚者,去白花蛇舌草、金银花,加太子参15克、白术10克;阴虚者,加麦冬15克、枸杞子10克、五味子10克;外感风热或风湿热毒甚者,去黄芪、山茱萸,加板蓝根15克、牡丹皮10克、连翘10克、防风10克;血尿明显者,加大蓟15克、小蓟15克、白茅根15克、蒲

黄10克;水肿甚者,加车前子15克、滑石15克、泽泻10克。4碗水煎至250毫升,每日1剂。杨进等将45例原发性肾病综合征患者随机分为治疗组23例和对照组22例。对照组常规用糖皮质激素等抗免疫抗炎药并对症治疗。治疗组在对照组治疗基础上加用护肾活血方,每日1剂,30天为1个疗程,连用2个疗程,激素减量至随访6个月观察其疗效。结果发现,治疗组总有效率高于对照组。说明护肾活血方配合西药治疗原发性肾病综合征疗效优于单纯西医组。③

9. 小四五汤　黄芪15克、党参15克、白芍15克、丹参15克、泽泻15克、猪苓15克、柴胡10克、当归10克、黄芩10克、法半夏10克、川芎10克、桂枝10克、白术10克、生地黄20克、炙甘草6克。温广毅等将36例原发性NS患者随机分为治疗组19例和对照组17例。两组均给予利尿剂、激素、洛丁新和免疫抑制剂等,治疗组加用小四五汤。观察各组治疗前后腹围、水肿等临床指标和尿蛋白定性、24小时尿蛋白定量、血尿素氮、肌酐、血清白蛋白、甘油三酯等实验室指标变化情况。结果发现,治疗组临床疗效优于对照组,血尿素氮无明显差异,肌酐、甘油三酯、24小时尿蛋白定量的降低和血清白蛋白的升高优于对照组(P<0.05或P<0.01)。④

10. 加味玉屏风散　黄芪30～45克、白术10克、防风6克、山药15克、芡实15克、金樱子15克、益智仁15克、补骨脂15克、砂仁(后下)3克、甘草3克。每日1剂,水煎2次,合并药液750毫升左右,分3次口服。同时口服强的松,每日1.5～2.0毫克/千克,分3次服。潘文学用上方治疗101例小儿肾病综合征,显效(尿蛋白1周内转阴,水肿渐消)68例,有效(尿蛋白2～3周转阴)27例,无效(尿蛋白3周内未转阴)6例。显效率67.33%,总有效率94.06%。⑤

11. 肾康胶囊　山药20克、茯苓200克、泽泻

① 于德凯,等.中西医结合治疗肾病综合征65例临床疗效观察[J].中国中医基础医学杂志,2009,15(9):714.
② 赵林,李安源,等.宁肾颗粒治疗小儿难治性原发性肾病综合征疗效观察[J].中国中西医结合杂志,2009,29(8):758-760.
③ 杨进,等.护肾活血方治疗原发性肾病综合征临床观察[J].中华中医药学刊,2007,25(2):239-240.
④ 温广毅,等.中西医结合治疗原发性肾病综合征临床研究[J].江苏中医药,2005,26(2):16-18.
⑤ 潘文学.中西药联用治疗小儿肾病综合征[J].江苏中医,1999,20(6):39.

100 克、黄芪 300 克、黄狗脊 60 克、蛇床子 60 克、肾炎草 500 克、甘草 60 克。制备山药等粉碎后过100 目筛，备用；蛇床子、泽泻等粗粉装蒸馏瓶内，按减压蒸馏法收集蒸馏液，两次精馏得精馏液约50 毫升，备用；其余药材及蒸馏过的药渣加水煎煮 3 次，每次分别 2、2、1 小时，过滤，合并滤液后浓缩至稠膏状，加 95% 乙醇沉淀，滤液回收乙醇，药液浓缩，烘干得浸膏粉；用山药粉吸附精馏液后，与生大黄粉、浸膏粉充分混匀，过 80 目筛，分装胶囊内，每粒 0.4 克，口服，每次 4～6 粒，每日 3次。吴锡信等用上方治疗肾病综合征患者 20 例，结果能显著消除肾病综合征的水肿，减轻蛋白尿，从而提高血清总蛋白、白蛋白水平。使用过程中，无不良反应。[1]

12. 肾宁汤　巴豆 3～5 粒（经特别炮制成粉后用温开水冲服，不入汤药），干姜 12 克、制附子 5 克、肉桂 5 克、柴胡 3 克、山楂 50 克、丹参 15 克、益母草10 克、葫芦巴 3 克。隔日或隔 2 日 1 剂，水煎服。7剂为 1 个疗程，视病情用药 3～5 个疗程。赵玉洁等用上方治疗 56 例 NS 患儿完全缓解 41 例，基本缓解 8 例，部分缓解 7 例，总有效率 100%。共有 9例复发，其中 6 例为频复发，3 例为偶发，复发率16.1%，频复发率 10.7%，均明显低于文献报道。[2]

13. 肾病方　黄芪 15 克、党参 15 克、茯苓 15克、白花蛇舌草 15 克、益母草 15 克、白术 9 克、泽泻 9 克、淫羊藿 10 克、雷公藤 10 克、制附子 6 克、干姜 3 克。随症加减：阳虚肿甚尿少者，加抽葫芦15 克、车前子 15 克、肉桂 5 克；尿蛋白重者，加山药 15 克、萆薢 15 克、芡实 30 克，或重用黄芪、白术；尿红细胞增多者，加白茅根 30 克、地榆 15 克、丹参 15 克；阴虚阳亢者，去干姜、制附子，加黄柏 9克、熟地黄 15 克、生石决明 15 克；常感冒者，加玉屏风散；有感染者，酌加清热解毒药或滋阴清热药。每日 1 剂，水煎服。赵小平采用中西医结合疗法治疗小儿肾病综合征 87 例，同时设单用西药

治疗 45 例作对比观察。西药疗法：① 激素治疗：强的松 0.9～1.3 毫克/（千克·天），早晨 1 次顿服，好转用量减少；② 免疫抑制剂：环磷酰胺2.5～3 毫克/（千克·天），以 5% 葡萄糖 200 毫升稀释后晨起静脉滴注，隔日 1 次，连用 8～12 周，累积总量低于 100～150 毫克/千克；③ 对症治疗：浮肿可用双氢克尿噻、氨苯喋啶；高血压可用心痛定或疏甲丙脯酸；有感染时酌情选用抗生素；及时纠正电解质及酸碱失衡；其他可服用潘生丁、维生素 C 等。中西医结合组在上述西医治疗的同时，加用自拟肾病方。疗程均为 1.5～3 个月。结果：中西医结合组完全缓解 68 例，部分缓解 17 例，无效2 例，完全缓解率 78.2%，总有效率 97.7%；西药对照组完全缓解 14 例，部分缓解 21 例，无效 10 例，完全缓解率 31.1%，总有效率 77.8%。完全缓解率及总有效率两组比较均有显著性差异（$P <$0.01）。提示中西医结合治疗组疗效明显优于单用西药对照组。[3]

14. 大补阴汤　黄柏、知母、生地黄、女贞子、墨旱莲、炙龟甲。随症加减：脾气不足者，加太子参、白术、茯苓、炙甘草、山药等；卫外不固者，加生黄芪、防风、甘草、煅牡蛎、煅龙骨等；阴虚阳亢者，加枸杞子、菊花、炙鳖甲、生牡蛎等；心相火旺者，加竹叶、木通、川连、甘草梢等；瘀血内阻者，加丹参、益母草、水蛭等；复感风热者，加金银花、连翘、豆豉、栀子等。马慧筠用上方加减治疗 50 例小儿难治性肾病综合征，显效 9 例，有效 32 例，无效 9 例。总有效率 82%。[4]

15. 大黄合剂　生大黄 15～30 克、槐实 15～30 克、牡蛎 30 克、黄柏 10 克、细辛 3 克。每日 1剂，水煎 2 次，每次加水 300～500 毫升，煎至 150～250 毫升，待药液降温至 37℃～38℃ 时，缓缓灌入直肠内。插管深度为 10～15 厘米，保留灌肠 30～60 分钟，每日 2 次。使每日大便保持 3～4 次，7～14 日为 1 个疗程；在疾病恢复期胃肠道能耐受时，以党参、黄芪、当归、丹参、赤芍、益母草、石韦、泽

① 吴锡信，等.肾康胶囊的研制及治疗肾病综合征的疗效观察[J].中药材,1998,21(3)：161-162.
② 赵玉洁，等.肾宁汤治疗小儿肾病综合征[J].山东中医杂志,1998,17(6)：258.
③ 赵小平.中西医结合治疗小儿肾病综合征 87 例[J].山西中医,1998,14(2)：25-26.
④ 马慧筠.50 例小儿难治性肾病综合征临床观察[J].上海中医药杂志,1994(4)：12-13.

兰、山药、山茱萸、何首乌、淫羊藿、熟地黄、枸杞子、阿胶、龟甲胶等水煎服。刘广才等用上方治疗小儿急性肾功能衰竭48例，显效31例，有效10例，无效7例。有效率85.4%。①

16. **柴苓汤** 柴胡7克、泽泻5克、半夏5克、黄芩3克、苍术3克、大枣3克、猪苓3克、人参3克、茯苓3克、甘草2克、桂皮2克、生姜1克。水煎成40毫升，成人10毫升/次，每日2次。15岁以下5毫升/次，每日2次，24周为1个疗程。卢德新用上方治疗26例肾病综合征，服药24周后复查观察指标，按部分缓解以上作为有效，总有效率76.9%。②

17. **肾炎丸** 黄芪10克、白术10克、丹参10克、墨旱莲10克、白花蛇舌草10克、防风5克。每日1剂，制成丸药口服，疗程6个月。蒋百康等用上方治疗34例小儿频繁复发型肾病综合征，治疗后随访23~72个月，未再复发者19例，复发次数减少者13例，无效2例；平均每人每年复发次数由治前(1.74±1.02)次降为(0.33±0.29)次，治疗前后比较有显著性差异(P<0.001)。③

18. **脾虚基本方** 太子参9~12克、茯苓9~12克、白术6~9克、陈皮6~9克、鸡内金6克。随症加减：肺虚者，加生黄芪12~15克、防风3~6克；肾虚者，加生地黄6~9克、山药6~9克、女贞子6~9克、墨旱莲6~9克；阴虚阳亢者，加知母3~6克、牡丹皮6~9克、白茅根15~20克。每日1剂，水煎服。肖淑琴等以健脾益气为主治疗小儿肾病综合征74例。结果：有缓解者55例(74.3%)，部分缓解者15例(20.3%)，未缓解者4例(5.4%)。治疗后随访30例，2~7年无复发28例。④

单 方

1. **复方黄芪液** 组成：黄芪、杜仲、首乌。用法用量：每日各0.2克/千克，水煎至40毫升，早晚各服20毫升。临床应用：姜兴华等采用强的松与复方黄芪液合用治疗19例肾病综合征，于同期19例常规治疗比较，治疗前后各期肌酐、甘油三酯变化无差异(P>0.05)，其余各项指标分析在治疗后2~6个月两组间比较有显著差异(P<0.05)。两组患儿症状、体征均有改善，但无明显差别。复方黄芪液与强的松合用可以使患儿血浆皮质醇恢复正常，治疗后2个月可达治疗前水平，治疗后6个月可达正常水平。以上组方在激素减至维持量时可保持血浆皮质醇的血浓度不至于继续下降，减轻病情反跳及激素撤减综合征。其复发率明显低于对照组。⑤

2. **小叶石韦** 组成：小叶石韦30克。制备方法：水煎。用法用量：代茶饮，每日服2~4次。临床应用：张淑兰用上方治疗2例肾病综合征，均未复发。⑥

中 成 药

1. **槐杞黄颗粒** 组成：槐耳菌质、枸杞子、黄精(启东盖天力药业有限公司制作)。功效：益气养阴。用法用量：患儿<3岁，每日0.5包，每日1次；患儿≥3岁，每日1包，分1~2次口服；患儿>12岁，每日2包，分2次口服。临床应用：钱古柃等选取112例，初次治疗的肾病综合征患儿且对糖皮质激素敏感，随机分为两组，在基本条件相似的条件下，对照组58例仅予激素治疗，治疗组54例加用槐杞黄颗粒。观察两组患儿蛋白转阴时间，复发及复发的次数，以及呼吸道感染的次数。结果发现，尿蛋白转阴治疗组在5~22天，平均12.6天；对照组在5~24天，平均14.1天。经1年时间的随访，治疗组复发9例，占16.67%；对照组复发20例，占34.48%，两组间存在显著性差异(P<0.05)。治疗组38例反复呼吸道感染

① 刘广才，等.大黄合剂灌肠治疗小儿急性肾功能衰竭48例[J].中医杂志，1993，34(4)：237-238.
② 卢德新.柴苓汤治疗肾病综合征26例分析[J].山西中医，1993(3)：26.
③ 蒋百康，等.中西医结合治疗小儿频繁复发型肾病综合征34例[J].中国中西医结合杂志，1992，12(12)：754-755.
④ 肖淑琴，等.中医治疗74例小儿肾病综合征[J].中医杂志，1991(3)：33-34.
⑤ 姜兴华，等.复方黄芪液与强地松治疗肾病综合征的临床观察[J].中国中药杂志，2001，26(9)：643-645.
⑥ 张淑兰.小叶石韦治愈肾病综合征2例[J].山东中医杂志，1994，13(9)：410.

患儿中,32 例呼吸道感染明显减少,减少幅度为 84.21%;对照组 40 例反复呼吸道感染的患儿中,减少的有 19 例,减少幅度为 47.50%,两组间存在显著性差异($P<0.01$),复发患儿均与感染相关。①

2. 肾气丸　组成:干地黄、山药、山茱萸、泽泻、牡丹皮、茯苓、制附子、肉桂(胡庆余堂制药厂生产)。用法用量:每日 6 克,每日 2 次。临床应用:姚连初选取 63 例原发性肾病综合征患者,分中西结合组和西药对照组临床治疗。西药对照组单纯予糖皮质激素治疗。中西结合组予糖皮质激素加肾气丸治疗。结果发现,中西医结合组用药 24 小时后外周血糖皮质激素受体水平明显高于西药对照组,这与提高糖皮质激素对肾病综合征疗效的机理有关。②

3. 调激宁冲剂　组成:生地黄、知母、泽泻、山茱萸、淮山药、淫羊藿、益母草、牡蛎、白花蛇舌草等。每袋含生药 15 克,西苑医院药厂生产。用法用量:<5 岁,1.5 袋/次;5~9 岁,2 袋/次;>9 岁,3 袋/次。每日 3 次,开水冲服。临床应用:李荣辉等选择 60 例住院患儿,随机分为两组,治疗组 30 例用调激宁冲剂配合激素,对照组 30 例单用激素,两组观察疗程均为 8 周。观察治疗前后尿蛋白、血清白蛋白、总胆固醇、血小板及血压的变化。结果发现,治疗组总有效率、完全效应率明显高于对照组($P<0.01$),尿蛋白转阴时间明显缩短($P<0.05$)。与对照组比较,在降低血脂、血小板、预防高血压方面亦优于对照组($P<0.01$)。③

4. 桂枝茯苓丸、六味地黄丸、柴苓汤　临床应用:黄俊山以 10 例小儿特发性肾病综合征患者为治疗对象,在选方用药时,继续参考传统的望诊、腹诊,对于 TAT(凝血酶抗凝血酶复合物)较高者给予桂枝茯苓丸,T 细胞亚群 CD_4 较低者给予六味地黄丸,TAT 和 CD_4 均正常者给予柴苓汤。结果显示,辨证结合 TAT 和 CD_4 值选用处方治疗的患者复发率降低,但在治疗过程中,有的病例出现了 TAT 及 CD_4 值的变化。因此认为,以 TAT 和 CD_4 为指标选用处方是否适当,有必要进行多种途径的探索。④

预 防 用 药

黄芪颗粒　组成:主要成分黄芪,含有黄芪多甙、黄芪多糖、氨基酸及多种微量元素。功效:补气升阳,益卫固表,利水消肿。临床应用:陈师群等应用黄芪颗粒治疗肾病综合征患儿 45 例,与 47 例对照组比较,取得较满意疗效。8 周内缓解率,治疗组与对照组分别为 91.1%、89.4%,差异无统计学意义($P>0.05$)。治疗组发生感染 14 例,感染发生率为 31.1%,显著低于对照组的 59.6%,差异有统计学意义($P<0.01$)。两组感染种类均以呼吸道感染为主,其他依次为泌尿道、消化道、皮肤口腔感染等。治疗组因感染而复发者 9 例,复发率 20.0%,与对照组的 48.9% 比较,差异有统计学意义($P<0.05$)。6 个月治疗期间,治疗组 14 例患儿共发生 27 例次感染,对照组 28 例发生 82 例次感染,其中每例患儿感染次数≥5 次以上者治疗组与对照组分别为 0 例、5 例,3~5 次者(包括 3 次)分别为 4 例、13 例,<3 次者均为 10 例,治疗组反复感染率(6 个月感染发生≥3 次者)为 28.8%,对照组为 64.3%,治疗组明显低于对照组,两组差异有统计学意义($P<0.05$)。⑤

① 钱古柃,赵镭,等.槐杞黄颗粒辅助治疗儿童肾病综合征的疗效观察[J].中草药,2014,45(16):2375-2377.
② 姚连初.肾气丸对原发肾病综合征患者外周血糖皮质激素水平的影响[J].中成药,2000,22(10):704-705.
③ 李荣辉,等.调激宁冲剂配合激素治疗小儿原发性肾病综合征临床观察[J].中国中西医结合杂志,2000,20(2):102-104.
④ 黄俊山.小儿特发性肾病综合征依据 TAT、CD_4 值选择处方[J].国外医学中医中药分册,1998,20(3):30.
⑤ 陈师群,陈静.黄芪颗粒预防儿童肾病综合征感染的临床观察[J].中国中西医结合杂志,2008,28(5):467-469.

尿 路 感 染

概　述

泌尿道感染又称尿路感染，是小儿泌尿系统常见病之一。尿路感染在临床上可分为症状型和无症状型（无症状性细菌尿）两类；按感染部位可分为下尿路感染（膀胱炎和尿道炎）和上尿路感染（肾盂炎和肾盂肾炎）。

本病属中医"淋证"范畴，以热淋居多。汉代张仲景在《金匮要略·五脏风寒积聚病脉证并治》中称其为"淋秘"，将其病机归为"热在下焦"，并在《金匮要略·消渴小便不利淋病脉证并治》中对本病的症状作了描述："淋之为病，小便如粟状，小腹弦急，痛引脐中。"说明淋证是以小便淋沥不爽、尿道刺痛为主症。《小儿卫生总微论方·五淋论》云："小便有滴沥者，有不通者，由小肠与膀胱有热，二经具主水，水入小肠，传于膀胱，循水道出而小便也，热气乘之，则水耗少而引涩，故滴沥而下也。"尿路感染在急性期主要是湿热之邪蕴结下焦所致，慢性期主要是"肾虚而膀胱有热"所致。部分小儿有尿路异常、畸形，尿液不能顺利排出体外，潴留在体内，致使脏腑功能失调，气化失司，不能化气行水，尿路失畅。

辨 证 施 治

1. 刘晓静分6型

（1）膀胱湿热型　治宜清热利湿通淋。方用八正散加减：萹蓄10克、瞿麦10克、栀子10克、大黄10克、车前子10克、六一散10克、生地榆10克、石韦10克、冬葵子10克、台乌药10克、黄柏10克、知母10克。随症加减：发热恶寒者，加柴胡10克、黄芩10克；胸闷纳呆，头重肢麻者，加佩兰10克、藿香10克、厚朴10克等；尿血者，加茜草10克、白茅根10克；溲浑者，加萆薢10克、石菖蒲10克等。

（2）肝胆郁热型　治宜清利肝胆、解毒通淋。方用龙胆泻肝汤合小柴胡汤加减：白茅根30克、龙胆草15克、土茯苓15克、冬葵子15克、车前子15克、泽泻10克、柴胡10克、黄芩10克、栀子10克、生地黄10克、生地榆10克、败酱草10克、石韦10克。随症加减：尿血者，加二蓟各10克；寒热重者，应重用柴胡10克、黄芩10克，加用金银花藤10克。

（3）热伤肾络型　治宜清热通淋、凉血止血。方用小蓟饮子合导赤散加减：白茅根30克、车前草15克、小蓟10克、生地黄10克、藕节10克、炒蒲黄10克、生栀子10克、滑石10克、生草梢10克、竹叶10克、生地榆10克、台乌药10克。

（4）肝肾阴虚、湿热留恋型　治宜滋阴清热、利湿通淋。方用知柏地黄汤合二至丸加减：车前子15克、知母10克、黄柏10克、生地黄10克、牡丹皮10克、茯苓10克、泽泻10克、山茱萸10克、山药10克、女贞子10克、墨旱莲10克、生地榆10克。随症加减：小腹胀痛者，加香附10克、台乌药10克、青皮10克、川楝子10克。

（5）气阴两虚型　治宜益气养阴、清热利湿。方用麦门冬汤加减：黄芪30克、车前草15克、蒲公英15克、党参10克、生地黄10克、白芍10克、知母10克、麦冬10克、地肤子10克、女贞子10克、萆薢10克。

（6）脾肾两虚、湿邪留恋型　治宜益肾健脾利湿。方用无比山药丸加减：车前子、淮山药、茯苓、泽泻、菟丝子、杜仲、山茱萸、干地黄、巴戟天、五味子、怀牛膝。

临床观察：刘晓静用上方辨证治疗复发性尿路感染53例，完全治愈29例，好转20例，无效4例。总有效率92.4%。[①]

2. 陈汉华分5型

（1）膀胱湿热型　治宜清热利湿。方用八正散加减。随症加减：若小便赤涩，尿道灼热刺痛，口渴烦躁，为心经热盛移于小肠，可用导赤散加减以清心火、利小便。

（2）肝胆郁热型　治宜泻火解毒、清利肝胆。方用龙胆泻肝汤加减。随症加减：发热恶寒者，加葛根、连翘、金银花解肌退热；腹满便溏者，去大黄，加大腹皮、薏苡仁；恶心呕吐者，加竹茹、佩兰降逆止呕。

（3）三焦湿困型　治宜清热利湿。方用三仁汤加减。

（4）脾肾气虚型　治宜健脾补肾，佐以渗湿。方用缩泉丸加减。随症加减：夜尿增多者，加桑螵蛸、覆盆子、金樱子。

（5）肾阴亏损型　治宜滋阴补肾。方用知柏地黄丸加减。随症加减：若仍有尿急、尿痛、尿赤者，加黄连、淡竹叶、灯心草、瞿麦以清心火、利湿热；低热者，加白薇、地骨皮以退热除蒸。

湿热留恋不去的治疗一般较难掌握，滋阴之品容易滞湿留邪，清利之品又易耗伤阴液，在临床应用时，本病若缠绵日久，损伤正气，往往形成虚实夹杂之复杂证候，此时要分清虚实之孰多孰少，或以补为主，或以清为主，或攻补兼施。[②]

3. 罗守祥分5型

（1）湿热蕴结、郁久成毒型　症见小便频急，尿涩灼痛或刺痛，身热汗出，口渴欲饮，腰痛或尿血，舌质红苔薄黄，脉滑数。治宜清热解毒、利尿通淋。方用八正散加减：滑石、金钱草、冬葵子、木通、瞿麦、萹蓄、车前子、石韦、蒲公英、金银花、连翘、土茯苓、栀子。随症加减：发热恶寒者，加柴胡、黄芩；脘闷纳呆，头重肢酸者，加佩兰、藿香、厚朴；尿血者，加茜草、白茅根、荠菜花、地榆；溲浑浊者，加萆薢、黄芪。

（2）邪犯少阳、热注下焦型　症见寒热往来，心烦欲呕，口苦不思食，腰酸困痛，尿频且急，淋涩刺痛，舌质红苔薄或薄黄，脉弦数。治宜和解少阳、清热通淋。方用柴苓汤加减：柴胡、茯苓、黄芩、连翘、车前草、猪苓、半夏、泽泻、金银花藤、金钱草、生甘草。随症加减：尿血者，加小蓟、白茅根、墨旱莲；寒热重者，应重用柴胡、金银花藤、黄芩，并可加青蒿、败酱草之类。

（3）肾阴不足、邪热留恋型　症见腰痛隐隐，头晕耳鸣，五心烦热，盗汗不寐，尿频且急，淋漓不尽，舌质淡苔薄白，脉细数。治宜滋阴补肾、清热解毒。方用知柏地黄汤加减：知母、黄柏、野菊花、生地黄、牡丹皮、山茱萸、泽泻、茯苓、萆薢、续断、女贞子、杜仲。随症加减：小腹胀痛者，加香附、乌药、青皮。

（4）气阴两虚、湿热未尽型　症见心悸气短，倦怠乏力，腰胀酸痛，头晕耳鸣，口干欲饮，尿频涩痛，舌质红苔少，脉沉细。治宜益气养阴、清热利湿。方用宣阳济阴汤加减：党参、黄芪、生地黄、白芍、知母、麦冬、地肤子、女贞子、车前草、蒲公英、萆薢。

（5）脾肾两虚型　症见气短倦怠，食少便溏，面足浮肿，腰痛怯冷，尿频不畅，尿后余沥，遇劳则发，舌质淡苔薄白，脉沉细无力。治宜健脾补肾。方用菟丝子汤加减：菟丝子、狗脊、杜仲、补骨脂、续断、黄芪、莲子、淮山药、茯苓、萆薢。随症加减：湿热未尽者，可酌加车前草、黄柏、栀子、防己；排尿困难者，加桃仁、红花、金钱草等；尿失禁者（尤以长期留置导尿管或作膀胱镜检查术后所致），重用覆盆子、菟丝子、五味子等固涩药。

临床观察：罗守祥应用中药辨治尿路感染384例，疗效满意。治愈（临床症状体征消失，尿化验正常，连续3次以上检查均为阴性）231例，好转（症状体征消失，尿化验尚有少量红、白细胞或

---

① 刘晓静.辨证论治复发性尿路感染53例[J].陕西中医，2012,33(8)：1063 - 1064.
② 陈汉华.袁美凤治疗小儿尿路感染的临床经验[J].辽宁中医杂志，2009,36(11)：1847 - 1848.

蛋白)144 例,无效(治疗 1 个月,症状体征及尿化验均无好转)9 例。总有效率 97.66%。①

经 验 方

1. 柴苓汤加减 柴胡 10 克、黄芩 10 克、白术 10 克、桂枝 10 克、泽泻 10 克、法半夏 10 克、猪苓 30 克、党参 24 克、茯苓 15 克、炙甘草 6 克、生姜 3 片、大枣 5 枚。随症加减:尿频、尿急、尿痛明显者,加瞿麦 10 克、萹蓄 10 克;水肿者,加白茅根 15 克;尿检有红细胞者,加紫草 10 克、紫珠草 10 克、茜草 10 克;尿检有白细胞者,加蒲公英 12 克;排尿困难者,加滑石 20 克;其他酌情辨证加减。每日 1 剂,加水 500 毫升,煎取汁 300 毫升,分 2 次口服。程保智等将 62 例慢性尿路感染患者随机分为对照组 33 例和治疗组 29 例。对照组选择药敏抗生素,暂无药敏结果者予静滴左氧氟沙星,再根据培养结果更换药敏抗生素,连续用药 2 周,同时治疗并发症。治疗组在对照组基础上口服柴苓汤加减,均 14 天后评价疗效。结果:对照组治愈 10 例,有效 12 例,无效 11 例,总有效率 66.7%;治疗组治愈 18 例,有效 9 例,无效 2 例,总有效率 93.1%。两组比较,差异有显著性意义(P<0.05)。②

2. 加味地肤子汤 地肤子 20 克、瞿麦 20 克、生地黄 20 克、紫苏叶 15 克、桑白皮 15 克、萹蓄 15 克、车前子 15 克、黄柏 10 克、荆芥 10 克、金银花 30 克、地榆 30 克、甘草 3 克。随症加减:下腹部胀满明显者,加柴胡 30 克、牛膝 15 克;尿潜血明显者,加墨旱莲 15 克、琥珀 6 克;尿液中有脓细胞者,加苦参 12 克、土茯苓 15 克;白带量多者,加紫花地丁 15 克、薏苡仁 30 克;腰痛者,加续断 15 克、杜仲 15 克。每日 1 剂,水煎服。治疗期间忌辛辣和酒,避免劳累,多饮水,勤排尿。赵光智用上方治疗尿路感染 200 例,治愈(症状消失,尿常规正常,尿培养 3 次以上阴性,6 个月无复发)146

例,好转(症状减轻、尿菌好转)52 例,无效(症状未减轻,尿菌仍阳性)2 例。总有效率 99%。③

3. 自拟中药口服加外用 口服方:木通 6 克、车前子(包煎)6 克、萹蓄 6 克、瞿麦 6 克、柴胡 6 克、飞滑石(包煎)10 克、栀子 4 克、青蒿 5 克、制大黄 3 克、甘草 3 克。加水煎煮 2 次,各 20 分钟,煎至 100 毫升,每日 3 次口服,每次 30 毫升;外用方:大黄 10 克、黄柏 10 克、黄芩 10 克、龙胆草 10 克、蒲公英 12 克、金银花 12 克,加水煎煮 2 次,每次 1 000 毫升,分 3 次熏洗尿道口,每次 20 分钟。林伟将 43 例急性尿路感染患儿随机分为治疗组 23 例和对照组 20 例。治疗组予中药内服外用,对照组予头孢曲松钠静脉滴注。结果:治疗组显效 21 例,好转 2 例,总显效率 91.5%;对照组显效 18 例,好转 2 例,总显效率 90.0%。两组疗效经统计学处理,无显著性差异(P>0.05)。④

4. 柴苓汤 系小柴胡汤合五苓散组成。随症加减:背热、胁痛者,加青蒿 15 克、葛根 15 克;腰坠者,加鹿含草 15 克、功劳叶 15 克、肉桂 6 克;腰痛者,加狗脊 30 克、细辛 3 克;白细胞尿者,加白头翁 30 克、马齿苋 30 克;尿意不尽者,加六一散 10 克;小腹痛者,加红藤 30 克、败酱草 30 克、金银花 30 克、白花蛇舌草 30 克、蒲公英 15 克;尿涩痛者,加冬葵子 15 克、王不留行 15 克。常用于儿童或 45 岁以下中青年女性泌尿系感染者。⑤

5. 中药内服合外洗 内服方:黄芩 10 克、金银花 10 克、蒲公英 15 克、土茯苓 30 克、白茅根 30 克、白花蛇舌草 20 克、玉米须 20 克、凤尾草 20 克。剂量随年龄酌情增减。每日 1 剂,水煎 2 次,取药液 200 毫升,分 3 次口服。部分外阴瘙痒甚者另用舒乐宁(粤药制字 Z03020762,主要成分为苦参、地肤子、徐长卿、百部、白鲜皮、蛇床子等),每次 50 毫升,加温水 2 升稀释后外洗尿道口,每日 2 次。李兰铮用上法观察治疗 35 例尿路感染患儿,4 天后统计疗效。结果:治愈(尿路刺激征

① 罗守祥.中药治疗尿路感染 384 例[J].辽宁中医杂志,1997,24(12):554.
② 程保智,等.柴苓汤加减治疗女性慢性尿路感染 29 例疗效观察[J].新中医,2011,43(3):83.
③ 赵光智.加味地肤子汤治疗尿路感染[J].山西中医,2009,25(11):10.
④ 林伟.中药口服加外用治疗小儿急性尿路感染[J].山东中医杂志,2009,28(1):31.
⑤ 张丽芬,等.黄文政教授治疗慢性尿路感染经验[J].北京中医药大学学报,2005,12(4):39-41.

消失,复查尿液常规正常)26例,有效(尿路刺激征明显减轻,复查尿液常规白细胞明显减少)9例。总有效率100%。[1]

6. 柴莲合剂　柴胡15克、石韦15克、白花蛇舌草15克、苦参15克、生地黄15克、半枝莲20克、猪苓10克、赤小豆10克、甘草梢5克。随症加减:尿涩痛明显者,加黄柏10克、车前子15克;腰痛者,加续断10克、怀牛膝15克;血尿明显者,加琥珀粉(冲)3克、大小蓟各20克;小腹坠胀者,加青皮10克、川楝子10克。每日1剂,水煎早晚2次分服。武志宏用上方治疗尿路感染106例,治愈81例,好转17例,无效8例。总有效率92.3%。服药最少4剂,最多30剂,平均服药8剂,多数患者服药5天后症状明显改善。[2]

7. 五味消毒饮　金银花、紫花地丁、紫背天葵、蒲公英、野菊花。随症加减:热重者,加柴胡;血尿者,加白茅根、大小蓟;尿频、尿急明显者,加车前子、细木通;气虚者,加生黄芪。每日1剂,每剂2煎,取药汁100～200毫升,多次分服,7天为1个疗程,一般治疗不少于2个疗程。刘朝臣用上方加减治疗37例小儿急性尿路感染,痊愈26例(70.3%),好转9例(24.3%),无效2例(5.4%)。总有效率94.6%。[3]

8. 通淋排石合剂　三棱10克、莪术10克、皂角刺10克、石韦10克、滑石10克、青皮10克、陈皮10克、金钱草15克、海金砂15克。每日1剂,水煎150毫升左右,分2次口服。孙彪等运用快速输液后利尿加中药通淋排石合剂、抗感染等中西医结合治疗感染性尿路结石66例,3个疗程(21天)后,甲组(常规抗生素加用通淋排石合剂组)35例中治愈5例,好转8例,无效22例,总有效率37.1%;乙组(甲组基础上抗生素中加入平衡液复方林格氏乳酸钠注射液)31例中治愈8例,好转21例,无效2例,总有效率93.5%。两组比较有显著性差异(P<0.001)。[4]

9. 泌炎清解汤　黄柏15克、栀子15克、厚朴10克、萹蓄10克、瞿麦10克、生地黄20克、金钱草20克、紫花地丁30克、蒲公英30克、丹参30克、白花蛇舌草30克、车前草30克、白茅根30克。随症加减:发热者,加用柴胡注射液4毫升肌注;大便秘结者,加大黄。每日1剂,水煎服,每4小时服1次,每次150～200毫升。唐光钰用上方加减治疗160例尿路感染患者,全部治愈(临床症状及体征消失,尿检结果连续3周均正常)。在103例首发病例中,症状体征消除时间最短2天,最长6天,平均3.4天。复发病例57例中,症状体征消除时间最短4天,最长16天,平均8.2天。尿检转阴时间最短5天,最长38天,平均9天。[5]

10. 自拟尿疾灵方　黄芪20～30克、生地黄10～15克、石韦20克、白茅根20～40克、赤芍10克、益母草10克、金银花1～20克、小蓟1～20克、茯苓1～20克。随症加减:发冷发热明显者,加蒲公英20克、地丁10克、连翘10克;腰痛甚者,加牛膝10克、杜仲15克;尿色黄赤者,小蓟量加倍;乏力明显者,黄芪加至60克;反复发作,迁延不愈,加桃仁15克、红花15克。每日1剂,水煎服,5天为1个疗程。乔卓妮用上方加减治疗急慢性尿路感染62例,治愈55例,好转7例。总有效率100%。[6]

11. 复方猪鬃草煎剂　猪鬃草15～30克、金钱草15～30克、海金砂15～30克、滑石15克、牡丹皮根15～20克。随症加减:湿热较甚者,加黄芩、黄柏、野菊花等;红细胞多或肉眼血尿者,加白茅根、茜草根;肾阴虚者,加六味地黄丸;下元虚冷者,加金匮肾气丸。每日1剂,水煎,分2次服。用药天数为3～22天,平均12天。金庆丰等用上方治疗105例尿路感染患者,总有效

① 李兰铮.中药内服配合外洗治疗小儿尿路感染35例[J].新中医,2005,37(7):75.
② 武志宏.柴莲合剂治疗尿路感染106例[J].山东中医杂志,1995,14(2):63.
③ 刘朝臣.五味消毒饮治疗小儿急性尿路感染37例[J].四川中医,1995(8):47.
④ 孙彪,等.通淋排石合剂加利尿剂治疗尿路感染合并上尿路结石[J].中国中西医结合杂志,1995,15(5):310-311.
⑤ 唐光钰.泌炎清解汤治疗尿路感染160例[J].四川中医,1994(12):31.
⑥ 乔卓妮.自拟尿疾灵方治疗尿路感染62例[J].陕西中医,1992(10):436.

率 94.3%。①

12. 燥湿杀虫袋　雄黄 5 克、枯矾 7.5 克、黄柏 10 克、苦参 10 克。上药共为细末。取 10 厘米×15 厘米的两片消毒过的纱块，缝一袋，装入上药，再缝合袋口成长方形的扁平药袋。对经常患尿路感染的小儿，把上袋缝于其内裤的裆内正中，使之正好贴于前后二阴。2 日换 1 次。丁彦军用上法治疗小儿尿路感染 92 例（多为女孩），痊愈 75 例，好转 15 例，无效 2 例。总有效率 98%。疗程平均 3.5 天，最长 6 天。②

中 成 药

1. 尿感宁冲剂　组成：海金沙藤、连钱草、凤尾草等（杭州正大青春宝药业有限公司生产，ZZ - 2935 - 浙卫药准字［1996］第 027801 号）。用法用量：口服，3 岁以下半包/次，3 岁以上 1 包/次，每日 3 次。临床应用：史晓霞等将 52 例小儿尿路感染患儿随机分成两组，观察组 32 例服用上方，对照组 20 例常规西药抗感染口服。连服 7～10 天为 1 个疗程。结果：观察组显效 15 例，有效 17 例，总有效率 100%；对照组显效 12 例，有效 7 例，总有效率 100%。表明尿感宁冲剂治疗组与西药对照组两组疗效无显著性差异（$P > 0.05$）。③

2. 八正合剂　组成：萹蓄、瞿麦、车前子、大黄、滑石、木通、栀子、甘草等（陕西中医学院制药厂生产，批号：960825）。用法用量：成人每次 20 毫升，每日 3 次，连续服 3 天；儿童用量酌减。临床应用：邱贻欣等将入选病例 143 例尿路感染患者随机分为治疗组 97 例和对照组 46 例。对照组口服氟哌酸（国营江西南昌制厂生产，批号：96824），成人每次 0.2 克，每日 3 次，儿童酌减。治疗组予八正合剂治疗。结果：治疗组痊愈 76 例（78.35%），好转 18 例，无效 3 例，总有效率 96.91%；对照组痊愈 11 例（23.91%），好转 30 例，无效 5 例，总有效率 89.13%。经统计学处理，治疗组痊愈率与对照组相比有显著差异（$P < 0.01$），说明八正合剂治疗尿路感染效优。尿频、尿急、尿痛消失时间治疗组平均（26.25±8.53）小时，对照组平均（37.61±10.21）小时，说明治疗组临床症状消失时间明显优于对照组。④

①　金庆丰，等.复方猪鬃草煎剂治疗尿路感染 105 例［J］.上海中医药杂志，1992(6)：37.
②　丁彦军.外用燥湿杀虫袋治蛲虫、尿路感染［J］.四川中医，1992(11)：46.
③　史晓霞，等.尿感宁冲剂治疗小儿尿路感染 32 例［J］.浙江中医杂志，1998(5)：232.
④　邱贻欣，等.八正合剂治疗尿路感染 97 例［J］.陕西中医，1998，19(10)：448 - 449.

泌尿系统结石

概　述

泌尿系统结石，又叫泌尿结石或尿石症，是泌尿系的常见病。小儿泌尿系统结石是指发生在婴幼儿的肾、输尿管、膀胱等泌尿器官内的结石。1岁以下的孩子容易发生。由于女孩子的尿道比较短、宽，小结石容易排出，故膀胱及尿道结石大多发生在男孩子身上，肾结石及输尿管结石则没有性别差异。

疼痛是泌尿系结石病的主要症状，此外还有可能出现血尿、排出大小不等的结石、尿频、尿急、尿流中断、排尿困难等症状。泌尿系结石病患者的尿镜检有红细胞。尿路X线平片对诊断有重要意义。静脉尿路造影和逆行肾盂造影一般能明确显示结石的部位、大小、形状和数量及整个泌尿道的情况。B超检查能诊断出X线阴性结石，其临床表现因结石所在部位不同而有异。肾与输尿管结石的典型表现为肾绞痛与血尿，在结石引起绞痛发作以前，没有任何感觉，由于某种诱因，如剧烈运动、长途乘车等，突然出现一侧腰部剧烈的绞痛，并向下腹及会阴部放射，伴有腹胀、恶心、呕吐、程度不同的血尿；膀胱结石主要表现是排尿困难和排尿疼痛。

本病属中医"石淋""血淋""劳淋"等范畴。

辨　证　施　治

张有礼等分4型

（1）结石伴肾积水型　方用真武汤加减：附子6～10克、黄芪15～30克、白术15～30克、茯苓15～30克、防己10克、淫羊藿10～15克、白芍10～15克、泽泻10～15克、降香6～15克、大枣5枚。

（2）结石日久入络型　方用自拟铲石方：黄芪15～30克、桃仁10～15克、乳香10～15克、川牛膝10～15克、三棱10～15克、莪术10～15克、甲片6～10克、皂角刺6～10克、没药6～10克、金钱草30～50克。随症加减：出血者，加三七6～10克、琥珀6～10克、白茅根15～30克。此方适用于肾、输尿管上段结石。结石纵径＞1.0厘米，可选用白芷、鱼脑石、威灵仙等溶石药物。

（3）结石松动型　方用天台乌药散：乌药10～15克、地龙10～15克、枳壳10～15克、小茴香6～10克、金钱草30～60克、海金沙15～30克。随症加减：呕吐者，加沉香、姜半夏、旋覆花、赭石；病情紧急，尿少、尿闭者，当加麝香（冲服）1克，或黄柏配肉桂开闭通关，输尿管中下段结石，加芒硝（冲服）4克，可增强排石功效。

（4）体虚攻石型　方用四君子汤合六味地黄丸合二仙汤加减：黄芪15～30克、党参15～30克、金钱草15～30克、白术15～30克、熟地黄10～15克、山茱萸10～15克、山药10～15克、补骨脂10～15克、仙茅10～15克、淫羊藿10～15克、枸杞子10～15克、海金沙（冲）15克。益气排石、补肾排石在临床上颇为重要，是体虚结石患者的重要治疗手段。

上方均水煎服，每日1剂，2月为1个疗程。2个疗程后统计结果。临床观察：张有礼等辨证辨病治疗泌尿系统结石220例，痊愈150例，排出结石共160枚；有效54例；无效16例。痊愈率68.2%，总有效率92.7%。排石最快1天，最慢4月。[1]

经 验 方

通淋排石合剂　三棱10克、莪术10克、皂角刺10克、石韦10克、滑石10克、青皮10克、陈皮10克、金钱草15克、海金沙15克。每日1剂，水煎150毫升左右，分2次口服。逐日观察尿沉渣有无结石排出，1周后复查B超、尿路平片或静脉法肾盂造影。孙彪等运用快速输液后利尿加中药通淋排石合剂、抗感染等中西医结合治疗感染性尿路结石66例，3个疗程（21天）后，甲组（常规抗生素加用通淋排石合剂）35例中治愈5例，好转8例，无效22例，总有效率37.1％；其中5天内排石2例，结石<5毫米1例，6～8毫米1例；10天内排石6例，结石<5毫米4例，6～8毫米2例；15天内排石13例，结石<5毫米7例，6～8毫米5例，14毫米×33毫米1例。21天内共排石13例（37.1％）。乙组（甲组基础上抗生素中加入平衡液）31例中治愈8例，好转21例，无效2例，总有效率93.5％；其中5天内排石18例，结石<5毫米9例，6～8毫米7例，8～11毫米2例；10天内排石25例，结石<5毫米11例，6～8毫米9例，8～11毫米5例；15天内排石28例，结石<5毫米12例，6～8毫米11例，8～11毫米5例；至21天时排石者加1例，结石>11毫米。21天共排石29例（93.5％）。两组比较有显著性差异（$P < 0.001$）。[2]

① 张有礼,等.泌尿系统结石220例辨证辨病疗效观察[J].新中医,2001,33(5)：32-33.
② 孙彪,等.通淋排石合剂加利尿剂治疗尿路感染合并上尿路结石[J].中国中西医结合杂志,1995,15(5)：310-311.

鞘 膜 积 液

概　　述

鞘膜积液是指睾丸鞘膜内液体积聚增多,临床主要表现为阴囊一侧或两侧肿大,内有圆形或椭圆形囊性肿物,只肿不痛,触之有波动感,不红不热,有囊性感,不易触及睾丸,透光试验阳性,多发生于婴幼儿。鞘膜积液可分为睾丸鞘膜积液、精索鞘膜积液、精索睾丸鞘膜积液和交通性鞘膜积液。除先天因素外,还可由外伤、慢性感染或血丝虫感染等病因而继发。

本病属中医"水疝""偏坠"等范畴,其病理特点是先天肾气不足,气化不利,水湿内停;或肝失疏泄,复受寒湿之邪,以致气郁、血瘀、水湿内结。辨证分为两型。(1)脾肾阳虚型:症见阴囊发胀不适,无疼痛,继则阴囊肿大透亮,表面光滑,压痛不显,透光试验阳性,舌质偏淡,苔薄白,脉濡或细软。治法以温肾利水为主。(2)肝经郁滞型:症见睾丸肿大无痛无胀,按之不硬,久捏无局部微痛,久则睾丸缓缓缩小,透光试验阳性,舌质淡红,苔薄白,脉弦滑。治法以疏肝理气散结为主。

辨 证 施 治

唐业忠分2型

(1)脾肾阳虚型　症见脾肾阳虚,肝失濡养,水湿凝聚。药用干姜3克、小茴香3克、甘草3克、桂枝4克、白术9克、茯苓9克、荔枝核9克、车前子9克、薏苡仁9克、山茱萸6克。

(2)寒湿滞肝型　药用紫苏梗9克、香附6克、橘核6克、昆布6克、青皮3克、陈皮3克、荔枝核10粒、小茴香4克、煅牡蛎15克。每日1剂,水煎,频服。

临床观察:唐业忠用上方辨证治疗小儿睾丸鞘膜积液46例,服用5～32剂,治愈42例,效差4例。有效率91.3%。[①]

经 验 方

1. 芒硝外用方　芒硝20克、五倍子10克、枯矾10克、滑石粉15克。上药共为细粉拌匀,待患儿入睡后用温水洗净阴囊,用凉白开水调上药粉为糊敷之,外用纱布包裹,每日1次。李玲用上方治疗1例右睾丸鞘膜积液患儿,1周后阴囊明显缩小,囊皮颜色正常。2周阴囊恢复正常大小。3个月后随访一切正常。[②]

2. 四物汤　当归15克、白芍15克、川芎15克、生地黄15克。加水500毫升,文火煎30分钟取汁,将2次的煎液混合,以药液浸湿纱布热敷局部20分钟左右,每日1次。杨掌利用上方治疗1例右睾丸鞘膜积液患儿,3天后阴囊如常,至上学前未发作。[③]

3. 健脾化痰汤　陈皮3克、半夏3克、白术3克、茯苓3克、橘核3克、荔枝核3克、党参3克、谷麦芽各3克、车前子3克、菟丝子3克、续断3克、柴胡3克、牡蛎10克、甘草2g。每日1剂,口服,2岁以下幼儿半量。杜德元用上方治疗小儿睾丸鞘膜积液56例,治疗15天为1个疗程,2个

---

①　唐业忠.中药治疗小儿睾丸鞘膜积液46例[J].广西中医药,1994,17(3):22-23.
②　李玲.芒硝外用举隅[J].山东中医杂志,2015,34(8):626-627.
③　杨掌利.四物汤外用治疗水疝临床应用举隅[J].山西中医学院学报,2008,9(6):21.

疗程后统计疗效。结果：治愈 49 例,好转 4 例,无效 3 例。总有效率 94.64%。①

4. 水疝汤 党参 20 克、黄芪 20 克、山茱萸 10 克、泽泻 10 克、巴戟天 10 克、茯苓 10 克、青皮 6 克、柴胡 6 克、小茴香 6 克、紫苏梗 6 克、吴茱萸 6 克、白术 15 克、淮山药 15 克、车前仁 15 克、甘草 3 克。每日 1 剂,水煎 2 次早晚分服。周和平用上方治疗 70 例睾丸鞘膜积液,治愈 44 例,占 62.9%;有效 21 例,占 30%;无效 5 例,占 7.1%。总有效率 92.9%。用药最少者 10 剂,最多者 30 剂。②

5. 完带汤加味 白术 6 克、白芍 6 克、橘核 6 克、山药 6 克、人参 3 克、车前子(包)3 克、苍术 3 克、甘草 3 克、陈皮 3 克、柴胡 3 克、桂枝 3 克、砂仁(后下)5 克。随症加减：兼有食滞纳呆,大便不调者,加神曲、山楂、谷芽、莱菔子等;病程长者,加小茴香 6 克。每日 1 剂,水煎分 2 次服。梁将宏用上方治疗小儿睾丸鞘膜积液 32 例,痊愈(睾丸鞘膜积液消失,透光试验阴性)26 例,有效(睾丸鞘膜积液减少,透光试验阳性)6 例。③

6. 中药熏洗方 五倍子 30 克、牡蛎 30 克、小茴香 15 克、车前子 15 克、枯矾 10 克、肉桂 10 克。上药加水 600 毫升煎煮 20 分钟,将药液滤出放在小容器内以药液熏蒸。温度适宜后将睾丸全部放入盛药的容器内 20～30 分钟,每日 2～3 次,3 日 2 剂,直至鞘膜积液消失。廖永林用上方治疗水疝患儿 58 例,精索睾丸鞘膜积液 30 例中,显效 23 例,有效 7 例;精索鞘膜积液 17 例中,显效 11 例,有效 6 例;睾丸鞘膜积液 6 例中,显效 5 例,有效 1 例;交通性鞘膜积液 5 例,治疗无效。④

7. 加味消瘀汤 生牡蛎 6 克、鳖甲 6 克、三棱 6 克、莪术 6 克、鸡内金 6 克、青皮 6 克、茯苓 6 克、枳壳 6 克、甲片 6 克、柴胡 6 克、赤芍 6 克、红花 6 克、茵陈 6 克、党参 3 克。根据患儿的年龄大小每

次水煎至 50～100 毫升,每日分 3～4 次服。每剂煎 2 次,服 2 天。上方诸药研细末成散剂,早晨口服一包(0.6 克);晚服加味平胃散 1 包,由苍术 12 克、厚朴 12 克、陈皮 10 克、大腹皮 6 克、焦山楂 12 克、焦麦芽 12 克、焦神曲 8 克、莱菔子 12 克、甘草 6 克等药组成,每包 0.6 克。积液程度轻,年龄小者用散剂治疗。寇琼等用上方治疗小儿鞘膜积液 80 例,痊愈 69 例,好转 6 例,无效 5 例。总有效率 94%。⑤

8. 苏叶枯矾煎 紫苏叶 15 克、蝉蜕 15 克、枯矾 10 克、五倍子 10 克。将上药用纱布包,加水 1 500 毫升,煎沸 10 分钟。将药液倒入盆内,趁热先熏后洗;至微温时将阴囊放入药液中浸泡,每日 2 次,每次 10～30 分钟。再次用药时,需将药液加至微温。每 3 日用药 1 剂,连用 3 剂为 1 个疗程。张清旺等用上方治疗鞘膜积液 36 例,其中睾丸鞘膜积液 24 例,痊愈 21 例,有效 3 例;精索鞘膜积液 8 例,痊愈 6 例,有效 1 例,无效 1 例;精索睾丸鞘膜积液 4 例,痊愈 3 例,无效 1 例。⑥

9. 渗利祛瘀方 白茯苓 50 克、木通 5 克、肉桂 5 克、荔枝核 5 克、橘核 5 克、甘草 5 克、车前子 10 克、泽泻 10 克、红花 10 克、赤芍 10 克、苍术 15 克、当归 15 克。每日 1 剂,水煎服。李景白用上方治疗睾丸鞘膜积液患儿 1 例,患儿连服 10 剂而告愈。⑦

10. 水疝汤加减 沙参 10 克、橘红 10 克、橘皮 10 克、橘核 10 克、茯苓 10 克、佛手 10 克、川楝子 7.5 克、猪苓 5 克、青皮 5 克、小茴香 5 克、黄柏 5 克、黄芪 5 克、升麻 5 克、车前子 15 克、木香 2.5 克、防风 2.5 克。以上为 3 岁患儿用量,可依据年龄酌情增减。治疗初期一般用前 11 味药,待积液部分吸收后,可酌情减猪苓、车前子用量,增加黄柏、佛手、黄芪、防风;待积液大部分吸收阶段再加

① 杜德元.中药治疗小儿睾丸鞘膜积液 56 例[J].辽宁中医杂志,2006,33(11)：1474.
② 周和平.水疝汤治疗睾丸鞘膜积液 70 例[J].四川中医,2004,22(10)：46.
③ 梁将宏.完带汤加味治疗小儿睾丸鞘膜积液 32 例[J].新中医,2001,33(10)：54 - 55.
④ 廖永林.中药熏洗治疗水疝 58 例[J].湖北中医杂志,1999,21(1)：13.
⑤ 寇琼,等.加味消瘀汤治疗小儿鞘膜积液 80 例疗效观察[J].内蒙古中医药,1993(4)：3 - 4.
⑥ 张清旺,等.苏叶枯矾煎外用治疗小儿鞘膜积液 36 例[J].浙江中医杂志,1991(1)：16.
⑦ 李景白.睾丸鞘膜积液治验[J].吉林中医药,1991(4)：30.

升麻以升提中气,促使阴囊复位。每剂水煎 2 次,分成 2 份,早晚各服 1 次。宋兰田等用上方加减治疗小儿鞘膜积液 9 例,一般在服 1～2 剂后积液开始吸收,服 3～4 剂积液大部分吸收,服 6～7 剂积液即可全部吸收,阴囊形态恢复正常而治愈,整个疗程 12 天左右。①

11. 修宗伯经验方 乌药 9 克、桂枝 9 克、小茴香 9 克、川楝子 9 克、猪苓 2 克、木通 2 克、白术 2 克、泽泻 2 克、橘络 2 克。每日 1 剂,水煎服。修宗伯用上方治疗 1 例睾丸鞘膜积液患儿,患儿服上方 6 剂后,阴肿渐消,再服 5 剂,肿胀仍未尽消,上方加用灯笼草 9 克、山楂 12 克。7 剂药后,积液完全消失。追访年余未见复发。②

12. 五苓散加味 桂枝、茯苓、焦白术、泽泻、猪苓、小茴香、川楝子、甘草、橘核、荔枝核、木香。每日 1 剂,水煎分 3 次服。温化水湿,行气散结。侯桂莉用上方治疗睾丸鞘膜积液患儿 6 例,均获满意效果。③

13. 张明经验方 金银花 12 克、连翘 12 克、蒲公英 12 克、金钱草 12 克、炒枳壳 6 克、青皮 6 克、橘核 6 克、橘络 6 克、玄参 9 克、川楝子 9 克、路路通 9 克。每日 1 剂,水煎服。清热散结,疏肝利气。张明用上方治疗 1 例水湿热毒蕴结之小儿精索鞘膜积液,上方加减共服 12 剂药后肿物全消。随访 5 个月,未见异常。④

14. 金钮头汤 金钮头 25 克、赤小豆 25 克、土茯苓 25 克、荔枝核 8 克。体弱者,加黄芪 20 克(以上为 12 周岁儿童药量,其中金钮头 8～12 周岁儿童用 25 克,2～7 周岁儿童用 15 克)。病程长且服药 1 个疗程后效果不显者,可加甘遂末 2 克冲服,6 周岁以下减为 1 克。先将上药洗净,加清水 2 碗煎至 1 碗多,滤去渣,加入新鲜鸡肉 100～250 克炖汤服(以乌鸡肉为最佳)。每 3 日服 1 次,

连续 3 次为 1 个疗程。梁锡卫用上方治疗儿童鞘膜积液 40 例,其中交通性鞘膜积液 5 例,睾丸鞘膜积液 28 例,睾丸精索鞘膜积液 4 例,精索鞘膜积液 3 例,治愈(经治后最长不超过 3 个疗程,积液全消,随访 1 年以内无复发者)分别为 1 例、25 例、2 例、2 例,有效(经治后最长不超过 3 个疗程,积液明显减少者)分别为 2 例、2 例、1 例、0 例,无效(经治 3 个疗程后,积液无减少或减少不明显者)分别为 2 例、1 例、1 例、1 例。⑤

15. 庞俊群经验方 小茴香 5 克、乌药 9 克、青皮 9 克、川楝子 9 克、车前子 9 克、鱼腥草 20 克、黄芪 20 克、防己 8 克。每日 1 剂,水煎分 3 次,饭前温服。庞俊群用上方治疗小儿睾丸鞘膜积液 8 例,均痊愈。⑥

16. 三核补中汤 橘核 10 克、荔枝核 15 克、芒果核 20 克、茯苓 20 克、黄芪 12 克、党参 12 克、当归 12 克、白术 6 克、炙升麻 6 克、小茴香 6 克、甘草 6 克、陈皮 9 克、炒柴胡 9 克、白芍 9 克、葫芦巴 9 克、川楝子 3 枚、大枣 5 枚、生姜 3 片。每日 1 剂,水煎分 3 次服。补中益气,助肾蠲水,疏肝调气。谢存柱用上方治疗小儿睾丸鞘膜积液 3 例,均获效。⑦

17. 郭侃经验方 荔枝核、橘核、桃仁、水蛭、昆布、海藻、苍术、薏苡仁、木通、车前子、小茴香、肉桂(沸水浸泡兑服)。随症加减:红肿发热者,加蒲公英、金银花、栀子、连翘;疼痛明显者,加川楝子、延胡索;积液难消者,加五倍子、肉桂、蛇床子各等份,共研细末,米醋加温适度,调匀外敷肿大之阴囊,24 小时换药 1 次。据年龄、体质不同斟酌药量。每日 1 剂,水煎早晚分服。郭侃用上方加减治疗小儿睾丸鞘膜积液 12 例,均治愈。治疗时间最长 14 天,最短 2 天。⑧

18. 四苓散加味 猪苓 10 克、泽泻 10 克、橘

① 宋兰田,等.水疝汤加减治疗小儿鞘膜积液 9 例[J].吉林中医药,1990(5):21.
② 修宗伯.小儿睾丸鞘膜积液治验[J].四川中医,1990(11):14-15.
③ 侯桂莉.五苓散加味治水疝[J].四川中医,1989(4):12-13.
④ 张明.小儿精索鞘膜积液治验[J].新中医,1989(9):19.
⑤ 梁锡卫.40 例儿童鞘膜积液治疗观察[J].新中医,1987(5):26-27.
⑥ 庞俊群.小儿睾丸鞘膜积液[J].广西中医药,1987(6):42.
⑦ 谢存柱.三核补中汤治疗小儿睾丸鞘膜积液[J].云南中医杂志,1986(1):5.
⑧ 郭侃.中药治疗小儿睾丸鞘膜积液[J].吉林中医药,1985(1):20.

核 10 克、川楝子 10 克、海藻 10 克、肉桂 5 克、小茴香 5 克、吴茱萸 5 克、荔枝核 15 克、萆薢 15 克。每日 1 剂，水煎分 3～4 次服。疏肝理气，温阳利水。舒寿群用上方治疗寒滞肝脉、水湿潴留所致睾丸鞘膜积液 6 例，经服 6～12 剂即全部治愈，随访 2～5 年未见复发。①

19. 盖世昌经验方　川楝子 10 克、青皮 10 克、陈皮 10 克、小茴香 10 克、地肤子 10 克、丹参 10 克、橘核 10 克、滑石 10 克、王不留行 10 克、白芷 15 克。每日 1 剂，水煎成 200 毫升，分 2 次服。盖世昌用上方治疗小儿鞘膜积液 13 例，尤以睾丸鞘膜积液疗效最著。②

20. 桃杏膏　炒桃仁 30 克、炒杏仁 30 克、川楝子 60 克、蓖麻子 120 克。共捣如膏泥，加麝香 1.5 克拌匀，分 5 次平摊干净布上。夜间入睡时敷贴患处，天明取下。连敷 5～10 次，一般即可痊愈。杨世兴用上方治疗鞘膜积液 10 余例，效果满意。③

21. 陈增铨经验方　柴胡 2.4 克、荔枝核 6 克、黄皮果核 6 克、川楝子 6 克、橘核 4.5 克、青皮 1.8 克、草果 1.8 克、木香 1.8 克、枳壳 1.8 克、小茴香 1.5 克。3～4 日 1 剂，水煎，加白糖少许，空腹服。以疏肝理气为主。陈增铨用上方治疗小儿鞘膜积液 10 余例，效果良好。附验案 1 则，男性 5 岁患儿，右侧睾丸鞘膜积液，共服药 12 剂，鞘膜积液消失而愈，追访 3 年未见复发。④

单　方

1. 八角茴香　组成：八角茴香约 50 克。制备方法：将上药捣碎后加 5～10 克食盐放锅内文火炒热，用厚棉布包住加工好的药物（包裹宜松散），再以手轻试药包的温度，待其不烫手后，将患

儿的阴囊包敷在药包中，直至药包变冷为止。用法用量：每日用该药包敷 3 次，每次敷药前均将药适度加温，布包后使用。每剂药可连续使用 7 天，第 2 周后再以该方重新配药，继续巩固治疗，直至患儿阴囊肿胀全部消退为止。临床应用：余育承等用此法治疗 1 例睾丸鞘膜积液患儿，2 周后，患儿患侧肿胀阴囊开始明显消退。治疗 3 周后，肿胀阴囊已完全消退，恢复至健侧阴囊大小。再巩固 1 周后即停药随访，随访 1 年未见复发，临床效果满意。⑤

2. 白芷　组成：白芷 10 克、蝉蜕 30 克。用法用量：水煎熏洗，每日 1～2 次，每次半小时左右，并取少量饮服。临床应用：肖厥明用上述方法治疗 1 例睾丸鞘膜积液患儿，2 天后见肿大的阴囊缩小，6 天后恢复正常，随访半年，未再复发。⑥

3. 白胡椒黄丹粉　组成：白胡椒、黄丹各等份。用法用量：上药研细为粉，白酒调匀，涂于患处。临床应用：此法简便易行，柴天喜通过多年临床观察，疗效可靠，未发现不良反应。⑦

4. 母丁香粉　组成：母丁香 40 克。制备方法：上药为末过筛，制成粉状，装瓶备用。用法用量：应用时取母丁香粉 2 克放入患儿肚脐中（高出皮肤 0.2 厘米），然后盖上敷料一块，用胶布十字固定，每隔 2 日换药 1 次，20 天为 1 个疗程，间隔 5～10 天进行第 2 个疗程。注意：用药前先将肚脐周围洗净，擦干，再在肚脐放入母丁香粉；治疗时应尽量不让患儿哭闹和剧烈活动，以免影响疗效。临床应用：索寿臣用上方治疗小儿睾丸鞘膜积液 243 例，痊愈（积液完全吸收）148 例，显效（积液大部分吸收）72 例，有效（积液只有 1/3 被吸收）20 例，无效（积液无吸收）3 例。有效率 98.8%。⑧

5. 外洗方　组成：鲜棉花籽 100 克。制备方

① 舒寿群.四苓散加味治疗睾丸鞘膜积液[J].云南中医杂志,1985(1)：6.
② 盖世昌.水疝癃闭验方两则[J].中医药学报,1982(2)：54－55.
③ 杨世兴.桃杏膏外敷治疗鞘膜积液[J].湖北中医杂志,1981(2)：24.
④ 陈增铨.小儿鞘膜积液验方[J].新中医,1975(3)：32.
⑤ 余育承,等.八角茴香外用治疗睾丸鞘膜积液[J].新中医,2010,42(5)：107.
⑥ 肖厥明.白芷治疗睾丸鞘膜积液[J].中医杂志,2000,41(3)：138.
⑦ 柴天喜.治疗睾丸鞘膜积液验方[J].山西中医,1997,13(2)：20－21.
⑧ 索寿臣.母丁香粉治疗小儿睾丸鞘膜积液 243 例观察[J].河北中医,1990(3)：6.

法：用锅炒至熟后加水 250 毫升煮沸，待其温度与体温一致时洗敷患处。用法用量：每日 1 剂，洗敷 2 次，每次洗前必须加温。7 天为 1 个疗程。临床应用：黎仲文用上方治疗婴幼儿睾丸鞘膜积液 50 例，全部治愈。①

6. 内服外洗方　组成：蝉蜕 6 克。用法用量：水煎 2 次去渣，以药液 1/2 内服，另 1/2 用纱布蘸药液外洗（或热敷），每日 1 剂，一般用 1～3 剂即愈。临床应用：傅建华用上方治疗小儿睾丸鞘膜积液 8 例，均获愈。②

①　黎仲文.婴幼儿睾丸鞘膜积液[J].广西中医药,1983,6(2)：40.
②　傅建华.小儿睾丸鞘膜积液治验介绍[J].辽宁中医杂志,1982(2)：50.

阴茎头包皮炎

概　述

阴茎头包皮炎是包皮过长,未经常清洗,包皮内积垢刺激局部,或外伤、污染时较易感染,出现包皮充血水肿、阴茎头红肿疼痛,以致排尿困难。其病理特点是湿热下注。治法以清利湿热为主。

经　验　方

苦参熏洗剂　苦参 30 克、土茯苓 30 克、蛇床子 30 克、蒲公英 30 克、鱼腥草 50 克、牡丹皮 15 克、黄芩 15 克。每日 1 剂,水煎去渣。患者趁热熏洗局部,每日 2 次,每次 15～30 分钟,待干后再以锡类散喷撒患处。王启明用上方治疗 42 例,均在用药 2～6 天内治愈(症状消失,局部皮肤复常),平均疗程 4.8 天。[①]

单　方

1. 栀香煎　组成:栀子 30 克、广木香 30 克。制备方法:上药除去泥沙杂质,用纱布包扎,加水 500 毫升,浸泡 1 小时,煮沸浓煎成 100 毫升,过滤、去渣,冷却后盛入玻璃瓶内,置放于冰箱内冷藏备用。临床应用:黄新等将 36 例阴茎头包皮炎患儿随机分成治疗组 20 例和对照组 16 例,分别用栀香煎和雷佛奴尔溶液治疗。结果显示治疗组在包皮充血水肿、阴茎头红肿疼痛、尿道口或包皮口脓性渗出物的症状改善时间方面,与对照组相比有显著性差异($P<0.05$ 或 $P<0.01$)。栀香煎浸洗治疗婴幼儿阴茎头包皮炎症状改善时间明显缩短。[②]

2. 威灵仙液　组成:威灵仙 15 克。制备方法:加水 500 克浓煎半小时,去渣候冷。用法用量:用脱脂棉花蘸药汁洗患处 3～4 次。临床应用:李翊人用上方治疗小儿龟头炎 4 例,均获痊愈。[③]

中　成　药

1. 双黄连口服液　组成:金银花、黄芩、连翘。用法用量:双黄连口服液 1 支、百寿丹 1 丸口服,10 个月～3 岁每日 2 次,3～5 岁每日 3 次;以银蒙爽滴眼液与化毒散调成糊状外敷以保持局部湿润、清凉,变干燥后及时更换以维持药效的连续性。同时保证其足够的饮水量、大便通畅不干结及其小儿有足够的自主运动时间。临床应用:廉海红等用上方观察治疗的 7 例患儿治愈时间最短者 2 天,最长者 4 天;包皮龟头部红、肿、热、痛。排尿困难,排尿痛及恐惧心情完全消失,达到痊愈。所有患儿于痊愈后每 2 周随访 1 次,共随访 3 次,均无复发。[④]

2. 锡类散　组成:西牛黄 0.06 克、冰片 0.09 克、珍珠粉 0.09 克、人指甲(滑石粉制)0.15 克、象牙屑 0.9 克(焙)、青黛 1.8 克、壁钱(焙)20 个。用法用量:先用苦参熏洗剂(苦参 30 克、土茯苓 30 克、蛇床子 30 克、蒲公英 30 克、鱼腥草 5 克、牡丹

① 王启明.锡类散喷撒治疗阴茎头包皮炎 42 例[J].江西中医药,1996(S1):134.
② 黄新,等.栀香煎浸洗治疗小儿阴茎头包皮炎临床观察[J].广西中医药,2005,28(6):25 - 26.
③ 李翊人.新中医,1958(4):765.
④ 廉海红,等.小儿阴茎头包皮炎 7 例治验[J].北京中医,2005,24(3):169.

皮 15 克、黄芩 15 克)熏洗,待干后,以锡类散喷撒患处。临床应用:王启明用上方治疗 42 例阴茎头包皮炎患者,均在用药 2～6 天内治愈(症状消失,局部皮肤复常),平均疗程 4.8 天。①

3. 双料喉风散　组成:珍珠、人工牛黄、梅片、黄连、山豆根、甘草、青黛(中国广东梅州制药厂生产,市售每瓶 1 克)。用法用量:喷撒患处,每日 1～2 次。临床应用:吴超英用上方治疗 35 例阴茎包皮炎患者,均在用药 3～8 天内治愈(症状消失,局部皮肤复常),平均疗程 5.4 天。②

①　王启明.锡类散喷撒治疗阴茎头包皮炎 42 例[J].江西中医药,1996(S1):134.
②　吴超英.喉风散喷撒治疗阴茎包皮炎 35 例[J].实用医学杂志,1992,8(1):44.

遗 尿 症

概　述

遗尿又称遗溺或尿床,通常指小儿在熟睡时不自主地排尿,醒后方觉的一种病证。5 岁以下小儿由于脏腑未坚,智力未全,对排尿的自控能力较差,排尿习惯尚未养成,较大儿童由于睡前多饮或精神激动或疲劳酣睡亦可偶然发生遗尿,这些都不属于病态。

遗尿可分为原发性遗尿和继发性遗尿两种,没有明显尿路或神经系统器质性病变者称为原发性遗尿,占 70%~80%,继发于下尿路梗阻、膀胱炎、神经源性膀胱(神经病变引起的排尿功能障碍)等疾者称为继发性遗尿。4 岁儿童中仅 20%有遗尿,10 岁中 5%有遗尿,有少数患者遗尿症状持续到成年期。本病大多病程长,易反复发作,重症病者白天睡眠中也会发生遗尿,严重影响患儿的身心健康与生长发育。现代研究认为,遗尿是由于神经发育尚未成熟,大脑皮质或皮质下中枢的功能失调,或膀胱脊髓神经支配的兴奋性发生变化所致。通过 X 线影像诊断,发现部分遗尿与隐性脊柱裂有关。

本病属中医“遗尿”“遗溺”“尿床”等范畴。其病理特点是肾气不足,下元虚寒或病后体弱,脾肺气虚不摄或肝经湿热、疏泄失常等。《素问·宣明五气》明确指出:“膀胱不利为癃,不约为遗溺。”《诸病源候论·小儿杂病诸候·遗尿候》言:“遗尿者,此由膀胱有冷,不能约于水故也。……肾主水,肾气下通于阴,小便者,水液之余也,膀胱为津液之腑,既冷气衰弱,不能约水,故遗尿也。”遗尿的辨证以八纲辨证为纲,重在辨其虚实寒热,以温补下元、固摄膀胱为主要治疗法则。

辨 证 施 治

1. 何培华分 3 型

(1) 下元虚冷、肾气不足型　症见睡寐中遗尿量多,一夜数遗,醒后方觉,反复难愈,伴有面色㿠白,形寒神怯,四肢欠温,舌淡苔白,脉沉或细弱。治宜温补肾阳、固摄下元。方用菟丝子散加减:菟丝子 15 克、益智仁 8 克、桑螵蛸 8 克、大枣 3 枚、肉苁蓉 10 克、五味子 6 克。随症加减:脾胃虚寒,纳差,便溏者,加党参、白术、茯苓、山楂等健脾开胃药;内寒甚者,加肉桂、巴戟天;遗尿频多者,加覆盆子、金樱子;肢倦乏力者,加党参、黄芪。每日 1 剂,水煎服。

(2) 脾肺气虚、膀胱失约型　症见夜间遗尿次数多而尿量少,日间尿频而量多,食欲不振,大便溏薄,形体消瘦,四肢肌肉松弛,舌淡苔薄白,脉细无力。治宜补肺益脾、升阳固涩。方用补中益气汤合缩泉丸加减:黄芪 15 克、山药 10 克、当归 10 克、陈皮 10 克、麻黄 8 克、白术 8 克、益智仁 12 克、柴胡 6 克、炙甘草 6 克。随症加减:咳虚喘者,加补骨脂;大便溏薄者,加炮姜;脾虚生痰,困寐不醒者,加石菖蒲;多汗者,加煅龙骨、五味子。每日 1 剂,水煎服。

(3) 肝经湿热、火热内迫型　症见睡中遗尿,两胁胀痛,口苦,尿量不多,但尿味腥臊,尿色较黄,舌红苔黄腻,脉弦数。治宜泻肝清热,佐以疏利。方用龙胆泻肝汤加减:龙胆草 15 克、黄芩 8 克、泽泻 8 克、当归 8 克、车前子(包煎)10 克、栀子 6 克、生地黄 6 克、柴胡 6 克、甘草 6 克。随症加减:小便灼热者,加黄柏;热扰心神者,加黄连、灯心草;兼痰热者,加石菖蒲;口干少津者,加麦冬;

湿热过重者,加茵陈。每日1剂,水煎服。本型用药时可加入补益收涩药的合理配伍,所谓"正气存内,邪不可干"之意。①

2. 张俊分4型

(1)肾元稚嫩、积习尿床型 药用山茱萸9克、紫石英12克、熟地黄9克、覆盆子9克、五味子6克、金樱子9克、炙黄芪12克、菟丝子9克、柏子仁6克、怀牛膝9克、怀山药9克。

(2)肾气虚馁、失摄遗溺型 药用肉桂10克、金樱子12克、紫石英24克、菟丝子12克、覆盆子12克、五味子9克、怀牛膝12克、鹿角片12克、乌梅9克、炙黄芪15克、山茱萸12克、升麻10克、桔梗10克、熟地黄15克。

(3)相火妄动、夜寐梦尿型 方用龙胆泻肝汤加金樱子12克、黄柏12克、知母9克、苍术12克、酸枣仁12克。

(4)元阳式微、寐中遗尿型 药用肉桂10克、鹿角片12克、杜仲15克、山药15克、泽泻15克、黑丑8克、炒白术20克、山茱萸15克、炙黄芪15克、乌梅15克、金樱子12克、怀牛膝12克、苎麻根15克、龙骨20克、益智仁9克。②

3. 赵恒富等分2型

(1)肾气不足型 症见溲清肢冷,面色少华,四肢不温,舌淡苔薄,脉濡。治宜补肾固摄通窍。方用补肾醒脑汤:党参15克、黄芪15克、五加皮10克、益智仁10克、桑螵蛸24克、乌药9克、覆盆子12克、白芷5克、猪脬1个。

(2)肾阴不足、虚火上炎型 症见夜寐多梦,腰酸头眩,口干乏力,舌红少苔,脉细数。治宜滋阴降火固肾。方用滋肾汤:生地黄30克、知母12克、黄柏9克、麻黄9克、甘草9克、菟丝子15克、金樱子15克、五味子10克、猪脬1个。

每日1剂,水煎早晚分服。5天为1个疗程,获效后巩固治疗1个疗程,疗程间隔3天。同时选取耳穴兴奋点(位于皮质下稍外,睾丸略上处),每晚睡前用椒目2粒分压于左右穴上,麝香膏或

胶布固定之,次晨取下,5天为1个疗程。临床观察:赵恒富等用上法共治疗52例遗尿患儿,痊愈(经治疗1~3个疗程后能自主排尿,停药后随访1年未复发者)45例,显效(基本能自主排尿,随访1年内偶有遗尿,但1个月不超过1次)3例,有效(遗尿次数明显减少,但未超过1次)3例,有效(遗尿次数明显减少,但未超过原遗尿次数的50%)3例,无效(3个疗程后病情无改善或有效后不久复发)1例。③

4. 金美亚分4型

(1)脾肺气虚型 症见小便频数浑浊,尿量不多,睡中遗尿,气短声怯,动则汗出,形瘦乏力,食少便溏,舌淡无华,苔薄白,脉虚软。治宜益肺健脾,升举宗气。方用升陷汤合补中益气汤加减:升麻3克、炙甘草3克、黄芪15克、党参10克、白术6克、桔梗5克、陈皮5克、益智仁5克。每日1剂,水煎服。临床观察:金美亚用上方治疗遗尿患儿1例,连进上方6剂,遗尿即减,大便转实,再以上方出入,调治半月,遗尿止,小便正常,纳振汗止,诸症悉除,后无复发。

(2)心肾不交型 症见心神恍惚,夜卧惊惕不宁,多在梦中遗尿,沉默寡言,健忘,智力减退,舌淡苔薄白,脉细缓。方用安神定志丸合桑螵蛸散加减:党参12克、当归10克、茯苓10克、炒酸枣仁10克、桑螵蛸10克、远志6克、石菖蒲5克、龙骨(先煎)15克。每日1剂,水煎服。临床观察:金美亚用上方治疗遗尿患儿1例,连服上方6剂后,症有转机,一周仅遗1次,再进上方15剂,遗尿止,精神状态明显好转。继以上方合归脾汤化裁,又服20余剂,神爽志宁,谈笑自如,诸恙悉已。半年后访,症无复发。

(3)湿热下注型 症见患儿遗尿而伴小便频数黄短,纳减,脘痞泛呕,口苦口臭,或渴不喜饮,舌苔黄腻,脉象滑数或濡数。方用连朴饮合二妙散加减:苍术6克、法半夏8克、厚朴5克、黄柏5克、佩兰5克、焦栀子5克、黄连2.5克、石菖蒲4.5

① 何培华.遗尿的中医辨证论治浅析[J].陕西中医,2009,30(10):1408,1436.
② 张俊.遗尿辨治[J].辽宁中医杂志,1996,23(4):179-180.
③ 赵恒富,等.中西医结合治疗遗尿症52例[J].山东中医杂志,1994,13(6):265-266.

克、薏苡仁12克、芦根12克。每日1剂,水煎服。临床观察:金美亚用上方治愈1例遗尿患儿,连服上方8剂后遗尿即止,小溲逐渐清利,纳增,口臭大减,脘腹转舒,腻苔化薄,再以上方出入服6剂后症平,继进清运中州之品调治1周,以资巩固,迄今未发。

(4)下元虚寒型 症见患儿遗尿频发,一夜可达数次,发育迟缓,精神不振,面色㿠白,肢冷畏寒,腿膝酸软,唇舌色淡,脉沉迟或沉细无力。治宜温补肾阳、固摄下元。方用济生菟丝子丸加减:菟丝子8克、枸杞子6克、桑螵蛸6克、补骨脂5克、巴戟天5克、肉苁蓉5克、益智仁5克、制附子(先煎)4克、乌药4克、五味子3克、山药10克、龙骨(先煎)10克。每日1剂,水煎服。临床观察:金美亚用上方治疗遗尿患儿1例,服上方7剂,症情减轻,再进8剂,遗尿明显减少,四肢转温,膝软畏寒均有好转。继以上方合大补元煎加减调治旬余,遗尿全止,后无复发。[①]

经 验 方

1. 调脾固肾汤 黄芪、白术、党参、陈皮、升麻、柴胡、桑螵蛸、益智仁、郁金、石菖蒲、桃仁、枳壳、山药、山茱萸、鸡内金、乌梅、甘草。随症加减:舌质偏红、苔厚者,可加栀子、竹茹、天竺黄;若舌偏红、苔少或见地图舌者,可重用养阴药,如方中山茱萸、山药,再加沙参、麦冬、石斛、枸杞子、女贞子等;肾阳虚明显者,加覆盆子、金樱子;肾虚重者,可加紫河车,注意补肾药用量不可过大,以免补益过度,导致性早熟等弊端。[②]

2. 丁桂遗尿散 丁香1份、肉桂2份、益智仁4份、覆盆子4份。上药共研细末,过200目筛后装瓶备用(北京中医药大学东方医院制剂室提供)。每次取3克药粉,和黄酒按一定比例调和制成药饼,药饼直径为2厘米,厚0.5厘米,置于医用胶贴上,敷于脐部,每晚1次,次晨除去。吴力群等将84例遗尿症患儿随机分为两组,每组42例。试验组用丁桂遗尿散敷脐结合推拿治疗,对照组用缩泉丸加味免煎剂口服治疗。观察两组临床疗效和症状积分变化。结果发现,试验组有效率90.47%,对照组有效率76.19%,两组比较有显著性差异($P<0.05$)。[③]

3. 温肾缩泉汤 黄芪15克、五味子10克、覆盆子10克、益智仁10克、菟丝子10克、桑螵蛸10克、乌药8克、肉桂8克、麻黄5克。随症加减:多梦者,加茯神10克、远志8克;不易唤醒者,加石菖蒲10、郁金10克;手足心热者,加龟甲20克、鳖甲20克。每日1剂,疗程为8周。张雅凤等将300例遗尿症患儿随机分为三组,治疗组200例用温肾缩泉汤治疗,对照组50例用弥凝片治疗,联合组50例同时口服弥凝片与温肾缩泉汤。三组均为4周后观察疗效。用药1个月后,对照组和联合组的近期疗效比温肾缩泉组好,但对照组与联合组疗效接近。用药2个月后,三组疗效比较,治疗组、对照组及联合组疗效接近。停药后半年临床疗效比较,治疗组和联合组的远期疗效好于对照组,而治疗组与联合组比较疗效接近。[④]

4. 中药止遗汤 桑螵蛸15克、菟丝子10克、覆盆子10克、益智仁10克、石菖蒲15克、远志10克、麻黄6克、茯苓15克、山药15克、补骨脂15克。剂量可随年龄加减,每日1剂,水煎服,10天为1个疗程。同时将小茴香、肉桂、吴茱萸、五倍子各等份由本院制剂室制成药物贴片,用电超导治疗仪(沈阳新圳医用电子仪器公司研制)进行电超导经皮外治法治疗。方法:将药物贴片固定于双侧肾俞穴,根据年龄调节治疗参数(电导强度、超声强度、振动强度等),接通电源,治疗30分钟,每日1次,连续10天为1个疗程。白晓红等将80例遗尿患儿随机分为治疗组50例和对照组30例。治疗组予上述中药内外合治,对照组予口服

① 金美亚.小儿遗尿证治浅析[J].辽宁中医杂志,1991(6):25-26.
② 杨阳,宋明锁.宋明锁治疗小儿遗尿经验介绍[J].山西中医,2015,31(1):7-8.
③ 吴力群,等.丁桂遗尿散敷脐结合推拿治疗小儿遗尿症临床观察[J].辽宁中医杂志,2008,35(1):88-89.
④ 张雅凤,等.温肾缩泉汤治疗遗尿患儿200例[J].辽宁中医杂志,2007,34(4):470.

止遗汤。结果：治疗组痊愈 23 例，好转 25 例，未愈 2 例，总有效率 96.0%；对照组痊愈 6 例，好转 16 例，未愈 8 例，总有效率 73.3%。经统计学处理，有显著性差异($P<0.05$)。①

5. **加味丹栀逍遥散** 牡丹皮 6～9 克、黑栀子 6～9 克、柴胡 6～9 克、白芍 6～9 克、当归 6～9 克、炒白术 6～9 克、茯苓 6～9 克、石菖蒲 6～9 克、桑螵蛸 6～9 克、益智仁 6～9 克、煅牡蛎(先煎)12～18 克、清甘草 3 克。随症加减：舌苔黄腻者，加龙胆草 1.5～3 克、黄柏 3～6 克；胃纳不佳者，加生谷芽 6～9 克、神曲 6～9 克。每日 1 剂，水煎，分 2 次服。2 周为 1 个疗程，2 个疗程后判断疗效。夏明用上方加减治疗小儿遗尿症 50 例，治愈 28 例，好转 16 例，未愈 6 例。总有效率 88.0%。②

6. **敷脐方** 丁香 10 克、九香虫 20 克、益智仁 20 克、桔梗 5 克。上药共研细末，过 80 目筛贮瓶备用。先由天突穴至曲骨穴上下来回推按 30 次，再用 75%酒精消毒脐部，取上述药粉 5～8 克，用白酒调匀敷于脐部，外用纱布覆盖后用脐布固定。每晚换药 1 次，7 日为 1 个疗程。共治疗 1～4 个疗程。在治疗的同时，嘱患儿坚持睡前排尿。李春莲等用中药敷脐结合按摩法治疗小儿遗尿 26 例，经治 1～4 个疗程，治愈(遗尿止，6 个月未再复发)25 例，好转(遗尿次数明显减少)1 例。治愈率 96.2%，平均治愈时间 14 天。③

7. **五子四君汤** 太子参 15 克、桑螵蛸 10 克、茯苓 10 克、芡实 10 克、莲子 10 克、覆盆子 10 克、菟丝子 10 克、金樱子 10 克、补骨脂 10 克、益智仁 10 克、白术 6 克、麻黄 6 克、甘草 6 克。每日 1 剂，加水适量(没过药面 1～2 厘米为宜)，入盐少许，浸泡 30 分钟后煎煮，沸后以文火烧煮 15 分钟左右即可。遵循浓煎少量频服的原则，每晚 8 时以后不再服药。治疗期间停用其他药物。10 天为 1

个疗程，疗程结束后统计疗效。随访时间不少于 3 个月。熊磊用上方治疗小儿遗尿症 30 例，治愈 12 例，好转 16 例，无效 2 例。总有效率 93.3%。随访无 1 例复发或加重，也未发现任何不良反应。经临床观察病程越短，疗效越明显。④

8. **遗尿膏** 生黄芪 50 克、桑螵蛸 30 克、煅牡蛎 30 克、人参 20 克、菟丝子 20 克、补骨脂 20 克、覆盆子 20 克、益智仁 20 克、金樱子 20 克、乌梅 20 克、芡实 20 克、硫黄 20 克、五味子 15 克。以上药物共为细末，浸泡在 75%乙醇中约 24 小时，再加入适量的凡士林，用微火加热至色变微黄，不出现焦糊，然后过滤，冷却后按摩。季远等将 280 例小儿遗尿患儿随机分为治疗组 148 例和对照组 132 例。治疗组予上方配合按摩治疗，对照组仅予单纯按摩治疗。结果：治疗组痊愈 115 例，显效 12 例，好转 16 例，无效 5 例，总有效率 97%；对照组痊愈 63 例，显效 19 例，好转 42 例，无效 8 例，总有效率 94%。⑤

9. **清肝遗尿方** 车前子 12 克、栀子 8 克、泽泻 8 克、木通 6 克、柴胡 5 克、甘草 3 克。每日 1 剂，水煎服，7 剂为 1 个疗程。朱南方用上方治疗小儿肝经郁热型遗尿 30 例，经 3 个疗程的治疗，痊愈 25 例，好转 5 例。⑥

10. **桑螵蛸散** 炙黄芪 10 克、炒党参 10 克、桑螵蛸 15 克、龙骨 10 克、炙升麻 10 克、益智仁 10 克、淮山药 10 克。每日 1 剂，水煎服，10 天为 1 个疗程。卢其廉用上方治疗小儿遗尿症 56 例，治愈 34 例，好转 20 例，无效 2 例。总有效率 96.5%。全部病例接受 1～3 个疗程服药治疗，最短见效为 7 天，最长为 23 天，平均疗程 3 周。⑦

11. **止遗汤** 黄芪 15 克、山药 20 克、白术 10 克、金樱子 10 克、山茱萸 8 克、益智仁 6 克、桑螵蛸 6 克、五味子 6 克、灯心草 5 克。随症加减：肾气虚

① 白晓红，等.中药内外合治小儿遗尿 50 例[J].辽宁中医杂志，2005，32(1)：57.
② 夏明.加味丹栀逍遥散治疗小儿遗尿症 50 例[J].江苏中医药，2004，25(2)：25.
③ 李春莲，等.中药敷脐结合按摩治疗小儿遗尿 26 例[J].江苏中医药，2003，24(9)：26.
④ 熊磊.五子四君汤治疗小儿遗尿症 30 例[J].江苏中医，2000，21(2)：23-24.
⑤ 季远，等.遗尿膏按摩配合艾灸治疗小儿遗尿 148 例[J].山东中医药大学学报，1999，23(2)：127-128.
⑥ 朱南方.车前子善治小儿遗尿、咳嗽[J].中医杂志，1998，39(11)：646-647.
⑦ 卢其廉.桑螵蛸散加减治疗小儿遗尿症 56 例[J].江苏中医，1994，15(4)：14.

弱者,加制附子(先煎)6克、淫羊藿6克、肉桂末(后下)5克;脾肺气虚者,加茯苓9克、党参10克、大枣18克;湿热下注者,加龙胆草5克、木通9克、车前子(包)6克。每日1剂,水煎温服,7天为1个疗程。邓国强用上方加减治疗遗尿症患儿43例,痊愈40例,好转2例,无效1例。总有效率97.7%。①

12. 遗尿散 麻黄42克、五味子28克、菟丝子28克、益智仁21克。随症加减:肾气虚弱,用1号遗尿散为基础方加山茱萸28克、桂枝21克、附子21克;肺脾气虚,用2号遗尿散为基础方加山药21克、党参42克;肝经湿热,用3号遗尿散为基础方加龙胆草42克、泽泻21克。将上药研为细末,分7包,5～8岁每次0.5包,9～12岁每次1包,13岁以上加倍,每晚睡前温开水冲服。7天为1个疗程,经用1个疗程后,遗尿次数减少,可行第2个疗程。贺哲用上方加减治疗遗尿症63例,除1例中断治疗外,其余62例全部治愈。总有效率98.4%。②

13. 桂枝加龙骨牡蛎汤 桂枝10克、白芍10克、桑螵蛸10克、甘草6克、煅龙骨20克、煅牡蛎20克、熟地黄18克、山药15克、生姜2片、大枣10枚。罗永成用上方治愈1例遗尿症患儿。③

14. 遗尿合剂 党参9克、沙参9克、白术9克、生地黄9克、覆盆子9克、桑螵蛸9克、仙鹤草9克、当归6克、菖蒲6克、远志4.5克、五味子3克、生牡蛎(先煎)30克。以上为1剂量。取上药水煎2次,合并滤液,5剂浓缩到500毫升即可。每日3次,每次20毫升,7天为1个疗程。共奏健脾补肾、养阴生津、安神宁心之功效。周慈发用上方治疗40例遗尿患儿,有效22例,好转12例,无效6例。④

15. 徐美龄等经验方 补骨脂10克、金樱子10克、防风10克、藁本10克、浮萍10克、石菖蒲10克、甘草5克。随症加减:麻黄10克、知母10克、黄柏2克,以及党参、黄芪、山楂肉等。每日1剂,7剂为1诊,4诊为1个疗程。徐美龄等用上方加减共治疗109例遗尿患儿,服药4周时,痊愈2例,进步93例,无效14例。有效率87.16%。⑤

16. 桑螵缩泉散 桑螵蛸60克、熟地黄60克、牡蛎60克、菟丝子30克、益智仁(盐水炒)30克、大枣皮30克、补骨脂30克、五味子30克、覆盆子30克、党参30克、巴戟天30克、白果30克、肉桂15克、黄芪50克。以上共为细末,早晚各服10克。何绍本用上方治疗1例遗尿患儿,服药半月,遗尿减少过半,药服完后,遗尿痊愈。随访1年,未见复发。⑥

17. 加味五子衍宗汤 菟丝子、枸杞子、覆盆子、车前子、五味子。随症加减:脾肺气虚,加党参、益智仁、淮山药。每日1剂,水煎服。彭喜珍用上方加减治疗50例遗尿患儿,治愈42例,好转3例,无效5例。一般服药8～20剂可治愈。⑦

18. 遗尿粉 覆盆子60克、金樱子60克、菟丝子60克、五味子60克、仙茅60克、山茱萸60克、补骨脂60克、桑螵蛸60克、丁香30克、肉桂30克。共研细末装瓶,防止挥发漏气失效。每次1克,倒满患者肚脐眼,滴1～2滴酒精或高粱酒后再贴上暖脐膏(中药房有售)。暖脐膏药烘时不可太热,防止烫伤皮肤;或用薄层棉花或纱布覆盖,外加塑料薄膜贴上胶布条亦可。每3天换1次。部分病例同时口服遗尿粉,每日早晚各1次。3～10岁每次3～5克,10岁以上者每次5～6克。朱长生用贴脐法治疗11例遗尿患儿,均治愈,其中2次治愈者5例,3次者3例,4次者2例,5次者1例;贴脐加口服遗尿粉16例遗尿患儿,其中2次治愈者8例,3次者5例,4次者2例,5次者1例。共27例,全部治愈。⑧

① 邓国强.止遗汤治疗小儿遗尿43例[J].陕西中医,1991(12):544.
② 贺哲.遗尿散治疗遗尿病63例[J].中医杂志,1990(11):26.
③ 罗永成.桂枝加龙骨牡蛎汤治遗尿[J].四川中医,1990(1):29.
④ 周慈发.遗尿合剂治疗小儿遗尿40例[J].上海中医药杂志,1989(7):23-24.
⑤ 徐美龄,等.徐小洲治疗小儿遗尿109例的经验[J].上海中医药杂志,1985(6):20.
⑥ 何绍本.桑蛸缩泉散治疗遗尿[J].四川中医,1985(10):56.
⑦ 彭喜珍.加味五子衍宗汤治疗小儿遗尿50例[J].上海中医药杂志,1984(3):18.
⑧ 朱长生.遗尿症中药贴脐疗法[J].中医杂志,1984(4):59.

19. 遗尿方　党参 12 克、菟丝子 12 克、蚕茧 10 只、补骨脂 9 克、金樱子 9 克、覆盆子 9 克、炙甘草 4.5 克、桑螵蛸 15 克、黄芪 15 克。随症加减：睡眠深者，加麻黄 9 克或石菖蒲 9 克，炙远志 4.5 克；舌质淡、有阳虚者，加肉桂 3～4.5 克；遗尿者，加当归 9 克、五味子 4.5 克。制成浓缩煎剂加糖浆适量，每剂 20 毫升。以上加减用药中，除肉桂每毫升含生药 1 克外，余药均制成每毫升含生药 2 克。时毓民等用上方加减治疗遗尿症 44 例，痊愈 24 例，显效 7 例，好转 5 例，无效 8 例。①

20. 益智仁覆盆子汤　益智仁 30 克、覆盆子 15 克、金樱子 15 克、山药 15 克、桑螵蛸 15 克、五味子 6 克、莲须 9 克、杜仲 9 克、党参 9 克、鱼鳔 9 克（如无桑螵蛸可用山茱萸，无杜仲可用巴戟天代替）。每日 1 剂，水煎分 3 次服，一般连服 3～5 剂即可见效，再续服 2 剂以巩固疗效。固肾、益气、健脾。张海福用上方治疗 10 例遗尿患儿，全部治愈。②

21. 甘麦大枣汤加味　炙甘草 12～15 克、淮小麦 18 克、炙桑螵蛸 9 克、煨益智仁 9 克、炒菟丝子 9 克、大枣 8 枚。每日 1 剂，浓煎 2～3 次，分服。连服 10 天为 1 个疗程。如见效却未痊愈，可续服 10 天。注意：治疗期间，每晚临睡前不给流质饮食，药尽量争取在白天服完；临睡前将小便排空；晚餐食干饭，减少饮水量；睡后注意其遗尿时间，先将其唤醒，排去积尿。本方诸药相合，温肾阳、益脾胃、养心神之功卓著，对肾气不足、下元虚冷所致之遗尿有效。汪慎之用上方共治疗 28 例遗尿患儿，全部治愈。③

单　方

1. 五倍子敷灸法　组成：五倍子 50 克。制备方法：上药焙干研末，用适量蜂蜜调成膏状，分 3 等份，做成饼。用法用量：分别贴敷于患者的神阙、中极、关元穴，再用纱布敷盖其上，并用胶布固定。后用艾条逐穴施灸，灸至穴位周围皮肤微微发红。每日灸疗 1 次，7 次为 1 个疗程，疗程间隔 3 天。冬、春、秋季 3 天换药 1 次，夏季 2 天换药 1 次。如皮肤有刺激症状，可不用胶布固定，每次灸疗后，即取下五倍子饼。临床应用：于秀梅用五倍子敷灸配耳穴贴压治疗小儿遗尿 35 例。结果：显效（症状消失，夜尿自主）28 例，有效（症状好转，尿床次数减少）5 例，无效（症状未见明显改善）2 例。总有效率 94.3%。④

2. 黄鱼鳔胶丸　组成：黄鱼鳔 500 克。制备方法：上药切碎，以牡蛎粉入锅中炒热，再将鱼鳔碎块加入拌炒，至发热膨胀为圆珠样，筛去牡蛎粉，取出胶珠，晾干。后将鱼鳔胶珠研为细末，放入炼蜜中，候蜜将冷时为丸（切不可热捣，否则将胶黏难于为丸），如黄豆大（约 1 克重）。用法用量：10～15 岁每次服 15 丸，10 岁以下每次服 7～10 丸。每日 3～4 次，空腹服用。服时将丸药置于开水中略加热，以化开为度，趁热服。临床应用：朱广仁等用上方共治疗 35 例遗尿患儿，服药 1 个月以内痊愈者 21 例，2 个月以内痊愈者 11 例，进步者 3 例。⑤

3. 补骨脂红枣汤　组成：补骨脂 3～6 克、红枣 12 克、猪膀胱 1 个。用法用量：把补骨脂和红枣放入猪膀胱内，共煮熟食下，每周 1～2 次，轻者 1～2 次可治愈，重者 4～6 次即可治愈。⑥

中　成　药

缩泉丸　组成：乌药、山药、益智仁（吉林省天光药业有限公司生产，国药准字 Z22020489）。功效主治：温肾祛寒，缩小便；适用于下焦虚寒、小便频数，为治疗小儿遗尿症的常用中成药。用

① 时毓民，等.遗尿方治疗小儿遗尿症 44 例临床观察[J].新中医，1983(6)：30,34.
② 张海福.益智仁、复盆子汤治疗小儿遗尿[J].新中医，1975(2)：24.
③ 汪慎之.甘麦大枣汤加味治疗 28 例小儿遗尿症初步报告[J].广东医学，1963(1)：29-31.
④ 于秀梅.五倍子敷灸配耳穴贴压治疗小儿遗尿 35 例[J].辽宁中医杂志，2002,29(1)：50.
⑤ 朱广仁，等.黄鱼鳔胶丸治疗儿童遗尿症 35 例临床体会[J].山西中医，1991,7(5)：21.
⑥ 黄梅生.补骨脂红枣汤治疗小儿遗尿[J].四川中医，1990(1)：29.

法用量：每次 3～6 克（所用剂量根据患儿年龄而定），每日 3 次；10 天为 1 个疗程，连续服用 2 个疗程。临床应用：鲍超等采用针药综合治疗小儿遗尿症 32 例（治疗组），并设单纯药物治疗组 32 例作对照（对照组）。对照组口服缩泉丸，治疗组除服用缩泉丸外配合针灸综合治疗。结果：对照组、治疗组的总有效率分别为 78.1%、96.9%，两组比较有显著性差异（$P<0.05$）。[1]

① 鲍超,等.针药综合治疗小儿遗尿 32 例临床观察[J].江苏中医药,2009,41(8)：53.

循环系统疾病

病毒性心肌炎

概　述

病毒性心肌炎是指多种病毒侵犯心肌后,通过对心肌细胞产生直接损伤和(或)通过自身免疫反应引起的心肌细胞坏死、变性和间质炎性细胞及纤维素渗出过程,有的可伴有心包或心内膜炎症改变。一般表现为心悸、心前区不适、乏力、多汗、气短、头晕、面色苍白,心电图及早期心肌酶谱异常。

发病年龄多集中在3～10岁。春秋两季多发,常继发于呼吸道和消化道感染之后。本病表现多样,症状程度轻重不一,轻者可无任何临床表现,重者可出现心律失常、心力衰竭、心源性休克而危及生命等症状。

本病属中医"风温""心悸""怔忡""胸痹""虚劳"范畴。《小儿药证直诀·脉证治法》云:"心主惊……虚则卧而动悸不安。"本病内因责之于素体正气不足,外因责之于风温邪毒侵袭。其病理特点是心血不足、心神不安、湿热内侵、痰瘀互阻、心阳虚脱、气阴两亏等。中医辨证病毒性心肌炎,根据临床特点需要辨轻重缓急,以及证候虚实,也可采取分期论治将本病分为急性期、迁延期、恢复期、慢性期4期。以调和气血、扶正祛邪为治疗原则,临床辨证采用清热解毒、活血化瘀、健脾化痰、温振心阳、益气复脉之法。

辨　证　施　治

1. 王晓岚分急性期2型

(1) 热毒侵心型　治宜清热解毒。方用银翘散加减:连翘12克、金银花12克、桔梗10克、牛蒡子10克、赤芍10克、当归10克、玉竹10克、甘草9克。

(2) 气阴两虚型　治宜益气养阴。方用炙甘草汤加减:黄芪12克、生地黄12克、炙甘草12克、麦冬10克、玄参10克、丹参10克、紫苏梗10克、柴胡10克。

每日1剂,水煎2次,去渣,浓缩药汁至150毫升,分3次温服,4周为1个疗程。临床观察:王晓岚用上方结合西医基础[即静脉滴注能量合剂(维生素C、三磷酸腺苷、辅酶A、5%～10%葡萄糖注射液),或口服维生素C片、肌苷片、辅酶Q10等]治疗小儿急性病毒性心肌炎30例,总有效率86.67%。中西医结合治疗在改善中医证候、干预早搏及提高射血分数方面,明显优于单用西医基础治疗,疗效满意。[1]

2. 刘卫华等分2期

(1) 外感病邪　方用清热护心方:金银花6～20克、连翘5～15克、板蓝根10～15克、竹叶6～12克、荆芥2～10克、牛蒡子2～10克、麦冬6～15克、马勃2～6克、丹参2～12克、薄荷2～9克、桔梗2～9克、郁金2～9克、甘草2～9克。

(2) 外邪驱除　方用益气强心方:太子参3～20克、玄参3～15克、麦冬6～15克、丹参2～12克、茯苓5～15克、当归3～12克、蒲公英6～20克、苦参2～10克、蝉蜕1～9克、五味子2～9克、远志2～9克、僵蚕2～9克、甘草2～9克。

临床观察:刘卫华等用上方辨证治疗小儿病毒性心肌炎78例,治愈率71.8%,总有效率94.9%。[2]

---

① 王晓岚.中西医结合治疗小儿急性病毒性心肌炎30例临床观察[J].新中医,2013,45(5):86-88.
② 刘卫华,等.清热护心方分期治疗小儿病毒性心肌炎78例[J].陕西中医,2011,32(7):801-802.

3. 急性期 4 型

（1）邪毒内侵型　症见低热不退，或反复发热，咽痛咳嗽，胸闷，气短，乏力，心悸等，或伴皮疹、肌痛，舌红绛，苔薄黄糙，脉滑数或无力，心音低钝，安静时心率快。药用板蓝根 15 克、大青叶 15 克、金银花 15 克、连翘 15 克、竹叶 10 克、牛蒡子 10 克、麦冬 10 克、柏子仁 10 克、苦参 10 克、薄荷 3 克、桔梗 3 克、甘草 6 克。随症加减：咳重气憋者，加杏仁；心烦者，加豆豉、栀子。配合维生素 C 100 毫克/（千克·天），最大剂量不超过 3 克，静脉点滴，连用 10 天；口服辅酶 Q10 及维生素 E 2~3 个月，常规用量。发病前有急性扁桃腺炎病史者静脉滴注青霉素 1 周。

（2）心血瘀阻型　症见面色苍白或黯滞，胸闷、气短，心前区不适或疼痛，心悸，乏力，盗汗，舌紫黯或瘀斑，苔薄白，脉弦细或结代，心音低钝，心律不齐。药用丹参 15 克、当归 15 克、桃仁 10 克、红花 10 克、莪术 10 克、七叶一枝花 10 克、川芎 10 克、瓜蒌 10 克、连翘 10 克、半枝莲 6 克、羊角藤 1 克。随症加减：胸痛甚者，加三七、蒲黄。配合维生素 C 100 毫克/（千克·天）、复方丹参注射液 0.5 毫升/（千克·天）静脉点滴；口服辅酶 Q10 及维生素 E 2~3 个月。

（3）气阴两虚型　症见心悸，气短，乏力，懒动，纳差，汗出，面色苍白，舌质淡，苔薄白，口唇淡，指纹淡，脉细弱或结代。治宜益气养阴、养心复脉。药用生山药 20 克、太子参 15 克、茯苓 15 克、黄精 15 克、陈皮 10 克、山楂 10 克、麦冬 10 克、五味子 6 克、炙甘草 6 克、升麻 3 克、北五加皮 1 克。配合黄芪注射液、生脉注射液各 0.5 毫升/（千克·天）静脉点滴；口服辅酶 Q10 及维生素 E 2~3 个月。

（4）阴虚火旺型　症见心悸，烦躁，头晕，失眠，胸闷或痛，或腰酸、耳鸣，舌红少苔，脉细数或结代。治宜滋阴降火、养心安神。药用沙参 15 克、女贞子 15 克、白芍 15 克、阿胶 10 克、麦冬 10

克、桑寄生 10 克、黄芩 10 克、珍珠母 10 克、远志 10 克、柏子仁 10 克、生甘草 3 克。配合生脉注射液、清开灵注射液各 0.5 毫升/（千克·天）静脉点滴；口服辅酶 Q10 及维生素 E 2~3 个月。

临床观察：成淑凤用上方辨证治疗小儿病毒性心肌炎急性期病例 30 例，治疗 3 个月后，治愈 16 例，显效 7 例，有效 6 例，无效 1 例。[①]

4. 陈宝义等分 3 型

（1）疫毒型　症见低热不退或反复发热，咽痛，咳嗽，皮疹，肌痛，伴乏力、气短、心悸，舌红绛苔薄黄糙，脉滑数或无力。方用清心解毒汤：金银花、连翘、大青叶、川连、赤芍、生地黄、玄参、甘草等。每日 1 剂，水煎 200 毫升分 2 次服。

（2）气阴虚损型　症见面色苍白，明显乏力，胸闷气短，心前区不适，心悸，多汗，食欲不振，烦躁，舌红少苔，脉虚数或弦细无力。方用心复康口服液：炙甘草、玉竹、五味子、山楂、丹参、大青叶等。每瓶 100 毫升，每次 25 毫升，每日 2 次。

（3）心脉瘀阻型　症见面色苍白或黯滞，口唇发紫，胸闷气短，心前区不适或疼痛，心悸怔忡，乏力盗汗，舌紫黯或有瘀斑，苔薄白，脉弦细或结代。方用通脉口服液：当归、赤芍、丹参、山楂、降香、川芎、姜黄、三七等。每瓶 100 毫升，每次 25 毫升，每日 2 次。

临床观察：陈宝义等用上方辨证治疗小儿病毒性心肌炎 275 例，包括急性期、恢复期、迁延期患儿，其中痊愈 117 例，显效 82 例，进步 62 例，痊愈率 42.55%，总有效率 94.91%；对乏力、心悸、胸闷等症状可明显改善；可有效改善心电图 ST－T 改变及超声心动图所示的室壁增厚、运动幅度减低等情况。[②]

5. 靖雨珍等分 2 型

（1）热毒侵心、心阴已虚型　主症为发热或病初发热，心悸、胸闷、咽红，心率正常或快或有期前收缩，舌质正常或红，苔黄或黄腻，脉细无力或滑。方用生脉散合瓜蒌薤白汤：南沙参 10 克、北

①　成淑凤.中医辨证治疗小儿病毒性心肌炎急性期 30 例[J].四川中医,2000(9)：39－40.
②　陈宝义,等.益气养阴、活血化瘀法治疗小儿病毒性心肌炎的临床研究[J].中国医药学报,1993,8(5)：20－22,63.

沙参 10 克、麦冬 10 克、五味子 10 克、金银花 10 克、大青叶 10 克、瓜蒌 10 克、黄芩 10 克、薤白 6 克、生甘草 3 克。随症加减：发热较高者，加知母或寒水石；多发性期前收缩者，加苦参；心率快者，加北五加皮。

（2）心脾两虚、阳气亏损型　主症为气短纳差，面色苍白，多汗肢冷，便溏，心前区疼痛，心率慢，舌质淡，苔白或白腻，脉无力。方用归脾汤加减：党参 10 克、生黄芪 10 克、炒白术 10 克、当归 10 克、茯神 10 克、云茯苓 10 克、炙甘草 6 克、桂枝 6 克、薤白 6 克、远志 6 克。

上方均每日 1 剂，水煎服。临床观察：靖雨珍等用上方辨证治疗小儿心肌炎 40 例，痊愈（症状消失，体检正常，心电图正常）9 例，基本痊愈（症状消失，体检正常，心电图尚有轻度异常）2 例，好转（症状好转，体检较前进步，心电图尚未恢复正常）27 例，无效（病情无变化者）2 例。平均疗程 76.25 天。[①]

6. 李淑琴等分 4 型

（1）风温内犯型　症见发热，咽痛，多汗咳嗽，胸闷而痛，心悸气短，舌尖红苔薄白，脉浮数或结代。治宜清热解毒，佐以养心。方用银翘散加减：金银花、连翘、板蓝根、薄荷、竹叶、豆豉、牛蒡子、熟地黄、麦冬。

（2）气阴两虚型　症见面色苍白，失眠心悸，自汗活动后加重，烦躁不宁，舌淡无苔，脉细或结代。治宜益气养阴宁心。方用炙甘草汤加减：炙甘草、人参、桂枝、阿胶、生地黄、麦冬、酸枣仁、五味子、当归。

（3）脾虚湿阻型　症见头晕目眩，心悸气短，倦怠乏力，恶心欲吐，便溏，身重或肿，舌淡嫩，脉沉缓或结代。治宜健脾化湿。方用香砂六君子汤加味：人参、茯苓、桂枝、白术（可改用苍术）、木香、砂仁、石菖蒲、薤白。

（4）心血瘀阻型　症见心悸怔忡，心胸憋闷疼痛，性情急躁，口唇青紫，舌色黯或有瘀斑瘀点，

脉细涩或结代。治宜通阳化瘀。方用桃仁红花煎加减：桃仁、红花、丹参、赤芍、川芎、生地黄、当归、桂枝、薤白。

随症加减：以上 4 型以风温内犯型多见，若发热重，加黄芩、生石膏；心悸惕惕而动，加朱砂、炒枣仁；汗多者，可加浮小麦、龙骨、牡蛎；肢肿者，加防己、车前子。每日 1 剂，水煎服，2 周为 1 个疗程。李淑琴等用上方辨证治疗小儿病毒性心肌炎 30 例，显效（症状和体征完全消失，心电图恢复正常）19 例（63.3%），有效（仅有乏力、自汗，心电图有所改善）8 例（26.7%），无效（体征及心电图无明显变化）3 例（10%）。总有效率 90%。[②]

7. 马云龙等分 4 期

（1）急性期　症见心悸，气短，面色苍白，发热，心律失常，舌红苔黄，脉弦或滑，常结代。方用清心解毒方（"心 1 号"）：黄连 3 克、金银花 6 克、板蓝根 6 克、人工牛黄（冲服）0.6 克。

（2）恢复期　症状好转或反复，舌质淡红，苔薄白，脉弦细兼数或结代。方用养阴清热方（"心 2 号"）：沙参 3 克、麦冬 3 克、黄精 3 克、七叶一枝花 3 克。

（3）慢性期　症状好转或反复，舌质淡红，苔薄白，脉弦细兼数或结代。方用养阴清热方（"心 2 号"）：沙参 3 克、麦冬 3 克、黄精 3 克、七叶一枝花 3 克。

（4）后遗症期　① 症见午后低热，五心烦热，盗汗，颧红，心悸，气短，失眠，多梦，舌淡红少苔，脉弦细兼数或结代。方用气阴双补方（"心 3 号"）：太子参 3 克、玉竹 3 克、生地黄 3 克、炙甘草 3 克。② 症见形寒肢冷，面色苍白，浮肿，易感冒，少汗或自汗，精神萎靡，舌淡少苔，脉沉微或兼结代。方用气血双补方（"心 4 号"）：黄芪 6 克、当归 3 克、龙眼肉 3 克、阿胶（烊化）3 克。③ 症见心悸，气短，胸闷，心区刺痛，心脏扩大，肝脾肿大，舌黯有瘀斑，脉弦细结代，有房室传导阻滞或束支传导阻滞。方用活血化瘀方（"心 5 号"）：丹参 3 克、川

①　靖雨珍，等.治疗小儿心肌炎 40 例临床观察[J].新中医，1987(1)：28，45.
②　李淑琴，等.辨证治疗小儿病毒性心肌炎 30 例观察[J].黑龙江中医药，1987(5)：19 - 20.

芎 3 克、当归 3 克、益母草 3 克、木香 2 克。酌情加用三七粉(冲服)。

随症加减：若有快速心律失常，予养阴宁心安神方("心 6 号")：苦参 3 克、北五加皮 3 克、远志 3 克、琥珀(冲服)0.6 克。酌情配用心得安；若慢性心律失常，予温阳强心安神方("心 7 号")：人参(另炖兑服)2 克、制附子(先煎)3 克、甘松 3 克、细辛 0.6 克。酌情配用阿托品；若心功能不全者，予强心利水方("心 8 号")：附子(先煎)3 克、黄芪 3 克、玉竹 3 克、葶苈子 3 克。酌情配用洋地黄类药物。以上各方剂量均一半水煎浓缩，一半研粉，混合后压成片剂，计每剂 18 片。每次剂量<2 岁 1 片，2～4 岁 2 片，5～7 岁 3 片，8～10 岁 4 片，11～13 岁 5 片，>13 岁 6 片。每日 3 次。每个疗程 3 个月，治疗 1～2 个疗程后判定疗效。

临床观察：马云龙等用上方辨证治疗小儿病毒性心肌炎 40 例，显效 20 例(50%)，有效 12 例(30%)，无效 8 例(20%)。总有效率 80%。[1]

经 验 方

1. **抗毒补心胶囊**　西洋参、黄芪、麦冬、五味子、牡丹皮、丹参等。李晓峰等用上方治疗 55 例病毒性心肌炎患儿心气不足、阴阳两虚型，4 周为 1 个疗程，结果显示总有效率 92.73%，明显降低心肌酶各项指标。[2]

2. **甘露消毒丹**　黄芩、连翘、薄荷、射干、川贝母、藿香、白豆蔻、石菖蒲、茵陈、滑石、木通。每日 1 剂，水煎服。张延铭用上方治疗 1 例病毒性心肌炎患儿，证属正虚复感外邪，上扰心神。患儿临床表现为发热、倦怠、心悸、胸闷，动则气短乏力，心悸加重，舌红苔白腻，脉滑数，检查心电图示心率 108 次/分、窦性心动过速、ST 段呈水平下移。服上方 2 周后复诊，心悸、胸闷减轻。复查心电图示

心率 80 次/分、ST 段较前回升。守方去连翘、射干，加黄芪 20 克，续服 1 周，症状消失。复查心电图恢复正常，临床治愈。[3]

3. **三黄生脉汤加味**　黄芩 5 克、黄连 5 克、黄柏 5 克、五味子 5 克、山茱萸 5 克、莲子心 1 克、丹参 10 克、栀子 2 克、板蓝根 8 克、党参 6 克、麦冬 6 克、陈皮 6 克、生甘草 4 克。随症加减：胸闷者，加全瓜蒌 8 克；烦躁不安者，加竹叶 3 克；热盛者，加生石膏 15 克；阴伤重者，加生地黄 5 克；心动过速者，加苦参 6 克；心动过缓者，加桂枝 6 克；有早搏者，加龙骨 8 克。每日 1 剂，水煎分早晚服。张朝霞用上方加减与西医常规治疗相结合治疗小儿病毒性心肌炎 40 例，经 1 个月治疗后，显效 29 例，有效 5 例，无效 6 例。总有效率 85.0%，疗效满意。[4]

4. **参连正心片**　西洋参、黄连、紫草、甘松(济南市中医医院院内制剂)。宋春霞等在西医常规治疗的基础上加用参连正心片治疗小儿病毒性心肌炎毒伤气阴证 60 例，疗程 30 天，结果显示治疗后患儿太息、食欲不振、头痛头晕、五心烦热等症状有明显改善，并能有效缓解心律失常及室性早搏等，疗效满意。[5]

5. **宁心颗粒**　党参 10 克、麦冬 10 克、板蓝根 15 克、生龙骨 15 克、生牡蛎 15 克、丹参 15 克、黄芪 20 克、五味子 6 克、当归 6 克、射干 6 克、甘草 6 克等(由山东省立医院天然药物研究中心提供，5 克/包)。李安源等将 60 名患儿随机分为治疗组和对照组各 30 例，治疗组采用宁心颗粒口服，对照组采用能量合剂三磷腺苷(ATP)、辅酶 A、维生素 C、肌苷及病毒唑静脉滴注。结果显示宁心颗粒具有明显缓解病毒性心肌炎患儿的症状体征、减少早搏发生次数、降低异常升高的心肌酶学指标及改善左心功能的作用。[6]

6. **心乐胶囊**　黄芪、红参、当归、麦冬、土茯

① 马云龙，等.辨证治疗小儿病毒性心肌炎 40 例临床观察[J].中医杂志，1984(6)：25－27.
② 李晓峰，等.抗毒补心胶囊治疗小儿病毒性心肌炎疗效及对免疫功能影响的研究[J].中医儿科杂志，2015，11(2)：39－42.
③ 张延铭.甘露消毒丹临床应用举隅[J].新中医，2008(1)：89.
④ 张朝霞.中西医结合治疗小儿病毒性心肌炎 80 例[J].山东中医杂志，2008(2)：113－114.
⑤ 宋春霞，等.参连正心片治疗小儿心肌炎 60 例[J].山东中医杂志，2008(9)：590－592.
⑥ 李安源，等.宁心颗粒治疗小儿病毒性心肌炎 30 例临床观察[J].中医杂志，2007(2)：132－134.

苓、鱼腥草等(黑龙江省中医研究院自制制剂)。心乐胶囊是郭文勤教授的经验处方,有研究用于联合心律平治疗病毒性心肌炎顽固性早搏 34 例,其中包括部分儿童早搏病例,疗程 4 周,疗效满意。心乐胶囊配合心律平可以有效改善病毒性心肌炎顽固性早搏患者的临床症状、降低心肌酶、改善左心室功能。[1]

7. 温胆汤加减 半夏 9 克、竹茹 6 克、枳实 9 克、茯苓 12 克、丹参 9 克、薤白 6 克、瓜蒌 12 克、甘草 3 克。陈鲁等用上方治疗 1 例小儿病毒性心肌炎,证属痰瘀互结、心脉痹阻型。水煎服,连服 3 剂,心慌、胸闷明显减轻,咳嗽好转,遂去瓜蒌,加党参 12 克、黄芪 18 克,再服 6 剂,诸症基本消失,继服药 10 天,药到病愈。[2]

8. 清心液 连翘、野菊花、贯众、苦参、虎杖、赤芍、牡丹皮、丹参、生地黄、麦冬、黄芪、炙甘草等(每毫升含生药 0.5 克)。≤3 岁每次 25 毫升,3~7 岁每次 50 毫升,7~10 岁每次 75 毫升,10~14 岁每次 100 毫升,均为每日 3 次口服,连用 4~6 周。随症加减:热毒证候较重者,予双黄连粉针剂(60 毫克/千克);气虚明显者,予黄芪注射液(4~12 毫升),连用 1~2 周。胡思源等用上方加减治疗小儿柯萨奇病毒性心肌炎邪毒侵心证 70 例,痊愈 31 例,显效 13 例,有效 22 例,无效 4 例。总有效率 94.3%。[3]

9. 柴琥清心饮 柴胡 200 克、人参 125 克、黄芩 150 克、半夏 150 克、瓜蒌 150 克、连翘 150 克、炙甘草 75 克、琥珀 50 克等(辽宁中医学院附属医院制剂室提供,每毫升含生药 1 克)。<5 岁者每次 25 毫升,5~10 岁者每次 50 毫升,>10 岁每次 75 毫升,每日早、晚服 2 次,1 个月为 1 个疗程。治疗初期另用双黄连注射用粉针剂,每支 600 毫克(哈尔滨中药二厂生产),剂量按每天每千克体重 60 毫克计算,用生理盐水溶解后加入 10% 葡萄糖注射液 100~200 毫升中静脉滴注,每日 2 次,连用 14 天。王雪峰等用上方治疗小儿病毒性心肌炎患儿 52 例,治愈 21 例,显效 16 例,进步 12 例,无效 3 例。愈显率 71.2%;且柴琥清心饮能有效提高患儿心功能短轴缩短率(FS)及射血分数(EF),对 T 细胞免疫功能有调节作用,可使患儿的 CD3 和 CD4/CD8 比值趋于正常。[4]

10. 通脉口服液 当归、赤芍、山楂、降香、三七、丹参、姜黄、川芎等(每毫升含生药 1 克,每瓶 100 毫升,天津中医学院第一附属医院制剂室提供)。治疗初期,另用复方丹参液(上海第一制药厂出品,内含丹参、降香各 1 克/毫升)6~12 毫升,溶于 10% 葡萄糖注射液 100~200 毫升中静脉滴注,每日 1 次,10 次为 1 个疗程,用 1~3 个疗程,疗程间隔 3~4 天。陈宝义等用上方治疗小儿病毒性心肌炎 43 例,治愈 19 例,显效 7 例,进步 14 例。有效率 93.02%;且患儿胸闷憋气、乏力、心胸疼痛等症状有明显改善;心电图异常消失 37 例,改善 12 例,其中尤以心肌缺血和各种传导阻滞改变最为显著。[5]

11. 玉竹葛根宁心汤 玉竹 12 克、葛根 10 克、太子参 10 克、丹参 10 克、麦冬 10 克、沉香(后入)8 克、降香 10 克、枣仁 10 克。随症加减:胸闷甚,加郁金、枳壳、瓜蒌;夜寐不宁,加茯神、柏子仁;食欲不香,加生熟地黄、谷芽、鸡内金;若有早搏,脉来动乱不齐,加苦参;体虚多汗,加黄芪、白术、煅龙牡;脉迟缓,加桂枝;兼有外邪如咽红、扁桃体肿,加僵蚕、连翘、板蓝根;若由外感而致本病复发,当先解其表,可合银翘散出入,平时可加服玉屏风口服液或生脉饮口服液。本病急性期酌情短期(5~7 天)给予能量合剂、复方丹参片或激素等,并予卧床休息,急性期过后均单纯用中药治疗。王乐平等用上方加减治疗小儿病毒性心肌炎 30 例,显效 25 例,有效 4 例,无效 1 例。总疗效尚佳。[6]

12. 真武汤 炙甘草 6 克、桂枝 6 克、生姜 3

① 孙元莹,等.心乐胶囊联合心律平治疗病毒性心肌炎顽固性早搏 34 例观察[J].时珍国医国药,2006(8):1525-1526.
② 陈鲁,等.温胆汤儿科异病同治举隅[J].山东中医杂志,2002(4):247-248.
③ 胡思源,陈宝义等.清心液为主治疗小儿柯萨奇病毒性心肌炎邪毒侵心证的临床研究[J].中医杂志,1999(5):297-299.
④ 王雪峰,等.柴琥清心饮为主对小儿病毒性心肌炎左心功能及外周血 T 细胞亚群的影响[J].中国中西医结合杂志,1997(2):73-75.
⑤ 陈宝义,等.小儿急性病毒性心肌炎 65 例中西药对照治疗观察[J].中国中西医结合杂志,1994(4):216-219.
⑥ 王乐平,钱育寿.玉竹葛根宁心汤治疗小儿病毒性心肌炎 30 例[J].江苏中医,1992(3):23.

克、丹参 15 克、茯苓 10 克、白术 10 克、赤芍 10 克、制附子 10 克、泽兰 10 克、鹿衔草 10 克、泽泻 10 克。随症加减：浮肿甚，加车前子（包煎）10 克、玉米须 10 克；气短不能平卧，加葶苈子 10 克；喘促，加炙麻黄 3 克、细辛 3 克。适用于治疗心肾阳虚型病毒性心肌炎。[1]

13. 滕宣光经验方 丹参 12 克、茯苓 20 克、生牡蛎 20 克、浮小麦 30 克、白术 10 克、麦冬 10 克、白芍 10 克、夜交藤 10 克、党参 10 克。每日 1 剂，水煎服。滕宣光用上方治疗 1 例心脾两虚型小儿心肌炎。患儿服上方 6 剂，诸症减轻，再予上方加减治疗 1 个月，心电图正常。随访 5 年未复发。[2]

14. 当归六黄汤加味 当归 9 克、黄芪 9 克、生地黄 9 克、熟地黄 9 克、黄芩 9 克、黄柏 9 克、生牡蛎（先煎）15 克、七叶一枝花 30 克、马尾连 3 克、生姜 2 片、大枣 5 枚。每日 1 剂，水煎 2 次，分 2 次服。刘弼臣用上方治疗 1 例心血久虚型小儿心肌炎。患儿服上方 5 剂症状减，再与上方加苦参 15 克，生姜改煨姜，10 剂后诸症除。以调胃阴、养肝肾善其后。[3]

15. 生脉散合炙甘草汤加减 党参 9 克、麦冬 9 克、五味子 9 克、桂枝 9 克、黄芪 9 克、白芍 9 克、清阿胶（烊化）9 克、炙甘草 6 克、生姜 2 片、大枣 5 枚。每日 1 剂，水煎 2 次，分 2 次服。刘弼臣用上方治疗 1 例气阴两虚型心肌炎小儿，用上方 10 剂症状好转，服药 60 剂而愈。[4]

16. 栀子豉汤合半夏泻心汤加减 栀子 3 克、淡豆豉 9 克、远志 9 克、炙枇杷叶 9 克、黄芩 9 克、半夏 6 克、莱菔子 6 克、马尾连 6 克、淡干姜 1.2 克、生石膏（先煎）30 克、七叶一枝花 15 克。刘弼臣用上方治疗 1 例痰热扰心型心肌炎小儿，每日 1 剂，水煎服。珠黄散 6 瓶，早晚各 1 瓶，用药 3 剂，

症状大减，再以上方加减治疗而愈。[5]

单　方

1. 独参汤 组成：人参 30 克。用法用量：100 毫升水煎煮为 50 毫升，早晚服用；疗程 2 周。临床应用：高亮用独参汤联合西医常规疗法治疗小儿重症病毒性心肌炎 8 例。结果：临床治愈 2 例（25.0%），有效 5 例（62.5%），无效 1 例（12.5%）。总有效 7 例（87.5%）。独参汤可以有效降低肌酸激酶同工酶和肌钙蛋白。[6]

2. 三参复脉汤 组成：太子参 15 克、紫丹参 15 克、北沙参 6 克。用法用量：每日 1 剂，水煎 2 次，分 2~3 次服。临床应用：张孟林用上方治疗病毒性心肌炎脉迟缓 1 例，服药 3 剂，胸闷改善，5 剂心慌减少，脉律增速，心律 70 次/分而愈。[7]

中　成　药

1. 芪冬颐心口服液 组成：黄芪、麦冬、人参、茯苓、地黄、龟甲（烫）、紫石英（煅）、桂枝、淫羊藿、金银花、丹参、郁金、枳壳（炒）（通化白山药业股份有限公司）。功效主治：益气养心，安神止悸；适用于肝肾不足、气血亏虚所致的心悸、胸闷、胸痛、气短乏力、失眠多梦、自汗、盗汗、心烦，病毒性心肌炎、冠心病心绞痛见上述症状者。临床应用：罗敏将 80 例中医辨证为气阴两虚型病毒性心肌炎患儿随机分为对照组和观察组各 40 例，对照组给予磷酸肌酸钠治疗，观察组在对照组基础上加用芪冬颐心口服液，2 周为 1 个疗程，治疗 1 个疗程。结果表明，芪冬颐心口服液联合西药治疗病毒性心肌炎患儿的效果优于单用西药治疗，可明显提高机体免疫功能，降低细胞因子水平，保护

① 史英杰，刘弼臣.小儿病毒性心肌炎的中医分型治疗[J].中医杂志，1987(12)：32 - 34.
② 滕宣光.小儿心肌炎治验三则[J].辽宁中医杂志，1981(7)：14 - 15.
③ 刘弼臣.中医治疗小儿病毒性心肌炎的体会[J].新医药杂志，1979(2)：3 - 4.
④ 同上.
⑤ 同上.
⑥ 高亮.独参汤对小儿重症病毒性心肌炎的疗效观察[J].中国中西医结合儿科学，2016,8(2)：164 - 166.
⑦ 张孟林.三味药配伍在儿科临床运用[J].四川中医，1986(4)：13.

心功能。[1]

2. 黄芪颗粒 组成：黄芪，有效成分主要包括黄芪多糖、黄芪皂苷和异黄酮类化合物等。功效主治：补血固表，利尿，托毒排脓，生肌；适用于气短心悸，虚脱，自汗，体虚浮肿，慢性肾炎，久泻，脱肛，子宫脱垂，痈疽难溃，疮口久不愈合。临床应用：姜英红等使用黄芪颗粒临床上治疗儿童病毒性心肌炎 23 例，结果显示黄芪颗粒能通过调节机体细胞免疫和体液免疫指标，改善病毒性心肌炎患儿症状，起到治疗作用。[2]

3. 心达康片 组成：醋柳黄酮（从沙棘中提取的总黄酮加工而成的一种纯天然中药制剂）。功效主治：补气益心，化瘀通脉，消痰运脾；适用于心气虚弱、心脉瘀阻痰湿困脾所致心慌、心悸心痛、气短胸闷、血脉不畅、咳累等。临床应用：王宇丹等在西医常规治疗的基础上予心达康片治疗小儿急性病毒性心肌炎 50 例，4 周 1 个疗程。结果：临床治愈 24 例，有效 23 例，无效 3 例。总有效率 94.0%，且可以明显改善患儿心肌酶和血清心肌钙蛋白 I 的水平。[3]

4. 稳心颗粒 组成：党参、黄精、三七、琥珀、甘松。功效主治：益气养阴，活血化瘀；适用于气阴两虚、心脉瘀阻所致的心悸不宁、气短乏力、胸闷胸痛、室性早搏、房室早搏见上述症状者。临床应用：邓晓晨运用稳心颗粒辅佐治疗小儿病毒性心肌炎，即在西医常规治疗基础上加用稳心颗粒。2 周为 1 个疗程。研究发现，稳心颗粒用于治疗小儿心肌炎可明显改善病情，此外其安全性较好，对血常规、肝功能、肾功能、血脂、血糖无明显影响，未见明显不良反应。[4]

5. 参芪五味子片 组成：五味子、党参、黄芪、酸枣仁（炒）。功效主治：健脾益气，宁心安神；适用于气血不足，心脾两虚所致的失眠、多梦、健忘、乏力、心悸、气短、自汗。临床应用：牛振华等将 80 例病毒性心肌炎患儿随机分为治疗组和对照组各 40 例，对照组单用西医治疗，治疗组在西医治疗的基础上加服参芪五味子片，治疗后进行总疗效评价。结果显示参芪五味子片配合西医治疗小儿病毒性心肌炎疗效肯定并优于单纯应用西药。[5]

6. 舒心冲剂 II 号 组成：黄芪、当归、太子参、红花、丹参、麦冬、炙甘草等[齐齐哈尔中医医院自制制剂，批号齐卫药审字(97)010 - 120]。功效：益气养血，活血通络。临床应用：刘彬用上方治疗小儿病毒性心肌炎恢复期心脾两虚型。1 个月为 1 个疗程，应用 2 个疗程。经过大样本、多中心的临床研究提示，舒心冲剂 II 号治疗小儿病毒性心肌炎疗效显著，有效率 90.55%，且重复性好。[6]

7. 宁心颗粒 组成：葛根。功效主治：解痉止痛，增强脑及冠脉血流量；适用于冠心病、心绞痛等。临床应用：王凌云用上方治疗病毒性心肌炎患儿 30 例，疗程 1 个月。结果显示，心电图期前收缩改善明显。总有效率 89.47%。[7]

8. 玉丹荣心丸 组成：玉竹、炙甘草、丹参、降香、辽五味子、山楂、蓼大青叶、苦参。功效主治：益气养阴，活血化瘀，清热解毒，强心复脉；适用于病毒性心肌炎、心肌损伤。临床应用：胡庆全用玉丹荣心丸治疗病毒性心肌炎气阴两虚型 105 例，包括急性期 77 例、恢复期 21 例、迁延期 7 例。4 周为 1 个疗程，观察指标包括治疗前后心悸、胸闷、乏力、出汗、心烦，心率、心律、第一心音改变，早搏等症状，治疗前后心肌酶谱和心电图的变化，以及不良反应。结果显示临床疗效满意，总有效率 88.57%，治疗前后心肌酶谱和心电图均有明显改善。[8]

[1] 罗敏,等.芪冬颐心口服液联合磷酸肌酸钠对病毒性心肌炎的临床效果观察[J].中药药理与临床,2017,33(6)：143 - 146.
[2] 姜英红,马洪喜,等.黄芪颗粒对病毒性心肌炎患儿血清免疫机制影响的研究[J].中国妇幼保健,2015,30(27)：4724 - 4726.
[3] 王宇丹,等.心达康片对小儿病毒性心肌炎心肌酶和肌钙蛋白 I 的影响[J].中医儿科杂志,2015,11(3)：63 - 66.
[4] 邓晓晨.稳心颗粒辅佐治疗小儿病毒性心肌炎临床分析[J].云南中医中药杂志,2012,33(7)：86.
[5] 牛振华,等.五味子党参为主治疗小儿病毒性心肌炎 40 例[J].中医杂志,2009,50(S1)：124.
[6] 刘彬.舒心冲剂 II 号治疗恢复期小儿病毒性心肌炎(心脾两虚)疗效观察[J].中华中医药杂志,2008(11)：1039 - 1040.
[7] 王凌云.宁心颗粒治疗病毒性心肌炎的实验和临床研究[D].山东大学,2005.
[8] 玉丹荣.心丸治疗病毒性心肌炎临床观察[J].中成药,2002(1)：73 - 74.

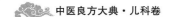
9.生脉口服液　组成：红参、麦冬、五味子。功效主治：益气复脉，养阴生津；适用于气阴两亏、心悸气短、脉微自汗，可应用于急性心肌梗死、心源性休克、心律失常等危重时期的救治，以及治疗心律不齐、心动过速等，以生脉饮为基础方加减其他中药还用于治疗心绞痛、病毒性心肌炎伴心律失常等。[1]

---

① 薛爱红,等.生脉饮加味治疗小儿病毒性心肌炎 20 例[J].青岛医药卫生,1997(5)：41.

风湿性心脏病

概　　述

小儿风湿性心脏病是与链球菌感染有关的免疫性疾病,是风湿热急性期发生的心脏炎症性疾病,以心肌炎和心内膜炎多见,也可发生全心炎。轻者仅心率增快,有轻度心电图变化,重者症状明显,胸闷、气促,甚则并发心力衰竭。听诊心音减弱,第一心音低钝,严重者出现奔马律;可出现早搏,心尖区可听到吹风样收缩期杂音。若治疗不当或多次发作,可导致慢性风湿性心瓣膜病,严重影响小儿的生长发育及健康。

本病一年四季均可发病,冬春多见。首次发病年龄多为6~15岁,3岁以下少见。

本病属中医"心悸""怔忡""气喘""心痹"等范畴。其病理特点是湿热内蕴、心脾两虚、气滞血瘀等。临床辨证分为两型。(1)心气不足、阴精耗损型:面色苍白,神疲乏力,自汗气短,恶风肢冷,食欲减退,舌质略淡,尖边红绛,有齿痕,苔薄白。治法以补气益阴为主。(2)湿热内蕴、心脾两虚型:发热,胸闷乏力,精神疲惫,面色萎黄,关节疼痛,纳呆食少,大便溏软,舌淡边红绛,脉滑数。治法以清热凉营、健脾渗湿为主。

经　验　方

1. **补气活血汤**　黄芪 30 克、党参 5 克、丹参 5 克、苦参 15 克、泽兰 20 克、黄精 20 克、麦冬 20 克、甘草 20 克(每 100 毫升中含生药 130 克)。

4~7 岁每日 60 毫升,7~10 岁每日 80 毫升,>10 岁每日 100 毫升,每日 2 次,早晚口服;同时静脉滴注加镁极化液 253 毫升(由大连市儿童医院心血管病房自制),每日 1 次,4 周为 1 个疗程。朱红赤用上方联合西医治疗 62 例风湿性心脏病患儿,疗效满意。[①]

2. **自拟方**　丹参 10 克、赤芍 10 克、郁金 10 克、黄芪 10 克、甘草 10 克、金银花 10 克。水煎后 20 毫升口服,3~4 次/日。王聚石采用抗风湿、支持、对症、抗感染等综合疗法治疗 40 例小儿风湿性心脏病患儿,其中抗风湿除了常规应用激素治疗外,联合上方中药治疗,经 6~12 周治疗无 1 例死亡,均基本痊愈出院。出院后用中药巩固治疗 3~6 月,40 例患儿均获随访。平均随访 2.5 年,其中 12 例复发(30%)。心律不齐 12 例,1~3 年恢复正常。[②]

3. **风心方**　桂枝 9~30 克、制附子 9~30 克、生地黄 15~90 克、白术 15 克、炙甘草 9~15 克、大枣 5 枚、生姜 9 克(成人用量)。随症加减:风寒湿重者,酌加桂、附;阴虚内热者,加大生地黄用量,桂枝、制附子用量酌减。小儿应用此方时,剂量酌减。60 天为 1 个疗程,服药期间每周停药 2 天。陈镜合等用此方加减治疗风湿性心肌炎 80 例,疗效较好。[③]

单　　方

玉竹　组成:玉竹 25 克。用法用量:每日 1 剂,水煎服。临床应用:周保国用上方治疗因风湿性心脏病、冠心病和肺心病引起的心力衰竭患

① 朱红赤.补气活血汤治疗小儿心肌炎的临床研究[J].中国中西医结合杂志,1997(1):48-49.
② 王聚石.小儿风湿性心脏炎 40 例临床观察[J].吉林医学情报,1992(9):23-24.
③ 陈镜合,等.风心方治疗风湿性心肌炎 80 例疗效观察[J].广东医药资料,1975(10):9-11.

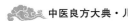

儿5例,服药后5～10日内心衰得到控制,此5例均停用洋地黄制剂,仅配用氨茶碱及氢氯噻嗪。[1]

中 成 药

复脉定冲剂　组成:黄芪、远志、桑椹等。功效主治:补气活血,宁心安神;适用于怔忡、心悸、脉结代,或心律失常见有上述症状者。临床应用:梅霞等用复脉定冲剂治疗包括儿童患者在内的早搏病例50例,其中包括风湿性心脏病10例,风湿性心肌炎1例。连服3周为1个疗程,疗效较为满意。[2]

① 周保国.单味中药临床新用20则[J].农村新技术,1996(9):56-57.
② 梅霞,等.复脉定冲剂治疗早搏50例[J].中国中医急症,1995(5):233.

心 律 失 常

概　述

　　心律失常是指心律起源部位、心搏频率、节律及冲动传导等任一项异常,是临床常见的心血管病之一,可分为功能性和器质性两种。功能性多与情绪激动、精神紧张、植物神经功能紊乱、心脏神经官能症有关;器质性多由冠心病、风心病、心肌病等引起,急性心肌梗死尤易,是导致死亡的重要原因。依其发生的原理,将心律失常可分为冲动形成异常和冲动传导异常两大类。按照心律失常发生时心律的快慢,可将其分为快速性与缓慢性心律失常两大类。依据心律失常发生的部位不同,临床诊断时常分为窦房结性心律失常、心房性心律失常、房室交接区性心律失常、心室性心律失常及心脏传导阻滞。

　　根据心律失常的临床表现,本病属中医"心动悸""怔忡""胸痹""眩晕""昏厥"等范畴。中医学认为,其病位主要在心,与肝、脾、肾密切相关。临床辨证多见邪热侵心而致心气受阻;或因先天禀赋不足,气血两虚,心肾阳虚,心阴不足,心血瘀阻。若病情严重,心气大伤,元阳衰微,则可呈现厥脱之变。

辨　证　施　治

　　1. 唐其民等分 2 型

　　(1) 快速型心律失常　①急性期(风热犯心):方用银翘散合参麦散(金银花 10 克、连翘 10 克、沙参 10 克、麦冬 10 克、板蓝根 10 克、桔梗 5 克、竹叶 5 克、五味子 6 克)。②慢性期(气阴亏虚):方用炙甘草汤合生脉散(党参 5 克、麦冬 5 克、五味子 5 克、桂枝 5 克、黄芪 5 克、白芍 5 克、阿胶 10 克、炙甘草 6 克、大枣 6 克、生姜 3 克)。

　　(2) 缓慢型心律失常　①急性期(湿热侵心):方用葛根黄芩黄连汤加减(葛根 10 克、黄芪 10 克、藿香 6 克、川黄连 6 克、黄芩 6 克、厚朴 6 克、苍术 6 克、川芎 6 克、炙甘草 6 克)。②慢性期(心阳虚弱):方用麻黄附子细辛汤合失笑散(炙麻黄 6 克、制附子 6 克、蒲黄 6 克、五灵脂 6 克、细辛 3 克)。

　　以上方药水煎服,每日 1 剂,早晚分服,用药 14 天为 1 个疗程,共治疗 2 个疗程。临床观察:唐其民等用上方辨证结合西医常规疗法治疗小儿病毒性心肌炎合并心律失常 40 例,脱落 2 例。结果:治愈 23 例,显效 10 例,有效 3 例,无效 2 例。总有效率 94.7%。[①]

　　2. 付美芳等分 2 型

　　(1) 快速型心律失常　①热毒侵心,方用自拟清心解毒汤,药用金银花、连翘、野菊花、大青叶、栀子、生地黄、玄参、赤芍、黄连、黄芪、甘草加减。②气阴两虚,方用益气生脉饮,药用太子参、麦冬、五味子、生地黄、白芍、桂枝、丹参、黄连、炙鳖甲、甘草加减。

　　(2) 缓慢型心律失常　①湿遏心阳,方用藿连汤加味,药用藿香、川连、厚朴、苍术、茵陈、桂枝、黄芪、川芎、甘草等。若素体阳盛,湿邪从阳化热,湿毒久郁而化热,症见心烦、发热,可加栀子豉汤以清热除烦。②心肾阳虚,方用自拟温阳复脉饮加减,药用桂枝、淫羊藿、制附子、炙麻黄、细辛、

①　唐其民,宋朝功.小儿病毒性心肌炎合并心律失常中西医治疗的临床观察[J].中国中西医结合儿科学,2016,8(1):75-78.

生熟地黄、山茱萸、党参、黄芪、丹参、炙甘草等。

③瘀阻心阳：方用通脉口服液，药用当归、三七、降香、赤芍、山楂、姜黄等。随症加减：阳虚甚，脉迟者，加用麻黄附子细辛汤；气虚重，乏力者，加黄芪、党参；兼阴虚者，加生熟地黄、麦冬、玉竹；复感邪毒者，加用野菊花、虎杖、牡丹皮等。

临床观察：付美芳等用上法治疗小儿缓慢型心律失常结合辨证，临床疗效满意。[①]

3.乔卫平等分6型

（1）心阳虚型 胸闷心悸，气短乏力，形寒肢冷，面色苍白，舌淡苔白，脉沉细或结代。此为阴寒凝滞，心阳不振。治宜温阳通脉。方用麻黄附子细辛汤化裁，药用附子、干姜、桂枝、甘草、人参、细辛等。随症加减：兼血瘀者，加丹参、川芎活血化瘀通脉；脾虚者，加白术、葛根健脾温阳。

（2）心血虚型 心悸怔忡，乏力头晕，面色无华，舌淡红，脉细弱或兼结代。此为久病体弱，伤及心脾，心血亏虚，心神失常所致。治宜益气养血复脉。方用归脾汤加减。随症加减：气虚者，重用人参、黄芪；寐不安者，加百合、远志定志安神；食欲不振者，加鸡内金、白术。

（3）阴虚火旺型 症见心悸，怔忡，烦躁少寐，手足心热，舌淡红，脉细数或兼结代。此为久病伤阴，阴虚火旺，心神被扰。治宜滋阴降火平脉。方用三甲复脉汤加减，药用玄参、党参、天冬、麦冬、当归、丹参、远志、茯神、柏子仁。随症加减：阴虚火旺者，加苦参、寒水石；肝阳上亢者，加钩藤、菊花。

（4）气虚血滞型 症见心悸气短，胸痛憋闷，面色淡白，舌质紫黯，脉结代。此为宗气不足，血运无力，运行滞涩，心脉瘀阻所致。治宜益气活血通络。方用补阳还五汤加减，方中重用黄芪补气，川芎、当归、地龙、赤芍、丹参活血通脉。随症加减：舌黯、胸刺痛者，加三七粉、姜黄。

（5）疫毒型 症见发热，心悸不宁，胸闷憋气，舌红苔黄，肿浮数或兼结代。此为疫毒感染，

内舍于心，心神被扰所致。治宜清热解毒、益气和脉。方用清营汤化裁。随症加减：若高热不退者，加紫雪散。

（6）痰热结胸型 症见惊悸不宁，胸闷，纳呆腹胀，胸脘痞满，舌苔黄腻，脉沉滑。此为外邪内陷胸中，痰热内结，气郁不通所致。治宜清热化痰、宽胸散结。方用半夏厚朴汤加减。随症加减：痰热上扰心神者，加远志、菖蒲、桔梗、甘草化痰定志；胸闷气短者，加薤白、瓜蒌宽胸化浊通痹。

临床观察：乔卫平等予上法治疗小儿心律失常79例。结果：显效40例（50.6%），有效30例（38%），无效9例（11.4%）。总有效率88.6%。[②]

4.佘继林等分4型

（1）心神不宁证 心慌心悸、脉结代，多惊善啼或夜寐不安，舌尖红。治宜镇惊安神。药用生龙骨、生牡蛎、磁石、朱砂、菖蒲、远志、柏子仁、百合等。

（2）心血不足证 心慌心悸、脉结代，面色不华或头晕目眩，舌淡红。治宜补血养心安神。药用当归、川芎、茯苓、枣仁、阿胶、龙眼肉、茯神等。

（3）心气不足证 心慌心悸、脉结代，自汗，神疲乏力，动则心慌心悸加重。治宜益气养心安神。药用党参、黄芪、炙甘草、麦冬、五味子、白术等。

（4）气血俱虚证 心慌心悸，脉结代，自汗盗汗，心烦耳鸣，动则悸甚，舌质红。治宜益气养阴、宁心安神。药用党参、麦冬、五味子、生地黄、鳖甲、玄参、远志、茯神等。

临床观察：佘继林等予上方辨证治疗小儿心悸证103例，其中临床痊愈77例，占74.76%；有效23例，占22.33%；无效3例，占2.91%。总有效率97.09%。主要症状消失时间，最快2天，最慢38天，平均9.49天，其中有63.83%的患儿主要症状在治疗1周内消失。[③]

5.张树一等分2型

自拟基本方，药用生黄芪15~30克、党参10~15克、丹参10~15克、益母草10~15克、甘

① 付美芳，等.陈宝义教授论治小儿病毒性心肌炎所致心律失常经验[J].浙江中医药大学学报,2013,37(8)：993-995.
② 乔卫平，陈宝义.辨证治疗小儿心律失常79例[J].天津中医学院学报,1996(1)：19-20.
③ 佘继林，等.中医药治疗小儿心悸证103例[J].北京中医,1992(4)：19-20.

松 10～15 克、白术 10 克、白芍 10 克、当归 10 克、川芎 10 克、泽兰 10 克、麦冬 10 克、五味子 3～5 克、生甘草 6 克。每剂煎 2～3 汁,合并后分 2 天服。

(1) 心气两虚证　药用基本方为主。随症加减:伴湿阻则去党参、黄芪,加苍术 6～9 克、川厚朴 6 克、苦参 10 克;伴血瘀则加强活血化瘀,加赤芍 10 克、红花 10 克,或王不留行子 10 克;气阴虚,则加沙参 10 克、石斛 10 克;心阴虚则去参芪,加生地黄 10 克。

(2) 湿热火旺证　药用基本方去参芪,加黄连 3 克、甘露消毒丹(包煎)10 克。随症加减:若心火偏亢,用基本方去参芪,加川黄连 3 克、生地黄 10 克、栀子 10 克。

临床观察:张树一等予上方辨证治疗 12 例小儿顽固性心律失常,服用中药 3 个月。结果:痊愈 6 例,占 28.57%;好转 9 例,占 42.86%;无效 6 例,占 28.57%。总有效率 71.43%。[1]

经　验　方

1. 紫参汤　紫草 10 克、丹参 10 克、黄芩 10 克、连翘 10 克、当归 10 克、葛根 10 克、麦冬 10 克、赤芍 10 克、紫荆皮 10 克、金莲花 10 克、芦根 10 克、大青叶 15 克、柴胡 6 克、五味子 6 克。随症加减:烦躁不安者,加生地黄、玄参;汗多者,加龙骨、牡蛎、浮小麦、麻黄根;失眠者,加酸枣仁、柏子仁、远志等;烦躁不安者,加生地黄、玄参;汗多者,加龙骨、牡蛎、浮小麦、麻黄根。郑婷等予上方加减治疗 1 例心悸(邪毒犯心)证患儿,疗效满意。[2]

2. 清心复脉合剂　黄连 3 克、黄精 6 克、党参 6 克、琥珀 2 克、甘松 3 克。水煎 200 毫升,每次 100 毫升,每日 2 次温服。彭丹青等用上方联合胺碘酮注射液治疗小儿阵发性室上性心动过速 35

例,治疗 3 天。结果:显效(心律复律成功,心电图转为窦性心律)27 例,有效(心律复律未成功,但心室率减少 60 次/分)4 例,无效(心电图、心室率无明显改善)4 例。有效率 88.57%。[3]

3. 温阳复脉饮　桂枝、淫羊藿、制附子、麻黄、细辛、生熟地黄、山茱萸、党参、黄芪、丹参、炙甘草。陈晓婷等以上方为基本方治疗 1 例Ⅲ度房室传导阻滞患儿,酌情辨证加减麻黄、附子、细辛、降香、三七、淫羊藿、枸杞子、连翘、大青叶等。治疗后期,患儿心率较稳定,心脏左室舒张末径稍增大,以活血化瘀、养血通脉为主法,以炙黄芪、玉竹、当归、川芎、丹参、降香、三七、桂枝、阿胶、郁金、麦冬为基本方。药物剂量随年龄增长有所调整。患儿服药 5 个月,随后定时随诊,疗效满意。[4]

4. 桂枝龙牡汤　龙骨 24 克、牡蛎 24 克、生姜 9 克、白芍 9 克、桂枝 9 克、麦冬 9 克、五味子 9 克、炙甘草 6 克。每日 1 剂,水煎至 200 毫升左右,分为早晚各 1 次内服。唐其民等在运用常规西医综合疗法的基础上,结合上方治疗小儿心肌炎(心阳不振型)伴心律失常 40 例,疗程 1 个月。结果:心电图疗效痊愈 5 例(12.50%),显效 21 例(52.50%),有效 7 例(17.50%),无效 7 例(17.50%)。总有效率 82.50%。[5]

5. 炙甘草汤　人参 8 克、炙甘草 10 克、阿胶 4 克、桂枝 6 克、生地黄 15 克、红花 6 克、牡丹皮 8 克、火麻仁 8 克、生姜 5 克、麦冬 8 克、黄芪 10 克、大枣 3 枚。随症加减:热毒侵心者,加连翘 8 克、黄连 3 克、玄参 8 克;胸痛剧烈者,加郁金 6 克、延胡索 8 克;胸闷剧烈者,加瓜蒌 8 克、半夏 8 克、枳壳 6 克;心悸严重者,加甘松 6 克、苦参 8 克。每日 1 剂,水煎 2 次,取汁 100 毫升加适量白糖分 2 次服用。王巍伟用上方加减结合西医常规疗法治疗小儿病毒性心肌炎合并心律失常 25 例,以 1 周为 1 个疗程,连续治疗 3 个疗程。结果:痊愈(症

① 张树一,等.辨证治疗小儿顽固性心律失常的体会[J].上海中医药杂志,1988(6):2-4.
② 郑婷,等.紫参汤治疗小儿心肌损害经验分析[J].光明中医,2017,32(7):1041-1043.
③ 彭丹青.等.清心复脉合剂联合胺碘酮注射液治疗小儿阵发性室上性心动过速 35 例[J].中医研究,2017,30(11):27-28.
④ 陈晓婷,刘虹.温阳通脉法为王维持治疗儿童Ⅲ度房室传导阻滞 1 例体会[J].四川中医,2016,34(2):109-110.
⑤ 唐其民,等.桂枝龙牡汤联合西药治疗心阳不振型小儿心肌炎的临床疗效及 cTnI、CK-MB 变化分析[J].陕西中医,2016,37(11):1510-1511.

状及体征完全消失,各项检查均恢复正常,心电图也恢复正常)15例,显效(症状及体征明显改善,各项实验室检查及心电图检查基本恢复正常)6例,有效(症状及体征有所好转,各项实验室检查及心电图检查较治疗前改善)3例,无效1例。①

6. 复律养心汤 钩藤10克、莲子心4克、远志10克、酸枣仁10克、竹叶3克、苦参4克、百合12克、鲜芦根30克。随症加减:伴外感风寒,加荆芥、防风;伴外感风热,加金银花、连翘;毒热壅盛,加炒栀子、生石膏;湿热内蕴,加青黛、六一散;脾失健运,加生谷芽、生稻芽、神曲、砂仁;瘀血内阻,加丹参、川芎;阴虚火旺,加地骨皮、白薇;气虚自汗,加黄芪、麦冬;胃热腑实,加瓜蒌、熟大黄。每日1剂,水煎服,分2次服用,体重<20千克,50毫升/次;体重≥20千克,100毫升/次。杨阳等用上方加减联合心律平治疗儿童频发室性期前收缩,中医辨证为热邪扰心证患儿30例,治疗12周。结果:在治疗第8周末,对室早频数及室早有明显疗效,且可明显改善中医证候。②

7. 益气复脉汤 人参6~9克、麦冬6~9克、五味子6~9克、砂仁6~9克、姜半夏6~9克、黄芪6~9克、桂枝6~9克、炙甘草6~9克。每日1剂,水煎服。张春红在西医治疗的基础上联合上方治疗小儿急性病毒性心肌炎室性期前收缩39例,2周为1个疗程,取得较好的临床疗效,总有效率92.3%。③

8. 律复康胶囊 红参、麦冬、五味子、北沙参等(河南省中医院自制制剂)。5~9岁,每次1粒;9~14岁,每次2粒,每日3次。杨颖等用上方治疗小儿病毒性心肌炎后快速性心律失常患儿30例,20天为1个疗程。结果:显效18例,有效9例,无效3例。总有效率90.0%,并且对患儿心悸气短、乏力倦怠等症状有明显改善。④

9. 心乐胶囊 黄芪、红参、当归、麦冬、土茯苓、鱼腥草等(由黑龙江省中医研究院制剂室生产,经水提、醇沉、浓缩、干燥后装入胶囊,每粒为0.25克,3次/天,2~10粒/次)。孙元莹等用心乐胶囊配合心律平治疗病毒性心肌炎顽固性期前收缩患者34例,其中包括儿童患儿,疗程为4周。结果:患儿主要症状、体征、24小时动态心电图、心肌酶谱以及左心室功能均有明显改善。表明心乐胶囊配合心律平对于病毒性心肌炎顽固性期前收缩有较好的治疗作用。⑤

10. 甘参地葛汤 甘松6克、酸枣仁6克、丹参9克、刘寄奴9克、当归9克、甘草9克、麦冬9克、生地黄30克、葛根30克、灵磁石15克、川郁金15克、泽泻15克、黄芪15克、珍珠母(先煎)20克、冬虫夏草10克。水煎服或保留灌肠,每日1剂,分2~3次使用。其中25例口服,每次30~50毫升;14例保留灌肠,每次50~100毫升。陈令江用上方治疗小儿频发性期前收缩39例,治疗2~4周。结果:显效(期前收缩消失且不反复)12例,有效(临床症状明显减轻或消失,长程心电图观察24小时期前收缩减少70%~80%,反复期前收缩减少90%~95%或全部消失)22例,无效(期前收缩未减少,临床症状未消失)5例。总有效率87.2%。⑥

11. 三参复律汤 党参10克、沙参10克、苦参10克、丹参15克、生地黄15克、甘松9克、炙甘草10克。王历菊等治疗小儿病毒性心肌炎室性期前收缩30例,患儿均给予维生素C 150~200毫克/(千克·天)、1-6二磷酸果糖5克/天静脉滴注,同时服用三参复律汤每日1剂,煎服200毫升,分3次服完,连服10天为1个疗程。结果:显效16例,占53%;有效7例,占23%;无效7例,占23%。总有效率76%。⑦

① 王巍伟.炙甘草汤治疗小儿病毒性心肌炎合并心律失常临床分析[J].亚太传统医药,2015,11(13):127-128.
② 杨阳,幺远.复律养心汤联合心律平治疗儿童频发室性期前收缩热邪扰心证的疗效观察[J].中华中医药杂志,2015,30(7):2452-2455.
③ 张春红.中西医结合治疗小儿急性病毒性心肌炎致室性早搏39例[J].河南中医,2009,29(6):590-591.
④ 杨颖,等.律复康胶囊治疗小儿病毒性心肌炎后快速性心律失常60例[J].中医研究,2006(2):30-32.
⑤ 孙元莹,等.心乐胶囊联合心律平治疗病毒性心肌炎顽固性早搏34例观察[J].时珍国医国药,2006(8):1525-1526.
⑥ 陈令江.甘参地葛汤治疗小儿频发性期前收缩39例[J].实用中医药杂志,2005(9):537.
⑦ 王历菊,等.三参复律汤治小儿病毒性心肌炎早搏30例[J].四川中医,2002(8):60.

12. 孔圣枕中丹加味　熟地黄 15 克、龙骨(先煎)30 克、龟甲(先煎)20 克、石菖蒲 10 克、远志 10 克、黄芪 10 克、炒枣仁 10 克、茯神 10 克。①

13. 黄芪双参汤　黄芪 15～30 克、党参 10～15 克、丹参 10～15 克、白术 6～10 克、当归 6～10 克、麦冬 6～10 克、僵蚕 6～10 克、蝉蜕 6～10 克、泽兰 6～10 克、川芎 6～10 克、五味子 3～5 克、炙甘草 5 克。每日 1 剂,每剂煎 2 汁,合并后分 2～3 次服。随症加减:症见心悸不宁,心烦少寐,手足心热,舌质偏红,舌苔少或花剥,脉细结偏心阴虚者,基本方减少党参、黄芪剂量,加生地黄 10 克、沙参 10 克;症见胸闷,面色苍白,形寒肢冷,脉沉细或结、代,舌质淡,苔白偏心肾阳虚者,基本方加桂枝 5～10 克、鹿角胶 5～10 克(可以鹿角片或鹿角粉代用);症见心气虚症状,兼舌质偏黯或舌有瘀点者,基本方加赤芍 6～10 克、红花 6～10 克;有心气虚症状兼纳呆,多汗,或有浮肿,舌体胖,舌苔白腻,脉沉细或结、代,此为心脾气虚伴有湿阻,基本方加苍术 5～10 克、厚朴 5～10 克;症见胸闷,叹气,烦躁易怒,纳呆,夜寐多梦,便干,舌质红或舌尖红,苔黄腻或薄黄,脉滑数或结、代,属湿热火旺,基本方减党参、黄芪剂量,加黄连 3 克、滑石 15 克、茵陈 10 克。赵文薇等用上方加减治疗小儿病毒性心肌炎后心律失常 17 例。结果:显效 6 例,占 35.29%;有效 8 例,占 47.05%;无效 3 例,占 17.64%;无恶化。总有效率 82.35%。②

14. 养心汤　白芍 10 克、当归 10 克、人参 10 克、麦冬 10 克、山药 10 克、芡实 10 克、酸枣仁 10 克、石莲子 10 克、黄芩 6 克、莲须 6 克、远志 6 克、茯神 6 克。王超春用上方加减治疗小儿病毒性心肌炎 30 例,其中 20 例伴有频发室性期前收缩。

治疗 30 天,其中 16 例患儿室性期前收缩消失。③

单　方

玄胡粉　组成:延胡索粉。制备方法:取延胡索素研成极细末,过 120 目筛,装瓶备用。用法用量:用延胡索粉 5 克,早、晚各 1 次温开水冲服,不加任何西药;20 天为 1 个疗程,可连用几个疗程。临床应用:黄桂明用上方治疗频发室性早搏 11 例,其中年龄最小者 15 岁,疗效满意。④

中　成　药

1. 步长稳心颗粒　组成:党参、黄精、三七、琥珀、甘松等。功效主治:益气养阴,活血化瘀;适用于气阴两虚、心脉瘀阻所致的心悸不宁、气短乏力、胸闷胸痛、室性早搏、房室早搏。临床应用:侯晓燕用稳心颗粒结合西医常规疗法治疗儿童病毒性心肌炎心律失常 45 例,显效 17 例,有效 21 例,无效 7 例。总有效率 84.4%。⑤

2. 心肝宝胶囊　组成:人工虫草菌丝粉制成的胶囊。功效主治:补虚损,益精气,保肺益肾,扶正固本;适用于房性、室性早搏,心动过速、心动过缓等。临床应用:严君藩等用心肝宝胶囊治疗各类小儿心律失常 50 例,包括房性早搏 5 例、交界性早搏 7 例、频发室性早搏 36 例、室上性心动过速 2 例。疗程 3 个月。结果:显效(服药 1 周,监测早搏消失,室上性心动过速消失)33 例,有效(服药 1 周后,监测早搏次数明显减少 50% 以上,心动过速消失后,早搏仍存)11 例,无效 6 例。总有效率 88%。⑥

① 谢建华.谢兆丰运用孔圣枕中丹的经验[J].中医杂志,1999,40(7):407-408.
② 赵文薇,等.黄芪双参汤治疗小儿病毒性心肌炎后心律失常 17 例[J].山东中医药大学学报,1998(4):289-291.
③ 王超春.养心汤加减治疗小儿病毒性心肌炎 30 例[J].江苏中医,1997(2):15-16.
④ 黄桂明.玄胡粉口服治疗频发室性早搏 11 例[J].湖南中医杂志,1992(6):24-25.
⑤ 侯晓燕.步长稳心颗粒治疗儿童病毒性心肌炎心律失常临床观察[J].中国实用医药,2009,4(7):156-157.
⑥ 严君藩,等.心肝宝胶囊治疗小儿心律失常 50 例疗效分析[J].中国中西医结合杂志,1992(11):680-681.

造血系统疾病

缺 铁 性 贫 血

概　　述

缺铁性贫血是小儿最常见的由于体内铁元素缺乏致使血红蛋白合成减少而引起的一种小细胞低色素性营养缺乏性疾病，以6个月～2岁的婴幼儿较为多见。其轻症可无明显的症状，常在健康儿童的体检时发现，重症可见面色萎黄、㿠白，口唇、爪甲色淡无华，纳呆不思饮食，精神疲倦，四肢无力，体弱多汗，容易感冒或浮肿等。

本病属中医"血虚""萎黄""虚劳""疳证"等范畴。《素问·脉要精微论》曰："脾脉搏坚而长，其色黄，当病少气。"《诸病源候论·小儿杂病诸候·羸瘦候》曰："夫羸瘦不生肌肤，皆为脾胃不和，不能饮食，故血气衰弱，不能荣于肌肤。"《灵枢·决气》有云"中焦受气取汁，变化而赤是谓血。"若脾胃薄弱，运化的功能失司，则中焦既不能受气取汁，更不能化赤为血，日久必然会导致气血的不足而出现贫血，古人称"脾胃为后天之本""生化之源"，故治疗贫血，当从健脾着手。《黄帝内经》曰："肾藏精而生骨髓"，《诸病源候论》又曰："肾藏精，精者血之所成也"，说明了肾精与血液生成的关系，治疗贫血还应考虑到补肾益精。此外，气与血两者之间，相互影响，"气为血帅""血为气舍""气能生血"，故在补血的同时，当以补气为先。

中医认为本病病理特点是先天不足，脏腑功能低下则血液化源贫乏；喂养不当，乳食不节，偏食、挑食、食积脾胃，脾失健运，不能运化水谷精微，导致血液化源缺损致使脾肾亏损，气血两虚而成。临床辨证分为十型。(1)肾阴虚型：症见腰膝疲软无力，手足心热，时发低热，咽干口燥，睡卧不安，失眠，伴有衄血，年长儿可头晕耳鸣，舌质淡或舌边尖微红，脉细或细数。治法以补肾益阴生血为主。(2)肾阳虚型：症见腰膝冷痛，形寒肢冷，夜尿频多，大便溏泄，精神萎靡，气短无力，舌淡白，脉弱或沉迟无力。治法以温补肾阳、益气补血为主。(3)胃实型：症见食欲明显减少或食后恶心，时有腹痛、拒按，大便干燥，舌苔白厚腻，脉实数有力。治法以健脾和胃、消食导滞为主。(4)胃虚型：症见食欲不振，形体日渐消瘦，肚腹凹陷如舟，烦急厌食，倦怠乏力，舌质淡，脉细。治法以健脾益气和中为主。(5)脾虚型：症见面色发黄少泽，嗜睡懒言，精神疲惫，肢软无力，少气肠鸣或兼脱肛，舌淡苔白，脉虚缓或濡弱。治法以健脾益气生血为主。(6)血虚型：症见面色苍白，头发稀少而干，皮肤粗糙甲错，指趾甲扁平，舌质淡或苔少剥脱，脉细数。治法以益气养血和胃为主。(7)脾胃湿热型：症见面色萎黄，口唇舌光红赤，眼结膜淡白，厌食纳呆，烦躁不安，盗汗，舌质淡，苔白厚，脉沉数。治法以消食利湿、健脾开胃为主。(8)脾胃虚寒型：症见厌食纳呆，偏食盗汗，面色萎黄，消瘦，舌淡苔白，脉虚缓无力。治法以温中和脾、开胃进食为主。(9)肝肾虚型：症见厌食纳呆，偏食盗汗，烦躁不安，发育迟缓，囟门不闭，方颅发稀，鸡胸驼背，O型腿等。治法以滋补肝肾、健脾开胃为主。(10)虫积型：症见厌食纳呆，偏食盗汗，腹时痛时止，有蛔虫病史。治法以消积杀虫、开胃进食为主。据此中医治疗小儿缺铁性贫血，常从不同的病因而审因论治，分别采用益气、补血、健脾、补肾等方法，常用当归补血汤、十全大补汤、八珍汤、六味地黄丸、河车大造丸等方，常用药物有人参(另炖兑服)、黄芪、白术、茯苓、扁豆、淮山药、山茱萸、熟地黄、当归、白芍、鸡血藤、益母草、丹参等。

辨 证 施 治

1. 王雪峰分2型

(1) 心脾两虚证　症见神乏无力,面色苍白,口唇色淡,食欲不振,畏寒,少寐,多梦易醒,舌质黯红,脉沉数。药用黄芪15克、夜交藤15克、酸枣仁15克、茯苓20克、炙甘草5克、五味子7.5克、生龙牡各30克、珍珠母(单包)3克。

(2) 肝郁脾虚证　症见患儿口唇及面色苍白,神乏食少,注意力不集中,烦躁,多动,易怒,舌质黯红,少苔,脉沉细。药用太子参15克、麦冬15克、陈皮15克、黄芪15克、茯苓20克、白术10克、焦三仙各10克、佛手10克、郁金10克、合欢皮10克、炙甘草7.5克、五味子7.5克。①

2. 黎炳南分4型

(1) 气血两虚证　症见厌食,面色苍白,体重不增,消瘦,并见神乏无力、不爱活动、夜间不安、多汗等。药用鸡血藤10克、当归5克、太子参5克、熟地黄5克、黄芪5克、白术5克、白芍5克、鸡内金5克、茯苓5克、炙甘草3克。水煎2次,混合药汁,经浓缩,分3次口服。

(2) 脾胃虚弱证　症见反复感冒,胃纳差,大便溏,面色萎黄,精神不振,唇淡少华,盗汗,舌淡苔薄白,脉细弱。药用党参9克、茯苓9克、炒白术9克、鸡内金9克、炒扁豆9克、焦山楂9克、焦神曲9克、谷麦芽9克、炙甘草5克、陈皮3克、山药12克。每日1剂,水煎服。

(3) 肝肾阴虚证　症见面色苍白,两颧潮红,时诉头晕,两目干涩,烦躁,易发脾气,夜寐不宁,盗汗,手足心热,纳差,口舌干燥,毛发焦枯,爪甲凹陷发白,发育迟缓,舌红少苔,脉细数。药用熟地黄15克、龟甲(先煎)15克、鸡血藤15克、山药9克、枸杞子9克、山茱萸9克、菟丝子9克、银柴胡9克、茯苓9克、女贞子9克、墨旱莲9克、炙甘草3克。每日1剂,水煎服。

(4) 脾肾阳虚证　症见脸色苍白,日见消瘦,纳差,肢倦乏力,精神萎靡不振,少气懒言,自汗,发稀,唇甲无华,口唇黏膜淡白,畏寒肢冷,便溏薄,完谷不化,发育迟缓,舌淡胖苔薄白,脉沉细弱。药用熟地黄12克、山药9克、菟丝子9克、枸杞子9克、炒白术9克、淫羊藿9克、党参9克、黄芪9克、鸡内金9克、补骨脂3克、陈皮3克。每日1剂,水煎服。②

3. 王廷超分4型

(1) 脾虚气弱型　症见面色发白,唇舌色淡,疲乏无力,食欲不振,大便溏软,脉虚而细。常用药有炙黄芪、党参、当归、炒白术、茯苓、陈皮等。

(2) 心血亏虚型　症见面色苍白,倦怠无力,皮肤干燥,心慌气短,睡眠不实,舌淡脉细。常用药有当归、熟地黄、川芎、白芍、党参、丹参、酸枣仁、龙眼肉等。

(3) 气血两虚型　上述两型症状相兼。常用药有黄芪、党参、白术、茯苓、当归、熟地黄、川芎、鸡血藤、阿胶、陈皮、炙甘草等。

(4) 肝肾不足型　多见贫血时间较长,影响患儿生长发育。症见表情呆滞,智力低下,手足颤动,头晕目眩,双目干涩,舌淡脉弦细。常用药有龟甲、白芍、阿胶、制首乌、熟地黄、当归、怀牛膝、枸杞子、紫河车粉等。

饮食疗法:(1) 红枣木耳汤　黑木耳15克、红枣15枚。加水和冰糖适量,隔水蒸后食用。(2) 桂圆大枣汤　龙眼肉30克、大枣10枚。将龙眼肉、大枣去核洗净,共煮汤食用。(3) 皂矾炒豆　煅皂矾30克、黄豆250克。先将皂矾溶于水,炒黄豆时加入皂矾水,炒熟即成。③

4. 宋从有等分5型

(1) 肾阴虚型　症见腰膝疲软无力,手足心热,时发低热,咽干口燥,睡卧不安,失眠,有时衄血,年长儿可见眩晕,耳鸣,舌质淡或舌边尖微红,脉细或细数。治宜补肾益阴生血。方用加味龟鹿二仙胶:龟甲胶、鹿胶、阿胶、生地黄、熟地黄、山

---

① 张小红,王雪峰.王雪峰教授治疗小儿缺铁性贫血经验[J].中国中西医结合儿科学,2013,5(3):196-198.
② 许华,等.黎炳南治疗小儿缺铁性贫血经验[J].中医杂志,2003,44(9):657-658.
③ 王廷超.小儿缺铁性贫血的辨证施食[J].药膳食疗,2003(12):8.

茱萸、桑椹子、五味子、何首乌、当归、肉苁蓉、麦冬、牡丹皮、女贞子、栀子、黄芪、党参等。

(2) 肾阳虚型　症见腰膝冷痛,形寒肢冷,夜尿频多,大便溏泄,精神萎靡,气短无力,唇舌淡白,脉弱或沉迟无力。治宜温补肾阳、益气补血。方用加味参桂术甘汤:人参、桂枝、白术、制附子、炙甘草、巴戟天、补骨脂、黄芪、淫羊藿、熟地黄、当归、枸杞子、怀牛膝、女贞子、鸡血藤、仙茅等。

(3) 胃实型　多见食欲明显减少或食后恶心,有时腹痛,拒按,大便干燥,舌苔白厚腻,脉实数有力。证属脾胃不和,食滞中焦。方用小儿进食汤:焦山楂、神曲、麦芽、莱菔子、鸡内金、水红子、砂仁、槟榔、香附、陈皮、莪术、厚朴、大黄等。

(4) 胃虚型　较长时间食欲不振,素有喜食肥甘冷饮史,长期以来日渐消瘦,肚腹凹陷如舟,烦急厌食,倦怠乏力,舌质淡,脉细,血红蛋白明显低下。方用加味六君子汤:生晒参、茯苓、白术、甘草、陈皮、法半夏、鸡内金、麦芽、神曲等。

(5) 脾虚型　劳倦伤脾,元气耗损,脾阴不足,谷气下流,症见飧泄肠澼或大病、久病未复,多表现嗜睡懒言,精神疲惫,肢软无力,少气肠鸣或兼脱肛,舌淡苔白,脉虚缓或濡弱。属清气下陷之证,此型血红蛋白明显低下。治宜健脾益气生血。方用参芪四物汤加减:生晒参、黄芪、当归、白芍、川芎、熟地黄、白术、甘草、大枣、阿胶、山药、桔梗、五味子、生姜、薏苡仁、砂仁等。随症加减:兼痰湿者,加清半夏;伴气血瘀滞者,加丹参、赤芍;伴血液外溢者,加藕节、侧柏叶、三七;寒甚者,加良姜、吴茱萸;腹胀者,加大腹皮、厚朴等。[①]

5. 王庆文分 2 证

(1) 脾肾虚　方用芎归补中汤:当归、川芎、炙黄芪、炒白术、人参、炒白芍、炒杜仲、炒阿胶、五味子、炙甘草等。随症加减:肾阳虚偏重,加二仙汤(仙茅、淫羊藿、当归、巴戟天、黄柏、知母);肾阴虚偏重,加熟地黄、枸杞子等。

(2) 气血虚　方用举元煎(人参、炙黄芪、炒白术、炙甘草、炒升麻)加当归、阿胶、大枣、枯矾。随症加减:症见面黄肌瘦,肚大青筋,消化不良等,主方酌加砂仁、香附、枳实、三仙等消积导滞之品以寓补于消;症见口唇,指甲、舌下络脉颜色暗红,皮肤紫癜,身重乏力等,主方酌加丹参、赤芍等活血化瘀之品。[②]

6. 杨文蔚分 4 型

(1) 脾胃湿热型　症见面色萎黄,口唇舌尖红赤,眼结膜淡白,厌食纳呆,烦躁不安,盗汗,舌质淡,苔白厚,指纹紫滞或脉沉数。治宜消食利湿、健脾开胃。方用补血糖浆、四消丸、维生素 C。补血糖浆:当归 10 克、黄芪 10 克、山楂 10 克、神曲 10 克、麦芽 10 克、陈皮 10 克、鸡血藤 10 克、生地黄 10 克、枸杞子 10 克、何首乌 10 克、人参 10 克、白术 10 克、山药 10 克、红花 5 克、鸡内金 5 克、大枣 50 克、蜂蜜 50 克。水煎 3 次,去渣浓缩至 200 毫升,加入蜂蜜。每次 10～20 毫升,每日 3 次。四消散:炙神曲 100 克、炒麦芽 100 克、山楂 100 克、炒鸡内金 100 克。上药研成细面,高压消毒灭菌后,每包 3 克。3 岁小儿每次服 2 克,每日 3 次。随年龄大小增减。

(2) 脾胃虚寒型　症见厌食纳呆,偏食盗汗,面色萎黄,消瘦,舌质淡,苔白,指纹淡,脉象虚缓无力。治宜温中和脾、开胃进食。方用补血糖浆、四消散、香砂六君散及维生素 C。

(3) 肝肾虚型　症见厌食纳呆,偏食盗汗,烦躁不安,发育迟缓,囟门不闭,方头发稀,鸡胸、驼背、O 型腿等。治宜滋补肝肾、健脾开胃。方用补血糖浆、四消散、补肾鹿茸散(六味地黄汤和鹿茸),配合口服维生素 C、AD 丸或钙剂。

(4) 虫积型　症见厌食纳呆,偏食盗汗,腹时痛时止,有排蛔虫史。治宜消积、杀虫、开胃进食。方用补血糖浆、四消散、驱蛔灵、黄牛饮(大黄、牵牛子各等量)。

临床观察:杨文蔚予上法辨证治疗小儿营养

① 宋从有,等.缺铁性贫血证治浅谈[J].吉林中医药,1990(6):3.
② 王庆文.益气补血为主治疗小儿贫血[J].吉林中医药,1990(6):1-2.

不良性贫血164例,治愈98例(60%),好转46例(28%),无效20例(12%)。总有效率88%。①

7. 温振英等分2型

(1)脾虚型 症见面色发黄少泽,身倦纳少,苔白,纳差,脉滑或缓。治宜健脾益气。药用黄芪、党参、白术、陈皮。

(2)血虚型 症见面色苍白,头发稀少而干,皮肤甲错,指趾甲扁平,舌淡少苔,脉细数。治宜补血生血。药用黄精、当归、熟地黄、白芍。

两方均水煎加糖浓缩,每次5毫升,每日3次。临床观察:温振英等予上法治疗轻、中度幼儿营养不良性贫血128例,疗程1个月。结果:显效(血象复查血红蛋白上升2克以上者)81例,有效(血象复查血红蛋白上升1克以上者)42例,无效(血象复查血红蛋白未改变)5例。②

经 验 方

1. 参苓白术散加减 芡实6克、太子参6克、山楂6克、茯苓6克、莲子6克、白术6克、薏苡仁6克、山药6克、白扁豆6克、麦芽6克、陈皮3克、炙甘草3克、石菖蒲3克。将上述药物按照比例配置成散剂,3克/袋。年龄<1岁患儿需服用1克/次,1~3岁患儿需服用1.5~2克/次,4~6岁患儿需服用3克/次。药物均以水冲服,2次/天。张松萍在给患儿服用硫酸亚铁的基础上服用此方,治疗小儿营养性缺铁性贫血50例,其中重度贫血11例,中度贫血2例,轻度贫血15例,疗程1个月。总有效率98.0%。③

2. 调脾散 白术10克、桔梗10克、制首乌10克、神曲10克、白及10克、紫草10克、紫河车3克、黄精30克、砂仁5克、草豆蔻5克、炙甘草5克。熊梦颖等运用上方中药免煎颗粒结合点刺四

缝穴方法,治疗缺铁性贫血患儿30例,1岁以下每日1/2剂,1岁以上每日1剂,疗程1个月。结果:总有效率96.7%。④

3. 健脾益气生血汤 黄芪10克、党参10克、鸡血藤10克、白术10克、茯苓10克、何首乌10克、鸡内金8克、陈皮3克、女贞子6克。随症加减:夜寐不安者,加焦栀子9克、酸枣仁10克;食欲下降者,加白术15克、炒谷芽10克。每日1剂,水煎取汁150毫升,分2次服用。武艳霞用上方加减联合右旋糖酐铁口服液治疗小儿缺铁性贫血脾胃虚弱证46例,30天为1个疗程,连续治疗2个疗程。结果:显效32例(69.57%),有效13例(28.26%),无效1例(2.17%)。总有效率97.83%。⑤

4. 八珍汤加减 熟地黄10克、党参10克、川芎5克、白芍6克、当归9克、茯苓9克、白术9克、黄芪12克、大枣2枚、甘草3克。随症加减:食欲下降、纳呆者,应加炒麦芽、炒神曲;若腹泻、大便溏稀者,应加入炒山药、炒薏仁;若头晕,伴有心悸者,应加阿胶、龙眼肉;若反复咳嗽、感冒者,应加防风;若智能不足,发育迟缓者,应加益智仁、紫河车粉。将上述中草药加水煎煮,每日1剂,10天为1个疗程,共3个疗程。覃荣权用上方加减联合口服琥珀酸亚铁治疗小儿缺铁性贫血60例,总有效率96.7%。⑥

5. 健脾养血汤 党参10克、白术10克、茯苓10克、半夏10克、陈皮10克、鸡血藤10克、当归10克、大枣10克等。此为3岁患儿用量。一般1岁1次10毫升,每日3次,每岁递加10毫升。水煎2次,取100~200毫升。陈燕华用上方治疗80例小儿缺铁性贫血患儿,30天为1个疗程,观察2个疗程。结果:有效率100.0%。⑦

6. 八珍汤及补血膏 八珍汤:当归8克、白芍8克、熟地黄8克、白术8克、茯苓8克、生姜8

① 杨文蔚.辨证治疗小儿营养不良性贫血164例[J].吉林中医药,1984(1):23.
② 温振英,等.健脾益气法治疗幼儿营养不良性贫血128例观察总结[J].北京中医药,1983(1):23-25.
③ 张松萍.参苓白术散加减治疗小儿营养性缺铁性贫血的临床疗效[J].内蒙古中医药,2017,36(20):46.
④ 熊梦颖,杨维华,等.调脾散结合点刺四缝治疗小儿缺铁性贫血30例临床观察[J].中医儿科杂志,2017,13(2):77-79.
⑤ 武艳霞.健脾益气生血汤联合右旋糖酐铁口服液治疗小儿缺铁性贫血临床观察[J].新中医,2017,49(8):95-97.
⑥ 覃荣权.中西医结合治疗小儿缺铁性贫血120例疗效观察[J].四川中医,2015,33(9):110-111.
⑦ 陈燕华.自拟健脾养血汤治疗小儿缺铁性贫血80例临床观察[J].中医药导报,2014,20(2):122-123.

克、川芎 6 克、人参 5 克、大枣 3 枚、炙甘草 3 克。每日 1 剂,水煎服。随症加减:伴厌食、积滞者,加焦山楂、焦神曲、焦麦芽;伴气虚倦怠懒言者,加黄芪、升麻;伴心悸、失眠者,加远志、酸枣仁。口服 1 月后复查血常规,若血红蛋白达到 110 克/升,则序贯服用补血膏,若未达到则继续服上方。补血膏:炙黄芪 80 克、党参 50 克、阿胶 50 克、当归 30 克、川芎 30 克、大枣 5 枚、冰糖 50 克。将炙黄芪、党参、当归、川芎、大枣加水 700 毫升文火煎煮 1 小时,取汁 500 毫升,加入阿胶、冰糖烊化兑入,自然放凉后成膏状,置冰箱保存,每日取 20 克,分 3 次兑入温开水服。杜咏琴等用上述方药治疗小儿缺铁性贫血 60 例,疗程 2 个月。结果:治愈 54 例,有效 4 例,无效 2 例。治愈率 90.00%,总有效率 96.67%。[1]

7. 补肾生血汤 黄芪 15 克、党参 12 克、山药 12 克、何首乌 12 克、熟地黄 12 克、鸡内金 9 克、白芍 9 克、枸杞子 9 克、鹿角胶 9 克、陈皮 6 克、甘草 6 克。水煎服,早晚饭前服。3 岁以下每日 1/3 剂,3～7 岁 1/3～2/3 剂。冯晶等用此方治疗小儿缺铁性贫血 66 例,1 个月为 1 个疗程。结果:痊愈 10 例,占 15.15%;显效 37 例,占 56.06%;有效 15 例,占 22.73%;无效 4 例,占 6.06%。愈显率 71.21%,总有效率 93.94%。治疗后患儿红细胞(RBC)、血红蛋白(Hb)、平均红细胞血红蛋白量(MCH)及血清铁(SI)、血清铁蛋白(SF)等指标与治疗前相比有显著性差异($P<0.05$)。说明补肾生血汤能显著改善小儿缺铁性贫血患儿的贫血状态,同时能够改善体内铁缺乏的病理状态。[2]

8. 当归补血汤 黄芪 5～15 克、当归 3～9 克、白术 9～10 克、茯苓 9～10 克、陈皮 9～10 克、鸡内金 9～10 克、甘草 3～5 克(《内外伤辨惑论》方)。随症加减:食少纳呆夹积者,加炒神曲 3～10 克、炒麦芽 3～10 克、炒山药 3～10 克;腹泻、大便不调属脾虚湿盛者,加炒薏仁 5～15 克;心悸头

晕属心脾两虚者,加龙眼肉 3～10 克、阿胶(烊化)3～10 克;烦躁哭闹属脾虚木旺者,加白芍 3～10 克;发育迟缓,智能不足属肝肾不足者,加紫河车粉(冲服)0.1～1 克、益智仁 3～10 克;反复感冒、咳嗽属肺脾气虚者,合玉屏风散;口腔溃疡者,加五倍子 3～6 克。1 剂/天,水煎 2 次,共计 150 毫升。<1 岁不拘时间和剂量,1 日服完;1～2 岁 30 毫升/次,5 次/天。秦春优用上方加减治疗小儿缺铁性贫血 77 例,疗程 1 个月。结果:痊愈 61 例,有效 16 例。总有效率 100%。[3]

9. 双屏散 黄芪 10 克、麦芽 10 克、柴胡 6 克、党参 6 克、白术 6 克、枳实 6 克、防风 6 克、白芍 6 克、甘草 6 克等。每日 1 剂,水煎浓缩至 60 毫升,分 3 次口服,4 周为 1 个疗程。徐袁明等用上方治疗小儿营养性缺铁性贫血 40 例。结果显示双屏散可明显减少小儿呼吸道感染次数,改善患儿的食欲,疗效持久稳定,对实验室指标 Hb、SF、SI 有显著提升,且远期疗效(疗效结束后 1 个月)好。[4]

10. 健脾补血口服液 党参、白术、茯苓、陈皮、黄芪、女贞子、鸡血藤、何首乌(由广东省中医院制剂室制成口服液)。3 岁以下每次 1 支,每日 3 次;4～6 岁 1.5 支,每日 3 次;6 岁以上 2 支,每日 3 次。陈茵用上方治疗小儿缺铁性贫血 132 例,30 天为 1 个疗程。结果:痊愈 99 例(75%),有效 24 例(18.2%),无效 9 例(6.8%)。总有效率 93.2%。并且能有效改善患儿食欲不振和面色苍白无华、体倦乏力、注意力不集中、多动易怒等症状。[5]

11. 加味当归补血汤 黄芪 500 克、当归 240 克、茯苓 240 克、白术 240 克、山药 240 克、首乌 240 克、阿胶 150 克、枸杞子 300 克、大枣 300 克、木香 100 克、甘草 100 克。加水煎煮 2 次,每次文火煮 1 小时,合并煎液,滤过,滤液浓缩至适量,另加蔗糖 300 克,加水煮沸,制成糖浆,与上浓缩液

① 杜咏琴,等.八珍汤与自拟补血膏序贯治疗小儿缺铁性贫血 60 例疗效观察[J].中医儿科杂志,2014,10(2):45 - 47.
② 冯晶,等.补肾生血汤治疗小儿缺铁性贫血疗效观察[J].辽宁中医杂志,2009(11):1899 - 1900.
③ 秦春优.中西医结合治疗小儿缺铁性贫血 77 例观察[J].西部中医药,2007,20(1):29 - 30.
④ 徐袁明,等.双屏散治疗小儿营养性缺铁性贫血疗效研究[J].四川中医,2007,25(5):90 - 91.
⑤ 陈茵.健脾补血法治疗小儿缺铁性贫血疗效观察[J].辽宁中医杂志,2006,33(9):1134.

混匀,煮沸,放冷,苯甲酸钠 3 克用蒸馏水溶解加入以上混合液,用蒸馏水稀释至 1 000 毫升,分装。<3 岁者 1 次 5 毫升,3 次/天;3 岁以上者 1 次 10 毫升,3 次/天。孙献平用上述中药治疗轻、中度小儿缺铁性贫血 40 例,疗程 1 个月。结果显示可明显改善患儿面黄、纳差、多汗、体倦乏力等方面,且治疗后红细胞、血清铁蛋白等检测指标均明显升高。①

12. **异功补血汤** 黄芪 5~15 克、当归 3~9 克、党参 3~10 克、白术 3~10 克、茯苓 3~10 克、陈皮 3~10 克、苍术 3~10 克、鸡内金 3~10 克、甘草 3~5 克。随症加减:食少纳呆夹积者,加炒神曲 3~10 克、炒麦芽 3~10 克、炒山楂 3~10 克;腹泻、大便不调属脾虚湿盛者,加炒薏仁 5~15 克、炒扁豆 5~15 克、炒山药 5~15 克;心悸头晕属心脾两虚者,加龙眼肉 3~10 克、阿胶(烊化)3~10 克;烦躁哭闹属脾虚木旺者,加白芍 3~10 克、熟首乌 3~10 克;发育迟缓,智能不足属肝肾不足者,加紫河车粉(冲服)0.1~1 克、益智仁 3~10 克;反复感冒、咳嗽属肺脾气虚者,合玉屏风散;口腔溃疡者,加五倍子 3~6 克,另用蛋黄油外涂;异食者,加大白 3~6 克;合并痕积者,加生铁落(先煎去渣)5~30 克;肝脾肿大者,加炙鳖甲 3~15 克。每日 1 剂,水煎去渣后分 2~3 次温服。待贫血症状纠正,血红蛋白正常后,改散剂(3 岁以下小儿服)或水丸(4 岁以上小儿服)继服 8 周以上,巩固疗效。马荣华用上方加减结合铁剂治疗小儿营养性缺铁性贫血 115 例(包括重度 11 例,极重度 4 例),治愈 104 例,占 91%;基本治愈 9 例,占 7.8%;明显好转 2 例,占 1.2%。总有效率 100%。②

13. **儿血宝口服液** 紫河车 50 克、西洋参 50 克、龙眼肉 30 克、龟甲 30 克、山楂肉 30 克、炒麦芽 15 克、制何首乌 20 克、白术 20 克、茯苓 20 克、炙甘草 10 克(佛山市中医院儿科自制制剂)。邓丽莎等用上述纯中药口服液治疗年龄超过 6 个月到小于 6 岁的轻、中度小儿营养性贫血 62 例,每日 2 毫升/千克,分 2 次口服,疗程为 8 周。结果:痊愈 40 例,有效 18 例,无效 1 例,2 例因合并症中途退出,1 例失访,将退出和失访的算入无效,其血细胞分析数值按原数值计算,总有效率 93.5%。③

14. **血宝合剂** 炙黄芪 20 克、当归 6 克、补骨脂 10 克、制首乌 10 克、党参 15 克、鸡血藤 15 克、炒麦芽 12 克、熟地黄 9 克、苍白术各 9 克、茯苓 9 克、白芍 9 克、大枣 5 枚、甘草 5 克。将以上药物制成合剂,每瓶装 200 毫升,每次 10 毫升,每日 3 次,较小儿可采用少量多次。3 月为 1 个疗程。张小平用上方治疗 6 月至 13 岁小儿营养性缺铁性贫血 76 例。结果:痊愈 36 例,好转 26 例,无效 14 例。治愈好转率 81%。④

15. **儿乐补血冲剂** 太子参、黄芪、阿胶、焦山楂、鸡内金、枸杞子、大枣(由河南中医学院儿科研究所制剂室提供,每包 10 克)。6 个月~3 岁,每次 2.5~5 克;4~7 岁,5~10 克;7~12 岁,10~20 克,每日 2 次,30 天为 1 个疗程。黄岩杰等用上方治疗小儿缺铁性贫血 120 例。结果:痊愈 97 例(80.8%),有效 18 例(15.0%),无效 5 例(4.2%)。总有效率 95.8%。并可明显提高患儿红细胞(RBC)、血红蛋白(Hb)等值,降低红细胞内游离原卟啉(FEP)。⑤

16. **健脾补血汤** 黄芪 15 克、黄精 15 克、当归 10 克、熟地黄 10 克、白芍 10 克。水煎成 150 毫升,分 3 次服。曾昭田等用上方治疗小儿缺铁性贫血 171 例,疗程为 1 个月。治疗前后分别检查患儿木糖试验和胰功肽试验各 1 次,分别记录患儿面色、食欲、舌质和大便情况。结果:总有效率 98.83%;并且患儿木糖试验从治疗前的均值(14.58±3.1)到治疗后上升至(22.45±3.5),50 例胰功肽试验从均值(38.14±5.4)升高至(47.0±6.9)。说明健脾补血汤能够提高缺铁性贫血患儿

① 孙献平.加味当归补血汤治疗小儿缺铁性贫血的临床观察[J].浙江临床医学,2004,6(8):679-680.
② 马荣华.中西医结合治疗小儿缺铁性贫血临床观察[J].四川中医,2004,22(10):70-71.
③ 邓丽莎,等.儿血宝口服液治疗小儿营养性贫血 62 例对照观察[J].中国小儿血液与肿瘤杂志,2002,7(1):28-31.
④ 张小平.血宝合剂治疗小儿缺铁性贫血 76 例[J].陕西中医,1999(7):305.
⑤ 黄岩杰,等.儿乐补血冲剂治疗小儿缺铁性贫血 120 例临床观察[J].新中医,1998(12):14-16.

的消化和小肠吸收功能,也就是通过健脾提高了脾的运化和输布功能,营血化生之源更加充足,从而保证了营血充足。[1]

17. 补气健脾方 炙黄芪 15 克、党参 10 克、白术 6 克、山楂 10 克、炙甘草 6 克。刘钧用上方联合口服硫酸亚铁治疗轻、中度小儿缺铁性贫血 47 例,疗程 45 天,治愈率 88.89%,且患儿皮肤黏膜苍白、头晕目眩、乏力倦怠、心悸气短、食欲不振等临床症状显著减轻或消失。[2]

18. 健脾养血经验方 党参、白术、茯苓、黄芪、当归、陈皮。上药制成糖浆。7 岁以下,每次 10 毫升,每日 2 次;7 岁以上,每次 10 毫升,每日 3 次。连服 4 周。钟美娟等用上方治疗脾虚型的小儿缺铁性贫血 40 例,痊愈 4 例,显效 16 例,好转 17 例,无效 3 例。总有效率 92.5%。[3]

19. 生血灵糖浆 黄芪、党参、白术、当归、制黄精、甘草等(每瓶 500 毫升糖浆,由上海龙华医院中药制剂室配制加工)。顾梯成等用上方治疗小儿缺铁性贫血轻、中度患儿 48 例,年龄<10 个月,10 毫升/次,每日 3 次;>10 个月,15 毫升/次,每日 3 次,4 周为 1 个疗程。结果显示血红蛋白(Hb)、红细胞(RBC)、血清铁蛋白(SF)均有明显升高,红细胞内游离原卟啉(FEP)明显降低,同时通过 PHA 皮肤试验,表明生血灵糖浆还能增强机体免疫功能。[4]

20. 俞美玉经验方 党参、白术、茯苓、黄芪、丹参、陈皮、丁香、肉桂、莱菔子等。上药制成膏药。选单侧血海、足三里、三阴交、气海、神阙,每次取 4 穴,外敷膏药直径约 1 厘米,外覆胶布,3 日换药 1 次,共敷药 20 次。俞美玉将 255 例婴幼儿缺铁性贫血患儿分为中药穴位敷贴组 131 例、中药糖浆组 52 例和西药组 72 例。中药穴位敷贴组予上法治疗。中药糖浆组用上方减陈皮、莱菔子,加大枣,每日 2 次,每次 10 毫升,服 6 日停 1 日,连服

10 周。西药组予硫酸亚铁 30~50 毫升/千克,每日 2 次,于两餐间服,服法同中药糖浆组。结果:中药穴位敷贴组、中药糖浆组和西药组分别治愈 32 例、5 例、17 例,好转 96 例、43 例、42 例,无效 3 例、4 例、13 例。有效率分别为 97.7%、92.31%、81.94%。[5]

21. 三参五仙汤 南沙参 15 克、炒党参 15 克、丹参 15 克、淫羊藿 10 克、仙鹤草 10 克、焦山楂 10 克、焦神曲 10 克、焦麦芽 10 克。随症加减:气虚明显者,加炙黄芪 15 克、炒白术 6 克;大便干结者,加炒白芍 10 克、制大黄(后下)3~6 克;夜寐不宁者,加何首乌 10 克、夜交藤 10 克。每日 1 剂,浓煎至 200~300 毫升,每次服 60~100 毫升,每日 3~4 次。10 日为 1 个疗程。周炜以上方加减治疗小儿营养性贫血 46 例,显效(治疗 1~3 个疗程,血红蛋白 Hb 上升 2 克以上者)29 例,有效(治疗 3 个疗程,Hb 上升 1~2 克者)14 例,无效(治疗 3 个疗程,Hb 上升低于 1 克者)3 例。[6]

22. 健儿蜜 党参 10 克、白术 10 克、茯苓 10 克、淮山药 10 克、山楂 10 克、大枣 5 枚、蜂蜜 50 克、硫酸亚铁 2 克(经药厂制成糖浆,为每 100 毫升中含量)。<1 岁每次 5 毫升,1~3 岁每次 10 毫升,3~8 岁每次 15 毫升,>8 岁每次 20 毫升,每日 3 次。以 2 个月为观察疗程。赵坤元用上方治疗小儿缺铁性贫血 52 例,痊愈(血红蛋白值>120 克/升,症状消失)15 例,好转(血红蛋白值提高 1 克以上,症状基本消失)32 例,无效(血红蛋白值未提高或不满 1 克者)5 例。有效率 90%。[7]

23. 徐迪三经验方 党参 9 克、茯苓 9 克、炒白术 9 克、夏枯草 9 克、焦山楂 9 克、焦神曲 9 克、谷芽 9 克、麦芽 9 克、炙甘草 5 克等。在服药的同时还需要注意冷热、饮食,避免感冒。在饮食中增加含铁量多的食品,如蔬菜、水果、豆制品、鸡蛋、鱼肉类、猪肝等蛋白质丰富、含维生素 C 较多以及

① 曾昭田,等.自拟健脾补血汤治疗小儿缺铁性贫血 171 例[J].北京中医药,1997(4):27-28.
② 刘钧.补气健脾治疗小儿缺铁性贫血[J].辽宁中医杂志,1995,22(11):507.
③ 钟美娟,等.健脾益气养血法治疗小儿缺铁性贫血 40 例[J].上海中医药杂志,1995(7):19-20.
④ 顾梯成,等.生血灵糖浆治疗小儿营养性缺铁性贫血临床研究[J].上海中医药杂志,1994(5):19-21.
⑤ 俞美玉.中药穴位敷贴治疗婴幼儿缺铁性贫血的临床观察[J].上海中医药杂志,1992(10):20.
⑥ 周炜.三参五仙汤治疗小儿营养性贫血[J].吉林中医药,1991(4):24.
⑦ 赵坤元.健儿蜜治疗小儿缺铁性贫血 52 例疗效观察[J].新中医,1991(5):30.

其他有利于铁吸收而对贫血有益的食品,药补与食补同时进行,则可加速缺铁性贫血的恢复。[1]

24. 王烈经验方 当归、党参、鸡血藤、赤石脂。应用时,根据贫血之兼症,随症加减:若脏不足见于肾者,血虚伴有骨软,发育迟缓时,选加熟地黄、何首乌、牡蛎等益肾之剂;见于肺者,血虚并见无力、短气、易患感冒,其治则用生血与益肺气之法,宜加黄芪、阿胶;见于心者,血虚而心悸、易惊、多汗为常见,治宜生血与补益心气之法,选加人参或太子参、丹参之类;见于肝者,血虚见有抽搐、颤动、筋缓而弛者,生血必补益其肝,常选枸杞子、紫河车、白芍、木瓜;见于脾者,血虚多伴厌食、瘦弱、困乏、大便不整,治宜生血益脾,选加白术、茯苓。孙志霞等应用上法治疗小儿贫血,经1~2个月,多收其效。[2]

25. 补血灵糖浆 制何首乌30克、鸡血藤30克、熟地黄30克、当归30克、黄芪30克、谷芽30克、麦芽30克、焦白术27克、陈皮18克、鸡内金18克、五味子18克、大枣15枚。上药浓煎500毫升,再加入紫河车粉10克及白糖、防腐剂适量,瓶装。1岁以内每次10~15毫升,1~3岁每次20~30毫升,4~6岁每次30~40毫升,每日2~3次,开水冲服。郭锦章等以上方治疗小儿营养性贫血76例,疗程1~2个月。结果:痊愈(临床症状消失,血红蛋白>110克/升)61例,有效(临床症状明显好转,血红蛋白上升,但仍<110克/升)12例,无效(临床症状无改善,或中止治疗者)3例。总有效率96%。[3]

单 方

香葺 组成:香葺。功效主治:益胃气,补血虚;适用于小儿缺铁性贫血。用法用量:取香葺9克,温水泡发后,洗净,将泡发液去沉淀物后和香葺共煮,可加适量水,煮半小时左右食;每日1剂,

连服2~3个月。[4]

中 成 药

1. 小儿生血糖浆 组成:熟地黄、山药(炒)、大枣。功效主治:健脾养胃,补血生津;适用于小儿缺铁性贫血及营养不良性贫血。临床应用:冯益蓓等用小儿生血糖浆治疗儿童缺铁性贫血34例,治疗2周后,观察组血红蛋白(Hb)、红细胞平均体积(MCV)明显升高达正常。[5]

2. 芪血颗粒 组成:当归、黄芪、大枣、陈皮、山楂、血粉。功效主治:补气养血,健脾和胃;适用于缺铁性贫血的脾气虚弱症,症见头晕、体倦乏力、面色萎黄、食欲不振等。临床应用:欧印章用芪血颗粒治疗小儿缺铁性贫血轻、中度患儿38例,治疗21天,结果显示患儿红细胞计数和血红蛋白、血清铁及总铁结合力均比治疗前有明显改善。[6]

3. 小儿健脾补血颗粒 组成:党参、白术、茯苓、炙甘草、皂矾、神曲茶、黑豆(炒)、陈皮。功效主治:生血造血,益气安神,健脾和胃,消积消食;适用于脾虚血少所致的面黄肌瘦,食少体倦以及营养性、缺铁性贫血症。临床应用:胡丹用小儿健脾补血颗粒治疗60例缺铁性贫血,疗程为1个月。结果:治愈28例(46.67%),显效16例(26.67%)。总有效率90.00%。[7]

4. 健脾生血颗粒 组成:党参、黄芪、白术(炒)、茯苓、山药、炒鸡内金、麦冬、南五味子(醋制)、龙骨、煅牡蛎、龟甲(醋制)、大枣、甘草、硫酸亚铁、维生素C等(中西药复合制剂)。功效主治:健脾和胃,养血安神;适用于小儿脾胃虚弱及心脾两虚型缺铁性贫血,成人气血两虚型缺铁性贫血;症见面色萎黄或㿠白,食少纳呆,腹胀脘闷,大便

① 徐迪三.小儿缺铁性贫血的中医治疗[J].吉林中医药,1990(6):1.
② 孙志霞,等.王烈教授治疗小儿贫血的经验[J].吉林中医药,1990(6):2.
③ 郭锦章,等.补血灵糖浆治疗小儿营养性贫血76例[J].安徽中医学院学报,1989,8(3):44.
④ 朱瑞群.朱瑞群儿科经验集[M].上海:上海中医药大学出版社,2008:38.
⑤ 冯益蓓,等.小儿生血糖浆与富马酸亚铁治疗儿童缺铁性贫血效果比较[J].中国乡村医药,2015(3):17-18.
⑥ 欧印章.芪血颗粒治疗小儿缺铁性贫血效果分析[J].亚太传统医药,2014,10(21):120-121.
⑦ 胡丹.小儿健脾补血颗粒治疗缺铁性贫血60例[J].中国药业,2014,23(6):76-77.

不调,烦躁多汗,倦怠乏力,舌胖色淡,苔薄白,脉细弱等。临床应用:熊霖等用健脾生血颗粒治疗小儿缺铁性贫血34例,治疗4周后显效率和总有效率分别为76.47%、100%,有效改善血红蛋白、红细胞计数等多项实验室指标。①

5. 宝儿康散　组成:山楂、麦芽、太子参、白术、山药、北沙参、薏苡仁、陈皮、茯苓、白扁豆、芡实、石菖蒲、莲子、炙甘草等。功效主治:补气健脾,开胃消食,渗湿止泻;适用于小儿脾胃虚弱,消化不良,食欲不振,大便稀溏,精神困倦。临床应用:卫永亮用宝儿康散治疗营养性缺铁性贫血患儿29例,疗程1个月。总有效率96.55%。②

6. 养血口服液　组成:皂矾、沙棘、山楂、大枣(中西药复合制剂)。功效主治:补血益气,健脾和胃;适用于缺铁性贫血的辅助用药。临床应用:叶章宇用养血口服液治疗儿童缺铁性贫血60例,疗程1个月。总有效率93.3%。③

7. 健脾益气养血冲剂　组成:党参10克、白术10克、熟地黄10克、当归10克、白芍药10克、阿胶(烊化)10克、焦三仙各10克、茯苓6克、黄精6克、陈皮6克、黄芪20克、紫河车5克、砂仁3克、胡黄连3克、甘草3克(中药颗粒制剂)。用法用量:<2岁,5克/次,2～5岁,10克/次,5～10岁,15克/次,>10岁,20克/次,每日3次冲服。临床应用:张会云等用上方治疗小儿营养性缺铁性贫血患儿56例,疗程1个月。结果:治愈46例,好转8例,无效2例。总有效率96.4%。④

8. 益血生胶囊　组成:阿胶、鹿角胶、龟甲胶、鹿血、熟地黄、白芍、当归、牛髓、紫河车、党参、炙黄芪、白术。功效主治:健脾补肾,生血填精;适用于脾肾两虚、精血不足所致的面色无华、眩晕气短、体倦乏力、腰膝酸软;缺铁性贫血、慢性再生障碍性贫血见上述症状者。临床应用:郑元胜等

用右旋糖酐铁口服液联合益血生胶囊治疗小儿缺铁性贫血50例,疗程1个月。结果:痊愈41例,占82%;显效9例,占18%;无效0例。总有效率100%。⑤

9. 白苓健脾颗粒　组成:白术、茯苓、山楂、陈皮、含锌猪血水解物、硫酸亚铁(为中西药复合制剂)。功效主治:健脾益胃,理气化滞;适用于小儿脾胃虚弱引起的食欲不振、厌食、面黄肌瘦及锌、铁元素缺乏等。临床应用:吴继红等用白苓健脾颗粒治疗小儿缺铁性贫血72例,4周为1个疗程。总有效率93.06%;且能有效提高血红蛋白、血清铁蛋白等。⑥

10. 血康糖浆　组成:苍术、陈皮、鸡内金、当归等,各药比例为2∶1∶1∶2(南京中医药大学制药厂生产,每100毫升含生药30克)。临床应用:王明明等用上方治疗心脾两虚证小儿缺铁性贫血90例,包括1例重度贫血患儿,疗程1个月。结果:显效57例(63.3%),有效22例(24.4%),无效11例(12.2%)。总有效率87.7%。并对面色萎黄、食欲不振、多汗易感、精神不振等方面有明显改善。⑦

11. 四磨汤口服液　组成:木香、枳壳、槟榔、乌药等。功效主治:顺气降逆,消积止痛;适用于婴幼儿乳食内滞证,症见腹胀、腹痛、啼哭不安、厌食纳差、腹泻或便秘等。临床应用:魏阿平等用四磨汤口服液治疗为缺铁性贫血且有消化功能障碍的患儿80例,疗程7～14天。结果显示四磨汤口服液可明显改善患儿消化道症状,有效提升血红蛋白。⑧

12. 生血宁片　组成:蚕砂提取物。功效主治:益气补血;适用于缺铁性贫血属气血两虚证者,小儿缺铁性贫血,小儿低铁性贫血,小儿营养性低色素性贫血,小儿营养性小细胞低色素性贫

①　熊霖,等.健脾生血颗粒治疗小儿缺铁性贫血34例临床观察[J].云南中医中药杂志,2013,34(11):49-50.
②　卫永亮.观察研究宝儿康散治疗小儿营养性缺铁性贫血的临床疗效[J].特别健康,2013(12):97.
③　叶章宇.养血口服液用于儿童缺铁性贫血的临床疗效观察[J].首都食品与医药,2012(16):40-41.
④　张会云,等.健脾益气养血冲剂治疗小儿营养性缺铁性贫血56例临床观察[J].河北中医,2011,33(3):363-364.
⑤　郑元胜,等.右旋糖酐铁口服液联合益血生胶囊治疗小儿缺铁性贫血疗效观察[J].吉林大学学报:医学版,2011(4):611.
⑥　吴继红,等.白苓健脾颗粒治疗小儿缺铁性贫血72例[J].浙江中医杂志,2009,44(5):336.
⑦　王明明,等.血康糖浆治疗小儿缺铁性贫血的临床观察[J].中国中西医结合杂志,2005,25(4):376-377.
⑧　魏阿平,等.驽马四磨汤治疗小儿缺铁性贫血消化功能障碍的临床观察[J].神经药理学报,2003,20(5):40-41.

血,缺铁性贫血,耳鸣,贫血。用法用量:每日 3 次,每次 1 片。临床应用:窦建卫等用生血宁片治疗小儿缺铁性贫血气血两虚证患儿 90 例,疗程 1 个月。结果:总显效率、总有效率分别为 67.8%、93.3%,且对患儿红细胞计数、血红蛋白、红细胞平均体积、红细胞平均血红蛋白量、红细胞平均血红蛋白浓度、血清铁及总铁结合力均有一定的改善作用。[1]

13. 儿康宁糖浆 组成:党参、黄芪、白术、茯苓、山药、薏苡仁、麦冬、制何首乌、大枣、焦山楂、炒麦芽、桑枝。功效主治:益气健脾,和中开胃;适用于儿童身体瘦弱、消化不良、食欲不佳。临床应用:茅双根等用儿康宁糖浆治疗小儿营养性缺铁性贫血 68 例,疗程 4 周。结果显示其对小儿营养性缺铁性贫血患者一般状况(如精神、食欲、面色)的改善满意,可明显升高血红蛋白。[2]

14. 归芪口服液 组成:制黄芪、当归等。功效主治:补气生血;适用于气血两虚引起的贫血症。临床应用:邹典定等用归芪口服液治疗小儿营养性缺铁性贫血患者 111 例,疗程 1 个月。结果显示显效率 92.8%,并可明显改善患儿缺铁性贫血症状,升高血红蛋白、血清铁蛋白及血清 Fe、Zn 浓度,降低红细胞内游离原卟啉。[3]

预 防 用 药

免疫汤 组成:党参 10 克、黄芪 12 克、白术 6 克、茯苓 6 克、玄参 6 克、麦冬 6 克、黄精 9 克、白扁豆 9 克、炒山楂 9 克、大枣 3 枚。用法用量:每剂加水 500 毫升,文火煎 2 次,共 100~200 毫升,分 2~4 次口服,20 天为 1 个疗程;1 个疗程后休息 10 天,再行第 2 个疗程治疗。临床应用:李茂民应用免疫汤治疗 50 例体弱小儿,结果显示免疫汤可有效提高体弱小儿免疫力,预防疾病。[4]

① 窦建卫,杨明均,等.生血宁片治疗儿童缺铁性贫血气血两虚证临床观察[J].中药新药与临床药理,2001,11(3):138-140.
② 茅双根,等.儿康宁治疗营养性缺铁性贫血的临床研究[J].中国临床药理学与治疗学,1999(4):341-342.
③ 邹典定,等.归芪口服液治疗小儿缺铁性贫血临床疗效观察[J].医药导报,1997,16(6):274-275.
④ 李茂民.中药免疫汤增强体弱小儿体质 50 例疗效观察[J].西北国防医学杂志,1996,17(2):139.

再生障碍性贫血

概　述

再生障碍性贫血(简称再障)是由多种原因、多种发病机制导致的造血干细胞和骨髓微环境严重损伤,进而出现的骨髓造血功能衰竭、全血细胞减少的疾病,临床上以贫血、出血和感染为主要表现。

本病是儿童期比较常见、难治的严重血液病之一。依据其发病的缓急、病情的轻重及骨髓受损程度等情况,可分为急性再障和慢性再障。急性再障出血倾向明显,60%以上有内脏出血,表现为消化道出血、血尿、眼底出血和颅内出血。病程中多见感染性发热,常在口咽部和肛周出现坏死性溃疡,从而诱发败血症或肺炎,1年内病死率较高。慢性再障起病缓慢,以贫血为首起和主要表现,治疗得当可获得长期缓解以至痊愈,部分患者迁延不愈可达数十年,少数后期出现急性再障表现,称为慢性再障急变型。

中医无"再障"的记载,根据其临床特点,多将急性再障归属于中医"急劳""髓枯"等,将慢性再障归属于"虚劳""血虚""血证"等。《黄帝内经》有云:"中焦受气取汁。变化而赤,是谓血。"故而中医认为,再障的病机是以脾肾亏虚为本,元气不足,以致精血化生无源。临床辨证分型常见有急性期的热毒炽盛证,慢性期的气血两虚、气滞血瘀、脾肾亏虚等。中医治疗原则上以"急则治其标,缓则治其本"为主,病程日久多见血瘀病机,可适当加入活血化瘀药物,以祛瘀生新。本病若属慢性,当长期治疗,不可半途而废。

辨 证 施 治

1. 管大鸿分3型

(1)心脾两虚型　症见面色苍白或萎黄,唇舌色淡,头晕心悸,气短乏力,嗜睡或失眠,纳少,便溏,皮下出血,鼻衄,齿衄,脉虚而弱。治宜补益心脾。方用归脾汤加减:当归10克、陈皮10克、桂圆10克、紫河车10克、人参12克、黄芪12克、阿胶12克、熟地黄12克、酸枣仁12克、云茯苓15克、白术15克、补骨脂15克。每日1剂,水煎服。

(2)肝脾阴虚型　症见头晕,目眩,口干便燥,耳鸣,手足心热,皮下出血,齿衄、鼻衄,舌淡红苔少或无苔,脉细数。治宜滋补肝肾。药用麦冬15克、鸡血藤15克、枸杞子12克、山茱萸12克、何首乌10克。每日1剂,水煎服。

(3)肾阳虚型　症见肢冷畏寒,五更泄,面色苍白或晦暗,头晕,皮下出血、鼻衄、齿衄,舌淡苔白,脉沉迟。治宜温肾扶阳。药用枸杞子10克、紫河车10克、鹿角10克、淫羊藿10克、附子10克、菟丝子12克、肉桂12克、覆盆子15克、补骨脂15克、巴戟天6克。每日1剂,水煎服。

随症加减:齿衄者,加女贞子、墨旱莲、白及;鼻衄者,加白茅根、藕节炭、侧柏等止血药。血红蛋白低于40克/升,均可间断输血。临床观察:管大鸿予上方联合西药丙酸睾丸酮、强的松、康加龙等治疗小儿再生障碍性贫血30例,以6个月为1个疗程,最长10个疗程以上,平均3.5个疗程。结果:基本治愈(贫血、出血、症状消失,血红蛋白男120克/升、女性100克/升,白细胞4.0×10^9/升,血小板80×10^9/升以上,随访1年无复发者)16例(53%),缓解(贫血、出血症状消失,血红蛋白男性 120 克/升、女性 100 克/升,白细胞 3.5×10⁹/升左右,血小板有一定程度恢复,随访 3 个月病情稳定或继续好转者)8 例,明显进步(贫血、出血症状明显好转,不输血、血红蛋白较治疗前 1 个月内常见增值 30 克/升,维持 3 个月不降者)4 例,无效 2 例。总有效率 92%。①

2. 马玉红等分 2 型

(1)肾阴虚型　方用再障Ⅱ号加减,药用太子参、生黄芪、补骨脂、仙鹤草、天冬、女贞子、墨旱莲、生地黄、地骨皮、龟甲胶等。

(2)肾阴阳俱虚型　方用再障Ⅲ号加减,药用太子参、生黄芪、补骨脂、仙鹤草、女贞子、墨旱莲、当归、黄精、生地黄、熟地黄等。

临床观察:马玉红等予上方联合小剂量环孢霉素 A、康力龙治疗慢性再生障碍性贫血患儿 30 例,治疗 6 个月后,肾阴虚型基本治愈 4 例,缓解 7 例,明显进步 4 例,无效 3 例,总有效率 83%;肾阴阳俱虚型基本治愈 4 例,缓解 3 例,明显进步 4 例,无效 1 例,总有效率 92%。②

3. 金彦等分 3 型

(1)虚劳血虚、肾阳虚型　主症:面色苍白,形寒肢冷,舌质淡,舌体胖嫩或有齿痕,苔白滑,脉沉细;次症:面目虚浮,倦怠纳少,自汗,大便溏,溲清长。治宜温补肾阳、填精益髓。方用参芪仙补汤Ⅰ号方:人参、黄芪、补骨脂、仙鹤草、淫羊藿、全当归、熟地黄、黄精、巴戟天、锁阳、鹿角胶(烊化)。

(2)虚劳血虚、肾阴虚型　主症:面色苍白,手足心热,舌尖红或舌淡干少苔,脉细数;次症:口渴,咽干,齿鼻出血,皮肤紫癜,盗汗,便干,溲黄。治宜滋阴补肾、填精益髓。方用参芪仙补Ⅱ号方:太子参、黄芪、补骨脂、淫羊藿、天冬、女贞子、墨旱莲、生地黄、知母、黄柏、地骨皮、龟甲胶、阿胶(烊化)、汉三七(冲)。

(3)虚劳血虚、肾阴阳俱虚型　主症:面色苍白,倦怠乏力,舌质淡,苔薄白,脉细数;或患儿亦无阳虚见证,又无阴虚表现,时而畏寒肢冷,时而

五心烦热,时而盗汗,时而自汗;或形寒肢冷,五心烦热。治宜滋阴济阳、填精益髓。方用参芪仙补Ⅲ号方:党参、黄芪、补骨脂、仙鹤草、女贞子、知母、黄柏、全当归、生地黄、熟地黄、黄精、阿胶(烊化)。

临床观察:金彦等予上述辨证用药联合西医疗法治疗小儿慢性再生障碍性贫血 162 例,将坚持治疗 6 个月以上均作疗效统计,结果按 1987 年宝鸡会议修订的统一疗效标准进行疗效判定。显示肾阳虚型 11 例中基本治愈 2 例,缓解 6 例,明显进步 3 例,无效 0 例,治疗有效率 100%;肾阴虚型 72 例中基本治愈 13 例,缓解 28 例,明显进步 18 例,无效 13 例,治疗有效率 82%;肾阴阳俱虚型 79 例中基本治愈 18 例,缓解 31 例,明显进步 22 例,无效 8 例,治疗有效率 90%。总有效率 87%。③

4. 张志敏等分 3 型

(1)气血虚型　药用人参 9 克、白术 9 克、补骨脂 9 克、鹿茸 9 克、马钱子 9 克、黄芪 12 克、菟丝子 12 克、淫羊藿 15 克、丹参 30 克、鸡血藤 20 克。马钱子有积蓄中毒作用,应严格掌握剂量,一般服 10 天停用此味药 5 天,临床注意严密观察,若出现心慌、肌颤、发惊等症状时应暂停此药,待症状消失后,再适量服用。

(2)肾虚型　药用玄参 9 克、阿胶 9 克、生地黄 9 克、麦冬 9 克、白术 9 克、鹿茸 9 克、马钱子 9 克、补骨脂 9 克、枸杞子 9 克、首乌 12 克、黄芪 12 克、菟丝子 12 克、鸡血藤 20 克、丹参 30 克、淫羊藿 15 克、女贞子 15 克、紫草 6 克。

(3)急劳髓枯型　赤芍 6 克、生地黄 9 克、人参 9 克、麦冬 9 克、补骨脂 9 克、鹿茸 9 克、丹参 30 克、党参 20 克、鸡血藤 20 克、女贞子 15 克、淫羊藿 15 克、菟丝子 12 克、黄芪 12 克。

上方每日 1 剂,水煎服。临床观察:张志敏等予中药辨证联合西医疗法治疗小儿再障 43 例。均以 3～6 个月为 1 个疗程,疗程完成后随访 1

① 管大鸿.中西医结合治疗小儿再生障碍性贫血 30 例[J].陕西中医,2007,28(7):788.
② 马玉红,等.中药联合环孢霉素 A 并康力龙治疗小儿慢性再生障碍性贫血[J].现代中西医结合杂志,2005(4):502-503.
③ 金彦,等.中药加味参芪仙补汤为主治疗小儿慢性再生障碍性贫血的研究[J].现代中西医结合杂志,2004(19):2526-2528.

年,结果按宝鸡会议标准判断疗效。显示基本治愈 17 例,缓解 11 例,明显进步 6 例,无效 3 例,死亡 6 例。基本痊愈率 39.5%,总有效率 79.1%。[1]

经 验 方

1. 兰州方 生地黄 12 克、山药 12 克、茯苓 12 克、太子参 12 克、大枣 12 克、泽泻 9 克、山茱萸 9 克、麦冬 9 克、白芍 9 克、牡丹皮 6 克、桂枝 6 克、生姜 6 克、炙甘草 6 克、浮小麦 15 克。随症加减:热毒互结者,酌加半枝莲 12 克、白花蛇舌草 12 克、虎杖 12 克、七叶一枝花 12 克、夏枯草 9 克;血热妄行者,酌加水牛角 30 克或羚羊角 3 克;夹瘀热者,酌加红花 3 克、丹参 9 克、水蛭 3 克。虞念成在免疫抑制剂抗胸腺细胞球蛋白及环孢素 A 联合治疗的基础上,用上方加减治疗儿童急性再生障碍性贫血热毒壅盛证 25 例,疗程 6 个月,随访 6 个月。结果显示兰州方加减联合免疫抑制剂治疗能够更快速地缩短急性再障患儿的输血依赖时间,并对患儿中医症候有进行性改善。[2]

2. 补肾益髓方 生晒参 6 克、当归 6 克、山药 6 克、山茱萸 6 克、白术 6 克、黄芪 6 克、茯苓 6 克、巴戟天 6 克、熟地黄 10 克、菟丝子 10 克、枸杞子 10 克、女贞子 9 克、怀牛膝 9 克、墨旱莲 9 克、阿胶 3 克。剂量要根据患儿具体症状及身体状况适当加减,每日 1 剂,可以分 3 次服用。疗程为 6 个月。张娟等用上方联合免疫抑制剂治疗慢性再障患儿 30 例。结果显示基本治愈(贫血和出血消失,血红蛋白达 120 克/升,其中<6 岁者达 110 克/升;白细胞达 4.0×10⁹/升;血小板达 80×10⁹/升;随访 1 年以上无复发)13 例,缓解(贫血和出血消失,血红蛋白达 120 克/升,其中<6 岁者达 110 克/升;白细胞达 3.5×10⁹/升;血小板有一定程度增加;随访 3 个月以上病情稳定或继续进步)7 例,进步(贫血和出血明显好转,不需要输血,血红蛋白较治疗前增加 30 克/升以上,并能维持 3 个月以上)6 例,无效 4 例。总有效率 86.67%。[3]

3. 补肾活血通络方 生地黄 15 克、熟地黄 15 克、菟丝子 12 克、枸杞子 12 克、鸡血藤 12 克、女贞子 9 克、墨旱莲 9 克、当归 6 克、制马钱子 0.5～3 克。制马钱子剂量从 0.5 克开始,根据患儿耐受程度逐渐加量。每日 1 剂,早、晚分服(2～6 岁患儿可分 3 次服用)。7 天为 1 个周期,连续服用 5 天后间歇 2 天。陈鲜琳等用上方联合西医免疫抑制剂疗法治疗儿童再生障碍性贫血 26 例,疗程为 6 个月。结果:基本治愈(贫血和出血消失,血红蛋白<6 岁者达 110 克/升,≥6 岁者达 120 克/升;白细胞达 4.0×10⁹/升;血小板达 80×10⁹/升;随访 1 年以上无复发)15 例,缓解(贫血和出血消失,血红蛋白<6 岁者达 110 克/升,≥6 岁者达 120 克/升;白细胞达 3.5×10⁹/升;血小板有一定程度增加;随访 3 月以上病情稳定或继续进步)5 例,进步(贫血和出血明显好转,不需要输血;血红蛋白较治疗前增加 30 克/升以上,并能维持 3 月以上)2 例,无效 4 例。总有效率 84.6%。[4]

4. 滋髓生血胶囊 鹿茸、红参、阿胶、龟甲胶、乌鸡、当归、地黄、龙眼肉、女贞子、枸杞子、墨旱莲、淫羊藿、补骨脂、黄芪、红参、栀子炭、连翘、三七、焦山楂(河南省中医院中药制剂室生产)。陈疏敏等用上药联合复方甘草酸苷片治疗儿童重症再生障碍性贫血 52 例,3 个月为 1 个疗程,治疗 3 个疗程,结果参照《血液病诊断及疗效标准》判定。结果:基本治愈(贫血症状消失;Hb 达到男 120 克/升、女 100 克/升;WBC 达到 4.0×10⁹/升;随访 1 年以上无复发)17 例,缓解(贫血症状消失,Hb 达到男 120 克/升、女 100 克/升;WBC 达到 4.0×10⁹/升,血小板有一定程度的恢复;随访 3 个月病情稳定或进步)20 例,明显进步(贫血症状明显好转,不需输血;Hb 较治疗前 1 个月内常见值增长 30 克/升以上,维持 3 个月不降)11 例,无效

① 张志敏,等.中西医结合治疗小儿再生障碍性贫血临床观察[J].中国中西医结合杂志,1995(12):713-715.
② 虞念成."兰州方"加减治疗儿童急性再生障碍性贫血 60 例[J].世界最新医学信息文摘,2017,17(44):149-150.
③ 张娟,李建厂.免疫抑制剂联合中药治疗儿童再生障碍性贫血的临床效果[J].中国当代医药,2017,24(4):119-122.
④ 陈鲜琳,等.补肾活血通络方联合免疫抑制剂治疗儿童再生障碍性贫血临床观察及对免疫因子的影响研究[J].中医儿科杂志,2016,12(4):38-41.

4 例。总有效率 92.31%。①

5. 关冬梅等经验方 菟丝子 20 克、枸杞子 20 克、覆盆子 10 克、五味子 10 克、阿胶(烊化)10 克、当归 15 克、仙茅 15 克、巴戟天 15 克、仙鹤草 15 克、鹿角胶(烊化)7 克。随症加减：血小板明显减少者，加花生衣、鱼鳔；白细胞明显降低者，加鸡血藤、虎杖。每日 1 剂，水煎 2 次，早晚分服。关冬梅等用上方加减联合康力龙治疗小儿慢性再障 35 例，3 个月为 1 个疗程，结果参照《血液病诊断及疗效标准》。显示显效 16 例，良好 15 例，进步 3 例，无效 1 例。总有效率 88.57%。②

6. 健脾补肾方 党参 10 克、白术 10 克、黄芪 10 克、紫河车 10 克、补骨脂 10 克、陈皮 9 克、焦山楂 9 克、鸡内金 9 克、炒莱菔子 6 克、茯苓 12 克、连翘 12 克、菟丝子 12 克、女贞子 15 克、枸杞子 15 克、黄精 15 克、炙甘草 5 克。随症加减：红细胞减少者，加阿胶；出血者，加仙鹤草、血余炭、三七。将上药 1 剂煎成 200 毫升/袋，3～5 岁每次 50 毫升，每日 2 次；6～9 岁每次 100 毫升，每日 2 次；>9 岁每次 200 毫升，每日 2 次。李玮用上方加减联合西药治疗小儿慢性再生障碍性贫血 25 例，3 个月为 1 个疗程。结果：基本治愈 5 例，缓解 15 例，明显进步 3 例，无效 2 例。总有效率 92.0%。③

7. 愈障口服液 生地黄 15 克、熟地黄 15 克、菟丝子 10 克、枸杞子 10 克、鸡血藤 10 克、女贞子 8 克、墨旱莲 8 克、当归 6 克、马钱子 0.5～3 克。常规煎法，每日 1 剂，水煎分 2 次服，每周服 5 剂，休息 2 天。马钱子从小量开始，根据其耐受性逐渐加量。毕玲玲等用上方结合西药常规疗法治疗慢性再生障碍性贫血患儿 36 例，6 月为 1 个疗程，疗程结束 1 年后判定疗效，参照《血液病诊断及疗效标准》判定。结果显示基本治愈率、缓解率、总有效率治疗组分别为 38.89%、25.00%、86.11%。骨髓 CD_{34}＋细胞的凋亡率较治疗前明显降低。④

8. 凉血化瘀补肾自拟方 当归 9 克、白芍 9 克、阿胶(烊化)9 克、栀子 9 克、炒生地黄 18 克、人参 6 克、白术 12 克、墨旱莲 15 克、女贞子 15 克、乌贼骨 15 克、藕节 30 克、三七粉(冲服)2 克。随症加减：阴虚者，去人参，加西洋参 6 克、何首乌 15 克；阳虚者，去栀子，加淫羊藿 9 克、鹿茸粉 0.3 克；脾虚便溏者，加苍术 12 克、砂仁 9 克；出血者，加炭类药，并加仙鹤草 30 克、牡丹皮 9 克；发热者，加白茅根 30 克、金银花 30 克、羚羊角粉(冲服)0.5 克。每日 1 剂，早晚分服，3 个月为 1 个疗程，一般用 2 个疗程以上。钟华等用上方加减治疗小儿再生障碍性贫血 45 例，合并感染者可静脉应用抗生素，血红蛋白低于 50 克/升且症状明显不能耐受者，可间断输血。结果：基本治愈 17 例，缓解 13 例，明显进步 10 例，无效 6 例，未见明显不良反应。总有效率 88.89%。⑤

9. 生血汤 鹿角胶(后下溶化)10 克、枸杞子 10 克、紫河车 10 克、党参 20 克、黄芪 20 克、鸡血藤 20 克。每日 1 剂，水煎分 2～3 次服完。随症加减：若肾阳偏虚，酌加巴戟天 12 克、肉苁蓉 12 克、川续断 12 克、黄精 15 克、补骨脂 10 克；若肾阴偏虚，酌加生地黄 15 克、墨旱莲 15 克、何首乌 20 克、山茱萸 10 克、牡丹皮 10 克；若肾阴阳两虚，酌以上二加味方据证兼用；若仅有气血两虚，酌加当归 10 克、白芍 10 克、熟地黄 20 克、红枣 5 枚；若有合并感染，症见发热、牙龈、皮肤出血较明显者，则暂停服本方，改服犀角地黄汤加味：犀角(水牛角 120 克代替，挫碎先煎)、赤芍 10 克、牡丹皮 12 克、生地黄 20 克、金银花 10 克、茜草根 12 克、白茅根 30 克、蒲公英 15 克。水煎分 2～3 次服完；若感染控制，热退，出血倾向明显好转后，继续用生血汤加味治疗；若感染仅见皮肤、牙龈、鼻腔等部位轻度少量出血者，则加墨旱莲 15 克、茜草根 12 克、三七末(冲服)3 克，至出血止而停用。

① 陈疏敏,等.滋髓生血胶囊联合复方甘草酸苷片治疗儿童重症再生障碍性贫血 52 例[J].中医研究,2012,25(1):25-27.
② 关冬梅,等.中西医结合治疗小儿慢性再生障碍性贫血 35 例临床观察[J].中医药信息,2008(2):40.
③ 李玮.健脾补肾方联合西药治疗小儿慢性再生障碍性贫血 25 例[J].中医研究,2007(4):61-62.
④ 毕玲玲,等.补肾活血通络法对儿童慢性再生障碍性贫血骨髓 CD_{34}＋细胞凋亡影响的临床研究[J].新中医,2005,37(1):28-29.
⑤ 钟华,等.凉血化瘀补肾法治疗小儿再生障碍性贫血 45 例[J].山东中医杂志,2004(5):279-280.

另外,每例患儿可同时服用胎盘猪骨汤(鲜胎盘1具、猪骨适量),炖服(渣汤均饮),每周1～2次。王秀平予上法联合西医疗法治疗22例慢性再障患儿,3～4个月为1个疗程,共治疗3～4个疗程,结果参照1981年(廊坊)再生障碍性贫血座谈会议所制订的慢性再障疗效标准判定。显示基本治愈3例(中医分型均为肾阳虚型),占全组病例13.64%;缓解7例(肾阳虚型5例,肾阴虚型2例),占31.82%;明显进步9例(肾阳虚型2例,肾阴虚型1例,肾阴阳两虚型6例),占40.91%;无效3例(肾阴虚型2例,肾阴阳两虚型1例),占13.64%。总有效率86.36%。在治疗过程中未发现明显不良反应,并无死亡病例。[①]

10. 调血益髓方 蚕砂12～24克、太子参12克、黄芪15克、当归9克、生地黄6～12克、熟地黄6～12克、阿胶(烊)12克、枸杞子15克、淫羊藿6克、补骨脂12克、肉苁蓉9克、女贞子9克、鸡血藤15克、青蒿6克、栀子15克、连翘12克、生大黄6～12克、卷柏18克、砂仁6克。每日1剂,水煎服。阎丰书等予上方治疗慢性再生障碍性贫血小儿48例,3个月为1个疗程,共服2～6个疗程,按照宝鸡会议标准进行疗效判定。结果:缓解率为52.08%(基本治愈13例,缓解12例),明显进步14例,无效7例,死亡2例。总有效率81.25%。骨髓象显示红系、粒系、巨核系逐渐增多,淋巴系及浆细胞、组织嗜碱等非造血细胞逐渐减少。[②]

11. 解毒托补汤 黄芪30克、白花蛇舌草30克、女贞子30克、虎杖25克、党参25克、墨旱莲25克、连翘25克、当归20克、丹参20克、柴胡15克、葛根15克、陈皮15克(小儿用量酌减)。每日1剂,水煎服。随症加减:阴虚重者,加首乌、生地黄、阿胶;阳虚重者,加菟丝子、桂枝、鹿角胶;气虚重者,加太子参、黄精、白术;血瘀重者,加莪术、桃仁、红花;高热者,加石膏、知母、大青叶;低热者,加白薇、银柴胡、地骨皮;出血者,加仙鹤草、茜草、

白茅根。有研究用于治疗慢性再生障碍性贫血74例,疗程3个月。结果:治愈缓解率63%,总有效率89%。[③]

12. 首乌生血饮 何首乌15克、丹参30克、淫羊藿6～20克、黄芪15～30克、茜草9克、人参6克、白术9克、茯苓9克、熟地黄9克、黄柏12克、黄芩15克、甘草6克、炙马钱子粉0.3克(分2次冲服)。将上述中药马钱子粉除外,加适量水煎煮2遍,过滤去渣留液,浓缩成60～90毫升。或将全药的2/3加水煎煮过滤后,蒸发成流浸膏,再将其余的中药1/3碾成细粉,过120目细筛,将药粉及马钱子粉掺入流浸膏内和匀,置干燥箱内干燥后制成散剂备用。3岁以下服1/3剂,3～6岁服1/2剂,6～12岁服2/3剂,12岁以上服1剂。无制剂条件者,亦可按中药水煎服法。应掌握马钱子的剂量,以免过量中毒。随症加减:出血明显者,加仙鹤草15～30克、大小蓟15～30克、阿胶珠9克以收敛止血;用药4周后,如红细胞升高不快时,加用人工牛黄或配制的人参牛胆粉(将人参6克装入新鲜牛苦胆中,挂阴凉处一个月后取出人参,研细备用),每日3次,每次服0.3～0.5克;脾虚食欲不振者,去熟地黄,加鸡内金6克、焦三仙各12克。每3个月为1个疗程。蔡化理用上法治疗20例再障患儿,用2～3个疗程者10例,3～4个疗程者8例,2例用1～2个疗程无效而改为西药及他法治疗(结果不详)。结果显示除2例无效结果不详外,其余18例中完全缓解10例,有效6例,死亡3例。完全缓解者初诊时的骨髓检查都能找到巨核细胞,年龄在6岁以上,考虑多系慢性再生障碍性贫血,所以治疗效果较好。[④]

单 方

蚕砂 组成:叶绿素铜钠盐为蚕砂提取物叶绿素之衍生物。临床应用:魏克民等用蚕砂提取

① 王秀平.中西医结合治疗儿童慢性再生障碍性贫血22例[J].中医药学刊,2001(4):396-397.
② 阎丰书,等.调血益髓方和SSL方案治疗儿童慢性再生障碍性贫血的对照研究及其作用机理探讨[J].中国中西医结合杂志,1997(6):331-333.
③ 佚名.解毒托补汤治疗慢性再生障碍性贫血[J].湖南中医药导报,1994(1):47.
④ 蔡化理.首乌生血饮治疗20例小儿再生障碍性贫血[J].青岛医学院学报,1979(1):79-81.

物叶绿素铜钠盐治疗慢性再生障碍性贫血60例，其中包括4岁的儿童，基本治愈12例，缓解16例，明显进步20例，无效12例，有效率80％。[①]

中 成 药

1. 小儿生血糖浆　组成：熟地黄、炒山药、大枣、硫酸亚铁（中西药复合制剂）。功效主治：健脾养胃，补血生津；适用于小儿缺铁性贫血及营养不良性贫血。临床应用：王苏亮等用小儿生血糖浆联合免疫抑制剂环孢素A，治疗小儿再生障碍性贫血28例，疗程3个月。结果：治愈14例，症状缓解8例，明显有效5例，无效1例。总有效率96.43％。[②]

2. 复方皂矾丸　组成：皂矾、海马、西洋参等。用法用量：3～7粒，2次/天口服，疗程至少6个月以上。临床应用：贾飞勇等用上方联合西药治疗小儿慢性再障36例。结果显示患儿起效时间在治疗的2～3个月，开始是网织红细胞和血红蛋白升高，然后是白细胞升高，最后是血小板缓慢升高。治疗6个月时无效患儿7例，继续坚持用药至12个月，又有2例进步明显，缓解和明显进

步患儿中又有很大比例患儿病情进一步好转，至12个月时总有效率达88.6％。[③]

3. 复方皂矾丸　组成：皂矾、海马、西洋参、肉桂等。功效主治：温肾健髓，益气养阴，生血止血；适用于再生障碍性贫血、白细胞减少症、血小板减少症、骨髓增生异常综合征及放疗和化疗引起的骨髓损伤、白细胞减少属肾阳不足、气血两虚证者。临床应用：魏晓军等在西医治疗的基础上联合运用复方皂矾丸治疗儿童慢性再生障碍性贫血89例，用药6个月，按1987年全国再障会议标准判定。结果：基本治愈20例，缓解21例，明显进步28例，无效20例。总有效率77.5％。[④]

4. 生血片　组成：胎盘粉35克、皂矾50克、海螵蛸7.5克、肉桂7.5克、阿胶适量（每片重0.5克）。制备方法：粉碎，打片。用法用量：每日3次，每次2片，饭后服。功效主治：补气助阳，益精生血；适用于缺铁性贫血（各种继发性贫血、再生障碍性贫血）。临床应用：王钟贤等用上方治疗再障患儿100例，口服生血片半年以上。结果：基本治愈15例，占15％；缓解21例，占21％；明显进步17例，占17％；进步33例，占33％；无效14例，占14％。总有效率86％。[⑤]

① 魏克民，等.叶绿素铜钠盐治疗慢性再生障碍性贫血的临床报道[J].医学研究通讯,1991(4)：24-27.
② 王苏亮，等.中药联合环孢素A(CsA)治疗小儿再生障碍性贫血临床观察[J].临床血液学杂志,2014,35(14)：2070-2071.
③ 贾飞勇，等.中西药结合治疗儿童慢性再生障碍性贫血36例疗效分析[J].儿科药学杂志,2006(4)：14-15,20.
④ 魏晓军，等.复方皂矾丸治疗儿童慢性再生障碍性贫血89例[J].临床血液学杂志,2004(4)：228-229.
⑤ 王钟贤，等."生血片"治疗再生障碍性贫血一百例临床观察[J].辽宁中医,1977(1)：19-24.

特发性血小板减少性紫癜

概　　述

特发性血小板减少性紫癜(ITP)，又称为原发性血小板减少性紫癜、自身免疫性血小板减少性紫癜，是以血小板减少性出血(血小板$<100\times10^9$/升)、骨髓内巨核细胞正常或增多、脾脏不肿大或偶可触及等为主要特征的出血性疾病。本病一般以皮肤、黏膜自发性出血，出现瘀点或瘀斑，束臂实验阳性，可伴有轻重不等的鼻衄、齿衄或内脏出血为主要临床表现。

本病发病以1～5岁多见，无明显性别差异，每年春季发病率最高，其预后较成年人为好。急性患儿在发病后3～6周可以自行缓解；慢性患儿一般起病隐匿，出血表现较轻，病程大于6个月，治疗效果缓慢，且易复发。

本病属中医"杂病发斑""血证"范畴。《灵枢·百病始生》云："卒然多食饮则肠满，起居不节，用力过度则络脉伤。阳络伤则血外溢，血外溢则衄血；阴络伤则血内溢。血内溢则后血。"《素问·至真要大论》载："少阳之复，大热将至……咳衄"。其病理特点是感受外邪，内蕴热毒，迫血妄行或气血虚弱，脏腑亏损，统摄无权等。临床辨证分为九型。(1)血热妄行：症见起病急骤，发热或不发热，出血倾向严重，皮肤紫斑较多或密集成片，色泽红紫，或伴有其他部位出血(如鼻衄、齿衄、便血、尿血等)，舌质红，苔薄黄厚，脉数。治法以清热解毒、凉血止血为主。(2)肝肾阴虚型：症见起病缓慢，病程较长，紫癜反复发作，但出血倾向较轻，瘀血点散在，常伴有头晕耳鸣，低热盗汗，五心烦热，面颊潮红等阴虚之象，舌质红，少苔或无苔，脉细数。治宜滋补肝肾、清热降火、凉血止血为主。(3)脾虚气弱型：症见起病缓慢，病程迁延，出血症状较轻，紫斑散在，时隐时现，色泽较淡，伴有食欲不振，面色萎黄，神疲乏力，气短懒言，头晕心悸等脾气虚弱之象，舌质淡苔白，脉细弱无力。治法以益气养血、健脾和胃、止血为主。(4)外感风热型：症见散在大片紫斑，色泽鲜红，皮肤刺痒感甚，双下肢疼痛，行走不便，饮食欠佳，大便干，舌淡红苔白，脉滑数。治法以清热解毒、散风祛湿为主。(5)血热伤阴型：症见怕热，便秘，口干，舌质红或偏红，脉滑。治法以疏风清热、益气养阴为主。(6)气血两虚型：症见神疲，纳呆，面色少华，舌质淡胖，脉细软。治法以益气温阳凉血活血为主。(7)血瘀型：症见全身皮肤呈现大小不等的瘀斑，色泽鲜红与暗紫相兼，齿龈渗血，舌质淡红，苔薄白，脉弦细数。治法以清热活血化瘀为主。(8)阴虚火旺型：症见紫癜时作时止，伴低热，手足心热，舌质红少苔，脉细数。治法以滋阴降火、凉血止血为主。(9)脾虚失摄型：症见形体瘦弱，面色萎黄，精神欠佳，头面、躯干、四肢密布大小不等的瘀点及瘀斑，压之不退色，舌质淡红，苔薄白，脉沉细。治法以健脾益气、摄血养阴为主。

辨　证　施　治

1. 孙轶秋分3型

(1)气血两虚证　以脾虚气不摄血为根本。治宜补气健脾。方用归脾汤、四物汤、玉屏风散加减。常用药有黄芪、当归、党参、白术、白芍、阿胶。

(2)肝肾阴虚证　以阴虚火旺为本。治宜滋补肝肾、滋阴养血。方用六味地黄丸、二至丸。常用药有熟地黄、山茱萸、牡丹皮、茯苓、黄柏、黄精、女贞子、墨旱莲。

（3）热瘀互结、血热伤络证　治宜清热解毒、凉血化瘀。方用犀角地黄汤加减（犀角易为水牛角）。常用药有生地黄、牡丹皮、赤芍、知母、牛膝、茜草、仙鹤草。如表证未解，可在上方基础上佐以金银花、连翘、大青叶、白花蛇舌草、蒲公英等。在病情恢复期酌加清热解毒药，还有预防感染之意。还可用清热解毒并具有抑制血小板减少性紫癜的药物，如肿节风、龙葵。①

2.翟文生等分10法

（1）清热解毒法　症见皮肤瘀点、瘀斑红润鲜明，常密布成片，伴有鼻衄、齿衄，偶有尿血，面红目赤，心烦口渴，便秘尿少。急性期多因外感风热或疫毒之邪，热毒入侵，内扰营血，灼伤血络，迫血妄行所致，多属热证。治宜清热解毒、凉血止血。方用黄连解毒汤合犀角地黄汤（犀角易为水牛角）加减：黄连、黄芩、黄柏、栀子、水牛角、生地黄、白芍、牡丹皮等。

（2）凉血止血法　急性期火热熏灼，迫血妄行。治宜凉血止血。方用十灰散加减：侧柏叶、荷叶、白茅根、茜草根、大黄、栀子、牡丹皮、棕榈皮、大蓟、小蓟等。

（3）活血化瘀法　祛瘀不伤正，扶正不留瘀。药用当归、丹参、红花、牛膝、茜草等。

（4）降气泻火法　症见鼻衄，齿衄。常用大黄。

（5）益气养血法　气虚不摄。治宜益气养血。方用八珍汤加减：熟地黄、当归、白芍、黄芪、白术、茯苓、黄精、山药、阿胶等。

（6）补脾固摄法　治宜益气健脾、引血归经。方用归脾汤加减：白术、茯苓、黄芪、龙眼肉、酸枣仁、人参、木香、当归、远志。

（7）滋补肝肾法　症见潮热，盗汗，少寐多梦，舌红，苔少，脉细数等。阴虚火旺，或邪热郁久。治宜滋补肝肾、养阴潜阳。方用知柏六味地黄汤加减：熟地黄、山茱萸、山药、鳖甲、龟甲、地骨皮、知母、麦冬、女贞子、墨旱莲等。

（8）温补肾阳法　症见四肢不温，纳少便溏，喜热饮，舌淡胖边有齿痕，脉沉。治宜温肾助阳。方用金匮肾气丸加减。临床常用鹿角霜。

（9）安络宁血法　止血不留瘀，养血兼化瘀，安络宁血。常用药有仙鹤草、鸡血藤、当归等。

（10）养心宁络法　治宜养心安神、和血宁络。方用酸枣仁汤加减。常用药有酸枣仁、柏子仁、茯神、麦冬、天冬、太子参。②

3.焦中华分2型

（1）热盛迫血型　症见皮下出现瘀点、瘀斑，颜色常紫红，或融合成片，常伴有发热、鼻衄、齿衄等，舌苔多为黄腻，舌质多红，脉数。治疗以清热解毒、凉血止血为法。药用生地黄12克、牡丹皮12克、生黄芪12克、茯苓12克、茜草12克、女贞子12克、连翘12克、炒白术10克、绞股蓝10克、墨旱莲10克、白茅根30克、大蓟10克、小蓟10克、三七粉2克。

（2）脾肾虚弱型　症见皮下瘀斑时轻时重，分散分布，或伴有鼻衄，齿衄，常有面色少华，纳食欠佳，舌体多胖大，舌苔白厚，脉细。治疗以健脾补肾、益气摄血为法。药用生黄芪15克、炒白术15克、菟丝子15克、枸杞子15克、墨旱莲15克、茯苓12克、清半夏12克、卷柏12克、当归10克、鸡血藤10克、补骨脂10克、阿胶6克、甘草6克。

临床观察：焦中华教授根据特发性血小板减少性紫癜的病因病机以及多年的临床经验运用上述综合疗法治疗小儿特发性血小板减少性紫癜，临床取得良好疗效。③

4.时毓民分4期

（1）阴虚血热，瘀阻脉络　症见面色偏红，柯兴氏征，皮肤无出血点，心肺无特殊，胃痛，上腹部有轻度压痛，舌偏红苔薄，脉细滑。治宜凉血止血、活血通络。药用水牛角（先煎）30克、芦根30克、生地黄9克、熟地黄9克、麦冬9克、仙鹤草9克、鸡血藤15克、茯苓15克、蒲公英12克、枸杞子12克、炙甘草4.5克。

① 陆文钟,孙轶秋.孙轶秋治疗小儿特发性血小板减少性紫癜的经验[J].江苏中医药,2017,49(1)：24－26.
② 翟文生,等.小儿特发性血小板减少性紫癜辨治十法[J].新中医,2014,46(3)：227－229.
③ 陈桂风.焦中华治疗小儿特发性血小板减少性紫癜经验[J].山东中医杂志,2010,29(12)：857－858.

（2）阴虚胃热，脾肾两亏　症见无鼻出血，腹痛，面色偏红，皮肤无出血点，胃纳减，口渴，上腹部有轻度压痛，舌偏红，苔薄，脉细。治宜滋阴清热、健脾补肾。药用炙黄芪9克、生地黄9克、菟丝子9克、麦冬9克、茜草9克、蒲公英12克、山药12克、枸杞子12克、仙鹤草12克、女贞子12克、陈皮4.5、炙甘草4.5克。

（3）脾虚气滞　症见无鼻出血，腹胀，皮肤无出血点，腹胀，上腹部无压痛，舌淡红，苔薄，脉细。治宜健脾理气。药用炙黄芪9克、花生衣9克、枳壳9克、黄芩9克、香附9克、扁豆9克、石斛9克、大枣12克、炒白芍12克、广木香4.5克、陈皮4.5克、炙甘草4.5克。

（4）脾肾两虚　症见无鼻出血，稍有腹胀，皮肤无出血点，腹软，上腹部无压痛，舌淡红，苔薄，脉细。治宜健脾益肾。药用炙黄芪9克、补骨脂9克、麦冬9克、菟丝子9克、石斛9克、炒白术9克、当归9克、党参9克、太子参12克、山药12克、茯苓12克、炙甘草4.5克。

临床观察：上述四期方药为时毓民教授治疗1例儿童慢性特发性血小板减少性紫癜患儿从初诊到四诊的分期辨证用药，每期用药4周，并予治疗期间渐停激素，患儿连续服药16周后停药，此后又随访5个月，患儿无鼻出血，全身无出血点，无腹痛，血小板正常。[①]

5. 余惠平分4型

（1）风热郁血型　症见紫癜鲜红，初起发热，头身痛，咽赤，舌质淡红，苔薄黄，脉浮数。治宜清宣风热、凉血止血。方用紫癜Ⅰ号加减：荆芥、地肤子、金银花、连翘、生地黄炭、紫草根。

（2）血热妄行型　症见紫癜紫红，量多成片，心烦口渴，尿黄便干，可兼见尿血、鼻衄，舌质红，苔薄黄，脉滑数。治宜清热解毒、凉血止血。方用紫癜Ⅱ号加减：水牛角、生地黄炭、牡丹皮、赤芍、玄参、仙鹤草、连翘、紫草根。

（3）气不摄血型　症见紫癜暗淡，反复不愈，

头昏纳呆，倦怠乏力，舌淡或舌边齿痕，脉沉细无力。治宜益气健脾、养血止血。方用紫癜Ⅲ号加减：炒党参、炙黄芪、焦白术、炙甘草、当归、白芍、何首乌、鸡血藤、仙鹤草。

（4）阴虚火旺型　症见紫癜以下肢为多，时发时止，低热，手足心热，心烦不宁，口燥咽干，舌红少津，脉细微。治宜滋阴降火、凉血止血。方用紫癜Ⅳ号加减：知母、黄柏、山药、生地黄、山茱萸、阿胶、地骨皮、牡丹皮、墨旱莲。

临床观察：余惠平辨证治疗特发性血小板减少性紫癜患儿共52例，其中若血小板计数小于$20×10^9$/升，出血严重者配合激素等辅助治疗，用氢化可的松5～10毫克/（千克·天），静滴5天。结果：治愈25例，占48.1%；缓解12例，占23.05%；好转12例，占23.0%；无效3例，占5.8%。[②]

6. 王霞分3型

（1）急性血热妄行型　基本方（生地黄15克、仙鹤草8克、茜草8克、墨旱莲8克、花生衣3克、紫草6克、甘草6克）加水牛角（锉碎先煎）10克、玄参15克、大青叶6克、黄连6克、金银花8克、葛根8克。随症加减：烦渴欲饮，再加石膏20克、知母8克；便秘，再加大黄（后下）6克；腹痛、便血，再加白芍10克、地榆8克；血尿，再加小蓟8克；热退邪去，基本方加太子参15克、淮山药15克、女贞子10克。

（2）慢性阴虚火旺型　上述基本方加阿胶（熔服）15克、熟地黄15克，生地黄用量加倍，山茱萸6克、女贞子10克、龟甲15克。随症加减：盗汗，再加煅龙牡各15克；阴虚发热，再加鳖甲15克。

（3）慢性气不摄血型　上述基本方去生地黄，加党参20克、黄芪20克、白术10克、淮山药15克、阿胶（焙服）15克、当归8克。随症加减：便溏，再加扁豆10克，白术用量加倍。

临床观察：王霞通过上述辨证施治治疗特发性血小板减少性紫癜161例，均有皮肤黏膜瘀点、瘀斑，血小板计数在（20～50）$×10^{12}$/升，平均

---

① 孙雯，时毓民，等.时毓民治疗儿童慢性特发性血小板减少性紫癜经验[J].中华中医药杂志，2010，25（7）：1035－1037.
② 余惠平.辨证治疗小儿特发性血小板减少性紫癜[J].北京中医药大学学报，1998（6）：66.

$46×10^{12}$/升,101 例有不同程度的出血时间延长。骨髓象检查示骨髓增生活跃 93 例,巨核细胞 160 个/平方毫米以内,粒：红正常。20 天为 1 个疗程,10 天查血象 1 次,一般治疗 3～6 个疗程统计结果。结果：临床治愈(无出血症状及全身症状消失,血小板计数恢复正常,停药 8 个月以上无复发)137 例,占 85％;好转(出血症状明显减少,全身症状减轻,血小板计数明显回升,但未达到正常)20 例,占 12.5％;无效(治疗前后血小板计数无明显回升,但出血症状及全身症状有改善)4 例,占 2.5％。总有效率 97.5％。用药时间 20～120 天,平均 40 天。①

7. 季之颖等分 2 型

(1)毒热内蕴、血热妄行型 发病较急,病程较短,多有病毒感染之前趋史,除上述表现外,舌质红,苔白或黄白,脉数或浮数。协定处方：青黛 3 克、紫草 10 克、乳香 6 克、白茅根 30 克、牡丹皮 12 克、生地黄 12 克、黄柏 6 克、炒栀子 10 克、仙鹤草 15 克、木香 3 克、甘草 5 克、丹参 15 克。

(2)气阴两虚、气不摄血型 一般病程较长,常伴有乏力,纳差,面色不华,舌质淡红,苔白,脉细或细数。上方加黄芪 30 克、茯苓 10 克、白术 10 克、阿胶 10 克。

临床观察：季之颖等用上方辨证治疗小儿特发性血小板减少性紫癜 83 例,用药 4 周为 1 个疗程。治疗 4 周共 70 例,其中治愈 52 例(病程在半年以上者 16 例),显效 14 例,进步 4 例;治疗 8 周共 13 例,其中治愈 2 例,显效 8 例,无效 2 例。总治愈率 65.1％,显效率 27.7％,进步率 4.8％,总有效率 97.6％。②

8. 谭学锋分 3 型

(1)血热妄行型 症见肌衄,鼻衄,便血,伴口干口苦,便燥尿赤,纳谷不馨,脉弦数或细数,舌苔薄腻质红或见瘀紫。治宜健脾益气、凉血止血。药用黄芪、炙甘草、赤芍、白芍、当归、牡丹皮、仙鹤草、茜草、土大黄。出血不止者,加云南白药

或三七粉。

(2)表卫不固型 症见肌衄、鼻衄、便血,伴面色㿠白,汗多,反复感冒,脉细,苔薄或舌有瘀紫。治宜益气和营。药用桂枝、白芍、黄芪、甘草、生姜、红枣。

(3)阴虚火旺型 症见肌衄、鼻衄,伴额面毛发增多,头晕耳鸣,夜寐不安,低热,盗汗,脉细数,舌红苔薄少津。本型患者病程均较长,除有出血症状外,皆伴有阴虚之症。治宜益气养阴。药用四君子汤加黄芪、仙鹤草、龟甲(先煎)、黄精、大枣。随症加减：盗汗甚者,加牡蛎。

每日 1 剂,水煎服。临床观察：谭学锋辨证治疗小儿血小板减少性紫癜 45 例,显效 10 例,有效 15 例,进步 15 例,无效 5 例。总有效率 88.8％。③

9. 郑建民分 3 型

(1)血热妄行型 症见起病急骤,发热或不发热,出血倾向严重,皮肤紫斑较多或密集成片,色泽红紫,或伴有其他部位出血(如鼻衄、齿衄、便血、尿血等),舌质红,苔薄黄或黄厚,脉数。治宜清热解毒、凉血止血。方用犀角地黄汤加味：犀角(水牛角代替,先煎)、生地黄、赤芍、牡丹皮、金银花、连翘、栀子、板蓝根或大青叶、墨旱莲、紫草、大蓟、小蓟。随症加减：若发热者,加葛根;鼻衄者,加侧柏叶、莲叶;齿龈出血者,加生石膏(先煎);便血者,加槐米、地榆;尿血者,加茅根。

(2)肝肾阴虚型 症见起病缓慢,病程较长,紫癜反复发作,但出血倾向较轻,瘀血点散在,常伴有头晕耳鸣,低热盗汗,五心烦热,面颊潮红等阴虚之象,舌质红,少苔或无苔,脉细数。方用知柏地黄汤合茜根散加减：熟地黄、山茱萸、黄精、白芍、枸杞子、女贞子、鸡血藤、知母、黄柏、牡丹皮、玄参、茜草根、侧柏叶、墨旱莲。

(3)脾虚气弱型 症见起病缓慢,病程迁延,出血症状较轻,紫斑散在,时隐时现,色泽较淡,伴有食欲不振,面色萎黄,神疲乏力,气短懒言,头晕心悸等脾气虚弱之象,舌质淡苔白,脉细弱无力。

① 王霞.中药治疗小儿特发性血小板减少性紫癜 161 例临床分析[J].实用医学杂志,1997(10)：683 - 684.
② 季之颖,等.中药治疗小儿特发性血小板减少性紫癜 83 例临床分析[J].北京中医,1996(4)：24 - 25.
③ 谭学锋.45 例小儿血小板减少性紫癜的临床观察[J].上海中医药杂志,1988(1)：9.

方用八珍汤或参苓白术散加减：人参（另炖兑服）、黄芪、山药、白术、甘草、当归、白芍、生地黄、阿胶（烊化）、鸡血藤、仙鹤草、茜草、侧柏叶、焦神曲、焦麦芽、焦山楂、陈皮、鸡内金。

每日1剂，水煎服。临床观察：郑建民用上方辨证治疗小儿原发性血小板减少性紫癜，疗效满意。[1]

经 验 方

1. 六味地黄丸加减　熟地黄6克、牡丹皮6克、炒鸡内金6克、甘草6克、山茱萸10克、炒泽泻10克、白茅根10克、茜草10克、墨旱莲10克、女贞子10克、炒麦芽10克、黄芪20克、茯苓15克、仙鹤草15克、山药12克。何平用上方治疗1例特发性血小板减少性紫癜患儿，治疗期间接受激素治疗，血小板回升，但停激素后又降低，血小板波动在（22～150）×10⁹/升，此次就诊时症见少气懒言，无牙龈、鼻腔出血，无尿血、便血等，纳少眠可，大便溏，小便调。查体：一般情况可，神清，面色少华，全身黏膜无出血点，心肺腹无特殊，舌淡红，苔花剥，脉细数。经实验室检查提示血小板32×10⁹/升。证属气阴两虚，服上药7剂，水煎取汁，2日1剂。2周后复诊，面色、精神均有好转，纳眠可，大便成型，无皮肤黏膜出血，效不更方。2个月后复查，血小板计数110×10⁹/升。间断口服中药，随访2个月，无特殊不适，血小板计数稳定。[2]

2. 许华经验方　处方1：仙鹤草15克、黄芪15克、茜草15克、茯苓15克、侧柏叶15克、白茅根15克、山药15克、泽泻10克、山茱萸10克、熟地黄10克、牡丹皮10克、砂仁6克。处方2：生地黄10克、赤芍10克、牡丹皮10克、防风10克、侧柏叶10克、茯神10克、神曲10克、法半夏10克、仙鹤草15克、夏枯草15克、白茅根15克、蝉蜕5克、陈皮5克、甘草6克、砂仁6克。许华用

上2方治疗1例特发性血小板减少性紫癜患儿，辨证属中期虚实夹杂、正邪交争，每个处方各1周，攻邪扶正交替使用，配合甲泼尼龙片口服。14剂后，患儿无鼻衄、呕血、尿血等，头部、四肢、躯干部瘀点瘀斑减少，舌尖小血肿消失，复查血常规检查结果示血小板计数25×10⁹/升，原方续服14剂，逐渐减停甲泼尼龙片，随访3月未复发。[3]

3. 扶正解毒方　肉桂5克、桂枝10克、生地黄10克、当归10克、盐菟丝子10克、牡丹皮10克、川芎10克、大枣10克、炙黄芪15克、仙鹤草20克、白花蛇舌草30克、白芍6克（上述剂量为10～14岁儿童一日药量）。余惠平予上述中药联合西医激素疗法治疗30例持续性、慢性原发性血小板减少性紫癜气虚不摄型患儿，疗程3个月，随访1个月。结果显示总有效率64.3%（其中完全反应率42.9%，有效率21.4%），并可有效增加血小板计数、改善中医证候、减少出血。[4]

4. 鸡血藤活血化瘀方　生地黄10克、玄参10克、麦冬10克、金银花藤10克、鸡血藤10克、紫草10克、冬凌草10克、甘草10克、墨旱莲12克、女贞子6克、射干6克。丁樱治疗1例特发性血小板减少性紫癜患儿，患儿半年前初发此症，停药一月余后因感冒复发，诊见四肢及颜面少量紫癜，色淡，不痒，手足心热，或有潮热，无吐血、便血、尿血等，大便干，口渴喜饮，纳眠可，舌红少苔，指纹紫滞，血小板41×10⁹/升。予上方每日1剂，水煎服，分3次，10剂。随症加减：加板蓝根15克、黄芩10克以清热解毒；加生牡蛎12克、五味子6克以养阴收涩。服药近3个月，停药2周后复查血小板126×10⁹/升，随访至今未复发，疗效满意。[5]

5. 王素梅经验方　防风10克、柴胡10克、青蒿10克、知母10克、生地黄10克、生黄芪10克、巴戟天10克、白芍10克、茵陈12克、牡丹皮6克、当归6克、黄芩6克、虎杖6克、苦参5克、芦根15克、金荞麦15克。每日1剂，水煎，分2次

① 郑建民.治疗小儿原发性血小板减少性紫癜的体会[J].河南中医，1986(4)：8-9.
② 韩亚平，何平，等.六味地黄丸加减儿科疾病新用验案举隅[J].广西中医药，2017，40(3)：43-44.
③ 欧阳学认，许华，等.许华治疗特发性血小板减少性紫癜经验介绍[J].新中医，2017，49(4)：176-177.
④ 刘书方，余惠平.探索扶正解毒方对免疫性血小板减少症儿童患者血小板功能的影响[J].环球中医药，2017，10(4)：1078-1084.
⑤ 冯错，丁樱，等.鸡血藤养血活血化瘀治疗特发性血小板减少性紫癜经验[J].中国中西医结合儿科学，2015，7(4)：405-406.

服用。王素梅用上方治疗1例急性特发性血小板减少性紫癜患儿,患儿于半年前发热后四肢出现少量皮肤出血点,呈斑片状,无鼻衄、齿衄、便血、尿血等出血症状,对症治疗后,出血点尽消。2月前因感冒再次出现皮下出血点,予西药治疗,疗效不明。查血小板计数为80×10^9/升,双下肢散在红色出血点,压之不退色。精神尚佳,纳眠尚可,二便调,舌红少津,脉细数。予上方治疗,7剂后,出血点减少,无新生出血点,外感已愈。随症加减,药用生地黄10克、熟地黄10克、白术10克、白芍10克、巴戟天10克、金樱子10克、藿香10克、佩兰10克、桂枝6克、茯苓12克、淮山药15克、生黄芪15克、鹿角霜15克、黄连3克。14剂,水煎服。三诊,患儿一般症状可,出血点已消,未见新生。血小板计数为120×10^9/升,随症药用防风10克、茯苓10克、生地黄10克、熟地黄10克、巴戟天10克、肉苁蓉10克、枸杞子10克、阿胶珠(烊化)10克、生黄芪12克、白芍12克、太子参12克、炒白术12克、黄连3克、桂枝6克、肉桂6克、虎杖6克、炙甘草6克。30剂,水煎服。四诊,患儿出血点未再出现。咽不红,纳眠可,二便调,舌红少津,脉细数。药用防风10克、当归10克、川芎6克、广郁金10克、知母10克、桂枝10克、茯苓12克、厚朴10克、枳实10克、薏苡仁10克、草豆蔻6克、生黄芪20克、白芍10克、生地黄10克、熟地黄10克、牡丹皮10克、草果10克、女贞子10克、丹参6克、黄精10克、大枣10克。14剂,每日1剂,水煎,分2次服用。嘱患儿如无不适症状,可遵此方服用。[①]

6. 犀角地黄汤加减 水牛角(分2次水冲服)15克、墨旱莲15克、藕节15克、仙鹤草15克、生地黄10克、赤芍10克、牡丹皮10克、茜草10克、紫草10克、连翘10克、白茅根30克、黑栀子6克、蝉蜕6克、生甘草3克。每日1剂,水煎服。王海涛用上方治疗1例特发性血小板紫癜患儿,

患儿因1周前胸背及四肢皮肤出现散在瘀点诊治,经骨髓穿刺检查诊断为特发性血小板减少性紫癜,症见胸背及四肢皮肤出现散在瘀点,色紫红,不高出皮肤,压之不褪色,无鼻衄、齿衄,无呕血、便血,口渴,小便黄赤,大便正常,舌尖红,苔薄黄,脉数有力。PLT 35×10^9/升,IgG 389纳克/升,骨髓全片见巨核细胞167个,幼巨核细胞18%,颗粒性细胞70%,巨核细胞裸核12%,未见产板型巨核细胞,血小板少见。二诊,患儿皮肤紫癜消退,PLT 62×10^9/升,效不更方,继服上方7剂。三诊,患儿全身皮肤无紫癜,无口渴,饮食可,小便正常,大便稍稀,舌质淡红,苔薄白,脉略数,原方去水牛角、赤芍、黑栀子、紫草,加黄芪20克、当归10克、白术10克、茯苓10克。经治疗1月余,患儿血小板恢复正常。[②]

7. 益肾活血方 熟地黄、菟丝子、淫羊藿、枸杞子、鸡血藤、土大黄、丹参、三七等。随症加减:气虚不摄型,加黄芪、西洋参、白术、茯苓等益气摄血之品;阴虚内热型,加墨旱莲、茜草、黄精、沙参等滋阴清热之品。每日1剂,水煎,分2次口服。石效平治疗慢性特发性血小板减少性紫癜患儿28例,予上方加减治疗3个月进行疗效初步评定,2年后再次进行疗效分析。结果:治愈(出血消失,血小板数>100×10^9/升,持续2年以上无复发)12例,显效(出血消失,连续3次血小板数>50×10^9/升,或较原水平升高值>30×10^9/升,持续时间达2个月以上)9例,进步(出血减轻,血小板数有所上升,持续时间不足2个月)6例,无效1例,总有效率96.4%。治愈的12例患儿均在服用中药2~3周皮肤紫斑逐渐消退,3~4周血小板开始增加,3个月后血小板基本达到正常水平,随访2年以上未见复发,血小板持续稳定。显效和进步的15例患儿在服用中药2~4周皮肤紫斑逐渐消退,血小板逐渐增加,随访2年过程中时有复发。无效的1例系脾切除术后患儿。[③]

① 社彦云,等.王素梅教授"外祛风邪,内补脾肾"法治疗小儿急性特发性血小板减少性紫癜的临床经验[J].中医儿科杂志,2014,10(5):9-11.
② 王海涛.犀角地黄汤儿科临床应用体会[J].中医儿科杂志,2010,6(2):38-39.
③ 石效平.益肾活血方治疗儿童慢性特发性血小板减少性紫癜的临床观察[J].中华中医药杂志,2009,24(12):1592-1593.

8. 孙登军等经验方 仙鹤草 7～15 克、紫珠草 7～15 克、荔枝草 5～10 克、当归 5～10 克、丹参 5～10 克、桃仁 5～10 克、红花 5～15 克、大黄 3～5 克。随症加减：气虚者，加黄芪、人参（或党参）、白术、甘草、茯苓；阴虚者，加女贞子、墨旱莲、芍药、地黄、阿胶、黄柏；阳虚者，加肉桂、菟丝子、补骨脂、鹿角胶；出血量多者，加血余炭、棕榈炭，并服云南白药；瘀血较重者，加土鳖虫、失笑散等。孙登军等用上方加减治疗特发性血小板减少性紫癜患儿 32 例，以 2 周为 1 个疗程，多数治疗 1～2 个疗程，少数治疗 3 个疗程。结果：显效 13 例（40.6%），有效 15 例（46.9%），进步 2 例（6.2%），无效 2 例（6.2%）；并可有效提高血小板计数、血红蛋白和红细胞。①

9. 冯云云等经验方 水牛角 20 克、生地黄 12 克、赤芍 12 克、补骨脂 12 克、鸡血藤 30～60 克、当归 9 克、仙鹤草 9 克、大枣 15 克。随症加减：血热妄行，加生大黄（后下）6～9 克、茜草 12 克、白茅根 12 克；气不摄血，加菟丝子 12 克、炙黄芪 12 克；阴虚内热，加玄参、女贞子、龟甲。每日 1 剂，水煎服，共服 30～60 剂。冯云云等用上方加减配合西药强的松治疗小儿特发性血小板减少性紫癜 78 例，强的松每日 1.5～2 毫克/千克，分 3 次服，出血症状缓解后撤停，总疗程<4 周。结果：治愈（出血消失，血小板计数>100×10⁹/升，持续 2 年以上无复发）61 例，显效（出血消失，连续 3 次血小板计数>50×10⁹/升，或较原水平升高，>30×10⁹/升，持续时间达 2 月以上）9 例，进步（出血减轻，血小板计数有所上升，持续时间不足 2 月）6 例，无效 2 例。治愈率 78.2%，总有效率 97.4%。停药后随访 2 年，复发 10 例，复发率 12.8%。②

10. 补益清宁汤 生地黄 10 克、炙黄芪 10 克、仙鹤草 10 克、牡丹皮 6 克、茯苓 6 克、山茱萸 6 克、泽泻 6 克、龟甲胶（烊冲）6 克、党参（或生晒参 5 克）6 克、紫河车 2 克、白茅根 30 克、水牛角（先

煎）20 克（以上为 3 岁患儿剂量）。随症加减：若低热唇红、舌红少苔，酌情去参、芪、紫河车，合用三甲复脉汤或大补阴丸，药用鳖甲、黄柏、牡蛎、地骨皮之类；若面色萎黄、纳呆便溏，可去生地黄、水牛角、龟甲胶，合用归脾汤，药用白术、山药、砂仁、肉豆蔻之属；如见身热口渴，便秘烦躁，紫癜鲜红，当以犀角地黄汤（犀角易为水牛角）为主，酌加羚羊角粉、玄参、紫草、三黄等。每日 1 剂，水煎分 2 次口服。李国荣用上方加减治疗小儿特发性血小板减少性紫癜 25 例，连服 1 个月为 1 个疗程，视病情可连用 2～3 个疗程。同时，配合西医常规疗法。结果：基本治愈（血小板恢复正常，无出血症状，持续 3 个月以上。维持 2 年以上无复发）10 例，显效（血小板恢复正常，无出血症状，持续 3 个月以上）7 例，良效（血小板升至 50×10⁹/升或较原水平上升 30×10⁹/升以上，无或基本无出血症状持续 2 个月以上）7 例，进步（血小板有所上升，出血症状改善，持续 2 周以上）1 例。总有效率 92%。③

11. 八珍汤加减 黄芪 10 克、党参 10 克、鸡血藤 10 克、金银花 10 克、白茅根 10 克、当归 6 克、熟地黄 6 克、白术 6 克、茯苓 6 克、黄芩 6 克、连翘 6 克、三七 6 克、川芎 5 克、茜草 5 克。每日 1 剂，水煎 2 次，分 3 次口服。本剂量为 3～5 岁儿童用量，3 岁以内者用量减半，5 岁以上儿童用量加倍，总疗程为 8 周。杨茂建等用上方联合西医疗法治疗特发性血小板减少性紫癜患儿 68 例。结果：治愈（出血症状消失，血小板计数>100×10⁹/升，持续 2 年以上无复发）47 例（69.1%），显效（出血症状消失，连续 3 次血小板计数>50×10⁹/升，或较原水平升高值>30×10⁹/升，持续 2 个月以上）11 例（16.2%），进步（出血症状减轻，血小板计数有所升高，持续时间不足 2 个月）8 例（11.8%），无效 2 例（2.9%）。④

12. 血得安颗粒 黄芪、党参、当归、阿胶、牡

① 孙登军,等.中药治疗特发性血小板减少性紫癜 32 例[J].医学理论与实践,2006,19(8):930-931.
② 冯云云,等.中西医结合治疗小儿特发性血小板减少性紫癜疗效观察[J].四川中医,2005,23(8):91-92.
③ 李国荣.补益清宁汤治疗小儿特发性血小板减少性紫癜 45 例[J].实用中医内科杂志,2004,18(2):142.
④ 杨茂建,等.中西医结合治疗儿童特发性血小板减少性紫癜 68 例[J].山东中医杂志,2004,(4):222-223.

丹皮、茜草根等(由河南中医学院制剂室提供,每克含生药1.5克)。2～4岁,每日3～6克;4～7岁,每日6～9克;7～12岁,每日9～12克;12～16岁,每日12～15克。分2～3次,温开水冲服。朱珊用上方治疗小儿特发性血小板减少性紫癜46例,4周为1个疗程,必要时可连用2个疗程。结果:治愈(用药后症状消失,血小板超过100×10⁹/升,停药后追访2个月未复发)24例,恢复(用药后症状消失,血小板超过100×10⁹/升,停药后追访不足2个月)12例,好转(出血消失或好转,血小板增加＞20×10⁹/升,但未达到100×10⁹/升)6例,无效4例。总有效率91.35%。①

13. 紫癜汤 藕节10克、炒蒲黄10克、白茅根15克、仙鹤草15克、丹参15克、三七3克、木香3克。随症加减:外感风热型,加荆芥炭、金银花、连翘、防风、牛蒡子;血热妄行型,加水牛角、赤芍药、牡丹皮、焦栀子、生地黄;气不摄血型,加党参、黄芪、当归、白术、白芍药;阴虚火旺型,加知母、黄柏、龟甲、何首乌、阿胶。每日1剂,水煎早、晚分服。朱建军用上方加减联合西药治疗小儿特发性血小板减少性紫癜30例,30日为1个疗程,2个疗程后观察疗效。结果:治愈(用药后症状消失,血小板超过100×10⁹/升,持续2个月未复发)11例,恢复(用药后症状消失,血小板超过100×10⁹/升,持续不足2个月)9例,好转(出血消失或好转,观察2周以上,连续3次测定血小板计数增加＞20×10⁹/升,但未达到100×10⁹/升)8例,无效2例。有效率93.3%。②

14. 活血化瘀方 仙鹤草15克、白茅根15克、炒蒲黄10克、血余炭10克、三七10克。随症加减:血热妄行,加用Ⅰ号方(水牛角20克、生地黄10克、赤芍10克、牡丹皮10克);气不摄血,加用Ⅱ号方(党参12克、黄芪12克、鸡血藤12克、白术10克、当归10克);阴虚,加用Ⅲ号方(生地黄10克、知母10克、黄柏10克、鳖甲15克)。每

日1剂,水煎分2次服。麦柳冰等用上方加减联合西药治疗特发性血小板减少性紫癜患儿32例,治疗观察3个月。结果:治愈(出血消失,血小板计数＞100×10⁹/升,持续2个月以上,无复发)19例,恢复(出血消失,血小板计数＞100×10⁹/升,观察尚不足2个月)4例,好转(出血消失或好转,血小板计数增加＞20×10⁹/升,但未达到100×10⁹/升,持续3次和观察2周以上)7例,无效2例。总有效率93.8%。③

15. 抗病毒中药方 大青叶、黄连、大黄、栀子、牡丹皮、紫草、侧柏叶、仙鹤草、地榆、三七粉、生地黄、鳖甲、补骨脂、菟丝子、生甘草。每日1剂,水煎服。阎丰书等用上方治疗特发性血小板减少性紫癜患32例,疗程2个月。结果:治愈未复发(用药后症状消失,血小板超过100×10⁹/升,停药后追访2个月未复发)11例,恢复(用药后症状消失,血小板超过100×10⁹/升,停药后追访不足2个月)6例,好转(出血消失或好转,血小板增加＞20×10⁹/升,但未达到100×10⁹/升)12例,无效(未达到好转标准)3例。总有效率90.63%。④

16. 健脾益肾凉血法 炙黄芪15克、龙眼肉10克、玄参10克、山药10克、太子参10克、生地黄10克、黄柏6克、阿胶(烊化)16克、墨旱莲12克、女贞子12克、大枣4枚。随症加减:胃热盛,舌红苔黄,牙龈出血不止,加生石膏15克、知母10克;阴虚火旺伴出血现象,加三七(冲)2克、炙龟甲9克、牡丹皮10克、仙鹤草15克、白茅根15克;无力,纳呆,舌质淡,加党参10克、鸡内金10克、砂仁8克。每日1剂,水煎服。另用蚕蛹烘干,碾成粉末,装入胶囊,每次4粒,每日3次。刘广程等用上方加减治疗特发性血小板减少性紫癜患儿40例,病程4个月至3年,病愈后再巩固治疗1个月,一般服2～3个月停药。结果:治愈(用药后症状消失,血小板超过100×10⁹/升,停药后追访2个月未复发)29例,恢复(用药后症状消失,

① 朱珊.血得安颗粒治疗小儿特发性血小板减少性紫癜的临床研究[J].河南中医,2000,20(3):33-34.
② 朱建军.中西医结合治疗小儿特发性血小板减少性紫癜30例[J].河北中医,2000(4):309.
③ 麦柳冰,等.中西医治疗小儿特发性血小板减少性紫癜疗效观察[J].新中医,1998,30(4):33-35.
④ 阎丰书,等.抗病毒中药治疗儿童特发性血小板减少性紫癜32例[J].中国中西医结合杂志,1993(12):745-746.

血小板超过 $100×10^9$/升,停药后追访不足 2 个月)5 例,占 85%,无效 1 例。总有效率 97.5%。其中 26 例治愈病例停药后随访 5 个月～3 年,血小板均正常,病情未见复发。[1]

17. 愈癜汤 黄芪 5～25 克、阿胶(烊化)2～6 克、花生衣 2～6 克、当归 3～9 克、生地黄炭 6～15 克、仙鹤草 6～15 克、云南白药(冲)0.25～1 克、陈皮 1～3 克。随症加减:气不摄血型,重用黄芪,加党参、白术;外感风热型,合银翘散加减;阴虚火旺型,加知母、黄柏、龟甲(先煎);血热妄行型,加赤芍、牡丹皮、紫草;血瘀型,重用当归,加丹参、桃仁、红花、三七粉(冲服);脾肾虚寒型,加制附子(先煎)、肉苁蓉。每日 1 剂,水煎服。并配合西药治疗,用青霉素或红霉素预防和控制感染,口服大量维生素 C 等参与止血类药物,氨肽素,肾上腺皮质激素,酌情输血等,用药 1 个月为疗效评定标准时限。江培春等用上法治疗小儿特发性血小板减少性紫癜 26 例,痊愈(出血症状消失,血小板计数恢复正常范围 $100×10^9$/升以上,停药后追访半年未复发)18 例,好转(出血症状消失,血小板计数恢复正常范围,经停药追访,半年后又由其他原因而致复发)4 例,有效(出血症状消失,血小板计数有所回升或正常,停药后病情复发)2 例,无效(治疗 1 个月后,病情无好转,或中途放弃治疗)2 例。总有效率 92.3%。[2]

18. 曹凤城等经验方 黄芪 20 克、太子参 15 克、党参 15 克、熟地黄 12 克、当归 12 克、枸杞子 12 克、女贞子 12 克、肉苁蓉 10 克、巴戟天 10 克、淫羊藿 10 克、茜草 9 克、白芍 9 克、生白术 9 克、山茱萸 9 克、阿胶(烊化)3 克。随症加减:出血严重者,茜草用至 20 克,加金银花炭、大黄炭、地榆炭;低热盗汗者,重用黄芪、白芍、阿胶,并可加用连翘、牡丹皮、墨旱莲,温阳药酌减量。每日 1 剂,水煎服。待病情稳定后,按上方制成水丸,继服以巩固疗效。曹凤城等用上法治疗小儿慢性特发性

血小板减少性紫癜 14 例,治愈 8 例,恢复 1 例,好转 5 例。平均疗程 5.9 个月,停药后对治愈中的 6 例随访 1～7 年均无复发。[3]

19. 益气补肾活血基本方 生地黄 9 克、当归 9 克、赤芍 9 克、茜草 9 克、补骨脂 12 克、炙黄芪 12 克、菟丝子 12 克、鸡血藤 30 克、大枣 15 克、生大黄(后下)6～9 克。随症加减:病情重,加水牛角 30 克、三七粉(冲服)2 克;鼻衄,加茅根 30 克;阴虚内热,加玄参 9 克、炙鳖甲 9 克、炙龟甲 9 克;神疲乏力,舌质淡,加党参 9 克、淫羊藿 9 克。每日 1 剂,水煎服。于病治愈后再巩固 1 个月。疗程 1.3～22 个月。时毓民等用上方加减治疗儿童特发性血小板减少性紫癜 41 例,治愈(出血消失,血小板 $>100×10^9$/升,持续 2 个月以上无复发)24 例(58.54%),恢复(出血消失,血小板 $>100×10^9$/升,观察尚不足 2 个月)6 例(14.63%),好转(出血消失或好转,血小板增加 $>20×10^9$/升,但未达到 $100×10^9$/升)10 例(24.39%),无效(未达到好转标准,观察至少 4 周)1 例(2.44%)。治愈及恢复共 30 例,占 73.2%。总有效率 97.6%。[4]

20. 胶景健脾摄血汤 阿胶 10 克、党参 10 克、当归 10 克、熟地黄 10 克、制何首乌 12 克、黄芪 12 克、黄精 15 克、景天三七 15 克、槐花炭 15 克、炒白术 15 克、莲子肉 15 克、山药 15 克。一般情况下单用本方即可。每日 1 剂,水煎服。随症加减:若血热者,加广角 10 克、生地黄 10 克、牡丹皮 8 克、黄芩炭 8 克;血瘀气滞者,加土大黄 5 克、红花 5 克、桃仁 6 克、丹参 10 克、蒲黄(包煎)10 克;肝肾虚损,加女贞子 10 克、枸杞子 10 克、桑椹子 10 克、山茱萸 10 克。刘安澜用上方加减治疗小儿血小板减少性紫癜 52 例,治愈(用药后症状消失,血小板超过 $100×10^9$/升)17 例,有效(症状基本消失,用药期间血小板达到或接近 $100×10^9$/升,但反复性大,停药后不能维持)33 例,无效(症状、血小板均无改善,并且比治疗前降低)2 例。

① 刘广程,等.健脾益肾凉血法治疗儿童特发性血小板减少性紫癜 40 例[J].河南中医,1993,13(2):88-89.
② 江培春,等.小儿特发性血小板减少性紫癜 26 例疗效观察[J].山东中医杂志,1992,11(4):33-34.
③ 曹凤城,等.中药治疗小儿慢性型特发性血小板减少性紫癜 14 例[J].陕西中医学院学报,1992,15(4):11-12.
④ 时毓民,等.益气补肾活血法治疗儿童特发性血小板减少性紫癜及血小板聚集功能的变化[J].中西医结合杂志,1991,11(1):14-16.

总有效率96.1%。①

单　方

1. 仙鹤草汤　组成：仙鹤草、五味子、枸杞子。用法用量：仙鹤草，2岁患儿30克，每增长1岁增加药量5克左右（根据体质强弱适当增减，体质偏胖者大于5克，体质素弱者小于5克）；五味子，2岁患儿5克，每增长1岁增加1克；枸杞子，2岁患儿3克，每长2岁增加1克。口服，每次1剂，每日2次，3个月为1个疗程。临床应用：杨云红等用上方治疗小儿原发性血小板减少性紫癜172例，疗效标准依全国血液学学术会定的ITP疗效标准评估。结果：显效100例，良效44例，进步22例，无效8例。总有效率95.35%。②

2. 秘红丹　组成：大黄细末3克、肉桂细末3克、生代赭石粉20克。制备方法：以水500毫升先煎代赭石30分钟，纳入大黄、肉桂末，再煎10分钟，煎成200毫升，早晚2次分服。功效：活血，通脉，养血。临床应用：张振东用上方治疗小儿原发性血小板减少性紫癜7例，明显好转6例，转院1例。③

中　成　药

1. 贞芪颗粒　组成：黄芪、女贞子。功效主治：提高人体免疫功能，保护骨髓和肾上腺皮质功能，配合手术、放射线、化学治疗，促进正功能的恢复；适用于各种疾病引起的虚损。临床应用：贝月仙用上方联合西药治疗小儿特发性血小板减少性紫癜50例，连续服用贞芪颗粒1～2个月，治疗过程中严密观察患儿血小板计数，临床出血症状改善后可给予口服泼尼松1～2毫克治疗，每日1次，维持治疗1周至1年。停药期间再次复发则重复给药治疗。结果：痊愈（血小板计数≥$100×10^9$/升，1年以上未复发）32例，有效（血小板计数≥$50×10^9$/升，无出血症状）10例，无效（血小板计数与出血症状较治疗前无显著的变化）8例。④

2. 归脾丸　组成：党参、炒白术、炙黄芪、茯苓、制远志、炒酸枣仁、龙眼肉、当归、木香、去核大枣、炙甘草。功效主治：益气健脾，养血安神；适用于心脾两虚，气短心悸，失眠多梦，头昏头晕，肢倦乏力，食欲不振。临床应用：李永建用上方联合西药治疗小儿慢性特发性血小板减少性紫癜（气不摄血型）35例，治疗12周，随访3月复查。结果：治愈（出血症状消失，血小板计数高于$100×10^9$/升，随访3月无复发）12例，有效（无显著的出血症状，血小板计数高于$50×10^9$/升，随访3月，至少60天内无复发）21例，无效2例。总有效率94.3%。⑤

3. 升血小板胶囊　组成：青黛、连翘、仙鹤草、牡丹皮、甘草。功效主治：清热解毒，凉血止血，散瘀消斑；适用于原发性血小板减少性紫癜，症见全身瘀点或瘀斑，发热烦渴，小便短赤，大便秘结，或见鼻衄、齿衄，舌红苔黄，脉滑数或弦数。临床应用：王易等在西医治疗的基础上加用升血小板胶囊治疗特发性血小板减少性紫癜患儿50例，患儿均于用药后2周内出血症状减轻或消失，总有效率92%。⑥

① 刘安澜.胶景健脾摄血汤治疗小儿血小板减少性紫癜52例[J].湖北中医杂志,1990(1)：15-16.
② 杨云红,等.仙鹤草汤治疗小儿原发性血小板减少性紫癜172例[J].陕西中医,2013,34(9)：1164-1165.
③ 张振东.秘红丹治疗小儿原发性血小板减少性紫癜7例[J].山西中医,1990,6(5)：15.
④ 贝月仙.贞芪颗粒联合丙种球蛋白治疗小儿特发性血小板减少性紫癜临床观察[J].中国中西医结合儿科学,2015,7(1)：39-40.
⑤ 李永建.中西药结合治疗儿童慢性特发性血小板减少性紫癜临床观察[J].新中医,2015,47(4)：181-182.
⑥ 王易,等.中西医结合治疗儿童特发性血小板减少性紫癜临床观察[J].中国血液流变学杂志,2006(4)：563-564.

白 血 病

概　述

　　白血病是一类造血(或淋巴)干细胞恶性克隆性疾病。恶变的细胞分化停滞在原始或早期幼稚阶段,为急性白血病,自然病程仅数月(多在半年之内);成熟或较成熟的幼稚细胞增生,为慢性白血病,自然病程多在1年以上。

　　小儿白血病中90%为急性白血病,临床表现为发热、贫血、出血、肝脾及淋巴结肿大、骨关节疼痛等特征,其中急性淋巴细胞白血病约占75%,在儿童及青年中占恶性肿瘤的首位,起病急,发展快,可在数月内急剧恶化而导致死亡,是5岁以上小儿死亡的主要原因之一。

　　祖国医学中虽无白血病病名,但根据其发病急、感染发热、出血、贫血、肝脾及淋巴结肿大等证候,多将急性白血病归属于"热劳""急劳""血证""癥瘕""积聚"等范畴。《圣济总录》有云:"热劳之证,心神烦躁,面赤、头痛……身体壮热,烦渴不止,口舌生疮,食饮无味,肢节酸痛,多卧少起,或时盗汗,目渐羸瘦者是也。"中医认为,本病主要是由于正气不足,瘟毒病邪乘虚内陷所致。小儿脏腑娇嫩,形气未充,对外来病毒、细菌、化学药物或放射线等邪毒因素,抵御能力较弱,或先天已有"胎毒"内伏,再遇邪毒外袭,病邪由表及里伤及营阴,阴精受损,内热熏蒸,灼伤脉络,迫血妄行,表现为阴虚内热;或纯阳之体,感邪之后易从热化,营血热炽而见高热持久不退,为热毒炽盛;或由于病久耗伤气血,形成气血两虚;若病程日久,气血更虚,气滞血瘀,痰瘀互结,结于胁下,形成癥块,为肝脉瘀阻。

辨 证 施 治

1. 陈文选分4型

　　(1)毒蕴骨髓(血乱证)　症见壮热不退,烦躁唇焦,口舌生疮,发斑鼻衄,周身骨痛,神昏谵语,舌红苔黄,脉弦数或滑数。方用清瘟败毒汤、白虎解毒汤、六神丸、青黄散及自拟清髓解毒汤、清髓透瘟散、透邪宁髓饮等加减。常用药物:黄连、黄柏、黄芩、栀子、板蓝根、金银花、连翘、大青叶、半枝莲、青黛、野菊花、甲片、鳖甲、蜈蚣、地龙、经络草、半枝莲、白花蛇舌草、牡丹皮、姜黄、雄黄、钩藤、大黄等。随症加减:高热不退,可加知母、石膏;出血,酌加仙鹤草、茜草、三七粉等。

　　(2)毒犯营血(血热证)　热毒耗伤阴精气血,迫血妄行,血不循经而外溢,则见斑疹与各种出血症状;热扰心营,神明失守,则夜寐不安,甚则神昏谵语;热蒸于外,则见高热,因非表热,故虽有汗而热不减;热毒内盛于营血,故舌质红绛或紫绛;热盛精伤则脉细数,热毒蒸迫,正气大伤则可见脉虚大,但骨髓深伏之热未除,故脉搏重按常弦急有力。方用清营汤、凉血解毒汤等及自拟凉血饮、止血散等加减。常用药物:赤芍、茜草、白头翁、生地榆、鬼箭羽、大蓟、水牛角、羚羊角、鲜生地黄、白茅根、经络草、半枝莲、白花蛇舌草、藕节、鲜荷叶等。

　　(3)气滞血瘀(血瘀证)　主要病机为瘀血不去,新血不生,邪毒入髓,损髓耗血,精亏血少,气滞血瘀,因而出现各种瘀血表现,则可见癥瘕,面色黧黑,肌肤甲错,面色晦暗,唇暗,舌质黯边有瘀斑,苔黄腻或白腻,脉弦滑等;瘀血阻络,气机不畅,出现胸闷纳呆,头昏肢软,发热或不发热,倦怠乏力等。方用血腑逐瘀汤、膈下逐瘀汤及自拟五花散、破瘀活血饮、化瘀益血饮等加减。常用药物：丹参、牡丹皮、当归、赤芍、川芎、蒲黄、乳香、没药、三棱、莪术、红花、三七、血竭、水蛭、土鳖虫等；在活血化瘀的同时发散血中郁热，常用片姜黄、茜草、赤芍花、紫荆花等。

（4）精血虚损（血枯证）　肾主骨生髓，热毒内郁日久，精髓早伤，水不涵木，则致肝肾精血俱亏，不能充养四肢肌肉，则见形瘦体弱、倦怠无力、四肢骨大无肉、舌瘦等；精血不能上荣于面，则面色少华或苍黄或㿠白；精血亏损，筋脉失濡，则见肢体挛急或抽搐等动风之象；气血两虚，则面色苍白无华，头昏懒言，神疲乏力，动则气促、心悸气短，唇淡口干，自汗出，舌淡或淡胖，苔薄，脉细弱；气阴两虚，动则头晕乏力，时有低热或手足心热，口干盗汗，舌淡红，苔少或光剥，脉细或沉细无力等。方用六君子汤、六味地黄汤、左归丸、右归丸、八珍汤、归脾汤、补中益气汤、十全大补汤、人参养荣汤、黄芪四物汤、生脉散加减及自拟四参汤、三胶饮等加减化裁。常用药物：太子参、人参、玄参、沙参、西洋参、黄芪、茯苓、焦白术、当归、砂仁、白豆蔻、山药、生地黄、熟地黄、枸杞子、女贞子、墨旱莲、山茱萸、锁阳、巴戟天、桑椹、鹿茸、虫草、海龙、海马、炒酸枣仁、远志、大枣、海参、鱼肚、鱼鳔、麦冬、五味子、知母、鹿胶、龟胶、阿胶等。①

2. 程志等分3期

（1）诱导缓解期　以联合化疗为主，中药为辅。治宜芳香化湿、和中理气。药用藿香、佩兰、砂仁、陈皮、焦三仙、竹茹等。

（2）化疗间隔期　在化疗间隔期以双补气血、滋补肝肾为主。药用当归、红参、白术、茯苓、鸡血藤、阿胶、枸杞、菟丝子、熟地黄、紫河车粉等。

（3）缓解期及维持期　以中药为主。当末梢血白细胞数>$2.0×10^9$/升时，服用正元胶囊（主要成分：雄黄、青黛、全蝎、蜈蚣、血竭、红花等），每次1～3粒，每日3次口服，遇强化和加强治疗停药。在此期间停用6-TG（6-硫鸟嘌呤）和MTX（甲氨蝶呤）。

临床观察：程志等予上法治疗儿童急性淋巴细胞白血病25例。结果显示1个疗程取得完全缓解24例（96%），死亡1例。3年无病生存21例（84%），无1例发生中枢系统白血病或睾丸白血病；复发3例；死亡4例（16%，其中高危急淋3例，标危1例）。死亡4例中包括复发3例，诱导期死亡1例。②

3. 冯崇廉分2个阶段

（1）化疗用药阶段　症见恶心，呕吐，腹胀，食欲不振，精神萎靡，腰痛，脱发，白细胞数下降，机体抵抗力低下，容易感染等。治疗以健脾益气为大法，佐以化湿、解毒、祛瘀。方用五味异功散加减：太子参15～30克、白术6～12克、茯苓15～20克、陈皮3～5克、法半夏5～8克、佩兰5～9克、藿香5～9克、白豆蔻3～6克、白花蛇舌草15～30克、生甘草3～5克。每日1剂，水煎，分2次服。随症加减：气虚甚者，加生晒吉林参3～6克或西洋参6～9克（另炖兑服）；肾虚者，加桑寄生12～18克、菟丝子9～15克、女贞子9～12克；抵抗力低下明显者，加冬虫夏草5～8克（炖服）。

（2）化疗间歇阶段　治以祛邪为主，稍佐健脾。药用白花蛇舌草15～30克、半枝莲15～30克、石上卷柏15～30克、青黛（冲服）1～3克、蜈蚣1～2条、莪术6～9克、猪苓12～18克、茯苓15～20克、太子参15～30克、生甘草3～5克。每日1剂，水煎，顿服。配合口服中成药六神丸，每次5～10粒，每日2～3次。随症加减：有肝脾肿大者，加甲片（先煎）6～10克、鳖甲（先煎）10～15克、土鳖虫3～6克；有关节疼痛者，加白芍10～18克、桑枝12～18克、川草薢10～15克；有皮下出血者，去莪术，加白茅根12～18克、侧柏叶10～15克、藕节10～15克，配合口服云南白药，每次0.25克，每日4次。

① 贾澜，等.陈文选老中医治疗儿童白血病临证经验心悟［J］.西部中医药，2013，26（8）：34-37.
② 程志，等.中西医结合治疗儿童急性淋巴细胞白血病25例［J］.四川中医，2004，22（11）：68-69.

临床观察：冯崇廉等予上法辅助治疗小儿白血病23例。结果：完全缓解18例（急淋17例，急粒1例），部分缓解3例（急淋1例，急粒2例），无效2例（急粒1例，慢粒1例）。完全缓解率78.3%，总有效率91.3%。[1]

4. 黄己庄分4型

（1）热毒炽盛型　症见壮热口渴，渴喜冷饮，烦躁，咽痛，小便短赤，大便干结，衄血，舌质红苔黄燥，脉滑数。治宜清热解毒。药用金银花9克、连翘9克、黄芩9克、黄柏9克、板蓝根15克、生石膏20克、白花蛇舌草15～30克。随症加减：热毒伤阴者，加用犀角地黄汤加减：水牛角30克、牡丹皮9克、赤芍9克、金银花9克、连翘9克、生地黄15克、玄参15克、麦冬15克、板蓝根15克、白花蛇舌草15～30克；出血者，加紫草9克、紫珠草9克、白茅根30克；中毒昏迷者，加紫雪丹或至宝丹；高热不退者，加安宫牛黄丸。

（2）气血两虚型　症见面色㿠白，神疲乏力，气短，头晕心悸，耳鸣，自汗肢冷，舌质淡苔薄白，脉细或虚数。治宜益气养血，佐以温肾。方用八珍汤、归脾汤加减：党参15克、茯苓15克、熟地黄15克、黄精15克、白术9克、赤芍9克、白芍9克、当归6克、黄芪24克、炙甘草3克。随症加减：出血者，加阿胶10克、三七1～1.5克。

（3）脾肾阳虚型　症见面色苍白，畏冷，纳呆，腰及骨节痛，头晕目眩，大便溏薄，舌质淡苔薄白，脉细缓。治宜健脾益肾。方用左归饮加减：熟地黄15克、淮山药15克、党参15克、黄精15克、茯苓9克、山茱萸9克、鹿角霜9克、补骨脂9克、枸杞子9克、龟甲24克。

（4）肝肾阴虚型　症见目眩、耳鸣，腰膝酸软，五心烦热，潮热盗汗，舌红苔少，脉细数。治宜滋肾养肝。方用六味三甲汤加减：生地黄15克、熟地黄15克、麦冬15克、石枣9克、牡丹皮9克、茯苓9克、鹿角霜9克、白芍9克、沙参10克、鳖甲24克、龟甲24克、甘草3克。

临床观察：黄己庄予上法治疗103例小儿急性白血病，经2周以上治疗可作为疗效评定者共40例。结果显示其中达到完全缓解者32例，包括急淋L型23例，急粒M1型2例，M2型6例，红白血病1例；部分缓解5例；未缓解3例，在完全缓解的32例中，成活时间最长的1例为红白血病，达4年。[2]

5. 沈亦逵分缓解期辨证2型

（1）气血两虚型　方用抗白血病Ⅰ方：白花蛇舌草、半枝莲、龙葵、丹参、桃仁、党参、甘草、赤白芍、鸡血藤，另雄黄三分冲服。适用于诱导缓解期。

（2）气阴两虚型　方用抗白血病Ⅱ方：白花蛇舌草、半枝莲、龙葵、丹参、莪术、桃仁、党参、甘草、首乌、枸杞子、龟甲、鳖甲，另雄黄三分冲服。适用于诱导缓解期。此外抗白血病Ⅲ方，药用党参、黄芪、白术、甘草、首乌、枸杞子、龟甲、丹参、赤白芍、白花蛇舌草。临床观察：沈亦逵选用上述方剂随症加减，联合化疗治疗小儿急性白血病缓解期36例。结果：完全缓解者13例（36.1%），其中急淋组40%，急粒组22.2%。[3]

6. 周霭祥分5型

（1）邪毒隐伏型　患者症状不明显，只有轻度不适，如疲乏无力、发热、出血、关节痛、肝脾轻度肿大、面色苍白等，舌脉多无特殊改变。此型多见于早期及轻型病例。治宜解毒化瘀，佐以扶正。药用白花蛇舌草、龙葵、半支莲、青黛、土茯苓、山慈菇、莪术、川芎、赤芍、黄芪、当归等。

（2）热毒炽盛型　症状以发热为主，无明显感染灶，伴有贫血、轻度出血、骨痛、肝脾或有肿大，苔黄，脉数或弦滑数。治宜清热解毒，佐以扶正。药用白花蛇舌草、七叶一枝花、青黛、土茯苓、山豆根、石膏、知母、栀子、黄芪、当归、丹参等。

（3）热毒入血型　症状以出血、发热为主，发热为轻、中度，龈、鼻、皮肤出血，甚至舌有血泡，或有淋巴结及肝脾肿大，苔薄黄，脉数。治以清热解毒、凉血止血为主，佐以扶正。药用犀角（一般用

① 冯崇廉，等.小儿白血病化疗期间的中医辅助治疗体会[J].中国基层医药，2002,9(2)：180-181.
② 黄己庄.中西医结合治疗小儿急性白血病103例分析[J].福建医药杂志，1990(3)：20.
③ 沈亦逵.中西医结合治疗小儿急性白血病48例临床观察[J].广东医药资料，1979(2)：32-36.

水牛角代)、生地黄、赤芍、牡丹皮、栀子、紫草、山豆根、白花蛇舌草、墨旱莲、女贞子、黄芪等。

(4)瘀血痰核型 症状以肝脾肿大及淋巴结肿大为主,伴有贫血、出血、低热,舌有瘀点或瘀斑,脉数。治以活血化瘀、消痰散结为主,佐以扶正。药用当归、川芎、赤芍、三棱、莪术、夏枯草、山慈菇、黄药子、川贝母、生牡蛎、黄芪、鳖甲等。

(5)气血(阴)两虚型 以贫血症状为主,头晕、乏力、面色苍白、低热、手脚心热、自汗、盗汗,舌质淡,脉细数或洪大滑数。治以益气补血滋阴为主,佐以祛邪。药用黄芪、党参、当归、生地黄、熟地黄、天冬、首乌、龟甲、浮小麦、土茯苓、半支莲、龙葵等。①

经 验 方

1. 扶正祛邪方 黄芪6克、白术6克、茯苓6克、天冬6克、大青叶6克、白花蛇舌草6克、大枣6克、神曲6克、山楂6克、生薏苡仁9克、太子参9克、甘草9克、当归9克、枸杞子9克、半枝莲12克、小蓟12克、广犀角(水牛角代)3克。水煎至200毫升,每日1剂,分2次服用。张传新等联合西医化疗治疗儿童急性髓细胞白血病20例,于化疗第8天开始服用2周,休息1周,至序贯化疗结束。共治疗8~10个疗程。结果:完全缓解15例,部分缓解3例,未缓解2例,缓解率90.0%,且能有效减少化疗的不良反应。②

2. 参芪杀白颗粒 太子参、黄芪、人参、补骨脂、女贞子、黄精、白花蛇舌草、黄药子、半枝莲、生地黄等(河北省廊坊市中医医院制剂室提供,每袋15克)。1~3岁,每次0.5袋,每日3次;3~10岁,每次1袋,每日2次;10~14岁,每次1袋,每日3次。马玉红等在采用化疗方案的同时加服上述中药制剂,防治41例儿童急性淋巴细胞白血病诱导期感染直至诱导治疗结束。结果发现可以有

效减少患儿平均发热天数和中位发热持续时间,明显降低感染率(75.6%)。③

3. 益气补肾基本方 鹿角胶(烊化)10克、龟甲胶(烊化)10克、柴胡10克、白芍10克、桂枝10克、枳实10克、桔梗10克、红参30克、制附子(先煎)30克、熟地黄24克、白术15克、山茱萸15克、牡丹皮9克、泽泻9克、茯苓9克、炙甘草12克、焦三仙各5克。此为叶品良临床自拟基本方,可用于化疗期间扶助正气,减轻化疗药物的不良反应,并可予化疗后改善患者症状,提高抗病能力。④

4. 夏小军经验方 天蓝苜蓿15~20克、墓头回15~20克、龙葵10~15克、紫河车(装空心胶囊服)1~3克。随症加减:(1)邪毒炽盛,痰瘀互结,基本方加半枝莲15~20克、白花蛇舌草15~20克、仙鹤草10~15克、白茅根10~15克、虎杖10~15克、夏枯草10~15克、赤芍5~10克、山豆根5~10克、炙鳖甲(先煎)5~10克、青黛(冲服)3~6克。每日1剂,水煎服。(2)邪毒渐退,气阴两虚,基本方加黄芪15~20克、女贞子15~20克、墨旱莲15~20克、半枝莲15~20克、白花蛇舌草15~20克、太子参10~15克、当归10~15克、生地黄10~15克、茯苓5~10克、白术5~10克。(3)气血不足,阴阳两虚,基本方加黄芪15~20克、鸡血藤15~20克、党参10~15克、当归10~15克、熟地黄10~15克、补骨脂10~15克、山茱萸5~10克、菟丝子5~10克、土茯苓5~10克、阿胶(烊化兑服)5~10克。夏小军临床运用上述基本方结合中医辨证治疗小儿急性白血病,可减轻化疗药物的不良反应,增强其治疗效应,提高机体的抗病能力。⑤

5. 肾气丸加减 熟地黄15克、茯苓15克、黄芪30克、牡丹皮10克、泽泻10克、当归10克、黄柏10克、栀子10克。赵祚忠等予此方治疗1例急性淋巴细胞性白血病患儿。诊见患儿面色苍白,精神极差,全身酸痛、乏力,纳差,全身密布细

① 周霭祥.白血病的中医治疗[J].新医药学杂志,1978(11):47,60-63.
② 张传新,等.中药联合西医化疗治疗儿童急性髓细胞白血病20例[J].中医研究,2013,26(7):32-33.
③ 马玉红,等.参芪杀白颗粒防治儿童白血病感染的临床观察[J].河北医药,2012,34(24):3823.
④ 刘婷婷,叶品良,等.叶品良老师治疗小儿白血病经验介绍[J].新中医,2007(11):11-12.
⑤ 夏小军.中医药治疗小儿急性白血病的思路与方法[J].中医研究,2005,18(1):53-54.

小出血点,瘙痒难忍,不时哭闹,上腭溃烂约 0.5 厘米×3 厘米和 0.5 厘米×2 厘米两处,舌面牙龈出现黑点或黑斑。予上述中药每日 1 剂,水煎取汁 300 毫升,早晚分服;同时予经验方白愈丸(主要成分为血竭),每次 10 克,每日 2 次。患儿服药 10 天,症状消失,再服 20 天临床治愈。患儿骨髓象报告意见:急性淋巴细胞性白血病,缓解骨髓象。①

6. 地黄合剂　生地黄、蒲公英、大蓟、芦根等鲜中药榨汁而成(卫辉市中医血液病医院院内制剂鲜汁饮)。盖玉惠等用上方治疗白血病患儿 30 例,均经骨髓和周围血象检查,符合血液病诊断标准,其中急性淋巴细胞型白血病 6 例,急性非淋巴细胞型白血病 24 例,服用地黄合剂,每日 2~3 次,每次 50~100 毫升,30 天为 1 个疗程,一般服用 2~6 个疗程。结果:完全缓解 23 例(76.67%),部分缓解 3 例(10%),未缓解 4 例(13.33%)。总有效率 86.67%。完全缓解 23 例中 1 年未复发 20 例,2 年未复发 18 例,3 年未复发 15 例。②

7. 清白汤　白花蛇舌草 12 克、大青叶 12 克、半枝莲 12 克、金银花 12 克、紫草 12 克、夏枯草 12 克、龙葵 10 克、牡丹皮 10 克、赤芍 10 克、连翘 10 克、生地黄 15 克。常规水煎,每日 2 次,口服(5 岁以下患儿可多次频服)。随症加减:口腔溃疡,牙龈肿痛,加黄连 5 克、玄参 10 克;出血严重,属于热毒迫血妄行者,加紫珠 12 克、煅人中白 10 克、大黄炭 10 克、白茅根 10 克或用鲜生地黄 30 克打汁冲服;高热不退,加羚羊角(研末冲服)3 克或健康幼童小便送服安宫牛黄丸;头痛、骨关节疼痛剧烈者,加全蝎 3 克、地龙 10 克;出现抽搐,加天麻 10 克、钩藤 10 克、石决明 30 克;肝脾及淋巴结肿大者,加牡蛎 30 克、昆布 12 克、玄参 10 克;有化疗不良反应、骨髓抑制者,加人参 6 克、黄芪 15 克;恶心、呕吐者,加陈皮 10 克、竹茹 10 克、半夏 6 克。苏齐等将 60 例患儿随机分为治疗组与对照组各 30 例,对照组中急性淋巴细胞白血病诱导缓

解方案采用 COAP,急性非淋巴细胞白血病诱导缓解方案采用 HOAP。治疗组在运用西药诱导缓解常规方案治疗的基础上用上方加减治疗小儿急性白血病,疗程为 4 周。结果:治疗组完全缓解(用药后血象、骨髓象指标恢复,临床症状消失)21 例,基本缓解[以上 3 项中有 1 或 2 项未达完全缓解标准,骨髓象中原始加早幼(或幼稚)细胞<2%]8 例,未缓解[以上 3 项均未达到基本缓解标准,骨髓象中原始加早幼(或幼稚)细胞>2%,包括无效者]1 例。总有效率 96.67%;对照组完全缓解 19 例,基本缓解 9 例,未缓解 1 例。总有效率 93.3%。两组无显著性差异(P>0.05)。③

8. 白蛇六味冲剂　白英、龙葵、蛇莓、郁金、丹参、当归等(北京中日友好医院自制制剂)。杨梦兰等临床结合中医辨证,予基本方(丹参、当归、何首乌、黄精、黑芝麻、郁金、白英、龙葵、蛇莓、虎杖、白芍等)治疗 1 例 11 岁急性淋巴细胞性白血病(L₂型)。患儿用 VCP 方案化疗共 5 月余,近 3 个月来面色仍黄白无华,毛发脱落明显。骨穿示急淋(L_2型)部分缓解象。舌淡苔薄,脉细弱。中医辨证属邪伏日久,郁毒入血,耗伤正气。予白蛇六味冲剂结合中医辨证,治疗 2 个月余,诸症悉减,面渐红润,食纳好转,体重增加。④

9. 白血方　(1) Ⅰ 号方,药用板蓝根 12 克、麦冬 9 克、半枝莲 12 克、首乌 15 克、白术 9 克、天花粉 12 克、生地黄 12 克、熟地黄 12 克、太子参 15 克、石斛 12 克、黄精 12 克。以养阴补气为主,在化疗同时应用。(2) Ⅱ 号方,药用板蓝根 12 克、忍冬藤 15 克、七叶一枝花 12 克、猪殃殃 30 克、生地黄 12 克、熟地黄 12 克、马勃 6 克、半枝莲 12 克、石斛 12 克、白术 9 克、人中黄 9 克、人中白 9 克。以清热解毒为主,化疗间歇期应用。(3) Ⅲ 号方,药用仙茅 12 克、葫芦巴 12 克、茯苓 12 克、淫羊藿 12 克、白术 9 克、巴戟天 12 克、炒麦芽 15 克、羊乳参 15 克、党参 12 克、甘草 6 克。(4) Ⅳ 号方,药用

① 赵祚忠,等.中医药治愈急性淋巴细胞性白血病(缓解骨髓象)1 例[J].中国中医急症,2004(8):549.
② 盖玉惠,孙一民,等.地黄合剂治疗儿童白血病 30 例[J].实用儿科临床杂志,2002(5):550-551.
③ 苏齐,等.清白汤佐治小儿急性白血病[J].吉林中医药,2002(1):30-31.
④ 杨梦兰,等.中药治疗小儿肿瘤 4 例[J].上海中医药杂志,1988(11):10-11.

天花粉 12 克、鳖甲 6 克、七叶一枝花 6 克、石斛 12 克、忍冬藤 12 克、生地黄 12 克、天冬 9 克、麦冬 9 克、半枝莲 12 克、猪殃殃 30 克、山豆根 9 克。上述各方在联合化疗的基础上交替使用。治疗经末梢血液及骨髓片检查确诊的 44 例急性粒细胞性患儿，结果：获得完全缓解者 9 例，部分缓解 18 例，进步 11 例，无效 6 例。总缓解率 61%。①

10. 青海省中医院经验方　太子参、山药、丹参、沙参、生龙骨、黄芪、生地黄、半枝莲、白花蛇舌草。随症加减：热毒溢盛，高热、烦渴、有肺炎、败血症等合并感染者，加蒲公英、紫花地丁、七叶一枝花、山豆根、大青叶、黄芩等；血热妄行，瘀斑，巩膜出血，或鼻衄、呕血便血者，加犀角（水牛角代）、三七粉、牡丹皮、侧柏炭等；鼻衄，加白茅根、藕节炭；呕血、便血，加地榆炭、槐花；肝风内动，头痛、视物模糊、呕吐，甚则神志障碍、尖叫、抽搐者，加石决明。青海省中医院予上法联合化疗治疗儿童恶性白血病 7 例（其中急性粒细胞性白血病 2 例，急性淋巴细胞性白血病 5 例）。结果：完全缓解 3 例，部分缓解 1 例，无效 2 例，死亡 1 例（系晚期合并肺炎、败血症）。②

单　方

青黄散　组成：青黛 7 份、雄黄 3 份。功效主治：解毒，化瘀，消积聚；适用于慢性粒细胞性白血病和急性早幼粒细胞性白血病。临床应用：文金全等运用全反式维甲酸（ATRA）与砷剂或青黄散联合化疗治疗儿童初诊急性早幼粒细胞白血病 6 例。结果显示儿童初诊急性早幼粒细胞白血病应用砷剂治疗是安全、低毒、价廉而有效的，但要注意血砷浓度的测定及心电图的监测。③

中　成　药

1. 复方黄黛片　组成：青黛、雄黄（水飞）、太子参、丹参等。功效主治：清热解毒，益气生血；适用于初治的急性早幼粒细胞白血病。用法用量：每片 0.25 克，每日 15 片，分 3 次饭后口服，1 周后逐渐加量至每日 30 片。临床应用：黄世林等将 60 例急性早幼粒细胞白血病患者随机分为 3 组，复方黄黛片组 10 例、复方黄黛片＋泼尼松组 34 例、复方黄黛片＋小剂量化疗组 16 例。泼尼松 40～60 毫克/日，缓解后减量至停服。小剂量化疗组方案：三尖杉酯碱每日 0.5～1 毫克，阿糖胞苷每日 10～20 毫克静滴或肌注，用药 1～2 周，每周 5 日。部分患者用三尖杉酯碱 1～2 周。结果：凡坚持用药 1 个月以上者均有效。60 天内完全缓解 59 例（98.3%），部分缓解 1 例。完全缓解时间 28～60 天。④

2. 六神丸　组成：珍珠粉、牛黄、麝香、蟾酥、冰片、雄黄。功效：清热解毒，化瘀止痛。用法用量：成人每日 30～180 粒，分 2～3 次口服，小儿酌减，15～21 天为 1 个疗程，根据情况给予不同疗程。临床应用：唐由君等用六神丸或加服益气养阴解毒或健脾补肾方药，共观察治疗 275 例白血病患者，获完全缓解，疗效满意。⑤

①　佚名.小儿急性粒细胞性白血病的中西医综合诱导疗法[J].浙江肿瘤通讯,1976(3)：39-45.
②　青海省中医院.中西医结合治疗 7 例儿童急性白血病的临床体会[J].青海卫生,1976(5)：30-34.
③　文金全,等.全反式维甲酸与砷剂联合化疗治疗初诊儿童急性早幼粒细胞白血病 6 例临床观察[J].中国实用儿科杂志,2008,23(2)：112-114,161.
④　黄世林,等.复方青黛片为主治疗急性早幼粒细胞白血病的临床研究[J].中华血液学杂志,1995,16(1)：26-28,53-54.
⑤　唐由君,等.六神丸抗急性白血病复发[J].中医杂志,1993(2)：110.

恶 性 淋 巴 瘤

概　述

恶性淋巴瘤是原发于淋巴结及淋巴结外淋巴网状组织的恶性肿瘤,分为霍奇金病和非霍奇金淋巴瘤。其临床常表现为原因不明的进行性浅表淋巴结肿大、腹部肿块、纵隔肿物等,其中30%～50%的霍奇金病表现为持续或周期性发热、消瘦、盗汗、皮痒、乏力等。非霍奇金淋巴瘤出现发热、消瘦、盗汗等全身症状较霍奇金病为少,大多为晚期或病变较弥散者,全身瘙痒很少见。

恶性淋巴瘤发病率居我国恶性肿瘤发病率第11位,居儿童恶性肿瘤发病率第2位,年发病率2～4/10万。我国恶性淋巴瘤的死亡率为1.5/10万,占所有恶性肿瘤死亡位数的第11～13位。目前主要采取手术、放化疗、靶向治疗、生物治疗、中医药治疗等综合治疗。

中医并无"恶性淋巴瘤"病名记载,根据临床症状,历代医家将其归属为"失荣(营)""石疽""痰核""恶核"等范畴。"石疽"之证最早见于巢氏《诸病源候论》,其描述:"此由寒气客于经络,与血气相搏,血结而成疽也。"中药提出其病因病机涉及内虚、气机不畅、痰、湿、瘀、毒等方面;本病外由风毒侵袭,内有伏火;或肝气郁结,郁久化火;或肝肾阴虚,虚火内动,灼津为痰,痰瘀互阻,结聚为块而成。正虚为本,痰块为标,本虚标实,日久耗伤气血,发为败症。临床可辨证分型为气郁痰凝证、寒痰凝滞证、痰毒互阻证、肝肾阴虚证、气血俱虚证等。

经　验　方

1. 舒肝溃坚汤　夏枯草12克、僵蚕12克、香附9克、石决明9克、当归6克、白芍6克、青皮6克、柴胡6克、川芎6克、甲片6克、红花3克、姜黄3克、生甘草3克。灯心草50寸为引,水3盅,煎1盅,食远温服。吉翔等联合西医化疗治疗50例恶性淋巴瘤患儿,其中非霍奇金淋巴瘤(NHL)44例(88%)、霍奇金淋巴瘤(HL)6例(12%),随机分为治疗组与对照组各25例,结果显示中药对于拮抗化疗的免疫损伤,抑制肿瘤细胞的淋巴转移和血行播散,提高机体免疫防御能力均具有重要意义。[①]

2. 内消瘰疬丸加减　夏枯草10克、玄参10克、白蔹10克、枳壳10克、川楝子10克、郁金10克、法半夏10克、胆南星10克、黄芩6克、山慈菇6克、制甲片6克、土贝母6克、海浮石15克、生蛤壳15克、七叶一枝花15克、生牡蛎20克。随症加减:如兼往来寒热者,为肝胆有热,加柴胡10克、牡丹皮10克、炒栀子6克;气郁重,见有胸胁满痛者,去生牡蛎,加青皮10克、厚朴6克;如正当放疗化疗之时,应减甲片、枳壳,加炙黄芪15克、生晒参6克、麦冬10克。庞秀花结合西医化疗和放疗治疗小儿恶性淋巴瘤11例,其中Ⅰ期(侵犯横膈同侧单个淋巴结区或单个结外器官或部位)3例,Ⅱ期(侵犯横膈同侧两个以上淋巴结区或局部侵犯单个结外器官)4例,Ⅲ期(侵犯横膈两侧淋巴结区,伴有单个结外部位或器官受累)

---

① 吉翔,等.恶性淋巴瘤患儿细胞黏附分子检测分析研究[J].中国现代医药杂志,2012,14(6):56-57.

2例,Ⅳ期(广泛侵犯单个或多个结外器官或组织,或肝、骨髓受累)2例。结果:Ⅳ期2例完全缓解(症状消失,淋巴结肿大回缩至正常,活体组织学检查转阴);8例部分缓解(临时症状、肿大淋巴结及组织学检查大部分恢复,但未达正常标准),其中Ⅰ期3例,Ⅱ期4例,Ⅲ期1例。死亡1例Ⅲ期患儿。[1]

3. 自拟方　黄芪、太子参、白术、云茯苓、大枣、党参、当归、生地黄、麦冬、枸杞子、阿胶、续断、牛膝、补骨脂、石韦、半夏、龙胆草、柴胡、白芍、郁金、香附等。在西医化疗的基础上结合上述中药扶正,治疗48例恶性淋巴瘤患者,其中包括2例12岁以下的儿童,疗效尚可。[2]

单　方

1. 三尖杉叶　组成:三尖杉叶。功效:养血,解毒,散结。制备方法:三尖杉叶水煎取汁,兑入薏苡仁粥内,加蜂蜜适量。用法用量:早晚分服。[3]

2. 天草方　组成:天冬、白花蛇舌草。临床应用:高兰平等用中草药天冬、白花蛇舌草结合放疗治疗恶性淋巴瘤185例,包括部分儿童病例,5年治愈率早期病例达80%,晚期或复发病例可达50%。单用天草方治愈31例,显效22例,生存3～5年46例。[4]

中　成　药

1. 升血调元汤　组成:鸡血藤、骨碎补、制何首乌、黄芪、麦芽、女贞子、党参、佛手等。功效主治:益气养血,补肾健脾;适用于提升外周血白细胞和其他原因引起的白细胞减少症及病后虚弱。临床应用:有学者认为胸部恶性淋巴瘤患儿在用MOPP方案治疗时,白细胞迅速降至$2\,000\times10^9/$升以下,这时用升血调元汤,白细胞可回升至$5\,000\times10^9/$升以上,从而减轻了放、化疗的毒性反应,巩固了疗效,促进机体免疫功能的恢复,保证了化疗和维持化疗的顺利进行。[5]

2. 小金丹　组成:麝香、木鳖子(去壳,去油)、制草乌、枫香脂、乳香(制)、没药(制)、五灵脂(醋炒)、当归(酒炒)、地龙、香墨。功效主治:散结消肿,化瘀止痛;适用于阴疽初起,皮色不变,肿硬作痛,多发性脓肿,瘰瘤,瘰疬,乳岩,乳癖。临床应用:庄芝华用阳和汤合二陈汤化裁,加服小金丹,并作灸疗天井、光明穴,治疗1例恶性淋巴瘤患儿。治疗后患者全身淋巴结有的明显缩小,有的消失,低热缓解,面色改善,精神好转,纳谷渐馨,后恢复读书。[6]

① 庞秀花.中西医结合治疗小儿恶性淋巴瘤11例小结[J].北京中医,2006(5):289-291.
② 佚名.48例恶性淋巴瘤中西医结合治疗近期疗效分析[J].天津医药,1974(12):643-646.
③ 郑金福,等.淋巴瘤的中医治疗与食疗[J].中国全科医学,2002(5):353-354.
④ 高兰平,等.中西医结合治疗恶性淋巴瘤185例疗效分析[J].苏州医学院学报,1998(5):500-501.
⑤ 杨文玲,等.儿童胸部恶性淋巴瘤的早期诊断与临床研究[J].中国初级卫生保健,2009,23(4):105-106.
⑥ 庄芝华.辨证治疗12例恶性淋巴结肿瘤[J].上海中医药杂志,1984(9):7-8.

神经系统疾病

脑 积 水

概 述

脑积水的特征是过量的脑脊液产生高压,扩大了正常的脑脊液所占有的空间。本病可在任何年龄出现,但多数于出生后 6 个月出现,6 个月至 7 岁的小儿较为常见。目前认为脑积水主要是脑脊液循环发生障碍所致。本病主要表现为头颅进行性增大,骨缝分离,前囟扩大而且饱满,头皮静脉扩张,颅部叩诊有破壶声,额大面小,两眼球向下似太阳落山征。常伴有外展神经麻痹,颅内压过高,出现烦躁不安,嗜睡,呕吐。晚期智能迟钝,视力障碍,惊厥等。

祖国医学称为"解颅",隋唐巢元方在《诸病源候论·小儿杂病诸候》中记载:"解颅者,其状小儿年大,囟应合而不合,头缝开解是也。"《医学汇海·卷二十七·解颅》曰:"解颅者,囟门开解而不合也。此儿长大,必多愁少笑,目白睛多,面色㿠白,肢体消瘦,皆肾元不足之故也。引起解颅的成因,主要是肾气亏损。"《育婴家秘》曰:"儿本虚怯,由胎气不成,则神气不足。目中白睛多,其颅即解。"《幼幼集成》曰:"解颅者是由于禀气不足,先天肾元大亏。"因肾气虚弱,则骨之成长受阻,囟门不能如期闭合,以致囟门宽大,颅缝裂解而成解颅。若胎元禀赋不足,肾气亏损,不能主骨生髓,以致颅囟逾期不合,颅骨缝裂开,头颅增大;或大病之后,肾阴耗损,水不胜火,火气上炎,蒸灼脑髓,髓热则颅缝开解,囟门宽大而成解颅;亦有后天失调,脾胃虚弱,运化失常而致清阳不升,浊阴不降,饮邪上犯,停聚颅内,导致颅缝开解者;也可

因外感风热,热毒炽盛,夹肝火或痰热上冲于脑,以致邪热内壅,阻塞窍络,腑气不能下行,气机郁结,水液停聚,发为解颅。

辨 证 施 治

1. 瘀阻型 症兼见气滞血瘀证,如:头上青筋显落,烦躁头痛,哭闹异常明显,面色多㿠白而隐青或发暗、呆滞。重者半身麻木或不遂,口渴喂而不饮,唇舌发紫或舌边有齿痕或瘀斑,指纹色发紫或隐青而淡滞,脉弦或虚数。头颅 CT 或核磁共振扫描,可见某部位梗阻,提示诊断为梗阻性脑积水。

(1) 丹参桃红芎蚓汤 药用丹参 50 克、桃仁 25 克、红花 15 克、川芎 10 克、地龙 25 克。随症加减:症重便秘,加用麝香(冲服)0.01 克、水蛭 0.5 克;有毒征,合入牛黄(冲服)0.1 克、冰片 0.5 克、大黄 7.5 克(也可倍量入汤剂中)。制成散剂合用,随汤冲服。周岁,每剂分 2 天匀 6~8 次服。临床观察:20 年来,徐相富等已治验 51 例。[①]

(2) 通窍利水汤 药用丹参、赤芍、川芎、桃仁、红花、当归、茯苓、川牛膝、白茅根、益母草、琥珀、麝香(冲服)、生姜、大枣、老葱。水煎,黄酒送服。全方以活血化瘀、利水降浊、醒脑通窍为治则,且据证情灵活化裁,一般茯苓、川牛膝用量宜重。随症加减:瘀象明显者,加三七冲服,或用丹参注射液 2~4 毫升,肌肉注射,每日 1 次;先天性解颅者,加鹿角胶、桑寄生;温病后期,毒瘀交加者,加羚羊角(先煎)或用山羊角 10 倍量代替;抽搐者,加钩藤、僵蚕;外伤者,加苏木;治疗后期,加

---

① 徐相富,等.梗阻性小儿脑积水辨治[J].中医杂志,1991(8):20.

杜仲、桑寄生、鹿角胶、黄芪等补益肾气之品等,用量根据患儿年龄而定。临床观察:张学文临床治疗数十例患儿,除个别病程较长,病情较重者效不显著外,一般均能控制病情或基本治愈。①

2.阳虚型

(1)扶元散加减 症见四肢凉,昼夜哭闹,口不会吮乳,颈不支头,口角流涎,呼之不理,便溏,腹胀不排气,右腿蜷曲,左腿直挺硬,囟门开,头方前突,指纹紫滞至气关,乳齿及头发均无,面色青黄。方用扶元散加减:桑寄生5克、狗脊5克、木通10 g、桂枝5克、白术5克、泽泻5克、熟地黄5克、山茱萸5克、党参5克、木香5克、茯苓7.5克、炙甘草7.5克、白芍10克。每日1剂,水煎服。临床观察:史淑琴以上方治疗1例婴儿脑积水,验案连进7剂,其母诉服3剂后,口能吮乳且较有力,其他症状均有好转。故守前方加龟甲5克、鳖甲5克、甲片5克、节菖蒲5克、益智仁10克、龙骨10克、牡蛎10克、牛膝10克,共研细面,每日2次,每次服0.8克。服上药60余天,已长出2枚门齿,已有软细头发,其他症状明显减轻。药中病机,仍守前方加钩藤10克、何首乌10克、木瓜5克,继服散剂每次0.8克,仍日服2次,共服7个多月,复查各种症状全部消失,患儿健康如常。②

(2)基本方 症见智力迟钝,不会说话,只会发"啊啊"声,两眼球上吊,不灵活,白睛多。头围55.2厘米,前额凸出,囟门没闭合,骨缝开,可见血管跳动,头颅叩诊有破罐声。此为先天禀气不足,肾元大亏。肾主脑髓,肾亏则脑髓不足。治宜补肾健脑。药用鹿角粉120克、核桃仁200克。共为细面,为1个疗程量,分20天服完,每日1次,每次16克。另服骨髓汤(猪、羊、牛骨皆可),量不限。临床观察:王作人等以上方治疗1例脑积水患儿,上方用5个疗程后,头围由55.2厘米缩为50.1厘米,骨缝已愈合,囟门基本闭合。上方继进

2个疗程而治愈。2年后随访,和正常同年龄组儿童基本相同。③

3.阴虚型 症见形瘦神疲,面色无华,哭闹不安,前囟隆起,头皮光急,青筋浮露,颅缝裂开,前额宽大,白睛显露,黑睛下沉,呈"落日状"。舌质淡红,苔白腻,指纹淡滞。证属先天不足,髓海空虚,脾不健运,水湿停聚。治宜补肾填髓、健脾利水。

(1)基本方 药用补骨脂5克、枸杞子8克、淮山药10克、白术10克、茯苓10克、炒薏苡仁10克、车前子10克、半夏6克、陈皮6克、怀牛膝6克、泽泻6克、桂枝4克。每日1剂,加水500毫升,文火浓煎至100毫升,不拘时服。临床观察:先后服药27剂,临床治愈1例婴儿脑积水。2年半后随访,患儿已会走路讲话,神情活泼,智力如常,头围54厘米,前囟闭合。④

(2)六味地黄汤加味 药用熟地黄10克、淮山药10克、山茱萸10克、茯苓6克、牡丹皮6克、泽泻6克、木通12克、车前子(包煎)30克。每日1剂,水煎服。临床观察:龙锦烺治疗1例婴儿脑积水,连进6剂,症状减轻,说明药已对证,又进12剂,囟门明显缩小,唯胃纳稍差,原方加党参、白术以开胃健脾,连服21剂后进食好,头围由原来的50厘米缩小至45.5厘米,前囟由5厘米×6厘米缩至2厘米×1厘米,守原方再进8剂,共住院48天,病告痊愈而出院。⑤

(3)地黄丸加味 药用熟地黄12克、何首乌12克、山茱萸9克、山药9克、茯苓9克、沙苑子9克、桑寄生9克、肉苁蓉9克、牡丹皮6克、泽泻6克、车前子6克、续断6克。每日1剂,水煎服。临床观察:张道元治疗1例婴儿脑积水,共治3个月余,患儿症状消失,1年后追访,患儿颅缝已合,囟门平坦,也已关闭。⑥

4.阴阳两虚型 方用双胶双角合六味地黄汤:鹿角胶(烊化)、阿胶(烊化)、羚羊角(另炖兑

① 华荣,等.张学文教授治疗小儿脑积水的经验[J].陕西中医,1991,12(8):337.
② 史淑琴.中医药治疗小儿脑积水三例[J].黑龙江中医药,1991(2):27.
③ 王作人,等.先天性脑积水治验[J].山东中医杂志,1985(2):42.
④ 郭锦章,等.婴儿脑积水治验[J].江苏中医杂志,1986(5):5.
⑤ 龙锦烺.脑积水[J].广西中医药,1982(5):36.
⑥ 张道元.解颅(脑积水)一例治验[J].中医杂志,1966(3):14.

服)、犀角(水牛角代)(冲服)、当归、熟地黄、牡丹皮、猪苓、茯苓、泽泻、葶苈子、茺蔚子、山药、山茱萸。每日1剂,水煎服。补肾益髓,益气养血,清热解毒,渗湿利水。临床观察:王修忠用上方治疗先天性慢性脑积水患儿255例,经2年以上随访189例统计优良率为84.1%,总有效率95.2%。[1]

5. 毒热型 症见头痛,恶心,视物不清等症。重者精神萎靡、迟钝,面色青滞,烦躁惊悸、抽搐等。治宜清热解毒,通窍利水。药用蒲公英、漏芦、金银花、菖蒲、路路通、黄芩、白茅根、木通、牡丹皮。每日1次,水煎服。临床观察:刘春圃等用上方共治疗187例脑积水患儿,认为先天性脑积水患儿大部分是属于热证的,极少数也有因禀赋不足、脾肾虚弱而致病。临床虽分为耳源性、交通性、先天性、良性颅内压增高脑积水4型,其治疗主要选择通络开窍的方法,故对于各种类型,都不同程度地选用了利水之剂。结果:痊愈106例(56%),好转53例(28%),有效22例(12%),无效6例(4%)。治愈患者中,90%于半年内获效。[2]

经 验 方

1. 六味地黄丸加减 熟地黄6克、山药6克、炒益智仁6克、炙补骨脂6克、茯苓皮9克、车前子9克、猪苓9克、肉桂3克、木香3克、山茱萸4克、牡丹皮4克、炒泽泻4克、炒鸡内金4克、甘草4克。韩亚平等用上方治疗脑积水患儿1例,家长诉服药后患儿整体症状有所改善,饮食睡眠可,活动量增加,近3个月未发生手足抽搐,现可独立行走数米,精神可,继服中药。[3]

2. 五苓散 桂枝9克、茯苓12克、猪苓12克、泽泻12克、白术12克、泽兰20克、牛膝15克。随症加减:气虚者,加用黄芪20克、党参12克;血虚者,加用阿胶15克、当归12克;月经不调

者,加用益母草15克;食欲不振者,加用鸡内金12克。每日1剂,水煎服,分2次服用。马建军等用上方加减治疗脑积水患者100例,随机分为观察组与对照组各50例。结果:观察组患者无效5例,有效21例,显效24例。总有效率90.0%;对照组患者无效13例,有效17例,显效20例。总有效率74.0%。观察组总有效率高于对照组,差异具有统计学意义($P<0.05$)。结论:证明五苓散对颅脑外伤后脑积水患者有着良好的治疗效果,并发症的发生率大大下降,值得临床应用。[4]

3. 化瘀消水汤 丹参30克、三七6克、炒蒲黄15克、酒大黄6克、茯苓30克、猪苓15克、泽泻20克、桂枝6克、细辛3克、清半夏15克、石菖蒲9克。化瘀利水,标本同治。适用于交通性脑积水急性期。上药共同作用,达祛瘀、消水之功。[5]

4. 化瘀消水散 黄芪120克、人参60克、生白术60克、干漆炭60克、血竭60克、浙贝母60克、西红花15克、莪术30克、乌贼骨30克。共研极细粉,每次3克,每日2次。补气活血,固本为要,适用于交通性脑积水缓解期,疗效显著。[6]

5. 半夏天麻白术汤 半夏15克、天麻10克、白茯苓20克、橘皮15克、白术20克、黄柏9克、干姜10克、苍术10克、黄芪30克、泽泻20克、人参10克、炒曲15克、麦芽30克。随症加减:头痛者,加用全蝎6克、乳香15克、没药15克、三七粉(冲服)3克;畏寒呕吐者,加吴茱萸10克;便秘,加大黄6克、桃仁10克;神智不清,加石菖蒲、红花,肢体活动障碍,加桑枝、鸡血藤、地龙;早产儿鸡胸、囟门不合,加龟甲15克、黄精9克。每日1剂,水煎服,早晚各服250毫升。李娟等将38例脑积水患者随机分为治疗组和对照组各19例,两组均予20%甘露醇注射液125~250毫升静脉点滴,每12小时1次或每8小时1次,配合口服乙酰唑胺0.25克,每日2~3次,两组在观察期间均给予常规对

[1] 王修忠,等.中西医结合治疗先天性慢性脑积水[J].陕西新医药,1982(3):16.
[2] 刘春圃,等.中医治疗脑积水的经验体会[J].新医药学杂志,1978(5):4.
[3] 韩亚平,何平,等.六味地黄丸加减儿科疾病新用验案举隅[J].广西中医药,2017,40(3):43-44.
[4] 马建军,等.五苓散对颅脑外伤后脑积水预防与控制的治疗研究[J].中国实用医药,2017,12(5):103-105.
[5] 程率芳,等.王松龄教授治疗交通性脑积水经验[J].四川中医,2015,33(6):8-9.
[6] 同上.

症、支持治疗,同时注意水电解质平衡治疗。治疗组在此基础上加服半夏天麻白术汤,每日1剂。两组均以15日为1个疗程。结果:半夏天麻白术汤加味治疗慢性脑积水在缓解患者临床症状、控制病情发展等方面有一定优势,值得推广应用。[1]

6. 培元化瘀方 生地黄、熟地黄、生晒参、肉苁蓉、黄精、鹿角胶、黄芪、当归、桃仁、地龙、川芎。每日1剂,水煎,分早晚服,30日为1个疗程。范小璇等治疗24例脑积水患儿并选取24例正常小儿作为对照组。结果显示培元化瘀方治疗脑积水疗效显著,能明显降低脑积水患儿脑血流阻力,改善大脑供血,从而减轻脑积水引起的脑损害。[2]

7. 贺文亮等经验方 ① 号内服方(通脑消水丹),药用黄芪12克、三七3克、赤芍6克、防风6克、商陆(醋制)6克、琥珀6克、全蝎6克、蜈蚣3条、车前子9克。共研细末,每次1.5～3克。用温开水送服。② 号内服方(补脑益智丹),药用紫河车15克、龟甲胶15克、山茱萸15克、茯苓15克、泽泻15克、鹿角胶10克、熟地黄20克、山药30克、三七参6克、琥珀6克、神曲12克、砂仁12克。收膏备用,每次10～30毫升,每日2次,用温开水送服。③ 号外吸方(三香消水丹),药用苦丁香30克、白丁香6克、麝香1.5克,共为细末,装瓶备用。每次吸少许于鼻中,每日3次。贺文亮等用上方治疗5例脑积水患儿,其中3例痊愈,1例显效,1例有效。[3]

8. 史存娥经验方 白术10克、枳壳3克、云苓30克、泽泻15克、茵陈30克、丹参10克。每日2煎,共取200毫升药液,少量多次服完,可加白糖适量调味。史存娥治疗2例脑积水男童,1例9个月患儿,1例6个月患儿,均为6剂症减,15剂病基愈。加强巩固治疗,又坚持服药2个月,最后复做CT复查示原脑积水消失。[4]

9. 补肾地黄丸 熟地黄6克、山药7克、山茱萸6克、牡丹皮5克、泽泻5克、茯苓5克、牛膝7克、鹿茸(研末冲)1克、人参(另煎兑服)2克、黄芪10克、白术5克、桂枝4克、猪苓4克、麝香(冲)0.01克、地龙4克。每日1剂,水煎服。谢丽珍治疗先天性脑积水患儿1例,疗效满意,1年后随访未复发。智力正常,能走会跑,健如常儿。[5]

10. 通窍活血汤加减 丹参、赤芍、川芎、桃仁、红花、当归、茯苓、川牛膝、白茅根、益母草、麝香(冲服)、生姜、大枣、老葱。水煎服,加黄酒为引。全方以活血化瘀、利水降浊、醒脑通窍为治则,并应根据不同证情灵活化裁。一般茯苓、川牛膝用量宜重。随症加减:瘀象重者,加用三七粉冲服,或用丹参注射液2～4毫升,肌肉注射,1次/日;对于先天性解颅,可加鹿角胶、桑寄生等药以补肾填精;抽搐者,加钩藤、僵蚕、羚羊角(先煎),若羚羊角缺无者可用山羊角代之;因外伤所致者,可加苏木、血竭、西红花等药;在此病后期,可加用杜仲、桑寄生、鹿角胶、黄芪等补益之品以扶助正气。以上各药的具体用量可据患儿的年龄而定。每日1剂,水煎,以黄酒送服,必要时可同时使用西药利尿剂。张学文用上方加减治疗脑积水患儿1例,疗效颇为满意。[6]

11. 导水丹 苦丁香3克、白丁香0.3克。上药共为极细末,每次吹入鼻内少许,每日2～3次,使鼻流黄水,脑中积水可渐渐消退,症状缓解。[7]

12. 皂角膏 皂角1500克、艾叶60克、麝香0.9～1.5克。选择胖大无虫蛀的皂角,去籽研碎,和艾叶共放锅内,加水7500毫升,武火煎煮2小时,然后用纱布过滤液加热浓缩,不断搅拌,当药液表面起大花时,要不断用小铁铲铲动药液和铁锅的接触面,以免黏稠的药液在锅上粘连过多,浓缩至用筷子蘸药液扯出3～5寸长的黏条时,将锅

① 李娟,等.半夏天麻白术汤加味治疗脑积水临床观察[J].临床合理用药,2015,8(2B):53-54.
② 范小璇,等.培元化瘀方对脑积水患儿脑血流阻力的影响[J].中医药学报,2015,43(5):92-94.
③ 贺文亮,等.中医治疗脑积水5例疗效分析[J].内蒙古中医药,2011(1):36-38.
④ 史存娥.中医中药治疗脑积水、病脑、癫痫[J].医学刊,2008(3):98-100.
⑤ 谢丽珍.补肾地黄丸加味治愈先天性脑积水1例[J].中国中医急症,2006,15(11):1295-1296.
⑥ 张惠云,等.张学文教授辨治小儿脑积水用药方法介要[J].陕西中医,2005,26(10):1070-1071.
⑦ 赵法新.乡村中医临证大全[M].北京:中医古籍出版社,2001:667-670.

离火,稍冷后,放入麝香,搅拌均匀装入瓷质容器内备用。用时将患儿的头发剃去洗净,将皂角膏均匀地涂敷于整个头部,颅缝和前囟涂药稍后些,用白布将整个头部包扎严密,再用胶布固定,每2个月更换膏药1次,共用3～5次,膏药涂后,患儿可有哭啼不安,但一般不需处理,1周后小便增多,3周后可见疗效。[①]

13. 针灸透刺 主穴百会透四神聪,风府透哑门,风池透大杼、大椎。备穴三焦俞透肾俞,水分透中极,足三里透阴陵,阴陵透阳陵,三阴交透复溜。以上穴位可根据病情分组轮换。[②]

14. 升降散化裁 蝉蜕15克、僵蚕15克、大黄6克、蒲黄6克、红花6克、瓜蒌皮20克、生姜皮20克。每剂浓煎100毫升,小于6个月者为2日量,大于6个月者为1日量。何淑君等用上方治疗婴幼儿脑积水21例。结果:治愈20例,治愈率95.2%。[③]

15. 封囟散 通草、白芷、露蜂房、青皮、陈皮、蝉蜕、僵蚕、红花各等份。上药为末。2份药粉配1份面粉、童便和60度白酒制的5%鲜桂花药酒(简称药酒)各半,调成稀糊状,敷于剃光头发的前囟处,连续用药酒润湿药糊,以药糊不干裂为佳,夜间停药酒湿润,每24小时换药1次。何淑君等用上方治疗婴幼儿脑积水21例,治愈20例,治愈率95.2%。[④]

16. 葛传富自拟方 甘遂(装入胶囊服)8克、猪苓30克、茯苓30克、泽泻30克、车前仁30克、丹参20克、红花20克、川芎20克、䗪虫20克、赤芍20克、白芷10克、僵蚕10克、枸杞子10克、枣皮10克。随症加减:气血虚弱,加当归、熟地黄、黄芪;头痛如锥刺,加全蝎、蜈蚣;痰浊壅塞,加胆南星、石菖蒲;肝肾亏损,加首乌、牛膝、鹿胶;伴脑梗塞肢体瘫痪,加地龙、桃仁、水蛭;大便秘结,加

生大黄、芒硝。每剂药用水600毫升浸30分钟,以武火煎开改用文火煎20分钟,取药液400毫升,分4次服完,每日1剂。治疗半个月为1个疗程,一般4个疗程。葛传富等用上方治疗7例外伤性脑积水患者,治愈5例,显效2例。[⑤]

17. 熄风通络方 羚羊角粉(冲服)0.2克、钩藤10克、僵蚕10克、姜黄10克、制大黄10克、蝉蜕3克。随症加减:肾虚明显,加熟地黄10克、山茱萸10克、泽泻10克;小便不利或小便短赤,加猪苓10克、茯苓10克、车前子(包煎)10克;神志不清,加石菖蒲10克、郁金10克;气虚血亏,加黄芪15克、当归10克;气滞血瘀,加赤芍10克、丹参15克;食滞内停,加鸡内金10克、焦三仙各10克。刘弼臣用上方治疗32例脑积水患儿,其中显效13例,占40.6%;有效11例,占34.4%。总有效率75.0%。[⑥]

18. 针灸疗法 以温通督脉、补肾益髓、健脾利水为治则。以督脉经穴为主,选取百会、四神聪、风府、大椎、腰阳关、绝骨、肾俞、脾俞、足三里、阴陵泉、太溪。操作方法为百会透四神聪,风府、大椎、腰阳关直刺1～1.2寸,得气后提插补法,施手法1分钟;绝骨进针得气后用捻转提插补法1分钟;足三里、太溪、三阴交得气后用捻转补法1分钟;肾俞、脾俞向脊柱斜刺1.5寸用捻转补法1分钟;阴陵泉得气后用捻转泻法1分钟。每日针1次,留针40分钟,隔20分钟,重复施手法1次。另予熏灸器灸百会穴,每日2次,每次约1根艾条(南京同仁堂产清艾条)。张道宗等用上法治疗14例脑积水患儿,显效5例,有效6例,无效3例。显效率35.7%,总有效率78.6%。[⑦]

19. 刘春圃经验方 先天性脑积水属虚证者,药用山茱萸、枸杞子、桑椹、茯苓、山药、薏苡仁、生地黄、熟地黄;先天性脑积水属实证者,药用鱼枕

① 吴大真,余传隆.中医辞海·下册[M].北京:中国医药科技出版社,1999:345-346.
② 同上.
③ 何淑君,等.中西医结合内外综合疗法治疗婴幼儿脑积水21例疗效观察[J].新中医,1998,30(4):19-21.
④ 同上.
⑤ 葛传富,等.中药治疗外伤性脑积水7例体会[J].实用中医药杂志,1995(5):7-8.
⑥ 徐荣谦,刘弼臣.熄风通络法治疗小儿脑积水32例[J].北京中医药大学,1995,18(1):26-27.
⑦ 张道宗,等.针药并用治疗脑积水14例临床观察[J].江苏中医,1995,16(9):27.

骨、冬瓜皮、土鳖虫、抽葫芦、茯苓皮、路路通、甲片、决明子、石菖蒲、广郁金。刘渺等根据刘春圃经验用上方治疗各种脑积水530例，治愈322例，治愈率60.75%；好转135例，好转率25.47%；有效45例，有效率8.49%；无效率3.39%；死亡10例，死亡率1.89%。①

20. 健脑利水散 熟地黄45克、山茱萸45克、茯苓30克、黄芪30克、山药30克、牛膝30克、车前子30克、泽泻25克、白术18克、石菖蒲18克、牡丹皮15克、白芍15克、川芎15克、高丽参12克、当归12克、鹿茸10克、甘草10克，为细末，作1个疗程量。随症加减：低热、苔黄者，上方加黄芩25克、金银花25克；高热神昏、抽搐者，加服安宫牛黄丸。每日3次，每次5克，分26天服完。李光琰以此方加减治疗13例脑积水患儿，治愈8例，好转4例，无效1例。治愈率62%，总有效率92%。②

21. 通窍活血利水汤 当归3～9克、赤芍3～9克、川芎3～9克、红花3～9克、桃仁3～9克、丹参3～9克、黄芪3～9克、地龙3～9克、全蝎3～9克、车前子3～9克、川菖蒲3～9克、麝香0.3克、葱白1根、大枣3枚。随症加减：若眼球震颤者，加天麻、钩藤、僵蚕；眼球下旋者，重用黄芪。内服配合外用活血通水膏，以上内外兼治，30天为1个疗程，中间休息3～7天。宋虎杰用王清任通窍活血法治疗7例脑积水患儿，痊愈4例，显效2例，有效1例。③

22. 活血通水膏 红花60克、艾叶60克、皂角1 500克、麝香1克。将前3味加水2 500毫升，煎2小时后去渣取汁，浓缩至药液能吊起如线为止，再加入麝香调匀，装入瓶内密封，置冰箱或加防腐剂备用。用时先剃光患儿头发，将活血通水膏均匀涂于头上，颅缝及囟门处适当涂厚，然后再用绷带包裹，每日早、晚用温水湿敷绷带各1次，使其保持一定的湿度，每周换药1次。配合内服通窍活血利水汤，内外兼治，30天为1个疗程，中间休息3～7天。宋虎杰用王清任通窍活血法治疗脑积水患儿7例，其中痊愈4例，显效2例，有效1例。④

中 成 药

1. 鹿芪脑窍通颗粒 组成：牛膝、杜仲、熟地黄、山茱萸、鹿角胶、炙黄芪、山药、茯苓、泽泻、牡丹皮、桂枝、车前子、冬瓜皮（批准文号：陕药制字Z20110010，规格：5克/包）。用法用量：8岁以上3袋/日，8岁以下2袋/日，分3～4次口服。临床应用：冯涛珍等将56例脑积水患儿随机分为治疗组和对照组各28例。对照组在基础治疗的基础上采用氢氯噻嗪加小牛血清去蛋白水解物注射液对症治疗。氢氯噻嗪1～2毫克/（千克·次），每日3次；小牛血清去蛋白水解物注射液5毫升/次，每日1次。治疗组口服鹿芪脑窍通颗粒和桂苓脑路通颗粒加针灸治疗，两药的用法用量相同。结果：治疗组痊愈10例，显效8例，有效8例，无效2例，总有效率92.9%；对照组痊愈5例，显效6例，有效7例，无效10例，总有效率64.3%。⑤

2. 脑康灵胶囊 组成：川芎、红花、人工牛黄、石菖蒲、地龙、茯苓皮、冰片（院制剂室研制）。用法用量：每粒0.4克，每日3次；2岁以下，每次2粒；2～3岁，每次3粒；3～7岁，每次4粒；7岁以上，每次5粒，饭前温开水送服。临床应用：宋虎杰用上方治疗脑积水患儿60例，有效率91.67%。⑥

① 李佑生.小儿脑积水中医证治研究概况[J].中医药学报，1993(2)：48－52.
② 崔明.李光琰脑病验案三则[J].中医杂志，1992(2)：13－14.
③ 宋虎杰.通窍活血法治疗脑积水7例报告[J].新中医，1991(7)：22－24.
④ 同上.
⑤ 冯涛珍，宋虎杰，等.中西医结合治疗脾虚水泛型小儿脑积水[J].吉林中医药，2016,36(7)：686－688.
⑥ 宋虎杰.脑康灵胶囊治疗小儿脑积水临床与实验研究[D].济南：山东中医药大学，2005：1－4.

癫 痫

概 述

癫痫是以突然仆倒、昏不识人、口吐涎沫、两目上视、肢体抽搐、惊掣啼叫、喉中发出异声、片刻即醒、醒后如常人为特征,具有反复发作性特点的一种疾病。本病主要指西医学癫痫强直阵挛性发作。癫痫的患病率为 3‰～6‰,约 80% 的患儿可获完全控制,其中大部分能正常生活和学习。

癫痫临床表现为猝然仆倒、不省人事、两目上视、牙关紧闭、口唇紫绀、口吐涎沫、喉中痰鸣、惊掣啼叫、项背强直、角弓反张、四肢抽搐、二便失禁等,具有突发突止、时间短暂、自行缓解、醒后如常人、反复发作的特点。若一次发作持续时间超过 30 分钟,或多次发作时间超过 30 分钟,期间意识不恢复者,为癫痫持续状态。发作前可有头晕、胸闷、惊恐尖叫、恶心、腹部不适、心神不宁、幻听或幻视等先兆,也可无发作前兆;发作后可有朦胧、嗜睡、短暂瘫痪、头痛或恢复正常等不同表现。部分患儿发作有明显的诱因,常见的有发热、感染、精神高度紧张(如玩电子游戏)、疲劳、睡眠不足、过度换气、情感波动、饥饿或过饱,以及视听觉刺激、预防接种等。患儿常伴不同程度的心理、行为、精神、认知等功能障碍,影响生活质量。

癫痫中医名曰"痫病",又名"羊癫疯""羊角风",首见于《黄帝内经》,并提出了"胎病""癫疾"的病名。《素问·奇病论》曰:"人生而有病癫疾者……病名为胎病,此得之在母腹中时,其母有所大惊,气上而不下,精气并居,故令子发为癫疾也。"此文献提出痫病发病与先天因素有关。《三因极一病证方论》又指出:"癫痫病,皆由惊动……逆于脏气。"即痫病与惊恐关系密切。《丹溪心法》则认为"无非痰涎壅塞,迷闷孔窍"而成,即与痰邪关系密切。明代龚信在《古今医鉴·五痫》中提出:"原其所由,或由七情之气郁结,或为六淫之邪所干,或因受大惊恐……"认为痫病与情志、外邪、惊恐等关系密切。至清代王清任时期,于《医林改错》明言:"试看痫症,俗名羊羔风,即是元气一时不能上转入脑髓。"提出痫症发生与元气虚衰密切相关,又创龙马自来丹、黄芪赤风汤治疗瘀血所致的痫症。近年来各位医家总结前人丰富的理论与临床经验,对痫病的认识不断深入。

辨 证 施 治

1.《中医儿科临床诊疗指南·小儿癫痫》(修订)分 5 型

(1)惊痫型 症见起病前常有惊吓史,发作时惊叫,吐舌,急啼,惊惕不安,神志恍惚,面色时红时白,四肢抽搐,神昏;平素胆小易惊,精神恐惧或烦躁易怒,寐中不安;舌淡红,苔白,脉弦或脉乍大乍小,或指纹青。治宜镇惊安神。方用镇惊丸(《证治准绳》)加减:茯神、麦冬、朱砂(冲服)、远志、石菖蒲、酸枣仁、胡黄连、珍珠母(先煎)、胆南星、钩藤(后下)、天竺黄、水牛角(先煎)、甘草。随症加减:发作频繁者,加蜈蚣、全蝎、僵蚕、白芍;夜间哭闹者,加煅磁石(先煎)、琥珀粉(冲服);头痛者,加菊花、石决明(先煎)、川芎。

(2)痰痫型 症见发作时瞪目直视,喉中痰鸣,痰涎壅盛,四肢抽搐;平素面色少华,口黏多痰,胸闷呕恶,可伴有智力低下、神识呆滞;舌淡红,苔白腻,脉滑或指纹紫滞。治宜豁痰开窍。方用涤痰汤(《奇效良方》)加减:石菖蒲、胆南星、法半夏、党参、茯苓、橘红、枳实、竹茹、甘草。随症加减：点头、发作频繁者，加天竺黄、琥珀粉（冲服）、莲子心；头痛者，加菊花、苦丁茶；腹痛者，加白芍、延胡索、川楝子；呕吐者，加代赭石（先煎）；若痰火扰神，症见发作抽搐有力，意识丧失，伴急躁易怒、心烦失眠、目赤口苦、便秘溲黄、舌红苔黄或黄腻、脉滑数者，可用礞石滚痰丸加减。

（3）风痫型　多由外感发热引起。症见发作时突然仆倒，两目上视或斜视，牙关紧闭，口吐白沫，口唇及面部色青，颈项强直，全身强直或四肢抽搐，意识不清；舌红，苔白，脉弦或弦滑，或指纹浮。治宜熄风止痉。方用定痫丸（《医学心悟》）加减：天麻、浙贝母、胆南星、法半夏、陈皮、茯苓、丹参、麦冬、石菖蒲、远志、全蝎、僵蚕、琥珀粉（冲服）、朱砂（冲服）。随症加减：高热者，加石膏（先煎）、连翘、黄芩；大便秘结者，加大黄（后下）、芒硝（溶服）、芦荟；烦躁不安者，加胡黄连、淡竹叶；感受风寒而发病者，加防风、羌活。

（4）瘀痫型　既往产伤史、脑外伤史或颅脑感染史；发作时间有周期性，发作时头目晕，神识不清，单侧肢体或四肢抽搐，抽搐部位、形式固定，或肢体麻木，或头部刺痛、痛有定处；舌紫黯或有瘀点，苔少，脉涩或指纹沉滞。治宜活血化瘀。方用通窍活血汤（《医林改错》）加减：赤芍、川芎、桃仁、大枣、红花、老葱、生姜、麝香（冲服）。随症加减：头痛剧烈、皮肤枯燥色紫者，加阿胶（烊化兑服）、丹参、五灵脂；大便秘结者，加火麻仁、芦荟；若气滞血瘀者，宜疏肝理气、活血通络，可予柴胡疏肝散化裁。

（5）虚痫型　以肾精亏虚证多见。常表现为发病年久，屡发不止；发作时多以瘛疭抖动为主要表现，年长女孩发作往往与月经周期有关，月经逾期不行，行经前易发作；平素体质较差，面色无泽，时有头晕，神疲乏力，少气懒言，腰膝酸软，四肢不温，睡眠不宁，反应低下；可伴智力发育迟滞；舌淡或淡红，苔白，脉沉细无力或指纹淡红。偏脾气虚弱者，多面色无华，神疲乏力，少气懒言，纳呆便溏，舌淡，苔腻，脉细弱或指纹淡红；偏肝肾阴虚者，多神思恍惚，面色晦暗，头晕目眩，两目干涩，健忘失眠，腰膝酸软，大便干燥，舌红少苔或少津，脉细或指纹紫滞。治宜益肾填精。方用河车八味丸（《幼幼集成》）加减：紫河车（研末吞服）、熟地黄、牡丹皮、泽泻、鹿茸（研末冲服）、茯苓、山药、制附子（先煎、久煎）、桂枝、五味子、麦冬。随症加减：抽搐频繁者，加鳖甲（先煎）、白芍；智力迟钝者，加益智仁、石菖蒲；大便稀薄者，加白扁豆、炮姜。若偏脾气虚弱者，以健脾益气为主，可予六君子汤化裁；偏肝肾阴虚者，以滋补肝肾为主，常予六味地黄丸或大定风珠加减。[1]

2. 李新民等分4型

（1）痰浊迷窍型　症见发则神志丧失，或神志恍惚，自言自语。两手戏弄，夜间游走，或来回走动，原地转圈，伸舌舐唇，吞咽咀嚼，摸索寻找，幻视幻听，或仅表现神志丧失，移时自解，疲倦思睡。患儿对发作期的表现除先兆外一概遗忘。舌苔白腻，脉滑。方用基本方：石菖蒲10克、胆南星9克、青果9克、半夏9克、青礞石15克、陈皮6克、六曲6克、枳壳6克、川芎3克、沉香2克。7岁以下者用量酌减。随症加减：因惊致痫者，选加琥珀、朱砂、远志。

（2）痰浊动风型　症见发作时可见眼睑颤动，昏仆抽搐，或颈部强直扭转，神志多完全丧失，舌苔白，脉弦滑。方用基本方酌加僵蚕、钩藤、生铁落。

（3）痰火壅盛型　症见发则哭啼傻笑，骂詈叫嚷，不避亲疏，或毁物伤人。时伴有肢体抽搐，移时自解，过后患儿不能回忆。平素性情固执，心烦易怒，大便干结。舌质红苔黄，脉弦数。方用基本方选加黄芩、栀子、代赭石。

（4）正气偏虚型　症见反复发作病程较长，面㿠纳呆，反应迟钝，智力低下，体倦神疲，甚则站立不稳，脉沉弱。方用基本方加太子参、茯苓。

每日1剂，水煎服。每周复诊1次。3～6个月后部分患儿改用散剂（由半夏、石菖蒲、胆南星、青果、陈皮、枳壳、沉香等组成），随症加用"药引"：

① 马融，等.中医儿科临床诊疗指南·小儿癫痫（修订）[J].中医儿科杂志，2017，13（6）：1-6.

脾虚,用太子参;动风,用钩藤;便秘,用草决明。4岁以下每次1~2克,4~7岁每次2~3克,7岁以上每次3~5克,沏汤送服,每日3次。临床观察:李新民用上方辨证治疗小儿精神运动性癫痫38例,其中痰浊迷窍型16例,痰浊动风型8例,痰火壅盛型8例,正气偏虚型6例。参照1979年青岛癫痫会议全国执行方案中的疗效评定标准统计疗效。结果:显效24例(63.2%),有效5例(13.1%),效差3例(7.9%),无效6例(15.8%)。总有效率76.3%。疗程最短24周,最长78周,平均40.1周。①

3. 刘殿文等分2期

(1)发作期　方用醒神化痫丸:太子参、麦冬、五味子、橘红、胆南星、茯苓、僵蚕、钩藤、珍珠母(先煎)、丹参。每日1剂,水煎分2次服。结合临床辨证,随症加减治之。

(2)缓解期　方用益智聪明丹:太子参、麦冬、五味子、菖蒲、益智仁、黄芪、枸杞子、黄精、广陈皮。水煎服,每日2次。结合临床随症加减治之。临床观察:刘殿文等用上方治疗小儿癫痫30例,显效11例,好转14例,无效5例。总有效率83%,无效率17%。②

4. 朱文中等分3型

(1)痰火偏盛型　症见发病急速,神昏吼叫,口吐痰沫,抽搐有力。平时多见胸腹满闷,大便干结,心急易怒。舌质红,苔腻或白或黄,脉滑。方用化痫止抽Ⅱ号方:青礞石360克、全蝎60克、地龙400克、胆南星240克、白矾240克、牵牛子600克、天麻100克、沉香100克、红花180克、钩藤120克、法半夏120克、桃仁120克、生大黄120克、石菖蒲2 500克、人工牛黄10克。将石菖蒲2 500克水煎5次,去渣,合并煎液,再将其余药物共粉碎为细面,掺入此药液中,制颗粒压片,每片重0.3克。

(2)肝风偏盛型　症见抽搐频发,全身抽动,肢体强直,运动障碍,两眼发直,牙关紧闭,或神昏,或神清。平时多急躁,夜寐不宁,易受惊恐诱发。舌尖边红,苔黄或白,脉偏弦。方用化痫止抽Ⅰ号方:天南星120克、僵蚕120克、白矾120克、白附子120克、红花120克、法半夏60克、全蝎60克、桃仁60克、天竺黄60克、天麻50克、黄连30克、蜈蚣50条。以上药物共粉碎为细面,加黏合剂压片,每片重0.3克。

(3)正气偏虚型　症见抽搐无力,少气懒言,体倦神疲,面色无泽,形体消瘦,反应低下。舌质淡苔白,脉弱。方用益智补脑片:黄精300克、黄芪300克、益智仁300克、石菖蒲300克、炙甘草300克、生晒参60克、紫河车60克。先将生晒参、紫河车共研细粉,再将其余药物熬制为膏后兑入生晒参粉、紫河车粉,拌匀,制颗粒压片,每片重0.3克。

以上各方均为1~3岁每次4片,4~7岁每次6片,8~14岁每次8片,14岁以上每次10片,每日3次,白开水送服。临床观察:朱文中等辨证治疗小儿癫痫32例,其中痰火偏盛型17例,肝风偏盛型13例,正气偏虚型2例。结果:显效(Ⅰ号方)4例(12.5%),显效(Ⅱ号方)9例(28.1%),好转13例(40.6%),无效6例(18.8%)。总有效率81.2%。③

经 验 方

1. 推拿治疗　小儿癫痫根据证候分为惊痫、风痫、痰痫和瘀血痫4种类型。惊痫者,补脾经300次,补肾经500次,揉二马200次,捏脊5遍,掐人中10次,拿承山10次,拿百虫10次,揉丰隆2~5分钟,开天门100次,捣小天心200次;风痫者,拿风池10次,清天河水200次,揉总筋50次,推脊柱100次,掐人中10次,拿承山10次,拿百虫10次,开天门100次,捣小天心200次;痰痫者,补脾经200次,擦膻中1分钟,运内八卦100次,掐人中10次,拿承山10次,拿百虫10次,揉丰隆2~5分钟,开天门100次,捣小天心200次;

① 李新民,李少川,等.顺气豁痰法治疗小儿精神运动性癫痫[J].中医杂志,1991(4):26-27.
② 刘殿文,郑艺钟,等.运用强心豁痰法治疗小儿癫痫30例[J].辽宁中医杂志,1987,(1):19.
③ 朱文中,等.应用赵心波老中医经验治疗32例小儿癫痫的临床观察[J].中医杂志,1981(2):27-29.

瘀血痫者,推脾经 300 次,揉合谷 300 次,补肾经 300 次,揉膊阳池 200 次,捏脊 5 遍,掐人中 10 次,拿承山 10 次,拿百虫 10 次,揉丰隆 2～5 次,开天门 100 次,捣小天心 200 次。①

2. 小儿癫痫散　牛黄、合浦珍珠、羚羊角粉、水牛角粉、石菖蒲、金银花、当归、川芎、全蝎、蜈蚣、蝉蜕、党参、黄芪、生甘草。每次 1.5 克,每日 2 次,早晚温开水送服。王英旭等用此方治疗小儿癫痫 3 例,效果良好。②

3. 加味镇心定痫汤　石菖蒲 5～10 克、远志 5～10 克、胆南星 5～10 克、法半夏 5～10 克、天竺黄 5～10 克、僵蚕 5～10 克、白芍 5～10 克、益智仁 5～10 克、柴胡 5～10 克、姜黄 5～10 克、黄连 3～6 克、钩藤 6～12 克、龙齿(先煎)10～20 克、珍珠母(先煎)10～20 克、甘草 3～6 克。每剂药煎煮 2 次,混合药液至 100～300 毫升,每日 1 剂,分 3 次服用,每周服药 5 天,停药 2 天。③

4. 愈痫灵　石菖蒲 6 克、川芎 6 克、黄芩 3 克、红花 2 克、全蝎 2 克、蜈蚣 1 条、僵蚕 5 克、蝉蜕 5 克、胆南星 5 克、天竺黄 5 克、地龙 5 克、牡丹皮 5 克、茯苓 5 克、刺五加 10 克、丹参 10 克、金银花 10 克、冰片(另包,冲服)0.1 克。化痰祛瘀,解毒止痉,开窍定痫。临证应用时,可随症灵活加减。适用于小儿癫痫。④

5. 针刺治疗　穴位取人中、太冲、百会、风池、内关、足三里。人中、太冲用泻法,百会、风池、内关用平补平泻法,足三里用补法,癫痫持续状态选内关、人中、涌泉,用强刺激法。可配合电针治疗。留针 30 分钟,每 10 分钟行针 1 次。每日针刺 1 次,8 日为 1 个疗程,休息 2 日后可进行第 2 个疗程。随症加减:风痫,加风府、风门;瘀痫,加三阴交;痰痫,配丰隆;惊痫,加神门;痫证昼发者,加申

脉,夜发者,加照海。⑤

6. 耳针疗法　取胃、皮质下、神门、枕、心、脑点、肝、肾、脑干等穴位。每次选用 3～5 穴,留针 20～30 分钟,间歇捻针,或埋针 3～7 日;也可用王不留行按压刺激治疗。⑥

7. 艾灸疗法　穴位取大椎、肾俞、足三里、丰隆、间使、腰奇。每次选 1～2 个穴位,采用化脓灸法,隔 30 日灸治 1 次,4 次为 1 个疗程。以上各穴可交替使用。适用于癫痫。⑦

8. 涤痰定痫汤　天麻 6 克、远志 6 克、石菖蒲 10 克、半夏 10 克、钩藤 10 克、桔梗 10 克、僵蚕 10 克、地龙 10 克、浙贝母 10 克、陈皮 10 克、白芍 10 克、甘草 5 克。随症加减:对于抽搐频繁者,加用蜈蚣 3 克、全蝎 5 克;对于纳呆、腹胀者,加用莱菔子 10 克、神曲 10 克;对于痰涎壅盛者,加用白金丸治疗。以上是 6 岁儿童用量,其他年龄酌情增减。适用于小儿癫痫。⑧

9. 平痫汤　丹参 10 克、郁金 10 克、石菖蒲 10 克、远志 10 克、胆南星 10 克、地龙 10 克、赤芍 10 克、僵蚕 10 克、钩藤 10 克、天麻 10 克、菊花 10 克、竹茹 10 克、天竺黄 10 克、赭石 10 克、龙骨 10 克、牡蛎 10 克。适用于小儿癫痫。⑨

10. 三虫赭石散　全蝎 75 克、蜈蚣 83 条、白僵蚕 150 克、代赭石 350 克、神曲 350 克。共为细末,每次 1.5 克,每日 2 次(小于 7 岁者酌减),温开水冲服。梁英等用上方治疗 175 例癫痫患儿,治愈 115 例,好转 42 例,未愈 18 例。总有效率 89.71%。⑩

11. 祛痫汤　党参 15 克、柴胡 10 克、黄芩 10 克、白芍 10 克、茯苓 10 克、胆南星 10 克、神曲 10 克、天麻 10 克、钩藤 10 克、生龙骨 10 克、生牡蛎 30 克、羚羊角 3 克、半夏 6 克、炙甘草 6 克。每日 1 剂,加水 400 毫升,煎至 100 毫升,分 2～3 次口

① 肖红,邢家铭.小儿推拿治疗癫痫的临证探微[J].中国民间疗法,2018,26(1):93-94.
② 王英旭,牛兰清,等.小儿癫痫散验案举隅[J].山西中医,2017,33(12):35-36.
③ 鲍茹,等.加味镇心定痫汤对小儿癫痫痰火扰神证认识功能和生活质量的影响[J].中国实验方剂学杂志,2017,23(24):196-201.
④ 全淑林,王净净,等.王净净教授从"痰、瘀、毒"论治小儿癫痫经验[J].山西中医学院学报,2017,18(4):22-24.
⑤ 马融,等.中医儿科临床诊疗指南·小儿癫痫(修订)[J].中医儿科杂志,2017,13(6):1-6.
⑥ 同上.
⑦ 同上.
⑧ 贺小梅.自拟涤痰定痫汤治疗小儿癫痫 29 例观察[J].当代医学,2016,22(12):158-159.
⑨ 马喜凤,等.平痫汤治疗小儿癫痫 35 例[J].中医杂志,2013,4(54):336-338.
⑩ 梁英,等.三虫赭石散治疗小儿癫痫 175 例临床分析[J].中国民康医学,2012,22(24):2731-2732.

服，2个月为1个疗程，2个疗程为1个观察周期。王朝晖用上方治疗42例癫痫患儿，其中痊愈32例，占76.19%；有效9例，占21.4%；无效1例，占2.38%。①

12. 熄痫灵汤　代赭石(先煎)20克、龙胆草10克、白菊花10克、半夏10克、胆南星10克、云茯苓10克、郁金10克、石菖蒲10克、神曲10克、天麻(先煎)10克、赤芍10克、白芍10克、陈皮6克、白矾6克、钩藤(后下)6克、全蝎6克、炙甘草6克。随症加减：脾虚肝旺者，加珍珠母、龙骨、牡蛎以平肝潜阳；内风外动者，加僵蚕、地龙、蜈蚣以熄风止痉；心神不定者，加琥珀、远志、酸枣仁以安神宁心；气滞血瘀者，加桃仁、红花、丹参以活血化瘀。水煎，分3次温服，每日1剂，亦可以3倍剂量共研细末，每次3～6克，每日3次，温开水送服，或用蜂蜜调服。适用于小儿癫痫。②

13. 止痫汤　胆南星10克、钩藤10克、陈皮10克、法半夏10克、茯苓10克、僵蚕8克、当归8克、吴茱萸6克、党参15克、生龙骨(先煎)20克、生牡蛎(先煎)20克、炙甘草6克。随症加减：心火偏旺而烦躁不安者，加黄连3克、麦冬8克、朱茯神5克、朱远志5克；肝火偏旺，头痛剧烈者，加龙胆草6克、菊花8克；惊悸不安者，加小麦15克、琥珀(冲)3克、大枣10枚；频繁抽搐者，加全蝎5克、生铁落(先煎)15克；痰涎壅盛者，加竹沥8克、姜汁10毫升、白矾(冲)0.3克；脾虚者，加黄芪15克、山药10克、炒白术6克；血虚者，加龙眼肉8克、白芍8克；血瘀较重者，加桃仁6克、川芎6克；睡眠不宁者，加夜交藤15克、合欢皮15克；智力迟钝者，加人参(另煎)5克、石菖蒲8克；大便稀溏者，加扁豆8克、炮姜6克；纳呆腹胀者，加神曲6克、莱菔子6克；便秘者，加肉苁蓉8克、火麻仁6克。以上药物每日1剂，水煎取汁，少量频服。3个月为1个疗程。郭亚雄用上方加减治疗140例

癫痫患儿，治愈89例，显效25例，有效16例，无效10例。总有效率93%。③

14. 风引汤　大黄12克、干姜12克、龙骨(先煎)12克、桂枝9克、甘草6克、牡蛎(先煎)6克、寒水石18克、滑石18克、赤石脂18克、白石脂18克、紫石英18克、生石膏18克。随症加减：因惊吓而发病者，加远志10克、炒枣仁10克；体虚明显者，加黄芪15克。每日1剂，水煎服200毫升，分2～3次服用，连续服用1年。刘玉珍等用上方治疗50例癫痫患儿，显效18例，有效19例，无效13例。总有效率74%。④

15. 针刺治疗　穴位取内关、水沟、风池、合谷、太冲、百会、四神聪、后溪、申脉。随症加减：肝肾阴虚者，加三阴交；痰湿壅盛者，加丰隆；瘀血阻络者，加血海。头皮针用运动区、舞蹈震颤区等。每日1次，14次为1个疗程。⑤

16. 穴位埋线　以大椎为主穴，配以百会及癫痫区(晕听区上1厘米)为辅穴，将羊肠线埋入选取腧穴皮肤肌层。1个月治疗1次。李修强用上法治疗60例癫痫患者，4～6个月后，总有效率86.6%。结论：大椎穴为主穴埋线对各发作类型的特发性癫痫都有较好治疗作用，并对癫痫患者的病理性脑电波有一定的改善。⑥

17. 背部穴位埋线　行三角全层缝合针埋植法，常规皮肤消毒，于穴位两侧的埋线进出针部位注入2%利多卡因，使成皮丘，腰俞、上髎穴之中点亦注射使之成皮丘(小儿用量随个体而异，总量不得超过4～4.5毫升/千克)，再将羊肠线穿于三角针上，提捏所埋部位皮肤，从一侧植入穴位中点正中适当深度，由另一侧穿出，剪断肠线两端，再稍提皮肤，盖上无菌敷料，胶布固定。通过刺激背部穴位及神经，进而逆行刺激大脑皮质及自主神经系统功能，使神经调节趋于平衡，从而控制癫痫发作。郭增科用上法治疗163例原发性癫痫患者，

① 王朝晖.自拟祛痫汤治疗小儿癫痫42例[J].实用中医内科杂志,2009,23(9)：81.
② 马忠录.自拟熄痫灵汤治疗小儿癫痫举隅[J].中医儿科杂志,2008,4(3)：40-41.
③ 郭亚雄.止痫汤治疗小儿癫痫140例[J].陕西中医,2008,29(9)：1181.
④ 刘玉珍,等.风引汤治疗小儿癫痫50例[J].陕西中医,2007,28(7)：778-779.
⑤ 杨白燕.针刺治疗癫痫病的临床观察[J].光明中医,2007,1(22)：42-43.
⑥ 李修强.穴位埋线大椎穴为主治疗癫痫60例临床观察[J].中华中西医学杂志,2006,11(4)：19-22.

总有效率95.1％。①

18. 涤痰通关饮 地龙15克、白芷8克、桔梗6克、甘草6克、浙贝母6克、僵蚕6克。随症加减：抽搐频繁者，加全蝎6克、蜈蚣6克以熄风止痉；痰涎壅盛者，加白金丸（郁金、明矾）以祛痰解郁；纳呆、腹胀者，加神曲8克、莱菔子8克以消食导滞。适用于小儿癫痫。②

19. 补天益气治痫丸 紫河车、嫩鹿茸、熟地黄、山茱萸、牡丹皮、建泽泻、茯苓、山药、肉桂、枣仁、麦冬、五味子、制附子。以上诸药共研极细末，炼蜜为丸如梧子大。1～3岁服3～5丸；3～7岁服5～7丸；7～14岁服7～11丸。本方适用于先天禀赋不足（或遗传）或惊恐失调、饮食不节、风邪袭表等累及肝脾肾三经虚损而引起的小儿发痫。③

20. 补脾益气治痫丸 红参、白术、茯苓、甘草、龙骨、炒枣仁、郁金、远志、川贝母、朱砂、钩藤、丹参、麦冬等。以上诸药除朱砂外，用砂锅焙干，共研极细末，炼蜜为丸如梧子大，每日早晨空腹用白开水送服。1～3岁服3～5丸，3～7岁服5～7丸，7～14岁服7～11丸。适用于小儿癫痫。④

21. 通督健脑针刺法 发作期：取百会、人中、合谷；间歇期：取百会、大椎、风池、筋缩、腰奇。腰奇穴选用3寸以上毫针，顺脊柱（督脉）向上沿皮下刺入2.5寸以上，使针感向上传导。随症加减：昼发，加申脉；夜发，加照海；痰多，加丰隆；抽搐不止，加涌泉；心烦、失眠，加神门；胸闷，加内关；纳差，加中脘、足三里。邵素菊用上法治疗121例癫痫患者，总有效率90.08％。⑤

22. 升清降浊止痫汤 葛根15克、柴胡12克、大黄6克、青礞石30克、代赭石30克、旱半夏15克、白矾10克、郁金15克、僵蚕12克、天麻12克、菖蒲12克、南星12克、远志12克、朱茯苓18克、橘红15克、琥珀3克、全蝎4克、蜈蚣3条。琥珀、全蝎、蜈蚣研粉冲服，前药水煎3次，分3次服，每日2次，30剂为1个疗程。随症加减：风痰闭阻型，加党参、白术、山药；痰火内盛型，合龙胆泻肝汤使用；心肾亏虚型，去大黄，加左归丸；脾肾阳虚型，加附子、肉桂、巴戟、仙茅、干姜、红参、焦白术。王生林等用上方共治疗68例痫证患者，临床治愈52例（76.47％），显效12例（17.65％），好转4例（5.88％）。总有效率100％。⑥

23. 辨证穴位埋线 许云祥等以"深纳而久留之，以治顽疾"为指导理论，用安定液浸泡的羊肠线进行辨证选穴埋线。随症加减：风痫型，配风门、大椎；食痫型，配足三里、梁丘；痰痫型，配丰隆、足三里；血瘀型，配膈俞、血海；先天型，配肾俞、命门。每隔20天施治1次，6次为1个疗程。许云祥等用上法治疗癫痫160例，总有效率89.4％。⑦

24. 艾灸治疗 百会、神庭、头维、太阳、耳尖、耳背沟三穴、从风府至长强督脉诸穴、尺泽、委中，每于二十四个节气日上午灸1次，3次为1个疗程。旷秋和用上法治疗50例癫痫患者，经1～6个疗程治疗后，总有效率92％。⑧

25. 加味温胆汤 陈皮4～6克、制半夏4～6克、茯苓4～6克、枳实4～6克、竹茹4～6克、石菖蒲4～6克、远志4～6克、天麻4～6克、天竺黄4～6克、秦艽4～6克、胆南星4～6克、炙甘草1～3克。随症加减：惊痫，加朱砂、茯神安神宁心；风痫，加全蝎、僵蚕熄风止痉；痰痫若痰火壅实，大便秘结，可配用竹沥达痰丸攻逐痰火。若脾虚生痰，可加用六君子汤健脾燥湿除痰；瘀血痫，加当归、川芎活血化瘀。以上各种痫证，若病久不愈，或患儿体质素虚，或发作间期，均加紫河车1～3克，小于3岁者研末冲服，大于3岁者研末装胶

① 郭增科.背部穴位埋线治疗原发性癫痫163例[J].中国民间疗法，2006，14(3)：18－20.
② 徐智.涤痰通关饮治疗小儿癫痫23例观察[J].新疆中医药，2005，23(3)：20－21.
③ 周金兰，等.周天心治疗小儿癫痫临证经验[J].光明中医，2005，20(6)：65－67.
④ 同上.
⑤ 邵素菊.通督健脑针刺法治疗癫痫121例[J].山东中医杂志，2005，24(2)：96－97.
⑥ 王生林，等.自拟升清降浊止痫汤治疗痫证68例[J].国医论坛，2003，1(18)：20－21.
⑦ 许云祥，等.穴位埋线疗法及其在癫痫治疗中的应用[J].中医药信息，2003，1(20)：35－37.
⑧ 旷秋和.时令灯火灸治疗癫痫50例疗效观察[J].针灸临床杂志，2003，19(7)：54.

囊吞服。每日 1 剂,10 天为 1 个疗程,休息 3 天后继续下一疗程,进入第 4 个疗程改 7 天为 1 个疗程,休息 3 天后继续下一疗程,以后根据病情,逐渐减至每周服药 2 剂。疗程安排按先密后疏的原则,发作期与休息期均需服药,如休息日正值发作期,应连续服药;可灵活变动,向后调整休息日;按疗程安排坚持服药 3～6 个月。李普用上方加减治疗 46 例癫痫患儿,临床疗效显著。①

26. 伤痫复元散 熟地黄 10 克、龟甲胶 10 克、鳖甲 10 克、酸枣仁 10 克、五味子 10 克、人参 10 克、益智仁 10 克、川牛膝 10 克、龙骨 15 克、牡蛎 15 克、丹参 15 克、土鳖虫 15 克、菖蒲 5 克、远志 5 克、黄连 5 克、黄芩 5 克、黄芪 30 克。适用于外伤性癫痫。②

27. 安心舒经汤 天麻 9 克、秦艽 9 克、丹参 9 克、牡丹皮 9 克、川芎 9 克、当归 6 克、石菖蒲 6 克、鸡血藤 15 克、桑寄生 12 克、煅石决明 12 克、煅牡蛎 18 克、炒柴胡 3 克、地龙 10 克、炒麦芽 10 克。随症加减:风盛,加钩藤、菊花,去当归、丹参,适用羚羊角,少用虫药;痰盛,加半夏、僵蚕,去丹参、川芎,适用猴枣散,少用石药;热盛,加玄参、黄芩,去鸡血藤、菖蒲,适用紫雪散,少用苦折;有积,去秦艽、柴胡,加炒神曲、火麻仁,总宜饮食消息;有虫,去柴胡、川芎,加芜荑、槟榔,伺机予以驱虫;虚证显现,时时照顾后天之本,以心肝肾为纲,用心遣药。每诊 3～7 剂,浸透,煎浓,滤清,得 150 毫升左右,周岁内每次 10 毫升,2 岁为 20 毫升,依此类推,6 岁以上每次 50 毫升,每日服 3 次。陈玉泉用上方加减治疗 51 例癫痫患儿,临床疗效显著。③

28. 加味甘麦大枣汤(又名双龙含珠饮) 浮小麦 30 克、大枣 4～8 枚、炙甘草 6～10 克、五味子 6～10 克、干地龙 6～10 克、僵蚕 15～20 克、党参 15～20 克、煅龙骨 15～20 克、珍珠末(冲)2～4 支、蝉蜕 8～12 克、制天麻 8～12 克、白术 8～15

克、钩藤 10～15 克、茯神 20～30 克、全蝎 6～12 克。随症加减:属风痰闭阻者,基本方加胆南星、白矾;痰火内闭者,或发作前情绪急躁,头痛失眠,加礞石、竹沥;肝肾亏虚者,基本方加益智仁、山茱萸;心脾两虚者,基本方加黄芪、当归;气滞血瘀者,多见于头痛型癫痫,基本方加三七、川芎。每日 1 剂,水煎 2 次,早晚分服。连服 3 个月为 1 个疗程。李春辉等治疗 48 例癫痫患者,其中痊愈 28 例,占 58.3%;显效 12 例,占 25%;有效 6 例,占 12.5%;无效 2 例,占 4.2%。总有效率 95.8%。其中中医辨证属风痰闭阻和心脾两虚者治疗效果为最好。④

29. 加味磁朱丸 磁石 60 克、代赭石 60 克、清半夏 60 克、生神曲 60 克、熟神曲 60 克、朱砂 30 克。上药各为极细末,充分混匀,和药为丸成桐子大,每日 2 次,每次白水送服 6 克,小儿酌减。30 天为 1 个疗程,服本方第 1 个疗程时,必须同时服用抗癫病西药,第 2 个疗程开始减去西药 1/2 量,第 3 个疗程减 2/3 量,第 4 个疗程停服西药。在控制症状后仍需服用本方 1 剂,方可达到治愈目的。服用本方期间忌食绿豆、生冷辛辣等刺激物。同时切忌愤怒、惊吓、高热、脑外伤等。⑤

30. 涤痰汤加减 太子参、茯苓、半夏、胆南星、青果、石菖蒲、枳实、陈皮、天麻、琥珀(冲服)、羌活、川芎。随症加减:肢体抽搐为主,加生铁落(先煎)、钩藤;意识障碍为主,重用石菖蒲,加青礞石(先煎)、沉香;有颅脑外伤或颅内器质性病变,加丹参、郁金;正气虚,加紫河车(冲服)、黄芪、神曲;大便干,加芒硝(冲服);烦躁忿怒,加黄芩。每日 1 剂,水煎服,取效后制成散剂,每日 1.5～6 克,分 3 次口服。胡思源等用上方加减治疗 105 例癫痫患者,3 个月后,4 级(发作完全控制)48 例,3 级(发作频率减少 75% 以上)24 例,2 级(发作频率减少 51%～75%)18 例,1 级(发作频率减少 26%～50%)9 例,0 级(发作频率减少 25% 以下)6 例。

① 李普.加味温胆汤治疗小儿癫痫 46 例[J].中国中医急症,2002,11(3):217 - 218.
② 张继全,等.伤痫复元散治疗外伤性癫痫 38 例观察[J].实用中医杂志,2000,1(16):6.
③ 陈玉泉."安心舒经汤"治疗小儿癫痫 51 例[J].上海中医药杂志,1998(7):24.
④ 李春辉,等.加味甘麦大枣汤治疗癫痫 48 例疗效观察[J].新中医,1997,29(1):19 - 20.
⑤ 陈纪娟.加味磁朱丸治疗癫痫[J].山东中医杂志,1996,15(9):424.

总有效率 85.71%，脑电图总有效率 89.23%。①

31. 健脑镇痫散 天麻 6 克、钩藤 20 克、天竺黄 10 克、石菖蒲 15 克、地龙 6 克、丹参 15 克、赤芍 9 克、何首乌 15 克、胆南星 9 克、细辛 1 克。每日 1 剂，水煎服，发作控制后改为散剂继续服用以巩固疗效，根据病情，病程巩固 2～3 年。郭玉环等用上方治疗 54 例癫痫患儿，显效 35 例，占 64.8%；有效 15 例，占 27.8%；无效 4 例，占 7.4%。总有效率 92.8%。②

32. 凉膈散加减 大黄 6 克、薄荷 6 克、竹叶 6 克、栀子 10 克、连翘 10 克、黄芩 10 克、槟榔 10 克、甘草 10 克。随症加减：若睡眠较少者，加磁石(先煎)30 克，天麻 30 克；食欲不佳，舌苔黄厚者，加焦神曲 6 克、焦麦芽 6 克、焦山楂 6 克；大便稀者，加大枣 6 枚；易患上呼吸道感染者，加桑叶 10 克、菊花 10 克。每日 1 剂，水煎服，早晚空腹各服 1 次。发作控制后坚持服药半年至 1 年。王作林用上方加减治疗小儿原发性癫痫 10 例，结果：追访 5 年未发作者 5 例，3 年未发作者 2 例，2 年未发作者 2 例，1 例半年后复发。③

33. 葛根全蝎散 葛根 30 克、全蝎 30 克、僵蚕 30 克、朱茯神 20 克、生甘草 10 克。以上药共研极细末。去筋杂，拌匀曝干，贮瓶备用。2～5 岁患者每次服 2 克，6～10 岁每次服 4 克，11～15 岁每次服 6 克，每日 3 次。每日用生铁落 50 克、煅代赭石 30 克，煎水，取水储保温杯，分 3 次送服上方。严忠等用上方治疗小儿癫痫 5 例，均在用药 3～5 天后症状得以控制，随访 2 年未见复发。④

34. 抗痫散 太子参、茯苓、石菖蒲、胆南星、天麻、半夏、橘红、枳壳、沉香、青果、神曲、琥珀、川芎、羌活。随症加减：风痰痫，加天麻、生铁落、代赭石、朱砂；痰浊痫，加天竺黄、瓜蒌；风痰火痫，加

栀子、薄荷、黄连、大黄；风痰瘀痫，加香附、牛膝、益母草；风痰惊痫，加夜交藤、朱砂、生龙齿；风痰虚痫，加党参、白术，伴肾虚者，加服河车八味丸；对于发作频繁、症状较重者，将散剂改为汤剂。马融等用上方加减治疗小儿痫证 73 例，显效 53 例(72.6%)，有效 3 例(4.1%)，效差 5 例(6.9%)，无效 12 例(16.4%)。⑤

35. 柴胡加龙骨牡蛎汤 柴胡 5 克、桂枝 5 克、白芍 5 克、茯神 5 克、党参 5 克、生龙骨 10 克、生牡蛎 10 克、生大黄 1～3 克、半夏 4 克、黄芩 3 克、生姜 3 克、大枣 2 枚。每日 1 剂，浓煎频服。薛玉山用上方治疗婴儿痉挛症 9 例，1 例服药 6 剂，抽搐一度停止，再未坚持服药，随访 8 个月仍有小抽搐，智力低下；其余 8 例服药 12～30 剂，随访 1～2 年，抽搐均停止，未再复发。⑥

附：癫痫持续发作状态

清心凉肝豁痰汤 寒水石 20 克、羚羊角 9 克、钩藤(后下)9 克、石菖蒲 9 克、天竺黄 9 克、僵蚕 8 克、牛黄 8 克、胆南星 8 克、全蝎 3 克。急煎，频频灌服。李腊银用上方治疗小儿持续发作癫痫 8 例，均获显效。⑦

单　方

1. 鲜半夏 组成：鲜半夏。制备方法：取秋季采挖的鲜半夏浸清水 15 天，每日换水 1 次，去除上浮泡沫，置砂锅内煮沸，再以冷水冲洗淘净，连续煮沸 3 次，晒干研末后装入胶囊备用，每粒胶囊约含半夏粉 1 克。用法用量：按患儿病情及年龄酌情考虑，每日 2～3 次，每次 1～2 粒，连续服用 1～2

① 胡思源，等.扶正涤痰标本同治小儿癫痫 105 例[J].辽宁中医杂志，1995，22(3)：130.
② 郭玉环，等.健脑镇痫散治疗小儿癫痫 54 例[J].河南中医，1993，13(2)：71－72.
③ 王作林.凉膈散加减治疗小儿原发性癫痫 10 例[J].中国医药学报，1991，6(2)：41.
④ 严忠，等.葛根全蝎散治小儿癫痫[J].广西中医药，1990，13(2)：22.
⑤ 马融，等.抗痫散为主治疗小儿痫证 73 例临床观察及实验研究[J].北京中医杂志，1988(1)：32.
⑥ 薛玉山.柴胡加龙骨牡蛎汤治疗婴儿痉挛症 9 例[J].甘肃中医学院学报，1987(4)：25.
⑦ 李腊银.清心凉肝豁痰汤救治小儿持续发作癫痫[J].湖北中医杂志，1999，21(4)：163.

年。临床应用：曾莲英等用上法治疗小儿癫痫 58 例，痊愈 10 例（17.3％），好转 41 例（70.7％），无效 7 例（12.1％）。[1]

2. 代赭石　组成：代赭石。临床应用：杨安婷等将 207 例小儿癫痫随机分为治疗组 121 例与对照组 86 例。对照组予苯巴比妥（鲁米那）治疗，开始时可用 3 毫克/千克/天，2～3 次口服。一般不超过 5～6 毫克/千克/天；治疗组予中药代赭石研成细末过筛，给予同剂量药末的干馒头随意食之，两组疗程为 1.5 个月。结果：经 1 个疗程治疗后，治疗组显效 100 例（82.6％），有效 15 例（12.3％），效差 4 例（2.3％），无效 2 例（1.7％）；对照组显效 60 例（69.7％），有效 13 例（15.1％），效差 10 例（11.6％），无效 3 例（3.5％）。治疗组的治愈率高于对照组。[2]

3. 七叶一枝花　组成：七叶一枝花 500 克、瓜蒌 300 克。制备方法：炒黄共研为细末。用法用量：每日 2 次，每次 5 克，加适量白砂糖开水冲服。并用 5 克粉末以白砂糖水调匀做成小饼状，敷于神阙穴上，盖以纱布，每日换药 1 次，3 个月为 1 个疗程。临床应用：曾立嵩用上法治疗 9 例小儿癫痫病，除 1 例未复诊外，8 例痊愈。[3]

中 成 药

1. 医痫丸　组成：白矾、半夏、僵蚕、全蝎、生白附子、胆南星、乌梢蛇、蜈蚣、雄黄、朱砂、猪牙皂。用法用量：每盒 50 粒，成人用量每次 3 克，每日 2～3 次；＜3 岁儿童，每次 1 克，每日 2 次；3～6 岁儿童，每次 1.5 克，每日 2 次；＞6 岁儿童，每次 2 克，每日 3 次。适用于风痫、惊痫、痰痫等证，诸痫时发，两目上窜，口吐涎沫，抽搐昏迷。[4]

2. 镇痫片　组成：胆南星、茯苓、甘草、郁金、红参、莲子心、麦冬、牛黄、石菖蒲、酸枣仁、远志、珍珠母、朱砂。用法用量：每盒 24 片，成人每次 4 片，每日 3 次，饭前服用；＜3 岁儿童，每次 1 片；3～6 岁儿童，每次 2 片；＞6 岁儿童，每次 3 片，每日 3 次。适用于痰痫、惊痫证，症见癫狂心乱，痰迷心窍，神志昏迷，四肢抽搐，口角流涎。[5]

3. 琥珀抱龙丸　组成：胆南星、茯苓、甘草、红参、琥珀、山药、檀香、天竺黄、枳壳、枳实、朱砂。用法用量：每丸 1.8 克，开水化服，每次 1 丸，每日 2 次；婴儿每次 0.6 丸。适用于惊痫、风痫、痰痫证，症见发热抽搐，烦躁不安，痰喘气急，惊痫不安。[6]

4. 礞石滚痰丸　组成：煅青礞石、沉香、黄芩、熟大黄。用法用量：每瓶 6 克，每次 1～2 瓶，每日 1 次。适用于痰痫、惊痫、风痫证，因痰火扰心致癫狂惊悸，或喘咳痰稠，大便秘结。[7]

5. 小儿抗痫胶囊　组成：太子参、茯苓、天麻、石菖蒲、川芎、胆南星。用法用量：每粒 0.5 克，3～6 岁，每次 5 粒；7～13 岁，每次 8 粒，均每日 3 次。适用于脾虚风痰闭阻之虚痫证，发作时症见四肢抽搐，口吐涎沫，两目上窜，甚至昏仆。[8]

6. 羊痫疯癫丸　组成：清半夏、厚朴、天竺黄、羌活、郁金、橘红、天南星、天麻、香附、延胡索、细辛、枳壳、三棱、青皮、降香、白芥子、沉香、莪术、乌药、防风、羚羊角。用法用量：每 100 粒 6 克，成人每次 3 克，每日 2 次；4～10 岁儿童，每次 1 克；10～15 岁者，每次 1.5 克，每日 2 次。适用于痰痫、风痫证，症见痰热内闭，忽然昏倒，口角流涎，手足抽动。[9]

7. 熄风胶囊　组成：石菖蒲、紫河车、天麻、全蝎、僵蚕、郁金和白矾等（天津中医药大学第一附属医院杏林药厂生产，批准文号：津药制字

① 曾莲英,等.半夏胶囊治疗小儿癫痫 58 例［J］.齐齐哈尔医学院学报,2004,4(25)：408.
② 杨安婷,等.中药赭石治疗小儿癫痫 121 例临床体会［J］.黑龙江中医药,1998(5)：16.
③ 曾立嵩.蚤休内服外敷治疗小儿癫痫病［J］.浙江中医杂志,1994(11)：522.
④ 马融,等.中医儿科临床诊疗指南·小儿癫痫（修订）［J］.中医儿科杂志,2017,13(6)：1-6.
⑤ 同上.
⑥ 同上.
⑦ 同上.
⑧ 同上.
⑨ 同上.

Z20010252)。适用于小儿良性癫痫。用法用量：每粒0.33克，每次3粒，每日3次。①

8. 抗痫冲剂　组成：天南星、石菖蒲、天麻、钩藤、黄芪、白芍、川芎、全蝎、牡蛎、白僵蚕、天竺黄、太子参等。制备方法：制成冲剂以便患儿服用。用法用量：按年龄大小不等，每次0.5～1.5袋，每日2～3次冲服（根据不同病情，发作频率调整服药次数），连续服用90天为1个疗程。适用于小儿癫痫。②

9. 痫速康5号胶囊　组成：天麻100克、陈皮100克、川贝母100克、钩藤150克、僵蚕150克、天竺黄150克、半夏120克、石菖蒲120克、朱砂10克、琥珀20克、茯神300克、蜈蚣30条。制备方法：上药煎煮浓缩后加工研制成细粉，装入胶囊，每粒0.5克。用法用量：口服，每日2次，2～5岁者，每次1粒，6～12岁者每次2粒。3个月为1个疗程，连续观察3个疗程后评定疗效。适用于小儿癫痫。③

10. 抗癫痫合剂　组成：黄狗肾、青阳参、灵芝、石见穿、紫河车、胆南星、石菖蒲、天麻、天龙、地龙、蜥蜴、蜈蚣、全蝎、朱砂、冰片等中药，苯妥英钠、癫痫安。制备方法：以上中西药分别为细粉后，拌匀，装入空心胶囊内。用法用量：3～7岁，每日2次，每次3～7克；8～14岁，每日3次，每次8～14克。45天为1个疗程。一般服3～9个疗程，待取得稳定疗效后，再逐渐减停药物。适用于小儿癫痫大发作。④

11. 癫克星胶囊　组成：胆南星、天竺黄、羚羊角、人工牛黄、珍珠、钩藤、天麻、全蝎、蝉蜕、僵蚕、石菖蒲、丹参、琥珀、高丽参、白芍、远志等20余味。用法用量：口服，按小儿年龄大小，每次1/8～1粒，每日3次。对发作规律明显者，可在发作前3小时适当增加剂量，总剂量可保持不变。也可在医生指导下酌加。适用于小儿癫痫。⑤

12. 紫金锭　组成：山慈菇60克、五倍子60克、续随子30克、大戟45克、朱砂22.5克、腰黄22.5克、麝香（可用冰片替代）9克。制备方法：诸药共研细末，加少许赋形剂制成片剂，每片0.3克。另加苦参1味，含量为紫金锭总量的1/4，共研末，制成每0.3克的片剂，取名紫参片。用法用量：1岁以内，每日0.15克；1～5岁，每日0.3克；6～10岁，每日0.6克；11～14岁，每日0.9克，分早晚2次开水送服。临床应用：王焕庭用上方共治疗小儿癫痫65例，治愈21例（32.3%），有效21例（36.9%），无效20例（30.8%）。总有效率69.2%。⑥

① 任新燕,等.熄风胶囊治疗小儿良性癫痫的临床研究[J].医学综述,2014,18(20)：3409-3410.
② 张新建.抗痫冲剂治疗小儿癫痫110例[J].河南中医学院学报,2006(2)：68-69.
③ 黄斌,等.痫速康5号胶囊治疗小儿癫痫102例[J].湖北中医杂志,1997,19(2)：32.
④ 李胜利.抗癫痫合剂治疗小儿癫痫大发作61例[J].辽宁中医杂志,1997,24(12)：25.
⑤ 田华,等.癫克星胶囊治疗小儿癫痫216例研究[J].中医研究,1995,2(8)：32-33.
⑥ 王焕庭.紫金锭与紫参片治疗儿童癫痫105例报告[J].中医杂志,1983(1)：48.

情感性交叉擦腿症

概　　述

情感性交叉擦腿症,亦称习惯性擦腿动作,是小儿时期常见的精神性异常表现,属小儿神经官能症范畴。多见于周岁后小儿。临床表现为两大腿交叉,上下移擦,或大腿屈伸,伸缩会阴部肌肉,精神异常兴奋、紧张,双目凝视,两颊泛红,额部出汗,但意识清楚,每次发作持续约数分钟,尤其在入睡或刚醒时易发作,常误诊为小儿惊厥或癫痫。由于反复发作,长期不愈,对小儿身心健康带来不良影响。属儿童和少年时期的欲望行为障碍。

小儿脏腑娇嫩,形气未充,属于"稚阴稚阳"之体。《灵枢·逆顺肥瘦篇》曰:"婴儿者,其肉脆血少气弱。"即指小儿肌肉脆薄,血液精微相对不足,脏腑功能未臻健全。从脏腑娇嫩的生理学特点表现来看,五脏六腑的形气皆属不足,但其中以肺、脾、肾三脏表现最为突出,而心、肝二脏相对有余。《育婴家秘·五脏证治总论》提出"五脏中肝有余,脾常不足,肾常虚"。中医文献虽无本病名的记载,但根据临床症状多属于肾阴不足、肝风内动或素体内热偏盛,引动肝风。

辨 证 施 治

1. 韦俊等分3型

(1)肾水不足、相火旺动型　症见发作时,急躁易怒,哭闹不安,睡眠多惊,双颧潮红,五心烦热或午后潮热,女孩按腿或按下腹部,或双腿之间夹物,男孩阴茎有勃起,尿道口稍有充血,有轻度水肿和分泌物。舌红无苔,脉细数。治宜滋阴补肾降火。方用知柏地黄汤加减:黄柏6克、知母6克、山茱萸6克、茯苓6克、山药6克、泽泻6克、墨旱莲6克、焦山楂6克、生地黄12克、牡丹皮4.5克、女贞子10克、甘草3克。

(2)肝经火旺、湿热下注型　症见发作时,肝胆之火上逆,头痛,口苦,面赤,目红,肿痛,耳痛,急躁易怒,打人,咬人,夜里易惊,擦腿。肝脉络阴器,肝经湿热下注,见阴肿、痒,尿道口红,有少许黄色分泌物,小便黄赤。舌红苔黄,脉弦数。治宜泻肝经实火、清下焦湿热。方用龙胆泻肝汤加减:龙胆草6克、黄芩6克、通草6克、栀子4.5克、泽泻4.5克、柴胡4.5克、生地黄10克、当归3克、车前子(另包)3克、甘草3克。

(3)阴虚火旺、心肾不交型　症见心烦,少眠,易醒、易怒,两颧潮红,目赤,口舌生疮,易喝水,五心烦热,舌红少苔,脉细数。治宜滋阴降火、交通心肾。方用滋阴降火汤加减:龟甲9克、知母9克、黄柏9克、钩藤9克、酸枣仁9克、生地黄10克、麦冬4.5克、泽泻6克、白芍6克、生甘草3克。

随症加减:外阴潮红明显,加苍术6克、黄柏6克、紫草9克;便秘,加生大黄9克;面易升火,加生龙骨12克、生牡蛎12克;心烦易怒者,加蝉蜕6克、钩藤6～9克。临床观察:韦俊等用上方辨证加减治疗60例患儿,痊愈56例(93.3%),显效4例(6.7%)。总有效率100%。[①]

2. 李江奇分4型

(1)肾水不足、相火妄动型　方用知柏地黄汤加味。

(2)肝经火旺、湿热下注型　方用龙胆泻肝

① 韦俊,等.辨证治疗小儿情感交叉擦腿综合征60例[J].陕西中医,1998,19(8):350-351.

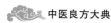
汤加味。随症加减：若外阴潮红明显，加苍术、黄柏、紫草；便秘，加生大黄（后下）；面易升火，加生龙骨（先煎）、生牡蛎（先煎）；心烦易怒，加蝉蜕、钩藤。

（3）心肾不交、阴虚火旺型　方用滋阴降火汤加味：泽泻 15 克、龟甲（先煎）15 克、白芍 30 克、生地黄 9 克、麦冬 9 克、知母 9 克、黄柏 9 克、钩藤 9 克、酸枣仁 9 克、竹叶 6 克、蝉蜕 6 克、生甘草 6 克。

（4）阴阳两虚、营卫不和型　方用桂枝龙骨牡蛎汤加味。随症加减：盗汗，加麻黄根、浮小麦；气虚甚，加黄芪、党参；便溏，加白术、茯苓。每日 1 剂，水煎服。[1]

3. 宋知行等分 3 型

（1）阴阳失调型　症见阵发两腿交叉相互摩擦，或以其他姿势、方式自我刺激，满面通红，头汗如淋。往往面色无华，夜眠欠安，两脉细弱，舌较淡白而苔薄白润。每可兼见尿频、夜遗。此属阴阳失和，阴不敛阳，阳气外浮。治宜协调阴阳、摄阳入阴。方用桂枝龙骨牡蛎汤：桂枝 3 克、生甘草 3 克、白芍 6 克、生姜 3 片、红枣 5 枚、龙骨（先煎）24 克、牡蛎（先煎）24 克、陈皮 4.5 克、生谷芽 9 克、炒谷芽 9 克。随症加减：若小便频数，夜遗难约者，加莲须、芡实、金樱子、桑螵蛸；眠少易醒、梦呓躁扰者，加钩藤、龙齿（先煎）、磁石（先煎）、朱茯神；阴津不足者，舌净喜饮，可合用生脉散；中脘不和，舌腻纳少，亦可合用二陈汤。每日 1 剂，水煎服。临床观察：宋知行等用上方加减治疗本型 18 例，显效 12 例，好转 6 例。附验案 1 则，共服药 10 剂而愈。

（2）痰热内扰型　症见平时常有咳嗽多痰，胆怯易惊，不良行为反复阵作，每见女孩外阴有分泌物，小溲黄赤，大便干结，脉呈弦数，舌苔腻滑。系痰热蕴结，扰动心肾。治宜清泄化痰。方用黄连温胆汤加味：川黄连 1.5 克、陈皮 6 克、竹沥半夏 9 克、茯苓 9 克、生甘草 3 克、枳壳 4.5 克、竹茹

6 克、竹叶 6 克、黄柏 9 克、泽泻 9 克、莲子心 6 克、龙骨（先煎）30 克、牡蛎（先煎）30 克。每日 1 剂，水煎服。随症加减：若尿赤短少者，可加竹叶、黄柏、泽泻；痰鸣时咳，则加杏仁、川贝母、前胡。临床观察：宋知行等用上方加减治疗本型 9 例，显效 4 例，好转 3 例，有效 2 例。附验案一女性患儿，共服药 24 剂而愈。

（3）相火妄动型　症见里热素盛，下元火盛为主。女孩外阴分泌物多，小溲热赤而臭浊，大便干结，口渴喜饮，目红眵多，畏热烦躁，眠少易醒。两脉细数，舌光红，或有薄苔。此乃阴分亏少，相火亢盛。治宜滋阴降火。方用知柏地黄汤加味：知母 6 克、生地黄 6 克、黄柏 9 克、山药 9 克、牡丹皮 9 克、泽泻 9 克、茯苓 9 克、苦参 9 克、蛇麻子 9 克、山茱萸 4.5 克。随症加减：舌苔腻浊者，为湿热相火交结，加黄芩、栀子、薏苡仁、车前子（包煎）；渴饮者，加麦冬、天花粉、石斛；便燥者，加瓜蒌仁、火麻仁、桑麻丸等。每日 1 剂，水煎服。临床观察：宋知行等用上方加减治疗本型 5 例，显效 3 例，好转 1 例，有效 1 例。附验案一女性患儿，治疗 3 周后其病初愈。[2]

4. 刘葆真分 3 型

（1）轻型　方用六味地黄汤加减：生地黄 6 克、杭菊花 6 克、山茱萸 10 克、茯苓 10 克、泽泻 10 克、杭白芍 10 克。

（2）中型　方用知柏地黄汤：知母 6 克、生地黄 6 克、牡丹皮 6 克、黄柏 10 克、山茱萸 10 克、茯苓 10 克、泽泻 10 克。

（3）重型　方用知柏地黄汤合龙胆泻肝汤加减：知母 6 克、黄柏 6 克、生地黄 6 克、泽泻 6 克、龙胆草 6 克、黄芩 6 克、杭菊花 6 克、山茱萸 10 克、茯苓 10 克、杭白芍 10 克。

随症加减：汗多，加生牡蛎（先煎）15 克；夜卧不安，加莲须 6 克、朱灯心 1 克；纳差，加生麦芽 6 克、枳壳 6 克。均每日 1 剂，水煎服。临床观察：刘葆真用上方辨证加减治疗情感性交叉擦腿症

①　李江奇.小儿情感交叉擦腿症辨治体会[J].浙江中医杂志，1992(11)：497.
②　宋知行，等.辨证治疗小儿情感性交叉两腿摩擦症 32 例[J].中国医药学报，1988，3(4)：36－37.

109 例,复诊 33 例,凡复诊者都有一定疗效,轻型一般就诊 2～3 次即愈,基本无复发;中型就诊 2～3 次后,发作次数减少到每周 1～2 次;重型就诊 2～3 次后,发作次数由每日数十次减少到每日 4～5 次,同时两腿摩擦力量减小,时间缩短。附验案一女性患儿病程达 1 年,经治服药 18 剂而获愈。[1]

经 验 方

1. 龙胆泻肝汤合知柏地黄丸加减　龙胆草 3 克、黄连 3 克、青皮 6 克、知母 6 克、黄柏 6 克、泽泻 6 克、牡丹皮 6 克、夏枯草 10 克、竹茹 10 克、云茯苓皮 10 克、大腹皮 10 克、车前草 15 克、火麻仁 20 克。每日 1 剂,水煎服。胡成群用上方治疗情感性交叉擦腿综合征患儿 1 例,临床疗效显著。患儿连服 7 剂,擦腿动作明显减少,继服 10 剂,诸症消失。[2]

2. 知柏地黄丸加减　知母 10 克、生地黄 10 克、山茱萸 10 克、山药 10 克、牡丹皮 10 克、泽泻 10 克、黄柏 6 克、生大黄 3 克、滑石 15 克。随症加减:阴津受损者,加生白芍 10 克;相火亢盛,加生栀子 6 克。用上法治疗小儿情感性交叉擦腿综合征 16 例,均获痊愈。其中服药最少者 6 剂,最多者 20 剂。随访 1 年未见复发。[3]

3. 中药坐浴　夏枯草 15 克、紫草 15 克、龙胆草 15 克、黄柏 15 克、苦参 10 克、蛇床子 10 克。每日 1 剂。每剂煎水 500～1 000 毫升,置于浴盆中,待温度适宜时坐浴,每次 20 分钟,每日 2 次,1 周为 1 个疗程。每周复查 1 次,观察 3 个疗程。停药后观察 6 个月。刘慧丽等用中药坐浴方法治疗幼女情感交叉擦腿症 60 例。结果:痊愈 56 例(93%),其中 1 个疗程治愈 23 例,2 个疗程治愈

20 例,没有无效病例。[4]

4. 加减六味地黄丸　熟地黄 12 克、山药 15 克、龙骨 15 克、牡蛎 15 克、山茱萸 10 克、泽泻 10 克、牡丹皮 10 克、茯苓 10 克。郭桃美以上方治疗情感性交叉擦腿综合征患儿数例,施治对证,效不更方,继服上药 10 剂以巩固疗效。随访半年,患儿未复发。[5]

5. 刘氏情感性交叉擦腿症系列方(刘葆真经验方)　甲方(轻型):生地黄 6 克、山茱萸 10 克、茯苓 10 克、泽泻 10 克、杭芍 10 克、杭菊花 10 克。乙方(中型):知母 6 克、川黄柏 10 克、生地黄 10 克、山茱萸 10 克、茯苓 10 克、牡丹皮 6 克、泽泻 10 克。丙方(重型):知母 6 克、川黄柏 6 克、生地黄 6 克、山茱萸 10 克、茯苓 10 克、泽泻 6 克、龙胆草 6 克、黄芩 6 克、杭白芍 10 克、杭菊花 6 克。随症加减:汗多,加牡蛎 15 克;夜卧不安,加莲须 6 克、朱灯心 1 克;纳差,加生麦芽 6 克、枳壳 6 克。滋补肾阴,平肝潜阳,熄风定志,清肝泻热。适用于情感性交叉擦腿综合征。[6]

6. 补肾磁石丸加味　菊花 6 克、钩藤(后下)6 克、菟丝子 9 克、肉苁蓉 9 克、生龙骨(先煎)30 克、生牡蛎(先煎)30 克、石决明(先煎)15 克、磁石(先煎)60 克。每日 1 剂,水煎服。平肝潜阳,滋阴泻火。周慈发用上方治疗 1 例情感性交叉擦腿症女性患儿证属肝火旺盛,肾阴不足,患儿先后服药 20 剂获愈。[7]

中 成 药

知柏地黄丸　组成:地黄、山药、山茱萸、茯苓、泽泻、牡丹皮、知母、黄柏(河北省沧州地区中药厂生产)。用法用量:口服,每丸重 9 克,3 岁以下每次服 0.5 丸,每日 2 次;3 岁以上每次 1

①　刘葆真.情感性交叉擦腿证的中医治疗[J].北京中医学院学报,1986(3):24.
②　王晓敏,胡成群,等.小儿情感交叉擦腿综合征治验[J].湖南中医杂志,2012,28(6):72.
③　陈代斌.儿科临床效验方[M].北京:中国中医药出版社,2000:261.
④　刘慧丽,等.中药坐浴治疗幼女情感交叉擦腿综合征 60 例临床观察[J].中医杂志,1998(10):16.
⑤　郭桃美.古方新用精选(上册)[M].广州:广东科技出版社,1997:457.
⑥　汤一新,王瑞祥.中国当代名中医秘验方·临证备要[M].成都:四川科学技术出版社,1993(10):469.
⑦　周慈发.补肾磁石丸治情感交叉症一例[J].上海中医药杂志,1989(4):26-27.

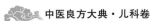
丸,每日 2 次。服 20 丸为 1 个疗程。临床应用:郭琦等用上方治疗情感交叉擦腿综合征患儿 9 例,7 例用药 1~2 个疗程痊愈;1 例用药 3 个疗程症状减轻,发作次数由治疗前每日 3~4 次减少至 1~2 次或隔日 1 次;1 例服药 3 个疗程以上发作仍无减轻。①

① 郭琦,等.知柏地黄丸治疗小儿情感交叉擦腿综合征 9 例[J].中国中西医结合杂志,1994(S1):396.

小儿屏气发作综合征

概　述

小儿屏气发作综合征亦称小儿呼吸暂停综合征,是婴幼儿时期一种呼吸方面的神经官能症。临床多见于1～3岁小儿,3～4岁以后较少发生,5～6岁以后一般停止发作,6个月以前和6岁以后罕见。发作次数不定,严重者一日数次,随着年龄的增长,发作次数逐渐减少。易发生于溺爱的人工喂养及营养不良性贫血幼儿,尤其在疼痛、不合意、惊吓、愤怒后易发作。发作多在站立时,恼怒啼哭时突然出现呼吸停止,面唇青紫,神昏肢厥,甚或心脏、脉搏停止跳动、全身强直、角弓反张及尿失禁,轻者呼吸暂停0.5～1分钟左右,面色发白,嘴唇青紫;重者历时2～3分钟,嘴唇青紫,全身僵直,意识丧失,出现抽搐。呼吸正常后意识即复,缓解后嗜睡、神疲,并可反复发作。

屏气发作综合征属中医"薄厥""气厥""哽气"等范畴。小儿纯阳之体,神气未充,性情执拗易怒,凡猝闻巨响,忽见怪异,及不慎跌仆或所愿不遂,最易受惊恐,从而气机逆乱,阳气上亢,血随气逆,上壅心脑,导致短暂昏厥,不省人事;气闭不宣,肺气壅塞,故胸满气粗,口噤握拳,阳气被遏,不能外达,故四肢厥冷;气机闭阻,血运不畅,故唇口青紫。正如《仁斋直指方》言:"气有一息不通,则血有一息之不行",《素问·生气通天论》曰:"大怒则气厥,而血菀于上,使人薄厥",由于情志等因素的影响,致使阳气急亢,血随气逆,郁积于头部而发生短暂的卒然昏厥。

辨 证 施 治

1. 王军仓分4型

(1)宗气不足、肝失疏泄型　多发于禀赋不足或营养失调的儿童。症见形神虚怯,面白唇淡,不时啼哭,哭声低沉,常每激惹啼哭时突然气息不续,哭声不出,气闭神愦,面唇青灰,体软肢凉,脉缓或细微欲绝,缓解后嗜睡、神疲、汗出,舌淡嫩,脉弦细或虚大无力,指纹色淡而滞。证由禀赋虚弱,宗气不足,肝失疏泄所致。当寓补而散之,不可一补略散,愈补愈滞,证情缠绵不除。治宜补中益气、疏肝散郁。方用补中益气汤合甘麦大枣汤加减:炙黄芪9克、炒白术9克、党参9克、合欢花9克、醋炒柴胡9克、陈皮6克、升麻6克、当归6克、炙甘草6克、石菖蒲6克、郁金6克、小麦15克、大枣2枚。每日1剂,水煎频服。

(2)感受外邪、肺闭肝郁型　多发于体质虚弱或体实情躁的儿童,常由外感而触发。症见在发热、恶风、鼻塞、咳嗽的同时,常因烦躁哭闹,猝发中气昏厥,厥复后嗜睡、神呆,或素有此疾遇感冒而加重,舌红苔薄白或薄黄,脉浮弦或浮数,指纹色青而滞。证由外邪闭肺,宗气不展,以致肝郁气逆。治宜祛邪开肺、疏肝散郁。方用乌药顺气汤加减:麻黄4.5克、炙甘草4.5克、桔梗4.5克、橘红4.5克、白芷3克、川芎3克、柴胡9克、僵蚕9克、乌药6克、炒枳壳6克、酒白芍6克。每日1剂,水煎频服。

(3)乳食积滞、气机不利型　临床多发于体质虚弱,乳食不节的儿童。症见面黄肌瘦,烦躁多啼,夜卧不安,纳呆腹胀,或时有疼痛,甚则呕吐酸馊乳食,大便秘结或泄下秽臭,常于啼哭时突然中气昏厥,舌红苔厚腻,脉弦滑,指纹紫滞。证由乳食不节,停积不化,中州阻滞,肝郁气逆所致。治宜消导和中、疏肝利气。方用消乳丸(《证治准绳》方)合五逆散加减:醋炒柴胡6克、白芍6克、炒枳实6克、煨莪术4.5克、陈皮4.5克、炙甘草4.5克、香附4.5克、神曲9克、生麦芽9克、砂仁3克、胡黄连2克。每日1剂,水煎频服。

(4)脾虚肝旺、痰气郁结型 临床多发于脾肾虚弱,情躁易怒的儿童。症见面色萎黄或晦暗无华,精神不振,乳食懒进,或食后腹胀,大便不调,易哭易怒,夜睡不宁,常于恼怒啼哭时猝然气声不复,神昏肢厥,苏醒后常喉间痰鸣,舌淡苔浊腻,脉弦滑,指纹色青滞。此乃脾虚不运,聚液生痰,肝郁气滞,疏泄失常,痰气搏结,宗气不畅,遂致怒哭伤肝,气血逆乱而成。治宜疏肝理脾、散结化痰。方用逍遥散加石菖蒲、天竺黄、枳实、神曲等主之:醋炒柴胡9克、炒枳实9克、茯苓9克、炒白术9克、炙甘草4.5克、天竺黄12克、石菖蒲6克、当归6克、白芍6克、神曲6克。每日1剂,水煎频服。临床观察:王军仓用上方辨证治疗婴幼儿呼吸暂停症94例,其中宗气不足、肝失疏泄型29例,感受外邪、肺闭肝郁型21例,乳食积滞、气机不利型18例,脾虚肝旺、痰气郁结型26例。结果收效满意,每型各附验案1例,随访3~6个月或巩固治疗20天,家长来告,愈后未见复发。①

2. 余韵星分3型

(1)宗气下陷型 方用升陷汤加减:生黄芪8克、炙黄芪8克、人参(另炖兑服)2克、炙甘草2克、升麻2克、当归5克、桔梗5克、柴胡5克、葛根5克、茯苓5克、山药16克、知母3克。每日1剂,水煎服。临床观察:余韵星以升举宗气法治愈1例女性患儿,连服17剂而愈,随访已7年未复发。

(2)脾失健运、痰浊内蕴型 方用升陷汤合涤痰汤化裁:清半夏6克、茯苓6克、陈皮6克、生黄芪12克、桔梗4克、胆南星4克、石菖蒲4克、竹茹4克、郁金5克、枳壳3克、升麻3克、柴胡3

克、炙甘草3克、白术8克、生姜2克、大枣2克。每日1剂,水煎服。临床观察:余韵星以益气健脾豁痰开胸法治愈1例男性患儿,连服12剂告愈,随访已5年未发。

(3)中暑伤气、湿邪阻遏型 方用东垣清暑益气汤:黄芪8克、升麻2克、沙参10克、白术3克、苍术3克、神曲3克、陈皮3克、麦冬6克、青皮1克、当归1克、炙甘草1克、黄柏1.5克、荷叶4克。每日1剂,水煎服。临床观察:余韵星以清暑益气、除湿健脾、治标顾本法治疗1例女性患儿,2剂标病悉除,复诊时投升陷汤去知母,加贝母、阿胶(烊化)、糯米补脾肺,生麦芽升肝气兼以运脾,如此宗气得养,肺气得补,脾得健运,服药5剂告愈,随访年余未发。②

经 验 方

1. 自拟方 生黄芪6克、香附5克、柴胡3克、白芍4克。共研细末,平分20包,每次1/3~1包,早晚各1次,共服10天。邹桢等收治20例屏气发作患儿,随机分为治疗组12例和对照组8例。对照组接受基础治疗,治疗组加服中药。基础治疗为穴位注射鼠神经生长因子及口服赖氨酸口服液。赖氨酸口服液,每次2~5毫升,每日2次;鼠神经生长因子,30微克,每日1次,穴注人中、合谷(双)、涌泉(双)、足三里(双),强刺激,不留针,连用10天。结果:治疗组显效4例,好转7例,无效1例,总有效率91.6%;对照组显效2例,好转4例,无效2例,总有效率75%。两组总有效率比较,有显著性差异($P<0.05$)。③

2. 四逆散 柴胡10克、枳壳10克、白芍10克、丹参10克、赤芍10克、炙甘草6克、黄芪12克。随症加减:四肢抽搐者,加钩藤、白僵蚕;面色神萎,加当归、熟地黄;纳差便溏,加炮姜、白术。每日1剂,5日为1个疗程。意识丧失时,手指按压人中,苏醒后服四逆散加味方。陈元品用上方

① 王军仓.婴幼儿呼吸暂停症辨证治验[J].新中医,1990(12):41-42.
② 余韵星.小儿哕气治验三则[J].浙江中医杂志,1989(8):358.
③ 邹桢,等.中西医结合治疗屏气发作12例[J].浙江中医杂志,2012,47(12):867.

治疗 56 例屏气综合征患儿,服药短者 5 天,长者 11 天。3 个月后随访,痊愈(哭叫后无呼吸暂停、面唇青紫、意识丧失,与正常小儿无异)54 例,好转(哭叫后无呼吸暂停,但有唇周轻度青紫,时间在半分钟之内)2 例。①

3. 平厥汤　人参 3 克、木香 3 克、柴胡 3 克、炙甘草 3 克、蝉蜕 3 克、白芍 6 克、川芎 6 克、珍珠母 6 克、石菖蒲 6 克。水煎,冷水浸泡 30 分钟后,煎 20 分钟,得药汁 20～50 毫升,药渣加水再煎,两次药汁混合,每日分 3 次服,可连服 2～8 剂,药味一般不需加减,剂量可据年龄略有增损。王忠智用上方治疗屏气发作患儿 155 例,临床治愈(未再发作,即使剧哭发绀,厥逆也未发作)125 例,显效(发作次数减少或症状减轻,此类患儿有部分拒药,家长放弃治疗)3 例。总有效率 100%。②

4. 四磨饮加味　太子参 5 克、槟榔 3 克、沉香(后下)1 克、乌药 5 克、赤芍 5 克、川芎 3 克、丹参 5 克、菖蒲 3 克、珍珠母 10 克、甘草 1 克。每日 1 剂,水煎分 3 次服。陈刚用上方治疗屏气发作患儿 5 例,疗效满意,提供典型病例 2 例。③

5. 调神汤加减　当归 5 克、远志 5 克、郁金 5 克、白芍 5 克、麦冬 5 克、百合 5 克、丹参 5 克。每日 1 剂,水煎服。阎应录等用上方治疗 26 例 2 岁以下小儿气厥证,疗程不一,但均获痊愈。④

6. 戴巧玲经验方　丹参 15 克、夜交藤 15 克、赤芍 10 克、川芎 6 克、白芷 6 克、香附 5 克、甘草 3 克。每日 1 剂,水煎服,连续 5 剂。戴巧玲用上方治疗气厥证患儿 1 例,随访 1 年未复发。⑤

7. 血府逐瘀汤加味　柴胡 6 克、枳壳 6 克、赤芍 6 克、桃仁 6 克、生地黄 6 克、牛膝 6 克、钩藤(后下)6 克、当归 4.5 克、川芎 4.5 克、桔梗 4.5 克、红花 3 克、炙甘草 3 克、蝎尾 7 个。张家驹用上方治疗呼吸暂停症发作患儿 1 例,3 剂发作停止,随访半年未复发。⑥

8. 李树勋经验方　(1)活血化瘀兼养心安神,药用丹参 15 克、赤芍 15 克、珍珠母 15 克、川芎 10 克、菖蒲 7.5 克、地龙 7.5 克。(2)活血化瘀兼行气,药用丹参 15 克、赤芍 10 克、夜交藤 15 克、川芎 7.5 克、香附 7.5 克、白芷 7.5 克。(3)行气活血,药用陈皮 5 克、枳壳 5 克、香附 5 克、丹参 10 克、赤芍 10 克。(4)活血化瘀兼滋肾柔肝,药用枸杞子 10 克、赤芍 10 克、首乌 10 克、丹参 15 克、合欢皮 15 克、陈皮 7.5 克、瓦楞子 20 克。以活血化瘀为基础,结合不同患儿的证候差异,对处方进行适当加减。李树勋用上方辨证治疗 4 例患儿,均治愈。⑦

①　陈元品.四逆散加味治疗小儿屏气综合征 56 例[J].四川中医,2004,22(10):78.
②　王忠智.平厥汤治疗小儿屏气发作综合征 155 例[J].浙江中医杂志,2003(12):12.
③　陈刚.四磨饮加味治疗小儿屏气发作综合征 2 例报道[J].时珍国国药,2000,11(2):166.
④　阎应录,等.王烈教授治疗小儿屏气发作的经验[J].吉林中医药,1993(4):9.
⑤　戴巧玲.小儿屏气发作综合征治验[J].福建中医药,1993,24(3):25.
⑥　张家驹.血府逐瘀汤加味治疗婴幼儿呼吸暂停症 1 例[J].中西医结合杂志,1986(5):320.
⑦　李树勋.小儿屏气发作综合征治验[J].辽宁中医杂志,1980(2):17.

小儿急性中毒性脑病

概　　述

小儿急性中毒性脑病,是由多种原因所致的神经系统急重症,多见于婴幼儿及学龄前儿童的肺炎、流感、痢疾、丹毒、猩红热等全身感染之后,主要病理改变是脑水肿。临床上除原发病症状与体征外,多有不同程度的抽痉、意识障碍等脑部症状,幸而治愈,往往遗留较重的后遗症。主要表现有突然高热、呕吐、谵妄、不安、倦睡、反复抽痉,可见项强等脑膜刺激证,在恢复期出现不同程度的精神神经症状和体征,如瘫痪、失语、失明等;脑脊液压力增高,其他改变不明显或偶见轻度单核细胞增加。

急性中毒性脑病属中医"热""惊"及"惊瘫"范畴,由感受外邪所致,多与心肝二经有关,小儿体本"稚阳",感受外邪之后极易化热。在发病早期,当邪热炽盛时,偏动君相二火,引起惊厥、神昏、抽搐、谵妄等证。若病情进一步发展,由于热耗津液,火炼为痰,灼伤心营,则见痰蒙清窍、神昏谵语等痰火内闭证候。如病势迁延日久,津液亏损,肝肾阴虚,筋脉失养等,出现手足抽搐,肢体强直等虚风内动证候。病入晚期,势必耗气伤津,出现面色㿠白、肢体瘫痪等气阴不足、阳气不敛等证候。

辨　证　施　治

1. 陈宝祺等分2型

(1) 热盛动风型　症见持续高热,神昏烦躁,项强口噤,两目窜视,四肢抽搐,苔黄舌绛,脉数有力。治宜凉肝熄风。方用羚角钩藤汤加减:羚羊角、钩藤、桑叶、川贝母、生地黄、菊花、白芍、竹茹、茯神、甘草。随症加减:痰多,加天竺黄、胆南星;喘憋重,加紫苏子、葶苈子、前胡;抽搐重,加僵蚕、全蝎、蜈蚣;便秘,加熟大黄;神昏热闭者,可同时或单用安宫牛黄丸、紫雪丹、至宝丹等。

(2) 阴虚动风型　症见低热、无热或体温不升,面色苍白或无华,自汗,双目凝视或上翻、下压,口角抽动,手足蠕动或屈伸不利,时作时止,时有欲脱之势,舌绛苔少,脉细数。治宜滋阴熄风。方用大定风珠汤:生龟甲、生鳖甲、生牡蛎、白芍、麦冬、炙甘草、五味子、生地黄、火麻仁、阿胶、生鸡蛋黄。随症加减:喘重,加人参;便溏纳差,去火麻仁,加黄芪、党参、白术。

临床观察:陈宝祺等收治20例小儿肺炎合并中毒性脑病,结果显示治愈15例,好转2例,死亡3例。治愈的15例患儿中有14例经2～14年(平均7年)随访观察,1例偶有癫痫大发作,1例有智力障碍,其他12例未有后遗症。[①]

2. 杨珍春等分4型

(1) 邪热炽盛型　症见外感时邪,壮热神昏,抽风谵妄,苔黄质红,脉弦数。治宜清热解毒、除烦泻火。方用竹叶白虎汤合三黄栀豉汤加减:生石膏(先煎)、知母、玄参、栀子、豆豉、黄芩、黄连、黄柏、金银花、连翘、竹叶。另服紫雪丹。

(2) 痰热内闭型　以神昏谵语,苔黄而腻为主症,此乃痰蒙心窍所致。治宜清心泄热、涤痰开窍。方用清宫汤加味:玄参心、竹叶心、连翘心、麦冬心、莲子心、石菖蒲、胆南星、天竺黄、土牛黄、金银花。

---

①　陈宝祺,等.中西医结合治疗小儿肺炎合并中毒性脑病[J].天津中医,1986(1):6-7.

（3）虚风内动型 症见手足抽搐，肢体强直，唇焦齿燥，舌绛苔光。治宜养阴清热、平肝熄风。方用三甲复脉汤加减：玄参、麦冬、石斛、鳖甲（先煎）、龟甲（先煎）、生地黄、白芍、牡丹皮、牡蛎（先煎）、龙齿（先煎）。

（4）气阴两虚型 症见惊搐日久，面色㿠白，肢体瘫软，舌光无苔，质淡而干，脉细而数，此乃阴津亏损、阳气耗散之象。方用金匮肾气丸加减：党参、肉桂、附子（先煎）、枸杞子、淮山药、山茱萸、杭白芍、熟地黄、玄参、当归身、炙甘草。

配合针灸、肾上腺皮质激素、胰岛素及能量合剂，形成中西医结合治疗方案。临床观察：杨珍春等收治221例小儿急性中毒性脑病，120例采用中西医结合治疗，101例采用纯西医治疗。结果：中西医结合组痊愈（临床症状完全消失，各种功能障碍完全恢复）58例（48.33%），基愈（临床症状全部消失，各种功能障碍基本恢复）18例（15.0%），好转（临床症状有改善，遗留有轻微功能障碍）28例（23.33%），无效（临床症状及功能未恢复）16例（13.33%），有效率86.66%；西医组痊愈32例（31.68%），基愈11例（10.89%），好转14例（13.86%），无效44例（43.56%），有效率56.43%。[1]

经 验 方

1. 清热镇惊开窍方 羚羊角（山羊角代，另煎）2克、黄芩10克、蒲公英10克、金银花10克、钩藤10克、石菖蒲10克、竹茹10克、天竺黄10克、板蓝根20克、蝉蜕6克、法半夏6克、甘草3克。随症加减：高热，选加石膏、知母、栀子、牡丹皮、寒水石、滑石、紫雪丹等；抽搐，选加全蝎、僵蚕、地龙、白芍、安宫牛黄丸等；咳嗽痰多，选加川贝母、炙麻黄、前胡、瓜蒌皮等；腹胀，加厚朴、枳壳；大便秘结，加大黄、芒硝；兼有湿滞之邪，痰涎壅盛，舌苔黄浊厚腻，选加绵茵陈、薏苡仁、神曲、莱菔子、陈皮等化湿行气导滞。此为3岁剂量。药量根据患儿年龄大小及病情轻重适量增减。每日1剂，水煎分2～3次口服，昏迷患儿则鼻饲。赵春玲等结合原发病治疗及西医对照支持治疗，形成中西医结合治疗方案，治疗小儿急性中毒性脑病12例，治愈8例，有后遗症4例，昏迷时间持续在5天以上。[2]

2. 鲜石菖蒲饮 鲜石菖蒲50克、钩藤（后下）20克、菊花15克、天竺黄10克。加水500毫升，煮取一半，每日3服，儿童酌减。王家齐用上方治愈1例女性患儿，服药1日后，症状明显好转。治疗4天痊愈出院。[3]

3. 加减复脉汤 麦冬、生地黄、阿胶、火麻仁、甘草、白芍。根据兼症，予以化裁。一般每日1剂，水煎分2～3次服，较小幼儿可少量多次饮用。吴锦梅收治9例中毒性脑病患儿，以加减复脉汤配合针灸治疗。结果：痊愈7例，明显好转1例，无效1例。治疗最长58天，最短15天。[4]

① 杨珍春，等.中西医结合治疗小儿急性中毒性脑病的探讨[J].福建中医药,1985(5)：17－19.
② 赵春玲，等.中西医结合治疗小儿急性中毒性脑病12例[J].中国中医急症,2001,10(6)：363.
③ 王家齐.自拟鲜石菖蒲饮治疗急性中毒性脑病[J].长春中医学院学报,1994,10(41)：22－23.
④ 吴锦梅.针药并用治疗小儿中毒性脑病后遗症[J].山西中医,1989,5(2)：32－33.

小儿智力低下

概　述

小儿智力低下（MR）或智力发育迟缓，也称智力落后或精神发育迟滞，是指小儿在胎儿期、围产期或生后发育期（18岁以前）大脑受到各种有害因素的损害，致使大脑正常发育受阻，导致精神发育尤其是智力发育受到限制的一组临床症候。智力低下主要表现在社会适应能力、学习能力和生活自理能力低下，其语言、注意、记忆、理解、洞察、抽象、思维、想象等心理活动能力都明显落后于同龄儿童。

临床表现随发病原因和年龄的差别而异。新生儿期多表现为无表情、多呵欠，对声音和光线的反应差，对吮乳表现不灵活，或烦躁不安，尖声哭叫，往往伴有不同程度的抽风症状。婴幼儿期多表现为智力和体格发育迟缓，某些举动愚笨，或情绪变化莫测，整日忙碌不停，无意识的傻笑及乱扔东西等反常行为。学龄期多表现为异常躁动，乱走乱窜，或过分安顺，表情简单，满足于幼年时的玩具，注意力不集中，识字、记数困难，理解、判断、推理、分析、综合能力差，或伴有抽风症状。智力低下患儿常伴有面容丑陋，头形奇小，颅囟早闭，眼角上斜，眼球震颤，步态不稳，肢体瘫痪，感觉缺损，张口伸舌，或多指（趾）或并指（趾），手舞足蹈等体征。

一般认为轻度智力低下是可教育的，中度智力低下是可训练的，而重度和极重度需要终身监护。应强调早期诊断和早期干预，预后与病因和早期诊治、早期训练有关。

本病属中医"五迟""五软""痴呆""解颅"等范畴。其病理特点是先天禀赋不足，元阳虚亏或后天失养，产伤及生后感受邪毒，均可导致心、肝、肾三脏损伤，使髓海不充，神志衰弱，谋虑失常所致。其中，先天因素是主要病因之一，包括父母体质欠佳，精薄血弱，或胎儿禀赋不足；近亲婚配，或有遗传缺陷；母孕时调理失宜，精神、起居、饮食、用药等不慎，或罹患温病，损伤胎儿等。具体病因病机又可分为脑髓空虚，神无所统；心血不足，神明失养；精不充髓，神志失常；脾虚失运，化源乏竭；肝血亏虚，谋略失常；痰浊瘀血，病邪致病等。

辨　证　施　治

1. 谭敏分6型

（1）肝肾亏虚型　症状以动作发育延迟为主；筋骨萎软、发育迟缓、个子矮小，肢体拘紧，或瘫痪，或惊悸发搐，面色青白，目无神采，囟门宽大，舌质淡红少苔，脉细弦。治宜滋补肝肾。方用补肾地黄丸（《证治准绳》方）加减：熟地黄、山药、山茱萸、茯苓、泽泻、牡丹皮、牛膝、鹿茸、枸杞子、补骨脂、菟丝子、巴戟天等。随症加减：偏于肾阴虚者，加生地黄、黄精；偏于肝阳亢者，加钩藤、蝉蜕。

（2）心脾亏虚型　症状以语言发育延迟为主；语言不清、言语延迟、发育迟缓、全身软弱无力，神情呆滞，或多梦易惊，面色萎黄，唇甲淡白，毛发稀疏萎黄，舌淡苔少，脉缓弱。治宜补血养心。方用菖蒲丸（《医宗金鉴》方）合人参养荣汤（《太平惠民和剂局方》方）加减：人参、石菖蒲、麦冬、远志、川芎、当归、乳香、朱砂、甘草、白芍、熟地黄、肉桂、大枣、黄芪、白术、茯苓、五味子、陈皮、生姜。随症加减：兼心阴虚者，加麦冬、龙眼肉；脾弱明显者，加山药、白术；胃纳欠佳者，加砂仁、陈皮；发稀萎黄者，加何首乌、胡麻仁、黑豆。

（3）心肾两虚型　症以智识不开为主；形容愚笨，反应迟钝，举止粗鲁，动作发育迟缓，不灵敏又不协调，思维难以集中，接受教育能力低，面白虚浮，毛发稀疏萎黄，舌质淡红苔薄白，脉细软。治宜补益心肾。方用河车八味丸（《幼幼集成》方）加减：紫河车、地黄、牡丹皮、大枣、茯苓、泽泻、山药、麦冬、五味子、肉桂、制附片、鹿茸。

（4）虚虚髓亏型　症见智能迟缓重症，智商低下，难以接受教育，容貌痴愚，难解人意，动作无主，或动作延迟，摇头吐舌，言语无序，形瘦骨立，张口流涎，情志异常，面色晦暗，舌质淡苔薄白，脉沉迟。治宜补肾填髓。方用河车大造丸（《扶寿精方》方）加减：紫河车、龟甲、黄柏、杜仲、牛膝、麦冬、天冬、生地黄、人参、鹿角胶、猪骨髓、菟丝子。

（5）痰蒙心窍型　症多见于脑炎等后遗症，病前智能正常，病后智能低下，意识不清，反应迟钝，失联失语，或表情呆钝，精神抑郁，肢体强硬，动作不能自主，口流痰涎，喉间痰鸣，吞咽困难，形体虚浮，面色苍白，舌质淡胖苔白腻，脉滑。治宜涤痰开窍。方用温胆汤（《千金要方》方）加减：半夏、竹茹、枳实、橘皮、生姜、甘草、菖蒲、远志、龙齿、琥珀。

（6）瘀阻脑络型　多有产伤或外伤史，起病于受外伤之后；症见神情麻木，反应迟钝，时作惊叫，或有癫痫发作，语言延迟或不流利，寡言少语，肌肉软弱，关节僵硬，双目晦暗，舌质黯紫，或有瘀点瘀斑，苔薄白而滑，舌下络脉色紫而显露，脉涩。治宣化瘀通络。方用通窍活血汤（《医林改错》方）加减：赤芍、川芎、桃仁、红花、老葱、生姜、红枣、麝香、黄酒、人参、五灵脂。[1]

2. 段琚华分 3 型

（1）先天禀赋不足，肝肾亏损　症见反应迟钝，全身软弱，抬头、站立行走、出牙、持物、语言均明显落后于同龄儿。智力低下，筋骨肌肉软弱，头小发疏面愚，口张舌伸涎流。重证者，"五迟""五软"并具，生活不能自理。治宜滋补肝肾、充养脑髓。方用补肾地黄丸加减：熟地黄、山药、山茱萸、茯苓、泽泻、牡丹皮、鹿茸、牛膝。随症加减：全身软弱、智力低下明显，加紫河车、枸杞子、当归、黄芪、人参、桑寄生、麝香等；神烦不安、好动不宁，加生龙骨、生牡蛎、生石决明、珍珠母、琥珀、远志、合欢皮等。

（2）后天调护失宜，气血两伤　症见神情呆滞，反应迟钝，智力低下，言语不清，四肢拘紧，活动不灵，烦躁好动，或时有抽搐，面色无华，发疏不荣，舌淡苔少，脉沉无力。治宜益气养血、通窍醒脑。方用调元散合菖蒲丸化裁：人参、茯苓、赤芍、熟地黄、当归、川芎、石菖蒲、远志、丹参、鸡血藤、乳香、没药等。随症加减：智力明显低下者，加菟丝子、桑椹、益智仁、肉苁蓉、山茱萸、桑寄生等；肢体活动不灵，加焦杜仲、怀牛膝、鹿角胶、五加皮、地龙、丝瓜络等；烦躁或伴惊痫者，加琥珀、全蝎、地龙、生紫石英、生紫贝、生龙骨、珍珠母、朱砂等。

（3）疾病损伤心脾，诸脏失养　症见智力低下，反应迟钝，舌强涎流，吐字不清，头项四肢筋脉拘急，生活不能自理重症病例可出现"瘫痪""痴呆"之象，舌质红尖无苔，脉象细沉。治宜益气养阴、活血通络。方用三甲复脉或通窍活血汤化裁：生熟地黄、赤白芍、生龙骨、生牡蛎、生鳖甲、生龟甲、鹿角胶、丹参、桃仁、红花、当归、川芎、黄芪、石菖蒲、琥珀、麝香。随症加减：头痛、眩晕，加菊花、白芷、牛膝；神志不清，加郁金、生蒲黄、三七粉、生大黄；四肢筋脉拘急，加伸筋草、千年健、五加皮、川牛膝、鸡血藤、地龙；伴惊痫者，加僵蚕、地龙、钩藤、蜈蚣、全蝎、琥珀、朱砂；面黄神疲、食少纳差、大便溏薄者，加党参、茯苓、白术、焦山楂、麦芽。临床观察：段琚华用上方辨证治疗脑功能障碍 3 例，均获治愈。[2]

3. 王烈等分 3 型

（1）肝肾亏损型　症见生长发育迟缓，肢体

① 谭敏.小儿智力低下的辨证论治标准探讨[J].光明中医,2003,18(1)：16-19.
② 段琚华.小儿脑功能障碍的中医辨证施治[J].陕西中医学院学报,1993,16(3)：1-2.

瘫痪,四肢拘紧,手足拳挛,坐立、行走艰难,甚者惊悸发搐,动作异常。并见神乏,面色青白,唇淡、舌质淡,苔白薄,脉沉弦,指纹淡紫。治宜养肝补肾、柔筋祛风。方用自拟治瘫散(桑枝、桑叶、桑寄生、桑椹、桑白皮、桑螵蛸)加减:桑寄生 10克、桑椹 10克、五加皮 10克、木瓜 10克、伸筋草10克、当归 7.5 克、桑枝 7.5 克、淫羊藿 7.5 克。随症加减:手拳不展,足挛不伸者,加薏苡仁、秦艽;腰软无力,坐不稳者,加川续断、何首乌;胆怯流涎者,加茯神、远志、益智仁;惊搐不安者,加蜈蚣、钩藤。

(2)心肾不足型 症见智力发育障碍,或伴有轻微的动作异常,语言不灵,反应迟钝,表情呆滞,伸舌流涎,识数困难,学习笨拙,甚者痴呆、傻笑妄动,面色㿠白,舌质淡,苔少,脉沉无力,指纹淡滞。治宜养心益气、补血安神。方用自拟益智散(当归、茯神、菖蒲、鱼螵、黑芝麻、远志)加减:当归 10 克、茯神 10 克、益智仁 10 克、石菖蒲 7.5克、远志 7.5 克、黑芝麻 7.5 克。随症加减:语言不灵者,加黑豆;神呆健忘者,加芡实;少眠难睡者,加沙参、酸枣仁;嗜眠多睡者,加通草、乌梅;神乱呼叫者,加徐长卿、白鲜皮。

(3)心肝肾俱虚型(混合型) 症见运动和智力发育障碍,兼有上述二型之症候。方用治瘫散合益智散化裁施治。

方药剂量适合 2~3 岁,每日 1 剂,水煎分 3次服。20 日 1 个疗程,停药 10 日,再行另 1 个疗程。并配合耳针、穴位注射等治疗。临床观察:王烈等用上方辨证治疗大脑发育不全 70 例,其中肝肾亏损型 26 例,心肾不同型 9 例,混合型 35例。结果:显效 23 例(其中肝肾亏损型 9 例,心肾不足型 2 例,混合型 12 例),有效 37 例(其中肝肾亏损型 16 例,心肾不足型 5 例,混合型 16 例),无效 10 例(其中肝肾亏损型 1 例,心肾不足型 2 例,混合型 7 例)。总有效率 85.7%。并观察到年龄越小,治疗越早,由先天所致、以运动障碍为主者收效明显。[①]

经 验 方

1. 益智膏 熟地黄、淮山药、山茱萸、制巴戟天、枸杞子、制何首乌、肉苁蓉、制补骨脂、鹿角胶、灵芝、太子参、茯神、远志、石菖蒲、益智仁。补肾健脑,益智开窍。3 岁以下每次 6 克,3~6岁每次 8 克,6 岁以上每次 10~15 克,每日 2次。冲入温开水,调匀溶解后服用,或遵医嘱服用。刘玉堂等将 68 例智力低下患儿随机分成治疗组和对照组各 34 例。治疗组给予服用益智膏、针刺、康复训练。对照组给予针刺、康复训练,服用赖氨肌醇维生素 B_{12} 口服溶液,每次 5 毫升,每日 2~3 次。采用中国韦氏幼儿、儿童智力量表进行评分,应用尼莫地平法计算智商(IQ)值提高率。结果:治疗组显效 10 例,有效 19 例,无效 5 例,总有效率 85.3%;对照组显效 20 例,有效 12 例,无效 2 例,总有效率 94.1%。结论:益智膏配合针刺治疗肾精不足型智力低下有效,临床总体疗效优于对照组,两组比较具有统计学意义($P<0.05$)。[②]

2. 补脑膏 当归、川芎、赤芍等。3 岁以下每日 0.5~1 块,3~6 岁每日 1 块,6 岁以上每日1~2 块,分 2 次口服。2 个月为 1 个疗程。李妍怡等收治智力低下患儿 156 例,治疗组为甘肃省中医院门诊及住院患儿,对照组为兰州儿童福利院患儿。治疗组 85 例,对照组 71 例。治疗组单纯服用补脑膏治疗。对照组服用脑复康,并配合针灸、按摩、计划训练。结果:治疗组显效率35.29%,总有效率87.09%;对照组显效率9.86%,总有效率29.58%。两组比较,有非常显著性差异($P<0.005$)。[③]

3. 健脑益智冲剂 西洋参、黄芪、黄连、山茱

① 王烈,等.中医对大脑发育不全70例证治探讨[J].新中医,1984(4):26-28.
② 陈冬梅,刘玉堂,等.益智膏治疗小儿智力低下34例临床观察[J].天津中医药,2018,35(3):192-194.
③ 李妍怡,等.补脑膏治疗小儿智力低下85例[J].中医研究,2005,12(5):52.

黄、百合、茯苓、益智仁、酸枣仁、煅龙骨、九节菖蒲等（每包5克）。1岁以内每次1/3包，1～3岁每次1/2包，3～5岁每次2/3包，6～12岁每次1包，1日2次开水冲服。连服3个月为1个疗程，最多服3个疗程。邓先军等将135例智力低下患儿随机分为治疗组105例和对照组30例。治疗组服健脑益智冲剂。对照组服脑复康片，1岁以内每次0.1克，1～3岁每次0.2克，3～5岁每次0.3克，6～12岁每次0.4克，1日服3次，连服6周为1个疗程，最多服3个疗程。疗程间均停服2周。结果：治疗组显效31例，有效55例，无效19例；对照组显效4例，有效8例，无效18例。治疗组总有效率82%，对照组总有效率40%。[1]

4. 益智明目口服液 太子参、白术、茯苓、当归、熟地黄、枸杞子、菊花、建菖蒲等。每次10毫升，每日服3次。肖森林等用上方治疗儿童智力发育迟缓60例。结果：近期痊愈0例，显效21例，占35%；好转32例，占53.33%；无效7例，占11.67%。总有效率88.33%。[2]

5. 益智聪明方 远志10克、郁金10克、菖蒲10克、鹿角片15克、益智仁15克等。随症加减：若心肾不足型，加用党参10克、莲心10克、柏子仁10克、琥珀5克、熟地黄10克、怀牛膝10克；肝肾不足型，加用枸杞子10克、龟甲15克、煅龙牡各15克、珍珠母15克、白蒺藜10克、僵蚕10克；脾肾不足型，加用人参10克、白术10克、巴戟天12克、淫羊藿10克、制附子5克、黄芪15克。每日1剂，水煎服。疗程180天。李妮用上方加减治疗智力低下患儿98例，完成疗程并有复测结果的患者21例，其中显效14例，有效6例，无效1例。总有效率95.24%。[3]

6. 智能散Ⅰ号 人参3克、黄芪6克、灵芝6克、白术6克、五味子6克、僵蚕6克、山药6克、紫河车5克、狗脊9克、龙骨9克、牡蛎9克、何首乌9克、蝉蜕3克。粉碎成末。7岁以下3日总

药量＝（年龄＋1）×5，7岁及以上3日总药量＝周岁数×5。将3日总药量分为3份，每日1份，用开水浸泡15分钟后再煮沸片刻，滤去药渣，分3次口服。李文权等将235例智力低下患儿随机分为治疗组146例与对照组89例。治疗组用智能散Ⅰ号联合多种微量元素组成的智能Ⅱ号方治疗。对照组用脑复新、维脑路通、ATP（腺嘌呤核苷三磷酸）20毫克、维生素E 5毫克、维生素B₆ 10毫克治疗，不用其他中药，疗程同治疗组。结果：1～3个疗程后，治疗组分别有37例、99例、10例有效；对照组分别有16例、67例、6例有效。治疗组与对照组及自身前后对照有显著差异。[4]

7. 低智康复丸 麝香3克、牛黄3克、人参30克、熟地黄96克、鹿茸60克、益智仁60克、丹参60克、桃仁60克、天竺黄60克、胆南星60克、首乌120克、山茱萸120克、桑椹120克、墨旱莲120克、女贞子120克、杜仲120克、神曲120克。蜜炼为丸，每丸6克。＜3岁每次1丸，4～6岁每次2丸，每日2次。连服6～9个月。刘振寰等将130例智力低下患儿随机分为治疗组80例与对照组50例。治疗组应用莨菪类药和低智康复丸，配合针灸综合智力围产期脑损伤和惊厥性脑损伤所致的后天性小儿智力低下。对照组采用脑复康、脑安泰、叶酸、腺苷辅酶B₁₂、21金维他配伍治疗。结果：经3个月治疗，智商提高15者，语言、运动功能明显恢复（能讲简单语言和连贯语言，对外界反应灵活），治疗组29例，占36.25%；对照组3例，占6%。经比较有显著性差异（$P<0.01$）。治疗6个月后，智商提高15，语言、运动功能明显恢复者，治疗组47例，占58.75%；而对照组仅5例，占10%。两组比较，有显著性差异（$P<0.01$）。[5]

8. 自拟方 鹿角粉30克、肉苁蓉30克、益智仁30克、石菖蒲30克、矾郁金30克、天竺黄

① 邓先军，等.健脑益智冲剂治疗儿童智力低下的临床研究[J].河南中医，1998，18(6)：356－367.
② 肖森林，等.益智明目口服液治疗青少年近视及儿童智力发育迟缓120例临床观察[J].湖南中医杂志，1998，14(1)：17－18.
③ 李妮.辨证治疗智力迟缓患儿98例临床小结[J].江苏中医，1995，16(1)：13－14.
④ 李文权，等.中西医结合治疗智力低下儿146例疗效观察[J].中国中西医结合杂志，1995(4)：212.
⑤ 刘振寰，等.后天性小儿智力低下的中西医结合治疗研究[J].中国中西医结合杂志，1994，14(12)：730－732.

30 克、炙远志 20 克。诸药共研为粉,混合均匀,每次 1.5 克,每日早晚各 1 次,开水或蜜调冲服。宋桂华等用上方治疗 1 例低智力患儿,取得良好疗效。①

9. 鹿茸益智散 鹿茸 20 克、云木香 20 克、羌活 20 克、益智仁 50 克、鸡内金 50 克、石菖蒲 30 克、茯苓 30 克、羚羊角粉(山羊角粉代)2 克。共研细末,每次服 3 克,每日 2 次,白开水调服。随症加减:痴呆重,加郁金、远志;患肢痉挛、伸不开,加僵蚕、白芍、木瓜;抽搐,加天麻、白附子、僵蚕;肢体无力,加黄芪、白术;合并脑积水,加泽泻、西药双氢克尿塞 30 片共研;热重鼻衄,加栀子;便秘,加川大黄。以上为 3 岁小儿 1 月药量,临床时可根据年龄和病情轻重加减药量。易忠禄等用上方加减治疗脑发育不全患儿 23 例,治愈 6 例,有效 11 例,无效 6 例。②

10. 益脑片 党参 10 克、白术 10 克、茯苓 10 克、熟地黄 10 克、山茱萸 10 克、泽泻 10 克、当归 10 克、黄芪 10 克、菖蒲 10 克、远志 10 克、珍珠母 15 克。以上为 1 剂量。加水浓煎,制成片剂,18 片相当于 1 剂量汤药。每日 3 次,每次 3 片。王志兰等用上方治疗精神发育迟滞儿童 76 例,显效 7 例(9.2%),有效 24 例(31.6%)。总有效率 40.8%。③

11. 羊肝散 海螵蛸 15 克、石决明 10 克、木贼草 10 克、夜明砂 10 克、青盐 21 克、羊肝 1 叶。用竹签将羊肝剖开,把上药共研细面,撒入羊肝内,用麻绳捆好,麦糠火烧熟后,焙干研面,每次服 2 克,每日服 2 次,开水送下。李继桥用本方治疗小儿痴呆症 11 例,除 1 例病重无效外,其余 10 例均有不同程度好转,尤以 1 岁以内患儿效果最好。④

12. 醒脑康浓缩液 由活血化瘀类药丹参、川芎、当归等制成,根据年龄增减药量,每日 3 次,疗程为 3 个月。张慧芳等采用韦氏儿童智力测定和丹佛智能发育检查等智力测定方法,治疗中、重度智力低下患儿 40 例,治疗 3 个月后,智商改善率 93%,症状改善率 95%。⑤

13. 加味养心汤 黄芪 20 克、炙甘草 10 克、党参 10 克、茯苓 10 克、茯神 10 克、川芎 10 克、当归 10 克、柏子仁 10 克、半夏 10 克、桂枝 10 克、钩藤 10 克、菊花 10 克、五味子 3 克。每日 1 剂,水煎服。补益健脑,养心壮神。王乐善等以上方加减治疗先天性智能发育不全 3 例,取得较好效果。⑥

14. 益智灵冲剂 红参 1.5 克、白参 1.5 克、龙眼肉 10 克、五味子 3 克、山药 15 克、茯苓 10 克等。用上药制成颗粒冲剂,15～20 克/次,每日 2～3 次。3 个月为 1 个疗程。邹锡听等采用盖泽尔智能发育检查、韦克斯勒学龄前儿童智力量表、韦克斯勒入学儿童智力量表等智力测定方法,以智商(IQ)或发育商(DQ)为观察指标,对经 AAMR 诊断标准确诊的 51 例智力低下患儿进行对照治疗观察。对照组为空白对照。治疗组服益智灵冲剂,均以治疗 3 个月为 1 个疗程,一般观察 2 个疗程。结果:治疗组智商平均值有明显提高,空白对照组没有变化,证明益智灵冲剂能促进智能迟缓儿童智力发育,并观察到年龄在 4 岁以下者智能改善明显;在智力的各个能区中以动作能和言语能的提高最为显著。⑦

15. 补肾法方 鹿角粉(冲)6 克、熟地黄 20 克、砂仁(拌捣)4.5 克、生龙骨 30 克、石菖蒲 9 克、炙远志 3 克、丹参 15 克、炙龟甲 15 克、枸杞子 9 克、益智仁 6 克。方中鹿角粉、熟地黄为主药不可缺,无鹿角粉可用鹿角霜 12 克或鹿角胶 6～9 克代替。不可拘泥原方剂量。每日 1 剂,3 个月为 1

① 宋桂华,等.江育仁儿科临证经验拾零[J].中医杂志,1993(7):400.
② 易忠禄,等.鹿茸益智散治小儿大脑发育不全[J].四川中医,1992(3):25.
③ 王志兰,等.益脑片治疗精神发育迟滞儿童疗效观察[J].中医杂志,1989(11):44.
④ 李继桥.羊肝散治疗小儿痴呆症[J].中医研究,1988(2):6.
⑤ 张慧芳,等.醒脑康治疗小儿智力低下 40 例[J].中西医结合杂志,1988(10):640.
⑥ 王乐善,等.先天性智能发育不全治验三则[J].辽宁中医杂志,1988(4):35-36.
⑦ 邹锡听,等."益智灵"促进儿童智能发育的临床观察[J].上海中医药杂志,1988(1):10-12.

个疗程。若上方中缺药较多可改用下方,同样有效。鹿角粉(冲)6克、熟地黄30克、蔻仁4.5克、生龙骨30克、石菖蒲9克、远志3克、丹参15克、枸杞子10克、补骨脂10克、陈皮6克。每日1剂,水煎服。3个月为1个疗程。徐俊冕用上方治疗儿童精神发育不全19例,经1~3个疗程治疗,显效(据患儿教师与家长反映,学习能力明显改善,学习成绩上升明显,智能检查显示改善)5例,有效(患儿行为与学习能力有改善,学习成绩有所上升,但幅度不大)10例,无效(治疗前后患儿行为与学习能力均无变化)4例。其中对轻度(愚鲁)精神发育不全患儿疗效较好。[1]

16. 补肾健脑片 鹿茸1份、砂仁1份、人参2份、白术2份、云茯苓2份、熟地黄2份、炙甘草2份、杜仲2份、巴戟天2份、山茱萸2份、肉苁蓉2份、牛膝2份、菟丝子2份、当归2份、山药2份、连翘2份、枸杞子3份。上药按比例配制,鹿茸用酒烧去绒毛,白术、砂仁和杜仲炒用,其余烘干粉碎,制成片剂,每片0.3克。1岁以内每次0.5~1片,1~2岁1.5片,2岁以上2~3片,每日2~3次。张之珠用上方治疗儿童智力低下42例,经过3~6个月治疗,智力发育总有效率88%,运动发育总有效率80.5%,智力发育显效率28.5%,运动发育显效率38.1%。[2]

17. 益智丸 益智仁9克、合欢花9克、菖蒲9克、女贞子9克、炒杜仲9克、牛膝9克、竹叶9克、楮实子9克、墨旱莲9克、瓦松9克、黄精9克、神曲9克、何首乌30克、莲子心5克。随症加减:偏肾阴虚者,加生地黄、山茱萸、桑椹等;偏肾阳虚者,加鹿茸、人参、菟丝子等;肝风抽搐者,加紫贝、紫石英、石决明、茯神、天麻、钩藤、全蝎、蜈蚣、天竺黄、胆南星等;伴神昏失语者,加牛黄、麝香;有热象者,加龙胆草、栀子。上药共为细末,炼蜜为丸,每丸重1.6克。1岁每日2丸,3岁每日4丸,6岁每日6丸,年长儿酌加,分2~3次口服。

健脑,益智,补肾。适用于智能低下,或由颅内感染、中毒性脑病等引起的智力障碍后遗症。疗程一般半年至1年,必须长期坚持服用(患感冒或其他急性病时停药),能逐渐增长智力,个别患儿能恢复生活自理。附何世英临床典型病例2则,例1坚持服药近3年,智力恢复接近正常。例2服药半年,患儿智力明显进步,已能说简单的话,对事物有反应,并可提出问题或回答问题;点头、摇头、双手摆动等症状已基本控制,其他症状均有好转。[3]

中 成 药

1. 小儿智力糖浆 组成:龟甲、龙骨、远志、石菖蒲、雄鸡(葵花药业集团重庆有限公司生产,国药准字Z51021867)。用法用量:每次10毫升口服,每日2次。连续口服3个月为1个疗程。临床应用:关丽君收治脑瘫伴智力低下患儿200例,按家长志愿分成治疗组和对照组各100例,所有患儿均接受一般脑瘫康复治疗,如推拿、针刺、运动训练、导平治疗等神经康复训练。治疗组予小儿智力糖浆。结果:治疗后患儿智商水平提高,治疗组优于对照组,治疗组疗效在改善患儿多动症、不良情绪及注意力方面尤为突出。治疗组治愈5例,显效20例,好转42例,无效3例,总有效率97%;对照组治愈0例,显效8例,好转64例,无效28例,总有效率72%。[4]

2. 真人益智宝胶囊 组成:制益智仁、西洋参、制巴戟天、蜂皇浆、破壁花粉、制补骨脂、枸杞子、燕窝、制茱宝、何首乌、淮山药、冬虫夏草、肉苁蓉、灵芝、鹿茸胶、石菖蒲(香港宗岐氏药厂有限公司出品)。上述药物配制比为100:80:150:7:3:100:120:10:80:100:80:10:50:30:30:50。功效主治:补益脑髓,提高智力;适用于智力低下、发育迟缓。一般在治疗3~4周后见

[1] 徐俊冕.补肾法治疗儿童精神发育不全的初步观察[J].中医杂志,1985(1):38-39.
[2] 张之珠.补肾健脑片治疗小儿脑功能障碍42例临床观察[J].山东中医杂志,1985(2):17-18.
[3] 职延广.何世英治疗小儿智力低下的经验[J].广西中医药,1983,6(4):4-5.
[4] 关丽君.使用小儿智力糖浆治疗儿童脑瘫伴智力低下100例的疗效观察[J].求医问药,2011,9(9):270.

效,随着时间推移,疗效逐渐提高。用法用量:1~5岁1粒/次,每日2次;6~10岁3粒/次,每日3次,口服。4个月为1个疗程。临床应用:胡国芬收治智力低下患儿63例,患儿均坚持服药4~8个月。结果:显效28例,有效20例,无效15例。显效率44.4%,总有效率76%。[1]

---

[1] 胡国芬.真人益智宝治疗小儿智力低下63例临床观察[J].华北煤炭医学院学报,2000,2(5):573.

小儿脑性瘫痪

概　述

小儿脑性瘫痪是一种进行性的脑损伤综合征。病变主要累及大脑皮质、锥体系、锥体外系以及脊髓等。临床表现以大脑功能发育不全、智力低下、四肢运动障碍为主，有的尚有癫痫、失语、失明等症状。临床分型：（1）痉挛型，握力增强，肌肉张力增高，将患儿垂直抱起时，两下肢垂直，两足内收或内旋，甚而两腿交叉呈剪刀样。肘关节屈曲，上肢内收于胸前，两腕及指关节变形。（2）舞蹈型，以舞蹈样徐动症为主，步态不稳，行走时身体歪斜前倾。（3）混合型，痉挛型与舞蹈型混合出现。（4）精神意识障碍型，智力低下，愚笨，行走倾斜欲倒，或下肢瘫痪，伴有癫痫及语言、听觉和视觉障碍。

小儿脑性瘫痪的治疗目标是让患儿获得最大的生活自理能力；有痉挛性偏瘫或四肢瘫痪，而智力正常的患儿有较好的预后，不完全依赖于家庭或社会。当智力和体格障碍较严重时，需要不同程度的终身监护和帮助。

本病属中医"五迟""五软""五硬"范畴。五迟者，立迟、行迟、齿迟、发迟、语迟是也，以发育迟缓为特征。五软者，手脚腰背颈软是也，以肌肉肢体软弱无力为主症。五硬者，手脚腰背颈硬是也，以肌肉关节痉挛强紧为特征。

中医认为脑性瘫痪先天之因为父母精血亏虚致胎元不足，或宫内感染、窒息、早产、多胎等因素致使胎失所养。《冯氏锦囊秘录》曰："此为胎怯也。有因父精不足，母血衰少而得者。有因母之血海既冷，用药强补而孕者。有因受胎，母多痰病，或年迈而有子者，或日月不足而生者，或服坠胎之剂不去，

而耗伤真气者。"后天之因多为产伤与新生儿染疾。产时颅内出血、缺血、缺氧等因素而致阻塞经络，窍道不通，筋脉失养，气血不能输布于脑和四肢；或出生后身体怯弱，抚育照顾不当复感外邪，导致本虚标实，肝肾亏虚，痰瘀互结，虚风内动。《冯氏锦囊秘录》曰："是以生下怯弱，不耐寒暑，少为六淫侵犯，便尔头项软，手足软，身软口软，肌肉软。"

脑性瘫痪的病机主要为先天精血亏损、后天气血不足导致脾肾亏虚、肝风内动。久病兼夹痰瘀阻窍、经络不通，导致变证百出。肾为先天之本。肾精亏虚，上不能充养于脑，致髓海不足，脑部空虚，出现表情呆滞、反应迟钝、智力低下、痴呆、行动迟缓；下不能充养于骨，致骨骼脆弱无力，见立迟、行迟、小儿生长发育落后。

辨　证　施　治

1. 中国康复医学会儿童康复专业委员会等分5型

（1）肝肾亏损型　症见发育迟缓，翻身、坐起、爬行、站立、行走、生齿均落后于正常同龄小儿，伴反应迟钝，肢体僵硬，筋脉拘挛，屈伸不利，或伴筋骨萎弱，头项萎软，头颅方大，囟门迟闭，目无神采，或伴易惊，夜卧不安，盗汗，舌质淡，舌苔少，脉沉细无力，指纹淡红。治宜补肾填髓、养肝强筋。方用六味地黄丸加味：熟地黄、山茱萸、茯苓、泽泻、牡丹皮、山药。随症加减：齿迟者，加紫河车、何首乌、龙骨、牡蛎；翻身迟、立迟、行迟者，加牛膝、杜仲、桑寄生；肢体拘挛难伸者，加伸筋草、木瓜、鸡血藤；头项萎软者，加锁阳、枸杞子、菟丝子、巴戟天；易惊、夜卧不安者，加丹参、远志；头颅方大、筋骨萎软者，加珍珠母、龙骨。

（2）心脾两虚型 症见发育迟缓，四肢萎软，肌肉松弛，咀嚼无力，语言迟滞，智力低下，发稀萎黄，或伴精神呆滞，吐舌，口角流涎，或伴神疲体倦，面色不华，食少纳差，大便秘结，舌淡胖，苔少，脉细缓或细弱，指纹淡红。治宜健脾养心、补益气血。方用归脾汤加减：黄芪、人参、白术、当归、远志、茯苓、木香、酸枣仁、龙眼肉、炙甘草。随症加减：语迟，听力障碍者，加菖蒲、郁金；发迟者，加何首乌、肉苁蓉；四肢萎软者，加桂枝；口角流涎者，加益智仁；气虚阳衰者，加肉桂、附子；脉弱无力者，加五味子、麦冬。

（3）痰瘀阻滞型 症见发育迟缓，肢体不遂，筋脉拘挛，屈伸不利，言语不利，耳窍不聪，反应迟钝，或伴吞咽困难，喉间痰鸣，口角流涎，或伴癫痫发作，舌胖有瘀斑、瘀点，苔厚腻，脉沉涩或脉沉滑，指纹暗滞。治宜化痰开窍、活血通络。方用通窍活血汤合二陈汤加减：半夏、陈皮、茯苓、远志、菖蒲、川芎、桃仁、红花、赤芍、郁金、丹参、麝香（冲服）等。随症加减：痰火内扰，四肢抽搐者，加黄连、龙胆草、羚羊角粉；大便干结者，加生大黄；肢体拘挛难伸者，加伸筋草、木瓜、鸡血藤；若并发癫痫者，参考第382页瘀痫的治疗。

（4）脾虚肝亢型 症见发育迟缓，伴手足震颤，肢体扭转，表情怪异，或四肢抽动，时作时止，或伴吞咽困难，言语不利，口角流涎，或伴面色萎黄，神疲乏力，不思饮食，大便稀溏，舌淡，苔白，脉沉弱或弦细，指纹淡红。治宜健脾益气、柔肝熄风。方用异功散加味：人参、白术、茯苓、甘草、陈皮、白芍、钩藤、天麻、鸡血藤。随症加减：手足震颤、四肢抽动者，加全蝎、地龙、僵蚕；肢体扭转者，加伸筋草、木瓜、当归；面色不华、纳呆食少者，加焦神曲、焦山楂、砂仁；言语不清者，加菖蒲、远志。

（5）脾肾虚弱型 症见发育迟缓，运动落后，出牙延迟，囟门迟闭，肢体萎软，肌肉松弛，头项低垂，头颅方大，甚者鸡胸龟背，肋骨串珠，多卧少

动，言语低微，神疲倦怠，面色不华，纳呆食少，便溏，小便清长，舌淡红，苔薄白，脉沉细无力，指纹色淡。治宜健脾益气、补肾填精。方用补天大造丸加减：黄芪、人参、白术、茯苓、紫河车、鹿角、枸杞子、当归、熟地黄、龟甲等。随症加减：肢体萎软者，加杜仲、牛膝、桑寄生；便溏者，加肉豆蔻、补骨脂。[1]

2. 陈廷辉分3型

（1）肝肾亏虚型 症见面色无华，肌肉筋骨痿软无力，颈软，腰软，舌质淡，苔薄白，指纹淡。方用六味地黄汤。

（2）脾肾两虚型 症见面色苍白，肌肉筋骨痿软无力，纳少便溏，四肢不温，头发稀疏，舌质淡，苔薄白，指纹淡。方用参苓白术散。

（3）气滞血瘀型 症见面色青黄，四肢屈伸不利，筋挛拘急，言语謇涩不清，舌质淡，苔薄，指纹淡紫。方用补阳还五汤。

随症加减：言语謇涩不清者，加石菖蒲、远志、郁金；智能低下者，加桑椹、益智仁、紫河车；筋挛拘急者，加天麻、钩藤、白芍；遗尿者，加桑螵蛸、何首乌、金樱子；竖头无力者，加葛根、肉苁蓉；腰软者，加杜仲、补骨脂、菟丝子；食欲不振者，加谷芽、麦芽、山楂、神曲。临床观察：陈廷辉收治脑性瘫痪36例，中药治疗3月以上有明显效果。结果：显效21例，占58.3%；有效5例，占13.9%；无效10例，占27.8%。总有效率72.2%。[2]

3. 王军英分3型

（1）肝肾不足型（五迟、五软） 治宜滋补肝肾、强壮筋骨。方用六味地黄汤加减或补肾地黄丸加减：熟地黄、山药、山茱萸、茯苓、牡丹皮、鹿茸、白芍、枸杞子、牛膝。

（2）血虚风乘型（五硬） 治宜补益血气、舒筋活血通络。方用薏苡丸加减或当归散、海桐皮散加减：当归、薏苡仁、秦艽、酸枣仁、防风、羌活、海桐皮、牛膝、山茱萸、牡丹皮、生地黄、补骨脂、杜仲、麻黄、桂枝、人参等。

① 中国康复医学会儿童康复专业委员会,等.中国脑性瘫痪康复指南(2015)：第十部分[J].中国康复医学杂志,2016,31(4)：494-498.
② 陈廷辉.中医治疗小儿脑瘫[J].世界中医药,2012,7(2)：138.

（3）肝强脾弱型（内风、五硬）　症见患儿打挺，肢体肌肉阵阵发作强直僵硬，颈项强直，刺激加重，吞咽困难。治宜平抑肝气、健运脾气以治本，少佐熄风通络药以治标。方用加味六君子汤、小续命汤：人参、白术、茯苓、肉桂、升麻、柴胡、陈皮、半夏、天麻、全蝎、蕲蛇、川芎、防风、防己、附子、黄芩等。

（4）脾肾两虚型（五软）　治宜补脾益气、益肾壮骨。方用补中益气丸合六味地黄丸：人参、白术、黄芪、升麻、柴胡、当归、陈皮、山药、山茱萸、茯苓、泽泻、牡丹皮等。

（5）阴虚风动型　治宜滋阴熄风。方用大定风珠丸加减：阿胶、生地黄、麦冬、白芍、火麻仁、龟甲、鳖甲、牡蛎、五味子、甘草、陈皮、砂仁。[①]

4.林馨分3型

（1）先天不足、肝肾亏损型　症见反应迟钝，全身软弱，抬头、翻身、站立行走、出牙、持物、语言等均明显落后于同龄儿，智力低下，头颅过大或过小，发稀目呆，张口流涎。甚者，"五迟""五软"均见，舌大或胖，舌质淡，苔少，脉细无力。此为先天精血亏损，胎元受伤，导致胎儿先天禀赋不足，肝肾亏损。治宜滋补肝肾、强筋壮骨。方用加味六味地黄丸：熟地黄、山茱萸、山药、茯苓、牡丹皮、鹿茸、牛膝。随症加减：若全身软弱，智力明显低下者，加紫河车、菟丝子、黄芪、人参、益智仁、肉苁蓉、桑寄生等；好动不安，夜卧不宁者，加丹参、远志、龙骨、牡蛎、合欢皮等。

（2）后天失养、脾肾两虚型　症见神情淡漠，头项软弱，发稀疏而枯黄，口软唇弛，吸吮或咀嚼困难，手足弛缓无力，端坐及站立不稳，反应迟钝，言语不清，乳食纳差，面色㿠白，舌大或胖，舌苔薄白，脉细无力。此为先天不足，后天调护失当，脾肾两亏，气血之源亏乏不能温养全身。治宜健脾补肾、生肌充髓。方用六味地黄丸合补中益气汤。随症加减：若智力明显低下者，加紫河车、菟丝子、枸杞子、当归、桑寄生等；若烦躁或伴惊痫者，

加生龙骨、琥珀、珍珠母、合欢皮等。

（3）肾心不足、诸脏失养型　症见语言发育迟缓，智力低下，头项四肢筋脉拘急甚则抽搐，生活不能自理，神志不清，烦躁好动，睡眠不实，大便多秘，小便淡黄，舌质红，苔微薄或无苔，脉缓无力。本证心肾之气不足，诸脏受损，生长、发育和精神状态等亦受影响。治宜补益五脏、益气养血。方用菖蒲丸合八珍汤。随症加减：若智力低下者，加肉苁蓉、山茱萸、紫河车、桑寄生、益智仁、麝香；肢体拘急，活动不利者，加杜仲、牛膝、鹿角胶、五加皮、地骨皮、丝瓜络；伴惊痫者，加琥珀、地龙、僵蚕、全蝎、浮小麦、龙骨；面色㿠白，少苔，脉细无力者，加黄芪、甘草。[②]

5.马丙祥分4型

（1）肾虚髓亏型　症见智能低下，反应迟钝，形体笨拙，目无神采，动作发育落后，翻身、坐、爬、立、行等均迟于正常儿，生齿、言语落后；或有失聪、失明、囟门宽大、肌肉瘦削，或有肢体活动不灵，手足发硬，手紧项硬等。舌淡红，苔少，脉细弱。治宜补肾生精、填髓益脑。方用补肾益脑片：熟地黄、茯苓、山茱萸、山药、枸杞子、菟丝子、鹿角胶、龟甲胶、紫河车、猪脊髓、益智仁。

（2）痰瘀阻窍型　症见关节强硬，屈伸不利，动作延迟；或下肢交叉，脚尖着地，手紧握拳，头伸反张，语言不利，吞咽困难；或失聪失语，摇头弄舌，张口流涎；或伴癫痫抽搐，行为异常，时作惊叫，呆傻愚钝等。苔腻，脉滑。治宜化痰祛瘀、开窍通络。方用强力愈瘫片：全蝎、蜈蚣、乌蛇、僵蚕、石菖蒲、郁金、胆南星、白附子、白芥子、川芎、沉香。

（3）脾肾亏虚型　症见柱骨软弱，腰脊不举，坐立不稳，下肢软弱无力，肌肉萎软不实，多卧少动，面黄形瘦，舌淡，苔薄，脉无力。治宜益气健脾、补肾壮骨。方用举步壮骨散：黄芪、太子参、黄精、菟丝子、杜仲、狗脊、续断、牛膝、桑寄生、当归、鸡血藤、紫河车。

① 王军英.传统医学对小儿脑性瘫痪的治疗作用［J］.现代康复，2001，5（5）：13－14.
② 林馨.小儿脑性瘫痪的中医证治［J］.浙江中医学院学报，1997，21（4）：6－7.

（4）肝虚风动型　症见坐、立、站、走迟缓，步态不稳，动作不协调，手足震颤，不自主运动；或动作过多，言语不清，手足痉挛紧张，姿势异常，肌肉瘦削，舌质偏红，苔少，或剥苔，脉细。治宜滋养肝肾、柔肝熄风。方用养肝熄风散：生地黄、熟地黄、生白芍、生鳖甲、生龟甲、珍珠母、全蝎、乌蛇、蜈蚣、白僵蚕、当归、鸡血藤。①

6. 史方奇分4型

（1）先天禀赋不足、气血虚损型　方用调气和血汤：党参15克、丹参15克、赤芍12克、白芍12克、三七粉（兑服）1.5克、当归9克。

（2）肾虚肝旺型　方用补肾平肝汤：龟甲（先煎）10克、天竺黄10克、蝉蜕10克、枸杞子12克、巴戟天12克、桑寄生12克、杜仲12克、白芍12克、钩藤12克、炒枣仁12克、石菖蒲6克、生石决明（先煎）15克、天麻9克。

（3）肾脑虚损型　方用补肾益脑汤：枸杞子15克、猪脊髓0.5条、兔脑髓1条、熟地黄9克、龟甲（先煎）10克、鹿角霜12克、虎骨（酥炙细末兑服）1克、海马（炒制研细末兑服）1克。

（4）脾肾两虚型　方用脾肾双补汤：党参15克、丹参16克、白芍6克、茯苓10克、枸杞子10克、淮山药12克、龟甲胶（烊化）3克、鹿角胶（烊化）3克。

每日1剂，水煎服。随症加减或交替使用，6个月为1个疗程，治疗2个疗程。临床观察：史方奇用上方辨证治疗脑瘫13例，显效6例，有效2例，无效5例。②

经 验 方

1. 参鹿启智汤　人参粉1克、鹿茸粉1克、龟甲粉1克、紫河车粉1克、制何首乌12克、川牛膝12克、怀牛膝12克、黄芪20克、杜仲9克、地龙9克、天麻6克。每日1剂，水煎2次取汁250毫升，分早、晚2次温服。陆春玲等将80例痉挛型

脑瘫患者随机分为治疗组与对照组各40例。对照组予脑蛋白水解物注射液静脉注射，配合作业疗法治疗；治疗组在对照组治疗基础上加参鹿启智汤治疗。两组疗程均为3个月。观察两组中医证候疗效、日常生活能力（ADL）疗效，比较治疗前后ADL评分、肌张力评分，治疗前后检测肝肾功能、心电图。结果：治疗组中医证候总有效率87.5％，对照组中医证候总有效率62.5％，两组中医证候总有效率比较差异有统计学意义（$P<$0.05），治疗组中医证候疗效优于对照组；治疗组ADL总有效率87.5％，对照组ADL总有效率65.0％，两组ADL总有效率比较差异有统计学意义（$P<$0.05），治疗组ADL疗效优于对照组；两组治疗后ADL评分均较本组治疗前升高（$P<$0.05），且治疗组升高明显（$P<$0.05）；治疗组治疗后肌张力评分较本组治疗前、对照组治疗后均降低（$P<$0.05）。③

2. 脑康灵胶囊、痰饮胶囊　脑康灵胶囊：红花、川芎、当归、蜈蚣、地龙、石菖蒲、牛黄、天麻、茯苓皮、山萸肉、冰片（由西安中医脑病医院制剂室生产，规格：每粒0.4克，批号：20091101）。痰饮胶囊：茯苓、制半夏、胆南星、僵蚕、白芍、地龙、当归、木瓜等（由西安中医脑病医院制剂室生产，规格：每粒0.4克，批号：20091101）。口服，每日3次，2岁以内每次2粒，2～3岁每次3粒，3～7岁每次4粒。脑康灵具有活血逐瘀、开窍通络、利水消肿、补肾健脑的作用；痰饮胶囊具有平肝熄风、养血柔脉、解肌止痉、安神镇静的作用。闫炳苍将144例确诊为痉挛型脑性瘫痪的患儿随机分为治疗组（中医"五联"加运动疗法）72例、对照组1与对照组2各36例，治疗前和治疗1个月、2个月、3个月时分别由康复评定师用改良的肌张力分级法（Ashworth）评价疗效。治疗组口服脑康灵胶囊、痰饮胶囊，同时配合针灸、推拿、药浴、穴位埋线形成中医"五联"疗法。对照组1采用运动疗法加经络导推治疗，对照组2采用运动疗法加痉挛肌

① 马丙祥.小儿脑性瘫痪的中医辨证治疗[J].湖北中医杂志，1997，19（2）：30-31.
② 史方奇.补肾平肝法治脑瘫得效[J].吉林中医药，1994（2）：2-3.
③ 陆春玲，等.参鹿启智汤治疗痉挛型脑瘫40例临床观察[J].河北中医，2012，34（1）：21-23.

治疗。结果：治疗组与对照组组间及各组自身前后肌张力评分对比，从第 2 个月开始有显著差异（$P<0.01$），3 个月时差异更突出，治疗组 3 个月总有效率 91.18%，对照组 3 个月总有效率 48.52%，其中 3 个月总有效率对照组 1 为 60.50%，对照组 2 为 37.14%，对照组与治疗组比较差异有统计学意义（$P<0.05$）。[1]

3. 知柏地黄丸加减　熟地黄 12 克、制龟甲（先煎）各 15 克、煅龙牡（先煎）各 15 克、石决明 15 克、黄柏 9 克、知母 9 克、麦冬 9 克、人参 9 克、石菖蒲 9 克、炒酸枣仁 9 克、远志 6 克、炙甘草 6 克。每日 1 剂，水煎分 2 次服，30 天为 1 个疗程。王玲将 85 例确诊患儿随机分为治疗组 60 例与对照组 25 例。治疗组采用知柏地黄丸加减治疗；对照组采用利他林治疗。坚持按规定量服用利他林，30 天为 1 个疗程。结果：治疗组临床治愈 51 例，显效 3 例，有效 2 例，无效 4 例，治愈率 85.0%，有效率 93.3%；对照组临床治愈 0 例，显效 7 例，有效 9 例，无效 9 例，有效率 64.0%。两组比较有显著性差异（$P<0.01$）。[2]

4. 愈瘫汤　枸杞果、全蝎、菟丝子、生山药、熟地黄、生白芍、当归、石菖蒲、五加皮、怀牛膝等。每日 1 剂，中药房代煎至 30 毫升，分 3 次口服。李恩耀等收治 70 例痉挛型脑瘫患儿随机分为治疗组与对照组各 35 例。对照组采用常规治疗，给予功能训练（Bobath 法和 Vojta 法）。治疗组在常规治疗的基础上辅助应用愈瘫汤口服加熏洗治疗。每次药物熏洗 1 剂中药，将中药装入特制的小布袋内，扎口，用水浸湿，放进蒸汽炉腔内煎煮，熏洗时将蒸汽炉内药液注入多功能儿童水疗机，患儿全身赤裸配戴颈部泳圈，水温 38℃～40℃。以上疗法均每日 1 次，每周治疗 6 天，休息 1 天。1 个月为 1 个疗程，治疗 3 个疗程。结果：治疗组治愈 2 例，显效 18 例，有效 12 例，无效 3 例；对照组治愈 1 例，显效 10 例，有效 14 例，无效 10 例。

治疗组总有效率 91.4%，对照组总有效率 71.4%，两组差异有统计学意义（$P<0.05$）。愈瘫汤辅助治疗对提高患儿智力，改善患肢运动障碍有明显的疗效。[3]

5. 异功散加味　太子参 15 克、黄芪 15 克、谷芽 15 克、麦芽 15 克、云茯苓 10 克、白术 10 克、鸡内金 10 克、炙甘草 6 克、陈皮 5 克。每日 1 剂，水煎服。2 个月为 1 个疗程。此为 5 岁患儿用量，5 岁以下酌减，5 岁以上酌加。孟秀会收治脑瘫患儿 70 例，随机分为治疗组及对照组各 35 例。治疗组予异功散中药口服。对照组予口服多酶片，5 岁以下，每次 0.5 片，每日 3 次；5 岁以上，每次 0.5 片，每日 3 次。脑瘫患儿观察期间均给予脑瘫常规综合康复治疗措施。结果：治疗组痊愈 3 例，显效 17 例，有效 12 例，无效 3 例；对照组痊愈 1 例，显效 2 例，有效 7 例，无效 25 例。治疗组总有效率 91.4%，对照组总有效率 28.6%，两组有显著差异（$P<0.01$）。[4]

6. 脑瘫饮　熟地黄、枣皮、淮山药、云茯苓、泽泻、牡丹皮、木瓜、鸡血藤、钩藤、僵蚕、赤芍、甘草、杜仲、枸杞子、续断。水煎服，每袋 150 毫升，每次 1 袋，每日 2 次。20 天为 1 个疗程，休息 15～25 天进行下一个疗程以巩固治疗，5 个疗程后观察疗效。附加外用药：（1）流涎者，药用益智仁、吴茱萸、制胆南星各等份研末敷足心；（2）肢体肌张力高者，药用木瓜 20 克、鸡血藤 20 克、当归 20 克、川芎 20 克、地龙 20 克、桃仁 20 克、红花 20 克、伸筋藤 20 克、枸杞子 20 克浸白酒按摩或水煎浴足；（3）脑积水、囟门未闭者，药用制胆南星、吴茱萸、益智仁各等份猪胆汁调敷囟门。喻闽凤等对 272 例脑瘫患儿采用针刺（头、体针结合）、艾灸、穴位注射、中药洗浴、推拿按摩及中药口服等综合治法。其中痉挛型 164 例，肌张力低下型 21 例，共济失调型 17 例，混合型 10 例，分类不明型 60 例。结果：6～10 个月肌张力低下型患儿的疗

① 闫炳苍,等.中医"五联"疗法改善痉挛型脑瘫肌张力临床研究[J].世界中西医结合杂志,2012,7(8):672-675.
② 王玲.知柏地黄丸加减治疗阴虚阳亢儿童多动症 60 例[J].中医学报,2010,25(2):324-325.
③ 李恩耀,等.愈瘫汤对痉挛型脑瘫患儿肌张力及智力影响的临床研究[J].中国社区医师·医学专业半月刊,2009,11(24):157.
④ 孟秀会.健脾益气法治疗脾虚型脑瘫患儿 35 例临床研究[J].世界中西医结合杂志,2009(增刊):77-78.

效显著,其中 5 例经 3～5 个疗程综合治疗达到基本痊愈。年龄越小,疗效越好,特别对年龄较小、肌张力低下型的患儿疗效显著。①

7. 补阳活血汤 黄芪 60 克、当归 15 克、红花 15 克、赤芍 15 克、伸筋草 15 克、透骨草 15 克、川芎 12 克、桃仁 12 克、郁金 12 克、远志 12 克、地龙 9 克。采用河南内黄翔宇医疗设备有限公司生产的 HYZ-Ⅱ 熏蒸治疗仪,把中药和适量水倒入中药蒸发器中,温度调控在 38℃～42℃,患儿躺在熏蒸床上,熏蒸 30 分钟,每日 1 次,每周治疗 5 日,1 个月为 1 个疗程。赵向等将痉挛型脑型瘫痪患儿 112 例随机分为治疗组(常规治疗＋中药治疗)70 例与对照组(仅常规治疗)42 例,共治疗 3 个疗程(3 个月)。分别于治疗前和 3 个疗程结束后采用改良肌张力分级评分法(Ashworth 评分法)评定患儿的肌张力,并进行主要关节活动度测量。结果:治疗组治愈 39 例,显效 25 例,无效 6 例,总有效率为 91.4%;对照组治愈 14 例,显效 15 例,无效 13 例,总有效率 69.0%。两组总有效率比较有显著性差异($P<0.05$)。②

8. 小儿康复药浴方 五加皮、丹参、防风、艾叶、川牛膝等。适用于各型脑瘫及中枢性协调障碍患儿;硬瘫方:羌活、独活、杜仲、北黄芪、当归等。适用于肌张力增高、肌肉痉挛、肌腱挛缩、关节活动障碍的患儿;软瘫方:续断、桑寄生、防风、枸杞子、川牛膝等。适用于肌张力低下、肌肉萎缩或痿软无力的患儿。注意事项:对于体质差、出汗多的患儿,要控制药浴时间及水温,时间 10～15 分钟,水温控制在 36℃～37℃;对伴有癫痫的患儿,水温应严格控制在 37℃左右;对于肌张力增高、体质尚好的患儿,水温可控制在 38℃。③

9. 刘巧玲经验方 党参 10 克、丹参 10 克、龙骨 10 克、熟地黄 10 克、钩藤 6 克、白芍 6 克、地龙 6 克、神曲 6 克、山药 6 克、砂仁 6 克、胆南星 3 克、

菊花 3 克、甘草 3 克、山茱萸 20 克。每日 1 剂,水煎服,分 3～5 次服,连服 10 剂,休息 3～5 天,继续服 10 剂,连续服药 2 个月,休息 1 个月。配合以功能训练、头针与体针治疗。刘巧玲用上方治疗观察 30 例共济失调型脑瘫患儿,经过最短 1 个疗程,最长 8 个疗程,临床显效 20 例,有效 6 例,无效 4 例。总有效率 86.7%。④

10. 聂秋根经验方 当归 9 克、熟地黄 9 克、白芍 9 克、党参 9 克、牛膝 9 克、钩藤 9 克、山茱萸 7 克、知母 7 克、川芎 7 克、全蝎 3 克、千年健 12 克、寻骨风 12 克。每日 1 剂,水煎服,分早、晚 2 次服用。以上为 7～12 岁用量,按年龄大小并随症加减。30 日为 1 个疗程。聂秋根采用内服中药、外用药酒穴位按摩法治疗脑瘫 375 例。外用药酒:当归、川芎、牛膝、白芍、威灵仙、血竭各等份,置 75%酒精内浸泡 1 个月后滤取液体备用。按摩取穴:颈软取天柱、百会、太溪等;角弓反张取太冲、人中、涌泉等;上肢瘫取外关、少海、极泉、曲池、劳宫等;下肢瘫取足三里、太冲、承山、环跳、三阴交等。结果:明显进步(患儿能生活自理)262 例,占 70%;进步(患儿症状改善)113 例,占 30%。显效时间最短 8 日,最长 4 个月,全部病例均有效。⑤

11. 健脑通窍化瘀汤 黄芪、赤芍、川芎、当归、桃仁、红花、葱白、龟甲胶、鹿角胶、枸杞子、熟地黄、白芷。随症加减:白痴型,加远志、石菖蒲、人参、白术;痴愚型,加山茱萸、牛膝、牡丹皮、麦冬;愚鲁型,加山茱萸、牛膝、益智仁、石菖蒲、远志、胡桃仁。⑥

12. 调气和血汤 党参 12 克、丹参 12 克、赤芍 12 克、白芍 12 克、淮山药 12 克、川牛膝 10 克、木瓜 10 克、五加皮 10 克、甘草 3 克。随症加减:五软为主,加黄芪;颤抖、仰头、手足强硬不灵,重用白芍至 15 克,加全蝎 1 克、僵蚕 6 克;纳呆,加神曲 6 克、山楂 6 克、麦芽 15 克;便溏,加白术 10

① 喻闽凤,等.中医综合治疗小儿脑性瘫痪 272 例临床分析[J].中国中西医结合儿科学,2009,1(5):472-474.
② 赵向,等.补阳活血汤佐治痉挛型脑瘫的临床观察[J].中国医药导报,2008,5(31):70-71.
③ 赵勇.刘振寰教授应用药浴法治疗小儿脑瘫的临床经验[J].中医儿科杂志,2007,3(1):1-2.
④ 刘巧玲.共济失调型小儿脑瘫的辨证论治[J].中西医结合心脑血管病杂志,2004,2(6):368-369.
⑤ 聂秋根.中医综合治疗小儿脑性瘫痪 375 例[J].河北中医,2000,22(4):265.
⑥ 雷延风.综合治疗小儿脑瘫的体会[J].河北中医,2000,22(1):49.

克、茯苓 10 克;语言不利,加菖蒲 3 克;自汗、盗汗,加浮小麦。每日 1 剂,水煎 3 次,分 3～6 次服。半月～3 个月后,酌加猪脊髓 15 克、虎骨(酥炙研末冲服)1 克用 3～6 个月。外感或伤食停用,改用解表或消导剂,治愈后再用本方。附史方奇治疗小儿脑瘫验案 1 则,患儿初诊服上方加减治疗,复诊时已能独自上下四层楼梯,手足活动仅在紧张快速时有轻微瘫痪原状。史方奇采用调气和血汤内服治疗多例脑瘫患儿短期内显效,尤其是手足徐动型和共济失调型。①

13. 李克曲经验方 黄芪 30 克、丹参 30 克、当归 15 克、赤芍 15 克、桃红 15 克、甲片 15 克、麦冬 15 克、桑寄生 15 克、熟地黄 20 克、何首乌 20 克、桂枝 12 克、川芎 10 克、甘草 9 克。随症加减:肝阳上亢型,去当归,加石决明 30 克、珍珠母 30 克、夏枯草 20 克、天麻 12 克、钩藤 12 克、黄连 6 克;痰火痹阻型,加菖蒲 15 克、郁金 15 克、石楠藤 15 克、木瓜 15 克、豨莶草 15 克、远志 12 克、天竺黄 12 克、半夏 10 克、胆南星 6 克;气滞血瘀型,加党参 15 克、白术 15 克、茯苓 15 克、山药 15 克、鸡血藤 15 克、木瓜 15 克、丝瓜络 15 克、香附 12 克、水蛭 12 克、桂枝 12 克、牛膝 12 克、乌梢蛇 1 条;

肝肾阴虚型,加白芍 15 克、玄参 15 克、枸杞子 15 克、知母 12 克、牛膝 12 克、龟甲 30 克、龙骨 30 克、牡蛎 30 克。每日 1 剂,水煎服。李克曲以活血化瘀为主加针刺,部分患者配合按摩治疗 30 例脑性瘫痪患儿,针刺或按摩隔日 1 次,针刺两组轮换。留针 20～30 分钟。按摩以患侧为主。结果:治愈 14 例,显效 15 例,有效 1 例。治疗时间最短 12 天,最长 14 个月。②

14. 灵脑丸(系为经验方,委托北京第一制药厂生产,每丸重 3.5 克) 牛黄、胆南星、龙齿、僵蚕、天麻、全蝎、蕲蛇、高丽参、朱砂、琥珀、伸筋草等 29 味药。1～2 岁,每次服 0.5～1 丸;3～6 岁,每次服 1.5 丸;7～10 岁,每次服 2 丸,均为每日 2 次。疏通气血,醒脑益智,安神通络。各型儿童脑性瘫痪均可服用。贾广田采用中医综合疗法(灵脑丸配合针刺、竹管及按摩)治疗儿童脑性瘫痪 93 例,接近治愈(治疗后达到能独立走路,发音清楚,吃饭及大小便能够自理,智力增强)43 例,显效(治疗后达到能独立翻身、坐起,借扶持物可以缓慢行走,单字发音清楚,智力改善)41 例,有效(治疗后患儿发音、听力、动作、智力等较治前有一定的改善)9 例。③

① 雷正荣.史方奇治疗小儿脑瘫经验[J].实用中医药杂志,1994(2):5-6.
② 李克曲.活血化瘀为主加针刺治疗 30 例脑性瘫痪[J].内蒙古中医药,1994(1):8-9.
③ 贾广田.中医综合疗法治疗儿童脑性瘫痪 93 例[J].辽宁中医杂志,1986(7):30.

内分泌系统疾病

尿 崩 症

概 述

尿崩症又称垂体加压素缺乏症,是由于垂体后叶、下丘脑或两者之间的神经束发生病变,使加压素的分泌减少或缺乏而引起的水代谢失调。临床表现多饮多尿,可发生于任何年龄,男性高于女性。初起为尿量增多,幼儿常出现遗尿,夜尿次数增多,继之烦渴多饮,精神不振,面色萎黄,食欲不振,伴尿淡如水,尿比重低。

本病属中医"消渴""尿频"范畴。其病理特点是肾气不足,气化失司,水道失约,津不上承所致。治疗以中西医结合辨病为主,并注意与糖尿病的鉴别诊断,中医治疗原则主要以温肾益气固摄为主。

经 验 方

1. 自拟方 枸杞子、女贞子、山茱萸、熟地黄、生山药、覆盆子、五味子、菟丝子、补骨脂、乌梅、麦冬、天冬、桑螵蛸、益智仁、煅龙骨(先煎)、煅牡蛎(先煎)、知母、黄柏。随症加减:口渴甚者,加生地黄、玉竹;尿频甚者,加桑椹子。每日 1 剂,水煎服。康慧萍用上方治疗 40 例尿崩症患者。结果:服用 1 个疗程临床治愈者 8 例,占 20%;2 个疗程或 2 个疗程以上临床治愈者 25 例,占 62.5%;有效者 5 例,占 12.5%;无效 2 例,占 5%。总有效率 95%,随访半年至 1 年未见复发。[①]

2. 摄尿汤 生龙骨(先煎)15 克、煅牡蛎(先煎)15 克、北沙参 15 克、炒党参 12 克、巴戟天 12 克、枸杞子 12 克、淮山药 30 克、焦白术 10 克、炙升麻 10 克、山茱萸 10 克、生甘草 6 克、制附子 6 克。随症加减:头晕头痛者,加制女贞子、钩藤;伤阴者,加生地黄、石斛;纳减腹胀者,加豆蔻、山楂。上药水煎,头、二两汁混合,分 2 次服,每日 1 剂,小儿剂量递减。陈圣用上方治疗 31 例尿崩症患者。结果:显效 6 例,有效 21 例,无效 4 例,疗效显著。[②]

3. 自拟方 桑螵蛸 15 克、淮山药 15 克、生地黄 15 克、覆盆子 15 克、乌梅 10 克、芡实 10 克、山茱萸 10 克、益智仁 9 克、煅龙牡(先煎)各 30 克、生黄芪 50 克、天花粉 15 克、甘草 15 克。孙小玲用上方治疗 5 例抗利尿激素(ADH)缺乏的儿童尿崩症。结果:5 例尿量均减少 1/2 以上,口渴缓解,食欲改善,体重增加。[③]

4. 柴胡增液汤 柴胡 10 克、黄芩 10 克、麦冬 10 克、半夏 6 克、玄参 6 克、生地黄 6 克、党参 3 克、生姜 3 片、大枣 3 枚。水煎 2 次服 2 天,每次煎成 50~70 毫升,分 3~5 次分服,早午晚服或 4 个小时服 1 次。王进军用上方治疗 4 例小儿尿崩症,全部痊愈。[④]

5. 三参保阴汤 太子参、北沙参、玄参、生地黄、天花粉、生石膏、石斛、山药、益智仁、桑螵蛸、莲须、甘草等。随症加减:腹胀,大便干结,舌苔黄厚而燥,脉滑实者,原方去桑螵蛸、山药,加陈皮、火麻仁、枳壳;纳呆食少者,原方去甘草,加木

① 康慧萍.补肾缩尿法治疗尿崩症 40 例临床观察[J].锦州医学院学报,2003,24(3):69.
② 陈圣.摄尿汤治疗尿崩症 31 例[J].浙江实用医学,1998,3(2):40.
③ 孙小玲.补肾固摄法治疗小儿尿崩症[J].福建中医学院学报,1994,4(2):17.
④ 王进军.柴胡增液汤治疗小儿尿崩症 4 例[J].内蒙古中医药,1992(2):19.

香、焦三仙。每日1剂,两次煎汤800毫升分4次口服。袁彩华用上方加减治疗55例患儿。结果:痊愈53例,好转2例。①

6. 抗尿崩冲剂　石膏100克、麦冬20克、五味子10克、天花粉10克、生晒参10克、黄芪10克、远志15克、生地黄30克。共为粗末,开水冲服当茶饮。成人每日40克,儿童酌减。李兴业等用上方治疗尿崩症18例(其中儿童5例)。结果:痊愈7例(38.8%),显效11例(61.2%)。②

7. 桑螵蛸散合缩泉丸合巩堤丸加减　桑螵蛸15克、台乌药15克、黄芪15克、补骨脂10克、益智仁10克、五味子10克、白果10克、炙鸡内金10克、淮山药12克、生姜2片、大枣5枚。每日1剂,水煎2次,分2~3次服。刘弼臣用上方治疗尿崩症患儿1例。结果:患儿服本方11剂后,渴饮尿多明显好转,尿比重1.020,服至第19剂时,渴饮消失,尿量已不多,尿比重1.022。复诊时再以上方5剂巩固疗效。③

① 袁彩华.三参保阴汤治疗小儿尿崩症55例[J].湖北中医杂志,1992,14(6):26.
② 李兴业,等.针药并用治疗尿崩症18例[J].吉林中医药,1991(4):47.
③ 王恩桂.刘弼臣教授临证治验四例[J].北京中医杂志,1988(5):7-9.

性　早　熟

概　述

性早熟(Precocious Puberty)是指女孩8岁以前、男孩9岁以前出现第二性征的一种内分泌疾病,发病率为0.6%～1.7%。随着社会经济的发展、环境的改变,本病发病率有逐年增加的趋势,目前已经成为小儿临床常见的内分泌疾病。性早熟好发于女孩,女孩发病率为男孩的4～5倍;春夏季节发病的儿童明显多于秋冬季节;经济发达地区的发病率较高。

儿童性早熟按病因可分为两类:中枢性或促性腺激素释放激素依赖性性早熟,俗称真性性早熟,以及非促性腺激素释放激素依赖性性早熟。

性早熟的病名是近代西医学提出的,国外遗传和内分泌学家Wilkins于1965年首先提出了单纯乳房早发育(部分性性早熟)病名与临床表现。我国古代医籍无性早熟的相关病名。古代中医外科学专著《疮疡经验全书·卷二》中"乳疬"的病名,包括男女儿童或中老年男性在乳晕部出现疼痛性结块,又称"妳疬"。但古籍中"乳癖""乳疾"包含现代女性乳腺小叶增生或乳腺肿瘤的表现,与青春期男女儿童乳房发育乳核暂时性硬结有所不同。现代中医沿用性早熟做病名。中医认为性早熟病因以体质易感为内因,加之多种外因综合作用。病机为儿童肝肾阴阳平衡失调,肾虚肝亢,阴虚火旺,相火妄动。病位主要在肝肾,以肾为主。故中医临床治疗儿童性早熟多以辨病结合辨证,对于非器质性儿童性早熟以及非快速进展型儿童体质性性早熟可采用中医药为主的

内科治疗。

辨 证 施 治

性早熟需辨病与辨证相结合治疗。中医治疗适用于非器质性病因性早熟。本病辨证主要应以"肾"为主,阴虚火旺为本,以滋阴泻火为根本;部分伴有肝经郁热证候,可予疏肝泻火;若患儿喜荤少素,痰湿壅滞,可佐以健脾化痰;一般中医辨证宏观证候表现明显者多为中枢性性早熟,部分性性早熟尤其婴幼儿主观中医证候不明显,舌脉指纹变异较大,可结合微观辨证,参考理化指标按阴虚火旺轻证给药。

1. 痰湿壅滞型　症见女孩乳核增大,阴道分泌物增多,阴唇发育,色素沉着,甚或月经来潮;男孩提前出现睾丸增大,阴茎增粗。伴形体偏肥胖,胸闷叹息,肢体困重,口中黏腻,多食肥甘,舌质红苔腻,脉滑数。本证多见于营养过剩、肥胖患儿。临床患儿喜食肥甘厚味,多静少动,形体肥胖。治宜健脾燥湿、化痰散结。随症加减:燥湿化痰,用半夏;健脾理气,用茯苓、白术、陈皮;软坚散结,用海藻、昆布、山慈菇;理气消肿,用生麦芽。若带下清稀量多,用芡实、苍术;大便稀溏,用山药、白扁豆;大便秘结,用枳实、槟榔;形体肥胖,用荷叶、丹参、山楂。其中山慈菇有小毒,用时应减小剂量,中病即止。[①]

2. 阴虚火旺型　症见女孩乳房发育或伴其他性征及内外生殖器发育,甚者月经提前来潮;男孩睾丸容积增大(≥4毫升),或伴喉结突出,变声,或有遗精。或伴有潮热,盗汗,五心烦热,便秘,舌

---

① 虞坚尔.中西医结合儿科学[M].北京:人民卫生出版社,2012:174-180.

红或舌尖红,苔薄白或少苔,脉数或细数。本证多见于单纯性乳房早发育和部分真性性早熟患儿病情早、中期。临床以第二性征过早发育、烦热盗汗、舌红少苔为特征。治宜滋补肾阴、清泻相火。随症加减:滋补肾阴,用知母、生地黄、玄参、龟甲;清热泻火,用黄柏、牡丹皮;健脾以滋肾,用泽泻、茯苓、山药。若五心烦热,用竹叶、莲子心;潮热盗汗,用地骨皮、白薇;阴道出血,用茜草、墨旱莲。

3. 肝经郁热型 症见女孩乳核增大,触之疼痛,阴道分泌物增多;男孩睾丸增大,阴茎增粗,阴茎勃起,变声。伴胸闷不舒、心烦易怒、痤疮、便秘,舌红,苔黄或黄腻,脉弦数或弦细数。本证可见于假性外源性性早熟和部分真性性早熟患儿。临床除性征发育外,多见患儿心烦易怒、便秘、舌红、脉弦为特征。治宜疏肝解郁、清肝泻火。随症加减:疏肝理气,用柴胡、枳壳;清血中伏火,用牡丹皮、栀子;清肝经实火,泻下焦湿热,用龙胆草、夏枯草;养阴和血,以制肝火,用生地黄、当归、白芍。若乳房胀痛,用香附、郁金、瓜蒌皮;带下色黄而臭秽,用椿根皮、黄柏;面部痤疮量多,用桑白皮、黄芩。其中,龙胆草应从小剂量开始,逐渐加量,以免过量克伐胃气。①

经 验 方

1. 滋阴泻火方 生地黄5克、玄参3克、泽泻3克、知母3克、黄柏3克、天冬3克、炙龟甲粉2克、生麦芽6克、炙甘草2克。上药均为颗粒剂,每次1包,每日3次;每3个月为1个疗程,共服用2个疗程。孙雯等用上方治疗77例轻型特发性性早熟,疗效显著。②

2. 滋肾清肝方 生地黄5克、白芍3克、黄芩3克、牡丹皮3克、生山楂3克、浙贝母3克、茯苓4克、麦芽6克、炙甘草2克。上药均为颗粒剂,每

次1包,每日3次;每3个月为1个疗程,共服用2个疗程。孙雯等以上方治疗77例轻型特发性性早熟,疗效显著。③

3. 早熟1号基本方 牡丹皮9克、栀子9克、黄柏9克、黄芩9克、白芍9克、柴胡12克、鳖甲12克、生地黄12克、当归12克、郁金6克、陈皮6克。每日1剂,分早、晚2次口服,连续治疗6个月为1个疗程。成丽君等用上方治疗特发性性早熟(ICPP,肝郁化火型)女童患儿。结果:临床痊愈5例(2.04%)、显效27例(11.02%)、有效141例(57.55%)、无效72例(29.39%)。总有效率70.61%。④

4. 早熟方 茯苓、制半夏、甘草、山慈菇等6味中药。1剂/天,早晚2次饭后分服,5岁以下患儿使用2/3剂量,疗程为3个月,期间患儿不使用其他中西医药物治疗。赵鋆等将140例痰热型女童性早熟患儿随机分为治疗组与对照组各70例。治疗组用早熟方,对照组用抗早2号方(茯苓、制半夏、甘草、山慈菇、生麦芽、柴胡、海藻、昆布等),剂量同治疗组。结果:对照组总有效率100%,治疗组总有效率96%。结论:早熟方能有效治疗儿童痰热互结型性早熟,能明显改善中医症候积分,缩小乳核直径,降低促黄体生成素(LH)、雌二醇(E_2)水平,但对促卵泡生成素(FSH)无明显影响,对子宫、卵巢容积无明显影响。临床疗效与抗早2号方相当。⑤

5. 复方地黄颗粒 生地黄10克、郁金10克、知母10克、炙龟甲10克、昆布10克、夏枯草10克、黄柏6克、龙胆草6克、牡丹皮6克。每日1剂,温开水冲服,疗程6个月。施品英等用上方治疗50例女童特发性性早熟,结果:显效23例,有效19例,无效8例。总有效率84%,治疗前后有统计学意义($P<0.01$)。⑥

6. 早熟3号基本方 知母、黄柏、生地黄、牡丹皮、茯苓、炒白芍、柴胡、海藻、炙鳖甲、陈皮、浙贝母、昆布、车前子等。每日1剂,分2次口服。

① 马融.国家卫生和计划生育委员会"十三五"规划教材《中医儿科学临床研究》[M].北京:人民卫生出版社,2018,第2版:372-373.
② 孙雯,俞健,等.多中心随机对照评价中医药治疗特发性性早熟轻型疗效[J].中华中医药杂志,2017,32(9):4292-4295.
③ 同上.
④ 成丽君,等.早熟1号治疗特发性性早熟(肝郁化火型)245例疗效观察[J].中医儿科杂志,2017,13(2):49-52.
⑤ 赵鋆,等.早熟方治疗痰热型女童性早熟140例临床研究[J].世界中医药,2016,11(1):65-70.
⑥ 施品英,等.复方地黄颗粒治疗女童特发性性早熟50例临床研究[J].辽宁中医药大学学报,2014,16(7):19-21.

病情缓解后 2 日 1 剂,每日口服 1 次巩固疗效。陈祺等以上方治疗 292 例中医证属阴虚火旺夹有痰湿型特发性性早熟,其中真性性早熟 144 例,部分性性早熟 148 例。结果:真性性早熟治愈率 44.4%,总有效率 91.7%;部分性性早熟治愈率 63.5%,总有效率 97.3%。结论:早熟 3 号颗粒剂治疗阴虚火旺夹有痰湿型女童性早熟有较好临床效果且较安全。①

7. 丹栀逍遥散加减 牡丹皮 10 克、生地黄 15 克、白芍 15 克、柴胡 9 克、白术 9 克、甘草 3 克、薄荷 3 克、焦栀子 3 克、茯苓 30 克、生山楂 30 克、生谷芽 30 克、生麦芽 30 克。时毓民用上方治疗 1 例儿童性早熟,患儿服用 2 剂症状缓解,后原方加知柏地黄丸再服用 7 剂,嘱家长注意患儿饮食,以清淡为主,多吃蔬果。随访 3 个月,未见复发。②

8. 疏肝调冲抗早汤基本方 生地黄 10 克、玄参 10 克、知母 10 克、鳖甲 10 克、赤芍 10 克、八月札 10 克、夏枯草 10 克、天花粉 15 克、丹参 15 克、生麦芽 15 克、牡蛎 20 克、海蛤壳 12 克、陈皮 7 克、柴胡 5 克。每日 1 剂,水煎 2 次,早晚服用,1 个月为 1 个疗程,连服 2 个疗程判断疗效。严宇仙等用上方治疗 48 例女童性早熟。结果:治愈 29 例(60.4%),显效 8 例(16.7%),有效 7 例(14.6%),无效 4 例(8.3%)。总有效率 91.7%。③

9. 早熟 2 号合剂 生地黄 12 克、知母 10 克、玄参 9 克、黄柏 9 克、炙龟甲 7 克等 12 味药。共煎,每次 30 毫升,每日 3 次。俞建等以上方治疗 50 例性早熟女童,疗效显著。④

10. 早熟 3 号 生地黄 12 克、知母 10 克、炙龟甲粉 5 克等 6 味药。冷水 250 毫升浸原药 30 分钟,炙龟甲粉先包煎 0.5 小时,其他药味置其中共煎 1 小时。每日 1 剂,分 3 次服。俞建等以上方治疗 50 例性早熟女童,疗效显著。⑤

11. 柴胡橘叶汤基本方 柴胡 6 克、橘叶 6 克、橘核 6 克、郁金 6 克、知母 6 克、黄柏 6 克、生地黄 10 克、牡丹皮 10 克、白芍 10 克、当归 10 克、夏枯草 10 克、生麦芽 10 克、生甘草 3 克。每日 1 剂,水煎分 2 次温服。疗程 2～6 个月,病情缓解后改服逍遥丸,每日 3 次,每次 4 粒,以巩固疗效。秦萍以上方治疗 30 例女童特发性中枢性性早熟,结果显示大部分性征消退,伴随症状全部消失。结论:本方对女童性早熟有确切疗效,治疗后第二性征消退或停止发展,血中性激素水平下降,子宫、卵巢体积变小。⑥

12. 龙胆泻肝汤加减 栀子 8 克、北柴胡 8 克、龙胆草 8 克、黄芩 10 克、生地黄 10 克、白芍 10 克、泽泻 10 克、车前子 10 克、蒲公英 10 克、女贞子 10 克、龟甲 18 克、麦芽 18 克、夏枯草 18 克、墨旱莲 15 克、鱼腥草 15 克、甘草 6 克。每日 1 剂,水煎服。杨明亮用上方治疗 38 例性早熟女童。结果:治愈 35 例,有效 2 例,无效 1 例。总有效率 97.3%。⑦

13. 加味逍遥散 柴胡 10 克、当归 10 克、赤芍 10 克、夏枯草 10 克、橘叶核各 10 克、延胡索 10 克、生地黄 10 克、枸杞子 10 克、荔枝核 12 克、黄芪 6 克、皂角刺 3 克、甘草 3 克。随症加减:阴道分泌物增多,加黄柏 10 克、知母 10 克;病程久,加三棱 10 克、莪术 10 克;乳房疼痛,加川楝子 10 克;盗汗明显,加女贞子 10 克、墨旱莲 10 克;纳食差,加山楂 10 克。水煎服,1 个月为 1 个疗程。金传相用上方治疗儿童性早熟女童患者 70 例。结果:用药 1 个月后痊愈 68 例,有效 2 例,总有效率 100%。2～3 年后有 5 例复发,服中药后症情消失。⑧

中 成 药

1. 复方逍遥合剂 组成:牡丹皮 6 克、栀子

① 陈祺,等.中药早熟 3 号治疗阴虚火旺夹痰湿之性早熟[J].中华中医药学刊,2011,29(7):1565-1568.
② 孙雯,俞建.时毓民教授治疗儿童性早熟经验浅谈[J].中国中西医结合儿科学,2011,3(2):114-115.
③ 严宇仙,等.自拟疏肝调冲抗早汤治疗女童性早熟 48 例[J].浙江中医药大学学报,2010,34(5):732.
④ 俞建,等.中药早熟 3 号与早熟 2 号治疗女童性早熟的对照研究[J].上海中医药杂志,2005,39(2):33-35.
⑤ 同上.
⑥ 秦萍.柴胡橘叶汤治疗女童特发性中枢性性早熟 30 例[J].上海中医药杂志,2004,38(4):35-36.
⑦ 杨明亮.龙胆泻肝汤加减治疗女童性早熟 38 例[J].湖南中医杂志,2004,20(3):60-61.
⑧ 金传相.加味逍遥散治疗儿童性早熟 70 例疗效观察[J].苏州医学院学报,1999,19(2):187,191.

（炭）6 克、柴胡 6 克、瓜蒌皮（炒）6 克、当归 6 克、陈皮 6 克、浙贝母 6 克、黄柏 6 克、香附（制）6 克、白术（麸炒）6 克、白芍（麸炒）6 克、茯苓 9 克、郁金 9 克、生牡蛎 30 克等（上海美优制药有限公司生产）功效：疏肝理气，清热活血，软坚化痰。用法用量：25 毫升/次，每日 2 次，晨起饭后服用，晚上睡前服用。临床应用：景晓平等将 67 例肝郁化火证特发性性早熟患儿随机分为治疗组 33 例与对照组 34 例。对照组口服逍遥丸，每次 10 粒，每日 2 次；治疗组口服复方逍遥合剂。结果：治疗组显效 11 例，有效 15 例，无效 7 例，总有效率 78.7%；对照组显效 6 例，有效 13 例，无效 14 例，总有效率 55.8%。治疗组总有效率高于对照组（$P < 0.05$）。[1]

2. 复方地黄合剂　组成：知母 6 克、黄柏 6 克、地黄 6 克、赤芍 6 克、熟地黄 6 克、黄芩 6 克、制女贞子 6 克、栀子（炭）6 克、制山茱萸 9 克、泽泻 9 克、茯苓 9 克、制香附 9 克等（上海美优制药有限公司生产）。功效：滋阴泻火，软坚散结。用法用量：25 毫升/次，每日 2 次，晨起饭后服用，晚上睡前服用。临床应用：景晓平等将 66 例阴虚火旺证女童特发性性早熟随机分为治疗组与对照组各 33 例。对照组口服知柏地黄丸，每次 10 粒，每日 2 次，治疗组口服复方地黄合剂。结果：治疗组显效 12 例，有效 12 例，无效 9 例，总有效率 72.7%；对照组显效 7 例，有效 11 例，无效 15 例，总有效率 54.5%。治疗组总有效率高于对照组（$P < 0.05$）。[2]

3. 大补阴丸　组成：熟地黄、盐知母、盐黄柏、醋龟甲、猪脊髓（天津达仁堂京万红药业有限公司生产，国药准字 Z12020489）。水蜜丸每 200 粒 60 克。用法用量：口服，每次 6 克，每日 2～3 次。适用于阴虚火旺证特发性性早熟。[3]

4. 知柏地黄丸　组成：知母、黄柏、熟地黄、制山茱萸、山药、牡丹皮、茯苓、泽泻。适用于阴虚火旺证性早熟。每 30 粒 6 克。用法用量：3～6 岁每次 1.5 克，每日 3 次，口服；>6 岁每次 3 克，每日 2 次，口服。[4]

5. 丹栀逍遥丸　组成：牡丹皮、焦栀子、酒柴胡、酒白芍、当归、炒白术、茯苓、薄荷、炙甘草。适用于肝郁化火证性早熟。用法用量：每袋 6 克，< 3 岁每次 2 克，3～6 岁每次 4 克，>6 岁每次 6 克，每日 2 次。[5]

6. 温胆汤加减　组成：法半夏 6 克、竹茹 5 克、枳实 6 克、陈皮 6 克、茯苓 10 克、大枣 10 克、夏枯草 10 克、荔枝核 10 克、生姜 3 克、甘草 3 克等（深圳三九现代中药有限公司生产的免煎中药）。用法用量：用开水 100～150 毫升冲服，4～7 岁每 2 日 1 剂，>7～10 岁每日 1 剂。每日服 2 次，3 个月为 1 个疗程。临床应用：张雪荣等用上方治疗 40 例女童性早熟。结果：治愈 9 例（22.5%），显效 17 例（42.5%），有效 7 例（17.5%），无效 7 例（17.5%）。[6]

预防用药

耳穴贴压法　组成：取交感、内分泌、肾、肝、神门、脾。用法用量：先将耳廓用 75% 酒精消毒，以探棒找阳性反应点，然后将带有王不留行或磁珠的胶布贴于阳性反应点处，手指按压，使耳廓有发热胀感。每日按压 5 次，每次 5 分钟，1 周换贴 1 次，两耳交替。3 个月为 1 个疗程，时间为 6 个月～2 年。临床应用：李伟元等用上法配合滋阴降火中药治疗真性性早熟女童，疗效显著。[7]

① 景晓平，何丽，李嫔，等.复方逍遥合剂治疗肝郁化火证及复方地黄合剂治疗阴虚火旺证女童特发性性早熟临床观察[J].中国实验方剂学杂志，2017，23(7)：167-172.
② 同上.
③ 张萍萍.大补阴丸治疗女性特发性性早熟临床研究[J].新中医，2016，48(11)：127-129.
④ 汪受传，虞坚尔.普通高等教育"十二五"国家级规划教材·中医儿科学(9 版)[M].北京：中国中医药出版社，2012：217-222.
⑤ 同上.
⑥ 张雪荣，等.温胆汤加减治疗女童性早熟 40 例临床观察[J].中国中医药信息杂志，2010，17(11)：79-80.
⑦ 李伟元，等.耳穴贴压法配合滋阴降火中药对真性性早熟女童生长的影响[J].中华中医药学刊，2007，25(10)：2118-2119.

糖　尿　病

概　述

　　糖尿病是由于胰岛素绝对或相对缺乏而造成的糖、脂肪和蛋白质代谢紊乱，主要分为 1 型糖尿病、2 型糖尿病和特殊类型糖尿病三大类。儿童期糖尿病主要是指 15 岁以下儿童发生的糖尿病，但各年龄均可发病，以 5～7 岁和 10～13 岁两组年龄段最多见。1 型糖尿病因胰岛 β 细胞破坏导致胰岛素分泌绝对不足，必须使用胰岛素治疗，故又称胰岛素依赖型糖尿病。2 型糖尿病为胰岛素抵抗为主，伴胰岛素相对不足，又称为非胰岛素依赖型糖尿病。其他类型糖尿发病率较低。儿童期糖尿病大多为 1 型糖尿病。近年来，由于儿童超重和肥胖明显增加，2 型糖尿病发病率有所增加。

　　糖尿病相当于中医"消渴"范畴。消渴的病名始记载于《黄帝内经》，其辨证论治、证候分类、理法方药在《诸病源候论》等古籍都有所记载。主要根据体质的阴阳偏盛偏衰、病程的长短和临床证候，采用八纲辨证结合脏腑辨证。消渴发病主要病机为阴虚为本，燥热为标。多由于感受外邪、饮食失节、情志失调、劳倦内伤等多种因素相互作用影响，导致燥热内盛，阴液亏耗。病变涉及上、中、下三焦，病位在肺、脾、胃、肾。病初多阴虚燥热，实证、热证多见，亦可虚实并见；病情迁延，则由阴津亏虚发展为阴阳两虚，甚至虚阳浮越；消渴久病不愈或失治误治，虚实错杂，肝肾亏虚，血脉脏腑受损，变证丛生。本病以阴虚为

主，燥热为标，故清热化燥、养阴生津为基本治则。根据病位的不同，采用不同的治疗方法，清热润肺、生津止渴治疗上消；清胃泻火，佐以养阴保津用于中消；滋阴补肾用于下焦。并根据并发症的有无，随症加减。

辨　证　施　治

　　1. 虞坚尔分 4 型

　　(1) 肺热津伤型　方用玉女煎加减。随症加减：若气阴两伤，加人参、黄芪，重用麦冬、天花粉、知母益气养阴、生津止渴。

　　(2) 胃热炽盛型　方用白虎汤加人参汤合增液汤加减。可加黄连、栀子清热泻火。

　　(3) 脾胃气虚型　方用七味白术散加减。可加黄芪、升麻益气升阳。

　　(4) 肾阴亏损型　方用六味地黄丸加减。可加知母、黄柏滋阴泻火。[①]

　　2. 王雪峰分 6 型

　　(1) 肺热津伤型　方用玉女煎加减。

　　(2) 胃热炽盛型　方用白虎加人参汤合增液汤加减。

　　(3) 脾胃气虚型　方用七味白术散加减。

　　(4) 肾阴亏损型　方用六味地黄丸加减。

　　(5) 阴阳两虚型　方用金匮肾气丸加减。可酌加覆盆子、桑螵蛸、金樱子等。

　　(6) 瘀血阻络型　方用复元活血汤合增液汤加减。可加丹参、益母草活血化瘀。随症加减：口渴甚者，加葛根以生津止渴。[②]

---

① 虞坚尔.中西医结合儿科学［M］.北京：人民卫生出版社,2012：174-180.
② 王雪峰.中西医结合儿科学［M］.北京：中国中医药出版社,2010：194-199.

经 验 方

1. 大柴胡汤化裁方　大柴胡汤去姜枣,加生山楂、龙胆草、茵陈、泽泻、丹参。每日1剂,水煎服。赵翠芳等将120例糖尿病患者随机分为2组。两组均以12周为1个疗程,连续观察1个疗程。结果:治疗组空腹血糖(FBG)、餐后2小时血糖(P2BG)、糖化血红蛋白(HbA1c)、血清总胆固醇(TC)、低密度脂蛋白-胆固醇(LDL－C)均明显下降,与治疗前比较,差异有统计学意义(P<0.01)。[1]

2. 黄连解毒汤　黄连15克、黄芩10克、黄柏6克、栀子10克。每日1剂,分早晚2次温水冲服。林菁选择肥胖型2型糖尿病146例,对照组73例采用临床常用临床常规方法治疗,治疗组73例在对照组治疗基础上加用黄连解毒汤治疗。结果:治疗组的有效率明显高于对照组(P<0.05),表明黄连解毒汤治疗肥胖型2型糖尿病患者有较好疗效显著。[2]

中 成 药

中成药的选用必须适合该品种的证型,切忌盲目使用,建议选用无糖颗粒剂、胶囊剂、浓缩丸或片剂。

1. 消渴丸　组成:葛根、地黄、黄芪、天花粉、玉米须、南五味子、山药、格列本脲。功效主治:滋肾养阴,益气生津;适用于气阴两虚所致的消渴病。用法用量:成人量为每次5～10丸,每日2～3次口服,小儿酌减。[3]

2. 消渴灵片　组成:地黄、五味子、麦冬、牡丹皮、黄芪、黄连、茯苓、红参、天花粉、石膏、枸杞子。适用于肺燥津亏、气阴两亏证。用法用量:成人每次8片,每日3次口服,小儿酌减或遵医嘱。[4]

3. 降糖丸　组成:红参、黄芪、黄精、茯苓、白术、葛根、五味子、黄连、大黄、甘草。[5]

4. 六味地黄丸　组成:熟地黄、山茱萸、干山药、牡丹皮、泽泻、茯苓。适用于肾阴亏损、头晕耳鸣、腰膝酸软等。用法用量:每次3～6克,每日2次口服。[6]

同时,要注意非糖尿病药物的选用以治疗兼证,如肠热便秘者,选复方芦荟胶囊或新清宁;阴虚肠燥者,选麻仁润肠丸;失眠者,选安神补心丸或天王补心丹;易感冒者,选玉屏风颗粒;心烦易怒者,选丹栀逍遥丸。

① 赵翠芳,关崧,等.清肝降浊化湿法治疗2型糖尿病伴高脂血症的疗效观察[J].世界中医药,2016,11(2):253－255.
② 林菁.黄连解毒汤治疗肥胖2型糖尿病73例临床观察[J].中国民族民间医药,2015,24(3):70.
③ 张奇文,朱锦善.实用中医儿科学[M].北京:中国中医药出版社,2016:988－992.
④ 同上.
⑤ 同上.
⑥ 王雪峰.中西医结合儿科学[M].北京:中国中医药出版社,2012:203－208.

矮 小 症

概 述

矮小症是指在相似生活环境下,同种族、同性别和年龄的个体身高低于正常人群平均身高2个标准差者(-2SD),或低于第3百分位数(-1.88SD)者。引起身材矮小的疾病原因复杂,病因可分为原发性、获得性和暂时性,原发性包括神经分泌功能障碍、遗传性生长激素缺陷等,获得性包括肿瘤、感染、产伤、放射损伤、浸润病变等,暂时性包括情感剥夺导致的生长迟缓以及其他心因性原因导致的生长激素暂时分泌不足。矮身材的患儿多表现为出生时身高、体重可正常,一般2~3岁后身高增长缓慢,3岁后每年增长低于5厘米,骨骼发育常较实际年龄落后2岁以上。患儿外观小于实际年龄,身材比例正常,智力发育正常。如伴有其他垂体激素缺乏,可出现尿崩症、低血糖、食欲低下等表现,男童有性发育延迟或性器官发育不良等。

矮小症历代文献中并无相关诊断及论述,现代中医学者多将本症归为五迟、五软、胎弱、胎怯、虚劳、童子痨、天宦等疾病。现多数医家认为矮小症主要责之肾、脾,也有认为与心、肝有关。小儿的身材这一先天禀赋首先依赖于父母的先天之精,以及肾精的填髓与充养。先天父母之精不足则矮小,孕母怀胎阴血亏损、调摄失宜、起居失常、饮食不当或胎中感染、产程受伤,均可能影响胎元之气,损伤先天禀赋,使肾精不充。可致五脏不坚,筋骨不强,或单独骨骼生长缓慢,以致矮小。小儿"脾常虚",若小儿饮食失调,脾胃虚弱,则气血不充,五脏失养,亦可致小儿生长发育缓慢。另外小儿矮小除肾亏、脾虚外,与心、肝亦有一定关联,肝血亏虚,则筋骨失养;心血不足,则脑髓失充,均可影响小儿生长发育。因此治疗上多根据患儿体质偏胜,或肾虚、或脾虚、或有兼证,脏腑经络气血或先天或后天存在不足或失调,分别采用补肾、健脾、疏肝等方法,以中医辨证为主结合中医养生理论进行起居调节、饮食调理,营养均衡、动静适宜或可起效。

辨 证 施 治

1. 于永慧等分5型

(1)肾气不足型 症见面色㿠白,面容呆滞,表情淡漠,身材矮小,骨骼脆弱,筋骨痿软,畏寒肢冷,面目四肢浮肿,舌淡胖,苔黄腻或白腻,脉沉细。治宜温补肾阳、益气利水。方用右归饮加味:熟地黄、山药、枸杞子、杜仲、菟丝子、紫河车、鹿角胶、附子、肉桂、山茱萸、黄芪、泽泻、甘草、当归、龟甲。

(2)脾胃虚弱型 症见面色萎黄,形体消瘦,纳食不振,身材矮小,囟门迟闭,筋骨痿软,毛发稀疏,舌淡,苔腻,脉细弱。治宜益气健脾、补肾壮骨。方用异功散合河车大造丸加减:党参、白术、茯苓、山药、薏苡仁、陈皮、炙甘草、鸡内金、龟甲、牡蛎、当归、紫河车。

(3)肺肾两虚型 症见形体消瘦,反复感冒,体虚气短,汗多怕冷,身材矮小,舌淡少苔,脉沉细无力。治宜益肺补肾、健脾壮骨。方用补肺汤合河车大造丸加减:太子参、天冬、麦冬、黄芪、枸杞子、熟地黄、五味子、山药、山茱萸、杜仲、紫河车、白术、甘草、茯苓、陈皮。

(4)肝肾阴虚型 症见头晕目眩,面色不华,筋脉拘急,肢体麻木,身材矮小,女子月经不潮,或闭经,男子遗精,潮热盗汗,咽燥口干,舌红少苔,脉细数。治宜柔肝滋肾、益气生津。方用大补阴丸加减：熟地黄、龟甲、枸杞子、白芍、知母、黄柏、苍术、牡蛎、当归、紫河车、甘草、陈皮。

（5）心肾不足型　症见虚烦心悸，夜寐不安，失眠多梦，面色㿠白，大便干燥，身材矮小，舌红少苔，脉细而数。治宜养心安神，补肾填精。方用加味六味地黄丸加减：熟地黄、山药、山茱萸、茯苓、远志、丹参、酸枣仁、朱茯神。①

2.陈祺等分4型

（1）肾阳虚、肾阴不足型　症见形体瘦小，生长缓慢，发稀萎黄，气怯神疲，肢冷畏寒，腰膝酸软，少腹拘急，小便清长，舌淡而胖，少苔，脉细尺部沉微。此证在矮小症较常见，乃先天不足，命门火衰，真阴亏虚。肾之阴阳俱亏，方用补肾地黄丸加减：鹿茸、淡附子、熟地黄、山茱萸、龟甲、杜仲、牛膝、茯苓、牡丹皮、泽泻。随症加减：脾虚纳呆者，加白术、党参、炙甘草；夜寐不安者，加酸枣仁、远志；遗尿者，加益智仁、桑螵蛸、乌药；先天禀赋不足者，加枸杞子、紫河车；智力低下者，加益智仁、五味子。

（2）中气虚、脾运失健型　症见形体虚羸，身材矮小，少气懒言，四肢乏力，面色萎黄，不思饮食，大便稀溏，舌质淡，苔薄白，脉细无力。此证在矮小症中普遍，乃脾气虚，中气虚，运化失健，气血生化不足。脾为后天之本，气血生化之源。脾弱气虚，不能满足生长需求，故予益气扶脾助运。治宜益气补中、扶脾助运。方用四君子汤加味：党参、黄芪、白术、茯苓、山药、炙甘草。随症加减：身困体乏者，加太子参、西洋参；舌质白腻者，加藿香、川朴花、砂仁；兼有食滞者，加神曲、山楂；舌质花剥者，加乌梅、白芍、石斛、北沙参；大便稀溏者，加芡实、煨木香、煨葛根。

（3）肝阴不足、肾阴虚、筋骨失于荣养型　症见身材矮小，四肢疲软，神烦易怒，发黄稀疏，面容不华，手足心热，潮热盗汗，舌质红，苔少花剥，脉弦细。此证多见于肝阴虚为主，同时又有肾阴亏虚，筋骨失养，生长缓慢之矮小症患儿。肝肾同源，肝阴壮筋，体阴而用阳，肾阴生髓，壮骨主生长。治宜养阴柔肝、滋肾壮骨。方用加味六味地黄汤：生地黄、龟甲、当归、沙参、枸杞子、山茱萸、牡丹皮、杜仲、牛膝。随症加减：兼有脾虚纳呆者，加黄芪、白术、茯苓；舌质花剥甚至无苔者，加熟地黄、麦冬、陈皮；神烦易怒者，加白芍、远志；有虚热者，加地骨皮、白薇；盗汗者，加浮小麦、糯稻根、牡蛎。

（4）心肾不足、心神失养型　症见虚烦心悸，夜寐不安，失眠多梦，面色白，口舌生疮，大便干燥，身材矮小，舌红少苔，脉细而数。此证为心肾不足，阴亏血少，心失所养之矮小症。心主血脉而藏神，肾主骨生髓而藏精。若精血亏虚，水火失于互济，神志不得安宁，则生长缓慢。治宜养心安神、补血益肾。方用天王补心丹加减：生地黄、鳖甲、玄参、麦冬、当归、党参、茯苓、石菖蒲、珍珠母、煅龙牡。随症加减：有精神恍惚、言行失常者，加甘草、小麦、大枣；有咽干口燥盗汗者，加白芍、知母、五味子；有纳呆失眠者，加茯苓、麦芽；心悸不安者，加龙眼肉、夜交藤；有遗精带下者，加金樱子、芡实。

治疗配合全面营养、合理锻炼、充足睡眠、愉悦的精神以及适当的检查。②

经验方

1.补肾填精方　熟地黄15克、淫羊藿12克、枸杞子12克、龟甲胶9克、鹿角胶9克、菟丝子9克、山茱萸9克、当归9克。疗程为1年。由中药制剂室制成浓缩合剂，含生药1.5克/毫升，每日90毫升，分3次服。张亦群等采用滋阴泻火与益肾填精中药序贯治疗女性特发性真性性早熟，结果显示上述方剂可调整患儿青春发育进程及防止骨骺过早融合并改善最终身高。③

①　于永慧，等.特发性矮小的中医临床辨证论治[J].长春中医药大学学报，2011,27(4)：605-606.
②　陈祺，等.矮小症的中医辨证论治[J].现代中西医结合杂志，2005,14(17)：2307-2308.
③　张亦群，蔡德培.滋阴泻火与益肾填精中药序贯治疗特发性真性性早熟女性患儿临床观察[J].中国中西医结合杂志，2018,38(1)：33-37.

2. 补肾地黄汤 益智仁 4 克、怀牛膝 4 克、白术 5 克、茯苓 5 克、熟地黄 5 克、山茱萸 5 克、枸杞子 5 克、龟甲胶 6 克、党参 6 克、黄芪 10 克。随症加减：伴厌食者，加麦芽 5 克、神曲 5 克、焦山楂 5 克、鸡内金 5 克；反复呼吸道感染者，加防风 4 克。加水煎至 40 毫升，每次 200 毫升，每日 2 次。干艳慧等将儿童锌缺乏致身材矮小伴智力低下患儿 90 例随机分为治疗组与对照组各 45 例。对照组给予葡萄糖酸锌治疗，治疗组给予葡萄糖酸锌联合中药补肾地黄汤治疗。结果：治疗后，两组患儿血清锌水平、身高及体重均较治疗前升高。治疗组升高程度优于对照组($P<0.05$)。结论：补肾地黄汤联合葡萄糖酸锌治疗儿童锌缺乏致身材矮小伴智力低下疗效显著且安全。[①]

3. 参龟助长颗粒 炙黄芪 15 克、党参 10 克、龟甲 10 克、炒白术 10 克、茯苓 10 克、巴戟天 10 克。采用颗粒剂，每剂冲水 100 毫升。3～7 岁，0.5 剂/天；7～14 岁，每日 1 剂，分 2 次口服。叶进等采取分组随机平行对照临床研究方法，将特发性矮小症儿童 106 例分为治疗组与对照组各 53 例。观察两组儿童治疗前后临床疗效、促生长及血清免疫球蛋白变化情况。结果：治疗组总有效率 81.13%，与对照组的 58.49% 比较差异有统计学意义($P<0.05$)。[②]

4. 健儿生长散 太子参、补骨脂、炒白术、茯苓、炒山药、白莲子、砂仁、藿香、神曲、陈皮、炒枳壳、炙甘草。方中太子参、补骨脂益气健脾补肾为君。配伍白术、茯苓健脾渗湿，山药、白莲子健脾益气止泻，神曲健脾消食，枸杞子滋补肾精，均为臣药。用砂仁、藿香化湿醒脾和胃，陈皮行气健脾，炒枳壳行气宽中，共为佐药。炙甘草健脾和中，调和诸药，为使药。诸药相合，使脾气健、筋骨强，共奏健脾助运、益肾健骨之功。[③]

5. 疏肝滋肾煎 柴胡、枳壳、芍药、八月札、栀子、牡丹皮、梅花、郁金、生熟地黄、麦冬、天冬、龟甲、山药等。随症加减：乳房胀痛者，加香附、橘叶、夏枯草；肝火旺者，去生熟地黄、麦冬、天冬、龟甲，加龙胆草、当归、泽泻；肾阴不足明显者，去柴胡、枳壳、八月札、栀子，加山茱萸、茯苓、知母、黄柏等；少女阴道分泌物多者，加椿根白皮、苦参、芡实；五心烦热者，加淡竹叶、莲子心；潮热盗汗者，加地骨皮、五味子；胃纳不佳，加鸡内金、陈皮、麦芽；睡眠不佳，加酸枣仁、龙牡等。加水煎，煎取头、二汁，混合服用，每日 2 次，每次 150～200 毫升，温服，共 6 个月。侯春光等以疏肝滋肾煎治疗青春早期矮小女童 35 例，治疗 6 个月后观察结果改变。结果：显效 7 例(20.0%)，有效 18 例(51.42%)，无效 10 例(28.58%)。总有效率 71.42%。[④]

6. 养阴扶脾方 党参、黄芪、白术、茯苓、山药、生地黄、龟甲、炙甘草、当归、山茱萸等。随症加减：大便稀溏者，加芡实、煨木香、煨葛根；盗汗者，加浮小麦、牡蛎；兼有食滞者，加神曲、山楂；舌质白腻者，加藿香、厚朴花、砂仁。每日 1 剂，煎汤分 2 次口服。陈祺等将 72 例矮小症患儿随机分为单纯小儿赖氨酸 B_{12} 合剂治疗组(对照组)40 例和中西医结合治疗组(治疗组)32 例。对照组每晚口服小儿赖氨酸 B_{12} 合剂。治疗组服用上方。结果：对照组显效 5 例，有效 14 例，无效 21 例，总有效率 47.5%；治疗组显效 8 例，有效 21 例，无效 3 例，总有效率 90.6%。[⑤]

7. 芪草助长片合六味地黄丸 芪草助长片：黄芪、白术、甘草等。六味地黄丸：熟地黄、山茱萸、干山药、泽泻、牡丹皮、茯苓等(河南省宛西制药股份公司)。剂型为浓缩丸，每日 3 次，每次 8 丸。适用于心脾两亏型。王凡等用上方治疗 30 例骨龄迟缓男性青少年。结果：有效 22 例，无效 8 例。有效率 73.33%。结论：通过补益肝肾法可改善骨龄迟缓伴身材矮小的青少年的身高增长。[⑥]

8. 滋阴泻火方 生地黄、知母、炙龟甲、龙胆

---

① 干艳慧，等.补肾地黄汤联合葡萄糖酸锌治疗儿童锌缺乏致身材矮小伴智力低下临床观察[J].新中医，2016,48(6)：165-166.
② 叶进，等.参龟助长颗粒治疗特发性矮小症临床研究[J].西部中医药，2015,28(1)：4-6.
③ 王妍.健儿生长散及综合干预治疗身材偏矮儿童(脾肾气虚证)的疗效观察[D].济南：山东中医药大学，2014.
④ 侯春光，等.疏肝滋肾中药治疗青春早期矮小女童的疗效观察[J].中华中医药学刊，2013,31(5)：1022-1023.
⑤ 陈祺，等.养阴扶脾法治疗小儿矮小症[J].中医药学报，2010,38(5)：101-102.
⑥ 王凡，等.补益肝肾法为主对青少年身高生长的临床研究[J].辽宁中医杂志，2007(8)，1080-1081.

草、玄参、夏枯草、黄柏等。每次 30 毫升,每日 3 次,疗程 3 个月～1 年。俞健等以上方治疗 60 例性发育提前女童,结果显示治疗后患儿发育亢进状态得到抑制,骨龄相对于年龄未再提前,预测身高有增加趋势。①

9. 疗疳增高散 鸡屎藤、木贼草、三棱、莪术、浙白术、炒枳壳等。共粉过 40 目筛密封存放备用,每日 5～10 岁服 9～12 克,11～16 岁服 12～18 克,5 岁以下酌减,均于三餐饭前用市售之南方黑芝麻糊少许调成糊状服,3 个月为 1 个疗程。邱志济等用上方共治疗小儿发育障碍身材矮小 200 例,收效满意。②

10. 益肾增高方 益肾增高方Ⅰ号:熟地黄、山药、山茱萸、牡丹皮、泽泻、白茯苓、鸡内金、鹿角、枸杞子等。适用于生理遗传性矮小症、营养不良性矮小症、佝偻病。益肾增高方Ⅱ号:生地黄、熟地黄、山药、山茱萸、白茯苓、制附子、肉桂、泽泻、黄芪、白参等。适用于上述病种属肾阳不足伴发育迟缓及侏儒症。③

中 成 药

1. 补中助长颗粒 组成:人参、白术、茯苓、陈皮、香附、郁金、木香、鸡内金、神曲、山楂等(华润三九免煎颗粒,深圳华润医药贸易有限公司生产,批号 1506001W)。用法用量:每日 1 剂,早晚冲服。临床应用:孙凤平等将 40 例学龄前特发性身材矮小(ISS)患儿随机分为对照组和治疗组各 20 例。对照组给予生活方式干预,治疗组在对照组治疗方法的基础上口服补中助长颗粒,4 个疗程后比较。结果:治疗组身高增长速度、预测成人身高、血清胰岛素样生长因子(IGF-1)、生长激素峰值、身高标准差计数均高于对照组,差异均有统计学意义。结论:补中助长颗粒能够促进 ISS 患儿生长,刺激 ISS 患儿血清 IGF-1 和生长激素的表达。④

2. 六味地黄丸 组成:熟地黄、山茱萸、干山药、泽泻、牡丹皮、茯苓。用法用量:每次 2～3 克,每日 3 次,连续服用。临床应用:贾裕瑞等采用促生长激素释放剂可乐定联合六味地黄丸治疗生长激素神经分泌功能不全的矮身材 53 例,可乐定按每千克体重 0.004 毫克每晚睡前口服。结果:疗效显著,15 岁以下(44 例)有效率 70.45%,15 岁以上(9 例)有效率 11.11%。⑤

① 俞建,等.滋阴泻火方对性发育提前女童生长发育的影响[J].辽宁中医杂志,2001,28(1):19-20.
② 邱志济,等.自拟疗疳增高散治疗小儿身材矮小 200 例[J].辽宁中医杂志,1999,26(7):19.
③ 张春圃.益肾增高方治疗矮小症[J].天津中医,1998,15(1):32-33.
④ 孙凤平,崔伟锋.补中助长颗粒治疗学龄前特发性身材矮小 20 例临床观察[J].中医儿科杂志,2017,13(4):57-60.
⑤ 贾裕瑞,等.可乐定联合六味地黄丸治疗矮身材[J].开封医专学报,1999,18(2):35-36,38.

风湿热及结缔组织病

过敏性紫癜

概　述

过敏性紫癜是由于变态反应所引起的毛细血管壁渗透性和脆性增高的出血性疾病。临床以发热、皮肤紫癜、消化道黏膜出血、关节肿痛和肾炎的症状为主要表现。发病年龄以3岁以上,尤以学龄儿童较为多见,男性发病约为女性的2倍,春秋季发病较多。

本病属中医"血证"范畴,与"肌衄""发斑""斑毒""葡萄疫"等证相似。其病理特点是感受外邪,入里化热,热搏血分,妄行流溢,或虚火内动,迫血离经或心脾气虚,不能摄血而发病。辨证分型:(1)血热妄行型:症见起病急,有出血倾向,除见皮肤紫癜外,尚伴有鼻衄、腹痛、便血等症,小便短赤,舌质红绛,苔黄略干,脉数。治法以清热凉血止血为主。(2)风热伤络型:症见紫癜以双下肢及臀部为重,伴发热微恶寒,舌红,苔微黄,脉浮数。治法以祛风清热、凉血止血为主。(3)气不摄血型:症见病程长,易反复,紫癜色淡,神乏纳差,舌淡苔白,脉细数无力。治法以益气凉血止血为主。(4)阴虚火旺型:症见皮肤紫癜时作时止,偶有鼻衄,伴低热,手足心热,舌红少苔,脉细数。治法以滋阴凉血止血为主。(5)血热型:起病急骤,紫癜密集、色鲜,或伴关节痛或腹痛或血尿或便血,舌质红,苔薄黄或腻,脉浮数。治法以清热解毒、活血化瘀为主。(6)气阴两虚型:病程迁延,紫癜反复发作,面色少华,神软,反复血尿或蛋白尿,舌质淡红,脉细少力。治法以益气养阴、活血化瘀为主。

辨证施治

1.赵历军等分4型

(1)风热伤络型　多为急性起病,紫癜多见于下肢及臀部,色鲜红,部分伴有瘙痒,伴有发热、咳嗽、咽红等外感症状,舌质红,苔薄黄,脉数。治宜疏风清热、凉血止血。方用小儿紫癜汤1号加减:金银花、连翘、竹叶、荆芥、淡豆豉、薄荷、甘草、桔梗、芦根、当归、紫草等。随症加减:紫癜瘙痒明显者,用苦参、僵蚕、防风、白鲜皮祛风止痒;咳嗽有痰者,用款冬花、紫菀、前胡止咳化痰;咽痛者,用牛蒡子、蒲公英清热利咽。

(2)血热妄行型　多起病急骤,紫癜瘀点、瘀斑密集成片,色泽鲜红,高出皮肤,伴有面赤、心烦等血分热盛之象,舌质红绛,苔黄燥,脉数。治宜清热解毒、凉血止血。方用小儿紫癜汤2号加减:紫草、藕节、牡丹皮、炙甘草、乌梅、延胡索、茯苓、山药、白芍、牛膝、薏苡仁、白及等。随症加减:紫癜较多者,用藕节炭、地榆炭、蒲黄炭、血余炭化瘀止血;邪热壅滞肠胃致腹痛者,用槐花缓急止痛,延胡索、木香行气止痛;邪热阻滞关节经络致关节肿痛者,用秦艽、防己、鸡血藤、桑枝活血通经止痛;邪热壅塞下焦致尿血者,用小蓟、大蓟凉血止血;便血者,用地榆、益母草清肠止血;舌苔厚腻者,用黄柏、苍术清热燥湿。

(3)阴虚火旺型　起病缓慢或病程迁延不愈,紫癜时发时止,颜色紫红,伴腰膝酸软、五心烦热、潮热盗汗等阴虚火旺之症,舌红少苔,脉细数。治宜滋阴降火、凉血化瘀。方用六味地黄丸或茜根散加减:熟地黄、玄参、山茱萸、山药、泽泻、牡丹皮、茯苓、黄芩、知母等。随症加减:腰膝酸软

429

者,用墨旱莲、枸杞子滋阴补肾;心烦不安者,用龙骨、牡蛎、远志、酸枣仁养心安神;汗多者,用五味子、浮小麦固表止汗。

(4)气虚血瘀型 起病缓慢或病势绵延,紫癜反复发作,颜色淡紫,伴神疲乏力、面白少华、食少纳呆等气虚症状,舌质淡,苔薄白,脉细无力。治宜健脾益气、活血化瘀。方用辽宁中医药大学附属医院自拟消斑愈肾汤加减:黄芪、党参、芡实、牡丹皮、丹参、益母草、白茅根、紫草、小蓟、甘草、白花蛇舌草、生地黄、墨旱莲等。随症加减:腹痛者,用白芍、槐花缓急止痛;纳差者,用陈皮、砂仁健脾益气。

临床观察:赵历军治疗1例10岁男性患儿,中医辨证紫癜(血热妄行证),用小儿紫癜汤2号加减,疗效显著。[1]

2. 王素丽分7型

(1)风热伤络型 治宜疏风清热。方用银翘散加减:金银花、连翘、荆芥、薄荷、牛蒡子、蝉蜕、白茅根等。

(2)湿热痹阻型 治宜清利湿热。方用三黄四物汤加减:黄芩、黄连、黄柏、生地黄、当归、赤芍、白芍、川芎、白茅根、紫草等。

(3)血热妄行型 治宜凉血止血。方用犀角地黄汤加味:水牛角、生地黄、赤芍、牡丹皮、仙鹤草、小蓟、白茅根、三七。

(4)气不摄血夹瘀型 治宜健脾益气、养血止血。方用归脾汤加减。

(5)阴虚火旺夹瘀型 治宜滋阴降火、活血止血。方用知柏地黄丸加减。

(6)脾肾两虚夹瘀型 治宜补肾健脾、养血止血。方用六味地黄汤加减:女贞子、墨旱莲、丹参、牡丹皮养血活血而不伤阴,白茅根、大蓟、小蓟凉血止血。

(7)气阴两虚夹瘀型 治宜益气养阴、活血祛瘀。方用四君子汤合二至丸加减:生黄芪、太子参、白术、茯苓、女贞子、墨旱莲、乌梅、丹参、赤芍、茜草、蝉蜕等。

临床观察:王素丽治疗1例女性患儿,拟诊为紫癜(初期),服药10剂后紫癜消失。[2]

3. 林季文分4型

(1)风热伤络型 本证病情较轻,多为外感风热邪气,风热蕴肤伤及脉络。治宜疏风清热凉血。方用自拟疏风清癜汤。方中以蝉蜕、防风、白蒺藜、白鲜皮为主药,疏风解表祛湿,清代医家杨粟山称蝉蜕"轻清灵透,为治血病圣药";防风善于祛除血中之风,与白蒺藜、白鲜皮共奏疏风祛湿止痒之功,具有抗过敏作用;配合紫草、赤芍、牡丹皮凉血止血;连翘、板蓝根、芦根清热解毒。全方合用起到疏风清热、凉血止血作用。随症加减:鼻衄者,加侧柏叶;腹痛便血者,加木香、槐花行气止痛;关节肿痛者,加牛膝、木瓜、秦艽、薏苡仁祛湿消肿止痛;咽痛者,加射干;高热者,加生石膏。

(2)血热妄行型 治宜清热祛湿解毒、凉血止血。方用自拟解毒清癜汤。本证以犀角地黄汤加减,清热解毒、凉血止血,紫草加强凉血止血之功,连翘、板蓝根清热解毒,防风、白鲜皮、土茯苓疏风祛湿止痒。随症加减:腹痛便血者,加木香、地榆炭、槐花炭、酒大黄;关节肿痛者,加木瓜、威灵仙、牛膝;尿血者,加大小蓟、茜草炭;湿邪明显者,加薏苡仁、苍术;热毒明显者,加黄连、黄柏。

(3)气不摄血型 症见紫癜反复迁延难愈,色淡暗,多因气虚不能统血,病位主要在脾。治宜益气摄血。方用益气消癜汤加减。方中以黄芪、甘草、太子参健脾益气;仙鹤草、三七粉补虚止血;当归、丹参补血活血;阿胶补血生血;鸡内金健运脾气。全方相合起到益气摄血、化瘀消斑的作用。随症加减:腹痛者,加木香、佛手;食积,加山楂、麦芽;便秘,加白术、枳壳;便溏,加扁豆、炒薏苡仁;便血,加地榆炭。

(4)阴虚火旺型 治宜滋阴清热、凉血止血。

① 马艳丽,等.赵历军教授治疗小儿过敏性紫癜经验[J].中医儿科杂志,2013,9(6):8-10.
② 王素丽.小儿过敏性紫癜的中医审因论治[J].中医儿科杂志,2013,9(5):16-18.

方用滋阴清癜汤加减。方中生地黄、芦根、白茅根养阴清热凉血;紫草、赤芍、牡丹皮凉血止血;墨旱莲、女贞子滋阴;佐以防风疏风、土茯苓祛湿。全方合用起到滋阴清热、凉血止血的功效。随症加减:热盛者,加知母、黄柏;尿血者,加藕节炭、茜草炭;鼻衄、齿衄者,加侧柏炭。

临床观察:林季文治疗1例女性患儿,根据其病证特点当属风热伤络证,予疏风清癜汤加味,二诊28剂后,皮肤瘀点基本消失,随诊半年未见反复。[①]

4. 孙秀芹分2型

(1)风热型　药用水牛角10克、紫草10克、生地黄10克、白薇10克、川芎6克、蝉蜕6克、金银花9克、生甘草5克。

(2)湿毒型　药用大黄3克、黄芩6克、藿香6克、薏苡仁12克、栀子10克、车前子10克。

随症加减:如皮肤瘙痒明显者,加地肤子6克、白鲜皮6克;关节疼痛者,加秦艽6克、防己6克;尿血者,加大蓟18克、小蓟18克、白茅根18克;有蛋白尿者,加益母草12克。每日1剂,煎成100毫升分4次口服或分2次保留灌肠。临床观察:孙秀芹用上方治疗50例过敏性紫癜患儿,观察15天。结果:临床治愈(皮肤紫癜、腹痛及镜下血尿消失,关节肿痛消退,大便潜血阴性,经随访1～3年不复发者)32例,好转(皮肤紫癜减少,腹痛、关节肿痛好转,血尿好转,大便潜血阴性)14例,无效(皮肤紫癜反复出现或/和严重肾脏损害)4例。总有效率92%。[②]

5. 粟茂分3型

(1)湿热蕴阻型　症见皮疹多发于下肢,间见黑紫色血疱,疱壁破后糜烂,伴腿踝肿胀,舌红或带紫苔黄腻,脉濡数。治宜清热化湿、祛瘀止痛。方用三仁汤合芍药甘草汤加减:薏苡仁20克、虎杖15克、桃仁10克、杏仁10克、白芍10克、黄柏10克、苍术10克、甘草5克。随症加减:便血者,加槐花炭、地榆炭;尿血者,加白茅

根、仙鹤草。

(2)血瘀气滞型　症见腹部紫癜色呈紫暗,脐周及下腹部疼痛,伴恶心、呕吐、便血、舌紫或有瘀斑,脉弦涩。治宜疏肝解郁、活血化瘀。方用桃红四物汤加减:当归20克、丹参20克、赤芍10克、桃仁10克、柴胡10克、乌梅10克、枳壳10克、陈皮10克、黄芪15克、川楝子12克、法半夏12克、红花5克、甘草5克。随症加减:腹痛甚者,加延胡索15克。

(3)脾不统血型　症见病程较长,反复发作,皮疹呈淡紫斑,分布稀疏,或有腹胀便溏,纳呆,舌淡或见自汗气短,倦怠无力,或见心悸头晕,唇淡,舌淡少苔,脉细弱。治宜健脾益气、活血消斑。方用归脾汤加减:党参15克、黄芪15克、当归15克、远志15克、丹参15克、茯神12克、酸枣仁12克、桂圆肉20克、白术10克、赤小豆10克、玄参10克、甘草5克。

临床观察:粟茂用中西医结合治疗30例过敏性紫癜儿童,治愈(紫癜消失,腹痛及关节酸痛消失)26例,有效(紫癜70%以上消失,腹痛及关节酸痛症状好转)3例,无效(紫癜部分消失,腹痛及关节酸痛无改善)1例。治愈率96.7%。[③]

6. 温有全分3期

(1)急性期　西药以抗感染、抗病毒、抗过敏为主,具体药物为口服或静滴抗生素,静滴钙剂、维生素C,口服抗组胺类药。中药治宜清热解毒、凉血搜风除斑。风热伤络型采用自制"克敏1号胶囊":金银花10克、连翘10克、防风10克、薄荷10克、蝉蜕10克、甘草10克、板蓝根20克、乌梅20克等;血热妄行型采用"克敏2号胶囊":金银花10克、连翘10克、大青叶10克、茜草10克、栀子10克、水牛角丝30克、全蝎2克等。剂量可根据不同年龄进行调整。

(2)稳定期　西药仍以抗过敏为主,中药治法以健脾补肾、清热凉血止血为主。方用自制"克敏3号胶囊":党参10克、白术10克、栀子10克、

① 江文文,翁泽林,等.林季文主任医师治疗小儿过敏性紫癜经验[J].中国中西医结合儿科学,2012,4(6):506-507.
② 孙秀芹.中西医结合治疗小儿过敏性紫癜的疗效观察[J].山西中医,2009,25(2):27.
③ 粟茂.中西医结合治疗儿童过敏性紫癜30例[J].云南中医中药杂志,2009,30(5):10-11.

茯苓 15 克、山药 15 克、焦柏叶 15 克、女贞子 15 克、熟地黄 20 克、仙鹤草 20 克、墨旱莲 30 克、生白芍 30 克等。

（3）修复期　治法以补肾健脾、活血化瘀为主。方用自制"克敏 4 号胶囊"：熟地黄 20 克、当归 12 克、川芎 12 克、桃仁 12 克、红花 12 克、白术 12 克、生白芍 6 克、生山楂 30 克、赤芍 15 克、茯苓 15 克、女贞子 15 克、荷叶 10 克等。

以上中药胶囊均为每粒 0.3 克。按年龄不同，＜5 岁 1 粒/次，5～10 岁 2 粒/次，＞10 岁 3 粒/次，每日 3 次，15 天为 1 个疗程，连用 2 个疗程。临床观察：温有全用上方治疗患儿 90 例。结果：痊愈［出血症状及体征消失，并发症（关节炎、腹痛等）消失，尿常规正常，大便潜血阴性，毛细血管脆性试验转阴］68 例，显效（偶见出血点，其他症状明显好转）12 例，好转（临床症状及其他检验均见好转者）7 例，无效（临床症状及各项检验指标无明显改变者）3 例。总有效率 96.7%。[①]

经 验 方

1. 清热活血方　黄芩 10 克、连翘 10 克、大青叶 10 克、生地黄 10 克、牡丹皮 10 克、紫草 10 克、丹参 10 克、甘草 6 克。随症加减：风热夹瘀者，加柴胡 10 克、前胡 10 克；血热夹瘀者，加水牛角 10 克、焦栀子 10 克；阴虚夹瘀者，加知母 10 克、黄柏 10 克；气阴两虚夹瘀者，加黄芪 15 克、山药 10 克。每日 1 剂，分 2 次开水冲服。黄芩、连翘、甘草清热解毒；生地黄为清热、凉血、止血之要药，甘寒又可养阴生津；大青叶善清心胃二经实火热毒，又可入血分而凉血消斑，紫草味有凉血活血、解毒透疹之功；牡丹皮清热凉血之中善于散瘀消痈；丹参既可清热凉血，又可清热消痈。诸药合用，共奏清热解毒、凉血、活血、化瘀消斑之功效。祝志朋等将 60 例过敏性紫癜患儿随机分为治疗组和对照组各 30 例。对照组予西医常规治疗，

治疗组在对照组治疗方法的基础上加用中药清热活血方治疗，疗程均为 2 周。治疗期间指导患儿饮食，注意避免摄入鱼、虾、蛋白、辛辣刺激性食物，要求卧床休息。结果：2 周后治疗组总有效率 96.7%，对照组为 73.3%。两组比较，差异有统计学意义（$P < 0.05$）。[②]

2. 凉血逐瘀汤　生地黄 15 克、黄芪 15 克、防风 15 克、赤芍 10 克、牡丹皮 10 克、紫草 10 克、水牛角 30 克、鸡血藤 20 克、丹参 20 克、茜草 6 克。其中生地黄清热凉血力极强；黄芪能补气升阳、益卫固表、托毒生肌、利水退肿；防风可祛风解表、胜湿止痛；赤芍能凉血行瘀、消肿止痛；牡丹皮、紫草均有清热、凉血、和血、消瘀之功效；水牛角专入血分，善于清心、肝、胃三经之火而发挥凉血解毒之功效；鸡血藤可活血化瘀、舒筋通络；丹参能活血祛瘀、凉血消痈、养血安神；茜草凉血活血、祛瘀通经。全方配伍，谨守病机，共奏活血散瘀、清热凉血之效。每日 1 剂，加水 1 000 毫升浸泡 20 分钟，煎煮 1 小时，弃掉滤渣取滤汁约 200 毫升，分早、晚 2 次服用。秦瑞君等用上方连续治疗 68 例小儿过敏性紫癜 2 周，并同时口服孟鲁司特钠咀嚼片每日 1 次，2～5 岁，每次 4 毫升；6～14 岁，每次 5 毫克。治疗期间避免接触致敏源并叮嘱患儿卧床休息，同时接受维生素 C、葡萄糖酸钙、抗凝剂等常规对症治疗。结果：2 周后统计，总有效率 92.65%。[③]

3. 凉血消癜汤　紫草根 15 克、生黄芪 12 克、槐花 12 克、地榆 12 克、茜草根 10 克、板蓝根 10 克、天花粉 10 克、白茅根 10 克、生地黄 10 克、牡丹皮 10 克、赤芍 10 克、白术 10 克、水牛角（先煎）6 克、防风 5 克、甘草 5 克。紫草根、茜草根、板蓝根、天花粉、白茅根组成凉血五根汤，凉血止血解毒，为治疗血热型紫癜君药；生地黄、牡丹皮、水牛角、赤芍组成犀角地黄汤，助君药凉血消斑；生黄芪、白术、防风组成玉屏风散健脾益气、祛风固表。槐花性凉苦降，能清泄血分之热而止血。地榆既

---

① 温有全.中西医结合分期治疗小儿过敏性紫癜 90 例［J］.山西中医，2008，24（9）：35－36.
② 祝志朋，等.清热活血方辅助治疗小儿过敏性紫癜 30 例临床观察［J］.中医儿科杂志，2018，14（2）：26－28.
③ 秦瑞君，等.凉血逐瘀汤联合孟鲁司特钠咀嚼片治疗小儿过敏性紫癜血热妄行证临床观察［J］.新中医，2018，50（4）：136－139.

能清泄，又能固涩，但是清而不泄，涩而不滞。两药与玉屏风散共为佐药；甘草调和诸药为使药。中药煎成水剂，取300毫升分装2袋，每次1袋，口服，每日2次。连用4周为1个疗程。治疗期间均卧床休息，停用其他药物。避免与食用鱼、虾、蟹、蛤、蛋、鸭、牛奶等异体蛋白质及其他过敏物与可疑致敏原接触。吕曹华用上方治疗30例过敏性紫癜，痊愈20例，好转8例。①

4. 金蝉脱衣汤方　金银花10克、连翘10克、茵陈10克、猪苓10克、苍术10克、防风5克、薏苡仁15克、赤芍6克、郁金6克、红枣3枚、蝉蜕3克、桂枝3克。疏风清热，化湿和络；适用于风热夹湿型小儿过敏性紫癜。诸药配伍，共奏清热化湿、血归经脉之效，则紫癜可消。随症加减：邪伤肺卫而致咳嗽不爽者，加桑叶、象贝母、黄芩等清宣肺热之品。热毒盛，紫斑大而稠密者，加生地黄、牡丹皮、黄连、黄芩等清热凉血之药。上两者均去桂枝；病情反复兼阴血不足者，加冬青子、墨旱莲、生地黄等以滋养肝肾；血尿者，加白茅根、大小蓟等以凉血和络；腹痛便血者，可酌加地榆炭、荆芥、白芍、甘草等以止血止痛；关节肿痛者，加忍冬藤、络石藤；兼积者，加山楂、鸡内金以消积和胃。紫癜消退后仍须巩固：脾气虚弱者，以归脾汤为主，使气壮能摄血，血自归经；肝脾不和者，用归芍六君汤，以调和肝脾；肝肾阴虚者，则用地黄汤之类，以滋水制阳、润津养血。董幼祺治疗1例女性过敏性紫癜患儿，服药10剂，紫癜已隐，未见新发，舌苔薄净，二便尚调。②

5. 犀角地黄汤加减　苦杏仁、浙贝母、黄芩、蝉蜕、三叶青、山海螺、牡丹皮、生地黄、白茅根、怀牛膝、赤芍、石斛、北沙参、炙甘草。随症加减：紫癜明显者，加水牛角、参三七、丹参；皮肤瘙痒者，加荆芥、白鲜皮、薏苡仁、苦参、乌梢蛇、黄柏、火麻仁、蛇床子、青龙衣；汗多者，加生黄芪、炒白术、防风、地骨皮、绿豆衣、炒酸枣仁、五味子；纳呆者，加

炒白术、茯苓、山药、生山楂、鸡内金、神曲、红枣；咽喉不利者，加桔梗、牛蒡子、皂角刺、木蝴蝶、七叶一枝花、白花蛇舌草；关节肿痛、活动受限者，加赤芍、鸡血藤、忍冬藤；热毒炽盛者，加淡竹叶；肝肾阴虚者，加山茱萸、龟甲、制何首乌。俞景茂治疗1例男性过敏性紫癜患儿，服用上方加减，四诊之后紫癜全消，电话随访2年紫癜未发。③

6. 六妙散　金银花10克、连翘10克、炒苍术10克、黄柏10克、怀牛膝10克、薏苡仁10克。随症加减：急性期风热夹湿者，佐以桑叶10克、菊花10克、蝉蜕10克；血热夹湿者，酌加生地黄10克、丹参10克、玄参10克；湿热痹阻者，配以泽泻10克、车前子10克、苦参10克；迁延期者，配以熟地黄10克、山药10克、山茱萸10克；气血亏虚者，加以太子参10克、炒白术10克、仙鹤草10克；气阴两虚者，伍用太子参10克、龟甲10克、黄精15克。本病兼症见腹痛者，加木香10克、白芍10克、甘草6克；关节疼痛者，加秦艽10克、忍冬藤10克；有血尿者，实证，加赤芍10克、牡丹皮10克、紫草10克，虚证，加仙鹤草10克、小蓟10克、阿胶10克；查有蛋白尿者，加黄芪10克、熟地黄10克、山药10克、山茱萸10克；兼激素治疗者，加知母10克、黄柏10克。方中以金银花、连翘疏风清热解毒；黄柏苦寒，直趋下焦，清热燥湿，为治疗下焦湿热要药；苍术苦温燥湿、芳香化湿、祛风胜湿、健脾运湿，脾健则湿无由生，且四肢实；使以牛膝，领诸药入病所而祛湿热；薏苡仁健脾化湿、淡渗利湿，则邪有出路。贾六金治疗1例女性过敏性紫癜患儿，辨证为肾虚兼湿热伤络，服中药后，皮疹消退，后期随访未见异常。④

7. 凉血祛风汤加减　基本方（5～6岁剂量）为金银花9克、连翘9克、茜草9克、川牛膝9克、赤芍10克、水牛角10克、女贞子10克、生地黄10克、紫草6克、蝉蜕6克、防风6克、刺蒺藜6克。随症加减：关节肿痛者，加羌活、独活、海桐皮；腹

① 吕曹华，等.凉血消癜汤治疗血热型儿童过敏性紫癜30例［J］.新中医,2017,49(2)：109-111.
② 陈锴,董幼祺,等.董幼祺运用金蝉脱衣汤治疗小儿过敏性紫癜临证经验［J］.中华中医药杂志,2016,31(7)：2601-2603.
③ 李国芳.俞景茂教授运用凉血利咽法治疗小儿过敏性紫癜经验［J］.中医儿科杂志,2016,12(1)：8-10.
④ 高旅,张焱,等.贾六金主任医师从"湿"论治小儿过敏性紫癜的经验［J］.中医儿科杂志,2015,11(6)：11-12.

痛者,去赤芍,加白芍、木香、乌药、乌梅、地榆炭;血尿者,加大小蓟、白茅根、生侧柏;气血不足者,加当归、黄芪、鸡血藤、熟地黄、仙鹤草。每日1剂,水煎,分2次服。根据年龄大小调整药物剂量,7天为1个疗程,治疗2个疗程。唐勤勤用上方加减治疗儿童过敏性紫癜患儿25例,痊愈(治疗1~2个疗程紫癜完全消失,无伴随症状,尿检红细胞消失)15例,好转(紫癜基本消失,关节肿痛、胃肠道症状基本控制,尿检红细胞减少<5个/HP,尿蛋白+~±)8例,无效(紫癜未见消退,伴随症状存在或者减轻)2例。总有效率92%。①

8. **银翘解毒汤** 金银花12克、连翘10克、淡豆豉10克、蚕砂10克、牡丹皮10克、浮萍10克、白蒺藜10克、制首乌10克、淡竹叶9克、牛蒡子9克、紫草9克、薄荷3克、当归6克、防风6克。将上方加水500毫升煎至100毫升,滤渣备用。每次取10~20毫升,保留灌肠。每日1次,7天为1个疗程。陈正堂等用上方治疗50例过敏性紫癜患儿,治愈(紫癜消失,无其他并发症,实验室检查均在正常范围内)36例,好转(临床症状改善,实验室检查均在正常范围内)10例,未愈(临床症状无改善或加重,实验室检查无明显改善)4例。总有效率92%。②

9. **凉血祛风方** 生地黄、牡丹皮、赤芍、紫草、清风藤、海风藤、金银花藤、大青叶、黄柏、牛膝、苦参、甘草。祛风清热,凉血化瘀;适用于过敏性紫癜早期风热伤络证。随症加减:关节肿痛,加秦艽、威灵仙等;腹痛,加白芍、延胡索、木香;肠出血,加地榆炭、槐花炭;水肿,加车前子、茯苓皮;头痛者,加夏枯草、钩藤;尿中红细胞增多,加大小蓟、茜草、紫珠草、侧柏叶;尿蛋白阳性,加六月雪、石韦、荠菜花、玉米须、鱼腥草;尿中白细胞增多,加车前草、白茅根;管型尿,加猫爪草;血胆固醇增多,加白花蛇舌草、生山楂、泽泻。因紫癜以下肢为多,如临证见有水疱性皮疹者,多是湿邪为

重,可加入祛风化湿之品,如白鲜皮、赤茯苓、地肤子;中焦湿热俱重,舌苔黄腻者,宜清热利湿,可用四妙丸加减;伴有荨麻疹者,多是风湿俱重,宜利水祛风、除湿活血,可伍用五皮饮化裁。孙轶秋治疗1例女性10岁过敏性紫癜患儿,四肢紫癜密集分布,颜色鲜红,部分融合成片,高出皮肤,按之不褪色,无腹痛、关节痛,纳差,二便可,咽部充血,舌质红,苔薄黄,脉数。中医诊断为紫癜(风热伤络证),服上方10剂后,紫癜基本消失,又服2周上方化裁方剂,紫癜消退,后随访3个月,未复发。③

10. **七炭汤合犀角地黄汤加减** 紫草炭10克、茜草炭10克、地榆炭10克、蒲黄炭10克、牡丹皮10克、赤芍10克、藕节炭10克、当归10克、白术10克、白豆蔻10克、丹参15克、板蓝根15克、生地黄炭15克、白茅根炭30克、水牛角30克、炙甘草3克。适用于初起以血热证为主者。反复发作日久,脾虚不能摄血为主证者以七炭汤合归脾汤加减:紫草炭10克、茜草炭10克、地榆炭10克、蒲黄炭10克、白术10克、茯苓10克、当归10克、白芍10克、藕节炭10克、党参15克、生地黄炭15克、板蓝根15克、白茅根炭30克、黄芪30克、炙甘草3克。王朋军等以上方治疗儿童过敏性紫癜患儿42例,痊愈(紫癜完全消失或消退>90%,无新出紫癜,关节疼痛、腹痛消失,粪便潜血阴性,尿常规正常)17例,显效(紫癜数量消退50%~90%,少许新出紫癜,关节疼痛、腹痛消失,粪便潜血阴性,尿常规正常)20例,有效(紫癜数量消退20%~50%,部分新出紫癜,关节疼痛、腹痛消失,粪便潜血、尿常规等实验室检查好转)30例,无效(皮损数量减少<20%或新出紫癜较多,关节疼痛、腹痛反复出现或加重,各项实验室检查指标无变化)2例。治疗总有效率88.10%。④

11. **银翘地黄汤** 金银花15克、连翘15克、

① 唐勤勤.自拟凉血祛风汤治疗儿童过敏性紫癜40例临床观察[J].浙江中医杂志,2015,50(12):899.
② 陈正堂,等.银翘解毒汤灌肠治疗小儿过敏性紫癜50例观察[J].浙江中医杂志,2015,50(2):124.
③ 陈静,孙轶秋.孙轶秋治疗儿童过敏性紫癜经验拾撷[J].四川中医,2014,32(12):12-14.
④ 王朋军,等.中西医结合治疗儿童过敏性紫癜疗效观察[J].山西中医,2014,30(7):32,37.

蒲公英 15 克、水牛角 15 克、生地黄 10 克、白鲜皮 10 克、地肤子 10 克、紫草 12 克、茜草 12 克、蒲黄 9 克、赤芍 6 克、牡丹皮 6 克、炙甘草 6 克。解毒凉血,疏风清热。随症加减:咽喉肿痛者,加牛蒡子、桔梗;关节肿痛,加秦艽、防己;腹痛便血,加白芍、地榆炭、槐花炭;尿血,加白茅根、大小蓟;蛋白尿,加僵蚕、蝉蜕;大便干,加栀子、大黄。每日 1 剂,水煎去渣分 3 次温服,7 天为 1 个疗程,2 个疗程后观察疗效。孙艳淑用上方加减治疗小儿过敏性紫癜患儿 50 例,痊愈(紫斑紫点及全身症状消失,实验室各项检查恢复正常)33 例,显效(皮肤紫斑消退＞50％,全身症状消失,尿常规检查细胞管型消失,红细胞及蛋白尿偶见)10 例,有效(皮肤紫斑消退 30％～50％,全身症状缓解,实验室检查好转)5 例,无效(皮肤有青紫斑点,全身症状及实验室检查均无变化)2 例。总有效率 96％。①

12. 固表消癜汤　黄芪 10 克、防风 10 克、槐花 10 克、胡麻仁 10 克、赤芍 10 克、牡丹皮 8 克、紫草 8 克、丹参 8 克、白茅根 15 克、乌梅 7 克。随症加减:腹痛甚者,加白芍 10 克、甘草 4 克;舌尖红赤者,加淡竹叶 6 克、怀牛膝 8 克;满舌通红者,加栀子 8 克、黄连 5 克;舌绛红者,加水牛角 13 克;舌紫黯者,去白茅根,加三七粉(冲)2 克、茜草 7 克;舌苔厚腻者,加藿香 8 克、佩兰 8 克、薏苡仁 10 克;低热不退者,加青蒿 8 克、胡黄连 7 克;关节肿痛者,加木瓜 8 克、牛膝 8 克;有血尿、蛋白尿者,加益母草 12 克、小蓟 10 克;腰痛者,加桑寄生 10 克、续断 10 克;皮肤瘙痒明显者,加地肤子 6 克、白鲜皮 6 克;反复发作迁延不愈者,加太子参 10 克、白术 8 克。每日 1 剂,水煎服,连服 7～14 天。张金举用上方加减治疗小儿过敏性紫癜患儿 40 例,痊愈(大便隐血试验阴性,尿常规正常,皮肤症状消失,并且无关节肿痛症状)36 例,好转(皮肤及关节症状有所减轻,患者的消化道出血量

减少,尿蛋白及尿中红细胞减少)2 例,无效(皮肤、关节症状与入院时无明显改变,尿蛋白以及尿中红细胞不变、甚至增加,消化道出血无改善)2 例。总有效率 95.0％。②

13. 儿癜消　生地黄 10 克、白芍 10 克、玄参 10 克、黄芪 10 克、熟地黄 10 克、地龙 10 克、赤芍 10 克、川芎 5 克、当归 5 克、蝉蜕 5 克、僵蚕 5 克、丹参 5 克。随症加减:热盛迫血型,加水牛角粉、金银花、栀子;气虚不摄型,去玄参、赤芍、丹参,加仙鹤草、升麻;腹痛,加延胡索、木香;关节痛,加秦艽、川牛膝;蛋白尿、血尿,加小蓟、白茅根、益母草;便血,加地榆炭、荆芥炭、槐花。水煎 100～200 毫升,分 4 次口服,7 天为 1 个疗程。服药期间忌辛辣刺激食物。韩娟用上方加减治疗 60 例过敏性紫癜患儿,痊愈(紫癜及全身症状消失,实验室指标恢复正常)42 例,好转(皮肤紫癜明显减少,全身症状减轻,实验室指标有改善)18 例,无效(皮肤紫癜、全身症状及实验室指标均无变化)0 例。治愈率 70％,总有效率 100％。③

14. 凉血解毒方　玄参 15 克、半枝莲 15 克、山慈菇 15 克、生地黄 15 克、焦三仙各 15 克、赤芍 12 克、牡丹皮 12 克、白花蛇舌草 30 克、甘草 10 克。随症加减:下焦湿热,加四妙散;有出血点,可酌加防风、蝉蜕;有尿隐血,加赤石脂、生地黄炭、白头翁、乌梅炭;有尿蛋白,加黄芪、益智仁、金樱子。水煎,早晚各服 1 次。王加伟用上方加减治疗过敏性紫癜患儿 39 例,痊愈(用药后无新紫癜出现,紫癜 2 周内完全消失,2 周内腹痛缓解,大便潜血转阴,关节肿痛消失,3 周内尿常规蛋白及红细胞恢复正常)20 例,有效(用药 3 周后紫癜基本消失,症状好转,但可有轻度复发,肾损害者有少量蛋白及红细胞)15 例,无效(用药 3 周紫癜不消退,患者并反复出现,症状与体征加重)4 例。总有效率 89.7％。④

15. 清热凉血方　水牛角粉 15 克、牡丹皮 10

① 孙艳淑.银翘地黄汤治疗小儿过敏性紫癜临床观察[J].四川中医,2013,31(11):90-91.
② 张金举.中西医结合治疗小儿过敏性紫癜 40 例疗效观察[J].新中医,2013,45(10):73-74.
③ 韩娟.儿癜消治疗小儿过敏性紫癜的临床观察[J].中医儿科杂志,2013,9(4):30-31.
④ 王加伟.凉血解毒方治疗儿童过敏性紫癜 39 例[J].陕西中医,2013,34(7):789-790.

克、知母10克、连翘10克、紫草10克、玄参10克、黄芩10克、茜草10克、白茅根10克、生地黄6克、栀子6克、甘草6克。随症加减：腹痛重者，加白芍、延胡索、木香等；关节肿痛，加牛膝、防己、桑枝、秦艽、独活等；肾型，加大蓟、小蓟、藕节炭、地榆炭、益母草等。以上诸药为颗粒剂，免煎冲服，每日1剂，每2周为1个疗程，2个疗程后观察疗效，同时观察有无不良反应。安建峰等用上方加减治疗过敏性紫癜患儿30例，痊愈（2周内全部症状及体征完全缓解无反复，大便隐血、血尿、蛋白尿消失）24例，显效（2周内全部症状、体征或大便隐血、血尿、蛋白尿检验结果仅一项未恢复正常，但较治疗前明显好转）4例，无效（2周内全部症状体征无任何好转，有加重或反复出现，伴有大便隐血、血尿、蛋白尿一项以上检验结果加重或无好转）2例。总有效率93.33％。①

16. **消风散** 当归、生地黄、防风、蝉蜕、知母、苦参、胡麻仁、荆芥、苍术、牛蒡子、石膏、甘草、木通。随症加减：偏于风热者，加金银花、连翘；痒重者，可加白鲜皮、地肤子；血热偏盛者，可加蒲公英、紫草、仙鹤草、益母草。消风散治疗过敏性紫癜实证及反复发作的出疹期的疗效颇著。荆芥味辛性温，善去血中之风；防风发表祛风胜湿，长于祛一切风邪，两药相配伍，疏风解表，透邪达表。辅以知母清热泻火，桔梗宣肺利咽，紫草清热凉血，解毒透疹。牛蒡子辛散，既疏风散热透疹，又助荆芥、防风祛风，佐助生地黄、当归养血活血，寓"治风先行血，血行风自灭"之意。甘草清热解毒，调和诸药。贾春霞等治疗1例过敏性紫癜患儿，患儿因感受风热邪毒，其蕴阻于肌肤血分，风热损伤血络，外溢皮肤肌窍所致，故在消风散基础上加用益母草、茜草凉血止血；茯苓利水渗湿、健运脾胃；威灵仙祛风利湿、通络止痛。服药13剂后皮疹全部消退。随访观察，病情未反复。②

17. **犀角地黄汤加味** 水牛角10克、茜草10克、仙鹤草10克、丹参10克、生地黄15克、紫草15克、三七粉（冲服）3克。随症加减：热盛，加石膏、知母；气虚，加党参、黄芪；阴虚火旺，加知母、黄柏、墨旱莲；关节肿痛，加苍术、黄柏、牛膝；腹痛，加白芍、炙甘草、木香、徐长卿；便血，加地榆、槐花；尿血，加小蓟、白茅根。每日1剂，水煎服，分2次口服。郭为民等用上方加减治疗过敏性紫癜患儿60例，治愈（紫癜、腹痛、关节症状消失，尿常规2周内连续4次阴性）55例，好转（紫癜、关节肿痛消失，或时有腹痛、少量紫癜，尿常规有少量的红细胞和蛋白）4例，无效（紫癜反复，尿常规明显异常，反复出现肉眼血尿）1例。总有效率98.3％。③

18. **凉血五根汤加减** 白茅根10～20克、瓜蒌根10～20克、紫草根3～10克、干生地黄10～30克、板蓝根10～15克、茜草根10～15克、玄参10～15克、生槐花10～15克、牡丹皮6～12克、地榆6～12克、栀子炭6～10克。随症加减：有关节肿痛，加牛膝、桑枝；腹痛，加白芍、延胡索。方中白茅根、栀子炭、地榆、茜草根、紫草根、牡丹皮凉血止血又不蓄瘀，其中紫草根凉血而不滞，活血而不散，又能补中益气；地榆酸苦微寒，性沉寒入下焦，有凉血泄热、收敛止血之功，尤适宜于下焦血热所致的便血等；板蓝根、生槐花清热解血中之毒而凉血；小蓟凉血止血，治疗尿血；生地黄凉血养阴。诸药合用，直达病机，共奏清热解毒、凉血止血、活血化瘀之功效。每日1剂，水煎服，早晚服用，1周为1个疗程，服药3个疗程后评价疗效。张冬梅等以上方治疗过敏性紫癜50例，总有效率96％。④

19. **四根汤** 板蓝根30克、白茅根30克、生槐米30克、紫草根15克、茜草根15克、生地黄炭15克、金银花炭15克、牡丹皮15克、瓜蒌根15克、赤芍10克、荆芥10克、防风10克。随症加减：关节疼痛者，加络石藤、豨莶草；腹痛者，加五

① 安建峰，等.清热凉血方治疗小儿过敏性紫癜30例[J].陕西中医，2012,33(7)：791-792.
② 贾春霞，潘月丽，等.消风散加减治疗小儿过敏性紫癜举隅[J].山东中医杂志，2011,30(12)：887.
③ 郭为民，等.犀角地黄汤治疗小儿过敏性紫癜60例[J].陕西中医，2011,32(10)：1328-1329.
④ 张冬梅，等.凉血五根汤结合西医治疗小儿过敏性紫癜50例[J].陕西中医，2010,31(7)：826-827.

灵脂、木香;血尿者,加小蓟、蒲黄炭、藕节。每日1剂,水煎服,分2次服用。任艳君用上方加减治疗小儿过敏性紫癜48例,其中单纯性紫癜35例,伴发腹型、肾型、关节型者13例。结果:观察4周,痊愈(治疗后全部症状消失,有关检查正常)38例,好转(治疗后病情明显好转,但有关检查未恢复正常)8例,无效(治疗后临床症状有所好转,相关检查未见变化)2例。总有效率95.8%。①

20.加味升降散 蝉蜕6～10克、僵蚕6～10克、紫草6～10克、茜草6～10克、荆芥6～10克、防风6～10克、赤芍6～10克、水牛角10～15克、姜黄3～6克、大黄3～6克、甘草3～6克。随症加减:久病脾虚便溏者,减大黄,加炒白术10克。水煎2次,合并药液,每日分3次服用。王惠敏等以上方配合常规西药治疗小儿过敏性紫癜患儿20例,观察2周,治愈(临床症状消失,实验室检查正常,1年内无复发)14例,有效(病情明显好转,但未恢复正常,治愈后2个月内复发)4例,无效(临床症状无改变或加重)2例。总有效率90%。②

21.消风清癜方 徐长卿15克、生地黄15克、紫草15克、槐米15克、黄芩15克、连翘15克、丹参15克、牡丹皮12克、水牛角30克、蝉蜕10克、红花10克、甘草6克。随症加减:风盛,加防风、地肤子、全蝎等;热盛,加冬凌草、白花蛇舌草、半枝莲等;瘀血明显,加赤芍、桃仁、川芎等;腹痛便血,加地榆、白芍等;关节肿痛,加秦艽、木瓜等;尿血,加大小蓟、石韦、三七等。采用中药免煎颗粒,每日1剂,分2～3次水冲服。刘霞等治疗40例小儿过敏性紫癜患儿(单纯皮肤型13例,关节型9例,腹型6例,肾型5例,混合型7例),采用口服消风清癜方配合西药常规治疗。结果:观察4周,显效(用药3～5天,无新发皮疹,2～3周内症状、体征完全消失,无反复)29例,有效(用药3周后紫癜基本消失,症状好转,肾损害者有少量血尿或蛋白尿)10例,无效(用药4周后皮肤

紫癜不消退,且反复出现,原无肾损害者出现肾损害或原症状及体征无变化或加重)1例。总有效率97.5%。③

22.止血祛斑汤 黄芪20克、当归9克、荆芥炭9克、茜草9克、紫草9克、金银花12克、玄参10克、仙鹤草15克、生地黄8克、炒蒲黄6克、三七粉3克。随症加减:血热妄行者,加大小蓟各6克、知母6克、石膏30克、水牛角30克、牡丹皮10克、栀子10克以清热凉血;气不摄血者,加党参9克、白术10克、茯苓6克、甘草6克以益气摄血;阴虚血热者,加麦冬6克、北沙参15克、地骨皮15克以滋阴清虚热。每日1剂,水煎服,7日为1个疗程。金敏等用上方加减治疗62例患儿,观察3周,治愈(紫癜消失未复发,其他伴随症状消失,尿常规检查正常,持续2月以上)37例,好转(紫癜消失,偶有新的紫癜出现,伴轻度关节痛及腹痛,尿常规检查仍有少量蛋白质、红细胞)20例,无效(2～3疗程后症状、体征、实验室检查无改变)5例。总有效率91.94%。④

23.甘草大黄紫草汤加减 甘草15克、大黄6克、紫草20克、生地黄15克、牡丹皮8克、赤芍8克、连翘8克、金银花12克。随症加减:紫癜初发,皮疹瘙痒,发热恶风寒,咳嗽咽痛,舌红苔薄白,脉浮数,辨证为风热偏重者,加牛蒡子6克、薄荷6克、荆芥6克以疏风清热;痒甚,加防风9克、蝉蜕15克以祛风止痒;腹痛便血,加白芍8克、延胡索8克、木香9克、地榆炭9克、槐花9克以缓解肠痉挛并凉血止血;关节痛,加牛膝6克、秦艽8克;鼻衄,加仙鹤草18克;蛋白尿、血尿,加黄芪18克、白茅根12克、白及8克、茜草8克;经久不愈者,加黄芪18克、党参9克、淮山药10克。每日1剂,水煎分2次服,每次约80毫升。对发热明显及腹痛便血不能进食者给予对症治疗。闫平等以上方加减治疗76例紫癜。结果:用药7～30剂后,显效(皮疹及色素斑消退,合并腹型腹痛消失,

① 任艳君.四根汤治疗小儿过敏性紫癜48例[J].陕西中医,2010,31(7):828.
② 王惠敏,等.中西医结合治疗小儿过敏性紫癜20例临床观察[J].山东中医杂志,2010,29(10):694-695.
③ 刘霞,等.消风清癜方治疗小儿过敏性紫癜40例临床观察[J].四川中医,2009,27(4):96-97.
④ 金敏,等.自拟止血祛斑汤治疗小儿过敏性紫癜122例[J].四川中医,2009,27(10):91-92.

大便潜血试验阴性,关节型无关节疼痛,合并肾型尿常规镜检无红细胞并尿蛋白阴性,随访 6 个月无复发)50 例,有效(皮肤紫癜隐没或退净,临床症状消失,但实验室检查异常,随访 6 个月内复发)21 例,无效(仍有皮肤紫癜,临床症状存在,实验室检查异常)5 例。总有效率 93.4%。[①]

---

① 闫平,等."甘草大黄紫草汤"治疗小儿过敏性紫癜 76 例[J].江苏中医药,2008(3):60.

皮肤黏膜淋巴结综合征

概　述

皮肤黏膜淋巴结综合征(简称 MCLS)又名川崎病,是一种原因不明的以全身血管炎病变为主要病理的急性发热性出疹性疾病。以持续发热、皮肤黏膜弥漫性潮红、两眼球结膜充血、颈淋巴结肿和手足硬肿为特征。近年来川崎病发病率增多,成为我国后天性心脏病的主要病因之一。本病的发病与年龄、性别、季节、地域因素密切相关。85％发生于 3 个月～5 岁儿童,其发病高峰为 6～12 月的婴儿。男童发病率高于女童,男女比例为 1.5～1.7：1。我国流行病学调查表明,2000—2004 年,北京 5 岁以下儿童发病率为 49.4/10 万,发病年龄 5 岁以下者占 87.4％,男女发病比例为 1.83：1。本病病程多为 6～8 周,急性期约 2 周,绝大多数患儿经积极治疗可以康复,复发率为 2％～3％,大多数患儿预后良好,其最严重危害是冠状动脉损伤,已成为儿童后天性心脏病的首要病因。本病病死率为 1％～2％,死亡原因多为心肌炎、动脉瘤破裂及心肌梗死。部分患儿的心血管症状可持续数月至数年。

中医认为,本病应属"温病"范畴,与"斑疹""阳毒发斑"相类似。小儿为纯阳之体,又感温毒阳邪,蕴于肺胃,两阳相劫,化热迅速,气营两燔。皮肤黏膜淋巴结综合征的中医证型分布特点与发病阶段密切相关。发病初期以卫气同病为主,中期或极期以气营两燔证为主,后期或恢复期以气阴两伤证为主。

辨 证 施 治

1. 李建分 3 期

(1)发病初期　证属卫气同病。治宜疏风清热、解毒透疹。方用银翘散加减:芦根 15 克、金银花 10 克、紫草 10 克、竹叶 10 克、玄参 10 克、连翘 10 克、大青叶 10 克、荆芥 6 克、薄荷(后下)6 克、红花 6 克、赤芍 6 克、蝉蜕 3 克。随症加减:热甚者,加知母、生石膏;咳甚者,加前胡、杏仁。

(2)发病中期　证属热毒炽盛、气血两燔。治宜清气凉营、透邪解毒,兼顾养阴。方用清瘟败毒饮加减:生石膏 25 克、玄参 10 克、连翘 10 克、知母 10 克、栀子 10 克、竹叶 10 克、芦根 10 克、赤芍 10 克、生地黄 10 克、牡丹皮 10 克、甘草 6 克、蝉蜕 3 克、黄连 1.5 克。随症加减:大便干结者,加焦山楂、枳实;舌苔黄腻,加茯苓、茵陈。

(3)恢复期　证属气阴两伤、邪热留恋。治宜清热养阴。方用竹叶石膏汤合青蒿鳖甲汤加减:鳖甲 25 克、生石膏 20 克、丹参 10 克、麦冬 10 克、青蒿 10 克、竹叶 10 克、牡丹皮 10 克、玄参 10 克、白芍 10 克、生地黄 10 克、甘草 6 克。随症加减:低热留恋,加生地黄、银柴胡、地骨皮;痰核肿胀不消,加昆布、海藻。取诸药煎煮,每日 1 剂,分 2 次服用。4 周为 1 个疗程。[①]

2. 虞坚尔分 3 型

(1)卫气同病型　方用银翘散合白虎汤加减。随症加减:若有轻度腹泻者,去芦根,加车前子清热利湿止泻;颈部淋巴结肿大者,加浙贝母、

---

① 李建,等.中医卫气营血辨证联合丙种球蛋白治疗儿童川崎病的临床研究[J].中华中医药学刊,2016,34(10):2527-2531.

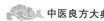

僵蚕消肿散结;皮疹鲜红者,加大青叶、赤芍、玄参清热解毒。

(2)气营两燔型 方用清瘟败毒饮加减。随症加减:淋巴结肿大者,加夏枯草、僵蚕消肿散结;口唇干燥者,加石斛、天花粉养阴生津;口舌糜烂者,加栀子清热泻火。若见面色苍白,乏力,口唇青紫,脉结代者,可予生脉散加红花、丹参配合应用,益气复脉、活血化瘀。

(3)气阴两伤型 方用沙参麦冬汤加减。随症加减:若热退未尽者,可加地骨皮、银柴胡养阴清热;纳呆者,加生谷芽、麦芽、乌梅等健脾消食;若有心悸、脉结代者,可与生脉散加丹参益气养阴活血。①

3. 朱杰分3期

(1)急性期 症见发热体温在38℃~39℃之间,皮疹呈红色血疹为主,并伴有手足关节红肿。患儿常伴有食欲不振大便干结,舌红苔黄,脉浮数。邪在卫分以清热解毒。治宜滋阴凉血。方用犀角地黄汤加减:水牛角10克、生地黄10克、金银花10克、连翘10克、赤芍10克、玄参10克、麦冬10克、芦根10克、紫花地丁10克、紫草6克、蝉蜕6克、知母12克。每日1剂,水煎服,一般用药10天左右即可出现体温下降至正常水平。5天左右皮疹开始消退,10~12天皮疹可完全退净。

(2)发展期 症见体温虽然降至正常,但手足关节红肿未消,颈部淋巴结仍然肿大。化验检查有血小板增多,心电图可见ST-T波有改变,此期属于邪气由卫分转入气分和营分之期,形成血栓。治宜清热凉血、透营转气。方用清营汤为主,佐以活血化瘀:黄连3克、蒲公英30克、金银花10克、连翘10克、丹参10克、赤芍10克、桑枝10克、麦冬10克、生地黄12克、竹叶6克、蝉蜕6克、红花6克、白花蛇舌草5克、桃仁9克、甘草9克。每日1剂,水煎服,本方服用5~6天,关节红肿、颈部淋巴结肿大即可消失,血液化验和心电图

均正常。

(3)恢复期 症见神疲倦怠便秘纳呆,手指、足趾片状脱皮,舌红苔薄黄,脉虚。治宜益气养阴、活血化瘀。方用沙参麦冬汤加减:太子参10克、麦冬6克、山楂6克、神曲6克、陈皮6克、麦芽6克、青蒿6克、鳖甲6克。每日1剂,水煎服。一般服用5~6天的患儿临床症状可完全消失。②

4. 李虹分2期

(1)急性期 症见持续高热,口干渴,嗜睡与烦躁交替出现,双眼结膜充血,皮疹,口唇干红皲裂,杨梅舌,脉细数。属气营两燔,温毒发斑型。治宜清热解毒、凉血泄营。方用清营汤合白虎汤加减:水牛角3~5克、生石膏6~10克、生地黄6~10克、丹参8~10克、金银花8~10克、连翘8~10克、大青叶10~15克、赤芍6~8克、牡丹皮6~8克、玄参8~10克、知母3~6克。随症加减:兼痰热者,加黄芩3~6克、瓜蒌6~8克。

(2)恢复期 症见四肢末端脱皮,皮肤干燥,口唇干,手足心发热,盗汗,舌质干红,脉细数。属热灼津伤,气阴两虚。治宜益气养阴、活血化瘀。方用生脉散合桃红四物汤加减:太子参10~15克、五味子6~9克、麦冬6~9克、当归6~9克、川芎6~9克、赤芍6~9克、生地黄6~9克、桃仁6~9克、红花6~9克。随症加减:低热不退,加青蒿、鳖甲;纳呆,加陈皮6~10克、六曲6~10克、麦芽6~10克,每日1剂,早晚各服1次。临床观察:李虹以上方辨证治疗39例川崎病患儿,显效21例,好转15例,无效3例。总有效率92%。③

5. 冯业贺分3期

(1)发热期 常用抗生素(青霉素、头孢类或大环内酯类)抗感染、对症治疗及支持治疗,中药用安阳市中医院自制散剂清热解毒牛黄散:水牛角10克、生石膏10克、栀子3克、黄连2克、大青叶6克、大黄3克、牵牛子2克等。共研粗末,水煎1~2分钟去渣温服,每日1剂,分3次服。

① 虞坚尔.中西医结合儿科学[M].北京:人民卫生出版社,2012:210-214.
② 朱杰.分期辨证治疗川崎病[J].陕西中医,2010,31(11):1543-1544.
③ 李虹.卫气营血辨证配合西药治疗川崎病39例[J].陕西中医,2005,26(10):1034-1036.

(2) 疑似期 症见除持续性发热外,尚有口唇鲜红、皲裂、球结膜充血、颈部淋巴结肿大、手足硬肿等症状2～3条时,西药治疗同前,并密切观察病情,积极从症状、体征到辅助检查寻找与MCLS相关的临床资料,同时口服安阳市中医院自制散剂清热凉血活血散:水牛角10克、生石膏10克、生地黄3克、赤芍2克、牡丹皮2克、当归3克、川芎2克、郁金2克、茜草2克等。共制粗末,煎服方法同上。

(3) 确诊期 中药继服清热凉血活血散,疗程2周。同时静脉点滴丙种球蛋白(IVIG)每日0.4毫克/千克,连用5天;阿司匹林每日30～60毫克/千克,分3次服,至热退后3天,改用小剂量(每日3～5毫克/千克),疗程2个月或冠状动脉病变(CAD)消失;潘生丁每日3～5毫克/千克,分2～3次口服,疗程同阿司匹林。

临床观察:冯业贺用上方辨证治疗35例川崎病患者,所有病例均于确诊治疗3天内体温下降,7天内临床症状大部分消失,2周内肌酸激酶、转氨酶、血沉、C反应蛋白等化验指标大部分恢复正常,且冠状动脉病变并发症发生率小。[1]

6. 朱盛国等分3证

(1) 气营两燔证 从起病至血小板开始增高(病程最初1周至10天左右)。症见壮热不恶寒,血睛红缕,斑疹漫布,咽峡掀红,乳蛾红肿,臀核肿大,掌跖红肿,杨梅舌。治宜清热解毒、清气凉营。方用清瘟败毒饮加减:生石膏20～30克、知母10克、黄连3克、黄芩10克、连翘10克、水牛角粉(冲服)1克、生地黄20克、焦栀子10克、赤芍10克、玄参10克、牡丹皮10克、竹叶6克、生甘草5克、桔梗5克。每日1剂,水煎服。随症加减:高热神昏者,加服安宫牛黄丸,或清开灵每日1毫升/千克加入5%葡萄糖溶液中静脉滴注。

(2) 热毒瘀滞证 从外周血小板计数开始增高至指趾端膜状向心性脱皮(病程第2至第3周)。症见身热起伏,舌质红绛,臀核肿大,掌跖硬肿。查血小板计数增高,血脂增高。证属热毒炽盛,熬血成瘀。治宜清营凉血、化瘀通络。方用清营汤合通窍活血汤加减:水牛角粉(冲服)1克、生地黄20克、玄参10克、赤芍10克、金银花10克、连翘10克、川黄连3克、麦冬10克、川芎6克、桃仁10克、红花5克等,同时加用丹参注射液2～10毫升加入5%葡萄糖溶液中静脉滴注,10～15天为1个疗程。

(3) 气阴两虚证 从高热减退至血小板恢复正常(病程第2或第3周以后)。症见身热已退或低热缠绵,指趾端脱皮,面色不华,神疲乏力,口干便秘,舌干红,少苔或无苔。证属热毒耗伤气阴。治宜益气养阴,佐以活血化瘀。方用生脉散合竹叶石膏汤加减:南沙参15克、北沙参15克、黄芪15克、麦冬10克、五味子5克、竹叶6克、生石膏20克、桃仁10克、红花5克、丹参10克、山楂15克、炙甘草5克。所有患儿开始均选用抗生素,确诊后即停用。临床观察:朱盛国等采用中西医结合方式治疗33例皮肤黏膜淋巴综合征,全部治愈。[2]

7. 安效先分3期

(1) 热毒炽盛期 症见壮热不退,烦躁不宁,肌肤斑疹,咽红目赤,唇干赤裂,舌质红绛少苔,脉数有力。此期为本病的开始阶段,由于感受温热邪毒,郁而不解,内传气分,致使阳明胃火炽盛,邪热内窜营分,形成气营两燔之势。治宜清气凉营、解毒救阴。方用清瘟败毒饮加减:水牛角、生地黄、牡丹皮、玄参、知母、金银花、连翘、黄芩、黄连、生石膏、淡竹叶。

(2) 热恋阴伤期 症见低热留恋,咽干口燥,唇焦干裂,纳食不香,舌红少津,两脉细数。病至此期,热势虽经治疗下降,但尚未退尽,出现阴津伤耗之象。治宜清涤余热、养阴生津。方用竹叶石膏汤加减:生石膏、淡竹叶、炒栀子、北沙参、麦冬、石斛、天花粉、芦根、生甘草。

(3) 气阴两伤期 症见身热已退,倦怠少力,

---

① 冯业贺.清热凉血化瘀法佐治川崎病临床观察[J].四川中医,2004,22(5):70-71.
② 朱盛国,等.皮肤黏膜淋巴结综合征证治规律浅析——附33例病例分析[J].上海中医药杂志,2003,37(7):25-27.

活动易汗,口渴喜饮,舌红不润,舌苔薄白,脉细软。此为恢复期。阴津损伤,进而出现伤气之证。治宜益气养阴。方用生脉散加味:太子参、党参、五味子、麦冬、炙黄芪、炒白术、生山药、石斛、生谷稻芽。随症加减:在上述各期的治疗中,均选择性地加入活血化瘀之品如丹参、赤芍、川芎、红花;部分病例还采用丹参注射液静脉滴注。临床观察:安效先采用上方辨证治疗10例川崎病患儿,效果满意。①

经 验 方

1. 解毒化瘀汤　水牛角10克、金银花10克、连翘10克、地龙10克、生地黄10克、丹参6克、当归6克、赤芍6克、蝉蜕6克。500毫升水煎煮浓缩至200毫升,每日1剂,早晚分服,7天1个疗程,连续治疗4个疗程。刘杰选取川崎病患者60例,随机分为研究组与对照组各30例。对照组患者予以西医常规抗感染治疗,并给予患者口服50~80毫克/(千克·天)阿司匹林(国药准字H14020442),患者退热后减少剂量至5~10毫克/(千克·天),同时配合对症、能量合剂以及维持患者水电解质平衡治疗。研究组在对照组治疗基础上联合解毒化瘀汤及丙种球蛋白(国药准字S10970081)治疗,350毫升丙种球蛋白静脉输注,每日1次,连续治疗5天。结果:研究组显效21例(70%),有效8例(26.67%),无效1例(3.33%),总有效率96.67%;对照组显效15例(50%),有效9例(30%),无效6例(20%),总有效率80%。研究组治疗总有效率显著高于对照组($P<0.05$);研究组患者症状改善时间均短于对照组($P<0.05$);治疗后两组患者各项实验室指标均改善,研究组患者治疗后疗效(CRP)及症状改善时间(ESR)指标优于对照组($P<0.05$);两组治疗后WBC及PLT计数相当($P>0.05$);研究组患者治疗后冠状动脉内径扩张恢复率高于对照组($P<0.05$);两

组不良反应率均较低($P<0.05$)。②

2. 白虎汤　知母、石膏(碎)、炙甘草、粳米。3岁以内剂量分别为6克、9克、4克、4克;3岁以上分别为9克、12克、6克、6克。王玉君等将62例川崎病患儿随机分为治疗组32例与对照组30例。两组均进行常规西医治疗,主要采用抗凝血、抗炎等对症及支持疗法。阿司匹林口服,每日30~50毫克/千克,热退后每日10~30毫克/千克,每日3次;丙种球蛋白静脉注射,每日1000毫克/千克,连续注射2天;潘生丁口服每日5~6毫克/千克,每日2~3次。治疗组患儿在上述治疗基础上应用白虎汤治疗。结果:经上述治疗后,除对照组1例患儿进行4次丙种球蛋白治疗后体温降至正常外,其余患儿均于丙种球蛋白治疗2次后体温降至正常,其中治疗组患儿均在治疗1天后体温均降至正常(100%),对照组患儿中12例于治疗1天后体温正常(40%),17例患儿治疗2天后体温正常。两者在治疗1天后对体温的控制有显著差异($P<0.05$),但在2天内对体温的控制无显著性差异($P>0.05$);皮疹和结膜充血均于2天内消失;治疗3天后,治疗组中29例患儿浅表淋巴结缩小至1.5厘米以下,占90.62%,对照组中7例患儿浅表淋巴结缩小至1.5厘米以下,占23.33%。两者有明显差异性($P<0.05$)。③

3. 加味清营汤　广角犀粉(或水牛角粉)1.5克、生地黄4.5克、玄参4.5克、甘草4.5克、牡丹皮8克、金银花10克、连翘10克、生石膏10克、赤芍6克、知母6克、黄芩6克。随症加减:乳蛾肿痛,加板蓝根、蒲公英;口渴唇燥,加石斛、天花粉;关节肿痛,加忍冬藤、牛膝;高热不退,可配用紫雪散。以上为3岁小儿药量,小于或大于3岁者适当减量或加量。每日1剂,水煎服,分2~3次温服。曹国敏对于确诊病例在使用静脉免疫球蛋白及口服阿司匹林的基础上,辨证采用加味清营汤治疗小儿川崎病36例。初期采用静脉注射

① 安效先.中医药治疗川崎病10例临床观察[J].中医杂志,1989(8):31-32.
② 刘杰.解毒化瘀汤联合丙种球蛋白治疗川崎病临床观察[J].陕西中医,2017,38(2):180-181.
③ 王玉君,周莹.白虎汤治疗川崎病32例[J].陕西中医,2011,32(11):1458-1459.

丙种球蛋白 400 毫克/(千克·天),连续 4 天;口服阿司匹林 50～100 毫克(千克·天),分 3～4次,连续 14 天,以后逐渐减量,在此基础上辅以加味清营汤。结果:治愈 25 例,好转 8 例,无效 3 例。总有效率 91.7%。[1]

4. 竹叶石膏汤加减 淡竹叶 5 克、石膏(先煎)15 克、石斛 6 克、麦冬 8 克、太子参 8 克、芦根 8 克、玄参 8 克、赤芍 8 克、丹参 8 克、生甘草 4 克。每日 1 剂,水煎分 2～3 次口服,疗程 4 周。廖若莎等将 48 例川崎病患儿随机分为治疗组 25 例和对照组 23 例。对照组单纯使用常规西药治疗,治疗组发热时用清营汤,热退后用竹叶石膏汤。结果:治疗第 2、3 周时,治疗组血小板数(PLT)升高趋势小于对照组($P<0.05$);治疗组平均血小板体积(MPV)、血小板分布宽度(PDW)降低与对照组有显著性差异($P<0.05$)。结论:清热活血中药能促进川崎病患儿的血小板参数恢复正常,降低血小板活化状态,而且能降低患儿的冠状动脉病变发生率,这可能是中医药治疗本病的机理之一。[2]

5. 清瘟败毒饮加减 连翘 10 克、石膏 10 克、生地黄 10 克、知母 6 克、水牛角粉 6 克、黄连 2 克、赤芍 3 克、川芎 3 克、牡丹皮 3 克、黄芩 5 克、玄参 5 克、丹参 5 克、甘草 5 克。水煎服,早中晚分 3 次服用,每次服 30 毫升。附验案 1 例,患儿服上方 3 剂后,皮疹消失,精神明显好转,继服 9 剂上方加减,临床治愈。[3]

6. 清热化瘀汤 水牛角 10 克、金银花 10 克、连翘 10 克、黄芩 10 克、牡丹皮 10 克、赤芍 10 克、丹参 10 克、生石膏 18 克、生地黄 8 克、川芎 8 克。耿少怡等将 45 例川崎病患儿随机分为治疗组 23 例和对照组 22 例。对照组在确诊后立即给予大剂量丙种球蛋白 400 毫克/千克/日,连用 4 天;阿司匹林 50 毫克/千克/日,分 3 次口服,连用 2 周。

治疗组在对照组的基础上加用清热化瘀汤,随年龄大小增减剂量。治疗 2 周观察疗效。结果:治疗组显效 14 例,有效 8 例,无效 1 例,总有效率 95.7%;对照组显效 12 例,有效 6 例,无效 4 例,总有效率 81.8%。平均退热时间,治疗组为(24±1.8)小时,对照组为(70±2.1)小时。两组总有效率,治疗组疗效优于对照组($P<0.05$);退热时间比较,治疗组优于对照组($P<0.01$)。[4]

7. 自拟方 黄芪 30 克、党参 25 克、连翘 20 克、白术 12 克、沙参 12 克、麦冬 12 克、云茯苓 10 克、陈皮 10 克、焦三仙各 10 克、丹参 9 克、炙甘草 9 克、清半夏 8 克、制南星 6 克。随症加减:汗多、气短懒言、神疲乏力者,重用黄芪、党参;食纳差、大便干燥者,加山药,制南星改为胆南星;口渴、烦躁、舌质红、小便黄者,重用沙参、麦冬。以上中药煎至 200 毫升,早晚各 100 毫升,10 天为 1 个疗程。周莹用上方加减治疗 11 例川崎病患者,除 1 例放弃治疗形成冠状动脉瘤以外,其余 10 例患儿出院时及恢复期(3 个月、6 个月、1 年、2 年)随访,复查血小板、心肌酶谱、心脏 B 超均在正常范围。[5]

8. 解毒化瘀地黄汤 连翘 12 克、水牛角 12 克、生地黄 12 克、当归 6 克、赤芍 6 克、川芎 6 克、牡丹皮 6 克、地龙 6 克、红花 5 克、桃仁 5 克、蝉蜕 5 克、乌梢蛇 5 克、黄连 4 克。随症加减:腹胀、纳差、便溏者,可加茯苓 8 克、白术 8 克;胸闷、憋气,加紫苏梗 5 克、全瓜蒌 5 克;烦躁不安,加紫石英 8 克、酸枣仁 8 克;皮疹严重者,加凌霄花 5 克;肢端水肿,加川牛膝 5 克、益母草 5 克。每日 1 剂,800 毫升水煎至 500 毫升,去渣,浓缩至 200 毫升,分 2 次服。10 天为 1 个疗程,2 个疗程后评判疗效。吴水盛等用上方加减治疗 12 例皮肤黏膜淋巴结综合征患者。结果:显效 9 例,有效 2 例,无效 1 例。总有效率 91.7%。[6]

[1] 曹国敏.加味清营汤治疗小儿皮肤粘膜淋巴结综合征 36 例[J].陕西中医,2008,29(11):1483-1484.
[2] 廖若莎,等.清热活血中药对川崎病患儿血小板参数的影响[J].广州中医药大学学报,2008,25(6):192-193.
[3] 李一民,等.清瘟败毒饮儿科临床运用举隅[J].四川中医,2007,25(4):77-78.
[4] 耿少怡,等.清热化瘀汤治疗川崎病 23 例[J].浙江中医杂志,2006,41(1):11.
[5] 周莹.中药治疗川崎病恢复期 11 例[J].陕西中医,2005,26(10):1036-1037.
[6] 吴水盛,等.解毒化瘀地黄汤治疗皮肤粘膜淋巴结综合征 12 例[J].辽宁中医杂志,2000,27(7):304.

9. 白虎汤合银翘散加减　适用于病初即见气分症状者，重在于清，少佐辛凉使邪气有外达之机；若腹泻较重者，系肺热下移大肠，方用葛根芩连汤加减，以清热透邪。每日 1 剂，水煎服。[1]

10. 凉血化毒汤加味(张景岳方)　当归尾、赤芍、生地黄、木通、牛蒡子、山豆根、红花、连翘、紫草、羚羊粉(山羊角粉代，冲服)、丹参、蝉蜕、甲片(先煎)、青天葵。随症加减：后期气阴两伤，用麦门冬汤加红花、桃仁、甲片、丹参、赤芍；关节肿痛，加桑枝、乌梢蛇、王不留行。每日 1 剂，水煎服。许映卿用上方加减共治疗 6 例川崎病患者，均治愈。[2]

① 王耀献.川崎病的中医临床探讨：附 10 例临床资料总结[J].北京中医学院学报,1993(3)：55.
② 许映卿.中医诊治川崎病[J].新中医,1991(2)：31 - 32.

变应性亚败血症

概　述

变应性亚败血症是一种少见的变态反应性综合征。多发生于儿童。临床表现以间歇性持续高热、皮疹及关节症状为主。病程较长,持续 5～6 周甚至数月。化验血常规,白细胞增多,以中性粒细胞增高为主,贫血,血沉增快。

该命名已相继为国际及国内所废用,统一称为 Still 病,或称为成人起病 Still 病(Adult onset Still's disease,AOSD),以儿童为多见。本证是一种介于风湿热与幼年型类风湿性关节炎之间的变应性疾病,与幼年型类风湿性关节炎的急性全身型(Still 病)类似。也有认为可能是类风湿的一个临床阶段或是其一种临床变异型。但经长期观察,大多患者不遗留关节强直、畸形等后遗症。

本病无特异性诊断方法,国内外曾制定了许多诊断或分类指标,但至今仍未有公认的统一指标。近年出现有文章报道血清铁蛋白(serum ferritin,SF)在疾病活动期明显升高,超过正常值 5～10 倍以上,并与病情活动性平行,可作为本病诊断的参考指标,可作为观察疾病活动性和监测疗效的标准。目前推荐应用较多的为美国 Cush 标准和日本标准,以下推荐 Cush 标准。必备条件:发热≥39℃,关节炎/关节痛,类风湿因子<1:80,抗核抗体<1:100。另备下列任何两项:血白细胞数≥15×10⁹/L,皮疹,胸膜炎或心包炎,肝大或脾大或全身浅表淋巴结肿大。另外,本病属临床诊断或排除诊断,故在诊断时必须首先排除其他与发热、皮疹、关节炎有关的疾病,包括各种感染(病毒感染、细菌性心内膜炎、败血症、结核、梅毒、莱姆病等)、恶性肿瘤(白血病、淋巴瘤等)、免疫性疾病(系统性红斑狼疮、混合性结缔组织病、各种血管炎、反应性关节炎、风湿热、结节性红斑等)及药物过敏等,并在治疗随访过程中密切观察病情,以进一步排除可能隐匿的疾病及罕见病。有肝小脓肿、恶性组织细胞增多症及腹膜后网织细胞肉瘤误诊为 AOSD 的报道。

中医对本病的认识,一是认为本病属"温病"范畴,主要依据是症见壮热,发热时烦躁不宁,口不甚渴,斑疹时隐时现,舌质红绛,脉细数等为主,病势在气营之间徘徊,或是气营两燔之象。二是认为本病应归属"痹证""厉节风"范畴,结合本病关节病变以疼痛为主,间有游走或肿胀等特点,认为是寒邪为主,可分属风寒痹痛、寒湿痹痛范畴。其病机为寒湿内闭,侵袭肌骨,阻滞经络,格阳于外,逼阴于内,久之化热伤阴而成本病。其临床分型也并非固定不变,常常是热盛时处气营两燔之势,热降之后呈气阴两虚之象,故在治疗时必须顾及祛邪、调整阴阳两方面。

经　验　方

1. 三仁汤加减　薏苡仁 30 克、通草 30 克、白豆蔻 15 克、清半夏 15 克、白芍 15 克、生地黄 15 克、竹叶 15 克、连翘 15 克、金银花 15 克、滑石 15 克、合欢皮 15 克、焦三仙各 15 克、杏仁 10 克、厚朴 10 克、苍术 10 克、甘草 6 克。每日 1 剂,水煎分 2 次口服。王祥麒用上方治疗 1 例 16 岁男性成人 Still 病,服药 1 月,并口服强的松每日 4 片减至 2 片。继服,上方去连翘、金银花、白芍、生地黄,加夜交藤 15 克,连服 3 月,强的松减至每日半片。继续守上方加黄连 10 克、煅瓦楞 15 克、茯苓 15 克、木香 6 克。连服 4 月,期间激素停用 1 月,无不适。后上方去黄连、炙瓦楞、苍术,加生地黄15克、白芍15克、牡丹皮15克、熟地黄10克。调理身体。随访已如常人。①

2.王氏连朴饮加减 荆芥穗9克、炒槟榔9克、炒栀子9克、牡丹皮9克、藿香9克、薄荷(后下)6克、蝉蜕6克、半夏10克、厚朴10克、黄芩10克、连翘10克、赤芍10克、枳壳10克、淡豆豉10克、六一散10克、桔梗10克、柴胡10克。李教授用上方治疗1例10岁女童变应性亚败血症,口服以上中药14剂,配合静脉点滴白霉素及丁胺卡那抗感染,口服泼尼松。再诊予宣痹汤加减:连翘15克、薏苡仁15克、防己9克、半夏9克、蚕砂9克、炒栀子9克、赤小豆10克、滑石10克、黄芩10克、厚朴10克、赤芍10克、酒大黄3克、甘草6克。继服药3周,患儿无不适主诉,一般情况良好,查体未见皮疹,咽无充血。②

3.清热凉血汤 金银花15克、忍冬藤15克、知母15克、生地黄20克、生石膏(先煎)20克、羚羊角粉(冲服)0.9克、牡丹皮6克、地骨皮6克、赤芍6克、玄参8克、威灵仙10克。每日1剂。黄士民用上方治疗1例10岁女童变应性亚败血症,同时服用强的松60毫克,隔日1次,并按间隔3日减强的松量10毫克,逐次减量,至1个月后停服激素。结果:患儿服中药第5剂时,退热、关节痛减,继服15剂,诸症悉除,连服40剂,巩固疗效。随访半年,未见复发。③

4.加味秦艽鳖甲汤 生鳖甲(先煎)15克、秦艽6克、生白芍6克、柴胡6克、黄芩6克、知母9克、生地黄9克、地骨皮9克、青蒿9克、牡丹皮4.5克、当归3克、乌梅3克。每日1剂,水煎2次,分4次服。每4小时服1次。马荫笃用上方治疗1例3岁半小儿变应性亚败血症,患儿服药1剂后热退,继服5剂,一直未再发热,疹消纳增,继用10剂,诸症消失而愈。停药观察6个月未复发。④

① 刘冬博,等.王祥麒教授治疗Still病的经验[J].光明中医,2012,27(3):449-450.
② 杨常泉,等.李少川教授治疗小儿变应性亚败血症临床经验[J].天津中医药,2009,26(1):5-6.
③ 黄士民.清热凉血汤治疗儿童变应性亚败血症1例[J].江西中医药,1995,26(5):11.
④ 马荫笃.变应性亚败血症1例治验[J].新医药学杂志,1977(6):17.

小儿急性风湿热

概　　述

风湿热是 A 族 β 溶血性链球菌感染引起的全身性结缔组织免疫炎性病变。主要表现为心脏炎、游走性关节炎、舞蹈病、环形红斑和皮下小结，可反复发作。心脏炎是本病最严重的表现，急性期可威胁患儿生命，反复发作后可致永久性心脏瓣膜病变，严重影响日后劳动能力。本病一年四季均可发病，冬春多见。首次发病年龄多为 6～15 岁，3 岁以下少见。发病率无性别和种族差异。

本病属中医"痹证""历节""心痹"范畴，最早记载于《素问·痹论》。初起以实证为多，以攻邪治标为主，根据感邪的不同，分别投以祛风、散寒、利湿、清热等法；久病耗伤气血，损及肝肾，治疗当以扶正为先，或扶正祛邪并用；若病延日久，内舍于心，则可出现心脉瘀阻、脾虚水泛、耗伤气阴的证候，当明辨标本虚实之主次而治之。本病多属"湿热痹"，发作期主要病理特点是湿热留滞，痹阻经脉，治法以清热除湿、通络止痛为主。

辨　证　施　治

欧正武分 5 型

（1）湿热阻络型　方用宣痹汤加减：防己、薏苡仁、连翘、知母、桂枝、秦艽、忍冬藤、甘草。随症加减：热重，加生石膏、黄芩、板蓝根；关节肿胀，加威灵仙、牛膝、丝瓜络；关节剧痛，加乳香、没药、延胡索；皮肤红斑，加牡丹皮、紫草；口渴，加麦冬、石斛；鼻衄，加鲜仙鹤草、白茅根。

（2）风湿淫心型　方用大秦艽汤加减：秦艽、防风、白芷、羌活、独活、川芎、赤芍、蚕砂、威灵仙。随症加减：心悸肢冷，加桂枝、白芍、郁金；纳呆泛恶，加瓜蒌皮、法半夏、焦山楂。

（3）寒湿阻络型　方用蠲痹汤合独活寄生汤加减：羌活、独活、防风、当归、桂枝、秦艽、川芎、鸡血藤、桑枝、牛膝、细辛。随症加减：湿重，加薏苡仁、苍术；肌肤麻木不仁，加海桐皮、豨莶草。

（4）心脾阳虚型　方用真武汤合金匮肾气丸加减：桂枝、附子、白芍、甘草、茯苓、泽泻、牛膝、白术、车前子。随症加减：心悸甚，加人参、丹参、炙甘草；多汗，加牡蛎、浮小麦。

（5）气虚血瘀型　方用补阳还五汤加减：黄芪、当归、赤芍、党参、茯苓、桃仁、丹参、红花、鸡血藤、川芎、白术、甘草。[①]

经　验　方

近年国内无相关儿童风湿热中医治疗报道，以下方剂多为成人用药，儿童风湿热用量酌减。

1. 黄芪桂枝五物汤加减　黄芪、桂枝、白芍、焦白术、当归、制附子、生薏苡仁、防风、秦艽、苍术、生地黄、生姜、大枣、甘草。随症加减：上肢明显，加桑枝、片姜黄；下肢明显，加川牛膝、川木瓜、桑寄生；关节局部灼热疼痛明显，加石膏、知母、青风藤；湿热明显，加黄柏、萆薢、白花蛇舌草；风邪偏胜，加威灵仙、桑枝；伤阴明显，可加生地黄、石斛；热在血分，加赤芍、丹参、水牛角丝；痹证日久，加僵蚕、乌梢蛇、露蜂房。水煎 2 次，早晚分服。赵红奎用上方加减治疗 30 例风湿热痹证患者，经

① 欧正武.中西医结合儿科学[M].北京：中国中医药出版社，2001：323－329.

治疗后,从症状和体征及实验室检查评价,治愈 4 例,占 13.3%;显效 13 例,占 43.3%;有效 11 例,占 36.7%;无效 2 例,占 6.7%。总有效率 93.3%。①

2. 白虎汤类方 石膏、知母、粳米、甘草。随症加减:对于风湿热病湿热并重型属实者,予白虎加苍术汤;表证未罢,里热又炽,属实者,用白虎加桂枝汤;气阴两伤,体虚证实者,用白虎加人参汤;阳明经腑证并见者,用白虎承气汤。王少华近 40 年来以白虎汤类方治疗风湿热,疗效满意。②

3. 越婢加术汤 麻黄 10 克、白术 10 克、石膏 9 克、甘草 9 克、生姜 9 克、大枣 9 克。随症加减:风胜者,加防风、薏苡仁、防己、赤茯苓;湿热偏胜者,佐以赤芍、虎杖、秦艽、忍冬藤;上肢痛者,加桑枝、桂枝;下肢疼痛者,加海桐皮、牛膝。每日 1 剂,早晚各服 1 次,1 周为 1 个疗程,一般使用 1~2 个疗程。李志芹使用该方治疗 48 例风湿热痹患者,显效 40 例,有效 6 例,无效 2 例。显效率 83.33%,有效率 95.83%。③

4. 当归拈痛汤 当归、羌活、防风、茵陈、苦参、知母、黄芩、泽泻、猪苓、茯苓、苍术、白术、人参、甘草、升麻、葛根。康学仁近 20 年来沿用东垣当归拈痛汤治疗风湿热痹,屡用屡效。④

5. 二妙止痹汤 黄柏 15 克、苍术 15 克、木瓜 15 克、薏苡仁 30 克、桑枝 30 克、葛根 30 克、海桐皮 30 克、宽筋藤 30 克。随症加减:如痹在上肢者,加羌活;痹在胸胁者,加丝瓜络;痹在腰膝者,加牛膝;湿重者,加滑石、川草薢、蚕砂;热盛者,加防己、知母、羚羊骨;疼痛甚,关节屈伸不利者,酌加延胡索、蕲蛇、全蝎;兼血瘀者,酌加乳香、土鳖

虫、甲片。每日 1 剂,水煎服。梁爱珍运用自拟二妙止痹汤治疗风湿热痹患者 105 例,显效 52 例,有效 50 例,无效 3 例。总有效率 97.1%。⑤

6. 白虎加桂枝汤 知母 30 克、炙甘草 15 克、生石膏 50 克、粳米 50 克、桂枝 15 克。随症加减:有结节性红斑,加牡丹皮、赤芍、蒲公英清热通络散结;下肢关节红肿,加苍术、防己、黄柏、薏苡仁、木瓜清热利湿消肿;关节疼痛,加地龙、露蜂房祛风活络止痛,加蜈蚣镇静止痛,加全蝎活血止痛;体质虚弱,加白人参;久病伤阴,加玄参、生地黄、黄芩、麦冬。轻症患者每日 1 剂,重症每日 2 剂。王德润应用本方治疗急性风湿热患者 56 例,收到满意疗效,疗效显著者临床症状消失、血沉、抗"O"正常 40 例,占 71.4%;有效者关节红肿消退、疼痛减轻、血沉、抗"O"基本正常 11 例,占 19.6%;无效者临床症状不减,或加重或反复发作 5 例,占 9%。总有效率 91%。⑥

7. 湿热痹痛方 黄柏、苍术、生石膏(先煎)、知母、茯苓、泽泻、白术、桂枝、防己、生地黄、甘草。随症加减:高热,加金银花、栀子、蒲公英;关节肿痛甚者,加木瓜、薏苡仁、威灵仙、革薢;兼舞蹈症,加龙骨(先煎)、牡蛎(先煎);心悸、气短,加党参、麦冬、葶苈子、酸枣仁。每日 1 剂,水煎 2 次,日服 3 次,夜服 1 次。发热期卧床休息,平时避免受凉,水肿患儿限制钠盐。李清太用上方加减治疗小儿急性风湿性 17 例。结果:单用本方痊愈者 11 例,配合部分西药痊愈者 4 例,另 2 例服中药 3 天热未退而改用西药治疗。随访 1 年后复发者 3 例,继用本方仍有效。⑦

① 赵红奎.加减黄芪桂枝五物汤治疗风湿热痹证 30 例[J].中国民族民间医药,2012(2):61.
② 王少华.白虎汤类方治疗风湿热[J].辽宁中医杂志,2002,29(5):256-257.
③ 李志芹.越婢加术汤治疗风湿热痹 48 例[J].陕西中医,1998,19(5):206.
④ 康学仁.当归拈痛汤治疗风湿热痹[J].新中医,1997(2):50.
⑤ 梁爱珍.自拟二妙止痹汤治疗风湿热痹 105 例[J].新中医,1997,29(10):15-16.
⑥ 王德润.白虎加桂枝汤治疗急性风湿热[J].吉林中医药,1992(1):16.
⑦ 李清太."湿热痹痛方"治疗小儿急性风湿热[J].四川中医,1991(4):20-21.

营养性疾病

营 养 不 良

概　述

营养不良是由于摄入不足，或食物不能充分吸收利用，以致不能维持正常代谢，迫使机体消耗自身的组织，出现体重不增或减轻、生长发育停滞、脂肪逐渐消失、肌肉萎缩，同时也可造成全身各系统功能紊乱、免疫力低下的一种疾病。其临床特征为形体消瘦，饮食不调，甚则皮肤干燥松弛，精神烦躁或萎靡不振，动作、智能发育迟缓。临床按轻重可分为三度。[①]

辨 证 施 治

根据临床症状、体重减轻程度及病程，分为疳气、疳积、干疳。根据病情累及其他脏腑，分为口疳、眼疳、疳肿胀等。

1. 汪受传分2证

主证

(1) 疳气　治法以调和脾胃、益气助运为主。方用资生健脾丸加减：党参、白术、茯苓、薏苡仁、山药、陈皮、白蔻仁、焦神曲、焦山楂、莲子肉、胡黄连。随症加减：面㿠体瘦，多汗易感，加黄芪、防风、煅牡蛎；腹胀嗳气，舌苔厚腻，去党参、山药、白术，加苍术、枳实、厚朴、鸡内金；食积化热，加连翘、黄芩；大便溏薄，去黄连，加苍术、炮姜；口干肤燥，舌红少津，加沙参、石斛、白芍。

(2) 疳积　治法以消积理脾、和中清热为主。方用肥儿丸加减：党参、白术、茯苓、山药、使君子、胡黄连、砂仁、陈皮、焦神曲、枳壳、炒麦芽、炒谷芽。随症加减：腹膨气胀，加大腹皮、广木香、厚朴；大便秘结，加火麻仁、郁李仁；胁下痞块，加丹参、郁金、赤芍、甲片；虫积腹痛，加苦楝皮、雷丸、使君子、榧子，虫去后再调理脾胃；肌肤枯燥、口干舌红，加石斛、沙参、麦冬、生地黄；潮热盗汗，加地骨皮、银柴胡；恶心呕吐，加竹茹、半夏；烦躁性急，动作异常，加钩藤、牡蛎、石决明；体弱者可在消导之品中佐以扶正，如白术、茯苓、党参、沙参、当归等。

(3) 干疳　治法以补益气血为主。方用八珍汤加减：党参、茯苓、炒白术、山药、白芍、熟地黄、川芎、炙甘草、焦神曲、麦芽等。随症加减：胃阴伤者，舌绛干，少苔或无苔，加乌梅、麦冬、西洋参（另煎服）、石斛等；夜寐不安者，加五味子、夜交藤；脾肾阳衰者，加制附子（先煎）、干姜、益智仁；全身衰竭，虚烦不宁，汗多气短，口干舌燥，苔光剥，脉细数无力者，用生脉饮口服液，或生脉注射液静脉滴注；手足逆冷，面色苍白，汗出黏冷，呼吸减弱，脉微欲绝者，系阳气欲脱，应急用参附汤加龙骨、牡蛎益气回阳、固脱救逆。

兼证

(1) 眼疳　治法以养血柔肝、滋阴明目为主。方用杞菊地黄丸加减：枸杞子、熟地黄、山茱萸、茯苓、山药、泽泻、牡丹皮、菊花、密蒙花、谷精草、夜明砂、苍术等。随症加减：肝热重者，用清热退翳汤，常用木贼草、栀子、赤芍、生地黄、龙胆草、白蒺藜、银柴胡、蝉蜕、胡黄连、白芍、生甘草等；夜盲者，选羊肝丸加减。

(2) 口疳　治宜清心泻火，佐以养阴为主。方用泻心导赤汤合清热甘露饮加减：生地黄、木

---

① 许尤佳,杨京华.中西医结合儿科学[M].北京:科学出版社,2018:105-112.

通、竹叶、甘草、牡丹皮、大黄（后下）、黄连、莲子心、车前子（包煎）。随症加减：虚烦不安者，加酸枣仁、远志。口腔内用锡类散或冰硼散涂擦患处。

（3）疳肿胀　治法以温阳化气行水为主。随症加减：偏脾阳虚，用防己黄芪汤合五苓散加减；偏肾阳虚，用真武汤加减。偏脾阳虚常用药有黄芪、防己、白术、桂枝、茯苓、猪苓、泽泻、车前子（包煎）、生姜、大枣等；偏肾阳虚常用药有附子（先煎）、白术、茯苓、补骨脂、淫羊藿、白芍、生姜、车前子（包煎）、鹿茸（冲服）等。本证需同时加强饮食调养，多补充蛋白质，或加用食疗方，如千金鲤鱼汤等，多有裨益。

（4）骨疳　肝肾阴虚证，治宜滋肾养肝、扶元益阴。方用六味地黄丸加减。脾肾亏虚证，治宜扶元固肾、益气健脾。方用调元散加减。肝肾阴虚证，常用药有熟地黄、山茱萸、茯苓、山药、当归、川芎、牡丹皮、白芍、怀牛膝等；脾肾亏虚证，常用药有党参、茯苓、白术、山药、当归、白芍、黄芪、黄精、补骨脂、鹿茸（冲服）、巴戟天等。[1]

2. 郑桂英等分4期

（1）早期　症见厌食，纳差，嗳气，腹胀痛，消瘦，烦躁，汗出，常伴低热或掌心发热，舌苔黄腻，指纹紫滞等（大多有轻度贫血）。治宜健脾和胃、消食导滞。药用党参6克、苍术6克、藿香6克、葛根8克、焦神曲8克、焦麦芽8克、焦山楂8克、鸡内金4克、木香4克。每日1剂，水煎100～200毫升频服。

（2）中期　症见面黄肌瘦，毛发干疏，烦躁好哭，或精神痿靡，腹大青筋，纳差，便溏或食后即泻，指纹紧滞等（大多中度贫血）。治宜调理脾胃、温化和中。方用补脾散加味：党参8克、白术8克、焦神曲8克、焦麦芽8克、焦山楂8克、炒山药8克、陈皮6克、木香4克、木瓜5克、乌梅5克、丁香3克、甘草3克。每日1剂，水煎100～200毫升，分4次服。

（3）后期　症见形体消瘦，面色苍白，精神呆

滞，发稀干枯，呈小老人貌，便溏，舌质淡，苔少而干，指纹淡（大多有重度贫血）。治宜扶正固本、育阴生津。方用调中益气汤加减：黄芪10克、白术8克、党参8克、淮山药8克、陈皮6克、白芍6克、升麻4克、柴胡4克、当归4克、神曲9克、木香5克。每日1剂，水煎100～200毫升，分4次服。

（4）康复期　疾病恢复期，治宜培补脾肾。方用河南省温县中医院自制补骨散：黄芪15克、巴戟天15克、生龙骨15克、牡蛎15克、鳖甲15克、龟甲15克、淮山药15克、炮甲片9克、鸡内金9克、砂仁9克、珍珠母12克、紫河车粉18克，制成散剂。1～2岁每次1克，2～3岁每次1.5克，4～5岁每次2克，5岁以上每次2.5克，均每日3次口服。

以上各期均配合针刺四缝穴。随症加减：腹胀明显，配中脘、天枢、神阙；体质虚弱，配足三里。隔日1次，4次为1个疗程，疗程间隔1周。临床观察：郑桂英等用上方辨证治疗小儿疳证240例。结果：痊愈214例，占90%；好转26例，占9.6%。[2]

3. 郭振球分4型

（1）脾困型　症见面黄肌瘦，发热困倦，心痞腹膨，头大颈小，消谷或厌食，便烂或吐泻，必须去积。方用保和丸加减：神曲、山楂、茯苓、半夏、陈皮、连翘、莱菔子、鸡内金。

（2）脾困肝损型　症见面黄肌瘦，筋青发枯易怒，腹膨泄泻潮热。治法以清热为主。方用杏仁滑石汤：杏仁、滑石（包煎）、黄芩、黄连、橘红、郁金、通草、厚朴、半夏。

（3）肾虚型　症见除以上症状外，面色黧黑，齿龈出血，口中发臭，足冷如冰，腹痛泄泻啼哭。方用六味地黄丸：熟地黄、淮山药、山茱萸、茯苓、泽泻、牡丹皮，加磁朱丸（磁石、朱砂、神曲）。

（4）夜热似疟型　方用青皮二母鳖甲汤为主（院秘方）：青皮、草果、厚朴、黄芩、知母、贝母、鳖甲（先煎）、青蒿、天花粉、甘草。随症加减：热甚，

① 汪受传.中医儿科学［M］.北京：人民卫生出版社，2017：689－701.
② 郑桂英，等.治疗小儿疳证240例疗效观察.新中医，1992(4)：28.

加生石膏（先煎）；津液干，加沙参、麦冬；身重，加犀角粉（水牛角粉代，冲服）；虚，加西洋参（另炖兑服）；化痰疏肝，以夜灵散（夜明砂、石决明为末）合四叶菜蒸猪肝为主。

配合针刺外治：针刺四缝，少府穴1～5次，为通治法。随症加减：兼吐泻，则针足三里，灸天枢穴；善哭易怒，则灸章门穴。临床观察：郭振球治疗小儿疳证500例，痊愈225例（51％），进步163例（27.6％），无效47例（9.4％），不明60例（12％）。①

经　验　方

1. 疳积贴　焦山楂10克、炒神曲10克、炒麦芽10克、炒鸡内金5克、炒莱菔子5克、栀子5克。共研细末，加水调成糊状，敷贴神阙穴，每日1次，每次6～8小时，5天为1个疗程。黄向红将80例患儿随机分为治疗组与对照组各40例，对照组采用西医对症治疗，治疗组采用疳积贴。结果：治疗组治愈22例，好转16例，未愈2例，总有效率95％；对照组治愈16例，好转13例，未愈11例，总有效率72.5％。②

2. 针灸治疗

（1）脐周六穴　针刺中脘、下脘、商曲（双）、肓俞（双）。垂直捻转进针，深度1.5～2.5寸（视患者胖瘦），进针后捻转数次，顺时针方向旋转针体数圈，直至针体转不动为止。反向松开针体，重复3次，出针。隔日1次，5次为1个疗程。崔荣明以上法治疗小儿疳积40例，治愈率为100％。③

（2）四缝穴与两侧内关　调治四缝穴，刺破表皮，挤出黄白色液体及少量血液（避免刺破周围浅表小静脉）。随症加减：胃脘胀满甚者，加刺天枢、中脘；大便溏或量多，加刺两侧天枢、足三里、

三阴交；单纯性纳呆，加刺两侧足三里。隔日1次。陈群以针刺四缝穴和两侧内关为主治疗60例疳积患儿。结果：治愈50例，显效7例，仅有3例未见明显好转。④

（3）主穴　食指、中指、无名指、小指掌面近侧指骨关节横纹中点。随症加减：纳呆便溏，配足三里、天枢；烦躁夜啼，配内关；潮热，配大椎。常规消毒，右手掌三棱针，左手握患儿手掌，在四缝处刺入0.05～0.1寸，挤出黄白色透明黏液或少量血液。每周1次，一般2～5次。翟毅等用上法治疗小儿疳证80例。结果：痊愈65例，有效13例，无效2例。痊愈中42例随访1年无复发。⑤

（4）四缝穴　用三棱针浅刺双手四缝穴1～2毫米深，每穴各1针，挤出少许黄白色油脂状液体或血液，随即用消毒棉签擦净，直至不能再挤出液体为止。隔2日针1次，连续4次，均治疗12日。周江宁等以上法治疗30例小儿脾虚疳积，并设75例健康儿童为对照组。结果：对照组、治疗组针刺前尿中D-木糖排泄率比较差异显著（$P<0.001$）；治疗组针刺前、后尿中D-木糖排泄率平均值分别为10.27毫克％、24.68毫克％，治疗前后比较显著差异（$P<0.001$）。⑥

（5）疳积穴　第2、3、4、5指掌面中节中央。用6号消毒针头浅刺，从针穴中挤出少量黄白色透明液体。每周针刺两手穴位1次，3周为1个疗程。治疗后2个月判定疗效。李西坤用上法治疗小儿疳积803例，其中治疗组（疳积穴组）385例，对照组（四缝穴组）418例。治疗组针刺疳积穴，对照组针刺四缝穴，即第2、3、4、5指掌面近端指关节横纹中点。针法与上穴相同。结果：治疗组痊愈342例（88.83％），好转34例（8.83％），无效9例（2.34％），总有效率97.66％；四缝穴组痊愈258例（61.7％），好转67例（16.03％），无效93例

① 郭振球.小儿疳症500例的临床观察[J].福建中医，1959(10)：7.
② 黄向红，等.疳积贴敷贴神阙穴治疗小儿疳积的临床研究[J].新中医，2010，42(11)：98-99.
③ 崔荣明.针刺治疗小儿疳积40例[J].上海针灸杂志，2010，29(12)：792.
④ 陈群.针刺四缝内关治小儿疳积60例[J].浙江中医杂志，2007，42(12)：718.
⑤ 翟毅，等.针刺治疗小儿疳证80例疗效分析[J].江苏中医，1995，16(7)：30-31.
⑥ 周江宁，等.针刺四缝穴治疗小儿脾虚疳积D-木糖排泄率及疗效观察[J].中国中西医结合杂志，1993(5)：265.

（22.25％），总有效率77.75％。[①]

（6）主穴　四缝、中脘、天枢。随症加减：低热口渴，配曲池；纳呆便溏，配足三里；烦躁夜啼，配内关；蛔疳，配百商；潮热，配大椎。常规消毒，选用4号或5号消毒注射针头，右手拇指、食指捏针柄，中指托针体中段，左手固定取穴部位，针尖斜向，浅刺入皮，挑起皮肤快速出针。根据病情轻重，每日、间日或3日挑刺1次，7～10天为1个疗程。王光晃用上法治疗76例疳证。结果：痊愈65例（85.52％），好转9例（11.84％），无效2例（2.63％），总有效率97.36％。[②]

3.消积健脾丸　党参12克、黄芪12克、山药12克、龟甲10克、神曲10克、炒白术9克、干姜9克、制附片9克、当归9克、槟榔9克、鸡内金9克、巴豆霜6克。以上药物共研极细末后加入巴豆霜，再和熟面制成小水丸，大者如豌豆大，小者如绿豆大，阴干即成，储瓶备用。半岁内每次服1丸；1～3岁每次服2丸；4～7岁每次服3～4丸；8～11岁每次服5丸；12岁以上服大丸，每次服3～4丸。视患儿病情，每日服2次或3次，一般4～8天为1个疗程，一般2～3个疗程（注：小儿服小丸，大儿服大丸）。石素娥用上方治疗100例小儿疳积症，痊愈88例，显效10例，无效2例，有效率98％。[③]

4.羊肝散　鲜羊肝500克、白术150克、海螵蛸150克、茯苓100克、淮山药100克、鸡内金100克、甘草30克。羊肝蒸熟晒干炒黄，海螵蛸去硬皮切成蚕豆大炒黄，余药均以文火炒黄，共为细末。1～2岁每次服2～3克，3～4岁每次服4～5克，5～6岁每次服6克，每日服2～3次。温开水送服。适用于小儿重度营养不良。[④]

5.推拿法　（1）积滞：清脾土5分钟，逆运八卦2分钟，揉鱼际5分钟，揉中脘5分钟，补肾水7分钟，摩腹3分钟，加三棱针刺四缝穴（以挤出黄色黏液为度），运水入土3分钟、按揉足三里3分钟、清天河水2分钟，推六腑3分钟。（2）疳证：补脾土10分钟，揉中脘7分钟，揉乙窝风3分钟、逆运八卦2分钟，掐足三里1分钟，推三关2分钟、天门入虎口3分钟，补肾水5分钟，捏脊（以皮肤微红为度）5分钟，揉脐5分钟。刺四缝穴，按揉足三里3分钟，推六腑3分钟，揉鱼际3分钟。随症加减：饮食伤脾加清补脾胃，清大肠、揉板门、分推腹阴阳、揉中脘；体虚脾弱加补脾胃，揉中脘、脾俞、胃俞；对各种兼症，重加提揭按压相应节段、俞穴。每日1次，6日为1个疗程，疗程间隔2日。治疗1～3个疗程。林晓洁用上法共治疗小儿疳积120例，显效84例（70％），有效19例（15.9％），好转17例（14.1％）。[⑤]

6.小儿疳积方　使君子10克、太子参10克、茯苓15克、芡实12克、莲子12克、白术9克、扁豆9克、水仙子9克、山药9克、海螵蛸8克、神曲8克、山楂6克、麦芽6克、胡黄连5克、砂仁3克、陈皮3克。随症加减：若虫积甚，重用使君子，并加槟榔；腹胀甚，加厚朴、莱菔子，午后潮热，加银柴胡、地骨皮，重用胡黄连；夜啼烦躁口渴，加石斛、麦冬、灯心草；夜尿多，加益智仁、山茱萸；肝疳见白膜遮睛者，加珍珠、琥珀（冲服）、白芍、木贼、黄连、蝉蜕、菊花。每日1剂，水煎服。1周为1个疗程。或研成粉加适量瘦猪肉蒸熟，热服，每日3～5克。李品芳用上方加减治疗小儿疳证65例，服药2个疗程显效者52例，服药4个疗程好转者10例，无效3例。[⑥]

7.自拟方　炒白术60克、鸡内金36克、建曲36克、炒使君子肉36克、炒雷丸36克、槟榔36克、榧子仁36克、胡黄连24克、沙参24克、炒枳壳24克、天竺黄24克、龙齿24克、薄荷24克、党参30克。共为细末，以钩藤90克水煎2次，过滤取汁，与药粉共打小丸，干燥装瓶，饭后服。每日3

① 李西坤.用"疳积穴"治疗小儿疳积[J].天津中医药,1989(4)：25.
② 王光晃.穴位挑刺疗法治疗小儿疳证——附76例小结[J].江苏中医杂志,1986(6)：30-31.
③ 石素娥.自拟消积健脾丸治小儿疳积症100例[J].陕西中医,2008,29(9)：1207-1208.
④ 石宪宪.羊肝散治小儿重度营养不良[J].新中医,1993(7)：12.
⑤ 林晓洁.推拿治疗小儿疳积120例临床疗效观察[J].按摩与导引,1993(3)：25-26.
⑥ 李品芳.自拟小儿疳积方治疗疳证65例[J].广西中医药,1991,14(1)：18.

次,每次 4.5 克。刘惠民用上方治疗小儿疳积 1 例,调治 1 年而愈。[1]

8. 敷贴方 桃仁 9 克、杏仁 9 克、栀子 9 克、白胡椒 9 克。上药研粉,用蛋清白酒调成糊状,涂在布上敷于脐部,2 日换 1 次,1 周为 1 个疗程。Ⅱ期疳积,加葛根 9 克。晚间按摩督脉的命门穴 5～10 分钟。尹淑珍等用上方治疗小儿疳积 98 例,1 个疗程后,痊愈 93 例,好转 5 例,全部有效。[2]

9. 化滞消疳汤 三棱、莪术、槟榔、鸡内金、青皮、陈皮、砂仁、神曲、麦芽、山楂、胡黄连、白术、山药、扁豆。随症加减:纳呆食少,腹胀便溏者,去槟榔,加茯苓、莲子,并重用白术;形体消瘦、面色萎黄无华者,加党参、熟地黄、白芍;手足心热,口唇干裂,舌红少苔,去砂仁,加沙参、生地黄。每日 1 剂,水煎分 2～3 次服。杨恩用上方加减治疗小儿疳积症 29 例,痊愈 22 例(75.86%),好转 6 例(20.68%),无效 1 例(3.44%)。总有效率 96.54%。[3]

10. 自拟方 干绒毛胚胎粉 12 克、爵床 16 克、茯苓 10 克、炒白术 10 克、鸡内金 10 克。上药制成散剂。口服,每次 1.5 克,每日 3 次。上方为周岁量,1 岁以下酌减。黄梦湘等用上方自 1977 年至 1982 年共治疗小儿Ⅱ、Ⅲ度营养不良 60 例,结果平均体重增长 1.62 千克,平均有效率 85%。[4]

11. 疳积合剂 黄芪 70 克、党参 70 克、沙参 70 克、白术 70 克、麦芽 70 克、砂仁 35 克、厚朴花 35 克、青皮 35 克、陈皮 35 克、薏苡仁 210 克。浓煎后制成糖浆 500 毫升,2 岁内每日 10 毫升,2～6 岁每日 15 毫升,6 岁以上每日 25 毫升,分 2 次服。顾可钦等用上方治疗小儿疳证 22 例。结果:服药 4 周后食欲增加 6 例,6 周后食欲增加 20 例,有效率 90.9%;原有异食癖 8 例,好转 3 例。[5]

12. 疳积散 党参 30 克、白术 30 克、玉米 30 克、扁豆 30 克、香附 30 克、三棱 30 克、莪术 30

克、青皮 30 克、川羌活 30 克、广木香 30 克、槟榔 30 克、鸡内金 30 克、麦芽 30 克、神曲 30 克、羊肝粉 60 克。上药共为细末,贮藏备用。1～2 岁服 3 克,3～5 岁服 6 克,每日 2 次。呼延法珩用上方治疗小儿疳积 1 例,患儿服药半月痊愈。[6]

13. 金童散 榧子、桃仁、莱菔子、杏仁等。晒干研细末加适量冰片和匀,贮瓶备用。用时取药粉 5～10 克,加鸡蛋清调成干湿适宜的糊状,敷于双侧内关穴,用棉条围绕 1 周,上盖一层油纸或薄膜,最后用纱布包扎,松紧适宜,24 小时后取之,每隔 3 日 1 次。冯中群用上方治疗小儿疳积 1 例,治疗 3 月余痊愈。[7]

14. 王士相经验方 厚朴、枳壳、焦神曲、焦麦芽、焦山楂、紫苏梗、广陈皮、扁豆、胡黄连。随症加减:皮肤干热,加牡丹皮;便溏,加莲子、茯苓;睡眠露睛或自汗,加党参、白术、茯苓、甘草,减枳壳、焦神曲、焦麦芽、焦山楂;呕吐者,加紫苏叶、半夏、黄连,减紫苏梗、胡黄连;便秘、唇红、口臭,加玄参、竹茹、熟大黄(后下);吐舌或弄舌,加栀子、牡丹皮;鼻孔糜烂,加黄芩、桔梗;口疮或口唇糜烂,大便秘结或酸臭,加黄芩、升麻、熟大黄(后下)、黄连,减胡黄连;口疮或口唇糜烂,腹泻或完谷不化,四肢冷凉,加莲子、白术、黄连、炮姜、麦芽,减枳壳、胡黄连、焦神曲、焦麦芽、焦山楂;不伴发热的手足抽搐,加白芍、甘草、木瓜、钩藤、全蝎、党参、白术、茯苓,减枳壳、焦神曲、焦麦芽、焦山楂、胡黄连、扁豆;脐周疼,加使君子、乌梅、吴茱萸;便蛔或大便有虫卵,或有蛲虫者,加乌梅、使君子、榧子、雷丸、槟榔、熟大黄(后下),减紫苏梗、枳壳、陈皮、扁豆、焦神曲、焦麦芽、焦山楂;眼睑红肿或白睛赤或眼角糜烂且大便秘结,加大黄(后下)、黄芩、荆芥、赤芍、黄连,减胡黄连、紫苏梗;尿如米泔,加竹叶、泽泻;五迟或五软或解颅或囟陷,加六

① 阎兆君,等.刘惠民先生从脾胃调治儿科病经验琐谈[J].陕西中医,1991,12(8):339-340.
② 尹淑珍,等.中药敷脐治疗小儿疳积 98 例观察[J].河北中医,1991,13(4):10.
③ 杨恩."化滞消疳汤"治疗小儿疳积症 29 例临床观察[J].黑龙江中医药,1990(4):14.
④ 黄梦湘,等.中草药治疗小儿Ⅱ、Ⅲ度营养不良 84 例小结[J].江西中医药,1990,21(5):23.
⑤ 顾可钦,吴正翔,等.中药和含锌糖浆治疗疳症的临床观察和实验分析[J].中医杂志,1989(4):32-34.
⑥ 呼延法珩.小儿疳积治验[J].湖北中医杂志,1989(3):50.
⑦ 冯中群.金童散外敷治疗婴幼儿疳积[J].云南中医杂志,1988(5):8.

味地黄丸;若颈部、颌下、腋下、鼠蹊部淋巴结炎,加土贝母。每日1剂,水煎2次,分2～3次服。王崇仁等用上方加减治疗小儿疳证2例,均获痊愈。①

15. 穴位注射 取5号针头抽取维生素B₁₂ 2毫升,快速刺入双侧足三里穴,稍捻转,回抽无血时,缓缓注入药液,每穴1毫升,隔日1次,3次为1个疗程。夏晓川用上法治疗124例疳积患儿。结果:痊愈48例,显效64例,无效12例。②

16. 蟾蜍散内服配合割脂疗法 (1)内服药:大蟾蜍1只,去内脏,用黄泥包裹,置柴火红炭上煨熟,去泥,焙干研末,瓶装备用。每日早晚各服1次,每次1.5～3克。另用鲜疳积草15克、鲜四叶菜15克煎水送服。每日1剂,连服1月为1个疗程。(2)割脂疗法:嘱家长抱儿坐在大腿上,术者左手握住患儿的手掌,使掌面向上,将大鱼际腹部充分显露,用碘酊、酒精局部常规消毒后,右手持手术刀切开鱼际中部皮肤深达脂肪层,切口长0.3～0.5厘米。挤出部分脂肪,再用消毒手术剪剪去绿豆或黄豆大小脂肪一块,然后用碘酊药棉少许压在伤口上,外用绷带加压包扎即可。每月1次。贺遵讽用上法治疗小儿疳积550例。结果:痊愈474例,占86.18％;无效76例,占13.82％。③

17. 加味保和丸配合捏脊 (1)加味保和丸:山楂15克、茯苓15克、莱菔子15克、炒谷芽10克、炒麦芽10克、神曲10克、法半夏10克、陈皮10克、鸡内金10克、白术10克。随症加减:兼气虚,加太子参15克、黄芪15克;兼有热象,加黄芩10克;腹胀甚,加厚朴10克;腹痛,加白芍15克。每日1剂,水煎服,分2～3次服。(2)捏脊疗法:推七节100次(从尾椎至第4腰椎,自下而上),捏脊10次(从长强至大椎,捏第8次时于腰椎和胸椎间用力将肌肉提起,每次4～5下);自下而上按揉脊柱两旁肌肉5分钟,摸腹揉脐5分钟,最后按揉内关、足三里穴各100次,每日捏脊治疗1

次。侯安继等用上法治疗小儿疳积30例,结果显示均有良效,临床症状消失或好转,近期随访未见复发。④

18. 康复散 党参25克、白术25克、茯苓20克、陈皮15克、淮山药30克、扁豆30克、砂仁15克、使君子50克、槟榔20克、山楂35克、神曲35克、黄精子60克、香附6克、甘草10克。共研细末,制成散剂。开水冲服,或白糖拌匀服。3岁以下者每次服3克,3～5岁每次服4克,6～10岁每次服5克,11～13岁每次服6克,早晚饭前各服1次。10天为1个疗程,一般连服1～3个疗程。许正方用上方治疗120例小儿疳积。结果:有效率90％以上,其中饮食正常,诸症消失,体质增强者105例;服1个疗程见效者31例,2个疗程获显著效果者65例,3个疗程有明显疗效的16例,疗效不显者8例。⑤

19. 针刺结合药物 (1)针刺:四缝穴,每周1次。(2)内服疳积散:鸡内金2克、夜明砂2克、陈皮2克、海蛤壳2克、淮山药9克、白术6克、山楂6克、麦芽6克、茯苓6克、猪肝粉6克。每日1剂,水煎服。消滞去积,健脾开胃。适用于疳积任何一度。(3)疳积粉:仁丹1克研末,拌葡萄糖粉9克搅匀,每次1克,每日3次。生津止渴,大渴饮者特效。(4)西药:酵母片、胰酶片或多酶片、维生素A、维生素D等。针刺1次,内服药7天为1个疗程。黄心慈用上法治疗小儿疳积80例。结果:显效52例(65％),好转24例(30％),无效4例(5％)。总有效率95％。⑥

20. 刺贴法 (1)针刺四缝穴。左手捻患儿手指,掌心向上,局部消毒后快速浅刺,挤出淡红或黄白色透明黏液。用消毒棉拭净,不必包扎。(2)贴神阙。方用治疳理脾丸加减:神曲10克、麦芽10克、蚕矢10克、胡黄连10克、芜荑10克、雷丸10克、藿香10克、木香5克、吴茱萸5克、芦荟

① 王崇仁,等.王士相老中医治疗小儿疳证经验举要[J].天津中医,1988(3):2-3.
② 夏晓川.足三里穴位注射治疗疳积124例[J].湖北中医杂志,1988(3):19.
③ 贺遵讽.蟾蜍散内服配合割脂疗法治疗小儿疳积550例[J]四川中医,1988(1):15.
④ 侯安继,等.加味保和丸配合捏脊治疗小儿疳积30例[J].湖北中医杂志,1988(1):43.
⑤ 许正方.康复散治疗小儿疳积120例[J].四川中医,1987(1):15.
⑥ 黄心慈.治疗小儿疳积80例临床观察[J].中西医结合杂志,1987(12):753.

5克、陈皮5克、苍术5克、五谷虫5克。诸药研极细末备用。取神阙局部消毒后用上药3克填放其中,以胶布贴敷防药粉外漏。上刺贴法每周进行1次,连续3~4次为1个疗程,治后1个月复查。谭俊臣用上法治疗小儿疳积52例。结果:显效35例,有效13例,无效4例。总有效率92.3%。①

21. 疳积散 疳积草500克、地锦草250克、叶下珠500克、鸡内金100克、神曲100克、使君子60克。采疳积草、地锦草、叶下珠洗净晒干,炒微黄,再加鸡内金、神曲、使君子共研细末,装瓶备用。随症加减:服上方前针刺四缝穴,刺后挤一下,如有黄白色混浊黏液便为脾疳,每日服疳积散5~10克;兼有心疳内热者,加胡黄连末,每日2克;兼肝疳者,每日加青黛0.5克。服药方法不拘,或用温开水,或猪肝汤、肉汤、鸡汤等送服,或与面粉、米粉、白糖混合蒸糊服用。7天为1个疗程。彭恭淋用上方加减治疗小儿疳积120例,均在1~2个疗程内治愈。②

22. 杞地六神汤 枸杞子5~9克、熟地黄6~12克、茯苓3~9克、炙甘草3克、党参9克、淮山药9克、炒白术6克、炒扁豆6克。随症加减:腹胀、腹泻、食欲不振、嗜食异物,加草豆蔻、乌梅、黄芪;口渴盗汗,去茯苓,加麻黄根、天花粉;鼻孔红赤、咳喘者,加枇杷叶、百部;口舌生疮、夜间烦躁不眠,加竹叶、木通;抓人咬奶头,加钩藤、杭菊花;下痢,加白头翁;虫痛,加使君子;日久发热不退,加地骨皮;阳虚,加炮干姜;厌食,加炒鸡内金。每日1剂,水煎2次,分2~3次服。许鉴魁用上方加减治疗小儿疳积1例,6剂病愈。③

23. 鸡肝散 鲜母鸡肝1具、草决明20克、鸡内金10克、山楂10克。将草决明、鸡内金、山楂三药研为细粉,鸡肝捣碎如泥状,与药粉拌匀搓成团如鸡蛋大小,以清洁纱布包紧,用线扎好,然后用第2次的淘米水500毫升,并入瓦罐,煎为100毫升。每次空腹服,先食药后饮其汁(汤),每日1次服完,为1个疗程。一般1次可见效。聂家绍用上方治疗疳积145例。结果:痊愈(面色红润,饮食正常,体重增加3千克,便色黄成形,无臭气)127例,好转(面色淡红,饮食正常,体重增加1~2千克,大便日行1~2次,无腥臭)15例,无效(饮食一般,肢体羸瘦)3例。④

24. 自拟方 陈皮9克、厚朴9克、焦山楂9克、焦神曲9克、莱菔子9克、党参9克、黄芪9克、白术9克、茯苓9克、半夏9克、滑石(包煎)9克、砂仁6克、佩兰6克、枳壳6克、大黄(后下)6克、槟榔6克、鸡内金4.5克、龙骨(先煎)15克、牡蛎(先煎)15克、甘草3克。每日1剂,水煎分数次服,连服10天。王强用上方治疗小儿疳积200例。结果:显效168例(84%),有效20例(10%),无效12例(6%)。⑤

25. 自拟方 姜黄连4克、胡黄连4克、白术15克、使君子12克、人参9克、茯苓9克、炙甘草9克、山楂9克、芦荟(酒蒸)6克、干蟾蜍1只(约10克)。上药分别炒焦研为细粉,装瓶备用。用时将鸡蛋一头打1小孔,去蛋清留蛋黄。将药粉1克倾入蛋内用小棍搅匀,以细纸浸润后将蛋孔封闭,放入火灰中掩住蛋体,上加砖头压住,焖烧至蛋香为度。1岁每日1枚,2岁每日2枚(分2次),3岁每日3枚(分3次)。连服7~15日。丰明德用上方治疗小儿疳积15例。结果:痊愈11例,好转3例,无效1例。⑥

26. 化积丸 大黄30克、巴豆(去尽油)6克、高良姜15克。共研极细末,米饭为丸如绿豆大,以灶心土或朱砂为衣,米泔水送服,每日1次,每次5~10粒,忌腥腻肥脂。体虚甚者不宜服。服本方3~5日后宜用肥儿丸,参苓白术散等调治善后。彭元成用此方治疗小儿疳证,效果较好。⑦

① 谭俊臣.刺贴法治疗小儿"疳积"52例[J].辽宁中医杂志,1987(10):48.
② 彭恭淋.疳积散治疗小儿疳积120例[J].江西中医药,1986(6):45.
③ 许鉴魁.杞地六神汤治疗小儿疳积[J].辽宁中医杂志,1986(2):32.
④ 聂家绍.鸡肝散治疗小儿疳积145例[J].湖北中医杂志,1986(6):53.
⑤ 王强.中药治疗疳积临床体会(200例分析)[J].天津中医,1986(4):4-5.
⑥ 丰明德.疳积[J].广西中医药,1985(2):13.
⑦ 彭元成.化积丸治小儿脾疳[J].中医杂志,1985(4):34.

27. 自拟方 桃仁 6 克、杏仁 6 克、大黄 6 克、栀子 6 克、芒硝 9 克。共研细末,用蛋清、葱白汁、酒少许,调敷脐部,每日 1 次。胡翘武等用上方治疗 1 例小儿疳积,3 次即愈。①

28. 肥儿散 人参 8 克、芦荟 8 克、白术 15 克、胡黄连 15 克、茯苓 9 克、川黄连 9 克、使君子 12 克、神曲 10 克、山楂 10 克、麦芽 10 克、炙甘草 5 克。共研末,过 100 目筛,早晚各 1 次,白糖温开水调服。1 岁内患儿每次 2 克,1～3 岁 3～4 克。随症加减:脾胃损伤型,加熟大黄粉 2 克(1 岁内 1 克)、陈皮 1 克;气血双亏型,加山药 1 克、扁豆粉 1 克;兼虫者,加槟榔 1 克。邓和平用上方加减治疗小儿疳积 100 例。结果:治疗 20 天获愈 78 例,30 天内获愈 10 例,无效 2 例(1 例为营养不良性贫血,1 例为软骨病)。②

29. 点刺四缝穴合补阴健脾汤 (1)针刺:取中、食指四缝穴常规消毒,三棱针点刺出血,挤出黄色黏稠液体,每周 1 次,连续点刺 3 周。(2)内服补阴健脾汤:牡蛎(先煎)10 克、沙参 12 克、乌梅 6 克、山药 20 克、鸡矢藤 15 克、厚朴 4 克。补阴敛汗健脾。每周 3 剂,水煎服。林素筠治疗 300 例小儿疳积。结果:显效 151 例,有效 104 例,好转 42 例,无效 3 例。总有效率 99%。③

30. 自拟方 山楂 7 粒、栀子 7 粒、大枣(去核)7 粒、葱头 9 个、芒硝 30 克。上药共研细末,加入面粉 30 克,白酒适量调和做成 2 个饼,冷敷于脐部与脐部对侧(背部正中),用纱布包扎每隔 2～3 小时将药饼取下加适量白酒再敷,每日数次。共敷 3 天 3 夜。一般敷药后,其腹部、背部呈紫绿色。症状好转后改用中药内服:芦荟 6 克、芜荑 6 克、山楂 6 克、麦芽 6 克、茯苓 6 克、白术 6 克、党参 6 克、大枣 3 枚。每日 1 剂,水煎 2 次,分 2～3 次服。连服 7 剂即可痊愈。3 岁以上小儿加大剂量。萧雁良用上方治疗小儿疳积数十例,均获良效。④

31. 小儿疳积方 谷精草 2.4 克、夜明砂 2.4 克、望月砂 2.4 克、赤芍 2.4 克、焦谷芽 2.4 克、儿童草 2.4 克、莲子草 2.4 克、槟榔 2.1 克、蝉蜕 2.1 克、甘草 0.6 克、鲜鸡肝 1 个。鸡肝用时斩碎倾入药中同服即可,不宜久煎。每日 1 剂,水煎 2 次,分 2～3 次服。此方可连服 10 剂或 15 剂,最多可服 20 剂,无需换方。谷振声用上方治疗小儿疳积数百例,疗效满意。⑤

32. 挑积加内服消积汤 (1)挑积:以四缝为主穴,用 5 分毫针或小针头,常规消毒后,针刺该穴的骨膜即拔针,继从针孔中挤出少量黄白色液体,后用消毒棉花抹去即可。随症加减:伴消化不良,加足三里穴;烦躁不安,加内关;低热口渴,加曲池;肌瘦肌萎,面如猴脸者,加中脘、天枢、关元、足三里。(2)内服消积汤:独脚金 9 克、夏枯草 9 克、白芍 9 克、雷丸 9 克、神曲 9 克、山楂 9 克。每日 1 剂,水煎分 2～3 次服。随症加减:烦躁不安,加莲子心 4.5 克或麦冬 4.5 克;胃纳欠佳,加鸡内金 6 克;消化不良,加布渣叶 9 克、火炭母 9 克、葫芦茶 9 克;消食善饥或渴饮者,加生石膏(先煎)18 克、藿香 0.9 克或胆草 3 克;低热或潮热,加胡黄连 4.5 克或白薇 9 克;溺色短黄,加灯心丸 6 个或木通 6 克;口腔溃疡,加导赤散;寄生虫患者,加使君子 9 克、川楝子 9 克、槟榔 6 克;脾虚面黄便溏、肌瘦或面如猴脸者,加四味汤(即四君子汤);疳积上眼,加夜明砂 6 克。(3)早晨进膳陈皮蛤仔饭:取活蛤仔(即小青蛙)30～60 克生煲,加陈皮 0.6～1.5 克,米适量。早晨煲饭,待熟后再揭盖取蛤仔去内脏及骨骼。用熟油盐调味食。每周 2～3 次。轻者选一法或二法并用,重者二法或三法并用。李加荣用上法治疗小儿疳积 1013 例。结果:治愈 938 例,有不同程度好转者 75 例。⑥

33. 鸡肝散 生熟苍术各 7.5 克、芒硝 30 克、海螵蛸 30 克、砂仁 9 克、朱砂 12 克、鸡肝 1 具。

① 胡翘武,等.外敷法在儿科中的运用[J].云南中医杂志,1985(1):30-31.
② 邓和平.肥儿散治疗小儿疳积 100 例[J].湖北中医杂志,1984(1):30.
③ 林素筠.点刺四缝穴合补阴健脾汤治疗小儿疳积 300 例[J].湖北中医杂志,1984(2):28.
④ 萧雁良.介绍一种治小儿疳积的方法[J].湖南医药杂志,1980(4):24.
⑤ 谷振声.小儿疳积方临床验证[J].浙江中医药,1977(1):40.
⑥ 李加荣.应用挑积加内服消积汤治疗小儿疳积 1013 例疗效观察(摘要)[J].新中医,1973(4):39.

将前 5 味药先研粗面,用鸡肝 1 具,放碗内和药捣匀,用净白布包好,放锅内蒸熟,晒干,再研细面过箩,与朱砂共研极细,每次服 1.5 克,入红白糖少许,开水冲服。1 岁每次服 1.5 克,每加 1 岁加 1.5 克,每日早晚各 1 次。配合针刺四缝穴。王达权用上方治疗小儿疳积 200 余例,有效率 95％以上。①

34. 红色小儿疳积散 绛矾 6％、枯矾 4％、炙乌贼骨 90％。1 岁以内 0.2 克,1～2 岁 0.3 克,2～3 岁 0.4 克,3～5 岁 0.5 克。每晨空腹服和晚上临睡前各服 1 次。每次用温开水和匀送服。5 次为 1 个疗程。浙江省中医药研究所用上方治疗小儿疳积病 80 例。结果:经 3～7 次治疗,体重都有增加,平均每人增加 0.25～2 千克;红细胞和血红蛋白大多数均有不同程度的提高;大便次数恢复正常者 92％。②

单　　方

1. 蟾砂散 组成:大蟾蜍 1 只。适用于疳积证。制备方法:去头足内脏,以砂仁末纳腹,缝口,黄泥封固,炭火煅存性,候冷,研极细末。用法用量:每次服 0.5～1.5 克,每日 2～3 次。③

2. 自拟方 组成:羊肝(或猪肝)30 克、苍术 6 克。适用于眼疳。用法用量:煮汤,吃肝喝汤。每日 1 剂,连服 2 周。④

3. 自拟方 组成:皂矾 12 克、鸡内金 6 克、红枣(焙干去核)10 枚。适用于疳病伴有贫血者。用法用量:上药共研细末,混入白糖 100 克内。每服 1.5～3 克,每日 2～3 次。⑤

4. 增味合剂 组成:含锌 0.2％的增味糖浆 100 毫升。用法用量:每日剂量按 3～5 毫克/千克计算,分 2 次服,饭前半小时服用。疗程最短 6 周,最长 12 周。临床应用:顾可钦等用上方治疗小儿疳证 24 例。结果显示 4 周后食欲增加 6 例,6 周食欲增加 22 例,体重均有所增加,但略低于健康儿正常体重标准,血清锌含量恢复正常,有效率 91.7％;异食癖原有 11 例,有效 8 例。⑥

5. 方药 组成:狗头骨 1 具。制备方法:焙干研细末,加山药 500 克焙干研细末混匀。用法用量:每次服 10～15 克,每日早晚食前服,可用适量白糖送服。15～30 日为 1 个疗程。临床应用:但剑亭用上方治疗 4 例疳证患儿,全部治愈。⑦

6. 治疳散 组成:朱砂 0.1 克、蟾蜍(去内脏、脱皮)1 只、白公鸡肝 1 叶。制备方法:将鸡肝划开口后,把朱砂撒入里面,然后一同放入蟾蜍内,用鲜荷叶包好,将其焙干致焦香后,立即趁热将混有少许白糖的醋喷洒在上面,使其酥脆研末。分 3 次 1 天吃完。临床应用:褚毅鹏用上方治疗小儿营养不良症 100 例。结果:治愈 91 例,好转 9 例。治愈和好转所治疗时间平均 8 天。⑧

7. 小儿脾虚验方 组成:淮山药 120 克、芡实 60 克、薏苡仁 100 克。随症加减:腹泻者,重用芡实。用法用量:上药为末,半岁～1 岁每次服 2 克,1～2 岁每次 2～4 克,2～5 岁每次 4～6 克,每日 1 次加入米粉、代乳粉、肉丸子里煮服或和鸡蛋蒸服。临床应用:严清明等用上方治疗小儿脾虚营养不良 42 例,效果满意。⑨

8. 方药 组成:鲜石榴嫩叶(以早晨起露珠未退时摘为佳)。用法用量:每日 1 剂,水煎服。临床应用:中堂公社用上法治疗小儿疳积 50 余例,效果显著。⑩

① 王达权."鸡肝散"治小儿疳积[J].中医杂志,1966(1):16.
② 浙江省中医药研究所.治疗小儿疳积病 80 例临床观察[J].浙江中医杂志,1959(1):22.
③ 汪受传.中医儿科学[M].北京:人民卫生出版社,2017:689-701.
④ 同上.
⑤ 同上.
⑥ 顾可钦,吴正翔,等.中药和含锌糖浆治疗疳症的临床观察和实验分析[J].中医杂志,1989(4):490.
⑦ 但剑亭.狗头骨粉可治小儿疳证[J].新中医,1987(6):20.
⑧ 褚毅鹏.治疳散治疗小儿营养不良症 100 例[J].陕西中医,1987,8(7):39.
⑨ 严清明,等.小儿脾虚验方[J].云南中医杂志,1985(3):31.
⑩ 中堂公社.东莞中堂用鲜石榴嫩叶治小儿疳积[J].广东中医,1960(8):407.

中 成 药

1. 肥儿宝冲剂　组成：稻芽、广山楂、鸡内金、夜明砂、山药、茯苓、党参、莲子、使君子、海螵蛸(湖北黄石飞云制药有限公司)。功效：利湿消积，驱虫助食，健脾益气。用法用量：每日2次，每次5.0克，冲服。临床应用：乐芹等用上方治疗113例小儿营养不良患儿，显效率与总有效率分别为60.18%和89.38%。[1]

2. 健脾八珍糕　组成：党参、白术、茯苓、山药、莲子、薏苡仁、芡实、扁豆、粳米(每块8.3克，江苏省高邮市八珍糕厂生产)。适用于疳气证。

用法用量：每次用水调和后顿服，6个月～1岁每次1块，2～4岁每次2块，5～8岁每次3块，9～12岁每次4块，每日2次。临床应用：吴声宏等用上糕治疗小儿厌食症62例，取得较好的疗效。[2]

3. 疳积口服液　江西永丰制药厂的新中药制剂。用法用量：1岁以下每次5毫升，每日2次；1岁以上至5岁以下，每次10毫升，每日2次；5岁以上至14岁，每次10毫升，每日3次。临床应用：熊翠凤用上方治疗小儿疳证35例，痊愈5例，显效15例，有效15例，无效0例；体重平均增加1.249千克，血红蛋白平均增加1.037克/升。总有效率100%，痊愈与显效率57.14%。[3]

① 乐芹，等.肥儿宝冲剂治疗小儿营养不良(疳积)的临床研究[J].中国医药学报,2002,17(1)：29-31.
② 吴声宏,徐长桂,等.健脾八珍糕治疗小儿脾虚厌食症的临床观察[J].江苏中医,1991(8)：13-15.
③ 熊翠凤."疳积口服液"治疗55例小儿疳症疗效观察[J]江西中医药,1989(6)：31.

营养不良性水肿

概　述

营养不良性水肿又称低蛋白血症。由于长时间膳食内蛋白质摄入不足,以致血浆蛋白减少,胶体渗透压降低,出现全身的水肿,呈对称性,先见于下肢、足背,渐发展至全身,为指凹性水肿,伴精神抑郁,虚弱,皮肤干燥发凉,失去弹性,毛发干燥变黄,指甲生长迟缓等。

辨　证　施　治

徐惠之等分3型

(1) 脾气偏虚型　症见全身消瘦,四肢或颜面轻度浮肿,精神萎靡,面色苍白或萎黄无华,脘腹胀满,食欲不振,大便溏泄,小便如常,脉象细软,指纹隐淡,舌苔薄腻,质多淡红。治法以健脾为主。方用参苓白术散加减:人参(另炖兑服)、白术、茯苓、莲子、薏苡仁、砂仁、桔梗、扁豆、山药、甘草、陈皮。随症加减:若脾胃之阴已虚,出现舌红口渴者,加西洋参(另炖兑服)、沙参、石斛、甘草、白芍、橘白之类;若阴阳两竭欲脱者,以生脉散合参附龙牡汤治之,药用人参(另炖兑服)、制附子(先煎)、龙骨(先煎)、牡蛎(先煎)、麦冬、五味子。每日1剂,水煎,分2~3次服。临床观察:徐惠之等用上方加减治疗65例小儿疳肿胀,痊愈30例,好转14例,无效5例,死亡16例。

(2) 脾湿偏重型　症见四肢及颜面浮肿较显,甚则全身皆肿,按之窅而不起,小便短少,脘痞腹满,大便溏泄,皮色苍白,或见肢冷畏寒,气促喘逆,舌质淡,苔薄白,脉象沉细。治法以温阳益气、健脾利湿为主。轻者方用防己黄芪汤,药用防己、黄芪、白术、甘草、生姜;重者加真武汤,药用制附子(先煎)、茯苓、白术、白芍、生姜。随症加减:苔腻溲少者,配五苓散,药用白术、桂枝、猪苓、泽泻、茯苓;浮肿明显,佐用五皮饮,药用桑白皮、陈皮、大腹皮、茯苓皮、生姜皮;若虚浮肿胀而水湿不重者,可用单味黄芪30~60克煎服,疗效颇佳。临床观察:徐惠之等用上方加减治疗30例小儿疳肿胀,痊愈18例,好转7例,无效1例,死亡4例。

(3) 脾病及肾型　症见全身高度浮肿,面㿠无华,精神萎靡,小便清长,浮肿不为尿多而消退,舌淡嫩,或红绛光净,扪之潮润,口中不渴,脉象沉细如丝。治法以补益肾气为主。方用金匮肾气丸:制附子(先煎)、肉桂、熟地黄、山药、山茱萸、牡丹皮、茯苓、泽泻。随症加减:元阳偏虚者,重用肉桂、附子(先煎),加鹿角霜(冲服)、补骨脂、大茴香、肉苁蓉、葫芦巴等;真阴不足者,重用熟地黄、山茱萸,加牛膝、龟甲(先煎)等。每日1剂,水煎分2~3次服。临床观察:徐惠之等用上方加减治疗7例小儿疳肿胀,痊愈5例,死亡2例。[①]

经　验　方

1. 穴位治疗疳肿胀　(1) 海泉,为经外奇穴,出自《针灸大全》。在口腔内,当舌下系带中点处。祛邪开窍,生津止渴;适用于重舌肿胀、舌缓不收、喉闭(喉痹)、哮喘、呕吐、呃逆、腹泻、消渴等。(2) 四缝,为经外奇穴,出自《奇效良方》。在第2~5指掌侧,近端指关节的中央,一侧四穴。适

---

① 徐惠之,等.小儿疳肿胀102例临床分析[J].中医杂志,1964(6):1-3.

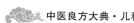

用于小儿疳积、小儿消化不良、小儿腹泻、肠虫症、蛔虫症、肠蛔虫症、百日咳、咳喘、气喘、咳嗽、手指关节炎、羸瘦虚弱等。(3)脊中,为经穴,出自《针灸甲乙经》。别名神宗、脊俞。属督脉。适用于脾胃及腰脊疾患,如急性胃肠炎、腹胀、腹泻、呕吐、胃溃疡、胃神经痛、小儿痢下赤白、黄疸、肝炎、腰脊强痛、小儿疳积、风痫癫邪、精神分裂症、泄泻、癫痫、脱肛、腰脊强痛、胃痛、不嗜食、反胃、吐血、痢疾、便血、痔疮、不得俯仰、腹满、感冒、增生性脊椎炎、胃肠功能紊乱等。(4)下脘,为经穴,出自《黄帝内经灵枢·四时气》,《脉经》名下管。别名幽门。属任脉。下脘是足太阴脾经、任脉的交会穴。下即下方,脘即胃脘,此穴当胃脘之下部,故名下脘。适用于脾胃疾患,如胃痛、胃扩张、胃痉挛、胃下垂、消化不良、急慢性胃炎、肠炎、痢疾、腹中痞块、腹痛、腹胀、泄泻、呕吐、食谷不化、痞块、胃脘疼痛、呃逆、不欲食、小儿疳疾、虚肿、小便黄赤、反胃、肠鸣、急性胃炎、慢性胃炎、腹坚硬胀、痞块连脐上、呕逆、日渐消瘦、胃溃疡等。(5)鱼际,为经穴,出自《黄帝内经灵枢·本输》。属手太阴肺经。鱼际为手太阴肺经五输穴的荥穴,五行属火。鱼即鱼类,际即边际,掌中屈拇肌隆起似鱼,此穴处其边,故名鱼际。适用于咳嗽、咳血、头痛、外感、感冒、发热、伤寒汗不出、咽炎、咽干、咽喉肿痛、扁桃体炎、支气管炎、支气管哮喘、失音、肺炎、支气管炎、多汗症、鼻出血、乳腺炎、乳痈、掌中热、手腕部腱鞘病、肘挛指痛、指麻、肘挛、肩痛、腹痛食不下、呕吐、胸背痛、小儿疳积、小儿营养不良、善悲易恐、精神失常、心律失常等。(6)腹上三针,即胃上2穴,中脘1穴。胃上,为经外奇穴,见《针灸经外奇穴图谱续集》。位于脐上2寸再旁开1寸处。左右计2穴。适用于胃下垂。针刺时从左右一侧穴位进针,沿皮透至对侧穴位皮下,可灸。中脘,为经穴,出自《脉经》。属任脉。为胃之募穴,腑之会穴,手太阳、少阳、足阳明、任脉的交会穴。中,即中间;脘,即胃脘。穴当胃脘之中部,故名。位于上腹部,脐中上4寸,前正中线上。仰

卧取穴。适用于脾胃疾患等,如腹痛、腹胀、胃脘痛、急慢性胃炎、胃扩张、胃痉挛、胃下垂、消化性溃疡、急性肠梗阻、消化不良、肠鸣、泄泻、痢疾、便秘,以及失眠、精神病、高血压、黄疸、疳积、虚劳吐血等。

2. 褐丸子 (1)《活幼口议》卷十七处方:萝卜子(微炒)69克、陈皮(去白)30克、青皮(去白)30克、京三棱(炮)30克、黑牵牛(半炒半生,煨尤佳)45克、蓬莪术(炮)30克、胡椒15克、木香0.3克。上为细末,面糊为丸,如麻子大。每次服30~50丸,煎萝卜汤送下。适用于小儿阴阳不和,脏腑怯弱,乳食不消,心腹胀满,呕逆气急;或肠鸣泄泻频并,腹中冷痛,食症乳癖,痃气痞结,积聚肠胃,或秘或利,头面肿满。(2)《百一》卷十九处方:萝卜子(炒)30克、莪术(炮)30克、胡椒15克。上为末,糊为丸,如绿豆大。每次服15~20丸,萝卜子汤送下,不拘时候。适用于小儿伤食腹胀。(3)《得效》卷十二处方:萝卜子(炒)30克、陈皮15克、青皮15克、槟榔15克、黑牵牛(取仁,半生半炒)15克、北五灵脂15克、赤茯苓15克、蓬莪术(煨)15克。上为末,飞罗面糊为丸,如绿豆大。每次服15丸,紫苏、桑白皮煎汤送下。适用于因虚中有积而致疳积肿胀,腹肚紧胀,头面虚浮。

3. 消疳汤 组成:山楂肉3克、白芍(炒)3克、黄连(姜汁炒)3克、白茯苓(去皮)3克、白术(去芦)3克、泽泻3克、青皮1.2克、甘草(生)0.9克(《回春》卷七)。上锉1剂,加生姜、大枣,水煎服。适用于小儿疳病,症见大便色疳白,小便浑浊,或澄之如米泔,面黄肌瘦,肚大青筋。

4. 御苑匀气散 疳疾肿胀面浮光,传化失宜脾肺伤,气逆喘欬胸膈满,御苑匀气服最良。[注]疳病肿胀之证,多因传化失宜,以致肺脾两伤,现证气逆喘欬,胸膈痞闷,肚腹肿胀,面色浮光,宜用御苑匀气散治之,其肿胀自消矣。药用桑皮、蜜炒桔梗、赤苓、甘草、生藿香、陈皮、木通、引用姜皮、灯心草。水煎服。[1]

5. 参苓白术散加减 太子参5克、炒白术5

① (清)吴谦(编修)《医宗金鉴》[M].北京:中国医药科技出版社,2011:571.

克、砂仁 5 克、桔梗 5 克、生甘草 5 克、茯苓 7.5 克、白扁豆 7.5 克、莲子肉 7.5 克、薏苡仁 7.5 克、陈皮 7.5 克、黄芪 10 克。孙师钢以此方补益脾胃、渗湿消肿治疗小儿水肿 1 例,疗效显著。①

6. 方药 （1）香砂六君汤：党参、白术、茯苓、甘草、半夏、陈皮、木香、砂仁、炮姜、大枣。健脾胃,止吐泻,病后调理脾胃助营养。（2）附子理中汤：党参、制附子、白术、干姜、甘草。补中气,健脾胃,助消化。随症加减：以上二汤加入肉桂、黄芪、苍术、玉米、茯苓、五加皮、大腹皮、防己、淮山药、扁豆等。依病情需要加入,可以帮助利尿消肿,助营养。②

7. 五皮饮 茯苓皮、陈皮、桑白皮、大腹皮、生姜皮。健胃舒气,利尿消肿。③

8. 五苓散 桂枝、白术、茯苓、猪苓、泽泻。散寒强心,健脾胃,助小肠吸收、利湿及消肿。④

9. 状元汤 附片、党参、白术、茯苓、肉桂、陈皮、砂仁、干姜、古纸（4 张）。温补强心,补肾利湿。适用于病久体弱、浮肿腹胀的患者。⑤

单 方

粥方 （1）冬瓜粥组成：新鲜冬瓜 100 克（连皮,如无冬瓜亦可用冬瓜仁 10 克代之）、粳米适量。制备方法：先将冬瓜洗净后切成小片状,再与粳米一同入水中熬粥食之。或用冬瓜仁煎汤取汁,再入粳米熬粥食之。（2）赤小豆粥组成：赤小豆 30 克、白米 50 克、白糖适量。制备方法：先将

赤小豆入水中煮之,候豆煮熟后再入白米一同熬粥,待粥成之后入白糖调匀即可食之。（3）青鸭粥组成：青头公鸭 1 只、粳米 100 克。制备方法：将青鸭杀死后去净毛与肚杂,用水清洗干净后切成小块状,再入粳米一同入水煮之,待鸭肉烂熟后食之。（4）茅根赤豆粥组成：白茅根（鲜品尤佳）200 克、赤小豆 100 克、粳米 100 克。制备方法：先将白茅根洗干净后入水中煮之,15 分钟左右,去茅根取汁,再与粳米、赤小豆一同入水中熬粥,候粥成之后不拘时食之。（5）薏苡米粥组成：薏苡仁 30 克、淀粉少许、白砂糖、桂花各适量。制备方法：先将薏苡仁入水中煮,候熟烂后加入淀粉,继续熬融,然后调入白砂糖、桂花,略煮片刻后即可食之。⑥

中 成 药

肥儿宝冲剂 组成：稻芽、广山楂、鸡内金、夜明砂、山药、茯苓、党参、莲子、使君子、海螵蛸等（湖北黄石飞云制药生产）。功效：利湿消积,驱虫助食,健脾益气。用法用量：冲服,每日 2 次,每次 5 克。临床应用：乐芹等将 153 例疳积患儿随机分为治疗组 113 例与对照组 40 例。对照组口服保儿安冲剂,冲服,每日 2 次,3 岁以下每次 5 克,3~5 岁,每 10 克。治疗组口服肥儿宝冲剂。结果：治疗组痊愈 23 例,显效 45 例,有效 33 例,无效 12 例;对照组痊愈 5 例,显效 16 例,有效 14 例,无效 5 例。⑦

① 孙师钢.小儿水肿从胃论治举隅[J].吉林中医药,1998(6)：47.
② 梁其绶.小儿营养不良 70 例病例分析[J].云南医学杂志,1961(4)：42－46.
③ 同上.
④ 同上.
⑤ 同上.
⑥ 郭振东.特佳粥方速退小儿水肿[J].消费经济,1998(2)：65.
⑦ 乐芹,等.肥儿宝冲剂治疗小儿营养不良疳积的临床研究[J].中国医药学报,2002,17(1)：29－31.

小儿锌营养缺乏症

概　　述

小儿锌营养缺乏症，多发于2～6岁小儿，因动物蛋白摄入量过少，人工喂养饮食单调，或精制食品摄入过多所致。出现食欲不振或偏食、异食癖；生长发育迟缓（遗传因素除外），体重及身长均低于同龄健康儿童均值的一个标准以上；反复呼吸道、消化道感染，复发性口腔溃疡或皮损；舌菌状乳头萎缩或肥大等。发锌含量6岁以下<100 PPM，7～8岁<120 PPM，9～10岁<130 PPM，11～12岁<140 PPM，13岁以上<150 PPM，锌制剂治疗多有效。

本病属中医"疳症""厌食"等范畴。其病理特点是先天不足，后天失调，致使脾胃虚损，运化失职，消化吸收功能长期障碍而致气液耗伤，肌肤失养，甚则脾肾亏损、气血两虚。临床辨证分为六型。（1）肺脾气虚型：反复呼吸道感染，平时多汗，纳呆，消瘦，舌质红，苔薄白。治法以益气固表为主。（2）脾胃虚弱型：多见于先天不足或后天失养的小儿。症见形体消瘦，面唇苍白，肌肉松弛，腹大而软，精神萎靡，易感冒，厌食或偏食，大便稀溏或未完全消化，毛发稀少或多汗，舌淡苔白，脉弱，指纹淡。治法以温运脾胃为主。（3）脾虚积滞型：症见形瘦，毛发枯槁，困倦喜卧，乳食懒进，脘腹胀满，拒按，夜卧不安，口臭磨牙，呕吐，烦躁哭闹，大便酸臭，小便黄浊或如米泔，舌苔厚腻，脉滑，指纹淡滞。治法以消积理脾为主。（4）气阴两虚型：症见消瘦矮小，盗汗，头发稀少，纳呆便秘，少寐，手足心热，舌苔光剥或苔少。治法以益气养阴为主。（5）气血虚弱型：症见头大颈细，腹大青筋，皮肤苍白或灰暗、干枯，弹性消失，臀部及大腿肌肉瘦削，四肢不温，大便稀少，舌淡苔少而干。治法以健脾益胃、补气生血为主。（6）脾肾两虚型：除有脾胃虚弱见症外，更见发育迟缓（语迟、行迟、立迟、发迟、齿迟），夜间遗溺，舌淡苔薄白。治法以健脾补肾为主。①②③

辨 证 施 治

1. 庄道琦等分3型

（1）脾胃虚弱型　多见于先天不足或后天失养的患儿。症见形体消瘦，面唇苍白，肌肉松弛，腹大而软，精神萎靡，易感冒，厌食或偏食，大便稀溏或未完全消化，舌淡苔白，指纹淡，脉弱。治宜温运脾胃。方用自拟方1：沙参60克、白术10克、茯苓20克、芡实20克、莲子20克、薏苡仁30克、扁豆30克、鳖甲15克、牡蛎50克。共研细末，红砂糖适量。每日1剂，水煎服，每次20～30克。

（2）脾虚积滞型　症见形瘦，皮毛枯槁，困倦喜卧，乳食懒进，脘腹胀满，拒按，夜卧不安，口臭磨牙，呕吐，烦躁哭闹，便质酸臭，小便黄浊或米泔，舌苔细腻，指纹淡滞，脉滑。治宜消积理脾。方用自拟方2：沙参12克、谷芽12克、神曲10克、白术6克、莪术6克、槟榔6克、枳实8克、鸡内金8克。每2日1剂，水煎饭前服，每日3次。

（3）气血虚弱型　症见头大颈细，腹大青筋，臀部及大腿肌肉瘦削，皮肤苍白或灰暗、干枯，弹

① 刘韵远，等.小儿厌食证治[J].中医杂志.1986,27(6)：4.
② 罗陆一.试探脾气虚和微量元素的关系[J].国医论坛.1987(2)：37.
③ 潘文奎.随建屏老中医从胃论治小儿厌食症的经验[J].辽宁中医杂志.1983,7(3)：31.

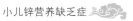

性消失,四肢不温,大便稀少,舌淡,苔少而干。治宜健脾益胃、补气生血。方用自拟方3:人参(另炖兑服)2克、白术5克、茯苓8克、何首乌8克、甘草3克、黑木耳3克、龙眼肉3克、山药10克、黄芪20克、山楂12克、大枣12克。每2日1剂,水煎饭后服,每日3次。

临床观察:庄道琦等用上方辨证治疗小儿缺锌、缺铁症304例,其中脾胃虚弱型167例,脾虚积滞型84例,气血虚弱型53例。结果:治愈(症状体征消失,体重增加1.5～2.5千克,身高增加3～4厘米,锌值增加70%以上,血红蛋白增加75%以上)52例,有效(症状改善或基本消除,食欲、体重、身高均有不同程度的增加)243例,无效9例。总有效率97.03%。[①]

2.禹正玲等分4型

(1)脾虚湿困型 在儿童时期,由于体内锌元素的缺乏而导致生长发育迟缓甚则停滞,免疫功能低下反复感冒,味觉异常而厌食、择食、偏食、异食等症者并不鲜见,除主症外,症见面色苍白、口中和无渴饮,大便溏或反复腹泻,舌质淡,苔薄白或厚。治宜运脾和胃化湿。方用健儿1号:配制比例为神曲2、积实炭1、苍术2、藿香2、茯苓2、鸡内金1、砂仁0.5。

(2)脾胃阴虚型 在儿童时期,由于体内锌元素的缺乏而导致生长发育迟缓甚则停滞,免疫功能低下反复感冒,味觉异常而厌食、择食、偏食、异食等症者并不鲜见,除主症外,症见唇红干,日渴喜饮,大便干结,舌质红,苔少或斑剥呈地图样。治宜健脾益气养阴。方用健儿2号:配制比例为太子参2、白术2、怀山药2、石斛2、乌梅肉0.5、莱菔子1。

(3)脾胃积热型 在儿童时期,由于体内锌元素的缺乏而导致生长发育迟缓甚则停滞,免疫功能低下反复感冒,味觉异常而厌食、择食、偏食、异食等症者并不鲜见,除主症外,症见手足心热烦躁易怒,夜寐不安,腹胀大便不畅,舌质红,苔薄黄或厚。治宜健脾理气清热。方用健儿3号:配制比例为党参2、白术2、茯苓2、莲子心1、神曲2、广木香0.5、甘草1。

(4)表虚不固型 在儿童时期,由于体内锌元素的缺乏而导致生长发育迟缓甚则停滞,免疫功能低下反复感冒,味觉异常而厌食、择食、偏食、异食等症者并不鲜见,除主症外,症见毛发稀少、色黄无华、汗多、感冒咳嗽反复发作久治不愈、唇舌淡,苔白。治宜益气固表敛汗。方用健儿4号:配制比例为黄芪3、白术3、防风1、党参3、煅牡蛎3、龟甲3。

以上各方按所列比例配制烘干研粉备用。使用前经检测微量元素锌的含量,其含量分别如下:1号含锌55.78微克/10克、2号含锌34.32微克/10克、3号含锌62.60微克/10克、4号含锌42.20微克/10克。锌制剂为院微量元素研究所制剂室生产的补微蜜1号和2号。补微蜜1号含锌2‰、2号含锌5‰。为蜂蜜制剂,除含锌元素外还含有适量氨基酸及多种维生素。经常规检查后,根据患儿临床表现归类分型,在用补微蜜前首先投以相应型号的中药散剂1周,第2周中药与补微蜜同期服用,第3周停中药服补微蜜。≤3岁者5克/日,4～6岁者10～15克/日,7～10岁者15～30克/日,煎煮后去渣分3～4次饭前服。补微蜜以30天为1个疗程,每2个疗程间停药7～10天。1岁内用补微蜜1号,5毫升/次,每日3次;1～3岁用补微蜜1号,10毫升/次,每日3次;4岁以上用补微蜜2号,10毫升/次,每日3次。饭后服。临床观察:禹正玲等用上方辨证治疗50例缺锌症患儿,结果:1～3疗程后,临床各症状好转者33例,临床各症状消失者17例。总有效率100%。[②]

3.王晓鸣分4型

(1)肺脾气虚型 药用生黄芪6～9克、茯苓6～9克、白术4.5～6克、炙鸡内金4.5～6克、陈皮3～4.5克、防风3克、生龙骨(先煎)9克、生牡蛎(先煎)9克。

① 庄道琦,等.治疗小儿缺锌缺铁症[J].四川中医,1991(12):17.
② 禹正玲,等.中药与锌制剂结合治疗儿童缺锌症——附50例疗效观察[J].贵阳中医学院学报,1990(4):37-39.

（2）脾胃虚弱型　药用党参6~9克、茯苓6~9克、炒山楂6~9克、白术4.5~6克、藿香4.5~6克、陈皮3~4.5克、砂仁2~3克。

（3）气阴两虚型　药用太子参6~9克、麦冬6~9克、生白芍6~9克、五味子4.5克、生龙骨（先煎）9克、生牡蛎（先煎）9克、怀山药9克。

（4）脾肾两虚型　药用熟地黄6~9克、山茱萸6~9克、党参6~9克、黄芪6~9克、怀山药9克、白术4.5~6克。

均每日1剂，水煎服。临床观察：王晓鸣在小儿锌营养缺乏症132例中对120例进行辨证分型治疗，其中以肺脾气虚型和脾胃虚弱型为多见，各为61例与52例，其次为气阴两虚和脾肾两虚型，各为5例和2例，从而为治疗本病提供了理论依据，并取得了较好的疗效。[1]

经 验 方

1. 健脾和胃法　党参5克、白术5克、茯苓5克、扁豆5克、山药5克、薏苡仁5克、桔梗5克、神曲6克、麦芽6克、砂仁（后下）3克、陈皮3克。随症加减：易感冒汗出者，加黄芪6克；腹胀，加枳实5克；皮肤干燥者，加养胃增液之石斛5克、乌梅6克。每日1剂，第1煎加水200毫升，煎至100毫升，第2煎取汁100毫升，两煎混合，分2次服用。朱竞红对250例缺锌患儿单纯以中药健脾为主治疗。结果：治愈212例（84.4%），好转36例（14.4%），无效2例（0.8%）。总有效率99.2%，患儿缺锌得到纠正。[2]

2. 大定风珠冲剂　白芍18克、生地黄18克、麦冬18克、炙甘草18克、阿胶9克、生龟甲12克、生牡蛎12克、鳖甲12克、火麻仁6克、五味子6克、鸡子黄2枚。制成冲剂，每袋12克。1岁以下每次1/4袋，1~2岁每次1/3~1/2袋，3~7岁每次1/2袋，8岁以上每次1袋，每日3次口服。

唐堪春等用上方治疗小儿难治性锌缺乏症47例，并设对照组43例，对照组采用常规用葡萄糖锌粉。均10日为1个疗程，连用3个疗程。结果：治疗组显效35例（74.50%），有效10例（21.3%），无效2例（4.2%），总有效率95.80%；对照组显效5例（12%），有效7例（16.3%），无效31例（72%），总有效率38%。两组比较，差异有统计学意义（P<0.01）。[3]

3. 参苓白术散　党参10克、茯苓10克、山药10克、白扁豆10克、白术10克、莲子10克、薏苡仁10克、大枣10克、陈皮6克、砂仁1.5克、桔梗3克。随症加减：食欲不振，加麦芽10克；舌苔厚，加山楂6克；反复感冒，加生黄芪10克、紫苏叶6克；心烦，加灯心草0.5克；舌红，去党参，加太子参10克。每日1剂，水煎服。<7岁剂量酌减。治疗期间不用其他补锌药及食品。30日为1个疗程。周沛然用上方加减治疗29例小儿缺锌症。结果：痊愈4例，显效10例，有效9例，无效6例。总有效率79%。[4]

4. 清肝理脾汤　太子参9克、象牙丝（现禁用）9克、白芍9克、鸡内金9克、葫芦茶9克、白术6克、云茯苓12克、麦芽12克、谷芽15克、甘草5克。随症加减：心肝火旺或肝郁乘脾，去太子参、白术，加草决明12克、麦冬9克、独脚金6克。每日1剂，水煎服，15日为1个疗程，1个疗程后每2日1剂。食含锌之食物。何广贤用上方加减治疗缺锌综合征患儿56例，经3个月治疗，症状消失，食欲增加，头发锌恢复正常值43例，低于正常值13例。[5]

5. 补锌糖浆　太子参（含锌20.3微克/克）30克、白术（含锌22微克/克）24克、茯苓（含锌11.57微克/克）24克、陈皮（含锌14.7微克/克）16克、熟地黄（含锌12.4微克/克）20克、制何首乌（含锌12.5微克/克）30克、甘草（含锌13.01微克/克）10克。上药共为粗末，熬煎成糖浆，每瓶100毫升，每毫升含生药1.5克。1岁以内每次3毫升，1~2

---

① 王晓鸣.浙江中医杂志,1988(6):256.
② 朱竞红.健脾和胃法治疗小儿缺锌250例[J].长春中医学院学报,1999,15(1):35.
③ 唐堪春,等.大定风珠冲剂治疗小儿难治性锌缺乏症47例[J].国医论坛,1995(2):28.
④ 周沛然.参苓白术散治疗小儿缺锌症29例[J].广西中医药,1994,17(4):16.
⑤ 何广贤.缺锌综合征证治浅谈[J].新中医,1993(11):11-12.

岁每次 4 毫升,2～3 岁每次 5 毫升,3～4 岁每次 6 毫升,4～5 岁每次 7 毫升,5～6 岁每次 8 毫升,7 岁以上每次 10 毫升。每天早、晚各服 1 次,饭后 2 小时服。连服 2 个月复查身高、体重、腹壁脂肪厚度、发锌等指标。服药期间停服其他药物,但要酌情添加含锌量较高的青菜、紫菜、鱿鱼、目鱼、各种动物的肝脏及血、瘦肉、牛肉、核桃、花生米等食品。本方具有健脾助运之功效,又含有机锌较高的药物,起到了增强免疫、调整机体功能的作用。陈厚忠用上方治疗小儿缺锌症 100 例,治愈(小儿疳积等症状体征全部消失,发锌正常)81 例,好转(小儿疳积症状体征明显减轻,发锌偏低)19 例。附典型病例系男性 2 岁多患儿,用中药补锌糖浆,每次 5 毫升,每日 2 次,连服 60 天,诸症消除,纳增,头发黑润,健康活泼,复查发锌 130 PPM,追访 1 年,体健无恙,且无感冒及消化不良现象。①

6. 健脾导滞方　西党参 10 克、杭白芍 10 克、焦白术 10 克、谷麦芽各 10 克、山楂炭 12 克、苍术 5 克、陈皮 5 克、连翘 5 克、甘草 5 克。随症加减:厌食偏食较甚者,加炒扁豆 7 克、淮山药 7 克、砂仁 3 克;腹胀腹泻者,加藿香 7 克、神曲 7 克、莱菔子 10 克;异食癖者,加香附子 5 克、使君子 10 克、槟榔 10 克。每日 1 剂,水煎服,分 2 次服(1 岁以下者可分 4 次服)。服至自觉症状消失,锌上升至 100 PPM 以上。罗健等采用中医药健脾导滞方系统观察治疗小儿缺锌症 300 例,结果显示全部病例经治疗后,微量元素锌测定均转至正常范围,其中服药后 7～10 天转正常者 25 例,11～15 天者 85 例,16～25 天者 40 例,26～35 天者 32 例,36～45 天者 71 例,45 天以上者 47 例。疗效满意。②

单　方

锌强化固体饮料—"红珠儿宝"　组成:山楂、锌盐。制备方法:以山植为主要原料,掺入一定量的锌盐,制成固体颗粒,每袋 10 克,含元素锌 5 毫克。用法用量:每日 1 袋,连服 60 天。缺锌严重者,开始服用时每日 2 袋,2 周后改为每日 1 袋。临床应用:李清亚等用上方对 0～7 岁的 169 例缺锌症儿童进行了 60 天临床试验。结果:对厌食症的有效率为 97.1％,异食癖为 94.4％,反复呼吸道感染为 85.7％,口腔溃疡为 100.0％。服用后,发锌及血红蛋白含量明显增加。结论:提示"红珠儿宝"治疗缺锌症效果满意。③

中　成　药

1. 儿宝冲剂　组成:该制剂所用成分均来自食品添加剂厂生产的食品添加剂原料,包括葡萄糖酸锌、乳酸亚铁、某些氨基酸、维生素、蔗糖等,通过科学组方配制而成。用法用量:每日 1 包(内含铁 10 毫克/锌 5 毫克)。临床应用:张志生等采用双盲法,用研制的药品让有缺铁、缺锌症临床表现的 7～12 岁儿童服用。随机将 182 例患儿分为治疗组 114 例与对照组 68 例,治疗组服儿宝冲剂,连服 1 月,其中 56 名学生连服 2 月;对照组每人每天服无铁锌元素的安慰剂 1 包,连服 1 月。安慰剂在外观、剂型、口感等方面均与"儿宝冲剂"相同。结果:服用该药品 1 月后,儿童体内微量元素铁、锌和血红蛋白含量显著提高($P<0.01$),食欲增加;缺铁、缺锌症状明显改善,服 2 月优于服 1 月的治疗效果。结论:该药品对儿童缺铁性贫血及缺锌症具有显著的防治效果。④

2. 雄蜂幼虫片　组成:含锌为 0.72 毫升/克的蜂虫片(昆明保健制药厂提供)。用法用量:每日 0.6 毫升/千克,连续服用 3 个月。临床应用:陈黎明等用上方治疗小儿缺锌症 45 例,并设对照组 20 例。结果显示身高和体重增长、发锌增长与对照组相比均有显著性差异和变化。结论:蜂幼虫片对于改善儿童营养状况,促进生长发育,具有

① 陈厚忠.中药补锌糖浆治疗小儿缺锌症 100 例疗效总结[J].湖南中医杂志,1991(3):8-9.
② 罗健,等.健脾导滞法治疗小儿缺锌症[J].湖南中医杂志,1988(1):16-17.
③ 李清亚,王育才,等.锌强化固体饮料—"红珠儿宝"治疗儿童缺锌症的临床观察[J].解放军预防医学杂志,1993,11(6):447-448.
④ 张志生,等.儿宝冲剂对防治缺铁性贫血及缺锌症的疗效观察[J].新乡医学院学报,1998,15(3):212-213,216.

一定的功效。[1]

3.醒脾冲剂 组成:由白术、黄精、麦芽、龙骨、莪术精制加工而成。功效:补脾益气,开胃行气消积,镇静安神。用法用量:温开水冲服;1～3岁4～6克,4～7岁8克,8～10岁10克,10岁以上遵医嘱,每日3次。临床应用:吕宗龄等用上方治疗小儿缺锌症203例,痊愈(发锌值增多75%以上,厌食消失,体重增加2000克,身高增长4厘米,兼证消失)38例,显效(发锌值增多50%以上,厌食基本消失,体重增加1000克,身高增长2厘米,兼证有一半消失)141例,有效(发锌值升高25%以上,

不足50%,体重略增加,身高略有增长,厌食减轻,兼证3～4项消失)21例,无效(无变化)3例。共服药3个疗程,总有效率98.5%。[2]

4.复儿康片 组成:党参、炙黄芪、白术、生山药、北沙参、山楂肉等(每片0.3克,相当于1克生药量,中国中医研究院西苑医院制剂室制作)。用法用量:1～3岁3～4片,4～6岁5片,>7岁6片,每日3次,饭后温开水送服。临床应用:安效先等用上方治疗小儿缺锌症30例,痊愈6例(20%),显效9例(30.0%),有效5例(16.7%),无效10例(33.3%)。总有效率88.0%。[3]

① 陈黎明,等.雄蜂幼虫片治疗45例缺锌儿童报告[J].云南中医杂志,1991,12(2):13-14.
② 吕宗龄,等.醒脾冲剂治疗小儿缺锌症(脾胃虚弱型疳证)203例的临床观察[J].辽宁中医杂志,1990(4):20-21.
③ 安效先,等.中药复儿康治疗小儿缺锌的临床观察[J].中医杂志,1988(1):38-39.

维生素 D 缺乏性佝偻病

概 述

维生素 D 缺乏性佝偻病是因体内维生素 D 不足而引起全身钙、磷代谢失常的慢性营养不良性疾病。以骨骼的改变为主要临床特征。由于钙盐不能沉着于骨骼的生长部位而使骨骼发育发生障碍。虽很少直接危及生命,但因发病缓慢,易被忽视,一旦骨骼发生明显病变,同时已影响神经、肌肉、造血、免疫等组织器官的功能,机体的抵抗力已下降,容易并发支气管炎、肺炎、腹泻等疾病。因此,约有 1/3 的佝偻病患儿伴发反复呼吸道感染及胃肠疾病,对小儿健康危害较大。

本病好发于北方严寒地区,由于日照时间短和户外活动少之故。据不完全统计,我国北方地区的发病率约为 50%;上海地区的发病率约为 15%;北京市 1977 年秋季对 4 401 名婴幼儿普查,结果发病率为 26.63%,早期占 64.1%。从发病年龄看,以 9 个月到 2 周岁的婴儿最多。人工喂养的婴幼儿发病率高于母乳喂养儿。

佝偻,原作"痀偻"。有关佝偻病在我国古代文献中的记述已有两千多年的历史。早在战国时代的著作《庄子》中就有类似佝偻病的记载,隋代巢元方《诸病源候论·小儿杂病诸候》中已明确提出日照对小儿生长发育的重要性,其后历代医籍中的夜惊、汗证、疳病、肾疳、五迟、鸡胸、龟背等病症中均有相似于佝偻病的论述,概属小儿弱证的范畴。

1986 年 5 月卫生部颁发了佝偻病的防治方案,将本病列为儿科重点防治的四种常见病之一。运用中医辨证论治原则或用专方专药治疗本病,较单纯补充维生素 D 配合钙剂治疗,具有疗效相当且症状改善快、无不良反应等优点。[①]

辨 证 施 治

1. 张国恩等分 3 型

(1)肝肾亏虚型 症见面色黄白,目无神采,智力迟钝,站立、行走或长齿迟缓,囟门宽大难合,舌质淡红,脉细弱。

(2)心气不足型 症见面色黄白,智力不健,神情呆钝,语言发育迟缓,虽属合语之时,尚不能说话,舌质色淡,脉细弱。

(3)脾胃虚弱型 症见面色萎黄,精神倦怠,少气懒言,肌肉消瘦,皮肤松弛,手不能举,足不能立,涎出不禁,大便稀溏,舌质色淡,脉细弱。

方用健骨冲剂:黄芪、茯苓、枸杞子、丁香、牡蛎、鸡内金(石家庄市乐仁堂药厂制成冲剂,每袋 15 克)。2 岁以下每次 7.5 克,每日 2 次;3～5 岁每次 7.5 克,每日 3 次;6 岁以上每次 15 克,每日 2 次。服药 4 周为 1 个疗程。一般治疗 2～3 个疗程。临床观察:张国恩等用该方治疗 60 例小儿佝偻病,一般治疗 2～3 个疗程,总有效率 96.67%。在有效患儿中,精神神经症状、X 线改变均不同程度改善,有的恢复正常。[②]

2. 李家风分 3 型

(1)肝脾不调型(属现代医学之初期,轻度) 此型以肝脾失调、脾弱肝旺为特点。症见腹

① 汪受传.中医儿科学[M].北京:人民卫生出版社,2017:1037-1045.
② 张国恩,等.中医药治疗小儿佝偻病临床研究[J].河北中医,1993,15(1):21-23.

泻,纳差,肌肉松软,面黄,夜惊多啼,睡眠不安,烦躁,脾气怪,汗多,枕秃,发疏少,舌质淡红,苔薄白,脉细弦,指纹多呈现淡青。治宜培土制木、健脾养肝。方用健脾养肝汤:苏条参9克、白术9克、茯苓9克、广皮6克、芡实9克、薏苡仁9克、莲子9克、淮山药9克、砂仁3克、银柴胡9克、台乌药6克、苍术6克、炙甘草3克、小枣6克。

(2)脾胃不足型(属现代医学中之中度或激期) 本型以气血虚弱、营卫亏损、脾肾不足为主要特点。症见生长发育迟缓,明显多汗,夜惊,烦躁,方颅,颅骨软化,囟门迟闭,齿迟,语迟,立迟,肋外翻,郝氏沟,肋串珠,手镯,腹大纳呆,肌肉松软无力,易患感冒,腹泻等疾病,面色苍白,舌质淡,苔薄白,脉缓细弱,指纹淡细。治宜健脾益肾、滋阴和阳。方用龙牡当归黄芪建中汤:龙骨6克、牡蛎9克、当归6克、炙黄芪9克、桂枝5克、炙麻黄根9克、鹿角霜9克、浮小麦9克、炙甘草3克、大枣6克、饴糖10克、炙黄精10克、苍术6克、乌贼骨6克。辅以健脾养肝汤交替服用。

(3)肝肾亏损型(属现代医学之激期,或晚期重度,有的已成后遗证) 此型以肝肾及营卫亏损明显为特征。症见有明显发育迟缓,运动功能障碍,四肢筋骨萎软,甚则不能抬举,或则抽搐,肌肉瘦削,面色无华,毛发枯焦,出汗如水洗,坐立不稳,头项软绵,胸廓或下肢畸型,呈漏斗胸、鸡胸、龟背、O型腿、X型腿等,脉象沉细无力,指纹淡滞,舌质淡无华。治宜补肾益气、强筋壮骨。方用① 龙牡黄芪建中汤加续断、杜仲、怀牛膝、五加皮。② 补肾壮骨建中汤:炙黄芪10克、党参6克、炒白术6克、杜仲6克、巴戟6克、炙黄精6克、炒苍术9克、淮山药9克、黑固脂6克、砂仁3克、乌贼骨6克(有条件者加服胎盘粉)。

临床观察:李家风临床治疗107例佝偻病患儿,肝脾不调、脾肾不足、肝肾亏损三型分别治疗67例、30例、10例。结果:肝脾不调型治愈5例,显效21例,好转39例,无效2例;脾肾不足型治愈1例,显效10例,好转18例,无效1例;肝肾亏损型治愈3例,显效1例,好转5例,无效1例。有效率分别为97%、96.6%、90%。[1]

经 验 方

1.四君子汤加减联合捏脊疗法 四君子汤加减:人参10克、党参10克、白术10克、茯苓10克、法半夏10克、柴胡15克、佛手15克、陈皮5克、炙甘草5克。每日1剂,用水浸泡30分钟后水煎2次,共取汁100毫升,2次混匀后分服,7天为1个疗程,每个疗程间隔1周,共治疗4个疗程。捏脊疗法:将室内温度调至25℃左右,患儿取俯卧位,蘸取少量的润肤油,先轻轻抚摸后背使患儿放松,并给予患儿安慰,操作者掌心朝下,两手握拳状,食指和中指并拢,两拇指指腹相对,无名指和小指自然弯曲,从幼儿的尾骶部正中开始,沿脊柱前上移动至大椎穴,循环3遍,第4遍三捏一提;之后按揉脾俞、胃俞穴各50下;最后轻轻抚摸后背,使患儿肌肉放松,捏脊过程结束,治疗6天为1个疗程,在每个疗程中要休息1周,共治疗4个疗程。邓敏红将162例维生素D缺乏性佝偻病患儿随机分为治疗组与对照组各81例。对照组给予复方碳酸钙颗粒和维生素D滴剂治疗,治疗组在对照组的基础上加用四君子汤加减联合捏脊治疗,2组均以3个月为1个疗程。结果:治疗后治疗组出现多汗、夜惊、肋骨外翻、枕秃、睡眠差等症状的病例数均少于对照组,差异均有统计学意义($P<0.05$)。治疗组显效50例(61.7%),有效23例(28.4%),无效8例(9.9%);对照组显效30例(37%),有效33例(40.7%),无效18例(22.2%)。治疗后治疗组总有效率90.1%,对照组77.8%,两组比较差异有统计学意义($P<0.05$)。提示四君子汤加减联合捏脊疗法治疗维生素D缺乏性佝偻病可提高临床疗效。[2]

2.七味白术散加减 太子参3克、炙甘草3

① 李家风.中医对佝偻病辨证施治107例的临床观察[J].云南中医学院学报,1984(2):3-8.
② 邓敏红.四君子汤加减联合捏脊疗法治疗维生素D缺乏性佝偻病临床观察[J].新中医,2016,48(8):189-191.

克、白芷 3 克、茯苓 5 克、麸炒白术 5 克、葛根 5 克、山药 5 克、五味子 5 克、木香 2 克、广藿香 2 克、砂仁 2 克、煅龙骨 15 克、煅牡蛎 15 克。颗粒剂,水冲频服,每日 1 剂。同时配合维生素 AD 滴剂口服。徐荣谦以上方治疗 1 例小儿脾胃病,服药 28 剂,病情稳定。徐荣谦认为本病的治疗当宗"补后天以养先天"的治疗原则,使脾气健旺、肾气充盈、精血丰沛、脏腑骨脉得养,则诸症可除。七味白术散乃助脾和胃、调中益气的良圣之药,可益气健脾以资气血生化之源,用于治疗小儿维生素 D 缺乏性佝偻病疗效颇佳。[1]

3. 补肾地黄丸配合针刺四缝穴　熟地黄、山茱萸、泽泻、牡丹皮、茯苓、山药、牛膝、鹿茸。随症加减:出汗较多者,加浮小麦、牡蛎;阴虚内热烦躁、夜啼较甚者,加龙骨、知母、黄柏;脾虚纳呆、便溏,加扁豆、莲肉。用量依年龄、病情而定,每日 1 剂,水煎分 3～4 次服;同时针刺四缝穴,平补平泻,3～7 日 1 次。刘百祥等将 116 例维生素 D 缺乏性佝偻病患儿随机分为治疗组和对照组各 58 例。治疗组以补肾地黄丸和针刺四缝穴治疗,对照组予以维生素 D、钙剂治疗。结果:治疗组显效率 89.7%,总有效率 100%;对照组显效率 29.3%,总有效率 96.6%。两组比较,显效率有非常显著性差异($P < 0.01$)。结论:补肾地黄丸和针刺疗法对维生素 D 缺乏性佝偻病有较好疗效。[2]

4. 紫河车黄芪方　紫河车 1 具、黄芪 30 克、煅牡蛎 30 克、蜈蚣 10 条、青盐 10 克。诸药焙干,研为细末,分 100 小包,每次 1 包,温水冲服,每日 2 次,3 个月为 1 个疗程,收效显著。[3]

5. 抗佝偻合剂　黄芪 20 克、茯苓 20 克、山药 20 克、龙骨 20 克、菟丝子 15 克、黄精 15 克、白术 15 克、炒麦芽 15 克、砂仁 10 克、甘草 6 克。水煎 2 次,浓缩后加单糖浆苯甲酸钠 0.5 克,搅匀即成。

1 岁以下每次 10 毫升,2～4 岁每次 20 毫升,4 岁以上每日 3 次服。张立营等用该方治疗 80 例佝偻病患儿,显效 49 例,有效 31 例,临床症状消失或减轻。[4]

6. 健脾益肾疏肝方　菟丝子 30 克、龙骨 20 克、牡蛎 20 克、党参 10 克、黄芪 10 克、白术 6 克、陈皮 6 克、柴胡 6 克、郁金 6 克、五味子 6 克(由广州中医学院制剂室制成合剂,100 毫升/瓶)。每次 15 毫升,每日 3 次口服,连服 1 个月。1 个月为 1 个疗程。陈文利共观察 115 例小儿佝偻病,将其随机分为中药组、西药组与中西药组。中药组服上述方剂,西药组用葡萄糖酸钙与维生素 D_3,中西药组同时采用上述两种方法。结果:中药组有效率 83%,西药组有效率 60%,中西药组有效率 86%。[5]

7. 抗佝偻病冲剂　全蝎、紫河车、龙骨、牡蛎等五味中药。上述药物研为细末备用。郑英珠用该方治疗 57 例婴幼儿佝偻病,有效率 90.5%。[6]

8. 龙牡壮骨冲剂　龙骨、牡蛎、黄芪、龟甲、白术等。随症加减:贫血明显者,加服黄精 10 克。每剂 15 毫升,每次 5 毫升,每日 3 次。临床观察结果显示,该方对增加血清钙、磷,降低碱性磷酸酶,改善 X 线相有明显作用。临床症状 2 月内消失者达 95% 以上。[7]

9. 中药糖浆　黄芪 9 克、党参 9 克、丁香 1.5 克。阎氏用该方治疗 105 例佝偻病患儿,并与 82 例维生素 D_3 治疗的作对照,分别在用药后 1、2、3 个月进行观察。结果:在血生化检测、X 线相改变及症状变化等方面,中药组均显著优于西药组($P < 0.05$ 或 0.01)。[8]

10. 佝偻糖浆　黄芪 10 克、菟丝子 10 克、白术 10 克。水煎 200 毫升,装入瓶中备用,每日 3 次,每次 10 毫升,每周服 1 瓶。史济焱等用该方

① 史文丽,徐荣谦.徐荣谦教授运用七味白术散治疗小儿脾胃病经验总结[J].现代中医临床,2015,22(3):46-48.
② 刘百祥,等.中药配合针刺治疗维生素 D 缺乏性佝偻病 58 例[J].湖南中医药导报,2001,7(6):315.
③ 李桂茹,等.刘韵远治疗小儿佝偻病验案[J].北京中医杂志,1994,13(2):5.
④ 张立营,等.抗佝偻合剂治疗佝偻病 80 例[J].实用中医内科杂志,1993,7(1):37.
⑤ 陈文利.中药治疗小儿佝偻病的临床研究[J].北京中医杂志,1991,10(4):17-18.
⑥ 郑英珠.中西医结合治疗婴幼儿佝偻病活动期 57 例[J].福建中医药,1990,21(4):43.
⑦ 许国朝.龙牡壮骨冲剂治疗佝偻病简介[J].中国医院药学杂志,1989,9(8):377,381.
⑧ 阎田玉,等.益气温中治疗小儿佝偻病的临床研究[J].中医杂志,1988,29(1):35-37.

治疗 55 例小儿佝偻病,疗程 2 个月,用药后临床症状及血清 AKP 均有显著改善。①

11. 六味地黄汤合异功散加减方　太子参 10 克、山药 10 克、炙龟甲 10 克、炙鳖甲 10 克、紫河车 10 克、白术 7 克、熟地黄 7 克、炙黄芪 8 克、茯神 6 克、山茱萸 6 克、枳壳 4 克、砂仁 3 克、陈皮 3 克、甘草 3 克。郭助华以上方治疗 1 例佝偻病,疗效佳。②

12. 肥儿糖浆　银柴胡 6 克、杭芍 6 克、白术 6 克、台乌药 6 克、陈皮 6 克、苏条参 9 克、薏苡仁 9 克、芡实 9 克、莲子 9 克、淮山药 9 克、茯苓 9 克、砂仁 3 克、甘草 3 克、小枣 3 枚。全方制成糖浆剂 100 毫升。健脾养肝。适用于治疗慢性腹泻,食欲不佳,营养不良,生长发育缓慢,可用于防治佝偻病脾弱肝旺型(中、重型)及脾肾亏损型巩固期。1 岁以内小儿,分 9 次服完(3 日量);1～3 岁小儿,分 6 次服完(2 日量);5～7 岁,分 3 次服完(1 日量)。注意事项:本品应与驱虫肥儿糖浆相区别。本药味甘,幼儿易于接受,可以长期服用。③

13. 龙牡补骨丸　炙黄精 9 克、龙骨 9 克、牡蛎 9 克、白术 9 克、茯苓 9 克、麻黄根 9 克、淮山药 9 克、浮小麦 9 克、黄芪 9 克、鹿角霜 9 克、当归 6 克、桂枝 6 克、杭芍 6 克、炙甘草 3 克、小枣 3 枚。全方煮沸过滤浓缩成浸膏粉加蜜为丸,每丸重 5 克。补骨健肾,收敛止汗,健脾益胃。适用于小儿佝偻病,脾肾不足,气血虚弱型及脾肾亏损(骨骼改变)型。6 月至 1 岁小儿,每日服 3 次,每次半至 1 丸;2～3 岁小儿,每日服 3 次,每次 1 丸;5～7 岁,每日服 3 次,每次 2 丸。备注:本方用于防治佝偻病,无不良反应,疗效尚属满意。佝偻病为慢性疾病,需要长期服药进行治疗观察。④

14. 鱼肝油饼干　面粉 500 克、浓缩鱼肝油 105 滴、奶油 150 克、猪油 30 克、蛋黄 2 个、发酵奶 200 毫升、糖 150 克、香草粉 0.5 克、重曹 5 克。每片含有维生素 D 250 单位。先将面粉与油搅匀,再将鱼肝油滴入称好的糖内,然后加入蛋黄、香草粉、发酵奶,搅合后倒入面粉中,再将重曹加水少许也倒入面粉中调合之,然后用模型将调好的面作成 105 片,放入烤炉烤之即成。每日 4 片即可达到预防作用。⑤

单　方

1. 苍术　组成:苍术。用法用量:将苍术焙干研粉,每次 1.5 克,每天 3 次,调食物中服之;用苍术 250 克,浸入 500 克花生油中,1 天后熬焦,去苍术用油,每次 10 滴,每日 3 次,调食物中服之。⑥

2. 牡蛎　组成:牡蛎。用法用量:将牡蛎火煅,每日用 9 克,水 3 杯,煎取 8 分杯,分 3 次调饭中服之;将牡蛎煅成灰,研粉过细筛,每次 0.06 克,每日 2 次,调饭中服之。⑦

中　成　药

1. 龙牡壮骨颗粒　组成:黄芪、党参、麦冬、龟甲、炒白术、山药、醋南五味子、龙骨、煅牡蛎、茯苓、大枣、甘草、乳酸钙、炒鸡内金、维生素 D_2、葡萄糖酸钙。

(1) 由健民药业集团股份有限公司生产,批号 121028。用法用量:开水冲服,2 岁以内,每次 3 克;2～7 岁,每次 4.5 克;7 岁以上,每次 6 克,每日 3 次。临床应用:张雪荣等选取在湖北省中医院就诊的佝偻病患儿 50 例,给予龙牡壮骨颗粒进行治疗,疗程 8 周,期间禁止使用含钙、维生素 D 的药物、保健品及同类中药。结果:治疗结束后,疾病疗效的显效率 30%,总有效率 88%;中医证候的显效率 20%,总有效率 88%。结论:龙牡壮

① 史济焱,朱瑞群,唐为勇.佝偻糖浆治疗小儿佝偻病 55 例[J].上海中医药杂志,1987(6):9.
② 郭助华.补肾健脾治佝偻[J].上海中医药杂志,1987(6):28 - 29.
③ 云南中医学院附属医院小儿科.肥儿糖浆、龙牡补骨丸简介[J].云南中医学院学报,1978(2):68 - 69.
④ 同上.
⑤ 赵珣.鱼肝油饼干[J].黑龙江医刊,1959(Z1):166.
⑥ 陈隆震.苍术与牡蛎治愈小儿佝偻病[J].福建中医药,1959(10):42 - 43.
⑦ 同上.

骨颗粒治疗维生素 D 缺乏性佝偻病疗效确切,总有效率均在 88%,且在枕秃、夜惊、面色、汗症、肌肉、毛发、精神症状方面改善明显。[1]

(2) 由武汉健民药业集团股份有限公司生产,国药准字 Z42021662。用法用量:每次 5 克,每日 3 次。临床应用:张辉等选取了 60 例佝偻病患儿,随机分为治疗组与对照组各 30 例。治疗组给予龙牡壮骨颗粒,对照组给予三精葡萄糖酸钙口服液和维生素 AD 胶囊。结果:治疗 2 个月,治疗组显效 17 例(56.67%),有效 11 例(36.67%),无效 2 例(6.67%),总有效率 93.3%;对照组显效 13 例(43.33%),有效 9 例(30%),无效 8 例(26.67%),总有效率 73.33%。两组总有效率比较,差异有统计学意义($P<0.05$);其中骨碱性磷酸酶活性<200 的患儿,治疗组中有 27 例(90%),对照组中有 20 例(66.67%)。两组比较,差异具有统计学意义($P<0.05$)。[2]

(3) 用法用量:开水冲服,1 岁每次 2.5 克,2 岁内每次 5 克,每日 3 次。临床应用:陈燕华将 4 个月~2 岁在桂林市第三人民医院就诊的佝偻病患儿 90 例随机分为治疗组 48 例与对照组 42 例,两组的基线比较差异无统计学意义。治疗组给予龙牡壮骨颗粒,对照组给予葡萄糖酸钙和维生素 AD 口服液,30 天为 1 个疗程。结果:治疗 2 个疗程后,治疗组痊愈 24 例,好转 22 例,无效 2 例,总有效率 95.83%;对照组痊愈 14 例,好转 19 例,无效 9 例,总有效率 78.57%,两组比较差异有统计学意义。结论:龙牡壮骨颗粒治疗婴幼儿佝偻病疗效确切。[3]

(4) 用法用量:每包 5 克,2 岁以下每次 1 包,2~7 岁每次 1 包加 2/3 包,7 岁以上每次 2 包。每日 3 次。临床应用:林雅芬等选取了 58 例儿童保健院佝偻病患儿,随机分为治疗组 30 例与对照组 28 例。治疗组给予龙牡壮骨颗粒,对照组予以常规的维生素 D 加钙剂治疗,疗程 1 个月。结果:治疗结束后治疗组和对照组的总有效率都在 95%以上,差异无统计学意义,而治疗组在增加食欲、改善睡眠方面优于对照组。[4]

2. 阿胶牡蛎口服液 组成:主要成分是阿胶和牡蛎(由新疆华世丹药业股份有限公司生产,国药准字 B20020497)。用法用量:每支 10 毫升,口服,每次 1 支,每日 2~3 次,连续用药 4 周。临床应用:黄骏涛选取佝偻病患儿 94 例,采用随机对照方法分为治疗组与对照组各 47 例,两组均给予口服维生素 D 治疗,治疗组在此基础上加用阿胶牡蛎口服液治疗。结果:两组患儿身高、体重与治疗前相比均有明显改善($P<0.05$),且两组身高、体重相比,差异有统计学意义($P<0.05$);两组患儿骨密度与治疗前相比均有明显改善($P<0.05$),且两组骨密度相比,差异有统计学意义($P<0.05$)。结论:阿胶牡蛎口服液治疗儿童佝偻病效果显著。[5]

3. 资生丸颗粒剂 组成:太子参 10 克、山药 10 克、白术 10 克、炒白扁豆 10 克、薏苡仁 10 克、山楂 10 克、焦六神曲 10 克、炒麦芽 10 克、藿香 10 克、莲子 10 克、茯苓 10 克、芡实 10 克、泽泻 10 克、白豆蔻 3 克、黄连 3 克、甘草 3 克、桔梗 6 克、陈皮 6 克(中药免煎颗粒,由江苏江阴天江制药有限公司制备,批准文号:国药监注[2001]325 号)。功效主治:健脾益气;适用于症见形体虚胖,肌肉松软,面色少华,纳呆,大便不调,多汗,睡眠不宁,囟门开大,头发稀疏易落,可见枕秃,易反复感冒,舌淡苔薄白,指纹淡,脉细软无力。用法用量:每剂以 70℃左右温开水 300 毫升冲服,年龄小于 4 月龄每剂分 10 份,4~9 月龄每剂分 8 份,9~15 月龄每剂分 7 份,15 月龄~3 岁每剂分 6 份,每次 1 份,每日 3 次口服。临床应用:吴振辉等将佝偻病患儿 66 例按随机数字表法分为治疗组与对照组各 33 例。治疗组口服资生丸颗粒剂,对照组口服维生素 D 和葡萄糖酸钙,两组疗程均为 3 个月。结果:治疗组剔除 1 例,脱落 1 例,痊愈 14 例,显效 10 例,有效 4 例,无效 3 例;对照组剔除 1 例,脱落 2

① 张雪荣,等.龙牡壮骨颗粒治疗维生素 D 缺乏性佝偻病的临床研究[J].世界中医药,2016,11(8):1454-1456.
② 张辉.龙牡壮骨颗粒治疗早期佝偻病 30 例[J].中国药业,2014,23(2):81-82.
③ 陈燕华.龙牡壮骨颗粒治疗婴幼儿佝偻病的临床观察[J].亚太传统医药,2012,8(6):78-79.
④ 林雅芬.龙牡壮骨颗粒治疗早期佝偻病疗效观察[J].浙江中西医结合杂志,2003,13(3):31.
⑤ 黄骏涛.阿胶牡蛎口服液治疗佝偻病疗效观察和对比研究[J].中国医药导刊,2014,16(5):871,873.

例,痊愈7例,显效9例,有效10例,无效4例。总有效率治疗组为90.32%,对照组为86.67%,两组比较差异无显著性意义($P > 0.05$);治疗组愈显率77.42%,对照组为53.33%,两组比较差异有显著性意义($P < 0.05$)。治疗后治疗组各项中医证候单项症状改善情况均优于对照组,差异均有显著性意义($P < 0.05$)。结论:健脾益气法治疗维生素D缺乏性佝偻病肺脾气虚证具有良好的临床疗效。[1]

预 防 用 药

维生素D、钙剂　用法用量:妊娠期和哺乳期妇女每月口服维生素D 25～50 微克(1 000～2 000 IU)、钙1 000～1 200 毫克。饮食应含有丰富的维生素及钙、磷、蛋白质,可起预防作用。新生儿坚持母乳喂养,及时添加辅食如肝、蛋黄等。自生后1个月起开始补充维生素D,每日10 微克(400 IU)。早产儿、低体重儿自生后2 周起开始补充维生素D,每日20 微克(800 IU),3 个月后减至10 微克(400 IU),同时口服钙剂,每日不超过0.5 克,并随月龄增加,适当增加剂量。人工喂养儿或在冬春季节出生的新生儿,每日口服维生素D 12.5～25 微克(500～1 000 IU)及钙剂0.5～1.5 克。[2]

① 吴振辉,等.健脾益气法治疗肺脾气虚证维生素D缺乏性佝偻病疗效观察[J].新中医,2014,46(9):121-123.
② 汪受传.中医儿科学[M].北京:人民卫生出版社,2017:1037-1045.

儿 童 肥 胖 症

概　述

　　肥胖是机体能量摄入超过消耗,多余的能量以脂肪形式贮存于组织,造成体内脂肪堆积过多,体重超常的疾病。儿童肥胖症约95%为单纯性肥胖,是与生活方式密切相关,以过度营养、运动不足、行为偏差为特征,全身脂肪组织过度增生、堆积的慢性疾病;少部分为继发性肥胖,由遗传、代谢、内分泌、中枢神经系统疾病等引起。

　　本病可发生于任何年龄,以年长儿及青少年多见。儿童期单纯性肥胖对儿童心血管、呼吸功能产生长期的慢性损伤,降低健康水平,是成人期糖尿病、动脉粥样硬化、高血压、冠心病、呼吸通气不良、骨关节炎、某些部位癌症的重要因素。同时,肥胖儿童还存在应激反应低下,抗感染能力降低,不能耐受麻醉和外科手术等风险。肥胖症不仅是一个严重的健康问题,也是一个潜在的社会问题,由于社会习俗和认同方面存在的偏见,肥胖者在求学、社交、日常生活等方面面临更多的压力,使儿童的自尊心、自信心受到严重损伤,压抑儿童潜能开发,对儿童的性格塑造、气质培养、习惯养成有破坏性的负面影响。

　　近年来,随着人类生活水平的提高和膳食结构的改变,小儿肥胖症的发病率呈明显上升趋势。根据WHO报告,目前全球儿童超重率接近10%,肥胖率为2%～3%,欧美发达国家儿童超重率高达20%～30%,肥胖率为5%～15%。2000年,我国学生体质调研显示:我国大中城市儿童单纯性肥胖检出率达2.09%～9.99%,在15年间男童肥胖率增长了9.6倍,女童增长了4.9倍。本病目前尚无非常有效的治疗方法,因此预防和控制肥胖在小儿时期尤为重要。[①]

辨 证 施 治

　　1. 张奇文等分11型

　　(1) 脾虚痰湿型　症见形体臃肿,疲倦乏力,头身困重,口淡腹满,或胸闷气促,下肢浮肿,纳差,便溏,尿少,舌质胖淡,苔薄腻,脉沉滑。治宜健脾化湿、温中燥湿。方用苓桂术甘汤加减:茯苓、桂枝、苍术、白术、甘草、陈皮、泽泻、半夏、山楂、鸡内金。随症加减:倦怠乏力,加党参、黄芪;腹部胀满,加枳实、大腹皮;大便溏薄,加煨姜、益智仁。

　　(2) 胃热湿阻型　症见形体肥胖,脘腹胀满,消谷善饥,怠惰懒动,口渴口臭,面红口苦,舌质红,苔腻微黄,脉滑数或弦滑。治宜清胃泄热、除湿消肿。方用泻黄散加减:藿香、栀子、佩兰、石膏、升麻、防风、泽泻、厚朴、夏枯草。随症加减:便秘,加决明子、大黄;口渴多饮,加天花粉、石斛、黄连。

　　(3) 痰湿内盛型　症见形体肥胖,肢体困重,疲乏嗜睡,脘痞腹胀,头晕呕恶,胸闷痰多,舌质淡胖,舌苔白腻水滑,脉滑。治宜燥湿化痰、理气化浊。方用苍附导痰丸加减:苍术、白术、香附、橘红、半夏、茯苓、泽泻、制南星、枳实、薏苡仁。随症加减:肢体困重、下肢肿、小便不利,加冬瓜皮、大腹皮;胸闷痰多、舌苔白厚腻,加佩兰、荷叶;便秘,加厚朴、大黄。

　　(4) 肝郁气滞血瘀型　症见肥胖,胃脘痞满,嗳气口苦,胁肋胀痛,急躁或性情抑郁,舌质黯或

　　① 汪受传.中医儿科学[M].北京:人民卫生出版社,2017:701-710.

有瘀斑,苔白或薄白腻,脉弦或涩。治宜疏肝理气、行气消滞。方用柴胡疏肝散加减:柴胡、陈皮、川芎、香附、枳壳、芍药、炙甘草。随症加减:胀痛明显,加白芷、延胡索、川楝子;舌质紫黯或有瘀斑,加丹参、红花、桃仁;痛经,加益母草、郁金。

(5)脾肾阳虚型　症见大便溏薄,腰酸膝冷,身体浮肿,舌质淡或舌胖,苔薄白,脉缓或迟。治宜温补脾肾。方用右归丸加减:熟地黄、山药、山茱萸、枸杞子、菟丝子、杜仲、当归、肉桂。随症加减:汗多,加浮小麦、煅牡蛎、五味子等;乏力气短,加党参、黄芪、白术、薤白等;头晕目眩,加泽泻、升麻等;畏寒肢冷,加制附子;浮肿明显,加车前子、猪苓。

(6)阴虚内热型　症见五心烦热,失眠,舌体偏瘦,舌质红苔薄,脉细数或微弦。治宜滋阴补肾、清降虚火。方用六味地黄丸合大补阴丸加减:熟地黄、山茱萸、山药、泽泻、茯苓、牡丹皮、知母、黄柏、炙鳖甲等。随症加减:尿黄短赤,加生地黄、淡竹叶、栀子等;消谷善饥,加石斛、天花粉、麦冬等;便秘,加生地黄、玄参、麦冬、大黄等。

(7)肝胆湿热型　症见腹胀纳呆,呕恶口苦,胁肋胀痛,阴囊潮湿或带下色黄,舌红苔黄腻,脉弦数。治宜清泄湿热、疏利肝胆。方用龙胆泻肝丸加减:黄芩、龙胆草、栀子、泽泻、通草、车前子、当归、生地黄、柴胡、生甘草等。随症加减:胁下胀满,加枳壳、香附、白芍等;口苦目眩,加天麻、钩藤、菊花、白蒺藜等;烦躁易怒,加玫瑰花、白芍、生牡蛎等。

(8)肠燥津亏型　症见便干、便秘,甚至数日一行,口臭,头晕,身热面赤,舌红少津,苔黄燥,脉细涩。治宜滋阴增液、泄热通便。方用增液承气汤加减:玄参、生地黄、麦冬、大黄、枳壳等。随症加减:脘腹胀满,加木香、厚朴、青皮等;口渴喜饮,加天花粉、石斛、芦根等;口臭,加紫苏叶。

(9)脾虚胃热型　症见呃逆,口干苦,腹胀,舌体胖大有齿痕,苔黄,脉弦滑。治宜和胃降逆、开结除痞。方用半夏泻心汤加减:半夏、黄芩、黄连、太子参、炙甘草、大枣、干姜等。随症加减:口渴喜饮,加天花粉、石斛、芦根等;口臭,加紫苏叶;腹痛,加白芍、白芷、延胡索等;腹胀明显,加香附、陈皮、枳实等。

(10)肺脾气虚型　症见咳喘,痰多而稀白,腹胀,乏力,大便溏,舌淡苔白,脉弱。治宜健脾益气、和胃理气。方用香砂六君子汤加减:太子参、炒白术、茯苓、炙甘草、陈皮、半夏、木香、砂仁等。随症加减:乏力气短,加黄芪、党参、枸杞子等;腹胀明显,加香附、陈皮、枳壳等;便溏,加生山药、白扁豆、薏苡仁等。

(11)肝火上炎型　症见头晕胀痛,面红目赤,耳鸣如潮,口苦口渴,便秘尿赤,舌红,苔黄,脉弦数。治宜疏肝健脾、清肝泻火。方用丹栀逍遥散加减:柴胡、当归、白芍、白术、茯苓、炙甘草、牡丹皮、栀子等。随症加减:目赤,加菊花、青葙子、石决明等;便秘,加玄参、生地黄、大黄、枳实等;尿少短赤,加生地黄、淡竹叶、栀子等。[1]

2. 董勤等分2型

(1)脾虚湿阻型　常见于学龄期儿童,常伴疲乏无力,肢体困重,腹满等症,追溯病史,可发现患儿多有过度喂养史。治宜健脾益气、化湿消肿。方用自拟减肥方加减:茯苓、白术、薏苡仁、丹参、半夏、陈皮、决明子、生山楂、枳壳、甘草。随症加减:兼有食滞甚者,加神曲、麦芽;腹痛者,加木香、佛手;大便稀溏者,加芡实;便秘者,加莱菔子、火麻仁;舌质花剥者,加白芍、石斛、北沙参;舌质白腻者,加藿香、川朴、砂仁。

(2)胃热湿滞型　多见于学龄期儿童,症见肥胖臃肿,消谷善饥,肢重困楚,口渴喜饮,大便干结等。治宜清胃泻热、除湿消肿。方用泻黄散加减:栀子、石膏、藿香叶、陈皮、半夏、荷叶、泽泻、甘草。随症加减:大便秘结者,加川石斛、炒莱菔子;口渴多饮,加麦冬、北沙参、天花粉;腹痛者,加木香、佛手;伴见乳房硬结者,加鳖甲、知母。[2]

① 张奇文,朱锦善.实用中医儿科学[M].北京:中国中医药出版社,2016:705-708.
② 廖州杰,等.董勤主任从脾胃论治儿童单纯性肥胖症的经验[J].陕西中医药大学学报,2016,39(4):45-47.

3. 王立芹等分 5 型

(1) 脾虚湿重型 多因恣食膏粱厚味及肥甘之品所致,临床症见肥胖,乏力,头重如裹,浮肿,便溏脉滑,舌苔白腻等。治宜健脾利湿。方用五苓散合茵陈蒿汤加减:猪苓、泽泻、茯苓、白术、薏苡仁、半夏、橘红、茵陈、荷叶等。

(2) 湿阻气滞型 ①属寒湿者,治宜温中化湿行气。方用苓桂术甘汤加苍术、陈皮、海桐皮、泽泻等。②属湿热者,治宜清热利湿行气。方用三仁汤加海金砂、防己、茯苓皮、海桐皮、茵陈等。

(3) 脾肾阳虚型 治宜补脾固肾、温阳化湿。方用六君子汤加仙茅、枸杞子、覆盆子、菟丝子等。

(4) 气阴不足型 治宜益气养阴。方用生脉散加黄精、制首乌、桑寄生、决明子、灵芝草、山楂、泽泻、柏子仁、荷叶等。

(5) 肝肾阴虚型 多见于内源性高脂血症,本型与遗传因素有关,临床症见眩晕,耳鸣,腰腿酸软,口咽干燥,五心烦热,舌红少津等。往往伴有高血压。治宜滋补肝肾。方用首乌延寿丹加减:制首乌、女贞子、菟丝子、怀牛膝、生杜仲、桑椹、黑芝麻、黄精、桑寄生、决明子等。

经方,古方:(1) 防己黄芪汤(《金匮要略》方),由防己、黄芪、白术、生甘草、生姜、大枣等药组成。益气健脾,利水消肿。(2) 泽泻汤(《金匮要略》方),由泽泻、白术组成。消饮,利湿,行水。(3) 麻子仁丸(《伤寒论》方),由麻子仁、芍药、制枳实、大黄、制厚朴、杏仁等组成。适用于胖而能食、便干溲数、脉来有力者。岳美中老中医认为,此为胃热脾约,以焦荷叶熬水送下 6 克,每晨 1 次,微利为度。(4) 防风通圣散(《宣明论》方),有解表通里、疏风清热之功,本方汗、清、下三法并用,但其汗不伤表、清下而不伤里,由防风、麻黄、荆芥、薄荷、连翘、桔梗、川芎、当归、滑石、甘草、白芍等组成。本方临床运用应根据具体情况加以权变。(5) 荷叶散(《证治要诀》方),以败荷叶烧存性,研末、米汤调饮,有消肿、降脂之功。[1]

经 验 方

1. **食疗方** (1) 带皮鲜冬瓜 100 克、粳米 30 克、薏苡仁 30 克,煮粥。每日 1 次。适用于脾虚湿阻证。(2) 玫瑰花、代代花、茉莉花、川芎、荷叶各适量,开水冲饮。适用于肝胃气滞证。(3) 以下食物有助控制体重,可注意食用葡萄、牛奶、玉米、大蒜、韭菜、香菇、洋葱、胡萝卜、冬瓜、海带、燕麦。[2]

2. **瘦体合剂** 苍术、茯苓、法半夏、干荷叶、泽泻、生大黄、生山楂、决明子。武汉市儿童医院制剂室制备,分装成 250 毫升/瓶,含生药 0.624 克/毫升,每次 30 毫升,每日 3 次,餐前半小时服用。段云雁等将 45 例肥胖患儿随机分为治疗组 23 例与对照组 22 例,两组均采用运动处方及饮食调整,治疗组加用中药瘦体合剂。结果:治疗组总有效率 82.61%,对照组为 54.55%。[3]

3. **草菊饮** 番泻叶 20 克、草决明 20 克、荷叶 15 克、菊花 10 克、陈皮 10 克、山楂 10 克。水煎服 500 毫升/天,随饮。袁静等将单纯性肥胖儿童 117 例随机分为治疗组 64 例及对照组 53 例。儿童在家中进食量、次数及运动无任何要求,不使用其他减肥药物,同时服用膳食纤维素 3 片(安利产品),分 3 次每餐前服用。治疗组加服草菊饮,治疗观察 15 天。结果:两组总有效率比较无显著性差异($P > 0.05$);两组患儿治疗前后体质量、脂肪百分率及 BMI 比较有显著差异($P < 0.01$)。结论:草菊饮及膳食纤维素联合具有良好的减肥效果,用于治疗儿童单纯性肥胖无不良反应。[4]

4. **温胆汤加减** 半夏 6 克、竹茹 6 克、枳实 6 克、茯苓 6 克、黄连 3 克、大黄 3～6 克、陈皮 9 克、生姜 3 片、大枣 2 枚。随症加减:气虚力乏者,去黄连、竹茹,加连翘 6 克、黄芪 12 克、党参 6 克、白术 6 克;苔腻湿重者,加瓜蒌 6 克、苍术 6 克、厚朴 6 克。每日 1 剂,水煎服,10 日为 1 个疗程。间歇

① 王立芹,等.肥胖症的中医辨证论治体会[J].云南中医中药杂志,2004,25(1):11-12.
② 汪受传.中医儿科学[M].北京:人民卫生出版社,2017:701-710.
③ 段云雁,黄静宁.瘦体合剂治疗儿童期单纯肥胖症的疗效观察[J].湖北中医杂志,2007,29(10):38-39.
④ 袁静,等.草菊饮及膳食纤维素联合治疗儿童单纯性肥胖临床研究[J].天津中医药,2005,22(3):205-206.

5 日,开始下 1 个疗程。李淑霞认为小儿单纯性肥胖体质多属于痰湿,采用温胆汤加减治疗 30 例,28 例在 2~3 个疗程后体脂量均有不同程度减轻。[①]

5. 山荷降脂丸 山楂、荷叶、泽泻、大黄等(第一军医大学中医系制剂室提纯制丸)。6~9 岁每次 6 克,9 岁以上每次 9 克,均为每日 2 次。1 月为 1 个疗程。孙升云等用上方治疗单纯性肥胖症儿童 128 例,排除内分泌、代谢及其他疾患引起肥胖者。结果:显效 67 例,有效 42 例,无效 19 例。总有效率 85.2%。治疗后甘油三酯较治疗前有明显下降,差异有显著性意义($P<0.05$)。[②]

6. 小儿减肥胶囊 陈皮 20 克、半夏 20 克、泽泻 18 克、薏苡仁 18 克、知母 15 克、荷叶 60 克、甘草 10 克。称取荷叶洗净,60℃ 干燥,粉碎,过 100 目筛,备用,另将其余中药加水共同煎煮 2 次,每次 1 小时,过滤合并滤液浓缩至浸膏状,加入荷叶粉混匀制成 14 目颗粒,60℃ 干燥,装 1 号胶囊,每粒重 0.25 克即得。每日 3 次,每次 5 粒,饭前半小时服用。李国辉等将本品用于临床治疗小儿单纯性肥胖 33 例(年龄 13~16 岁)。结果:服药时间最长为 3 个月,最短为 1 个月。总有效率 84.9%。[③]

单 方

1. 精制大黄片 组成:大黄。适用于痰瘀阻滞型肥胖。用法用量:根据患儿年龄,每次 1~3 片,保持每日大便 2 次为宜,并据此调整大黄片用量,连服 3 个月。[④]

2. 大黄泡茶饮 用法用量:生大黄 5 克泡茶,饮后无腹泻者可渐加量,至有轻度腹泻为度;草决明,炒熟研末,每次 3 克,每日 2~3 次;赤小豆 10 克、生山楂 10 克、大枣 10 克。每日 1 剂,水煎服。适用于脾虚湿阻型肥胖。[⑤]

3. 精制大黄片联合芬氟拉明 组成:大黄(上海中药一厂出品,每片 0.25 克,含生药 1 克)。用法用量:7 岁以下,每次 1 片,每日 3 次;7 岁以上,每次 2 片,每日 3 次。联合应用芬氟拉明,最初每次 10 毫克,每日 2 次,饭前 30 分钟服,逐渐增加至 10 毫克,每日 3 次;最大剂量至 20 毫克,每日 2 次。10 岁以上小儿可服至 20 毫克,每日 3 次。临床应用:时毓民等将 49 例小儿肥胖症患儿随机分为西药组 19 例、中药组 8 例与中西药组 22 例。结果:单纯西药疗程平均 3.3 月,中药组及中西药组疗程平均为 2.75 月。西药组显效 8 例,有效 5 例,无效 6 例,总有效率 68.4%;中药组显效 8 例,有效 4 例,无效 2 例,总有效率 75.0%;中西药组显效 22 例,有效 16 例,无效 5 例,总有效率 95.5%。中西药组优于西药组,而中药组与西药组无明显差异。[⑥]

中 成 药

1. 防风通圣丸 组成:防风、麻黄、荆芥、薄荷、连翘、桔梗、川芎、当归、滑石、甘草、白芍等。适用于胃热湿阻型肥胖。[⑦]

2. 七消丸 组成:地黄、乌梅、木瓜、白芍、北沙参等。适用于阴虚内热型肥胖。[⑧]

① 李淑霞.温胆汤加减治疗儿童单纯性肥胖症[J].江西中医药,2003,34(8):24-25.
② 孙升云,等.利湿活血法治疗小儿单纯性肥胖症 128 例临床观察[J].新中医,2002,34(1):56.
③ 李国辉,等.小儿减肥胶囊的制备及临床观察[J].中药材,1993,16(8):46.
④ 张奇文,朱锦善.实用中医儿科学[M].北京:中国中医药出版社,2016:705-708.
⑤ 郁晓维,何文彬.现代中医儿科诊断治疗学[M].北京:人民卫生出版社,2001(1):253.
⑥ 时毓民,等.精制大黄片联合芬氟拉明治疗小儿肥胖症临床观察[J].山东中医杂志,1995,14(8):363-364.
⑦ 汪受传.中医儿科学[M].北京:人民卫生出版社,2017:701-710.
⑧ 同上.

心理情绪行为异常和精神疾病

梦 游 症

概 述

梦游症是一种精神神志病变,以夜间出现自动症为特点,发生时间多为入睡后的前两三个小时,也就是睡眠的深睡阶段。患者从睡眠中突然起床走路、开窗、搬东西、外出或上房等,患者不能正确感知周围环境和辨认周围人物,缺乏表情,呼之不应,发作常持续数分钟,偶尔数十分钟,常以自行卧床入睡而告终,次日不能回忆。本病多发生在小儿期(6～12岁),可发生在儿童的任何时期,但以5～7岁为多见,持续数年,进入青春期后多能自行消失。同一家系内梦游症发生率高,这说明梦游症有一定遗传性。发病原因尚不清楚,以致临床治疗效果不佳。

本病属中医"夜惊"等范畴。病因大致可分为情志所伤、心脾两虚、心肾不足、惊恐扰神。其病理特点是惊恐伤神、心火内扰等。儿童梦游主要与心、肝、肾三脏关系密切。心主血而藏神,肝藏血而舍魂。小儿心常有余,心火易炽;或任性、情志失调,郁怒愤懑,所愿不遂,肝失疏泄,气滞化火上扰,或气滞日久,瘀血扰心,扰动神明,神不守舍,魂无所附而成梦行。汉代张仲景《金匮要略》曰:"邪哭使魂魄不安者,血气少也,血气少者属心,心气虚者,其人则是,合目欲眠,梦远行而精神离散,魂魄妄行。"提示梦游症亦与心肾不交、气血不足、魂不守舍有关。

辨 证 施 治

巴艳分3型
(1)阴虚阳亢型　症见精神不振,形体消瘦,全身乏力,心烦多梦,手足心有汗,口不渴,自觉睡眠时手足轻微颤动,不可自制,舌质红,苔白,脉弦细。辨证为情志所致,心阴暗耗,不能遏制肝阳。治宜滋阴潜阳,佐以宁心安神。方用龙牡芍药汤:生龙牡各30克、生白芍20克、酸枣仁20克、生地黄20克、莲子20克、石决明(先煎)20克、丹参20克、太子参12克、茯苓12克、甘草12克、五味子12克。每日1剂,水煎服,分2次服。

(2)肝阳上亢型　症见头晕,烦躁,易怒,夜深人静时耳鸣如蝉声,口干不欲饮,大便头干,舌苔微黄,舌质黯红,脉弦。证属肝气升发太过,阳气浮于上的肝阳上亢证。治宜平肝潜阳,佐以养心安神。方用龙牡芍药汤合代赭石汤加味:生龙牡各30克、代赭石30克、生白芍15克、茯神15克、草决明15克、丹参15克、石决明(先煎)20克、杭菊花20克、生地黄20克、甘草6克、枣仁12克、莲子12克。每日1剂,水煎服,分2次服。

(3)阴血亏虚型　症见失眠,多梦,夜烦不能卧,睡眠时手足微颤,舌质黯红,苔薄黄,脉弦细数。诊为阴虚不能制阳,阳不潜藏而外越,从而扰乱神明所致。方用龙牡芍药汤合四物汤加减:生龙牡各15克、当归15克、莲子15克、白芍20克、生地黄20克、丹参20克、川芎9克、酸枣仁12克、茯神12克、五味子12克、白蔻仁12克、炙甘草10克。每日1剂,水煎服,分2次服。[1]

经 验 方

1.自拟方　黄芪15克、党参15克、茯苓15克、夜交藤15克、当归10克、白术10克、远志10

---

① 巴艳.冯化训教授治疗梦游症的经验[J].四川中医,2009,27(11):6－7.

克、龙眼肉 10 克、枣仁(炒研末冲服)10 克、大枣 6 克、木香 5 克、炙甘草 5 克。甘仁权用上方治疗梦游症患儿 1 例,服此方 3 剂,6 天后复诊,家长代诉,患儿梦中哭叫明显减少,前夜熟睡后已未下床活动。继服原方 2 剂,梦游症痊愈。①

2. 安神定志丸 太子参 20 克、合欢皮 20 克、珍珠母 20 克、茯苓 15 克、酸枣仁 15 克、柏子仁 15 克、郁金 15 克、莲子 15 克、芡实 15 克、龙骨 18 克、石菖蒲 10 克、远志 6 克、炙甘草 6 克。每日 1 剂。王贵会等用上方治疗 1 例梦游症患者,服 3 剂后,患者症状缓解,加服 5 剂,基本获愈。②

3. 百合地黄汤加味 百合 20 克、生地黄 20 克、知母 10 克、白芍 10 克、茯神 10 克、沙参 10 克、麦冬 10 克、炙甘草 10 克、川黄连 8 克、远志 6 克、生石决明 30 克、珍珠母 30 克。③

4. 镇肝熄风汤加减方 每 50 毫升含生药代赭石 5 克、龙骨 5 克、磁石 5 克、白芍 3 克、麦冬 3 克、天冬 3 克、玄参 3 克、天竺黄 3 克、川楝子 2 克、生栀子 1.5 克、胆南星 1.5 克。5～8 岁每次 50 毫升,9～12 岁每次 100 毫升,每日中午及入夜睡前各服 1 包。每半个月为 1 个疗程,根据病情控制情况,治疗 2～3 个疗程,第 1 个疗程每日服药,进入第 2 个疗程后改隔日服药。李少春用上方治疗小儿梦游症 39 例,其中痊愈(症状消失,随访 1 年梦游未复发,有脑电图异常者,复查脑电图正常)23 例,有效(梦游次数明显减少,症状减轻,随访 1 年病情趋于稳定)14 例,无效(梦游症状及发作次数无改善)2 例。总有效率 94.9％。④

5. 加味生铁落饮 生铁落 100 克、丹参 30 克、茯神 15 克、远志 10 克、琥珀 10 克、朱砂 5 克、柏子仁 20 克、制胆南星 10 克、橘红 5 克、钩藤 10 克、龙胆草 10 克、白芍 15 克、淮小麦 30 克、大枣 15 克、炙甘草 10 克。陈祖周用上方治疗梦游症患

者 10 例,治愈 8 例,好转 2 例。在治愈的病例中最短者服药 30 剂,最长者 60 剂。对治愈的病例作 1～5 年追访,无 1 例复发。⑤

6. 潜阳宁神汤 生牡蛎 30 克、生龙骨 30 克、代赭石 30 克、茯神 10 克、酸枣仁 15 克、生地黄 15 克、西洋参 12 克、五味子 12 克、白芍 12 克、甘草 6 克。将上药加水 500 毫升浸泡 30 分钟,武火煎沸后,改用文火煎 3～4 沸,浓缩 200 毫升温服,每日 1 剂,早晚各 1 次。5 剂观察疗效,10 剂 1 个疗程。付万仓用上方治疗睡行症患者 36 例,其中痊愈(症状全部消失,夜间安静入睡)32 例,占 88.9％;显效(主要症状消失,但偶有睡中突然从床上坐起,寻衣摸床,数分钟即刻入睡)4 例,占 11％。总有效率 100％。⑥

7. 夜啼饮 川黄连 3～6 克、钩藤(后下)15 克、全蝎 1～3 克、酸枣仁 6 克、茯神 6 克、合欢皮 6 克、夜交藤 6 克、珍珠母(先煎)15 克、生龙齿(先煎)15 克、朱砂拌灯心草 1 克。随症加减:伴有外感者,加荆芥 10 克、防风 10 克;伴有夜啼惊哭,呼之不应者,加大钩藤用量至 30 克,另加蜈蚣 1 条;伴有遗尿者,加乌药 8 克、益智仁 10 克、煅刺猬皮 10 克。每日 1 剂,水煎服,每次服 100～200 毫升,每日 2～3 次。周炜用上方治疗小儿睡行症患者 28 例,痊愈(用药 10 日后睡行症消失并无反复)20 例,有效(用药 10 日后睡行次数减少或停药又现,用药又止)6 例,无效(用药 10～21 日后症状无改善,改用或加用西药治疗)2 例。⑦

8. 养心汤 酸枣仁 8 克、柏子仁 8 克、党参 8 克、黄芪 8 克、远志 6 克、五味子 6 克、茯苓 10 克、半夏 5 克、当归 5 克、川芎 3 克、肉桂 2 克。每日 1 剂,水煎服。王国忠等用上方治愈 2 例梦游症。⑧

9. 孔圣枕中丹 龟甲(先煎)20 克、龙骨(先煎)20 克、菖蒲 10 克、远志 10 克、酸枣仁 10 克、莲

① 甘仁权.小儿梦游症治验[J].世界最新医学信息文摘,2016,16(50):223.
② 王贵会,等.安神定志丸的临床应用体会[J].光明中医,2010,25(4):715-716.
③ 何艳.百合地黄汤加减治疗梦游症[J].新疆中医药,2008,26(5):81.
④ 李少春.镇肝熄风汤加减治疗小儿梦游症 39 例[J].浙江中医杂志,2007,42(10):593.
⑤ 陈祖周.加味生铁落饮治疗梦游症 10 例[J].江西中医药,2004,35(10):36.
⑥ 付万仓.潜阳宁神汤治疗睡行症 36 例[J].临床心身疾病杂志,2004,9(2):69.
⑦ 周炜.夜啼饮治疗小儿睡行症 28 例[J].江西中医药,2002,33(1):28.
⑧ 王国忠,等.梦游症治验 2 则[J].甘肃中医,2001,14(4):42-43.

子心 2 克。王琦用上方治疗睡行症 1 例,治疗 10 余天患儿不再发生梦游,后又连续服用半月余,观察 2 月未再发作。①

10. 泻青汤加减 熟大黄 5 克、龙胆草 10 克、防风 10 克、川芎 10 克、生龙齿 10 克、羌活 20 克、当归 20 克、琥珀(冲服)0.5 克。2 周为 1 个疗程,共治疗 2 个疗程。魏小维等用上方治疗 30 例小儿梦游症,痊愈 20 例(66.7%)、显效 6 例(20%)、有效 3 例(10%)、无效 1 例(3.3%)。总有效率 96.7%。②

11. 自拟方 熟地黄 15 克、党参 15 克、黄精 15 克、淮山药 10 克、黄精 10 克、郁金 10 克、石菖蒲 10 克、远志 10 克、菟丝子 10 克、紫丹参 10 克、天麻 10 克、夜交藤 20 克、蝉蜕 6 克、炙甘草 5 克。方正浩用上方治疗小儿睡行症 1 例,随访半年,未复发。③

12. 定神汤 生地黄 9 克、麦冬 9 克、炒酸枣仁 9 克、钩藤 9 克、石菖蒲 9 克、莲子心 9 克、竹叶 6 克、夜交藤 12 克、淮小麦 30 克、珍珠母 30 克。随症加减:发作次数频繁者,加天麻 6 克、全蝎 3 克;体虚者,加人参 3 克。每日 1 剂,水煎服,连服 8～16 剂。彭卫华用上方治疗小儿梦游症 46 例,服 8 剂而愈者 34 例,服 16 剂而愈者 9 例,3 例未能坚持服中药而无效。治愈病例均随访 3～6 个月,无 1 例复发。④

13. 自拟方 肉桂 5 克、远志 5 克、当归 6 克、桂枝 6 克、白芍 9 克、细辛 2 克、茯神 10 克、钩藤(后下)15 克、石菖蒲 15 克。王万祖用上方治疗 1 例小儿梦游症,服药 3 剂,安卧如常人,诸症悉愈,继用 2 剂以善后,随访 3 年未复发。⑤

14. 疏肝养心汤 柴胡 8 克、当归 8 克、白芍 8 克、柏子仁 10 克、酸枣仁 10 克、龙齿 6 克、石菖蒲 6 克、合欢皮 12 克、夜交藤 12 克。每日 1 剂,水煎分 2～3 次服。本方为 8～12 岁用量,临床可随年龄大小而适当增减。随症加减:气郁痰结者,加法半夏 6 克、竹茹 6 克;阴虚火旺者,加知母 4 克、牡丹皮 4 克;惊恐不安者,加珍珠母 15 克、朱砂 2 克。张邦福用上方治疗梦游症患儿 20 例,治愈(梦游症状消失,半年内未复发)15 例,好转(梦游症状基本消失,但在情绪波动,或劳累时间有发作)3 例,无效(症状无明显变化)2 例。治愈病例疗程最长 42 天,最短 10 天,平均 21.8 天。⑥

15. 甘麦大枣汤加味 甘草 15 克、丹参 15 克、麦芽 25 克、大枣 3 枚、石菖蒲 7 克、合欢皮 10 克。每日 1 剂,水煎 2 次,分 2～3 次服。王玉山等用上方治疗 1 例小儿夜游症,服药 3 剂,症状减轻,继服 6 剂,睡眠安稳病愈,未见复发。⑦

16. 朱砂安神丸合磁朱丸 生地黄 60 克、建曲 18 克、黄连 18 克、甘草 15 克、当归 30 克、煅磁石 30 克。上药碾末和蜜为丸,外以朱砂 9 克水飞为丸衣,丸如黄豆大。早晚各吞服 1 次,每服 30 丸。熊继柏用上方治疗 1 例小儿夜游症,服完 2 剂丸剂,病愈。⑧

中 成 药

静宁颗粒 组成:天竺黄 0.8 克、僵蚕 0.8 克、茯苓 0.8 克、麦冬 0.8 克、白芍 0.8 克、胆南星 0.4 克、栀子 0.4 克、合欢皮 0.4 克、郁金 0.4 克、丹参 0.4 克、牡丹皮 0.4 克、龙骨 1.2 克、磁石 1.0 克、代赭石 1.0 克、黄连 0.2 克、甘草 0.2 克(闽药制字:Z201000018)。临床应用:李少春将 120 例梦游症患儿随机分为观察组及对照组各 60 例。观察组口服静宁颗粒,每袋 10 克,5～10 岁,每次 15 克;11～15 岁,每次 20 克,均每日 3 次。对照组口

① 王琦.王灿晖运用枕中丹治疗杂病的经验[J].江苏中医,2000,21(5):7-8.
② 魏小维,等.泻青汤加味治疗小儿梦游症 30 例[J].中医杂志,1999(8):504.
③ 方正浩.补肾养心治小儿睡行症[J].四川中医,1995(11):41.
④ 彭卫华.定神汤治疗小儿梦游症 46 例[J].安徽中医学院学报,1995,14(4):41.
⑤ 王万祖.从肝阳虚论治儿童梦游症验案[J].新中医,1989(6):19.
⑥ 张邦福.自拟疏肝养心汤治疗梦游症 20 例[J].广西中医药,1986(2):21.
⑦ 王玉山,等.甘麦大枣汤加味治愈夜游症一例[J].辽宁中医杂志,1984(11):11.
⑧ 熊继柏.朱砂安神丸合磁朱丸治愈夜游症 1 例[J].中医杂志,1981(11):62.

服舒乐安定,每次 50 微克/千克,每日 1 次,睡前服。两组均为 4 周 1 个疗程,并于 1 个疗程结束后随访半年,比较两组治疗效果。结果:两组近期疗效差异无统计学意义;远期疗效观察组总有效率 88.33%(53/60),对照组为 48.33%(29/60),差异有统计学意义($P < 0.001$)。①

---

① 李少春.静宁颗粒治疗儿童梦游症 60 例疗效观察[J].中国中西医结合儿科学,2011,3(4):334 - 335.

儿童恐怖症

概　　述

儿童恐怖症是指儿童对某些物件或特殊环境（如对黑暗、动物、雷电等）产生异常的恐怖反应，以学龄前较多见。恐怖是儿童正常发展中普遍具有的一种情绪体验，是儿童对周围环境的一种必要的、健康的反应。但若恐怖的表现较为严重而持久，在没有明显的恐怖刺激存在的条件下依旧惊恐，或在不应恐怖某种事物的年龄时仍表现出恐怖，并且这种恐怖情绪已经影响了儿童的正常生活，这种恐怖情绪便成了一种心理障碍或病理症状。

本病属中医"烦惊""惊惕"等范畴。中医认为惊则心无所依，神无所归，加之惊恐激动肝阳，与心火相互煽惑，致肝阳化风，心火鸱张。惊则气乱，郁火生痰，痰火阻蔽肝胆包络之间。肝藏魂，心藏神，两者神不守舍，舍空痰聚。

辨　证　施　治

王国玮分2型

（1）惊恐神散、气壅血乱型　症见精神兴奋，急躁易怒，自言自语，心悸健忘，眠少梦多，胆怯恐惧，头痛沉胀，胸胁痞满，腰背酸痛，纳呆便干，舌红苔黄，脉弦数。治宜镇惊安神、和血行气。药用生牡蛎15克、夜交藤15克、珍珠母20克、香附10克、白芍10克、郁金10克、川楝子10克、石菖蒲10克、枳壳6克、陈皮6克、柴胡6克。

（2）惊伤心神、肝肾阴虚型　症见精神兴奋，两目发直，语无伦次，惊慌恐惧，坐立不安，手舞足蹈，眠少梦多，睡中惊叫，面颊潮红，舌质红，苔白厚中心黄，脉弦细数。治宜安神益气、平肝滋肾。药用夜交藤12克、紫石英12克、远志10克、玄参10克、白芍10克、生地黄10克、珍珠母24克、生龙骨24克、生石决明24克、枸杞子15克、生牡蛎15克、生磁石15克。临床观察：王国玮用上方加减治疗2例儿童恐怖症，随访1年均无复发。[①]

经　验　方

1. 自拟方　钩藤（后下）6克、炒竹茹6克、麦冬6克、炒枳壳4克、茯神12克、陈皮5克、半夏5克、甘草3克、百合10克、生龙骨（先煎）10克、珍珠母（先煎）10克、生牡蛎（先煎）24克、黄连0.3克。每日1剂，水煎分2次服。张锡元用上方加减治疗儿童恐怖症1例，获效。[②]

2. 加味甘麦大枣汤　甘草3克、小麦30克、大枣15克、龙齿（先煎）15克、酸枣仁6克、柏子仁6克、麦冬6克、百合6克。随症加减：小便短赤，加赤茯苓、淡竹叶。每日1次，10天为1个疗程。孟庆英用上方加减治疗15例儿童恐怖症。另予其停止接触电子游戏机和恐怖暴力、惊险、打斗音像片。结果：痊愈13例（86.67%），好转1例（6.67%），无效1例（6.67%）。[③]

3. 柴胡加龙骨牡蛎汤化裁　黄芩5克、半夏5

① 王国玮.滕宣光老师治疗儿童恐怖症2例［J］.北京中医,1995(1)：9.
② 张锡元.验案6则［J］.吉林中医药,2007,27(5)：42－44.
③ 孟庆英.加味甘麦大枣汤治疗儿童恐怖症15例［J］.中国中医急症,2006,15(9)：963.

克、党参 5 克、茯苓 5 克、桂枝 5 克、铅丹 5 克、龙骨(先煎)5 克、牡蛎(先煎)5 克、生姜 5 克、大黄(后下)7 克、大枣 3 枚。每日 1 剂,水煎 2 次,分 2 次服。宋远忠用上方治疗小儿烦惊症 1 例,患儿服药 10 剂,白天发作消失,夜间偶作,余症好转。继用 5 剂,诸症消失而愈。[1]

① 宋远忠.治愈一例小儿"烦惊"症[J].江苏中医杂志,1984(2):47.

儿童睡眠障碍

概　述

儿童睡眠障碍,又称儿童不寐症,是指儿童在睡眠过程中出现的各种影响睡眠的异常表现,它可由环境和身体某些系统生长发育相互作用产生的功能失调引起,也可由呼吸、神经、消化等各系统的疾病引起,直接影响儿童的睡眠结构、质量以及睡眠后复原程度。睡眠是人体重要的生理活动,儿童尤为重要,常见的儿童睡眠障碍有三类。(1)睡眠失调:指各种因素导致的睡眠量、质或时序方面的变化,以睡眠不安、睡眠减少或睡眠过多为特征。前者有入睡困难、频繁夜醒等表现,后者常见于发作性睡病、阻塞性睡眠呼吸暂停综合征和原发性白天嗜睡征等疾病。(2)异态睡眠:指在睡眠中出现的异常发作性事件,如梦行、梦魇、梦吃、夜惊等。(3)病态睡眠:指由躯体、精神疾病诱发的睡眠障碍。婴儿睡眠不宁往往与身体各部的不适使大脑有一定强度的兴奋灶有关。

睡眠障碍属中医"不寐"范畴,其性质有虚、实、标实本虚之分,在儿科方面归纳在"心悸""夜啼"。宋代钱乙认为小儿体质"三有余(心、肝、阳有余)","四不足(脾、肺、肾、阴不足)",而三有余是本病发病的主要因素。其病理变化以心肝之阳偏亢为主,心阳浮亢则散神小寐,肝阳偏亢则好动易怒。小儿心常有余,心火易亢,而心神不宁,多动不安,《圣济经》曰:"心主热,其候惊,故热则生惊。又心为火,热则火旺,故热邪燥甚,令儿啼哭也。"小儿肝常有余,若之病耗损致肝体之阴不足,肝用之阳偏亢,部分夜啼的小儿其病机为脾虚肝旺所致"胃不和则卧不安",而烦躁哭闹,睡卧不安。

归纳来看,小儿失眠是由先天不足,后天失调,或他病所伤,以致逐渐形成偏盛偏衰的体质,进而演变为脏腑功能失常,阴阳失调,以肾阴不足为本,虚阳浮亢,心肝火盛为标,从而发生失眠等证。其临床表现除失眠外,可伴有易兴奋、喂食困难、注意力不集中、性情偏拗、动作笨拙、健忘遗尿等。

辨　证　施　治

李艳平等分3型

(1)脾脏虚寒型　症见哭声低弱,面色清白,四肢欠温,大便稀,小便色清,唇舌色淡,苔薄白,指纹色淡红。治宜散寒止啼。方用匀气散加减:乌药3克、香附3克、高良姜3克、白芍5克、艾叶6克。

(2)心经积热型　症见哭声响亮,面赤唇红,烦躁不安,身腹俱暖,大便秘结,小便短赤,舌尖红苔黄,指纹红紫。治宜清心导赤。方用导赤散加减:生地黄5克、淡竹叶5克、甘草梢5克、川木通1.5克、黄连1克、栀子4克。随症加减:便秘,加大黄1克泻火除烦;若夹食积,可加焦三仙各4克、炒莱菔子3克消食导滞。

(3)暴受惊恐型　症见小儿似见异物状,睡中惊惕,面色青白,舌苔多无变化,指纹青紫,脉来急数。治宜镇静安神。方用镇惊汤加减:龙齿(先煎)8克、党参5克、远志5克、钩藤5克、茯神6克、石菖蒲6克、生地黄4克、当归4克、蝉蜕(去头足)3克。

上述药物用量为5月小儿剂量,小于5月依月龄酌减。7天为1个疗程。临床观察:李艳平等用上方辨证论治配合脐部敷药方(夜交藤8克、淡竹叶6克、五味子5克、僵蚕4克、朱砂1克、糯米适量)敷神厥穴治疗小儿夜啼 61 例(中药组),西医对照组 61 例患儿采用维生素 D、钙剂治疗。结果:中药组总有效率 96.7%,对照组总有效率 59.0%,两组患儿疗效有明显差异(P<0.01),治疗组疗效明显优于对照组。[1]

经 验 方

1. 加味柴胡龙骨牡蛎汤 柴胡 6 克、法半夏 6 克、僵蚕 6 克、大黄 6 克、桂枝 6 克、七叶一枝花 5 克、龙骨 10 克、牡蛎 10 克、酸枣仁 10 克、茯苓 10 克、莱菔子 10 克、甘草 3 克。6 个月~1 周岁,每日 1/3 剂,多次冲服;1~1.5 周岁每日 1/2 剂,多次冲服;1.5~2 周岁,每日 2/3 剂,多次冲服;2 周岁以上每日 1 剂,多次冲服。[2]

2. 猪苓阿胶汤 茯苓 15 克、女贞子 15 克、墨旱莲 15 克、生龙骨 15 克、生牡蛎 15 克、猪苓 6 克、泽泻 6 克、阿胶(烊化)6 克、滑石 6 克、黄连 6 克、生白芍 6 克、炙甘草 6 克、醋鳖甲 10 克。随症加减:汗多,面色白者,加沙参 6 克、麦冬 6 克、五味子 3 克;烦躁严重者,加羚羊角口服液 5 毫升,每日 2 次。每剂煎 2 次,每次加水 300 毫升煎至 100 毫升。10 毫升/(千克·天),1 日内分 8~10 次服完。张涛等将 80 例不寐症患儿随机分为治疗组 42 例和对照组 38 例。治疗组口服猪苓阿胶汤,对照组口服龙牡壮骨颗粒,观察睡眠障碍改善情况。结果:治疗组总有效率 88.10%,对照组总有效率 76.32%,有显著性差异(P<0.05)。[3]

3. 芯连汤加减 灯心草、连翘、生地黄、淡竹叶、天麻、钩藤、夜交藤、百合、五味子、蝉蜕。每日 3 次水冲服。王莹等用上方治疗小儿夜啼心脾积热证,疗效显著。[4]

4. 自拟方 神曲 5 克、白术 5 克、山楂 5 克、莱菔子 5 克、旋覆花(包煎)5 克、台乌药 5 克、龙齿(先煎)5 克、白芍 5 克、砂仁(后下)2 克、陈皮 2 克、茯苓 4 克、姜半夏 4 克、钩藤 3 克。水煎服,每日服 1~2 匙,分 2~3 次服用。[5]

5. 柴胡温胆汤合归脾汤加减 柴胡 5 克、竹茹 5 克、五味子 5 克、黄芩 8 克、炒酸枣仁 20 克、钩藤 15 克、远志 6 克、陈皮 10 克、法夏 10 克、枳实 10 克、旋覆花 10 克、当归 10 克、川芎 10 克、鸡内金 10 克、夜交藤 10 克、玫瑰花 10 克、合欢花 10 克、生龙齿 10 克、炒麦芽 10 克、生姜 3 片。每日 1 剂。[6]

6. 六君子汤 陈皮 3 克、茯苓 3 克、半夏 3 克、人参 3 克、白术 3 克、生姜 3 克、大枣 5 克。每日 1 剂,水煎服。手指末端推拿:取患儿拇指、示指、中指、环指、小指末节内侧,自指根向指尖直推各 50 次,每日 1 次,左右手交替进行。15 天为 1 个疗程,治疗 2 个疗程。张玉石治疗 36 例儿童失眠,以六君子汤口服,联合手指末端推拿(治疗组),并与 36 例口服安神补心胶囊的患儿对照观察(对照组)。结果:治疗组总有效率 94.44%,对照组总有效率 80.56%。两组总有效率比较,差异有统计学意义(P<0.05)。[7]

7. 保和丸加减 佛手 6 克、山楂 6 克、乌药 6 克、香附 6 克、连翘 6 克、鸡内金 6 克、钩藤 9 克、砂仁 3 克。随症加减:夜间惊叫者,加用煅龙骨或珍珠母;睡而易醒者,加用酸枣仁;夜汗多者,加用青蒿。口服,每日 1 剂。用药时间 2 周。在用药前,加强对家长进行宣教,要求家长合理饮食,配合治疗。丛丽用上方治疗婴幼儿睡眠障碍 32 例,治愈 21 例,好转 7 例,无效 4 例。总有效率 88%。[8]

8. 栀子豉汤加味 栀子 10~12 克、淡豆豉 12~15 克、青龙齿 30 克、生牡蛎 30 克、生龙骨 30 克、紫贝齿(先煎)30 克。随症加减:若烦热不甚,

① 李艳平,等.辨证论治配合脐敷方治疗小儿夜啼 61 例[J].四川中医,2010,28(10):99.
② 郭靖宁,等.张金虎柴胡龙骨牡蛎汤治疗小儿睡眠障碍[J].实用中医内科杂志,2017,31(3):19-20.
③ 张涛,等.猪苓阿胶汤治疗婴儿睡眠障碍 42 例的临床体会[J].中国中医药现代远程教育,2016,14(15):83-85.
④ 王莹,孙丽平.中医药治疗小儿夜啼心脾积热型经验分析[J].中国中西医结合儿科学,2015,7(5):500-501.
⑤ 卿璐芝,高修安,等.高修安主任医师根据"胃不和则卧不安"论治小儿睡眠障碍经验[J].中医儿科杂志,2015,11(6):5-7.
⑥ 黄金铃,鲁艳芳.鲁艳芳教授治疗小儿不寐经验[J].中国民族民间医药,2014,23(7):128.
⑦ 张玉石.六君子汤联合手指末端推拿治疗儿童失眠 36 例疗效观察[J].河北中医,2013,35(9):1331.
⑧ 丛丽.消积导滞法治疗婴幼儿睡眠障碍 32 例疗效观察[J].浙江中医药大学学报,2010,34(3):358-359.

则栀子减量;形体消瘦,五心烦热,舌红苔薄者,合青蒿鳖甲汤;神疲、气短者,加炙甘草;夜间摇头,睡起惊恐,睡中辗转反侧者,加钩藤、蝉蜕、琥珀、酸枣仁;胸中窒者,加瓜蒌皮、薤白、紫苏梗;心下部硬满而痛,大便干结者,加枳实、大黄、柏子仁;恶心欲呕或呕吐者,加半夏、生姜;性情急躁,动则易怒,气郁化火,舌边红苔黄者,加龙胆草、大黄等。每日1剂,水煎分2次温服。侯春光用上方加减治疗57例睡惊症患儿,治疗1个月评估疗效。结果:治愈37例(64.91%),有效16例(28.07%),无效4例(7.02%)。总有效率92.98%。①

9. 甘麦大枣汤合四君子汤加减 甘草9克、浮小麦30克、太子参15克、大枣10克、白术10克、茯苓10克、独脚金10克、合欢皮10克(采用一方药业生产的单位中药颗粒)。将上药混合用250毫升开水冲化、搅拌,加盖密封2~3分钟,每日1剂,分2次服。陈凤媚等将60例睡眠障碍患儿分为观察组及对照组各30例。观察组应用中药颗粒剂。对照组口服谷维素片,每次10毫克,每日3次。21天为1个疗程,1个疗程后统计疗效。结果:观察组有效率93.34%,对照组有效率46.67%。两组疗效比较,差异有非常显著性差异(P<0.01);睡眠质量、睡眠效率、入睡时间、睡眠时间、睡眠障碍及日间功能障碍等方面评分,两组均有显著差异(均P<0.05)。②

10. 夜啼平安饮 白芍4克、党参4克、麦芽4克、台乌药4克、蝉蜕3克、钩藤(后下)3克、厚朴3克、甘草2克。随症加减:受惊吓者,加僵蚕3克、龙骨4克;消化不良者,加建曲4克、谷芽4克;便秘烦躁者,加大黄2克;肠胀气者,加玉片2克、枳壳3克;舌红口烂者,加黄连1克、栀子2克;腹泻者,加薏苡仁4克、茯苓4克。每日1剂,水煎2次,根据患儿年龄煎至20~50毫升,分2~3次服,5天为1个疗程。赵颖莉等用上方加减治

疗夜啼患儿98例。结果:治疗1个疗程后观察,痊愈67例,占68.37%;显效24例,占24.49%;有效6例,占6.10%;无效1例,占1.02%。未愈31例,治疗2个疗程后观察,痊愈28例,占90.32%;显效2例,占6.45%,有效1例,占3.23%;无效0例。治疗2个疗程共痊愈95例,占96.94%,有效率100%。③

11. 夜啼汤 钩藤3~6克、蝉蜕3~6克、生龙骨10克、生牡蛎10克、淡竹叶3克、灯心草3克、夜交藤6克、川黄连2克、甘草2克。每日1剂,每日药量50~80毫升,水煎分数次温服,3天为1个疗程。邹队生用上方治疗46例夜啼患儿,1个疗程后,显效20例,有效16例,无效10例,总有效率78.2%;2个疗程后显效30例,有效14例,无效2例,总有效率95.6%。④

12. 益脾镇惊散 党参3克、白术3克、云茯苓3克、蝉蜕3克、钩藤3克、炒三仙各3克、生甘草1克。每日1剂,水煎至50~100毫升,分4~5次口服。张敏涛用益脾镇惊散治疗小儿夜啼90例,并设西药治疗的对照组30例。对照组予葡萄糖酸钙口服液,2支/日,贝特令1粒/日,口服。两组均以1周为1个疗程,连续2个疗程判断疗效。结果:治疗组总有效率96.7%,对照组为70%,两组有显著性差异(P<0.01)。⑤

13. 宝贝夜宁散 血竭3克、冰片1克、朱砂1克、磁石5克、石菖蒲6克、肉桂6克。研粉混用,干燥装棕色瓶备用。先用盐水棉球擦净婴儿肚脐,然后用干棉签(球)使肚脐干净不湿,取1~3克宝贝夜宁散撒敷肚脐,敷干棉球(或纱布),外用纱布(或透气胶布)固定,每日1次,每2天换药1次,治疗3次为1个疗程。秦骥用上方治疗夜啼患儿20例,治愈16例,好转3例,未愈1例。总有效率95%。⑥

14. 自拟方 桂枝6克、五味子6克、竹叶6

① 侯春光.栀子豉汤治疗小儿睡惊症57例临床体会[J].中国中医急症,2009,18(4):638-639.
② 陈凤媚,等.中药颗粒剂治疗儿童睡眠障碍临床观察[J].新中医,2009,41(9):65-66.
③ 赵颖莉,等.自拟夜啼平安饮治疗小儿夜啼症98例[J].现代中医药,2009,29(6):45.
④ 邹队生.夜啼汤治疗小儿夜啼46例观察[J].中国社区医师,2008,24(10):47.
⑤ 张敏涛.益脾镇惊散治疗小儿夜啼90例[J].陕西中医,2006,27(10):1212.
⑥ 秦骥.宝贝夜宁散敷脐治疗小儿夜啼20例临床观察[J].光明中医,2005,20(5):65-66.

克、淮小麦 30 克、生白芍 10 克、大枣 10 枚、炙黄芪 10 克、炒枣仁 10 克、夜交藤 10 克、钩藤 10 克、生龙骨 24 克、生牡蛎 24 克、炙甘草 5 克。安效先用上方治疗小儿夜啼 1 例，患儿服药 7 剂，诸症消失。追访 2 周，未再反复。①

15. 蝉蜕钩藤散加减　钩藤 6～9 克、延胡索 6～9 克、蝉蜕 3～6 克、白芍 3～6 克、川芎 3～6 克、木香 1.5～3 克。随症加减：烦躁不安，身暖多汗，大便秘结，去木香、川芎，加黄连 3～6 克；惊恐如见异物状，睡中惊惕，指纹青紫者，加远志 6～9 克、煅龙骨 10～15 克。杨文庆等治疗 52 例夜啼患儿。中药组 32 例用上方治疗。西药组 20 例予颠茄合剂 0.2 毫升/千克，每晚 1 次；维生素 B_1 10 毫克，每日 3 次。结果：中药组总有效率 81.25%，西药组总有效率 55.00%，两组差异有统计学意义（$P < 0.05$）。②

16. 安卧汤　钩藤（后下）9 克、九节菖蒲 6 克、蝉蜕（杵）3 克、炙白僵蚕 6 克、木通 3 克、灯心草 3 克。随症加减：若脾阳亏虚，哭声低微，腹部喜温喜按，四肢欠温，食少便溏，加肉桂 3 克、干姜 1.5 克、炒党参 9 克；心经积热，出现哭声较响，见灯光则啼哭更剧，哭时面赤唇红，烦躁不安，便结，小溲短赤，加生地黄 9 克、生甘草梢 3 克、生大黄（后下）3 克；惊恐伤神，夜寐突然惊寤而啼哭，哭声尖锐，如见异物状，紧偎母怀，面色青灰，加朱砂 0.3 克、灵磁石（先煎）20 克。每日 1 剂，水煎服，早、中、晚各 1 次。7 天为 1 个疗程。金峰用上方加减治疗 30 例夜啼患儿，治愈 26 例，好转 3 例，未愈 1 例。总有效率 96.67%。③

单　方

1. 羚羊角颗粒　组成：羚羊角（吉林省健今药业股份有限公司生产）。用法用量：3～5 岁每次 2.5 克，5～12 岁每次 3.75 克，10 岁以上每次 5 克，每日早晚各 1 次，饭后 1 小时服用，连续服用 4 周。临床应用：李梦盈等治疗 81 例夜惊患儿，分为羚羊角颗粒组、行为干预组及两者结合组各 27 例，进行为期 4 周的治疗观察，并记录儿童夜惊发作的次数。羚羊角颗粒组予上方治疗。行为干预组：睡眠前给患儿温水洗浴，以营造安静的环境，同时每夜在预计夜惊发作前 20 分钟定时唤醒患儿，坚持 4 周。结合组予上方口服同时辅助行为干预治疗。结果：经过 4 周的治疗，羚羊角颗粒组总有效率 77.8%，行为干预组总有效率 55.6%，结合组总有效率 88.9%。三组干预均有效，羚羊角颗粒组疗效明显高于行为干预组，结合组效果明显优于单一治疗组。④

2. 小米粥　组成：小米 50 克。用法用量：煮粥，睡前半小时服用，疗程为 1 个月。临床应用：陈颖智将 93 例睡眠障碍患儿随机分为两组。对照组 45 例采用传统疗法（合理安排睡眠、学习和文体活动，配合教育和心理治疗，睡前口服镇静催眠药）治疗。治疗组 48 例参照传统疗法，以小米粥代替镇静催眠药治疗。结果：治疗组治愈 44 例（91.7%），对照组治愈 30 例（66.7%）。两组比较，有显著性差异（$P < 0.01$）。⑤

3. 蝉灯饮　组成：净蝉蜕 3 克、灯心草 3 克。用法用量：每日 1 剂，水煎分 3～4 次喂服，连服 2～3 剂，服 3 剂后不愈者视为无效。马仁智等用上方治疗夜啼症患儿 25 例，其中 23 例患儿治愈。⑥

中　成　药

1. 归脾汤　组成：白术、茯神、黄芪、龙眼肉、酸枣仁、党参、木香、甘草、当归、远志（采用一方药业生产的单位中药颗粒）。用法用量：每日 1 剂，将上药混合用 200 毫升开水冲化、搅拌，分 2 次

① 冀晓华，等.安效先主任医师治疗儿童夜啼的经验[J].中华中医药杂志,2005,20(10)：607.
② 杨文庆，等.蝉蜕钩藤散治疗小儿夜啼 32 例临床观察[J].福建中医药,2002,33(1)：18.
③ 金峰.安卧汤治疗小儿夜啼 30 例[J].辽宁中医杂志,2001,28(10)：597.
④ 李梦盈，李继君，等.羚羊角颗粒结合行为干预对 81 例夜惊儿童对照研究[J].云南中医学院学报,2015,38(6)：64-67.
⑤ 陈颖智.小米粥治疗学龄儿童睡眠障碍 48 例[J].新中医,2008,40(11)：86-87.
⑥ 马仁智，等.蝉灯饮治疗婴儿夜啼症 25 例[J].江苏中医,1995,16(11)：18.

服。针刺治疗：选穴百会、四神聪、三阴交、印堂，平补平泻，留针 20 分钟，每日 1 次。临床应用：梁建卫等选取 84 例睡眠障碍的儿童患者随机分为治疗组和对照组各 42 例。治疗组用上方结合针刺治疗，对照组单纯应用中药。10 天为 1 个疗程，均治疗 2 个疗程，疗程间隔 7 天。采用匹兹堡睡眠质量指数（PSQI）评分进行评价。结果：两组治疗后 PSQI 评分均下降，治疗组下降与对照组比较差异有统计学意义（$P<0.05$）；治疗组总有效率（83.3%）优于对照组（57.1%），差异有统计学意义（$P<0.05$）。[1]

2. 静宁颗粒　组成：天竺黄 0.8 克、僵蚕 0.8 克、茯苓 0.8 克、麦冬 0.8 克、白芍 0.8 克、胆南星 0.4 克、栀子 0.4 克、合欢皮 0.4 克、郁金 0.4 克、丹参 0.4 克、牡丹皮 0.4 克、龙骨 1.2 克、磁石 1.0 克、代赭石 1.0 克、黄连 0.2 克、甘草 0.2 克（闽药制字：Z20100018，规格 10 克/袋）。用法用量：口服，每日 2 次，5～9 岁，20 克/次；10～12 岁，25 克/次。临床应用：李少春将 70 例儿童睡眠患者随机分为两组，每组各 35 例。治疗组口服静宁颗粒，对照组口服琥珀抱龙丸（哈尔滨中药四厂生产，国药准字：Z23020466，规格 1.8 克/丸），每日 2 次，5～9 岁，1 丸/次；10～12 岁，2 丸/次。两组均治疗 2 周为 1 个疗程，停药后随访 1 月。结果：近期疗效，治疗组总有效率 91.41%，对照组为 51.42%；远期疗效，治疗组总有效率 88.57%，对照组为 45.73%。两组近期、远期疗效比较，差异均有高度统计学意义（$P<0.01$）。[2]

① 梁建卫,奎瑜,等.针药结合治疗儿童睡眠障碍 84 例临床观察[J].中药材,2014,37(5):922-923.
② 李少春.静宁颗粒治疗儿童失眠症 35 例临床观察[J].中医儿科杂志,2012,8(4):17-19.

抽 动 障 碍

概　述

抽动障碍（Ticdisorders，TS）是一种起病于儿童和青少年期，以快速、不自主、重复、非节律性、刻板、单一或多部位肌肉运动抽动或（和）发声抽动为特点的一种复杂的、慢性神经精神障碍，以前临床多称为多发性抽动征。根据患儿的发病年龄、病程、临床表现和是否伴有发声抽动分为短暂性抽动障碍、慢性运动或发声抽动障碍、Tourette 综合征（抽动-秽语综合征）三种临床类型。患儿常会伴随注意缺陷多动障碍（Attention-Deficit Hyperactivity Disorder，ADHD）及强迫障碍（Obsessive-Compulsive Disorder，OCD）等精神疾病。

本病多于儿童的学龄前期和学龄期起病，患病男性多于女性，以 4～6 岁多见，10～12 岁时疾病最为严重，青春期后期或成年早期抽动可改善或完全缓解。TS 的病因和发病机制至今尚不明确，遗传因素、中枢神经递质系统异常、感染及自身免疫因素、围生期危险因素以及社会心理因素等都可能与该病有关，也可能是多种因素相互作用引起的综合征。

患儿抽动症状有一定的特征性，可以时轻时重，呈波浪式进展，间或静止一段时间；新的抽动症状可以代替旧的抽动症状，或在原有抽动症状的基础上出现新的抽动症状。所有形式的抽动都可因应激、焦虑、疲劳、兴奋、感冒发热而加重，都可因放松、全身心投入某事而减轻，睡眠时可消失。

抽动障碍可属中医"慢惊风""抽搐"等范畴。其病因是多方面的，多与患儿先天禀赋不足、产伤、窒息、感受外邪、情志失调等因素相关，多由五志过极、风痰内蕴而引发。病位主要在肝，与肺、脾、肾密切相关。《黄帝内经》曰："诸风掉眩，皆属于肝"，故本病与肝关系最为密切。《小儿药证直诀》也指出："凡病或新或久，皆引肝风，风动而上于头目，目属肝，肝风入于目，上下左右如风吹，不轻不重，而不能任，故目连劄也。"中医药治疗抽动障碍有疗效确切、不良反应小的优势，是西医治疗的有效补充和替代。

辨　证　施　治

抽动障碍尚无统一的辨证分型，目前多见的辨证分型及相应的治法如下。

1. 周荣易等分 2 证

（1）早期属实证　主证：皱眉眨眼，张口咧嘴，摇头耸肩，甩手踢腿，抽动有力，发作频繁，或口出异声秽语。次证：急躁易怒，心烦不安，大便偏干，小便短黄，舌质红，苔黄或薄黄腻，脉弦。具备主证 2 项及次证 3 项或以上者，即辨证为肝亢风动、痰热内扰证。给予安神定志 2 号方，并随症加减夏枯草、醋柴胡、黄芩、法半夏、青礞石、钩藤、石菖蒲、天竺黄、广郁金、炙远志等。眨眼明显，加谷精草、菊花；喉中吭声，加蝉蜕、牛蒡子；频繁声大，加山豆根、蜈蚣；抽动明显，加全蝎、牡蛎；肢体抽动，加伸筋草、木瓜；摇头，加蔓荆子、葛根；大便干，加决明子、当归。

（2）后期属虚实夹杂证（兼有肝肾阴虚表现）　主证：挤眉弄眼，摇头耸肩，筋脉拘急，肢体震颤，咽干清嗓，形体瘦弱。次证：两颧潮红，手足心热，头晕耳鸣，睡眠不安，大便干结或有尿频，舌质红少津，苔少或剥脱，脉细弦无力。具备主证 2 项及次证 3 项或以上者，即辨证为肝肾阴虚证。

给予安神定志灵 3 号方,并随症加减:龙骨、法半夏、钩藤、石菖蒲、天麻、葛根、地黄、当归、白芍、枸杞子、制龟甲、炙远志等。眨眼,加谷精草、密蒙花;喉中发声,加玄参、青果;搐鼻,加苍耳子、白芷。

根据证型给药,每日 1 剂,连续服药 2 月为 1 个疗程,观察 2 个疗程。临床观察:周荣易将 120 例抽动症患儿随机分为试验组和对照组各 60 例。试验组用上方治疗。对照组给予氟哌啶醇片,从 0.05 毫克/(千克·日)开始,每日 2 次,根据病情变化加减。YGTSS 量表显示,试验组控显率 83.3%,对照组控显率 80%;中医适应证候分级量化标准表显示,试验组控显率 85.0%,对照组控显率 86.7%;两组治疗前后比较均有显著差异。试验组不良反应发生率低于对照组。[1]

2. 李霁等分 3 型

(1)心神失养证型 症见烦躁易怒,性情急躁,挤眉弄眼,摇头耸肩,多语叫喊,肢体抽动有力,喉中异声,大便干结,舌质偏红,苔黄,脉弦数。

(2)脾虚肝亢型 症见抽动症状反复发作,时轻时重,眨眼噘嘴,洁喉清嗓,脾气急躁,面黄体瘦,食欲不振,偶发腹痛,便溏,舌淡红,苔白或白腻,脉细滑。

(3)阴虚风动型 症见抽动频作,吸鼻眨眼,摇头耸肩,性情急躁,手足心热,夜卧不安,潮热盗汗,好动多语,大便干燥,唇燥干裂,舌红,舌苔薄少或光剥,脉弦细。

方用静心止动方:珍珠母、煅龙牡、酸枣仁、柏子仁、柴胡、白芍、僵蚕、白芷、辛夷、苍耳子等。具体据病情及年龄酌定用量。每日 1 剂,水煎服,每周服 7 剂,连服 3 个月为 1 个疗程,共观察 2 个疗程。临床观察:李霁等用静心止动方治疗抽动障碍 160 例,3 个月有效率 85.6%,6 个月有效率 90%。治疗后对皱眉、眨眼、缩鼻、努嘴、喉部出声、头动、耸肩、上肢抽动、鼓腹、扭臀、下肢抽动、烦急及胆怯均有较好改善(P<0.05);对重复语言治疗后无明显改善(P>0.05);治疗后心神失养证

及脾虚肝亢证减分率比较具有统计学意义(P<0.05),而阴虚风动证治疗后减分率比较无统计学差异(P>0.05);三组中医证型治疗后中医症状积分均下降,比较具有统计学意义(P<0.05)。结论:静心止动方能显著改善 TS 患者抽动症状及体征。[2]

3. 陈新分 4 型

(1)肝阳上亢型 治宜清肝降火。方用龙胆泻肝汤加减。

(2)土虚木贼型 治宜扶土抑木。方用钩藤异功散加减。

(3)风痰上扰型 治宜驱风化痰。方用玉真散加减。

(4)阴虚动风型 治宜滋阴熄风。方用大定风珠加减。

在辨证施治基础上,基本方药必须应用木瓜、伸筋草、蝉蜕、全蝎、白芍、石菖蒲、酸枣仁、生龙齿、珍珠母、防风、羌活、胆南星、白附子、天麻等,以获得更好疗效。[3]

4. 张欣等分 4 证

外风侵袭,肝风内动为主证,在熄内风的同时注重祛除外风,以绝内风之源,常用药物如天麻、钩藤、僵蚕、全蝎等。临床常见以下四种兼证:

(1)痰浊中阻 症见性情急躁,喉中痰音怪鸣,舌红苔黄腻。治宜豁痰开窍。常用豁痰开窍类药物,如半夏、胆南星、天竺黄、桔梗、贝母等。

(2)脾虚痰聚 症见精神倦怠,面色微黄,食欲不振,大便溏薄,舌淡苔薄白。治宜健脾祛湿。常用健脾祛湿类药物,如茯苓、陈皮、白术、枳实、川楝子、乌药等。

(3)肾阴不足 症见手足心热,汗出便干,口渴唇红,舌体光红少津。治宜滋阴补肾。常用滋阴补肾类药物,如龟甲、山药、鳖甲、百合、麦冬、黄精等。

(4)心火亢盛 症见心烦易急,常心神不宁,注意力不集中,舌尖红,苔薄黄。治宜清心安神。

① 周荣易,韩新民,等.安神定志灵系列方治疗多发性抽动症疗效观察[J].中国实验方剂学杂志,2016,22(10):148-153.
② 李霁,韩斐,等.静心止动方治疗抽动-秽语综合征 160 例[J].辽宁中医杂志,2013,40(6):1178-1180.
③ 陈新.李素卿治疗多发性抽动症经验简介[J].山西中医,2010,26(3):9-10.

常用清心安神类药物,如石菖蒲、磁石、龙骨、远志、琥珀等。①

5. 孙孝登等分2型

(1) 肺肾阴虚型 主症为干咳或轻咳或发嘿嘿声,无痰或少痰,甚则喊叫、吼叫,重则轻声谩骂(秽语)。次症为口干,五心烦热,潮热盗汗,或见点头、努嘴、摇头、皱眉、耸肩,舌质红,少苔,脉细数。病程长,反复发作。治宜滋补肺肾。方用保真汤化裁:党参15克、黄芪15克、白芍6~9克、生地黄6~9克、熟地黄6~9克、麦冬6~9克、天冬6~9克、地骨皮6~9克、枸杞子6~9克、五味子3~6克、陈皮3~6克、干地龙3~6克、莲子心3~6克、柴胡3~6克、炙甘草3~6克、竹茹15克。随症加减:咳嗽、喊叫、秽语者,加制半夏3~6克、天竺黄3~6克。

(2) 脾虚肝亢型 症为纳呆食减,情绪不稳,易怒烦躁,或沉默寡言,眼红或双胁闷痛,全身肌肉不自主抽动,如眨眼、努嘴、缩鼻、摇头、皱眉、耸肩、点头、摆手、踢腿。次症为便溏,四肢冷,形体消瘦或咳嗽多痰,喊叫谩骂,舌淡红,苔薄白,脉缓或细弦。病程长,反复发作。治宜补脾益气、平肝滋阴。方用自拟补脾平肝制动汤:党参10~15克、炙黄芪10~15克、山药10~15克、炙甘草4.5~6克、白术3~6克、僵蚕3~6克、钩藤3~6克、蝉蜕3~6克、柴胡3~6克、白芍6~9克、龙骨20~30克、牡蛎20~30克。

每日1剂,水煎分2次服,症状消失后2日1剂,2~3个月为1个疗程。②

经 验 方

1. 宁肝息风汤 天麻、钩藤、白芍、僵蚕、蝉蜕、胆南星、郁金。随症加减:舌质红,苔黄腻者,合黄连温胆汤加减;舌质淡,苔少或薄白者,合四物汤加减;喉间发声者,加玄参、射干、桔梗、枳壳;吸鼻者,加苍耳子、辛夷;眨眼、挤眉、歪嘴等面部肌肉抽动者,加菊花、夏枯草、蒺藜、桔梗;摇头、点头、扭脖、耸肩等肩颈部抽动为主者,加葛根、柴胡、伸筋草、羌活;甩手、跺脚、弹指等四肢抽动者,加姜黄、川桐皮、伸筋草、桑枝、木瓜。每日1剂,水煎服。③

2. 柴胡桂枝汤化裁 柴胡9~15克、半夏4~6克、黄芩9~12克、桂枝9~12克、僵蚕9~12克、钩藤9~12克、白芍12~15克、当归12~15克、蝉蜕6克、甘草6克。按年龄大小调整剂量,每日1剂,水煎分3次服,8周为1个疗程。韩峰等将60例多发性抽动症患儿分为治疗组和对照组各30例。治疗组用上方治疗。对照组口服泰必利,初始剂量5毫克/(千克·日),分3次口服,根据病情逐渐加至能有效控制抽动的剂量,每周加2.5毫克/(千克·日),最大量15~20毫克/(千克·日),8周为1个疗程。结果:治疗组显效20例,好转4例;对照组显效16例,好转7例。两组总有效率分别为80%、76.6%,无显著差异。治疗组未见明显不良反应,而对照组不良反应明显,嗜睡8例,胃肠道不适3例。④

3. 张骠经验方 生地黄12克、熟地黄12克、白芍9克、天麻9克、知母9克、远志9克、柏子仁9克、当归9克、郁金9克、全蝎3克、钩藤6克、甘草6克、石决明15克、珍珠母15克。⑤

4. 止抽汤 红土瓜、兰花参、荠菜花、全蝎、蜈蚣、杭白芍、乌梅、炙甘草。随症加减:眨眼,加菊花、蝉蜕;缩鼻,加辛夷花、苍耳子;摇头、点头、斜颈,加天麻、钩藤;异常发声,加石菖蒲、胆南星、远志、郁金、僵蚕、山豆根、射干;抬肩、肢体抽动,加葛根、木瓜、伸筋草、川牛膝;腹部抽动,加大芍药、甘草用量。⑥

5. 儿抽停汤 黄芩、僵蚕、蝉蜕、法半夏、胆南

① 张欣,吴敏.儿童抽动障碍的中医治疗路径初探[J].上海中医药杂志,2008,42(2):70-72.
② 孙孝登,等.中医辨证分型治疗抽动—秽语综合征86例[J].中医杂志,2001,42(7):425-426.
③ 黎欣,等.平肝息风法治疗小儿抽动障碍的思路与方法[J].湖南中医杂志,2017,33(8):40-42.
④ 韩峰,等.柴胡桂枝汤治疗多发性抽动症临床观察[J].四川中医,2015,33(4):119-121.
⑤ 代卫峰,等.张骠治疗小儿多发性抽动症合并多动症经验[J].河南中医,2013,33(3):344-345.
⑥ 唐彦,等.刘以敏从风痰论治多发性抽动症的经验[J].四川中医,2013,31(4):11-12.

星、牡蛎、益智仁、川芎、红花、石菖蒲。每日 1 剂,水煎 2 次,每次煎煮 30 分钟,取汁 200 毫升左右,频服,1 个月为 1 个疗程。此剂量适用于 3～6 岁患儿,其他年龄患儿随年龄大小斟酌加减。原睿将 72 例多发性抽动症患儿随机分为治疗组和对照组各 36 例。治疗组采用儿抽停汤治疗。对照组用氟哌啶醇 1 毫克/天,早晚分 2 次口服,1 周后若疗效不满意加 0.5 毫克/天,逐步加量至 4 毫克/天。均连续治疗 2 个月。结果:治疗组在运动性抽动、发声性抽动、治疗后总疗效等方面均优于对照组。①

6. 涤痰汤加减　半夏、胆南星、橘红、枳实、人参、茯苓、菖蒲、竹茹、甘草、川郁金、天竺黄、地龙、僵蚕、全蝎、蜈蚣、归尾、赤芍、生白芍等。随症加减:肾虚肝旺型,加益智仁、桑椹子、枸杞子、女贞子、龟甲、生地黄、熟地黄、桑寄生、生龙骨、生牡蛎、珍珠母、钩藤以益肾健脑、平肝潜阳、镇静安神;脾虚痰湿型,加生薏苡仁、白术、茯苓、白蔻仁、杏仁、厚朴以健脾祛湿化痰;肝郁化火型,加栀子、黄连、磁石、茯神、柴胡以疏肝解郁化火。②

7. 定抽颗粒　胆南星 6 克、远志 6 克、柴胡 6 克、郁金 10 克、石菖蒲 10 克、天麻 10 克、钩藤 10 克、白芍 10 克、生地黄 10 克、菊花 5 克。制成颗粒剂,每日分 2 次口服。12 周为 1 个疗程。朱先康等将 60 例小儿多发性抽动症随机分为试验组和对照组各 30 例。试验组用上方治疗。对照组口服泰必利片,每次 50 毫克,每日 2 次,12 周为 1 个疗程。结果:试验组痊愈 1 例,显效 20 例,进步 8 例,无效 1 例。愈显率 70.0%;对照组痊愈 2 例,显效 8 例,进步 19 例,无效 1 例。愈显率 33.3%。两组愈显率相比具有显著性差异(P＜0.05)。定抽颗粒在治疗抽动种类及抽动频度疗效上优于对照组。③

8. 清解止抽汤　金银花 9 克、连翘 9 克、木贼草 9 克、钩藤 9 克、生石决明 12 克、僵蚕 6 克、蝉蜕 6 克、射干 6 克、山豆根 6 克、生龙骨 15 克、生牡蛎 15 克、甘草 3 克。随症加减:伴有过敏性鼻炎者,加辛夷 6 克、苍耳子 6 克;抽动明显者,加全蝎 3 克、蜈蚣 1 条。每日 1 剂,水煎取汁 100～200 毫升,分 2 次服。张邓莉将 60 例小儿抽动—秽语综合征患儿随机分为治疗组和对照组各 30 例。治疗组用上方治疗。对照组采用西药氟哌啶醇片合阿莫西林口服,氟哌啶醇开始剂量每日 0.5 毫克,每日 2 次,效果不佳时每隔 5 天增加 0.5 毫克,剂量控制在 2～4 毫克,阿莫西林用量 50～100 毫克/(千克·天),3 次/天,连用 5 天后停服。结果:治疗组总疗效率与对照组相仿,但治疗组不良反应小。④

9. 张士卿经验方　生地黄、玄参、连翘、竹叶、冬桑叶、钩藤、白芍、当归、柴胡、菊花、石菖蒲、郁金、胆南星。随症加减:若抽搐明显者,加僵蚕、地龙、全蝎;挤眉眨眼者,加枸杞子、密蒙花、蝉蜕;喉发怪声者,加山豆根、桔梗、牛蒡子;鼻塞不通者,加苍耳子、辛夷;扭颈、耸肩明显者,加葛根、川芎、羌活;夜寐不安或夜惊者,加生龙骨、生牡蛎、炒酸枣仁。⑤

10. 健脾宁抽合剂　山药 30 克、谷芽 30 克、麦芽 30 克、白术 15 克、扁豆 18 克、白芍 18 克、茯苓 20 克、槟榔 10 克、百部 10 克、黄芩 10 克、天麻 10 克、柴胡 9 克、防风 8 克、刺蒺藜 12 克、甘草 6 克。每日 1 剂,文火煎煮取汁 300 毫升,分 3 次温服(此为 10 岁儿童用量,根据年龄可适当调整)。张雨雷将 57 例患儿随机分为治疗组 36 例和对照组 21 例。治疗组用上方治疗。对照组予安定 0.15 毫克/(千克·天),分 3 次口服;谷维素 2 毫克/(千克·天),分 3 次口服。两组均以 7 天为 1 个疗程。治疗 1～4 个疗程判断疗效。结果:治疗组总有效率 91.67%,对照组总有效率 42.86%。

① 原睿.儿抽停汤治疗多发性抽动症 36 例[J].西部中医药,2012,25(2):78-79.
② 张霞,史英杰.史英杰辨治小儿多发性抽动症经验[J].北京中医药,2009,28(1):20-21.
③ 朱先康,等."定抽颗粒"治疗小儿多发性抽动症 30 例临床观察[J].江苏中医药,2009,41(2):37-38.
④ 张邓莉.清解止抽汤治疗小儿抽动—秽语综合征 30 例临床观察[J].中医儿科杂志,2009,5(4):23-25.
⑤ 张亚雄.张士卿教授治疗小儿多发性抽动症的经验[J].中医儿科杂志,2007,3(6):3-5.

治疗组疗效明显优于对照组。①

11. 温胆汤加味 半夏 15 克、陈皮 10 克、茯苓 10 克、炙甘草 10 克、竹茹 10 克、黄芩 10 克、柴胡 10 克、青礞石 10 克、石菖蒲 10 克、郁金 10 克、天竺黄 10 克、钩藤 10 克、枳实 3 克、全蝎 3 克。随症加减：夜眠不安者，加酸枣仁 10 克；舌苔厚腻纳差者，去石菖蒲、郁金、天竺黄，加麝香、苍术、焦三仙、鸡内金。孙学锐等用上方加减治疗 24 例小儿抽动秽语综合征，总有效率 91.6%。②

12. 薛生白通络舒筋方 苍耳子 10 克、地龙 10 克、川黄连 10 克、威灵仙 15 克、秦艽 15 克、丝瓜络 15 克、滑石 30 克、海风藤 20 克。浓缩煎剂，50 毫升/次，2 次/日。黄泽辉将 98 例小儿抽动秽语综合征随机分为治疗组 50 例与对照组 48 例。治疗组服用上方治疗。对照组口服氟哌啶醇及安坦片，按规定剂量服用。两组均以 1 个月为 1 个疗程，连服 2 个疗程。结果：治疗组痊愈 8 例，显效 16 例，有效 18 例，无效 8 例。总有效率 84%；对照组痊愈 5 例，显效 10 例，有效 14 例，无效 19 例。总有效率 60.4%。两组对比，治疗组总有效率高于对照组，差异有显著性意义（$P < 0.05$）。③

13. 柴胡加龙骨牡蛎汤 柴胡 6～12 克、黄芩 3～6 克、生姜 3～6 克、甘草 3～6 克、半夏 6～9 克、桂枝 6～9 克、党参 9～15 克、茯苓 9～15 克、生龙骨 20～30 克、生牡蛎（先煎）20～30 克、大枣 5～10 克。随症加减：情绪易激动、多怒、烦躁，加牡丹皮、炒栀子；舌苔厚腻，加远志、菖蒲、淡竹茹、陈皮；食欲不振，加鸡内金、建曲；精神疲乏、面色萎黄不华，加黄芪、白术；发育不良，加熟地黄、山茱萸、枸杞；阴虚汗出较多、手脚心热，加石斛、麦冬、浮小麦。每日 1 剂，分早晚分服，30 天 1 个疗程，连服 2 个疗程。王晓燕等用上方加减治疗 32 例儿童多发性抽动症患者，总有效率 91%。④

14. 自拟方 太子参 10 克、白术 10 克、茯苓 10 克、半夏 10 克、陈皮 10 克、天竺黄 10 克、僵蚕 10 克、蝉蜕 6 克、钩藤 15 克、白芍 20 克。随症加减：气郁化火者，加柴胡、郁金、栀子、龙胆草；肝肾阴虚者，加熟地黄、龟甲、龙骨；痰浊壅盛者，加青礞石 15 克、胆南星 10 克、竹茹 6 克。每日 1 剂，水煎分 2～3 次服。4 周为 1 个疗程。王素梅等用上方加减治疗 285 例多发性抽动症患儿，治疗后运动性和发声性抽动积分有显著改善，总有效率 85.6%。⑤

15. 六君子汤合泻青丸加味 太子参 10 克、白术 10 克、茯苓 10 克、半夏 10 克、陈皮 10 克、羌活 10 克、大黄 10 克、栀子 10 克、龙胆草 10 克、当归 10 克、川芎 10 克、防风 6 克、礞石 20 克、钩藤 15 克。随症加减：眨眼频繁者，加菊花 10 克、谷精草 10 克；肢体抽动严重者，加葛根 20 克、木瓜 20 克、伸筋草 15 克；性情急躁易怒者，加柴胡 10 克、郁金 10 克、石决明 30 克、珍珠母 30 克。每日 1 剂，水煎分 2～3 次口服。4 周为 1 个疗程。吴力群等将 74 例儿童多发性抽动症随机分为治疗组 38 例和对照组 36 例。治疗组用上方治疗。对照组口服泰必利片，4～7 岁 50 毫克/次，每日 2 次；7～10 岁 75 毫克/次，每日 2 次；10～18 岁 100 毫克/次，每日 2 次。连服 4 周为 1 个疗程，症状控制后改维持量 150 毫克/天。结果：治疗组与对照组疗效相当，运动性抽动积分与发声性抽动积分有显著改善，用药不良反应治疗组显著低于对照组。⑥

16. 健脾平肝汤 太子参 10 克、茯苓 10 克、白术 10 克、钩藤 10 克、菊花 10 克、天麻 10 克、白芍 15 克、全蝎 5 克、甘草 3 克。每日 1 剂，水煎分 2 次服。于作洋等将 140 例辨证属于脾虚肝亢的 TS 患儿随机分为中药治疗组 120 例和西药对照组 20 例。治疗组采用健脾平肝汤治疗。对照组

① 张雨雷.健脾宁抽合剂治疗小儿抽动秽语综合征 36 例临床观察[J].中国中医急症,2007,16(4)：410－412.
② 孙学锐,徐荣谦.温胆汤加味治疗小儿抽动秽语综合征 24 例[J].长春中医药大学学报,2007,23(6)：82.
③ 黄泽辉.薛生白通络舒筋方治疗小儿抽动秽语综合征临床观察[J].辽宁中医杂志,2007,34(10)：1417.
④ 王晓燕,等.柴胡加龙骨牡蛎汤治疗儿童多发性抽动症 32 例[J].陕西中医,2007,28(7)：773－774.
⑤ 王素梅,等.平肝健脾化痰法治疗儿童多发性抽动症 285 例[J].辽宁中医杂志,2006,33(11)：1431－1432.
⑥ 吴力群,等.六君子汤合泻青丸加味治疗儿童多发性抽动症临床观察[J].四川中医,2006,24(10)：81－83.

用氟哌啶醇 0.05 毫克/(千克·天)，分 2 次口服，两组均以 30 天为 1 个疗程，观察 2 个疗程。结果：中药治疗组总有效率 92.5%，西药对照组总有效率 90.0%，两组疗效无差异。[1]

17. **自拟方** 生地黄、枸杞子、生龙骨、僵蚕、钩藤、白芍、葛根等。每日 1 剂，水煎服，3 个月为 1 个疗程。邹治文等用上方治疗 400 例 TS 患儿，治愈 288 例，占 72.0%；好转 106 例，占 26.5%；无效 6 例，占 1.5%。总有效率 98.5%。[2]

18. **熄风静宁汤（刘弼臣经验方）** 辛夷 10 克、苍耳子 10 克、玄参 10 克、山豆根 10 克、蝉蜕 10 克、板蓝根 20 克、菊花 20 克、葛根 15 克、伸筋草 30 克、白芍 30 克、全蝎 6 克、甘草 6 克。随症加减：咽充血明显者，加连翘、薄荷；喉中有痰，加半夏；肢体抽动明显者，加蜈蚣；眨眼明显者，加石决明、夏枯草；病程长者，加红花、丹参。以上剂量为 7 岁左右小儿 1 日量，根据年龄大小调整用量，每日 1 剂，水煎 2 次，分 3 次服用。疗程 3 个月，2 个疗程后评定疗效。服药不到 2 个疗程发作控制者，上方制成水丸继服，巩固至 2 个疗程。冯刚等用上方治疗 63 例 TS 患儿，治疗后症状明显减轻，显效 45 例，占 71.3%；有效 14 例，占 22.2%；效差 4 例，占 6.5%；无效 0 例。[3]

19. **天麻钩藤汤加减** 天麻 10 克、法半夏 10 克、钩藤 10 克、茯苓 15 克、龙齿 15 克、甘草 3 克、陈皮 5 克、全蝎 5 克。随症加减：如皱眉、眨眼，加白蒺藜、木贼、防风、僵蚕等；缩鼻，加苍耳子、蝉蜕；肢体抽动，加木瓜、宽筋藤；腹部抽动，加芍药甘草汤；如伴多动，加珍珠母、磁石；伴注意力不集中，加石菖蒲、远志、益智仁等；伴脾气暴躁，加柴胡、龙骨、牡蛎等。上方每日 1 剂，水煎服，每周 5 剂。2 月为 1 个疗程，可连用 1～3 个疗程。廖永州等用上方治疗儿童抽动症 45 例，痊愈 36 例

（80%），好转 9 例。其中 2 例在治疗后半年复发，1 例在 9 月后复发，1 例 1 年半后复发，经再次治疗，均获痊愈。[4]

20. **自拟方** 黄芪、党参、茯苓、当归、白芍、白术、远志、酸枣仁、煅龙骨、煅牡蛎等。随症加减：夹有痰湿者据偏湿、偏热之不同，酌选石菖蒲、明天麻、制半夏、天竺黄、瓜蒌皮等；肝火亢盛明显者，加黄芩、郁金、钩藤等。[5]

21. **治抽动方** 党参 10 克、钩藤 10 克、茯苓 10 克、法半夏 10 克、僵蚕 10 克、陈皮 3 克、全蝎 3 克、天竺黄 5 克、黄芪 15 克、牡蛎 15 克。方思远用上方随症加减治疗 TS，获得较好的疗效。[6]

22. **止动安神方** 陈皮 6～9 克、半夏 6～9 克、桔梗 6～9 克、茯苓 9～12 克、钩藤 9～12 克、黄连 3～6 克、生龙骨 15 克、葛根 15 克、防风 6 克、天麻 12 克等。每日 1 剂，水煎服。服 6 天，停 1 天，30 天为 1 个疗程，连续观察 3 个疗程。张葆青等将 45 例 TS 患儿分为治疗组 30 例和对照组 15 例。治疗组用上方治疗。对照组采用氟哌啶醇，每天 0.02～0.05 毫克/千克体重，分 3 次口服；肌苷，每天 30 毫克/千克体重，分 3 次口服。30 天为 1 个疗程，连续观察 3 个疗程。结果：治疗组、对照组总有效率分别为 83.3%（25/30 例）、73.3%（11/15 例），疗效无显著差异。治疗组未发现有明显的不良反应，对照组有 6 例出现嗜睡、乏力、记忆力下降，2 例出现流涎、伸舌困难，3 例便秘，1 例扭颈。[7]

中 成 药

小儿安神补脑颗粒 组成：石菖蒲、远志、益智仁、胆南星、陈皮、半夏、羌活、石决明、礞石等。功效主治：涤痰止痉，补脑安神；适用于风痰上

① 于作洋，等.健脾平肝汤治疗小儿多发性抽动症临床观察[J].北京中医药大学学报（中医临床版），2006,13(3)：11-12.
② 邹治文.等.从肝论治多发性抽动症 400 例[J].中华中医药杂志，2006,21(1)：132-135.
③ 冯刚，等.熄风静宁汤加减治疗小儿多发性抽动症 63 例临床总结[J].四川中医，2005,23(5)：64-65.
④ 廖永州.等.天麻钩藤汤为主治疗儿童抽动症 45 例[J].陕西中医，2005,26(10)：1033-1034.
⑤ 王文革,汪受传，等.汪受传治疗小儿多发性抽动症的经验[J].辽宁中医药杂志，2004,31(3)：181-182.
⑥ 方思远.从虚风痰论治小儿抽动-秽语综合征[J].新中医，2002,34(12)：68.
⑦ 张葆青，等.止动安神方治疗小儿抽动秽语综合征的临床观察[J].中国中西医结合杂志，2001,21(8)：631.

蒙、阻滞清窍所致的儿童抽动症。用法用量：口服，每日3次，5岁以下每次1/2包(10克)，5岁以上每次1包，10~15岁每次2包。临床应用：邱静宇等将100例TS患儿随机分为治疗组60例和对照组40例。治疗组采用小儿安神补脑颗粒进行治疗。对照组服用氟哌啶醇片进行治疗。两组均以3月为1个疗程，共治疗2个疗程。结果：治疗组在运动性抽动、发声性抽动、治疗后总疗效等方面均优于对照组；治疗组远期疗效好、不良反应少；治疗组治疗病程1年以内的患儿疗效最佳。①

---

① 邱静宇,等.小儿安神补脑颗粒治疗小儿多发性抽动症60例临床研究[J].中医杂志,2010,6(1)：33-36.

注意力缺陷多动障碍

概　述

注意缺陷多动障碍(ADHD)又称多动综合征,简称多动症。主要表现为不符合年龄的注意力不集中,注意事物的范围小,常常不分场合不合时宜地过度活动,情绪容易冲动而且伴有学习困难和认知障碍,该类患儿智力正常或接近正常。注意缺陷多动障碍症状一般在学龄前出现,男孩发病率较高,该病患病率高、损害重,呈慢性、终身性特点,但有较好的可治疗性。

古代没有明确记载多动症这一疾病,根据多动症患儿临床表现,可归属为"脏躁""躁动""健忘""失聪"等范畴。中医认为,儿童多动症是因先天不足或后天失养。先天不足:男女始生,受气于父,成形于母,人的先天禀赋取决于父母的体质,胎儿孕育在母腹中,受母体五脏之濡养,如果母亲脏腑功能受损,必然会使胎儿失养,出现不足之象。后天失养:或脾胃虚弱,导致脏腑阴阳失衡;或情志失调,致脏腑功能不足,阴阳失调,病位责之于心、肝、脾、肾。《素问·宣明五气》曰:"心藏神,肺藏魄,肝藏魂,脾藏意,肾藏志",心为君主之官,心藏神,心神得养则神志清晰,思维敏捷。若心之气阴不足,神失所养,则神思涣散,精神不专,反应迟钝,健忘。脾乃至阴之脏,藏意,在志为思。若脾之气阴不足,脾失濡养,则注意力涣散,做事有头无尾。脾气不足易生痰湿,郁而化火,痰火扰心则心神不宁,多动多语。肝藏魂,体阴而用阳,主人体生发之气,小儿肝常有余,肝阳偏旺则易于发怒,冲动任性,动作粗鲁,兴奋不安。乙癸同源,肝肾之阴不足,水不涵木,则阳旺于上而出现多动。小儿肾常虚,肾阴不足,水不涵木则肝阳

偏亢。《黄帝内经》又云:"阳盛则四肢实,实者则能登高也……阳盛则使人妄言骂詈,不避亲疏。"

辨证施治

1. 韩新民等分5型

(1) 心肝火旺型　症见多动多语,冲动任性,急躁易怒,做事莽撞,好惹扰人,神思涣散,面红目赤,语声高亢,大便秘结,小便色黄,舌质红或舌尖红,苔薄黄,脉弦或弦数。治宜清心平肝、安神定志。方用导赤散合龙胆泻肝汤加减:淡竹叶、生地黄、醋柴胡、黄芩、栀子、龙胆草、决明子、当归、通草、甘草。随症加减:急躁易怒者,加钩藤(后下)、天麻、珍珠母(先煎);冲动任性、烦躁不安者,加夏枯草、石决明(先煎)、炙远志;大便秘结者,加生大黄(后下)、枳实。中成药予龙胆泻肝丸、朱砂安神丸。

(2) 痰火内扰型　症见狂躁不宁,冲动任性,多语难静,兴趣多变,胸中烦热,坐卧不安,难以入睡,口苦纳呆,便秘尿赤,舌质红,苔黄腻,脉滑数。治宜清热泻火、化痰宁心。方用黄连温胆汤加减:法半夏、陈皮、竹茹、枳实、天竺黄、石菖蒲、黄连、茯苓、甘草、炙远志。随症加减:烦躁易怒者,加钩藤(后下)、夏枯草、青礞石(先煎);大便秘结者,加决明子、生大黄(后下);食滞纳呆者,加莱菔子、槟榔、炒谷芽;狂躁不宁者,加礞石滚痰丸。中成药予礞石滚痰丸。

(3) 肝肾阴虚型　症见多动难静,时有冲动,烦躁易惹,神思涣散,记忆力欠佳,作业拖拉,学习成绩落后,五心烦热,盗汗,遗尿,少寐多梦,舌质红,苔薄或少,脉细数或弦细。治宜滋阴潜阳、宁神益智。方用杞菊地黄丸加减:枸杞子、菊花、熟地黄、山药、山茱萸、泽泻、牡丹皮、茯苓、煅龙骨

（先煎）、炙龟甲（先煎）。随症加减：盗汗者，加浮小麦、煅牡蛎（先煎）、五味子；少寐多梦者，加酸枣仁、夜交藤、炙远志；大便秘结者，加火麻仁、当归、桑椹；烦躁易怒者，加夏枯草、知母、黄柏，或改用知柏地黄丸加减。中成药予小儿智力糖浆、静灵口服液、杞菊地黄丸。

（4）心脾两虚型　症见神思涣散，记忆力差，学习成绩落后，多动但不暴躁，做事有头无尾，神疲乏力，形体消瘦或虚胖，面色欠华，自汗，偏食纳少，睡眠不实，舌质淡，苔薄白，脉细弱。治宜养心安神、健脾益智。方用归脾汤合甘麦大枣汤加减：党参、黄芪、白术、茯苓、当归、龙眼肉、炙远志、酸枣仁、木香、小麦、大枣、炙甘草。随症加减：神思涣散严重者，加益智仁、煅龙骨（先煎）；睡眠不实者，加五味子、夜交藤；记忆力差、动作笨拙者，加何首乌、石菖蒲、郁金；苔腻者，加薏苡仁、白豆蔻、广藿香。中成药予归脾丸等。

（5）脾虚肝亢证　神思涣散，多动多语，坐立不安，兴趣多变，小动作多，烦躁不宁，情绪不稳，易激动激惹，记忆力差，食欲不振，睡眠不实，大便不调，舌淡红，苔薄白，脉弦细。治宜健脾和中、平肝定志。方用逍遥散加减：醋柴胡、白芍、当归、郁金、夏枯草、茯苓、白术、枳壳、薄荷、甘草。随症加减：睡眠不安者，加酸枣仁、五味子；情绪不稳、郁郁不欢者，加香附、青皮、合欢皮；烦躁易怒者，加石决明（先煎）、钩藤（后下）；食欲不振者，加炒谷芽、焦山楂。中成药予逍遥散、柴胡疏肝散等。[1]

2. 丁惠玲等分3型

（1）心肝火旺型　方用泻心宁神汤：川黄连3克、竹沥半夏10克、白蒺藜10克、百合10克、生地黄10克、竹叶10克、天竺黄10克、黄芩9克、珍珠母30克、龙齿30克、石菖蒲15克、远志6克、赤芍12克。

（2）肝肾阴虚型　方用补肾益脑汤：熟地黄10克、山药10克、山茱萸10克、益智仁10克、石菖蒲10克、菟丝子10克、龙齿30克、浮小麦15克、朱远志6克、枸杞子6克、五味子6克、龟甲9克。

（3）心脾两虚型　方用养心益智汤：党参10克、黄芪10克、茯神10克、半夏10克、益智仁10克、石菖蒲10克、当归6克、五味子6克、朱远志6克、柏子仁9克、酸枣仁9克、珍珠母30克。

水煎2次，分早晚温服。丁惠玲等收治27例多动症患儿给予利他林片治疗（西药对照组），79例多动症患儿给予辨证分型治疗（中药治疗组）。结果：西药对照组和中药治疗组各型治疗4周和8周后，多动指数评分、注意缺陷与多动障碍评分和中医证候评分均较治疗前明显降低（$P<0.05$）；治疗8周后各积分均较治疗4周时降低（$P<0.05$）；西药对照组和中药治疗组各型之间同期各积分无明显差异（$P>0.05$）。[2]

3. 林月斌分4型

（1）肾阴不足、肝阳偏旺型　症见多动多语，冲动任性，急躁易怒，神思涣散，注意力不能集中，五心烦热，口干咽燥，盗汗，舌质红，苔少，脉细数或弦细。治宜滋阴潜阳、宁神益智。方用三甲复脉汤加减：龟甲10克、鳖甲10克、牡蛎10克、麦冬10克、山药10克、山茱萸10克、桑螵蛸10克、生地黄12克、白芍15克、酸枣仁15克、柏子仁6克。随症加减：记忆力差，加石菖蒲、远志；注意力涣散，加五味子。

（2）心脾气虚、神失所养型　症见心神涣散，注意力不能集中，动作行为杂乱，精神倦怠，自汗，善忘心悸，夜寐不宁，多梦夜惊，面色白少华，食少便溏，舌质淡，苔薄白，脉细弱。治宜健脾益气、养心安神。方用归脾汤加减：黄芪15克、党参15克、茯神15克、酸枣仁15克、龙眼肉12克、远志6克、炒白术10克、当归10克、益智仁10克、木香5克、炙甘草3克。随症加减：自汗者，加五味子、浮小麦。

（3）湿热内蕴、痰火扰心型　症见多动难静，烦躁不宁，冲动任性，神思涣散，注意力不能集中，

① 韩新民，等.中医儿科临床诊疗指南·儿童多动症（修订）[J].中医儿科杂志，2017，13（5）：1-6.
② 丁惠玲，景晓平，等.辨证分型治疗儿童多动症临床研究[J].上海中医药大学学报，2014，28（3）：43-45.

胸中烦热,懊恼不眠,纳少,尿赤,口渴,大便燥结或溏而不爽,舌质红,苔黄厚腻,脉浮滑数。治宜化痰清热、宁神益智。方用温胆汤加减:竹茹 10 克、枳实 10 克、法半夏 10 克、陈皮 10 克、石菖蒲 10 克、郁金 10 克、胆南星 10 克、茯苓 15 克、酸枣仁 15 克、远志 6 克、甘草 3 克。随症加减:睡眠欠佳,加夜交藤、牡蛎。

(4)瘀血内阻、脑络失养型　症见心神涣散,学习困难,神情恍惚,冲动任性,多动不安,毛发不荣,面色晦暗或淡青,舌质偏黯有瘀点,苔少,脉细涩。治宜活血化瘀、宁神益智。方用补阳还五汤化裁:黄芪 20 克、桃仁 3 克、红花 3 克、当归尾 3 克、川芎 3 克、地龙 3 克、赤芍 5 克、石菖蒲 10 克、益智仁 10 克、熟地黄 10 克。

每日 1 剂,分 2 次服,3 个月为 1 个疗程。临床观察:林月斌对 43 例 ADHD 患儿辨证分型治疗后,观察疗效与利他林对照组差异无统计意义,但不良反应明显少于对照组。[①]

4.杨玲等分 4 型

(1)肾阴不足、肝阳偏亢型　多见多动,多语,烦躁,易激动,冲动任性难以自控,神思涣散,注意力不集中,动作笨拙不灵,且伴见五心烦热和面颊潮红,少寐多梦,梦游,梦呓,口燥咽干,盗汗,喜食冷饮,舌红少苔或无苔,脉弦细或细数等阴虚内热症状。治宜滋补肝肾、益阴潜阳。方用镇肝熄风汤加减:怀牛膝 9 克、牡丹皮 9 克、天冬 15 克、白芍 15 克、玄参 15 克、生地黄 15 克、龟甲(先煎)15 克、磁石 15 克、生龙骨 20 克、生牡蛎 20 克、百合 20 克、川楝子 3 克、青蒿 6 克、僵蚕 6 克、女贞子 6 克、天竺黄 6 克、泽泻 12 克、甘草 3 克。每日 1 剂,水煎服。

(2)心肺阴虚、火扰心神型　患儿平时多易感冒或口疮反复发作,形体消瘦,毛发不荣,记忆力差,多动不安,口干欲饮,夜寐不实,大便干燥,小便赤,脉数。治宜滋阴泻火、养心安神。方用自拟滋阴泻火安眠汤加减:生地黄 15 克、知母 15

克、白芍 15 克、磁石 15 克、百合 20 克、生龙骨 20 克、生牡蛎 20 克、女贞子 12 克、墨旱莲 12 克、牡丹皮 12 克、天竺黄 6 克、黄柏 6 克、僵蚕 6 克、泽泻 9 克。每日 1 剂,水煎服。

(3)湿热内蕴、痰火扰心型　患儿平素多嗜食肥甘厚腻,形体肥胖,注意力不集中,手足多动,胸闷脘痞,纳呆,胸中烦热,懊恼不眠,大便燥结或溏而不爽,舌质红,苔黄腻,脉滑数。治宜清热利湿、豁痰宁心。方用黄连温胆汤加减:黄连 9 克、陈皮 9 克、清半夏 9 克、枳实 12 克、竹茹 12 克、茯苓 30 克、合欢皮 30 克、夜交藤 30 克、磁石 20 克、黄柏 6 克、炙甘草 6 克、泽泻 15 克。

(4)瘀血内阻、神智失养型　患儿多有出生产伤史且轻度窒息或头部外伤史,致使患儿气血瘀滞,经脉不畅,心肝失养而神魂不安,患儿智力发育多受影响。治宜活血通络、安神宁志。方用血府逐瘀汤加减:柴胡 6 克、枳实 6 克、赤芍 6 克、红花 6 克、当归 6 克、栀子 6 克、苍术 6 克、泽泻 6 克、生龙骨 15 克、生牡蛎 15 克、磁石 9 克、丹参 9 克、川芎 3 克、香附 3 克、黄柏 3 克、天竺黄 3 克、炙甘草 3 克。每日 1 剂,水煎服。[②]

5.李晓东分 5 型

(1)肝肾阴虚、肝阳上亢型　症见神志不宁,多动多语,急躁易怒,行为冲动,精神不专,难以自控,易惊少寐,心神不宁,兴趣多变,五心烦热,形体消瘦,面颊发红,指甲毛发欠光泽,唇舌干红,苔少,脉弦细数。治宜滋补肝肾、益阴潜阳为主,宁神益智为辅。方用知母地黄汤加减:知母 12 克、熟地黄 12 克、山茱萸 12 克、茯苓 10 克、山药 10 克、牡丹皮 10 克、钩藤 10 克、黄柏 6 克、远志 6 克。随症加减:烦躁易怒,加龙胆草、夏枯草;夜寐不安,加生龙骨、生牡蛎、珍珠母;大便干结,加玄参、火麻仁。

(2)心阴亏虚、热扰心神型　症见心神不宁,神思涣散,烦躁多动,心急心烦,口干渴饮,虚烦不眠,舌红少津,脉细数。治宜滋养心阴、清热安神。

①　林月斌.辨证治疗儿童注意缺陷多动障碍 43 例[J].福建中医药,2008,39(1):36 - 37.
②　杨玲,等.相修平辨治儿童多动症经验[J].辽宁中医杂志,2007,34(10):1367 - 1368.

方用天王补心丹化裁：太子参 15 克、沙参 10 克、丹参 10 克、麦冬 10 克、远志 10 克、酸枣仁 10 克、玉竹 12 克、五味子 9 克、淡竹叶 9 克、黄连 3 克、龙齿 15 克。

（3）心脾两虚、心神失养型 症见神志不宁，多动不安，注意力不集中，思维失敏，多语不亢，神疲乏力，食少纳差或腹胀，面黄消瘦，夜寐多梦，爪甲唇淡，舌淡苔少或苔白，脉细弱或脉濡缓。治宜补益心脾、益智安神。方用归脾汤加减：黄芪 15 克、生龙骨 15 克、白术 12 克、党参 12 克、茯神 12 克、远志 10 克、菖蒲 10 克、当归 10 克。随症加减：眠差多梦，加百合、柏子仁、珍珠母；纳差便溏，加薏苡仁、莲子肉。

（4）湿热内蕴、痰火扰心型 症见心神不宁，急躁多动，难以静坐，言多语亢，性急心烦，健忘不寐，唇红口臭，胸闷纳呆，便干溲赤，舌红，苔黄厚腻，脉滑数。治宜清热泻火、利湿化痰。方用黄连解毒汤合温胆汤化裁：制半夏 6 克、陈皮 6 克、天竺黄 6 克、炒枳壳 6 克、茯苓 9 克、茯神 9 克、竹茹 3 克、黄连 5 克、炙远志 6 克、红枣 7 枚。

（5）肝气郁结、肝失疏泄型 症见情志不畅，心神烦乱，多动少静，易激动激惹，注意力不集中，健忘，纳差，便溏，苔白，脉弦。治宜疏肝解郁、健脾安神。方用加味逍遥散：柴胡 9 克、当归 9 克、白芍 9 克、白术 9 克、云茯苓 9 克、薄荷 6 克、香附 10 克、合欢皮 10 克、石菖蒲 10 克、栀子 8 克、龙齿 15 克。

每日 1 剂，水煎服。前 3 型为虚证，后 2 型为实证，临床上以虚证为多见，建议予以心理辅助治疗以增强疗效。[①]

6. 姜润林分 2 型

（1）肾虚肝亢型 治宜滋肾平肝、宁神益智。方用六味地黄汤加减：熟地黄、山茱萸、山药、茯神、女贞子、菟丝子、白芍、白蒺藜、生牡蛎、龙齿、远志、石菖蒲等。

（2）脾虚肝旺型 治宜补脾平肝、养心安神。

方用归脾汤加减：党参、黄芪、白术、茯苓、扁豆、薏苡仁、白芍、白蒺藜、龙齿、酸枣仁、远志、石菖蒲等。

临床观察：姜润林将 110 例小儿多动症随机分为中药组 60 例和对照组 50 例。中药组用上方治疗。对照组口服利他林，按 0.3～0.5 毫克/（千克·天）给药，每日总量不超过 40 毫克，分早、中 2 次服用。两组用药均 7 天为 1 个疗程，休息 3 天后继续第 2 个疗程，连续 3 个疗程后观察记录治疗结果，两组在治疗期间概不加用其他药物。结果：中药组痊愈 38 例（63.3％），好转 16 例（26.7％），无效 6 例（10％）。总有效率 90.0％；对照组痊愈 27 例（54.0％），好转 10 例（20.0％），无效 13 例（26.0％）。总有效率 74.0％。两组疗效比较，经统计学处理有显著性差异（$P<0.05$）。[②]

7. 刘钧分 4 型

（1）脾虚湿蕴，痰热扰心 小儿脾胃本虚，若饥饱失宜或嗜食寒凉，多损伤脾胃，致脾虚失运，湿聚成痰，化热化火，上扰心神而成痰火扰心之证。可见多动多语，神思涣散，冲动任性，少寐多梦，舌红苔黄腻，脉细数等。治宜健脾化痰、清心安神。方用黄连温胆汤加味：茯苓、半夏、陈皮、竹茹、枳实、黄连、胆南星、酸枣仁、石菖蒲、郁金、甘草等。

（2）肾阴不足，肝阳偏旺 小儿发育旺盛而脏腑柔弱，肾中阴精每感不足，若患儿先天禀赋亏弱则肾阴更加亏虚，肾虚不能涵木，则肝阳偏旺，而成阴虚阳亢之证。可见多动多语，烦躁易怒，冲动任性，神思涣散，形体消瘦，舌红少苔，脉细弦。治宜滋阴补肾、潜阳安神。方用龙牡六味汤加味：生地黄、山药、山茱萸、牡丹皮、女贞子、墨旱莲、龙骨、牡蛎、白芍、酸枣仁、茯神、甘草等。

（3）心脾不足，血不养心 心主血而藏神，脾主运而藏意，神和意都主宰人的思维和意志。脾又为气血生化之源，若患儿先天不足或后天护养失宜，脾胃受损，则化源不足，气血亏虚，血不养心

① 李晓东.小儿多动症的中医辨证分型[J].中医儿科杂志,2007,3(6)：35－37.
② 姜润林.中医药治疗小儿多动症临床疗效观察[J].中国中医药信息杂志,1999,6(8)：63－64.

而神浮,气不敛阳而意动,多成心脾亏虚,血不养心之证。可见神思涣散,多语多动,怔忡健忘,少寐多梦,面黄少华,舌淡苔白,脉细弱等。治宜补益心脾、养血安神。方用归脾汤加减:党参、黄芪、白术、茯神、当归、炙甘草、大枣、远志、菖蒲、酸枣仁、麦冬、五味子等。

(4)脾虚肝旺,肝脾不调　小儿生理特点多为"脾常不足,肝常有余",若患儿脾胃受损,脾气亏虚,或情志不遂,肝气郁结则肝气偏旺,肝气一动,即乘脾土而成脾虚肝旺,肝脾不调之证。可见多语多动,神思涣散,性情烦急,食欲不振,面黄少华,舌红苔薄白,脉弦细等。治宜疏肝理气、健脾安神。方用逍遥散加减:柴胡、当归、白芍、白术、茯苓、薄荷、香附、神曲、栀子、枣仁、琥珀、炙甘草等。[1]

8. 林馨等分 3 型

(1)心脾气虚型　本型心脾气虚,精微不能濡养五脏,阴阳失衡,虚火上扰心神。症见心神涣散,注意力不集中,或虽能集中,但时间短暂,活动过多,动作行为杂乱无目的性,兼有面㿠少华,消瘦纳呆,多汗乏力,四肢疲惫,舌质淡红,苔薄白,脉虚或细。治宜补益心脾、养心安神。方用甘麦大枣汤加味:炙甘草 6 克、丹参 6 克、浮小麦 25 克、炒白芍 10 克、太子参 10 克、生龙骨 15 克、生牡蛎 15 克、磁石(先煎)20 克、半夏 9 克。随症加减:若手足心热者,加胡黄连 6 克、青蒿 10 克;夜寐不安者,加夜交藤 10 克、蝉蜕 6 克;易患感冒者,加黄芪 10 克、白术 10 克、防风 5 克。

(2)痰火扰心型　本型气滞湿阻,结为痰浊,久郁成火,上扰神明。症见多动难静,顽皮至极,烦躁不宁,冲动任性,自我控制能力差,纳少尿赤,口渴,大便燥结,舌质红,苔黄,脉弦滑或滑数。治宜清热利湿、化痰宁心。方用清气化痰丸合小陷胸汤加减:黄芩 6 克、半夏 6 克、陈皮 6 克、全蝎 6 克、黄连 9 克、全瓜蒌 9 克、枳实 10 克、川贝母 12 克、茯苓 12 克。随症加减:积滞中阻者,加炒麦芽 20 克、鸡内金 10 克;大便干燥难下者,加生大黄

(后下)5 克;口苦、尿赤者,加焦栀子 10 克、龙胆草 10 克、木通 10 克。

(3)阴虚阳亢型　本型肾水亏损不能涵木,则肝阳上亢。症见多动躁动,难以自抑,神思涣散,注意力难以集中,面赤唇红,常患口疮,口干咽燥,盗汗寐差,多梦易惊,舌质红,脉细数。治宜滋阴降火、补心宁神。方用大补阴丸合二至丸加减:知母 10 克、墨旱莲 10 克、北沙参 10 克、青果 10 克、麦冬 10 克、玄参 10 克、生地黄 12 克、熟地黄 12 克、女贞子 9 克、石菖蒲 9 克、丹参 6 克、茯苓 6 克、焦栀子 20 克、甘草 5 克。随症加减:口干便秘,盗汗者,加首乌 10 克、鲜石斛 20 克、浮小麦 20 克、地骨皮 9 克;少寐,加酸枣仁 12 克、夜交藤 12 克。

均每日 1 剂,水煎服,2 个月为 1 个疗程。临床观察:林馨等用上方辨证治疗 30 例儿童多动综合征,治疗 2 个疗程后,观察其主要症状、体征、学习成绩治疗前后的变化。结果:治愈(经 2 个疗程治疗,临床症状消失,学习成绩显著提高,随访半年无复发者)15 例,显效(临床症状大多消失,学习成绩有所提高者)8 例,有效(临床症状部分消失或有所好转,学习成绩有所提高但不稳定者)5 例,无效(临床症状无改变者)2 例。总有效率 93.3%。[2]

9. 李宝珍等分 3 型

(1)痰热动风型　多为病程较短的患儿。除见多动不安外,兼顽皮至极,已夜不知疲倦,冲动任性,自我控制能力差,性情急躁,舌质红苔薄黄,脉弦滑或滑数。治宜豁痰镇惊熄风。方用铁落饮合牵正散加味:节菖蒲 10 克、麦冬 10 克、胆南星 9 克、法半夏 9 克、云茯苓 9 克、丹参 9 克、僵蚕 9 克、天麻 6 克、川贝母 6 克、陈皮 6 克、全蝎 6 克、白附子 6 克、铁落花(先煎)25 克。

(2)虚火妄动型　多为病情迁延致津伤气耗者。此类患儿除见多动不已外,尚见心脾气虚如面㿠少华,形体消瘦,多汗乏力,纳差肢倦,睡中易惊,舌质淡有齿痕或花剥苔等。治宜养心宁神、

---

[1] 刘钧.儿童多动症的中医辨证治疗[J].甘肃中医,1998,11(6):18-19.
[2] 林馨,等.中医辨证治疗儿童多动综合征 30 例[J].浙江中医学院学报,1997,21(5):26.

益胃缓中。方用甘麦大枣汤加味：夜交藤12克、杭白芍12克、浮小麦25克、磁石（先煎）25克、太子参9克、炒远志9克、法半夏9克、生龙骨（先煎）20克、生牡蛎（先煎）20克、大枣5枚、甘草6克。

（3）阴虚水亏型　多为病久致虚，肾水不足，虚火上炎者。症见多动躁扰，但抽动多呈缓缓断续之势，伴动作笨拙，面赤唇红，易生口疮，心烦惊悸，难于入睡，睡中多梦，舌红少津，脉细数。治宜滋阴清热、补心安神。方用二至丸合补心丹加减：节菖蒲10克、女贞子10克、墨旱莲10克、沙参10克、青果10克、麦冬10克、生地黄20克、玄参6克、丹参6克、茯苓6克、当归6克、炙甘草6克、柏子仁9克。

均每日1剂，水煎2次，分2~3次服，2个月为1个疗程。用药1个疗程。临床观察：李宝珍等用上方辨证治疗儿童多动综合征26例，痊愈（服药2个月后，多动即能明显控制，能安心听讲，较少激动和不安，自我控制能力增强）17例，好转（服药2月后，多动明显减少，尚能集中注意力学习，仍不时有小动作，性情急躁、任性，但在家长或老师说服下能及时收敛，成绩有所上升，仍需继续服药1~2个疗程）7例，无效（连续服药1个疗程，症状无明显改善或改用其他药物者）2例。总有效率92.2%。[1]

10. 张骠分4型

（1）肝肾阴亏型　治宜滋肾柔肝、益阴潜阳。方用左归丸、知柏地黄汤加减：熟地黄、龟甲（先煎）、知母、黄柏、山茱萸、天冬、麦冬、龙齿（先煎）、白芍、女贞子等。

（2）心肝火盛型　治宜凉肝泻火、清心安神。方用龙胆泻肝汤、导赤散、朱砂安神丸加减：龙胆草、生地黄、木通、竹叶、朱茯苓、钩藤、琥珀（冲服）、龙骨（先煎）、牡蛎（先煎）、栀子等。

（3）心脾两虚型　治宜益气补血、养心安神。方用养心汤、归脾汤加减：黄芪、太子参、当归、何

首乌、远志、五味子、浮小麦、柏子仁、大枣、炙甘草等。

（4）痰热内扰型　治宜清热化痰、安神定志。方用黄连温胆汤、栀子豉汤加减：川黄连、胆南星、竹茹、瓜蒌、石菖蒲、远志、川贝母、琥珀（冲服）、栀子等。[2]

11. 侯平玺等分2型

（1）肾阴不足、热扰心神　主症：注意力涣散，思想不易集中，活动过多，难以静坐，学习困难，成绩较差，发失荣泽，身体消瘦，唇红，舌红苔少，脉细数或滑数。治宜补肾清热、宁神益智。方用补脑益肾糖浆（自制）：熟地黄9克、山药9克、牡丹皮6克、地骨皮6克、远志6克、茯苓6克、石菖蒲9克、牡蛎15克、陈皮6克、山楂6克。制成糖浆90毫升。每日3次，每次15毫升。20天为1个疗程，连服2个疗程。临床观察：侯平玺等用上方治疗本型儿童多动症109例，痊愈48例，显效35例，进步20例，无效6例。有效率94.5%。

（2）脾气不足、痰浊上扰　主症：注意力不集中，活动过多，难以静坐，记忆力差，学习困难，食欲不振，神疲，体胖，舌淡红，苔白腻，脉濡缓或滑。治宜健脾化痰、益智宁神。方用健脾益智糖浆（自制）：泡参9克、茯苓9克、陈皮2克、半夏6克、石菖蒲9克、牡蛎15克、益智仁6克、谷芽9克、麦芽9克、枳壳6克。制成糖浆90毫升。每日3次，每次15毫升。20天为1个疗程，连服2个疗程。临床观察：侯平玺等用上方治疗本型儿童多动症59例，痊愈4例，显效20例，进步25例，无效10例。有效率83.1%。[3]

12. 宋知行等分2证

（1）实证　以痰热为主，其症尚见喉间多痰，脘痞纳少，两脉软滑，舌苔白腻，或见舌尖红刺，或见尿黄。方用黄连温胆汤加味：黄连、陈皮、半夏、茯苓、竹茹、九节菖蒲、远志、龙骨（先煎）、牡蛎（先煎）、琥珀（冲服）等。随症加减：若心肝火盛，痰湿不重者，上方去陈皮、半夏、茯苓，加龙胆草、

① 李宝珍，李少川.中医辨证治疗儿童多动综合征26例临床观察[J].天津中医，1995，12（1）：25.
② 张骠.浙江中医杂志，1989（2）：63.
③ 侯平玺，等.中医药治疗儿童多动症200例临床小结[J].成都中医学院学报，1988，11（4）：24-27.

钩藤、竹叶、火麻仁等;若痰湿蕴结,邪热不显者,上方去黄连,加川厚朴、山楂、神曲等。

（2）虚证 为髓海不足型,症见动作欠灵、思维较慢、记忆不佳、脉弱苔润。方用左归丸加味:鹿角片(先煎)、炙龟甲(先煎)、柏子仁、淮小麦、九节菖蒲、远志、龙骨(先煎)、牡蛎(先煎)、琥珀(冲服)。随症加减:若形寒肢冷,腰腿软弱以阳虚为主,上方去龟甲,加制附子(先煎)、黄芪;若口渴喜饮,心烦躁急,为阴精亏乏,上方去鹿角,加生地黄、熟地黄、百合、石斛之类;有遗尿者,加桑螵蛸、覆盆子;咬啮指甲或其他东西,加醋炒五谷虫、炒山楂等。

每周5剂,水煎2次,分2次服,连服1～3个月。临床观察:宋知行等用上方辨证加减治疗儿童多动症50例,显效(主要症状有六七项明显好转)14例;好转(主要症状有四五项明显好转)24例,有效(主要症状仅二三项有所改善)8例,无效(症状未见改善)4例。[1]

13.张永华等分3型

（1）肝肾阴虚型 方用静灵丹:熟地黄、龟甲、知母、黄柏、龙齿、远志、石菖蒲、山茱萸、山药、茯苓等。上药依法炮制,共研细末,炼蜜为丸,每丸重6克。4～6岁每日早晚各服3克,7～13岁每日早晚各服6克,14～16岁每日早晚各服9克。临床观察:张永华等用上方治疗本型儿童多动症307例,痊愈98例(31.9％),显效119例(38.3％),有效74例(24.1％),无效16例(5.2％)。

（2）心脾气虚型 方用桂枝甘草龙骨牡蛎汤合六神散加减:炙黄芪、党参、桔梗、生龙骨(先煎)、生牡蛎(先煎)、茯苓、炒白术、炒扁豆、炙甘草等。每日1剂,水煎服。30天为1个疗程,治疗3个疗程。临床观察:张永华等用上方治疗本型儿童多动症11例,痊愈2例(18.1％),显效3例(27.3％),有效1例(9.1％),无效5例(45.5％)。

（3）痰热内扰型 方用黄连温胆汤合栀子豉汤加减:川黄连、炒栀子、半夏、胆南星、郁金、石菖

蒲、远志、茯苓、藿香叶、佩兰叶等。每日1剂,水煎服,连服30天为1个疗程,连续治疗3个疗程。张永华等用上方治疗本型儿童多动症8例,痊愈3例(37.5％),有效1例(12.5％),无效4例(50％)。[2]

14.王立华分4型

（1）心脾不足,浮阳妄动 治宜养心安神、健脾缓中。方用归脾汤合甘麦大枣汤加味:太子参、茯苓、白术、酸枣仁、炙远志、麦冬、五味子、菖蒲、当归、陈皮、黄芪、大枣、小麦、甘草。

（2）肝肾阴亏,肝阳上亢 治宜滋补肝肾、育阴潜阳。方用加减二加龙牡汤加味:熟地黄、枸杞子、生龙骨(先煎)、生牡蛎(先煎)、白芍、牡丹皮、玄参、栀子、青橘叶、甘草。

（3）湿热蕴结,痰火上扰 治宜利湿泻火、化痰开窍。方用黄连温胆汤加减:陈皮、半夏、茯苓、枳实、菖蒲、郁金、厚朴、黄连、连翘、竹叶、滑石(包煎)、甘草。

（4）瘀血内阻 在辨证分型的基础上,加用活血化瘀药,如丹参、赤芍等。[3]

15.宋知行等分3型

（1）阳气不足型 症见眠难多梦,精神易疲,面色萎黄,肢倦少力,两脉濡弱,舌淡苔润。治宜温养宁神。偏于心脾气虚者,方用归脾汤、养心汤类;偏于心肾阳虚者,方用肾气丸、右归丸类。

（2）阴精亏少型 症见烦躁易怒,口渴喜饮,梦多不安,便燥尿赤,舌红苔剥,脉细数。治宜滋润养心。方用甘麦大枣汤、天王补心丹、生脉散、左归丸等。

（3）湿热蕴结型 可见眠难腕痞,纳少口臭,尿黄泔混,神烦性急,舌红苔腻,脉弦而滑。治宜清热利湿。方用黄连解毒汤合四苓散为主。

随症加减:凡睡中惊惕,肢体扰动,加钩藤、龙齿(先煎)、珍珠母(先煎)、琥珀(冲服);理解力差,记忆不佳,加龟甲(先煎)、龙骨(先煎)、九节菖蒲、远志。每日1剂,水煎2次,分2次服。临床观察:宋知行等用上方辨证治疗小儿多动症65

① 宋知行,等.辨证治疗儿童多动症50例[J].陕西中医,1987,8(9):397-398.
② 张永华,等.中医药治疗儿童多动症326例[J].北京中医学院学报,1987,10(3):27-30.
③ 王立华.儿童多动综合征的辨证施治[J].山东中医杂志,1987(2):11.

例,显效(主要症状在 1 个月左右明显改善者)22 例,好转(症状有不同程度改善)40 例,无效(服药 1 个月以上症状无改善)3 例。①

16. 张永等分 3 型

(1) 心气虚亏型 主要临床表现除活动过多,注意力不能集中外,还表现为眠难多梦,面色萎黄,精神倦怠,食欲不振,大便较硬,脉细弱,舌淡苔少。治宜益气养心。方用归脾汤或养心汤加减:党参、黄芪、白术、甘草、柏子仁、酸枣仁、茯神、远志、五味子等。

(2) 心肾两虚型 主症除有多动症表现外,并见精神萎软,腿足无力,面色㿠白,畏寒肢冷,小便清长或短数,脉沉迟或微弱,舌淡少苔。治宜温肾养心。方用肾气丸或右归丸加减:制附子(先煎)、熟地黄、山药、山茱萸、鹿角(先煎)、何首乌、淫羊藿、茯神等。

(3) 心阴亏少型 主症除有多动症典型表现外,并见性急烦躁,口渴喜饮,梦多不安,大便较干,脉细数,舌红苔剥。治宜滋阴养心。方用百合地黄汤、天王补心丹、生脉散等加减:百合、生地黄、玄参、麦冬、五味子、太子参、玉竹、龟甲(先煎)等。

随症加减:眠难梦扰者,加钩藤、龙齿(先煎)、珍珠母(先煎)、琥珀(冲服)等;夜有遗尿者,加菟丝子、覆盆子、桑螵蛸、金樱子等;记忆不佳者,加枕中丹诸味;情绪冲动者,合甘麦大枣汤;湿热蕴结者,拟四苓散合导赤散。每日 1 剂,水煎 2 次,分 2 次服。临床观察:张永等用上方辨证治疗儿童多动症 16 例,显效(服药 1 个月以内,主要症状明显改善)4 例,好转(服药 1 个月以上主要症状有所改善)11 例,无效(服药 1 个月以上,主要症状无改善)1 例。②

经 验 方

1. 益肾健脑汤 黄柏、茯苓、山药、知母、远志、菖蒲、熟地黄、五味子、山茱萸、煅龙骨、煅牡蛎等。水煎服。其中,小于 6 岁者,每 2 日 1 剂,大于 6 岁者,每日 1 剂,分次服用。15 天为 1 个疗程,持续治疗 4 个疗程。黄珏选取 84 例儿童多动症作为观察的对象,随机分成联合组与对照组,对照组予以心理矫正疗法,在此基础之上,对联合组患儿再予以益肾健脑汤治疗,且观察与比较两组患者的临床治疗效果。结果:联合组患儿治疗后总有效率(97.62%)比对照组(80.95%)高,两组比较差异显著($P < 0.05$);联合组治疗后 PSQ 评分各指标比对照组低,差异有统计学意义($P < 0.05$);联合组治疗后的中医证候积分小于对照组,差异有统计学意义($P < 0.05$)。③

2. 多动静安汤 黄芪 20~40 克、珍珠母 10~20 克、党参 10~15 克、柴胡 6~12 克、女贞子 6~12 克、白蒺藜 6~10 克、竹叶 6~10 克、黄芩 5~10 克。每日 1 剂,分 3 次服用。刘锡颖收治 90 例多动症患儿分对照组 40 例和观察组 50 例。对照组单纯应用感觉统合训练实施治疗。观察组患儿在对照组基础上运用上方治疗,比较两组患儿的临床疗效。结果:治疗后,观察组总有效率 96.0%,对照组总有效率 70.0%,差异具有统计学意义($P < 0.05$)。④

3. 抑肝散 柴胡 12 克、茯苓 20 克、川芎 10 克、炙甘草 10 克、炒白术 10 克、枣仁 10 克、法半夏 10 克、白芍 15 克、竹茹 15 克、钩藤 15 克。常亚军等选取患儿中证属脾虚肝亢者 75 例,其中试验组 38 例,对照组 37 例。对照组给予单纯行为治疗,每周 3 次;试验组在对照组治疗基础上,口服加味抑肝散,每日 2 次,疗程为 8 周,分别于入组前、治疗后 4、8 周行中医证候积分评定和疗效判断。结果:试验组控显率 52.63%,总有效率 86.84%;对照组控显率 24.32%,总有效率 43.24%,试验组疗效优于对照组($P < 0.01$)。治疗 8 周后,两组中医证候积分均显著降低($P <$

① 宋知行,等.儿童多动症 65 例证治报告[J].新中医,1986(6):41,38.
② 张永,董廷瑶,等.辨证治疗轻微脑功能失调症[J].上海中医药杂志,1983(6):24.
③ 黄珏.中医结合心理矫正疗法治疗儿童多动症的效果观察[J].中国健康心理学杂志,2016,24(10):1517-1520.
④ 刘锡颖.中医配合感觉统合训练治疗儿童多动症的临床分析[J].中国处方药,2015,13(8):86-87.

0.01)，试验组治疗后中医证候积分低于对照组，其改善程度更显著。①

4. 清热柔肝煎汤　地黄 20 克、山茱萸 10 克、煅龙骨(先煎)15 克、煅牡蛎(先煎)15 克、白芍 15 克、僵蚕 9 克、白蒺藜 9 克、钩藤 12 克、菊花 12 克、熟大黄 4 克。吴栋等收治 50 例小儿多动症，最终实际入组 47 例，其中治疗组 23 例，对照组 24 例。治疗组予清热柔肝煎加减治疗，对照组予多动宁胶囊治疗，疗程 4 周。分别于治疗前及治疗 4 周结束后记录患儿主要中医临床症状及中医证候积分。结果：治疗结束后，治疗组总有效率 87.0%，对照组 70.8%，治疗组疗效优于对照组($P<0.05$)；治疗组中医证候总积分低于对照组，差异有统计学意义($P<0.05$)。②

5. 天麻钩藤饮加味　天麻 8 克、钩藤 8 克、酸枣仁 8 克、远志 8 克、煅龙骨(先煎)15 克、煅牡蛎(先煎)15 克、黄芩 9 克、夜交藤 10 克、茯神 10 克、益智仁 10 克、白术 12 克、甘草 5 克、大枣 5 枚。每日 1 剂，水煎分 3 次服，1 个月为 1 个疗程。叶发权收治多动症患儿 42 例，采用天麻钩藤饮配合耳穴压豆进行治疗，观察临床疗效。结果：经治疗后，显效 11 例，有效 24 例，无效 7 例，有效率 83%；复发 8 例，复发率 23%。③

6. 泻心宁神汤　黄连、黄芩、半夏、白蒺藜、野百合、生地黄、竹叶、龙齿、珍珠母等，剂量可随年龄增减。早、晚各煎服 1 次，连续服药 8 周。丁惠玲等将 120 例 ADHD 患儿随机分中药组 90 例和西医组 30 例。中药治疗组以泻心宁神汤加减治疗。西药对照组以利他林治疗，每周服药 5 天，星期六、日停药 2 天。两组疗程均为 8 周。结果：中药组总有效率 95.56%，西药组总有效率 90%，两组无显著性差异($P>0.05$)；中药组及西药组治疗前后多动指数均有明显差异($P<0.05$)，两组之间

无明显差异($P>0.05$)；中医证候疗效方面，中药组有效率 95.56%，西药组有效率 83.33%，两组统计学分析有明显差异($P<0.05$)。④

7. 知柏地黄丸加减　熟地黄 12 克、龟甲(制)15 克、煅龙牡(先煎)15 克、石决明(先煎)15 克、黄柏 9 克、知母 9 克、麦冬 9 克、人参 9 克、石菖蒲 9 克、炒酸枣仁 9 克、远志 6 克、炙甘草 6 克。每日 1 剂，水煎分 2 次服，30 天为 1 个疗程。王玲等将 85 例阴虚阳亢儿童多动症随机分为两组。对照组 25 例按规定量服用利他林，30 天为 1 个疗程。治疗组 60 例采用知柏地黄丸加减治疗。结果：治疗组总有效率 93.3%，对照组总有效率 64.0%，两组比较有显著差异($P<0.01$)。⑤

8. 益智糖浆(王玉润经验方)　煅龙牡、珍珠母、钩藤、黄芪、炙甘草、红枣、浮小麦、夜交藤、当归、白芍、五味子、黄柏等，按中国药典糖浆规定加工制成益智糖浆。每瓶 200 毫升，每次口服 10 毫升，每日 3 次，用药时间平均为 3.5 个月。孙远岭等用上方治疗儿童多动症 66 例，显效 39 例，有效 17 例，无效 10 例。总有效率 84.8%。⑥

9. 小柴胡汤加减　柴胡 6～12 克、黄芪 30～60 克、党参 10～15 克、象牙丝(现禁用)10～15 克、女贞子 10～15 克、黄芩 5～10 克、淡竹叶 5～10 克。每日 1 剂，水煎分 2 次服。1 个月为 1 个疗程，1～3 个疗程评定疗效。张横柳等将儿童轻微脑功能障碍综合征(MBD)随机分为中药组 80 例和对照组 20 例。对照组单服利他林治疗。中药组予上方治疗。结果：中药组有效率 86.25%，对照组有效率 90.0%，两组疗效比较，差异无统计学意义($P>0.05$)。但中药组不良反应远少于对照组，同时在改善智商、遗尿、眼眶黛黑等方面中药组均优于对照组。⑦

10. 基本方　生牡蛎(先煎)、珍珠母(先煎)、

---

① 常亚军，刘洪敏，等.注意力缺陷多动障碍相关因素及抑肝散治疗效果的临床研究[J].中国临床药理学杂志，2015，31(15)：1480 - 1483.
② 吴栋，等.自拟清热柔肝煎治疗小儿多动症的临床观察[J].北京中医药，2015，34(7)：571 - 573.
③ 叶发权.中医中药治疗小儿多动症 42 例疗效观察[J].中国社区医师，2015，31(7)：110 - 112.
④ 丁惠玲，等.泻心宁神汤治疗儿童多动症(心肝火旺型)临床观察[J].辽宁中医杂志，2013，40(10)：2040 - 2042.
⑤ 王玲.知柏地黄丸加减治疗阴虚阳亢儿童多动症 60 例[J].中医学报，2010，16(10)：3 - 5.
⑥ 孙远岭，等.益智糖浆治疗儿童多动症 66 例临床研究[J].陕西中医，1991，12(10)：449 - 451.
⑦ 张横柳，等.儿童轻微脑功能障碍综合征的中医治疗初探——附 100 例分析[J].中西医结合杂志，1990，10(5)：278 - 279.

白芍、女贞子、枸杞子、夜交藤。每日1剂,水煎服。随症加减:阴血不足者,加熟地黄、阿胶(烊化);脾气虚弱者,加茯苓、白术;心血不足者,加炒酸枣仁。滕宣光用上方加减治疗小儿多动症15例,全部治愈。疗程最长者仅1例55天,最短者仅15天,平均约为25天,经追访半年内皆未复发。[1]

11.康益糖浆(胶囊) 远志、石菖蒲、龟甲、茯苓、龙骨、益智仁、山药、莲子等。每日服糖浆2次,每次10～15毫升,或每日服胶囊3次,每次3丸。王嘉瑞将125例儿童多动综合征随机分为中药组70例和对照组55例。中药组用上方治疗。对照组口服利他灵20毫克/日,分2次服;或苯丙胺10毫克/日,分2次服。结果:中药组显效48例,好转14例,无效8例。总有效率88.6%;西药组显效30例,好转10例,无效15例。总有效率72.7%。两组疗效相比较,有显著性差异(P<0.05)。[2]

12.清脑益智合剂 鹿角粉(冲服)6克、益智仁6克、熟地黄20克、砂仁4.5克、生龙骨(先煎)30克、制龟甲(先煎)15克、丹参15克、炙远志3克、石菖蒲9克、枸杞子9克。每日1剂,水煎分2次餐后服。连用2个月为1个疗程。徐俊冕等用上方治疗小儿轻微脑功能失调综合征20例,显效11例(55%),进步6例(30%),无效3例(15%)。[3]

13.智力糖浆 菖蒲、远志为主要药物。每日3次,每次10～15毫升。瞿秀华等用上方治疗小儿轻微脑功能障碍综合征100例,显效70例(70%),有效20例(20%),无效10例(10%)。[4]

中 成 药

1.地牡宁神口服液 组成:熟地黄、枸杞子、煅龙骨、煅牡蛎、女贞子、山茱萸、五味子、山药、知母、玄参、炙甘草。功效:滋补肝肾,宁神益智。用法用量:10毫升口服,每日3次。临床应用:王巨先等收治小儿多动症(中医辨证属肝肾阴虚,肝阳上亢者)60例随机分成治疗组和对照组各30例。治疗组采用地牡宁神口服液治疗;对照组采用西药利他林10毫克,口服,每日2次,于早午餐后15分钟温水送服。两组患儿均进行为期8周的治疗,比较两组患者治疗前后中医证候评分表的治疗有效率。结果:治疗后两组患者中医症候疗效比较,治疗组总有效率93.33%,对照组总有效率90.00%,两组疗效经秩和检验无统计学意义,两组疗效相当(P>0.05)。[5]

2.静灵口服液 组成:熟地黄、龙骨、知母、黄柏、远志、菖蒲、山药、茯苓、五味子等。用法用量:3～5岁每日10毫升,6～14岁每日20毫升,分早晚2次服。临床应用:(1)张永华等用上方治疗儿童多动症76例,痊愈17例,显效28例,有效29例,无效2例。见效最快者6天,最慢者60天,追访半年痊愈率87%。[6](2)瞿秀华用上方治疗小儿多动症40例,显效25例,有效8例,无效7例。总有效率82.5%。[7](3)沈惠娟等选取中医辨证属肝肾阴虚证儿童注意缺陷多动障碍的患儿33例,采用静灵口服液治疗,连续服药12周。治疗前后使用Swanson儿童行为量表(SNAPIV)、视听整合持续注意力测试(IVA-CPT)记录注意力及多动、冲动症状的变化,并通过中医证候积分观察患儿中医适应证的变化情况。结果:① SNAPIV量表评估,与治疗前比较,减分率≥40%者有18例,总有效率54.5%,治疗后多动冲动与对立违抗症状评分均降低,差异有统计学意义(P<0.01);注意力不集中症状比较差异无统计学意义(P>0.05)。② IVA-CPT评分,治疗后控制力商数评分明显提高,差异有统计学意义(P<0.01);注意

① 滕宣光.小儿多动症治验浅谈[J].北京中医杂志,1987(5):5-6.
② 王嘉瑞.中医药治疗儿童多动综合征的临床观察[J].中医杂志,1987(4):30-31.
③ 徐俊冕,徐纪昌,等.儿童轻微脑功能失调综合征的中医治疗——20例报告[J].中西医结合杂志,1982,2(1):22-24.
④ 瞿秀华,等.中药智力糖浆治疗100例小儿轻微脑功能障碍综合征[J].上海中医药杂志,1982(10):28-29.
⑤ 王巨先,王兴臣,等.地牡宁神口服液治疗小儿多动症(阴虚阳亢型)的临床疗效观察[J].内蒙古中医药,2017(13):21.
⑥ 张永华.静灵口服液治疗儿童多动症76例临床观察[J].山西中医,1989,5(4):18-19.
⑦ 瞿秀华.中药"静灵口服液"治疗小儿多动症40例[J].上海中医药杂志,1989(3):30-31.

力商数评分比较差异无统计学意义（$P>0.05$）。③中医证候积分比较，与治疗前比较，多动不宁、多言多语、冲动任性、暴躁易怒的主症积分和烦躁不安、口干多饮、小便短黄、大便干结的次症积分均显著降低（$P<0.01$），而注意力不集中主症积分和学习困难次症积分改善不明显，差异均无统计学意义（$P>0.05$）。①

3. 静宁配方颗粒　组成：太子参、熟地黄、枸杞子、五味子、远志、石菖蒲、茯苓等（北京康仁堂药业有限公司生产，批号：15020671）。用法用量：水冲服，每日2次，每次1袋；服用时间12周。临床应用：刘应科等收治注意力缺陷多动障碍患儿60例，服用静宁颗粒，采用前后自身对照，观察有效率、中医证候评分、多动指数、划消测验、注意力缺陷多动障碍量表（SNAP-IV）以及相关安全指标和记录不良反应。结果：60例患儿中脱落4例，总共完成56例临床观察。痊愈2例，显效12例，有效36例，无效6例。总有效率85.71%。治疗前后中医证候总积分、中医主要证候总积分、划消测验中计分、漏划数具有显著统计学差异（$P<0.01$）；多动指数、注意缺陷多动障碍量表积分改善具有统计学差异（$P<0.05$）；划销测验中错划数不具有统计学差异（$P>0.01$）。②

4. 龙牡清心合剂（王玉润经验方）　组成：黄芪、大枣、煅龙牡、珍珠母、磁石、钩藤、浮小麦、夜交藤、当归、白芍、五味子、黄芩、黄柏等（沪药制字Z05160218）。功效主治：养心安神，潜阳镇静；适用于小儿因心失所养、神不守舍而致的多动症。用法用量：口服，每次25毫升，每日3次。临床应用：张超群等收治注意力缺陷多动障碍（ADHD）中医辨证属于心脾两虚肝旺型的患儿60例，分为试验组30例，给予龙牡清心合剂；对照组30例，给予小儿智力糖浆治疗，口服，每次10毫升，每日3次。服药疗程均为6周。对治疗前、治疗后

3周、治疗后6周进行疗效比较。结果：试验组疾病疗效控显率86.67%，对照组控显率50%；中医证候疗效试验组控显率80%，对照组控显率56.67%。两组疾病疗效有效率及中医证候疗效有效率差异均有统计学意义（$P<0.05$），试验组优于对照组。③

5. 小儿黄龙颗粒　组成：熟地黄、白芍、麦冬、知母、五味子、煅龙骨、煅牡蛎、党参、石菖蒲、远志、桔梗。临床应用：刘小凡等将纳入标准的中医辨证属于阴虚阳亢证的ADHD小儿299例，分为试验组224例，对照组75例。试验组予小儿黄龙颗粒，6~9岁每次1袋，10~14岁每次2袋，每日2次，同时服用静灵口服液模拟剂；对照组予静灵口服液，6~9岁每次1支，10~14岁每次2支，每日2次，同时服用小儿黄龙颗粒模拟剂，疗程6周。入组前、服药后第3周、服药后第6周对SNAP-4量表评分、Conner氏量表多动指数、中医证候评分进行比较。结果：临床疗效试验组控显率52.68%，总有效率83.48%；对照组控显率37.34%，总有效率66.67%。中医证候疗效试验组控显率54.91%，总有效率87.95%；对照组控显率38.67%，总有效率74.67%。两组临床疗效及中医证候疗效有效率差异均具显著性统计学意义（$P<0.01$），试验组优于对照组；两组主要疗效指标SNAP-4量表评分、Conner氏量表多动指数治疗6周后差异有统计学意义（$P<0.05$），治疗6周后中医证候积分两组差异有显著性统计学意义（$P<0.01$），试验组优于对照组。④

6. 小儿智力糖浆　组成：龟甲、龙骨、远志、石菖蒲、雄鸡汁（湖南新汇制药有限公司生产，批号：070404；规格：10毫升/支）。用法用量：5~9岁，每次10毫升，每日3次；10~14岁，每次15毫升，每日3次。疗程为1个月。临床应用：丁正香

① 沈惠娟，韩新民，等.静灵口服液治疗儿童注意力缺陷多动障碍肝肾阴虚证33例疗效观察[J].中医儿科杂志，2017,13(6)：26-30.
② 刘应科，王俊宏，等.静灵颗粒治疗56例小儿多动症气阴两虚证临床观察[J].湖南中医药大学学报，2016,36(4)：49-52.
③ 张超群，姜之炎.龙牡清心合剂治疗儿童注意力缺陷多动障碍（心脾两虚肝旺型）临床观察[J].辽宁中医药大学学报，2016,18(11)：104-107.
④ 刘小凡，岳维真，等.小儿黄龙颗粒治疗注意力缺陷多动障碍随机、双盲双模拟、多中心临床研究[J].中国实验方剂学杂志，2014,20(2)：171-176.

等将 95 例多动症患儿随机分为治疗组 50 例和对照组 45 例。治疗组予小儿智力糖浆治疗,对照组予静灵口服液治疗。结果:治疗组对儿童多动指数、中医证候积分的减低作用、总有效率以及对五心烦热、口干咽燥的改善作用等均优于对照组(均 $P<0.05$)。[1]

7. 多动宁胶囊　组成:熟地黄、山茱萸、山药、龟甲、龙骨、远志、石菖蒲(河南灵佑药业提供,国药准字:B20020121)。功效主治:滋养肝肾,开窍,宁心安神;适用于治疗 ADHD 的肝肾阴虚证。用法用量:2～4 岁,每次 1 粒;5～7 岁,每次 2 粒;8～13 岁,每次 3 粒;14 岁以上,每次 4 粒;均每日 3 次。临床应用:黄毅将 72 例儿童多动症患者随机分为两组,对照组 18 例应用西药利他林治疗,治疗组 54 例在对照组基础上应用多动宁胶囊治疗,疗程为 3 个月。结果:治疗组显效 39 例,有效 12 例,无效 3 例。总有效率 94.4%;对照组显效 10 例,有效 4 例,无效 4 例。总有效率 77.8%。两组总有效率比较有显著性差异($P<0.05$)。[2]

8. 杞菊地黄丸　组成:枸杞子 9 克、菊花 9 克、泽泻 9 克、牡丹皮 9 克、茯苓 9 克、熟地黄 24 克、山茱萸 12 克、山药 12 克(河南省宛西制药股份有限公司生产,批号 060810)。用法用量:每次 3 丸,每日 3 次,口服。临床应用:孔德荣等将 120 例 ADHD 患儿随机分为中药组和西药组各 60 例,分别给予杞菊地黄丸及利他林治疗,采用 Conners 量表、韦氏儿童智力测试和不良反应量表(Tess)分别于治疗前、治疗后及治疗后 6 个月、12 个月进行评定。结果:治疗后两组 Conners 量表行为、学习、多动因子及多动指数评分均低于治

疗前($P<0.01$)。治疗后 12 个月随访中药组上述因子评分仍显著低于治疗前($P<0.01$),而西药组上述因子评分与治疗前没有显著性差异($P>0.05$)。韦氏儿童智力测验 C 因子评分比较,两组治疗后较治疗前均有明显升高($P<0.01$)。治疗后 12 个月随访中药组 C 因子评分仍显著高于治疗前($P<0.01$),西药组则无显著性差异($P>0.05$)。两组不良反应发生频度比较有显著性差异($P<0.01$)。结论:杞菊地黄丸与利他林治疗 ADHD 近期疗效相当,远期疗效优于利他林,且不良反应少。[3]

9. 多动安口服液　组成:熟地黄 15 克、煅珍珠母 15 克、白芍 10 克、当归 10 克、白蒺藜 10 克、炙远志 10 克、知母 10 克、五味子 10 克、制首乌 10 克、柏子仁 10 克、钩藤 6 克、黄柏 6 克、甘草 6 克(制剂批准文号:宁卫制 1998 年 429 号,苏药制字 Z04000846),灌封于 10 毫升安瓿中,每毫升含原生药 3.2 克。用法用量:10 毫升/次,<6 岁者,每日服用 2 次;>6 岁者,每日服用 3 次,8 周为 1 个疗程。临床应用:张骠等用上方治疗 73 例 ADHD 患儿,取得较为显著的疗效,经治 8 周后总有效率 90.4%。[4]

10. 调神口服液　组成:枸杞子、五味子、丹参、莲子、龟甲、石菖蒲等。(每支 10 毫升,含生药 0.5 克/毫升,山东中医学院实验药厂生产)。用法用量:每次 10 毫升,<10 岁,每日 2 次;≥10 岁,每日 3 次,均口服,1 个月为 1 个疗程,疗程间隔 1 周。临床应用:王立华等用上方治疗小儿多动症 100 例,经 2～3 个疗程,痊愈 26 例,显效 32 例,有效 36 例,无效 6 例。总有效率 94%。[5]

① 丁正香,等.小儿智力糖浆治疗儿童多动症 50 例疗效观察[J].湖南中医药杂志,2008,24(5):33-34.
② 黄毅.多动宁胶囊结合西药治疗儿童多动症的临床评价[J].世界中西医结合杂志,2007,2(9):539-540.
③ 孔德荣,等.杞菊地黄丸治疗注意缺陷多动障碍 60 例[J].山东中医杂志,2007,26(7):445-447.
④ 张骠,等.多动安口服液治疗儿童多动症的临床观察及其生化机制研究[J].中医药学刊,2006,24(2):268-271.
⑤ 王立华,等.中药调神口服液治疗儿童多动症临床与实验研究[J].中国中西医结合杂志,1995,15(6):337-340.

自闭症谱系障碍

概　　述

自闭症谱系障碍是一组有神经基础的广泛性发展障碍,包括自闭症(也译作孤独症)、阿斯伯格综合征、雷特综合征、儿童瓦解性精神障碍、广泛性发育障碍未注明型等亚类,各亚类在症状的严重程度上位于从轻到重的连续谱上,自闭症处于最严重的一端。其共同特征是普遍存在社会交往障碍、言语和非言语交流缺陷、兴趣狭窄和行为刻板等临床表现。该障碍为慢性病程,预后较差,约2/3患儿成年后无法独立生活,需要终生照顾和养护。影响预后的因素主要包括智商、5岁时有无交流性语言、教育训练情况。如能早期进行有计划的医疗和矫治教育并能长期坚持,有助于改善预后。

中医古籍无此病名,但有诸如"童昏""语迟""清狂""无慧""胎弱""视无情""目无情"等相似描述。其主要发病在于脾胃,特别是脾精大亏、胃气虚弱、气血不足(特别是宗气不足)是其主要病机。偏于阴血虚者,则多语,自语,语言不断;偏于阳精虚者则语少,语短,语言迟缓;其他如涉及智力障碍者,则多为后天影响到先天的发育,先天失于后天供养则肾精虚损,智力低下。

《医方集解》云:"人之精与志皆藏于肾,肾精不足则志气衰,不能上通于心,故迷惑善忘也。"脾为后天之本,气血生化之源,肾中先天之精需脾胃的后天之精培补充实,小儿生长发育所需营养全赖于脾胃运化水谷精微与气血以供给。《素问·五脏生成篇》曰:"诸髓者,皆属于脑。"脑为髓海,脑髓失充,精明之府失养,则神志失常,智能迟缓。此外,《素问·灵兰秘典论》言:"心者,君主之官

也,神明出焉。"心主神明,藏神。肝主疏泄,调气机,畅情志,小儿"心肝有余",易致火亢木旺,热扰心神,发为躁扰狂越,不易管教。肝失疏泄,气机不得调达,见情绪不宁,行为孤僻,肝藏血不足,筋骨失养则动作刻板,行动笨拙。小儿脾胃虚弱,运化无力,四肢肌肉不得充实,则行走萎软无力,水液代谢失调,致使痰浊内生,形成宿痰内伏,伏痰内阻,蒙蔽心窍,则见表情淡漠,言语不清,喃喃自语,目不视人。故本病病位在脑,与心、肝、脾、肾关系密切。

辨　证　施　治

吴晖等分3型

(1)肝肾亏虚型　治宜滋养肝肾、填精补髓。方用六味地黄丸合左归丸化裁:熟地黄、山茱萸、山药、泽泻、牡丹皮、龟甲胶、鹿角胶、枸杞子等。随症加减:若智力障碍,加石菖蒲、远志。

(2)心脾两虚型　治宜养心健脾安神。方用归脾汤合养心汤:人参、白术、黄芪、远志、枣仁、茯神、龙眼肉、当归、丹参等。随症加减:若不寐较重,可酌加夜交藤、龙骨、牡蛎。

(3)阴虚火旺型　治宜滋阴润燥。方用黄连阿胶汤:黄连、黄芩、阿胶。随症加减:失眠,酌加磁石、朱砂。

临床观察:吴晖等用上方辨证加减结合应用针灸及推拿"三位一体"的治疗方法治疗自闭症患儿400余例,治疗3个月为1个疗程,完成1个疗程后,有效率90%,完成3个疗程后34%可以入正常小学。近10%无效,主要是重度智力低下或年龄较大已失去最佳治疗时机的

患儿。①

经 验 方

1. 马丙祥经验方 半夏、陈皮、枳实、木香、川芎、丹参、石菖蒲、炙远志、木香、桂枝、神曲。随症加减：风痰盛者，加制白附子；痰热盛者，加炒黄芩、夏枯草；心火旺者，加炒枳实；肝气郁者，加醋香附；气虚者，加黄芪、大枣；心血虚者，加浮小麦、酸枣仁、龙眼肉。适用于自闭症谱系障碍儿童睡眠障碍。②

2. 引火汤加味 熟地黄60～120克、巴戟天15～30克、天冬15～30克、麦冬15～30克、茯苓10～30克、五味子5～10克、紫油桂（后下5分钟）3～6克。每剂分2日服，文火煮至300毫升，每日早晚饭后1小时服，15剂为1个疗程，共3个疗程。随症加减：口干、喜凉饮，大便羊屎状，加石膏30克；夜间烦躁、眠前兴奋，加白芍30克、炙甘草30克；多动、烦躁，刻板动作多，唇红，加乌梅15克；手足冰凉，大便稀烂，则加蒸附片5～10克。吕英将60例自闭症患儿随机分成训练组和中药＋训练组各30例。两组均配合行为治疗、结构化教育等干预训练，中药＋训练组在训练的同时使用引火汤加味治疗。治疗前后运用儿童自闭症评估量表（CARS）对疗效进行评估。结果：3个疗程后，训练组总有效率63.3％，中药＋训练组86.7％，两组疗效比较差异有统计学意义（$P<0.05$）；治疗后两组CARS得分均有所下降（$P<0.05$），且中药＋训练组低于训练组（$P<0.05$）。③

3. 夏翔经验方 黄芪15克、生地黄15克、白蒺藜15克、白芍15克、徐长卿15克、苍耳子15克、辛夷15克、石菖蒲15克、石决明15克、天麻9克、钩藤9克、柴胡9克、黄芩12克、羚羊角粉6克。同时配合琥珀粉每天6克于汤药中冲服。随症加减：狂躁易怒，肝火旺盛者，加夏枯草15克、知母12克、玄参12克；口干舌黯，瘀热明显者，加麦冬9克、牡丹皮12克、赤芍12克；舌苔白腻，痰浊壅盛者，加胆南星12克、天竺黄12克、象贝母12克；头晕乏力，精血亏虚者，加熟地黄12克、何首乌12克、葛根15克；失眠多梦，夜寐不安者，加夜交藤15克，合欢皮15克、酸枣仁9克。上方能显著改善自闭症患儿的症状，提高生活质量。④

4. 理中汤加味 干姜15克、生晒参15克、炙甘草15克、白术30克、乌梅9克、五味子5克。根据患儿具体差异性，辨证分型酌情加熟地黄15克，或白芍15克，或吴茱萸3克，或酒大黄10克，或法半夏15克。每剂加水1 000毫升，文火煮1.5小时，煮取150毫升，饭后半小时服。共进行6个疗程中药口服，7剂为1个疗程，每剂分3天服，休息9天后进行下1个疗程。周念莹等收治自闭症患儿60例，随机分为两组，分别应用理中汤加味治疗配合行为教育疗法（试验组）与单纯应用行为教育疗法（对照组）。均连续治疗6个疗程，作治疗前、中、后自闭症儿童发展评定量表（CARS）评分比较和疗效对比。结果：经3个疗程后，试验组总有效率83.3％，对照组56.7％，两组总有效率比较差异有统计学意义（$P<0.05$）；两组疗效等级比较，经秩和检验差异有统计学意义（$P<0.05$），试验组疗效优于对照组。经6个疗程后，试验组总有效率86.7％，对照组90.0％，两组比较差异无统计学意义（$P>0.05$）；两组疗效等级比较，经秩和检验差异有统计学意义（$P<0.05$）。试验组中医临床症状程度治疗前后比较，差异有统计学意义（$P<0.05$）；对照组治疗前后比较，差异无统计学意义（$P>0.05$）。⑤

5. 抗闭1号 熟地黄、五味子、茯苓、赤芍、红花、麝香、人参、石菖蒲等。叶剑飞等收治48例自闭症患儿为实验组，42例患儿为对照组。实验组服用抗闭1号治疗，持续6个月，同时辅之于高压氧治疗护理和感觉综合疗法。对照组实施特殊治

① 吴晖，等."三位一体"中医疗法治疗孤独症［J］.医药产业资讯，2006，3（11）：116－117.
② 李团结，马丙祥，等.马丙祥教授治疗自闭症谱系障碍儿童睡眠障碍的经验［J］.中医儿科杂志，2018，14（4）：14－16.
③ 江晓宇，吕英，等.引火汤加味结合干预训练治疗儿童自闭症的疗效观察［J］.中华中医药杂志，2016，31（10）：4322－4324.
④ 许毅，等.夏翔治疗儿童自闭症临床经验［J］.辽宁中医杂志，2015，42（7）：1024－1026.
⑤ 周念莹，吕英.理中汤加味治疗小儿自闭症临床观察［J］.新中医，2015，47（6）：200－202.

疗及护理,持续 6 个月。以 3 个月为观察周期。结果:服用抗闭 1 号的患儿与对照组相比,在恢复期和疗效上具有显著的差异(P<0.05);不同年龄段患儿病情程度比较,差异具有统计学意义(P<0.05),实验组优于对照组。①

6. **柴胡加桂枝龙骨牡蛎汤** 柴胡 10 克、党参 10 克、姜半夏 10 克、黄芩 6 克、生甘草 5 克、桂枝 5 克、煅龙骨 15 克、煅牡蛎 15 克、熟大黄 3 克、生姜 3 片、红枣 10 个。患者体重 50 千克每日 1 剂,体重 30～50 千克者每 2 日服用 1 剂,30 千克以下者,每 3 日 1 剂。随症加减:伴有遗尿者,加补骨脂 10 克、菟丝子 6 克;情绪、行为冲动者,加炒栀子 10 克、厚朴 10 克、枳壳 10 克;智力低下者,加益智仁 10 克、补骨脂 10 克;多动、抽动者,加天麻 10 克、白芍 10 克、蜈蚣 5 克、全蝎 5 克;语言障碍者,加白僵蚕 10 克、石菖蒲 10 克。3 个月为 1 个疗程,每个疗程结束后做一次诊断评估,持续 2 个疗程。李永用上方加减治疗 21 例自闭症患儿。结果:经 2 个疗程治疗后,治疗前后感觉统合能力发展量表评分,差异有显著性(P<0.01);儿童多动行为量表评分,差异有显著性(P<0.01)。在感觉统合、多动、遗尿、睡眠等方面有一定的进步。②

7. **加味温胆汤** 橘红 5 克、石菖蒲 5 克、益智仁 5 克、制半夏 6 克、茯苓 6 克、党参 6 克、甘草 2 克、竹茹 1 克、枳实 4 克、生姜 2 片。随症加减:偏肝肾亏虚,加山茱萸、菟丝子、肉苁蓉;偏脾虚,加白术、炒扁豆;纳呆,加神曲、炒麦芽;脾虚便溏,减枳实,加木香、葛根、山药;睡眠欠佳,加远志、酸枣仁;躁扰不安,加钩藤、珍珠母;多动较甚,加龟甲;注意缺陷,心神失宁,加白芍、煅龙牡、酸枣仁。每日 1 剂,水煎服,每日服 2 次。严愉芬等将 37 例自闭症患儿随机分为治疗组 25 例和对照组 12 例。对照组采用 ABA 行为训练法和引导式教育,每周各 5 次,每次 45 分钟。治疗组在对照组康复训练基础上加服加味温胆汤。两组康复训练或治

疗时间均为 1 个月。结果:治疗组显效 5 例,有效 16 例,无效 4 例,总有效率 84%;对照组显效 1 例,有效 4 例,无效 7 例,总有效率 41.7%。两组比较,治疗组总有效率明显高于对照组(P<0.05)。③

中 成 药

1. **聪脑益智胶囊** 组成:远志、石菖蒲、人参、茯苓、肉桂、鹿角胶、桂枝、当归、干姜、白芍、川芎、甘草等(陕药制字:Z20110017,每粒 0.3 克)。用法用量:2.5～3 岁每次 2 粒,3～6 岁每次 3 粒,每日 3 次。临床应用:张宁勃等将 70 例自闭症患儿按就诊顺序随机分成对照组和治疗组各 35 例。对照组采用现代康复训练、特殊教育方法治疗;治疗组在对照组治疗的基础上口服聪脑益智胶囊,配合针刺、穴位注射等综合治疗。两组均以 90 天为 1 个疗程。治疗前后由第三方康复评定师用自闭症行为量表(ABC 量表)评定,以分值降低为有效。结果:治疗组临床疗效明显优于对照组(P<0.05)。④

2. **静帅康胶囊** 组成:酸枣仁、五味子、白芍、天麻、水牛角、郁金、甘草(批准文号:陕药制字 Z20110016,每粒 0.3 克,内装 60 粒)。用法用量:每日 3 次,2～3 岁每次 3 粒,3～7 岁每次 4 粒,7 岁以上每次 5～6 粒;若经辨证患儿脾肾亏虚,表现为伴有记忆力差、精神倦怠、乏力纳差、畏寒肢冷等者,可与聪脑益智胶囊(见第 516 页中成药)合用,每日 3 次,2～3 岁每次 3 粒,3 岁以上每次 4 粒。临床应用:孙宇博等将孤独症患儿 60 例随机分为观察组和对照组各 30 例。对照组主要采取康复治疗项目,观察组在对照组的基础上配合中药、针刺、推拿等各种中医传统诊疗方法治疗,以 3 个月为 1 个周期,以孤独症儿童 ABC、CARS 量表及 Gesell 儿童发育量表作为判定疗效的标准。结果:经过 1 个周期的坚持治疗,对照组

① 叶剑飞,等.抗闭 1 号治疗小儿自闭症 30 例临床分析[J].中医临床研究,2012,4(7):38-39.
② 李永.柴胡加桂枝龙骨牡蛎汤主方治疗自闭症 21 例[J].中国中医药现代远程教育,2011,9(22):57-58.
③ 严愉芬,等.加味温胆汤配合教学训练矫治孤独症儿童异常行为 25 例[J].中医杂志,2007,48(3):244.
④ 张宁勃,赵宁侠,等.聪脑益智胶囊联合针刺、穴位注射治疗自闭症心脾两虚证临床研究[J].河南中医,2017,37(2):246-247.

和观察组患儿较治疗前均有差异性的疗效,而相比之下观察组患儿总体上比对照组疗效更具显著性。[1]

3. 参茸健脑胶囊　组成:炙黄芪、人参、鹿茸、茯苓、干姜、当归、盐制杜仲、桂枝、白芍、法半夏、酒制菟丝子、炙甘草等(陕药制字:Z20110017,每粒0.3克)。用法用量:2.5～3岁每次2粒,3～6岁每次3粒,每日3次。临床应用:赵宁侠等将自闭症患儿72例随机分为治疗组和对照组各36例。对照组采用单纯语言、行为训练方法,治疗组在对照组的基础上增加参茸健脑胶囊联合针刺与推拿治疗,疗程均为3个月,并观察治疗前后孤独症行为量表的变化。结果:治疗组行为功能改善明显优于对照组($P<0.05$)。[2]

① 孙宇博,宋虎杰,等.综合治疗童年孤独症60例临床分析[J].辽宁中医药杂志,2016,43(3):2105－2108.
② 赵宁侠,等.参茸健脑胶囊联合针推治疗肾精亏虚型自闭症36例[J].河南中医,2014,35(12):1635－1636.

遗传代谢疾病

肝豆状核变性

概　述

肝豆状核变性又称 Wilson 病,是一种常染色体隐性遗传代谢性疾病,主要是由铜代谢障碍引起的家族性疾病。临床症状为进行性加剧的肢体震颤、肌强直、发音困难、精神症状、肝硬化以及眼角膜 K-F 环和锥体外系损害等表现为特征。由于铜代谢障碍引起肝脏、肾脏和脑基底节损害,其特点为发病缓慢,病变迅速,且常伴有肝功能衰竭等危象,重症病例往往留有后遗症。一年四季均可发病,发病年龄多在 6～10 岁。据国内报道资料分析,其发病地区比较集中于华北、东北、华东、中南以及台湾省,发病率约为 1/20 万,系常染色体隐性遗传,患儿的父母为近亲结婚居多,同时又多是杂合子,故同胞中可能有同样的患者,先证及同胞中罹患数为 1/4～1/3。若能及早发现,及早治疗,多能取得较好的疗效。

根据本病的发病特点及临床表现,属中医"积聚""慢惊风""肝风"等范畴。本病是家族性疾病,禀受于父母遗传所致,肝肾素虚,铜毒内生。肝失疏泄,或升发太过,津液不布,血运不畅,胆汁不泌,铜毒不泄,以致铜毒、湿热、瘀血、痰浊内蕴上冲变生诸症。治疗以疏肝理气、祛瘀通络、健脾化浊、养阴息风为基本治则,同时要配以低铜高蛋白饮食。

辨 证 施 治

刘铁新等分 3 型

(1)气滞血瘀型　症见面色晦暗,食欲不振,神疲乏力,鼻衄,腹部痞块软而不坚,固定不移,腹胀痛,苔薄黄,舌质红,脉弦。治宜疏肝理气、通络消积。药用川楝子、延胡索、柴胡、郁金、三棱、莪术、赤芍。

(2)脾胃积热型　症见低热起伏,语言不清,吞咽困难,大便秘结,张口流涎,脉滑苔薄白。治宜清热燥湿、化痰通络。药用苍术、白术、厚朴、半夏、陈皮、石膏、胆南星、石菖蒲。

(3)肝肾不足型　症见四肢强直,语言不清,伸舌歪斜,颈项牵强,手指蠕动,步态不稳,肌肉强硬,重则四肢震颤,脉弦苔薄质红。治宜滋养肝肾、柔肝熄风,佐以通腑泄热、活血化瘀。药用金钱草、大黄、茵陈、海金沙、柴胡、丹参、赤芍。

临床观察:刘铁新等用上方辨证治疗肝豆状核变性 45 例,部分患者加服右旋盐酸青霉胺,同时配合饮食控制。结果:症状均得到改善,33 例患儿随访 3 年病情基本稳定,其中 1 例已随访 7 年未复发。[①]

经 验 方

1.肝豆汤加减　大黄 8 克、黄连 6 克、黄芩 10 克、半枝莲 15 克、穿心莲 15 克、萆薢 20 克等。随症加减:肌张力障碍,加木瓜 12 克、厚朴 10 克、伸筋草 12 克;肢体肿胀,加茯苓 12 克、炒白术 9 克;口鼻出血,加三七粉 3 克冲服。汪美霞用上方加减治疗湿热内蕴型肝豆状核变性,可改善肝功能、调节肝纤维化指标和血清 Hey 水平。[②]

2.肝豆排铜丸　石菖蒲、郁金、川芎、地龙、柴

① 刘铁新,等.中药为主治疗肝豆状核变性 45 例[J].辽宁中医杂志,1995,22(4):168-169.
② 汪美霞,杨文明,等.肝豆汤加减治疗湿热内蕴型肝豆状核变性的临床疗效研究[J].中国全科医学,2017,20(28):3573-3578.

胡、草薢、金钱草、茯苓、白术、炙甘草、硫酸锌。可有效排铜、益智、保肝、提高血浆铜蓝蛋白,显著改善临床症状。轻度患者仅服用肝豆排铜丸5克,每日3次,饭前或饭后20分钟白开水送服;中度患者服用肝豆排铜丸8克,每日3次,同时每天服用D-青霉胺0.5～0.75克和维生素B族;重度患者服用肝豆排铜丸10克,每日3次,同时每天服用D-青霉胺0.75～1.5克和维生素B族。有上消化道出血者,加服维生素K或三七粉。[①]

3. 补肾健脾汤加减　人参10～15克、黄芪20～30克、白术10～15克、黄精10～30克、枸杞子10～15克、女贞子10～20克、大黄(后下)6～10克、生甘草5～10克。随症加减:血瘀者,加鸡血藤10～20克、赤芍8～15克、当归10～15克;肝郁者,加玫瑰花6～10克、郁金6～10克、柴胡6～12克;湿毒内蕴者,加金钱草10～15克、虎杖10～15克、泽泻10～20克。每日1剂,水煎,分2次口服。谭子虎等用上方加减治疗肝豆状核变性32例,显效7例,好转17例,无效8例。总有效率75.0%。[②]

4. 东方肝豆散　鹿茸、西洋参、熟地黄、首乌、防己、木瓜、黄芪、灵芝、白芍、熊胆、鸡内金、黄连、羚羊角、血竭、川芎、陈皮、海金沙、大黄、石菖蒲、远志、藏红花、麝香等。[③]

5. 疏肝排毒汤　黄连(后下)3～9克、大黄(后下)3～9克、黄芪10～30克、黄精10～30克、生麦芽10～20克、金钱草15～30克、人参3～9克、黄柏10～20克、当归5～15克、生白芍10～20克、生甘草5～15克、苍术10～15克。袁学山等用上方共治疗肝豆状核变性患者36例,显效7例(19.4%),好转21例(58.3%),无效8例(22.2%)。总有效率77.8%。[④]

6. 加味白金丸　白矾9克、郁金15克、白茅根30克、茯苓皮30克。每日1剂,水煎服,分2次服。[⑤]

7. 祛铜方　石膏30克、黄连15克,煎甘草冷水服。对精神神经症状改善明显,有狂躁表现者尤宜,本方还有促进排铜及抑制体内铜吸收的作用。[⑥]

中 成 药

肝豆灵片剂　组成:丹参、蒲黄、姜黄、莪术、大黄、黄连、金钱草(安徽中医药大学第一附属医院院内制剂,批号皖药制字Z20050071,每片0.3克)。功效主治:可以提高超氧化物歧化酶活性、清除自由基、加强尿铜排泄,改善功能以及临床表现,延缓病情。用法用量:每次4粒,每日3次。[⑦]

① 张召平,等.自拟肝豆排铜丸治疗肝豆状核变性[J].实用医药杂志,2008,25(1):50-51.
② 谭子虎,等.补肾健脾汤加减治疗肝豆状核变性32例[J].湖北中医杂志,2008,30(4):44-45.
③ 杨振国,等.东方肝豆散治疗肝豆状核变性(喑痱)35例临床观察[J].辽宁中医杂志,2007,34(11):1612.
④ 袁学山,等.疏肝排毒汤治疗肝豆状核变性36例[J].河北中医.2005,27(7):510.
⑤ 孙勤国.肝豆状核变性的中医药研究进展[J].中医药信息.1992(4):21-23.
⑥ 同上.
⑦ 方媛,陈怀珍,等.肝豆灵片联合二巯丙磺酸钠对痰瘀互结型肝豆状核变性患者血清丙二醇、超氧化物歧化酶的影响[J].中国实验方剂学杂志,2017,23(13):180-184.

进行性肌营养不良

概　述

进行性肌营养不良是由遗传因素所致的原发性骨骼肌疾病，表现为缓慢进行的肌肉萎缩、肌无力及不同程度的运动障碍。多发生于儿童，男性发病率高于女性。本病起病缓慢，主要累及肢体近端肌群，表现为两侧对称性、进行性加重的骨骼肌萎缩，常累及心肌与呼吸肌，最终导致伤残和死亡。目前尚无根治方法，主要是对症和支持治疗、适当的康复训练、适时应用康复支具支撑患儿的肢体、尽可能保持和延长患儿独立行走的能力。产前诊断预防此类患儿的出生是最重要的预防方法。

本病缓慢起病，一般在 3 岁左右即出现相关症状，在出现症状之前患儿站立、行走、跑跳等动作较同龄儿延迟，未能依时站立和行走，是五迟中立迟、行迟的表现，而手足无力、肌肉痿弱，是五软中手软、足软、肌肉软的表现。因此，本病属"痿证"范畴，同时又与五软、五迟相关。

本病属中医"痿证""痿躄""留瘦"范畴。本病的病因病机有禀赋薄弱，肝肾不足；脾胃不健，肌肉失养；肺热叶焦，五体失用；湿热浸淫，经脉受阻。进行性肌营养不良以虚证为主，故治疗中始终要贯彻健脾益气、滋补肝肾、生肌起痿、强筋壮骨的基本原则，同时，要详辨风、湿、热、痰、瘀，并分别佐以熄风、化湿、清热、豁痰、活血通络等法。

辨证施治

1. 王培燕分 4 型

（1）肺热津伤型　治宜清热润燥、养肺生津。方用清燥救肺汤加减。

（2）湿热浸淫型　治宜清热利湿、通利筋脉。方用四妙散化裁。

（3）脾胃亏虚型　治宜补脾益气、健运升清。方用补中益气汤加减。

（4）肝肾亏虚型　方用六味地黄汤加减。

王培燕对 56 例进行性肌营养不良用上方辨证施治（中医治疗组），并与 35 例西医治疗组进行对照。中医治疗组以 1 个月为 1 个疗程，10 个疗程后评定疗效。对照组以支持疗法为主，配以药物 APT、肌苷、升肌注射液、甘氨酸、核苷酸、别嘌呤醇、强的松、人胚肌细胞注入。15 天为 1 个疗程，10 个疗程后评定疗效。对症疗法两组处理方法相同。结果：治疗组好转 29 例，有效 19 例，无效 18 例。总有效率 85.7%；对照组好转 1 例，有效 9 例，无效 25 例。总有效率 28.6%。治疗组与对照组疗效比较差异显著（$P<0.01$）。[①]

2. 林昌松等分 4 型

（1）脾胃虚损型　症见全身肌肉萎缩，四肢无力，行走困难，少气懒言，易汗，面色少华，胃纳减退，大便溏烂，舌淡胖大，甚则齿印，苔白略腻，脉弱无力。治宜健脾益气。药用黄芪 60～100克、茯苓 15 克、党参 20 克、生薏苡仁 20 克、炙甘草 6 克、陈皮 6 克、春砂仁（后下）6～10 克、扁豆

---

① 王培燕.进行性肌营养不良中医辨治体会［J］.内蒙古中医药,2009(10)：108 - 109.

10 克、鸡内金 10 克、独脚金 10 克。

（2）脾虚肝盛型　症见四肢乏力，肌肉轻度萎缩，腓肠肌假性肥大，烦躁易怒，多动不安，夜啼不寐，出汗，磨牙，舌尖稍红，脉弦细。治宜健脾平肝。药用黄芪 60 克、茯苓 15 克、象牙丝（现禁用）15 克、太子参 20 克、陈皮 6 克、青皮 6 克、甘草 6 克、柴胡 8 克、钩藤 10 克、白蒺藜 10 克、冬桑叶 30 克。

（3）脾肾两虚型　症见全身肌肉萎缩，软弱无力，腰背不举，畏寒肢冷，精神不振，夜尿频，甚则遗尿，舌淡胖，脉沉微。治宜健脾补肾。药用枸杞子 6～10 克，巴戟 6～10 克，山茱萸 10 克、杜仲 10 克、金樱子 12 克、黄芪 60～100 克、党参 30 克、白术 15 克、陈皮 6 克。

（4）气虚血瘀型　症见精神萎靡，面色苍白，静卧少语，肌肉萎缩，胃纳少，舌淡黯或有瘀点、瘀斑，苔薄白，脉细涩。治宜益气活血通络。药用黄芪 60～10 克、五爪龙 30 克、地龙 10 克、水蛭 6 克、壁虎 6 克、蜈蚣（去头足）1 条、白芍 15 克。①

经 验 方

一、内服法

1. 复肌宁汤（尚尔寿经验方）　天麻、杜仲、全蝎、地龙等。能显著改善进行性肌营养不良患者的运动功能，改善肌酶谱。②

2. 肌复灵　黄芪、红花、丹参等（山西三部六病中医研究所制剂提供）。益气活血。每日 500 毫升，分 3 次口服，餐前半小时温服。刘剑波等用上方治疗 385 例肌复灵治疗进行性肌营养不良症患者，6 个月为 1 个疗程。如有关节挛缩畸形者，配合按摩，每次 15～30 分钟，每日 3 次。禁食辛辣、酸、甜食品，避免感冒受凉。结果：经过 1 个疗程的治疗，其中有效 261 例（67.8%），显效 63 例（16.4%），无效 61 例（15.8%）。总有效率 84.2%。③

3. 自拟方　人参 30 克、黄芪 24 克、炒白术 15 克、茯苓 18 克、薏苡仁 15 克、陈皮 18 克、制半夏 18 克、当归 12 克、褚实子 15 克、甘草 12 克。随症加减：纳差，加炒山楂、麦芽；腹胀，加厚朴，苔腻，加苍术；下肢肌萎缩明显者，加牛膝，上肢为主者，加桂枝；腰酸腿软、小便清长，加补骨脂、鹿茸片、肉桂。上方湿匀，煎汤取汁，分早晚 2 次口服。无不良反应，可服 1 个月后，改汤为蜜丸，继服。3 个月为 1 个疗程。林琳用上方加减治疗气虚痰结型进行性肌营养不良 30 例，显效 5 例，有效 17 例，无效 8 例。总有效率 73.3%。④

4. 强力水丸　熟地黄 24 克、龟板 18 克、枸杞子 18 克、黄精 20 克、白术 20 克、白芍 20 克、黄芪 30 克、人参 15 克、甲片 15 克等。将上方精选的地道药材按传统方法严格炮制加工后，粉碎，制成水丸，分装入瓶备用。服用方法可按患者年龄段给药进行治疗。75 天为 1 个疗程，一般 2～3 个疗程，同时嘱其坚持完成相应的康复作业。陈丽鸽用上方治疗 97 例进行性肌营养不良患儿，临床痊愈 2 例，显效 73 例，有效 15 例，无效 7 例。有效率 93%。⑤

5. 温肾荣筋汤　熟地黄 5～30 克、杜仲 10～20 克、桑寄生 10～30 克、续断 6～20 克、巴戟天 6～20 克、细辛 1～3 克、怀牛膝 6～20 克、山茱萸 6～15 克、狗脊 6～15 克、炙附片（先煎）3～10 克、白芍 6～15 克、肉桂 3～6 克、鹿角胶（烊化）6～15 克等。每日 1 剂，水煎服，每日服 3 次。服药期间辅之以功能锻炼。随症加减：患者因长期行动障碍，胃肠蠕动功能减弱，常易出现便干现象，加肉苁蓉 6～30 克或火麻仁 6～10 克；气虚明显者，加生黄芪 30～60 克，若服基本方 100 剂后仍未见症状改善者，去炙附片、鹿角胶，加龟甲 10～30 克、鹿茸粉 0.5～2 克（冲服）、淫羊藿 5～15 克；服药后若出现咽疼、口舌生疮者，加川黄连 6～10 克、玄

① 林昌松，等.进行性肌营养不良症中医治疗［J］.新中医,1994（S1）：86 - 87.
② 项宝玉.复肌宁汤加减对进行性肌营养不良症运动功能和肌酶谱的干预研究［J］.中西医结合心脑血管病杂志,2012,10（9）：1070 - 1071.
③ 刘剑波，等.肌复灵治疗进行性肌营养不良症 385 例临床分析［J］.山西医药杂志,2007,36（6）：540 - 541.
④ 林琳.补脾益气化痰法治疗进行性肌营养不良 30 例［J］.辽宁中医学院学报,2005,7（4）：373.
⑤ 陈丽鸽.强力水丸治疗进行性肌营养不良 97 例［J］.河南中医学院学报,2003,18（4）：62 - 63.

参 6～15 克。每服 30 剂后暂停服 5 天,然后继服汤药。总疗程 0.5～3 年。张光泰用上方加减治疗 16 例进行性肌营养不良患者,临床基本治愈 2 例,显效 7 例,有效 5 例,无效 2 例。总有效率 87.5%。①

6. 复肌宁胶囊　明天麻 60 克、全蝎 60 克、蜈蚣 30 条、地龙 30 克、杜仲炭 30 克、生黄芪 30 克、牛膝 20 克。上药研细末装胶囊,每粒含生药 0.5 克,每次 3～5 粒,每日 3 次。②

7. 复肌宁汤方　珍珠母 20 克、牡蛎 20 克、生黄芪 20 克、僵蚕 10 克、胆南星 10 克、佛手 10 克、姜半夏 10 克、枸杞子 15 克、杜仲炭 15 克、党参 15 克、石菖蒲 15 克、伸筋草 15 克、桃仁 5 克。每日 1 剂,水煎服,剂量可随年龄增减。③

二、内外合治法

自拟方　熟地黄 20 克、制黄精 20 克、淫羊藿 20 克、枸杞子 15 克、炒杜仲 15 克、肉苁蓉 15 克、鸡血藤 15 克、五加皮 15 克、锁阳 12 克、宣木瓜 12 克、威灵仙 12 克、仙茅 9 克。配合外洗:川芎 20 克、川乌 15 克、草乌 15 克、羌活 30 克、独活 30 克、伸筋草 15 克、桂枝 15 克、秦艽 15 克。马平用上方治疗 23 例进行性肌营养不良症患者,痊愈 11 例,占 47.8%;好转 8 例,占 34.8%;显效 4 例,占 17.4%。④

中 成 药

1. 参苓蓝胶囊　组成:人参、冬虫夏草、三七、灵芝、黄芪、炒白术、白花蛇舌草、半枝莲、绞股蓝、茯苓、徐长卿、地鳖虫、六神曲(炒)(岭药业公司提供)。用法用量:每次 4 粒,每日 3 次,3 个月 1 个疗程。⑤

2. 荣肌片　组成:黄芪、党参、白术、当归、枸杞子、何首乌、续断、菟丝子、怀牛膝、五味子等(河南中医学院治药厂生产)。用法用量:口服,4～6 岁每次 4 片,7～9 岁每次 5 片,10～18 岁每次 6 片,每日 3 次。临床应用:李成文等用上方治疗 150 例进行性肌营养不良症患者,总有效率 98.7%,显效率 92%。⑥

3. 血宝　组成:熟地黄、当归、漏芦、丹参、党参等(为肠溶胶囊,广州陈李济药厂)。功效主治:补血益气,健脾和胃;适用于气血较虚的肌营养不良症。用法用量:每次 2 粒,每日 3 次,饭后服,忌茶、咖啡及其他富有鞣质的药物。⑦

4. 补气升提片　组成:参芦、党参、黄芪、白术、广升麻等(广东佛山制药厂)。功效主治:益气升阳;适用于中气不足的肌营养不良症。用法用量:每次 5 片,每日 3 次。⑧

5. 金匮肾气丸　功效主治:温补肾阳;适用于肌营养不良症属肾阳虚者。用法用量:每次 30 粒,每日 2 次。⑨

6. 虎潜丸　功效主治:祛风除湿,养阴潜阳,强筋壮骨;适用于肢体无力,走路不稳,蹲站、上楼困难者。用法用量:每次 1 丸,每日 2 次。⑩

① 张光泰.温肾荣筋汤治疗 16 例[J].北京中医,1993(5):19 - 20.
② 黄坤强,尚尔寿.进行性肌营养不良的辨治[J].中国医药学报,1993,8(5):59.
③ 同上.
④ 马平.中医治疗进行性肌营养不良症的体会[J].今日应用医学,1999(1):102.
⑤ 陈金亮,等.参苓蓝胶囊治疗假肥大型肌营养不良症 90 例临床观察[C].成都:第五次全国中西医结合神经科学术会议论文集,2004:155 - 156.
⑥ 李成文,等.荣肌片治疗假肥大型进行性肌营养不良症 150 例疗效观察[J].新中医,2002,34(10):16 - 17.
⑦ 林昌松,等.进行性肌营养不良症中医治疗[J].新中医,1994(S1):86 - 87.
⑧ 同上.
⑨ 同上.
⑩ 同上.

肌肉系统疾病

小儿肌性斜颈

概　　述

小儿肌性斜颈俗称"歪脖",是由于一侧胸锁乳突肌挛缩而引起的颈部偏斜,其发病原因尚不太清楚,但多数学者认为,造成肌性斜颈的病因可能是多种因素的综合作用,如胎位不下,血管受压和分娩损伤使血管痉挛,肌肉缺血,以致胸锁乳突肌纤维化、变性、增生。但有别于骨骼结构异常和神经性外伤造成的斜颈。以颈部一侧有棱形肿块向患侧歪斜前倾下颌旋向健侧,患侧眼面变小及颅骨发育变形,不对称,口角和耳朵下垂,转侧活动功能受限等症状为特点。如不及时治疗,发展下去可造成终生残废。

中医认为本病发病乃气血不和,瘀血凝滞,经络阻塞所致。治宜通经活络、活血化瘀、消肿散结。

辨 证 施 治

米新分 2 型

(1) 肿块型　治以软坚散结消肿为主,用重泻法。在常规操作基础上,重点以按揉提拿肿块为主。取穴人迎、水突、扶突、斜颈穴(肿块中央)。

(2) 非肿块型　治以舒筋解痉、牵伸患肌为主。在常规操作基础上,着重按揉患侧胸锁乳突肌的起止点及加强被动牵伸患侧胸锁乳突肌。取穴大迎、天突、完骨、天柱。大于 6 个月患儿要配合托法,以矫正可能存在的继发性颈胸椎脊椎侧凸。手法每日 1 次,每次 20 分钟,1 个月为 1 个疗程。方用自拟消斜膏:当归 15 克、赤芍 15 克、威灵仙 15 克、蒲黄 15 克、红花 15 克、路路通 10 克、姜黄 10 克、大黄 10 克、白芷 30 克、伸筋草 30 克、蒲公英 30 克、透骨草 30 克。上药研成细末过筛,用高粱酒与开水和蜜糖调均成膏。每次取适量加温接近正常皮肤温度外敷于患肌部位并盖上纱布,然后在药的上方热敷 30 分钟。24 小时更换 1 次,10 天为 1 个疗程,注意避免烫伤。早教训练:要求家长在平时注意纠正患儿不正确的姿势,睡卧时可在头两侧各放置一个沙袋,以便纠正头部姿势;3 个月以上的斜颈患儿,采用俯卧位,在患儿胸部垫一小枕,用婴儿感兴趣的玩具吸引其做仰卧位抬头训练,并尽量使头部向健侧、下颌稍旋向患侧倾斜。

临床观察:米新以上法辨证分型治疗小儿肌性斜颈 360 例,均通过 6 个月~3 年门诊随访。结果:痊愈 332 例,好转 24 例,无效 4 例。总有效率 98.88%。[1]

经 　验 　方

1. 国术点穴　杨元平将 110 例小儿肌性斜颈以双盲法平均分为常规组和观察组各 55 例。其中常规组使用传统按揉进行治疗,观察组采用国术点穴手法进行治疗。常规组患儿取仰卧位或坐卧位,操作者坐于患儿头侧,为避免对患儿皮肤造成损伤,以玉米淀粉作为推拿介质,使用三指按揉法以胸锁乳突肌为起点,沿乳突至胸锁骨交界处来回进行揉动,每日 1 次,每次按揉时间为 20 分钟左右,每周 5 次;观察组患儿取相同体位,医生用拇指点按患儿人迎、扶突、水突、斜颈穴(肿块中

① 米新.手法分型治疗小儿肌性斜颈 360 例[J].陕西中医,2013,34(8):979-981.

央)各 5 次,后以食、中、拇指腹沿乳突至桥弓穴来回揉捻 3 分钟使患儿肌肉放松,后以按揉、弹拨、提拿法对颈部肿块进行推拿,手法反复操作 10 分钟左右。后取天柱、大迎、完骨、天突进行点按 3～5 次,最后由医生一手扶患儿肩部,一手将患儿头部缓慢向侧肩部倾斜,并渐渐拉长侧胸锁乳突肌,反复操作 10 次,每日国术点穴推拿 1 次,每周 5 次,每次 15 分钟左右,本次治疗时间为 3 个月,后观察患儿症状以及肿块改善情况。结果:观察组肌性斜颈症状改善率 96.4%,明显高于常规组 87.3%,观察组治疗效果好,两组差异具有统计学意义($P < 0.05$)。[1]

2. 崔述生推拿手法 (1)拨筋法为治疗肌性斜颈的关键手法。拨筋法作用的层次在于肌肉、筋膜、肌腱、韧带等,具有较好的解除粘连作用。具体操作如下:患儿仰卧位,医生坐于患儿头部前方,以拇指掌面置于患儿胸锁乳突肌上,其余四指托住患儿枕部,从上至下做轻柔的拨揉法,先健侧后患侧,重复 8～10 次。继而于"筋结"处及胸锁乳突肌的起止点处以拇指指腹重点点拨 3～5 次。拨揉法与重点点拨交替进行 8～10 次。(2)被动牵引:患儿仰卧,医生一手托住患儿后枕部,另一只手扶住患儿下颌,稍用力向健侧缓慢牵拉患儿颈部,使头部向健侧侧屈,面部向患侧旋转,牵拉及旋转均应尽量到达患儿生理的最大限度,并持续 5～10 秒,然后回到自然体位,重复牵拉 3～5 次。(3)推法放松:患儿俯卧位,医生一手扶住患儿头部,使其头部向健侧侧屈,医生另一只手于患侧胸锁乳突肌做直推法 8～10 次。直推法属于放松类手法,具有疏经通络、散瘀消肿的作用,在治疗的最后使用直推法,使局部瘀血得散,且给患儿以安慰。随症加减:如伴有面部发育不对称者,可于面部做鱼际揉法、点揉局部穴位等;伴有颈部发育不对称者,可按揉、轻敲颈背部肌肉等。崔述生认为推拿治疗小儿肌性斜颈有明显疗效,且无不良反应,易被患儿家长接受。其疗效与病情轻重、患

儿年龄及开始推拿治疗的时间有着密切联系。由于小儿生长发育较快,故应早发现、早治疗,推拿治疗对于 6 个月以内的患儿有较好疗效,1 个月左右疗效最佳。若年龄过大或病程过长,胸锁乳突肌粘连挛缩过久,发生机化及纤维变性,则手法治疗很难矫正,往往需采取手术的方法。[2]

3. 揉捏牵转法结合家庭护理 (1)①揉:推揉法。患儿体位一般取仰卧位(大月龄患儿以取坐位较多),仰卧位的患儿去枕(自然仰躺状态下逗引患儿头部转向健侧位,以使其尽量暴露患侧皮肤),医生坐在患儿头部的前方(取坐位患儿,医生可立于患儿身后),以滑石粉或者婴儿油为介质,以食、中、无名指三指微微分张,以保持医生手法顺利实施,来回揉推沿胸锁乳突肌胸骨端肌腱附着点至肌腹再至其颞骨乳突肌腱附着点(桥弓穴)。揉推过程中在胸锁乳突肌起止点以及肿块明显处加重手法力度以及持续时间。该步骤一般控制在 5 分钟,频率 100～120 次/分钟,以达到舒筋通络活血之效。该步骤操作过程中需及时补充介质,以防伤到婴幼儿娇嫩皮肤。②捏:捏拿法。体位选择上遵照上步骤原则,术者用拇、食指或加中指腹对患儿患侧胸锁乳突肌进行反复地捏拿、弹拨操作。该处操作主要选取块状处或局部痉挛部位为主,操作时间 5 分钟,频率 100～120 次/分钟,以达到松解肌肉粘连的作用。③牵:牵拉法。小月龄患儿一般取自然仰卧位(大月龄患儿取坐位多见),医生站于患儿健侧位(取坐位患儿,医生立于患儿身后),一手扶住患儿患侧耳上枕颞部,另一手扶住患侧肩部。注意虎口张开,以拇指及食指、中指固定患儿肩部、枕颞部。牵拉过程中,以手掌靠近虎口的位置为着力点,同时在手法发力过程中腕关节略微打开。双手同时对抗用力,对向患儿肩部及枕颞部同时对称加压使力,使患儿头部渐渐向健侧方向侧弯,在此过程中逐渐拉伸患侧胸锁乳突肌,幅度慢慢由小渐大,此动作在生理范围内反复进行,进行过程中注意患儿的哭闹

① 杨元平.国术点穴治疗小儿肌性斜颈临床观察[J].光明中医,2017,32(19):2823-2824.
② 石玥,丁洪磊,等.崔述生治疗小儿肌性斜颈经验总结[J].中国中医药信息杂志,2015,22(4):114-115.

频率,适时停止安抚。一般以 20 次为 1 个牵拉周期,反复 4 个周期。通过牵拉的被动动作训练以改善恢复患儿颈部侧屈活动范围功能。④ 转:旋转法。患儿一般取仰卧位(大月龄患儿采用背对医生坐位),医生站于患儿患侧位,嘱患儿家属稍用力压住患儿双侧肩膀以固定躯体,使做颈部生理范围内旋转动作时达到有效幅度。医生虎口仍张开,一手压扣住患儿健侧颞部,一手捧住患侧下颌骨以固定头部。旋转过程中,使患儿头部逐渐以患侧方向旋转,此过程中在生理范围内缓慢拉长患侧胸锁乳突肌,并对患侧肌肉硬结进行有效牵拉。此动作反复进行,以 20 次为 1 个旋转周期,分 4 个周期间断进行,以改善恢复颈部旋转活动功能。(2)家庭护理:嘱咐家长平时睡眠状态下尽量摆正患儿头部位置;在怀抱患儿时改变习惯用手,采用双手交替使用,避免患儿头部习惯性倾斜单一侧。患儿多为母乳喂养期婴儿,母亲在家庭喂奶过程中尽量做到双侧吸奶,在一侧乳汁量不多的情况下,可采用加长此侧头位怀抱时间,从而避免患儿头部习惯性倾斜。平时逗弄患儿时,以吸引患儿头部向患侧旋转为目的。许丽蒋 60 例肌性斜颈患儿随机分为治疗组和对照组各 30 例。治疗组采用揉捏牵转法配合家庭护理;对照组采用常规推拿手法治疗,以放松患儿患侧胸锁乳突肌为主。以上两组治疗时间均为 15 分钟,1 次/天,以 10 次为 1 个疗程。共同治疗 3 个疗程,疗程结束后统一评定疗效。结果:两组总有效率比较,无显著性差异($P>0.05$);两组治愈率比较,差异有统计学意义($P<0.05$),治疗组优于对照组。揉捏牵转法配合家庭护理治疗小儿先天性肌性斜颈具有较好的治疗作用,尤其是在改善颈部活动度方面效应更高。[①]

4. 弹拨手法 轻弹拨、侧扳旋转和轻揉按摩手法。轻弹拨手法:患儿取仰卧位,医生用拇指、食指、中指捏拿胸锁乳突肌从上而下左右往还弹拨 3～5 分钟,用力宜轻揉。侧扳旋转法:患儿仰

卧,其母用双手分别扶住患儿两侧肩锁部,然后医生以一手托住患儿枕部,另一手托住下颌,将患儿头部向健侧肩部牵拉倾斜,逐渐拉长患侧胸锁乳突肌。再让颈部旋转向健侧肩峰,幅度由小渐大,在生理范围内反复进行数次。操作时间为 3～5 分钟。轻揉按摩手法:患儿取坐位或仰卧位,医生一手在下侧固定患儿头部,另一手于患侧的胸锁乳突肌施用揉法,可用拇指罗纹面揉或食指、无名指罗纹面揉 5～6 分钟。彭小燕等用上法治疗 36 例小儿肌性斜颈,在 3 个月内治愈 31 例,在 3 个月后到半年内治愈 5 例,未见无效病例。治愈率 100%。[②]

5. 端提手法 李连生等将 98 例肌性斜颈患儿随机分为治疗组 50 例和对照组 48 例。两组患者均予轻手法弹拨和抚摩手法。弹拨手法:即弹拨松筋,患儿取仰卧位,医生用拇指在垂直于胸锁乳突肌纤维方向自上而下弹拨,力度较轻,能够充分达到弹拨胸锁乳突肌即可,手法操作时间为 2～3 分钟。抚摩手法:患儿取仰卧位或坐位,医生一手在下侧方固定患儿头部,另一手以拇、食、中三指轻轻的按揉抚摩复合手法作用于患侧肌层,手法操作柔缓,操作时间为 2～3 分钟。治疗组则在弹拨和抚摩手法间加以端提手法,具体操作:患儿取坐位,医生一手托住患儿下颌关节,另一手托住患儿后枕部,两手同时施以缓慢的向上端提,缓缓将患儿悬牵托起,端提 3～5 次,每次端提悬牵 5～10 秒钟。两组患儿均每周治疗 3 次,疗程为 6 周,两组在治疗期内均未接受其他相关治疗。结果:治疗组治愈 35 例,好转 10 例,无效 5 例。治愈率 70%,总有效率 90%;对照组治愈 23 例,好转 8 例,无效 17 例。治愈率 47.9%,总有效率 64.6%。两组疗效比较,差异有显著性意义($P<0.05$),治疗组疗效明显优于对照组。手法操作要熟练而舒缓,不可用蛮力,在适当的时机予以可控制的端提牵引是达到治疗目的的关键。[③]

6. 伸筋液 西红花 5 克、冰片 10 克、伸筋草 15 克。上药溶于 75% 乙醇 250 毫升内密封,摇

① 陈远青,许丽.揉捏牵转法结合家庭护理治疗小儿先天性肌性斜颈的临床疗效观察[J].浙江中医药大学学报,2015,39(9):704-707.
② 彭小燕,等.弹拨手法治疗小儿肌性斜颈 36 例[J].陕西中医,2010,31(11):1521-1522.
③ 李连生,等.端提手法治疗小儿肌性斜颈 50 例[J].中医杂志,2008,49(6):529-530.

匀,3日后即可使用。医生对患侧胸锁乳突肌推拿按摩数遍后,继之用拇指蘸取适量伸筋液反复在肿块及周围反复弹拨,然后用拇指、食指、中指相对按摩肿块反复数遍,在此过程中拇指、食指、中指及患处均保持湿润状态,然后医生两手分别固定患侧肩部及患侧头部,使头部偏向患侧肩部,然后一手扶住患儿下颌部,另一手托住脑后左右转动,同时以颈椎为纵轴向上拔伸旋转。每日1次,12次为1个疗程。王智等将182例小儿肌性斜颈随机分为治疗组和对照组各91例。对照组以滑石粉为递质,对患儿胸锁乳突肌处使用推拿按摩手法。治疗组予上法治疗。结果:治疗组痊愈52例,显效34例,无效5例。总有效率94.51%;对照组痊愈39例,显效19例,无效33例。总有效率63.74%。[①]

7. 手法推拿与热敷 患儿取仰卧位,医生先用婴儿爽身粉涂于患侧,然后在患侧的胸锁乳突肌施用推揉法5分钟先行放松。再推拿患侧胸锁乳突肌8分钟。提拿肿块手法不宜重,但若已形成条索状手法稍重。待局部有微微发热感,医生一手固定患侧肩部,另一手将患儿头部渐渐向健侧肩部倾斜,手法切记柔和,逐渐牵拉伸展患侧胸锁乳突肌,反复8～15次。牵拉后再在患侧颈部施用推揉法,1分钟左右即可。治疗要点:一看斜,二摸块。每日1次,每周5次,10次为1个疗程。局部配合中药湿热敷,配方:桃仁10克、红花10克、血竭10克、芒硝10克、郁金10克、木香10克、伸筋草10克、苏木15克、桑枝15克、木瓜15克。以上药物用冷水浸泡30分钟,第1次煎沸30分钟,以后煎沸即可。敷于患侧胸锁乳突肌,每次20分钟,局部发红即可,每日1～2次。姚紫红用上法治疗小儿肌性斜颈46例。结果:治愈25例,显效14例,好转7例。总有效率98%。推拿治疗肌性斜颈在于通过手法作用于挛缩的胸锁乳突肌上,促进病变部位的血液循环,舒筋活血通络,软坚散结,改善挛缩程度,加速病变部位的吸收,使

挛缩的胸锁乳突肌恢复正常。同时,通过外敷具有活血化瘀、软坚散结作用的中药对促进胸锁乳突肌的恢复起到了协同作用。手法与热敷合用相辅相成,取得良好的治疗效果。注意事项:(1)推拿治疗时,患侧胸锁乳突肌处要涂些爽身粉,以免损伤娇嫩的皮肤。(2)斜颈的家庭护理对于提高治疗效果非常重要,嘱家长协助医生每日做患侧胸锁乳突肌的被动牵拉伸展因素运动。患儿睡眠时,可在头部两侧各放置1个沙袋,以矫正头部姿势。(3)在日常生活中采用与头颈畸形相反方向的动作加以矫正,如喂奶、睡眠的枕垫或用玩具吸引患儿的注意力,以帮助矫正斜颈。(4)在治疗的过程中,手法的技巧以及熟练程度对疗效影响较大,须注意要刚柔相济,不可使用蛮力,所以施术者应加强基本功的训练。(5)对斜颈的治疗是愈早疗效愈好。若保守治疗6个月以上无明显改善者应考虑手术矫形。[②]

8. 推拿手法 患儿仰卧,术者一手固定患儿头部,一手在患侧胸锁乳突肌肿块和挛缩部位上做推、揉、提、拿、分、扳、拉等手法,力量轻→重→轻。再用一手固定患侧肩部,一手抓住患儿下颌转向患侧,然后将头推向健侧。每次10余分钟,每日1～2次,疗程半年左右。范作云用上法推拿治疗小儿先天性肌性斜颈131例,痊愈120例(91.6%),好转11例(8.4%)。有效率100%。[③]

9. 推拿手法 患儿取仰卧位或家长抱患儿坐于膝上。医生用拇指或食指、中指、无名指三指揉法,揉患儿患侧的胸锁乳突肌,手法由轻渐重;再以拇指与中指对拿,对肿块较大、较硬者手法宜稍重,并与胸锁乳突肌肌纤维方向垂直自上而下弹拨,并配合指揉法,反复数次;然后,将患儿头向健侧扳伸数次,用手托其下颌,将头向患侧旋转,视情况幅度由小到大。每次20分钟,1～2日1次,6日为1个疗程。钱丽芳等用上法治疗小儿先天性斜颈98例,痊愈78例,有效18例,无效2例。总有效率96%。[④]

① 王智,等.伸筋液为膏质推拿治疗小儿肌性斜颈临床观察[J].河北中医药学报,2008,23(4):35.
② 姚紫红.手法加热敷治疗小儿肌性斜颈46例[J].陕西中医,2008,29(5):537-538.
③ 范作云.小儿先天性肌性斜颈的推拿治疗附131例临床观察[J].按摩与导引,1994(2):23.
④ 钱丽芳,等.推拿治疗小儿先天性斜颈98例[J].江苏中医,1993(7):33.

10. 推拿手法　(1) 按摩揉捏：先用拇指指腹于患侧肩、颈部轻轻按摩 2～3 遍,再交替使用揉捏法各 2～3 遍,以松弛患儿颈肩肌群。(2) 分筋揉拿：用拇指指尖深压胸锁乳突肌硬结及周围组织,分筋后再揉拿各 3～4 遍,以松解肌肉粘连。(3) 弹筋拨络：在患侧颈部,肩胛内缘,胸锁乳突肌、颈肌、斜方肌及菱形肌等处施手法 2～3 遍,以疏通经络。(4) 扳正：交替施侧扳和斜扳 3～4 次,侧扳即稍用力使患儿头部向健侧肩部倾斜;斜扳系将头部旋向患侧肩以能忍受为度,停留 1 分钟后再将头部旋向健侧肩。最后在患侧肩、颈部轻轻按揉 2～4 次。每日推拿 1 次,10 次为 1 个疗程。阮初信用上法共治 53 例小儿肌性斜颈,痊愈 44 例,好转 6 例,无效 3 例。总有效率 94.3%。①

11. 推拿手法　(1) 三指推法：用食指、中指、无名指罗纹面在患处与胸锁乳突肌垂直方向进行推动拨离,分离粘连。(2) 揉法：用食指、中指桡侧缘在患处由上至下按顺序左右旋转揉动。(3) 拿法：以拇指、食指分置于患处两侧进行左右弹拨、捻拿。(4) 头肩引伸法：医生双手托住患儿下颌,做头肩起伸,使患儿头渐渐向健侧肩部倾斜。(5) 行气法：医生运气作用于患处,使局部气血疏通。每次 15 分钟,每日 1 次,10 次为 1 个疗程,疗程间隔 3 日。耿龙山等用上法共治疗小儿肌性斜颈 62 例,痊愈 57 例,显效 4 例,好转 1 例。②

12. 方药　(1) 推拿按摩手法：先在婴儿患处涂擦适量的润滑药物(如滑石粉、松节油等),然后依次进行下列手法。用左手拇指指腹在患胸锁乳突肌上由轻到重、由上而下地揉擦,先揉后擦,交替进行各 20 次,每日 4～6 次;于患侧胸锁乳突肌上行拿法 20 次,每日 5～7 次;在患侧胸锁乳突肌上施行推揉手法,每日 100～150 次。(2) 手法扳正疗法：手法扳正于生后发现包块开始。让婴儿平卧,使头稍过伸,然后将头向健侧屈,直至耳廓能触及健侧肩部,然后将头再旋向患侧,使下颌能

对准患侧肩部,保持于这种位置 10 秒钟,重复手法 15～20 次,每日 10 次。(3) 固定：患儿白天应戴帽子,帽子旁加用 1 条布带,一端缝在帽子上,一端扣在健侧肩部,每次 5 分钟,每日 5～10 次。睡眠时应用沙袋将婴儿头部固定于矫正位。(4) 热敷：每日经上述治疗后,可用热水袋给予患部热敷 2～5 次,每次 5 分钟。在整个治疗过程中,术者必须注意用力均衡,动作要轻而柔和,速度应缓慢进行。幅度应从小到大,10 天为 1 个疗程,休息 3～5 天,再进行第 2 个疗程。陈天才用非手术综合治疗小儿肌性斜颈 42 例,治愈(经综合治疗 5 个疗程,肿块消失,不痛,颈部活动正常,观察 2 年无斜颈表现)37 例,显效(经综合治疗 5～6 个疗程,肿块基本消失,不痛,颈部活动基本正常,观察 2 年颈部歪斜不超过 10 度)3 例,无效(经综合治疗 7 个疗程,肿块不消失,颈斜超过 10 度)2 例(后经手术治疗)。③

13. 正颈散　大黄、木香、桃仁、红花、栀子、玄明粉各等量。上药研粉混匀备用,每次取药粉 30～50 克,以醋调敷于患处,用纱布、绷带包扎即可,一般 2～3 日换药 1 次。若敷后药粉干燥松散,可再加适量醋调拌继续使用。也可待小儿睡眠时敷用,醒后取下。活血消肿,软坚散结。傅平用上方外敷治疗小儿肌性斜颈 7 例,全部治愈(局部肿块消失,胸锁乳突肌变软,斜颈完全纠正)。治疗时间最短 1 周,最长 1 个月。随访 1～3 年均无复发。④

14. 万应消肿膏　当归 90 克、姜黄 90 克、生大黄 90 克、川芎 50 克、黄柏 60 克、生川乌 60 克、生草乌 60 克、陈皮 60 克、赤芍 60 克、天花粉 180 克、黄芩 120 克、黄连 120 克、藤黄 120 克、僵蚕 120 克、胆南星 30 克、白芷 30 克、阿魏 30 克、樟脑 30 克、梅片 30 克、薄荷冰 15 克、制乳香 15 克、制没药 15 克、麝香 3 克。除乳香、没药、麝香、薄荷冰、梅片另研外,将上述其余药物粉碎过筛备用。

①　阮初信.推拿治疗小儿肌性斜颈[J].按摩与导引,1992(5)：32.
②　耿龙山,等.推拿治疗小儿肌性斜颈 62 例[J].江苏中医,1991(12)：33.
③　陈天才.非手术综合治疗小儿肌性斜颈 42 例[J].中西医结合杂志,1990(10)：632-633.
④　傅平.正颈散外敷治疗小儿肌性斜颈七例[J].广西中医药,1989(3)：24.

制法：用芝麻油1 000克、猪油1 000克、黄蜡150克溶化后加药粉搅至60℃左右，加入乳香、没药继续搅至冷却30℃，再入薄荷冰、梅片、麝香即成。根据病变大小，将药膏摊于纱布上约0.5厘米厚，敷于患处，每日1次。西药：生后5～10天以内颈部有明显肿块者，可用止血剂，如维生素K₃4毫克，肌注，每日1次；安络血2.5～5毫克，肌注，每日1次。或口服止血剂。2周以后，考虑已无出血倾向者，可用糜蛋白酶每日0.1毫克/千克肌注，同时加用复方新诺明。对于未满半周岁婴儿，除中西药治疗外，再加局部治疗，如肿块热敷、按摩、卧床固定及手法牵引等，以便促进血肿、水肿消退，防止肌纤维化挛缩。此法可让家长操作，让患儿仰卧床边，头向家长，家长坐于床前，一手托着患儿颈枕部，另一手拇指对其挛缩之胸锁乳突肌包块轻轻按摩，同时慢慢将颈部向健侧转动，直至畸形矫正为止。每日进行3～4次，每次5～10分钟。婴儿睡觉时可在患侧放置一沙袋，保持矫正位置。平时哺乳或逗玩时，将奶瓶或玩具放在患侧，以吸引患儿头向患侧转动，借以矫正畸形。王锦云用上法治疗先天性斜颈患儿32例，全部治愈。治愈时间最短为18天，最长为32天，平均22.8天。门诊随访观察1～4年，未见复发及形成畸形。[1]

15. 牵筋散　桃仁、红花、血竭、芒硝、郁金。上药共为细末。根据患儿肿块大小，剪一块比肿块稍大纱布块，先涂上调和剂，后撒上药粉，敷贴于肿块上，外用胶布固定，隔日换药1次。朱崇煊等用上法治疗婴幼儿斜颈51例，除1例家长自动放弃治疗外，其余50例全部治愈。外敷次数最多为27次，最少为3次，平均敷11次。[2]

16. 推拿手法　患儿仰卧，医生于患儿患侧涂擦适量润滑药物（如滑石粉、姜汁等）后，依次施法：（1）用左手拇指在患侧胸锁乳突肌上由轻而重、由上而下地先揉后擦各100次；（2）于患侧胸锁乳突肌施拿法200次；（3）一手扶患儿肩部，另一手扶患儿头颈部，使患儿头部逐渐向健侧肩部倾斜，反复进行20次；（4）右手托扶患儿下颌部，左手抱扶头枕部，使其头部向顺时针和逆时针方向各旋转20次；（5）在患侧胸锁乳突肌上施推揉法200次。术者用力须均衡，动作柔和，速度缓慢。共治疗20分钟，每日1次，10次为1个疗程，疗程间隔5天。王繁宏等用上法治疗小儿肌性斜颈20例，痊愈17例，改善2例，无效1例。[3]

17. 手法　（1）常用穴位：开天门、耳后高骨、大迎、天窗、天宗、风府、风池、大椎、风门、肩井、地仓、颊车、人迎、天柱骨等。常用手法：推拿、捻揉、弹拨、摇抗、旋转、拔伸等。推拿部位：以胸锁乳突肌两端为主，还有头挟肌、斜方肌以及眼面部肌肉为辅。辅助治疗：肿块特大者，每次手法操作后局部贴敷半张活血镇痛膏，在药膏中间加云南白药1克以消肿散结活血止痛。嘱家长回家后热敷和轻揉局部，并注意患儿头颈位置，如喂奶和睡觉时令患儿向患侧睡，垫高5～6厘米，或用沙袋做一凹形枕垫保持矫正位置。（2）操作方法：家长两手托住患儿两肩臂部，取仰卧位，做固定姿势，暴露患处，医生以左手托住患儿头枕部位，以右手拇、食、中指做对称性揉捻胸锁乳突肌。从耳后高骨乳突部沿胸锁乳突肌揉捻至根部两角处肌腱30～60次。再以拇、食两指在肿块中央拿捏5～10次。继以两手拇指做弹拨胸锁乳突肌两端肌腱及肿块部位60～100次，随即用两手拇指螺纹部推抹天门、头维、地仓、颊车等穴，以安定小儿情绪。再取坐位，以两手拇指揉推天柱骨、大椎、风门、风府、风池、肩井、天宗等穴3～5分钟。而后一手扶按患侧肩部，另一手抓住患儿头顶及耳后高骨处，做摇抗动作100次，继以一手扶住头顶，一手托住下颌部位向患侧作旋转，拔伸动作3～5次，最后以两手拿揉抹顺肩颈部结束。每次推拿时间10分钟左右。初期每日1次，中、后期隔日1次或隔2日1次。10次为1个疗程。上法

① 王锦云.万应消肿膏治先天性斜颈[J].河南中医,1987(6)：29.
② 朱崇煊,等.牵筋散治疗婴幼儿斜颈五十一例[J].湖北中医杂志,1986(2)：34.
③ 王繁宏,等.推拿治疗小儿肌性斜颈二十例[J].江苏中医杂志,1986(9)：24.

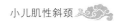

可以行气活血、化瘀散结、疏通经络,促进局部血液循环,逐渐使血肿消散或吸收。刘成修等用上法治疗小儿肌性斜颈 136 例,痊愈(颈部肿块消失,胸锁乳突肌变软,头部畸形得以纠正,颈部转动自如,前后仰及转侧活动功能正常)112 例,明显好转(颈部肿块消失,头颈正,胸锁乳突肌微有粗硬,头颈转动时好时坏,头颈部畸形明显好转)22 例,无效(头颈歪斜 3 度以上,胸锁乳突肌挛缩硬度未见改善,又紧又硬,颈部转动受限,头面部畸形未改变)2 例。痊愈 112 例,其中 1 个月内痊愈 17 例,2~3 个月 80 例,4~5 个月 10 例,5 个月以上 5 例。痊愈率 82.35%,总有效率 98.53%。[1]

① 刘成修,等.推拿治疗小儿肌性斜颈 136 例疗效观察[J].辽宁中医杂志,1984(5):34-36.

皮肤疾病

脱屑性红皮病

概　述

脱屑性红皮病是婴儿皮肤发生大片红斑伴广泛鳞屑及皮脂溢出性皮炎。一般认为与缺乏某种维生素或消化功能障碍有关。开始时在肛周、臀部及腹股沟处出现大片红斑，而后很快蔓延至头皮及全身，红赤如丹，伴剧烈脱屑，大小不等，油脂性或干屑。

本病属中医"胎癥疮"范畴。其病理特点是胎毒内蕴，损伤血络。症见皮肤红赤脱屑，身热，烦渴唇干，大便燥实或热泻，小便短赤，舌质红，苔腻或少津，指纹紫。治法以清热解毒、凉血活血为主。

辨　证　施　治

邓丙戌等分2型

（1）毒热炽盛证　症见毒热夹湿，郁于营血。治宜凉血解毒、活血除湿。药用羚羊粉、生地黄、白茅根、牡丹皮、赤芍、板蓝根、金银花、蒲公英、鸡血藤、车前子等。随症加减：若肿胀明显或糜烂明显，加茯苓皮、冬瓜皮、猪苓等；若高热伤阴，加玉竹、石斛、沙参等。

（2）血瘀阴虚证　症见血瘀伤阴，余毒未尽。治宜活血滋阴、清解余毒。药用桃仁、红花、丹参、当归、鸡血藤、沙参、石斛、玄参、板蓝根、土茯苓、白术等。

可以中药煎剂加其他中药制剂，为第二方案。① 中药煎剂加静脉滴注清开灵注射液（主要成分有牛黄、水牛角、黄芩、金银花、栀子等）20毫升/天，3～4周为1个疗程。适用于毒热炽盛、红肿、发热明显者。② 中药煎剂加静脉滴注复方丹参注射液8～16毫升/天，2～4周为1个疗程。适用于皮色暗红、日久不消者。③ 中药煎剂加雷公藤多甙片20毫克/次，每日3次，6周左右逐渐减量。适用于毒邪顽固者。在上述方案疗效不明显时使用中药煎剂加皮质类固醇激素（简称激素）或免疫抑制剂。① 激素：一般用泼尼松20～30毫克/天，3～4周后逐渐减量。② 免疫抑制剂：双酮嗪0.4～0.6克/天，一般4周后逐渐减量。甲氨蝶呤：静脉滴注10～15毫克/周，或口服2.5毫克，12小时1次，每周连续3次，4～5周为1个疗程。

临床观察：邓丙戌等用上方辨证治疗红皮病型银屑病113例。痊愈（弥漫性潮红、肿胀及脱屑全部消退）81例（71.68％），好转（皮损消退≥60％）32例（28.32％）。①

经　验　方

1. 外洗方　乳香6克、金银花15克、百部15克、大黄10克、苦参10克、当归10克、白芷10克、黄柏10克、野菊花10克、苍术10克、透骨草10克、蛇床子10克、干姜3克、甘草3克、红花5克、川芎6克。上述方药放入3 000毫升水中煮沸约20分钟，过滤去渣，凉至37℃左右，外洗患部，每次外洗时间15分钟左右，每日1次，1周后改为隔日1次。周亚玲用上方治疗20例新生儿脱屑性红皮病，大多数患儿有不同程度的皮肤干裂、脱

① 邓丙戌,等.中西医结合治疗红皮病型银屑病113例分析[J].中华皮肤科杂志,1998(2)：55.

屑、毛孔增大，其中 3 例伴有脓疱疹破溃，1 例感染，血培养阳性配合抗生素治疗。结果：经中药外洗 2 周，痊愈 13 例，好转 5 例，无效 2 例。20 例中 3 例由于伴有脓疱疹，局部破溃，治疗中配合抗生素治疗。[1]

2. 解毒汤　羚羊角、牡丹皮、赤芍、金银花、连翘、川黄连、生地黄、生甘草。每日 1 剂，水煎 2 次少量多次频服，每隔 2 小时 1 次，每次 3～4 小匙。随症加减：若食欲不振，加谷芽、山楂；躁动不安，皮肤湿疹，加地肤子、白鲜皮；头面湿疹，加黄柏、绿豆衣、薏苡仁；皮疹紫色，加紫草；口腔糜烂（正虚邪盛所致），加生晒参、黄芪；热重，加生石膏（先煎）、知母。黄根良用上方加减治疗脱屑性红皮病患儿 2 例，均获痊愈。[2]

① 周亚玲.新生儿脱屑性红皮病的中药外洗治疗的疗效观察[J].现代医药卫生，2003，19（2）：201.
② 黄根良.浙江中医杂志，1983（3）：17.

小 儿 痱 子

概　述

　　痱子是一种常见的夏秋炎热季节的皮肤病。在高热潮湿环境下因汗过多引起的小水疱或丘疱疹。多见于婴幼儿及肥胖儿。又名红色粟粒疹，中医"痤沸""沸疮"等。《诸病源候论》载："盛夏之月，人肤腠开，易伤风热，风热毒气搏于皮肤，则生沸疮。其状如汤之沸，轻者匝匝如粟粒，重者热汗浸渍成疮，因以为名，世呼为沸子也。"多因汗腺周围发炎而致。好发于头面、颈项、腹、背、肩、股等处。症见皮肤汗孔处发生密集如粟米样之红色丘疹，患者自觉瘙痒及灼热感，常因搔抓疹破而继发感染引起痱毒（汗腺炎）。其病理特点是暑湿熏蒸，汗泄不畅。治宜清暑化湿解毒。

辨 证 施 治

　　1. 洪佳璇分3型
　　（1）红痱（红色粟粒疹）　因汗液在表皮内稍深处溢出而成。临床上最常见，任何年龄均可发生。好发于手背、肘窝、颈、胸、背、腹部以及小儿头面部、臀部，为圆而尖形的针头大小密集的丘疹或丘疱疹，有轻度红晕。皮疹常成批出现，自觉轻微烧灼及刺痒感。皮疹消退后有轻度脱屑。
　　（2）白痱（品形粟粒疹）　汗液在角质层内或角质层下溢出而成。常见于高温，并有大量出汗、长期卧床、过度衰弱的患儿。在颈、躯干发生多数针尖至针头大小浅表性小水疱，壁极薄，微亮，内

容清，无红晕。无自觉症状，轻擦之后易破，干后有极薄的细小鳞屑。
　　（3）脓痱（脓疱性粟粒疹）　痱子顶端有针头大小浅表性小脓疱。临床上较为少见，常发生于皱褶部位，如四肢屈侧和阴部。小儿头颈部也常见。脓疱内容常无菌，或为非致病性球菌，但溃破后可继发感染。
　　一般来讲，对白痱患儿不须特殊处理；红痱患儿应注意保持皮肤清洁，搽用痱子水等药物。脓痱患儿，除了注意保持皮肤清洁外，应给予有效的抗感染治疗。如果出现皮肤感染伴有发热，则应及时治疗。[①]

经 验 方

　　1. 外洗基本方　千里光、金银花、枯帆。随症加减：如痱子密集、渗出，有脓点感染趋势，加苦参、野菊花、紫花地丁；如瘙痒不耐，加乌梢蛇、蛇床子。将上药煎煮、浓缩，晾凉后装瓶放冰箱里备用。每天洗澡时倒入适量在沐浴水中洗浴，每日1～2次，每次10～15分钟，年长儿可适当延长洗浴时间。[②]
　　2. 中药外洗方　蒲公英15克、野菊花15克、金银花15克、苦参15克、地肤子15克、黄柏10克、黄芩10克、大黄5克。加水煎至1/3脸盆，待水温适度后反复洗患处，每次洗15分钟，每日2次。彭秀芳等用上方治疗36例痱子患儿，均痊愈，其中3～4天痊愈26例（72.2%），5～7天痊愈10例（27.8%）。[③]

①　洪佳璇.外洗法在儿童"汗疹"中的应用体会[J].浙江中医杂志,2011,46(8)：603.
②　同上.
③　彭秀芳,等.中药外洗治疗痱毒36例[J].实用中医药杂志,2009,25(2)：94.

3. 清暑汤 连翘 6 克、天花粉 6 克、赤芍 6 克、泽泻 6 克、车前草 6 克、金银花 7 克、滑石(包煎)7 克、甘草 1 克。每日 1 剂,水煎 2 次,频服。外用药:干藕节、白芝麻各 20 克,研末,调蜜涂疮面。肌注鱼腥草注射液,每日 2 次,每次 1 毫升。黄家椎用上法治疗小儿痱疮 1 例,患儿服药 2 剂痊愈。[1]

单 方

1. 金银花 组成:金银花 20～25 克。制备方法:用金银花煮水,水沸后再煮 10 分钟,让金银花完全出味,过滤,冷却至合适温度后给新生儿冲凉。用法用量:每日 1 次,用柔软的毛巾吸干新生儿身上的水分,然后扑爽身粉(又称痱子粉)。[2]

2. 冰黄酒 组成:冰片 10 克、黄连 10 克。用法用量:上药加入 75％酒精 100 毫升中浸泡 1 周后,外擦患处,每日 3～4 次。随症加减:若受暑热较甚者,可用金银花 30 克、绿豆 50 克煎水代茶饮之。临床应用:杨金珊用上方治疗痱子患儿 95 例,痊愈 90 例,无效 5 例。有效率 94.7％。[3]

3. 方药 组成:鲜蓟草 100 克、黄菊花 100 克、薄荷 30 克。制备方法:前两药加水 2 000 毫升,沸 15 分钟后放入薄荷再煎半分钟即可。用法用量:每次服 30 毫升,每日 3 次,同时用药水洗痱子,每日数次,一般 3～5 天后即可消退。[4]

4. 方药 组成:芒硝 100～200 克。用法用量:芒硝用热水溶化后加入洗澡盆中,水量 10～20 升,水温以不烫手为宜,冲洗皮肤,每日 1 次,每次 10 分钟,一般 3 次即可治愈。对皮肤无任何不良反应。[5]

5. 方药 组成:败酱草 50 克。制备方法:上药加水 1 000 毫升小火煎熬 15 分钟,过滤去渣即成。临床应用:马绿珍对 50 例痱子患儿采用败酱草清洗治疗,取得显著疗效。治愈时间为(3.64±0.93)天。[6]

6. 方药 组成:鸭跖草鲜品。用法用量:用鸭跖草鲜品一把洗净揉碎煎数沸后,用其药液频频洗浴,每日数次,痱子即可退去。并可预防热疖。[7]

7. 方药 组成:艾叶 50 克。用法用量:上药加水 1 000 毫升,煮沸 10 分钟,待温度适宜后清洗患儿皮肤;每日 1 剂。注意切勿浸润脐部,动作轻柔,避免损伤皮肤。临床应用:李惠等用上法治疗 76 例痱子患儿,用药外洗最少 2 剂,最多 5 剂,一般用药 3 天后临床症状消失。[8]

中 成 药

1. 儿肤康搽剂 组成:芦荟、苦参、白芷、当归、白鲜皮、苍耳子、地肤子、黄柏、石菖蒲、艾叶、皂荚等。临床应用:李钦峰治疗痱子患儿 73 例,随机分为观察组 32 例和对照组 41 例。观察组用儿肤康搽剂外洗,1 个月～1 岁温开水稀释 10 倍;1～3 岁温开水稀释 5 倍,擦洗患处,轻揉 2～3 分钟后,用温水冲洗干净,3 次/天。对照组予复方炉甘石酚外涂患处,每日 3 次,7 天为 1 个疗程。结果:观察组痊愈 22 例,显效 5 例,有效 4 例,无效 1 例。总有效率 96.88％;对照组分别为 30、4、5、2 例和 95.12％。两组疗效相当(P＞0.05)。观察组未发现明显皮肤过敏、感染及其他不良反应;对照组均不同程度出现皮肤干燥、粗糙。[9]

2. 藿香正气水加庆大霉素 临床应用:张朝霞等选择热痱幼儿 60 例,随机分为治疗组(对庆大霉素无过敏反应)与对照组各 30 例。治疗组

① 黄家椎.四川中医,1985(7):35.
② 陈秋兰.金银花用于新生儿皮疹中的体会[J].齐齐哈尔医学院学报,2007,28(8):937.
③ 杨金珊.冰黄酒治疗痱子 95 例[J].实用中医药杂志,2004,20(1):32.
④ 于晓丽,等.中药偏方治疗小儿痱子[J].中国民间疗法,2003,21(5):56.
⑤ 李云龙.单味芒硝外洗治疗痱子[J].新中医,2001,33(5):11.
⑥ 马绿珍.败酱草佐治新生儿脓疱疹及痱子疗效观察[J].中国儿童保健杂志,2000,8(4):243.
⑦ 崔素兴.鸭拓草治痱子热疖有奇效[J].四川中医,1999,17(1):42.
⑧ 李惠,等.艾子煎剂治疗新生儿痱子、脓疱疮[J].山东中医杂志,1998,17(2):91.
⑨ 李钦峰.儿肤康搽剂治疗痱子疗效观察[J].山东医药,2009,49(8):98.

予藿香正气水(烟台大信药业有限公司生产)10毫升加庆大霉素,混匀后用无菌棉签蘸取均匀涂抹于出热疹部位,严重者待干后再涂抹一遍。对照组涂普通小儿热痱粉治疗。结果:治疗组治愈22例(73.33%),有效7例(23.33%),无效1例(3.33%)。总有效率96.67%;对照组治愈14例(46.67%),有效8例(26.67%),无效8例(26.67%)。总有效率73.33%。两组比较,治疗组疗效优于对照组(P<0.05)。[①]

3. 六神丸 组成:人工牛黄、人工麝香、蟾酥、雄黄、珍珠、冰片。功效主治:清热解毒;适用于疖肿、痱子、粉刺。用法用量:早晚各服6粒。治愈后以半量维持7~10天,巩固疗效,也可用醋调擦外治痈疽、疮疖、痱子。注意事项:通常情况下孕妇多列为禁忌之例,对脾胃不足或虚弱之体,宜慎重使用,否则可致胸闷、憋气、严重吐泻、腹痛等。除有口唇麻木,多无不良反应。少数人可有四肢麻木、色素沉着、脱发等。[②]

---

① 张朝霞,等.藿香正气水加庆大霉素治疗幼儿热痱30例[J].中国中医急诊,2008,17(8):1159.
② 刘雷峰,等.六神丸临床新用[J].现代中医药,2002(3):41-42.

小 儿 疖 肿

概　　述

疖肿是由金黄色葡萄球菌引起的单个毛囊或皮脂腺的急性化脓性炎症。疖肿在个人卫生不良、营养不良或抵抗力下降时容易发病。常发生在皮脂腺丰富、毛发较多和经常受摩擦的部位和头、面、颈、背部等。祖国医学认为"疖"有"面疖""唇疖"等,如果处理不当会引起脓毒血症。本病病机系从外而起,感受毒邪,风热相搏,湿热纷蒸以及气血凝滞,邪热阻于皮肉之间,聚而成形所致。治宜清热燥湿、消肿止痛。

经　验　方

1. 仙方活命饮化裁配合疖肿膏　(1)仙方活命饮化裁:金银花 30 克、蒲公英 30 克、赤芍 30 克、连翘 15 克、当归 15 克、紫花地丁 15 克、天花粉 10 克、土贝母 10 克、郁金 10 克、皂角刺 10 克、甲片 10 克、白芷 6 克、防风 6 克。随症加减:发于项后,加羌活、川芎;发于臀部,加黄柏、川牛膝;发于背部,加石菖蒲、鹿角霜;散发全身者,加菊花、威灵仙;气虚,加黄芪、党参;阴虚,加生地黄、玄参;湿热重,加黄芩、黄连;皮损坚硬难消,加三棱、莪术;热毒蕴结证,无论大便秘结与否,均加大黄、芒硝;体虚恋毒证,合用托里消毒散化裁。每日 1 剂,15 剂为 1 个疗程。(2)自制疖肿膏:黄连 30 克、生地黄 30 克、乳香 15 克、没药 15 克、黄蜡 90 克、芝麻油 500 毫升。遵法制成软膏,摊敷于患处,每日换药 1 次。禁食辛辣、油腻等食物。赵保平运用内服仙方活命饮化裁配合外敷疖肿膏治疗疖病患者 60 例。对照组 30 例内服防风通圣散化裁,外敷市售疖肿膏治疗。结果:治疗组治愈 33 例,占 55%;好转 22 例,占 36.7%;未愈 5 例,占 8.3%。总有效率 91.7%;对照组治愈 12 例,占 40%;好转 11 例,占 36.7%;未愈 7 例,占 23.3%。总有效率 76.7%。两组总有效率差异有显著性($P<0.01$)。[①]

2. 消肿酊　黄连、马钱子、苏木、生栀子、透骨草等。按处方准确称取各药,粉碎成粗粉,充分混匀。参照《中国药典》2000 年版一部附录 10 规定,用 75% 乙醇适量,密闭放置 24 小时。将湿润后的粗粉置渗滤桶中,加满 75% 乙醇后放置 12 小时,以每分钟 3～5 滴速度缓慢渗滤,至规定量后收集全部滤液,置密闭的贮器中,备用。依照皮损面积取适量消肿酊,外涂病变部位。外涂面积应超过红肿边缘,每日涂患处 3～4 次,7 天为 1 个疗程。刘娟等用上方治疗 68 例疖肿患者,红、肿、热、痛消失,疖肿均消退,治愈率 100%。一般患者 1 个疗程后即痊愈,疗程最短的 3 天即愈,最长 12 天,平均治愈时间 6 天。[②]

3. 金冰如意膏　姜黄 80 克、大黄 80 克、黄柏 80 克、苍术 32 克、厚朴 32 克、陈皮 32 克、生天南星 32 克、甘草 32 克、白芷 80 克、天花粉 160 克、冰片 15 克、蜂蜡 120 克、芝麻油 500 毫升。先将上述前 10 味药浸泡在芝麻油内 24 小时后,微火加热至沸,持续煎炸至白芷、生南星外焦黄而不发黑时捞出(1 小时左右)弃去药渣,用三层消毒纱布过滤芝

① 赵保平.仙方活命饮化裁治疗疖病 60 例[J].河南中医,2008,28(10):84.
② 刘娟,等.消肿酊外敷治疗疖肿[J].山东中医杂志,2004,23(8):508.

麻油,后放入蜂蜡搅拌至完全溶解,至油温降至40℃～50℃,缓慢加入冰片,边加边用玻璃棒搅拌至油蜡微结晶时,倒入已灭菌的容器内封闭备用。根据病变部位大小,取药膏5～10克放入纱布中央,外敷患处。重者1日换药1次,轻者隔日换药1次。3次为1个疗程。张义民等用上方治疗50例疖肿患者,全部治愈,无1例化脓感染,治愈率100％。①

4. 金丝膏 雄黄、白矾、枯矾(白矾加热煅干而成),上药等量研成细粉,加芝麻油、凡士林调成膏,呈金黄色。将金丝膏直接敷于患处,每日1次,至痊愈。宁玲等用上方共治疗疖肿患者438例,其中显效(疖肿红肿热痛及伴发症状基本消失)337例,好转(疖肿缩小,肿痛减轻)45例,无效(疖肿无改变或范围扩大)16例,肿痛加重0例。总有效率100％。②

单 方

1. 华山矾 临床应用:钟自秀等将106例疖肿患者随机分为治疗组60例与对照组46例。治疗组用华山矾鲜叶咀嚼或捣烂外敷疖肿部位,也可用华山矾干叶研末,用盐开水或茶叶开水调成糊状外敷,每日1次。对照组口服阿莫西林,成人0.5克,每6～8小时1次;小儿每日剂量按照20～40毫克/千克,每8小时1次。外敷消炎止痛膏,每日1次。结果:治疗组痊愈40例,显效14例,有效5例,无效1例。总有效率98.33％;对照组痊愈15例,显效16例,有效15例。总有效率67.39％。治疗组疗效明显优于对照组。③

2. 疖肿散 组成:半夏15克、大黄15克、柴胡15克。制备方法:三药研末装瓶备用。用法用量:根据病变部位大小,取散剂5～10克用鲜鸡蛋清调匀外敷患处,纱布外敷,轻者每日1次,重者每日2次。临床应用:赵振用上方治疗26例疖肿患者。结果:经治疗1～4天后,26例患者全部治愈,无1例化脓感染,治愈率100％。④

3. 七叶一枝花外用 用法用量:七叶一枝花加醋磨汁,外涂病变部位。外涂面积应超过红肿边缘,每日涂患处3～4次,直至痊愈。⑤

中 成 药

1. 小儿化毒散 组成:牛黄、珍珠、大黄、黄连、天花粉、冰片、甘草等。功效:清热解毒,活血化瘀,生津消肿止痛,去腐生肌。临床应用:陈剑云等将95例疖肿患儿随机分为治疗组49例和对照组46例。治疗组先用碘伏消毒局部,小儿化毒散用开水调和成糊状外擦,擦拭范围超过皮疹2厘米,每日3次;对照组先用碘伏消毒局部,后予百多邦外用,擦拭范围超过皮疹2厘米,每日3次。治疗后6天复查,痊愈者停用药物,未痊愈者继续用药,再次用药3天复查,记录疗效及其时间。结果:经治疗1个疗程后,治疗组临床治愈高于对照组,总有效率(治愈＋好转)高于对照组,经统计学处理,两组疗效比较,差异有统计学意义(P＜0.05)。两组痊愈天数比较,治疗组平均为5天,对照组平均为7天。⑥

2. 马应龙麝香痔疮膏 组成:冰片、炉甘石、人工牛黄、硼砂、人工麝香、珍珠、琥珀(批号:140524)。用法用量:将疖肿处碘伏常规消毒,用马应龙麝香痔疮膏适量,涂抹于疖肿处,并用消毒纱布敷盖于患处,早晚各1次,7天为1个疗程,每例患者用药1～2个疗程。临床应用:王玫等治疗28例患者,临床治愈18例,占64.29％;有效9例,占32.14％;无效1例,占3.57％。总有效率96.3％。随访半年～1年,临床治愈者无1例复发。⑦

① 张义民,等.金冰如意膏治疗疖肿50例[J].中医外治杂志,2003,12(1):43.
② 宁玲,等.金丝膏治疗疖肿438例疗效观察[J].山东中医杂志,2000,19(8):475.
③ 钟自秀,等.华山矾外敷治疗疖肿60例[J].江西中医药,2008,39(306):39.
④ 赵振.自配疖肿散治疗痈疽26例[J].吉林中医药,2003,23(11):25.
⑤ 刘桂玲,等.外用蚤休治疗疖肿[J].四川中医,2002,20(3):66.
⑥ 陈剑云,等.小儿化毒散外用治疗小儿疖肿的临床观察[J].内蒙古中医药,2016,35(4):16.
⑦ 王玫,等.马应龙麝香痔疮膏外用治疗疖肿28例[J].中医外治杂志,2016,25(5):15.

3. 小金片　临床应用：于越将 60 例患者随机分为试验组和对照组。试验组 35 例，对照组 30 例，两组性别，年龄，病程相比差异无统计学意义，具有可比性。试验组口服小金片，每日 2～3 次，每次 2 丸，同时外敷鱼石脂软膏于患处，每日 1 次；对照组单纯外敷鱼石脂软膏于患处，每日 1 次。两组疗程均为 7 天。治疗后分别在第 1 天、第 3 天、第 5 天观察疗效，试验组与对照组比较，疗效明显高于对照组，差异有统计学意义（$P<0.05$）。[①]

4. 金黄膏　临床应用：谭晖等将 89 例外耳道、鼻部及颌面部疖肿患者随机分为观察组 47 例和对照组 42 例。治疗方法：首先对两组患者进行基础治疗，在起病初期或疖肿未成熟时，可采取局部热敷、超短波理疗，每日 2 次；用蘸有 10% 鱼石脂甘油小纱条置外耳道内，每日更换 2 次；若疖肿自行溃破，可用棉签拭净脓液，再用 70% 酒精清洁后，置小纱条引流；疖肿成熟但未溃破者可用细棉签蘸纯石炭酸烧灼脓腔，使其穿破；亦可局部消毒后，用小尖刀挑切，取出脓栓。切开后置小纱条或橡皮条引流；若全身伴有发热不适者可给予抗生素静点，不伴有全身症状者可给予同类抗生素口服。如头孢唑啉 100 毫克/（千克·天），分 2 次静脉滴注，头孢过敏者换用其他敏感抗生素。然后给予观察组患者金黄膏治疗，给予对照组患者鱼石脂软膏治疗。观察组给予金黄膏治疗，由调剂室对金黄膏进行有效调制，调制方法为 8/10 凡士林＋2/10 药末，然后储瓶备用，具体药物组成为天花粉 5 000 克、芙蓉叶 3 000 克、大黄 2 500 克、姜黄 2 500 克、白芷 2 500 克、黄柏 2 500 克、川黄连 1 500 克、胆南星 1 000 克、苍术 1 000 克、甘草 1 000 克、陈皮 1 000 克、厚朴 1 000 克、冰片 300 克。共研细末。在无菌棉垫上摊上金黄膏，在患者患处外敷，每日 1 次。治疗过程中如果患者患处已经局限呈脓或溃破，则对其进行切开引流，继续为其敷药换药，1 周为 1 个疗程。对照组给予患者鱼石脂软膏治疗，在本组患者患处外敷鱼石脂软膏。治疗过程中如果患者患处已经局限成脓或溃破，则对其进行切开引流，继续为其敷药换药，1 周为 1 个疗程。结果：观察组患者的治愈率和治疗的总有效率分别为 93.9%（46/49）、98.0%（48/9），均明显比对照组 71.4%（30/42）、88.1%（37/42）高（$P<0.05$）。[②]

———————————

① 于越.小金片治疗疖肿病临床疗效观察[J].中国卫生标准管理,2016,7(5)：141－142.

② 谭晖,等.金黄膏在颌面部疖肿的临床应用[J].新疆中医药,2014,32(5)：22－24.

脓 疱 疮

概 述

脓疱疮是一种化脓性传染性皮肤病，其特点是浅表性脓疱和脓痂，流脓水，有接触传染和自体接种的特性，可在托儿所、幼儿园或家庭中传播流行。好发于儿童，成人亦可感染，夏秋季多见。

中医称"黄水疮"，又名"脓疱"，"脓窝疮"。黄水疮是因脾肺湿热与外邪相加所致。易生于肌肤，状如"脓疱样"，结痂、流黄水、浸淫成片、瘙痒、灼痛为主要表现。

经 验 方

1. 自拟中药洗剂　马齿苋 30 克、紫花地丁 30 克、野菊花 30 克、金银花 20 克、蒲公英 20 克、苦参 20 克、地肤子 12 克、白鲜皮 15 克、黄柏 10 克、防风 10 克、白芷 10 克、薄荷 10 克、冰片 5 克。每日 1 剂，加水 2 000 毫升煎至 1 000 毫升，两煎合一，用纱布蘸药水全身反复外搽外洗，促进皮肤尽量多吸收，擦拭过程中注意不要弄破脓疱，每日 2 次。林皆鹏治疗 200 例儿童寻常型脓疱疮患儿，随机分为两组。对照组给予莫匹罗星软膏（百多邦，中美天津史克制药有限公司，国药准字 I0930064）适量涂于患处，每日 3 次。观察组在此基础上采用上方，若全身症状较重者给予抗生素或磺胺类药物内服或注射。7 天为 1 个疗程，连续治疗 1 个疗程后评价疗效。比较两组患儿的治疗效果、症状改善时间及不良反应。结果：观察组治疗总有效率 95%，明显高于对照组的 82%，差异有统计学意义（$P < 0.05$）。[1]

2. 三黄洗剂　大黄 15 克、黄柏 15 克、黄芩 15 克、苦参 15 克。煎水 90 毫升，加入 15% 炉甘石洗剂 10 毫升。李中辉将脓疱疮患儿分为观察组 48 例和对照组 30 例。观察组先用自制三黄洗剂外擦患处至自然干后用 2% 莫匹罗星软膏均匀外擦患处，每日 2 次。对照组予 2% 莫匹罗星软膏均匀外擦患处，每日 2 次，疗程均为 7 天。治疗期间均停用其他抗生素药品。结果：观察组痊愈 36 例（75.00%），显效 11 例（22.92%），好转 1 例（2.08%），总有效率 97.92%；对照组痊愈 17 例（56.67%），显效 7 例（23.33%），好转 4 例（13.33%），无效 2 例（6.67%），总有效率 80.00%。观察组与对照组比较疗效显著（$P < 0.05$）。[2]

3. 中药外洗剂　大黄 15 克、黄柏 10 克、苦参 10 克、白鲜皮 10 克、地肤子 10 克、白矾 10 克、木槿皮 20 克。煎取药液洗浴，每日 2 次，每次 20～30 分钟。刘永录等用本方治疗 50 例脓疱疮患儿，5 日为 1 个疗程，1 个疗程后统计疗效。结果：痊愈 38 例，有效 12 例。总有效率 100%。[3]

4. 银翘苦参汤化裁　金银花 5～10 克、连翘 5～10 克、牡丹皮 5～10 克、苍术 3～6 克、萆薢 5～15 克、黄柏 3～9 克、川黄连 1～3 克、茵陈 5～10 克、白鲜皮 5～10 克、苦参 5～15 克、土茯苓 10～20 克、大黄 5～10 克、紫草 5～10 克、甘草 5～10 克。以上剂量可根据患儿病情、年龄及体质适当调整。每日 1 剂，前两煎药液分 2 次服，第三煎药液熏洗患处，早晚各 1 次。治疗期间，所有患儿均

① 林皆鹏.自拟中药洗剂联合莫匹罗星治疗儿童寻常型脓疱疮的效果及安全性[J].中西医结合研究,2017,24(8)：154-156.
② 李中辉.三黄洗剂联合 2% 莫匹罗星软膏治疗儿童脓疱疮疗效观察[J].内蒙古中医药,2014,33(14)：37.
③ 刘永录,等.中药外洗治疗脓疱疮 50 例[J].河北中医,2008,30(3)：292.

每日换洗内衣,并经直接曝晒或煮沸消毒。7天为1个疗程,一般治疗1个疗程。黄小菊用上方治疗49例脓疱疮儿童,1个疗程内痊愈47例(其中4天以内痊愈31例,5天痊愈9例,6天痊愈5例,7天痊愈2例),有效2例。治愈率95.9%。[①]

5. 自拟方　白花蛇舌草30克、白鲜皮20克、土槿皮9克、当归12克、土茯苓15克、赤芍15克、蝉蜕6克。水煎服,并嘱患者另取白花蛇舌草100克研末过筛备用,使用时用荞麦面与上药粉末按1:1比例和匀,水调或醋调成饼,置于皮损面上,再让患者购生牛肉250克,切薄片,每次4～5片,生牛肉在砂锅中煎沸,然后夹取1片热牛肉放在面饼上,待肉凉时再置换,冷却的肉片再放入砂锅中,文火煎煮,每个皮损上反复置换10次,再转入另一个皮损面治疗。每日1次。任爱民用上方治疗1例脓疱疮患者,经内服、外敷治疗半月痊愈。[②]

6. 五味消毒饮加减　金银花15克、蒲公英15克、野菊花15克、土茯苓15克、紫花地丁10克、连翘9克、黄芩6克、赤芍6克、六一散(包煎)20克。随症加减:高热、苔黄腻者,加黄连6克;胸闷纳呆者,加藿香10克、佩兰10克、陈皮6克、白扁豆6克;心烦、口舌生疮者,加栀子9克、莲子心9克、板蓝根15克;大便干结者,加大黄(后下)6克、枳壳9克。梁尚财等用上方治疗122例脓疱疮患者,10天为1个疗程,一般治疗1～2个疗程后评定疗效。结果:治愈90例(73.77%),显效20例(16.39%),好转11例(9.01%),无效1例(0.81%)。总有效率99.17%。[③]

7. 复方苦参洗剂　苦参30克、蛇床子12克、黄柏12克、明矾12克、地肤子15克。上药经水煎、过滤、浓缩制成复方苦参洗剂备用。于文建等将55例脓疱疮患儿随机分为治疗组30例和对照组25例。治疗组将药液500毫升用温开水1:10稀释坐浴,每日1次,每次10分钟,同时用浸药纱布湿敷皮损,每日1次,每次10分钟。对照组局部涂复方酮康唑软膏。两组均按说明书口服罗红霉素。7天为1个疗程,2个疗程后评定疗效。结果:治疗组、对照组分别痊愈(症状消失,皮损愈合)27例、17例,好转(症状减轻,皮损消退>30%)3例、4例,无效(症状与皮损无变化)0例、4例。两组比较,治疗组疗效显著($P<0.05$)。两组均未见不良反应。[④]

8. 五味消毒饮加味　金银花20克、蒲公英20克、野菊花15克、紫花地丁15克、连翘15克、黄芩15克、大力子15克、玄参15克、山豆根15克、苦参15克、赤芍15克、甘草10克。随症加减:便秘者,加大黄;热重者,加黄柏;湿重者,加苍术、茯苓。上药加水400～500毫升,水煎3次,共取药汁200～250毫升,每日1剂,分2次口服。外用药:大黄30克、黄柏30克、白芷30克、黄连30克、生地黄30克。上药共研细面,用芝麻油调匀外搽,每日2次。张德昌用上方治疗82例脓疱疮患者,应用五味消毒饮加味口服及外用药物治疗。结果:临床显效80例,好转2例。总有效率100%,治愈率99%。[⑤]

9. 青石散　青黛60克、黄柏60克、黄连60克、石膏120克、枯矾30克。上方各药分别研成细末过120目筛,然后混合均匀即成。徐保来等将150例脓疱疮患者随机分为治疗组与对照组各75例。治疗组予青石散治疗,用青石散适量加芝麻油适量,使之调成糊状后均匀涂于皮损表面,每日2次。对照组予1%红霉素软膏,10克/支,用法用量同治疗组。两组均于1周后停药评定疗效。结果:治疗组、对照组分别痊愈(皮损全部消退,瘙痒消失,局部皮色恢复正常或仅留淡褐色色素沉着)71例(94.67%)、53例(70.67%),未愈(皮损未全部消退,瘙痒未消失)4例(5.33%)、22例(29.33%)。两组临床疗效比较,治疗组疗效显著($P<0.01$)。[⑥]

10. 复方青黛洗剂　适量冰片、硼酸、硼砂加

① 黄小菊.中药内服外洗治疗儿童脓疱疮49例[J].中医儿科杂志,2007,3(1):28.
② 任爱民.白花蛇舌草治疗顽固性脓疱疮[J].中医杂志,2007,48(2):155.
③ 梁尚财,等.中医辨证治疗脓疱疮122例[J].吉林中医药,2006,26(7):27.
④ 于文建,等.复方苦参洗剂治疗脓疱疮30例疗效观察[J].山东医药,2006,46(27):51.
⑤ 张德昌.五味消毒饮加味治疗脓疱疮82例应用[J].哈尔滨医药,2005,25(1):42-43.
⑥ 徐保来,等.青石散治疗脓疱疮75例疗效观察[J].河北中医,2005,27(10):739.

10 毫克维生素 B₆(5 片)、4 毫克马来酸氯苯那敏 3 片,混合研成粉末为 1 份,再加 1 份青黛、2 份氧化锌放入投药瓶,注入蒸馏水 50 毫升即成洗剂。使用时每 50 毫升洗剂加庆大霉素针 8 万单位 1 支、25 毫克氢化可的松针 0.5 支。先将患处用棉签擦吸干净,将洗剂振荡摇匀后用药棉蘸药涂患处,每天早晚各 1 次。皮损泛发或伴发热、白细胞升高者给予抗生素静注或肌注。每 3 天复诊 1 次。黄香娇用上方治疗 136 例脓疱疮患者,基本治愈(皮损全部消失或消失 90% 以上)124 例,占 91.2%;显效(皮损消失 70% 以上)11 例,占 8.1%;好转(皮损消失 30% 以上,有少量新皮损出现)1 例,占 0.7%。总有效率 100%。①

11. 地鲜硝柏散　地肤子 30 克、白鲜皮 30 克、黄柏 30 克、芒硝 50 克。共研细末,过筛,装瓶备用。先取地肤子 20 克煎水洗净患处,然后撒上药粉,每日 2 次。一般敷药 2~3 天后分泌物逐渐减少,5 天左右可结痂痊愈。适用于脓疱疮大多发生在鼻、颊、颈、头皮及四肢等显露部位。初期为水疱,不久疱液呈脓性,疱有黄豆大小,继之结成黄色痂,痂下为红色糜烂面,具有传染性且反复发作。②

12. 三黄石膏油膏　生大黄 10 克、黄柏 3 克、黄连 0.6 克、煅石膏 6 克、菜油 90 克。将 4 药研成细粉,和匀,用菜油将药粉调匀成膏。范华云将 64 例脓疱疮患者随机分为治疗组 31 例和对照组 33 例。治疗组采用三黄石膏油膏,先将脓疱洗净,外搽患处,每日 3 次。对照组局部涂百多邦软膏,每日 3 次。两组病例均用药 3~5 日,用药期间禁用其他抗生素。结果:治疗组痊愈 27 例(87.10%),显效 3 例(9.67%),有效 1 例(3.23%)。总有效率 100%,总显效率 96.77%;对照组痊愈 22 例(66.66%),显效 4 例(12.12%),有效 4 例(12.12%),无效 3 例(9.10%)。总有效率 90.91%,总显效率 78.78%。③

单　方

1. 复方青冰散　组成:青黛 10 克、冰片 3 克、滑石粉 10 克。制备方法:将冰片研成细末,与其他各药混合均匀即成。用法用量:予 2% 碘伏清洗皮损处,有脓疱者用无菌针头刺破脓疱,用无菌棉签搽净脓液。流黄水者敷以散剂,不流者用百多邦软膏与散剂调匀外敷,每日 2 次。5 天后观察疗效。临床应用:王翠兰用上方治疗 62 例确诊脓疱疮患儿,痊愈 58 例(93.55%),显效 4 例(6.45%)。总有效率 100%。④

2. 三黄膏　组成:黄连、黄柏、黄芩。制备方法:适量各为细末,芝麻油调匀即可。用法用量:每日 1 次局部外敷,2 日为 1 个疗程。临床应用:张敏等用上方治疗 84 例患儿,经 1 个疗程治愈 68 例,占 80.95%;好转 16 例,占 19.05%;经第 2 个疗程全部治愈,总有效率达 100%。治疗过程中未发现任何不良反应,且无继发感染。⑤

3. 二味拔毒散　组成:雄黄、明矾。制备方法:将雄黄、明矾按 1:3 比例研细末调匀。用法用量:外搽患处,或用浓茶调敷患处,每日 2~3 次。临床应用:邢爱芹用上方治疗脓疱疮患者 38 例。经用药 1~5 天,症状即明显减轻,水疱、脓疱结痂,红斑消退,7~10 天全部治愈。注意:雄黄有毒,不能大面积涂搽及长期使用。⑥

4. 乳没膏　组成:乳香、没药、猪油。制备方法:由乳香、没药、猪油(熬熟去渣)按 1:1:4 的比例熬制而成。将三药按比例称好,先将猪油熬沸,将乳香、没药轧碎慢慢放入沸油中,使二药完全融化,然后自然冷却,即制成。用法用量:涂药前可先用 3% 双氧水清洗疮面,以除去脓痂为度,然后将配制药物涂于疮面上一层,无需包扎,每日早晚各 1 次,渗液多者可用 4 次,3 日为 1 个疗程。

① 黄香娇.复方青黛洗剂治疗脓疱疮体会[J].现代中西医结合杂志,2005,14(11):1462.
② 刘晋秀.地鲜硝柏散治疗脓疱疮[J].新中医,2001,33(6):22.
③ 范华云.三黄石膏油膏外用治疗脓疱疮 31 例[J].河北中医,2000,22(10):752.
④ 王翠兰.中西医结合治疗小儿脓疱疮 62 例[J].中国中西医结合皮肤病性病学杂志,2007,6(1):35.
⑤ 张敏,等.三黄膏治疗脓疱疮 84 例[J].辽宁中医杂志,2006,33(11):1475.
⑥ 邢爱芹.二味拔毒散治疗脓疱疮 38 例体会[J].现代中西医结合杂志,2004,13(1):28.

在治疗期间无需配合其他疗法。临床应用：任仰成用上方治疗 102 例脓疱疮病例，1～3 天治愈 14 例，占 13.73%；4～6 天治愈 50 例，占 49.02%；7～9 天治愈 35 例，占 34.31%；未治愈 3 例，占 2.94%。总有效率 97.06%。[1]

中 成 药

1. 复方黄柏液洗剂　黄柏、连翘、金银花、蒲公英、蜈蚣（山东汉方制药有限公司的产品，国药准字 Z10950097）。功效：清热解毒，消肿止痛，祛腐生肌，杀菌止痒。在常规全身应用抗生素基础上，使用复方黄柏液涂剂对新生儿脓疱疮能发挥良好的治疗作用。[2]

2. 复方黄柏液　组成：黄柏、连翘、金银花（山东汉方制药有限公司生产）。功效：清热解毒，消肿祛腐。用法用量：新生儿用温开水 4 000 毫升沐浴，护士戴无菌手套，用消毒毛巾配合洗净患儿；用消毒好的浴巾擦干，先用碘伏棉签消毒患处，再使用消毒纱布 3 层用复方黄柏液浸湿敷于患处，有糜烂面直接敷于上面，有较大脓疱者用 5 号无菌针头刺破，消毒棉签挤出脓液后再湿敷；将患儿放在预先消毒好的温箱内，尽量暴露患处。轻者每日 1 次，重者每日 2 次。临床应用：吴玲玲用上方治疗 40 例新生儿脓疱疮患儿，随机分成观察组和对照组各 20 例。两组均给予足量的抗生素静脉滴注。对照组采用传统方法，即常规沐浴后外涂 2% 龙胆紫，同样将患儿置于消毒暖箱内暴露，余治疗护理方法相同。结果：观察组显效 10 例，有效 10 例。总有效率 100%；对照组显效 2 例，有效 14 例。总有效率 80%。两组差异有统计学意义（$P<0.05$）。[3]

3. 维儿康洗液　组成：金银花、地肤子、黄芪、紫草、白藓皮、薄荷、冰片、蝉蜕、滑石、甘草、蜂蜜、聚梨酯、山梨酸（成都芝芝药业有限公司生产）。功效：清热解毒除湿。临床应用：谢国烈等将入选的 190 例脓疱疮患儿分为两组，治疗组 96 例予维儿康洗液外洗，对照组 94 例予莫匹罗星软膏外搽患处，均每日 2 次，共治疗 5 日。结果：治疗组治愈率为 88.54%，有效率为 95.83%，治愈时间为（4.215±0.741）天；对照组治愈率为 93.62%，有效率为 96.81%，治愈时间为（4.122±0.635）天。两组患儿的治愈率、有效率和治愈时间比较，差异均无统计学意义（均 $P>0.05$）。维儿康洗液外用治疗儿童金黄色葡萄球菌感染性脓疱疮疗效确切。[4]

4. 康复新液联合阿米卡星　康复新液（四川好医生攀西药业有限责任公司生产，每瓶 100 毫升，国药准字 Z51021834）；硫酸阿米卡星注射液（齐鲁制药有限公司生产，每支 2 毫升，0.2 克，国药准字 H37020562）；氯化钠注射液（广东大冢制药有限公司生产，每瓶 100 毫升，0.9 克，国药准字 H44020184）。临床应用：刘征宇将 116 例脓疱疮患儿随机分为两组，均给予阿米卡星溶液（0.9% 氯化钠注射液 100 毫升加入硫酸阿米卡星注射液 2 支混合均匀配制而成），治疗组 59 例同时加用康复新液涂擦皮损处，对照组 57 例不再加用其他药物，均每日 3 次，共 5 日。结果：治疗组痊愈率 86%，对照组痊愈率 70%，两组相比有显著性差异（$P<0.05$）；治疗组有效率 100% 与对照组有效率 89% 相比也有显著性差异（$P<0.05$）。[5]

5. 双料喉风散　广州梅州制药厂生产。功效：清热燥湿，解毒消炎。用法用量：根据病变皮损范围，取适量双料喉风散用芝麻油适量调成糊状，涂敷于皮损处，每日 2 次。临床应用：李义等用上方治疗 60 例脓疱疮患者，治疗 7 天后评定疗效。经治疗 1～3 天后，局部炎性浸润停止，无糜烂渗出，大部分脓疱干涸，7 天全部治愈，

① 任仰成.乳没膏外敷治疗脓疱疮 102 例[J].中医杂志，2002，43(4)：284.
② 中华中医药学会皮肤性病学专业委员会.复方黄柏液涂剂治疗儿童湿疹、脓疱疮、特应性皮炎专家共识(2016 年)[J].中国中西医结合皮肤性病学杂志，2016，15(5)：290-291.
③ 吴玲玲.复方黄柏液湿敷治疗新生儿脓疱疮效果观察[J].临床合理用药，2013，6(2)：50.
④ 谢国烈，等.维儿康洗液治疗儿童金黄色葡萄球菌感染性脓疱疮 96 例疗效观察[J].中国皮肤性病学杂志，2011，25(12)：1003-1004.
⑤ 刘征宇.康复新液联合阿米卡星治疗儿童脓疱疮的疗效观察[J].现代中西医结合杂志，2009，18(32)：3949-3950.

治愈率 100%。[1]

6.黄连素炉甘石洗剂 组成：炉甘石、氧化锌、黄连素细粉、甘油。制备方法：取上药置消毒的研钵内研成糊状，另取羧甲基纤维素加蒸馏水搅匀。用法用量：对直径≤0.8厘米脓疱直接点涂 5% 黄连素炉甘石洗剂；大于 0.8 厘米的脓疱，先行局部消毒，后用无菌针头刺破，吸净脓疱液，再涂抹黄连素炉甘石洗剂，每日 3 次。临床应用：

陈鲁媛等将新生儿脓疱疮 98 例随机分为治疗组 58 例和对照组 40 例。对照组应用 0.2% 龙胆紫，局部消毒后用无菌针头刺破，吸净疱液后外涂龙胆紫，每日 2 次。两组中脓疱广泛或伴有发热患儿应用抗生素全身治疗。结果：治疗组治愈时间平均（3.6 ± 1.1）天，对照组平均（4.9 ± 1.7）天。两组治愈时间比较差异有高度显著性（$P < 0.01$），且两组均无不良反应。[2]

① 李义,等.双料喉风散外敷治疗脓疱疮 60 例[J].中国中医急症,2008,17(6)：853.
② 陈鲁媛,等.黄连素炉甘石洗剂治疗新生儿脓疱疮 58 例[J].山东医药,2003,43(16)：52.

新生儿皮下坏疽

概　　述

新生儿皮下坏疽是新生儿期特有的急性皮下组织的化脓性感染。绝大多数由金黄色葡萄球菌引起，多发生在生后 1 周，好发于新生儿容易受压的背部或腰骶部，偶发枕部、肩、腿和会阴部。发病后皮下组织广泛坏死、发展及蔓延，病情发展快，冬季和潮冷地区发病率高，如不及时进行积极治疗，可以并发败血症、支气管炎和肺脓肿等，故死亡率较高。

病因

1. 皮肤防御能力差　新生儿的皮肤薄嫩，皮肤防御能力及对炎症的反应均差，淋巴结屏障功能也不完善，局部皮肤在冬季又易受压，不易保持清洁，故细菌容易从皮肤受损处侵入，引起感染。

2. 细菌感染　新生儿极易受细菌感染而发生皮下坏疽。感染的细菌常为金黄色葡萄球菌，亦可偶为绿脓杆菌、草绿色链球菌等。并发败血症时，血培养可得阳性结果。

3. 物理刺激　新生儿长期仰卧位，衣服的摩擦、大小便浸渍或哭闹躁动等都可诱发局部皮肤损伤，使细菌得以侵入。

临床表现

1. 局部症状　好发于身体受压部位，以臀部和背部多见，枕部、骶部、颈部、腿部和会阴部亦可发生，其特征是：(1) 起病急，局部皮肤温度增高，呈红色，稍有肿胀、质硬，界限不清，指压部位变白。(2) 数小时内病变迅速扩展，1 天内可扩散至大部分或全背部，皮肤变软，中心区的颜色转为暗红，皮下组织坏死液化，但脓液不多，皮肤与皮下组织分离，触诊有漂浮感，很少出现波动感。(3) 因皮肤和皮下的血管内血栓形成，皮肤出现坏死，部分患儿局部皮肤出现多个水疱，并逐渐融合，内容物转为血性液体，中央部皮肤变黑，出现逐渐增大的坏死区。

2. 全身症状　表现为高热、哭闹、拒乳，或有呕吐、腹泻，体温多在 38℃～39℃，高者可达 40℃，合并败血症时表现为高热、嗜睡、发绀、呼吸困难、腹胀、皮肤黄疸、有出血斑点等，病情严重者体温不升，出现中毒性休克，因呼吸和肾功能衰竭而致死。

检查

应仔细全面检查身体，尤要检查腰、骶、臀、背等受压部位，如发现局部皮肤有边界不清的红肿时，应立即就医。

1. 外周血象　白细胞计数多升高，中性粒细胞增高。

2. 细菌学检查　(1) 涂片检查取皮缘周围的分泌物或浆液进行染色，有利于鉴别细菌种类。(2) 细菌培养取病灶分泌物或浆液进行培养，多为金黄葡萄球菌。(3) 药敏试验对临床治疗有指导作用。

治疗

1. 抗生素治疗　适用于早期皮肤仅有轻微红肿时，同时选用两种抗生素联合应用，静脉滴注给药。通常可用青霉素类和头孢菌素类。之后根据敏感试验结果更换抗生素。

2. 切开引流。

本病属中医"阴疽""胎毒"等范畴，其病理特点是正气不足，胎毒内蕴。治法以益气扶正、散瘀解毒为主。

单　　方

1. 大黄末　组成：生大黄。制备方法：将生大黄焙干研成粉末备用,根据红肿部位大小配量。用法用量:使用时,将大黄末倒入治疗碗内,加蜂蜜适量调成糊状,均匀涂在病变部位,厚度约0.2厘米,用纱布覆盖,胶布固定,外敷时面积应超过红肿的边缘。每日换药1次,4天为1个疗程。[①]

2.紫草油 组成:紫草10克、清油或芝麻油50毫升。制备方法:紫草10克加入清油或芝麻油50毫升中浸泡两小时,然后在微火上熬制3~

5分钟至油变色,冷却后除渣即成。用法用量:皮肤溃疡用双氧水清洗后,将紫草油涂抹患处,每日2次。[②]

3.提脓散 组成:乳香、没药、升丹。用法用量:外敷并以2%龙胆紫软膏盖贴。嘱乳母注意营养(或服补中益气汤)。症状改善,脓块脱落,有新生肉芽,改用生肌药物(如海浮散)敷用。有效率约70%。[③]

---

① 葛秀荣,等.大黄末外敷治疗新生儿皮下坏疽[J].四川中医,1998,16(10):49.
② 梁爱萍,等.紫草油治疗新生儿皮肤粘膜溃疡[J].中国农村医学,1994(03):47.
③ 凌云鹏.新中医药,1958(9):14.

痤　疮

概　述

痤疮是一种毛囊皮脂腺的慢性炎症，为青春期男女的常见病，男性为多，大多在 14～15 岁发病，10 岁以下者较少见。近年来发病年龄有所提前，本病在青春期过后大多可自然痊愈。其特点是皮损主要发生于颜面，也可见于胸、背及肩部，偶尔也发生于其他部位；呈针头或米粒大小，甚至大如绿豆之丘疹，严重者可发生巨大脓肿，几乎皆有黑头及油性皮脂溢出，可挤出粉渣样物，大多数患者无自觉症状，而炎症性皮疹可以引起触痛及疼痛。如果治疗不及时或失于正确治疗，可造成面部萎缩性瘢痕或瘢痕疙瘩性损害而影响美观。

中医称粉刺，肺风粉刺等。系素体阳盛，营血偏热，以致肺经血热，熏蒸头面，蕴阻肌肤而生；或因过食辛辣油腻之品，脾胃化湿生热，湿热循经上熏，阻于肌肤而成。

辨 证 施 治

1. 曹洋等分 4 型

（1）热盛型　症见粉刺及丘疹为主，可有脓疱，皮损色红，痒痛感，伴口干、便秘，舌质红，苔薄黄，脉浮数。栀子金花丸、金花消痤丸适宜青年属实证热证，皮损见炎性丘疹伴有小脓疱者，尤以额头、鼻部周围为重。防风通圣丸、连翘败毒丸适合皮损红赤、肿胀、微热、疼痛及刺痒者。

（2）湿热型　多见丘疹脓疱，颜面多脂，伴口臭、便秘、尿黄，舌质红，苔黄腻，脉滑数。当归苦

参丸对于疼痛性丘疹、硬结，少数脓疱，伴脂溢明显者为适宜。消痤丸对于黑头粉刺、小结节的效果较好，针对口干便秘的患者较为相宜。

（3）冲任型　中年女性多见，皮疹色淡红，以丘疹、结节为主，伴烦躁易怒，月经量少，舌淡红，苔白，脉沉细或细数。皮损暗红，久治难愈，随月经加重，伴面色晦暗，皮肤粗糙，兼有月经不调或早年发白等症状者，选用二至丸、六味地黄丸、知柏地黄丸为佳。皮损面部散在丘疹或脓疱、结节，色红或暗红，多因工作压力大，或情绪不舒、精神紧张或过于劳累而发病，选用逍遥丸、加味逍遥丸为宜。

（4）痰瘀型　皮肤病血毒丸是在祛痰化瘀散结基础上，兼有清热解毒的功效，故用于面颈、胸背等皮脂腺分布区见丘疹、脓疱、囊肿、结节者。大黄䗪虫丸对于痤疮日久，以囊肿、结节、瘢痕及色素沉着为主，女性月经血块较多，目眶黯黑者选用甚佳。[1]

2. 孔庆旭等分 2 证

（1）阳证　症见痤疮丘疹脓疱，色红，疼痛明显，易出脓，丘疹脓疱常累及胸背部，常伴有口臭，烦躁，小便黄，大便干，舌红苔黄或黄腻，脉滑或数。治宜滋水清热、引火归元。药用生地黄 30克、牡丹皮 15 克、茯苓 15 克、泽泻 15 克、金银花15 克、连翘 15 克、野菊花 15 克、山药 10 克、山茱萸 10 克、牛膝 10 克、赤芍 10 克。方选六味地黄汤为补肾的常用方剂。

（2）阴证　症见痤疮丘疹细小，色淡，疼痛或痛不明显，在皮肤存在时间较长，不易化脓。治宜补肾通经、活血散结。药用熟地黄 30 克、牡丹皮

---

① 曹洋,等.寻常痤疮口服中成药的辨治思路[J].中华中医药杂志,2017,32(4)：1604-1606.

10 克、泽泻 10 克、山药 20 克、山茱萸 15 克、茯苓 15 克、炒白术 15 克、女贞子 15 克、墨旱莲 15 克、鸡血藤 15 克、干姜 6 克。①

3. 孙占学等分 2 型

(1) 肺胃湿热证　症见颜面、胸背部皮肤油腻，皮疹红肿疼痛，或有脓疱，伴口臭、便秘、溲黄，舌红，苔黄腻，脉滑数。治宜清肺通腑、除湿解毒。方用润燥止痒胶囊，每次口服 4 粒，每日 3 次，配合羚羊清肺丸，每次口服 12 克，每日 2 次。痤疮红肿明显，可合并应用丹参酮胶囊，每次 4 粒，每日 3 次。

(2) 痰湿瘀滞证　症见皮疹颜色暗红，以结节、脓肿、囊肿、瘢痕为主，或见窦道，经久难愈，伴纳呆腹胀，舌质黯红，苔黄腻，脉弦滑。治宜除湿化痰、活血散结。方用二陈丸，每次口服 9 克，每日 2 次，配合血府逐瘀胶囊，每次 6 粒，每日 2 次。②

4. 冯建华分 5 型

(1) 肺经郁热型　症见颜面潮红，以丘疹样痤疮为主，偶见脓疱，可见便秘，舌边尖红，苔薄黄，脉数。治宜泻肺清热、凉血解毒。方用枇杷清肺饮合清营汤加减：枇杷叶 10 克、桑白皮 15～30 克、牡丹皮 10 克、黄芩 12 克、生地黄 15 克、连翘 15 克、玄参 15 克、丹参 15 克、水牛角 60 克、栀子 9 克、野菊花 9 克、淡竹叶 9 克、生甘草 9 克。随症加减：若热毒偏盛者，加金银花 30 克、黄连 9 克；若症见口干渴、大便秘结、小便黄、舌红苔黄、脉滑数者为肺胃蕴热，加金银花 30 克、生石膏 30 克、玄明粉 15 克、生大黄 6 克，以通腑泄热、肺胃双清。每日 1 剂，水煎分 2 次服。

(2) 心肝火旺型　症见颜面红赤而烘热，心烦心热，寐少梦多，口干喜冷饮，痤疮以前额、眉间、两颊部为主，偶见脓疱，每于月经前加重，经前乳房胀痛，心烦加重，常伴口舌生疮，舌红，苔薄黄，脉弦数。治宜清肝泻火、凉血解毒。方用当归芦荟丸、泻心汤合加味逍遥散加减：当归 12 克、赤芍 12 克、芦荟（冲服）2～3 克、黄芩 10 克、牡丹皮

10 克、连翘 15 克、生地黄 15 克、玄参 15 克、栀子 9 克、黄连 9 克、龙胆草 9 克、柴胡 9 克、香附 9 克、生甘草 9 克。随症加减：若口渴喜饮、口舌生疮者，加生石膏 30 克、天花粉 30 克；月经色黯、夹有血块者，加桃仁 9 克、红花 9 克、益母草 30 克。每日 1 剂，水煎分 2 次服。

(3) 肠胃湿热型　症见颜面红赤而油腻，疱疹样痤疮，散在脓疱，口干不欲饮，神倦体乏，大便秘结，舌红，苔黄腻，脉滑数。治宜清热解毒、通腑利湿。方用清胃散加减：牡丹皮 10 克、金银花 20 克、连翘 15 克、玄参 15 克、泽泻 12 克、生大黄 6 克、黄连 9 克、栀子 9 克、龙胆草 9 克、升麻 9 克、佩兰 9 克、荷叶 9 克、生甘草 9 克。随症加减：若湿邪重者，加白术 12 克、生薏苡仁 30 克、滑石粉 30 克。每日 1 剂，水煎分 2 次服。

(4) 热毒夹瘀型　症见痤疮多分布于颜面、胸背部，以脓疱、炎性丘疹为主，伴有局部疼痛，口干渴，口臭，食欲旺盛，喜食辛辣油腻之品，心烦，大便干结，小便黄，女性伴有月经色黯，夹有黑紫血块，舌红偏黯，苔黄燥，脉滑。治宜清热解毒、活血化瘀。方用三黄石膏汤合五味消毒饮加减：黄芩 12 克、紫花地丁 12 克、栀子 10 克、生石膏 30 克、金银花 30 克、蒲公英 15 克、当归 15 克、生大黄 6 克、黄连 9 克、黄柏 9 克、野菊花 9 克、桃仁 9 克、红花 9 克、泽兰 9 克、生甘草 9 克。每日 1 剂，水煎分 2 次服。

(5) 痰瘀互结型　症见患者痤疮经久不愈，颜面皮疹以炎性结节、囊肿为主，有瘢痕和色素沉着，女性伴有月经不调，色黯，夹有黑紫血块，痛经，舌质黯红，舌边尖有瘀点或瘀斑，苔白腻，脉滑或沉涩。治宜化痰散结、活血祛瘀。方用桃红四物汤合茯苓丸加减：当归 15 克、茯苓 15 克、香附 9 克、川芎 9 克、桃仁 9 克、红花 9 克、制半夏 9 克、胆南星 9 克、荷叶 9 克、昆布 30 克、牡蛎 30 克、三棱 12 克、莪术 12 克、浙贝母 12 克、牡丹皮 10 克。随症加减：若见舌红苔黄腻者，加瓜蒌 30 克、竹茹

① 孔庆囯，等.从肾论治痤疮小议[J].浙江中医杂志，2014，49(10)：770－771.
② 孙占学，李元文，等.辨证应用中成药治疗皮肤病[J].中华中医药杂志，2011，26(6)：1435－1437.

551

9克、黄芩12克、蒲公英15克;若面部瘢痕成片，色黯红，长期不消褪者，用牡蛎30克、生薏苡仁30克、浙贝母12克、三棱12克、莪术12克、山慈菇12克、皂角刺12克、夏枯草15克、玄参15克、连翘15克、甘草6克。每日1剂，水煎分2次服。[1]

经 验 方

1. 辛夷清肺饮　石膏20克、栀子15克、枇杷叶15克、辛夷花10克、知母10克、麦冬10克、百合10克、黄芩9克、升麻6克、生甘草5克。随症加减:粉刺期，加桑白皮10克、白芷10克;丘疹脓疱期，加白花蛇舌草20克、金银花20克;囊肿结节期，加皂角刺10克、玄参10克、橘核20克;色素瘢痕期，加桃仁10克、红花10克、鸡血藤10克。制成水煎袋装剂，每袋150毫升，每次1袋，每日2次。曾小平等将110例痤疮患者分为治疗组58例和对照组52例。治疗组服用上方。对照组予四环素口服，每次0.25克，每日3次;复方甘草锌胶囊(宜昌人福药业有限责任公司生产，国药准字H42022419)口服，每次0.5克，每日3次。两组均4周为1个疗程，每周复诊1次，2个疗程后判定疗效。结果:治疗组痊愈率72.4%，总有效率96.5%;而对照组痊愈率40.3%，总有效率78.8%。治疗组痊愈率和总有效率均优于对照组($P < 0.05$ 或 $P < 0.01$)。[2]

2. 双丹红花汤　白花蛇舌草30克、丹参12克、牡丹皮12克、生薏苡仁15克、红花10克、白术10克、黄芩10克、制大黄10克、赤石脂10克。随症加减:脓疱感染为主，加蒲公英、野菊花、紫花地丁;结节、脓肿，加浙贝母、白芷;与月经有关者，加益母草、凌霄花。每日1剂，水煎2次，分早晚饭后口服。外用白花蛇舌草30克，煎水临睡前湿敷，每次15分钟，连用30天观察疗效。任艳君等用上方加减治疗58例痤疮患者，临床基本治愈16例，显效15例，有效23例，无效4例。有效率93.10%。[3]

3. 消痤饮　黄芩15克、黄柏15克、栀子15克、连翘15克、归尾15克、桑白皮15克、黄连10克、野菊花、紫花地丁30克、生地黄20克、丹参20克、牡丹皮20克、赤芍20克、赤小豆20克、白芷10克、防风10克、浙贝母10克、皂角刺10克、桔梗10克、陈皮10克、甘草10克。随症加减:胃热肠燥，大便干结者，加枳实、酒大黄(大便秘结较重者用生大黄);属肝郁化火，心烦易怒者，加柴胡、香附、芦荟;若丘疹高尖而痛者，加乳香、没药;有脓疱或囊肿者，加薏苡仁、皂角刺;有结节者，加桃仁、红花、皂角刺、莪术;若皮疹陈旧，色素沉着者，加川芎、红花、泽兰叶;若皮疹瘙痒者，加牛蒡子、蝉蜕、刺蒺藜、白鲜皮。每日1剂，水煎服，7天为1个疗程，一般服药2～4个疗程。服药期间，忌辛辣刺激性食物，少食油腻煎炒，每天用硫磺香皂洗脸，忌用一切化妆品。何智林用上方加减治疗55例寻常性痤疮，痊愈19例，显效23例，有效11例，效果不明显2例(服药未满1个疗程，自动放弃治疗)。总有效率96.4%。[4]

4. 金银花药浴　金银花50克、马齿苋30克、苦参20克、地肤子20克、生地龙20克、麸苍术20克、白鲜皮20克、蛇床子20克、苍耳子20克、黄柏20克。上药装入白棉布袋内封紧口，放入电煮锅内，用清水浸没药面3～5厘米，浸泡30分钟，用电煮锅煎煮，先用武火煮沸后用文火煮30分钟，每日1包，每包煎2次，煎好备用。金银花药浴浸浴全身，每日2次，每次15～20分钟，温度38℃～40℃，浸浴后用洁净柔软干毛巾吸干身上的水，患处加涂炉甘石。陈红将60例新生儿痤疮随机分为两组各30例，观察组用上法治疗，对照组单纯用炉甘石外涂患处，每日2次。结果:治疗组痊愈21例，有效9例。治愈率70.00%，有效率100%;对照组痊愈9例，有效13例。治愈率30.00%，有效率73.3%。两组有效率比较，$P <$

① 冯建华.痤疮辨治体会[J].山东中医杂志,2005,24(5):281-283.
② 曾小平,等.辛夷清肺饮治疗痤疮疗效观察[J].陕西中医,2014,35(12):1648-1650.
③ 任艳君,等.双丹红花汤治疗痤疮疗效观察[J].陕西中医,2010,31(8):1027-1028.
④ 何智林.消痤饮治疗寻常性痤疮55例[J].陕西中医,2010,31(8):1028-1029.

0.01,提示金银花药浴加炉甘石治疗痤疮疗效优于单纯用炉甘石。[1]

5. 痤疮方 白花蛇舌草5克、牡丹皮6克、连翘10克、丹参10克、赤芍10克、制大黄10克、墨旱莲10克、生山楂10克、黄连3克、生甘草3克。每日取免煎中药颗粒1剂,沸水200毫升冲泡,分上下午2次温服。高彦伟等将400例脓疱型痤疮患者随机分为治疗组与对照组各200例。治疗组采用自拟中药痤疮方;对照组口服维胺脂胶囊,每次25毫克,每日3次。治疗6周为1个疗程。结果:1个疗程后,治疗组基本痊愈64例,显效87例,进步45例,无效4例。总有效率为98%;对照组基本痊愈49例,显效47例,进步72例,无效32例。总有效率84%。两组比较经χ^2检验,差异有显著性意义($P<0.01$)。[2]

6. 痤疮饮 蒲公英、连翘、黄芩、菊花、茯苓、泽泻、薏苡仁、柴胡、夏枯草、海浮石、党参、甘草。随症加减:月经不调者,酌加香附、益母草;便秘,酌加茵陈、栀子、大黄;囊肿、结节较多,酌加大贝母、僵蚕、蛇蜕。每日1剂,水煎服。观察皮损及伴发症状的改善情况。每周复查1次并做记录,6周后进行总体疗效评价。阎慧军等用上方加减治疗80例痤疮患者,痊愈54例,显效16例,有效6例,无效4例。总有效率95%。停药后随访8周,复发3例,其中1例程度与就诊时相同,另外2例程度比初诊时程度减轻。[3]

7. 五参散 紫参300克、丹参300克、党参300克、苦参300克、沙参300克。共研成粉末过120目筛,瓶装密封备用。每次2.5克,每日2次,用温开水调成糊状,餐前口服。4周为1个疗程。齐凤琴等将312例寻常性痤疮患者随机分为两组各156例。治疗组用上方治疗;对照组用美满霉素50毫克,每日2次,口服维胺酯25毫克,每日2次,4周为1个疗程。结果:治疗组痊愈94例(60.3%),显效40例(25.6%),有效22例

(14.1%),无效0例。总有效率100%;对照组痊愈25例(16.0%),显效36例(23.0%),有效65例(41.7%),无效30例(19.2%)。总有效率80.7%。两组比较,治疗组总有效率明显高于对照组,经统计学处理,差异有显著性($P<0.01$)。[4]

8. 运脾散结汤 党参15克、扁豆15克、山楂15克、枇杷叶15克、白花蛇舌草15克、茵陈12克、白术12克、防风12克、浙贝母12克、白芥子12克。随症加减:有脓疱者,加蒲公英、紫花地丁;硬结多而坚者,加三棱、莪术;皮损小且痒甚者,加百部。上方每日1剂,水煎3次取汁约300毫升,分3次口服。局部外用医院自配的甲炉洗剂(甲硝唑、炉甘石、冰片)。20天为1个疗程,每2个疗程为1个治疗周期。杨文信等用上方治疗712例痤疮患者,经1个治疗周期后,治愈472例(66.3%),好转194例,未愈46例。总有效率93.6%。[5]

9. 桑白皮汤 桑白皮30克、刺蒺藜25克、防风20克、黄芩20克、丹参15克、川芎15克、法半夏15克、大贝母15克、黄连10克、僵蚕10克、炙甘草5克。每日1剂,水煎分3次服,每次150~200毫升,饭后30分钟服用。10天为1个疗程。外用:药渣煎水外洗面部皮损,药液温度以皮肤适应为宜,在炎性丘疹、脓疱、囊肿处用纱布浸泡药液后湿敷15~20分钟,每日2次。吴宗德等用上方治疗寻常痤疮60例,痊愈20例,好转37例,无效3例。总有效率90.5%。疗程最短者2个疗程,最长者5个疗程。[6]

10. 消风散加减 苍术15克、苦参12克、生地黄20克、石膏20克、知母10克、牛蒡子10克、防风10克、荆芥10克、蝉蜕10克、当归10克、木通6克、浮萍6克、甘草6克。随症加减:湿重者,重用苍术、苦参,加车前子;热重者,重用石膏、知母或加黄芩。每日1剂,水煎服。15剂为1个疗程,一般治疗2个疗程。服药期间忌食辛发之品。

① 陈红.金银花药浴治疗新生儿痤疮30例[J].浙江中医杂志,2010,45(10):752.
② 高彦伟,等.痤疮方为主治疗脓疱型痤疮200例观察[J].浙江中医杂志,2008,43(5):282.
③ 阎慧军,等.痤疮饮治疗痤疮80例[J].辽宁中医杂志,2006,3(4):440.
④ 齐凤琴.五参散治疗寻常性痤疮156例临床研究[J].时珍国医国药,2005,16(5):409.
⑤ 杨文信.运脾散结汤治疗痤疮712例[J].四川中医,2005,23(1):73.
⑥ 吴宗德,等.桑白皮汤治疗寻常痤疮60例[J].陕西中医2004,25(8):691-692.

常国良用上方加减治疗 60 例痤疮患者,痊愈 38 例,好转 5 例,无效 2 例。总有效率 96.7%。[1]

11. 保和丸加减　山楂 12 克、神曲 6 克、法半夏 6 克、陈皮 6 克、连翘 6 克、莱菔子 6 克、茯苓 9 克。随症加减:若面黄食少,大便溏,舌黄苔薄脉虚者,加白术、山药;若见疹色红或有痒痛,舌红苔薄黄者,加枇杷叶、桑白皮;若先天禀赋不足,疹色红,伴有心烦、失眠多梦,舌红少苔或薄黄苔,脉数或细数阴虚火旺之相,加墨旱莲、女贞子;伴脓头粉刺者,加鱼腥草、蒲公英;病程久者,加丹参、牡丹皮。2 月~3 岁者,上方用量减半;8~12 岁者,上方可酌情加量。每日 1 剂,水煎服。李杰等用上方加减治疗 35 例痤疮儿童,痊愈(经服中药皮疹消失,无新出粉刺,色素沉着或少量色素沉着)18 例;显效(皮疹基本消失,但有少量新出粉刺,少许色素沉着)12 例;无效(皮疹没有得到控制仍有新出皮疹者)5 例。[2]

中 成 药

丹参酮胶囊联合盐酸环丙沙星凝胶　丹参酮胶囊(河北兴隆希力药业有限公司,国药准字 Z13020110,批号 20150414)。盐酸环丙沙星凝胶(北京双吉制药有限公司,国药准字 H11021751,批号 141125)。用法用量:丹参酮胶囊,每粒 0.25 克,每次 4 粒,每日 3 次,口服;盐酸环丙沙星凝胶,一次适量涂患处,每日 3 次;均 4 周为 1 个疗程,1 周复诊 1 次,并记录症状体征的积分变化及不良反应,连续治疗 2 个疗程,观察临床疗效。临床应用:张元忠等将 60 例面部痤疮患儿随机分为两组各 30 例。治疗组用上方治疗。对照组给予盐酸克林霉素棕榈酸酯分散片(广州一品红制药有限公司,国药准字 H20030434,批号 20150605),每片 75 毫克,每次 2 片,每日 3 次,口服,4 周为 1 个疗程。两组患儿在治疗期间均嘱其尽量少进食辛辣刺激性食物。经过 2 个治疗疗程后进行疗效统计。结果:治疗组治愈 11 例,显效 8 例,有效 9 例,无效 2 例。总有效率 93%;对照组治愈 6 例,显效 16 例,有效 5 例,无效 3 例。总有效率 90%。两组在治愈、显效、有效方面差异均有统计学意义(均 $P<0.05$)。[3]

---

[1]　常国良.消风散加减治疗痤疮 60 例[J].山西中医,2004,20(5):48.
[2]　李杰,等.保和丸加减治疗儿童痤疮 35 例[J].河南中医,2001,21(6):64-65.
[3]　张元忠,等.丹参酮胶囊联合盐酸环丙沙星凝胶治疗 60 例面部痤疮患儿的临床疗效[J].山西医药杂志,2017,46(5):576-577.

冻 疮

概　述

冻疮是由寒冷刺激引起的一种局限性炎症损害,多发于身体的末梢部位和暴露部位,如手、足、鼻尖、耳廓、颜面处,易在寒冷季节发病,温暖季节好转,每年冬季该病易复发。

寒冷潮湿为主要因素。受冻后在复温的过程中,血液进入微血管后很快发生淤积,大量的血浆进入组织间隙出现显著水肿,即可出现血栓形成,使局部微循环障碍,导致皮下组织水肿,局部皮肤由苍白变成紫绀,甚至溃烂。

冻疮古称为"涿",首见于《五十二病方》,当时已有外洗、外敷、按摩等多种外治方法。隋·巢元方《诸病源候论》始称其为"冻疮",并阐明其病因病机"严冬之月,触冒风雪寒毒之气,伤于肌肤,气血壅涩,因即涿冻,赤疼痛,便成冻疮。"中医认为,冻疮乃皮肤肌肉外受寒邪,经络阻塞,气血壅涩而成,轻者其伤浅,仅皮肤络脉气血凝滞,患部失去温煦,濡养而受损。重者,伤其深,肌肉,脉络气血凝涩不通,患处不得濡养,或暴冻着热,发生溃烂,甚至可损伤其筋骨;平素气血衰弱或疲劳过度,暴热着冻,暴冻着热也会使本病生成。

经　验　方

1. 加味玉红膏　白及、当归、吴茱萸、姜黄、肉桂、白芷、白鲜皮、川芎、鸡血藤、地肤子、丹参、紫草等量,红花、花椒减半。将上药称取后浸泡于芝麻油 1 000 毫升中 7 天后,用文火煎熬,然后过滤去药渣所得药油;将凡士林加热溶化,按 20% 比例加入药油,冷却至 60℃ 加入血竭,搅拌均匀,装入玻璃容器凝固后所得油膏,放入冰箱 24 小时去火毒以备用。廖人燕等将 82 例冻疮患者随机分为两组,观察组 43 例用上方,对照组 39 例予多磺酸基粘多糖乳膏外用(商品名喜辽妥,德国三共制药有限公司,进口药品注册证号 H20100516)。两组患者搽药前用温水将患处洗净,早晚各 1 次均匀涂抹于皮损处,白天搽药后 2 小时不洗患处,晚上搽药后用保鲜膜封包患处。两组均在用药 2 周后观察疗效,如果期间用药部位出现严重瘙痒或烧灼感等不良反应立即停止使用。结果:1 周后,观察组痊愈 5 例,显效 15 例,有效 18 例,无效 5 例。总有效率 88.4%;对照组痊愈 3 例,显效 14 例,有效 15 例,无效 7 例。总有效率 82.1%。2 周后观察组痊愈 24 例,显效 10 例,有效 6 例,无效 3 例。总有效率 93.0%;对照组痊愈 19 例,显效 10 例,有效 6 例,无效 4 例。总有效率 89.7%。治疗 1 周后差异无统计学意义($P>0.05$),治疗 2 周后观察组治疗效果优于对照组($P<0.05$)。[①]

2. 复方冻疮散　桂枝 500 克、制附子 150 克、荆芥 150 克、路路通 150 克、当归 150 克、川芎 100 克、吴茱萸 100 克、玄明粉 700 克。先将前 7 味药物分别用铁船或中药粉碎机粉碎成粗末,过 30 目筛,然后将各种药末与玄明粉按上述比例混合均匀即成。将中药复方散剂装入塑料袋或瓷瓶密封贮藏。临用时将 40 克散剂分别装入塑料小封袋中备用。用时将 40 克复方冻疮散倒入纱布袋(预先做好)中,扎紧袋口,加开水 1 000 毫升左右冲泡取药液,先热气熏蒸,待水温适宜(42℃左右)时,

---

① 廖人燕,等.加味玉红膏治疗冻疮的疗效观察[J].内蒙古中医药,2016,35(5):84-85.

即可浸泡双手,轻柔活动按摩双手,每次熏洗 20 分钟左右,擦干。每日熏洗 2 次。程祖耀等将 102 例手部冻疮患者随机分为两组。治疗组 62 例用复方冻疮散熏洗患处,每日 2 次,7 天为 1 个疗程。对照组 40 例用 1 000 毫升开水先在热气上熏蒸,待水温适宜(42℃左右)时,即可浸泡双手,轻柔活动按摩双手,每次熏洗 20 分钟左右,擦干后再用肝素钠乳膏(由山东博士伦福瑞达制药有限公司生产,国药准字号 H37023589)适量外涂于患处。每日开水熏洗 2 次,涂药 2 次。7 天为 1 个疗程。两组均嘱注意防寒保暖,对有溃烂的创面加用呋喃西林纱布外敷;有皲裂的创面,涂紫草膏、贴胶布;伴感染者,口服或注射抗生素。结果:治疗组痊愈 8 例,显效 28 例,有效 25 例,无效 1 例。总有效率 98.4%;对照组痊愈 4 例,显效 13 例,有效 12 例,无效 11 例。总有效率 72.5%。[1]

3. 当归四逆汤加减 赤芍 10 克、炙甘草 10 克、鹿角胶 10 克、当归 15 克、干姜 15 克、桂枝 12 克、生姜黄 6 克、细辛 3 克、大枣 4 枚。随症加减:阳气不足者,加黄芪 15 克。每日 1 剂,水煎,分早、中、晚温服,第三煎药液泡洗冻疮局部 15～30 分钟,小儿用量酌减。10 天为 1 个疗程,一般用药 1～2 个疗程。刘和平等将 49 例冻疮患者随机分为治疗组 25 例和对照组 24 例。治疗组采用当归四逆汤加减治疗。对照组每日涂抹冻疮膏 1 次。结果:治疗组中,20 天治愈 21 例,好转 4 例。治愈率为 84%,总有效率为 100%;对照组中,20 天治愈 9 例,好转 15 例。治愈率为 37.5%,总有效率为 100%。两组治愈率比较,差异有高度统计学意义(P＜0.01)。[2]

4. 红花冻疮酊 红花 100 克、当归 100 克、桂枝 100 克、干姜 60 克、艾叶 60 克、细辛 60 克、花椒 50 克、樟脑 50 克。上药放入玻璃瓶后加入 3 000 毫升 75%乙醇,浸泡 7 天即成。每日 3 次用药棉蘸药涂搽患部,同时配合红外线局部照射,每日 1 次,每次 5 分钟。方玲玲将 60 例冻疮患者随机分为两组各 30 例。治疗组患者采用红花冻疮酊外搽配合红外线照射;对照组患处外搽 10%樟脑醋,每日 3 次。两组皆治疗 1 周后观察疗效。结果:治疗组痊愈 13 例,显效 15 例,有效 2 例,无效 0 例。总有效率 93.3%;对照组痊愈 1 例,显效 8 例,有效 12 例,无效 9 例。总有效率 30.0%。[3]

5. 加味独胜膏 取去皮大蒜头 500 克用豆浆机打成蒜泥放瓷缸中备用,然后再加入丹参粉 50 克、细辛粉 25 克、樟脑粉 2.5 克、桂枝粉 50 克、阿托品 20 毫克,水适量,搅拌调匀成药糊。用压舌板挑药糊适量外敷双手部,厚度约 2 厘米,继而将双手置暖风机下烘烤约 20 分钟,以药糊烘干为度,结束后洗净双手。每年夏天大暑前后 20 天左右,10 天为 1 个疗程。每日 1 次,每次约 20 分钟。部分患者局部可以出现红斑、水疱、瘙痒、潮红、轻度肿胀等反应,可酌情停 1～2 天等症状消退后再外敷。症状重者也可外用皮质类固醇软膏等治疗。胡建农等用上方治疗 42 例冻疮患者,治愈 32 例(76.2%),有效 7 例(16.7%),无效 3 例(7.1%)。总有效率 92.9%。[4]

6. 红花汤 红花 10 克、麻黄 10 克、细辛 10 克、桂枝 10 克、地榆 10 克、炙附片 30 克、黄芪 30 克、紫草 15 克。每日 1 剂,加水 1 000 毫升,煮沸后文火再煎 30 分钟,将煎液倒入盆中凉至 50℃后,用小方巾浸洗患处 15～30 分钟,每日 3～4 次,冷后可加温再用,如此反复至痊愈。杨校龙等用上方治疗 30 例冻疮患者,治愈时间最短 3 天,最长 14 天,平均 6 天。[5]

7. 冻疮经验方 鸡血藤 20 克、栀子 20 克、白术 20 克、当归 20 克、竹黄 20 克、红花 20 克、甲片 10 克、乳香 6 克、樟脑球 1 个。将以上 9 味药物按所规定剂量称出,放入装有 95%乙醇的玻璃或陶瓷器皿中浸泡,以乙醇淹没药物为度,药物在乙醇中浸泡 7 天后将药汁倒出,滤出药汁备用。吴祥

① 程祖耀,等.复方冻疮散熏洗治疗手部冻疮 62 例疗效观察[J].浙江中医杂志,2014,49(7):521.
② 刘和平,等.当归四逆汤加减治疗冻疮疗效观察[J].中国医药导报,2011,8(3):85－86.
③ 方玲玲.红花冻疮酊配合红外线治疗冻疮临床观察[J].天津中医药,2007,24(5):431.
④ 胡建农,等.加味独胜膏治疗冻疮[J].山西中医,2006,22(6):37.
⑤ 杨校龙,等.红花汤治疗冻疮 30 例[J].四川中医,2000,18(3):49.

等将 37 例患者冻疮划分为轻、中、重型三种类型。轻型：皮肤起红斑，皮下扪之有肿块，皮肤有时瘙痒，范围较小。中型：皮肤起水疱明显肿胀，范围呈漫肿趋势，皮肤有时瘙痒。重型：皮色呈鲜红，肿胀明显皮肤表面呈轻度溃破，有时瘙痒较剧。视患者冻疮面积大小、冻伤程度，给予药量的多少，一般给予 100～300 毫升经常反复搽涂患部，每日 3～6 次，如若患部有溃破，在使用药汁时需进行局部消毒处理，应用药汁时应先将所用药汁加热炖温后再搽患处。轻型外搽 3～5 天后 13 例全部治愈，中型外搽 5～7 天后 18 例全部治愈，重型搽药 7～15 天后 6 例全部治愈。①

8. 扬刺加灸　选用 28 号 1.0～1.5 寸毫针。局部常规消毒。左手将冻疮中心固定，右手持针快速直刺入皮下，直达冻疮结节根部，然后在冻疮边缘四周上、下、左、右各斜向冻疮中心横透刺入 1 针，有针感为佳，无针感亦不行手法。最后在直刺的 1 针上加温针灸 3 壮，留针 20 分钟后出针，每日 1 次，连续治疗 5 次为 1 个疗程。李芳莉用上法治疗 114 例冻疮患者，30 例对照组医者手持点燃艾条在冻疮部位旋转移动，以患者不感灼痛为度，每日 1 次，每次 20 分钟，5 次为 1 个疗程。经 1～5 次治疗，治疗组痊愈 89 例，占 78.1%；好转 20 例，占 17.5%；无效 5 例，4.4%。有效率 95.6%；对照组痊愈 7 例，占 23.3%；好转 13 例，占 43.3%；无效 10 例，占 33.4%。两组疗效对比，经统计学处理，差异有显著性（$P < 0.05$）。②

单　方

1. 温络汤　组成：干红辣椒 10 克、艾叶 30 克、陈年干冬瓜皮 30 克。制备方法：切成小块，封装在无纺布药袋中做成药包，使用时由医院煎药室按中药煎药标准煎取 2 000 毫升药液。用法用量：农历三伏期间（小暑开始至处暑结束）用 2 000

毫升药液外洗冻疮发病部位，每日 1 次，每次 20 分钟，连续治疗 10 次为 1 个疗程，外洗时药液温度保持在较热状态以患者能耐受不引起皮肤烫伤为度。如第 1 年未愈，于第 2 年再重复 1 个疗程，如仍未愈于第 3 年再重复 1 个疗程。临床应用：周辉等用上法治疗 182 例冻疮患者，患者于 1 个疗程治疗治愈率 67.58%，总有效率 91.76%；第 1 个疗程未治愈于第 2 年三伏季节继续接受第 2 个疗程治疗的 59 例患者治愈率 93.22%，总有效率 100%；第 2 个疗程未治愈于第 3 年继续接受第 3 个疗程治疗的 4 例患者治愈率 100%。③

2. 冻疮凝膏　组成：牛脂 30 克、樟脑 10 克、甘油 10 克、香料适量。制备方法：将牛脂置容器内加温至熔化时，即放入樟脑、甘油、香料，搅拌冷凝为膏备用。用法用量：Ⅰ度冻伤可直接用药膏涂抹患处，每日 2 次，并用干燥、柔软、吸湿敷料作保暖包扎；Ⅱ度冻伤者，涂药前先在无菌操作下抽出水疱里的水，然后用微温使药膏熔化后蘸涂患处，并用无菌敷料包扎，每日换药 2～3 次。注意：Ⅲ度破溃者忌用。临床应用：胡宝春用上方治疗 42 例局部冻伤患者，经治疗后均获治愈。④

中 成 药

1. 马应龙麝香痔疮膏　用法用量：用温水洗净患处，未溃处稍加按揉，揩干，有脓者先清创，然后用马应龙麝香痔疮膏适量均匀涂搽患处及周围，每日早、晚各 1 次，破溃者清创涂药后用无菌纱布包扎，嘱患者注意保温，10 天为 1 个疗程。临床应用：艾东方等用上方治疗 46 例冻疮患者。结果：治愈 35 例，占 76%；有效 11 例，占 24%，总有效率 100%。一般用药即刻痒痛减轻，1～2 天红肿渐退，大部分患者 6 天内治愈，个别患者 10 天左右治愈。所有患者未见不良反应。⑤

2. 中成药外治冻疮　（1）云南白药酊：对早

① 吴祥，等.治疗冻疮经验方[J].时珍国医国药，2000，11(12)：1120.
② 李芳莉.扬刺加灸治疗冻疮 114 例疗效观察[J].中国针灸，2000(11)：663-664.
③ 周辉，等.冻疮冬病夏治 182 例临床疗效分析[J].中国实验方剂学杂志，2010，16(17)：216-217.
④ 胡宝春.冻疮凝膏治疗冻伤的护理观察[J].时珍国医国药，2002，13(3)：187-188.
⑤ 艾东方，等.马应龙麝香痔疮膏治疗冻疮 46 例[J].时珍国医国药，2005，16(7)：640.

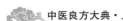

期红斑型冻疮,可取云南白药酊,用药棉蘸少许外搽患处,每日 3～4 次,连续 1～2 周;对未破溃的冻疮,可取云南白药适量与黄酒适量调敷患处,若已破溃者,可将白药粉撒于破溃处,消毒纱布包扎,次日便可结痂,1 周内可愈。若冬至后,每日取云南白药酊外搽易生冻疮处,还可预防冻疮。(2)风油精:将患处洗净,取本品少许涂搽于患处,用手轻轻揉搓,直到局部发热,每日 3 次,连续 1 周。适用于冻疮初起,局部红肿硬痛者,冻疮破溃者不宜。冬季来到后,每日取本品少许外搽患处,尚可预防冻疮。此外,十滴水、藿香正气水、正骨水等亦可应用。(3)麝香虎骨膏:每晚临睡前,用热水洗烫患处 5～10 分钟,至局部发热,而后擦干,将本品剪成略大于患处面积贴于患处,24 小时换药 1 次。适用于冻疮初起,局部发热,红肿硬结,奇痒疼痛者;皮肤破溃,水疱形成及对本品过敏者不宜使用。此外,云南白药贴膏、伤湿止痛膏、麝香追风膏等亦可。(4)复方丹参液:复方丹参液 7 毫升、丙二醇 3 毫升,两液合并置瓶中备用。取本品少许外搽患处,并揉搓至局部发热。每日 3 次。适用于冻疮初起,局部红肿硬痛者。(5)中华跌打丸:根据患处的大小,取本品 5～7 丸,研成细末,加白酒适量调为稀糊状外敷患处,外用纱布,以胶布固定,每日换药 1 次,连续 3～7 天。适用于青紫瘀斑型冻疮,冻疮破溃者不宜用。(6)百宝丹:冻疮未溃者,取 40℃左右温水浸泡患处 5～10 分钟,已破溃者,取 40℃左右温生理盐水反复冲洗患处,而后取本品适量研为细末覆盖整个创面,纱布包扎固定,每 2 日换药 1 次,直至痊愈。[①]

① 胡献国.怎样选用中成药外治冻疮?〔J〕.中医杂志,2003,44(1):73.

口腔疾病

鹅 口 疮

概 述

鹅口疮是一种常见的口腔疾病,因患儿口腔及舌上生有白屑或白膜满布,状如鹅口,故名"鹅口疮",又因其色白如雪而称"雪口"。本病为白色念珠菌感染所致,一般表现为口腔黏膜上出现白色或灰白色乳凝块样白膜,可逐渐融合成大片,白膜界线清楚,不易拭去。如强行剥落后,可见充血、糜烂创面,局部黏膜潮红粗糙,可有溢血,但不久又为新生白膜覆盖。伴纳呆,烦躁,便干溲赤,舌红苔黄,脉滑等。

本病一年四季均可发生,多见于新生儿、营养不良、慢性腹泻、长期使用广谱抗生素或激素的患儿。新生儿可因奶头、乳具不洁所致,也可在出生时经产道感染。

中医、西医对本病的命名基本相同。中医认为本病系胎热内蕴,传于胎儿,或口腔不洁,感受秽毒之邪,致心脾积热,邪热上乘于口舌;亦有因先天禀赋不足,气阴两虚,或后天乳食调护失宜,久病、久泻之后,阴液耗伤,虚火上炎于口舌而发为本病。临床辨治当分虚实,实则清泻心脾积热,虚则滋肾养阴降火。

辨 证 施 治

1. 史来恩分2型

(1) 心脾实热 症见面赤,唇红,口腔布满白屑,周围红较甚,口干或口渴,尿少色赤,大便干燥者,舌红,苔薄白,脉滑,可见指纹青紫。可伴发热、烦躁、多啼。属心脾积热,为雪口病实证。治宜清心解热、降火祛湿。方用清心消雪汤:鲜芦芽根、淡竹叶、板蓝根、山豆根、鲜生地黄、石斛、知母、熟大黄、云茯苓、车前子等。随症加减:若见烦躁哭闹,口中流涎,尿短色赤,为心经热甚,加黄连、灯心草清心热;若口干口臭,大便干结者,为脾经热甚,加石膏、黄芩解郁散脾热;口渴甚者,加麦冬、玉竹养阴降火、生津止渴。

(2) 虚火上炎 症见体形瘦弱,颧红,口腔内散在白屑,周围红晕不显,口腔分泌液多,口不渴,尿多色白,大便溏者,舌红,苔少,脉细,也可见指纹紫。此是虚火上炎而致,为雪口病虚证。治宜滋阴降火。方用滋阴消雪汤:知母、黄柏、鲜生地黄、连翘、七叶一枝花、蒲公英、炒薏苡仁、猪苓、云茯苓、泽泻等。随症加减:若见面白颧红,手足心热为肾阴虚,加熟地黄、黄精滋阴补肾;若见神疲乏力,纳食差等为脾气虚,加怀山药、茯苓、炒扁豆健脾除湿;纳差者,加炒扁豆、乌梅滋养脾胃;便秘者,加熟大黄。两方药煎后取汁不分次数频频服之,一般服5剂。[①]

2. 张振金分3型

(1) 心脾积热型 症见口腔内白屑堆积,绕以红晕,患儿烦躁不安,口臭,流涎,啼哭,大便干结,小便短赤,舌苔色黄,舌质红,舌尖常有白屑,指纹紫滞。治宜清热毒、利小便。方用导赤散加味:生地黄5～10克、木通3～5克、淡竹叶5～10克、金石斛5～10克、车前子5～8克、川黄连1～3克、连翘5～10克、淡子芩4～6克、生谷芽10～15克、薄荷3～5克、生甘草2～3克。随症加减:发热、舌红绛等热毒之象较深者,可加生石膏、紫雪

① 史来恩.史氏中医儿科治疗雪口验谈[J].中国民间疗法,2011,19(10):11.

丹、生栀子清热解毒；便秘，则加生大黄、炒枳壳以通腑热；伴咳嗽、流涕、喉中有痰声，则加浙贝母、桔梗、炒牛蒡子、前胡等清热化痰药。每日1剂，水煎1次，分数次服完。外用冰硼散（冰片15克、玄明粉15克、硼砂15克、朱砂1.8克，共研细末）少许，搽于患处，每日2～3次。

（2）脾虚湿热型 症见口舌白屑，患儿面黄消瘦，啼哭无力，流涎，纳呆，大便黄稀夹有不消化食物，次数较多，小便量少色黄，舌苔腻而带黄，指纹淡滞。治宜健脾化湿、清热利溲。方用参苓白术散加减：炒明党参5～10克、茯苓5～8克、淮山药5～10克、炒扁豆5～10克、制厚朴5～8克、金石斛5～8克、车前子5～8克、炒谷芽10～15克、焦红楂肉10～15克、生甘草2～3克。随症加减：如湿热之象重者，可加胡黄连、通草清热利湿；后期湿热之象去者，去明党参、胡黄连等，加用潞党参等药物。每日1剂，水煎1次，分数次服完。外用清硼散（硼砂5克、玄明粉7克、青黛3克、马勃2克、冰片1克、煅人中白2克，共研细末）少许，搽于患处，每日2～3次。

（3）虚火上浮型 症见口舌白屑稀疏，周围绕以红晕，口干不欲饮，午后潮热或手足心热，大便干结，小便短少，舌质偏红，舌中少苔，指纹淡红。治宜养阴生津、引热下行。方用益胃汤加减：太子参（或用北沙参、南沙参）5～10克、生地黄5～10克、黑玄参5～8克、车前子5～10克、生谷芽10～15克、生甘草2～3克。随症加减：大便干结甚者，加瓜蒌仁；睡眠不宁者，加远志、钩藤。每日1剂，水煎1次，分数次服完。外用明中散（煅西月石10克、玄明粉5克、煅人中白6克、朱砂6克、火泥1克，共研末）少许搽患处，每日2～3次。[1]

经 验 方

1. 青黛消白散 青黛、雄黄、冰片、制儿茶、连翘、生石膏、人中白、硼砂、苦参、黄连、黄柏、制乳

香、制没药。适量蜂蜜调成糊状蜜剂涂擦于口腔内白色斑膜上，每日涂擦5次。曹金等将95例小儿鹅口疮随机分为两组。治疗组47例用上方治疗。对照组48例先用1%碳酸氢钠含漱口腔，后将氟康唑片（天津医药集团，国药准字H20000261）碾碎成粉，取适量粉末均匀擦涂于口腔内白色斑膜上，每日5次。两组均连续治疗2周。结果：治疗组临床治愈14例，显效18例，有效8例，无效7例。总有效率为85.11%；对照组临床治愈10例，显效15例，有效10例，无效13例。总有效率为72.91%。治疗组疗效明显优于对照组（$P<0.05$）。治疗后两组证候评分均较治疗前显著降低（$P<0.05$），且治疗组低于对照组（$P<0.05$）。但在真菌清除率上以对照组为佳（$P<0.05$），提示青黛消白散杀灭口腔内念珠菌群效果不如碳酸氢钠联合氟康唑。临床上可否考虑使用青黛消白散与抗真菌西药联合治疗小儿鹅口疮以取得更好的临床疗效，有待于进一步研究。[2]

2. 鹅口疮方1 金银花10克、黄芩10克、栀子10克、淡竹叶10克、黄连3克、石膏15克、青黛5克。上药研极细末，与芝麻油、陈醋混匀，涂于口腔黏膜患处，每日4次。梁雪等治疗心脾积热型鹅口疮患儿60例，随机分为观察组和对照组各30例。观察组以上方治疗。对照组用制霉菌素甘油涂于口腔黏膜患处，每日4次。用药5天后判断疗效。结果：治疗组总有效率90%优于对照组80%，两组疗效比较差异具有统计学意义（$P<0.05$）。[3]

3. 苦硼散 苦瓜霜500克、硼砂500克、冰片50克、人中白50克、鹅管石50克、青黛200克、大青鱼胆1个。共研为末，过七号筛制成苦硼散，用水清洁口腔后，外搽，每日4次。并结合内服泻黄散加味方：生石膏5克、藿香4克、川贝母4克、栀子3克、防风3克、甘草3克、茜草3克、金银花3克、竹叶3克。喻永锋将100例鹅口疮患儿随机分为两组各50例。治疗组用上方。对照组用2%碳酸氢钠溶液清洁口腔后搽冰硼散，每日4次。3

① 张振金.中医辨治小儿鹅口疮体会[J].四川中医,2000,18(7)：5－6.
② 曹金,王守儒,等.青黛消白散治疗小儿鹅口疮的疗效分析[J].中医临床研究,2017,9(22)：105－107.
③ 梁雪,等.中药外用治疗鹅口疮60例[J].继续医学教育,2013,27(12)：23.

天为1个疗程。结果：治疗组痊愈40例,有效8例,无效2例。总有效率96%,3个月内复发1例,复发率<5%;对照组痊愈27例,有效8例,无效15例。总有效率70%,3个月内复发4例,复发率>5%。治疗组在痊愈率、总有效率方面均优于对照组($P<0.05$)。[①]

4. 导赤散加味　黄连3克、生地黄10克、通草3克、竹叶10克、生甘草6克、赤芍6克、升麻3克、牡丹皮9克、大黄3克。每日1剂,分次温服。外用锡类散涂口。治宜清泻小肠积热,引心经之火下行。临证在使用导赤散的基础上,可配伍大量清泻小肠、利水通淋之药。随症加减：若心火较盛,可加黄连、栀子等以清心泻火;阴虚较甚,可加麦冬增强清心养阴之力;出现小便色深赤,可加白茅根、小蓟、墨旱莲凉血止血等。诸药相伍,意在因势利导,使心火下移,小肠之火从小便出,则所患之疾俱除。[②]

5. 泻黄散　藿香叶5克、石膏5克、甘草5克、栀子3克、防风10克。随症加减：热甚者,加黄连3克、黄芩3克,倍石膏;便秘者,加大黄3克、芒硝3克;虚火上炎者,加黄柏5克、肉桂3克;食积者,加焦三仙各5克、莱菔子5克;腹泻者,加诃子5克、赤石脂5克。以上为1～3岁小儿剂量,根据小儿年龄及体重进行加减,每日1剂,水煎分3次服。5天为1个疗效,用药1个疗程后评定疗效。温耀峰将40例小儿鹅口疮随机分为两组各20例。治疗组用上方。对照组使用制霉菌素甘油或克霉唑甘油外涂口腔(每日3～4次)并补充维生素B_2及维生素C。结果：两组的治愈率、总有效率相比均有显著性差异($P<0.05$)。[③]

6. 冰硼散　冰片15克、玄明粉15克、硼砂15克、朱砂1.8克。将上药共研细末,取少许涂于患处,2～3天换药1次。同时以吴茱萸敷足心：吴

茱萸30克,烘干研成细末,加醋适量,调成糊状,外敷于涌泉穴,用纱布覆盖并包扎固定,1～2天换药1次。陈晓红用上方治疗婴幼儿鹅口疮30例,总有效率90%。[④]

7. 鹅口散　生蒲黄、西黄、煅石膏、冰片。将上药研末成粉剂,每瓶内装3克。使用时先以生理盐水清洗患处,然后以消毒棉棒蘸药涂敷患处,每日3～4次。为使药物接触患处的时间更长,嘱涂药后1小时内暂不喂奶。徐克信用上方治疗200例鹅口疮患儿。结果：1天内白腐屑全部脱落者52例,2天内白腐屑全部脱落者112例,3天内白腐屑全部脱落者36例,全部病例均在3天内痊愈,无1例发生不良反应。其中,28例患儿属继发感染严重者,亦均在3天内痊愈。[⑤]

8. 冰黛散　青黛6克、冰片3克、朱砂5克、硼砂5克、乌贼骨5克。将上药共研细末,贮瓶备用。用棉签蘸吸3%的碳酸氢钠溶液,把患面清洗干净,取适量冰黛散吹撒于患处,每日4～5次,一般1天即可见效,2～4天治愈。李连伦等用上方治疗小儿鹅口疮43例,全部治愈,其中2～3天痊愈者26例,4～5天痊愈者16例,6～7天痊愈者1例。[⑥]

9. 鹅口疮方2　太子参4.5克、白术4.5克、藿香4.5克、茯苓4.5克、黄芩3克、炒山楂3克、生甘草2克、黄连1克、芦根12克。另用薄荷2克、黄连1克,热水浸药冷后,以纱布蘸之揩拭口腔。陈培村用上法治疗1例鹅口疮患儿,服6剂药后诸症悉除。[⑦]

10. 甘草干姜汤加味　黄连1.5克、炙甘草1.5克、干姜2克、肉桂1克。每日1剂,水煎服。吴建华用上方治疗1例患儿因出生时寒伤中阳而发展成为虚寒型鹅口疮,以甘草干姜汤温运脾阳,加肉桂引火归原,加黄连以反佐。患儿服药5剂后痊愈。[⑧]

① 喻永锋.苦硼散治疗鹅口疮50例观察[J].中外医疗,2011(18)：118.
② 景海卿,张甦颖.从小肠辨治小儿鹅口疮[J].山东中医杂志,2011,30(9)：667-668.
③ 温耀峰.泻黄散治疗小儿鹅口疮20例疗效观察[J].中国社区医师(医学专业半月刊),2009,11(12)：150.
④ 陈晓红.吴茱萸与冰硼散外用治疗婴幼儿鹅口疮30例[J].山西中医学院学报,2008,9(2)：42-43.
⑤ 徐克信.鹅口散治疗婴儿鹅口疮[J].中医杂志,1995(12)：740.
⑥ 李连伦,等.冰黛散治疗小儿鹅口疮43例[J].湖北中医杂志,1989(5)：34.
⑦ 陈培村.小儿鹅口疮验案[J].辽宁中医,1989(3)：32.
⑧ 吴建华.甘草干姜汤治愈鹅口疮[J].四川中医,1989(7)：49.

11. **加味清热泻脾散** 川黄连 1.5 克、黄芩 3 克、栀子 5 克、生石膏(先煎)5 克、生地黄 5 克、茯苓 5 克、灯心草 5 克、金银花 5 克、生大黄(后下)3 克。随症加减：若心烦不安者，加蝉蜕 3 克、钩藤 5 克；若大便稀、次数增多者去大黄，加炒麦芽。每日 1 剂，煎 2 次，少量多次分服。另每日用金银花、川黄连、生甘草各 3~5 克煎汤拭口，或外吹冰硼散，每日 2 次。乳母哺乳期禁食辛辣之品。钟秀华用上方治疗新生儿鹅口疮 21 例(病程在 3 天以上者 16 例，3 天以下者 5 例)，均在 1 周内治愈。[①]

单　方

1. **鹅口疮散** 组成：五倍子 60 克、孩儿茶 40 克、银朱 3 克。制备方法：上药共为细末，备用。用法用量：使用时取鹅口疮散外涂患处，每日 2~3 次。每次涂药之前，用 2% 碳酸氢钠液清洁口腔，并常规补充 B 族维生素和维生素 C。临床应用：聂文利等治疗 264 例鹅口疮患儿，随机分为观察组和对照组各 132 例。观察组用上方治疗。对照组给予 20 万单位/毫升的制霉菌素涂口腔患处，每日 2~3 次，其余治疗护理同观察组。结果：观察组治愈 110 例(83.33%)，好转 22 例(16.67%)，未愈 0 例；对照组治愈 66 例(50.00%)，好转 42 例(31.82%)，未愈 24 例(18.88%)。观察组总有效率明显优于对照组(P<0.01)。[②]

2. **玄参为主水煎液** 组成：玄参 10 克、金银花 6 克、甘草 3 克。制备方法：加水煎煮，滤取水煎液放温。用法用量：用消毒棉签蘸药液外涂患处，每日 3 次。临床应用：王振华用上方外涂治疗鹅口疮，效果满意。[③]

3. **吴茱萸外敷** 组成：吴茱萸 10 克。制备方法：上药研末，用醋调成糊状。用法用量：上药敷于患儿双侧涌泉穴，外贴伤湿止痛膏，24 小时后取下。临床应用：刘序君等用上法外用治疗鹅口疮，一般敷贴 1 次即有效。[④]

4. **金银花乌梅方** 组成：金银花 10 克、乌梅 5 克、甘草 5 克。制备方法：水煎液过滤去渣。用法用量：每次两汤匙，频饮(一日不超过 8 次)。药味甜而微酸，可刺激患儿食欲，小儿易于接受。临床应用：张玉兰等用上方治疗小儿鹅口疮，用药 2 天可治愈。[⑤]

5. **细辛粉敷脐** 组成：细辛 3 克。功效：调和阴阳，扶正祛邪，温补脾胃，增强机体免疫功能。制备方法：上药研为细末。用法用量：置于脐眼内，以填平为度，上用胶布覆盖固定，2 日后取下；一般经 2~3 次敷脐即可消除症状。临床反馈显示，该法简便易行，多在短期内即可奏效。[⑥]

6. **凤尾草** 组成：凤尾草。用法用量：采用凤尾草如鸡蛋大一团，捣绒，纱布裹，挤水缓缓滴入口腔，约半小时后，换药包，如枣子大小，放入患儿口腔内缓缓转动 1~2 分钟。临床应用：张继宗用上法治疗 1 例小儿鹅口疮患儿，患儿啼哭停止，可进食流质饮食。后以银翘散加石膏、知母，去荆芥、防风治内热，善其后。[⑦]

7. **生大黄、黄连浸泡取汁** 组成：生大黄 6 克、黄连 1 克。用法用量：上药用开水浸泡取汁，分次频喂。重用大黄以导热下行，配黄连少许，使得心火得清，两药相伍，一清一泻，诸火皆除。临床应用：秦亮用上方治疗 1 例早产儿鹅口疮，药后口腔白屑见减，2 日后消失。[⑧]

8. **巴豆、西瓜子外敷** 组成：巴豆仁 1.0 克、西瓜子仁 0.5 克。制备方法：两药共研碎出油，加少许芝麻油调匀。用法用量：上药揉成团状贴于印堂穴，15 秒钟即取下。每日敷 1 次，连用 2 次，第 3 天鹅口疮即可消退。重症口疮可连用 3 次，

① 钟秀华.加味清热泻脾散治疗新生儿鹅口疮[J].湖南中医杂志,1987(3):56.
② 聂文利,等.鹅口疮散治疗鹅口疮 132 例[J].中医外治杂志,2013,22(5):62.
③ 王振华.玄参为主水煎液外涂治疗鹅口疮[J].中医杂志,2010,51(7):631.
④ 刘序君,等.吴茱萸外敷治疗鹅口疮[J].中国民间疗法,2003,11(1):25.
⑤ 张玉兰,等.金银花乌梅方治疗小儿鹅口疮[J].山东中医杂志,2002,21(9):538.
⑥ 孙爱丽,等.细辛粉敷脐治疗鹅口疮[J].中国民间疗法,2002,10(2):33.
⑦ 张继宗.凤尾草治小儿鹅口疮[J].四川中医,1990(7):52.
⑧ 秦亮.以大黄为主泡汁治疗新生儿疾患举隅[J].江苏中医,1990(2):16-17.

每次敷药时间 20 秒。注意不要敷药时间过久,可致穴位处皮肤发红脱屑。临床应用:林长喜等用上方治疗小儿鹅口疮患儿 190 例,痊愈 171 例(90%),好转 15 例(7.9%),无效 4 例(2.1%)。[1]

9. 倍明散 组成:五倍子、明矾各等份,冰片少许。制备方法:将五倍子、明矾分别捣碎如米粒,和匀放入砂锅内用文火炙炒,并以竹筷不停拌搅,溶合释放出水分如枯矾状,离火冷固取出,研极细粉末,另研冰片少许加入拌匀,贮瓶备用。用法用量:使用时以净指蘸冷开水蘸药粉少许涂患处,每日 1～3 次,1～3 日即退落痊愈;如用 1 天无显效者,可加用醋调细辛散敷脐疗法(见下方 10),收效更捷。临床应用:张道廉用上方治疗鹅口疮 200 余例,均获愈。[2]

10. 醋调细辛散敷脐 组成:细辛。制备方法:取细辛阴干去土及杂质,碾碎过箩为细末。用法用量:加醋调和,捏成小饼置于脐上,并用膏药贴牢,次晨取下,每晚用 1.5～3 克。一般经 2～3 次即可治愈。[3]

11. 冰硼散蜜剂 组成:冰硼散 500 克。制备方法:上药徐徐兑入蜂蜜成糊状,分装青霉素瓶内备用。用法用量:先洗净口腔,然后以棉棒涂之。临床应用:刘韵远用上方治疗小儿鹅口疮 350 例,均治愈。2～6 天治愈者占 2/3 以上,6 天以上治愈者次之,15 天以上治愈者极少数。[4]

中 成 药

1. 西瓜霜喷剂 用法用量:西瓜霜喷剂(江西樟都药业有限公司,国药准字 32061472)2 毫升联合大蒜素胶囊(上海中西三维药业有限公司,国药准字 H31022417)20 毫克,与 0.9% 生理盐水 2 毫升混合。3 天后复查,如症状未见明显缓解则将大蒜素胶囊及西瓜霜喷剂分别增加剂量至 30 毫克与 3 毫升。临床应用:王霜将 120 例鹅口疮患儿随机分为两组各 60 例。试验组用上方治疗。对照组予 5% 碳酸氢钠液(华润双鹤药业股份有限公司,国药准字 H11020789)依比例稀释至 2% 碳酸氢钠溶液涂抹患处。两组用药前口腔清洁(先以 0.9% 生理盐水依据正常黏膜—病变黏膜的顺序将口腔局部黏膜进行清洁 3 次),晨起、餐后以及睡前分别涂抹 1 次。同时予患儿家属健康教育,指导哺乳期卫生,并保持患儿口腔清洁。结果:试验组有效率 95.0%,其中痊愈 22 例,有效 35 例;对照组有效率 76.7%,其中痊愈 15 例,有效 31 例。治疗组有效率明显高于对照组($P < 0.05$)。[5]

2. 清热解毒口服液 用法用量:小于 3 岁,5 毫升/次,每日 3 次;3～6 岁,10 毫升/次,每日 2 次;6 岁以上,10 毫升/次,每日 3 次;口服。适用于鹅口疮属心脾积热证。[6]

3. 知柏地黄丸 用法用量:3～6 岁,1.5 克/次,每日 3 次;6 岁以上,3 克/次,每日 2 次;温开水送服。适用于鹅口疮属虚火上炎证。[7]

4. 开喉剑喷雾剂 用法用量:开喉剑喷雾剂(儿童型,贵州三力制药有限公司责任公司生产)于口腔白膜处喷药,每日 7～8 次,每次每处 3 喷。临床应用:魏兵将 128 例鹅口疮患儿随机分为两组。治疗组 60 例用上方治疗。对照组 68 例予氟康唑涂于口腔白膜处,每日 3～4 次。结果:治疗组在口腔白膜消失、进食改善时间方面均明显优于对照组($P < 0.05$)。[8]

① 林长喜,等.巴豆、西瓜子敷印堂穴治疗小儿鹅口疮[J].中西医结合杂志,1987(9):548.
② 张道廉.倍明散治鹅口疮[J].新中医,1981(10):29.
③ 井成立,张道廉.治疗鹅口疮土方二则[J].中级医刊,1966(4):240.
④ 刘韵远.应用冰硼散蜜剂治疗小儿鹅口疮 350 例的经验介绍[J].中医杂志,1957(10):536-537.
⑤ 王霜.西瓜霜喷剂联合大蒜素治疗鹅口疮的临床效果研究[J].医药论坛杂志,2017,38(5):158-159.
⑥ 汪受传,虞坚尔.中医儿科学[M].北京:中国中医药出版社,2012:108.
⑦ 同上.
⑧ 魏兵.开喉剑喷雾剂治疗小儿鹅口疮的疗效观察[J].中外妇儿健康,2011,19(7):112.

口　炎

概　述

口炎，即口腔炎，包括疱疹性口炎、溃疡性口炎、咽峡炎、齿龈炎、口角炎等，是由疱疹病毒、链球菌、金黄色葡萄球菌、肺炎双球菌等感染所致，一般表现为口腔黏膜出现淡黄色或灰色小溃疡，局部疼痛，可伴发热、流涎、纳少等。

本病属中医"口疮""口疳""口糜"等范畴，其病机涉及脾胃积热、湿热内郁等。临床辨证分为七型。（1）湿热型：口腔黏膜或舌面、舌边有大小不等的溃疡，疼痛明显，牙龈红肿、口臭，大便硬结或溏，小便黄，舌质红，苔黄腻而厚，脉弦滑而数。治法以清热化湿解毒为主。（2）心脾积热型：舌边尖、颊黏膜、唇内侧、牙龈、咽峡部有大小不等糜烂溃疡，表面有白色假膜，溃疡边缘绕以红晕，口痛拒食或吮乳困难，口臭多涎，便秘溲赤，舌红，苔黄，脉数。治法以清热泻火解毒为主。（3）脾胃积热型：牙龈、颊内及唇、口、舌部等处口腔黏膜红肿、溃烂、灼热、疼痛、口渴、口臭、涎多而黏稠，伴有发热，饮食困难，甚则拒食，大便干结，溲赤短少，舌红，苔黄腻，脉洪数。治法以泻火解毒、清热利尿为主。（4）虚火上炎型：发热，常继发于流感肺炎、支气管炎、麻疹等热病后期，舌面、颊内或齿龈处出现多个黄白色溃烂点，皮损周围鲜红，拒食，流涎。治法以滋阴清热解毒为主。（5）阴虚型：患儿平素体质较虚，口腔黏膜溃疡点一般较小，无口臭或口臭轻微，舌质红，苔淡黄而干，或出现花剥苔，脉细数。治法以滋阴清虚热为主。（6）脾肾阳虚型：口舌溃烂，边缘清楚，色淡微痛，下肢冷凉，唇舌俱淡，大便泄泻日久，苔白，指纹淡，脉沉细。治法以温脾益肾助阳为主。（7）脾胃虚弱、心火偏亢型：口疮反复发作，或遇劳即发，疮面色淡红，无红肿，轻度疼痛，迁延不愈，纳少便溏，舌淡。治法以健运脾胃、清火泻热为主。

辨　证　施　治

潘文昭等分2型

（1）湿热型　症见口腔黏膜或舌面、舌边有大小不等的溃疡，牙龈多红肿，溃疡处疼痛明显，幼儿哭闹不已，口臭，大便硬结或溏，小便黄，舌质红，苔黄腻而厚，脉多弦滑而数。治宜清热化湿解毒。药用藿香（后下）8克、佩兰（后下）8克、紫草8克、生石膏（先煎）15克、木通4克、青黛（包煎）4克、薏苡仁10克、连翘5克、杏仁5克、甘草5克。随症加减：便结不通，加大黄（后下）6克；发热，加黄芩3克、川黄连2克；小便短赤不利，加通草3克、滑石（包煎）6克；咳嗽痰黄，加鱼腥草10克、冬瓜仁6克。每日1剂，水煎服。临床观察：潘文昭等用上方加减治疗本型小儿溃疡性口腔炎66例，痊愈（用药1周内溃疡愈合者）63例，无效（用药1周内溃疡仍未愈合）3例。

（2）阴虚型　症见口腔黏膜溃疡，溃疡点一般较小，无口臭或口臭轻微，舌质红，舌苔淡黄而干，或出现花剥样苔（地图舌），脉细偏数。治宜滋阴清虚热。药用沙参6克、麦冬6克、玄参6克、佩兰（后下）6克、甘草6克、千层纸4克、地骨皮8克、细生地黄8克、青黛（包煎）3克。随症加减：大便秘结，加杏仁6克、火麻仁4克；口渴，加石斛6克、天花粉6克；低热，加青蒿6克。每日1剂，水煎服。临床观察：潘文昭等用上方加减治疗本型小儿溃疡性口腔炎17例，痊愈15例，无效 2 例。①

经 验 方

1. **加味泻黄散** 藿香 10 克、栀子 5 克、石膏 5 克、防风 5 克、厚朴花 5 克、生地黄 10 克、淡竹叶 10 克、车前草 10 克、滑石 10 克、佩兰 3 克、豆蔻 10 克、甘草 3 克。根据患儿的年龄喂服不同的剂量：11 个月～1 岁患儿服用剂量为 20 毫升/次，每剂分 2 日服用，每日 4 次；1～2 岁患儿服用剂量为 30 毫升/次，1 剂分 1 天半服用，每日 4 次；3～4 岁患儿服用剂量为 50 毫升/次，每日 1 剂，每日 4 次；5 岁及以上患儿服用剂量为 80 毫升/次，每日 1 剂半，每日 4 次；连续服用 1 个星期。在治疗期间，患儿应少吃或不吃油腻、辛辣、煎炸的食物；日常饮食以清淡、易消化饮食为主，多喝白开水。孙梦甜将 72 例疱疹性咽峡炎（心脾积热型）患儿随机分为两组，每组各 36 例。观察组使用加味泻黄散治疗，对照组予利巴韦林颗粒、复合维生素 B 片。结果：观察组的治疗效果明显优于对照组，差异有统计学意义（$P<0.05$）。②

2. **银翘马勃解毒散** 连翘 10 克、马勃 10 克、射干 10 克、滑石 15 克、芦根 10 克、大青叶 12 克、板蓝根 12 克、黄芩 6 克、金银花 10 克、牛蒡子 6 克、桔梗 6 克、甘草 10 克。清热利湿，解毒利咽。③

3. **王素梅经验方** 金银花 10 克、连翘 10 克、桔梗 6 克、牛蒡子 10 克、蝉蜕 6 克、薄荷（后下）6 克、青蒿 6 克、钩藤 10 克、白僵蚕 10 克、生地黄 6 克、荷叶 5 克、牡丹皮 6 克、淡竹叶 10 克、贯众 2 克、芦根 10 克、生甘草 6 克。水煎服，早晚各 1 次。④

4. **治分标本的两步疗法** 复发性口腔溃疡缠绵难愈，时时复发，临床不易寻觅速效、长效之法。采用如下治分标本的两步疗法，效果满意。（1）治标核心在于引火归原：治疗当务之急是降上浮之火，使之下潜于命门。方用知柏地黄汤加大黄、蒲公英、黄连、升麻等。一般 3～5 剂疼痛减轻，或溃疡愈合。随症加减：如大便秘结，舌苔黄厚，中焦实热壅盛者，当重用大黄，甚或加芒硝以软坚散结；若舌红、心烦诸血热指征明显者，加赤芍、牡丹皮；如小便短赤热痛，重用生地黄，加竹叶以导心火下行；如体弱便溏者减轻大黄用量，重用蒲公英，加生山药以护脾气；如咽喉肿痛者，加山豆根、桔梗、甘草以清热解毒、利咽消肿；如进药 3 剂效不显者，加制附子、肉桂反佐之以引火归原。（2）治本关键在于益脾滋肾：一重健脾益气，二重滋肾育阴，三重疏肝理气，选用《柳洲医话》一贯煎加党参、黄芪、白术、甘草等以益气健脾，培补后天。水煎服，隔日 1 剂，一般 5～10 剂可防复发。⑤

5. **加味龙胆泻肝汤** 龙胆草 2～5 克、栀子 6～10 克、黄芩 6～10 克、柴胡 6～10 克、生地黄 6～10 克、当归 6～10 克、木通 6～10 克、泽泻 6～10 克、竹叶 6～10 克、车前子（包煎）12～20 克、地榆 12～20 克、甘草 3～6 克。随症加减：兼表证，加薄荷（后下）；兼阴虚，酌加麦冬、石斛；湿浊重，加藿香、佩兰。陈性双等用上方治疗 211 例小儿口疮，有效率 99.6%。⑥

6. **苓砂汤** 茯苓 6 克、白术 6 克、桂枝 4 克、灯心草 6 克、朱砂（冲服）0.5 克、生甘草 2 克。以上为 2 岁小儿量，可根据年龄酌情增减。每日 1 剂，水煎服，连服 5 剂为 1 个疗程，不愈者，可隔日再服 1 个疗程。柴英勤等用上方治疗小儿复发性口疮 50 例。结果：痊愈（1 年内未复发）36 例，好转（口疮愈合后，1 年内有复发，但症状次数均改善）12 例，无效（经 2 个疗程口疮未愈，或愈后复发同前）2 例。总有效率 96%。⑦

① 潘文昭，等.中药治疗小儿溃疡性口腔炎 83 例[J].广西中医药,1987,10(3)：24-25.
② 孙梦甜,陈文利.加味泻黄散治疗小儿疱疹性咽峡炎的临床分析[J].中国医药导报,2017,19(2)：178-179.
③ 刘晓菲,崔文成.崔文成教授治疗小儿疱疹性咽峡炎的经验[J].云南中医中药杂志,2013,34(8)：6-7.
④ 王道涵,王素梅.王素梅教授辨治小儿口疮经验[J].吉林中医药,2011,31(12)：1162-1163.
⑤ 刘昭坤.复发性口腔溃疡治分标本[J].河南中医,1997,17(6)：342.
⑥ 陈性双,等.龙胆泻肝汤治疗小儿口疮 211 例[J].陕西中医,1991(8)：354.
⑦ 柴英勤,等.苓砂汤治疗小儿复发性口疮 50 例[J].辽宁中医杂志,1990(9)：39.

7. **钱氏泻黄散** 藿香叶 10 克、生石膏（先煎）15 克、栀子 6 克、甘草 6 克、防风 6 克。随症加减：邪热较盛，溃疡面较大，疼痛剧者，加黄连 3～5 克、竹叶 6 克、生地黄 10 克；口臭苔腻，口腔黏膜水肿者，加鸡苏散（包煎）10 克、车前子（包煎）10 克；大便秘结者，加大黄 3～5 克泡服；食欲不振者，加神曲 10 克、山楂 10 克。症状缓解后可酌情加茅根 15 克、麦冬 10 克、山药 10 克。王琮本用上方加减治疗小儿口疮 32 例，服药 1～2 剂后体温正常者 23 例，占 72%；服药 3～4 剂后体温正常者 7 例，占 22%；其余 2 例服药 6 剂后体温恢复正常。溃疡平均消退时间为治疗后 5 天。①

8. **大黄黄连泻心汤** 大黄（后下）3 克、竹叶 3 克、黄连 3 克、五倍子 5 克、黄芩 6 克、大青叶 6 克。随症加减：热甚者，加生石膏；津耗伤者，加玄参、麦冬。口腔溃疡面大者，外用吴茱萸研末醋调包涌泉穴，同时加强口腔护理，适当予冰硼散吹入口疮表面。每日 1 剂，水煎服。体温达 40℃ 以上者结合物理降温。李细春用上方加减治疗小儿急性口疮 33 例，服药 1 天退热者 10 例，2 天退热者 16 例，3 天退热者 7 例，溃疡在 2～5 天内痊愈者 25 例，5～7 天内痊愈者 8 例。②

9. **银翘散化裁** 金银花 10 克、连翘 6～10 克、桔梗 6～10 克、天花粉 6～10 克、玄参 6～10 克、麦冬 6～10 克、淡竹叶 6～10 克、板蓝根 6～10 克、甘草 6～10 克。重症者，加生石膏（先煎）10～20 克、芦根 10～20 克、石斛 6～10 克、火麻仁 5～10 克。每日 1 剂，水煎 2 次，分 2～3 次服。外用淘米水煮沸冷却后，以棉签蘸洗溃疡面。曹晶明用上方治疗小儿口疮 48 例，服 2 剂痊愈者 18 例，3 剂痊愈者 15 例，5 剂痊愈者 14 例，无效 1 例。③

10. **清热泻脾散** 生石膏（先煎）、生地黄、栀子、黄芩、黄连、茯苓、淡竹叶、灯心草。其中生石膏 1 岁以内用 15 克，余药 1 岁以内用 3 克，1 岁以上均加倍，灯心草适量。每日 1 剂，水煎服。江镒基用上方治疗小儿疱疹性口炎 86 例，平均退热时间 2.3 天，平均治愈时间 3.47 天。④

11. **沙参麦冬汤** 沙参 6～9 克、麦冬 6～9 克、玉竹 6～9 克、天花粉 6～9 克、扁豆 6～9 克、桑叶 6～9 克、甘草 3～6 克、大青叶 9～12 克、人中白 9～12 克。随症加减：大便燥，加大黄（后下）3～6 克；热甚，加青蒿 9～12 克、野菊花 9～12 克；舌质红少苔者，加知母 9 克、石斛 9 克；营养不良去大青叶，加太子参 9～12 克。每日 1 剂，水煎服。韦振群用上方加减治疗小儿口疮 34 例，全部治愈。⑤

12. **口疮八味汤** 大青叶 30 克、鲜生地黄 30 克、生石膏（先煎）30 克、鲜芦根（去节）30 克、玄参 10 克、赤芍 10 克、粉牡丹皮 10 克、生甘草 5 克。每日 1 剂，水煎 2 次，每次 150 毫升，分 5～6 次饮服。一般服药 3～6 剂。每次处方 2～3 剂，大部分患者 1 次就诊症状即有改善。郭安玲等用上方治疗口疮 40 例，就诊时发热者 32 例，经服药 4 天内退热者 29 例（90.6%），口痛一般在热退的同时逐渐消失。口腔溃疡在热退后 1～2 天愈合。⑥

单　方

1. **穴位敷贴** 组成：吴茱萸 20 克、胆南星 10 克、肉桂 6 克。制备方法：上药研末过 200 目筛。用法用量：以醋调药末敷足心涌泉穴，每日 1 换；同时以冰硼散涂于口腔患处，每日 2 次。脾胃积热者口服清热解毒口服液，心火上炎者口服导赤丸。临床应用：刘淑娥将 80 例小儿急性球菌性口炎随机分为两组各 40 例。治疗组用上方治疗。对照组只采用冰硼散涂于患处并口服清热解毒口服液和导赤丸。3 天为 1 个疗程，连续进

① 王琮本.钱氏泻黄散治疗小儿口疮 32 例[J].湖北中医杂志,1989(1):24.
② 李细春.大黄黄连泻心汤治疗小儿急性口疮 33 例[J].湖南中医杂志,1988(4):44-45.
③ 曹晶明.银翘散化裁治疗小儿口疮 48 例[J].广西中医药,1988(5):14.
④ 江镒基.清热泻脾散治疗小儿疱疹性口炎 86 例[J].中西医结合杂志,1986(4):242.
⑤ 韦振群.沙参麦冬汤加减治疗小儿口疮 34 例[J].陕西中医,1984(1):16.
⑥ 郭安玲,等.口疮八味汤的临床应用[J].上海中医杂志,1981(5):28.

行 3 个疗程。治疗组总有效率明显优于对照组（$P < 0.01$）。①

2. 大黄冰片涂漱法　组成：大黄、冰片。制备方法：上药按 10∶2 比例配制。用法用量：婴幼儿，将药碾成细粉，用冷开水将消毒棉签浸湿，粘少许干药粉，涂于患处，每日 3～6 次，3～5 日可愈；年长儿，将药浓煎成汤液，直接口腔含漱，每日 4～6 次，每次 5～10 分钟，2～5 日可愈。临床应用：李建成治疗 1 例小儿口腔溃疡，将上药粉连涂 10 余次，2 日后溃疡渐愈。②

3. 釜底抽薪散　组成：吴茱萸、胆南星、大黄。制备方法：上药按 4∶1∶2 配方，共研细末后，与陈醋适量调成糊状。用法用量：涂敷于两足心，外加纱布包扎，12 小时后去之。临床应用：王忠智用上方治疗小儿口疮 98 例，均获痊愈。③

4. 三白散　组成：煅人中白、白及粉、云南白药。制备方法：上药按 5∶3∶1 配方，共研细末，装瓶备用。用法用量：用药前以淡盐水清洁口腔，继以药末吹于疮面，每日早晚各 1 次，5 天为 1 个疗程。临床应用：周炜用上方治疗 23 例小儿口疮患儿，1 个疗程痊愈 7 例，2 个疗程痊愈 13 例，3 个疗程痊愈 3 例。④

5. 黄白一三汤　组成：川黄连、杭白芍。制备方法：上药比例为 1∶3，均用生品。用法用量：水煎服，隔日 1 剂，每日服 1 次，连服 3 剂为 1 个疗程；周岁以内，每剂用黄连 1 克、白芍 3 克；1～3 岁者，服 2 倍量；3～6 岁，服 3 倍量；6 岁以上者服 4 倍量。临床应用：谢韶祥用上方治疗小儿口疮 123 例，大多在 1～2 个疗程内见效或临床治愈，经 3 个疗程治愈者其病史均在 3～5 年以上，共 16 例，本组治愈后有 7 例复发，继续用药仍有效。⑤

6. 五倍子散　组成：五倍子 9 克、川黄连 3 克。制备方法：上药共研细末，过 200 目筛，贮瓶备用。用法用量：使用时取药末适于杯中，以清水浸过药面，并加白酒 1～2 滴，然后将药杯置锅内隔水炖 10～15 分钟，待冷后，取消毒棉签蘸药水涂患处，次数不拘，至愈为度。临床应用：李北海用上方治疗小儿口腔炎 50 余例，均获良效。⑥

7. 蜘矾散　组成：白矾 60 克、屋角蜘蛛 6 个（活）、冰片 0.15 克。制备方法：先将白矾用砂锅熔化，再入蜘蛛，直至白矾全部成为枯矾，去火，剔去蜘蛛遗体，入冰片，研为极细末即可。用法用量：用竹筒或纸筒将适量药末吹于患处。临床应用：李景瑞用上方治疗百余例小儿口疮，病轻者 1 次即愈，重者 3 次即愈。⑦

中 成 药

1. 疏风解毒胶囊　组成：虎杖、连翘、板蓝根、柴胡、败酱草、马鞭草、芦根、甘草（规格为每粒 0.52 克）。用法用量：餐后 30 分钟温水冲服，<1 岁，每次半粒；1～3 岁，每次 1 粒；3～7 岁，每次 1.5 粒；7～14 岁，每次 2 粒；每日 3 次。临床应用：刘呈祥将 70 例疱疹性咽峡炎患儿随机分为对照组 33 例和治疗组 37 例。治疗组用上方治疗。对照组给予利巴韦林静脉滴注，每日每千克 10～15 毫克，每日 2 次。结果：两组主要临床症状体征恢复时间、治疗期间使用退热药次数、临床疗效比较，治疗组均优于对照组（$P < 0.05$）。综上，疏风解毒胶囊能够加快疱疹性咽峡炎患儿恢复，减少退热药物的使用。⑧

2. 蒲地蓝口服液　用法用量：每日 3 次，连服 6～12 天。6～12 个月，每次 1/3 支；1～2 岁，每次 1/2 支；2～4 岁，每次 2/3 支；4～5 岁，每次 1 支。个别重症者同时给予西瓜霜喷剂，或经口直

① 刘淑娥.穴位贴敷治疗小儿急性球菌性口炎 40 例[J].中国中医急症,2013,22(3):463－464.
② 李建成.外治法在儿科急症中的运用举隅[J].新中医,1991(3):32－33.
③ 王忠智.釜底抽薪散治疗小儿口疮 98 例[J].浙江中医杂志,1990,(7):304.
④ 周炜.三白散治疗小儿顽固性口疮[J].浙江中医杂志,1990(9):418.
⑤ 谢韶祥.黄白一三汤治疗小儿口疮[J].中医杂志,1987(7):32.
⑥ 李北海.小儿口腔炎[J].广西中医药,1982(6):6.
⑦ 李景瑞.治小儿口疮验方[J].中医杂志,1966(1):13.
⑧ 刘呈祥.疏风解毒胶囊治疗小儿疱疹性咽峡炎 37 例[J].河南中医,2015,35(7):1695－1696.

接雾化吸入。临床应用：蒋金财等加用蒲地蓝口服液治疗小儿疱疹性口炎患者120例，疗效明显优于单纯使用抗生素、利巴韦林（$P<0.05$）。[1]

3. 抗病毒口服液　用法用量：5岁以下每日20毫升，分3次口服；5岁以上每日30毫升，分3次口服，疗程6天。临床应用：赵文华等将110例原发性疱疹性口炎患儿随机分为治疗组58例和对照组52例。治疗组用上方。对照组应用三氮唑核苷片（广东华南制药厂生产）治疗，按10毫克/（千克·天）计算，分4次口服，疗程6天。受试者在治疗期间同时加用复方硼砂液含漱或擦拭，不用其他药物治疗。结果：治疗组平均退热时间为3.63天，溃疡消除时间平均为4.8天，与对照组相比，疗效明显优于对照组（$P<0.01$）。[2]

4. 双黄连口服液　用法用量：每次10毫升/支口服，每日3次，婴儿酌减，连续用药3天后复诊。临床应用：岳朝晖等用上方治疗原发性疱疹性口炎无合并症患者107例，总有效率85.98%。[3]

5. 六神丸　用法用量：1岁2粒，每增1岁递增2粒，最高用到13粒。每日2次，早晚含化服用。严重病例除口服外，可将六神丸研为细末，清水调匀轻轻涂在溃疡面上。服六神丸前用生理盐水或3%过氧化氢溶液清拭口腔，尤其侧重溃疡面的清洗。临床应用：于静华用本方治疗小儿急性溃疡性口炎26例，六神丸用药时限为5～7天，3天后大部分患儿好转，体温有所下降。5天体温恢复正常者18例，黏膜充血、水肿好转，溃疡面渐平；其余8例7天后体温全部恢复正常，溃疡面痊愈。[4]

① 蒋金财，等.蒲地蓝消炎口服液佐治小儿疱疹性口炎疗效观察[J].现代中西医结合杂志，2008,17(31)：4853－4854.
② 赵文华，等.抗病毒口服液治疗原发性疱疹性口炎[J].中国中医药信息杂志，2003,10(3)：67－68.
③ 岳朝晖，等.双黄连口服液治疗原发性疱疹性口炎107例疗效观察[J].贵阳中医学院学报，1999,21(4)：24.
④ 于静华.六神丸治疗小儿急性溃疡性口炎26例[J].新中医，1994(12)：41.

儿童龂齿症

概　述

《说文》载："龂，齿相切也。"龂齿作为一种症状，部分急性病发生抽搐痉挛时，亦可有龂齿表现。然本文所探讨之龂齿，主要针对小儿眠中上下齿相磨切有声而言。

儿童龂齿症，又有齿龂、嘎齿等名。常与精神紧张、咬合障碍有关，其病机涉及阳明经热、饮食积滞、心火亢盛等。辨证分为四型。(1) 大肠实热型：大便数日或是数周一行，夜寐龂齿，蹬被躁扰，时有腹痛，纳呆不欲食，肌肤热，舌苔黄燥，脉滑数。治宜苦寒通下、清大肠之实热。(2) 阳明胃热型：热病后期，口干欲冷饮，口气秽臭，纳食不振，夜卧呼热而推被，寐中龂齿不停，盗汗，舌质红，苔薄黄而干，脉数而滑。治宜甘寒清热，少佐苦寒。(3) 食积停滞型：纳食呆滞，形体消瘦，强食则欲恶，白昼玩耍而不疲，夜深方眠，眠即梦话与龂齿不断，时嗳气，矢气，气出皆臭，大便不畅，苔厚腻，脉弦。治宜消食导滞、健脾和胃。(4) 心火亢盛型：口舌生疮，疼痛不欲食，小便短频，时有疼痛，口干欲冷饮，夜寐多梦话，龂齿，舌质红赤，多处溃疡，脉数。治宜清心泻火。

在治疗本病的同时，日常生活的调理十分重要。饮食方面应杜绝暴饮暴食，避免过多食入肥甘厚味，尤晚餐宜少、清淡，防止加重脾胃积热。忌睡前过度兴奋，保证充足的睡眠。保持患儿心情愉快，避免给予其过度精神压力。

辨　证　施　治

1. 刘金渊分 2 型

(1) 脾虚痰湿型　症见形体消瘦，牙齿因动摇而脱落，舌边有齿印，舌质淡红，苔薄腻，脉弦滑。证属脾虚痰湿龂齿之证。治宜健脾化湿。方用二陈汤加减：陈皮 10 克、法半夏 10 克、茯神 20 克、芦根 20 克、甘草 6 克、淮山药 30 克。龂齿消失后，可改用陈夏六君汤健脾理胃和中，以善其后，进一步巩固疗效。

(2) 心肾不交型　症见夜间磨牙，脉细数，舌淡红少苔。证属心肾不交龂齿之证。治宜交通心肾、养心安神。自拟经验方：淮山药 25 克、芡实 10 克、莲子心 10 克、柏子仁 10 克、黄连 10 克、红枣 30 克、夜交藤 30 克、熟地黄 20 克、肉桂 3 克。临床观察：刘金渊用上方治疗 1 例龂齿患儿夜间龂齿，上药 5 剂后龂齿消失。随访两年，龂齿未发。[①]

2. 刘芳分 2 型

(1) 脾胃炽热型　症见睡中磨牙，咯咯作响，响声大，可伴面红唇赤，口臭，尿黄，大便秘结等，舌质红苔黄，脉略滑数。方用清胃散：黄连、升麻、生地黄、牡丹皮、当归等。方中黄连苦寒泻火，直折胃腑之热；升麻清热解毒，轻清升散，有"火郁发之"之意；生地黄凉血滋阴；牡丹皮凉血清热；当归养血活血。诸药合用，共奏清胃凉血之效，使上炎之火得降。

(2) 胃阴虚型　症见唇燥口干，嘈杂，干呕，

---

① 刘金渊.龂齿漫谈[J].山东中医杂志,1983(3)：31－32.

或吞咽不利,喜饮,纳差,食后胸膈不适,甚则干呕呃逆,大便干结,小便短少,舌中心绛干,少苔,或舌光,干绛,脉细数等。药用生地黄、麦冬、北沙参、玉竹、冰糖等。方中生地黄、麦冬味甘性寒,养阴清热,生津润燥,为甘凉益胃之上品;北沙参养阴生津,以加强生地黄、麦冬益胃养阴之力;玉竹、冰糖濡养肺胃,调和诸药。并根据患儿伴随症状而随症加减:如伴有恶心、呕吐,加半夏、生姜;打嗝嗳气,加丁香、竹茹;小便黄赤,加淡竹叶;大便干燥,加麻子仁、郁李仁;夜眠不安,加酸枣仁、茯苓等。[1]

3. 王奕儿等分3型

(1)心脾积热型　症见夜间磨牙反复发作,磨牙声音响亮,面赤,唇红,烦躁,或多啼,口干或渴,大便干结,小便黄赤,舌红苔黄腻,脉滑或指纹青紫。治宜清心泻脾。方用清热泻脾散加减:黄连、生地黄、灯心草、石膏、栀子、茯苓、茵陈、防风、连翘、甘草。随症加减:大便秘结者,酌加大黄以通腑泄热;口干喜饮者,加石斛、玉竹养阴生津。

(2)脾虚夹积型　症见夜间磨牙反复发作,病程较久,磨牙声音较低,神疲乏力,面色萎黄,形体消瘦,或不思乳食,食则饱胀,腹满,喜伏卧,或有脘腹胀满,呕吐酸馊,夜寐不安,大便溏薄,每日2～3次,夹有乳片或食物残渣,舌淡,苔白腻,脉细弱或细滑。治宜健脾消积。方用健脾丸加减:党参、白术、茯苓、焦山楂、焦麦芽、焦神曲、陈皮、白豆蔻、胡黄连、甘草。随症加减:若湿重,苔厚腻者,加藿香、佩兰、石菖蒲以化湿醒脾;舌淡、体胖,腹胀喜按者,加砂仁、厚朴温中运脾。

(3)虫积型　症见夜间磨牙,睡眠不安,易烦,绕脐周疼痛时作时止,能食而瘦,或有纳呆,经常鼻痒,唇内有粟状颗粒或面部有白色虫斑,或巩膜蓝斑,大便时秘时烂,脉时大时小。治宜驱虫为主,佐以健脾理气化湿,以化虫丸为主方。药用使君子、芜荑、鹤虱、苦楝根皮、槟榔、木香、茵陈、五谷虫、连翘、防风、甘草。驱虫后再给予参苓白术

散以健脾理气固本。以上三型常需选加石菖蒲、远志、牡蛎、蝉蜕、钩藤以宁心安神止痉。每日1剂,水煎2次,分次服。临床观察:王奕儿等用上方辨证治疗94例反复发作夜间磨牙患儿,其中心脾积热型53例,脾虚夹积型29例,虫积型12例。经治疗后临床症状均消失,全部治愈,平均用药时间为8.42天,随访1年未见复发。[2]

4. 陈培村分5型

(1)大肠实热型　症见腹痛,大便不行,自服通便药后大便仍不畅,脾气暴躁,夜不安寐,龄齿不绝,纳呆不欲食,手肤热,苔黄燥,脉滑数,按其腹部胀硬不柔和。治宜苦寒通下。方用小承气汤:生大黄(后下)6克、厚朴6克、枳实9克。每日1剂,水煎2次,先服1汁,服3小时内得大便者则弃2汁,若无大便,续服2汁。临床观察:陈培村用上方治疗1例大肠实热型儿童龄齿证,1剂龄齿大减,2剂诸症悉平。

(2)阳明胃热型　症见自感内热颇盛,口干引冷饮,口气秽,纳食振,夜卧呼热而推被,寐中龄齿不停,盗汗甚,舌红苔薄黄干,脉数偏滑,良由外感后邪热内入阳明胃经,好在邪初入阳明,热尚未内结成实。治宜甘寒清热,少佐苦寒。方用白虎汤加味:生石膏(先煎)20克、知母9克、竹叶9克、生甘草3克、川黄连1.5克。每日1剂,水煎2次,分2次服。另用芦根90克,分3天煎汤,候凉后代茶饮。临床观察:陈培村用上方治疗1例阳明胃热型儿童龄齿证,服药3剂而愈。

(3)消化不良型　症见形体消瘦,纳呆滞,荤素食皆厌,曾多处就诊,称其奶痨,经用割治法治疗未见效,然精神特好,白昼玩耍而不疲,夜深方肯眠,眠即梦话与龄齿不断。大便日行不畅,苔厚腻,脉象偏弦,此消化不良之症,脾不磨谷,胃不杀谷,食虽少,但长久来食积成滞,脾胃之气日钝,直至厌食不纳也。治疗妄投健脾不妥,惟有先予消导,消其宿食之滞,再议健运。方用自拟方:莱菔子9克、麦芽9克、瓜蒌9克、三棱6克、山楂曲6

① 王焱,刘芳.刘芳教授治疗小儿磨牙经验[J].中国中西医结合儿科学,2013,5(5):407-408.
② 王奕儿,等.辨证分型治疗小儿磨牙94例[J].新中医,2009,41(6):69.

克、鸡内金 6 克、枳实 4.5 克。每日 1 剂,水煎 2 次,分 2 次服,可配合针刺足三里(双)、丰隆(双),留针。临床观察:陈培村用上方治疗 1 例消化不良龋齿患儿,3 剂症状减,食欲增,再进 3 剂龋齿除,又服上方 5 剂加健脾之品调理善后。

(4)心火亢盛型 症见少食,舌上生疮,疼痛而不能食也,小便短频,自诉小便时疼痛,口干欲冷饮,夜寐多梦话、龋齿,舌红赤,舌体多处溃疡,脉数。查见其阴茎头包皮红肿明显。此心火亢盛,且移热于小肠也。治宜苦寒直折火邪。药用川黄连 2 克、竹叶 9 克、车前子 9 克、知母 6 克、焦栀子 4.5 克、生甘草 3 克、生地黄 10 克。每日 1 剂,水煎 2 次,候冷多次分服。临床观察:陈培村用上方治疗 1 例心火亢盛型儿童龋齿证,3 剂症好转,6 剂而诸症痊愈。

(5)心神不宁型 寐而突然惊哭,龋齿,抚拍之方安,不久又作,数日夜寐俱如此,白天精神略显不足,饮食二便均正常,舌净,脉象稍弦。药用柴胡 6 克、枣仁 6 克、茯苓 6 克、党参 6 克、蝉蜕 6 克、牡蛎 15 克、龙骨 15 克。每日 1 剂,水煎 2 次,分 2 次服。临床观察:陈培村用上方治疗治疗 1 例心神不宁型儿童龋齿证,2 剂后症缓,3 剂后病愈。[①]

5.傅建华等分 4 型

(1)肝肾阴虚型 症见骨蒸潮热,烦躁易怒,头目眩晕,耳鸣耳聋,自汗盗汗,睡眠梦多,牙齿动摇,足跟作痛,大便干燥,小便黄赤,至夜磨牙,舌质红苔润,脉细数。治宜滋补肝肾,祛风解痉。方用知柏地黄汤加味:熟地黄、茯苓 12 克、山茱萸 12 克、僵蚕 12 克、地龙 12 克、白芍 12 克、牡丹皮 9 克、泽泻 9 克、秦艽 9 克、知母 6 克、黄柏 6 克、全蝎 6 克、防风 6 克。

(2)心胃火炽型 口渴面赤,心胸烦热,意欲冷饮,口舌生疮,小溲赤涩,大便干燥,口气热臭,时有牙痛牵引头脑,满面发热,舌红少苔,脉滑大而数。治宜清心胃之火,兼熄风解痉。方用清胃散合导赤散加味:升麻 15 克、生地黄 12 克、牡丹皮 12 克、赤茯苓 12 克、僵蚕 12 克、牛膝 12 克、麦冬 12 克、当归 9 克、木通 9 克、地龙 9 克、黄连 6 克、生甘草 6 克、竹叶 6 克、全蝎 6 克、石膏 20 克。

(3)气血两虚型 气短自汗,唇淡面白,语言低微,四末微冷,腹胀便溏,时筋惕肉瞤,头晕心悸,至夜磨牙,舌质淡苔白,脉细弱无力。治宜补益气血、解痉熄风。方用八珍汤加味:党参 15 克、当归 15 克、首乌 15 克、阿胶 15 克、白术 12 克、茯苓 12 克、白芍 12 克、熟地黄 12 克、僵蚕 12 克、川芎 9 克、地龙 9 克、防风 9 克、炙甘草 6 克、全蝎 6 克。

(4)脾胃湿滞型 四肢无力,倦怠嗜卧,头重如裹,脘腹胀满,呕吐恶心,噫气吞酸,吐痰黏稠,口中无味,大便溏泻,至夜磨牙,舌苔白腻厚,脉濡而缓。治宜健脾利湿、祛痰熄风。方用二陈汤加味:半夏 9 克、僵蚕 9 克、茯苓 9 克、桔梗 12 克、陈皮 9 克、苍术 9 克、藿香 9 克、地龙 9 克、防风 9 克、白术 9 克、炙甘草 6 克、砂仁 6 克、川厚朴 6 克、全蝎 6 克。

临床观察:傅建华等用上方辨证治疗龋齿 96 例(12～48 岁),其中痊愈者(临床症状消失、磨牙停止,观察 1 年未复发)72 例,占 75%。[②]

经 验 方

1.乌梅汤加减 乌梅 4 克、炒川椒 1 克、黄连 1 克、当归 6 克、太子参 6 克、神曲 6 克、白术 6 克、桂枝 2 克。水煎服。健脾和胃,安蛔驱虫。梅君等用上方治疗 1 例因蛔虫引起龋齿的患儿,3 剂后病症消失。[③]

2.藿香正气散加减 藿香 10 克、紫苏梗 10 克、紫苏叶 10 克、枳壳 10 克、桔梗 10 克、黄芩 10 克、连翘 10 克、浙贝母 10 克、半夏 10 克、陈皮 10 克、茯苓 10 克、炒薏苡仁 10 克、焦神曲 10 克、焦山楂 10 克、炒莱菔子 10 克、炙甘草 6 克。每日 1 剂,水煎服。王秀玲等采用疏运脾胃、调气和中法治疗 1 例小儿龋齿,服药 4 剂,患儿磨牙症状较前明显减轻,再予上方加焦麦芽 10 克,服药 7 剂后,

① 陈培村.儿童龋齿的证治[J].辽宁中医杂志,1991(12):25-26.
② 傅建华,等.龋齿治验[J].中医杂志,1985(6):32.
③ 梅君,等.浅谈以舌辨证的临床应用价值[J].中华中医药杂志,2017,32(1):181-183.

患儿夜间磨牙症状消失。①

3.香砂六君子汤加味 党参15克、白术15克、茯苓15克、半夏15克、远志15克、炙甘草6克、木香10克、砂仁10克、陈皮10克、僵蚕10克、柴胡10克、郁金10克、钩藤20克、酸枣仁20克等。每日1剂,水煎服,分3次口服,嘱睡前2小时服1次。陈思钧等用上方治疗1例脾虚肝风内扰之龀齿,半月后同屋之人诉其近几日磨牙声响明显减轻,后随症加减,调理一月有余,磨牙基本消失。②

单 方

1.芦根代茶饮 组成:芦根40克。用法用量:开水浸泡20分钟后代茶频饮,每日1剂。上方可清内热、除烦躁,对内热所致入睡磨牙有较佳的疗效,儿童起效则更为迅速。③

2.红糖送服陈皮 组成:红糖、陈皮。用法用量:入睡磨牙患儿每晚睡前吃一小块陈皮,用红糖水送下,连续服用2~3天,对成人及小儿磨牙均有一定的效果。④

3.芍药甘草汤加减 组成:醋制白芍30克、炙甘草10克、蝉蜕10克。功效:柔肝缓急,解痉祛风。临床应用:石宜明用此方治疗1例患儿睡中龀齿已年余,经驱虫、清胃泄热等治疗无效者。患儿服上药,3剂后龀齿减轻,继服3剂后痊愈。以后偶尔复发,仍服上方即愈。⑤

① 王秀玲,李新民.藿香正气散加减治疗小儿龀齿[J].山西中医,2012,28(3):26.
② 陈思钧,徐辉甫.徐辉甫运用健脾熄风法治疗小儿磨牙2例[J].现代中医药,2012,32(6):1-2.
③ 郭旭光.孩子夜间磨牙探因[N].上海中医药报,2018-3-30(010).
④ 同上.
⑤ 石宜明.芍药甘草汤治小儿睡中龀齿[J].四川中医,1987(3):18.

传染病

麻　疹

概　述

麻疹是由麻疹病毒引起的一种具有高度传染性的急性呼吸道传染病。经呼吸道传播，或与患者密切接触或直接接触麻疹患者的鼻咽分泌物亦可传播。麻疹疫苗的接种有效地降低了麻疹发病率和死亡率。

麻疹患者感染病毒后，其免疫反应受到抑制，常并发喉炎、支气管肺炎或结核病恶化，特别是营养不良或免疫功能缺陷的儿童，可发生重型麻疹，并发重型肺炎、脑炎而导致死亡。

麻疹的潜伏期大多为6～21天（平均10天左右），初热期有发热、咳嗽、喷嚏等类似感冒的表现，但发热渐高，目赤多泪，畏光羞明，于发病2～3天时口腔出现麻疹黏膜斑，发热3～4天后进入见形期，此期高热起伏，咳嗽加剧，纳呆嗜睡，分批出疹。皮疹先见于耳后、发际，渐遍及全身，最后达手心与足心，3～4日出齐，并进入恢复期。恢复期皮疹按出疹顺序消退，疹退后皮肤见脱屑及色素沉着，体温渐降，全身症状随之好转。

无并发症者，食欲、精神等全身症状逐渐好转，整个病程10～14天。麻疹最常见的并发症有肺炎、喉炎、心肌炎、神经系统损害、结核病恶化、营养不良与维生素A缺乏症。

中医称之为"麻毒"，亦称"痧疹"，属中医"温病"范畴。《小儿药证直诀·疮疹候》中指出："小儿在胎食五脏血秽，伏于命门，若遇天行时热，或乳食所伤，或惊恐所触，则其毒当出"。《麻疹会通》言："麻非胎毒，皆属时行，气候暄热，传染而

成。"麻毒时邪从口鼻而入，侵犯肺脾。麻毒为阳毒、热毒，属疫疠之邪，麻毒经口鼻而入，先伤肺卫，继而蕴于肺胃，发于肌肤，而见麻疹。

辨 证 施 治

1. 韩新民分6型

顺证

（1）邪犯肺卫型　方用宣毒发表汤加减：升麻、芫荽、葛根、荆芥、防风、薄荷、连翘、前胡、牛蒡子、桔梗、甘草。

（2）邪入肺脾型　方用清解透表汤加减：桑叶、菊花、金银花、连翘、牛蒡子、蝉蜕、西河柳、葛根、升麻、紫草、甘草。

（3）阴津耗伤型　方用沙参麦冬汤加减：沙参、玉竹、麦冬、天花粉、桑叶、扁豆、玄参、甘草。

逆证

（4）麻毒闭肺型　方用麻杏石甘汤加减：麻黄、生石膏、杏仁、黄芩、虎杖、鱼腥草、甘草。

（5）麻毒攻喉型　方用清咽下痰汤加减：玄参、桔梗、甘草、牛蒡子、贝母、瓜蒌、射干、荆芥。

（6）毒陷心肝型　方用羚角钩藤汤加减：羚羊角、钩藤、桑叶、菊花、茯神、川贝母、鲜生地黄、白芍、甘草、竹茹。[①]

2. 陈运生分6期

顺证

（1）初热期　症见发热咳嗽，微恶风寒，喷嚏流涕，咽喉肿痛，两目红赤，泪水汪汪，畏光羞明，神烦哭吵，纳减口干，小便短少，大便不调，发热第2～3天，口腔两颊黏膜红赤，贴近白齿处可见麻

---

① 韩新民.中医儿科学[M].北京：高等教育出版社，2008：253－255.

疹黏膜斑,周围红晕,舌质偏红,苔薄白,或苔薄黄,脉象浮数。治宜辛凉透表、清宣肺卫。方用宣毒发表汤加减。推拿疗法:推攒竹、分推坎宫、推太阳、擦迎香、按风池、清脾胃、清肺经、推上三关。

(2)出疹期 症见壮热不退,起伏如潮,肤有微汗,烦躁不安,目赤眵多,皮疹布发,疹点细小而稀少,皮疹逐渐稠密,疹色先红后暗,皮疹凸起,触之碍手,压之褪色,大便干结,小便短少,舌质红赤,苔黄腻,脉数有力。治宜清热解毒,佐以透疹。方用清解透表汤加减。药物外治:①芫荽子(或新鲜茎叶)适量,加葱白、黄酒同煎取汁,趁热置于罩内薰蒸,然后擦洗全身,再覆被保暖,以取微汗。②麻黄15克、芫荽15克、浮萍15克、黄酒60毫升,加水适量煮沸,让水蒸气满布室内,再用毛巾蘸取温药液,包敷头部、胸背;也可用西河柳30克、荆芥穗15克、樱桃叶15克煎汤熏洗。均可用于麻疹初热期,或出疹期,皮疹透发不畅者。推拿疗法:拿风池、清脾胃、清肺金、水中捞月、清天河水、按揉二扇门、推天柱。

(3)收没期 症见麻疹出齐,发热渐退,精神疲倦,夜睡安静,咳嗽减轻,胃纳增加,皮疹依次渐回,皮肤可见糠麦夫样脱屑,并有色素沉着,舌红少津,苔薄净,脉细无力,或脉细数。治宜养阴益气、消解余邪。方用沙参麦冬汤加减。中药选用鲜芦根、鲜白茅根、鲜石斛各30克,煎汤代茶。适用于收没期之肺阴损伤证。推拿疗法:补脾胃、补肺金、揉中脘、揉脾胃俞、揉足三里。

逆证

(4)麻毒闭肺 症见高热不退,面色青灰,烦躁不安,咳嗽气促,鼻翼煽动,喉间痰鸣,唇周发绀,口干欲饮,大便秘结,小便短赤,皮疹稠密,疹点紫暗,舌质红赤,苔黄腻,脉数有力。本证为麻毒闭肺,属麻疹疾病过程中逆变重证之一。治宜宣肺开闭、清热解毒。方用麻杏石甘汤加减。中药选用蒲公英、大青叶各500克,加工成缩液750毫升。每次服3~5毫升,每日3次。适用于麻毒闭肺证。药物外治:牵牛子15克、明矾30克,研末,加少许面粉用醋调成糊状,敷贴双侧涌泉穴,每日1次,5~7天为1个疗程。适用于麻疹并发肺炎者。

(5)麻毒攻喉 症见咽喉肿痛,或溃烂疼痛,吞咽不利,饮水呛咳,声音嘶哑,喉间痰鸣,咳声重浊,声如犬吠,甚则吸气困难,胸高胁陷,面唇紫绀,烦躁不安,舌质红赤,苔黄腻,脉象滑数。本证为麻毒上攻,痰热互结,壅阻咽喉,属麻疹病变中逆证之一。治宜清热解毒、利咽消肿。方用清咽下痰汤加减。中成药选用六神丸,含化,1岁1粒,2岁2粒,3岁3~4粒,4~8岁5~6粒,9~15岁8~9粒,每日3次。适用于麻毒攻喉证。

(6)毒陷心肝 症见高热不退,烦躁谵妄,皮疹稠密,聚集成片,色泽紫暗,甚至神识昏迷,四肢抽搐,舌质红绛,苔黄起刺,脉数有力。本证为麻疹逆证中危重险症之一,临床以在麻疹疾病中突然出现神昏谵语、四肢抽搐等症状为特征。治宜清营解毒、平肝熄风。方用羚角钩藤汤加减。

针灸疗法:取肺俞、大椎、曲池。疹前期,加合谷、列缺;出疹期,加尺泽、足三里;咳嗽喘促,痰鸣声响,加膻中、丰隆;咳声嘶哑,加少商、内庭;神昏,加人中、印堂、神门。每日1次,连续2~3天,施用泻法,每次留针15~20分钟。①

经 验 方

1.透疹汤 连翘、金银花、炙麻黄、杏仁、荆芥、蝉蜕等。水煎300毫升,分2次口服。宋晓丹将82例麻疹合并肺炎患者分为治疗组和对照组各41例。对照组给予西医常规内科对症抗病毒、抗感染治疗。治疗组给予西医常规治疗联合透疹汤内服。对比两组患者的发热消退时间、炎症吸收时间及临床治疗效果,并观察并发症发生情况。结果:治疗组患者发热消退时间、炎症吸收时间均优于对照组,差异有统计学意义($P<0.05$);治疗组治疗总有效率100.0%,优于对照组的90.2%,差异有统计学意义($P<0.05$);治疗组其

① 陈运生.小儿麻疹辨治概要[J].江西中医学院学报,2002,14(4):55-56.

他并发症少于对照组($P<0.05$)。①

2. 麻杏石甘汤加味 炙麻黄5克、生石膏(先煎)30克、鱼腥草30克、杏仁9克、黄芩9克、金银花9克、连翘9克、板蓝根12克、甘草6克。随症加减：高热不退重用石膏,加栀子9克;咳嗽痰多,喉间痰鸣,加车前子9克、葶苈子9克、莱菔子9克清热涤痰;皮疹紫红密集成片,加紫草15克、牡丹皮9克凉血解毒透疹;疹出不畅,加葛根12克、升麻5克清凉透疹;腹胀便秘,加大黄9克、玄明粉9克通腑泄热。每日1剂,水煎2次,药汁混合,分早、晚2次服。根据年龄,剂量酌情加减。李惠瑛将小儿麻疹合并肺炎的住院患儿80例随机分为两组各40例。对照组常规给予头孢拉定100毫克/(千克·天)加入0.9%生理盐水静滴,每日2次;利巴韦林针10毫克/(千克·天)加入5%葡萄糖中静脉滴注,每日1次。治疗组在对照组的基础上加麻杏石甘汤加味内服。结果：治疗组治愈34例,好转6例,无效0例。总有效率100%;对照组治愈27例,好转7例,无效6例。总有效率85%。治疗组疗效明显优于对照组。②

3. 清热透疹汤 金银花9克、连翘9克、葛根3克、杏仁6克、荆芥6克、防风6克、蝉蜕6克、牛蒡子6克、升麻6克、延胡索6克、芦根6克、甘草6克。随症加减：壮热烦躁,面红赤,皮疹密集量多,色暗红或为出血疹,加紫草、栀子、赤芍、牡丹皮;咳喘、痰多、呼吸急促,加用黄芩、炙麻黄、葶苈子、桑白皮;高热伤阴,加生地黄、麦冬、玄参、天花粉;热毒攻喉,加玄参、桔梗。每日1剂,水煎取汁混匀约100毫升,少量多次频服,不易口服者可予鼻饲,药量可随年龄适当增减。马敏君等将166例小儿麻疹肺炎患儿随机分为两组,对照组83例中,平均病程(14.00±0.69)天;观察组83例中,平均病程(10.83±1.14)天。两组均符合麻疹合并肺炎的诊断标准。两组均给予常规支持治疗,观察

组在治疗组的基础上加用清热透疹汤。结果：治疗组显效40例,有效42例,无效1例。总有效率98.80%;对照组显效36例,有效41例,无效6例。总有效率92.77%。③

4. 清肺解毒汤加减 麻黄4～9克、杏仁5～12克、甘草4～9克、石膏12～25克。随症加减：热毒炽盛者,可加金银花6～15克、连翘5～12克、黄芩5～10克、鱼腥草6～15克以助清肺化痰之功;热盛伤津者,可加生地黄10～20克、知母9～15克、山药6～12克以生津止渴;咳剧有痰者,加全瓜蒌6～15克、葶苈子4～12克、紫苏子5～12克以降气平喘;疹色不鲜、面色紫暗者,可加赤芍6～12克、牡丹皮4～12克、竹茹4～9克、蝉蜕4～10克以散血活血、清热化斑;呼吸喘促及心率速者,加黄芪6～12克、玄参4～15克以扶正固本;高热不降者,加水牛角10～18克以凉血清热。每日1剂,水煎服,每日2次,每次取汁50～150毫升,连服4～10天,无效者停服。张小兆等将86例麻疹患者随机分为两组。常规治疗组42例采用常规治疗方法如维持水盐、酸碱平衡、补充热量、对症处理等。中药组44例用上方治疗后,发热及皮疹症状改善明显,优于常规治疗组,并发症发生率明显低于常规治疗组(均$P<0.01$)。④

5. 葛根芩连汤加味 粉葛根18～30克、细川连3～9克、怀山药15～30克、淡黄芩6～15克、天花粉18～30克、升麻5～9克、蝉蜕9～18克、薄荷9～18克、甘草6～15克。随症加减：若腹痛者,加延胡索、香附;脘闷者,加莱菔子。每日1剂,水煎服,早晚温服,3天为1个疗程。乔艳贞等用上方加减治疗69例麻疹热利患者,临床治愈44例,好转18例,无效7例。有效率89.86%。⑤

6. 麻疹救逆脑炎汤 生石膏(先煎)30克、犀角(水牛角代)10克、牡丹皮10克、黄芩10克、知母10克、赤芍10克、鲜生地黄20克、黄连9克、

① 宋晓丹.中西医结合治疗麻疹合并肺炎的临床分析[J].中国现代药物应用,2016,10(19):213-214.
② 李惠瑛.中西医结合治疗小儿麻疹合并肺炎疗效观察[J].中医临床研究,2012,4(8):86-87.
③ 马敏君,等.清热透疹汤治疗小儿麻疹肺炎83例[J].山东中医杂志,2009,28(8):534-535.
④ 张小兆,等.清肺解毒汤治疗麻疹86例临床观察[J].新乡医学院学报,2004,21(5):428-429.
⑤ 乔艳贞,等.葛根芩连汤加味治疗麻疹热利69例[J].河南中医,2004,24(5):10.

地龙9克、大青叶12克、玄参12克、桔梗5克、僵蚕5克、板蓝根15克、钩藤(后下)15克、鱼腥草15克。随症加减:呕吐,加玉枢丹;痰多,加猴枣散;若有循环、呼吸衰竭者,煎服人参;便秘,加大黄、玄明粉(冲服);如昏迷惊惕较重者,加苏合香丸;如仍需透疹者,予生麻黄20克、西河柳20克、芫荽子20克、浮萍15克,以水3 000毫升煮开,熏蒸吸入,擦洗手足,每日数次。李良元将108例并发脑炎患者随机分为两组各59例。治疗组病程1~3.5天,平均2天。对照组病程1~3天,平均2天。对照组常规西医治疗,治疗组在对照组的基础上加用麻疹救逆脑炎汤内服、中药熏洗及针刺(针刺人中、商阳、太冲、十宣、阳陵泉,每日1次)等方法。结果:治疗组治愈50例,显效7例,无效2例。总有效率为96.61%;对照组治愈38例,显效5例,无效16例。总有效率为72.88%。经统计学处理,两组治愈率(P<0.025)及总有效率(P<0.01)具有显著差异性,治疗组疗效明显优于对照组。①

7. 益气和血解肌方 黄芪20克、太子参20克、茯苓20克、当归10克、白术10克、赤芍10克、荆芥10克、防风10克、蝉蜕15克、金银花15克、葛根30克、羌活6克。每日1剂,水煎分服。楼友根以上方治疗麻疹3例,均在服药2剂后麻疹顺利透达四肢及手足心,同时热退、咳减、胃纳渐馨,再予益气养阴润肺之品调理而告愈。②

8. 清咽下痰汤加味 玄参10克、桔梗5克、荆芥5克、甘草3克、牛蒡子9克、贝母9克、马兜铃9克、射干9克、瓜蒌皮15克、板蓝根15克、芦根15克。水煎当茶饮服。配合青霉素G 40万单位皮试后肌注,每日2次。案例:患儿,男,2.5岁,发热5天,出麻疹3天,并开始收疹,但发热不退,声音嘶哑,犬吠样咳嗽,气喘痰鸣,呼吸困难,吸气时有明显的三凹征,面色青紫,涕泪交流,烦躁不安,疹点密集,赤紫滞暗,指纹紫红。诊断为麻疹合并喉炎并发喉阻塞。服用上方,次日上述症状明显好转,喘鸣及呼吸困难大减,三凹征消失,脸色明显好转,鼻涕目眵较前减少,犬吠样咳嗽减轻,声音仍嘶哑。继原方加减再进3剂,经3天治疗后,患儿咳止音开,呼吸平稳,诸症悉除而愈。③

9. 清解透表汤合白虎汤加减 葛根、升麻、紫草根、桑叶、菊花、牛蒡子、金银花、连翘、石膏、知母、粳米、生地黄、甘草。药量按患者年龄及体质而定,每日1剂分2次(相隔6小时)服用,连服2天。疹回期,用养阴益气、清解余邪法,方用沙参麦冬汤加减治疗。服用上述中药,无须加用抗生素等西药。宁锡海用上方治疗32例麻疹逆证患者。结果:(1)32例患者病情按麻疹的病程"见形期""疹回期"的最后两个阶段痊愈;(2)无出现肺炎、喉炎、脑炎、多发性神经根炎、脑脊髓炎等险恶变证;(3)无并发慢性菌痢证。采用清解透表汤合白虎汤加减治疗效果好。④

10. 自拟方 金银花5~10克、连翘7~15克、黄芩5~10克、炒牛子5~10克、薄荷(后下)5~8克、桔梗4~7克、葛根5~10克、紫草4~7克、蝉蜕4~8克。剂量根据患儿年龄、体重及病情而定。随症加减:表寒稍重者,加荆芥、紫苏叶;疹出不畅,加升麻、防风;咽喉疼痛明显者,加山豆根、板蓝根;咳嗽较重者,加杏仁。每日1剂,水煎服。赵坤用上方加减治疗156例小儿不典型麻疹患儿,以症状消失(包括并发症症状消失)、皮疹消退为痊愈。结果:服药1~3天而愈者64例,占41%;服药4~6天而愈者92例,占59%。总有效率100%。⑤

11. 釜底抽薪法 生大黄6~15克、玄明粉6~12克、肥知母8~12克、生石膏10~18克、黄芩6~10克、陈皮6克、鱼腥草6~10克。随症加减:痰多,加瓜蒌仁、鲜竹沥;热盛,加桑白皮、金银花。上药加水250毫升,煎至120~150毫升,

① 李良元.中西医结合治疗麻疹并发脑炎59例疗效观察[J].中国中医药信息杂志,2003,10(10):70-71.
② 楼友根.益气和血解肌方治疗麻疹[J].浙江中医杂志,2002(1):14.
③ 兰金秀.清咽下痰汤与青霉素治疗麻疹合并喉炎[J].江西中医药,2002,33(3):60.
④ 宁锡海.清解透表汤合白虎汤治疗麻疹逆证32例体会[J].海南医学,2002,13(5):90.
⑤ 赵坤.中药治疗小儿不典型麻疹156例[J].四川中医,2001,19(6):64.

两煎混合,频服,每日1剂。谭小平采用釜底抽薪为主治疗小儿麻疹并发肺炎34例,并与西医一般疗法治疗的对照组26例进行对比观察。对照组予青霉素20～40万单位/次,每日4次,肌注;二氮唑核苷10毫克/(千克·天),分2次肌注。治疗组予釜底抽薪法治疗。两组均常规对症、支持治疗。合并高热惊厥、心力衰竭及呼吸衰竭的患儿均给予相应处理。两组疗程均为5～7天。比较退热时间、止咳时间、平喘时间、肺部啰音消失时间、X线胸片阴影吸收时间。结果:治疗组总有效率97%,对照组总有效率80.7%。经统计学处理,两组总有效率比较有显著性差异($P<0.01$)。[1]

12. 清热化瘀合剂 板蓝根、薄荷、黄芩、牡丹皮、地龙、茜草。随症加减:鼻塞流涕者,加苍耳子;发热重者(39℃以上),加石膏;下利疹出不畅者,加葛根;便秘疹出不快者,加大黄微下之;渴甚者,加天花粉;支气管及肺部感染者,加鱼腥草;纳减者,加神曲;气虚者,加太子参。每日1剂,1剂两煎。治疗过程中停用西药。黄庆华等用上方加减治疗麻疹患者72例,经治疗全部治愈,疗程最短3天,最长19天。总有效率100%。[2]

13. 麻肺Ⅰ号/麻肺Ⅱ号 麻肺Ⅰ号:蝉蜕、荆芥、牛蒡子、黄芩、芦根、豆豉、薄荷、连翘、蒲公英、大青叶。清热宣肺透疹。适用于出疹期。麻肺Ⅱ号:麻黄、生石膏、杏仁、葶苈子。清热解毒。适用于出疹期。疹后期予金银花、大青叶、鱼腥草、黄芩、知母、白前、前胡。每日1剂。刘虹等将83例麻疹合并支气管肺炎患儿随机分为治疗组42例和对照组41例进行对比观察。两组患儿治疗前基本情况无显著性。对照组给予足够的水分及易消化营养的食物,维持水、电解质平衡,缺乏维生素者加用相应维生素,选用青霉素、红霉素控制感染,心力衰竭者加用强心剂。治疗组在上述西医治疗基础上,具体辨证施治,按期加服中药治疗。结果:两组病例均治愈或好转

出院,其中治疗组治愈39例,好转3例;对照组治愈37例,好转4例。治疗组中,临床症状、体征复常指标优于对照组,有显著性差异($P<0.05$)。中西医结合治疗,可以迅速减轻和消除症状,促进病变组织恢复,缩短病程,在治疗中未发现不良反应。[3]

14. 清解透表汤 桑叶12克、菊花12克、金银花9克、紫草9克、牛蒡子9克、连翘6克、甘草6克、葛根6克、升麻6克、蝉蜕3克。新鲜芫荽100～150克,水煎当茶饮,每日数次。芫荽100～250克,水煎泡洗双手、双足,每日2次。李曼君等用上方治疗27例患儿,痊愈(临床症状消失,皮疹完全消退,血常规均正常)25例,好转(超过7天,临床症状改善,皮疹未完全消退)2例。总有效率100%。用药后2～3天透疹完毕。3日后查血象,淋巴细胞降至正常范围。患儿精神佳,饮食如常,无并发症出现。治愈率100%。[4]

15. 紫草红花饮 紫草10克、金银花10克、大青叶10克、西河柳10克、红花4克、连翘5克、浙贝母5克、竹叶3克、甘草6克。剂量随患儿年龄而酌情加减。随症加减:合并肺炎者,高热,频咳,呼吸急促,舌质红,苔黄腻,脉数,加麻杏石甘汤以清肺热、平喘止咳;合并心衰者,面色苍白,呼吸急促,脉散大,加生脉散以益气养阴生津;疹色紫赤暗滞,融合成片,则重用大青叶、紫草,加生石膏、玄参、丹参;疹透不快,加升麻、葛根;疹色淡不红,加当归身,并加重红花用量;体温高不退,加重金银花用量;并有抽搐者,则加钩藤、地龙或用安宫牛黄丸以平肝熄风。郭新莉等用上方加减治疗45例小儿麻疹患儿,患儿最少者服用1剂,最多者服用5剂,45例均治愈,最短治疗1天,最长治疗5天,平均3.2天。[5]

16. 清金一贯饮 黄芩、青皮、赤芍、牛蒡子、荆芥、前胡、桔梗、木通、甘草。水煎服。随症加减:咳嗽喘息,加栀子、桑白皮、川贝母;鼻衄,加

① 谭小平.釜底抽薪为主治疗小儿麻疹并发肺炎34例[J].四川中医,2001(2):50-51.
② 黄庆华,等.清热化瘀合剂治疗麻疹72例[J].福建中医药,2001(3):30.
③ 刘虹,等.清热宣肺治疗小儿麻疹合并支气管肺炎[J].天津中医学院学报,2000,19(4):17.
④ 李曼君,孙树君,等.清解透表汤合芫荽内服外用治疗小儿麻疹27例疗效观察[J].甘肃中医,1999,12(5):33.
⑤ 郭新莉,等.紫草红花饮治疗小儿麻疹45例[J].陕西中医,1999,20(7):304.

白茅根;神昏谵妄、烦躁,加生地黄、犀角(水牛角代);痉挛、抽搐、角弓反张,加钩藤、薄荷;呕吐、腹痛腹泻,加大黄、枳实、滑石。黄保楠等用上方透发麻疹,使出疹经过良好,减轻和减少并发症,效果满意。①

17. 加味升麻葛根汤　升麻 10 克、葛根 10 克、麻黄 10 克、白芍 10 克、桑叶 10 克、薄荷 10 克、牛蒡子 10 克、蝉蜕 10 克、荆芥穗 10 克、桔梗 10 克、金银花 10 克、连翘 10 克,甘草 6 克、芫荽 1 根。每日 1 剂,分 2 次煎服,1 周为 1 个疗程。牛忻群用上方治疗 17 例麻疹患者,病程最短 12 天,最长 17 天,平均 15 天。全部病例由于治疗及时无并发症发生。结果:高热渐退,麻疹能顺利透发,疹点依次逐步隐没回退,咳喘随热退而减,伴随症状消失,精神转佳,胃纳渐增,身体渐趋康复为治愈。17 例病例均在 1 周内治愈。其中服药最多 4 例,一般 2 剂,治愈率 100%。②

18. 透疹解毒汤　金银花 10 克、板蓝根 10 克、桑白 10 克、连翘 6 克、炒牛蒡子 6 克、蝉蜕 6 克、薄荷 6 克。随症加减:初期,可加荆芥、葛根;咳甚,加前胡、浙贝母;见疹,加西河柳、紫草、芫荽子;高热烦躁,加石膏、知母;疹色紫暗,加丹参、赤芍;纳呆,加麦芽、山楂;疹退,加沙参、麦冬。每日 1 剂,水煎 2 次,分 2 次温服。剂量可随患儿年龄、体质、病情轻重缓急,灵活掌握,症状重者可每日 2 剂。合并有腺病毒肺炎等症配合西药抗生素、对症支持等治疗。余立芝用上方加减治疗异型麻疹综合症 36 例,痊愈 35 例,合并腺病毒肺炎转西医治疗好转 1 例。③

19. 银翘柴葛汤　金银花 10 克、连翘 10 克、柴胡 10 克、炒黄芩 10 克、葛根 10 克、炒牛蒡 10 克、芦根 15 克、薄荷(后下)5 克、蝉蜕 5 克、生甘草 5 克。随症加减:咳嗽多痰者,加前胡、杏仁、竹沥、半夏、浙贝母、橘红;胃纳不思者,加神曲、谷

芽;神烦不安者,加僵蚕、淡竹叶等。每日 1 剂,水煎 2 次,合汁约 250 毫升,分 5 次频服。杨季国单用上方加减治疗 36 例麻疹患者,疹出、疹回顺利,未见并发症,体温恢复正常,全部达到麻疹疗效的痊愈标准。疹点出齐时间平均 2～3 天。体温恢复正常时间,最短者 2 天,最长者 7 天。④

20. 宣白承气汤加味　大黄 10 克、杏仁 10 克、石膏 10 克、连翘 10 克、金银花 10 克、麻黄 3 克、赤芍 6 克、僵蚕 6 克、蝉蜕 6 克、党参 6 克。水煎服,令速进药,不拘次数,服完为止。樊祖仁用上方治疗 1 例麻疹合并肺炎患儿,服药 1 剂后约半小时开始腹泻,至夜半共十余次,四肢发热,腹色转红,紫绀解除,呼吸平稳,心率 116 次/分,体温 37.8℃,舌红,指纹紫暗,喘咳及高热鼻煽等症状基本好转,转危为安。次日以沙参麦冬汤加连翘、金银花、杏仁,2 剂,服完病愈。⑤

21. 竹叶石膏汤　竹叶 10 克、半夏 10 克、麦冬 10 克、生石膏 30 克、太子参 15 克、炙甘草 3 克。随症加减:咳重者,加黄芩、杷叶、杏仁;午后发热重者,加银柴胡、青蒿、牡丹皮、白薇;咽喉痛者,加玄参、赤芍;气虚自汗者,加生黄芪、牡蛎等。王树山等用上方加减治疗 15 例出疹期及疹后期麻疹肺炎,未用抗生素,收到较为满意的效果。服药 2 天退热者 2 例,3 天者 5 例,4 天者 4 例,5 天者 1 例,6 天者 2 例,7 天者 1 例。平均 3.93 天,退热 15 例,全部治愈。⑥

22. 板膏汤加减　生石膏 60 克、板蓝根 15 克、大青叶 15 克、连翘 15 克、七叶一枝花 15 克、生甘草 3 克。随症加减:咳重,加杏仁 9 克、桔梗 6 克;喘甚,加麻黄 2.4 克、紫苏子 9 克;痰多,加半夏 6 克、贝母 6 克、橘红 4.5 克;便泻,加泽泻 9 克、车前子(包)9 克;口渴欠津,加天花粉 9 克、麦冬 9 克;抽搐,加钩藤 9 克、僵蚕 9 克(或全蝎 4.5 克、蜈蚣 4.5 克);高热神昏,石膏剂量加大,兼用紫雪丹

① 黄保楠,等.清金一贯饮治疗麻疹[J].四川中医,1997,15(3):45.
② 牛忻群.加味升麻葛根汤治疗麻疹 17 例[J].安徽中医临床杂志,1996,8(4):176.
③ 余立芝.自拟透疹解毒汤治疗异性麻疹综合症 36 例[J].内蒙古中医药,1994(1):11.
④ 杨季国.银翘柴葛汤治疗麻疹 36 例[J].浙江中医学院学报,1994,18(3):25.
⑤ 樊祖仁.宣白承气汤加味治疗小儿麻疹肺炎经验[J].陕西中医,1983,4(6):3.
⑥ 王树山,等.竹叶石膏汤加减治疗麻疹肺炎 15 例报告[J].辽宁中医杂志,1980(3):22.

或安宫牛黄丸。查理等用上方加减治疗 50 例麻疹肺炎,其中并发喉炎 2 例,继发白喉 1 例,肾炎 1 例。结果:治愈 42 例,有效 6 例(症状与体征改善,化验与胸透基本正常),死亡 2 例。平均住院天数为 6.5 天,其中 2～4 天者 8 例,5～6 天者 31 例,7～9 天者 5 例,10 天以上者 6 例。①

单　方

牛膝甘草汤　组成:牛膝 20 克、甘草 10 克。制备方法:加水煎至 50 毫升备用。临床应用:崔巍将 60 例麻疹合并喉炎的患儿随机分为两组各 30 例。对照组予激素、抗生素及超声雾化等治疗,都均等机会选用。治疗组加用上方煎汁 2～6 毫升/次,30 分钟 1 次口服,3 天为 1 个疗程。结果:治疗组显效 6 例,有效 23 例,无效 1 例。总有效率 96.67%;对照组显效 3 例,有效 16 例,无效 11 例。总有效率 63.3%。两组差异有显著性($P<0.01$)。②

中 成 药

1. 儿童回春颗粒　组成:黄连、黄芩、羚羊角、水牛角、葛根、牛蒡子、淡豆豉、大青叶、柴胡等(贵州安泰药业有限公司,批号:Z52020211)。用法用量:口服;1 岁以下每次 1/4 袋,≥1～2 岁每次 1/2 袋,>2～4 岁每次 3/5 袋,>4～7 岁每次 1 袋,每日 2～3 次,7 天为 1 个疗程。临床应用:陈必全等采用随机数字表法将 117 例麻疹患儿分为治疗组 60 例和对照组 57 例,两组患儿性别、年龄以及治疗前病情比较差异均无统计学意义($P>0.05$),具有可比性。两组患儿均根据病情给予西医常规治疗。对照组给予利巴韦林注射液,每日 1 次。治疗组在对照组基础上加用儿童回春颗粒口服,1 个疗程后观察疗效,用药期间不联用其他抗病毒药物治疗。详细记录小儿麻疹患儿

的住院天数、退热时间、皮疹持续时间、咳嗽和咯痰缓解时间、腹泻消退时间、白细胞恢复正常时间以及由小儿麻疹所引起的并发症肺炎例数和喉炎例数。结果:治疗组在住院天数、退热时间、皮疹持续时间、咳嗽和咯痰缓解时间、腹泻消退时间、白细胞复常时间均短于对照组,差异均有统计学意义(P 均<0.05)。治疗组总有效率 91.67%,对照组总有效率 75.44%,两组比较差异有统计学意义($P<0.05$)。③

2. 痰热清注射液　临床应用:关翠英选择麻疹后肺炎患儿 65 例,随机分为治疗组 35 例和对照组 30 例。两组均予青霉素、头孢曲松钠,同时给予酚妥拉明、地塞米松、能量等药物以降低肺动脉高压,减轻炎症反应,气喘者加用氨茶碱止喘。治疗组在此基础上另予痰热清注射液(上海凯宝药业有限公司生产)0.3～0.5 毫升/千克加入葡萄糖注射液 100 毫升静滴,每日 1 次。结果:治疗组显效 20 例,有效 14 例,无效 1 例。总有效率 97.14%,平均住院 6 天;对照组显效 12 例,有效 15 例,无效 3 例。总有效率 90.00%,平均住院 8 天。治疗组疗效优于对照组($P<0.05$)。两组在治疗期间生命体征稳定,无不良反应。④

3. 炎琥宁注射液　制备方法:将传统中药穿心莲采用现代的制剂工艺,经半合成后制成具有高度生物、化学活性的脱水穿心莲内酯琥珀酸半酯钾盐(悦康药业集团有限公司生产)。临床应用:马晓红将 120 例麻疹患儿随机分成治疗组和对照组各 60 例,两组在年龄、性别、病情等方面无差异性,具有可比性($P>0.05$)。两组均给予止咳、化痰、平喘及支持治疗,并给予一种敏感抗生素治疗,体温超过 39℃ 给予物理降温或小剂量退热药,治疗组在此基础上加用炎琥宁注射液,8～10 毫克/(千克·天)加入 5%～10% 葡萄糖注射液 100～150 毫升中静脉滴注,每日 1 次,疗程 4～10 天;对照组加用利巴韦林,10～15 毫克/(千

①　查理,等."板膏汤"为主治疗麻疹肺炎 50 例临床小结[J].江苏医药(中医分册),1978(1):32.
②　崔巍.牛膝甘草汤辅助治疗小儿麻疹并发喉炎 30 例[J].陕西中医,1994(8):345.
③　陈必全,等.儿童回春颗粒治疗小儿麻疹的疗效观察[J].中国处方药,2014,12(10):26-27.
④　关翠英.痰热清注射液治疗婴儿麻疹后肺炎 35 例[J].中国中医急症,2009,18(5):786,789.

克·天)加入 5％～10％ 葡萄糖注射液 100～150 毫升中静脉滴注,每日 1 次,疗程 4～10 天。结果:对照组总有效率 60％,治疗组总有效率 93％(P＜0.01)。①

4. 清开灵注射液 组成:牛黄、水牛角、栀子、珍珠母、黄芩、金银花、板蓝根等。用法用量:清开灵注射液 10～20 毫升加入 5％ 葡萄糖液 100～250 毫升静滴。临床应用:艾正海等将小儿麻疹并发肺炎患儿随机分成治疗组 24 例和对照组 16 例,两组在年龄、症状、体征和治疗前病情方面无明显差异。治疗组予清开灵注射液治疗,每日 1 次。对照组给予青霉素 80～320 单位静脉点滴,每日 1 次,二氮唑核苷 10 毫克/(千克·天),分 2 次肌肉注射。两组均常规对症支持治疗。疗程均为 5～7 天。结果:治疗组在退热时间、止咳时间、肺部啰音消失时间、X 线胸片肺部阴影吸收时间均优于对照组;对照组总有效率 87.5％,治疗组总有效率 100％,差异有统计学意义(P＜0.01)。②

预防用药

1. 脐带稀疹散 组成:新脱落的脐带 1 个。制备方法:将脐带放净瓦上,用木炭火炙干(勿炙成灰),取下,垫纸放在室内干净土地上,用碗或玻璃器皿扣严,3 小时后将脐带取出,研为细面,加朱砂(研细)0.15 克调匀,贮瓶中备用。用法用量:初生儿 16 日内,用乳汁调药面敷乳头上,随婴儿吮乳咽下,每日 3～4 次。临床应用:河北安国县医院用上方试用 6 例麻疹患儿,经 2～7 年的观察,有一定的免疫作用。这 6 例儿童在麻疹流行区与麻疹患儿接触后仅发病 1 例,症状轻

微,5 例未发病。③

2. 紫草汤 组成:紫草 9 克。用法用量:5 岁以上者,每次 9 克;5 岁以下者酌减。水煎服。每隔 10 天服 1 次,连服 3 次。临床应用:河北束鹿县将上方予 25 例麻疹易感儿服用后,经过十几天检查,除有 2 例在潜伏期中服药后发生麻疹外,其余 23 例全部起到了预防作用。④

3. 紫甘防麻汤 组成:紫草 1 千克、甘草 250 克。制备方法:将上药入大砂锅内,加水 1 600 毫升,先用大火煮沸,再用小火煮 10 分钟,过拢,剩水 1 200 毫升。用法用量:1 岁以下者,每次服 15 毫升;1～3 岁者,每次服 30 毫升,4～5 岁者,每次服 40 毫升;3 天服 1 次,连服 3 次。临床应用:永年县卫生科用上方预防麻疹,对 10 岁以下 524 名易感儿童服用后的观察,其中只有 1 例发生麻疹,其余均未发生。⑤

4. 三豆饮 组成:绿豆 9 克、黑豆 9 克、赤小豆 9 克。用法用量:水煎代茶饮,并可吃豆。上方即《本草纲目》所载之"扁鹊三豆饮",主治"天行痘疮,预服此饮,疏解热毒,纵出亦少"之方,古时痘疹并论,实即预防麻疹之剂。各地广泛使用,效果也好,每日连服。临床应用:河北大名县杨桥公社医院在上方的基础上加入紫草 1.5 克,名"紫草三豆饮",在原有预防效果上又提高了一步。1～7 岁的 53 例易感儿童全部服用上方进行观察,经过三年的时间,无一人发病。磁县卫生科又在"紫草三豆饮"中加入金银花 9 克、甘草 9 克,对 321 例易感儿童作了预防观察,结果只有 6 例儿童发病,有效率 98％ 以上。总之,这几个三豆制剂,在未出疹前饮之,可免出疹或减轻出疹症状,如已发疹并有解毒清热之功。⑥

① 马晓红.炎琥宁注射液治疗儿童麻疹并肺炎 60 例疗效观察[J].现代医药卫生,2009,25(12):1821.
② 艾正海,等.清开灵注射液治疗小儿麻疹并发肺炎 24 例疗效观察[J].北京中医药大学学报(中医临床版),2004,11(1):30.
③ 周凤梧.麻疹证治和预防[J].山东中医学院学报,1978(1):38-47.
④ 同上.
⑤ 同上.
⑥ 同上.

风　疹

概　述

风疹是感受风疹病毒引起的急性呼吸道传染病，主要经过呼吸道传播，或与患者接触传播，风疹极易引起暴发传染，风疹疫苗的接种可有效预防风疹的感染，感染后可获得持久免疫。

风疹患者感染病毒后，部分有出血倾向，成年人特别是妇女患者易并发关节炎。严重者并发心肌炎，出现肝、肾功能损害，甚至并发脑炎而死亡。风疹一般多见于儿童，流行期成人、老人或孕妇中发病也不少见，孕妇早期感染风疹病毒后，导致以婴儿先天性缺陷为主的先天性风疹综合征。

风疹的潜伏期一般为14～21天，初起类似感冒，轻度发热，咳嗽、流涕、耳后、枕部淋巴结肿大，发热1～2天后皮肤出现淡红色斑丘疹，从头面开始，继及躯干、四肢，1日内布满全身，出疹2～3天后退疹，疹退后可少有脱屑，无色素沉着。

无并发症者病程呈自限性，体温逐渐消退，全身症状好转，疹退后脱屑，无色素沉着，整个病程14～21天。风疹最常见的并发症是出血倾向、心肌炎、肝肾功能损害、脑炎等，成年人特别是妇女患者系因病毒直接侵袭关节腔或免疫反应所致，出疹期间指关节、腕关节、膝关节等红、肿、痛，并发关节炎，婴儿可由早期孕妇感染风疹病毒导致先天性风疹综合征。

中医称之为"风团""风疹块""风瘔""风痧""瘾疹"。其病因是由于外感风热邪毒，郁于肺卫，蕴于肌肤，与气血相搏，发于皮外所致。《诸病源候论·妇人病诸候·风瘙痒候》曰："风瘙痒者，是体虚受风，风入腠理，与气血相搏，而俱往来在皮肤之间……"，风入腠理，与气血相搏，是诸多痒疹

的病机。《素问·四时刺逆丛论》曰："少阴有余，病皮痹隐疹。"《诸病源候论·风瘙身体瘾疹候》云："邪气客于皮肤，复逢风寒相折，则起风瘙瘾疹。"

辨　证　施　治

1. 胡献国分2型

（1）邪犯肺卫型　症见发热恶风，喷嚏流涕，伴有轻微咳嗽，精神倦怠，胃纳欠佳，疹色浅红，先起于头面、躯干，随即遍及四肢，分布均匀，稀疏细小，2～3日消退，有瘙痒感，耳后及枕部淋巴结肿大，舌质偏红，苔薄白或薄黄，脉浮数。治宜疏风解表、清热解毒。方用银翘散加减：金银花10克、连翘10克、竹叶10克、牛蒡子10克、桔梗10克、荆芥10克、薄荷10克、淡豆豉10克、蒲公英10克、夏枯草10克、玄参10克、甘草3克。每日1剂，水煎服。中成药可选用板蓝根冲剂，或复方银花感冒颗粒，或银翘散，每次6克，每日3次冲饮；VC银翘片，或消炎散结片，或复方蒲公英片，每次4片，每日3次口服。

（2）气营两燔型　症见壮热口渴，烦躁哭闹，疹色鲜红或紫暗，疹点较密，甚则融合成片，小便黄少，大便秘结，舌质红，苔黄糙，脉洪数。治宜清营凉血解毒。方用透疹凉解汤加减：桑叶10克、牛蒡子10克、蝉蜕10克、连翘10克、黄芩10克、紫花地丁10克、赤芍10克、鲜芦根10克、生地黄10克、牡丹皮10克、红花5克、薄荷5克。每日1剂，水煎服。中成药可选用清开灵冲剂，每次1包，每日2～3次；牛黄蛇胆川贝液，每次1支，每日2～3次；至圣保元丸或牛黄抱龙丸，每次3克，每日3次口服；回春丹，每次3克，每日3次口服。以上两型可配合外用方紫雪散（见第591

页)、柴胡注射液(见第 591 页)、消炎散结片(见第 591 页)、三黄散(见第 591 页)。①

2. 韩新民分 2 型

(1)邪郁肺卫　方用银翘散加减:金银花、连翘、桔梗、薄荷、竹叶、荆芥、淡豆豉、牛蒡子、甘草。

(2)邪炽气营　方用透疹凉解汤加减;桑叶、菊花、薄荷、连翘、牛蒡子、赤芍、蝉蜕、紫花地丁、黄连、黄芩。②

3. 方婷娜分 2 型

(1)风热型　症见发热不高,头面,躯干,四肢均出疹,疹色淡红,疹点稀疏而细,有痒感,目赤,咽红赤,咳嗽,耳后或枕骨部有淋巴结肿大,舌淡红,苔薄白,脉浮数,指纹红略浮。治宜疏风、清热、解毒。药用荆芥 3～5 克、防风 3～5 克、升麻 3～5 克、紫苏花 6～10 克、连翘 6～10 克、牛蒡 6～10 克、蒺藜 6～10 克、桑叶 6～10 克、蝉蜕 1～3 克、甘草 2～3 克。每日 1 剂,水煎服。

(2)热毒型　发热较高,体温 38℃以上,全身出疹,疹色鲜红,疹点较密,甚则紫色成片,咽痛,眼红赤,口渴引饮,咳嗽较剧,烦躁便干,小便黄赤,舌红苔黄,脉弦数,指纹红紫,透达气关。治宜清热、凉血、解毒。药用金银花 6～10 克、连翘 6～10 克、生地黄 6～10 克、紫花地丁 6～10 克、赤芍 5～9 克、蒲公英 5～9 克、牡丹皮 3～5 克、蝉蜕 1～3 克、甘草 2～3 克。每日 1 剂,水煎服。随症加减:以上两型,若见淋巴结肿大明显者,加甲片 3～6 克、浙贝母 3～6 克。临床观察:方婷娜用上方治疗 138 例小儿风疹,全部治愈,其中 2 天治愈 16 例,占 11.6％;3 天治愈 83 例,占 60.1％;4 天治愈 34 例,占 24.6％;5 天治愈 2 例,占 1.5％;6 天治愈 3 例,占 2.2％。③

经　验　方

1. 过敏方　防风 15 克、牡丹皮 15 克、地肤子 15 克、荆芥穗 15 克、白鲜皮 25 克、赤芍 25 克、生

地黄 25 克、生栀子 10 克、淡竹叶 10 克、苦参 10 克、紫草 10 克、大黄 10 克、木通 10 克、桔梗 10 克、炙甘草 10 克、蛇床子 10 克。每日 1 剂,水煎服,早晚 2 次分服,1 个月为 1 个疗程。刘雪梅等用上方结合走罐、针刺治疗 128 例风疹患者,经过 1 个疗程治疗,痊愈 56 例,显效 47 例,有效 14 例,无效 11 例。总有效率 91.4％。④

2. 自拟方　金银花 12 克、薄荷 12 克、贯众 12 克、七叶一枝花 12 克、荆芥 9 克、连翘 15 克、野菊花 15 克、半边莲 15 克、蝉蜕 15 克、牡丹皮 15 克、生地黄 15 克、紫草 15 克、木蝴蝶 18 克、甘草 3 克。每剂加水 800 毫升,武火煎煮 10 分钟,取汁 450 毫升,每次口服 150 毫升,每日 3 次,疗程 3～7 天。李群等将 43 例风疹患者随机分为观察组 22 例和对照组 21 例。对照组拟疏风散邪和清热解毒为法,在治疗组自拟方的基础上去牡丹皮、生地黄和紫草,煎服法相同。治疗过程中停用一切西药,每天观察症状、体征及不良反应,并比较两组患者皮疹消退的时间和总病程。结果:43 例患者全部治愈,但两组患者的皮疹消退时间和总病程有较大区别;治疗组在皮疹等临床症状体征消退时间及总病程均明显低于对照组,差异有统计学意义(P＜0.05)。⑤

3. 银防五味饮　银柴胡 10 克、五味子 10 克、乌梅 10 克、金银花 10 克、赤芍 10 克、防风 15 克、薏苡仁 15 克、冬瓜仁 15 克、白鲜皮 15 克、地肤子 15 克。官超云将 86 例小儿风疹随机分为治疗组 56 例和对照组 30 例。治疗组采用银防五味饮,用煎药机(东华集团生产,型号 YFY13/2A)煎成 100 毫升中药 6 袋,2～4 岁每次服 1/3 袋,5～8 岁每次服 1/2 袋,8 岁以上每次服 1 袋,均每日 3 次。对照组口服板蓝根冲剂,2～4 岁每次服 10 克,5～8 岁每次服 15 克,8 岁以上每次服 20 克,均每日 3 次。两组均以 7 天为 1 个疗程。结果:治疗组痊愈 42 例,显效 6 例,有效 6 例,无效 2 例。总有效

① 胡献国.风疹的中医治疗[N].中国中医药报,2015-4-8(005).
② 韩新民.中医儿科学[M].北京:高等教育出版社,2008:261.
③ 方婷娜.小儿风疹辨治 138 例[J].广州医药,2005,36(5):64-66.
④ 刘雪梅,陆小左.走罐配合针药治疗风疹 128 例临床疗效观察[J].浙江中医药大学学报,2016,40(3):211-212.
⑤ 李群,等.疏风清热凉血法治疗风疹疗效观察[J].四川中医,2012,30(11):110.

率96.43%；对照组痊愈18例，显效4例，有效3例，无效5例。总有效率83.33%。治疗组总有效率高于对照组，两者有较显著差异（$P<0.05$）。[1]

4. 普济消毒饮加减　酒黄芩、黄连（酒炒）、陈皮、甘草、玄参、柴胡、桔梗、连翘、板蓝根、马勃、牛蒡子、薄荷、僵蚕、升麻。常用量为板蓝根20～30克，其余药味10～15克，儿童酌减。[2]

5. 消疹汤　银柴胡10克、五味子10克、乌梅10克、牡丹皮10克、防风15克、薏苡仁15克、冬瓜仁15克、刺蒺藜15克、白鲜皮15克、地肤子15克、赤芍15克。沈嫱等将106例风疹患儿按就诊顺序随机分为治疗组56例和对照组50例。两组均给予补液、抗菌、抗病毒药物治疗。对照组同时加服清开灵口服液（山西太行药业股份有限公司生产，批准文号：国药准字Z14021187），2～4岁每次服10毫升，5～8岁每次服15毫升，8岁以上每次服20毫升，均每日3次；治疗组加服消疹汤，用煎药机（东华集团生产，型号YFY13/2A）煎成100毫升中药6袋，2～4岁每次服1/3袋，5～8岁每次服1/2袋，>8岁每次服1袋，每日3次。两组均以7天为1个疗程。结果：治疗组痊愈42例，显效6例，有效6例，无效2例。总有效率96.43%；对照组痊愈38例，显效4例，有效3例，无效5例，总有效率90.00%。治疗组总有效率高于对照组，两者有显著差异，有统计学意义（$P<0.05$）。[3]

6. 白僵蚕方　生僵蚕6克、菊花6克、南沙参9克、蝉蜕3克、薄荷3克、生甘草3克。每日1剂，自加生梨半只，甘蔗一节切小块，水煎滤液频频饮之。案例：患儿，女，9岁，发热（体温38.1℃）、咳嗽、球结膜充血2天，面部见稀疏浅色、稍隆起之典型风疹皮疹。舌质红、苔薄白，脉浮数，食欲欠佳，最近有风疹患儿接触史。中医辨证：风温外邪侵袭肺卫，风疹，发疹期。以疏风清热透邪治之。服上方1天后，体温下降至37.8℃，躯干、四肢皮肤相继透发出少量皮疹。服药3天后皮疹渐次隐退，体温正常，咳嗽控制。又2天后随访，除了发疹部位有少许细小脱屑外，未见异常色斑，食欲恢复，痊愈。白僵蚕用治某些病毒感染引起风疹有效。[4]

7. 新制麻黄连翘赤小豆汤　麻黄6克、荆芥6克、防风6克、连翘15克、赤小豆30克、桑白皮10克、杏仁10克、僵蚕10克、蝉蜕10克、白鲜皮10克、地肤子10克、赤芍10克、牡丹皮10克、生甘草10克。随症加减：痒甚者，可考虑选用浮萍、刺蒺藜；皮疹红肿明显者，酌加金银花、菊花、蒲公英、栀子、夏枯草、牡蛎；咽喉肿痛者，酌加升麻、山豆根、板蓝根；伴有咳嗽者，重用杏仁，加枇杷叶、牛蒡子、鱼腥草；小便涩痛者，酌加小蓟、白茅根、王不留行；便秘，可重用连翘30克，也可酌加大黄、胡麻、何首乌；有紫癜与鼻衄者，酌加紫草、茜草；有明显外感风寒史，遇冷加剧者，加桂枝、葛根、蛇床子、葱白；头疼腹痛者，加白芍。[5]

8. 清热透痧汤　金银花10克、连翘10克、紫花地丁10克、牛蒡子10克、绿豆衣10克、薄荷5克、牡丹皮6克、板蓝根15克。随症加减：热甚者，加牛角10克、生地黄6克；烦躁者，加淡竹叶6克、钩藤10克；咳嗽者，加杏仁10克、前胡10克；大便秘积者，加玄明粉5克、枳壳6克；疹透太早者，加蝉蜕5克。每日1剂，水煎分2～3次温服。成华等将222例流行性风疹患者分为对照组103例和治疗组119例。治疗组用上方治疗。对照组用病毒唑0.1克肌注，每日2次，加服西咪替丁0.2克，每日3次。治疗组全部治愈，其中3天以内治愈者68例，占57%；3～5天治愈者44例，占37%；5～7天治愈者7例，占6%。对照组全部治愈，其中3天以内治愈者35例，占34%；3～5天治愈者38例，占37%；5～7天治愈者30例，占29%。两组经统计学处理，有显著性差异（$P<0.05$）。[6]

① 官超云.银防五味饮治疗小儿风疹86例临床观察[J].中医临床研究,2011,3(3):35-36.
② 冷少光,等.普济消毒饮加味治疗热性皮肤病验案[J].中外医疗,2009,28(27):108.
③ 沈嫱.等.消疹汤治疗病毒性风疹56例疗效观察[J].临床合理用药杂志,2009,2(22):52-53.
④ 顾继昌.僵蚕治疗风疹、带状疱疹有效[J].中医杂志,2007,48(1):61.
⑤ 张再康.新制麻黄连翘赤小豆汤善治风疹[J].河北中医药学报,2004,19(4):32-33.
⑥ 成华,等.清热透痧汤治疗流行性风疹119例[J].四川中医,1996,14(1):47.

9. **银翘散** 金银花 10 克、连翘 10 克、牛蒡子 10 克、防风 10 克、竹叶 6 克、薄荷 6 克、桔梗 6 克、甘草 6 克。随症加减：咳重，加杏仁；热重，加僵蚕、牡丹皮；皮肤瘙痒，加蝉蜕；大便干结，加瓜蒌、焦大黄；口渴，加芦根、沙参；咽痛，加玄参。每日 1 剂，水煎服，分 2～3 次温服，3 剂为 1 个疗程，3 剂后评定疗效。蔡恒等将 296 例风疹患者随机分为对照组 100 例和治疗组 196 例。治疗组服用上方。对照组单纯服用北京同仁堂制药二厂生产的板蓝根冲剂，每次服 1 袋，每日 2 次，3 天评定疗效。结果：治疗组痊愈 101 例，有效 93 例，无效 2 例。总有效率 98.9%；对照组痊愈 49 例，有效 38 例，无效 13 例。总有效率 87%。银翘散为主的治疗组较单用板蓝根冲剂组疗效显著提高，经统计学处理两组有显著差异（$P < 0.05$）。[1]

10. **疏风散** 桑叶 9 克、牛蒡子 9 克、升麻 9 克、连翘 15 克、白菊 10 克、荷叶 10 克、淡竹 10 克、葛根 10 克、甘草 3 克。随症加减：呕吐，加竹茹、枳壳、半夏。疹消热退后予银翘散加减：金银花 10 克、连翘 10 克、刺蒺藜 10 克、赤小豆 15 克、瓜络 5 克、甘草 3 克。徐莹等用上方加减治疗 50 例风疹患者，经服疏风散加减 2 剂后，全部热退疹消，后以银翘散加减善后。[2]

11. **解毒消疹汤** 金银花 12 克、黄芩 9 克、炮甲片 9 克、刺猬皮 9 克、蟾蜍干 9 克、蛇床子 9 克、蝉蜕 6 克、甘草 5 克。随症加减：疹色嫩红，舌红苔黄，加牡丹皮、生地黄、大青叶；皮肤瘙痒，走窜不定，遇风即发，加荆芥、防风、白鲜皮；皮肤有水疱，浸淫成片，糜烂，加苍术、黄柏、车前子；奇痒，加芋梗（天南星科植物芋的叶柄）；反复发作，加土茯苓。[3]

12. **土茯苓方** 土茯苓 10 克、白蒺藜 10 克、何首乌 10 克、防风 10 克、淡竹叶 10 克、荆芥 10 克、蝉蜕 10 克、防风 10 克、连翘 10 克、苦参 6 克、栀子 6 克、地肤子 12 克、甘草 3 克。每日 1 剂，水煎 300 毫升，频服。赵海岐等用上方治疗 43 例风疹患儿，均治愈，最多服药 5 剂，最少服药 2 剂，平均服药 3 剂，停药后无反复发作。[4]

13. **自拟方** 金银花 8 克、连翘 8 克、荆芥穗 5 克、牛蒡子 5 克、桔梗 5 克、薄荷 4 克、竹叶 4 克、葛根 6 克、升麻 6 克、甘草 3 克。随症加减：高热口渴者，加生石膏 15 克、柴胡 6 克；咽喉红肿者，加板蓝根 10 克、蝉蜕 3 克、玄参 6 克、射干 6 克（可任选 2 种）；疹稀色淡者，加防风 6 克、西河柳 6 克；风盛瘙痒者，加蝉蜕 3 克、钩藤 6 克、地肤子 6 克；眼红目赤者，加黄芩 6 克、菊花 10 克；咳嗽少痰者，加前胡 6 克、杏仁 6 克、桑叶 6 克；疹红融合者，加赤芍 6 克、牡丹皮 6 克或生地黄 6 克、紫草 6 克；淋巴结肿大明显者，加夏枯草 10 克、浙贝母 6 克。黄小兵等用上方加减治疗 401 例风疹患儿，约 1/3 的患儿服药 3 剂，多者服药 69 剂。除 1 例并发脑炎转院外，其余全部治愈，未留后遗症。[5]

14. **银翘散加味** 金银花 10 克、连翘 10 克、荆芥穗 6 克、薄荷 6 克、牛蒡子 6 克、桔梗 6 克、淡竹叶 4 克、豆豉 4 克、甘草 4 克、芦根 15 克。此为 1 岁左右小儿之剂量，余者按年龄大小增减。随症加减：伴高热者，加石膏 20 克、知母 9 克；疹色较红者，加牡丹皮 10 克、赤芍 10 克；疹色淡者，加滑石 10 克、通草 6 克；颈旁及耳后等处淋巴结肿大者，加夏枯草 10 克、昆布 10 克；胸闷易烦者，加焦栀子 10 克；鼻衄者，加茅根 10 克、黄芩 9 克。汪德云用上方加减治疗 400 例剧烈风疹患儿。治疗后，多数病例能在 1 剂药后临床症状明显减轻，2 剂药后大部分临床症状消失，其中约 120 例服 3 剂，45 例服 4～5 剂，主要针对颈旁等淋巴结肿大未消失者。除有 5 例患儿因并发腮腺炎、牙周围炎、脑膜炎、心肌炎等疗效不明显而改用了其他方法治疗外，余全部治愈，未留后遗症。[6]

---

① 蔡恒，等.银翘散为主治疗风疹 196 例[J].内蒙古中医药，1995(1)：5.
② 徐莹，等.疏风散加减治疗风疹[J].福建中医药，1994(6)：16.
③ 胡加富.解毒消疹汤治疗风疹、湿疹[J].江西中医药，1993，24(1)：33.
④ 赵海岐，等.自拟土茯苓汤治疗小儿风疹 43 例[J].陕西中医函授，1993(6)：19.
⑤ 黄小兵，等.401 例儿童风疹发病特点及治疗报告[J].湖南中医学院学报，1988，8(2)：18－19.
⑥ 汪德云.银翘散加味治疗爆发性剧烈风疹 400 例介绍[J].中医杂志，1987(4)：33.

15. **清热解毒汤** 大青叶 12 克、板蓝根 12 克、金银花 10 克、连翘 6 克、牛蒡子 6 克、蝉蜕 6 克、荆芥 6 克、防风 6 克、生甘草 3 克。每日 1 剂，水煎分 2 次服。年龄大者可酌情增加剂量。江延东用上方治疗 16 例风疹患儿，均获痊愈。最多服药 2 剂，最少服药 1 剂，平均疗程 1.5 天。随访 1～4 年，无 1 例复发。[①]

16. **升降散加味** 蝉蜕 10 克、炙僵蚕 10 克、生山楂肉 10 克、茯苓皮 10 克、炒赤芍 10 克、连翘 10 克、忍冬藤 10 克、绿豆衣 10 克、片姜黄 6 克、熟大黄 5 克、人中黄 4 克。随症加减：如患者恶寒发热而表实未解者，可先用麻黄连翘赤小豆汤以解其外，表解而疹不透者，再投以上方；如腹痛便结甚，舌苔黄滞者，加生大黄，去茯苓皮、赤芍。[②]

单 方

1. **三黄散** 组成：硫磺、大黄、蒲黄。适用于风疹耳后淋巴结肿大。制备方法：等量药物研为细末备用。用法用量：每次适量，用清水少许调匀，置于敷料上，外敷患处，包扎固定，每日换药 1 次，连续 1 周。[③]

2. **蜂蜡** 组成：清油适量、蜂蜡适量、鸡蛋 1 个。用法用量：热油锅放入适量蜂蜡，将蜂蜡融化后煎鸡蛋，待鸡蛋两面煎熟，趁热吃下即可。[④]

3. **蕲蛇、青蛙** 组成：蕲蛇 2 条、青蛙 2 只。功效：祛风通络，定惊止痉。用法用量：研成粉末，每日早晚各 1 小勺（约 0.5 克）。风疹患者经用上方后，第 2 日全身风疹基本消退，瘙痒症状好转；第 3 日风疹全部消退，无瘙痒感。本品性善走窜，能内走脏腑、外彻皮肤，有较强的透骨通络、搜风胜湿之功效，治疗风疹效果显著。[⑤]

中 成 药

1. **紫雪散** 组成：犀角（水牛角代，锉）30 克、羚羊角（锉）30 克、石膏 30 克、寒水石 30 克、升麻 30 克、玄参 60 克、生甘草 24 克、沉香（锉）15 克、木香（锉）15 克。适用于风疹发热。用法用量：紫雪散 1 支，加清水适量调为稀糊状敷肚脐孔处，用伤湿止痛膏固定。24 小时换药 1 次，连续使用 2～3 天。[⑥]

2. **柴胡注射液** 适用于风疹发热。用法用量：将纱布 1 块，用本品浸透，而后取出覆盖于肚脐孔处，敷料包扎，胶布固定，每日 1 换。或将本品置于滴鼻瓶中滴鼻，每次 1～2 滴，双侧交替进行，每小时 1 次，直至体温恢复正常。[⑦]

3. **消炎散结片** 适用于风疹耳后淋巴结肿大。用法用量：取本品 3 片，研为细末，用清水适量调匀，置于敷料上。外敷患处，包扎固定，每日换药 1 次，连续使用 1 周。蒲可欣片、新癀片、三黄片亦可。[⑧]

4. **热毒宁注射液** 组成：青蒿、金银花、栀子（江苏康缘药业股份有限公司生产，批号 Z20030054）。临床应用：程雁将 70 例风疹患儿随机分为治疗组与对照组各 35 例。两组均按常规的对症和支持治疗，高热者给予退热剂，以炉甘石（医院自制制剂）洗剂外用，有明确细菌感染者对症给予广谱抗生素静点。对照组用阿昔洛韦（常州金远药业制造有限公司生产，批号 0811252）10 毫克/千克加入生理盐水中静脉滴注，每日 2 次，共 5 天。治疗组用热毒宁注射液 0.6 毫升/（千克·天）加入生理盐水内每日静脉滴注 1 次，疗程 5 天。疗程结束后观察患儿的症状及临床疗效。结果：对照组显效 10 例，有效 19 例，无效 6 例。总有效率 83.3%；治疗组显

① 江延东.自拟清热解毒汤治疗风疹 16 例[J].广西中医药,1986(6)：44.
② 朱鸿全."升降散"加味治疗顽固性风疹[J].四川中医,1985(5)：43.
③ 胡献国.风疹的中医治疗[N].中国中医药报,2015-4-8(005).
④ 张俊锋.蜂蜡治疗风疹效果好[J].中国养蜂,2005,56(2)：29.
⑤ 巴哈尔.白花蛇、青蛙治疗急慢性风疹[J].新疆中医药,2002(3)：82.
⑥ 胡献国.风疹的中医治疗[N].中国中医药报,2015-4-8(005).
⑦ 同上.
⑧ 同上.

效 21 例,有效 14 例,无效 0 例。总有效率 100%。经统计学处理,两组有显著差异(P<0.05)。[1]

5. 炎琥宁注射液 组成:穿心莲提取物——穿心莲内酯经酯化、脱水、成盐精制而成的脱水穿心莲内酯琥珀酸半酯钾钠盐。临床应用:孙利群等将 40 例风疹患儿随机分成治疗组和对照组各 20 例。治疗组予炎琥宁注射液治疗,10 毫克/千克溶于 5% 葡萄糖注射液 150～250 毫升,每日 1 次静脉点滴,连用 3 天。对照组予利巴韦林注射液治疗,8～10 毫克/千克溶于 5% 葡萄糖注射液 150～250 毫升,每日 1 次静脉点滴,连用 3 天。对高热患儿两组给予对症治疗。结果:治疗组的开始退热和完全退热时间均显著短于对照组,差异有显著意义(P<0.01);治疗组的开始退疹和完全退疹时间均显著短于对照组,差异有显著意义(P<0.01)。说明在治疗风疹过程中炎琥宁注射液对于缩短发热时间和出疹、退疹时间有较好疗效,好于传统的治疗方法,且未见不良反应,用药高效安全,值得临床推广。[2]

6. 痰热清注射液 组成:黄芩、熊胆粉、山羊角、金银花、连翘(上海凯宝药业有限公司生产)。临床应用:杨守峰等将 76 例风疹患者随机分为治疗组与对照组各 38 例。两组均给予能量合剂、维生素;体温超过 39.3℃ 给予温热水搽浴或小剂量退热药;并发脑炎者给予甘露醇,肺炎者加用抗生素,心肌炎给予营养心肌,肝损害给予保肝治疗。治疗组加用痰热清注射液,<16 岁剂量 1 毫升/(千克·天),16 岁以上剂量 20 毫升/天,每日 1 次静滴,疗程 5～7 天。对照组加用利巴韦林,<16 岁剂量 15 毫升/(千克·天),16 岁以上剂量 400 毫升/天,每日 1 次静脉点滴,疗程 5～7 天。结果:两组病例均治愈,治疗组在体温改善和临床症状消失时间方面均短于对照组(P<0.05)。[3]

7. 穿琥宁注射液合银翘散 穿琥宁注射液:主要为成分为穿心莲内酯琥珀酸半酯单钾盐。银翘散:金银花 5～15 克、连翘 5～15 克、芦根 5～15 克、苦桔梗 4～10 克、薄荷 4～10 克、牛蒡子 4～10 克、竹叶 3～9 克、荆芥穗 3～9 克、淡豆豉 2～6 克、生甘草 2～6 克。用法用量:年龄 1 岁以下用最小剂量,14 岁以上用最大剂量,中间年龄酌情使用。临床应用:禹永明将 141 例风疹患者例随机分为治疗组 78 例和对照组 63 例。治疗组用穿琥宁注射液按每日 8～10 毫克/千克体重计,加入 5% 葡萄糖氯化钠注射液 150～500 毫升中静脉滴注,每日 1 次,连用 3 天,同时给予银翘散,每日 1 剂,加冷水煎沸 3 分钟,取汁服,每日服 3～6 次。对照组用三氮唑核苷注射液按每日 8～10 毫克/千克体重计,加入 5% 葡萄糖氯化钠注射液 150～500 毫升中静脉滴注,每日 1 次,连用 3 天,同时给予口服盐酸吗啉胍片、维生素 C 片、扑尔敏片。两组病例中有高热者均给予对症处理。结果:治疗组的开始退热和完全退热时间均显著短于对照组,开始退疹和完全退疹时间亦均显著短于对照组。表明穿琥宁注射液合银翘散治疗风疹有较好的疗效,且未见不良反应,用药高效安全,价格低廉,使用方便,值得临床推广。[4]

8. 双黄连注射液 组成:金银花、连翘、黄芩等。临床应用:任秀英将 100 例风疹患者分为治疗组 60 例和对照组 40 例。对照组予病毒唑 0.2～0.5 克(视年龄及体重而定)加入 5% 葡萄糖注射液中静脉点滴,每日 1 次,并给予对症治疗。治疗组予双黄连注射液 60 毫克/(千克·次)加入 5% 葡萄糖注射液中静脉点滴,每日 1 次,并配合银翘散加减水煎服,每日 1 剂,疗程均为 5 天。结果:对照组痊愈 18 例,显效 4 例,有效 6 例,无效 12 例。总有效率 70.0%;治疗组痊愈 50 例,显效 6 例,有效 3 例,无效 1 例。总有效率 98.3%。治疗组与对照组有明显统计学差异(P<0.01)。并且治疗组在治疗时间、发热消退时间、皮疹消退时间、淋巴结恢复时间、血常规恢复时间均优于对照

① 程雁.热毒宁注射液治疗儿童风疹疗效观察[J].中华中医药学刊,2013,31(2):430-432.
② 孙利群,等.炎琥宁治疗风疹 40 例临床观察[J].中外医疗,2010,29(32):103.
③ 杨守峰,等.痰热清注射液治疗风疹临床观察[J].中国中医急症,2009,18(3):341,344.
④ 禹永明.穿琥宁合银翘散治疗风疹 78 例临床观察[J].江苏中医药,2005(5):24-25.

组,有明显的统计学差异($P<0.01$)。双黄连注射液和银翘散合用可使退疹期提前,大大缩短了疗程,且没有西药抗病毒的杀白细胞的不良反应,值得临床广泛应用。[①]

9. 清开灵口服液　组成:水牛角、黄芩和连翘的提取物。用法用量:8个月~5岁,每次5毫升,每日3次;6~10岁,每次10毫升,每日3次;11~15岁,每次15毫升,每日3次。临床应用:周艳敏等用上方治疗300例门诊患者,显效277例,占92.4%;有效19例,占6.3%;无效4例,占1.3%。清开灵口服液能有效地缩短风疹的病程,避免合并症的发生,减少在人群中的流行。[②]

10. 六神丸　组成:牛黄、雄黄、冰片等。用法用量:细皮风疹患者,六神丸外治,每次2支,研极细;用凉开水或护肤霜适量调匀,外搽患部。临床应用:曾庆发治疗1例细风皮疹,搽1次后,次日痛痒大减、疹退减半,搽第2次后痒止疹消,未再复发。[③]

① 任秀英.双黄连注射液配合中草药治疗风疹60例疗效观察[J].现代中西医结合杂志,2003,12(4):383-384.
② 周艳敏,等.清开灵口服液治疗风疹300例疗效观察[J].承德医学院学报,1995,12(2):156-157.
③ 曾庆发.六神丸外搽妙治细皮风疹[J].新中医,1987(6):45.

幼 儿 急 疹

概 述

幼儿急疹是由人疱疹病毒6型引起的一种急性出疹性传染病。6个月～1岁婴儿发病率最高，可经唾液及血液传播，病发后及时隔离，避免与幼儿急疹患者接触是目前的预防方法。感染后可获得持久免疫。

幼儿急疹起病急，虽然大多为自限性，但部分因出现高热惊厥、脑炎等并发症可发展至癫痫发作、脑炎导致死亡。

幼儿急疹的潜伏期一般为7～14天，初起突发高热，发热出疹，皮疹呈玫瑰红色，顺序依次为面部、躯干、四肢，1天内布满全身，以躯干、臀部较多，持续3～4天后热退疹出，体温渐降，疹退后无脱屑及色素沉着，全身症状好转。

无并发症者病程呈自限性，出疹3～4天后热退疹出，食欲、精神等全身症状逐渐好转。幼儿急疹最常见的并发症有高热惊厥、神经系统损伤、心脏损害、急性肝炎、血小板减少性紫癜等。

中医称之为"假麻""奶麻""烧疹"，属中医"温病"范畴。中医认为外感风热时邪由口鼻而入，侵袭肺卫，郁于肌表，与气血相搏，病变在肺脾。正邪相争，热蕴肺胃，正气抗邪时出于肺卫，疹透于肌肤，邪毒外泄。《麻痘定论·分别各麻各样调治论》载："奶麻瘾疹之类，皆风热客于脾肺二经所致，用荆芥发表汤，此药大能疏风泄热清热。"本病邪轻，疾病病情较浅。治疗原则以解表清热为主。邪郁肌表者，治宜疏风清热、宣透邪毒；热退疹出后，治宜清热生津，以助康复。

辨 证 施 治

1. 胡献国分2期

（1）发热期　症见突发高热，胃纳较差，小便短黄，常伴呕吐，腹痛，泄泻，咽部红肿，目赤，但精神如常，舌苔薄黄，脉浮数。治宜疏风清热。方用银翘散加味：金银花10克、连翘10克、荆芥10克、桔梗10克、淡豆豉10克、牛蒡子10克、芦根10克、知母10克、黄芩5克、薄荷5克、竹叶5克、甘草5克、石膏20克。每日1剂，水煎服。

（2）出疹期　症见热退身凉，全身出现如麻粒样的玫瑰红色丘疹，针尖大小，常先见于颈部，很快延及全身，以躯干明显，压之褪色，无痒感，1～2天后消退，不留瘢痕，不脱糠屑，或伴有周围淋巴结肿大，舌苔薄黄，脉浮数。治宜凉血解毒。方用水牛角地黄汤加味：水牛角10克、生地黄10克、牡丹皮10克、赤芍10克、紫草10克、玄参10克、黄芩10克、大贝母10克、白茅根10克、白芍10克、生甘草5克。每日1剂，水煎服。[①]

2. 韩新民分2型

（1）邪郁肌表型　方用银翘散加减：金银花、连翘、薄荷、牛蒡子、桔梗、竹叶、板蓝根、甘草。

（2）毒透肌肤型　方用化斑解毒汤加减：玄参、知母、牛蒡子、大青叶、连翘、升麻、淡竹叶、甘草。[②]

3. 陶春祥分2型

（1）疹毒郁表型　症见发热眼红，咽痛或轻

① 胡献国.幼儿急疹中医有方[N].中国中医药报，2015-4-1(005).
② 韩新民.中医儿科学[M].北京：高等教育出版社，2008：258.

微咳嗽,或有纳食欠佳,大便泄泻,舌质淡,苔薄黄。证属时邪风热,侵袭肺卫。治宜疏散风热、解毒透邪。方用银翘散加减:金银花10～15克、连翘6～10克、淡豆豉8克、薄荷(后下)3～5克、牛蒡子3～5克、荆芥3～5克、生甘草3克。随症加减:呕吐者,加陈皮、竹茹;泄泻者,加葛根;咳嗽较重者,加川贝母、杏仁;邪热炽盛者,加水牛角、柴胡;惊悸抽搐者,加钩藤、蝉蜕等。

(2)疹透热退型 症见身热骤退,全身有玫瑰色较小皮疹,胃纳较差,舌质稍红或舌尖红,舌苔薄黄。证属邪随疹透,余热未尽。治宜凉血解毒、兼清余热。方用清热消毒饮(《痘疹仁端录》方)加减:炒栀子5～8克、连翘10克、金银花10克、生地黄6～10克、赤芍6～10克、牡丹皮6～10克、生甘草4克。随症加减:口渴唇干者,加天花粉、鲜芦根;胃纳欠佳者,加白术、山药;小便黄少者,加车前子(包煎)、滑石(包煎);舌红便秘者,酌加黄连、全瓜蒌。[1]

经 验 方

1.银翘散 连翘30克、金银花20克、荆芥20克、牛蒡子20克、桔梗20克、芦根20克、薄荷12克、竹叶12克、甘草9克。由医院制剂室共研成细面儿,过120目细筛备用。随症加减:如发热较重者,加紫雪丹;烦躁不宁,偶有惊惕者,加牛黄清心丸以防惊厥发生。3～5个月,每次服0.3克,每日3次;6～10个月,每次服0.5克,每日3次;11个月～1岁半,每次服1克,每日3次;2～3岁,每次服1.5克,每日3次。服时用温水冲服,可少加白糖调味,以利患儿服用。李志强用上方加减治疗108例患儿,全部治愈(临床症状消失,热退疹出,疹退后皮肤无脱屑及色素沉着),且无1例并发症。治疗1天热退疹出者12例,治疗3天热退疹出者68例。另外28例由于患儿体质较差或经

西医用抗生素误治以致痊愈较慢,治疗5天后热退疹出。[2]

2.透疹汤 金银花6克、连翘6克、赤芍6克、白芍6克、柴胡3克、升麻3克、葛根3克、牛蒡子3克、蝉蜕3克、薄荷(后下)3克、生甘草3克。每日1剂,水煎取药液60～100毫升,分2～3次服用。余德华将幼儿急疹患儿随机分为中药组88例和对照组30例,两组患儿在性别、年龄、病情轻重等方面比较,差异均无显著意义,具有可比性。中药组予透疹汤治疗,不使用抗生素。对照组除采用利巴韦林8毫克/(千克·天)及双黄连口服液治疗外,12例静脉用药予青霉素或头孢菌素等,8例口服抗生素,6例配伍地塞米松静脉点滴。两组均以4天为1个疗程。结果:两组全部治愈,未见并发症及后遗症。出疹时间比较,中药组于发热4天内出疹者75例(85.2%),4天后(4～5天)出疹者13例(14.8%);对照组4天内出疹者20例(66.7%),4天后(4～7天)出疹者10例(33.3%)。经统计学处理,两组差异有显著性(P<0.05)。滥用抗生素反而延长出疹时间。[3]

3.清热解毒汤 金银花15克、菊花15克、玄参15克、连翘10克、生麻黄10克、薄荷10克、桔梗10克、荆芥10克、板蓝根10克、黄芩10克、豆豉12克、芦根12克、牛蒡子6克、甘草6克、生石膏20克、牡丹皮9克。孟云辉等用上方外洗治疗1例幼儿急疹,每日1剂,每晚水煎取汁,水温高时,先熏蒸双足待至患儿能耐受温度,浸泡双脚至足踝,浸泡约5分钟。同时嘱患儿母亲禁食辛辣油腻之品,患儿多饮水,流质或半流质饮食。用药第2天体温降至正常,第3、4天由背、腹、面、四肢依次红色疹子透出为红色斑疹或斑丘疹,1周后皮疹消退,后未见色素沉着及脱屑。[4]

4.银翘火郁汤 金银花6克、连翘6克、淡豆豉6克、赤芍6克、白芍6克、柴胡3克、升麻3克、葛根3克、牛蒡子3克、薄荷(后下)3克、生甘草3

① 陶春祥.幼儿急疹如何诊断治疗[J].中医杂志,2007,48(5):472.
② 李志强.银翘散治疗小儿幼儿急疹108例[J].中医临床研究,2011,3(1):75.
③ 余德华.幼儿急疹88例护理体会[J].世界中医药,2010,5(2):140.
④ 孟云辉,等."清热解毒汤"浴足治疗幼儿急疹验案1则[J].江苏中医药,2009,41(11):41.

克。每日 1 剂,水煎取药液 60~100 毫升,分 2~3 次服用。朱杰等将 139 例幼儿急疹患儿随机分为中药组 71 例和对照组 68 例,两组患儿在性别、年龄、病程等方面比较,差异均无显著意义,具有可比性。中药组单独予银翘火郁汤治疗,不使用抗生素。对照组除采用银翘火郁汤治疗外,均加用抗生素,其中 37 例采用静脉用药予青霉素或头孢菌素等抗生素治疗,31 例口服抗生素,26 例用地塞米松静脉滴注。结果:两组全部治愈,热退、疹出并渐消,未发现有并发症。中药组于发热 4 天内出疹者 61 例(85.9%),4 天后出疹者 10 例(14.1%);对照组 4 天内出疹者 45 例(66.2%),4 天后出疹者 23 例(33.8%)。经统计学处理,差异有显著性意义($P < 0.01$)。[①]

5. **赛诸葛汤** 金银花 6 克、连翘 6 克、赤芍 6 克、白芍 6 克、柴胡 3 克、升麻 3 克、葛根 3 克、牛蒡子 3 克、蝉蜕 3 克、薄荷(后下)3 克、生甘草 3 克。每日 1 剂,水煎取药液 60~100 毫升,分 2~3 次服用。高慧等将 60 例幼儿急疹患儿随机分为中药组和对照组各 30 例,两组患儿在性别、年龄、病情轻重等方面比较,差异均无显著意义,具有可比性。中药组予赛诸葛汤治疗,不使用抗生素。对照组均采用利巴韦林 8 毫克/(千克·天)及双黄连口服液治疗,12 例静脉点滴青霉素或头孢菌素,8 例口服抗生素,6 例加用地塞米松点滴。两组均以 4 天为 1 个疗程,体温>38.5℃时口服恬倩(布洛芬混悬液),注意物理降温及对症处理,补充足够的水分。结果:两组全部治愈,未见并发症及后遗症。出疹时间比较:中药组发热 4 天内出疹者 28 例(93.3%),4~5 天出疹者 2 例(6.7%);对照组 4 天内出疹者 20 例(66.7%),4~7 天出疹者 10 例(占 33.3%)。经统计学处理,两组有显著性差异($P < 0.05$)。[②]

6. **白虎加人参汤** 石膏、知母、甘草、粳米、人参。李天庆将诊断为幼儿急疹的患儿分为三组:

A 组 19 例不予西药解热剂,仅予白虎加人参汤 0.2 克/(千克·天);B_1 组 13 例不用解热剂,使用其他中药方治疗;B_2 组 20 例不用解热剂,使用其他中药方与抗生素;B_3 组 4 例仅使用抗生素;C_1 组 8 例使用解热剂,同时并用其他中药方;C_2 组 6 例使用解热剂,并用其他中药方与抗生素;C_3 组 10 例使用解热剂与抗生素。结果:A 组发热时间最短,认为白虎加人参汤有效的原因是幼儿急疹为三阳合病,因此对于病毒性疾病,不用解热剂,给予适宜的中药方可缩短发热时间。[③]

7. **自拟方** 青黛 3 克、地骨皮 9 克、寒水石 9 克、藿香 9 克。随症加减:咳嗽,加木瓜 9 克、乌梅 9 克、百合 9 克、紫菀 9 克、白果 9 克;恶心呕吐,加竹茹 9 克、川朴 9 克、丁香 1.5 克;胃纳差,加草豆蔻 3 克、砂仁 3 克、神曲 9 克、焦山楂 9 克;腹泻,加莱菔子 9 克,重者,加木瓜 9 克、赤石脂 9 克;黏液血便,加地榆 9 克、椿根白皮 9 克;口疮,加通草 3 克、金果榄 9 克、紫草 9 克、乳香 9 克、白芷 6 克;抽风,加益元散 9 克、钩藤 9 克、木瓜 9 克;烦躁,加钩藤 9 克、竹茹 9 克;高热 39℃ 以上者,加用 201 注射液(即板蓝根)或了哥王注射液,每次 1 支,每日 2 次肌注,热退停用。吴彤用上方加减共治 45 例幼儿急疹,用药 2~3 剂所有症状随着体温下降而好转,疗效 100%。[④]

中 成 药

1. **小儿牛黄清心散** 组成:牛黄、天麻、胆南星、黄连、赤芍、大黄、全蝎、水牛角浓缩粉、琥珀、冰片、金礞石、僵蚕等(山东方健制药有限公司生产)。用法用量:小于 1 岁,每次 0.3 克,每日 1 次;1~3 岁,1 次 5 克,每日 2 次;疗程 3~7 天。临床应用:李峰将 180 例符合幼儿急疹及热性惊厥患儿随机分为治疗组与对照组各 90 例。入院时高热的患儿立即给予"安定"镇静止惊治疗,给

① 朱杰,等.银翘火郁汤治疗幼儿急疹 139 例临床观察[J].时珍国医国药,2007,18(1):177-178.
② 高慧,等.赛诸葛汤治疗幼儿急疹 30 例临床观察[J].中医儿科杂志,2006,2(6):42-44.
③ 李天庆.白虎加人参汤对于幼儿急疹的疗效[J].国外医学中医中药分册,1998,20(2):34-35.
④ 吴彤.幼儿急疹的诊断与治疗[J].河北中医,1984(2):23.

予抗病毒、退热、补液等对症治疗。治疗组在治疗的基础上加用小儿牛黄清心散。结果：两组临床疗效比较,治疗组显效 76 例,有效 14 例,无效 0 例。总有效率 100.0%;对照组显效 25 例,有效 55 例,无效 10 例。总有效率 88.9%。治疗组总有效率显著高于对照组,差异有统计学意义($P<$ 0.05)。两组治疗后,治疗组惊厥发生或再次发生明显低于对照组,治疗组惊厥发作 0 例,对照组惊厥发作 10 例,差异有统计学意义($P<0.05$)。[1]

2. 紫雪散　适用于幼儿急疹发热。用法用量：紫雪散 1 支加清水适量调为稀糊状敷肚脐孔处,用伤湿止痛膏固定,24 小时换药 1 次,连续使用 2~3 天。[2]

3. 柴胡注射液　适用于幼儿急疹发热。用法用量：取纱布 1 块,用本品浸透,而后取出复盖于肚脐孔处,敷料包扎,胶布固定。每日 1 换。或将本品置于滴鼻瓶中滴鼻,每次 1~2 滴,双侧交替进行,每小时 1 次,直至体温恢复正常。[3]

4. 双黄连粉针剂　功效主治：清热解表;适用于幼儿急疹发热、出疹等。用法用量：取本品 2 支,放入温水中混合均匀,用湿毛巾外洗患处或全身,每日 2 次,每次 10~20 分钟,连续 3~5 天。[4]

5. 鱼腥草注射液　功效主治：清热解表;适用于幼儿急疹发热、出疹等。用法用量：取本品 20 毫升,放入温水中混合均匀,用湿毛巾外洗患处或全身,每日 2 次,每次 10~20 分钟,连续 3~5 天。[5]

6. 复方大青叶注射液　功效主治：清热解表;适用于幼儿急疹发热、出疹等。用法用量：取本品 20 毫升,放入温水中混合均匀,用湿毛巾外洗患处或全身,每日 2 次,每次 10~20 分钟,连续 3~5 天。[6]

7. 热毒宁注射液　组成：金银花、青蒿、栀子等提取物(江苏康缘药业股份有限公司,国药准字 700Z20521;规格 10 毫升/支)。临床应用：王军梅将 63 例幼儿急疹患儿随机分为三组,每组 21 例。每组患儿性别、年龄、病症表现等一般资料比较差异均无统计学意义($P>0.05$),具有可比性。Ⅰ组：热毒宁注射液,每位患儿每日用药剂量为 0.8 毫升/千克,将药品加入 250 毫升 0.9%氯化钠注射液中稀释,静脉滴注,每分钟 30~60 滴,3 天为 1 个疗程。Ⅱ组：注射用更昔洛韦钠(南京海辰药业股份有限公司,国药准字 0055602H1;规格 0.25 克/支),每日药量为 6 毫克/千克,以 100 毫升 15%葡萄糖溶液对其稀释,将其浓度调整为 50 毫克/毫升,静脉滴注,每日 1 次,3 天为 1 个疗程。Ⅲ组：联合使用热毒宁注射液及注射用更昔洛韦钠,用法用量同Ⅰ组、Ⅱ组。研究比较三组患儿的显效率及总有效率。结果发现,单纯用热毒宁及更昔洛韦钠患儿的药效差异无统计学意义($P>$ 0.05);而联合使用两药时,显效率及总有效率均明显高于单纯使用两药的效果($P<0.05$)。此次研究结论与其他报告相符,进一步验证了热毒宁注射液、更昔洛韦钠联合使用的药效。热毒宁注射液与更昔洛韦钠两药联合使用时,比单纯使用两药的效果更高,可以有效降低患儿体温,减少高热惊厥等神经系统疾病的发生,抑制 HHV-6 病毒复制,值得推广。[7]

8. 豉翘清热颗粒　组成：连翘、淡豆豉、荆芥、薄荷、大黄、炒栀子、赤芍、青蒿、半夏、黄芩、柴胡、槟榔、厚朴、甘草。临床应用：汤素梅将 64 例急疹患儿随机分为观察组和对照组各 32 例。观察组给予豉翘清热颗粒口服,对照组给予牛磺酸颗粒和利巴韦林口服。病例温度在 38.5℃ 以上均口服布洛芬混悬液,同时予物理降温处理,对症处理两组相同。观察组在退热药使用平均次数、三

① 李峰.小儿牛黄清心散治疗幼儿急疹预防热性惊厥的临床观察[J].航空航天医学杂志,2016,27(9):1147-1148.
② 胡献国.幼儿急疹中医有方[N].中国中医药报,2015-4-1(005).
③ 同上.
④ 同上.
⑤ 同上.
⑥ 同上.
⑦ 王军梅.热毒宁注射液为主治疗幼儿急疹临床探讨[J].中外医学研究,2015,13(12):137-138.

天退热率及热退疹出时间上均优于对照组,两组比较差异有统计学意义($P<0.05$)。本研究资料显示,豉翘清热颗粒治疗幼儿急疹早期的发热疗效确切,可减少退热药使用次数,缩短发热持续时间,治疗过程中除偶有呕吐外,无其他不良反应。[1]

9. **儿童回春颗粒** 组成:黄连、水牛角浓缩粉、羚羊角、煅人中白、淡豆豉、大青叶、荆芥、羌活、葛根、地黄、川木通、赤芍、黄芩、前胡、桔梗、玄参、柴胡、西河柳、升麻、牛蒡子等(贵州安泰药业有限公司生产,1克/袋)。用法用量:口服,每次1/4袋,每日3次。临床应用:田悦等将100例幼儿急疹患儿随机分为观察组和对照组各50例。两组患儿性别、年龄、病情、病程等比较差异无统计学意义($P>0.05$),具有可比性。两组均给予对症支持等基础治疗。对照组在此基础上给予小儿氨酚黄那敏[华润三九(北京)药业有限公司,6克/袋]口服,每次1/2袋,每日3次。观察组给予儿童回春颗粒。两组均服药至热退疹出。结果:观察组痊愈31例,显效9例,有效7例,无效3例。总有效率94.00%;对照组痊愈28例,显效8例,有效4例,无效10例。总有效率80.0%。两组临床疗效比较差异有统计学意义($P<0.05$),即观察组疗效优于对照组。儿童回春颗粒在退热的同时还能退疹毒、消疹斑,能有效控制病毒感染、缓解症状、缩短发热及皮疹消退时间。本观察结果显示,儿童回春颗粒治疗幼儿急疹的临床疗效明显优于对照组,且服药后热峰温度明显低于对照组、发热持续时间明显短于对照组,且未见明显不良反应。可见,儿童回春颗粒治疗幼儿急疹疗效确切,安全性好,值得临床推广应用。[2]

10. **四季抗病毒合剂** 组成:鱼腥草、桔梗、桑叶、连翘、荆芥、薄荷、紫苏叶、苦杏仁、芦根、菊花、甘草等。用法用量:1岁以下每次2毫升,1~2岁每次3毫升,2~5岁每次5毫升,均每日口服3次。临床应用:周辉煌将157例急疹患儿随机分为两组,治疗组81例使用四季抗病毒合剂,对照组76例使用利巴韦林颗粒剂10~15毫克/(千克·天)口服。对体温≥39℃的患儿常规给予托恩(布洛芬混悬溶液)口服退热,两组疗程均为5天。结果:治疗组发热<3天54例,发热≥3天27例;对照组发热<3天36例,发热≥3天40例。治疗组在缩短发热时间、减少中性粒细胞减少症方面与对照组经统计学处理,有显著性差异($P<0.05$),治疗组疗效明显优于对照组。临床观察表明,使用四季抗病毒合剂治疗幼儿急疹疗效显著,其发热持续时间短于口服利巴韦林组,中性粒细胞减少明显少于口服利巴韦林组,未见明显不良反应,适合临床推广。[3]

11. **牛黄双口服液** 组成:金银花、黄芩、连翘、板蓝根和水牛角等。用法用量:2~5毫升/次,每日3次。临床应用:车颖悟等将幼儿急疹患儿150例随机分为治疗组78例和对照组72例。两组均给予利巴韦林肌注抗病毒及对症治疗,治疗组加用牛黄双口服液。治疗中加入牛黄双口服液后,降温时间明显短于单用西药组,尤其是出疹数目大大减少。[4]

① 汤素梅.豉翘清热颗粒治疗幼儿急疹的临床分析[J].吉林医学,2014,35(36):8058-8059.
② 田悦,等.儿童回春颗粒治疗幼儿急疹50例疗效观察[J].上海中医药杂志,2014,48(9):68-69.
③ 周辉煌.四季抗病毒合剂治疗幼儿急疹的疗效观察[J].医学信息(中旬刊),2011,24(7):3423-3424.
④ 车颖悟,等.中药牛黄双治疗幼儿急疹150例[J].航空航天医药,2006(2):90.

猩 红 热

概　　述

　　猩红热是由 A 组乙型溶血性链球菌引起的急性呼吸道传染病,经由空气飞沫传播,也可经由皮肤伤口或产道感染,传染性强,人群普遍易感,但发病多见于小儿,尤以 2～10 岁居多。避免与猩红热患者的接触是预防猩红热的有效隔离途径。

　　猩红热起病急骤,虽然大多为自限性,但部分可并发脓性并发症,严重者出现心悸、痹证、水肿等变态反应性并发症,损害心脏、肾及关节。

　　猩红热的潜伏期一般为 1～7 天,初起表现为高热,咽喉红肿疼痛或伴糜烂,舌乳头肿胀,状如杨梅。起病 1～2 天出疹,出疹时高热,皮疹先见于颈部,腋下及腹股沟等处,于 24 小时内蔓延全身。皮肤弥漫潮红,其上见有均匀、密集的细小丘疹,似鸡皮样,压之褪色;在肘窝、腋窝等皮肤褶皱处皮疹密集成线状;面部皮肤潮红无皮疹,而口鼻周围皮肤如常,形成环口苍白圈、帕氏线。皮疹多于 2 日内达高峰,3～5 天退疹,继而按出疹顺序消退,疹退 1 周后开始脱屑,脱屑次序与出疹次序一致,出疹重者可见脱皮,脱屑脱皮后无色素沉着。

　　无并发症者多于发病 3～5 天后体温逐渐恢复,全身症状好转,猩红热最常见的并发症有风湿性关节炎、心肌炎、心内膜炎、心包炎及急性肾小球肾炎等。

　　中医称之为"丹痧""喉痧""疫痧""烂喉丹痧""疫喉痧"。众医家一致认为此病为"时疫"所致,为感受四时不正之气,发病呈流行性。程镜宇在《痧喉正义》论曰:"盖疫痧时气,吸从口鼻……故

在肺曰烂喉,在胃则曰发痧,是以名烂喉痧。"叶天士描述此证简明扼要:"喉痛,丹疹,舌如硃(西医称之为杨梅舌),神躁暮昏。"同时也意识到该病的传染性。《烂喉丹痧辑要》完整地记录了叶天士医案一则:"雍正癸丑年间有烂喉痧一证,发于冬春之际,不分老幼,遍相传染,发则壮热烦渴,丹密肌红,宛如锦纹,咽喉疼痛肿烂"。高秉均在《疡科心得集》中论到"夫烂喉丹痧者,系天行疫疠之毒,故长幼传染者多"。叶天士明示如何鉴别是否传染:"一俟传染相同,即是天行之瘟疫,与寻常喉症不同。"柳宝诒撰《温热逢源》(1900 年)论述诊治心得,曰:"又一种烂喉丹痧……鲜生地黄为此证清营泄热必用之药,欲兼疏散之意,重则用豆豉同打,轻则用薄荷同打,均可……丹皮清血中伏热,且味辛主散,炒黑用之最合,金银花清营化毒,玄参清咽滋水,均为此证必用之药"。

辨 证 施 治

　　1. 韩新民分 3 型

　　(1) 邪侵肺卫型　方用解肌透痧汤加减:荆芥、蝉蜕、射干、葛根、牛蒡子、桔梗、连翘、大青叶、浮萍。

　　(2) 毒炽气营型　方用凉营清气汤加减:水牛角、赤芍、牡丹皮、生石膏、栀子、黄连、生地黄、芦根、竹叶、玄参、连翘、生甘草。

　　(3) 疹后阴伤型　方用沙参麦冬汤加减:沙参、麦冬、玉竹、甘草、桑叶、白扁豆、天花粉。[①]

　　2. 周新朝分 3 型

　　(1) 邪侵肺卫型　方用解肌渗疹汤加减:菊

---

①　韩新民.中医儿科学[M].北京:高等教育出版社,2008:265-266.

花 10 克、牛蒡子 10 克、金银花 10 克、连翘 10 克、射干 6 克、薄荷 6 克、荆芥 6 克、蝉蜕 5 克、浮萍 5 克。随症加减：咽喉疼痛加重者，加桔梗 10 克、山豆根 10 克。

（2）邪入气营型　方用清瘟败毒饮加减：生石膏（先煎）20 克、知母 12 克、牡丹皮 12 克、生地黄 12 克、玄参 10 克、黄芩 10 克、连翘 10 克、甘草 5 克、黄连 5 克。随症加减：发热不减，加服柴胡 10 克、寒水石 6 克；烦躁不安者，加服竹叶 5 克、栀子 5 克；口渴欲饮者，加天花粉 10 克、芦根 10 克。

（3）疹后阴伤型　方用沙参麦冬汤加减：玉竹 12 克、麦冬 12 克、沙参 12 克、天花粉 10 克、白芍 10 克、石斛 10 克、甘草 6 克。随症加减：低热不减者，加牡丹皮 12 克、地骨皮 12 克。

临床观察：周新朝将猩红热患儿 40 例随机分为两组各 20 例。实验组用上方治疗。对照组用青霉素每日静脉注射 80 万单位/千克，每日注射 2 次。两组疗程均为 7～10 天。结果：实验组治愈 10 例，有效 8 例，无效 2 例。总有效率 90%，无并发症；对照组治愈 8 例，有效 7 例，无效 5 例。总有效率 75%，并发症 3 例。两组总有效率比较差异有统计学意义（$P < 0.05$）。[1]

经　验　方

1. 银柴退热汤　柴胡、黄芩、金银花、连翘、牛蒡子、桔梗、山豆根、射干、紫花地丁、板蓝根、大青叶、荆芥、淡豆豉、甘草等。该方是国家级名老中医、儿科专家贾六金主任医师的经验方。[2]

2. 升降散加减　蝉蜕 6～9 克、僵蚕 6～9 克、姜黄 6～9 克、生大黄 6～9 克。随症加减：邪侵肺卫，加金银花 6～12 克、连翘 6～9 克、葛根 6～9 克、荆芥 6～9 克、牛蒡子 6～9 克；邪入气营，加栀子 6～9 克、连翘 6～9 克、牡丹皮 6～9 克、生地黄 6～9 克、玄参 6～9 克；疹后阴伤去生大黄，加沙参

6～9 克、麦冬 6～9 克、玄参 6～9 克、生地黄 6～9 克、天花粉 6～10 克。药物均由本院中药房配制及统一煎成 110 毫升浓缩型药汁，每日口服 1 剂，分 2～3 次服用。王静将猩红热患儿 66 例随机分为治疗组和对照组各 33 例。对照组予阿莫西林舒巴坦针（特福猛）60～70 毫克/（千克·天）（青霉素皮试阴性）加入 100 毫升 0.9% 氯化钠注射液中，分 2 次静脉滴注，同时补充维生素及保持水电解质平衡，高热时物理降温，必要时口服布洛芬混悬液（美林）（0.25～0.50）毫升/千克。治疗组在对照组治疗方法的基础上联合升降散加减治疗。患儿保持卧床休息并予呼吸道隔离。治疗 1 周后统计疗效。结果：治疗组痊愈 10 例，显效 21 例，有效 2 例，无效 0 例。总有效率 93.9%；对照组痊愈 3 例，显效 22 例，有效 7 例，无效 1 例。总有效率 75.8%。治疗组总有效率显著高于对照组，差异有统计意义（$P < 0.05$）。治疗组患儿平均退热时间、咽痛消失时间均显著短于对照组，差异均有高度统计意义（$P < 0.01$）。综上所述，升降散加减辅助治疗猩红热患儿优于单纯西药治疗，疗效满意，值得临床推广应用。[3]

3. 清营解毒汤　生石膏（先煎）15 克、栀子 15 克、金银花 15 克、连翘 15 克、牡丹皮 15 克、紫草 15 克、生地黄 15 克、知母 15 克、蒲公英 20 克、玄参 20 克、芦根 20 克、麦冬 20 克、僵蚕 10 克、薄荷（后下）10 克、大黄 10 克、甘草 10 克。水煎，早晚分 2 次温服，约 300 毫升，疗程 7 天。孙淑芹等将 86 例猩红热患儿随机分为对照组和治疗组各 43 例。对照组给予西医常规治疗。治疗组在对照组基础上加用清营解毒汤治疗。结果：治疗组的体温、皮疹面积、白细胞数均低于对照组，差异均有统计学意义（$P < 0.05$）。[4]

4. 葛根芩连汤加减　葛根 9 克、乌梅 9 克、连翘 9 克、黄芩 3 克、川黄连 3 克、蝉蜕 3 克、牡丹皮 3 克、马勃 3 克、金银花 6 克、青黛（包煎）6 克、薄

① 周新朝.中药治疗猩红热 20 例观察［J］.实用中医药杂志，2015，31（10）：904.
② 高旅，曹霞，等.贾六金主任医师运用银柴退热汤临证举隅［J］.中医儿科杂志，2017，13（1）：19-21.
③ 王静.升降散加减辅助治疗小儿猩红热 33 例临床观察［J］.中医儿科杂志，2016，12（5）：49-52.
④ 孙淑芹，等.清营解毒汤治疗猩红热 43 例临床观察［J］.中医临床研究，2013，5（13）：20-21.

荷 4.5 克、玄明粉 2.5 克、人中黄 3 克。根据中医"异病同治"原则,对于小儿外感发热,以葛根芩连汤为基本方,据其邪之性质、病变部位及不同疾病特点,灵活加味。随症加减:猩红热病,加玄参、牡丹皮、金银花、马勃等凉血解毒。[①]

5. 泄热解毒汤 炒黄芩 10 克、射干 10 克、土牛膝 10 克、紫草 10 克、蒲公英 15 克、虎杖 12 克、生甘草 3 克。水煎 2 次,取浓汁 150 毫升,每次服 50 毫升,连服 5～7 日。随症加减:咽峡炎有化脓趋势,加山慈菇 10 克、马勃 10 克;壮热烦渴,加七叶一枝花 15 克、生石膏 30 克;皮疹弥漫绛红色黯,加牡丹皮 10 克、赤芍药 12 克、广牛角 10 克;恢复期口干,舌红少津,加生地黄 15 克、石斛 10 克。钱利凝用上方加减治疗猩红热 81 例,显效(治疗 7 日,发热、皮疹及咽峡炎完全消失,无并发症)68 例,有效(治疗 2 周,发热、皮疹及咽峡炎完全消失,无并发症)11 例,无效(治疗 2 周,发热、皮疹及咽峡炎未完全消失,并发症需西药治疗者)2 例(恢复期并发肾小球肾炎改西药治疗)。总有效率 97.53%。[②]

6. 银翘紫丹汤 金银花、连翘、紫草、牡丹皮、黄芩、芦根、生地黄、淡竹叶、白茅根、地龙、赤小豆、六一散等。随症加减:体温高者,加薄荷、焦栀子;咽喉肿痛甚者,加玄参、牛蒡子、蝉蜕;浮肿明显者,加车前草、冬瓜皮等。每日 1 剂,水煎 2 次,合汁约 200 毫升,分 3～5 次频服。杨季国用上方加减治疗 31 例猩红热并发肾炎,全部达到临床症状消失、实验室检查正常之痊愈标准。体温恢复正常的时间,最短者 1 天,最长者 6 天。浮肿退尽时间,最短者 3 天,最长者 12 天。尿常规检查恢复正常者,最短 7 天,最长 30 天,并连续 4 次尿检阴性。[③]

7. 清营汤加减 广犀角(水牛角代)15 克、生地黄 10 克、牡丹皮 10 克、赤芍 10 克、生石膏(先煎)30 克、玄参 10 克、金银花 10 克、连翘 15 克、牛蒡子 10 克、射干 6 克、薄荷(后下)5 克、鲜茅根 30 克。另服紫雪散,咽部用中药雾化吸入。李惠敏用上方治疗 1 例猩红热患儿,服药后热势逐渐降至正常,神清,继服上方加减可见大量皮肤脱屑,咽痛减轻,纳食有增,大便已下,一周后再以清热养阴治疗而痊愈。每隔一周做一次心电图、尿常规、血常规检查,随访 1 个月,未发现异常。[④]

8. 五根汤 葛根 6 克、板蓝根 6 克、芦根 6 克、山豆根 6 克、茅根 6 克、藿香 6 克、红花 6 克、大黄 3 克。水煎服 2～3 次,1 周岁以内的婴儿量减半酌情服之,成人量加倍。适用于伤风感冒、流行性感冒、扁桃体炎(乳蛾证)、猩红热、无名热。[⑤]

9. 银翘散加减 金银花 15 克、连翘 15 克、板蓝根 15 克、牛蒡子 10 克、豆豉 10 克、炒黄芩 10 克、焦栀子 10 克、荆芥 6 克、薄荷(后入)5 克、生甘桔 5 克、马勃 4 克、蒲公英 30 克。汤文学用上方治疗猩红热患儿 1 例,患儿服药 3 剂,发热递消,咽痛停止,周身红疹尚未隐退。原方撤荆芥、牛蒡子、豆豉、薄荷,加生地黄、牡丹皮、赤芍、白鲜皮。续服 4 剂痊愈。[⑥]

10. 自拟方 蒲公英 5 克、板蓝根 5 克、蝉蜕 2 克、柴胡 2 克、桔梗 2 克、生甘草 2 克、玄参 2 克、川黄连 2 克、黄芩 2 克、升麻 1 克、僵蚕 3 克、连翘 3 克、马勃 3 克、薄荷 1.5 克、橘红 1.5 克。水煎至 120 毫升,1～2 岁每次服 20 毫升,年龄大者酌加,每 4 小时 1 次。同时配合刺少商、商阳、金津、玉液穴出血,针天柱、风池、大椎、曲池、合谷穴。均用泻法,留针 20～40 分钟。每日针刺 1 次。[⑦]

11. 孟河丁甘仁方 金银花 9 克、连翘 9 克、牛蒡子 9 克、浙贝母 9 克、广郁金 9 克、射干 9 克、薄荷(后入)4.5 克、生甘草 3 克、桔梗 6 克、玄参 12

① 杨卫星.葛根芩连汤在儿科热病中的应用[J].安徽中医临床杂志,2001,13(2):139-141.
② 钱利凝.泄热解毒汤治疗猩红热 81 例[J].河北中医,1998(4):230.
③ 杨季国.银翘紫丹汤治疗猩红热并发肾炎 31 例[J].浙江中西医结合杂志,1997,7(3):178.
④ 李惠敏.猩红热中医论治初探[J].天津中医学院学报,1994(1):20.
⑤ 李凤林.五根汤[J].中国民间疗法,1993(3):41.
⑥ 汤文学.猩红热治验[J].四川中医,1990(11):15.
⑦ 猩红热[J].广西中医药,1984(S1):1.

克、板蓝根 12 克。适用于猩红热火毒由气入营，神昏谵语者。①

12. 自拟方　荆芥、防风、金银花、蒲公英、紫花地丁、丹参、赤芍、牡丹皮、栀子、板蓝根、忍冬藤、大黄。随症加减：如咽喉肿痛甚者，加桔梗、牛蒡子；咳嗽者，加杏仁、前胡等；体温下降，皮疹消失后进入恢复期而余热未尽者，加生地黄、麦冬、玄参、地骨皮等养阴清热之品。陈瑞芬使用上方加减治疗猩红热，退热快，皮疹易消退，且用药简单、安全，较使用抗菌素益多弊少。治疗过程中未见严重的心肾等方面并发症，有脱皮或落屑现象，疗效较为满意。②

13. 猩红热方　猩红热 1 方：白花蛇舌草 30 克、板蓝根 15 克、土牛七（土玄参）15 克、连翘 12 克、山豆根 9 克、黄芩 9 克、牛蒡子 9 克、津桔梗 9 克、金银花 9 克、马勃 6 克、粉甘草 4.5 克。随症加减：初期，加荆芥、黄芩；高热，加石膏、黄连；淋巴结炎，加海藻、昆布、夏枯草；关节肿痛，加防己、豨莶草、桑枝；咳嗽，加杏仁、浙贝母；皮下出血，加牡丹皮、生地黄、仙鹤草；呕吐，加竹茹、藿香梗；腹胀痛，加川朴、枳壳、川楝子；便秘，加大黄；小便不利，加车前、泽泻。猩红热恢复期，身热减，咽喉痛也减，治宜滋液养阴，可用猩红热 2 方：北沙参 12 克、生地黄 12 克、麦冬 9 克、天花粉 9 克、杭白芍 9 克、玄参 9 克、茯苓 9 克、桔梗 9 克、知母 9 克、粉甘草 3 克。随症加减：咽喉出血者，根据症状可加赤芍、牡丹皮、墨旱莲、仙鹤草、茅根、生地黄、紫草等；若邪遏在内，见神昏谵语，宜选用紫雪丹、至宝丹、安宫牛黄丸等开窍之药。汕头市第一人民医院使用以上两方治疗 279 例猩红热患者，一般患者热退至正常平均 2～3 天，最短 1 天（62 例），最长 10 天（1 例）。患者退热及自觉症状好转快，基本达到预期效果，且并发症也可以通过辨证加减

加以解决。③

14. 解肌透痧汤　荆芥穗 4.5 克、前胡 4.5 克、净蝉蜕 2.4 克、马勃 2.4 克、嫩射干 3 克、生甘草 1.5 克、粉葛根 6 克、熟牛蒡 6 克、连翘壳 6 克、鲜竹茹 6 克、浮萍 6 克、苦桔梗 3 克、炙僵蚕 9 克。④

15. 麻杏石甘汤加减　麻黄 3 克、生甘草 3 克、薄荷叶 3 克、熟石膏 12 克、川贝母 9 克、杏仁 9 克、炙僵蚕 9 克、鲜竹叶 30 张、射干 6 克、连翘壳 6 克、京玄参 7.5 克。⑤

16. 升麻葛根汤加减　川升麻 3 克、生甘草 3 克、干荷叶 3 克、净蝉蜕 3 克、连翘壳 9 克、炙僵蚕 9 克、粉葛根 9 克、陈莱菔 9 克、苦桔梗 6 克、金银花 6 克、京赤芍 6 克、薄荷叶 2.4 克。⑥

17. 解毒汤　蒲公英 15 克、蝉蜕 6 克、升麻 3 克、僵蚕 9 克、连翘 9 克、马勃 9 克、薄荷 4.5 克、苏橘红 4.5 克、板蓝根 15 克、牛蒡子 6 克、柴胡 6 克、桔梗 6 克、生甘草 6 克、玄参 6 克、川黄连 6 克、黄芩 6 克。加水煎至 120 毫升。1～2 岁，每次服 20 毫升，每 4 小时 1 次，年龄大者酌加。⑦

18. 蓝射消毒饮　板蓝根 30 克、马勃 15 克、连翘 15 克、射干 4.5 克、僵蚕 9 克、七叶一枝花 9 克。加水煎至 120 毫升。1～2 岁，每次服 20 毫升，每 4 小时 1 次，年龄大者酌加。⑧

单　方

1. 石青合剂　组成：生石膏（先煎）1 800 克、大青叶 900 克、生甘草 240 克。制备方法：将上药加适当水量熬煎，去渣后，浓缩至 450 毫升，再兑入糖浆 150 毫升，混合调匀即成。用量：每日 30～60 毫升。临床应用：南京市立传染病医院医务部用石青合剂治疗 30 例猩红热症，大多数均在两日内退热，降至正常。最长退热为 5 天。大部

---

① 沈仲圭.猩红热和流行性腮腺炎的中药疗法[J].浙江中医学院通讯,1977(4)：24 - 25.
② 陈瑞芬.中药治疗猩红热四例疗效观察[J].河南中医学院学报,1976(2)：41 - 42.
③ 汕头市第一人民医院.中医药治疗猩红热 279 例体会[J].广东医药资料,1975(5)：14 - 16.
④ 康诚之.中医对猩红热的防治[J].云南医学杂志,1959(3)：14 - 15.
⑤ 同上.
⑥ 同上.
⑦ 冯洽民.猩红热用针刺、中药治疗 62 例临床观察[J].上海中医药杂志,1959(6)：40.
⑧ 同上.

分病例在 1～2 天内疹退，皮肤瘙痒及其他症状如头昏、头痛等均逐渐消退。[①]

2.冰茶散　组成：冰片 1.5 克、儿茶 15 克、硼砂 15 克。用法：上药共研细末，吹喉或内服。[②]

中 成 药

1.热毒宁注射液　组成：青蒿、金银花、栀子（江苏康缘药业股份有限公司生产，国药准字 Z20050217）。临床应用：丁微珍将 59 例猩红热患儿根据入院次序分成治疗组 30 例和对照组 29 例。对照组予抗生素阿莫西林舒巴坦（广州威尔曼药业有限公司，国药准字 H20030802）60～80 毫克/（千克·天）治疗。治疗组在对照组基础上加用热毒宁注射液 0.50～0.80 毫升/（千克·天）。两组均连续治疗 4 天，观察疗效。结果：治疗组与对照组经治疗后，各观察指标变化等临床疗效比较，治疗组在退热、咽痛缓解、皮疹消退、外周血象恢复时间及住院天数均短于对照组，两组比较差异有统计学意义（$P < 0.05$）。[③]

2.紫金锭（即玉枢丹）　组成：山慈菇 60 克、川文蛤（即五倍子拉破洗刮）60 克、千金子 60 克、红大戟 30 克、当门子 9 克。用法用量：紫金锭系一百锭剂量，内服外搽，每次用 1 锭。[④]

预 防 用 药

1.加味三豆饮　组成：绿豆、黑豆、黄豆、金银花、甘草。用法：水煎服。[⑤]

2.漱喉散　组成：玄明粉 3 克、硼砂 3 克、雄黄 3 克。用法用量：加开水 1 杯漱口，每日 3 次。[⑥]

3.一字散　组成：猪牙皂 6 克、藜芦 3 克、雄黄 3 克、矾石 3 克、蝎尾 7 枚。用法用量：研为极细末，吹少许入鼻即吐痰。[⑦]

---

① 南京市立传染病医院医务部.中药石膏合剂治疗猩红热 30 例临床疗效观察[J].江苏中医，1960(12)：33 - 34,39.
② 冯洽民.猩红热用针刺、中药治疗 62 例临床观察[J].上海中医药杂志，1959(6)：40.
③ 丁微珍.热毒宁注射液辅佐治疗猩红热疗效观察[J].浙江中医药大学学报，2012,36(5)：522 - 523.
④ 康诚之.中医对猩红热的防治[J].云南医学杂志，1959(3)：14 - 15.
⑤ 同上.
⑥ 同上.
⑦ 同上.

水 痘

概 述

水痘是由水痘-带状疱疹病毒引起的传染性极强的儿童期出疹性疾病。经飞沫或接触传播,人群普遍易感,感染后可获得持久免疫。

水痘的传染性极强,水痘虽是自限性疾病,但部分可有疹内出血的出血性水痘,病情极严重,还可有因继发细菌感染所致的坏疽性水痘,皮肤大片坏死,导致脓毒症而死亡。

水痘的潜伏期一般为 10~24 天,出疹前可出现低热、不适和厌食等全身症状,年长儿童和成人可有畏寒、低热、头痛、乏力、咽痛、咳嗽、恶心、食欲减退等症状,24~48 小时出现皮疹。首发于头、面和躯干。呈向心性分布,初为红色斑疹和丘疹,继之变为水疱,1 天后水疱混浊,疱疹处常伴瘙痒,水疱破溃后 2~3 天迅速结痂,1 周左右痂皮脱落愈合,一般不留瘢痕。水痘皮疹陆续分批出现,病程中同一部位可见斑丘疹、水疱和结痂同时存在。

无并发症者病程呈自限性,病程一般为 10 天左右,全身症状好转,疱疹破溃,结痂后脱落,不留瘢痕。水痘最常见的并发症有少数皮肤继发感染,如脓疱疮、丹毒、蜂窝织炎,甚至由此导致败血症等;水痘肺炎主要发生在免疫缺陷儿和新生儿中,其他儿童少见;神经系统并发症可见水痘后脑炎、横贯性脊髓炎、面神经瘫痪、Reye 综合征等;其他少数病例可发生心肌炎、肝炎、肾炎、关节炎等。

中医称之为"水痘""水花""水疮""水疱""肤疹",为感受水痘时邪引起的一种急性出疹性传染病。《小儿药证直诀·脉证治法》曰:"其疮出有五名,肝为水疱,以泪出如水,其色青小。肺为脓疱,如涕稠浊,色白而大。心为斑,心主血,色赤而小,次于水疱。脾为疹,小次斑疮,其主裹血,故赤色黄浅也。"《幼幼集成·水痘露丹证治》载:"水痘似正痘,外候面红唇赤,眼光如水,咳嗽喷嚏,涕唾稠黏,身热二三日而出,明净如水泡,形如小豆,皮薄,痂结中心,圆晕更少,易出易靥,温之则痂难落而成烂疮,切忌姜椒辣物,并沐浴冷水,犯之则成姜疥水肿。"

辨 证 施 治

1. 汪受传等分 4 证

常证

(1) 邪伤肺卫证 症见全身性皮疹,向心性分布,躯干为多,点粒稀疏,疱疹形小,疹色红润,根盘红晕不显,疱浆清亮,此起彼伏,瘙痒感;伴发热,多为低热,恶风或恶寒,头痛,鼻塞,流涕,喷嚏,咳嗽,纳差;舌质红,苔薄白或薄黄,脉浮数,指纹浮紫。治宜疏风清热、利湿解毒。方用银翘散合六一散加减:金银花、连翘、牛蒡子、淡竹叶、薄荷、蝉蜕、桔梗、车前子、滑石、甘草。

(2) 邪炽气营证 症见全身性皮疹,分布范围较广,疹点密布,根盘红晕较著,疱疹形大,疹色红赤或紫暗,疱浆混浊,出血性皮疹,口腔、睑结膜、阴部可见疱疹;壮热,烦躁,口渴欲饮,面赤唇红,目赤,口舌生疮,牙龈肿痛,纳差,大便干结,小便短赤;舌质红绛,苔黄糙而干或苔黄腻,脉滑数,指纹紫滞。治宜清气凉营、解毒化湿。方用清瘟败毒饮加减:黄连、黄芩、地黄、连翘、升麻、牡丹皮、赤芍、紫草、石膏、栀子、车前草、碧玉散。

变证

(3)邪陷心肝证　症见发热,常壮热持续,头痛,呕吐,甚或喷射性呕吐,烦躁不安或狂躁,神识不清,谵语,嗜睡,或昏愦不语,口噤,项强,四肢抽搐,角弓反张;痘疹密布,向心性或离心性分布,疹色紫暗,疱浆混浊,根脚较硬;舌质红绛,苔黄燥或黄厚,脉弦数,指纹紫。治宜镇惊熄风、清热解毒。方用羚角钩藤汤合清瘟败毒饮加减:石膏、地黄、水牛角、黄连、栀子、黄芩、知母、赤芍、玄参、连翘、牡丹皮、紫草、钩藤、桔梗、淡竹叶、甘草。

(4)邪毒闭肺证　症见发热,常高热不退,咳嗽频作,喉间痰鸣,气急喘促,鼻煽,胸高胁满,张口抬肩,口唇紫绀;痘疹密布,向心性或离心性分布,疹色紫暗,疱浆混浊,根脚较硬;舌质红或红绛,苔黄或黄腻,脉滑数或洪数,指纹紫滞。治宜清热解毒、开肺定喘。方用麻黄杏仁甘草石膏汤合黄连解毒汤加减:麻黄、苦杏仁、前胡、石膏、桑白皮、葶苈子、紫苏子、黄芩、黄连、紫草、甘草。[1]

经　验　方

1. 五味消毒饮　金银花9克、连翘9克、大青叶9克、知母9克、赤芍9克、牡丹皮9克、石膏10克、薏苡仁10克、生甘草3克(颗粒剂)。温水50毫升冲服,每日分2次口服,连用3天。黄伟等将水痘患者随机分为治疗组48例和对照组42例。对照组给予阿昔洛韦片按20毫克/千克口服,每日3次,疗程7天,同时给予各种对症支持治疗。治疗组在对照组基础上加用五味消毒饮。结果:对照组有效率78.57%,治疗组有效率95.83%,两组有统计学意义($P<0.05$)。[2]

2. 银翘解毒汤　金银花15克、连翘15克、土茯苓15克、菟丝子12克、牡丹皮12克、黄连12克、牛蒡子10克、栀子10克、甘草6克。500毫升水煎至200毫升,3毫升/千克口服,并用所煎药液

擦洗患处,每日3次。任玉梅等将158例水痘患儿随机分成两组各79例,均给予阿昔洛韦片[郑州永和制药有限公司,国药准字H41022137,20毫克/(千克·天)]、西咪替丁片[重庆青阳药业有限公司,国药准字H50021435,10毫克/(千克·天)]进行治疗。观察组在此基础上加用银翘解毒汤并用煎药液擦洗患处。结果:对照组痊愈率49.37%,治疗组痊愈率65.82%,两组有统计学意义($P<0.05$)。[3]

3. 加减银翘散　金银花18克、板蓝根18克、大青叶18克、薏苡仁18克、牛蒡子10克、连翘10克、牡丹皮10克、玄参10克、细生地黄10克、荆芥6克、薄荷6克、甘草6克、竹叶6克。每日1剂,水煎分3次口服。赵燕等用上方治疗1例儿童水痘,患儿服药3剂后无新发疱疹,基底红减,部分结痂,发热消退,继服3剂后,全部疱疹结痂趋愈,基底不红。上方去牛蒡子、荆芥,加麦冬10克,继服3剂善后。若邪毒热入血分,选用银翘散去豆豉,加细生地黄、牡丹皮、大青叶,倍玄参,去桔梗,加板蓝根、薏苡仁。[4]

4. 银翘散合六一散加减　金银花12克、连翘12克、野菊花12克、板蓝根6克、桔梗6克、车前子(包煎)6克、牛蒡子6克、薄荷(后下)8克、蝉蜕3克、六一散(包煎)10克。随症加减:发热重,加石膏、栀子等;咽痛甚,加玄参、大青叶等;皮肤瘙痒,加白鲜皮、地肤子等;咳嗽,加杏仁、贝母等。每日1剂,水煎2次,分3次服,疗程4～8天,用药至皮疹完全消退后2天。胡根彪将222例水痘患者随机分为治疗组112例和对照组110例。对照组予阿昔洛韦20毫克/千克,每日4次口服,疗程4～8天,用药至皮疹完全消退后2天。治疗组用上方加减治疗。结果:治疗组总有效率100%,对照组总有效率88.1%,两组比较有显著性差异($P<0.05$)。[5]

5. 苦参煎剂　苦参15克、地肤子15克、大黄

① 汪受传,等.中医儿科临床诊疗指南·水痘(修订)[J].中医儿科杂志,2016,12(1):1-6.
② 黄伟,等.五味消毒饮加减治疗水痘风热犯表证临床观察[J].中医药临床杂志,2016,28(2):215-217.
③ 任玉梅,等.银翘解毒汤治疗儿童水痘的疗效及不良反应研究[J].中医材,2016,39(4):908-910.
④ 赵燕,等.加减银翘散治疗皮肤病举隅[J].山西中医,2015,31(9):34-35.
⑤ 胡根彪.银翘散合六一散加减治疗水痘112例临床观察[J].浙江中医杂志,2013,48(8):574.

15克、金银花15克、鱼腥草15克、蛇床子10克、白鲜皮10克、蝉蜕10克、黄柏10克。加水1000毫升浸泡30分钟,武火急煎取汁放置20℃左右外洗。全少华选取200例水痘患儿,随机分为治疗组和对照组各100例。对照组采用抗病毒药物阿昔洛韦静滴,体重5毫克/千克加入0.9%氯化钠注射液150毫升静滴,每日3次,每8小时1次,同时静滴维生素C。有感染特征者,可选用抗生素头孢类或青霉素类。治疗组在对照组的基础上加用苦参煎剂外洗,每日3次。结果:两组临床治疗5天后,治疗组显效(0～2天退热,瘙痒消失,3天皮疹结痂无新皮疹出现)69例,有效(0～3天退热,瘙痒消失,4天皮疹结痂无新皮疹出现)25例,无效(4天退热,瘙痒消失4天皮疹结痂,但似有少量皮疹出现)6例。总有效率94%;对照组显效60例,有效26例,无效14例。总有效率86%。两组总有效率经统计比较有显著性差异($P<0.05$)。在使用过程中未发生不良反应。[①]

6.利湿解毒汤 金银花12克、连翘12克、防风20克、牛蒡子10克、芦根10克、藿香10克、佩兰10克、白蔻仁10克、生薏苡仁25克、六一散6克、酒炒黄芩6克、知母6克、黄连3克。每日1剂,水煎,分2～3次服,儿童和婴幼儿剂量酌减。随症加减:高热烦渴、舌红苔黄,加生石膏、柴胡;舌苔黄腻,加苍术、厚朴;咳嗽,加杏仁、桔梗、百部;咽痛,加川贝母、薄荷;痒甚,加蝉蜕、白鲜皮、地肤子;腹痛胀满、纳呆呕吐,加焦三仙、制鸡内金;唇燥口干,加麦冬、沙参;龈肿、口疮、便秘,加大黄;继发脓疱疮,加蒲公英、紫花地丁。江英将107例水痘患者随机分为治疗组52例和对照组55例。对照组给予阿昔洛韦,成人每次0.8克,每日4次,2岁以上儿童20毫克/千克,每日4次。治疗组同时给予利湿解毒汤与阿昔洛韦。治疗7天后判定疗效。结果:治疗组、对照组的痊愈率分别为98.08%、76.36%。中西医结合治疗水痘疗效明显优于单用西药($P<0.05$)。[②]

7.过敏煎加减 防风10克、银柴胡10克、乌梅10克、五味子10克、白鲜皮10克、地骨皮10克、金银花15克、当归10克、赤芍10克、芦根10克、桔梗10克、威灵仙10克、连翘15克、蒲公英15克、薏苡仁15克、甘草6克。何炳元用上方治疗1例水痘患儿,患儿服用4剂,痊愈。[③]

8.银翘甘露汤 金银花10克、连翘10克、牛蒡子10克、茵陈10克、赤芍10克、鸡苏散(包)10克、生薏苡仁10克、藿香6克、炒黄芩6克、白豆蔻(后下)3克。每日1剂,水煎,分2～3次服,婴幼儿剂量酌减。随症加减:高热烦渴、舌红苔黄,加柴胡、葛根、知母、生石膏;舌苔黄腻,加黄连、苍术;咳嗽,加杏仁、桔梗;咽痛,加射干、川贝母;痒甚,加僵蚕、蝉蜕、白鲜皮;腹痛胀满、纳呆呕吐,加焦三仙、炙鸡内金;唇燥口干,加麦冬、芦根;龈肿、口疮、便秘,加大黄;继发脓疱疮,加野菊花、蒲公英、紫花地丁。朱杰等将85例水痘患者随机分为治疗组43例和对照组42例。治疗组采用银翘甘露汤。对照组予阿昔洛韦15～20毫克/(千克·天),分3～4次口服。两组均3天为1个疗程,并做对症处理。结果:治疗组总有效率95.3%,对照组总有效率78.6%,治疗组在体温下降至正常、斑疹隐退及皮疹结痂时间方面均快于对照组($P<0.05$或$P<0.01$)。[④]

9.泻黄散加味 藿香10克、栀子10克、石膏10克、浙贝母10克、海螵蛸10克、煅龙骨15克、煅牡蛎15克、白芍12克、山楂12克、神曲12克、防风8克、甘草6克。每日1剂,水煎,分多次口服。李永佳等用上方治疗1例水痘患儿,3剂后患儿热退,大多数水痘结痂,纳食好转,唾沫仍多,口臭缓解,大便仍较干,舌红,苔黄腻,脉沉。仍用上方加减,皮疹渐消,饮食恢复,但大便仍偏干。续用泻黄散,加重清热之力。处方:藿香10克、焦栀子10克、大黄(后下)10克、木香10克、厚朴10

---

① 全少华.苦参煎剂外洗治疗儿童水痘100例[J].陕西中医,2011,32(3):278-279.
② 江英.利湿解毒汤结合阿昔洛韦治疗水痘52例体会[J].中国中药杂志,2010,35(2):240-241.
③ 李廷保,等.何炳元教授运用过敏煎加减治疗小儿皮肤病经验[J].中医儿科杂志,2009,5(5):3-4.
④ 朱杰,等.银翘甘露汤治疗水痘43例临床观察[J].中医儿科杂志,2009,5(3):31-33.

克、枳实 10 克、石膏 25 克、山楂 12 克、神曲 12 克、防风 8 克、甘草 8 克。3 剂。若大便变软后停用大黄,继服余药。数天后随访,患儿服 2 剂后大便软,每日 1 次,饮食转佳,水痘再无新出,且多数消退,口臭不明显,唾沫明显减少,舌苔转白,病痊愈。[1]

10. 银翘散合三仁汤加减 金银花 15 克、薏苡仁 15 克、蒲公英 15 克、野菊花 15 克、连翘 10 克、苦杏仁 10 克、牛蒡子 10 克、竹叶 10 克、升麻 10 克、厚朴 10 克、薄荷 6 克、白豆蔻 5 克、滑石 18 克、甘草 3 克。每日 1 剂,水煎服,剂量可随年龄大小增减。随症加减:咽痛去白蔻,加板蓝根、玄参;皮肤瘙痒,加蝉蜕、浮萍;口干渴,加知母、天花粉;高热去白蔻、厚朴,加石膏;疹色紫暗,加紫草、栀子;便秘,加大黄;皮疹坏死糜烂,加土茯苓、牡丹皮。龙贤林用此方加减治疗水痘 78 例,均在 3～6 天治愈,平均 3～5 天,无 1 例发生并发病。[2]

11. 银翘散加减 金银花 10 克、连翘 10 克、牛蒡子 10 克、薏苡仁 10 克、黄芩 10 克、佩兰 10 克、板蓝根 10 克、甘草 5 克。随症加减:热重者,加石膏、知母;皮肤瘙痒者,加蝉蜕、白鲜皮;咽喉肿痛者,加山豆根、玄参;咳嗽者,加炙紫菀、款冬花。药量随年龄增减。每日 1 剂,水煎 2 次取汁,分 3 次服。高红伟用此方加减治疗水痘患儿 100 例,治愈 98 例,无效 2 例。治愈率 98%。治愈病例中,2 天内体温恢复正常者 85 例,4 天内体温恢复正常者 23 例。疱疹结痂平均时间 2.6 天。[3]

12. 枳实导滞汤加减 黄芩 6 克、茯苓 6 克、泽泻 6 克、黄连 5 克、神曲 5 克、白术 5 克、大黄 3 克、枳实 3 克。随症加减:水痘初起,加金银花 10 克、连翘 6 克;喉嗽咽痛,加牛蒡子 5 克、桔梗 5 克、甘草 3 克;热毒甚,加大青叶 10 克、紫花地丁 5 克;血热甚,加生地黄 10 克、牡丹皮 6 克、紫草 6 克;水湿盛,加薏苡仁 20 克、滑石 10 克、车前子 6

克;皮肤瘙痒,加地肤子 6 克、白鲜皮 6 克;食积甚,加炒麦芽 6 克、炒山楂 6 克。每日 1 剂,水煎分 3～4 次服,药物剂量视年龄体质增减。许林英等用此方加减治疗水痘患儿 126 例,显效 89 例,有效 37 例。总有效率 100%,值得临床使用。[4]

13. 清营汤加减方 水牛角 30 克、石膏 30 克、玄参 10 克、连翘 10 克、金银花 10 克、黄芩 10 克、牡丹皮 10 克、紫草 10 克、黄连 3 克、生地黄 15 克、板蓝根 15 克、薏苡仁 25 克、甘草 6 克。随症加减:高热不退,加青蒿;咳嗽,加鱼腥草;口臭、便秘,加大黄;痒甚,加地肤子、白蒺藜;口干唇燥伤阴,加麦冬、芦根。每日 1 剂,水煎 2 次合并药液,分 3 次服。康立媛用此方加减治疗水痘患儿 102 例,治愈 98 例,未愈 4 例。治愈率 96%。[5]

14. 银连外洗液 金银花 40 克、连翘 40 克、黄柏 20 克、野菊花 30 克、蛇床子 30 克、地肤子 30 克、千里光 30 克、苦参 30 克、苍术 30 克、板蓝根 30 克、贯众 30 克。每日 1 剂水煎外洗,每日洗 2 次。每天观察皮疹变化情况。用药 3 天判定疗效。黄俊勇用此方治疗水痘患儿 66 例,痊愈 46 例,有效 13 例,无效 7 例。总有效率 89.4%。对 32 例痊愈患儿 1 个月后随访,均无复发。[6]

15. 蛇床子散加减 地肤子 7～10 克、黄柏 7～10 克、蛇床子 7～15 克、白鲜皮 7～12 克、地骨皮 7～10 克、苦参 5～10 克、桑白皮 7～10 克、五倍子 5～10 克、仙鹤草 7～15 克、明矾 5～10 克。冷水泡 10 分钟,煨 15 分钟,取汁外洗,每日 3～4 次,每次 4～5 分钟,连用 3～4 天,配合清热解毒的中成药或汤剂,如黄连解毒汤(《外台秘要》方)、清瘟败毒饮(《疫疹一得》方)、凉血解毒营汤(《中医症状鉴别诊断学》方)等化裁煎服。何天佑等用上方治疗病毒性疱疹 87 例,用药 2～3 次以后,疱疹大部分破裂、糜烂渗出减少,逐渐干燥结痂;用药 2～3 天,发热感、疼痛感消失,瘙痒症状

① 李永佳,等.泻黄散治疗小儿出疹性疾病验案 3 则[J].新中医,2008,40(3):111-112.
② 龙贤林.银翘散合三仁汤治疗水痘 78 例[J].四川中医,2007,25(10):90.
③ 高红伟.银翘散加减治疗小儿水痘 100 例[J].河南中医,2006,26(11):88.
④ 许林英,等.枳实导滞汤加减治疗水痘 126 例[J].陕西中医,2006,27(4):436-437.
⑤ 康立媛.中西医结合治疗水痘 102 例[J].四川中医,2005,23(11):73-74.
⑥ 黄俊勇.自拟银连外洗液治疗水痘 66 例临床观察[J].四川中医,2005(2):69.

明显减轻;用药 3～4 天疱疹疮面全部结痂,痂薄者开始脱落;8～9 天结痂大部分脱落而痊愈,有效率 99％。①

16. 银翘祛湿汤 金银花 10 克、连翘 10 克、牛蒡子 10 克、虎杖 10 克、薏苡仁 10 克、黄芩 10 克、佩兰 10 克、板蓝根 10 克、甘草 5 克。随症加减:热重者,加石膏、知母;肤痒者,加蝉蜕、白鲜皮;咽痛者,加山豆根、玄参;咳嗽者,加紫菀、款冬花。药量可随年龄增减。每日 1 剂,水煎取汁,分 2 次服。徐光宇用上方加减治疗水痘患儿 78 例,治愈 76 例,无效 2 例。治愈率 97.4％。2 天内体温恢复正常 35 例,4 天内体温恢复正常 41 例。痘疹结痂平均天数 4.7 天。②

17. 蓝薏银翘汤 板蓝根 10～20 克、薏苡仁 8～15 克、金银花 6～10 克、连翘 6～10 克、荆芥 6～10 克、防风 6～10 克、车前子(包煎)6～10 克、紫草 3～6 克。随症加减:若发热,加石膏、知母;咳嗽有痰,加杏仁、浙贝母;咽喉疼痛,加薄荷、僵蚕;皮肤瘙痒,加蝉蜕、白鲜皮;疹密色红、皮肤黏膜有瘀斑,加当归、赤芍;唇燥口干、津液耗伤,加麦冬、芦根;大便干结,加大黄;继发脓疱疮,加野菊花、蒲公英、紫花地丁。每日 1 剂,水煎分 2～3 次温服(婴幼儿每日 1 剂,多次频服)。皮肤瘙痒者二煎外洗患处。邓雪用上方加减治疗水痘 52 例,均痊愈。退热时间最短 6 小时,最长 2 天,平均 1 天;水痘结痂最短 2 天,最长 4 天,平均时间 3 天。③

18. 土茯苓汤 土茯苓 15 克、滑石 15 克、茯苓 12 克、薏苡仁 12 克、连翘 12 克、金银花 10 克、蒲公英 10 克、紫花地丁 10 克、大青叶 8 克。此药量为 5～8 岁儿童用量,可根据患儿年龄大小及病情轻重酌情增减。随症加减:表证甚者,加荆芥、薄荷;疹色深红者,加紫草、栀子;高热者,加石膏、知母;龈肿、口疮、便秘者,加大黄、枳实。每日 1

剂,水煎分 3 次服。西药予利巴韦林分散片(南京东元制药有限公司生产),每日 30 毫克/千克,分 3 次口服。谷名成等用上方加减治疗小儿水痘 41 例,治愈(发热退,无新出皮疹,疱疹结痂,无并发症)39 例,好转(发热退,无新出皮疹,疱疹部分结痂,无并发症)2 例,无效(发热及皮疹无明显改善,伴有并发症)0 例。总有效率 100％。④

19. 加减化斑汤 石膏 12 克、知母 12 克、牛蒡子 10 克、升麻 10 克、葛根 10 克、浮萍 10 克、水牛角 6 克、牡丹皮 6 克、紫草 6 克、甘草 6 克。随症加减:若流涕、咳嗽明显,加薄荷、桔梗;湿重、苔白厚腻,加苍术;便秘者,加酒大黄;发热盛,加青蒿、银柴胡。每日 1 剂,水煎取汁 80～120 毫升,分 4～5 次服。若疱疹痒甚,可用棉签蘸药汁外搽。陈义春等用上方加减治疗 236 例水痘患者,痊愈 224 例,无效 12 例。总有效率 94.91％。⑤

20. 三仁解毒汤 苦杏仁 10 克、牛蒡子 10 克、六一散 10 克、竹叶 10 克、金银花 10 克、连翘 10 克、升麻 10 克、紫花地丁 10 克、薏苡仁 20 克、白豆蔻 4 克、野菊花 12 克、蒲公英 12 克。每日 1 剂,水煎服。剂量可随年龄大小增减。随症加减:风热夹湿、肺卫不宣型,咽痛去白豆蔻,加板蓝根;皮肤瘙痒,加蝉蜕、浮萍;口干渴,加腊梅花、天花粉;气分炽热、湿毒蕴结型,高热去白豆蔻,加石膏,疹色紫暗,加大青叶、紫草;便秘,加大黄;皮疹坏死糜烂,加土茯苓、牡丹皮。李绍良用上方加减治疗 38 例水痘患儿,均在 2～5 天治愈,平均 2.5 天,无 1 例发生并发症。⑥

21. 紫金锭 五倍子 10 克、山慈菇 20 克、千金子霜 10 克、麝香 3 克、红大戟 15 克、雄黄 2 克、朱砂 4 克。上药研细后混匀,再用蒸熟的糯米和药,压制成锭。将本品用温开水调糊外敷。窦有业等用上方治疗水痘 30 例,其中严重水痘患者 15 例。儿童每次 0.15～0.3 克,成人每次 0.9 克,每

① 何天佑,刘娟.蛇床子散化裁治疗病毒性疱疹 87 例疗效观察[J].云南中医中药杂志,2004,25(5):18.
② 徐光宇.银翘祛湿汤治疗小儿水痘 78 例[J].吉林中医药,2004,24(11):20.
③ 邓雪.自拟蓝薏银翘汤治疗水痘 52 例[J].实用中医内科杂志,2004,18(4):317-318.
④ 谷名成,等.中西医结合治疗小儿水痘 41 例[J].辽宁中医杂志,2003,30(8):679.
⑤ 陈义春,等.加减化斑汤治疗水痘 236 例[J].中国民间疗法,2002,10(7):30.
⑥ 李绍良.三仁解毒汤治疗水痘 38 例[J].新中医,2000,32(2):51.

日3次。结果:4天治愈,总有效率100%。①

22.黄连解毒汤加味 黄连2～6克、黄芩3～10克、黄柏2～6克、栀子3～6克、泽泻5～10克、茯苓6～10克。随症加减:轻型,加金银花、连翘、滑石、甘草;重型,加萆薢、薏苡仁、紫草、生大黄。梁治新用上方加减治疗水痘30例,均痊愈。退热时间最短半天,最长2天,平均时间3天;水痘结痂时间大部分2～3天,少数病例4天,平均结痂时间3天。全部病例未见并发症或继发病。②

23.清痘解毒汤 连翘15克、白鲜皮15克、金银花10克、赤芍10克、牡丹皮10克、薄荷5克、蝉蜕5克、生薏苡仁30克、大青叶30克。水煎服。随症加减:水痘初起,红色斑丘疹稀疏,卫分症状明显者,去赤芍、生薏苡仁,加粉葛根10克、牛蒡子10克;发热重者,加玉泉散(包煎)30克,并加服紫雪散,3岁以下每次用1/3～1支,3岁以上每次1/2～1支,均每日3次;咳嗽甚者,加前胡10克;水痘盘根紧挫,加重赤芍、牡丹皮用量,还可加用紫草20克;痘浆清稀,加用六一散(包煎)15克;痘浆稠黄并溃烂去丹皮,加野菊花15克、苦参15克、紫黄地丁30克;腹泻者,去牡丹皮、赤芍,加煨葛根10克、炒黄芩10克;纳少泛恶者,减赤芍、牡丹皮量,加紫苏梗10克、藿香10克、竹茹10克、陈皮5克;皮肤瘙痒甚者,加炙僵蚕10克。因搔抓水痘破溃继发感染,可用龙胆紫外涂患处。同时应嘱患儿忌食鱼虾辛辣等发物,剪短患儿指甲,进行隔离至疱疹结痂。如在夏季,沐浴后一定要拭肌肤。孙钢用上方加减治疗86例小儿水痘,经上述治疗,全部治愈。疗程最短3天,最长7天,平均4天。③

24.三仁汤 杏仁5克、滑石6克、生薏苡仁6克、连翘6克、蒲公英6克、白蔻仁4克、川厚朴4克、半夏4克、白通草4克、淡竹叶4克。每日1剂,水煎服。嘱禁沐浴(患处)及发散辛辣煎煿之品。陈庆英等用上方治疗水痘患儿1例,患儿服上方2剂,痘疹收。继服2剂,痊愈。④

25.银翘一丁汤 金银花10克、连翘10克、车前子10克、紫花地丁15克、六一散(包煎)10克。水煎50～100毫升,分2～3次服,二煎外洗患部。随症加减:如痒甚者,加蝉蜕;发热无汗,加荆芥、薄荷;烦热口渴,加石膏、知母;痘疹周围色赤,加赤芍;口腔溃疡,加黄连、生甘草;舌苔厚白,加茯苓;舌质红,加生地黄。吕月美用上方加减治疗水痘患儿11例。发热止,痘疹结痂,无新痘继发。均痊愈。退热时间最短者5小时,最长者4天。所有病例均未见并发症和继发疾病。⑤

26.荆防蓝根汤加减 荆芥10克、防风10克、板蓝根20克、芦根15克。每日1剂,水煎,分2次服。翁建新用上方治疗94例水痘患儿,均伴发热,体温在37.8℃～40℃,其中38.5℃以上者占67%。经治后全部痊愈。退热时间平均6小时至1.5天,水痘结痂平均3天。⑥

单　　方

1.苦芷 组成:鲜苦芷全草300～500克。用法用量:煎水坐浴外洗全身,每日1～2次。临床应用:武英等将200例水痘患儿随机分为两组各100例。苦芷组用上方治疗。对照组轻者外用炉甘石洗剂止痒,水疱破溃者涂以2‰龙胆紫液。有继发感染时局部用5%的氯霉素甘油,体温高者给予退热剂。结果:苦芷组全部治愈,疗程1～6天,无并发症出现;对照组治愈89例(89%),疗程5～10天,显效8例(8%),无效3例(3%)。⑦

2.艾叶菊花煎 组成:艾叶、菊花。制备方法:酌情取艾叶、菊花50～100克等量放入大砂锅

① 窦有业,等.紫金锭外用概况及疗效根据[J].中国医院药学杂志,2000,20(2):104-105.
② 梁治新.黄连解毒汤加味治疗小儿水痘30例[J].甘肃中医,1997,10(1):15.
③ 孙钢.清痘解毒汤治疗小儿水痘86例[J].陕西中医,1997,18(11):481.
④ 陈庆英,等.三仁汤治疗水痘[J].四川中医,1993(3):45.
⑤ 吕月美.银翘一丁汤治疗小儿水痘11例[J].四川中医,1993(12):49.
⑥ 翁建新.荆防蓝根汤治疗小儿水痘94例[J].江苏中医,1990(10):37.
⑦ 武英,高品.苦芷治疗水痘100例疗效观察[J].中国社区医师(医学专业半月刊),2009,11(24):145.

中,加水煎煮数分钟,将液体滤出,灌入保温水瓶中备用;再加水煎煮,两煎后,药液混合倒入浴盆(留取部分药液备用)。用法用量:患者温水冲洗全身后,先用药液浸洗头面部,再入浴盆浸浴全身,根据情况可边浸浴边加入热的药液,以防受凉。每次浸浴15～20分钟,每日1次,3天为1个疗程。水痘皮疹及皮肤感染严重处,用留取的药液湿敷患处,每日3～4次。临床应用:巫烁非用上方治疗56例水痘患者,1个疗程痊愈者42例,占75.0％;2个疗程所有患者均痊愈,未见不良反应。①

3. 单味板蓝根　组成:板蓝根。用法用量:每日30～50克水煎,分次代茶饮服。临床应用:石清良等将水痘患者随机分为治疗组184例和对照组42例。均予口服吗啉胍、溶菌酶治疗,瘙痒者均给予1％薄荷炉甘石洗剂外用,感染时适当用复方新诺明内服。治疗组加用上方。结果:治疗组2天内治愈者122例,3～5天治愈者62例;对照组2天内治愈者8例,3～5天治愈者30例,5天以上治愈者4例。治疗组治愈天数较对照组明显缩短。②

中 成 药

1. 小儿豉翘清热颗粒　组成:连翘、淡豆豉、薄荷、荆芥、栀子(炒)、大黄、青蒿、赤芍、槟榔、厚朴、黄芩、半夏、柴胡、甘草等(济川药业)。用法用量:2～3岁,1次2～3克(1～1袋半);4～6岁,1次3～4克(1袋半～2袋);7～9岁,1次4～5克(2～2袋半),每日3次。临床应用:田忠新等将66例水痘患儿随机分为治疗组34例和对照组32例。对照组给予阿昔洛韦(天津太平洋制药有限公司),按体重给药,10毫克/(千克·次),每日5次。治疗组在对照组用药基础上加用小儿豉翘清热颗粒,按年龄给药。两组患儿均用氯锌油外用,

并发感染者加用抗生素,发热者口服或肌注退热药,瘙痒者给予扑尔敏,均以3天为1个疗程。结果:治疗组总有效率94.1％,对照组75.0％。小儿豉翘清热颗粒能使患儿水疱结痂迅速,缩短病程,并能防止出现严重并发症。③

2. 蓝芩口服液　组成:板蓝根、黄芩、栀子、胖大海、黄柏(扬子江药业集团有限公司,10毫升/支)。临床应用:陈雪飞将108例水痘患者随机分为对照组50例和观察组58例。对照组用阿昔洛韦(国药集团容升制药有限公司)5～10毫克/(千克·天)加入5％葡萄糖溶液中静滴,每日1次。观察组在对照组用药基础上联合蓝芩口服液,每日3次;两组均以5～7天为1个疗程。结果:观察组总有效率95％,对照组80％,观察组显著高于对照组;观察组在退热时间、疱疹结痂时间均短于对照组。④

3. 痰热清注射液　组成:黄芩、熊胆粉、山羊角、金银花等提取而成(上海凯宝药业股份有限公司生产)。用法用量:痰热清注射液10毫升加入5％葡萄糖250毫升静脉滴注,每日1次,给予外用药物涂擦及维生素B、C静脉滴注。临床应用:周洪将40例水痘患者随机分为两组各20例。治疗组按上方治疗。对照组给予阿昔洛韦针0.25加入5％葡萄糖250毫升中静脉滴注,每日1次,并以外用药物涂擦及维生素B、C静脉滴注。结果:治疗组痊愈18例,有效2例,无效0例。痊愈率90％;对照组痊愈12例,有效8例,无效0例。痊愈率60％。⑤

4. 小儿金丹片　组成:朱砂、橘红、川贝母、胆南星、前胡、玄参、清半夏、大青叶、关木通、桔梗、荆芥穗、羌活、西河柳、地黄、枳壳、赤芍、钩藤、葛根、牛蒡子、天麻、甘草、防风、冰片、水牛角粉和薄荷脑等。用法用量:每次2片,每日3次。临床应用:杨菁用上方治疗水痘患儿67例,服药至皮疹全部结痂。结果:患儿服用2～4天(平均3天)

①　巫烁非.艾叶菊花煎浸浴治疗水痘56例[J].山西中医,2009,25(12):44.
②　石清良,等.板蓝根治疗水痘184例疗效观察[J].新医学,1987,18(3):137.
③　田忠新,等.小儿豉翘清热颗粒联合阿昔洛韦治疗小儿水痘临床观察[J].中外医学研究,2015,13(18):125－127.
④　陈雪飞.蓝芩口服液联合阿昔洛韦治疗小儿水痘疗效分析[J].河北联合大学学报(医学版),2013,15(4):534－535.
⑤　周洪.痰热清注射液治疗水痘疗效观察[J].医药论坛杂志,2011,32(24):176－177.

后无新疹出现,出疹期 4～6 天(平均 5 天),发热期 1～2 天,无并发症,预后良好。①

5. 抗感颗粒 组成:主要从金银花、赤芍、绵马贯众中提取的有效成分(四川好医生攀西药业有限责任公司)。用法用量:口服,1～5 岁每次 2.5 克,6～9 岁每次 5 克,10～14 岁每次 7.5 克,每日 3 次,疗程 5～7 天。临床应用:谢竹梅将 80 例水痘患者随机分为两组各 40 例。对照组给予常规治疗,口服利巴韦林、维生素 C,局部外用阿昔洛韦软膏,继发感染的给予抗生素抗感染。治疗组在以上治疗基础上加用抗感颗粒。结果:在发热、瘙痒缓解、结痂时间及总有效率方面,治疗组疗效明显优于对照组,总有效率 90%,且用药过程中未发现明显不良反应。②

6. 热毒宁注射液 组成:由青蒿、金银花、栀子提取而成(江苏康缘药业股份有限公司研制)。用法用量:静脉滴注,2～5 岁患儿用 0.5～0.8 毫升/千克(最大用量不超过 10 毫升),5 岁以上患儿用 10 毫升/千克,加入 5% 葡萄糖溶液或者 0.9% 的生理盐水 100 毫升或 250 毫升中静脉滴注,每日 1 次,4 日为 1 个疗程。临床应用:陈朝霞等将 104 例水痘患者随机分为治疗组 56 例和对照组 48 例。治疗组按上方治疗。对照组静脉滴注利巴韦林 10～15 毫克/(千克·天),用法同治疗组,每日 1 次,4 日为 1 个疗程。结果:治疗组总有效率 96.4%,对照组总有效率 75.00%。两组疗效比较,有显著差异(P<0.05)。③

7. 丹参酮胶囊 组成:丹参酮为丹参根部的脂溶性有效成分。用法用量:1～3 岁,每日 2 次,每次 1 粒;3～6 岁,每日 3 次,每次 1 粒;6～10 岁,每日 2 次,每次 2 粒;10～12 岁,每日 3 次,每次 2 粒;12～15 岁,每日 3 次,每次 3 粒。临床应用:李丽嫱等将 198 例患儿随机分为两组各 99 例。治疗组与对照组在年龄、性别、病情等方面具有可比性。治疗组口服丹参酮。对照组用利巴韦

林 10～20 毫克/千克,每日分 3 次口服。两组对症处理一样,用药 7 日。结果:治疗组治疗 3 日有效率 88.9%,治疗 5 日有效率 100%、痊愈率 90.9%,治疗 7 日痊愈率 92.9%,均优于利巴韦林对照组(P<0.05)。④

8. 复方瓜子金颗粒 组成:主要成分为瓜子金、大青叶、野菊花、海金沙、白花蛇舌草、海金砂、紫花地丁。用法用量:2～4 岁,每次 0.5 包;4～8 岁,每次 1 包;8～14 岁,每次 1.5～2 包,每日均为 3～4 次。临床应用:肖诏玮将 71 例水痘患者随机分为治疗组 43 例和对照组 28 例。治疗组以温开水泡复方瓜子金颗粒口服。注意保护皮肤。若疱疹痒甚,或被搔破,以青黛散或青黛粉外扑;口腔溃疡者用冰硼散涂患处,每日 2～3 次。5 天为 1 个疗程。对照组给予利巴韦林 10～15 毫克/(千克·天),口服,5 天为 1 个疗程。注意保持皮肤及手指清洁,避免搔破皮疹而引起皮肤感染,如皮肤瘙痒,在疱疹未破溃前涂炉甘石洗剂,如继发细菌感染者涂以百多邦。结果:治疗组总有效率 97.7%,痊愈率 51.2%;对照组总有效率 89.3%,痊愈率 28.6%。治疗组明显优于对照组(P<0.05)。⑤

9. 六神丸 组成:麝香、牛黄、冰片、珍珠、蟾酥、明雄黄。功效:清热解毒,消肿止痛。用法用量:用六神丸加大青叶煎剂混悬液(将六神丸研末过 100 目筛,另取大青叶适量加水煎 2 次,滤液合并浓缩,然后按每毫升大青叶浓缩液加入 1 克六神丸粉末配制成混悬液)涂擦患儿皮疹部位,每日 3 次。临床应用:孙世玲等将 79 例水痘患儿随机分为对照组 39 例和治疗组 40 例。皮疹部位均用温水洗净,无菌纱布吸干。治疗组按上方治疗。对照组用炉甘石洗剂外涂患儿皮疹部位,每日 3 次,另加服板蓝根冲剂,连用 5 天。对高热病例口服扑热息痛。结果:治疗组显效 34 例,好转 4 例,无效 2 例。总有效率 95.0%;对照组显效 24 例,

① 杨菁,等.小儿金丹片治疗水痘 67 例[J].中医杂志,2009,50(S1):207.
② 谢竹梅.抗感颗粒佐治 40 例小儿水痘[J].华西药学杂志,2008(4):504.
③ 陈朝霞,等.热毒宁注射液治疗小儿水痘疗效观察[J].广西中医学院学报,2007,10(3):49-50.
④ 李丽嫱,等.丹参酮治疗小儿水痘的疗效观察[J].首都医药,2005(16):42-43.
⑤ 肖诏玮.金宏声治疗小儿重症水痘 43 例[J].陕西中医,2004,25(11):995.

好转 7 例,无效 8 例。总有效率 79.5%。两组间治疗效果经统计学处理有显著性差异(P<0.05)。[①]

10. 黄栀花口服液　组成:黄芩、金银花、栀子、大黄等。用法用量:口服,1 岁以内每次 3 毫升,2～3 岁每次 5 毫升,4～7 岁每次 10 毫升,均每日 3 次。临床应用:李培杰等将水痘患儿随机分为治疗组 62 例和对照组 40 例。治疗组给予黄栀花口服液,同时给予病毒唑 15 毫克/(千克·天),分 2 次肌肉注射。对照组仅给予病毒唑 15 毫克/(千克·天),分 2 次肌肉注射。治疗过程中注意观察病情,对发热、口腔疼痛等给予对症处理。结果:治疗组退热时间、平均治愈时间明显短于单用病毒唑组,且治疗组患儿皮肤瘙痒症状较对照组明显减轻。[②]

---

① 孙世玲,等.六神丸加大青叶煎剂治疗水痘 40 例[J].儿科药学杂志,2002,8(4):60.
② 李培杰,等.黄栀花口服液治疗水痘 62 例[J].北京中医药大学学报,2000,23(5):41.

手 足 口 病

概　　述

手足口病是由柯萨奇病毒 A 组引起的急性出疹性传染病。主要通过消化道、呼吸道和密切接触等途径传播，传染性强，易引起流行，感染后对同型病毒能产生较持久的免疫力。

手足口病起病急，严重者可出现脑膜炎、脑炎、脑脊髓炎等，甚至并发脑干脑炎及神经源性水肿导致死亡。发病年龄以 5 岁以下小儿居多。易在幼托机构引起流行。

手足口病潜伏期一般为 7～14 天，多突然起病，于发病前 1～2 天或发病同时出现发热，可伴头痛、咳嗽、流涕、纳差、恶心、呕吐、泄泻等。主要表现为口腔及手足部疱疹，口腔疱疹多发生在唇、舌、颊、咽及硬腭处，破溃后形成溃疡，疼痛较剧，年幼儿常表现烦躁、哭闹、流涎、拒食等。在口腔疱疹后 1～2 天可见皮肤疱疹，呈离心性分布，以手足部多见，少数可波及肛周、臀部和四肢。疱疹呈圆形或椭圆形，质地坚硬，不易破溃，内有浑浊浆液，周围绕有红晕，数目多少不等。疱疹长轴与指、趾皮纹走向一致。一般持续 7～10 天消退，疹退后不留瘢痕及色素沉着。

无并发症者，疱疹一般持续 7～10 天消退，全身症状好转。手足口病最常见的并发症心肌炎、脑膜炎、脑炎、脑脊髓炎、肺水肿和循环障碍等。

手足口病在中医古籍中无专门记载，可属中医"湿温病"范畴。感受手足口病时邪，侵犯肺脾，肺失通调，脾失健运，水湿内停，湿热相搏，上熏口咽，外蒸肌肤，故口腔黏膜、手足肌肤发生疱疹。《诸病源候论·疫疬病诸候·疫疬疮候》曰："热毒盛……状如火掩，色赤头白者毒轻，色黑紫瘀者毒重。"提出通过望疹的颜色来辨毒轻重。《小儿药证直诀》提出疮疹的分类与不同病变脏腑的关系，指出"其疮出有五名，肝为水疱，肺为脓疱，心为斑，脾为疹，归肾变黑"。《温热经纬·卷四》指出："暑湿热疫诸病，皆能外发痈疮"。《万氏家传豆疹心法》曰："疹毒乃天行气运变迁之使然"，认为疱疹发病与外感时疫相关。《丹溪心法·痘疮九十五》曰："小儿疮疹始发，有因伤风寒而得者，有因时气传染而得者"。

辨 证 施 治

1. 汪受传等分 6 证

常证

（1）邪犯肺脾证　前驱症状后出现口腔疱疹，破溃后形成溃疡，疼痛流涎，不欲饮食；手足出现斑丘疹，呈米粒大小，迅速转化为疱疹，疱浆清亮，分布稀疏，疹色红润，根盘红晕不著，发热，流涕，舌质红，苔薄黄腻，脉浮数。治宜宣肺解表、清热化湿。方用甘露消毒丹（《温热经纬》方）加减：滑石（先煎）、黄芩、石菖蒲、浙贝母、广藿香、连翘、豆蔻、薄荷（后下）、石膏（先煎）、金银花、栀子。随症加减：高热者，加葛根、柴胡、淡豆豉；恶心呕吐者，加紫苏梗、竹茹；泄泻者，加车前子（包煎）、苍术；肌肤痒甚者，加蝉蜕、白鲜皮；恶寒者，加防风、荆芥。

（2）湿热毒盛证　症见口腔出现疱疹，并迅速破溃形成溃疡，溃疡灼热疼痛，流涎，拒食；手足出现疱疹，可波及臀部、臂腿部，疱疹分布稠密或成簇出现，疹色紫黯，根盘红晕显著，疱液混浊，疱疹痛痒；可伴持续高热、烦躁、口臭、口渴，小便黄赤，大便秘结；也有的皮疹稀少，体温不高,精神不振;舌质红绛,苔黄腻,脉滑数。治宜清气凉营、解毒化湿。方用清瘟败毒饮加减(《疫疹一得》方):石膏(先煎)、地黄、水牛角片(先煎)、黄连、黄芩、栀子、知母、赤芍、玄参、六一散(包煎)、牡丹皮、贯众。随症加减:偏于湿重者,去地黄、知母、玄参,加广藿香、佩兰、薏苡仁;大便秘结者,加大黄(先煎)、玄明粉(冲服);腹胀满者,加枳实、厚朴;口渴喜饮者,加麦冬、芦根;烦躁不安者,加连翘、淡豆豉、莲子心;瘙痒重者,加白鲜皮、地肤子(包煎)。

变证

(3)邪陷心肝证 症见壮热持续,烦躁,谵语,精神萎靡,嗜睡,神昏,项强,易惊,肌肉惊跳,抽搐,恶心呕吐;疱疹稠密,疱浆混浊紫暗,疱疹可形小,或可见疱疹数少甚则无疹;舌质红绛,舌苔黄燥起刺,脉弦数有力,指纹紫滞。治宜熄风镇惊、清热解毒。方用羚角钩藤汤(《通俗伤寒论》方)合清瘟败毒饮(《疫疹一得》方)加减:羚羊角粉(水调服)、钩藤(后下)、地黄、水牛角片(先煎)、黄连、栀子、黄芩、石膏(先煎)、知母、玄参、牡丹皮、甘草。随症加减:热盛者,加寒水石(先煎)、大黄;烦躁、谵语者,加淡竹叶、连翘;惊厥者,加服羚珠散;高热神昏者,加服安宫牛黄丸。

(4)邪毒侵心证 症见疱疹渐消,心胸痹痛,心悸怔忡,烦躁不宁,唇甲青紫,面白无华,乏力,多汗,四肢不温;舌质紫黯,脉微或见结代,指纹沉紫。治宜清热化湿、宁心通络。方用葛根黄芩黄连汤(《伤寒论》方)合血府逐瘀汤(《医林改错》方)加减:葛根、黄芩、黄连、虎杖、川芎、地黄、赤芍、桔梗、麦冬、人参、桂枝、炙甘草。随症加减:胸闷甚者,加薤白、瓜蒌;心悸、脉结代者,重用炙甘草,加苦参、丹参、桃仁、龙骨(先煎);若阳气欲脱者,宜以回阳救逆为主,用参附龙牡救逆汤加减。

(5)邪伤心肺证 身热不退,频咳,喘促,胸闷,心悸,不能平卧,烦躁不安,甚则面色苍白,唇指青紫,咯吐粉红色泡沫样痰;疱疹稠密,疱浆混浊,疱疹可波及四肢、臀部、肛周,或可见疱疹稀

疏;舌质紫黯,舌苔白腻,脉沉迟或脉微欲绝,指纹沉紫。治宜泻肺逐水、解毒利湿。方用己椒苈黄丸(《金匮要略》方)合参附汤(《世医得效方》方)加减:葶苈子、桑白皮、前胡、大黄、椒目、防己、人参、制附子(先煎)、金银花、七叶一枝花、车前子(包煎)、炙甘草。随症加减:咯血者,去附子、椒目、防己,加水牛角片(先煎)、地黄、青黛(包煎)、牡丹皮、阿胶(烊化);若见面色灰白、四肢厥冷、汗出脉微者,重用人参、制附子(先煎),加山茱萸、龙骨(先煎)、牡蛎(先煎)。

(6)湿毒伤络证 一个肢体或多个肢体肌肉松弛无力,非对称性肢体功能障碍,肢体扪之微热,肌肉可有触痛和感觉过敏,震颤,惊惕;疱疹稠密,疱浆混浊,疱疹可波及肛周、臀部、四肢;可伴低热,呛咳,吞咽困难,跛行,后期肌肉消削,舌质红,苔黄腻,脉濡数或脉数无力,指纹紫。治宜清热利湿、活血通络。方用四妙丸(《成方便读》方)加减:苍术、黄柏、萆薢、防己、薏苡仁、蚕砂、木瓜、牛膝、丹参、川芎。随症加减:胸闷脘痞,舌苔厚腻者,加厚朴、茯苓、广藿香;热邪偏胜,身热肢重,小便涩痛者,加赤小豆、蒲公英、忍冬藤;病久兼有瘀血阻滞者,加鸡血藤、赤芍、全当归、桃仁;震颤、惊惕者,加羚羊角粉(水调服)、钩藤(后下)、僵蚕。急性期后湿热清而肢体萎软无力,肌肉消削,跛行,以补阳还五汤为主方。常用药炙黄芪、桂枝、党参、当归、红花、地龙、川芎、熟地黄、枸杞子、牛膝、鸡血藤、锁阳、五加皮、鹿角霜(先煎)等。[1]

2.符虹分2型

(1)肺胃热蕴型 症见发热,烦躁,不思饮食,流涎,口腔黏膜充血,水疱,糜烂,溃疡疼痛,大便干结,手指、足趾背侧红色丘疹、小水疱。方用自拟方(金银花、连翘、板蓝根、赤芍、薏苡仁、生甘草)加石膏、川黄连以清胃泄热,玉屑散外涂口腔以止痛清热。

(2)湿热蕴蒸型 除口腔溃疡外,症见皮疹较重,手、足、肘、膝、臀可见水疱,并显泛发状。方用自拟方(金银花、连翘、板蓝根、赤芍、薏苡仁、生

① 汪受传,等.中医儿科临床诊疗指南·手足口病(修订)[J].世界中医药,2016,11(4):734-740.

甘草)加白花蛇舌草、地肤子、白鲜皮以清热解毒、燥湿止痛,用炉甘石洗剂外用以清热燥湿止痒。

临床观察:符虹用上方加减治疗小儿手足口病36例(肺胃热蕴型19例,湿热蕴蒸型17例)。结果:3剂药后痊愈25例,5剂药痊愈8例,7剂药痊愈3例。无后遗症,均无复发。[1]

经 验 方

1. 解毒汤 生地黄6克、黄芩6克、防风5克、荆芥5克、栀子5克、薄荷5克、芒硝3克、甘草3克。每日1剂,水煎2次药液混合在一起,分2次服用,3~7天为1个疗程。李后宾等将120例手足口病患儿随机分为两组各60例。对照组给予西医常规对症治疗,如给予利巴韦林、丙种球蛋白,有颅内压增高表现予甘露醇。治疗组予上方治疗。结果:对照组治愈50例,好转5例,无效5例。有效率91.6%;治疗组治愈58例,好转1例,无效1例。有效率98.3%。两组临床疗效比较有显著性差异(P<0.05)。[2]

2. 灌肠疗法 羚羊角粉0.15克、钩藤10克、天麻5克、石膏15克、黄连5克、炒栀子5克、大黄5克、菊花10克、薏苡仁10克、全蝎5克、僵蚕10克、牡蛎15克。煎水100毫升。1~3岁20毫升,3~5岁30~50毫升,保留灌肠,每日1次,重症每日2次。适用于邪犯肺脾证、湿热毒盛证、邪陷心肝证。[3]

3. 漱口疗法 黄芩10克、黄连10克、黄柏10克、五倍子10克、薄荷15克、淡竹叶10克。煎水100毫升,漱口,每日3次。适用于口腔部疱疹、溃疡。[4]

4. 针灸疗法 上肢取肩髃、曲池、合谷、颈胸部夹脊穴;下肢取髀关、伏兔、足三里、阳陵泉、三阴交、腰部夹脊穴、阴陵泉、大椎、内庭。毫针针刺或电针治疗,每日1次。或采用点灸法治疗,主穴:大椎、肺俞、曲池、尺泽、关元、气海、足三里、三阴交。每穴点灸2~4次,每日2次。适用于湿毒伤络证。[5]

5. 凉血解毒汤 金银花12克、连翘12克、大青叶12克、牡丹皮9克、紫草9克、薏苡仁9克、白茅根9克、淡竹叶9克、生地黄9克、蝉蜕6克、桔梗6克、牛蒡子6克、生甘草6克。随症加减:高热,加生石膏、知母;腹胀便秘,加全瓜蒌、莱菔子;咳嗽明显,加枇杷叶、紫菀;纳差,加焦三仙;口渴,加天花粉、芦根。每日1剂,水煎服。邢惠芝等将95例手足口病患儿随机分为治疗组48例和对照组47例。对照组应用阿昔洛韦静脉滴注10毫克/千克,每日1次。治疗组在此基础上加服凉血解毒汤,两组均5天为1个疗程。结果:对照组治愈27例,好转7例,无效13例。有效率72.3%;治疗组治愈36例,好转8例,无效4例。有效率91.6%。两组比较有显著差异性(P<0.05)。[6]

6. 甘露消毒丹加减 金银花、白豆蔻、藿香、茵陈、滑石、菖蒲、黄芩、连翘、浙贝母、薄荷、射干、板蓝根。随症加减:恶心呕吐,加紫苏梗、竹茹和胃降逆;腹泻,加泽泻、薏苡仁祛湿止泻;高热,加葛根、柴胡解肌退热;肌肤痒甚,加蝉蜕、白鲜皮祛风止痒;恶寒,加防风、荆芥祛风解表胜湿。每日1剂,水煎取汁100毫升,分3次服。曹军连将41例手足口病患儿随机分为治疗组21例和对照组20例。治疗组内服甘露消毒丹。对照组口服利巴韦林,每日8~10毫克/千克,分3次口服。结果:治疗组有效率明显高于对照组,两组比较有显著差异性(P<0.05)。[7]

7. 解毒消疹汤 金银花10克、连翘10克、竹叶10克、生地黄10克、知母10克、玄参10克、板

[1] 符虹.中医治疗小儿手足口病36例报告[J].苏州医学院学报,2000,20(7):643.
[2] 李后宾,等.中药解毒汤治疗手足口病60例[J].河南中医,2017,37(12):2130-2132.
[3] 汪受传,等.中医儿科临床诊疗指南·手足口病(修订)[J].世界中医药,2016,11(4):734-740.
[4] 同上.
[5] 同上.
[6] 邢惠芝,等.凉血解毒汤为主治疗小儿手足口病47例[J].山东中医杂志,2009,28(8):540-541.
[7] 曹军连.甘露消毒丹加减治疗手足口病41例临床观察[J].医学研究杂志,2009,38(3):106-107.

蓝根10～15克、大青叶10～15克、薏苡仁15克、焦三仙各15克、六一散15克。随症加减：发热，加生石膏10～20克；舌苔白、厚腻，加川厚朴、佩兰；大便干结，加瓜蒌、大黄；鼻塞、流涕，加荆芥、薄荷。每日1剂。两煎混匀频服（一般取150毫升左右），以3天为1个疗程。王淑惠等将112例手足口病患儿随机分成治疗组和对照组各56例。治疗组口服解毒消痘汤治疗。对照组口服利巴韦林颗粒（四川百利药业责任有限公司生产），10～15毫升/千克，分3次口服及退热处理，以3天为1个疗程。两组均外抹炉甘石洗剂。结果：治疗组痊愈49例，显效5例，有效1例，无效1例。总有效率98.21％；对照组痊愈30例，显效6例，有效4例，无效16例。总有效率71.43％。两组总有效率比较，差异有显著性（$P<0.05$）。提示治疗组在临床疗效方面优于对照组。随访1个月，治疗组病例无复发，对照组病例中有2例复发。[1]

8. 泻黄解毒汤　藿香10克、石膏10克、金银花10克、连翘10克、蒲公英10克、紫草10克、紫花地丁10克、炒栀子6克、防风6克、赤芍6克、蝉蜕6克、板蓝根12克。随症加减：发热者，加柴胡6克；咳嗽者，加前胡10克、全瓜蒌10克；纳差者，加鸡内金6克、焦三仙各10克。每日1剂，煎汤后多次温服。孙燕燕将48例小儿手足口病患儿随机分为对照组和治疗组各24例。对照组口服新博林每次5毫克/千克，每日3次；阿莫西林每日40毫克/千克，分4次口服，外用药物为医院自制的氯锌油及炉甘石水局部外涂，每日3次。治疗中若体温超过38.5℃可给予口服退热剂。治疗组在对照组给药基础上口服泻黄解毒汤。两组均以3天为1个疗程，1个疗程后判定疗效。结果：对照组治愈8例，好转11例，无效5例。总有效率79.17％；治疗组治愈13例，好转9例，无效2例。总有效率91.67％。治疗组的疗效明显优于对照组。[2]

9. 银花石膏汤　金银花10克、知母10克、滑石10克、连翘10克、竹叶10克、玄参10克、生地黄10克、板蓝根15克、大青叶10～20克、生石膏10～20克、蝉蜕4～6克、白茅根10～30克。随症加减：舌苔白、厚腻，加川厚朴、佩兰；大便干燥，加瓜蒌、大黄；发热、流涕，加荆芥、薄荷。每日1剂，两煎混匀频服（一般为100毫升左右），3天为1个疗程。姚彦莉将84例手足口病患儿随机分为治疗组44例和对照组40例。治疗组口服上方治疗。对照组口服利巴韦林颗粒（10～15毫克/千克），分3次及退热处理，3天为1个疗程。结果：治疗组治愈37例，好转5例，无效2例。总有效率95.5％；对照组治愈23例，好转7例，无效10例。总有效率75.0％。两组差异有显著意义（$P<0.05$），提示治疗组疗效优于对照组。[3]

10. 清肺泻脾饮　金银花5～10克、蒲公英5～10克、赤芍5～10克、黄芩4～10克、连翘6～15克、野菊花5～12克、大青叶5～15克、石膏10～30克、甘草3～6克。随症加减：兼有高热、有动风之兆者，加羚羊角粉、蝉蜕；兼心火炽盛者合导赤散；大便秘结者，加大黄、生地黄；湿热偏盛者，加滑石、生薏苡仁；风热犯肺者，加桑叶、苦杏仁，恢复期见阴虚症状者，加麦冬、知母。头煎加水适量，浸泡30分钟，文火煎30分钟，取汁50～150毫升；二煎加水适量，文火煎30分钟，取汁50～150毫升，两煎药汁混匀，每日1剂，频频温服。陈玉琴用上方加减治疗52例小儿手足口病患儿，全部治愈，一般服药2天体温即可降至正常，皮疹面积缩小，其他兼症也随之减轻。服药3天治愈12例，3～4天治愈32例，5～6天治愈8例。[4]

11. 银翘导赤散　金银花5～8克、连翘5～8克、生地黄5～8克、黄芩3～6克、淡竹叶2～3克、通草2～3克、甘草2～3克、麦冬4～8克、牛蒡子3～5克。随症加减：高热39℃以上，加用三叶青（大青叶）4～8克、生石膏6～15克或用小儿

① 王淑惠,等.解毒消痘汤治疗手足口病56例临床观察[J].河北中医药学报,2008,23(3)：21－22.
② 孙燕燕.中西医结合治疗小儿手足口病疗效观察[J].甘肃中医学院学报,2008,25(3)：40－42.
③ 姚彦莉.银花石膏汤治疗手足口病44例[J].陕西中医,2007,28(8)：1031－1032.
④ 陈玉琴.清肺泻脾饮治疗小儿手足口病52例[J].河南中医学院学报,2007(5)：69.

退热栓塞肛退热；手足皮肤红斑色紫，加用紫草3～5克、赤芍3～5克、玄参3～5克；夜啼烦躁，加用蝉蜕3克、钩藤5克、灯心草2～3克；少食苔厚者，加焦山楂6～8克、麦芽6～8克、神曲6～9克、鸡内金5～8克。水煎2次，取汁90毫升，每日3次，每次30毫升喂服。龚人爱用上方加减治疗76例小儿手足口病。结果：治愈（用药3天后，热退，咽部疱疹消退）58例（76.32%），有效（用药3天后，热退，手、足掌部疱疹未完全退净）16例（21.05%），无效（治疗2天，发热升高未退）2例（2.63%），改用西医治疗。有效率97.37%；口腔、咽部疱疹消退时间，最短2天，最长6天，平均3.5天；手、足掌部疱疹消退时间最短3天，最长5天，平均4天。①

12. 宣透泻心散　葛根5克、紫草5克、淡竹叶5克、青黛5克、金银花8克、连翘8克、牛蒡子6克、薄荷3克、蝉蜕3克、生甘草3克、生石膏10克、板蓝根10克。随症加减：湿热重，加茯苓10克、厚朴5克、藿香5克；热入营血，加当归3克、赤芍6克、玄参10克；高热不退，加柴胡10克、鸭跖草10克；口腔溃疡甚，加黄芩5克、栀子5克。每日1剂，水煎2次取汁150毫升，分2～3次温服。同时将适量思密达用蜂蜜调成糊状涂抹于口腔溃疡局部。吴继红将小儿手足口病患儿随机分为治疗组26例和对照组26例，两组均予对症治疗，用美林降温，利巴韦林抗病毒治疗。治疗组在此基础上加用思密达外敷和宣透泻心散口服。结果：治疗组发热持续时间、手足疱疹持续时间及总病程与对照组比较，差异均有显著性意义。②

13. 银翘藿茵汤　金银花9克、连翘9克、藿香9克、厚朴9克、石菖蒲9克、茵陈6克、黄芩6克、薏苡仁12克、板蓝根10克、野菊花10克。随症加减：咽痛明显者，加牛蒡子、玄参清利咽候；大便干结者，加大黄、枳实以通便泻热；口渴明显者，加石膏、知母清泄肺胃之热。每日1剂，水煎2

次，分2～3次口服。李巧香将132例手足口病患儿随机分为治疗组68例和对照组64例。治疗组予上方治疗。对照组口服利巴韦林颗粒。两组均连续用药5天。结果：治疗组、对照组的总有效率分别为97.1%、81.2%。两组比较有显著性差异（P＜0.01）。表明银翘藿茵汤能有效治疗小儿手足口病，且疗效明显优于利巴韦林颗粒对照组，并能明显减轻主要临床症状，缩短体征持续的时间，用药后体温恢复正常，口腔疼痛减轻时间及手足疱疹消失时间缩短，尤其在恢复体温与缩短手足疱疹消失时间方面均优于西药对照组。③

14. 清热祛湿汤　金银花10克、芦根10克、菊花10克、玄参10克、怀山药10克、生薏苡仁15克、茯苓15克、蝉蜕5克、甘草3克。随症加减：咳嗽、流涕，加杏仁、防风；咽痛或咽红，加蒲公英；纳呆，加鸡内金、麦芽。每日1剂。根据年龄大小调整药量，分3次服用。郑艳萍等将60例小儿手足口病患儿随机分为对照组20例和治疗组40例。治疗组用清热祛湿汤，对照组予抗病毒口服液、病毒唑常规量口服。结果：治疗组治愈38例，好转2例，无效0例。有效率100%。④

15. 自拟方　金银花10克、连翘10克、葛根10克、薏苡仁10克、蝉蜕10克、玄参10克、六一散10克、薄荷6克。随症加减：呕吐，加竹茹；发热重，咽部红赤明显，加紫花地丁；咳嗽，加杏仁、贝母。徐尔山将199例小儿手足口病患儿随机分为治疗组102例和对照组97例。治疗组以中药汤剂口服（江阴天江制药厂生产的浓缩颗粒剂）。对照组以对症治疗为主，并予阿昔洛韦15毫克/（千克·天）加入糖水100毫升静滴；发热加对乙酰氨基酚10毫克/（千克·天），咽部红肿加利巴韦林含片含化，皮疹破溃予碘伏外涂。结果：治疗组退热时间2～4天，平均（2.8±1.64）天；对照组退热时间3.8～8天，平均（4.2±2.43）天。治疗组退热时间明显短于对照组（P＜0.01）。治疗组

①　龚人爱.银翘导赤散治疗小儿手足口病76例[J].中医药临床杂志,2007(5)：463.
②　吴继红.中西医结合治疗小儿手足口病疗效观察[J].浙江中西医结合杂志,2007,17(7)：439.
③　李巧香.银翘藿茵汤治疗小儿手足口病68例总结[J].湖南中医杂志,2006,22(3)：31,37.
④　郑艳萍,等.清热祛湿汤治疗小儿手足口病40例[J].河南中医,2006,26(6)：60.

皮疹消退时间 2.5～5 天,平均(2.9±1.4)天;对照组皮疹消退时间 3.5～5 天,平均(3.8±1.7)天。两组相比有显著差异(P<0.01)。①

16.银通散 金银花 10 克、通草 5 克、黄芩 6 克、防风 6 克等。每剂水煎,3 次早、中、晚温服,每日 1 剂。3 剂为 1 个疗程,治疗期间未应用其他药物。闫承韵用上方治疗 30 例手足口病患儿。结果:全部有效,其中治愈 28 例,显效 2 例,此 2 例显效患儿继服银通散 1 剂痊愈。治疗期间未发现任何不良反应。②

17.自拟方 金银花 6 克、连翘 6 克、桔梗 6 克、生地黄 6 克、防风 6 克、板蓝根 6 克、白术 6 克、苍术 6 克、竹叶 3 克、通草 3 克、薄荷 2 克、甘草 2 克。随症加减:痒甚者,加白鲜皮 3 克、地肤子 3 克、忍冬藤 6 克;手足红肿明显者,加黄芩 6 克、牡丹皮 6 克;发热重者,加石膏 18 克、青黛(冲)2 克。每日 1 剂,水煎分 2 次服。口腔内患有疱疹时,用金银花 6 克、板蓝根 6 克、白鲜皮 6 克、黄连 3 克水煎含漱。王琪等将 23 例手足口病患儿分为治疗组 12 例和对照组 11 例。治疗组服上方,同时静滴炎琥宁(重庆药友制药有限责任公司)10 毫克/(千克·天)加 5％葡萄糖溶液 250 毫升中静滴。对照组除静滴炎琥宁外,口服病毒灵、维生素 C、复合维生素 B,同时研病毒唑药片撒在口腔或口腔内破溃处。结果:治疗组退热平均时间为 10 小时,疱疹吸收结痂平均时间为 2 天,均短于对照组。③

18.双黄苡仁汤 黄芩 15 克、金银花 24 克、薏苡仁 24 克、连翘 12 克、赤芍 12 克、升麻 9 克、蝉蜕 6 克、黄连 6 克、竹叶 6 克、甘草 6 克。加水 120 毫升,煎煮 2 次,合并药液浓缩至 60 毫升备用。孙光茂等将手足口病患儿 74 例随机分为对照组 36 例和治疗组 38 例。对照组常规西医治疗,治疗组在此基础上采用双黄苡仁汤,先用温盐水给患儿清洁灌肠排便,然后用加温至 40℃左右的药液保留灌肠。3 岁以内每次 40 毫升,3 岁以上每次 60 毫升,每日 1 次,一般用 5～7 天。结果:对照组痊愈 20 例,有效 6 例,无效 10 例。总有效率 72.22％;治疗组痊愈 30 例,有效 6 例,无效 2 例。总有效率 94.73％。两组总有效率比较,差异有显著性意义(P<0.05)。④

19.解毒凉血透疹汤 金银花 15 克、连翘 9 克、大青叶 6 克、竹叶 6 克、知母 6 克、滑石 6 克、蝉蜕 6 克、紫草 6 克、甘草 3 克。随症加减:热重者,加石膏 20 克;疹色深红者,加赤芍 6 克。每日 1 剂,水煎 2 次,取汁约 150 毫升,分 3 次温服。所剩药渣煎汤湿敷患处。治疗期间停用其他药物。饮食宜清淡。郎俊凤等用上方加减治疗 60 例小儿手足口病患儿,用药 3～5 天后,痊愈(症状体征消失者)53 例,好转(症状体征明显减轻者)7 例,无效 0 例。随访 1 月无复发,无并发症。⑤

20.清热泻火汤 羚羊角 1 克、石膏 20 克、大青叶 10 克、金银花 10 克、连翘 10 克、蒲公英 10 克、黄芩 10 克、赤芍 10 克、甘草 5 克。1 岁以下婴儿剂量酌减。每日 1 剂,水煎 2 次,分 2 次服。婴儿可分多次喂服。黄向红等将 94 例手足口病患儿随机分为治疗组 50 例和对照组 44 例。治疗组内服清热泻火汤,3 天为 1 个疗程。对照组内服西药利巴韦林片,按 15～30 毫克/(千克·天)分 3 次口服,3 天为 1 个疗程。结果:治疗组痊愈 45 例,有效 4 例,无效 1 例。痊愈率 90.00％,总有效率 98.0％;对照组痊愈 26 例,有效 8 例,无效 10 例。痊愈率 59.09％,总有效率 77.27％。两组痊愈率及总有效率比较,差异有非常显著性意义(P<0.01),提示治疗组疗效优于对照组。⑥

21.自拟方 紫荆皮 5 克、木通 3 克、生地黄 10 克、柴胡 10 克、侧柏叶 10 克、连翘 10 克、黄芩 10 克、薏苡仁 10 克、藿香 10 克、竹叶 10 克。随症

① 徐尔山.中药为主治疗小儿手足口病 102 例[J].中医药临床杂志,2005,17(1):35.
② 闫承韵.自拟银通散治疗手足口病 30 例临床观察[J].实用中医内科杂志,2005,19(4):356.
③ 王琪,等.中西医结合治疗手足口病 12 例[J].实用中西医结合临床,2004,4(2):43-44.
④ 孙光茂,等.中西医结合治疗手足口病 38 例[J].新中医,2004,36(4):59-60.
⑤ 郎俊凤,等.解毒凉血透疹汤加减治疗小儿手足口病 60 例[J].四川中医,2004,22(8):76.
⑥ 黄向红,等.清热泻火汤治疗手足口病 50 例疗效观察[J].新中医,2004,36(7):27-28.

加减：伴有发热者，加白薇 10 克、青蒿 10 克、石膏 15 克；伴有大便秘结者，加枳实 5 克、莱菔子 10 克。根据患儿年龄 2～3 日 1 剂，水煎服。外敷药取吴茱萸 50 克研末醋调，每晚外敷涌泉穴，连用 3 天。原晓凤等用上方加减治疗 32 例手足口病患儿。结果：显效（用药 3 天内，临床症状及体征消失）25 例，占 78.4%；有效（用药 5 天内临床症状及体征消失）7 例，占 21.6%；无效（用药 5 天内临床症状及体征未完全消失者）0 例。总有效率 100%。[1]

22. 清热解毒汤　大青叶 10 克、板蓝根 10 克、木贼草 10 克、薏苡仁 10 克、白花蛇舌草 10 克、金银花 10 克、连翘 10 克、蒲公英 10 克、黄芩 10 克、甘草 3 克。将上药水煎 2 次混合，分 2 次各服 150 毫升，剩余药液待温度适宜后用 2～3 层纱布蘸药液湿敷皮损处 15～20 分钟，每日 2 次，5 天为 1 个疗程。王银花用上方治疗 60 例手足口病患儿。结果：痊愈 54 例，有效 4 例，无效 2 例。痊愈率 90.00%，总有效率 96.67%。[2]

23. 加味鸡黛玉汤　鸡苏散 15 克、黛蛤散 20 克、玉泉散 20 克、黄芩 9 克、连翘 9 克、金银花 9 克。随症加减：伴发热、无汗，加荆芥 9 克、淡豆豉 9 克；食欲不振，加鸡内金 6 克、白扁豆 9 克、生谷芽 12 克；大便干结，加生大黄（后下）3 克；口渴不欲饮，舌苔黄腻等湿热症状明显，加黑栀子 9 克、白豆蔻（后下）1.5 克、薏苡仁 15 克；烦躁不宁，加淡竹叶 9 克、木通 6 克、灯心草 3 克等。将诸药加水适量，浸泡 30 分钟后煎煮。头煎、二煎各取药液 100 毫升，将两煎药液混合后再浓缩至 100 毫升，每日分 3 次服完，连服 3 天。1 岁以下患儿剂量酌减。丁惠玲等将 80 例手足口病患儿随机分为治疗组和对照组各 40 例。治疗组口服加味鸡黛玉汤，并随症加减。对照组采取对症治疗，常规性给予洗必泰漱口液漱口，手足疱疹处用炉甘石洗剂外涂，利巴韦林口服。治疗 3 天后观察皮疹完全消退时间及口腔黏膜溃疡消失时间。结果：治疗组皮疹完全消退时间及口腔黏膜溃疡消失时间明显短于对照组（$P<0.01$）。[3]

24. 泻黄透疹方　藿香 10 克、金银花 10 克、生薏苡仁 10 克、石膏（先煎）15 克、防风 6 克、蝉蜕 6 克、升麻 6 克、炒栀子 6 克、连翘 6 克、甘草 3 克。每日 1 剂，水煎取汁 100 毫升，分 2～3 次服用，中病即止。郭仲之等将 80 例小儿手足口病随机分为治疗组 42 例和对照组 38 例。对照组予病毒灵、维生素 C 常规量口服。治疗组在对照组相同治疗基础上加用泻黄透疹方。结果：治疗组患儿的发热持续时间、手足疱疹持续时间及总病程明显短于对照组，相比均有统计学意义。[4]

25. 解毒泻心汤加减　黄连 5 克、竹叶 5 克、黄芩 10 克、黄柏 10 克、栀子 10 克、大青叶 15 克、滑石 12 克、苦参 8 克、生甘草 3 克。每日 1 剂，水煎分 3 次内服。3 岁以下小儿剂量酌减。随症加减：若发热甚，加生石膏；口渴不欲饮，苔黄腻等湿热症状明显，加佩兰、薏苡仁；大便干结，加生大黄。张民肃将 56 例小儿手足口病患者随机分为对照组 26 例和治疗组 30 例。对照组采用病毒唑或新博林加维生素 C 口服，重症患儿同时给予青霉素或先锋霉素 V 静脉滴注。治疗组采用上方加减治疗。两组均以 5 天为 1 个疗程。结果：经 1 个疗程治疗，治疗组痊愈 24 例，有效 6 例。总有效率 100%；对照组痊愈 16 例，有效 8 例，无效 2 例。总有效率 92.3%。两组总有效率比较，治疗组明显优于对照组（$P<0.05$）。[5]

26. 自拟方　大青叶 10 克、竹叶 10 克、牛蒡子 10 克、黄芩 6 克、连翘 6 克、地肤子 6 克、牡丹皮 6 克、薄荷（后下）1.5 克、大黄（后下）3 克、甘草 3 克。随症加减：咳嗽重者，加鱼腥草 10 克。每日 1 剂，以水 700 毫升煎至 150 毫升，分 2～3 次温服。周慧贞用上方合清开灵注射液治疗 44 例小儿手足口病患儿。清开灵注射液 5 毫升加入 10%葡萄糖注射液 100 毫升稀释后静脉滴注，每

① 原晓凤，等.清热解毒、健脾清心法治疗手足口病 32 例[J].吉林中医药，2004，24(10)：30.
② 王银花.自拟清热解毒汤内服外洗治疗手足口病 60 例[J].中医外治杂志，2004，13(5)：48－49.
③ 丁惠玲，等.加味鸡黛玉汤治疗小儿手足口病 40 例[J].上海中医药杂志，2004，38(6)：37－38.
④ 郭仲之.中西医结合治疗小儿手足口病 42 例[J].四川中医，2003，21(3)：58－59.
⑤ 张民肃.解毒泻心汤治疗小儿手足口病 30 例——附西药治疗 26 例对照[J].浙江中医杂志，2003(8)：332.

日1次,3天为1个疗程。结果:痊愈42例,好转2例。有效率100%。①

27. 清利解毒方 金银花10克、连翘10克、黄芩10克、知母10克、车前草10克、赤芍10克、牡丹皮10克、板蓝根15克、生石膏15克、六一散9克。随症加减:伴发热、流涕,加薄荷、柴胡以疏风清热;咽痛明显,加牛蒡子、蝉蜕以清热利咽;大便干结,加大黄、枳壳以泄热通便、行气散结;皮肤瘙痒明显,加白鲜皮、防风以散风止痛。每日1剂,水煎,分3次服。治疗4天后统计疗效。高慧等用上方加减治疗200例小儿手足口病。结果:治愈(口腔疱面平复,手足疱疹消退,全身症状及体征消失)161例,占80.5%;显效(手足疱疹及全身症状、体征基本消失,口腔疱面未完全平复)36例,占18%;无效(症状、体征无改善)3例,占1.5%。总有效率98.5%。②

28. 解毒消疹汤 金银花8克、连翘8克、玄参4克、白薇4克、黄芩4克、木通4克、延胡索4克、升麻4克、焦三仙各3克、蝉蜕3克、白蔹5克、生地黄5克、甘草2克。随症加减:若发热重,加柴胡4克、石膏15克;纳差,加莱菔子4克、鸡内金3克;咽喉肿疼,加牛蒡子4克、射干3克。上方为3岁小儿一日量,每剂水煎2次,共取药汁300毫升,分4~6次温服。其他年龄小儿酌情增减,疗程为3天。张发平用上方加减治疗小儿手足口病36例。结果:痊愈30例,占83.3%;好转4例,占11.1%;无效2例,占5.6%。总有效率94.4%。平均治愈时间2.2天。③

29. 清热解毒祛湿方 生石膏30克、金银花12克、藿香10克、白鲜皮10克、牛蒡子8克、薄荷8克、玄参8克、紫草8克、栀子6克、防风6克、蝉蜕6克。随症加减:大便干燥,加瓜蒌仁、大黄;溲黄,加灯心草;口渴,加石斛、天花粉;腹胀、纳呆、

苔厚,加厚朴、焦三仙、佩兰。每日1剂,水煎频服。秦英等用上方加减治疗100例小儿手足口病,经治疗全部治愈。其中服2~3剂治愈76例,4~6剂治愈24例。④

30. 自拟方 金银花10克、连翘10克、大青叶10克、牡丹皮10克、生地黄10克、茅芦根各15克、生石膏15克、荆芥6克、蝉蜕6克、生大黄6克。孙淑芬用上方治疗1例手足口病患儿。患儿服3剂后热退疹少,能进食,原方再进3剂病愈出院。⑤

31. 解毒透疹汤 金银花10克、连翘10克、大青叶10克、板蓝根10克、紫花地丁10克、蝉蜕10克、浮萍10克、黄芩6克、滑石(包)9克、木通3克、生甘草3克。随症加减:发热咽痛者,加柴胡、桔梗;便秘者,加生大黄;津伤明显者,加天花粉、玄参。每日1剂,水煎早、晚分服。口腔糜烂溃疡吹敷西瓜霜,对手足臀部疱疹予黛矾散(青黛散加明矾)芝麻油调敷患处。钱焕祥用上方加减治疗54例手足口病患儿,均治愈,其中46例在1周内治愈,8例因局部感染严重于8~12天内治愈。所有患儿皮疹消退后未留色素沉着或瘢痕。⑥

32. 加味薏苡竹叶散 薏苡仁15克、板蓝根15克、竹叶9克、连翘9克、滑石10克、茯苓10克、通草6克、金银花12克、白豆蔻5克。每日1剂,水煎服。1~4岁每次服20~50毫升,4~7岁每次服50~100毫升,7~9岁每次服100~150毫升,均日服3次。服药期间控制进食油腻、肥甘及辛辣酸性食物。以热退、疱疹尽消、食欲转佳、无其他并发症为痊愈。周恒民用上方治疗56例手足口病患儿,服药2日治愈24例,3日治愈20例,4日治愈12例。⑦

33. 宣透散 葛根、金银花、连翘、紫草、牛蒡子、薄荷、蝉蜕、芦根、生石膏、生甘草。随症加减:

① 周慧贞.清开灵合中药治疗小儿手足口病44例[J].福建中医学院学报,2003,13(3):9-10.
② 高慧,等.清利解毒方治疗小儿手足口病200例临证报告[J].中医药研究,2002,18(1):17.
③ 张发平.解毒消疹汤治疗小儿手足口病36例报导[J].陕西中医学院学报,2001,24(6):27.
④ 秦英,等.清热解毒祛湿法治疗小儿手足口病100例[J].中医药信息,2001,18(2):42.
⑤ 孙淑芬.儿科病治验四则[J].实用中医药杂志,2001,17(12):36.
⑥ 钱焕祥.解毒透疹汤治疗手足口病54例[J].四川中医,2000,18(2):39.
⑦ 周恒民.加味薏苡竹叶散治疗手足口病56例[J].河北中医,2000,22(8):628.

湿热重,加茯苓、厚朴、藿香;热入营血,加当归、赤芍、玄参;高热不退,加柴胡;口腔溃疡甚,加黄芩、栀子。余桂英等用上方加减治疗63例手足口病患儿,兼表证者31例,兼湿热者30例,兼热入营分者2例。疗程最短者2天,最长者7天。患儿经治疗,62例痊愈,其中1例配合静点西药后痊愈,均无并发症。①

34. **自拟方** 紫草9克、板蓝根9克、桑叶6克、野菊花6克、大青叶6克、金银花6克。随症加减:伴发热,加生石膏15克、黄芩6克。水煎60毫升,每日3次,每次20毫升。西医对症处理,高热时可用小量退热剂;高热惊厥,给予苯巴比妥等镇静剂;继发细菌感染者可给予抗生素。梁桂珍用上方治疗56例小儿手足口病患儿,服中药3天热退29例(51.8%),5天热退、口腔疮疹、手足疱疹消退54例(96.4%)。治愈率98.2%。②

35. **蓝根解毒汤** 金银花10克、连翘10克、牛蒡子10克、荆芥10克、板蓝根20克、大青叶15克、七叶一枝花15克、生地黄6克、牡丹皮6克、赤芍6克、竹叶6克、藿香20克、生石膏20克、甘草4.5克。每日1剂,水煎150毫升,每日分3次饮服,1周为1个疗程,所有患儿均以1个疗程评定疗效。张同园用上方治疗30例小儿手足口病。结果:治愈(临床症状与体征1个疗程内消失,恢复正常)26例,好转(服药1个疗程后手足部分皮疹消失,口腔颊部黏膜仍有少许疱疹,无痛感,纳食正常,体温正常)4例。总有效率100%。③

36. **自拟方** 蒲公英10克、金银花10克、连翘10克、芦根10克、滑石10克、紫花地丁6克、黄芩5克、栀子5克、蝉蜕3克、木通3克、甘草3克。尚可配合口腔吹敷西瓜霜合冰硼散,对手足疱疹可用金黄散或青黛散撒布患处。倪振华用上方治疗78例小儿手足口病,均治愈,其中69例在

1周内治愈,9例局部感染严重者于10天内治愈。皮疹消退后不留瘢痕或色素沉着。④

37. **自拟方** 金银花15克、板蓝根15克、栀子10克、连翘10克、黄芩10克、黄柏5克。每日2次,水煎服。5～7天为1个疗程。如病重可延长3～5天。体温降至大致正常后可口服板蓝根冲剂或大青叶加板蓝根汤。口腔黏膜病损用中药黄连、冰片、青黛研末加蜂蜜或蜂王浆调成糊剂涂于患处。每日分2次肌注病毒唑10～15毫克/千克。如病情较重,体温在38℃～39℃,给予0.2～0.3静点,每日1次。维生素C 0.2每日3次口服。手足皮肤疱疹或丘疹未破用疱疹净膏涂抹,如疱疹破溃涂1‰龙胆紫。应用广谱抗菌素预防细菌感染。陈述等用上法治疗168例手足口综合征患儿,均痊愈。⑤

38. **自拟方** 栀子50克、生石膏100克、生地黄100克、牡丹皮100克、金银花100克、黄芩40克、黄连40克、黄柏40克、甘草40克、朱砂25克、冰片25克。上药共为细末制成散剂。每日服3次,温水送服。2个月～1岁0.125～0.5克;1～3岁0.5～0.75克;3～12岁0.75～1克。口腔溃疡甚者取该药适量吹敷患处。用药4～5天热退,疱疹消失、溃疡面修复为治愈;用药10天以内,热退,溃疡面缩小,皮疹变深红色或渐褪去为有效;治疗10天症状未见改善而改用他药和出现其他合并症者为无效。王有鹏等用上方治疗72例小儿手足口病,治愈58例,有效11例,无效3例。有效率95%。⑥

39. **金银花合剂** 金银花10克、大青叶12克、板蓝根12克、甘草12克。皮损外用酚炉甘石洗剂;口腔损害外用珠黄散。王涛等用上方加病毒灵治疗27例手足口病患儿,经5～8天皮疹消退,黏膜疹同时消失。⑦

① 余桂英,等.中药治疗手足口病63例临床观察[J].中医药信息,2000(1):34.
② 梁桂珍.中西医结合治疗小儿手足口病56例[J].张家口医学院学报,2000,17(4):40.
③ 张同园.自拟蓝根解毒汤治疗小儿手足口病[J].天津中医,1999,16(6):16.
④ 倪振华.小儿手足口病78例临床资料回顾与分析[J].中医杂志,1999,40(1):32.
⑤ 陈述,等.中西医结合治疗手足口综合征168例[J].现代中西医结合杂志,1998,7(7):1078-1079.
⑥ 王有鹏,等.自拟中药散剂治疗小儿手足口病72例[J].中医药学报,1998(1):24.
⑦ 王涛,等.中西医结合治疗手足口病27例[J].包头医学,1998,22(4):194.

40. 三根导赤汤　板蓝根 10 克、紫草根 10 克、土茯苓 10 克、生地黄 10 克、黄柏 7 克、竹叶 7 克、山豆根 6 克、蝉蜕 6 克、木通 5 克、生甘草 5 克。每日 1 剂，水煎 2 次，分 2 次服。随症加减：若发高热，加生石膏 20 克、知母 9 克、黄芩 7 克；便秘腹胀，加大黄（后下）6 克、枳实 6 克、厚朴 6 克；若湿多于热，症见厌食、便稀、苔腻，加用佩兰、泽泻、薏苡仁；口腔破溃厉害，加用青黛 2 克、冰片 1 克、硼砂 1 克、人中白 1 克、朱砂 1 克共研细末涂口腔。余定辉用上方加减治疗 34 例小儿手足口病患儿，服药 3 天痊愈者 19 例，4～6 天痊愈者 14 例，7 天以上痊愈者 1 例，全部治愈。①

41. 清开灵汤　人工牛黄（冲服）0.2 克、水牛角（先煎）6 克、珍珠母（先煎）5 克、黄芩 3 克、栀子 3 克、板蓝根 4 克、金银花 4 克。随症加减：舌苔厚腻，加薏苡仁、佩兰、川厚朴；便秘，加大黄；皮损显著，加土茯苓；喷嚏、流涕，加荆芥、薄荷。每日 1 剂，两煎混匀频服，连用 3 天。轻者 2 剂可愈，较重者 3～4 剂减轻，5～6 剂痊愈。周玉佩用上方加减治疗 50 例小儿手足口病，痊愈 40 例（80％），显效 6 例，无效 4 例。总有效率 92％。②

42. 卤地菊汤　卤地菊 15 克、金银花 12 克、板蓝根 12 克、七叶一枝花 9 克、萆薢 9 克、荆芥 6 克、防风 4.5 克、苍白术 4.5 克、黄连 3 克、蝉蜕 3 克。水煎服，每日 1～2 剂。随症加减：若舌质淡红、苔白厚者，加佩兰、茯苓、白蔻花；若舌质红、苔黄厚，加绵茵陈、滑石、白蔻花；呕吐，加神曲、半夏；便秘，加瓜蒌仁、风化硝。肖诏玮等用上方加减治疗 62 例小儿手足口病。结果：服药 3 剂诸症悉除者 21 例，4 剂痊愈者 20 例，5～6 剂痊愈者 17 例，另有 4 例服药 2～3 剂无明显改善而改用西药。疗程最短 2 天，最长 6 天。总有效率 93.6％。③

43. 自拟方　藿香 10 克、枳壳 10 克、白芷 10 克、薄荷 6 克、黄连 6 克、连翘 12 克、薏苡仁 12 克、滑石 12 克、大青叶 15 克、生甘草 3 克。水煎 200 毫升，每日 1 剂。孙盛忠用上方治疗 12 例手足口病患儿。治疗后治愈（体温恢复正常，皮肤、黏膜损害消失，食欲正常评）11 例；治疗 5 天，无效（体温不能降正常，皮肤、黏膜疱疹未愈者）1 例。④

44. 自拟方　金银花 15 克、野菊花 9 克、黄连 3 克、甘草 4 克、升麻 3 克。每日 1 剂。随症加减：若热重，加黄芩、石膏；口腔溃疡甚，加生地黄、竹叶、木通。同时口服潘生丁 3～5 毫克/千克，分 3 次口服。李雅等用上方加减治疗 26 例手足口病患儿。26 例全部治愈。平均热退时间 4 小时，平均全身皮疹消失时间 3 天，平均口腔溃疡消失时间 3.7 天。⑤

中 成 药

1. 小儿豉翘清热颗粒合蒲地蓝消炎口服液　小儿豉翘清热颗粒的组成：连翘、淡豆豉、薄荷、荆芥、炒栀子、大黄、青蒿、赤芍、槟榔、厚朴、黄芩、半夏、柴胡、甘草等。蒲地蓝消炎口服液的组成：板蓝根、黄芩、栀子、黄柏、胖大海。临床应用：郭宏举等将符合标准的 6 篇文献中的随机对照试验归纳总结，手足口病患儿分为治疗组 307 例和对照组 287 例。治疗组仅服用以上两方，对照组用药情况不限。两组患儿均根据病情采用退热、补液、补充多种维生素及电解质等对症支持治疗，疗程为 5～7 天。治疗组总有效率 94.46％，对照组 74.56％。组间有显著性差异（$P<0.01$）。⑥

2. 金莲清热泡腾片　组成：金莲花、大青叶、石膏、知母、地黄、玄参、炒苦杏仁（每片 4 克）。适用于手足口病邪犯肺脾证。用法用量：温开水溶解后口服，1～3 岁 1 片/次，＞3 岁 2 片/次，溶于 50 毫升热水中，每日 3 次。如体温＞38.5℃时，每

① 余定辉.三根导赤汤治疗小儿手足口病 34 例[J].中国中医药科技,1997,4(5)：292.
② 周玉佩.清开灵汤治疗小儿手足口病 50 例[J].天津中医,1995,12(4)：21.
③ 肖诏玮,等.卤地菊汤治疗小儿手足口病 62 例[J].福建中医药,1994,25(2)：35 - 36.
④ 孙盛忠.中医药治疗手足口病 12 例[J].中医杂志,1994,(5)：316.
⑤ 李雅,等.中西医结合治疗手足口病 26 例[J].山东医药,1994(10)：50.
⑥ 郭宏举,常李荣,等.小儿豉翘清热颗粒联合蒲地蓝消炎口服液治疗手足口病的荟萃分析[J].药学服务与研究,2018,18(1)：48 - 51.

日 4 次。疗程 3～7 日。①

3. 康复新液　组成：美洲大蠊干燥虫体提取物（每瓶 100 毫升）。适用于手足口病邪犯肺脾证。用法用量：口服，<1 岁，3 毫升/次，>1 岁，5 毫升/次，每日 3 次。②

4. 小儿豉翘清热颗粒　组成：连翘、淡豆豉、薄荷、荆芥、炒栀子、大黄、青蒿、赤芍、槟榔、厚朴、黄芩、半夏、柴胡、甘草（每袋 2 克）。适用于手足口病邪犯肺脾证。用法用量：开水冲服，6 个月～1 岁，1～2 克/次，1～3 岁，2～3 克/次，4～6 岁，3～4 克/次，7～9 岁，4～5 克/次，≥10 岁，6 克/次，3 次/天。③

5. 蒲地蓝消炎口服液　组成：蒲公英、板蓝根、苦紫花地丁、黄芩（每支 10 毫升）。适用于手足口病邪犯肺脾证。用法用量：成人，口服，每次服 10 毫升，每日 3 次。<1 岁，1/3 支/次，1～3 岁，1/2 支/次，3～5 岁，2/3 支/次，>5 岁，1 支/次，每日 3 次。④

6. 蓝芩口服液　组成：板蓝根、黄芩、栀子、黄柏、胖大海（每瓶 10 毫升）。适用于手足口病邪犯肺脾证。用法用量：口服，<1 岁，3 毫升/次，1～5 岁，5 毫升/次，>5 岁，10 毫升/次，每日 3 次。⑤

7. 开喉剑喷雾剂（儿童型）　组成：八爪金龙、山豆根、蝉蜕、薄荷脑（每瓶 15 毫升）。适用于口腔部疱疹、溃疡。用法用量：喷口腔疱疹、溃疡处，每次 2 喷，每日 3～5 次。⑥

8. 六神丸　组成：麝香等 6 味（每 1 000 粒重 3.125 克）。适用于口腔疱疹、溃疡。用法用量：口服，1 岁，1 粒/次，2 岁，2 粒/次，3 岁，3～4 粒/次，4～8 岁，5～6 粒/次，9～10 岁，8～9 粒/次，成人，10 粒/次，每日 3 次；敷贴用本丸碾成细末，用

加工炼制的熟蜂蜜按 1∶1 调匀成稀糊状，均匀涂于疱疹破溃后的溃疡表面。⑦

9. 羚珠散　组成：羚羊角粉、珍珠粉、牛黄、僵蚕、胆南星、朱砂、琥珀、冰片、石菖蒲油（每支 0.6 克）。适用于手足口病邪陷心肝证。用法用量：以温开水调服，<1 岁，1/2 支/次，1～3 岁，1/2～1 支/次，>3 岁，1 支/次，3 次/天。⑧

10. 喜炎平注射液　组成：穿心莲内酯磺化物（每支 2 毫升∶50 毫克）。适用于手足口病邪犯肺脾证、湿热毒盛证。用法用量：肌肉注射，成人每次 50～100 毫克，每日 2～3 次，小儿酌减或遵医嘱；静脉滴注，成人每日 250～500 毫克加入 5% 葡萄糖注射液或 0.9% 氯化钠注射液中滴注。⑨

11. 热毒宁注射液　组成：青蒿、金银花、栀子（每支 10 毫升）。适用于手足口病邪犯肺脾证、邪陷心肝证。用法用量：静脉滴注，3～5 岁最高剂量不超过 10 毫升，加入 5% 葡萄糖注射液或 0.9% 氯化钠注射液 50～100 毫升稀释，滴速为每分钟 30～40 滴，每日 1 次；6～10 岁 10 毫升/次，以 5% 葡萄糖注射液或 0.9% 氯化钠注射液 100～200 毫升稀释后使用，滴速为每分钟 30～60 滴，每日 1 次；11～13 岁 15 毫升/次，以 5% 葡萄糖注射液或 0.9% 氯化钠注射液 200～250 毫升稀释后静脉滴注，滴速为每分钟 30～60 滴，每日 1 次；14～17 岁 20 毫升/次，以 5% 葡萄糖注射液或 0.9% 氯化钠注射液 250 毫升稀释后静脉滴注，滴速为每分钟 30～60 滴，每日 1 次。或遵医嘱。⑩

12. 痰热清注射液　组成：黄芩、熊胆粉、山羊角、金银花、连翘（每支 10 毫升）。适用于手足口病邪犯肺脾证、邪伤心肺证。用法用量：成人静脉滴注，每次 20 毫升，重症患者可用 40 毫升，

① 汪受传，等.中医儿科临床诊疗指南·手足口病（修订）[J].世界中医药，2016,11(4)：734-740.
② 同上.
③ 同上.
④ 同上.
⑤ 同上.
⑥ 同上.
⑦ 同上.
⑧ 同上.
⑨ 同上.
⑩ 同上.

加入 5％葡萄糖注射液或 0.9％氯化钠注射液250～500 毫升,注意控制滴数在每分钟 60 滴以内,每日 1 次;儿童按体重 0.3～0.5 毫升/千克,最高剂量不超过 20 毫升,加入 5％葡萄糖注射液或 0.9％氯化钠注射液 100～200 毫升,静脉滴注,控制滴数在每分钟 30～60 滴,每日 1 次。或遵医嘱。①

13. 醒脑静注射液　组成:人工麝香、栀子、郁金、冰片(每支 10 毫升)。适用于手足口病邪陷心肝证。用法用量:0.5～0.6 毫升/(千克·天)加入 5％葡萄糖注射液或 0.9％氯化钠注射液中(2倍稀释)静脉滴注。②

14. 参附注射液　组成:红参、附片(每支 10毫升)。适用于手足口病邪毒侵心证、邪伤心肺证。用法用量:成人剂量,肌肉注射,每次 2～4 毫升,每日 1～2 次;静脉滴注,每次 20～100 毫升,用5％～10％葡萄糖注射液 250～500 毫升稀释后使用;静脉推注,每次 5～20 毫升,用 5％～10％葡萄糖注射液 20 毫升稀释后使用。或遵医嘱。新生儿、婴幼儿禁用。③

15. 藿香正气口服液　用法用量:每日 3 次,口服;<1 岁 5 毫升,每日 2 次;1～3 岁 10 毫升,每日 2 次;>3 岁 10 毫升。临床应用:杨玉红等将 156 例手足口病患儿随机分为治疗组 80 例和对照组 76 例,两组病例均常规使用病毒唑抗病毒及退热,口腔护理对症治疗,病毒唑按每日每千克体重 10 毫克入液静滴,连用 5 天。治疗组加用藿香正气口服液治疗。治疗 5 天进行疗效判定。结果:治疗组痊愈率 72.5％,明显优于对照组的48.7％;治疗组总有效率 100％,对照组 92.1％。对照组有 1 例并发心肌损害,而治疗组无 1 例发生并发症。④

16. 热毒宁注射液　组成:青蒿、金银花、栀子等。用法用量:1～3 岁(0.5～0.8)毫升/(千克·天)、4～7 岁 10 毫升/(次·天)加入 5％葡萄糖溶液或生理盐水中静脉滴注。临床应用:高静等将 100 例手足口病患儿分为治疗组 62 例和对照组 38 例。治疗组给予热毒宁注射液。对照组给予利巴韦林(10～15)毫克/(千克·天)加入 5％葡萄糖溶液或生理盐水中静脉滴注。两组均为3～5 天为 1 个疗程。另外根据临床情况给予对症支持疗法。所有病例均未用其他抗病毒药物和抗生素。结果:治疗组在退热、口腔止痛、口腔溃疡愈合、手足皮疹消退及病程时间上均比对照组明显缩短($P<0.01$)。治疗期间无不良反应,无 1 例发生并发症。⑤

预防用药

中药香囊　组成:藿香、佩兰、苍术、艾叶、肉桂、山柰等各等量。制备方法:将上方中各味药洁净处理,去除杂质,烘箱 60℃下干燥后在洁净区内将药材混合粉碎至 1 000 目(采用微粉粉碎法),将粉碎的药粉包装成 7 克/袋,外加包装袋后制成香囊。用法用量:每天佩戴香囊 1 个(白天把香囊挂在胸前,距鼻腔 15 厘米左右,晚间置于枕边),每 2 周更换 1 次,连续佩带 8 周。临床应用:沈微等将 2 135 例正常儿童作为观察对象,观察组1 122 例佩戴香囊,对照组 1 013 例不佩戴香囊。观察佩戴 8 周及停药后 4 周内两组手足口病发病情况。结果:在佩戴香囊 8 周内,观察组发病 3例,对照组发病 20 例;停药后 4 周内,观察组发病0 例,对照组发病 11 例。香佩疗法对小儿手足口病具有一定的预防作用。⑥

① 汪受传,等.中医儿科临床诊疗指南·手足口病(修订)[J].世界中医药,2016,11(4):734-740.
② 同上.
③ 同上.
④ 杨玉红,等.藿香正气口服液治疗小儿手足口病疗效观察[J].中成药,2009,31(4):501-503.
⑤ 高静,等.热毒宁注射液治疗小儿手足口病的疗效观察[J].中国校医,2009,23(5):556-557.
⑥ 沈微,等.香佩疗法预防小儿手足口病的调查研究[J].浙江中西医结合杂志,2009,19(10):648-649.

流行性腮腺炎

概　述

流行性腮腺炎是由腮腺炎病毒引起的小儿常见急性呼吸道传染病。传染性强，主要通过呼吸道传播，可造成小范围流行，未接种过腮腺炎疫苗的人群普遍易感，以学龄期和青少年发病率较高，患病后可获持久性免疫。

流行性腮腺炎的传染性强，腮腺炎病毒经呼吸道传播可导致局部炎症和免疫反应，进入血液引起病毒血症，甚至侵犯神经系统，发生脑膜炎等严重病变。

腮腺炎的潜伏期一般为 14～21 天，初起以发热、耳下腮部漫肿疼痛为首发特征，常先见于一侧，然后另一侧也相继肿大，以耳垂为中心向前、后、下发展，边缘不清，表面发热但多不红，触之有弹性感并有触痛，1～3 天内达高峰，面部一侧因肿大而变形，局部疼痛。病程中患者可有不同程度的发热，持续时间不一，可伴有头痛、乏力和食欲减退。

流行性腮腺炎多于发病 2～5 天精神、食欲、体温逐渐恢复正常，全身症状逐渐好转。流行性腮腺炎最常见的并发症有睾丸炎、卵巢炎、胰腺炎、脑膜脑炎、心肌炎、肾炎、血小板减少或关节炎等。

中医称之为"痄腮""蛤蟆瘟""搭腮肿"，为感受风温邪毒，邪毒壅阻足少阳经脉，与气血相搏，凝聚于耳下腮部。《疮疡经验全书·痄腮》言："此毒受在牙根耳聤，通于肝肾，气血不流，壅滞颊腮，此是风毒症"。风热时毒具有"风"的特性，故侵犯人体，从口鼻而入犯于肺卫，卫受邪郁而出现肺卫表证。因风性轻扬上窜，故风热时毒多上攻于头面咽喉而出现肿毒的表现，如《诸病源候论·诸肿候》曰："肿之生也，皆由风邪、寒热、毒气客于经络，使血涩不通，壅结皆成肿也。"

辨 证 施 治

1. 韩新民分 4 证

常证

(1) 邪犯少阳证　方用柴胡葛根汤加减：柴胡、葛根、黄芩、连翘、牛蒡子、薄荷、桔梗、升麻、板蓝根等。

(2) 热毒蕴结证　方用普济消毒饮加减：黄芩、连翘、玄参、板蓝根、牛蒡子、桔梗、柴胡、升麻、僵蚕、陈皮等。

变证

(3) 邪陷心肝证　方用清瘟败毒饮加减：生石膏、生地黄、犀角(水牛角代)、黄芩、知母、玄参、连翘、牡丹皮、钩藤、赤芍、珍珠母等。

(4) 毒窜睾腹证　方用龙胆泻肝汤加减：龙胆草、黄芩、栀子、泽泻、川楝子、当归、柴胡、生地黄、赤芍等。[①]

经 验 方

1. 消腮茶　金银花 15 克、板蓝根 15 克、黄芩 15 克、蒲公英 15 克、柴胡 9 克、天花粉 12 克。每次 10 克，每日 2 次。大黄芒硝外敷：取大黄 100 克、芒硝 100 克研磨成粉末，密封罐干燥保存。孙翠萍等将 90 例流行性腮腺炎的患儿按照随机原

---

① 韩新民.中医儿科学［M］.北京：高等教育出版社，2008：286 - 287.

则分为治疗组、对照1组和对照2组各30例。治疗组口服消腮茶,同时取大黄芒硝粉装入无纺布袋内,制成治疗贴,将治疗贴与皮肤充分接触,厚薄均匀,使用医用手术薄膜覆盖固定,与皮肤贴合紧密。每次贴敷1小时,每日1次,皮肤过敏停用,治疗区域皮肤破损、化脓禁用。对照1组予利巴韦林注射液10～15毫克/(千克·天)加入生理盐水或5%葡萄糖液中静滴,配合维生素C、能量合剂。对照2组予消腮茶口服,方法同治疗组。结果显示,大黄芒硝经皮给药联合消腮茶内服在降低流行性腮腺炎患儿局部皮温、减轻腮腺肿胀、缓解疼痛方面效果优于利巴韦林和单用消腮茶。说明中药内服外敷,作用进一步增强,且效果优于常规西药。[1]

2. 如意金黄散　黄柏、大黄、姜黄、苍术、厚朴、白芷、天花粉等。上药研末用蜂蜜及少量温水调制成糊状,均匀摊于无菌纱布上,厚2～3毫米,敷于患者腮腺肿胀部位,范围超过肿胀部位1～2厘米,胶布妥善固定。每日更换2次,并记录肿胀情况,治疗7天后观察疗效。张媛将36例大学生流行性腮腺炎患者随机分为两组各18例,均以常规抗病毒、对症治疗,观察组在此基础上使用蜂蜜调制的如意金黄散外敷患处。结果:观察组痊愈10例,显效6例,有效1例,无效1例。总有效率94.44%,显著优于对照组72.22%,两组差异有统计学意义($P < 0.05$)。[2]

3. 五虎群羊散　生川乌、生南星、乳香、没药等11味。乳香、没药处方量另置,取其他9味药全量清洗烘干与乳香、没药混匀,研成细粉用芒硝溶液浸润加凡士林适量制成软膏备用。清洗患处后贴敷,每日1次。胡自勇等用上方治疗98例腮腺炎患者,贴敷24小时后肿痛减轻,3～5天症状基本消失。加用五虎群羊散外敷治疗腮腺炎,退热时间、腮腺疼痛消失时间、腮腺消肿时间均优于单纯使用利巴韦林等抗病毒治疗的患者。治愈

率100%。[3]

4. 普济消毒饮　黄芩15克、黄连15克、陈皮6克、甘草6克、玄参6克、柴胡6克、桔梗6克、板蓝根6克、连翘3克、马勃3克、牛蒡子3克、薄荷3克、僵蚕2克、升麻2克。每日1剂,加水煎至500毫升,分2次服用,每次250毫升。早晚饭后30分钟内服,10岁以内患儿用量减半。青黛散3克用醋调成糊状,均匀地涂于消毒敷料上,厚2毫米。范围超过肿胀面,用胶布固定于患处。每日敷12小时,直至痊愈。使用过程中,外敷药物要及时更换,保持敷面湿润以发挥药效。疗程5天。经海容将55例流行性腮腺炎患儿随机分为治疗组30例和对照组25例。治疗组采用内服普济消毒饮联合外敷青黛散治疗。对照组予以常规抗病毒治疗,病毒唑10毫克/(千克·天)加入5%葡萄糖注射液250毫升静滴,每日1次。疗程5天。疗程结束后,两组病例经治疗均取得一定的临床效果,均未见任何不良反应。结果:治疗组治愈18例(60%),好转12例(40%),未愈0例。总有效率100%;对照组治愈8例(32%),好转13例(52%),未愈4例(16%)。总有效率84%。治疗组腮腺肿痛消退时间为2～4天,对照组腮腺肿痛消退时间为5～7天。治疗组疗效明显优于对照组,两组比较差异有统计学意义($P < 0.05$)。[4]

5. 清解汤　板蓝根15克、白茅根15克、益母草15克、夏枯草15克、败酱草10克、墨旱莲10克、菊花10克、蒲公英20克、甘草6克(此为10岁儿童药量,其余年龄酌情增减)。随症加减:湿重,加苍术10克、薏苡仁15克。每日1剂,水煎取汁300毫升,早晚分服,连服7天。8岁以下患儿连服5天。外用药:仙人掌适量捣汁制泥,每天敷在腮腺上3～5小时后清水洗去,连用5～7天。高萍用上方治疗38例流行性腮腺炎患者,经1个疗程治疗,痊愈34例,好转2例,无效2例。治愈

①　孙翠萍,等.大黄芒硝外敷联合"消腮茶"口服治疗流行性腮腺炎30例临床研究[J].江苏中医药,2018,50(3):50-52.
②　张媛.如意金黄散外敷治疗大学生流行性腮腺炎的临床研究[J].中国校医,2016,30(9):683-684.
③　胡自勇,等.五虎群羊散外敷治疗流行性腮腺炎[J].世界最新医学信息文摘,2016,16(84):215.
④　经海容.普济消毒饮联合青黛散治疗流行性腮腺炎的疗效分析[J].中国现代医生,2014,52(36):42-44.

率 89.47%。从观察治疗结果看,内服清解汤合中药外敷治疗流行性腮腺炎,安全便捷,显效迅速,值得临床推广。①

6. 小柴胡汤加生石膏 柴胡 20 克、黄芩 12 克、半夏 12 克、生姜 6 克、人参 15 克、大枣 10 克、生石膏 30 克。每日 1 剂,水煎服,分 3 次服。杨登权等用上方治疗 78 例流行性腮腺炎,治愈 75 例(96.1%),显效 2 例(2.5%),无效 1 例(1.4%)。总有效率 98.6%。②

7. 清热解毒汤 葛根 15 克、连翘 15 克、板蓝根 20 克、金银花 10 克、浙贝母 10 克、黄芩 10 克、桔梗 10 克、猫爪草 10 克、荆芥 10 克、甘草 5 克。每日 1 剂,水煎服,分 2 次服用。外敷处方:生大黄、黄连、黄柏、冰片、新鲜仙人掌。将药物碾碎,用醋和蜂蜜调和成糊状外敷腮腺区域,每日 1 次。治疗 5 天为 1 个疗程,1 个疗程后统计疗效。秦霞南用上方治疗 65 例流行性腮腺炎,治疗 1 个疗程后统计,所有患者全身退热时间 2~5 天,腮腺肿痛消退时间 4~8 天。治愈 56 例,好转 9 例。总有效率 100%。整个治疗过程中未发现明显的不良反应。③

8. 金黄散 大黄 25 克、黄柏 25 克、姜黄 25 克、白芷 25 克、南星 10 克、陈皮 10 克、苍术 10 克、厚朴 10 克、甘草 10 克、天花粉 50 克。诸药共研细末,瓶装备用。用时取药末适量,用蜂蜜和温开水调成糊状,外敷在肿胀的腮部,外敷的范围要超出肿胀部位的 1~2 厘米,厚 2~3 毫米,覆盖消毒纱布,然后用胶布固定。每次敷 3~4 小时,途中药末干燥,可用温开水浸湿。每日 2 次。王孝芳将 60 例流行性腮腺炎患者随机分为两组各 30 例,两组患者均予常规的西药治疗,抗病毒、对症等治疗。成人利巴韦林每日 1 克,儿童 15 毫克/千克静脉滴注,疗程 5~7 天,如头痛发热,可用止痛退烧药,复方对乙酰氨基酚等。治疗组在上述

治疗的基础上,外敷金黄散在肿胀腮部,治疗 7 天后观察疗效。结果:对照组痊愈 13 例,显效 4 例,有效 5 例,无效 8 例。总有效率 73.3%;治疗组痊愈 18 例,显效 6 例,有效 4 例,无效 2 例。总有效率 93.3%。④

9. 外敷药配合中药内服 取活地龙 3 条与白糖共捣烂,涂敷患处,每日 3 次。或将活地龙浸在白糖液中,浸出液涂于患处,每日 3 次。辅以中药内服:大青叶 20 克、板蓝根 20 克、黄芩 10 克、蒲公英 10 克、紫花地丁 10 克、连翘 10 克、玄参 10 克、金银花 10 克、陈皮 6 克、升麻 6 克、生甘草 6 克。随症加减:腮肿疼痛者,加夏枯草 10 克、僵蚕 6 克;咽喉肿痛者,加土牛膝 15 克、木蝴蝶 10 克、牛蒡子 10 克;大便秘结者,加大黄 10 克、枳实 10 克。上方加水 500 毫升,水煮开后继以文火煎大约 20 分钟取汁,复煎加水 300 毫升,水煮开后以文火煎 15 分钟取汁,将 2 次所取的汁混合分 2 次服,每日 1 剂。杨海燕用上法治疗 38 例流行性腮腺炎,痊愈(体温正常,腮肿完全消失,无并发症)35 例,好转(腮肿及诸症减轻)2 例,无效(腮肿未见改善,或出现并发症)1 例。总有效率 97.4%。⑤

10. 自拟方 紫花地丁 30 克、蒲公英 30 克、金银花 10 克、连翘 10 克、大青叶 10 克、板蓝根 10 克、柴胡 6 克、升麻 3 克。连服 5 剂,每剂用水煎 2 次,每日分 4 次服下。尹毅用上方治疗 37 例流行性腮腺炎患者,痊愈 19 例(51.4%),显效 11 例(29.7%),有效 4 例(10.8%),无效 3 例(8.1%)。总有效率 91.9%。⑥

11. 疗腮方 生石膏 30 克、野菊花 15 克、板蓝根 20 克、金银花 18 克、连翘 10 克、皂角刺 9 克、柴胡 9 克、黄芩 9 克、知母 9 克、牡丹皮 6 克、桔梗 6 克。随症加减:高热者(40℃以上),重用石膏 40~50 克、知母 10 克;恶心呕吐者,加法半夏

① 高萍.清解汤合中药外敷治疗流行性腮腺炎 38 例[J].现代中医药,2014,34(1):44-45.
② 杨登权,等.小柴胡汤加味治疗流行性腮腺炎 78 例[J].实用中医药杂志,2014,30(12):1099.
③ 秦霞南.清热解毒汤治疗流行性腮腺炎 65 例[J].口腔医学研究,2012,28(10):1038-1039.
④ 王孝芳.金黄散外敷治疗流行性腮腺炎 30 例疗效观察[J].中国医药指南,2012,10(18):290-291.
⑤ 杨海燕.地龙外敷为主治疗流行性腮腺炎 38 例[J].浙江中医杂志,2011,46(5):336.
⑥ 尹毅.中药治疗流行性腮腺炎 37 例[J].中国民间疗法,2007,15(9):28-29.

10克、生姜6克；兼咳嗽有痰者，加浙贝母8克；纳差者，加山楂9克、神曲9克；便秘者，加大黄7克。每日1剂，水煎分2次服。对热重者(39.5℃以上)，每日2剂，昼夜服用，小儿1次不能服完可分多次间歇服用。外用药：用止痛消炎软膏外敷于肿痛部位，止痛消肿效果好，使用方便。此内服和外敷方法疗效确切，服药后3天之内即可热退痛减。吴海华用上方加减治疗56例流行性腮腺炎患者，49例发热者中3天退者8例，2天退热者31例，1天退热者10例。总有效率100%。①

12. 消疬贴合银翘散　消疬贴：金银花25克、板蓝根25克、牛蒡子18克、青黛5克。将上药研末，植物油熬炼成膏，贴敷患者腮部肿痛处，每日1次。银翘散：金银花15克、牛蒡子15克、连翘10克、荆芥穗10克、薄荷10克、竹叶10克、豆豉10克、桔梗6克、甘草6克、芦苇根20克。随症加减：热甚，加柴胡8克、僵蚕10克、板蓝根15克、石膏15克；肿痛，加夏枯草10克、昆布10克、海藻10克；口渴、大便秘结，加生地黄10克、玄参10克、大黄(后下)6克。每日1剂，水煎服，分2次服。邓辉权用上方加减治疗147例流行性腮腺炎，临床治疗3天，治愈125例，显效22例。总有效率100%。②

13. 复方泽漆膏　鲜泽漆(俗称猫儿眼)1 000克、鲜紫花地丁50克、金银花30克、冰片0.5克。将上述药品洗净去尘切碎置入锅内，加水2 000毫升，煮沸30分钟后过滤，弃去药渣，收取过滤液1 200毫升，再文火煎煮浓缩至膏状(使浓缩液滴水成珠而呈有光亮色泽时)，随后加入冰片，充分调和均匀，装入罐内，密闭备用。将药膏摊在厚白布上(布厚约0.5毫米)，视其腮腺肿大之范围而贴药。单侧发病贴单侧，双侧发病贴双侧，间日换药1次。刘光华用上方治疗203例流行性腮腺炎。单侧发病145例中，痊愈(1～2天内体温恢复正常，局部肿块消失)93例，显效(症状明显好转，

局部肿块较治疗前消退50%以上，3天内痊愈)48例，有效(症状好转，复诊时局部肿块消退低于50%，在4天内痊愈)4例；双侧发病58例，痊愈34例，显效18例，有效6例。在1～2天内痊愈者127例，占62.5%；2～3天内显效者66例，占32.51%；4天内有效者10例，占4.93%。总有效率100%。在流行性腮腺炎发病期间，运用复方泽漆膏治疗可控制症状的发展。③

14. 清温解毒饮　牛蒡子12克、僵蚕12克、板蓝根12克、赤芍12克、薄荷6克、甘草6克、白蒺藜15克、连翘15克、金银花20克、钩藤10克、桔梗8克(此方药量为成人量，儿童酌减)。随症加减：高热者，加黄连9克、栀子10克；颌下淋巴结肿大者，加夏枯草20克、川贝母9克；睾丸肿胀疼痛者，加橘核仁9克、荔枝核9克、柴胡12克。每日1剂，水煎复渣3次服。蟾酥二黄散：藤黄30克、雄黄60克、蟾酥9克、制乳香9克、制没药9克、樟脑9克。将诸药分别研极细末混匀，装瓷瓶放阴凉干燥处备用。局部常规消毒，将蟾酥二黄散掺布于太乙膏(《外科正宗》方)上，敷贴患处，2天换药1次。病程1～2天的患者，单用蟾酥二黄散掺布于太乙膏上敷贴；病程3～4天的患者，除敷贴外，配服清温解毒饮。李秉涛用上法治疗186例流行性腮腺炎，痊愈(体温正常，腮肿完全消失，无并发症)176例，占95%；有效(腮肿减轻，诸症得到控制)10例，占5%。总有效率100%。疗程最短3天，最长8天。④

15. 柴葛解肌汤加减　柴胡6克、黄芩6克、白芍6克、桔梗6克、葛根15克、生石膏15克、板蓝根15克、天花粉9克、夏枯草9克、羌活3克、白芷3克、甘草3克。每日1剂，水煎服，头煎和复煎汁混合后分多次服。侯锋用上方治疗30例小儿流行性腮腺炎发热患儿。结果：显效(3天内体温正常，且无反复，腮肿不痛。精神好，无并发症)25例，有效(3天内体温降至38℃以下，诸症减

①　吴海华.内服外敷法治疗流行性腮腺炎56例[J].江西中医药，2006，37(4)：43.
②　邓辉权.消疬贴配合银翘散治疗流行性腮腺炎147例[J].中医外治杂志，2005，14(1)：49.
③　刘光华.复方泽漆膏治疗流行性腮腺炎203例[J].江西中医药，2003，34(12)：19－20.
④　李秉涛，等.中药内外合治流行性腮腺炎186例[J].四川中医，2003，21(5)：60.

轻)3 例,无效(3 天内体温未降至 38℃以下)2 例。总有效率 93%。①

16. 升降散加味 炒僵蚕 10 克、大黄 10 克、黄芩 10 克、蝉蜕 12 克、姜黄 6 克、生石膏 15 克、板蓝根 15 克。每日 1 剂,水煎分服。张情用上方治疗 120 例流行性腮腺炎患儿,经 3～5 天治疗,痊愈 106 例,好转 10 例,无效 4 例。②

单 方

1. 仙人掌、青黛 组成:仙人掌、青黛。用法用量:新鲜仙人掌去刺捣烂 15 克,与青黛 3 克混匀,据肿胀大小均匀摊于适当大小纱布上,覆盖于腮腺肿胀部位;每日换 2～3 次。临床应用:董菊英将流行性腮腺炎患者随机分为对照组 127 例和治疗组 156 例。对照组给予清开灵注射液 10 毫升加入生理盐水 100 毫升中,静脉滴注;利巴韦林注射液 15 毫克/(千克·天)加入生理盐水 100 毫升中,静脉滴注,每日 1 次。治疗组给予仙人掌、青黛外敷。两组均以 5 天为 1 个疗程,共治疗 2 个疗程。结果:对照组显效 29 例,有效 73 例,无效 25 例,总有效率 80.3%;治疗组显效 55 例,有效 96 例,无效 5 例,总有效率 96.8%。③

2. 七叶一枝花、冰片、青黛 组成:七叶一枝花 20 克、冰片 6 克、青黛 20 克。用法用量:上药研细混合,用白酒调匀外敷肿大的腮腺,每日保持敷料湿润。临床应用:张志昆等将 547 例流行性腮腺炎治疗组 283 例和对照组 264 例。治疗组予上方治疗。对照组口服热毒清、板蓝根片等药物。两组均不用抗生素,体温 38.5℃以上患儿每日给双黄连针 60 毫克/千克加入 5%或 10%葡萄糖注射液中静注,浓度为 1 毫克/毫升。依据体温、饮食等情况给予支持对症治疗。结果:治疗组平均治愈时间 4.89 天,对照组平均治愈时间 7.49 天,两组疗效比较,有显著性差异。两组患儿随访 4 个月,预后好,均未发现留有后遗症。④

3. 仙人掌、明矾 组成:新鲜仙人掌 30 克、明矾 15 克。制备方法:仙人掌除刺后,与明矾(研成末)共同捣成糊状。用法用量:外敷于肿大的腮腺处,并用纱布覆盖;每日早晚各敷 1 次。孙洪丽等应用本法外敷治疗小儿流行性腮腺炎,一般 3 日后热退,肿块消失,5 日全部症状和体征消失而愈。⑤

4. 金不换 组成:生金不换根块 50～100 克。用法用量:洗净后捣碎成泥状,加适量水或米酒调成糊状,用棉签蘸之涂布患处,每日涂 3～4 次,连用 3～5 天。外敷期间停用其他药。临床应用:覃仕弟等用上方治疗 10 例流行性腮腺炎,均愈(发热止,纳增,双侧腮腺区肿痛完全消退),其中 9 例用药 3 天痊愈,1 例用药 4 天痊愈。用金不换外敷治疗流行性腮腺炎,疗效确切,且未见对局部皮肤有任何不良反应。⑥

5. 朱砂酊 组成:朱砂 15 克,75%酒精 50 毫升。用法用量:配制成 30%朱砂酊备用,同时摇匀,用新毛笔占摇匀的朱砂酊,从患处中心向外延伸,涂搽至无红肿外,干后再搽,连续不间断,至疼痛消失、肿胀消退为止。临床应用:程良靖用上方治疗 106 例流行性腮腺炎,显效 84 例,占 79.2%;有效 14 例,占 13.2%;无效 8 例,占 7.6%。总有效率 92.4%。⑦

6. 黄槿 组成:黄槿根二层皮 20 克、黄糖 20 克。用法用量:水煎,每日服 3 次。临床应用:林桧文用上方治疗 30 例小儿流行性腮腺炎,服药 2 天治愈 14 例,3 天治愈 16 例。⑧

① 侯锋.柴葛解肌汤治疗小儿流行性腮腺炎发热 30 例[J].中药材,2001,24(9):697.
② 张情.升降散加味治疗流行性腮腺炎 120 例[J].江苏中医,1998,19(3):21.
③ 董菊英.仙人掌、青黛外敷治疗流行性腮腺炎 156 例[J].中医研究,2012,25(6):25-27.
④ 张志昆,等.重楼、冰片、青黛外敷治疗流行性腮腺炎(附 283 例临床观察)[J].医学信息(上旬刊),2011,24(7):4187-4188.
⑤ 孙洪丽,等.仙人掌与明矾外敷治疗小儿流行性腮腺炎[J].中国民间疗法,2005,13(1):21-22.
⑥ 覃仕弟,等.金不换外敷治流行性腮腺炎[J].新中医,1995(10):57.
⑦ 程良靖.朱砂酊外搽治疗流行性腮腺炎 106 例[J].中医临床与保健,1992,4(2):29.
⑧ 林桧文.黄槿治疗流行性腮腺炎 30 例[J].广西中医药,1987(4):48.

中 成 药

1. 疏风解毒胶囊　用法用量：3～6岁每次2粒，6～10岁每次3粒，＞10岁每次4粒，每日3次，口服困难者可予去除胶囊后温开水冲服，疗程5天。临床应用：赵伟将流行性腮腺炎患者随机分为对照组和治疗组各39例。对照组予如意金黄散外敷，每日2次；同时予利巴韦林注射液静脉滴注，儿童10～15毫克/千克，成人0.5克/千克，每日2次，疗程5天。治疗组予如意金黄散外敷，每日2次，同时予疏风解毒胶囊口服。结果：对照组患者的退热时间、腮腺肿痛缓解时间均长于治疗组，治疗5天后，治疗组临床有效率92.3％，大于对照组的74.4％（P＜0.05）。[1]

2. 蒲地蓝口服液联合抗感颗粒　蒲地蓝口服液的组成：蒲公英、紫花地丁、板蓝根、黄芩中提取的有效成分。抗感颗粒的组成：主要为金银花、赤芍、绵马贯众。临床应用：张迎庆将流行性腮腺炎患儿80例随机将患儿分为观察组和对照组各40例。两组患儿均给予常规治疗，发热者给予对症治疗。观察组加用蒲地蓝口服液，每次5～10毫升，每日3次；联合抗感颗粒，每次2.5～5克，每日3次，温水冲服。治疗过程中若出现并发症则给予对症治疗。结果：对照组显效18例，有效6例，无效16例，总有效率60.00％；观察组显效25例，有效9例，无效6例，总有效率85.00％。蒲地蓝口服液联合抗感颗粒治疗小儿流行性腮腺炎可以缩短病程，缓解临床症状，不良反应较少。[2]

3. 清热散结胶囊合童肿膏　清热散结胶囊的组成：主要为千里光。童肿膏的组成：生石膏、玄明粉、青黛、冰片。制备方法：将童肿膏各成分按20∶10∶5∶1均匀混合，用芝麻油调成糊状。用法用量：将童肿膏涂在患处，并用纱布包扎，每日换药1次。临床应用：金瑛将66例患儿随机分为观察组和对照组各33例。对照组给予清热散结胶囊，5～6岁，1次2粒，每日2次；6～12岁，1次3粒，每日2次；12岁以上，1次4粒，每日3次。观察组在对照组治疗的基础上予童肿膏外敷，两组患者均治疗10天后评定效果。结果：对照组治愈13例，好转13例，无效7例，总有效率78.8％；观察组治愈20例，好转11例，无效2例，总有效率93.9％。观察组总有效率明显高于对照组，有显著差异（P＜0.05）。清热散结胶囊联合童肿膏治疗儿童流行性腮腺炎临床观察肯定。[3]

4. 双黄连颗粒　组成：金银花、连翘、黄芩。用法用量：冲服3次；6个月以下患儿每次2.0～3.0克，6个月～1岁每次3.0～4.0克，1～3岁每次4.0～5.0克，3岁以上儿童酌量或遵医嘱。临床应用：沈文良等将流行性腮腺炎患者随机分为对照组和治疗组各50例。对照组给予更昔洛韦注射液，每日10毫克/千克加入10％葡萄糖液100～200毫升，静脉滴注（＞1小时）。治疗组在对照组基础上每日加用双黄连颗粒。两组疗程均为5天。结果：对照组痊愈28例，有效15例，无效7例，总有效率86％；治疗组痊愈35例，有效13例，无效2例，总有效率96％。治疗组在临床疗效及退热、腮肿消退时间方面均优于对照组（P＜0.05）。说明更昔洛韦注射液联合双黄连颗粒治疗流行性腮腺炎疗效优于单纯更昔洛韦，值得临床推广应用。[4]

5. 止痛消炎膏　组成：独活、芒硝、生天南星、皂荚、生草乌、冰片。制备方法：将上药加水杨酸甲酯调配而成。临床应用：王芳等选取流行性腮腺炎并发睾丸炎患者采用随机、对照临床试验，两组患者入院后均常规给予利巴韦林抗病毒，同时补液及解热镇痛等对症治疗。观察组同时给予止痛消炎膏外敷。结果：观察组53例患者临床痊愈的时间为（6.5±1.5）天，对照组53例患者临床痊愈的时间为（8.2±2.2）天。两组差异有统计学意义，观察组疗效明显优于对照组。[5]

① 赵伟.疏风解毒胶囊联合如意金黄散治疗流行性腮腺炎临床观察[J].中华中医药杂志,2017,32(1)：388-390.
② 张迎庆.蒲地蓝口服液联合抗感颗粒治疗小儿流行性腮腺炎40例[J].中国药业,2015,24(2)：88-89.
③ 金瑛.清热散结胶囊合童肿膏治疗儿童流行性腮腺炎临床观察[J].湖北中医杂志,2015,37(7)：49-50.
④ 沈文良,等.更昔洛韦注射液联合双黄连颗粒治疗流行性腮腺炎50例[J].光明中医,2014,29(8)：1768-1769.
⑤ 王芳,张国顺,等.止痛消炎膏外敷治疗流行性腮腺炎并发睾丸炎临床观察[J].中国煤炭工业医学杂志,2014,17(8)：1309-1311.

6. 肿节风注射液　组成：全草（又名九节茶等）提取物。制备方法：经浸泡过滤提取制成。用法用量：静脉点滴，2～3岁，2毫升/次，每日1次；3～6岁，2～4毫升/次，每日1次；>6岁，4～6毫升/次，每日1次；溶于0.9%氯化钠或5%葡萄糖150～200毫升中静脉滴注。临床应用：宋辉将80例流行性腮腺炎患者随机分为对照组和治疗组各40例。对照组给予病毒唑注射液，每日按10～15毫克/千克溶于0.9%氯化钠或5%葡萄糖溶液150～200毫升中静脉滴注，每日1次。治疗组应用肿节风注射液。两组其他对症和支持治疗相同。结果：治疗组用药3～6天，患者用药平均退热时间1.8天，腮腺消肿时间4.5天；对照组用药时间5～8天，平均退热时间3.7天，腮腺消肿时间6.4天。治疗组优于对照组，两组有显著差异（$P<0.01$）。[①]

7. 独角膏　组成：独角莲、黄连、全蝎、蜈蚣、蕲蛇等40多味药。用法用量：上药先加温软化，摊于布上，贴于肿胀腮腺处，贴敷面积大于肿胀范围，每2日更换1次，连用2～3次。临床应用：吴志英等将80例流行性腮腺炎患者随机分为对照组38例和治疗组42例。对照组常规给予利巴韦林、清热解毒软胶囊；治疗组常规治疗同时，给予独角膏外敷。两组患者发热期间均要求卧床休息，清淡饮食，忌酸性食物。两组均以3天为1个疗程。结果：治疗组疗效优于对照组（$P<0.05$）。[②]

8. 季德胜蛇药片　组成：七叶一枝花、蟾蜍皮、蜈蚣、地锦草等。用法用量：每次15～20片，冷水调敷，每日1次；疗程3～5天。临床应用：施玲将115例流行性腮腺炎患儿随机分为治疗组65例和对照组50例，所有病例均每天静滴利巴韦林注射液，剂量按15毫克/千克加入5%葡萄糖注射液中，疗程3～7天；治疗组加季德胜蛇药片。结果：对照组显效（治疗3天体温降至正常，腮腺肿胀消退）18例，有效（治疗3天体温降至正常，腮腺肿胀逐渐消退）20例，无效（治疗3天体温未降至正常，腮腺肿胀消退不明显）12例，总有效率76%；治疗组显效38例，有效22例，无效5例，总有效率92.31%。治疗组疗效优于对照组（$P<0.05$）。[③]

9. 热毒宁注射液　组成：青蒿、栀子、金银花。用法用量：<5岁，每次5毫升；5～13岁，每次10毫升；加入0.9%生理盐水或5%葡萄糖注射液100毫升中，每日1次。临床应用：龚学全等将61例流行性腮腺炎患者随机分为治疗组31例和对照组30例。治疗组在隔离、休息、物理降温等一般治疗基础上给予静点热毒宁注射液，外敷中药消肿止痛散，方用青黛、大黄、乳香、没药、冰片五味药按4:3:2:2:1比例研细与蜂蜜混合调匀，贴敷患处，每日2次。对照组在一般治疗基础上给予静点利巴韦林10毫克/千克。合并症者给予对症、短期糖皮质激素等治疗。以上治疗均以5天为1个疗程，观察疗效。结果：对照组显效15例，有效6例，无效9例，总有效率70.00%；治疗组显效20例，有效8例，无效3例，总有效率90.32%。[④]

10. 苦参素　组成：从苦参中提取的有效成分。用法用量：苦参素注射液0.6克，每日1次静滴。临床应用：柏圣还将122例流行性腮腺炎并睾丸炎患者随机分为治疗组60例和对照组62例。两组均给予能量合剂、维生素C、复方氨基酸及地塞米松（5毫克/天×3天）等支持对症治疗。治疗组在此基础上应用苦参素注射液；对照组应用利巴韦林0.6克，每日1次静滴。结果显示，治疗组患者体温复常、腮腺肿痛消退、睾丸肿痛消退的时间及平均住院日均优于对照组（$P<0.05$），且治疗过程中无明显不良反应。[⑤]

11. 六神丸　组成：麝香、牛黄、冰片、珍珠、蟾酥、明雄黄。用法用量：取六神丸5～10粒碾碎，以适量凡士林调匀敷于患部（肿大的腮腺），每日1换，同时辅以柴胡注射液2毫升，肌注，每日2

① 宋辉.肿节风治疗流行性腮腺炎40例临床疗效观察[J].中国现代药物应用,2010,4(15):50-51.
② 吴志英,等.独角膏外敷治疗流行性腮腺炎42例[J].中国中医急症,2010,19(5):870-871.
③ 施玲.季德胜蛇药片外敷治疗流行性腮腺炎65例[J].云南中医中药杂志,2010,31(2):37.
④ 龚学全,等.热毒宁配合中药外敷治疗流行性腮腺炎疗效观察[J].中国民族民间医药,2010,19(4):130.
⑤ 柏圣还.苦参素治疗流行性腮腺炎并睾丸炎临床疗效观察[J].实用中西医结合临床,2009,9(2):55-56.

次。临床应用：崔传伟用上法治疗 46 例流行性腮腺炎患者，痊愈 34 例，有效 12 例。总有效率 100％。体温复常时间平均 3.2 天，腮腺肿痛消失时间平均 4.6 天。①

12. 双黄连口服液　组成：金银花、黄芩、连翘。用法用量：5～7 岁，每次 10 毫升，每日 2 次；8～11 岁，每次 10 毫升，每日 3 次。临床应用：徐广波等将患儿随机分为双黄连口服液组 28 例和病毒唑组 27 例。双黄连口服液组口服双黄连口服液。病毒唑组每日病毒唑 10 毫克/千克，分 2 次肌注。结果：双黄连口服液组、病毒唑组退热时间分别为（28±6）小时、（35±8）小时；腮腺肿胀消退时间分别为（86±12）小时、（106±14）小时。两组相比较，均具有非常显著的差异（$P < 0.01$）。②

预 防 用 药

1. 甘露消毒丹　组成：薏苡仁 20 克、连翘 20 克、紫菀 20 克、滑石 15 克、浙贝母 12 克、苍术 12 克、藿香 10 克、枳壳 10 克、桔梗 10 克、佩兰 10 克、茵陈 9 克、石菖蒲 9 克、杏仁 9 克、通草 6 克、射干 6 克、淡竹叶 6 克、薄荷 5 克、豆蔻仁 3 克。用法用量：每日 1 剂，水煎服，连续服用 7 天。临床应用：李文泰将 56 例流行性腮腺炎随机分为对照组和治疗组各 28 例。对照组给予青霉素常规药物治疗。治疗组在青霉素常规药物的基础上给予中药甘露消毒丹治疗。结果：对照组痊愈 5 例，显效 9 例，有效 11 例，无效 3 例，有效率 89.28％；治疗组痊愈 6 例，显效 10 例，有效 12 例，无效 0 例，有效率 100.0％，明显高于对照组。在治疗中，两组患者均未出现不良反应。③

2. 自拟方　组成：板蓝根 10 克、金银花 10 克、连翘 10 克、薄荷 10 克、荆芥 10 克。用法用量：每日 1 剂，水煎取汁 50～100 毫升，午饭后 1 小时温服。临床应用：马映美用上方预防痄腮治疗 773 名学生，预防总有效数共计 761 例。总有效率 98.44％。有 12 名学生预防失败，确诊患有流行性腮腺炎，其中严重感染 4 例，入院治疗 2 周痊愈。④

---

① 崔传伟.六神丸外敷治疗流行性腮腺炎 46 例报告[J].中国社区医师,2007,23(14)：42.
② 徐广波,等.双黄连口服液治疗流行性腮腺炎 28 例疗效观察[J].时珍国医国药,2003,14(8)：462.
③ 李文泰.甘露消毒丹对流行性腮腺炎的防治作用[J].临床医学研究与实践,2016,1(4)：57.
④ 马映美.中药预防痄腮临床观察[J].中医临床研究,2011,3(2)：96-97.

流行性乙型脑炎

概　　述

流行性乙型脑炎(简称乙脑)是由流行性乙型脑炎病毒引起的一种急性传染病。蚊虫是主要的传播媒介,乙脑是人畜共患性疾病,人群普遍易感。流行性乙型脑炎疫苗的接种可以有效预防流行性乙型脑炎病毒的感染。

流行性乙型脑炎起病急骤,一旦发生显性感染,发病急骤,传变迅速,病毒进入中枢神经系统引起脑炎,昏迷,抽搐,严重者引起脑水肿,呼吸系统衰竭导致支气管肺炎或肺不张、败血症、颅内压增高形成脑疝导致死亡。

流行性乙型脑炎的潜伏期一般为5～15天,初起起病急骤,发热头痛,恶心呕吐,嗜睡或烦躁,惊跳或抽搐;婴儿前囟紧张或饱满,颈项有抵抗感或强直;病程1～3天,极期高热持续,烦躁不安,谵语或嗜睡、昏迷,反复抽搐,脑膜刺激征(+),锥体束征(+);婴幼儿可有尖叫、凝视;严重者出现肢冷汗出,皮肤发花,呼吸浅促或节律不整等内闭外脱的变证。

无并发症者,病程一般10天左右,有并发症者可延长,恢复期体温渐降,神志渐清,体征渐消失,流行性乙型脑炎最常见的并发症有脑炎、脑水肿、支气管肺炎、肺不张、脑疝和败血症等。

中医称之为"小儿暑温""暑风""暑痉""暑厥"。为感受暑温时邪,暑邪易化燥化火,传变迅速。温热毒邪,入侵人体,里热炽盛,从气分热炽而传变,深入营血,内陷心包,生风动血,属重症、急症、危症。《温病条辨》言:"小儿暑温,身热,卒然惊厥"。《素问遗篇·刺法论》论述疫病特点:"五疫之至,皆相染易,无问大小,病状相似。"表明乙型脑炎是一种致病力强的具有传染性的暑热毒邪。

辨 证 施 治

1. 陈俊等分3型

(1) 毒蕴肺胃证(轻型)　症见发热,体温在38℃～39℃,微恶寒或不恶寒,头痛,或有烦躁不安,神志恍惚,伴恶心,口渴,喜饮,少抽搐;或有颈强,舌质红,苔薄白或薄黄,脉浮数或洪数。婴幼儿可有高热抽搐,指纹红紫。治宜辛寒清气、清热解毒。方用白虎汤合银翘散加减:生石膏、知母、连翘、金银花、板蓝根、栀子、六一散、粳米、丹参。用药剂量视病情而定,儿童根据体重、年龄等酌情用药。随症加减:胸闷、呕吐等湿重者,加鲜佩兰、鲜藿香、鲜荷叶;嗜睡者,加鲜菖蒲、郁金;躁动者,加钩藤、地龙。每日1剂,水煎服,每次40～100毫升,每4～6小时口服1次。

(2) 毒损脑络证(普通型)　症见发热,体温在39℃～40℃,头痛,颈强,呕吐,口渴或胸闷,烦躁不安,嗜睡昏矇,肌肉瞤动,偶有抽搐发作,舌质红,苔黄或腻,脉数,指纹红紫或紫暗。治宜清热解毒、气营两清。方用清营汤加减:生地黄、牡丹皮、玄参、金银花、连翘、大青叶、黄连、生石膏、知母、紫草。随症加减:嗜睡者,加石菖蒲、郁金;痰盛、呼吸急促者,加胆南星、天竺黄、鲜竹沥、苏合香丸;壮热不退,加安宫牛黄丸化服;壮热、抽搐,加至宝丹化服;痰盛闭窍,加苏合香丸化服;抽搐者,加羚羊角粉。

(3) 毒陷心包证(重型)　症见发病急骤,以营分、血分症状为主。高热,体温迅速上升至40℃以上,剧烈头痛,呕吐、颈强明显,呼吸急促,躁动或狂躁,昏迷,剧烈抽搐,舌质红绛,苔黄或燥,或厚腻,脉细数或弦,指纹紫滞,纹达气关。治宜清热解毒、凉血熄风。方用清瘟败毒饮合止痉散加减:羚羊角、生地黄、黄连、大青叶、栀子、黄芩、紫草、生石膏、知母、赤芍、玄参、牡丹皮、连翘心、全蝎(研末冲服)、蜈蚣(研末冲服)。随症加减:痰涎阻滞者,加苏合香丸;抽搐者,加紫雪丹或羚羊角粉;神昏者,加安宫牛黄丸。

(4)正虚邪恋证(恢复期) 症见余毒未尽,气阴两伤,低热多汗,心烦不寐,精神软弱,或精神异常、痴呆、失语,或消瘦、瘫痪,扭转痉挛、震颤,舌质干绛少苔,脉细无力。治宜清解余毒、益气生津。方用沙参麦冬汤合竹叶石膏汤加减。偏肝肾精亏,方用黄连阿胶鸡子黄汤加减。药用沙参、石膏、麦冬、淡竹叶、桑叶、天花粉、半夏、玉竹、生扁豆、牡丹皮、生甘草、黄连、阿胶、黄芩、鸡子黄、白芍。随症加减:痉挛、震颤者,加天麻、钩藤、石决明;邪留脉络,肢体瘫痪者去滋腻之品,加红花、石菖蒲、僵蚕、地龙。

临床观察:陈俊等用上方辨证治疗33例流行性乙型脑炎,首诊属毒蕴肺胃证8例,治愈8例;毒损脑络证12例,治愈11例,留有后遗症1例;毒陷心包证13例,治愈8例,留有后遗症5例。共计治愈27例,痊愈率81.8%,有后遗症者6例,无死亡病例。[①]

2. 韩新民分4型

(1)邪犯卫气型 偏于卫分证用新加香薷饮加减;偏于气分证用白虎汤加减。常用药:香薷、金银花、连翘、厚朴、扁豆花、淡豆豉、藿香、佩兰、石膏、知母、甘草。

(2)邪炽气营型 方用清瘟败毒饮加减(《疫疹一得》方)。常用药:生石膏、知母、生地黄、水牛角、黄芩、黄连、栀子、赤芍、牡丹皮、大青叶、菖蒲。

(3)邪入营血型 方用犀角地黄汤加减。常用药:水牛角、生地黄、牡丹皮、赤芍、竹叶、生地黄、板蓝根、玄参、麦冬。

(4)邪恋正虚、余热未尽型 方用青蒿鳖甲汤加减:青蒿、制鳖甲、生地黄、知母、牡丹皮、玄参、麦冬、白芍、甘草。[②]

3. 商让成等分5型

(1)邪在卫气(初期) 症见发热微有恶寒,嗜睡神疲,进乳食时呕吐,口干,有的伴有项强,肢体震颤,舌质红,苔薄黄,脉浮数。治宜辛凉解表、清气泄热。方用银翘散加减:金银花15克、板蓝根20克、芦根10克、连翘10克、葛根6克、竹叶6克、薄荷6克、豆豉6克。每日1剂,水煎服。随症加减:若夹湿邪,脘痞身重,苔腻者,加藿香6克、佩兰6克、厚朴6克;湿盛者,加苍术6克;若恶寒轻、壮热烦躁者宜适当减少解表药,加石膏30克、知母6克;若抽搐频作者,加钩藤10克、僵蚕6克、羚羊角粉(冲)0.3克。

(2)气血两燔(极期) 症见壮热,头痛,口干思饮,呕吐多为喷射性,神昏谵语,颈项强直,四肢抽搐,角弓反张,双目上翻,舌红苔黄,脉洪数。治宜清气凉营、泄热解毒。方用白虎汤合清营汤加减:生石膏30～60克、犀角粉(水牛角粉代,冲)1克、玄参10克、生地黄10克、连翘10克、金银花15克、板蓝根20克、竹叶6克。每日2剂,其中1剂水煎后少量多次鼻饲,另1剂水煎后保留灌肠。随症加减:抽搐频繁,加羚羊角粉(冲)0.3克、僵蚕6克、钩藤10克;痰多者,加胆南星6克、天竺黄6克、郁金6克、菖蒲9克;腹胀便秘者,加大黄(后下)6～10克、芒硝(溶)3～6克;昏迷者,加服安宫牛黄丸。

(3)热陷营血(极期) 症见身热夜甚,神昏谵语,反复抽搐、惊厥,项强,牙关紧闭,舌红绛,脉细数。治宜清营凉血、熄风开窍。方用清营汤合羚羊钩藤汤加减:犀角粉(水牛角粉代,冲)1克、羚羊角(冲)0.3克、生石膏30～60克、钩藤10克、板蓝根20克、菖蒲6克、牡丹皮6克、赤芍6克。每日2剂,1剂水煎后少量多次鼻饲,并送服安宫牛黄丸,另1剂水煎后保留灌肠。随症加减:抽搐

① 陈俊,等.辨证论治流行性乙型脑炎33例临床观察[J].山东中医杂志,2014,33(2):103-105.
② 韩新民.中医儿科学[M].北京:高等教育出版社,2008:293-295.

频发者,加蜈蚣2条;痰多者,加天竺黄6克、胆南星6克、竹沥6克;若出现气阴外脱者,改用生脉散;若心阳欲脱者,再加制附子6克。

(4)正虚邪恋(恢复期) 症见低热盗汗,面赤心烦,口干,神情呆滞,舌红少苔,脉虚数。治宜养阴清热。方用三甲复脉汤化裁:麦冬6克、沙参6克、知母6克、白芍10克、生地黄8克、石斛8克。每日1剂,水煎少量多次灌服。随症加减:气血不足者,合当归补血汤;痰热未净、烦躁不安、情绪异常者,去生地黄、阿胶,加菖蒲6克、远志6克、胆南星6克;手足抽搐者,加牡蛎15克、龟甲9克、鳖甲9克;邪留脉络肢体拘挛者,去知母、牡丹皮,加僵蚕6克、红花6克、地龙8克。

(5)痰瘀阻络(恢复期) 症见神志呆滞,语言不利,精神疲惫,面色晦暗或面色苍白,肢体无力或有肢体瘫痪,舌淡或紫,脉细涩。治宜益气养阴、化痰通络。方用菖蒲郁金汤合当归补血汤加减:菖蒲9克、郁金6克、红花6克、桃仁6克、赤芍6克、当归6克、贝母6克、黄芪30克、桑枝15克。每日1剂,水煎少量多次灌服。随症加减:痰多呕恶者,加半夏6克、胆南星6克。

临床观察:商让成等用上方辨证治疗60例流行性乙型脑炎患者,治愈56例,留有后遗症(语言不利、下肢瘫痪)2例,死于呼吸衰竭2例。住院时间20天以内者24例(含死亡2例),21～30天者32例,31～42天者4例。①

经 验 方

1. 乙脑灵方 大青叶15～30克、生石膏15～30克、板蓝根15～30克、金银花15～30克、连翘10～20克、知母5～10克、淡竹叶5～10克、生甘草3克。随症加减:伴有头痛恶寒无汗等表证,加淡豆豉、薄荷、香薷;湿重,苔白腻者,加藿香、佩兰、黄芩;苔黄腻,大便秘结,加生大黄、芒硝;喉间

痰鸣,加贝母、天竺黄、竹沥;高热在40℃以上,加水牛角,主方中加重石膏用量;高热抽搐,加羚羊角1～3克,或加钩藤、蝉蜕、地龙;昏迷,加安宫牛黄丸或至宝丹,汤药中加九节菖蒲、郁金;舌转红绛,是高热伤阴,加鲜生地黄、牡丹皮、玄参;出现呼吸衰竭之先兆,可用独参汤、六神丸等。②

2. 清瘟败毒饮 生石膏40克、生地黄10克、犀角(水牛角代)6克、黄连5克、甘草5克、竹叶5克、栀子8克、桔梗8克。先将生石膏打碎煮沸约10分钟,后下诸药。水牛角磨汁兑服,每日3次。随症加减:抽搐、牙关紧闭,加全蝎、钩藤;痰多,加天竺黄、人工牛黄;面色紫暗或皮肤发斑,加牡丹皮。杨慧群用上方加减治疗16例流行性乙型脑炎,治愈10例,好转4例,无效2例。总有效率87.5%。③

3. 清营饮 鲜藿香15克、连翘15克、丹参15克、生石膏30克、板蓝根30克、鲜茅根30克、生地黄12克、沙参9克、菖蒲9克、知母6克、黄连6克、郁金6克、甘草6克。每日1剂,分2次鼻饲,用至恢复期。对高热、昏迷者酌情加紫雪丹或安宫牛黄丸。宋玉环用上方治疗31例流脑患者,治愈30例,死亡1例。治愈率96.80%。④

4. 自拟方 生石膏60～150克、生大黄10～15克、知母20克、连翘30克、金银花30克、竹叶10克、生地黄20克、麦冬20克、钩藤20克、菖蒲20克、甘草10克。水煎服,煎至500毫升,体温在40℃以上,不必拘泥于每日1剂。随症加减:体温在39℃～40℃时,生石膏用60～90克;体温在40℃以上,大黄用至15克,生石膏90～150克;抽搐,加羚羊角粉、地龙、蜈蚣;痰涎壅盛,加胆南星、天竺黄。昏迷者鼻饲安宫牛黄丸或静滴醒脑静针剂。高雪琴等用上方加减治疗流脑患者30例,患者服药后均痊愈。⑤

5. 清气Ⅱ号 大青叶、金银花、大黄、知母、野菊花。随症加减:动风者,加羚羊粉、钩藤;痰盛

① 商让成,等.辨证治疗流行性乙型脑炎60例[J].陕西中医,2002,23(9):771-772.
② 徐新平.王瑞根辨治流行性乙型脑炎经验[J].四川中医,2003,21(5):4-5.
③ 杨慧群.清瘟败毒饮治疗流行性乙型脑炎16例疗效观察[J].湖南中医药导报,2002(5):267.
④ 宋玉环.清营饮治疗小儿流行性乙型脑炎31例[J].九江医学,1999,14(3):176.
⑤ 高雪琴,等.清热通下法治疗流行性乙型脑炎30例[J].中医研究,1998,11(5):30.

者,加陈胆南星粉、竹沥半夏粉;神昏者,加安宫牛黄丸或紫雪丹、至宝丹。不能口服者予鼻饲或灌肠。柏瑾等将82例流行性乙型脑炎分为治疗组42例和对照组40例。治疗组用上方静脉滴注,1岁以下10毫升,1～3岁20毫升,4～8岁30毫升,9～12岁40毫升,13岁以上50～60毫升,静脉滴注。对照组使用安乃近,每次5～10毫克/千克,每2～6小时1次,直至体温降至正常;病毒唑,每次1岁以内100毫克、1～3岁200毫克、3～5岁300毫克、5～8岁400毫克、成人1000毫克,加入补液内静脉滴注,每日1次,1个疗程3～5日。两组基础治疗相同,纠正水电解质、酸碱平衡失调,脑水肿时加用高渗脱水剂,以及并发症的治疗。结果:清气Ⅱ号方有良好的退热效果,药后体温复常时间治疗组明显短于对照组(P<0.01)。①

6. 清暑解毒汤　生石膏30～150克、知母10～15克、金银花15～50克、大青叶15～50克、连翘15克、黄芩6～9克、薄荷6克、藿香9克、佩兰9克。制成无菌煎液800毫升,装无菌盐水瓶内备用,直肠点滴。随症加减:初期轻型,治宜辛凉解表、芳香化浊,药用藿香9克、佩兰9克、连翘9克、薄荷6克、滑石6克、金银花15克、大青叶30克、生石膏100克、甘草2克;极期中、重型,治宜清热解毒、芳香开窍,药用藿香15克、佩兰15克、金银花20克、生栀子9克、菖蒲9克、知母9克、大青叶50克、生石膏100克、郁金6克、生甘草6克;高热神昏抽风,加菊花9克、生石决明20克,再配安宫牛黄散(于直肠滴液内或醒脑静肌注)。刘光宗等将60例乙脑患儿分为对照组和观察组各30例,两组均常规用病毒唑15毫克/(千克·天)剂量给药,用10%葡萄糖稀释后静滴,5天为1个疗程,同时给降温、止痉、脱水、激素等对症治疗。在上述疗法外,观察组以清暑解毒汤加减直肠点滴,每日1剂,连用5天。结果:对照组治愈14例,好转7例,死亡9例,有效率70%,病死率30%;观察组治愈23例,好转5例,死亡2例,有效

率93%,病死率7%。清暑解毒汤直肠点滴用于乙脑治疗,能使退热时间明显提前,发热抽搐时间明显缩短,治愈率明显提高,而且直肠点滴法方便及时,药物吸收效果肯定,尤其适用于意识不清和不合作的小儿。同时直肠点滴液有物理降温作用,对乙脑高热有药物与物理的双重降温效果。②

7. 加味白虎汤　生石膏50～100克、知母10克、大青叶10克、青蒿10克、板蓝根15克、川黄连5克、粳米20克、甘草6克。水煎,保留鼻饲管,每4～6小时灌服中药1次,每日1～2剂,5天为1个疗程。随症加减:卫气同病型,症见发热微恶风寒,嗜睡,头痛,呕吐,口渴,项强,脉浮数,舌尖红,苔薄白或黄。上方加薄荷、藿香、佩兰;邪燔阳明型,症见壮热,嗜睡或烦躁,惊厥抽搐,颈项强直,舌红苔黄,脉数。上方加天竺黄、黄芩、蜈蚣、全蝎、僵蚕,配安宫牛黄丸;气营(血)两燔型,症见壮热,昏睡或昏迷,颈项强直,角弓反张,频繁抽搐。上方合清营汤、止痉散化裁,加石菖蒲、莲子心、胆南星、天竺黄、僵蚕等,配安宫牛黄丸或紫雪散,另用羚羊角磨水,不拘时服。舒友元用上方加减治疗78例流行性乙型脑炎患儿,治愈69例,好转4例,死亡5例。治愈病例中,服药1个疗程有42例,服药2个疗程有25例,服药1个月以上有2例,病程短、体温低、神清、少抽搐者疗效显著。③

8. 自拟方　大青叶30克、生石膏30克、白茅根30克、金银花20克、知母15克、大黄10克、赤芍10克、牡丹皮10克。随症加减:热盛者,加连翘、鸭肠草;动风者,加羚羊粉、钩藤;痰盛者,加陈胆南星、法半夏;神昏者,加安宫牛黄丸或紫雪丹、至宝丹。每日1剂,重者2剂。不能口服者予鼻饲或灌肠。王志英等用上方加减治疗流行性乙型脑炎患儿40例,并设对照组32例。对照组给予安乃近,每次5～10毫克/千克,每2～4小时1次,直至体温降至正常;同时给予病毒唑,每次1岁以内100毫克、1～3岁200毫克、3～5岁300毫克、5～8岁400毫克、8～12岁500毫克、成人

① 柏瑾,等.清气Ⅱ号治疗流行性乙型脑炎临床观察[J].南京中医药大学学报,1996,12(3):20-21.
② 刘光宗,等.清暑解毒汤为主治疗流行性乙型脑炎30例[J].山东中医杂志,1995,14(12):546.
③ 舒友元.加味白虎汤治疗流行性乙型脑炎78例临床观察[J].湖南中医学院学报,1993,13(1):34-35.

1克,加入补液内静脉滴注,每日1次,1个疗程3～5日。两组基础治疗相同,纠正水电解质、酸碱平衡失调,脑水肿、颅内压增高时加用高渗脱水剂,以及并发症的治疗等。结果:该方有较好的退热效果,药后体温开始下降时间、体温复常时间,治疗组明显短于对照组,而24小时温差则大于对照组。治疗组有后遗症0例,对照组5例(P＜0.05)。治疗组死亡1例,病死率2.5％;对照组死亡4例,病死率为12.5％(P＜0.01)。①

9. 清暑化湿汤　藿香6～12克、佩兰6～12克、生石膏(先煎)30～50克、金银花9～20克、连翘6～15克、竹叶3～9克。随症加减:昏迷者,加石菖蒲6～12克、郁金3～6克、天竺黄3～6克;抽搐者,加蜈蚣1～3克、全蝎3～4.5克、钩藤6～12克;湿盛者,可重用藿香、佩兰;热盛者,重用石膏。每日1剂,口服或鼻饲。石明仁等将100例流行性乙型脑炎分为治疗组62例和对照组38例。治疗组用上方,对照组每日予病毒唑10～15毫克/千克静脉滴注或分2次肌注。两组的一般治疗相同。结果:两组的体温、抽搐、昏迷持续时间以及痊愈率、后遗症发生率均有显著性差异,治疗组优于对照组。②

10. 自拟方　明天麻10克、广地龙10克、钩藤30克、生地黄30克、炒白芍30克、宣木瓜30克、全蝎6克、蜈蚣3条、制南星20克、白僵蚕20克、姜半夏15克、炙甘草3克。王邦才用上方治疗1例乙脑患者,患者服上方加减,痊愈。③

11. 犀银汤　犀角12克(水牛角20～30克代)、金银花5～15克、生地黄10～20克、板蓝根10～20克、牡丹皮5～10克、芍药5～10克、大青叶5～10克、石菖蒲3～6克、紫草3～6克、甘草3～6克、兰花竹叶(鲜)6～10克、大黄6～10克。随症加减:高热动风,加钩藤、羚羊角粉;抽搐甚者,加全蝎、蜈蚣;阳明热炽,加石膏、知母。每日1～2剂,水煎内服,每2～4小时服药1次。神志

不清者用鼻饲注入。根据病情适当给予西药支持疗法。魏丙英用上方加减治疗乙型脑炎64例。结果:治愈62例,好转1例,死亡1例,总有效率98.4％。服药最多者18剂,最少6剂,疗程最长14天,最短5天,平均8.6天。④

12. 清乙汤1号和2号　中、轻型乙脑,方用清乙汤1号:金银花、板蓝根、黄芩、生石膏、知母、葛根、菊花、钩藤、生地黄、牡丹皮。危重型乙脑,方用清乙汤2号:板蓝根、黄芩、石膏、知母、葛根、钩藤、生地黄、羚羊角、全蝎、菖蒲、天竺黄、安宫牛黄丸。龚家林用上方治疗45例乙型脑炎患者,治愈40例,好转3例,死亡2例(其中1例由乡卫生院转来不足24小时死亡)。住院时间最短者3天,最长者34天(包括治疗后遗症时间),平均住院11.8天。⑤

13. 益气清解汤　生晒参4～8克、麦冬15～20克、板蓝根15～20克、大青叶15～20克、金银花8～10克、连翘8～10克、生石膏30～50克、牡丹皮6～10克、知母6～10克、竹叶6～10克、生地黄10～20克、甘草2～5克。每日1剂,内服或鼻饲。辅以输液等支持疗法。随症加减:并发肺部感染者,加用少量抗生素;高热(体温40℃以上)者,生石膏易为60克,加抗热牛黄散1克或紫雪散2克,每日2次;神志昏迷,加石菖蒲6～10克、郁金6～10克;抽搐惊厥,加地龙10～15克、钩藤6～10克、僵蚕6～10克,或用止痉粉(全蝎、蜈蚣、僵蚕等份研末)2～3克,鼻饲,每日3次,重者再加羚羊角粉1克,鼻饲,每日3次;气阴欲脱者,生晒参改用5～10克;虚阳外脱,加附子2～6克;痰浊盛,加胆南星4～6克、法半夏4～6克;腹胀苔腻,加藿香4～6克、厚朴4～6克、法半夏4～6克;便秘不通,加生大黄3～6克、玄明粉3～6克。陈恩树用上方加减治疗80例患者,72例获临床治愈,5例遗留有神呆、或失语、或吞咽不畅、或肢体麻痹等症,3例死亡。有效率96.25％,平均

① 王志英,等.清气凉营法治疗流行性乙型脑炎临床观察[J].四川中医,1993(3):22-23.
② 石明仁,等.清暑化湿汤治疗流行性乙型脑炎62例[J].中级医刊,1993,28(5):54.
③ 王邦才.流行性乙型脑炎后遗顽固性抽搐治验[J].中国医药学报,1992,7(5):48-49.
④ 魏丙英,等.犀银汤治疗乙型脑炎[J].四川中医,1992(5):13.
⑤ 龚家林.以"清乙汤"为主治疗45例乙型脑炎的疗效观察[J].江西中医药,1989(3):17.

疗程约 8 天。①

14. **大青龙汤加附子** 麻黄(去节,先煎去沫) 6 克、桂枝 6 克、炙甘草 6 克、光杏仁 10 克、熟附片 10 克、生石膏 60 克、红枣 6 枚、鲜生姜 3 片。每日 1 剂。翟冷仙用上方加减治疗 2 例流行性乙型脑炎患儿,均痊愈。②

15. **新加生脉散** 太子参 60 克、麦冬 19.5 克、山药 19.5 克、生龙骨 19.5 克、北五味 10.5 克、山茱萸 30 克、生牡蛎 30 克。每剂加水 1 000 毫升左右,煎至 300 毫升,分 3～5 次鼻饲。极重症者可日服 2 剂,太子参可改为党参,山茱萸可加大至 90 克。此方服 1～2 天后,可随症加减,服至脱险。③

16. **白虎汤合藿朴夏苓汤加减** 生石膏、肥知母、大青叶、板蓝根、连翘、川黄连、六一散、藿香、佩兰。随症加减:症兼神昏嗜睡者,加菖蒲、郁金、石决明;抽搐动风者,选用全蝎、蜈蚣、木瓜、钩藤;痰涎壅盛者,选加橘红、胆南星、浙贝母、天竺黄;窍闭的酌用局方至宝丹、紫雪散、安宫牛黄丸。其他各症,随病机出入加减而治。赵祖文用上方加减治疗 97 例流行性乙型脑炎患者,以症状及体征消失、体温恢复正常(有少数留有轻微精神神经症状,出院时基本正常)为治愈,共 85 例,占 87.6%;留有精神神经症状,住院期间治疗疗效不显而出院者为好转,共 7 例,占 7.3%;经抢救失败而死亡者为无效,共 5 例,占 5.3%。住院时间长者 48 天,短者 2 天,平均 10 天;退热时间长者 10 天,短者 1 天,平均 2.3 天。④

17. **小承气汤加减** 大黄 15 克、川朴 9 克、枳实 9 克、川黄连 4.5 克、钩藤 12 克、僵蚕 9 克、板蓝根 75 克、大青叶 30 克、生石膏 75 克、白芍 12 克。无川黄连可改用黄连 9 克,再加用水牛角 7.5 克,效果更好。一般每日 2 剂,水煎分 2～4 次口服或鼻饲灌入,极重型可 4～6 小时投 1 剂,尽速达到通泻大便。河源县蓝口公社卫生院在这个基础上

配合西药的支持疗法、对症疗法等共收治 18 例,除 1 例极重型入院不到 5 小时死于脑疝外,其余病例全部治愈出院,并无 1 例后遗症。⑤

18. **大青叶石膏汤** 大青叶 120 克、生石膏 240 克、连翘 9 克、栀子 9 克、金银花 9 克。水煎 200 毫升。5 岁以上患者,按成人量服,每 6 小时 1 次;病情重者可每 3 小时 1 次。若有抽搐可加用蜈蚣、僵蚕、全蝎等量,共研为末,每次 3 克,每 6 小时(或 3 小时)给药 1 次,口服或直肠给药;高热者可用温水擦澡及直肠注入生理盐水等帮助降温。当体温下降至 38℃ 以下,则可停用大青叶石膏汤,而用单味大青叶 120 克,水煎 200 毫升,每次 50 毫升(5 岁以下者 25 毫升),6 小时 1 次,连服 2～3 日,即可全部停药。高青县第二人民医院内科收治 17 例乙脑患者经服大青叶石膏汤后,除 1 例因病情重,于用药 2 小时死亡外,其余 16 例均全部治愈出院。一般服用大青叶石膏汤后,最快 12 小时,最长 3 天体温恢复正常,其他如头痛、嗜睡、脑膜刺激征也相继消失。⑥

19. **金青莲合剂** 金银花 120 克、金石斛 120 克、大青叶 240 克、莲子心 6 克。以清水 4 000 毫升滚煎成 1 500 毫升备用,患儿每次 30 毫升,成人患者每次 50 毫升,4 小时 1 次,热退后二日改为 6 小时 1 次,继服两天即可停药,疗程约 1 周。服用方便及时,并无不良反应。胡秉章用上方治疗 7 例乙脑患者,均在 1～3 天热退正常,意识渐复,5～7 天症状消失,停药观察检查神经体征阴性,脊髓液恢复正常。⑦

单　方

大青叶煎液 组成:大青叶。制备方法:生药 30 克加水煎成 100 毫升,使每 10 毫升等于生药 3 克。用法用量:热度起伏有潮热倾向者,加服

①　陈恩树.益气清解汤治疗流行性乙型脑炎 80 例[J].安徽中医学院学报,1988,7(2):31 - 32.
②　翟冷仙.大青龙汤加附子治愈流行性乙型脑炎[J].江苏中医杂志,1981(4):20 - 21.
③　王伯岳."新加生脉散"在乙型脑炎治疗中的应用[J].河南中医学院学报,1978(3):24 - 26.
④　赵祖文.中药为主治疗流行性乙型脑炎[J].安医学报,1975(3):35 - 38.
⑤　河源县蓝口公社卫生院.以"泻下法"为主收治流行性乙型脑炎 18 例的体会[J].新中医,1973(2):22 - 19.
⑥　高青县第二人民医院内科.大青叶石膏汤治疗流行性乙型脑炎 17 例临床观察[J].山东医刊,1964(7):35 - 36.
⑦　胡秉章.金青莲合剂治疗流行性乙型脑炎七例初步观察[J].江西中医药,1960(7):20.

蒿芩清胆汤；夹湿者，加服甘露消毒丹。1岁以下，每次10～20毫升；1～5岁，每次30毫升；6～10岁，每次50毫升；10～13岁，每次80毫升。每4小时服1次。一般服至热退正常后2～3天停服。临床应用：研究小组用上法治疗51例乙脑患儿，经治疗后在24小时内退热者16例，24～48小时退热者10例，3～4天退热者10例，5～7天退热者10例。另有3例分别于第8、11、12天退热。其中以48小时退热者占多数（占26例）。一般体温高达40℃以上则体温降至正常时间亦较长，其中1例曾长达12天始退净。头痛一般在3天内消失，其他症状亦逐次缓解。51例全部治愈，且无1例并发后遗症。[1]

中 成 药

1. 柴石退热颗粒　组成：柴胡、黄芩、石膏、青蒿、板蓝根、金银花、大黄、蒲公英、知母、连翘。临床应用：陈俊等用上方治疗流脑患者44例，治愈率93.18%。[2]

2. 抗病毒口服液　组成：板蓝根、连翘、生石膏、生地黄、知母、芦根、广藿香、郁金、石菖蒲等。用法用量：年龄<2岁者，每次服用5毫升；>2岁者，每次服用10毫升，每日3次，疗程1周。临床应用：李耘等选择流行性乙型脑炎患者61例，随机分为随机中药治疗组19例、随机西药对照组21例、队列中药治疗组11例、队列西药对照组10例。西医对照组每日给予利巴韦林10～15毫克/千克加入10%葡萄糖250毫升中静脉滴注，同时给予降温、激素（地塞米松）、镇静类药（苯巴比妥）、降颅压（20%甘露醇）、抗生素（青霉素或头孢他啶）等西医常规综合治疗；中药治疗组在西医常规综合治疗的基础上加用抗病毒口服液。结果：队列中药治疗组治愈9例，好转2例，治愈率81.82%；队列西药对照组治愈4例，好转6例，治愈率40.00%。

两组比较有显著差异（P<0.05）。[3]

3. 安宫牛黄冰栓和冬眠Ⅱ号　安宫牛黄丸冰栓的组成：犀角（水牛角代）、牛黄、麝香、冰片、朱砂、郁金、黄连、黄芩、栀子、雄黄、珍珠等（比一般栓剂略大，每粒含生药3克，存放冰箱内备用）。冬眠Ⅱ号的组成：氯丙嗪与异丙嗪各25毫克（每支2毫升）。用法用量：置安宫牛黄丸冰栓于患儿肛门内2～6厘米处，深眠或深昏迷患儿需用手指阻住肛门10～13分钟，以防药水外溢。根据病情轻重于6小时，8小时或12小时重复一次。3岁以下半粒，4～10岁1粒，11岁～成人1粒半～2粒。轻型、中型乙脑可用紫雪丹冰栓代替。与直肠给药的同时投用冬眠Ⅱ号，首次各按1～2毫克/千克的剂量，用生理盐水或5%葡萄糖液稀释一倍后缓慢静脉注射。若惊厥未能控制，可于20分钟后重复上述剂量一次，或用水合氯醛50～80毫克/千克一次，保留灌肠。如患儿进入深睡状，惊厥停止，开始以上述剂量维持，每2小时肌肉注射或稀释后加入滴管内滴注一次。临床应用：刘万朝等将268例流行性乙型脑炎患者随机分为结合组180例和对照组188例。两组患儿均常规用皮质激素、东莨菪碱、脱水剂、液体疗法和吸氧等。结合组选用安宫牛黄冰栓直肠给药，同时用冬眠Ⅱ号进行治疗。结果：结合组治愈160例，留有后遗症3例，死亡17例，总有效率90.6%（治愈＋后遗症）。对照组治愈103例，留有后遗症10例，死亡75例，总有效率60.1%。两组经统计学处理，P<0.01。[4]

4. 八角莲注射液　组成：独角莲、独叶一支花、叶下花提取物（每100毫升含有40克成药提取物）。用法用量：成人40毫升加10%葡萄糖250毫升，静脉滴注。疗程一般5～7日。儿童用药量视年龄及体重酌减。特别严重的病例，每日给予氢化可的松100～200毫升，或地塞米松5～10毫克，加于10%葡萄糖250～500毫升，静脉滴注。其他病

① 福建省中医研究所、福清县医院乙型脑炎研究小组.大青叶煎液治疗流行性乙型脑炎51例的继续观察[J].福建中医药,1965(4)：11-12.
② 陈俊,涂晋文.柴石退热颗粒对乙型脑炎病毒体外感染BHK细胞的影响及流行性乙型脑炎辨证规律的研究[D].湖北中医药大学,2014.
③ 李耘,等.抗病毒口服液治疗流行性乙型脑炎临床观察[J].中华中医药杂志,2014,29(6)：2058-2060.
④ 刘万朝,等.安宫牛黄冰栓和冬眠Ⅱ号为主治疗流行性乙型脑炎180例[J].中西医结合杂志,1988(11)：689.

症给予对症治疗。临床应用：戴祥章等用上方治疗 37 例乙脑患者,结果显示使用八角莲注射液可以缩短退热时间、缩短昏迷时间、降低病死率。[1]

预 防 用 药

1. 自拟方　组成：鲜荷叶 30 克、冬瓜皮 30 克、甘菊花 4.5 克、六一散 18 克。用法用量：将荷叶、冬瓜皮、甘菊花加水煎汁,去药渣,然后再冲入六一散摇匀后代茶服。年龄大者可多喝一些,年龄小者可酌情少喝。[2]

2. 自拟方　组成：橄榄 5 个、白萝卜 120 克。用法用量：把橄榄、白萝卜放在锅中,加水氽成一碗汁,分 3 次给孩子喝,连服 3～5 天。[3]

① 戴祥章,等.37 例流行性乙型脑炎的临床疗效观察[J].上海中医药杂志,1986(9)：21 - 22.
② 福建省卫生厅中医处.常见疾病及其预防的中药[M].福建：福建人民出版社,1957：32 - 33.
③ 同上.

病毒性脑炎

概　述

病毒性脑炎是由多种病毒主要有单纯疱疹病毒、带状疱疹病毒、巨细胞病毒、肠道病毒等引起的颅内急性炎症。儿童易感染，成人也可罹患，平时多锻炼，提高抗病能力，按时接种麻疹、流行性乙型脑炎疫苗，可以降低病毒性脑炎的感染。

病毒性脑炎起病急，虽然大多为自限性，但是部分可出现病毒感染全身中毒症状如发热、肌痛、腹泻和全身乏力等，以及脑膜刺激征如头痛、呕吐等，严重者可导致癫痫、瘫痪甚至颅内压升高发生脑疝而死亡。

病毒性脑炎的潜伏期一般为7天左右，大多数患儿主要表现为剧烈头痛、发热、呕吐、颈项强直、典型的脑膜刺激征如 Kernig 征阳性，并有全身不适、咽痛、畏光、眩晕、精神萎靡、感觉异常、肌痛、腹痛及寒战等。部分患者可出现咽峡炎、视力模糊等症状。肠道病毒感染可出现皮疹，大多与发热同时出现，持续4～10天。柯萨奇 A5、9、16病毒和 ECHO4、6、9、16、30病毒感染，皮肤典型损害为斑丘疹，皮疹可局限于面部、躯干或涉及四肢，包括手掌和足底部。柯萨奇 B 组病毒感染可有流行性肌痛（胸壁痛）和心肌炎。临床神经系统损害症状较少见，偶尔发现斜视、复视、感觉障碍、共济失调、腱反射不对称和病理反射阳性。重者可出现昏睡等神经系统损害的症状。

无并发症者病程呈自限性，整个病程一般需要2～3周，全身症状逐渐好转，多数患者完全恢复，病毒性脑炎最常见的并发症有病毒感染全身中毒症状，脑膜刺激征如头痛、呕吐、轻度颈强和 Kernig 征，癫痫，发育迟缓，瘫痪，脑疝等。

病毒性脑炎属中医"痉病""温病""暑温"范畴。多因湿热外邪侵袭，逆传心营所致。近代医家多以温病学相关理论为指导，认为本病的发病机制为毒热内藏、上犯脑窍、窍机不利。

辨　证　施　治

1. 李以菊分5型

急性期

（1）卫气同病型　症见面红色赤，发热急骤显著，但热不寒或微恶寒，自汗，恶心呕吐，唇红，口渴喜饮，四肢躁动且嗜睡，大便秘结，小便短赤，舌苔黄白或黄厚肥腻，脉洪数或浮数。治宜解热透邪、调和营卫。方用白虎汤加减：知母9克、石膏（碎）15克、甘草（炙）3克、粳米9克。上4味加水1000毫升共煮，米熟汤成，去渣服用。随症加减：高热患儿，宜凉血解毒，加剥皮栀子2克；湿热壅盛，宜芳香化湿，加藿香6克或茯苓9克或佩兰5克；恶寒患儿，宜温中散寒，应用砂仁3克；头项强痛、意识障碍、抽搐患儿，宜通络止痛、熄风止痉，加钩藤6克、羚羊角3克；便秘严重患儿，加大黄3克；自汗患者，宜固表止汗、收敛止汗，加浮小麦6克或煅牡蛎9克。每日3次，每次100毫升。

（2）气营两燔型　症见壮热多汗，头痛剧烈，神昏谵语，四肢抽搐，目上视或直视，颈项强硬，唇焦口干，痰浊，烦躁呕吐，大便秘结，小便短赤，舌红绛，苔黄厚肥腻，脉细数、弦数、洪数。治宜凉营泻火、养阴散瘀。方用白虎汤加减：知母12克、石膏（碎）12克、甘草（炙）3克、粳米9克。随症加减：高热不退，宜清热凉血，加大青叶；头痛剧烈及抽搐，宜镇痉止痛祛风，加延胡索3克、全蝎0.5克；神疲乏力，宜益气养阴，加黄芪6克、党参6

639

克;血瘀痰阻,宜祛湿活血化瘀,加车前子 1.5 克、丹参 1.5 克、苍术 3 克;痞满燥实便秘,加减大承气汤;头晕目眩,宜养肝明目,加菊花 6 克。

（3）营血两燔型　症见身热夜甚,烦热不退,四肢拘急,颈项强直,角弓反张,四肢厥冷,两目上视,瞳仁无反应,舌绛红、紫绛,苔厚黄腻,脉沉浮不起或细弦而数。治宜镇肝熄风、开窍醒神、清营凉血。药用知母 9 克、石膏（碎）9 克、粳米 9 克、甘草（炙）3 克、羚羊角 6 克。随症加减:高热大汗、四肢厥冷,立即加用人参 20 克,急煎服用;急躁易怒、情绪不稳,宜清肝泻火,加用白芍 6 克、牡丹皮 6 克;头晕目眩,宜养肝明目,加夏枯草 12 克、菊花 6 克;四肢厥冷者,加制附子 3 克或桂枝 3 克或细辛 1.5 克。

恢复期

（4）湿邪困阻型　症见患儿低热,嗜睡,神志稍有明朗,喉间痰鸣,属恢复前期。药用知母 6 克、石膏（碎）6 克、粳米 6 克、甘草（炙）9 克。

（5）阴阳失衡型　患儿热退神疲,多汗,神志清明,反应迟钝,运动受限,属恢复后期。药用知母 9 克、石膏（碎）6 克、甘草（炙）、粳米 9 克。

临床观察:李以菊用上方辨证治疗病毒性脑炎患儿 39 例,痊愈率 87.18%,总有效率 100%,复发率 0%。[1]

2. 林兴栋等分 3 证

（1）火热证　主证:① 发热（或自觉发热）;② 口渴口干;③ 舌质红;④ 苔黄;⑤ 脉数。次证:① 心烦;② 痰稠色黄;③ 小便黄少;④ 大便干燥;⑤ 面红。具备主证 3 项,次证 1 项,则诊断火热证。

（2）痰证　主证:① 神志异常;② 胸闷;③ 痰涎壅盛;④ 舌苔厚腻;⑤ 脉滑或濡。次证:① 头晕目眩;② 纳呆;③ 肢体酸痛;④ 麻木;⑤ 脉弦。具备主证 3 项,次证 1 项,则诊断痰证。

（3）湿证　主证:① 头胀痛;② 肢体困重;③ 舌苔白滑或腻;④ 脉濡。次证:① 纳呆或胸闷;② 口不渴;③ 关节酸疼;④ 小便清长;⑤ 大便

溏薄;⑥ 脉滑。具备主证 3 项,次证 1 项,则诊断湿证。

自拟方:石菖蒲、郁金、竹叶、栀子、连翘、牡丹皮、竹茹、藿香、茯苓、厚朴花、杏仁、大黄等。随症加减:痰湿偏重、热象较轻者,去栀子、牡丹皮,加远志、滑石;热重于痰湿者,去茯苓、藿香,加滑石、青蒿、黄芩、大青叶、板蓝根;抽搐,加羚羊角骨、钩藤、全蝎、地龙;精神错乱者,加远志、珍珠母;头痛,加白蒺藜、苍耳子;大便秘结者,加枳实、虎杖;阴伤者,加芦根、白茅根、葛根、知母;兼表证,加苍耳子、防风;意识障碍较重者,加鼻饲安宫牛黄丸。水煎服,并冲服人工冰片 0.1～0.2 克,每日 2 剂,分早晚 2 次服用,疗程 2 周。临床观察:林兴栋等采用中医化湿解毒通窍法治疗 82 例病毒性脑炎患者,所有病例西医治疗方面以对症及支持治疗为主,予以吸氧、降温、解痉、镇静、脑保护、静滴能量合剂等,并予以抗生素预防或控制感染,地塞米松控制炎症反应,颅压增高患者配合 20% 甘露醇静滴降颅内压等综合治疗。结果:患者治疗前后患者症状体征、血白细胞、脑脊液常规检查、脑电图均得到明显改善。[2]

经 验 方

1. 加味清瘟败毒饮　生石膏（先煎）30 克、薏苡仁 30 克、黄连 10 克、连翘 20 克、玄参 20 克、知母 15 克、生栀子 15 克、赤芍 15 克、黄芩 15 克、石菖蒲 15 克、胆南星 15 克、牡丹皮 15 克、瓜蒌 20 克、焦三仙各 15 克、郁金 10 克、生甘草 10 克。李莉将 70 例病毒性脑炎患者随机分为治疗组和对照组各 35 例。治疗组予加味清瘟败毒饮,对照组予基于指南的规范化西医治疗,两组均观察 14 天。结果:治疗组总有效率 97.14%,对照组总有效率 88.57%,两组疗效差异具有统计学意义（$P<0.05$）。说明加味清瘟败毒饮治疗痰热壅盛型病毒性脑炎的临床疗效显著。[3]

① 李以菊.白虎汤加味治疗北京地区儿童病毒性脑炎的临床研究[J].中国中医基础医学杂志,2013,19(12):1443-1444,1461.
② 林兴栋,等.化湿解毒通窍法治疗岭南病毒性脑炎 82 例[J].中华中医药学刊,2010,28(12):2659-2662.
③ 李莉.加味清瘟败毒饮治疗病毒性脑炎（痰热壅盛型）的临床疗效观察[D].郑州:河南中医药大学,2016.

2. 龙胆汤　龙胆草 25 克、钩藤 25 克、柴胡 25 克、黄芩 25 克、桔梗 25 克、芍药 25 克、茯苓 25 克、甘草 25 克、蜣螂 2 枚、大黄 10 克。水煎煮，口服或每次鼻饲 100 毫升，每日 4 次。连用 14～21 天。汤剂每剂加水 1 000 毫升，浸泡 0.5 小时，加压 1.2～1.5 兆帕，煎煮半小时，留取 400 毫升，每日 1 剂，分 4 次口服。唐宇红等将 36 例病毒性脑炎患者进行随机分组，每组 18 例。两组患者均给予常规治疗，即阿昔洛韦注射液 15～30 毫克/（千克·天），分 3 次静脉滴注，连用 14～21 天，同时给予抗癫痫、降温、保护呼吸道、降低颅内压等对症处理。治疗组在此基础上加用龙胆汤治疗。结果：治疗组意识恢复时间相比对照组明显缩短（$P < 0.05$）。治疗后，治疗组治愈 11 例，好转 5 例，未愈 1 例，死亡 1 例，有效率 88.89%；对照组治愈 5 例，好转 6 例，未愈 6 例，死亡 1 例，有效率 61.11%。两组比较，治疗组患者临床治愈率明显提高，未愈率明显降低（$P < 0.05$）。[1]

3. 宣清解郁汤　藿香 12 克、佩兰 12 克、法半夏 12 克、黄芩 12 克、栀子 12 克、郁金 12 克、竹茹 12 克、瓜蒌皮 18 克、黄连 9 克、石菖蒲 9 克、天竺黄 10 克、六一散 30 克。剂量根据患儿年龄酌减，疗程 7～14 天。王成祥等将病毒性脑炎患儿 72 例随机分为治疗组和对照组各 36 例。两组均采用常规综合治疗（止痉、降颅压、改善脑细胞代谢、抗病毒等常规治疗），治疗组在常规治疗基础上加用宣清解郁汤。结果：对照组治愈 8 例，显效 17 例，有效 7 例，无效 4 例，总有效率 88.9%；治疗组治愈 16 例，显效 15 例，有效 4 例，无效 1 例，总有效率 97.2%。治疗组疗效与对照组比较，有显著差异（$P < 0.05$）。研究结果表明，宣清解郁汤治疗小儿重症病毒性脑炎疗效明显优于对照组。[2]

4. 菖蒲郁金汤加减　茯苓 20 克、石菖蒲 15 克、郁金 10 克、竹叶 10 克、竹茹 10 克、牡丹皮 10 克、连翘 10 克、法半夏 10 克、远志 10 克、灯心草 1 扎、炙甘草 6 克。每日 1 剂，水煎服。张敏等用上方治疗 2 例患儿，根据病症辨证服用菖蒲郁金汤加减，均痊愈。[3]

5. 熄风清热醒脑汤　羚羊角 1.5～4.5 克、水牛角 3～6 克、钩藤 3～6 克、黄芩 3～6 克、菖蒲 3～6 克、郁金 3～6 克、天竺黄 3～6 克、知母 3～6 克、栀子 3～6 克、石膏 9～12 克、板蓝根 9 克、全蝎 1～3 克、竹茹 3～4.5 克、人工牛黄 1.5～3 克。水煎至 50～100 毫升，分 2 次鼻饲或口服，每日 1 剂，7 天为 1 个疗程。郭玮将 64 例重症病毒性脑炎患儿随机分为治疗组 33 例和对照组 31 例，两组患儿均采用抗病毒、降颅压、退热、全身支持等综合治疗。治疗组加用熄风清热醒脑汤。结果：治疗组治愈 30 例，有效 2 例，无效 1 例。治愈率为 90.9%，总有效率为 97.0%；对照组治愈 21 例，有效 3 例，无效 7 例。治愈率为 67.7%，总有效率为 77.4%。两组治愈率和总有效率比较均有显著性差异（$P < 0.05$）。熄风清热醒脑汤治疗组临床疗效及疗程明显优于对照组，服药期间患儿无不适反应，疗效显著。[4]

6. 达原饮加减　槟榔 6 克、草果 6 克、黄芩 6 克、知母 6 克、芍药 6 克、厚朴 3 克、甘草 3 克。随症加减：热伤津液不显，去知母、芍药；苔不白厚腻，去草果；热重于湿，加生石膏、柴胡、金银花；兼表证，头痛明显，加香薷、藿香、石菖蒲；恶心呕吐，加陈皮、竹茹、半夏；咳嗽明显，加生侧柏叶、杏仁、象贝母；咽痛，加射干、青黛；食滞不化，加焦山楂、神曲、鸡内金；嗜睡肢倦，加滑石、生薏苡仁。陈蓓华用上方加减治疗 21 例病毒性脑炎患者。患者用中药治疗前均已接受抗生素、激素、退热剂等治疗，11 例加用了能量合剂、脱水剂等。结果：显效（治疗 7 天后病情好转）15 例，有效（治疗 7 天后病情减轻一半以上）4 例，无效（治疗前后无明显变化）2 例。总有效率 90.5%。服药时间最短 3 天。[5]

7. 羚角钩藤汤加减　羚羊角粉 0.6 克×3 支

① 唐宇红，等.龙胆汤治疗病毒性脑炎临床疗效分析[J].中医药临床杂志，2016，28（12）：1729－1731.
② 王成祥，等.宣清解郁汤治疗小儿病毒性脑炎 36 例[J].河南中医，2009，29（5）：479－480.
③ 张敏，等.菖蒲郁金汤加减治疗急性期病毒性脑炎验案 2 则[J].新中医，2008，40（10）：113－114.
④ 郭玮.熄风清热醒脑汤治疗儿童重症病毒性脑炎疗效观察[J].中国中西医结合急救杂志，2004，11（4）：254.
⑤ 陈蓓华.达原饮治疗 21 例病毒性脑炎的体会[J].中国中医急症，1999，8（4）：188.

（每次1支，分3次与汤剂同服）、双钩藤10克、鲜生地黄10克、茯神10克、炙僵蚕10克、滁菊花6克、川贝母5克、鲜竹茹5克、生甘草5克。每日1剂，水煎3次分服。刘志正用羚角钩藤汤加减治疗病毒性脑炎患者3例（其中2例因水痘病毒感染引起，1例因流感病毒引起），收到良好疗效。经用本方治疗6～21天后，全部治愈出院。①

8. 健脑散　菖蒲、郁金、熟地黄、茯苓、山药、牡丹皮、丹参、山茱萸、泽泻、黄芪、牛膝、当归、赤芍、地龙、兔脑等20余味。取新鲜兔脑用烘箱烘干成黄色，其他药物经干燥、粉碎、过箩成细粉，与兔脑粉混匀装瓶密封备用。全部病例均采用口服给药，每次3克，加白糖适量，白开水送服，每日服2次，周岁以内的小儿药量减半。1年为1个疗程，亦可常年服用。徐荣谦等用上方治疗38例病毒性脑炎患儿。结果：痊愈4例，占10.5%；显效16例，占42.1%；有效12例，占31.6%；无效6例，占15.8%。显效以上为52.6%，总有效率84.2%。②

9. 凉膈散加味　大黄4～6克、竹叶4～6克、栀子4～6克、薄荷（后下）4～6克、黄芩4～8克、生地黄8～15克、连翘8～12克、金银花9～15克、芒硝（冲服）1.5～3克。随症加减：热重，加生石膏、羚羊角；抽搐，加钩藤、菖蒲；偏湿，加藿香、佩兰。同时配合静点能量合剂。张洁等用上方加减治疗32例病毒性脑炎患儿。结果：痊愈（临床症状消失，脑电图恢复正常）29例，好转（症状基本消失，脑电图好转或遗有后遗症者）2例，无效（症状无改善者）1例。退热时间在1天以内19例，3天以内4例，5天以内3例。其中有6例入院时已不发热。抽搐、呕吐症状消失时间1～2天，头痛症状消失时间2～5天。③

10. 芎芷石膏汤　川芎10克、白芷10克、石斛（先煎）10克、生石膏（先煎）50克、菊花（后下）20克、栀子15克、黄芩15克、板蓝根30克。水煎服。轻者每日服1剂，每剂煎2～3次，每次服120毫升，每日服2次。重者每日服2剂，每6小时服1次，每次服150毫升。随症加减：意识障碍，酌加凉开三宝，另服；颈强，加葛根20克；口渴，加知母20克；口苦，加龙胆草20克；痰盛，加胆南星15克、天竺黄15克；湿盛，加薏苡仁20克；呕吐，加竹茹20克、藿香20克；纳差，加焦三仙各15克。邹耀光等用上方加减治疗病毒性脑炎患者16例，15例治愈，1例好转。治愈率为93.7%，好转率为6.3%，总有效率为100%。经随访一切正常，未见复发。④

11. 清温汤　金银花10克、连翘10克、荆芥10克、知母10克、青蒿10克、苍术10克、车前子10克、甘草10克、板蓝根15克、贯众15克、苍耳子15克、石膏15克、葛根15克、牛蒡子6克。邰杏芳等用上方治疗100例小儿流行性病毒性脑炎进行临床观察。第1组37例，服用中药清温汤（每日1剂生药，煎成200毫升水溶液），每2小时服1次，每次服40～50毫升，1周为1个疗程。第2组39例，以八角莲注射液20～40毫升加葡萄糖液500毫升静脉滴注，每日1次，1周为1个疗程。第3组24例，以病毒唑注射液0.15～0.2克加葡萄糖液500毫升静脉滴注，每日1次，1周为1个疗程。结果：三组患儿在症状消失平均时间上有较大差异，清温汤治疗组为（27.68±9.74）小时，八角莲注射液对照组为（63±19.33）小时，病毒唑注射液对照组为（10±39.83）小时。其差别在统计学上有非常显著的意义（$P<0.01$）。清温汤疗效最佳，其次为八角莲注射液，再次为病毒唑注射液。⑤

12. 化痰承气汤　生半夏12克、生南星12克、石菖蒲10克、牙皂5克、黄连3克、板蓝根15克、生大黄（后入）30克、玄明粉（冲）15克、广木香10克。沈万生用上方治疗2例病毒性脑炎患者，根据病症辨证加减治疗均痊愈，随访年余无复发。⑥

① 刘志正.羚角钩藤汤治疗病毒性脑炎［J］.浙江中医杂志，1999（8）：4.
② 徐荣谦，刘弼臣.中药健脑散治疗小儿病毒性脑炎后遗症38例［J］.北京中医药大学学报，1994，17（2）：54.
③ 张洁，等.凉膈散加味治疗小儿病毒性脑炎32列［J］.辽宁中医杂志，1993（11）：24.
④ 邹耀光，等.中药治疗病毒性脑炎16例疗效观察［J］.黑龙江中医药，1993（1）：14－15.
⑤ 邰杏芳，夏翔，等."清温汤"治疗小儿病毒性脑炎的临床观察［J］.上海中医药杂志，1992（4）：7－8.
⑥ 沈万生.化痰通腑法治疗病毒性脑炎［J］.辽宁中医杂志，1987（2）：25－26.

13. 普济消毒饮加减 金银花 12 克、连翘 12 克、大青叶 30 克、黄连 3 克、贯众 15 克、生甘草 15 克。随症加减：头痛，加川芎 9 克、泽泻 9 克、车前子 15 克；恶心、呕吐，加吴茱萸 1.5 克；抽搐，加止痉散 1.5 克；温邪夹痰湿型，选用鲜菖蒲 15 克、广郁金 15 克、陈胆南星 9 克、陈皮 9 克、制半夏 9 克、炒竹茹 4.5 克、炒枳壳 4.5 克、礞石滚痰丸 9 克；热在气分（大汗，大热，大渴，脉大，舌苔黄腻，舌尖边红），加生石膏 60 克、知母 9 克；热在营分（神昏，谵语，舌苔光剥，舌质红绛），加鲜生地黄 30 克、赤芍 9 克、牡丹皮 9 克、广犀角粉（水牛角粉代）1.5 克；高热抽搐，加紫雪丹 1.5 克、抗热牛黄散 1.5 克。每日 2～3 次。谢雅英等选取 53 例病毒性脑炎患者。单纯用西药治疗者 10 例，主要是每日静滴地塞米松 20 毫克或口服强的松 40 毫克，抗菌素（选用庆大红氯和青霉素等）、抗病毒药、ATP、辅酶 A 等。中西医结合治疗组 43 例，3 例除用中药外尚选用上述西药，中药采用板蓝根 10 支（每支含生药 2 克），或大蒜注射液 60 毫克加入葡萄糖液静滴以及服普济消毒饮加减方。结果：单用西药组痊愈 1 例，进步 1 例，死亡 8 例；中西结合组痊愈 23 例，进步（出院时尚有轻度神经系体征）16 例，死亡 4 例。用中西结合治疗疗效显著。[1]

单　方

1. 鲜竹沥 组成：鲜竹沥。用法用量：300～500 毫升/天，通过胃管频频灌服。临床应用：宋志彬等将 47 例病毒性脑炎患者随机分为对照组 25 例和治疗组 22 例。对照组每日阿昔洛韦 15～30 毫克/千克、地塞米松 10～15 毫克及全身支持、对症治疗。治疗组用中药鲜竹沥治疗。结果显示治疗组清醒所需天数少于对照组，存活率高。两组促醒天数具有显著差异。鲜竹沥可用于治疗病

毒性脑炎所致昏迷，疗效较理想。[2]

2. 莪术油 组成：莪术提取物，含莪术醇、莪术酮等多种有效成分。用法用量：每次莪术油 10 毫克/千克，每日 1～2 次，静脉滴注，辅以脱水等对症治疗。临床应用：王晓菲等将已确诊病毒性脑炎病例 132 例随机分为治疗组 78 例与对照组 54 例。治疗组用上方治疗。对照组每次以病毒唑 10～15 毫克/千克静脉滴注，口服板蓝根冲剂。两组对症治疗相同。结果：对照组治愈（治疗后症状明显好转，头痛、恶心、呕吐等症状在用药后 5 日内消失，10～14 天痊愈出院）40 例，有效（用药后，主要症状和体征在 7 日后好转，10～14 天完全消失，3 周内痊愈出院。）8 例，无效（用药后症状及体征无变化）6 例。总有效率 88.9%；治疗组治愈 72 例，有效 4 例，无效 2 例。总有效率 97.4%。采用莪术油辅以小剂量脱水剂治疗病毒性脑炎取得满意疗效。临床症状与体征的消失较对照组明显增快，有显著性差异（$P < 0.05$）。[3]

中　成　药

1. 六味地黄丸 组成：熟地黄、山茱萸、山药、泽泻、茯苓、牡丹皮。用法用量：每次 6 丸，每日 3 次，连续治疗 3 周。临床应用：程率芳等将病毒性脑炎患儿随机为对照组和观察组各 34 例。患儿接诊后立即给予面罩吸氧、静脉补液保持水电解质平衡、营养支持、并发症对症处理、免疫治疗等基础治疗，同时静脉输注阿昔洛韦 10 毫克/千克，每日 3 次，连续治疗 3 周。观察组加服六味地黄丸。结果：观察组治愈 24 例，有效 7 例，无效 3 例，总有效率 91.18%；对照组治愈 17 例，有效 7 例，无效 10 例，总有效率 70.59%。观察组总有效率高于对照组（$P < 0.05$）。治疗期间，两组均未发生严重药物不良反应。[4]

2. 双黄连注射液 组成：金银花、黄芩、连翘

① 谢雅英，等.53 例病毒性脑炎的临床和中西医结合治疗[J].新医学，1979(9)：436－437.
② 宋志彬，等.重用鲜竹沥协助治疗病毒性脑炎所致昏迷[J].中国急救医学，2004，24(12)：913－914.
③ 王晓菲，等.莪术油治疗病毒性脑炎探讨[J].牡丹江医学院学报，1998，19(1)：11－12.
④ 程率芳，等.六味地黄丸在病毒性脑炎患儿治疗中的应用效果观察[J].山东医药，2017，57(18)：63－65.

等。临床应用：李安泰等将 80 例病毒性脑炎患者随机分为阿昔洛韦治疗组和阿昔洛韦联合双黄连组各 40 例，其中每日用阿昔洛韦 30 毫克/千克，双黄连注射液 20 毫升。在治疗 14 天后，阿昔洛韦联合双黄连组炎症因子肿瘤坏死因子和白介素-6 较单纯阿昔洛韦治疗组表达降低，差异有统计学意义（$P<0.05$）。[1]

3. 安宫牛黄丸 组成：牛黄、犀角（水牛角代）、郁金、黄芩、黄连、麝香、栀子、朱砂、雄黄、冰片、珍珠等。用法用量：保留灌肠治疗，每日 1 丸，3 天为 1 个疗程，一般不超过 2 个疗程。临床应用：张海军等采用随机的方法将病毒性脑炎患儿分为观察组 100 例和对照组 125 例。对照组采用对症及支持治疗为主，予以吸氧、降温、镇静，静脉滴注更昔洛韦抗病毒治疗，静脉滴注能量合剂支持治疗，并予以抗生素预防或控制合并感染，糖皮质激素控制炎症反应，颅压增高者给予 20% 甘露醇静脉滴注降颅内压。观察组在常规治疗基础上加用安宫牛黄丸。结果：观察组治愈 90 例，好转 5 例，无效 5 例，总有效率为 95.0%；对照组治愈 100 例，好转 9 例，无效 16 例，总有效率为 87.2%。观察组总有效率明显高于对照组，差异有统计学意义（$P<0.05$）。同时观察组在改善发热、抽搐、意识障碍方面亦有明显改善，优于对照组，差异有统计学意义（$P<0.05$）。[2]

4. 参麦注射液 组成：人参、麦冬等提取物。用法用量：2～3 毫升/（千克·次），疗程 7 天。临床应用：陈为兵将病毒性脑炎患儿 103 例分为观察 1 组 39 例、观察 2 组 37 例和对照组 27 例。对照组给予常规治疗，即给予病毒唑抗病毒、甘露醇降低脑水肿、胞二磷胆碱营养脑细胞及补充能量合剂等。观察 1 组在常规治疗基础上加 1,6-二磷酸果糖注射液治疗。观察 2 组在常规治疗基础上加参麦注射液治疗。结果：观察 1 组、观察 2 组与对照组相比，心肌酶下降程度明显，差异有统计学意义（$P<0.01$）。观察 2 组与观察 1 组相比，小肌酶下降程度差异有统计学意义（$P<0.01$）。[3]

5. 丹参粉针剂 组成：丹参提取物。用法用量：0.2～0.4 克加入 10% 葡萄糖注射液 100 毫升静脉滴注 7～14 天。临床应用：李岩等将病毒性脑炎患儿 60 例随机分成对照组和治疗组各 30 例，均给予抗病毒药物阿昔洛韦、脱水剂（以甘露醇为主）、对症治疗以及全身支持疗法。治疗组加用丹参粉针剂。结果：治疗组显效 23 例，有效 5 例，无效 2 例；对照组显效 10 例，有效 9 例，无效 11 例。两组相比较，差异有显著性意义（$P<0.05$）。结论：丹参粉针辅助治疗病毒性脑炎安全有效、价廉，无不良反应。[4]

6. 痰热清注射液 组成：黄芩、熊胆粉、山羊角、金银花、连翘等。用法用量：0.5～1.0 毫升/千克加入质量分数为 5% 的葡萄糖中匀速静脉滴注，每日 1 次。临床应用：李华梅等将 71 例病毒性脑炎患儿随机分为痰热清治疗组 38 例和病毒唑治疗组 33 例。痰热清治疗组使用痰热清注射液。病毒唑治疗组用病毒唑 10 毫克/千克，每日 2 次，静脉滴注。根据病情连用 7～14 天。其他治疗包括退热、镇静、降颅压和支持疗法。结果：两组患儿治疗后临床症状、体征消失时间比较，痰热清治疗组发热持续时间比病毒唑治疗组明显缩短，头痛、呕吐、抽搐、意识恢复的疗效优于病毒唑治疗组，差异均有显著性（均 $P<0.05$）。痰热清治疗组有 1 例出现皮疹，停药后皮疹逐渐消失，无血小板、白细胞减少等其他严重不良反应发生。[5]

7. 黄芪注射液 组成：黄芪提取制成的注射制剂（上海福达制药有限公司生产）。用法用量：加入适量 5% 葡萄糖液中静脉滴注，每日 1 次，共用 7 天。<5 岁，2～6 毫升；6～8 岁，6～8 毫升；9～12 岁，8～10 毫升。临床应用：王云峰将 102

[1] 李安泰,等.双黄连注射液对病毒性脑炎炎症因子表达的影响[J].陕西中医,2015,36(9)：1109-1110.
[2] 张海军,等.安宫牛黄丸在治疗儿童病毒性脑炎中的作用[J].中国中西医结合儿科学,2014,6(4)：326-328.
[3] 陈为兵.参麦注射液治疗小儿病毒性脑炎合并心肌损害的临床研究[J].实用诊断与治疗杂志,2007,21(11)：857-858.
[4] 李岩,等.丹参粉针辅助治疗病毒性脑炎临床观察[C].国际血瘀证及活血化瘀研究学术大会——中西医结合防治循环系统疾病高层论坛论文集,中国中西医结合学会,2007：1.
[5] 李华梅,等.痰热清治疗小儿病毒性脑炎的临床观察[J].中国中西医结合急救杂志,2006,13(6)：330.

例患儿随机分为治疗组 55 例与对照组 47 例。对照组采用常规综合治疗,包括抗病毒、镇惊、减颅压、激素应用、改善脑细胞代谢及对症处理;治疗组在对照组常规综合治疗的基础上,加用黄芪注射液加入适量 5% 葡萄糖液中静脉滴注。结果:对照组显效 18 例,有效 13 例,无效 16 例,总有效率 65.95%;治疗组显效 24 例,有效 22 例,无效 9 例,总有效率 83.63%。[1]

① 王云峰.黄芪注射液治疗儿童病毒性脑炎 55 例疗效观察[J].新中医,2000,32(3): 39-40.

脊髓灰质炎

概　述

脊髓灰质炎曾称小儿麻痹症，是由脊髓灰质炎病毒所引起的急性传染病。临床以发热（双峰热）、咳嗽、咽红或伴有呕吐、腹泻及全身肌肉疼痛，继而肢体瘫痪为特征。本病常流行于夏秋季节，其他季节偶可发现。以1～5岁小儿发病率高，6个月以内及5岁以上的小儿很少发病，学龄儿童及成年人亦兼有之。

本病瘫痪前期属于中医温病学中的"风温""湿温"范畴，后期属中医"痿证""痿躄""软脚瘟"范畴。其病理特点是风湿热邪毒，内窜经络，致使经络壅阻，气血不调，肺胃肝肾受累，筋脉肌肉失养等。

小儿麻痹症属于"痿证""瘫痪"范畴，中医有关本病的记载，分散在"小儿中风""半身不遂""痿证""软脚瘟"等病证中。

在麻痹前期具有较强的传染性，其特点是：先见发热，然后出现肢体痿软，肌肉弛缓和萎缩；后期则可见肢体畸形。故早期患者极易误诊为"外感"。其经过一般先见发热，患儿全身不适，食欲减退，或伴有呕吐、腹泻、咳嗽、咽红等感冒和胃肠症状。待热退1～6日后，发热再起，继而全身或四肢的肌肉感觉疼痛，此后即逐渐出现瘫痪。瘫痪可发生于身体任何部位，常见为四肢，尤以下肢最为多见。有些患儿可突然出现呼吸不整而微弱，吞咽困难，以及惊厥、昏迷等症引起急剧死亡。发病因素为接触感染，邪毒内窜经络，致使经络壅阻，气血不调，筋脉肌肉失养，故出现肢体瘫痪、萎缩等证。初期可按一般感冒及肠胃疾患处理，若出现惊厥、昏迷、呼吸困难，则可随症施治。瘫痪期一般采用疏通经络、调和气血、补益肝肾、温通络脉等法。具体治疗可按初期发热、中风、偏枯三个阶段（面神经麻痹包括在中风阶段）。

辨　证　施　治

1. 武明钦分3型

（1）肾虚型　症见下肢软弱无力，不能站立或行走，足内翻或外翻，指纹紫或红，无苔或薄白苔。治宜滋补肝肾、通经活络。方用三才封髓活络丹：天冬15克、党参15克、熟地黄20克、川木瓜20克、桑寄生20克、乌梢蛇20克、川牛膝20克、防风10克、白芷8克、鹿茸3克、麻黄5克。共为细面过箩。1岁小儿分40包（其他年龄酌情加减），每次1包，每日2次，冰糖水冲服。

（2）脾肾两虚型　症见下肢软弱无力，不能站立或行走，肌肉萎缩，足内翻或外翻，下肚发凉，出虚汗，指纹紫暗，舌质淡，苔薄白滑润或白腻。治宜两调脾肾、宣通经脉。方用脾肾两补通痹散：炒白术15克、党参15克、茯苓15克、鸡内金15克、木瓜15克、熟地黄20克、乌贼骨20克、枸杞子20克、乌梢蛇20克、生麦芽20克、鹿茸3克、生麻黄8克。随症加减：有汗者，去麻黄。此为1～1.5岁用量，共为细面分25包，每次1包，每日2次。服药期间，可配合针刺四缝穴，刺之出黄白黏液为度，隔2日1次。

（3）肺肾两虚型　症见下肢软弱，不能站立或行走，足内翻或外翻，咳嗽，闷气，指纹青紫，舌质淡红，苔薄滑润。治宜滋补肺肾气阴，佐以增经活络。方用金水两全通经散：熟地黄20克、天冬20克、乌贼骨20克、鸡血藤20克、川贝母10克、杏仁10克、沙参15克、党参15克、枸杞子15克、乌梢蛇 15 克、地龙 15 克、鹿茸 3 克。此为 2 岁用量。共为细面分成 30 包,每次 1 包,每日 2 次。

临床观察:武明钦用上方辨证治疗小儿麻痹症 53 例,显效(行走能力基本恢复,机体肌肉发育恢复,足内外翻基本矫正)12 例,有效(能站立,扶物能走,但腿仍软弱)32 例,无效(下肢肌肉萎缩,麻痹,不会站立行走)9 例。各型均附验案 1 则。[1]

2.林俊禄分 5 型

(1)肺胃阴虚型 症见食减,口渴,苦干,少津,盗汗,便秘,患肢痿弱,皮温低,肌肉松弛或足下垂,脉细数,舌质红,苔少。治宜润肺益胃,佐以通络。方用三才汤加味:天冬、生地黄、党参、淮山药、薏苡仁、木瓜、伸筋草。

(2)脾胃虚弱型 症见面黄肌瘦,倦怠乏力,食少,便溏,患肢瘫痪,皮温发凉,肌肉萎细,关节松弛,脉虚弱,舌淡红,苔薄白。治宜补脾健胃、舒筋活络。方用四味健脾饮加味:淮山药、党参、黄芪、薏苡仁、白术、茯苓、当归、木瓜、陈皮、甘草。

(3)气血两虚型 症见面色无华,倦怠气短,神疲,多汗,患肢瘫痪,皮温冰冷,肌肉萎缩,关节松弛或畸形,脉细无力,舌淡苔薄白。治宜补养气血、活络通经。方用八珍汤加减:党参、黄芪、白术、茯苓、熟地黄、当归、白芍、川芎、鸡血藤、杜仲、桑寄生。

(4)气虚血瘀型 症见面色㿠白,气短懒言,多汗。患肢瘫痪,皮肤冰冷兼见瘀斑,肌肉萎细,关节强直,脉弦迟,舌淡苔白。治宜补气活血、通经活络。方用补阳还五汤加减:黄芪、党参、当归、川芎、赤芍、川红花、桂枝、地龙、川牛膝。

(5)肝肾亏损型 症见头晕目眩,五心烦热,盗汗或遗尿,腰脊无力,患肢瘫痪,皮温冰冷,肌腱挛缩或弛长,多有关节畸形,脉细数,舌淡苔白。治宜滋养肝肾、强筋壮骨。偏于肾阴虚者,用虎潜丸;偏于肾阳虚者,用右归丸口服。

外治方:鸡血藤 100 克、桂枝 20 克、艾绒 10 克、荆芥 10 克、红花 10 克、陈皮 10 克、食醋 100

毫升。加水煎成约 2 000 毫升,将热药液倒入盆内,患肢用布覆盖,置于盆上先熏蒸 20～30 分钟,待药液不烫手时,改为边浴边擦,夏日隔天 1 次,冬令每天上下午各 1 次,至患肢关节活动明显好转为度。临床观察:林俊禄用上方中西医结合治疗小儿麻痹症后遗症 397 例,基本治愈 60 例,显效 82 例,进步 223 例,无效 32 例。基本治愈天数最短 25 天,最长 1 年,平均显效天数 73 天。[2]

3.肖德才分 6 型

(1)邪犯肺卫型 症见发热,微恶风寒,无汗或少汗,咳嗽,气促,口微渴,苔薄白,或见肢体瘫痪。治宜宣肺清热。方用桑菊饮加减:桑叶、杏仁、菊花、连翘、桔梗、芦根、木瓜、伸筋草、五加皮、甘草。随症加减:热甚者,用银翘散加味。每日 1 剂,水煎服。

(2)肠热下利型 症见发热,纳差,肠鸣,腹泻粪黄,小便短赤,心烦口渴,或肢体瘫痪,苔黄厚。治宜清热利湿。方用葛根芩连汤加味:葛根、黄芩、黄连、薏苡仁、牛膝、伸筋草、木瓜、甘草清热利湿。每日 1 剂,水煎服。

(3)热伤津液型 症见高热多汗,口渴多饮,舌红苔干,或见肢体瘫痪。治宜清热生津。方用人参白虎汤加味:人参须(另煎兑服)、麦冬、五味子、生石膏(先煎)、知母、木瓜、山药、伸筋草、牛膝、甘草。每日 1 剂,水煎服。

(4)湿热浸淫型 肢体瘫痪,或见发热,口干,不欲饮,舌苔黄腻。治宜清热燥湿。方用五妙散加味:牛膝、薏苡仁、黄柏、木瓜、苍术、伸筋草、五加皮、猴骨(先煎)、甘草。每日 1 剂,水煎服。

(5)肝肾亏虚型 症见肢体瘫痪,松弛,或软弱,站立乏力,舌红绛。治宜滋补肝肾、填精益髓。方用虎潜丸加减:龟甲、黄柏、知母、熟地黄、当归、白芍、锁阳、陈皮、淮牛膝、木瓜、猴骨、伸筋草。

(6)脾胃虚弱型 症见食少纳呆,大便溏薄,面色少华,精神倦怠,患肢痿软,舌淡。治宜健脾胃、补气血、强筋骨。方用参苓白术散加味:党参、

① 武明钦.中医治疗小儿麻痹 53 例疗效总结[J].河南中医,1989(1):34.
② 林俊禄.中西医结合治疗小儿麻痹症后遗症 397 例[J].福建中医药,1989,20(6):23－24.

茯苓、白术、山药、扁豆、陈皮、当归、川芎、杜仲、猴骨(先煎)、怀牛膝、五加皮。每日1剂,水煎服。

临床观察:肖德才用上方辨证治疗脊髓灰质炎77例,基本治愈(症状消失,瘫痪减轻或功能完全恢复,随访1年无复发者)59例(77%),好转(瘫痪好转,步态稍异常,乏力,肌肉轻度萎缩者)11例(14%),无效(经治后患肢瘫痪,畸形,功能部分或完全丧失者)7例(9%)。总有效率91%。①

4.朱朝元等分2型

(1)湿热注络型(瘫痪前期~瘫痪期) 症见发热,肢体疼痛,转侧不利,哭闹不安,拒绝抚抱,继则出现迟缓性瘫痪,轻者以单下肢或双下肢为主,重者四肢及面、颈、腰、腹部肌肉均瘫痪,可出现腹部膨隆,小便癃闭或失禁,除上述症状之外,还表现为多汗,盗汗,口渴引饮,大便溏烂或便秘,小便黄短,舌红,苔黄或薄黄、黄腻,指纹紫,脉滑数。治宜清热除湿、舒通经络。方用四妙散加味:苍术、黄柏、牛膝、薏苡仁、丝瓜络、山药、宽筋藤、忍冬藤、川木瓜、白芍、甘草、葛根、板蓝根等。随症加减:上肢瘫痪,加桑枝;下肢瘫痪,重用牛膝。

(2)气虚血滞型(恢复期~后遗症期) 症见肢体瘫痪,软弱无力,肌肉松弛,萎缩,面色㿠白或萎黄无华,多汗,纳呆,大便溏烂或便秘,舌淡红,苔白或薄黄,指纹淡紫,脉细。治宜益气活血通络。方用补阳还五汤加味:北芪、赤芍、白芍、川芎、当归尾、地龙、桃仁、红花、太子参、丹参、鸡血藤、牛膝等。

临床观察:朱朝元等以中药、电针辨证施治脊髓灰质炎50例,治愈(肌力恢复正常,肢体活动自如)11例,显效(肌力较治疗前增加2级以上,肢体活动明显改善,仍受限制者)24例,有效(肌力较治疗前增加1级,肢体活动有所改善者)11例,无效(经治疗肌力无改善者)4例。总有效率92%。住院时间最短3天,最长81天,平均24.34天。②

5.张荣显分3期

(1)发热初期 症见发热,头痛,呕吐,烦躁,嗜睡,多汗或无汗,饮食不振,软弱无力,腹痛,腹泻,咽喉疼痛,鼻塞流体,咳嗽等,舌苔薄黄或薄白,脉浮数或浮缓。治宜发表清里和胃、祛风活络宣痹。药用葛根12克、金银花12克、杭白芍12克、黄芩10克、甘草10克、黄连5克、生石膏(先煎)18克、全蝎3克、蜈蚣3克。随症加减:急性期注意强心解毒,加局方至宝丹0.5丸,每日2次;神昏谵语,加安宫牛黄丸0.5丸,每日2次;高烧便秘,加紫雪丹0.9克,每日2次;无汗,加麻黄3克;暑天无汗,加香薷3克;热毒较盛,加大青叶10克、板蓝根10克、连翘10克;暑天湿热,加藿香10克、佩兰10克、滑石(包煎)12克;呕吐,加陈皮6克、法半夏6克、竹茹10克;烦躁,加钩藤10克、龙胆草6克;周身疼痛,加天麻10克、白芍25克;风盛,加地龙10克、僵蚕10克、乌蛇肉10克、桑寄生15克;便秘,加熟大黄(后下)6克。若发热,周身倦怠,四肢无力,关节烦痛,饮食欠佳,大便稍稀,小便淡黄,舌苔淡黄腻,脉缓滑。证系湿聚热蒸,蕴于经络。在小儿麻痹流行期可诊为可疑麻痹初期。治宜清热渗湿、通经止痛。药用防己15克、杏仁15克、滑石(包煎)15克、薏苡仁15克、连翘10克、栀子10克、半夏10克、蚕砂10克、赤小豆皮10克。随症加减:若肢体疼痛偏风者,加秦艽6克;痉挛抽搐有热者,加钩藤10克;夏末秋初时期,可加藿香10克、佩兰10克、鲜荷梗10克;皮肤顽痛偏风者,用蚕砂适量炒热熨敷患处。

(2)中风阶段 出现麻痹,肌肉松软无力,多见于上下肢,肩胛躯干,反射消失或迟钝,亦有呼吸肌、直肠、膀胱肌麻痹等,瘫痪部位皮肤发凉。证系病毒侵扰经络,致使该部气血不和,故肢体瘫痪。治宜疏通经络、调和气血。药用葛根10克、杭白芍10克、防己10克、黄连5克、桂枝5克、全蝎3克、蜈蚣3克、麻黄6克、川芎6克、防风6克。随症加减:风盛血瘀,筋脉不活,加再造丸0.5丸,每日2次;脾虚气弱,加党参10克、甘草6克;风

① 肖德才.脊髓灰质炎的辨证治疗——附77例临床疗效观察[J].湖南中医杂志,1988(2):13.
② 朱朝元,等.辨证施治脊髓灰质炎50例临床观察广西中医药[J].1988,11(4):1.

寒较盛,加炮附子(先煎)6克、生姜6克;肺热咳嗽,加黄芩10克、杏仁10克;有热,加生石膏(先煎)12克、金银花12克;上肢麻痹,加桑枝10克;下肢麻痹,加牛膝10克;腹部麻痹,加蚕砂10克;咽肌麻痹,加六神丸;呼吸肌麻痹,加红灵丹或通关散吹鼻。若出现麻痹,烦扰不寐,夜间热甚,口渴谵语,或有斑疹、衄血者,舌质红绛,脉细数。证系热灼肝阴,筋脉失调。治宜舒筋活络、清热养阴、祛风平肝。药用桑寄生15克、伸筋草12克、金银花12克、生地黄10克、麦冬10克、连翘10克、钩藤10克、僵蚕10克、全蝎3克、蜈蚣3克、蝉蜕6克、牡丹皮6克。随症加减:上肢麻痹,加桑枝10克,重用僵蚕、全蝎;下肢麻痹,加牛膝10克、木瓜10克,重用伸筋草;痹痛甚,加天麻10克;有风,加独活10克、防风10克;血瘀,加赤芍10克;衄血,加栀子10克、白茅根10克;心肝肺三经有热,加牛角(先煎)10克、羊角(先煎)10克。若口眼㖞斜,语言不利,流泪流涎,笑无表情。证系面部中风,肝气上逆。治宜调顺逆气、消风化痉。药用乌药6克、陈皮6克、麻黄5克、川芎5克、白芷5克、桔梗5克、炒枳壳5克、僵蚕10克、炮姜1.5克、大枣4枚、生甘草3克、炙甘草3克。随症加减:口眼㖞斜重者,加细辛3克、辛夷6克、羌活6克;头目不适感,加蔓荆子5克、藁本5克;头面肿,加升麻3克;头面风盛,加炙白附子1.5克、防风5克。

(3)偏枯期 症见肢体麻痹,功能部分或完全丧失,肌肉松弛或皮肤干燥,患肢逆冷,肌肉萎缩或有畸形。证系经脉闭塞,久失气血濡养,筋骨两伤。治宜补益肝肾、温通经络。药用萆薢12克、生杜仲12克、肉苁蓉12克、巴戟天12克、升麻12克、乌贼骨12克、僵蚕12克、木瓜12克、川牛膝12克、淫羊藿12克、菟丝子18克、蜈蚣6克、全蝎6克。随症加减:风盛血瘀,筋脉不活,加再造丸0.5丸,每日2次;血滞肢厥,加当归10克、白芍10克、桂枝6克;风闭经络,加细辛3克;内外关节孔窍闭塞,加木通6克;脾胃气虚,加大枣4枚、甘草6克;肢体不仁,加黄芪12克、大枣12克、白芍10克、桂枝6克、生姜6克。若偏废不用,脉络拘急,项背强直,行动艰难,上下肢不灵。证系风湿痹证,筋骨痿软。治宜逐风通络、活血舒筋。药用川牛膝10克、杜仲10克、伸筋草10克、桃仁10克、地龙10克、天麻10克、桑枝15克、羌活6克、独活6克、红花6克、蜈蚣3克、全蝎3克、风藤草12克。随症加减:风湿痛腓肠肌痉挛,加木瓜10克;肠麻痹,肠胃气滞脘腹胀痛,加木香6克;血热有瘀,加牡丹皮6克;阴虚有热,加生地黄10克;血热鼻衄,加侧柏叶10克;血虚有瘀,加当归10克、川芎6克;无汗,加麻黄5克;体虚,加加味金刚丸1丸,每日2次;体实,加痿痹通络丹1丸,每日2次。

除上述诸法外可配合外用熏洗药。(1)熏洗药:宣木瓜15克、透骨草3克、麻黄10克、荆芥10克、白附子10克、当归30克、甲片(先煎)30克、桂枝30克、红花30克、防风12克、艾叶30克、羌活6克、独活6克。煎水熏洗患处,每日洗2~3次,每剂可用3~5天。(2)加味金刚丸方:草薢12克、生杜仲12克、肉苁蓉12克、巴戟天12克、天麻12克、乌贼骨12克、僵蚕12克、木瓜12克、川牛膝12克、淫羊藿12克、菟丝子18克、蜈蚣6克、全蝎10克、制马钱子25克。共为细末,蜜丸3克重。(3)痿痹通络丹方:川牛膝10克、杜仲10克、伸筋草10克、桃仁10克、地龙10克、天麻10克、木瓜10克、生地黄10克、侧柏叶10克、当归10克、桑枝15克、羌活6克、独活6克、红花6克、木香6克、牡丹皮6克、川芎6克、蜈蚣3克、全蝎3克、风藤草12克、麻黄5克、麝香1.5克。共为细末,蜜丸3克重,每次1丸,每日2次。[①]

6.吕程霄分4型

(1)肺胃阴虚型 症见咳嗽痰浅痰少而黏,潮热或低热,手足心热,午后颧红,饮食减少,便秘,舌红嫩少苔,脉细数。治宜滋阴清热、宣通经络。方用加味三才汤:生地黄10克、玉竹10克、天冬10克、山药10克、石斛10克、薏苡仁12克、

① 张荣显.中医治疗小儿麻痹症[J].辽宁中医杂志,1983(8):20.

木瓜 7 克、宽筋藤 7 克、牛膝 7 克。每日 1 剂，水煎服。

（2）脾胃两虚型 症见四肢倦怠，食欲不振，脘腹痛，喜按，或脘闷腹胀，大便稀薄，舌淡嫩或有齿痕，苔白，脉虚。治宜健脾益胃、舒筋活络。方用加味四君子汤：党参 10 克、黄芪 10 克、白术 7 克、茯苓 7 克、当归身 7 克、薏苡仁 7 克、木瓜 7 克、陈皮 7 克、淮山药 13 克、杜仲 9 克、淫羊藿 9 克、甘草 4 克。每日 1 剂，水煎服。

（3）气滞血瘀型 症见面色㿠白，气短无力，汗多而冷，肢体瘫痪，肌肉萎缩，皮肤呈现瘀斑，关节强直，皮肤冷，舌质淡，苔白，脉弦迟。治宜补气活血、温经通络。方用补阳还五汤加减：北芪 18 克、党参 10 克、归身 7 克、川芎 7 克、赤芍 7 克、桂枝 4 克、桃仁 7 克、地龙 7 克、牛膝 7 克、红花 4 克。每日 1 剂，水煎服。

（4）肝肾两虚型 头目晕眩，形体衰弱，五心烦热，盗汗或形寒肢冷，遗尿或尿频，患肢瘫痪，腰肌麻痹，腰脊无力或弯曲，骨骼短细，肌腱松弛或挛缩，关节畸形，舌淡苔白或舌质红绛无苔，脉沉弱或细数。治宜补肾养肝、强壮筋骨。肾阴虚以滋阴潜阳为主，方用虎潜丸加减：黄柏 9 克、熟地黄 9 克、白芍 9 克、虎骨（先煎，无虎骨可用鹿筋 7 克，或猴骨 10 克）9 克、龟甲（先煎）18 克、锁阳 6 克、知母 6 克、陈皮 5 克。肾阳虚者，方用右归丸：熟地黄 13 克、鹿角胶（烊化）7 克、山药 7 克、枸杞子 7 克、菟丝子 7 克、杜仲 7 克、山茱萸 7 克、当归身 7 克、制附子（先煎）5 克、肉桂 2 克。每日 1 剂，水煎服。

临床观察：吕程霄用上方辨证治疗小儿麻痹症 108 例，痊愈（临床症状消失，走路如常）25 例，显效（临床症状基本消失，走路跛行）35 例，好转（临床症状明显减轻，扶拐杖能走路）39 例，无效（临床症状无明显变化）9 例。疗程最短者 15 天，最长者 6 个月。[1]

7. 曹心一等分 3 期

轻型：临床上所呈现的症状一般较轻，患肢可伸可屈，或可站立，上肢或许会平举。以手触患肢，则感肌肉软弱松弛，肢体温度和知觉正常。中型：患肢萎软瘫痪状态，不能前后上下活动，肢体常伴有因肌肉萎缩而变细，关节弛纵。以手触患肢，则感肌肉软弱松弛，肢体温度和知觉正常。重型：除具有中型症状外，以手触患肢，则感筋肉软弱瘦小，关节弛纵不收，肢体厥冷或变形，知觉尚在或消失。

概上述三型，依其病程之长短，均分为三期，凡发病在 20 天以内者，不论临床之症状程度均属初期。20 天以上至 3 个月者属于中期，3 个月以上者属于末期。

（1）初期 治宜除湿清热为主，兼用通经活络、舒筋祛风之剂，以升阳散火汤主治，兼用补筋汤以辅助之。方用升阳散火汤：升麻 1.5 克、葛根 9 克、羌活 9 克、防风 9 克、柴胡 9 克、白芍 9 克、独活 4.5 克、牡丹皮 6 克、陈皮 2.4 克、红花 2.4 克、栀子 2.4 克、薏苡仁 15 克、鸡内金 3 克，内服。外用柴胡、黄芩 9 克、羌活 9 克、独活 9 克、秦艽 9 克、当归 9 克、川续断 12 克、防风 15 克、桑寄生 15 克，熏洗。

（2）中期 治法以通经活络、舒筋祛风为主，以补筋汤为主治，若有气血亏损者，以加减补中益气汤辅助之。方用补筋汤：当归 6 克、川续断 6 克、羌活 6 克、防己 6 克、木瓜 6 克、鹿角胶（烊化）6 克、黄芪 9 克、防风 9 克、丹参 9 克、杜仲 4.5 克、独活 4.5 克、牛膝 4.5 克、甘草 1.5 克，内服。外用川续断 9 克、防风 9 克、羌活 9 克、独活 9 克、当归 9 克、杜仲 12 克、黄芪 21 克、五加皮 15 克，熏洗。

（3）末期 以补气补血为主，兼用调脾胃、坚筋骨、通经活络、活血壮肌之品。方用加减补中益气汤：党参 6 克、白术 6 克、白芍 6 克、川续断 6 克、杜仲 6 克、威灵仙 6 克、黄芪 12 克、薏苡仁 12 克、当归 9 克、升麻 1.5 克、柴胡 1.5 克、甘草 1.5 克、陈皮 4.5 克，内服。外用党参 12 克、川续断 12 克、黄芪 30 克、杜仲 9 克、麻黄 9 克、川乌 9 克、草乌 9 克、当归 9 克、花椒 6 克，熏洗。

---

[1] 吕程霄.中医中药治疗小儿麻痹症 108 例临床小结[J].广西中医药，1982(6)：20.

各期用药随症加减：若为上肢，去木瓜、牛膝、防己，加桂枝1.5克，外洗加桂枝12克；若为下肢，去桂枝，加木瓜6克、防己6克、牛膝4.5克，外洗各加9克；患肢发厥冷者，加制附子（先煎）1.5克、干姜1.5克、高良姜1.5克，外洗各加9克；腰软者，加巴戟天12克、狗脊9克；气血亏损者，加熟地黄9克、山药9克、茯苓6克、白术6克、砂仁3克。临床观察：曹心一等用上方辨证治疗小儿麻痹症300例，痊愈和接近痊愈169例，显著进步和进步者112例，无效19例。总有效率93.6％。①

经 验 方

1. 补阳还五汤合三妙散加减　黄芪15～20克、赤芍4～6克、川芎4～6克、当归4～6克、黄柏4～6克、地龙6克、苍术6克、熟地黄8克、木瓜8克、川牛膝8克、桃仁4克、甘草4克。每日1剂，水煎服。配合针灸、穴位注射治疗。张建虎等用上方小儿麻痹症150例，治愈45例（30％），显效90例（60％），好转12例（8％），无效3例（2％）。②

2. 益气阴化瘀汤　黄芪10～30克、麦冬4～10克、石斛4～10克、当归4～10克、丹参4～10克、桃仁4～10克、地龙4～10克、田三七1～4克、琥珀1～4克。随症加减：舌强语謇，加石菖蒲、郁金；痰盛，加僵蚕、胆南星、陈皮；胸闷脘痞，加柴胡、枳壳；患侧疼痛，加全蝎、蜈蚣、威灵仙；气虚自汗重用黄芪，加西洋参（另炖兑服）；阴虚阳亢减黄芪，加生地黄、龟甲（先煎）、鳖甲（先煎）或羚羊角（另炖兑服）、竹叶、胆南星、大黄（后下）；纳差，加砂仁、鸡内金、山楂；便秘，加火麻仁、大黄（后下）；二便失禁，加覆盆子、车前草；肌萎缩，加巴戟天；足痿，加锁阳、淫羊藿。症状缓解时改服田鼠乳瓜根汤：田鼠（去毛和内脏）1只、乳瓜根（潮汕地区食用木瓜的根，生者为佳，干者酌减）5～20克、巴戟天5～10克。每日1剂，水煎2次，

分早、晚服。杨经远用上方加减治疗小儿偏枯21例，基本治愈（症状体征消失，言语清晰，运动功能恢复，智力正常）10例，显效（语言、智力或上下肢功能恢复有1项不完全者）7例，有效（症状体征减轻，语言、智力及运动功能有所改善）2例，无效（症状如故）2例。疗程最短20天，最长1年。③

3. 脊灰Ⅰ号和脊灰Ⅱ号　脊灰Ⅰ号：苍术6～9克、金银花藤6～9克、独活6～9克、木瓜6～9克、川芎6～9克、丹参6～9克、怀牛膝6～9克、黄柏3～6克、薏苡仁9～12克。每日1剂，水煎服。清化湿热，舒通经络。胡义保用上方治疗脊髓灰质炎35例，服至体温正常，平均退热时间3.14天，未服中药组（14例）平均退热时间4.45天。在体温正常，瘫痪停止发展后，均肌注加兰他敏，并配合针灸、按摩疗法，改服脊灰Ⅱ号：黄芪12～15克、赤芍9～12克、丹参9～12克、鸡血藤9～12克、地龙4～6克、桑寄生6～9克、当归6～9克、怀牛膝6～9克。每日1剂，水煎服。益气养血，活血通络。以上两方均连服30天为1个疗程。结果：痊愈（肢体肌力恢复达Ⅴ度）4例，显效（肢体肌力恢复Ⅱ度或Ⅱ度以上）20例，有效（肢体肌力恢复Ⅰ度）9例，稍进步（恢复不到Ⅰ度）2例；未服中药组痊愈1例，显效4例，有效7例，稍进步2例。④

4. 麻痹散和金刚丸　麻痹散：当归、杜仲、薏苡仁、木瓜、菟丝子、丝瓜络、牛膝、独活各等份。共为细末，剂量按婴儿年龄，10个月以内婴儿按每月服用0.3克，10个月以上者每1岁服用3克。每日1剂，煎汤去渣服。清利湿热，活血通络。适用于实证者。金刚丸：杜仲炭、萆薢、肉苁蓉、菟丝子、猪肾（去脂肪用黄酒煮熟，切片阴干）各等份。共为细末，炼蜜为丸，每丸重6～9克，每服1丸，日2次。滋补肝肾健脾胃，活血通经络化湿热。适用于虚证者。占兴斋用上方针药并施治疗小儿麻痹症212例，痊愈（运动功能恢复正常或基

① 曹心一，等.中医中药治疗小儿瘫300例临床经验介绍[J].江苏中医，1961(9，10)：32－34.
② 张建虎，等.综合疗法治疗小儿麻痹症150例疗效观察中医药研究[J].中医药研究，1993(5)：22.
③ 杨经远.益气阴化瘀汤、田鼠乳瓜根汤治疗小儿偏枯[J].新中医，1992(7)：26.
④ 胡义保.脊髓灰质炎50例临床分析[J].临床儿科杂志，1992，10(4)：265－267.

本恢复正常,仅留有足趾或手指活动欠灵活,或足略外翻,或患肢力量稍差,但走路看不出病态者)105 例(49.5%),显效(运动功能有显著改善,如一侧下肢功能恢复,腰部恢复正常,而另一侧下肢伸屈未恢复正常)65 例(30.7%),无效(症状无明显改善)8 例(3.8%)。有效率 96.2%。[①]

5. 加减独活寄生汤 桑寄生 4.5 克、薏苡仁 4.5 克、独活 3 克、防风 3 克、秦艽 3 克、当归 3 克、赤芍 3 克、茯苓 3 克、牛膝 3 克、蚕砂 3 克、桑枝 3 克、川芎 2 克、地龙 2 克、炙甘草 2 克。随症加减:发热口渴,加钩藤、知母;湿热偏重,加苍术、黄柏;病久气虚,加党参、黄芪;上肢瘫痪,加羌活;下肢瘫痪,加川续断;患肢肌色苍白隐青、肢冷,加红花、桂枝、鸡血藤。每日 1 剂,水煎服。苏如林等用上方加减治疗脊髓灰质炎瘫痪 20 例,治愈(瘫痪消失,行动自如)15 例,好转(瘫痪好转,已能活动,但稍有跛行)4 例,无效 1 例。治愈时间 12～52 天,平均 27 天。[②]

6. 瘫痪丸 马钱子 90 克、菟丝子 90 克、淫羊藿 90 克、川芎 90 克、木瓜 180 克、制狗脊 180 克、丹参 180 克、人参 30 克、制附子 30 克、姜黄 30 克、蜈蚣 30 克、全蝎 30 克、天麻 30 克、川乌 15 克、草乌 9 克、络石藤 300 克、怀牛膝 60 克、僵蚕 60 克、蕲蛇 60 克、当归 120 克、蜂蜜 1 500 克。共研细末,制成丸剂 3 000 粒,备用。1～2 岁患儿每次 1 粒,3～4 岁每次 2 粒,5 岁以上酌增,每日 3 次,空腹口服。董士锋用上方治疗小儿麻痹后遗症 30 例,病程多数为 1～3 年,病位在下肢者 28 例,上肢者 2 例。结果:经分别服用 60～900 粒后,行走动作恢复正常者 7 例,遗留轻度肢软或跛行或肌肉萎缩者 12 例,症状略有改善,但无明显好转者 8 例,无效 3 例。患者一般投药 10 天后,肌肉萎缩部分周径可以增长 1 厘米,20 天增至 2 厘米。[③]

7. 加味葛根芩连汤 生石膏(先煎)18 克、葛根 12 克、金银花 12 克、杭白芍 12 克、黄芩 9 克、甘草 9 克、川黄连 4.5 克(或马尾连 9 克)、全蝎 3 克、蜈蚣 3 克。随症加减:初起加局方至宝丹、安宫牛黄丸、紫雪丹(下利者去紫雪);无汗者,加麻黄;发热,加大青叶、板蓝根、连翘;烦躁,加钩藤、龙胆草;痛者,加天麻、芍药;通络,加地龙、僵蚕;下肢麻痹,加牛膝、桑寄生;上肢麻痹,加川芎、地龙、桑寄生;口眼㖞斜,加细辛、辛夷、川芎、白芷;兼暑者,加藿香、滑石(包煎);呕者,加半夏、陈皮、竹茹。每日 1 剂,水煎服。清热透表,芳香逐秽,调肝熄风,宣痹通络。适用于急性脊髓灰质炎急性期。若大小便闭者用大柴胡汤加芒硝(冲服)、车前子(包煎)、地肤子、紫雪丹。恢复期加加味金刚丸:萆薢 30 克、牛膝 30 克、木瓜 30 克、巴戟天 30 克、全蝎 30 克、肉苁蓉 30 克、杜仲 30 克、天麻 30 克、乌贼骨 30 克、菟丝子 45 克、蜈蚣 50 条、僵蚕 60 克、制马钱子 60 克。制成蜜丸 3 克/粒,每服 1～2 粒,每日 1～3 次,或单用或与汤剂合用。赵锡武用上方加减治疗急性脊髓灰质炎 129 例,在临床上按其麻痹深浅分为重、中、轻三种类型。结果:重型 52 例,痊愈 10 例(19.2%),基本痊愈 7 例(13.4%),显著好转 7 例(13.4%),好转 28 例(54%);中型 67 例,痊愈 33 例(49.25%),好转 34 例(50.75%);轻型 10 例,全部治愈。[④]

单　方

田基黄煎剂 组成:田基黄。制备方法:将新采集的干晒田基黄逐日煎备应用。用法用量:煎剂浓度 10 毫升相当于 3 克,1 岁以内,每日服 30 毫升;1～3 岁,每日服 50 毫升;3～7 岁,每日服 80 毫升;7～10 岁,每日服 100 毫升;10～13 岁,每日服 120 毫升,分 3 次服用。临床应用:佛山专区第一人民医院小儿科用上法治疗急性脊髓灰质炎患儿 46 例,对急性发热期有退热作用,多数在服药后 1～3 天内退热。与中西医结合治疗组比,退

① 占兴斋.河南中医,1984(6):44.
② 苏如林,等.加减独活寄生汤治疗小儿脊髓灰质炎 20 例[J].浙江中医杂志,1983(3):125.
③ 董士锋.瘫痪丸治疗小儿麻痹后遗症三十例[J].浙江中医杂志,1980(10):436.
④ 赵锡武.急性脊髓灰白质炎(小儿麻痹症)中医治疗经验介绍[J].中医杂志,1958(10):681.

热时间相同,较单独西医治疗组快。同时对急性进展期有抑制进行的疗效。[1]

中 成 药

1. 复方人参注射剂 组成:红人参100克、附子150克、五味子200克、黄芪200克。功效:补气养血,温通经络。制备方法:经提取后,制成2 500毫升,分装2毫升/安瓿。每毫升相当于红人参0.04克、制附子0.06克、五味子0.08克、黄芪0.08克。用法用量:辨证循经取穴,注射萎缩肌群的穴位,可视病情轻重而增减药量,一般每穴注射1~2毫升,幼儿酌减,每日或隔日注射1次,亦可配合维生素B₁混合注射。经十几年临床治疗小儿麻痹后遗症证明本品为安全无毒的有效药物。患儿感冒发热或有炎症感染时应停药。[2]

2. 抗麻痹注射液 组成:淫羊藿、桑寄生。用法用量:上药物各等份,经提取后制成,每安瓿2毫升,肌肉注射,每次2毫升,每日2次,和穴位封闭相结合。临床应用:用上方治疗急性小儿麻痹症34例,痊愈8例,基本痊愈16例,显著有效7例,有效2例,无效1例;治疗后遗症期患者129例,基本痊愈7例,显著有效42例,有效65例,无效15例。对下肢麻痹者疗效较好,上肢麻痹者疗效较差。[3]

① 佛山专区第一人民医院小儿科.小儿麻痹症的病因病机及治疗[J].广东中医,1962(5):22.
② 张文义,等.介绍治疗小儿麻痹后遗症新药——复方人参注射剂[J].辽宁中医杂志,1985(2):35-36.
③ 郑州中药制药厂.抗麻痹注射液的制备及疗效[J].中草药通讯,1972(2):28.

白　喉

概　述

　　白喉包括咽白喉、喉白喉、鼻白喉和其他部位白喉，是由白喉杆菌引起的急性呼吸道传染病。表现以咽、喉或其他部位的黏膜炎症，并有灰白色的假膜形成为特点，并伴发热、咽喉肿痛、吞咽困难、乏力、恶心呕吐、舌红脉数，甚则声音嘶哑、呼吸困难等，严重者可并发心肌炎和神经麻痹，全身中毒症状明显。成人和大龄儿童以咽白喉居多，其他类型的白喉较多见于幼儿。秋冬或早春季节易流行或散发。

　　本病属中医"白缠喉""锁喉风""缠喉风"等范畴。其病理特点为素体阴虚或肺胃积热，外感时行疫毒。郑梅涧在《七叶一枝花玉钥》曰："白喉乃由热毒蕴结肺胃二经，复由肠寒，下焦凝滞，胃气不能下行，而上灼于肺，咽喉一线三地，上当其行，终日蒸腾，无有休息，以致肿且滞，溃见闭矣……"中医认为，白喉的病因为温疫疠气或疫毒燥热时邪，当素体肺肾阴虚加之干燥气候的影响，如秋冬久晴不雨，则邪易从口鼻而入，直犯肺胃，酿成阴虚阳热而发病。《七叶一枝花玉钥》还提到"……或多服辛热之物，感能而发"的饮食因素。白喉整个发病过程分为四型，即风热型、阳盛型、阴虚型、气阴两虚型，前两型为邪盛，后两型为正虚。近年来，白喉证候趋于轻化，危重证候较少见。

辨　证　施　治

1. 陈蔚春等分3型

　　（1）风热型　全身症状：发热恶寒，无汗或少汗，头昏身疼或咳，舌质红，苔薄白，脉浮数。局部症状：咽红肿，附有乳白色较薄的伪膜，不易拭去。此乃毒气初作于内，阻郁卫气。治宜疏风解毒，佐以清热。方用除瘟化毒汤：桑叶、葛根、薄荷（后下）、金银花、连翘、土牛膝根、僵蚕、贝母、芦根、木通、竹叶。随症加减：表证较甚者，加荆芥、防风；头昏目赤，去葛根，加夏枯草；兼咳者，加杏仁、枇杷叶；咽部红肿较甚者，须重用金银花、土牛膝根，亦可酌加黄芩、黄连。

　　（2）阳盛型　全身症状：但热不寒，面赤口渴心烦，舌质红或红赤，苔薄黄或黄腻，小便黄热，大便或结，脉洪数或弦数有力。局部症状：咽部红肿较甚，且附有黄白色或灰黄色较厚的伪膜，不易拭去。此乃毒气鸱张，正气亦盛，邪正交争，病在气分。治宜清热解毒，佐以养阴。方用加减连柏汤：黄连、黄柏、金银花、连翘、土牛膝根、僵蚕、贝母、射干、鲜生地黄、芦根、木通。随症加减：兼表证，酌加桑叶、菊花、薄荷（后下）；热盛阳明，加生石膏（先煎）、知母；津伤较甚者，重用鲜生地黄，酌加玄参、麦冬；目赤鼻衄者，加牡丹皮、栀子、犀角（水牛角代，冲服）。

　　（3）阴虚型　全身症状：身热面色灰暗，或如油光，唇暗红，舌红或红绛，苔薄少津，渴而不甚喜欲，食欲减退，精神倦怠，脉细数或细弱稍数，尿黄，便干结。局部症状：咽红干燥少津，附有灰黄色或灰白色伪膜，不易拭去。此多由素体阴虚或改用辛温发散，致阴液先伤，邪毒内窜，燥火上腾所致。治宜滋阴解毒，佐以清热。方用加减养阴清肺汤：生地黄、玄参、麦冬、金银花、连翘、土牛膝根、白芍、牡丹皮、芦根。随症加减：咳嗽，加沙参、杏仁、桑叶；咽痛肿甚，加贝母、僵蚕；大便干结，腹无所苦，须重用增液汤或加火麻仁；少气脉弱者，加西洋参（另炖兑服）。

临床观察：陈蔚春等用上方辨证治疗咽白喉51例，痊愈49例(96%)，好转2例(4%)。[①]

2. 张文英等分4型

(1) 症见体温38℃以上，有头痛、有汗或少汗(无汗亦可)、口渴或不渴、面赤、目赤、身热、咽痛、扁桃体稍肿大，披有伪膜，苔薄质白，脉数。方用白喉甲方：金银花15克、连翘15克、山豆根15克、板蓝根15克、炒黄芩9克、焦栀子9克、甘草9克、薄荷(后下)4.5克、桔梗6克、马勃3克、鲜芦根30克、鲜土牛膝根30克。每日1剂，水煎2次，分2～3次服。服至症状减轻，热退而止。

(2) 症见热已退或微热，咽仍肿痛，伪膜仍未消失者。方用白喉乙方：金银花15克、连翘15克、鲜生地黄15克、板蓝根15克、山豆根15克、桔梗6克、甘草9克、赤芍9克、玄参9克、马勃3克、鲜芦根30克、鲜土牛膝根30克。每日1剂，水煎2次，分2～3次服。服至临床症状消退止。

(3) 症见热平、明稍疼痛，披有伪膜，咽干口燥，苔薄质红。方用白喉丙方：金银花9克、白芍9克、玄参9克、甘草9克、桔梗6克、生地黄15克、板蓝根15克、玉竹12克、马勃3克、明矾0.6克、鲜土牛膝根30克。每日1剂，水煎2次，分2～3次服。服至假膜消失为止。

(4) 中毒型白喉　症见发热、口渴、口臭殊甚，咽痛、扁桃体肿大，肿及上软腭，颈淋巴结肿大，大便秘结，伪膜延及悬雍垂及咽后壁，苔薄质黄，脉数。方用白喉丁方：金银花15克、连翘15克、板蓝根15克、山豆根15克、生石膏(先煎)30克、鲜生地黄30克、鲜芦根30克、鲜土牛膝根30克、赤芍9克、桔梗6克、生大黄(后下)6克、芒硝6克、煅人中黄6克、马勃3克。每日1剂，水煎2次，分2～3次服。每日1剂，仅能服2～3剂，不宜多服。有泄泻症状及孕妇患者忌服。如服药后伪膜尚未消失，但有欲脱之状，患者体质强壮仍可继续服1～2剂。

临床观察：张文英等用上方辨证治疗白喉420例。临床症状消失时间，1～3天136例，4～6天209例，7～9天59例，10～12天11例，13～15天3例，16～20天1例，21天以上1例；假膜消失时间，1～3天74例，4～6天238例，7～9天78例，10～12天16例，13～15天6例，16～20天5例，21天以上3例；细菌培养转阴时间：1～3天25例，4～6天114例，7～9天134例，10～12天69例，13～15天32例，16～20天25例，21天以上21例。[②]

3. 杨少仙等分2型

(1) 风热型　症见发热(或不发热)，咽部充血，两侧扁桃体肿大，表面有伪膜，咳嗽呈犬吠状，声音嘶嘎，舌苔薄白或微黄，脉象浮数或滑数。方用银翘散合桑菊饮加减：桑叶9克、杭菊花9克、栀子9克、杏仁9克、浙贝母9克、牛蒡子9克、净连翘9克、忍冬藤30～60克、黄芩9～15克、桔梗9～15克、生甘草4.5克、莱菔子15克。随症加减：热甚者，加生石膏(先煎)30～60克；大便秘结，加生大黄(后下)9～15克；咽中微有痰嘶者，加莱菔英9克。

(2) 阴虚型　症见发热(或不发热)，咽部充血，两侧扁桃体肿大，表面有伪膜(或未发现伪膜)，犬吠状咳嗽，呼吸喘促，鼻翼煽动，喉间痰嘶，面色苍白，口唇发绀或青紫，声音嘶哑，上腹部或肋间隙有不同程度的吸入性凹陷，舌苔微黄或黄腻，边尖红，大便少，小便短赤。方用养阴清肺汤加减：大生地黄9～24克、玄参9～15克、麦冬9克、川石斛9克、知母9克、天花粉9克、南沙参9克、桔梗9克、牡丹皮6克、甘草4.5克、莱菔英15克。随症加减：咳嗽者，加杏仁9克、浙贝母9克；内热较甚者，加地骨皮9克、连翘9克；有虚弱现象者，加太子参15克、远志9克。

临床观察：杨少仙等用上方辨证治疗白喉217例，治愈202例，死亡15例。治愈率93.1%，死亡率6.9%。[③]

4. 曾新道等分5证

(1) 白喉初起，兼有表证，头痛身疼，发热恶

① 陈蔚春，等.咽白喉51例辨证论治的疗效观察[J].中医杂志，1965(2)：14.
② 张文英，等.中西医结合治疗1 070例白喉临床经验[J].江苏中医，1965(12)：12-15.
③ 杨少仙，等.中医治疗白喉217例的经验介绍[J].中医杂志，1960(1)：3.

寒,咳嗽,涎多,流清涕,颈部肿大有触痛,舌苔厚白,脉弦数,咽喉部有假膜,面积不大。方用加味桔梗汤:荆芥、防风、枳壳、前胡、玄参、牛蒡子、连翘、黄芩、木通、桔梗、甘草、冬瓜子。随症加减:喉痛,加山豆根、射干;颈肿大,加板蓝根、马勃。如症状较上述略轻,咽喉部假膜甚小,无高热者,可予除瘟化毒散:葛根、黄芩、生地黄、栀子、僵蚕、浙贝母、山豆根、木通、蝉蜕、甘草、桑叶。或服用神功避邪散:葛根、生地黄、木通、连翘、僵蚕、浙贝母、黄芩、牛蒡子、麦冬、金银花、马勃。服以上三方后,当因症转方,不可过剂。

(2)白喉初起,偏于风热者,往往继轻度发热之后,迅即发生高热,头痛自汗出,舌苔白而干,口渴,小便黄,服弦数而大,咽喉部假膜往往扩大,延及悬雍垂。方用加减银翘散:金银花、连翘、薄荷(后下)、牛蒡子、玄参、生地黄、木通、甘草、淡竹叶。随症加减:如颈部肿大触痛者,加板蓝根、马勃。

(3)白喉有肺热阴伤之象者,则口渴心烦,齿干唇燥,舌上无津,咽喉剧痛,呼吸困难,咳嗽音嘶,脉弦而数,咽喉部假膜扩大。方用养阴清肺汤:生地黄、玄参、麦冬、白芍、牡丹皮、浙贝母、薄荷(后下)、甘草。随症加减:鼻衄者,加天冬、知母,重者,加犀角(水牛角代,冲服);呼吸困难,加杏仁、枇杷叶、沙参;实者,加葶苈子;呕吐,加竹茹;体虚者,加丹参、五味子等。

(4)白喉有肺胃蕴热之象者,高热烦躁,目赤,唇舌红,尿黄,脉弦数而大,咽喉部及悬雍垂等处假膜满布。方用加减仙方活命饮:龙胆草、生地黄、玄参、金银花、连翘、生石膏(先煎)、黄连、冬瓜子、木通、甘草。痰证壅盛,颈部痛甚,咽喉疼痛者,方用清咽利膈汤:芒硝(冲服)、金银花、牛蒡子、生大黄(后下)、黄连、枳实、连翘、栀子、薄荷(后下)、僵蚕、人中黄、厚朴、生石膏(先煎)。

(5)白喉咽喉局部假膜退净,无大热,余毒未解者,宜施清法,方用清心涤肺汤:生地黄、浙贝

母、黄柏、麦冬、天花粉、知母、天冬、黄芩、僵蚕、甘草。服1~2剂后可用养正汤:玉竹、怀山药、云茯苓、生地黄、白芍、麦冬、何首乌、女贞子。或用金银花四君子汤:党参、白术、云茯苓、甘草、金银花、何首乌、桑叶。

外用吹喉药:硼砂60克、冰片9克、青黛15克、煅人中白30克、芒硝6克、薄荷6克、六神丸2盒。上药共研为极细末,贮瓶贮备用。每例平均用吹喉药3克左右,分为7~10次吹于咽喉部。斑蝥粉局敷拔毒法:用炙斑蝥研为细末,备用。以棉签蘸水涂于甲状软骨处,然后撒斑蝥粉于其上,如绿豆大(切勿使药粉散开),贴上膏药,左肿贴左,右肿贴右,隔7~8小时后揭去膏药,内起水泡如黄豆大,用针刺破,任其水自然流出,以后于破皮处涂上1%的龙胆紫。次日,颈肿逐渐消退。

临床观察:曾新道等用上方辨证共治疗白喉206例,全部治愈。治愈时间最短者3~4天,最长者16~20天。[1]

经 验 方

1. 自拟方 生地黄100克、玄参100克、黄连7克、黄芩15克、生栀子15克、大黄(后下)15克、鲜土牛膝根200克(榨汁分2次服)。煎浓液徐徐浸滴。后期以养阴清肺为主。刘满堂用上方治愈重症白喉患儿1例。[2]

2. 凉膈散加减 栀子5克、大黄(后下)5克、甘草3克、芒硝(冲服)3克、马勃3克、紫花地丁10克、黄芩10克、金银花10克、连翘10克、竹叶10克、板蓝根10克。每日1剂,水煎2次,分多次徐徐温服。张季高用上方治疗1例小儿白喉,2剂后泻出粪便如羊矢状,热势减,继以前方去芒硝加玄参10克,2剂后以前方去大黄、黄芩、栀子,加北沙参、石斛,4剂而愈。[3]

3. 白喉汤 天冬10克、甘草10克、黄芩12克、连翘12克、玄参15克、生地黄15克。每日1

① 曾新道,等.中医药治疗白喉206临床观察[J].上海中医杂志,1959(12):27-29.
② 刘满堂.重症白喉[J].湖南中医杂志,1988(4):28.
③ 张季高.小儿急重热病医案[J].中级医刊,1986(8):49-50.

剂,水煎服。曾宗明等用上方治疗咽白喉 53 例,均全部治愈。平均退热时间 2～3 天,一般症状消退时间平均 2.7 天,咽部伪膜脱落平均 3.3 天,细菌转阴平均为 3.3 天。①

4. 隆吉散 硼砂 12 克、黄柏(猪胆汁炒)12 克、麝香 3 克、乳香 6 克、雄黄 6 克、孩儿茶 6 克、熊胆 6 克、血竭 6 克、没药 6 克、冰片 15 克、牛黄 10 克、山豆根 10 克、鸭咀壳 10 克、山慈菇 10 克、花蜘蛛 10 个。将乳香、没药、孩儿茶去油,黄柏去粗皮,山慈菇刮去粗皮,山豆根切片,文火焙枯研末。花蜘蛛捉后用蜡线缠住,放铜瓢内,再以生明矾 60 克研末堆放花蜘蛛上,用瓷碗盖住,置炭上慢慢炼之,溶化成块稍枯,移至地上候冷取用。以上各药分别精制细末,再称准每味分量,重新拌合,加工研匀过筛,瓷瓶收贮,勿令泄气,愈陈愈好,用时吹咽喉患处。外贴拔毒膏:斑蝥焙干研末,瓷瓶收贮,用时取斑蝥末少许,水调成糊状,放在普通膏药的中心,贴于患者颌下软骨两旁,局部起小泡为度。言庚孚等用上方治疗白喉 4 例,均获痊愈。②

5. 白喉验方 生石膏(先煎)400 克、生大黄(后下)15 克、生甘草 15 克、龙胆草 15 克、胡黄连 15 克、淡黄芩 15 克。随症加减:发热者,加大青叶 24 克;有喉头阻塞症状者,加麻黄 4.5 克、桔梗 24 克、莱菔子 24 克、青礞石(先煎)15 克;有阴虚证象者,加生地黄、麦冬、玄参、白芍等,或改用养阴清肺汤加减;如连服 2 剂,每剂服后便溏 3 次,或每次服有腹痛者,减少或去掉大黄。每日煎服 1 剂;如伪膜较厚或面积较广者,加漂淡人中白 15～30 克、净马勃 3～4.5 克,或在印堂穴上贴朱砂巴豆膏 0.6 克,24 小时后揭去,将泡刺破,吸净毒水,以硼砂水洗涤,消毒纱布封好(注意勿使朱砂巴豆膏入眼);扁桃体肿胀较甚者,加制僵蚕、射干各 9 克,同时针人迎穴,刺少商、商阳穴;高热、伪膜较厚,或口内有臭气时,加六神丸内服。每次服 10

丸,每日 3～4 次,连服 2 天;小便短赤者,加木通、知母、车前子(包煎)。急性期症状全部消失,验方停服,以六味地黄丸或天王补心丹调养,每次服 9 克,早晚各 1 次,连服 5～10 天。钱见逸用上法治疗阳热证咽白喉 37 例,痊愈 31 例,无效 6 例。③

6. 解白散 巴豆 7 粒、雄黄 15 克、桔梗 15 克、贝母 15 克、郁金 15 克。上药碾碎混匀,密封瓶中备用。1～3 岁患儿 1 克,3～5 岁 1.5 克,5～8 岁 2 克,1 岁以下 8 岁以上酌情增减。用时将药末加冷开水 20～30 毫升调白糖搅匀冲服。服药 1 次后,如阻塞症状未缓解,隔 4 小时再服 1 次,必要时可服 3～4 次。以患儿一般情况能耐受为原则,服药后多饮开水,以补充体液的丢失,服药后大多数患者于 10～20 分钟内发生呕吐,2～3 小时腹泻。少数患儿仅有呕吐而无腹泻,呕吐最多 2 次,腹泻次数最少者 1 次,最多者 4～5 次,大便呈稀便或水样便。阻塞症状多在第 1 次或第 2 次呕吐后缓解。杨文奎等采用中西医结合治疗白喉,着重用解白散治疗白喉喉阻塞 116 例,速效 66 例(56.8%),缓效 34 例(29.4%),无效 16 例(13.8%)。④

7. 吹喉散 五倍子 24 克、乳香 24 克、黄芩 24 克、大黄 24 克、连翘 24 克、没药 24 克、蝉蜕 24 克、防风 24 克、白芷 24 克、南星 24 克、冰片 24 克、黄连 30 克、皂荚 18 克。上药之乳香、没药需另碎,置土瓦上将瓦烧红后再放上药去油(两药各单独进行),油除尽后,合上烘干之诸药共研为末,在磁乳钵内研至极细(舌牙无声为止),然后放有色瓶内密封备用。病重者每小时吹药 1～2 次,轻者每日 2～3 次,用吹粉器将药末吹入患部,小孩最好用香墨磨汁调药水,用消毒棉签涂搽患部,如系喉白喉则用蜂蜜调药末,用筷子挑小蚕豆大一滴放舌根含咽,至伪膜脱落炎症消失为止。阴虚火旺者勿用。⑤

8. 自拟内服方 龙胆草 4.5 克、黄柏 4.5 克、

① 曾宗明,等.中医药治疗咽白喉疗效观察[J].新中医,1986(4):27.
② 言庚孚,等.白喉验案[J].湖北中医杂志,1981(1):17-18.
③ 钱见逸.白喉验方治疗阳热证咽白喉的疗效介绍[J].江苏中医,1966(1):9-12.
④ 杨文奎,等.中西医综合治疗着重应用解白散治疗白喉喉阻塞 116 例初步报告[J].中医杂志,1964(3):9-11.
⑤ 任以彰,等.中西医结合辨证治疗白喉 52 例的疗效观察[J].中医杂志,1962(12):1-4.

生石膏(研细)24克、粉甘草6克、栀子9克、玄参9克、生地黄9克、杭菊花9克、瓜蒌皮9克、瓜蒌霜9克、板蓝根9克、马兜铃9克。随症加减:热甚、昏谵者,加连翘9克、金银花18克;大便秘结或干燥者,加莱菔子9克、生大黄(后下)9克;小便短赤者,加车前子(包煎)、知母9克、泽泻9克;喉嘶、气促、呼吸困难者,去生地黄,加生麻黄2.4克、杏仁9克、浙贝母9克;便泄者,去瓜蒌霜,加金银花9克、淮山药12克。①

9. 连珠散 黄连1.5克、朱砂1.5克、雄黄1.5克、硼砂2.4克、芒硝2.4克、冰片0.15克。上药共研细末,再研至无声为度。瓶贮,备吹喉用。②

10. 稀涎散 明矾30克、皂荚(去弦,切片)12克、巴豆(不去油,不要油黑色,要牙黄色的,去壳,分两开)6粒。先将明矾放在铁勺内溶化,再将皂荚、巴豆掺入,搅匀,候矾枯,离火取出,研极细末,瓶贮备用。每次服1.2~1.5克,重症可服1.8~3克,并可连续用开水和服。服后,如痰在喉间,即咯出、吐出;痰在膈下,即泻出,确有稀涎之功。③

11. 加减三甲复脉汤 太子参15~60克、玄参9~18克、麦冬9~18克(心悸者,朱砂为衣)、炒酸枣仁9~15克、生白芍9~15克、生牡蛎(先煎)30~60克、生鳖甲(先煎)15~30克、生龟甲(先煎)15~30克、炙甘草30~60克、功劳叶12~18克、血竭(研冲)2.4克。以上为成人量,轻症每日1剂,重症每日2剂。随症加减:严重病例,汗出、肢冷而脉数疾无论者,加黄芪12~30克、白附子0.6~2.4克;脉沉伏者,加五味子0.6~2.1克、丹参9~18克;心悸者,加炙远志3~9克、熟女贞子12~24克、琥珀(冲服)1.2~3克;食欲不振者,加焦白术12~24克、怀山药15~30克;面色苍白者,加当归身9~15克;鼻衄者,加白茅根30~60克;大便溏者,去玄参、白芍、鳖甲。此外,严重病例均同时采用党参、人参须;极严重者,先用人参

粉3克(分2次服)。水煎2次,8小时服1次。呕吐者改每剂4次服,每2小时服1次。10岁以下儿童,每日1剂(全量),分4次服,6小时服1次。南通市中医院用上方加减治疗白喉并发心肌炎80余例,除6例死亡,其余均好转或痊愈。④

12. 利喉散 明雄黄(水飞)9克、贝母9克、郁金9克、巴豆霜6克、桔梗15克、黄连15克(以上均为净末重量)。再合研为极细末,以无声为度。每次服0.7~1.2克,开水和服,服后多饮开水,以助药力。服后1~2小时观察有无吐泻,如未吐泻可再服一次,如已吐泻可不必续服。观察5~6小时,如喉间仍有阻塞症状,可反复再用。如心力衰竭、缺氧、严重中毒现象者忌用。杨少仙等用上方治疗白喉引起的喉阻塞20例,效果满意。⑤

13. 养阴清肺汤 生地黄、玄参、牡丹皮、麦冬、贝母、杭白芍、薄荷(后下)、甘草。随症加减:已见白点,加连翘、金银花以解毒;热甚者,加生石膏(先煎)以清肺经燥气;上腭及扁桃体肿胀充血,可加板蓝根;喉间白腐溃烂者,倍加金银花、连翘;大便燥结不解,加大黄(后下)、芒硝(冲服);胸下闷胀者,加神曲、山楂;大便闭,胸下满者,可加厚朴、枳实;体虚不任其攻,可酌加瓜蒌、郁李仁;小便短赤者,加车前子(包煎)、栀子、木通、泽泻;口渴,舌质红,加石斛、知母,倍麦冬、生地黄以养阴液。金容甫等用上方治疗白喉40例,均获痊愈。⑥

14. 白喉散 天花粉60克、硼砂60克、生石膏120克、青黛120克、炉甘石9克、象牙(现禁用)屑90克、煅人中白90克、青果炭90克、芒硝90克、冰片0.9克。上药研为极细末,冰片后研,以研至无声为度。先用土牛膝30克、金银花9克加水1000毫升煎至500毫升,作含漱之后即用上药吹于咽喉部,每日3次,成人每次吹0.3克,小儿每次吹0.15克。钟英等用上方治疗白喉带菌者23例,咽白喉4例,55%以上仅吹药3次,1天后

① 胡春初.应用重要治疗白喉和并发喉梗阻的验案[J].江苏中医,1960(1):17.
② 同上.
③ 同上.
④ 南通市中医院.从白喉并发心肌炎谈到辨证论治[J].江苏中医,1960(1):11-13.
⑤ 杨少仙,等."利喉散"治疗由白喉引起的喉梗塞[J].江苏中医,1959(11):21.
⑥ 金容甫,等.用清阴养肺汤治疗白喉40例报告[J].中医杂志,1959(2):15-16.

白喉杆菌培养即转阴性。27例中仅有1例至第9天出院时，培养仍为阳性。有效者26例（96.3％），无效1例（3.7％）。①

15. **白喉散配合清热解毒汤** 白喉散：儿茶0.9克、人中白0.9克、朱砂0.9克、黄柏0.9克、煅硼砂1.5克、麝香0.45克、青黛0.5克、枯矾0.5克、山柰0.3克、百草霜4.5克（鼎脐中的烟为佳）。诸药共研细末，密贮于瓶中，置于干燥处备用。清热解毒汤：圆叶遍地锦15克、金银花15克、铁马鞭15克、白饮草15克（以上诸药均用生药为佳）。上药洗净后合捣成泥，用纱袋包妥浸在米泔中，随后取出绞汁。将白喉散吹入患者喉中（用量应根据白膜范围的大小而定），每隔半小时吹1次，吹入15分钟后用小镊子夹棉花涂白喉散把喉间白膜钩出（到无白膜发出为止，一般1～2次白膜去尽），以后每隔1～2小时吹1次。配合清热解毒汤内服，每次1茶杯，每日3～5次，1～5天后病愈。对于咽白喉及喉白喉均可适用。张维绵用上方治疗百例白喉，均应手而愈。②

16. **土牛膝根桑葛汤** 桑叶9克、甘草4.5克、薄荷（后下）4.5克、瓜蒌皮6克、木通6克、葛根6克、川贝母6克、枇杷叶6克、竹叶6克、金银花6克、土牛膝根30克。每日1剂，水煎分2次服。连服5天，至热退后，改用养阴清肺汤加土牛膝根：生地黄30克、麦冬18克、薄荷（后下）7.5克、白芍12克、甘草12克、牡丹皮12克、川贝母12克、玄参24克、土牛膝根30克。每日1剂，水煎服。新会县人民医院用上方治疗白喉40例，治愈28例（70％），好转5例（12.5％），死亡7例（17.5％）。③

17. **养阴清肺汤加减局部使用吹喉散、漱喉散及调蜜散** 养阴清肺汤加减：生地黄9克、麦冬9克、白芍9克、牡丹皮9克、玄参9克、川贝母9克、板蓝根9克、薄荷（后下）3克、甘草3克、金银花15克、连翘15克、蒲公英18克。每日1～2剂，分数次温服。随症加减：便结，加大黄（后下）、芒硝（冲服）；利尿，加灯心草、车前子（包煎）；健胃，加山楂、神曲、砂仁；强心，加人参（另炖兑服）、黄芪、六神丸；呕吐，加半夏、枳壳、竹茹。吹喉散：三黄散30克、芒硝10.5克、青黛10.5克、硼砂4.5克、雄黄3克、麝香3克、鹿角霜15克、珍珠粉6克、冰片6克、白矾6克、甘草6克。研末用喷雾器每日多次吹入咽腔。漱喉散：桔梗66克、薄荷66克、蒲公英66克、黄花草66克、五倍子66克、甘草66克、砂仁66克。每次3～6克，每日多次泡开水含漱。调蜜散：桔梗60克、薄荷60克、甘草60克、三黄散60克、芒硝60克。用蜜调如糊状，每次口服1～2克。林守铨用上方治疗52例白喉，治愈率94.24％。④

单　方

1. **复方巴豆丸** 组成：巴豆肉、乌梅肉、朱砂。制备方法：巴豆肉2份、乌梅肉1份捣烂，加入朱砂1份混合搅匀，做成绿豆大小药丸，装瓶密封备用。用法用量：在患儿头部涂少量鸡蛋清，将药丸1粒置印堂穴上，胶布固定。8小时后如出现红晕或水泡，用冷水冲洗并冷敷后再涂蛋清并垫小棉片另换1粒外贴。并适当补液和用黄连水漱口。临床应用：文明峰用上方治疗白喉13例，疗程3～4日，均痊愈。⑤

2. **内服方配合外贴方** 内服方组成：鲜瓜子金15～30克（干者加倍）、鲜奶（人奶或牛奶）10～20毫升。制备方法：取鲜瓜子金（若为干者，先用开水浸泡5～10分钟，捞取）加鲜奶搅拌捣烂榨汁。用法用量：将此液汁滴入患儿咽喉或频频含咽，每日3～4次。外贴方组成：朱砂1.5克、生巴豆1.5克。用法用量：碾末和匀，取胶布几小块，将适量药末撒于胶布上，贴于大椎、印堂、定喘、廉泉、天突等穴位，贴8～12小时再行撕下。临床应

① 钟英，等.白喉散治疗白喉带菌者及咽白喉的疗效[J].上海中医药杂志，1959(12)：24-26.
② 张维绵.白喉散治疗白喉获卓效[J].福建中医学院，1959(12)：54.
③ 新会县人民医院.土牛膝治疗白喉40例临床初步小结报告[J].中医杂志，1958(11)：742-743.
④ 林守铨.治疗白喉52例初步报告[J].中医杂志，1958(11)：739-741.
⑤ 文明峰.复方巴豆丸外敷治疗白喉13例[J].湖北中医杂志，1994,16(6)：43.

用：龚家林用上法治疗白喉30例,单方口服药组19例,治愈18例,1例行气管切开,平均治愈5.3天;综合治疗组11例,治愈10例,1例行气管切开,平均治愈4.5天。[1]

3. 土牛膝根 组成:鲜土牛膝根30克。用法用量:每日1剂,加水浓煎400毫升,成人早晚2次分服,每次200毫升,5岁以下儿童用量为1/2,服至临床症状消失,细菌培养或亚碲酸钾试验阴性为止。临床应用:张文英等用上方治疗轻型白喉307例,临床症状消退时间,1～3天137例,4～6天132例,7～9天21例,10～12天13例,13～15天1例,16～20天3例;假膜消失时间,1～3天117例,4～6天146例,7～9天25例,10～12天13例,13～15天2例,16～20天4例;细菌培养转阴时间,1～3天20例,4～6天111例,7～9天80例,10～12天40例,13～15天23例,16～20天15例,21天以上18例。[2]

4. 生熟巴豆散 组成:生巴豆3粒、熟巴豆4粒。制备方法:先将巴豆去壳去衣,后将需制成熟的巴豆数量在文火上炒至黄色,与所需生的巴豆共研成粉末,将此粉末夹在数层有吸收油分的纸内用力压挤去油,至油少挤不出时换1次纸,再用温热熨斗在纸上烫压,至油去净为止,再放在砧钵上砧成细末,即可使用。用法用量:每次生熟巴豆散1.5～2.1克,用喷粉器吹入咽部,第1次喷咽后观察2～3小时,如无呕吐腹泻或呕吐腹泻次数不多,梗阻症状尚未明显好转,可再行第2、第3次喷咽,一般1日内不超过3次,每次可间隔2～3小时。必要时可连续2～3天。临床应用:王子野等用上方治疗白喉及喉炎引起的喉梗阻症116例,喉梗阻症状得到解除者106例,有效率91.4%;白喉病例46例,显效29例(63%),有效5例(10.9%),好转3例(6.5%),无效9例(19.6%)。有效率80.4%。[3]

① 龚家林.中草药治疗白喉30例疗效观察[J].新中医,1982(2):20-21.
② 张文英,等.中西医结合治疗1 070例白喉临床经验[J].江苏中医,1965(12):12-16.
③ 王子野,等.生熟巴豆散治疗白喉及喉炎引起喉梗阻症——六例报告[J].福建中医药,1960(2):16-18.

百　日　咳

概　　述

百日咳是由百日咳杆菌引起的急性呼吸道传染病,自从广泛实施百日咳菌苗免疫接种后,本病的发生率已经大为减少。百日咳的临床特征为咳嗽逐渐加重,呈典型的阵发性、痉挛性咳嗽,咳嗽终末出现深长的鸡啼样吸气性吼声,痉咳不已则频频呕吐、目赤、咳血、鼻衄;甚则神昏、抽搐等。病程长达2～3个月,故有百日咳之称。百日咳患者、隐性感染者及带菌者为传染源。潜伏期末到病后2～3周传染性最强。百日咳经呼吸道飞沫传播,5岁以下小儿易感性最高,小儿预防注射10年后百日咳感染率与未接种者无区别。潜伏期5～21天,一般7～14天。典型患者全病程6～8周,临床病程可分为卡他期、痉咳期、恢复期,继发肺炎可选用敏感抗生素,并发脑病时可予脱水、止痉等对症处理。目前国内已经普及百白破三联疫苗计划免疫。

本病属中医"顿咳""天哮""疫咳""鹭鸶咳"等范畴。其病理特点是时疫之邪侵袭肺卫,肺失消肃,痰涎内蕴,阻遏气道,肺气上逆。

辨　证　施　治

1. 叶仕宏分3期

(1) 初咳期

宣肺化痰法:用于初咳期,时邪侵膈所致。症见初起似感冒咳嗽,鼻塞,流涕。感冒渐愈而咳嗽反加剧,咳声重浊,痰白而稀,舌苔薄白,指纹淡红,脉浮紧等。方用杏苏散加减:甘草、陈皮、法半夏、茯苓、杏仁、紫苏叶、桔梗、生姜。随症加减:

风寒重而无汗者,加麻黄宣肺。

疏风清热化痰法:用于初咳期,风热犯肺所致。症见咳嗽多痰,痰黄而稠,咳声急而频,伴发热,有汗,眼泪汪汪,口渴,咽红,舌尖红,苔薄黄,指纹紫而浮,脉浮数等。方用桑菊饮加川贝母、鱼腥草、前胡。

清燥化痰法:用于初咳期,初冬秋末,燥气伤肺所致。症见咳嗽,少痰而黏,咳声哑而急促,无汗或少汗,咽干口燥,大便干硬,舌尖红,苔薄黄而干,脉浮细略数。方用桑杏汤加党参、竹茹、百部。

(2) 痉咳期

清热泻肺法:用于痉咳期,邪热犯肺所致。症见咳嗽,频频阵作,咳后有鸡鸣声,反复发作,停咳时间短,痰多而黄稠,咳甚者呕吐,痰涎吐出后咳嗽稍止,面赤烦躁,眼泪汪汪,口渴喜饮,大便秘结,尿赤,舌红苔黄,指纹深紫,脉数有力。方用千金苇茎汤去桃仁,加桑白皮、百部、川贝母、葶苈子、地龙。随症加减:如有咳血症状者,加茅根、侧柏叶。

温肺祛寒法:用于痉咳期,寒邪客肺所致。症见咳嗽频作,声急而重浊,痰多而稀白,遇寒即咳,咳后有回吼声,面色㿠白或灰暗,形寒肢冷,小便清长,舌淡苔白,指纹鲜红,脉迟者。方用华盖散去桑白皮,加细辛、法半夏、白芥子、百部。

(3) 恢复期

养阴清热法:用于恢复期,肺阴亏虚所致。症见干咳无力,少痰或无痰,夜卧不安,烦热盗汗,唇干,舌红少苔或无苔,指纹淡紫,脉细数无力。方用麦冬汤加减:麦冬、法半夏、天冬、黄精、大枣、桑叶、甘草、射干、党参、川贝母。

益气健脾法:用于恢复期,脾肺气虚所致。症见咳嗽痰多,色白而稀,少气纳差,自汗乏力,形体虚弱,便溏尿清,舌淡苔白,指纹淡,脉沉细弱。

方用人参五味子汤加味：人参（另炖兑服）、五味子、茯苓、白术、麦冬、甘草、大枣、杏仁、百部。

养阴润燥益气法：用于恢复期，肺胃阴伤化燥而又兼气虚者。症见干咳，咳声嘶哑，无痰或少痰而黏，难以咯出，口燥咽干，目睛干涩无神，夜卧不宁，神疲乏力，纳差，大便干结，舌红而嫩，少苔而干，指纹淡紫，脉沉细数无力。方用清燥救肺汤加减：太子参、北沙参、麦冬、杏仁、石斛、鱼腥草、阿胶（烊化）、甘草。①

2. 唐承孝分2型

（1）痰热阻肺顿咳　顿咳如水鸡声已半月，兼见呕吐，身热不扬，胸闷气促，口苦欲饮，眼胞浮肿，巩膜出血，必待咳出黏稠黄白色痰方告暂停。咳时面红耳赤，舌向外伸，日见少量鼻衄，舌红，苔薄黄、根部干燥，脉弦滑大，指纹紫滞。体温37.5℃。血白细胞11 000，中性粒细胞75%。胸透：两肺门纹理增粗。此乃时行邪毒犯肺，肺失清肃，引动肝火，侮肺灼津，痰热内生，络伤血溢。治宜清宣肺热、养阴泄肝、降逆化痰。药用牡丹皮5克、栀子5克、桑叶5克、杏仁5克、前胡5克、川贝母5克、瓜蒌皮5克、地龙5克、僵蚕5克、桑白皮6克、地骨皮6克、竹茹6克、海蛤壳（先煎）6克、茅根12克、芦根12克、白芍5克、甘草3克。临床观察：唐承孝用上方治疗百日咳1例，3剂症减，继用上方去牡丹皮、栀子，加百部6克、枇杷叶6克。3剂咳止，后以养阴润肺健脾益气方，治疗用药5剂而愈，随访3个月无复发。

（2）肝肺阴亏顿咳　顿咳时已逾月，夜间较重，痰黏牵丝难咯，咳声喑哑，咽干口苦不饮，惊梦盗汗，咳时胸胁胀痛，曲腰弓背，面目稍发红，兼见气短精疲，形瘦纳少，下午手足心热。舌红瘦，苔少，脉弦细数，指纹青滞。血白细胞7 000。胸透正常。此乃久咳伤脏，肝阴不足，风火上炎，燥气上迫，肺津亏虚，宜降失职，久则肺气耗散。治宜清养肝阴、润燥养肺、宣敛肺气。药用桑叶5克、牡丹皮5克、杏仁5克、前胡5克、沙参5克、麦冬

5克、地骨皮5克、白薇5克、川贝母5克、蛤壳5克、当归5克、白芍5克、蝉蜕3克、木蝴蝶3克、五味子3克、山药10克、百合10克、生地黄10克、淮小麦15克、炙草3克。临床观察：唐承孝用上方治疗百日咳1例，患儿服5剂后，伴见短咳，痰薄少，出气较缓，盗汗已少。按原方去牡丹皮、桑叶、前胡，加太子参、枇杷叶、白术，服6剂而缓。②

经 验 方

1. 白附饮加减　白附子9克、法半夏9克、制胆南星3克、全蝎3克、丁香3克、甘草3克、天麻10克、僵蚕10克、陈皮6克、木香6克、淡附片6克。随症加减：痉咳不甚者，全蝎减半；喉间喘鸣，寒饮甚，苔白腻者，加射干、麻黄；喘甚者，加地龙、矮地茶类；鼻衄，加鲜茅根、侧柏叶；声音嘶哑者，可加木蝴蝶；呕吐频作，影响进食，加代赭石、枇杷叶；烦躁、舌咽红、小便黄者，加黄芩、竺黄；纳差者，加谷麦芽、山楂等；汗多，加五味子、龙牡。取上药颗粒剂各半包，60毫升开水冲服。1～2个月服用20毫升，2～5个月服用30毫升，5～8个月服用40毫升，8～12个月服用50毫升，1～3岁患儿服用60毫升，分3～5次口服，奶（饭）后半小时温服。如咳喘较重，有阳虚表现者配合中成药喘可治注射液（广州万正药业有限公司）肌肉注射。注射量：1～2个月0.5毫升，2～5个月0.75毫升，5～8个月1.0毫升，8～12个月1.5毫升，1～3岁2毫升，每日1次。血常规提示感染者，或有感染迹象者配合中成药喜炎平注射液（江西青峰药业有限公司）静脉滴注，用量同喘可治，感染严重者静脉滴注，每日2次。再结合采用曼吉磁贴取穴贴敷三管齐下，临床收效甚佳。朱玲等将60例百日咳患儿随机分为观察组和对照组各30例。对照组给予环酯红霉素干混悬剂治疗。观察组予上方治疗。两组均治疗14天。结果：两组治疗7、14天后主证及中医证候积分及总积分均显

① 叶仕宏.浅谈百日咳的防治[J].新中医，1988(11)：47.
② 唐承孝.百日咳痉咳期治验二例[J].四川中医，1986(12)：13.

著低于治疗前,差异有统计学意义($P<0.01$)。[1]

2.清燥救肺汤加减 桑白皮 9 克、生石膏 15 克、党参 6 克、炙枇杷叶 7 克、黄芩 5 克、杏仁 7 克、麦冬 7 克、川贝母 7 克、桔梗 7 克、炙百部 7 克、厚朴 7 克、甘草 3 克。随症加减:咳喘重,加炙麻黄 5 克;病史大于 1 月,咳痰不利者,加僵蚕 5 克、桃仁 5 克;咳血,加茅根炭 7 克;食纳差,加鸡内金 5 克;合并肺炎,肺部有喘鸣音者,加用酚妥拉明 0.3~0.5 毫克/千克静脉点滴;合并心功能不全者,加用西地兰 0.03 毫克/(千克·次),病情好转后停用。水煎服,10 天为 1 个疗程。李喜梅将 60 例小儿百日咳患者随机分为治疗组和对照组各 30 例。两组患儿入院后均给予红霉素 50 毫克/(千克·天)静脉点滴,14 天为 1 个疗程。治疗组在入院当天配合清燥救肺汤加减口服。结果:治疗组总有效率 93%,对照组总有效率 83%。[2]

3.解痉镇咳汤 蜈蚣末(冲)2 克、僵蚕 4 克、地龙 6 克、百部 10 克、白前 10 克、紫菀 10 克、甘草 6 克。随症加减:若眼睑浮肿,加冬瓜皮 10 克;咳嗽不畅,加桔梗 6 克;痰多而喘,加紫苏子 6 克;咳血、鼻衄,加白茅根 15 克。每日 1 剂,水煎分 2~3 次口服。贺建华等采用解痉镇咳汤治疗小儿百日咳(痉咳期)62 例,全部有效。[3]

4.百部糖浆 百部、半夏、陈皮、前胡、杏仁、白茅根、白僵蚕等。制成糖浆剂型。1 岁以下 5 毫升,2~5 岁 10~15 毫升,6~10 岁 20 毫升,10 岁以上 25~30 毫升,每日 3 次,口服。配合小鸡苦胆 1~3 个顿服。戴志荣用上方治疗百日咳 176 例,痊愈 149 例,占 84.66%;显效 17 例,占 9.66%;好转 6 例,占 3.41%;无效 4 例,占 2.27%。[4]

5.百子平咳汤 百部 5~10 克、莱菔子 5~10 克、白芥子 3~5 克、青黛(包煎)3~5 克、地龙 5~15 克、蝉蜕 5~15 克、桑白皮 5~15 克、葶苈子 5~15 克、僵蚕 3~9 克、枳实 3~9 克、天竺黄 2~5 克、甘草 3 克。随症加减:咳甚呕吐者,加半夏、竹茹、枇杷叶;伴衄血、咯血、结膜下出血者,加白茅根、白及、茜草;目胞浮肿,加茯苓、车前子(包煎);久病低热,加牡丹皮、地骨皮、麦冬。每日 1 剂,水煎 2 汁浓缩至 60 毫升,分 3 次温服。渠敬文用上方加减治疗百日咳痉咳期 80 例,痊愈 75 例(93.75%),有效 2 例(2.5%),无效 3 例(3.75%)。[5]

6.痉咳散 紫菀 10 克、百部 10 克、杏仁 10 克、橘红 5 克、蜈蚣 1 条、甘草 2 克。随症加减:若呕吐者,加制半夏、代赭石(先煎);气喘者,加地龙、紫苏子;咯痰黄稠者,加瓜蒌仁、浙贝母;衄血者,加生石膏(先煎)、白及;目胞浮肿者,加车前子(包煎)、茯苓。秦亮用上方加减治疗百日咳 46 例,治愈 42 例,好转 3 例,无效 1 例。[6]

7.养阴止嗽汤 百部 6~9 克、黄精 9~12 克、天冬 9~12 克、麦冬 9~12 克、茯苓 9~12 克、紫菀 6~9 克、枳实 6~9 克、陈皮 6~9 克、半夏 3~6 克、甘草 3~6 克、细辛 1~3 克。每日 1 剂,水浓煎成 100~150 毫升,按年龄大小每次 30~50 毫升,每日 3 次内服。周建衡用上方治疗百日咳 221 例,痊愈 103 例(46.7%),显效 61 例(27.6%),好转 50 例(22.6%),无效 7 例(3.1%)。总有效率 96.9%。[7]

8.百部合剂 麻黄、天竺子、百部、葶苈子、甘草、芦根。随症加减:有汗者,用炙麻黄,无汗者,用细麻黄;痰多,加瓜蒌皮、紫菀、海蛤壳(先煎)、天浆壳、天胡荽;咳甚呕吐属痰热者,加姜竹茹,属寒痰,加陈皮、旋覆花(包煎);痉咳明显,加广地龙、炙蜈蚣;伴咯血或衄血者,加茅根、白及。每日 1 剂,水煎 2 次,分 2~3 次服。鄂惠等用上方加减治疗百日咳 50 例全部治愈。一般服药 3 剂,痉咳基本消失,留下轻度咳嗽、纳差、神萎等症状,经对

① 朱玲,喻闽凤,等.白附饮配合中药注射针剂治疗小儿类百日咳综合征疗效观察[J].中国中西医结合儿科学,2017,9(5):381-385.
② 李喜梅.清燥救肺汤加减治疗小儿百日咳 30 例[J].甘肃中医,2010,23(5):41.
③ 贺建华,等.解痉镇咳汤治疗小儿百日咳 62 例[J].黑龙江中医药,2002(5):25.
④ 戴志荣.百部糖浆配合鸡苦胆治疗百日咳 176 例[J].河北中医,2000,22(1):46.
⑤ 渠敬文.百子平咳汤治疗百日咳痉咳期 80 例[J].辽宁中医杂志,1991(1):22-23.
⑥ 秦亮.痉咳散治疗百日咳 46 例[J].湖北中医杂志,1991,13(1):17.
⑦ 周建衡.养阴止嗽汤治疗百日咳 221 例[J].山东中医杂志,1991,10(5):29-30.

症3～5剂调理后均消失。①

9. 菖蒲郁金汤加味　石菖蒲3克、地龙3克、广郁金4克、竹叶4克、菊花4克、牡丹皮5克、连翘8克、牛蒡子9克、滑石(包煎)6克、桑枝6克、海风藤6克、栀子6克、竹沥(兑服)30克、姜汁(冲服)3毫升。周瑞求用上方治疗百日咳脑病1例，服药8剂而愈。②

10. 五味定喘汤　天竺子6克、白苏子6克、六轴子1克、黄荆子10克、车前子(包煎)10克。随症加减：呕吐，加竹茹6克；痰中带血，加仙鹤草10克；鼻衄，加鲜茅根10克、黑荆芥6克；便秘，加生大黄(后下)3克。每日1剂，水煎2次，煎成100毫升分次服。郁万先用上方加减治疗百日咳100例，痊愈62例(62%)，好转32例(32%)，无效6例(6%)。服药最短者3天，最长者10天。③

11. 加味二冬汤　百部、麦冬、天冬、沙参、紫菀、前胡、葶苈子、射干、甘草。随症加减：呕甚，可加半夏、竹茹；痰少，去前胡、葶苈子。每日1剂，水煎2次，分2～3次服。王成章用上方加减治疗百日咳痉咳期104例均痊愈，其中3剂而愈19例，4～6剂而愈40例，7～9剂而愈30例，10～12剂而愈15例，平均治愈天数为6.3天。④

12. 麻杏甘石汤合生脉散加味　麻黄4克、杏仁6克、麦冬6克、葶苈子6克、生石膏(先煎)20克、生甘草5克、党参8克、五味子(碎)3克、胆南星3克。每日1剂，水煎2次分2次服。剂量可根据年龄稍有加减。徐小良用上方治疗本型36例，均获痊愈。疗程最短3天，最长7天，平均4.5天。⑤

13. 加味小青龙汤　炙麻黄0.6克、桂枝0.6克、法半夏6克、五味子6克、杭白芍6克、细辛0.3克、干姜3克、炙甘草3克、兰花草30克、野棉

花根20克。每日1剂，水煎2次，分2～3次服。3天为1个疗程至痊愈。李凌等用上方治疗100例顿咳患者，3天痊愈84例，6天痊愈16例。⑥

14. 解痉止咳汤　紫菀10克、杏仁10克、百部10克、半夏10克、代赭石(先煎)30克、橘红6克、蜈蚣3克、甘草3克。随症加减：痰多气逆，加葶苈子10克、炙枇杷叶(包煎)10克；痰黏咳吐不爽，加麦冬10克、胆南星6克；目赤、鼻衄、咳血，加白茅根12克、侧柏叶10克。以上为3岁以上小儿量，3岁以下酌减。疗程为10天。姜润林用上方加减治疗百日咳124例，痊愈102例，好转13例。治愈率82.5%，总有效率92.6%。⑦

15. 二冬汤　天冬10克、枇杷叶10克、麦冬10克、百部10克、瓜蒌12克、半夏6克、陈皮6克。随症加减：痰多气逆，加葶苈子6克、莱菔子15克；呕吐，加竹茹10克；气虚，加党参10克；阴虚，加黄精10克；咳甚，加蜜款冬花9克、蜜紫菀9克。每日1剂，水煎2次分2～3次服。10剂为1个疗程。黄朝水用上方加减治疗百日咳82例，治愈51例，好转15例，无效16例。⑧

16. 自拟方　代赭石(先煎)30克、橘叶6克、橘皮6克、百部9克、半夏9克、炙枇杷叶9克、黄芩9克、炙桑白皮9克、葶苈子4克。随症加减：痰多，加紫苏子、川贝母；发热，加金银花、连翘；衄血，加白茅根、川牛膝；呕吐，加竹茹。每日1剂，水煎2次，分2～3次服。胡义保用上方治疗小儿百日咳痉咳期98例，痊愈79例，好转12例，无效7例。总有效率92.85%。⑨

17. 平肝肃肺方　珍珠母(先煎)20克、代赭石(先煎)20克、石决明(先煎)15克、桑叶8克、枇杷叶8克、南沙参8克、百部8克、浙贝母6克、葶苈子6克、甘草3克。随症加减：肝火偏旺，合黛

① 鄂惠，等.百部合剂加减治疗顿咳50例临床体会[J].中医杂志，1991(10)：48.
② 周瑞求.百日咳脑病[J].湖南中医杂志，1991(6)：36.
③ 郁万先.五味定喘汤治疗百日咳100例[J].云南中医杂志，1990，11(3)：41.
④ 王成章.加味二冬汤治疗百日咳痉咳期104例[J].辽宁中医杂志，1990(3)：35.
⑤ 徐小良.麻杏甘石汤合生脉散加味治疗顿咳36例体会[J].江西中医药，1990，21(1)：39.
⑥ 李凌，等.加味小青龙汤治疗顿咳100例疗效观察[J].江西中医药，1990，21(1)：39.
⑦ 姜润林.解痉止咳汤治疗百日咳124例[J].北京中医杂志，1990(3)：15-16.
⑧ 黄朝水.二冬汤治疗顿咳82例[J].福建中医药，1989，20(1)：28.
⑨ 胡义保.中药治疗小儿百日咳痉咳期98例[J].陕西中医，1989，10(10)：441-442.

蛤散（包煎）；偏肺热，加黄芩；苔黄腻、痰多，去沙参，合千金苇茎汤；津伤肺燥，加天冬、麦冬；兼表证者，加荆芥。每日1剂，水煎2次，分2次服，病重者每日加服半剂，每日3服。弱小儿减量。张远坤用上方加减治疗百日咳100例，治愈78例，好转18例，无效4例。①

18. 羚黛百芩汤　羚羊角0.6克、黛蛤散（包煎）15克、百部1克、黄芩1克、桑白皮1克、天竺子1克。随症加减：痰多，加紫苏子、车前子（包煎）、莱菔子，或加贝母、瓜蒌皮、葶苈子；发热，加连翘、地骨皮；咳甚、痰中带血，加茅根、生地黄、仙鹤草；并发肺炎，加金银花、瓜蒌皮、鱼腥草，或合麻杏石甘汤。每日1剂，羚角粉分2次开水冲服，余4味水煎分服。崔华用上方治疗百日咳80例，治愈64例（80%），好转10例（12.5%），无效6例（7.5%）。总有效率92.5%。②

19. 清胆宁嗽汤　青黛（包煎）6克、黄芩6克、百部6克、地龙6克、法半夏6克、茯苓6克、陈皮3克、枳壳3克、甘草3克、僵蚕10克、竹茹10克、海蛤壳12克。随症加减：鼻衄者，加茅根20克；气喘，加紫苏子6克；咳嗽挛急甚者，加蚱蜢5个焙干研服。每日1剂，水煎分3次服。5日为1个疗程。张玉龙用上方加减治疗百日咳85例，治愈68例，好转15例，无效2例。总有效率97.6%。③

20. 解痉咳汤　僵蚕3～6克、地龙3～6克、瓜蒌3～6克、全蝎2～3克、胆南星2～3克、甘草2～3克、青黛（冲服）2～4克、天竺黄2～4克、杏仁2～4克、黄芩4～6克、白部4～6克、地骨皮4～6克。随症加减：伴呕吐者，加旋覆花（包煎）2～4克、代赭石（先煎）10～15克；白睛溢血或痰带血丝者，加藕节6～10克、鲜白茅根6～12克、菊花2～3克。每日1剂，水煎2次，分4～6次服

完。林文宗用上方加减治疗百日咳50例，痊愈37例，显效11例，有效2例。④

21. 百远葶汤　炙百部10克、葶苈子10克、浮海石10克、黛蛤散（包煎）10克、炙款冬花10克、炙远志6克、姜半夏6克、杠板归20克、浙贝母9克、生甘草4克。随症加减：肺热痰稠不易咯出者，加天竺黄、鲜竹沥；湿盛苔腻者，加陈皮、厚朴；目浮明显者，加车前子（包煎）、桑白皮；伴有鼻衄或巩膜出血者，加茅根、仙鹤草。每日1剂，水煎2次，分2～3次服。婴幼儿药量酌减。周文华用上方加减共治疗百日咳痉咳期136例，服药10剂以内痊愈92例（67.6%），好转37例（27.2%），无效7例（占5.2%）。⑤

22. 自拟方　虎杖10克、鱼腥草10克、百部10克、钩藤10克、葶苈子10克、紫苏子10克、黛蛤散（包煎）10克、桃仁10克、杏仁10克、代赭石（先煎）30克、甘草3克。随症加减：大便秘结者，加用大黄（后下）6～9克。每日1剂，水煎2次浓缩至100毫升，分2～3次服。诸惜勤用上方治疗百日咳24例，有效（痉咳症状减轻至消失，白细胞计数及分类渐趋正常）14例，显效（典型症状大部分消失，或显著减轻，白细胞计数及分类渐趋正常）8例，无效（典型症状依然存在，白细胞计数及分类淋巴细胞无明显变化）2例。⑥

23. 五虎追风散加减　蝉蜕（煎汤代水）20克、全蝎4.5克、僵蚕10克、天麻6克、制南星6克。随症加减：痰多，加制半夏；食滞，加神曲、莱菔子；久咳伤及肺阴，加北沙参、乌梅。李心胜用上方加减治疗百日咳痉咳期3例，均收显效。⑦

24. 旋磁白部汤　旋覆花（包煎）4～8克、磁石（先煎）10～15克、白芍6～9克、百部6～9克、鹅不食草6～9克、蝉蜕3～5克、黄芩5克、浙贝母4～6克、炙枇杷叶4～6克。随症加减：咳而呕

① 张远坤."平肝肃肺汤"治疗百日咳100例[J].上海中医药杂志,1989(2):15.
② 崔华."羚黛百芩汤"治疗痉咳期百日咳80例[J].江苏中医,1988(4):4-5.
③ 张玉龙.清胆宁嗽汤治疗百日咳85例[J].陕西中医,1988,9(12):558-559.
④ 林文宗.自拟解痉咳汤治疗百日咳50例[J].广西中医药,1987(2):8.
⑤ 周文华."百远葶汤"治疗百日咳痉咳[J].四川中医,1986(2):16.
⑥ 诸惜勤.中药治疗百日咳24例疗效观察[J].南京中医学院学报,1985(2):17-18.
⑦ 李心胜.五虎追风散加减治疗百日咳[J].上海中医杂志,1985(5):33.

吐痰涎者,加半夏、陈皮;舌红苔少,口干欲饮者,加南沙参、麦冬;苔黄腻者,加瓜蒌皮;咳血或鼻衄者,加黛蛤散(包煎)、白茅花;痉挛性咳嗽较剧者,选炙僵蚕、全蝎、蜈蚣或地龙粉另兑服;球结膜出血者,加桃仁、红花及藕节等。王继安用上方加减治疗百日咳110例,除8例因合并肺炎配合西药治疗而愈外,均服中药治愈。其中3~5剂而愈者41例,6~8例而愈者33例,9~11剂而愈者29例,服12剂以上而愈者7例。[①]

25. **化痰解痉汤** 甘草、钩藤、蝉蜕、僵蚕、蜈蚣、地龙。随症加减:邪热郁闭于肺,伴发肺炎者,加麻杏甘石汤;咯血鼻衄者,加白茅根、藕节炭;肺热,加黄芩;肺阴耗损者,加麦冬、北沙参;痉咳甚者,加全蝎;瘀血者,加天冬末冲服。每日1剂,水煎服。在"痉咳"前服用,2岁以上每日分3次服,1~2岁小儿每日分4次服。翟润民用上方加减治疗百日咳14例,6天痊愈者7例,8天痊愈者3例,10天痊愈者4例。[②]

26. **桑菊饮加减** 杏仁6克、芦根6克、连翘4.5克、薄荷(后下)2.4克、甘草2.4克、桑叶7.5克、菊花3克、桔梗6克。每日1剂,水煎2次,分2~3次服。郭振球用上方治疗百日咳初期偏风热者11例,均获痊愈。[③]

27. **肺脑双清汤** 桑叶、菊花、连翘、杏仁、知母、生石膏(先煎)、栀子、牡丹皮、黄芩、石决明(先煎)、钩藤、天麻、甘草。随症加减:有表邪者,加薄荷(后下)、蝉蜕;呕吐,加半夏、竹茹或代赭石(先煎);食积脘腹痞满,加枳实、莱菔子、鸡内金;腹泻,加扁豆、茯苓、车前子(包煎);便秘腹满,加大黄(后下)、芒硝(冲服);小便潴留,加木通、车前子(包煎)、海金沙;咳嗽气逆痰鸣,加瓜蒌、川贝母、半夏、旋覆花(包煎)、枇杷叶;神昏、烦躁、谵语轻者,加万氏牛黄清心丸;重者,加安宫牛黄丸;烦躁谵狂便秘,加局方紫雪丹;神昏谵语、烦躁、舌绛、身发斑疹,加神犀丹;神昏不语痰闭脉弱,加局

方至宝丹;惊厥抽风,加桑枝、白芍、蚱蜢;甚者,加全蝎、蜈蚣、羚羊角粉(冲服);手足瘫痪,加桑枝、牛膝、地龙;津伤舌燥,加沙参、麦冬;血热,加犀角(水牛角代,冲服)、生地黄、玄参;阴虚阳伤风动者,加生地黄、龟甲(先煎)、鳖甲(先煎)或阿胶(烊化)、牡蛎(先煎);气弱脉虚,加人参(另炖兑服)、粳米。每日1剂,水煎服,各药分量和每日所服次数应视病情的轻重而定。陈文英用上方加减治疗百日咳并发脑炎9例,痊愈6例,遗有后遗症2例,死亡1例。[④]

28. **天冬合剂** 天冬15克、麦冬15克、百部9克、瓜蒌6克、法半夏6克、橘仁6克、竹茹6克。用水300毫升煎取药汁100毫升,再用水400毫升,煎取药汁100毫升,2次煎取药汁合为200毫升。1~3岁分6次服,4~6岁分4次服,7~10岁分2次服。每3小时服1次,服时加温。随症加减:鼻出血,加白茅根15克、藕节15克;呕吐,用灶心土15克开水泡化澄清,去渣,用此水煎药;泄泻,加白术6克、山药6克;痰多,加莱菔子6克;面目浮肿,加甜葶苈子3克。裴慎用上方加减治疗百日咳113例,痊愈108例,无效4例,并发脑炎死亡1例。治愈率95.6%。[⑤]

单 方

1. **葶苈子配鸡苦胆** 组成:葶苈子3克、鸡苦胆1个。用法用量:将两药研末加白糖调为糊状,口服,1岁内服用1/2,2~3岁全服,每日1次,直至症状缓解。杨银田在百日咳痉咳期采用葶苈子配鸡苦胆治疗,效果较好。本方中的葶苈子苦辛寒,为泻肺平喘要药,药理研究证实,葶苈子具有显著的止咳平喘、强心利尿、抗感染作用;鸡苦胆具有清热泻火,兼有平喘的功效,有效成分为胆酸钠,能抑制百日咳杆菌,降低或消除中枢兴奋性,缓解支气管平滑肌痉挛。两者合用有清热泻

① 王继安."旋磁白部汤"治疗百日咳[J].中医杂志,1984(11):36.
② 翟润民.化痰解痉止咳汤治疗百日咳14例[J].河南中医,1982(5):34.
③ 郭振球.桑菊饮治疗百日咳的疗效观察[J].中级医刊,1960(1):55.
④ 陈文英.中西医合作治疗百日咳并发脑膜脑炎[J].福建中医药,1958(8):20-22.
⑤ 裴慎.天冬合剂治疗百日咳113例疗效的报告[J].中医杂志,1956(12):631.

肺、止咳平喘的作用。①

2. 马齿苋煎剂　组成：马齿苋 200～300 克。用法用量：水煎 2 次浓缩为 100～150 毫升，每日分 2 次口服。5 天为 1 个疗程。临床应用：樊英诚等用上方治疗百日咳患儿 50 例，服药 1 个疗程痊愈 34 例（68%），服药 2 个疗程痊愈 14 例（28%），2 例并有肺炎脑炎无效，改用其他疗法而愈。总有效率 96%。②

3. 鲜侧柏叶煎剂　组成：鲜侧柏叶。用法用量：＜1 岁 20 克/日，1～5 岁 30～50 克/日，6～10 岁 60～100 克/日，加水 200～400 毫升，煎成 90～300 毫升；每日 1 剂，服 6 次，每次 15～50 毫升。7 天为 1 个疗程。临床应用：方云琪用上方治疗百日咳患儿 92 例，痊愈 80 例，好转 10 例，无效 2 例。③

4. 三子汤　组成：葶苈子 3～9 克、牛蒡子 6～9 克、莱菔子 6～9 克。随症加减：发热者，加黄芩、桑白皮、地骨皮、甘草；咳时作呛作呕、鼻衄重者，加黄连、黄芩、栀子、生石膏（先煎）。用法用量：每日 1 剂，水煎 2 次分 3～4 次服。临床应用：从雨生用上方加减治疗百日咳患儿 196 例，全部治愈。疗程 4～5 天 94 例，6～8 天 64 例，9～10 天 38 例。④

5. 大蒜外敷　组成：鲜紫皮大蒜 5 枚。用法用量：将大蒜瓣捣成蒜泥，贴敷涌泉穴，敷料固定，男左女右，每次 24 小时，一般 4 次即可生效。王斌用上法治愈百日咳患儿多例。⑤

6. 百日草　组成：百日草（干鲜均可入药，霜打者更佳）40 克（鲜者 70 克）。制备方法：加水 300 毫升文火煎 15～20 分钟，沸后过滤去渣，再加入适量冰糖，待冰糖溶解后，即可温服。用法用量：每日服 3～4 次，每次 50 毫升。临床应用：常

喜宽用上方治疗百日咳患儿 36 例，其中 34 例在 1 周内痊愈。⑥

7. 百咳丸　组成：甘遂 30 克、大戟 30 克、芫花 30 克。制备方法：三药分别用醋炒至焦黄，共研极细末，面粉 60 克炒黄，面粉加适量水熬成糊，同以上三药制成丸，如梧桐子大。用法用量：1～2 岁每次 1 丸，3～4 岁每次 2 丸，5～7 岁每次 3 丸，7～10 岁每次 4 丸，每日清晨 1 次服下，重证可服 2 次。服药后大便稀臭若涕。临床应用：任国顺用上方治疗百日咳患儿 283 例，一般服药 3～5 天病即痊愈，个别病情严重者，服药 15 天左右。⑦

8. 自拟方　组成：蜈蚣 2 条、白芍、当归、太子参、茯苓、芦根、薏苡仁、杏仁、冬瓜仁、桃仁、天花粉、紫苏子。用法用量：蜈蚣去头足，置瓦片上文火烘干，研末，分 9 次服，每日 3 次（幼儿量）；其余中药按小孩常规用量，每日 1 剂，6 天为 1 个疗程。随症加减：痰热恋肺型，按原方服用；肺气虚型，原方去天花粉、芦根、冬瓜子，加黄芪，其偏寒者，加细辛、干姜；肺阴虚型，原方加麦冬、生地黄；病初夹风热者，用原方加桑叶、菊花；病初夹风寒者，加麻黄、生姜、细辛；恢复期气阴两虚型，原方去芦根、天花粉，加黄芪、麦冬、五味子。临床应用：王雪明用上方加减治疗百日咳患儿 40 例，痊愈 34 例，有效 3 例，无效 3 例。⑧

9. 白屈菜糖浆　组成：白屈菜鲜品与干品（用量 6:1）煎制成含生药 100% 的糖浆。用法用量：6 个月以内每次 5～8 毫升，6 个月～3 岁每次 8～15 毫升，3～6 岁每次 15～20 毫升，6 岁以上每次 20～30 毫升，每日 3 次。临床应用：吉林医科大学第四临床学院儿科用上方治疗百日咳 500 例，痊愈 355 例，好转 116 例。有效率 94.2%。⑨

10. 熊胆　组成：熊胆。用法用量：1 岁以下

① 杨银田.葶苈子配鸡苦胆治疗百日咳[J].中国中医药信息杂志,2007,14(3):38.
② 樊英诚,等.马齿苋煎剂治疗百日咳 50 例疗效观察[J].黑龙江中医药,1988(5):39-40.
③ 方云琪.鲜侧柏叶煎剂治疗百日咳 92 例[J].安徽中医学院学报,1988,7(1):34.
④ 从雨生.三子汤治疗百日咳 196 例[J].湖北中医杂志,1987(3):40.
⑤ 王斌.大蒜外敷涌泉治疗百日咳[J].新中医,1985(9):53.
⑥ 常喜宽.百日草治疗百日咳[J].吉林中医药,1984(3):18.
⑦ 任国顺.自制"百咳丸"治疗百日咳 283 例[J].湖北中医杂志,1982(6):20.
⑧ 王雪明.中药治疗百日咳 40 例[J].福建医学杂志,1981(1):51-52.
⑨ 吉林医科大学第四临床学院儿科.白屈菜治疗百日咳 500 例的疗效观察[J].新医学,1972(10):20.

0.03 克,2 岁 0.06 克,3 岁 0.09 克,4 岁 0.12 克,4 岁以上酌加。用法用量:将药末置于汤匙中,加少许糖或蜜,开水化服。并有支气管肺炎者,加麻杏石甘汤含剂,6 个月以下 15 克,6 个月～4 岁 18 克,4 岁以上 24 克。临床应用:陈桐雨等用上方治疗百日咳患儿 16 例,均痊愈,平均治愈时间 3.2 天。①

11. 鸡苦胆糖浆 组成:鸡苦胆胆汁、糖浆。制备方法:1 个鸡苦胆胆汁加 85% 糖浆至 15 毫升。用法用量:1 岁以下每日 5 毫升(即 3 日服 1 个鸡苦胆),2～3 岁每日 7.5 毫升(即 2 日服 1 个鸡苦胆),4 岁以上每日 15 毫升(即 1 日服 1 个鸡苦胆)。临床应用:山东省立第一医院小儿科用上方治疗百日咳患儿 56 例,痊愈者 29 例(51.8%),减轻者 27 例(48.2%)。②

中 成 药

1. 复方镇咳灵 组成:蜈蚣、百部、赛庚啶等。功效:解痉镇咳,温肺涤痰。用法用量:6～12 个月每次服 1 片,1～3 岁每次服 1.5 片,4～6 岁每次服 2 片,每日 3 次。10 天为 1 个疗程。临床应用:桂玉萍等用上方治疗小儿百日咳综合征 270 例,随机分为试验组 180 例和对照组 90 例。对照组患儿用罗红霉素,按每日 4 毫克/千克,分 2 次口服。试验组患儿用复方镇咳灵治疗。观察期间不用西药抗生素、抗病毒药,中药宣肺镇咳剂,及与本病治疗相关的其他疗法。体温超过 39℃ 时,可使用退热剂扑热息痛。观察时间为 1 个疗程。结果:试验组痊愈率 51.70%,痊愈显效率 89.77%;对照组痊愈率 29.21%,痊愈显效率 74.15%。试验组疗效显著优于对照组($P<0.01$)。复方镇咳灵能有效改善小儿百日咳综合征的呕吐、痰鸣、恶寒、面色、眼部、食欲异常等症状。③

2. 雷米封合百日咳片 组成:雷米封(异烟肼)、百日咳片(鸡蛋汁或猪胆汁、甘草)。用法用量:雷米封,每日每千克体重 10～15 毫克,分 3 次口服,或每次 50 毫克,每日服 3 次,连续服 7 天;百日咳片,每次每岁服 1 片,每日服 3 次,连续服 7 天。临床应用:李鸿林将百日咳患儿 48 例分为雷米封组 21 例、雷米封合百日咳片组 12 例与百日咳片组 15 例。雷米封组痊愈 19 例,显效 2 例;百日咳片组痊愈 8 例,显效 5 例,无效 2 例;雷米封合百日咳片组痊愈 11 例,显效 1 例。从三组的治疗效果看,疗效均较好,三组相比总有效率无显著性差异,但痊愈疗效以雷米封合百日咳片组最好。④

3. 蛇胆川贝粉 组成:川贝母、苏半夏、蛇胆汁、乙醇(广东何焕文氏所监制)。用法用量:6 个月以下每次 1/3 支,6 个月～4 岁每次服 1/2 支,4 岁以上每次服 1 支,每日 3 次;将药粉倒出,置于茶杯内,加少许糖或蜜,开水化服。随症加减:并发支气管肺炎者,加麻杏石甘汤合剂,6 个月以下用 15 克,6 个月～4 岁 18 克,4 岁以上用 24 克。临床应用:陈桐雨等用上方治疗百日咳 54 例,均痊愈,平均治愈天数 3.1 天。⑤

① 陈桐雨,等.三种方剂治疗百日咳八十六例[J].福建中医药,1960(2):25-26.
② 山东省立第一医院小儿科.鸡苦胆治疗百日咳疗效初步观察[J].山东医刊,1959(1):10.
③ 桂玉萍,等.复方镇咳灵治疗小儿百日咳综合征 270 例临床观察[J].光明中医,2006,21(10):36-38.
④ 李鸿林.雷米封、百日咳片治疗百日咳临床小结[J].赤脚医生杂志,1976(3):21.
⑤ 陈桐雨,等.三种方剂治疗百日咳八十六例[J].福建中医药,1960(2):25-26.

急性咽结膜热

概　述

急性咽结膜热是由腺病毒通过呼吸或接触感染所致,病原体为腺病毒3型、4型、7型,多发生于儿童,夏季流行。表现为咽炎、急性滤泡性结膜炎及并伴有上呼吸道感染和发热。滤泡以下穹窿及下睑结膜为显著,耳前与颌下淋巴结轻度肿大。前驱症状为全身乏力,体温上升至38.3℃~40℃,自觉流泪、眼红和咽痛。体征为眼部滤泡性结膜炎、一过性浅层点状角膜炎及角膜上皮下浑浊、耳前淋巴结肿大。

本病病程10天左右,有自限性,无特效药,临床上多采取支持疗法。合并有浅层点状角膜炎或角膜上皮下浸润者,禁用地塞米松滴眼液。体温>38.5℃者应积极退热,必要时补液,维持水电解质平衡。白细胞计数升高者,选择适当抗生素治疗。咽结膜热发病期间勿去公共场所、游泳池等,以减少传播机会。预防咽结膜热应加强对游泳池的管理和监督,严格执行卫生消毒制度。

本病属中医"温病"范畴,其主要病理特点为暑热内郁湿阻中焦。表现为恶寒,无汗,高热不退,伴眼红、流泪,头晕头痛,咽痛,纳差,恶心呕吐,尿黄便干,舌红黄腻或白腻,脉数有力。治法以清暑利湿为主。

经　验　方

1. 新加香薷饮加减　香薷3克、佩兰3克、厚朴3克、金银花5克、连翘5克、扁豆或鲜扁豆花6克、生大黄(后下)2克。随症加减:呕吐者,加生姜、藿香;身热口渴,加石膏;腹胀,加藿香、紫苏梗。每日1剂,1岁以下患儿或年长患儿药物剂量酌情加减。张硕用上方加减治疗小儿急性咽结膜热86例,治愈81例,好转5例。总有效率100%。[①]

2. 银翘白虎汤　石膏30克、知母10克、金银花12克、连翘12克、黄菊花12克、地龙8克、僵蚕8克、炙甘草6克、粳米9克。每日1剂。体重≥50千克者,两煎混合后分2次口服;体重<50千克者,按体重计算服用量。何伟文等将76例咽结膜热患儿随机分为治疗组40例和对照组36例。治疗组予以银翘白虎汤;对照组予以更昔洛韦冻干粉针剂5毫克/(千克·天),每日1次,静脉滴注。当体温上升到38.5℃或以上时,给予适量对乙酰氨基酚解热。两组患儿均在体温恢复正常(当日体温≤37℃,且不再回升)次日停药。治疗组显效率和总有效率均为100%,对照组显效率16.67%,总有效率47.22%。[②]

3. 解毒散邪汤加减　荆芥9克、防风9克、连翘9克、赤芍9克、栀子9克、浙贝母9克、黄芩12克、黄连6克、薄荷6克、枳壳6克、板蓝根30克、蒲公英30克、金银花20克、僵蚕10克、柴胡18克。每日1剂,水煎服。案例1:女,右眼涩痛、咽痛4天,口服退热、消炎类药物未见好转,且出现头痛、右眼灼热涩痛等症,伴有大便不爽,口微苦,舌质红,苔薄黄,脉弦数。予上方,同时局部给予抗病毒眼药水点眼,每日4次,3日后复诊,体温正常,头痛、右眼涩痛减轻,角膜上皮少许点状着色,

① 张硕.新加香薷饮治疗小儿急性咽结膜热86例[J].内蒙古中医药,2016(10):7-8.
② 何伟文,等.银翘白虎汤治疗小儿咽结膜热临床疗效观察[J].中国初级卫生保健,2012,26(6):102-103.

咽部充血,滤泡少许,舌红,苔薄白,脉弦,上方加蝉蜕9克、天花粉12克。每日1剂,水煎服,6日后复诊病愈。案例2:女,双眼突感红肿涩痛、咽痛10天。西药治疗一周效不显。双眼涩痛、畏光、流泪、咽痛,舌质红,苔薄黄,脉弦数,予解毒散邪汤加减:黄芩12克、蝉蜕12克、柴胡12克、荆芥9克、防风9克、栀子9克、连翘9克、赤芍9克、牡丹皮9克、浙贝母9克、枳壳6克、板蓝根15克、生地黄15克、菊花18克、夏枯草6克。每日1剂,水煎服,4日后复诊诸症悉减,但眼干涩、畏光明显,上方去荆芥、防风,加地骨皮9克、天花粉12克。3剂后病愈。①

4. 自拟方 羚羊角(另煎兑服)、生石膏(先煎)、柴胡、菊花、连翘、钩藤、蝉蜕、薄荷、板蓝根、岗稔根、夏枯草、甘草。药量随年龄而定,每日1剂,以水浸泡20分钟后煎煮。随症加减:咽痛甚者,加土牛膝利咽解毒、活血散瘀;若表邪已减,肝火炽盛,症见咽红、目赤痛,烦躁不安,溲短黄,舌红,苔黄,脉弦数,上方去薄荷,加龙胆草、栀子以清泄肝胆之火;目赤甚,伴球结膜下出血者,加牡丹皮、赤芍凉血散瘀;若见发热伴头晕口苦,身重,胸闷纳呆,便溏,乃湿困脾土,湿重者去薄荷、钩藤、羚羊角,加六一散、三仁、茵陈等清热化湿;便秘者,加大黄;咳甚,加鱼腥草、前胡等。肖达民用上方加减治疗急性咽结膜热43例,全部治愈。②

5. 清热利咽汤加减 生石膏(先煎)15克、金银花15克、连翘15克、板蓝根15克、山豆根15克、夏枯草15克、车前草15克、野菊花15克、马勃12克。随症加减:大便干燥,加大黄(后下)。每日1剂,水煎2次,分2～3次服。王西瑛用上方治疗小儿咽结膜热58例,总有效率91.38%。③

6. 咽结膜热方 九里明12克、野菊花9克、一点红9克、岗稔根9克、板蓝根9克、金银花6克、桔梗6克、甘草6克。随症加减:结膜充血明显、球结膜下出血,加红花2克、木贼6克;淋巴结肿大明显,加夏枯草6～9克;热甚,加生石膏15～30克、蒲公英9克。每日1剂,水煎服,重症可每日2剂。王振熹用上方加减治疗83例咽结膜患儿,服药后4天内体温降至正常,眼、咽、扁桃体的症状消失56例,10天内治愈70例,好转13例。④

7. 加味香薷饮 香薷3克、佩兰3克、厚朴3克、扁豆6克、金银花5克、连翘5克、生大黄2克。开水泡服,每日1剂,年长儿每日2剂,水煎服。胡芳清等将98例咽炎患者随机分为治疗组67例和对照组31例。治疗组予上方治疗疱疹性咽炎38例与急性咽结膜热29例。对照组用西药抗菌素口服,疱疹性咽炎17例、急性咽结膜热14例。结果:治疗组疗效优于西药治疗组。⑤

8. 清热解毒灵 藿香10克、荆芥穗10克、金银花12克、板蓝根12克、滑石12克、生石膏30克、薄荷(后下)6克、甘草3克。研末,干燥,调匀,装入透析纸袋内,每袋10克。4岁以下每次1袋,5～9岁每次2袋,10岁以上每次3袋,服用时将药袋浸泡在开水杯内15分钟左右,中间搅拌2～3次。每隔2～3小时服药1次,昼夜频服。可仿桂枝汤热粥的服法,于服药前先食200毫升左右热稀粥,意在促其发汗,且可防止恶心呕吐。药后宜覆被取汗,汗后避免吹风。首次汗后,保持徐徐汗出。如出汗多可饮盐糖水,以防伤阴。少量多次昼夜频服可增强药效。热退后应继续服3～5次,以巩固药效。服药期间禁食油腻,以清淡饮食为宜。刘征利等用上方治疗儿童流行性咽结膜热41例,药后1天热退者37例,1～2天热退者4例。随着体温的恢复正常,症状相应迅速消失,药后1天内症状消失者28例,1～2天消失者9例,2～3天消失者4例。⑥

9. 夏枯草合剂 夏枯草12克、野菊花10克、

① 司民喜,等.解毒散邪汤治疗咽-结膜热二则[J].山东中医杂志,2003,22(6):377-378.
② 肖达民.中医药为主治疗急性咽结膜热43例[J].新中医,1996(9):38.
③ 王西瑛.清热利咽汤治疗小儿咽结合膜热58例[J].中医函授,1995(3):30.
④ 王振熹.咽结膜热方[J].广西中医药,1991,14(3):124.
⑤ 胡芳清,等.加味香薷饮泡服治疗咽炎67例疗效观察[J].山西中医函授,1991(4):25.
⑥ 刘征利,等.清热解毒灵治疗儿童流行性咽结膜热[J].中医杂志,1988(10):32-33.

金银花 10 克、山豆根 10 克、鸡蛋花 8 克、木棉花 8 克、葛花 8 克、甘草 5 克。随症加减：热甚，加板蓝根 12 克、蒲公英 10 克；结膜充血，加赤芍 15 克。每日 1 剂，水煎服，药汁煎好后先打开以药气熏眼，待温度稍降再倒出服用。病情较重者或选择柴胡注射液、病毒唑注射液肌注，每日 10～15 毫克/千克体重。外用氯霉素眼药水点双眼 4 滴，每日 6 次。刘月婵用上方加减治疗急性咽结膜热 83 例，治愈 68 例，好转 13 例，无效 2 例。①

10. 柴胡麻芍汤　柴胡 10 克、赤芍 10 克、金银花 10 克、蒲公英 10 克、玄参 10 克、麻黄 5 克、蒺藜子 8 克、吴茱萸 3 克。案例：杨某，5 岁，持续发热三天，体温在 39℃～40.3℃，双白睛稍红，每天清晨眼眦可见少许分泌物，无咳嗽，腹泻等症，精神尚可。咽部充血，扁桃体Ⅰ度肿大，枕后淋巴结肿大。舌红苔淡黄，脉洪数。停服所有西药。服药 2 剂而热退。②

中 成 药

1. 疏风解毒胶囊　组成：虎杖、连翘、板蓝根、柴胡、马鞭草、败酱草、芦根、甘草等（安徽济人药业有限公司）。临床应用：谢宏基将 65 例咽结膜热患儿随机分为对照组 33 例与治疗组 32 例。对照组予更昔洛韦注射液静脉滴注，治疗组予疏风解毒胶囊联合更昔洛韦注射液治疗。两组疗程均为 5 天。观察两组患儿的退热时间、咽痛缓解时间、眼结膜炎消退时间及不良反应情况，比较两组的临床疗效。结果：治疗 5 天后，总有效率治疗组 96.9%、对照组 81.8%。③

2. 热毒宁注射液　组成：青蒿、金银花、栀子。临床应用：陈广斌等将 81 例咽结膜热患儿随机分为观察组 42 例及对照组 39 例。观察组应用热毒宁注射液 0.6～0.8 毫升/（千克·天）加入 5% 葡萄糖注射液稀释后静脉滴注；对照组应用利巴韦林注射液 10 毫克/（千克·天）加入 10% 葡萄糖注射液稀释后静脉滴注。两组均为每日 1 次，连用 3～5 天；均予以常规液体疗法及对症治疗。观察治疗后退热时间、咽痛消失时间、眼结膜充血消失时间及药物不良反应。结果：观察组的平均退热时间、咽痛消失时间、眼结膜充血消失时间均显著短于对照组（均 P＜0.05）；观察组的显效率、总有效率分别为 35.7%、88.1%，均显著优于对照组（均 P＜0.05）。④

① 刘月婵.夏枯草合剂治疗急性咽结膜热 83 例观察[J].河北中医,1988,20(2)：89－90.
② 杨灿.急性咽-结膜热治验二则[J].湖南中医学院学报,1986(1)：12.
③ 谢宏基.疏风解毒胶囊联合更昔洛韦注射液治疗小儿咽结膜热临床观察[J].新中医,2016,48(2)：159－160.
④ 陈广斌,等.热毒宁注射液治疗小儿咽结合膜热的疗效及安全性评价[J].中国药房,2008,19(21)：1662－1664.

细 菌 性 痢 疾

概　述

细菌性痢疾是由志贺菌属引起的急性肠道传染病,简称菌痢。病史多有饮食不洁史,潜伏期1～3天,短至数小时,长达8天,有明显的季节性,7、8、9月为发病高峰期,发病年龄以10岁以下小儿多见,男童多于女童。近年来发病率呈下降趋势。

细菌性痢疾临床主要表现为腹痛、腹泻、里急后重及黏液脓血样便,伴有发热、全身毒血症状,重者可并发中毒性休克和(或)中毒性脑病。临床上常见急性菌痢、中毒性菌痢以及慢性菌痢,其中急性菌痢症见发热、腹痛、腹泻、脓血或黏液便,部分患者伴有呕吐、里急后重感,查体可见左下腹压痛及肠鸣音亢进,乳幼儿及新生儿症状常不典型;中毒性菌痢起病急骤,病势凶险,初期肠道症状多不明显甚至无腹痛与腹泻,高热或体温不升,有惊厥、意识障碍、全身中毒症状、周围循环衰竭、中枢性呼吸衰竭、感染性休克,甚至合并弥散性血管内凝血(DIC)等,若抢救及时,预后尚可,极少数患者可有生命危险或遗留有后遗症;慢性菌痢主要由于急性期失治误治,加上体质素弱,营养不良等而致病程迁延,病程长达2个多月,呈持续或间歇性腹泻伴脓血便,在暴食、冷食或劳累后急性发作,且排除再感染,有乏力、贫血等表现,或症状消失已有2个月以上,但粪便培养痢疾杆菌阳性。

《伤寒杂病论》对痢疾进行了初步分类,特别指出本病病机为“有热”,所创白头翁汤等沿用至今。《诸病源候论》在此基础上再加分类,明确指出“凡痢皆由荣卫不足、肠胃虚弱,冷热之气乘虚入客肠间,虚则泄,故为痢也”。急性菌痢属中医“肠澼”“滞下”“赤白痢”等范畴。其病理特点是外感湿热疫毒,气血凝滞,化为脓血,结于肠道。临床表现为发热腹痛,下痢赤白,里急后重,舌质红,苔黄腻或白厚腻,脉滑数。中毒性菌痢属中医“疫毒痢”范畴。其病理特点是毒热壅盛,邪闭肠道;邪盛正衰,内闭外脱。慢性菌痢属中医“肠澼”“滞下”“休息痢”等范畴。其病理特点是湿热秽浊久羁中焦,脾失健运等。临床症状有反复不同程度的腹痛腹胀以及里急后重,腹泻时轻时重,常带有红色黏冻,舌淡红,苔腻,脉濡或虚大。

辨 证 施 治

1. 张大鸿等分2型

(1)湿热蕴滞型　症见热毒壅盛,熏灼肠道,气血壅滞。治宜清热解毒、调气和血、凉血止痢。方用白头翁汤合芍药汤加减:白头翁12克、黄连6克、黄柏6克、甘草6克、秦皮9克、芍药9克、当归9克、槟榔9克、木香4克、大黄3克、肉桂1.5克。每日1剂,水煎服。

(2)疫邪热毒型　症见壅盛肠道,播灼气血。治宜清热解毒、凉血开窍。方用白头翁汤合芍药汤加减:白头翁9克、芍药9克、当归9克、甘草9克、金银花9克、钩藤6克、黄连2克、大黄2克、黄柏1.5克、木香1.5克、青皮3克、槟榔3克、石膏10克、牡丹皮4克、玄参4克、生地黄4克、羚羊角1克研末冲服或服紫雪丹。每日1剂,水煎服。

临床观察:张大鸿等将细菌性痢疾患儿随机分为中药组和对照组各30例。中药组给予白头翁汤合芍药汤加减治疗,对照组给予常规西医治疗。结果:两组比较,总有效率差异有统计学意义($P<0.05$);临床症状消失时间中药组明显短于西药组,两组比较差异有统计学意义($P<0.05$)。结论:加减白头翁汤合芍药汤治疗细菌性痢疾疗效肯定。[1]

2. 李大宽分 2 型

(1)实热闭塞型 患儿大都体质肥胖,多发于夏末秋初,起病急骤,壮热神烦,叫苦不休,转即呕吐腹胀,频解少量脓血性黏液大便,甚则惊厥。方用葛根芩连汤加味:葛根 6 克、黄芩 6 克、金银花 6 克、牡丹皮 9 克、白芍 9 克、黄连 4.5 克、芒硝(冲服)3 克。用水 120 毫升煎至 50 毫升,再入马齿苋汁 10 毫升分服,1 日服尽。随症加减:呕吐,加生赭石末(先煎)3 克;惊厥,加安宫牛黄丸半丸。临床观察:李大宽用上方加减治疗 6 例小儿中毒性痢疾,均治愈。

(2)阳虚衰竭型 方用四逆汤加味:附子(先煎)2.4 克、炮姜 6 克、炙甘草 6 克、酒炒白芍 6 克、肉桂 4.5 克、山茱萸 9 克、酒炒黄连 3 克、川厚朴 3 克。用水 150 毫升煎取 60 毫升分服,1 日服尽。临床观察:李大宽用上方治疗 4 例小儿中毒性痢疾,治愈 3 例,死亡 1 例。[2]

经 验 方

1. 参苓白术散加味 党参、白术、茯苓、甘草、白扁豆、山药、莲子、薏苡仁、砂仁、桔梗等。[3]

2. 黄连解毒汤加味 黄芩 10 克、黄连 10 克、黄柏 10 克、金银花 10 克、连翘 10 克、赤芍 10 克、白芍 10 克、白头翁 10 克、生地榆 10 克、栀子 6 克、大黄(后下)5 克、生甘草 5 克。随症加减:湿热夹表证,加荆芥 6 克、葛根 10 克。诸药先置于 500 毫升净水中浸泡 1 小时,煮沸后改文火浓煎至 150～200 毫升,静置去其杂质,每次取 50 毫升直

肠点滴,每次点滴 0.5 小时左右,每日 3 次,3 天为 1 个疗程。治疗 2～3 个疗程。有高热、水电解质紊乱者予以对症处理。王际国等用上方加减治疗 52 例小儿细菌性痢疾,治愈 40 例,好转 12 例。总有效率 100%。结论:用黄连解毒汤加味直肠点滴治疗小儿普通型急性细菌性痢疾有良效。[4]

3. 胃苓汤 苍术 10 克、白术 20 克、厚朴 9 克、桂枝 10 克、甘草 9 克、陈皮 10 克、白芍 20 克、当归 15 克、大白 9 克、木香 10 克、炮姜 6 克、神曲 15 克、山楂 30 克。上药与水共煎 2 次煎液合并,早晚 2 次服,用量 300 毫升(小儿可少量多次口服)。梁培芝用上方治疗 40 例寒湿痢患者,5 剂痊愈者 10 例,10 剂痊愈者 20 例,5 剂显效者 6 例,无效者 4 例。总有效率 90%。[5]

4. 通腑止痢汤 生大黄(后下)10 克、黄柏 10 克、槟榔 10 克、木香 10 克、焦山楂 10 克、枳壳 10 克、黄连 3 克。随症加减:发热者,加葛根、鸡苏散(包煎);赤多白少者,加秦皮、白头翁;白多赤少者,加苍术、川厚朴、藿香。每日 1 剂,水煎频服。秦亮用上方加减治疗小儿急性菌痢 80 例,治愈 73 例,好转 5 例,无效 2 例。总有效率 97.5%。[6]

5. 银楂芍药汤 金银花 20 克、生山楂 30 克、赤芍 10 克、白芍 10 克、生甘草 6 克。随症加减:发热,加葛根、柴胡;赤多调适量白糖;白多调适量红糖。每日 1 剂,水煎 2 次分 3 次服。>6 岁用全量,3～6 岁用 1/2～2/3 量,<3 岁用 1/3 量。3 日为 1 个疗程。中度以上脱水配用液体疗法,中毒性痢疾加氨苄青霉素。党建卫等用上方加减治疗小儿急性菌痢 40 例,痊愈 33 例,有效 6 例,无效 1 例。总有效率 97.5%。[7]

6. 荆防败毒散加减 荆芥、防风、羌活、独活、川芎、柴胡、前胡、桔梗、枳实、茯苓、甘草。随症加减:湿热偏重,红白相兼者,加赤芍、白芍、槐米、

① 张大鸿,等.白头翁汤合芍药汤加减治疗细菌性痢疾疗效观察[J].实用中医药杂志,2016,32(12):1160－1161.
② 李大宽.10 例小儿中毒性痢疾辨证论治[J].江苏中医,1965(7):39.
③ 陈湘君.中医内科学[M].上海:上海科学技术出版社,2013:185.
④ 王际国,等.黄连解毒汤加味治疗普通型急性细菌性痢疾 52 例[J].实用中医药杂志,2005,21(12):727.
⑤ 梁培芝.胃苓汤加减治疗寒湿痢疗效观察[J].河南医药信息,1996,4(1):40.
⑥ 秦亮.通腑止痢汤治疗小儿急性细菌性痢疾临床经验[J].安徽中医临床杂志,1995,7(1):38.
⑦ 党建卫,等.银楂芍药汤为主治疗小儿急性菌痢 40 例[J].等.实用中医药杂志,1994(6):15.

地榆、苍术等,每日 1 剂,水煎 2 次分 2～3 次服。黄抗纯用上方治疗 2 例小儿痢疾,痊愈 1 例(服药 2～3 次症状消失),好转 1 例。①

7. 紫金锭 山慈菇、五倍子、麝香、雄黄、朱砂、续随子霜、大戟。1～3 岁每次 0.3 克,3～7 岁每次 0.6 克,7～10 岁每次 0.9 克,10～14 岁每次 1.2 克,每日各分 3 次,温开水送服。张若芬用上方治疗小儿菌痢 50 例,痊愈 44 例,好转 3 例,无效 3 例。总有效率 94%。②

8. 灌肠液 白头翁 30 克、乌梅 6 克、黄连 6 克、赤芍 6 克、槟榔 6 克、凤尾草 10 克。加水浓煎取汁 200 毫升,装瓶备用。用药液保留灌肠,1 岁以下 30 毫升,1～3 岁 50 毫升,4～6 岁 60 毫升,7 岁以上 80～100 毫升,将药液用注射器通过导尿管根据不同年龄插入肛门 6～10 厘米将药灌入并抬高臀部,以利药物吸收,每日 2 次,根据不同病例可分别给予补液,纠正酸中毒等支持疗法。戴树生用上方治疗小儿急性菌痢 67 例,治愈 35 例,好转 26 例,无效 6 例。③

9. 灌肠方 大黄 30 克、白头翁 30 克、地榆 15 克、黄连 10 克、木香 10 克。浓煎 100 毫升,保留灌肠,每日 2 次。李建成用上方治疗 1 例小儿中毒性菌痢,连用 5 天,发热退,脓血便消失,化验便常规正常,痊愈出院。④

10. 三黄秦芍汤 黄连 6 克、黄芩 10 克、秦皮 10 克、当归 10 克、白芍 10 克、白头翁 12 克、大黄(后下)5 克、广木香 5 克、甘草 5 克。每日 1 剂,煎取 250 毫升,分 3 次微温保留灌肠。3 天为 1 个疗程,一般需 2 个疗程。陈建平用上方治疗小儿急性菌痢 84 例,痊愈 68 例(80.95%),显效 11 例(13.10%),无效 5 例(5.95%)。总有效率 94.05%。⑤

11. 五草合剂 一见喜 30 克、地锦草 30 克、凤尾草 30 克、野麻草 30 克、马齿苋干品 30 克(新鲜 60 克)。加水 1000 毫升,浓煎至 60 毫升为 1 剂(加防腐剂)。每日 1 剂,分 2 次保留灌肠,5 天为 1 个疗程。或配合四草合剂口服(即五草合剂去一见喜,因其味苦,小儿口服不易接受)。一般治疗 1～2 个疗程。口服量:每次 20 毫升,每日服 3 次,脱水者常规补液。黄己庄用上方治疗细菌性痢疾患儿 120 例,治愈 105 例(87.5%),好转 15 例(12.5%)。有效率 100%。平均退热时间 2.1 天,平均止泻时间 2.3 天,平均粪检转阴时间 3.7 天。⑥

12. 葛根芩连汤合芍药汤加减 葛根 9 克、白芍 9 克、黄连 3 克、生大黄(后下)5 克、黄芩 5 克、炒木香 5 克、铁苋菜 15 克(亦可加白头翁、秦皮等)。每日 1 剂,水煎分 2～3 次服。配合西医对症处理,不加抗生素。蒋长庚等用上方治疗小儿急性菌痢 30 例(普通型 27 例,重型 3 例),痊愈 22 例(73.3%),好转 5 例(16.6%),无效 3 例(10%)。总有效率 90%。⑦

13. 驻车丸加味 阿胶(烊化)8 克、黄连 5 克、当归 5 克、干姜 2 克、石榴皮 8 克、山药 10 克、白头翁 8 克、广木香 1 克、白扁豆 8 克。每日 1 剂,水煎频服,连服 3 日。案例:1 岁男童患痢月余,属阴虚湿热痢疾,予驻车丸加味。二诊见热退肢温,精神转佳,前方加麦茅 10 克,连服 5 剂,大便成形,每日 2 次,粪检未见异常。继以健脾醒胃调理告愈。⑧

14. 止痢汤 黄连 100 克、炒白芍 200 克、炒大黄 200 克、黄芩 250 克、川楝子炭 150 克、荆芥炭 150 克、延胡索 50 克、灶心土 500 克。将灶心土放容器中,加水约 5000 毫升,搅拌,静置,取上清液煎煮上药,剩药液约 2000 毫升滤出,灌装,高压灭菌备用。1 岁以内每次 30 毫升,1～3 岁 40 毫升,3～5 岁 50 毫升,5～7 岁 60 毫升,7 岁以上

① 黄抗纯.荆防败毒散在儿科上的运用[J].湖南中医杂志,1991(3):43.
② 张若芬.紫金锭治疗小儿菌痢 50 例[J].广西中医药,1991(1):37.
③ 戴树生.中药保留灌肠治疗小儿急性菌痢 67 例疗效观察[J].新中医,1991(7):30.
④ 李建成.外治法在儿科急症中的运用举隅[J].新中医,1991(3):32-33.
⑤ 陈建平.三黄秦芍汤灌肠治疗小儿急性菌痢 84 例[J].辽宁中医杂志,1990(9):38.
⑥ 黄己庄.中草药保留灌肠治疗小儿细菌性痢疾——附 120 例临床分析[J].福建中医药,1989,20(3):6-7.
⑦ 蒋长庚,等.中药治疗小儿急性菌痢 30 例[J].江苏中医,1988(9):17.
⑧ 邵金阶.阴虚湿热痢治验[J].山西中医,1987(2):18.

药量酌增,每日 1 次,每次保留灌肠 30～60 分钟。杜百林等用上方治疗小儿菌痢 90 例,1 次灌肠痊愈者 17 例,2 次痊愈者 34 例,3 次痊愈者 19 例,5 次痊愈者 8 例,好转 5 例,无效 7 例。[①]

15. **连理汤加味** 党参 15 克、白术 12 克、干姜 6 克、炙草 6 克、白芍 15 克、木香 3 克、枳壳 9 克、黄连 6 克、茯苓 15 克等。武秀成用上方治疗 12 例慢性痢疾患者,每日 1 剂,少者 6 剂,多者 35 剂,多数为 10～18 剂。痊愈者 9 例,显效者 2 例,无效者 1 例。[②]

16. **病毒 1 号** 大黄(后下)9 克、芒硝(冲服)9 克、玄参 9 克、生地黄 9 克、甘草 6 克。每日 1 剂,水煎 2 次分 2～3 次服。阎田玉等用上方治疗 1 例极重型中毒性菌痢腹胀患儿,服药 12 小时开始泻稀水便,14 小时内共排便 13 次,水分约 1 200 毫升,便后腹软,18 小时后神志清醒,体温渐恢复正常,病情平稳。[③]

单　方

1. **大黄灌肠液** 组成:生大黄。制备方法:生大黄 30 克加水 500 毫升,武火急煎 15 分钟,取过滤液 200～300 毫升。用法用量:每次 30～50 毫升,灌肠,保留 1 小时。临床应用:张中芳用上方治疗小儿急性菌痢 62 例,痊愈 54 例,好转 6 例,无效 2 例。总有效率 96.8%。[④]

2. **三黄粉** 组成:黄连、黄芩、黄柏。制备方法:等量碾研为末,调入生理盐水。用法用量:用经消毒的 50 毫升注射器吸入调匀后的药液,接上导尿管,插入患儿肛门内 5～8 厘米,缓缓注入。1 岁内患儿每次用三黄粉 1 克,生理盐水 20 毫升,2～3 岁用三黄粉 2 克,生理盐水 30 毫升;4 岁以上用三黄粉 3 克,生理盐水 40 毫升。一般每日灌

肠 1 次,病情较重者 2 次。临床应用:杨侃用上方治疗小儿菌痢湿热型 146 例,痊愈 118 例(2 日内愈者 12 例,3～6 日而愈者 106 例),无效 28 例。[⑤]

3. **大黄煎剂** 组成:生大黄。用法用量:生大黄 50 克加水煎至 100 毫升,每次 20～30 毫升保留灌肠。临床应用:孙英华等用上方配合白头翁汤 2 剂口服,治愈小儿疫毒痢实热证 1 例。[⑥]

4. **双黄一香散** 组成:黄连 9 克、炒大黄 3 克、广木香 3 克。用法用量:上药同碾细粉,分 6 包,每次 1 包,每日 3 次,茶叶水送服。临床应用:张孟林用上方治疗小儿痢疾 1 例,服药 1 天痢止,2 天痊愈,复检大便正常。[⑦]

5. **二楂面** 组成:生楂粉、焦楂粉、炒麦面。制备方法:先取干燥的生山楂 500 克或 1 000 克碾细过 80～100 目筛,再取焦山楂 500 克或 1 000 克碾细过 80～100 目筛,其次取麦面(小麦)500 克或 1 000 克炒黄(务须炒成老黄色),备用。三味药配伍比例,可根据病证情况调整变化。用法用量:按比例混合后,按年龄酌量内服,2～5 岁每日可用 60～120 克,6～10 岁 120～250 克,11～15 岁 250～400 克。服用时可加适量红糖。温开水或浓茶水拌作干糊状,每日分 6～8 次吃完(味呈酸甜,小儿一般喜吃),连用 3～6 天,或更长一些也可。随症加减:若久痢伴食滞者,可加重生楂粉量(生楂粉占一半量,其他 2 味占一半量);大便稀或红色黏冻量多者,可加重焦楂粉量(焦楂粉占一半量,其他 2 味占一半量);脾虚舌淡苔薄白者,可加重炒面量(炒面占一半量,其他 2 味占一半量,或生楂粉量更小点占 1/4 或 1/5)。临床应用:李兴民等用上方加减治疗小儿久痢 60 例,痊愈 42 例,有效 10 例。总有效率 87%。[⑧]

6. **鹿蹄草素** 组成:鹿蹄草中提取的一种有效成分——甲基氢醌。用法用量:普通型菌痢患

① 杜百林,等.止痢汤保留灌肠治疗小儿菌痢九十例[J].河南中医,1985(3):42.
② 武秀成.连理汤治疗慢性痢疾 12 例[J].山东中医杂志,1983(2):21.
③ 阎田玉,等.攻下法对小儿感染性疾病的临床应用[J].中医杂志,1980(10):52-54.
④ 张中芳.大黄灌肠液治疗小儿急性菌痢 62 例[J].浙江中医杂志,1995(6):260.
⑤ 杨侃.三黄粉灌肠治疗小儿急性菌痢 146 例[J].浙江中医杂志,1989(3):114.
⑥ 孙英华,等.中医外治法在儿科急症中的应用举隅[J].中医杂志,1988,(1):19.
⑦ 张孟林.三味药配伍在儿科临床运用[J].四川中医,1986(4):13.
⑧ 李兴民,等.应用民间方二楂面治疗小儿久痢体会[J].陕西中医,1981(2):14,33.

儿口服鹿蹄草素,每次40毫克,每日3～4次,或肌注40毫克,每日2～3次;中毒型菌痢患儿静滴鹿蹄草素100～300毫克,分2次滴入,症状好转后改肌注或口服。连用3天后停用静滴,仅口服肌注,直至恢复正常后3天停药。均不用其他抗菌药物,疗程7天左右。临床应用:杨铿用上方治疗细菌性痢疾16例(普通型10例,轻型5例,中毒型1例),痊愈8例(50%),好转4例(25%),有效率75%,无效4例(25%)。平均退热天数1.69天,平均止泻天数3.14天。[①]

中 成 药

1. **胃肠安丸** 组成:木香、沉香、枳壳(麸炒)、檀香、大黄、厚朴(姜制)、朱砂、麝香、巴豆霜、大枣(去核)、川芎等。适用于食积乳积等消化不良引起的腹泻、脘腹胀满、腹痛、食积乳积等,以及肠炎、菌痢见上述症候者。临床应用:杨丽萍等将108例因呼吸道感染住院期间发生抗生素相关性腹泻的患儿分为观察组58例和对照组50例,两组均给予双歧杆菌三联活菌胶囊治疗。观察组在此基础上加用胃肠安丸口服。观察组有效率94.8%;对照组有效率78.0%,两组有效率比较差异有统计学意义($P<0.05$)。观察组腹泻改善时间短于对照组,比较差异有统计意义($P<0.05$)。胃肠安丸治疗儿童抗生素相关性腹泻疗效确切。[②]

2. **云南白药** 用法用量:每次5毫克/千克,每日3次口服,4日为1个疗程。发热者用冰袋物理降温;呕吐、腹痛严重影响进食者,加补液。临床应用:李晓楼用上方治疗小儿急性菌痢46例,痊愈41例,好转5例。[③]

3. **珠黄散** 组成:珍珠、牛黄、冰片等。用法用量:将珠黄散调入生理盐水30毫升内,用消毒后的50毫升注射器吸入,接上导尿管,再插入患儿肛门内5～10厘米,缓缓注入,注入后令患儿继续俯卧5分钟左右;1岁内患儿每次用珠黄散1支(每支0.3克),2岁用2支,3～7岁用3支,8岁以上可用4支。视病情每日1～2次,药液应在肠间保留1小时以上。临床应用:杨侃用上方治疗小儿菌痢73例,2日内而愈6例,3～6日而愈67例,全部获愈。部分患者配合静脉输液治疗。[④]

① 杨铿.鹿蹄草素治疗肠道感染82例报告[J].上海医学,1978(7):57-58.
② 杨丽萍,等.胃肠安丸治疗儿童抗生素相关性腹泻58例[J].河南中医,2016,36(5):871-873.
③ 李晓楼.口服云南白药治疗小儿急性细菌性痢疾46例[J].中国中西医结合杂志,1993(1):50.
④ 杨侃.珠黄散灌肠治疗小儿菌痢经验介绍[J].中医杂志,1987(6):45.

传染性单核细胞增多症

概　　述

传染性单核细胞增多症(IM)是由 EB 病毒原发感染所引起的一种单核-巨噬细胞系统的急性增生性传染病,临床可见发热、咽峡炎、淋巴结肿大的"三联征",同时部分患者也可出现肝脾肿大以及外周血有大量异型淋巴细胞。

在正常人群中,EB 病毒感染较为普遍,成人血清 EBV 抗体阳性率可达 90%。本病整年都可发病,但秋末至初春最为多见,病后可获得稳固和持久的免疫力,再次发病的较少。就发病高峰而言,与西方发达国家多见于青少年和年轻成人不同,我国主要局限于 4～6 岁儿童。经口密切接触是本病的主要传播途径,病毒携带者和患者是本病的传染源,本病的潜伏期不定,多为 10 天,儿童为 4～15 天,青年可达 30 天。病程一般为 2～4周,部分患者低热、淋巴结肿大、乏力、病后软弱可持续数周或数月,极个别者病程迁延可达数年之久。本病常呈自限性,多数预后良好,少数可出现噬血综合征等严重并发症,因本病而死亡者较少,死因有脾破裂、脑膜炎、心肌炎等。

中医学文献无"传染性单核细胞增多症"的病名记载,依据其流行性、传染性及典型症状可归属中医"温疫""瘟毒"范畴,病理特点是外感风邪,邪热内蕴,血热互结,气滞血瘀等。若患儿有扁桃体炎、淋巴结肿大、肝脾肿大等表现,可在"乳蛾""瘰疬""积聚"等病证中找到相似的阐述。早在《素问·刺法论》就有记载:"五疫之至,皆相染易,无问大小,病状相似",《灵枢·寒热》言:"寒热瘰疬在于颈腋者,皆何气使生? 此皆鼠瘘寒热之毒气也"。小儿乃"纯阳之体",脏腑娇嫩,形气未充,易

感受外来之温热毒邪,且感邪后易化火化热,变生他证。瘟疫毒邪为本病病因,病理根本为痰瘀内生,因而其病因病机可归纳为"热、毒、痰、瘀"四个方面。本病后期,邪热久居,耗气伤阴,且肿大的淋巴结经久难消,治疗应予养阴益气、清热散结为主,同时应注意补益而不滋腻化滞,清热而不苦寒伤阴,扶正与祛邪合而为用。

目前中医尚未有明确病名及诊断标准,要迅速、准确诊断需结合西医学检验手段,对于本病后期患儿低热、淋巴结肿大、乏力等气阴两虚的症状,西医尚无特色有效的疗法,临床基本以对症治疗为主,且在减轻症状、缩短病程方面疗效不显,而中医中药在整体治疗、减小不良反应方面具有特色和优势。

辨　证　施　治

1. 张吉仲等分 3 期

(1) 初期

邪郁肺卫证　症见发热,微恶风寒,头身疼痛,微有汗,咳嗽,鼻塞流涕,咽充血疼痛,颈部淋巴结肿大初起,苔薄黄或薄白,脉数。治宜疏风清热解毒。方用银翘散加减:金银花、连翘、牛蒡子、桔梗、芦根、竹叶、马勃、板蓝根、甘草等。

(2) 极期

① 毒热炽盛证　症见壮热不退,烦躁不安,咽红面赤,乳蛾红肿,口干唇红,颈、腋、腹股沟淋巴结肿大,大便干,小便黄,舌质红绛,苔黄,脉数。治宜清热解毒散结。方用普济消毒饮加减:黄芩、黄连、连翘、牛蒡子、板蓝根、桔梗、玄参、马勃、柴胡、赤芍、牡丹皮等。可配合外用药,如喉风散、锡类散、西瓜霜含片、草珊瑚含片等含服。

② 痰热阻络证 症见发热,咽痛,浅表淋巴结肿大,以颈部多见,不化脓,触痛,肝脾肿大,舌红苔黄腻,脉滑数。治宜清热解毒、化痰散结。方用黛蛤散合消瘰丸加减:青黛、蛤蚧、玄参、牡蛎、贝母、蒲公英、夏枯草、连翘、板蓝根等。可配合用三黄二香散(黄柏、黄连、大黄、乳香、没药)先用浓茶调,湿敷局部淋巴结,干则换药,后用芝麻油调敷,每日2次,直至淋巴结肿大消失;后用如意金黄散外敷肿大淋巴结,每日2次,用法同上。

③ 湿热蕴阻证 症见发热缠绵,面垢,咽痛,腹胀纳减,呕恶,甚或身目发黄,淋巴结肿大,肝脾肿大,大便溏垢,尿黄,舌红苔黄腻,脉濡数或弦数。治宜清热解毒、利湿化浊。方用茵陈蒿汤加减:茵陈、栀子、蒲公英、黄芩、夏枯草、泽泻、郁金、车前子、桃仁等。

(3) 后期

热伤气阴证 症见低热,神疲乏力,口渴、咽充血不明显,肝脾淋巴结回缩,便干尿黄,舌红少苔或无苔,脉细数。治宜清热散结、益气养阴。方用沙参麦冬汤加减:沙参、党参、麦冬、桃仁、生地黄、黄芪等。①

2. 安效先等分5型

(1) 风湿闭肺型 症见发热不退,流涕咽痛,咳嗽气促,颈淋巴结肿大,舌质红,苔薄白或薄黄,脉浮数。治宜清热解毒、宣肺散邪。发热而咳轻者,选用银翘散加减:金银花、连翘、大青叶、黄芩、生石膏(先煎)、僵蚕、竹叶、薄荷(后下)。每日1剂,水煎服。热重而喘咳,气促鼻煽者,选用麻杏石甘汤合泻白散加减:炙麻黄、杏仁、桔梗、黄芩、鱼腥草、生石膏(先煎)、知母、桑白皮、地骨皮、射干。临床观察:安效先等用上方治疗小儿传染性单核细胞增多症风温闭肺型47例,痊愈(隔离期满,起病1周后,症状、体征消失,并发症治愈)43例(91.49%),好转(体温正常,症状、体征大部分消失,并发症减轻)3例(6.38%),无效(不符合上述标准)1例(2.13%)。

(2) 热毒炽盛型 症见壮热烦渴,咽喉肿痛,扁桃体红肿渗出物较多,唇干红赤,或口臭便秘,舌红苔黄,脉数有力。治宜清气泻热、解毒利咽。方用银翘白虎汤加减:金银花、连翘、黄芩、黄连、知母、生石膏(先煎)、栀子、桔梗、牛蒡子。随症加减:高热不退,加水牛角(先煎)、玄参;皮疹色红稍密,加赤芍、生地黄、牡丹皮;便秘,加生大黄(后下)以通腑泄热。每日1剂,水煎服。临床观察:安效先等用上方治疗小儿传染性单核细胞增多症热毒炽盛型18例,痊愈13例(72.22%),好转3例(16.67%),无效2例(11.11%)。

(3) 痰热阻络型 症见发热不退,浅表淋巴结肿大,压痛或不痛,舌红,苔黄腻,脉滑数。治宜清热解毒、化痰散结。方用普济消毒饮合消瘰丸加减:黄芩、柴胡、板蓝根、蒲公英、金银花藤、连翘、夏枯草、僵蚕、浙贝母、山慈菇。临床观察:安效先等用上方治疗小儿传染性单核细胞增多症痰热阻络型14例,痊愈10例(71.42%),好转3例(21.43%),无效1例(7.14%)。

(4) 瘟毒发黄型 症见发热,纳差,恶心呕吐,肝脾肿大,肝功异常,便溏尿黄,舌红苔黄腻。治宜清热利湿、疏肝利胆。方用茵陈蒿汤加减:茵陈、连翘、黄芩、栀子、蒲公英、柴胡、败酱草、郁金。临床观察:安效先等用上方治疗小儿传染性单核细胞增多症瘟毒发黄型1例,经治好转中途自动离院。

(5) 水热郁结型 症见发热,咽峡炎,眼睑浮肿,尿蛋白阳性,舌红苔黄,脉数。治宜清热解毒、利水消肿。方用五味消毒饮合四苓散加减:金银花、连翘、白花蛇舌草、益母草、茅根、黄芩、蝉蜕、连皮茯苓、车前子(包煎)、泽泻。临床观察:安效先等用上方治疗小儿传染性单核细胞增多症水热郁结型7例,痊愈4例(57.14%),好转3例(42.86%)。②

3. 曲春华等分3期

(1) 急性热证期 症见发热持续不退,烦躁

---

① 张吉仲,等.小儿传染性单核细胞增多症的辨证分期施治[J].中医药学刊,2003,6(21):964.
② 安效先,等.小儿传染性单核细胞增多症87例分析[J].中国医药学报,1994,9(1):25-26.

不安,咽红面赤,乳蛾红肿,口干唇红,颈、腋下、腹股沟等处淋巴结肿大,大便干,小便黄,舌质红绛,苔黄或黄腻,脉浮数或滑数。治宜清热解毒、疏风散结。方用普济消毒饮加减:黄芩、黄连、连翘、玄参、板蓝根、牛蒡子、柴胡、赤芍、牡丹皮。

(2) 热恋阴伤期 症见低热不退,纳差,肝脾及淋巴结肿大,口干,舌红少津,脉细数。治宜养阴清热、软坚散结。方用青蒿鳖甲汤合消瘰丸加减:青蒿、鳖甲(先煎)、生地黄、牡丹皮、地骨皮、玄参、煅牡蛎(先煎)、贝母、夏枯草、赤芍等。

(3) 恢复期 症见热退,乏力,口渴喜饮,纳食欠佳,动则汗出,肝脾及淋巴结肿大较前缩小,质地较软,大便干,舌红少苔,脉细数。治宜益气养阴、活血散结。方用沙参麦冬汤合桃红四物汤加减:沙参、党参、麦冬、夏枯草、桃仁、红花、赤芍、生地黄、黄芪。每日 1 剂,水煎服。

临床观察:曲春华等采用 3 期辨证,用上方治疗小儿传染性单核细胞增多症 30 例,疗效较好,且未发生严重并发症。[①]

4. 赵政等分 5 型

(1) 实热型 药用柴胡 9 克、白花蛇舌草 30 克、黄芩 9 克、板蓝根 9 克、金银花 12 克、牡丹皮 9 克、赤芍 9 克、茅根 60 克。

(2) 阴虚型 药用生地黄 15 克、玄参 9 克、黄芩 9 克、金银花 9 克、连翘 9 克、蒲公英 15 克、青蒿 9 克、白薇 9 克、黄芪 9 克、生甘草 3 克。

(3) 毒热紫癜型 药用生地黄 15 克、知母 9 克、白花蛇舌草 30 克、黄芩 9 克、赤芍 9 克、金银花 9 克、侧柏叶 9 克、黄芪 9 克、茅根 30 克。

(4) 湿热蕴积型 药用金银花 9 克、竹叶 9 克、黄芩 9 克、夏枯草 9 克、泽泻 9 克、猪茯苓各 9 克、车前草子各 15 克、甘露消毒丹 15 克。

(5) 血虚型 药用黄芪 9 克、党参 9 克、白术 9 克、白芍 9 克、当归 9 克、山楂 9 克、炒谷麦芽各 9 克、生熟地黄各 9 克、陈皮 3 克、炙甘草 3 克。

临床观察:赵政等治疗小儿传染性单核细胞增多症 23 例,用上述中药辨证治疗。遇个别婴儿服药困难或呕吐重者给予小剂量强的松 1～2 天;扁桃体炎较重或有肺炎患者,加青霉素注射。结果:痊愈(热退,淋巴结、肝、脾缩小,出院时症状全消,门诊随访 1 个月未复发)17 例,好转(热退,体温不稳定,症状显著减轻)6 例。痊愈者包括实热型 13 例,阴虚型 2 例,湿热蕴积型 2 例;好转者包括阴虚型 3 例,血虚型 2 例,毒热紫癜型 1 例。[②]

经 验 方

1. 小儿牛黄清心散 牛黄、天麻、黄连、琥珀、大黄、僵蚕、全蝎、水牛角、金礞石、胆南星、冰片等。李晓黎等将传染性单核细胞增多症患儿分为治疗组 41 例和对照组 39 例。两组均采用阿昔洛韦 10 毫克/(千克·日)静滴、卧床休息、保肝等对症治疗,在此基础上治疗组加服小儿牛黄清心散,<1 岁,每次 1 袋;1～3 岁,每次 2 袋;>3 岁酌增,每日 1～2 次。体温正常 3 天,停药。治疗组体温恢复正常时间、咽峡炎缓解、淋巴结显著缩小时间、异型淋巴细胞恢复正常时间及住院时间均较对照组缩短(均 $P < 0.01$)。[③]

2. 升降散 僵蚕 6～10 克、蝉蜕 6～10 克、桔梗 6～10 克、山豆根 6～10 克、黄芩 6～10 克、生蒲黄(包煎)6～10 克、玄参 6～10 克、姜黄 3～5 克、生大黄 5～7 克、生甘草 3～6 克。陈爱明等用上方治疗 30 例患儿,取得较好的临床疗效,其效果优于西药病毒唑对照组。[④]

3. 小柴胡汤加减 柴胡 10～20 克、黄芩 10～15 克、党参 10 克、法半夏 10 克、生姜 10 克、甘草 5～10 克、大枣 4 枚。随症加减:热象明显者,去党参,柴胡用 20 克,加生石膏(冲服)30～50 克、知母 10～20 克;兼表证,加葛根 10～20 克、桂枝 10

① 曲春华,等.辨证治疗小儿传染性单核细胞增多症 30 例[J].中医杂志,1990(10):49.
② 赵政,等.中医辨证分型治疗小儿传染性单核细胞增多症 23 例的疗效分析[J].中医杂志,1981(3):26-28.
③ 李晓黎,等.小儿牛黄清心散佐治小儿传染性单核细胞增多症疗效观察[J].中医临床研究,2012,4(12):91-92.
④ 陈爱明,等.加味升降散治疗小儿传染性单核细胞增多症 30 例[J].新中医,2006,38(10):74-75.

克;兼口干、咽喉肿痛,去法半夏、党参,加生地黄10~20克、玄参10~20克、金银花10~20克、牛蒡子10~20克、连翘10~15克;兼头痛分其部位,酌加蒿本10~15克、白芷10~15克、川白芍10~20克、蔓荆子10~20克。每日1剂,水煎分服。4天为1个疗程,1个疗程后统计疗效。张树彪将31例传染性单核细胞增多症患者随机分为治疗组21例和对照组10例。治疗组予上方治疗,对照组常规对症治疗。结果:治疗组治愈17例,未愈4例,治愈率80.95%;对照组治愈4例,未愈6例,治愈率40.00%。两组比较有显著性意义(P<0.05)。[1]

4. 清营汤加味 水牛角粉3克、生地黄12克、黄芩9克、黄连3克、金银花9克、连翘12克、蒲公英12克、丹参12克、甲片6克、浙贝母12克、僵蚕9克、玄参12克。随症加减:高热,体温>39℃者,加生石膏30克、柴胡12克;咳嗽或X线胸片显示肺纹理增粗紊乱或斑点状阴影者,加百部9克、杏仁9克;咽部肿痛明显甚至溃烂者,加射干9克、马勃3克;肝脾肿大者,加茵陈12克、栀子9克、鳖甲8克;淋巴结肿大严重者,加夏枯草12克、生牡蛎30克;恢复期,加黄芪15~30克、地骨皮15克。每日1剂,浓煎取汁100毫升,分2~3次口服,7日为1个疗程。一般服用1~2个疗程。对照组采用冻干精制人白细胞干扰素100万单位,每日1次肌肉注射,5~7日为1个疗程。朱慧华等用上方加减治疗28例小儿传染性单核细胞增多症,临床疗效优于白细胞干扰素对照组(P<0.05)。[2]

5. 清化汤 当归、桃仁、丹参、莪术、牡丹皮、青黛(包煎)、七叶一枝花、紫草、黄芪、甘草。每日1剂,水煎至150毫升,分2~3次服。毛玉香用上方治疗小儿传染性单核细胞增多症12例,体温降至正常为2~10天,平均4天。淋巴结、肝脾肿大

随体温下降而明显缩小。[3]

6. 青黛散加减 青黛(包煎)、紫草、寒水石(先煎)、乳香、地骨皮、丹参、牡丹皮、生地黄。随症加减:如肝脾淋巴结肿大者,加夏枯草、昆布、赤芍等活血软坚之品;咽喉红肿明显者,加牛蒡子、射干以清上焦咽喉之热毒;夹湿者,可加薏苡仁、佩兰、藿香、滑石(包煎)以清热燥湿利湿。每日1剂,水煎服。陈丹等用上方加减治疗小儿传染性单核细胞增多症27例,患儿均痊愈或基本痊愈。疗程最短4天,最长24天,平均13.5天。[4]

中 成 药

1. 喜炎平注射液 组成:主要成分为穿心莲内酯总磺化物。临床应用:董显燕等将63例传染性单核细胞增多症患儿随机分成治疗组34例和对照组29例。治疗组予喜炎平5毫克/(千克·天)静脉滴注,每日1次,总疗程7~10天;对照组予利巴韦林10毫克/(千克·天)静脉滴注,每日1次,总疗程10~14天。其他治疗相同。结果:治疗组各项观察指标时间均较对照组缩短,差异有统计学意义;治疗组总有效率94.1%,对照组58.6%,差异有统计学意义(P<0.05)。[5]

2. 痰热清注射液 组成:熊胆粉、山羊角、金银花、黄芩、连翘等。功效主治:清热解毒,开窍醒脑,抗惊厥;体外研究发现该药可抑制多种病原体,如嗜血流感杆菌、乙型溶血性链球菌、肺炎链球菌及金黄色葡萄球菌等。临床应用:(1)冯磊将88例IM患者随机分为治疗组48例和对照组40例。治疗组采用痰热清注射液静脉滴注,每日1次;对照组采用阿糖腺苷,静脉滴注,每日1次。结果:治疗组有效率95.8%,对照组有效率85.7%,两组有效率比较,差异具有统计学意义

① 张树彪.小柴胡汤加减治疗传染性单核细胞增多症高热21例[J].新中医,2003,35(5):57-58.
② 朱慧华,等.清营汤加味治疗小儿传染性单核细胞增多症28例疗效观察[J].河北中医,2001,23(8):571-573.
③ 毛玉香.自拟清化汤治疗传染性单核细胞增多症[J].河北中医,1994,16(4):18.
④ 陈丹,等.中药治疗小儿传染性单核细胞增多症27例[J].中医杂志,1988(6):46-47.
⑤ 董显燕,等.喜炎平治疗儿童传染性单核细胞增多症疗效观察[J].中药药理与临床,2013,29(2):185-186.

$(P<0.05)$。[1]（2）陈玉清等临床应用该药治疗传染性单核细胞增多症患儿，采用痰热清注射液（新谊医药集团产品）20毫升稀释于5％葡萄糖注射液500毫升中静脉点滴，每日1次。结果：总有效率95.8％。[2]

3. 清开灵注射液　组成：牛黄、水牛角、珍珠母、黄芩、栀子等。功效：解毒凉血，醒脑开神，化瘀散结；同时具备较强的抗感染功能，且能诱发机体免疫功能。临床应用：（1）李开用本药治疗10例IM患儿，5～10岁用10％葡萄糖液250毫升加清开灵10～20毫升，16岁以上用10％葡萄糖液500毫升加清开灵20～40毫升，混匀静点，每日1次，每个疗程用药10天。在退热、缩小肿大淋巴结方面取得了极佳的临床疗效。[3]（2）莫明华用清开灵注射液治疗36例IM患儿，在退热及肿大淋巴结消退方面疗效都优于阿昔洛韦，且治疗过程中没有发生不良反应，价格低廉。[4]

4. 炎琥宁　组成：穿心莲内酯加琥珀酸酐经半合成处理。功效：清热解毒，抗病毒，调节机体免疫力。临床应用：张忠浩将63例IM患者随机分为治疗组33例和对照组30例。治疗组用炎琥宁5～10毫克/（千克·日）加入5％葡萄糖注射液100～250毫升内，分1～2次缓慢静脉滴注；对照组用病毒唑10毫克/（千克·日）加入5％葡萄糖注射液100～250毫升内，分2次缓慢静脉滴注，疗程均5～7天。两组均使用对症治疗药物并酌情使用抗生素。结果：治疗组疗效较著，能有效缩短热程，促使咽峡炎症状减弱及改善，使肿大的淋巴结及肝脾快速缩小。[5]

5. 双黄连口服液　组成：金银花、黄芩、连翘等。功效：清热解毒。用法用量：每次2支，每日3次口服，每周1个疗程，连服1～3个疗程。临床应用：刘清池等用上方对确诊IM的11例患儿进

行治疗，体温38.5℃以上者，可加服阿司匹林150～300毫克以退热；出汗多者，给予口服补液盐。结果：痊愈患儿8例，好转3例。全部患儿服药时间4～21天，平均9天。研究发现双黄连口服液可引发机体的免疫调节机能，对病毒复制有抑制作用，可增强患儿非特异性免疫，加强人体抗病毒的能力，有利于疾病转归。[6]

附：传染性淋巴细胞增多症

概　　述

传染性淋巴细胞增多症是一种呼吸道传染病，主要发生于儿童，少数散发于成人。本病病因尚不明，病原尚未确定，一般认为是病毒所致，1941年由Smith将其与传染性单核细胞增多症区别开来，与柯萨奇A群病毒有密切关系，其传染性强烈，是由患者及隐性患者的鼻咽部分泌物通过接触及飞沫传播。

本病的特征为外周血中白细胞总数增多，其中以淋巴细胞增多为主，白细胞计数一般在$(20\sim30)\times10^9$/升以上，淋巴细胞80％左右。目前无法确定系何种病毒所致，一般症状较轻且为非特异性，部分无症状或体征而仅在血常规检查时发现，有临床表现者往往表现很轻或短暂。表现为发热持续数天，一般不超过1周，约<50％有低热，平均为38.9℃，伴乏力、上呼吸道感染症状，如鼻塞、流涕、咳嗽、咽痛等。其他尚有轻度腹泻、恶心、呕吐、腹痛及食欲减退，一般仅持续1～3天。亚急性起病者可低热数周或数月，伴乏力、四肢酸痛、恶心、呕吐。少数因肠系膜淋巴结肿大而出现腹痛，易误为急腹症。极少病例可有脑膜炎症状，脑脊液中有轻度细胞数增加，有瘫痪报道。在疾病

---

① 冯磊.痰热清注射液治疗传染性单核细胞增多症临床研究［J］.中医学报,2013,28(128):1400-1401.
② 陈玉清,等.痰热清注射液治疗传染性单核细胞增多症24例［J］.中医研究,2005,18(7):45-46.
③ 李开.清开灵注射液治疗传染性单核细胞增多症(瘟毒)10例［J］.北京中医学院学报,1992,15(2):53-54.
④ 莫明华.清开灵治疗小儿传染性单核细胞增多症疗效观察［J］.中国医药导报-药物与临床,2007,4(2):87-88.
⑤ 张忠浩.炎琥宁治疗儿童传染性单核细胞增多症临床观察［J］.中国医院用药评价与分析,2006,6(2):108-109.
⑥ 刘清池,等.双黄连口服液治疗传染性单核细胞增多症［J］.中成药,2003,25(5):附3-4.

初期有时可见红色斑丘疹,类似传染性单核细胞增多症。

本病一般无须治疗,散居儿童无须隔离,幼托机构如发生本病,宜进行呼吸道及消化道隔离以免发生流行。本病预后良好,血象于数周后恢复正常,长期随访属良性疾病。

本病属中医"温病"范畴,其病理特点是温热毒邪,久耗气阴。症见发热,汗多口渴,夜寐不安,小便短少,唇燥,舌质红,苔薄欠润,指纹淡紫。治法以益气养阴生津为主。

经 验 方

生脉散加味 生晒参(调冲)3 克、五味子 3 克、牡丹皮 3 克、麦冬 5 克、知母 5 克、白薇 5 克、石斛 6 克、竹叶 6 克、芦根 10 克。每日 1 剂,水煎 2 次,分 2～3 次服。葛安麒用上方治疗 1 例小儿传染性淋巴细胞增多症,3 剂体温下降,继用上方加减 4 剂,体温恢复正常,后以益气养阴健脾调理 1 周,化验血常规恢复正常而愈。[①]

---

① 葛安麒.治愈传染性淋巴细胞增多症一例[J].江苏中医杂志,1984(3):45.

感染性多发性神经根炎

概　　述

感染性多发性神经根炎，又称格林-巴利综合征(Guillain-Barre Syndrome)，是神经系统常见的一种严重疾病。主要病变在脊神经根和脊神经，可累及颅神经，与病毒感染或自身免疫反应有关。

发病前数日可有受凉、上呼吸道或消化道感染史。肢体呈急性对称性、弛缓性瘫痪，体格检查颅神经受累可出现面瘫、舌瘫及眼球运动障碍、眼球麻痹，早期可有肢体麻木疼痛等感觉异常。严重时肋间肌、膈肌受累导致呼吸肌麻痹危及生命。穿脑脊液检查出现蛋白升高，细胞数不高或轻度升高呈"蛋白-细胞分离"，合并感染时血白细胞计数及分类可增高，肌电图检查呈下运动神经元损害，急性期运动单位电位减少，未潜时延长，运动神经传导速度、感觉神经传导速度减慢。

本病可发生于任何年龄，青少年高发，发病有地区性、季节性和流行性趋势，以夏秋季节最多，农村的学龄前儿童多见，男略多于女。最小发病年龄为 6 个月，4～6 岁儿童最多，占 41.9%。临床表现为急性、对称性、弛缓性肢体瘫痪，肢体筋脉弛纵，手足痿软无力，甚则不能运动。

病理过程多属可逆性及自限性，大多预后良好，死亡率逐年下降，气管切开率亦逐渐减少，约 8% 的患者有复发，部分患儿遗留足下垂畸形，可进一步做康复治疗。

本病属中医"痿躄"范畴，即四肢痿弱、足不能行。其病理特点是外感湿热病邪，灼伤肺胃之阴，筋脉失养或湿热浸淫筋脉肌肉。内因肝肾亏虚，精血不足，不能濡养肌肉筋骨而成。《素问·痿论》言："五脏因肺热叶焦，发为痿躄"，又云："治痿独取阳明，阳明为五脏六腑之海，主润宗筋，束骨利关节者也。阳明虚，则宗筋弛"。所谓治痿独取阳明，不能专以润燥泻火为准，李东垣、朱丹溪遵《黄帝内经》肺热一语，专主润燥泻火，似为有理，但"治痿独取阳明"当是肺热叶焦之由起于阳明也，阳明为五脏六腑之海，生精生血，化气行水之源也，阳明虚则宗筋弛。中宫转输精气机关失职，精气不输于肺，则肺痿生；精气不输于脉，则心痿生；精气不输于肉，则脾痿生；精气不输于筋，则肝痿生；精气不输于骨，则肾痿生。《顾氏医镜》曰："言五脏之痿，皆因于肺气之热，致五脏之阴俱不足而为痿躄。五痿虽异，总曰痿躄。"

辨　证　施　治

1. 贺俊国分 2 型

（1）邪注经络型　本型多见初起进行期。症见患肢困重，痿软无力，麻木有按痛，尤以肢体远端较甚，舌质紫苔薄黄稍腻，脉细涩。治宜活血通络、清热解毒。方用补阳还五汤去生黄芪加丹参、乳没、板蓝根、金银花、黄芩、生甘草。随症加减：痛甚者，加延胡索。

（2）气虚血滞型　本型多为静止期，病情不再发展，但患肢萎软无力，不能步履，或兼有垂腕、垂足，面色萎黄，神疲乏力，易汗，舌质紫黯，脉沉细涩。治宜补气、活血、通络。方用补阳还五汤加丹参、牛膝、党参、川断、炙甘草。随症加减：有外感象者，加板蓝根、金银花。每日 1 剂，水煎服。

临床观察：贺俊国用上方辨证共治疗小儿多发性神经根炎 35 例，痊愈（症状消失，与同龄儿童无异）30 例，显效（肢体运动良好，感觉无异，精细动作较同龄儿童稍差）4 例，无效（经 3 个月治疗，肢体运动感觉无大的改变)1例。有效率97.14%。随访1年,无复发。[1]

2. 樊贵轩分3型

(1)肺胃津伤型 症见肢体萎软不用,渐致肌肉消瘦,皮肤干枯,心烦口渴,或咳呛痰少,咽干低烧,手足心热,面色潮红,小便赤,苔薄黄,舌红少津,脉细数。治宜清热生津、养肺益胃。方用沙参麦冬汤加减:沙参、麦冬、石斛、生地黄、天花粉、白芍、玉竹、甘草。

(2)肝肾亏虚型 症见病势缓慢,逐渐下肢或手臂萎软不用,腰脊萎软不举,久则骨肉瘦削,盗汗,潮热,手足心热,兼有头晕目眩等症,舌红少苔,脉细数。治宜滋养肝肾。方用六味地黄丸合一贯煎加减:生地黄、山茱萸、牡丹皮、泽泻、山药、茯苓、沙参、枸杞子、麦冬、鳖甲(先煎)。随症加减:肢体刺痛麻木者,加当归尾、赤芍、红花;虚阳上浮,面部烘热,加龙骨(先煎)、牡蛎(先煎);腰脊酸软,加杜仲;气血两虚,加黄芪、当归;若病久阴损及阳,症见怕冷,舌淡,脉沉细无力,酌加制附子(先煎)、肉桂、川续断、杜仲,或改用虎潜丸。

(3)湿热浸淫型 症见下肢萎软或微肿,身体重滞,足及小腿发热,面黄,胸闷口苦,小便赤涩,舌苔黄腻,舌尖边红,脉滑数。治宜清热化湿。方用三炒散加味:苍术、黄柏、牛膝、薏苡仁、防己、车前子(包煎)、竹叶。随症加减:湿热伤阴者,去苍术,加地骨皮、知母;肢体麻木刺痛,加红花、木瓜。

每日1剂,水煎服。临床观察:樊贵轩以中医为主治疗感染性多发性神经根炎患者24例,效果满意。案例:一女性患儿证属肺胃阴伤,日久累及肝肾,有虚阳上浮之征者,拟以一贯煎合六味地黄丸加用龙骨(先煎)、牡蛎(先煎)、鳖甲(先煎),随症加减,先后服药80余剂,四肢活动自如,行走如常,痊愈出院。1年后随访,已复学。[2]

3. 吴敬农分2型

(1)湿热浸淫型 症见四肢或上下肢对称性瘫软无力,不能自主活动,或有发热易汗,或肌肉消瘦,麻木或疼痛,脉滑数,舌红苔黄腻或薄黄。治宜清热解毒、舒筋活血。方用七味解毒汤(自拟方):苍术10克、黄柏10克、板蓝根30克、忍冬藤30克、络石藤15克、鸡血藤15克、虎杖15克。每日1剂,分2煎,早晚服,重症每日2剂分4次服,儿童酌减,此方用于急性期20天左右。

(2)肝肾受损型 症见四肢或上下肢对称性瘫痪,肢体肌肉明显瘦削,伴有头昏心慌,腰酸肢软,失眠乏力,脉细弦,舌多红绛而形瘦苔薄。治宜补益肝肾。方用健步汤(自拟方):独活10克、怀牛膝10克、炒白芍10克、鹿角片10克、枸杞子12克、桑寄生15克、杜仲15克、鸡血藤15克、龟甲15克、红枣6枚。随症加减:肌肉抽搐者,加炙全蝎1.5克;心悸多汗失眠者,加煅龙骨15克、煅牡蛎15克、炙远志10克;舌红口干者,加北沙参10克、石斛10克。

每日1剂,分2次煎,浓煎早晚服。临床观察:吴敬农用上方辨证治疗20例急性感染性多发性神经根炎患者,经治疗痊愈7例,好转13例。[3]

经 验 方

1. 地黄饮子 熟地黄20克、干地黄20克、巴戟天12克、茯苓12克、麦冬12克、远志12克、山茱萸15克、石斛15克、肉苁蓉15克、炮附子9克、五味子9克、肉桂9克、菖蒲9克。随症加减:若热甚,口渴有汗,加北沙参10克、知母10克、金银花15克;湿偏盛者,加陈皮9克、厚朴10克;体虚者,加党参15克、黄芪20克、白术10克。每日1剂,水煎分2次服。共使用10～14天。王松年将30例格林-巴利综合征患者随机分为对照组19例和治疗组11例。对照组采用西医疗法使用抗生素、激素、吸氧、对症支持等治疗;治疗组在西医治疗的同时加服地黄饮子。结果:治疗组临床治愈6例,显效4例,有效1例,总有效率100%;对

① 贺俊国.以活血化淤为主治疗小儿多发性神经根炎35例[J].陕西中医函授,1991(6):34,42.
② 樊贵轩.治疗感染性多发性神经炎的临床体会[J].吉林中医药,1985(6):19-20.
③ 吴敬农.急性感染性多发性神经根炎的辨证论治[J].江苏中医杂志,1981(1):29-30.

照组治愈 8 例,显效 6 例,有效 4 例,无效 1 例,总有效率 94.3%。服中药过程中未发现不良反应,治疗前后查肝、肾功能、血糖、电解质及心电图均无变化。[①]

2. 加味金刚丸 菟丝子 18 克、僵蚕 9 克、当归 21 克、萆薢 15 克、川牛膝 15 克、木瓜 15 克、蜈蚣 15 克、全蝎 15 克、肉苁蓉 15 克、杜仲 15 克、天麻 15 克、海螵蛸 15 克、马钱子 15 克。上药共为细末,炼蜜为丸,每丸重 3 克,每次服 1 丸,每日 3 次,开水送下。再辅以电针、康复治疗。王茂林等用上方治疗格林-巴利综合征 7 例,3 例痊愈,3 例显效,1 例无效。[②]

3. 黄芪六味汤 黄芪 30 克、当归 8 克、白术 10 克、陈皮 10 克、地龙干 10 克、忍冬藤 15 克。随症加减:上肢麻痹重因风寒湿者,加桂枝;因风湿热者,加桑枝;下肢麻痹,加牛膝,伴疼痛者,加白芷、延胡索;伴抽筋样痛,加赤白芍;肢体沉重,选加薏苡仁、茯苓或泽泻;心烦不寐,舌红少苔者,加麦冬、五味、生地黄(最好用鲜竹叶卷心 20 根,煎汤取汁再煎上药);潮热盗汗,加地骨皮。每日 1 剂,分 2 次服用。另用复方丹参注射液 14~16 毫升加入 10% 葡萄糖 500 毫升静脉滴注 5~7 天,视病情好转停用。以上汤药 10 天为 1 个疗程,若并发细菌感染者均选用抗生素。王谨敏等用上方加减治疗急性感染性多发性神经根炎患者 24 例,经 1 个疗程后治愈 10 例,占 79.2%;另 5 例达到好转标准,占 20.8%,再继续用药 6 天后,达到治愈标准。[③]

4. 黄芪桂枝五物汤合四君子汤 黄芪 60 克、怀牛膝 15 克、生龙骨 15 克、生牡蛎 15 克、白芍 15 克、白术 15 克、太子参 30 克、茯苓 30 克、忍冬藤 30 克、鸡血藤 30 克、桂枝 10 克、生姜 10 克、当归 10 克、全蝎 10 克、蜈蚣 3 条、甘草 3 克。随症加减:属湿热浸淫型,酌加苍术、黄柏、萆薢、薏苡仁以清热祛湿;脾胃亏虚型,酌加白术用量,加淮山药、砂仁、陈皮以益气健脾和中。水煎,浓缩取汁 300 毫升,共煎 2 次,混合后早晚温服。韩志贞用上方加减治疗急性感染性多发性神经根炎患者 20 例,临床治愈 9 例,显效 6 例,好转 4 例,无效 1 例。总有效率 95%。[④]

5. 加味二妙散 苍术 6 克、黄柏 6 克、蚕砂 6 克、萆薢 12 克、木瓜 15 克、薏苡仁 15 克、板蓝根 15 克、土茯苓 20 克、木通 5 克。每日 1 剂,水煎服。酌情应用青霉素、地塞米松、维生素类、肌苷、ATP、辅酶 A、细胞色素丙等。冯步珍等用上方治疗小儿感染性多发性神经根炎 46 例,治愈 44 例,死亡 2 例。治愈率 95.6%。[⑤]

中 成 药

1. 川芎嗪注射液、脉络宁注射液 功效:活血化瘀,调节免疫功能。临床应用:连清平等将 54 例格林-巴利综合征患者随机分为治疗组 36 例和对照组 18 例。对照组患者住院后均给大量 B、C 族维生素和一般抗生素、抗病毒药物控制和预防感染及对症治疗等;治疗组在此基础上,根据病情急性期轻、中型加用川芎嗪注射液 80~200 毫升或脉络宁注射液 10~30 毫升静脉滴注,重型和极重型再加丙种球蛋白(IVIG)400 毫克/千克/天,连用 5 天,静脉滴注,或加用甲基强的松龙 500~1000 毫克,连用 3~5 天,继以强的松维持,10~15 天渐减量并停用。对呼吸肌麻痹者定期翻身、拍背、吸痰,必要时气管插管和机械通气。结果:治疗组显效 22 例,有效 12 例,无效 2 例,总有效率 94.4%;对照组显效 5 例,有效 6 例,无效 7 例,总有效率 61.1%。[⑥]

2. 士的宁合剂 组成:士的宁 2 毫克、维生素 B₁ 100 毫克、维生素 B₆ 50 毫克、维生素 B₁₂ 100

① 王松年.中西医结合治疗格林-巴利综合征 11 例[J].南京中医药大学学报,1999(1):55.
② 王茂林,等.加味金刚丸治疗格林-巴利综合征 7 例[J].四川中医,1998,16(1):23.
③ 王谨敏,等.黄芪六味汤为主治疗急性感染性多发性神经根炎 24 例[J].福建中医药,1998,30(3):23.
④ 韩志贞.中药治疗急性感染性多发性神经根炎 20 例[J].新中医,1996(3):39-40.
⑤ 冯步珍,等.中西医结合治疗小儿感染性多发性神经根炎 46 例[J].陕西中医,1992,13(12):535.
⑥ 连清平,等.中西医结合治疗格林-巴利综合征临床观察[J].内蒙古中医药,2006(4):11-12.

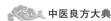

微克、川芎嗪 100 毫克、2％普鲁卡因 2～4 毫升。用法用量：用龙胆紫点穴标记，常规消毒，注射针快速刺入，回抽无血注入药液，每穴 2 毫升（用量不敷时可加水稀释，肌肉薄处可斜刺，药液也酌减），每次用同名双侧穴 4～6 对，穴位分两组隔日交替，每日 1 次，10 天为 1 个疗程，间歇 2 天再作第 2 个疗程。临床应用：姜沧海等除用免疫抑制剂地塞米松及抗病毒药静滴或口服外，并用士的宁合剂穴位注射治疗多发性神经根炎患者 13 例，显效 10 例，有效 3 例。总有效率 100％。[1]

① 姜沧海,等.士的宁合剂穴位注射治疗急性脊髓炎与周围神经炎[J].陕西医学杂志,1996,25(7)：392－393.

鼠伤寒沙门氏菌肠炎

概　述

鼠伤寒沙门氏菌肠炎是小儿沙门菌感染中最常见者，全年均有发生，以 6～9 月发病率最高，可散发，也可暴发。绝大多数患儿为 2 岁以下的婴幼儿，小于 1 岁者占 1/3～1/2，且易在新生儿室流行。本病自然疫源广泛，很多家禽、家畜、鼠、鸟和冷血动物是自然宿主，蝇、蚤可带菌传播，常由污染的水、牛奶和食物经口感染。

潜伏期一般为 8～48 小时。一般起病急，主要表现发热、腹泻、厌食、呕吐、腹胀、腹痛等，大便日行数十次，为黄绿色或深绿色水样、黏液样或脓血便，有腥臭味，大便镜检有多量白细胞及数量不等的红细胞。频泻者可迅速出现脱水和酸中毒。有些患者首发表现是咳嗽、精神萎靡、肺部湿啰音、腹胀或营养不良伴见脱水，此后才有明显腹泻症状。

鼠伤寒沙门氏菌对外界环境的抵抗力较强，为侵袭性细菌，主要侵犯回肠和结肠，也可侵犯整个胃肠道。临床表现可分为四型，即胃肠炎型、败血症型、病灶感染型和无症状带菌型。本病是较严重的一种肠胃感染疾病，如果不注意及时治疗，甚至引起败血症，会引起多种并发症表现，尤其是对婴幼儿感染危害更大，目前在国内的婴儿和新生儿一般用抗生素来进行治疗，并要注意补水，避免出现电解质紊乱等。

本病属中医"泄泻"范畴。其病理特点是脾气虚弱、湿热内盛、虚寒内生等。《黄帝内经》称本病为"飧泄""濡泄""洞泄"等，且对本病的病机有较全面的论述，如《素问·生气通天论篇》曰："因于露风，乃生寒热，是以春伤于风，邪气留连，乃为洞泄。"《素问·阴阳应象大论篇》曰："清气在下，则生飧泄。""湿胜则濡泻。"《素问·举痛论篇》曰："寒气客于小肠，小肠不得成聚，故后泄腹痛矣。"《素问·至真要大论篇》曰："诸呕吐酸，暴注下迫，皆属于热。"《金匮要略·呕吐哕下利病脉证治》中将本病分为虚寒、实热积滞和湿阻气滞三型，并且提出了具体的证治，如"下利清谷，里寒外热，汗出而厥者，通脉四逆汤主之。""气利，诃梨勒散主之。"指出了虚寒下利的症状，以及治疗当遵温阳和固涩二法。又言："下利三部脉皆平，按之心下坚者，急下之，宜大承气汤。""下利谵语，有燥屎也，小承气汤主之。"提出对实热积滞所致的下利，采取攻下通便法，即所谓"通因通用"法。篇中还对湿邪内盛，阻滞气机，不得宣畅，水气并下而致"下利气者"，提出"当利其小便"，以分利肠中湿邪，即所谓"急开支河"之法。

辨 证 施 治

1. 宋桂华等分 2 型

（1）实热型　多属发病早期，病程 1～2 周，既有外感表热，又有肠道湿热症状。方用加味葛根芩连汤：葛根 12 克、黄芩 9 克、黄连 6 克、甘草 6 克、丹参 10 克、乌梅 10 克、紫草 12 克、苦参 10 克。

（2）虚寒型　多属疾病后期，经多种抗生素治疗，发病 10 日以上，表现为脾虚寒湿不化症状。方用葛根芩连汤加味：葛根 9 克、黄芩 6 克、黄连 3 克、甘草 6 克、丹参 10 克、乌梅 6 克、白术 10 克、干姜 6 克。

随症加减：腹胀，加木香；呕吐，加竹茹；血便，加地榆等。以上剂量适用于 1 岁小儿，可根据年龄增减药量。每日 1 剂，水煎分 3 次服。临床观察：宋桂华等用上方辨证治疗小儿鼠伤寒沙门氏菌肠炎51例，1～2个疗程后，治愈39例，好转8例，无效4例。有效率92.16％。①

2. 燕润菊分2型

（1）实热型 症见身热无汗，口渴欲饮，泄泻腹胀，大便黄色水样便，暴注下迫，腥臭味，小溲短赤，常伴呕吐，舌质红或绛而干，苔黄腻，脉浮洪数。治宜清热健脾、和胃固肠止泻。药用藿香9克、丁香1克、生寒水石9克、赤石脂9克、莲子9克、伏龙肝9克。随症加减：脓血便，加地榆、椿根皮、石榴皮；呕吐，加竹茹；腹胀，加木香、砂仁；发热，加青黛。

（2）虚寒型 症见腹泻日久，面色苍白或青灰，腹肌松弛，皮花肢冷，露睛口张；目凹囟陷，精神萎靡，大便清稀而频，完谷不化，舌质淡苔薄白，脉沉细。治宜健脾助胃、温中固肠。药用肉桂3克、肉豆蔻4克、丁香1克、赤石脂（先煎）9克、莲子9克、生寒水石（先煎）9克。随症加减：食少泻重，加云茯苓、焦白术；发热，加藿香；呕吐，加草豆蔻、灶心土；腹胀，加木香；咳嗽，加白果、乌梅；抽搐，加钩藤、木瓜；气息微弱，加黄芪。配合液体及支持疗法。临床观察：燕润菊用上方辨证治疗小儿鼠伤寒沙门氏菌肠炎45例，痊愈39例（87％），好转5例，无效1例。②

3. 储沨等分3型

（1）毒热型 症见发热泄泻，暴迫下注，稀便腥臭或有黏液，肛门灼红，舌红无苔，指纹紫沉，脉数。治宜解毒止泻。方用葛根芩连汤加减：葛根、黄芩、黄连、马齿苋、甘草。

（2）湿热型 症见面色黄染，泄泻频数，反应低下，哭声无力，稀便腥臭，呈绿色或灰白色，舌红或苔黄，指纹紫滞，脉濡。治宜清热利胆。方用茵陈五苓散加减：茵陈、柴胡、黄芩、茯苓、猪苓、泽泻、白术、马齿苋、甘草。

（3）脾虚型 症见腹泻日久，形体消瘦，神疲倦，面色萎黄，气短声弱，食后即泻，大便稀溏，舌淡无苔，指纹淡红，脉缓细弱。治宜健脾益气。方用参苓白术散：人参（另炖兑服）、白术、茯苓、莲子、山药、扁豆、薏苡仁、神曲、砂仁、陈皮、甘草。

以上每味药的剂量均为5克，加水煎成30毫升，每次5毫升，每日3次口服，不能口服者予以保留灌肠，剂量加倍。临床观察：储沨等用上方辨证治疗鼠伤寒沙门氏菌感染13例，治愈（临床症状消失，一般情况良好，大便培养阴性）12例，死亡1例。③

经 验 方

1. 葛根芩连汤加味 葛根4～8克、炒泽泻4～8克、黄芩3～6克、黄连2～4克、车前子6～8克、白扁豆6～10克、地锦草6～10克、生山药8～12克、茯苓8～12克、炒山楂4～6克、甘草1～3克。随症加减：发热甚者，加连翘、青蒿、柴胡；恶心呕吐者，加砂仁、竹茹；不思饮食者，加炒谷芽、鸡内金；腹胀腹痛、大便里急后重者，加木香、白芍、槟榔；脓血便，加白头翁、马齿苋、败酱草、苦参；脱水者，加太子参、玄参、麦冬、生地黄、乌梅。如中度脱水可加用3∶2∶1液静脉注射。治疗1日为1个疗程，1～3个疗程后观察疗效。王喜聪将54例鼠伤寒沙门氏菌肠炎患者随机分为治疗组和对照组各27例。治疗组予上方治疗。对照组予抗生素治疗。结果：治疗组痊愈13例，显效11例，好转2例，无效1例，总有效率96.3％；对照组痊愈5例，显效8例，好转9例，无效5例，总有效率81.48％。④

2. 四神丸 肉蔻3克、吴茱萸3克、干姜3克、五味子6克、白术9克、茯苓9克、焦三仙各9克、大枣3枚。随症加减：体质虚弱者，加太子参3～6克；大便清稀，泄泻无度者，加米壳2克、赤石脂6克；泻下脓血伴发热者，去吴茱萸、五味子，改

① 宋桂华，等.加味葛根芩连汤治疗小儿鼠伤寒沙门氏菌肠炎[J].河南中医,2001,21(1)：62-63.
② 燕润菊.中药治疗小儿鼠伤寒沙门氏菌肠炎疗效观察[J].北京中医,1994(6)：15.
③ 储沨，等.婴儿鼠伤寒沙门氏菌感染的辨证治疗[J].中医杂志,1990(05)：30-31.
④ 王喜聪.葛根芩连汤加味治疗鼠伤寒沙门氏菌肠炎27例[J].浙江中医杂志,2009,44(10)：735.

干姜为生姜,加葛根 6 克、秦皮 6 克、马齿苋 6 克。恢复期用四君子汤加味巩固疗效。每日 1 剂,水煎后少量多次服用。董燕燕用上方加减治疗 7 例鼠伤寒沙门氏菌肠炎患儿,全部治愈,患儿大便成形,每日 2～3 次。4 例复查大便细菌培养阴性。疗程 2～6 天,其中 2 天、6 天治愈者各 2 例,4 天治愈者 3 例。4 例患儿在腹泻治愈后继续用四君子汤巩固治疗 2 天。①

3. 三参汤　党参 12 克、丹参 12 克、陈皮 12 克、黄连 6 克、干姜 6 克、泽泻 6 克、升麻 6 克、甘草 6 克、苦参 9 克、秦皮 9 克、小茴香 3 克、苍术 8 克、云茯苓 8 克、菟丝子 10 克。每日 1 剂。王昌义等将 69 例鼠伤寒沙门氏菌肠炎患儿分为西药组 35 例和中西医结合组 34 例。西药组予抗生素及对症治疗;中西医结合组予西药治疗 1～2 天后加中药三参汤治疗。结果:西药组痊愈 12 例,有效 18 例,无效 5 例;中西医结合组痊愈 30 例,有效 2 例,无效 2 例。②

4. 黄梅汤　黄连 4 克、黄芩 4 克、秦皮 4 克、乌梅 6 克、白头翁 6 克、砂仁 6 克、车前子 12 克。随症加减:兼面白、神疲等脾虚证者,加白术 5 克、山药 5 克;兼呕吐者,加半夏 3 克、陈皮 5 克;兼嗳气、腹胀者,加焦槟片 5 克、焦三仙各 9 克;兼发热者,加柴胡 5 克、葛根 5 克。每日 1 剂,水煎取汁 60 毫升,分 5 次喂完。柳青林用上方加减治疗 11 例鼠伤寒沙门氏菌肠炎患儿,全部治愈。③

5. 消化止泻汤　槟榔 5 克、焦山楂 10 克、炒麦芽 10 克、诃子肉 6 克、秦皮 7 克、地榆 7 克、茯苓 5 克。随症加减:热重者,加黄柏 3 克;久咳,加乌梅 5 克;滑脱,加赤石脂 6 克。每日 1 剂,分 3～4 次口服,另外单独服醋蛋粉(用铁锅将食醋 200 毫升烧开,取鸡蛋 1 个打入,煎干焙黄,研粉)5 克,用糖水冲服,每日 3 次。张相武用上方

加减治疗 15 例顽固性鼠伤寒沙门氏菌肠炎患儿,全部治愈。④

6. 葛根芩连汤　葛根 6～9 克、黄芩 6～9 克、黄连 6～9 克、鲜椿根皮 6～9 克、孩儿茶 6～9 克、云茯苓 6～9 克、生地黄榆 9～12 克、神曲 9～12 克、马齿苋 9～15 克、木香 4～6 克、莲子 4～6 克、甘草 4～6 克。每日 1 剂,水煎频服。随症加减:若腹痛、里急后重,加枳壳 6～9 克、槟榔 6～9 克、炒麦芽 6～9 克;久泻不止,加炒山药 6～9 克、煨诃子 6～9 克、车前子(包煎)6～9 克。西药予呋喃妥因 5～10 毫克/千克/日,分 3 次口服。同时采用补液、支持疗法及纠正脱水、电解质紊乱等。对出现败血症者均加用头孢哌唑 100～200 毫克/千克/日,分 2～3 次静脉注射或肌肉注射。王军仓等用上方加减治疗小儿鼠伤寒沙门氏菌感染 23 例,均获痊愈。⑤

7. 清热燥湿汤　秦皮 3 克、苦参 3 克、黄芩 3 克、黄柏 3 克、草豆蔻 3 克、葛根 3 克。每日 1 剂,分 4 次口服。另单服滑石(不煎)每次 5 克,每日 3 次。轻度脱水者给予口服补液,重症者配合静脉输液。陈永明用上方治疗小儿鼠伤寒沙门氏菌肠炎 20 例,均获痊愈。其中 3～5 天痊愈者 12 例,6～8 天痊愈者 8 例,治愈率 100%。⑥

8. 七味白术散　党参 9 克、炒白术 9 克、茯苓 9 克、葛根 15 克、藿香 6 克、木香 3 克、甘草 3 克。水煎频频喂服。随症加减:若肠中郁热,加黄芩 6 克、黄连 1.5 克。毕可恩等用上方加减治疗小儿鼠伤寒沙门氏菌肠炎 5 例,均获痊愈。⑦

中 成 药

复方丹参注射液　组成:每 1 毫升含生药丹参 1 克、降香 1 克(上海市新风制药厂,2 毫升/

① 董燕燕.婴儿鼠伤寒沙门氏菌肠炎的中西医结合治疗[J].北京中医杂志,2003,22(2):27.
② 王昌义,等.中西医结合治疗鼠伤寒沙门氏菌肠炎 69 例报告[J].遵义医学院学报,1996,2(19):116-117.
③ 柳青林.黄梅汤治疗鼠伤寒沙门氏菌肠炎 11 例[J].光明中医,1994(6):6-7.
④ 张相武.消化止泻汤治疗顽固性伤寒沙门氏菌肠炎 15 例[J].陕西中医,1994,15(7):307.
⑤ 王军仓,等.小儿鼠伤寒沙门氏菌感染 41 例疗效观察[J].中医杂志,1990(9):33-34.
⑥ 陈永明.清热燥湿汤治疗小儿鼠伤寒沙门氏菌肠炎疗效观察[J].中医杂志,1988(7):37.
⑦ 毕可恩,等.小儿鼠伤寒沙门氏菌肠炎五例报告[J].山东中医杂志,1987(4):24.

支)。用法用量：每支加入 10% 葡萄糖注射液中静脉滴注，每日 1 次，10 天为 1 个疗程。临床应用：沈照波等将 78 例鼠伤寒沙门氏菌肠炎随机分成对照组和治疗组各 39 例。对照组应用抗生素及西医常规对症支持治疗，治疗组在对照组同样治疗的同时加用复方丹参注射液。结果：治疗组临床症状痊愈(大便常规化验正常)27 例，对照组 21 例，两组比较无明显差异($P > 0.05$)；治疗组 10 天内体温降至正常者 31 例，对照组 22 例，两组比较差异有显著性意义($P < 0.05$)。结果表明应用复方丹参注射液可缩短发热过程，减轻中毒症状。[1]

① 沈照波,等.复方丹参注射液治疗鼠伤寒沙门氏菌肠炎 39 例对照观察[J].中医研究,1993,6(3)：25.

寄生虫病

蛔 虫 病

概　述

蛔虫病是蛔虫寄生于人体小肠所引起的疾病。病程早期,幼虫在人体内移行可引起呼吸道疾病和过敏症状,当成虫在小肠内寄生则可引起腹痛等肠道功能紊乱。为小儿时期最常见的肠道寄生虫病。

蛔虫病大多数为无症状性感染,少数患者发生胆道蛔虫病、蛔虫性肠梗阻等严重并发症。一般表现以腹痛反复发作,脐周疼甚为主,伴有面黄、消瘦、夜间磨牙,便下蛔虫或大便检查有虫卵等。有并发症时可出现相应症状表现。胆道蛔虫症是蛔虫病常见的并发症,患者常突然发作右上腹阵发剧烈绞痛,常伴有呕吐,可吐出胆汁及蛔虫。每次发作持续数分钟或十数分钟,发作间隙疼痛基本消失,或仅有上腹部隐痛。

本病属中医"蚘虫""蛔疳"等范畴。其病理特点是湿热内蕴,虫积胸中。治法以清利湿热、驱虫止痛为主。

《灵枢·厥病》篇曰:"肠中有虫瘕、蛟蛕……夫虫痛者,蛔虫也。"《金匮要略》云:"状如伤寒,面色乍赤乍黑乍白;复由热冲虫动,内乱心神,故见默默往眠,但又目不得闭而卧起不安,又因中虚而受虫扰,浅见不欲饮食甚或恶闻食臭;若延至病久虫饥而蚀于上部,故致喉中黏膜溃烂而声嘎病惑焉。"《小儿药证直诀》云:"惟虫痛者,当口淡而沫自出……面㿠白,心腹痛,口中沫及清水出,安虫散主。"《医宗金鉴》曰:"虫痛不安腹因痛,面色乍青乍赤白,时痛时止吐清涎。"概而言之,蛔虫病的主要症状有:疼痛绕脐,时发时止,甚则坐卧难安;大便异常,时有便秘,时有腹泻;面部白斑,白睛蓝斑;舌面上可见散在的圆形或边缘整齐的乳头状红色丘疹,下唇内侧黏膜出现粟粒样丘疹;磨牙,流涎,夜惊;得食而呕又烦,胃脘嘈杂,或吐虫,或便虫;多食,易饥,形体消瘦;嗜食异物,如泥土、纸张、布等;皮肤上常出现不明原因的风团;时有气喘、发热,但又找不到其他原因。遇到腹部症状的患者时,应详细询问历史,尤其是平时饮食习惯,是否注意饮食卫生等。除考虑常见病、多发病外,应想到蛔虫感染的可能。中医中药对蛔虫病有良好的治疗疗效,但一旦确认还需中西医结合治疗,以及时控制病情以免延误病情。

辨　证　施　治

汪受传等分3型

1. 肠蛔虫型　症见脐周疼痛,时痛时止,按之无明显压痛,但可有条索状感,食欲异常,夜卧不安,切齿易惊,恶心呕吐,口流清涎;病重者可见形体消瘦,面色萎黄,肚腹胀大,青筋显露,大便不调,或便下蛔虫,舌质偏红,苔薄腻,或苔花剥。

2. 蛔厥型　有蛔虫病史,症见右上腹及剑突下突然发生阵发性剧烈绞痛,哭叫打滚,曲体弯腰,大龄儿童可以拳顶按痛处,面色苍白,汗出淋漓,但疼痛缓解后,患儿仍嬉戏如常。可伴恶心呕吐,甚则吐蛔,腹痛反复发作,或呈持续状态,或伴畏寒发热,甚可见黄疸,舌质偏红苔黄腻,脉象滑数,或脉象弦数。

3. 虫瘕型　有蛔虫病史,症见突然发生阵发性剧烈腹痛,常伴频繁呕吐,甚或吐出蛔虫,大便秘结,脘腹胀满,腹部可按及大小不等、部位不定的条索状或团块状包块,按之可活动。病情加重者,腹部可有硬块,伴肠鸣,压痛明显,质偏红苔白腻,脉象滑数,或弦数。[1]

此外,《儿科学》中还列出了小儿蛔虫病的并发症:胆道蛔虫症、蛔虫性肠梗阻、蛔虫性腹膜炎、蛔虫性肠穿孔等蛔虫钻孔、扭结及喜碱厌酸习性所致的并发症;另外,蛔虫幼虫移行,可钻入肺、脑、肝、脾、眼等引起胸膜炎、肝肿大,感染严重可造成营养不良,影响生长发育。[2]

经 验 方

1. 针灸治疗　迎香、透四白、胆囊穴、内关、足三里、中脘、人中。强刺激,泻法,适用于蛔厥证;天枢、中脘、足三里、内关、合谷。强刺激,泻法,适用于虫瘕证。[3]

2. 肥儿丸加减　党参 10 克、云茯苓 10 克、白术 10 克、甘草 3 克、使君子 6 克、胡黄连 5 克、槟榔 5 克、苦楝皮 5 克、焦三仙各 5 克。每日 1 剂,连服 6 剂为 1 个疗程。李国达用上方治疗 80 例患者。结果:治愈 45 例,显效 32 例,无效 3 例。总有效率 96.25%。[4]

3. 安蛔驱蛔汤　乌梅 9 克、槟榔 9 克、使君子 9 克、川楝子 9 克、白芍 10 克、川椒 5 克、大黄(后下)5 克、黄柏 5 克、甘草 5 克、细辛 3 克、木香(后下)3 克。随症加减:呕吐甚,加陈皮、半夏;纳差,加神曲、山楂;体虚气弱,加黄芪。每日 1 剂,水煎早晚空腹服,或少量频服,如服药后吐出可休息后再补服。服药困难者可将药液 30～50 毫升保留灌肠,每日 2～3 次。郭景梅用上方加减治疗小儿蛔虫病 28 例。经治疗后,15 例患儿均明显好转,多在 12～48 小时内腹痛完全消失,无其他症状。大便排出蛔虫,少者 2 条,多者 20 余条。[5]

4. 神术散合大建中汤加减　藿香 12 克、党参 12 克、苍术 9 克、厚朴 9 克、槟榔 9 克、使君子 9 克、砂仁 5 克、干姜 5 克、陈皮 5 克、甘草 3 克、川椒 3～5 克。随症加减:腹痛剧或出现蛔厥者,加乌梅、制附片、细辛;呕吐者,加吴茱萸、黄连、紫苏梗;发热恶寒者,加柴胡、桂枝;腹胀、便秘者,加莱菔子、生大黄。每日 1 剂,水煎分 2 次温服。关俭应用神术散合大建中汤加减治疗小儿蛔虫病 113 例。结果:显效 82 例,有效 27 例,无效 4 例。总有效率 96.5%。其中服药 1 剂腹痛消除,排出蛔虫者 67 例,占 59%。[6]

5. 乌梅汤　乌梅 10 克、党参 10 克、黄连 6 克、黄柏 6 克、当归 6 克、干姜 4 克、桂枝 4 克、制附子(先煎)4 克、细辛 4 克、花椒 4 克。随症加减:便秘明显者,加大黄、厚朴;腹痛明显者,加延胡索、川楝子;黄疸者,加茵陈、栀子。上药用水 500 毫升煎至 50 毫升。每日 3 次,1～3 岁每次 8 毫升,3～7 岁每次 10 毫升,7～12 岁每次 15 毫升。陈立正用上方加减治疗蛔虫病 60 例,其中治愈 59 例,仅胆道蛔虫症 1 例转外科手术治疗,治愈率 98%。[7]

6. 穴位注射　取耳穴十二指肠、肝胆、肠,每穴用维生素 K₁ 0.1～0.2 毫升注射;或取足三里穴,用维生素 K₁ 5 毫升穴位注射,每日 3～4 次。适用于驱蛔。[8]

7. 驱蛔灵糖浆结合抗生素　口服驱蛔灵糖浆,抗生素用庆大霉素或氨苄青霉素,部分病例加 654-2 静滴,肠梗阻用液体石蜡 10～20 毫升/千克,口服,并用开塞露肛注。适用于蛔虫病急性并发症(急性腹痛、不全肠梗阻,或胆道蛔虫症)100 例,痊愈 84 例,好转 12 例,转手术 4 例。疼痛消失时间 5 分钟～4 日;蛔虫排出时间平均为 1.5 日。[9]

①　汪受传,虞坚尔.普通高等教育"十二五"国家级规划教材·中医儿科学(9 版)[M].北京:中国中医药出版社,2014:262-267.
②　王卫平.普通高等教育"十二五"国家级规划教材·儿科学(8 版)[M].北京:人民卫生出版社,2016:231-233.
③　余小萍,李守朝.社区临床常见病证及处理[M].北京:中国中医药出版社,2008:598.
④　李国达.肥儿丸治疗小儿蛔虫证 80 例[C].第 23 届全国中医儿科学术研讨会暨儿科名中医讲习班论文汇编.昆明:云南中医学院,2006:2.
⑤　郭景梅.安蛔驱蛔汤治疗小儿蛔虫病[J].内蒙古中医药,2006(6):15-16.
⑥　关俭.中药加减治疗小儿蛔虫病 113 例[J].湖北中医杂志,2000,22(4):37.
⑦　陈立正.乌梅丸加减治疗小儿蛔虫病 60 例[J].实用中医药杂志,1998,14(3):22.
⑧　黄潚,张文良.穴位注射配合西药治疗蛔虫病急性并发症 100 例[J].福建中医药,1995,26(1):31.
⑨　同上.

8. 灌肠疗法 苦楝皮、槟榔、莱菔子、全瓜蒌、茵陈、番泻叶、陈皮。水煎取液150～300毫升，分2次保留灌肠，2日为1个疗程。适用于虫瘕证。①

单　方

1. 苦楝皮 组成：苦楝皮。适用于驱蛔。制备方法：一般干品用量为3～9克，鲜品最多不超过30克，加水适量，长时间（不少于4小时）浓缩至50毫升左右，加白糖调味。用法用量：晚饭后1次顿服。可连服2天。临床应用：谢雍宁将98例蛔虫患儿根据家长意愿分为对照组与治疗组各49例。治疗组予苦楝皮。对照组每晚睡前口服肠虫清2片，连服2日。结果：治疗组治愈41例（83.67％），好转6例（12.24％），无效2例（4.08％）。总有效率95.92％；对照组治愈30例（61.22％），好转9例（18.36％），无效10例（20.40％）。总有效率79.59％。注意事项：因本品有毒，不可过量、持续服用。②

2. 榧子 组成：榧子。适用于驱蛔。制备方法：榧子在烤箱内70℃烤10小时，使其变脆，剥掉外壳备用。用法用量：每次30克，于晨空腹（饭前2小时）嚼碎服，服药过程中可饮少量开水。临床应用：胡建中等将230例患者随机分为使君子治疗组75例、榧子治疗组75例与对照组80例。使君子用铁锅文火炒30分钟，使其干燥变脆，用法用量同榧子治疗组；对照组服用甲苯咪唑，每人每次100毫克，每日2次，于晨空腹及晚上临睡前服用，连服2日。结果：蛔虫感染者治疗后虫卵转阴率，使君子治疗组78.78％，榧子治疗组39.71％，对照组93.15％。③

3. 糖姜醋 组成：糖姜醋。用法用量：生姜取汁1茶匙，加糖、醋适量，冲开水约300毫升，频频饮服。立法重在诱蛔安蛔，使虫静下行，疼痛自止。糖姜醋有刺激胃液分泌、缓解胆道括约肌痉挛和肠痉挛、增强肠蠕动的作用，借肠蠕动功能增强，使蛔虫排出体外。临床应用：钟秋生用何埔生以此法治疗胆道蛔虫病患者，屡治屡验。④

4. 食盐 组成：食盐。临床应用：钟秋生用食盐敷脐治疗小儿蛔虫病所引起的腹痛，效果较好。⑤

5. 使君子仁 组成：使君子仁。适用于驱蛔。用法用量：去皮，文火炒黄嚼服。1～2粒/岁，最大剂量不超过20粒，晨起空腹服，连服2～3天。临床应用：崔桂勤等将900例患儿随机分为治疗组500例、安乐士对照组200例与肠虫清对照组200例。治疗组服使君子仁，安乐士组每日晨起空腹服2片安乐士，肠虫清组则服肠虫清，均连服3天。结果：治疗组有效484例，有效率96.8％；安乐士对照组有效200例，有效率100％；肠虫清对照组有效197例，有效率98.5％。⑥

中 成 药

1. 乌梅丸 组成：乌梅、黄连、黄柏、附子、桂枝、细辛、花椒、人参、当归。功效主治：温脏安蛔，攻补兼施；适用于蛔厥证。用法用量：每次服3～6克，每日2～3次。⑦

2. 化虫丸 组成：大黄、槟榔、牵牛子、玄明粉、雷丸、苦楝皮、鹤虱、使君子、芜荑。适用于肠蛔虫证。用法用量：晨起空腹或临睡前温开水送服。7岁以上小儿每次服3～4.5克，3～7岁每次服2～3克，1日2～3次。⑧

3. 胆蛔虫冲剂 组成：乌梅、花椒、木香、使君子、槟榔、黄芩、陈皮、蒲黄、甘草等。功效主治：

① 黄品信，赵启然.中药保留灌肠治疗小儿蛔虫性肠梗阻12例［J］.湖北中医杂志，1995（6）：9.
② 谢雍宁.苦楝根白皮治疗小儿蛔虫49例的临床观察［J］.求医问药（学术版），2011，9（12）：287-288.
③ 胡建中，等.使君子与榧子驱治肠蛔虫的疗效观察［J］.中国病原生物学杂志，2006，1（4）：268.
④ 何埔生.验方二则［J］.中国民间疗法，1999（1）：47.
⑤ 钟秋生.食盐敷脐治小儿蛔虫性腹痛［J］.中国民间疗法，1998（5）：14.
⑥ 崔桂勤，等."使君子"驱蛔虫500例观察［J］.包头医学，1994，18（3）：34.
⑦ 汪受传，虞坚尔.普通高等教育"十二五"国家级规划教材.中医儿科学（9版）［M］.北京：中国中医药出版社，2014：262-267.
⑧ 同上.

驱蛔杀虫,解痉止痛;适用于蛔厥证。①

4. **使君子丸**　组成:使君子、天南星、槟榔。适用于肠蛔虫。用法用量:每次服6~10克,每日1次。②

5. **雷丸肠溶胶囊**　制备方法:将00号空心胶囊浸于10%甲醛溶液中5秒后取出,洗涤后在石灰中干燥即可。取雷丸在室温下晾干并粉碎过100目筛。装于00号空心胶囊中,每粒重0.5克。用法用量:每次0.5克,每日3次,连服3天,1周后复查。临床应用:申云华等用上方治疗小儿蛔虫病83例,治愈67例,有效12例,无效4例。治愈率80.7%,有效率95%。服药后2天排出蛔虫者56例。③

胆道蛔虫症

概　述

胆道蛔虫症是蛔虫病常见的并发症,是由于蛔虫钻进胆道所致。蛔虫刺激胆道,使胆道和胆总管括约肌强烈痉挛发绞痛,患者常突然发作右上腹阵发剧烈绞痛,痛时大声哭叫,打滚,屈体弯腰,出汗,面色苍白。常伴有呕吐,可吐出胆汁及蛔虫。每次发作持续数分钟或十数分钟,发作间隙疼痛基本消失,或仅有上腹部隐痛。

本病属中医“蛔厥”等范畴。其主要病理特点是蛔虫内扰,气机郁滞。治法以安蛔驱虫、行气破滞为主。

经　验　方

1. **梅椒二黄汤**　黄连2克、花椒10克、乌梅10克、使君子10克、大黄10克、鹤虱10克。随症加减:大便稀者,减大黄;体虚者,加党参;皮肤发黄者,加茵陈、焦栀子;脘闷者,加郁金、枳壳;阳虚者,加肉桂、附片。每日1剂,水煎2次,合并药液,分次频服。腹痛剧者,每日2剂。秦亮用上方加减治疗小儿胆道蛔虫症65例。结果:治愈62例,好转3例。总有效率100%。服药1剂治愈者16例,2剂33例,3剂以上13例。治疗效果显著。④

2. **乌梅汤加减**　乌梅5枚、细辛3克、黄柏10克、附子10克、当归10克、桂枝6克、黄连6克、川椒6克、干姜6克、党参12克。每日1~2剂,水煎分2~3次服。王爱蓉等用上方治疗小儿胆道蛔虫症50例,疗效较好。⑤

3. **大柴胡汤化裁**　柴胡15克、枳实15克、白芍60克、法半夏10克、大枣10克、川楝子10克、黄芩20克、茵陈20克。每日1剂,水煎分3次服。生大黄20克,泡鲜开水服,服至解稀大便时减量。李义玲用上方治疗胆道蛔虫病患者20例。结果:治愈(症状消失,B超复查胆道内蛔虫消失)18例,无效2例。服药最少者2剂,服药最多者7剂。⑥

4. **连梅安蛔汤加减**　乌梅30克、胡黄连5克、大黄(后下)6克、细辛3克、川椒6克、苦楝根白皮10克、黄柏10克、槟榔10克、雷丸15克。随症加减:痛甚者,乌梅量增至60克;呕吐甚者,加川黄连3克、姜半夏10克,取鲜苦楝根白皮驱蛔,用量30~50克。每日1剂,加水煎煮0.5小时,两次煎取300~400毫升,分2次服。腹痛消失3日后,予驱蛔剂杀虫治本,合并胆道感染者加用抗生素抗感染。李世华用连梅安蛔汤加减治疗胆道蛔虫症患者180例。结果:治愈171例,占95%;好转9例,占5%。最快获效时间为服药后5分钟,未再复发。⑦

① 汪受传,虞坚尔.普通高等教育“十二五”国家级规划教材.中医儿科学(9版)[M].北京:中国中医药出版社,2014:262-267.
② 同上.
③ 申云华,等.雷丸肠溶胶囊在治疗小儿蛔虫病中的应用[J].医学文选,2001,20(2):205-206.
④ 秦亮.梅椒二黄汤治疗小儿胆道蛔虫症65例[J].湖北中医杂志,2003,25(1):41.
⑤ 王爱蓉,等.150例胆道蛔虫病的治疗总结[J].湖南中医药导报,2002,8(1):25.
⑥ 李义玲.大柴胡汤治疗胆道蛔虫病20例[J].四川中医,2002,20(1):39.
⑦ 李世华.连梅安蛔汤加减治疗胆道蛔虫症180例疗效观察[J].铁道医学,1999,27(1):69.

5. 乌椒汤　乌梅 30 克、川椒 20 克、黄柏 20 克、槟榔 10 克、枳壳 10 克、郁金 10 克、法半夏 10 克、川楝子 15 克、川芎 15 克、细辛 8 克、桂枝 6 克。每日 1 剂，水煎早晚各服 1 次，严重者可每日服 2 剂，空腹服用。吴南平用上方治疗胆道蛔虫症患者 60 例。结果：50 例服中药 3 剂后症状消失，8 例服中药 6 剂后症状消失，2 例合并胆石症服用 10 剂后症状缓解。总有效率 100％，治愈率 98％。①

6. 甘草粉蜜汤　蜜糖 100 克、甘草 50 克、米粉 30 克。甘草水煎，取汁约 250 毫升，与米粉和蜜糖拌匀，文火煮沸成糊状，待温即服。最好 1 次服完，或短时间内 2～3 次服完。曹照华用上方治疗 15 例胆道蛔虫患儿，全部治愈。服药 1 剂愈者 12 例，服 2 剂愈者 3 例。②

7. 逍遥散加减　党参 16 克、生姜 16 克、木香 12 克、延胡索 12 克、香附 12 克、川楝子 12 克、半夏 12 克、柴胡 12 克、白术 12 克、当归 12 克、椿根皮 12 克、白芍 20 克、云茯苓 24 克、薄荷 10 克、甘草 10 克、槟榔 60 克等。随症加减：白细胞中性增高及合并胆囊炎者，加牡丹皮 10 克、栀子 9 克、金银花 16 克、板蓝根 16 克；大便溏薄者，减槟榔至 12 克，增白术至 24 克，加山药 24 克。以水 1 200 毫升，中火，煎取头煎 300 毫升；加水 600 毫升，中火，煎取二煎 300 毫升。于症状发作间歇时，徐徐温服头煎药（即服 1 次药，停 6 分钟，再服 1 次药，再停 6 分钟，1 小时左右服完 300 毫升）；2 小时后，将二煎药 1 次温服。李金声等用上方加减治疗胆道蛔虫症 264 例。结果：24 小时内痊愈者 228 例，占 86.4％；48 小时内痊愈者 30 例，占 11.4％；因呕出蛔虫而痊愈者 6 例，占 2.3％。③

8. 腹部推压按摩法　可阻止进入胆道的蛔虫继续深入，并迫使其退出胆道，当蛔虫退出胆道后，立即用氧气驱虫，将蛔虫赶入空肠和结肠，然后排出体外。据天津医学院外科报告，用本法治疗胆道蛔虫病 319 例，均获成功。其中单纯型胆道蛔虫病 154 例，推压按摩治疗 1 次治愈者 124 例，占 80.5％；2 次者 30 例，占 19.5％。早期炎症型胆道蛔虫病 165 例，1 次治愈者 26 例，占 15.8％；2 次者 48 例，占 29.1％；3 次者 91 例，占 55.1％。④

9. 复方川楝皮汤　川楝皮 20～60 克、使君子叶 20～45 克、槟榔 60～90 克、延胡索 10～20 克、川椒 4～6 克、细辛 3～6 克、黄连 10～20 克、乌梅肉 15～20 克、牵牛子 24～30 克、生大黄 26～31 克。每日 1 剂，水煎至 500 毫升，煎 2 次加在一起，每小时服 10 毫升。卢书山以上方治疗胆道蛔虫症 167 例，有效 166 例。用药 3 天有效率 99.4％，平均治愈天数为 1.3 天。⑤

单　　方

醋　组成：醋。功效：解毒，止血，散瘀，杀虫等。⑥

中　成　药

胆蛔冲剂　组成：乌梅、川椒、黄芩、木香、陈皮、使君子、蒲黄、槟榔、芜荑、川楝子、鹤虱、甘草等。制备方法：制成冲剂，每小袋 20 克。用法用量：胆蛔冲剂用温开水冲服，每日 3 次，每次 2 袋，一般连服 3 天。临床应用：张丽珍采用上述冲剂治疗胆道蛔虫患者 23 例，治愈 20 例，有效 2 例，无效 1 例。疼痛缓解时间平均为 1.4 小时。⑦

① 吴南平.乌椒汤治疗胆道蛔虫 60 例[J].中国乡村医药,1999,6(4)：11.
② 曹照华.甘草粉蜜汤治疗胆道蛔虫症和蛔虫性肠梗阻 15 例[J].中国乡村医生杂志,1998(5)：24－25.
③ 李金声,等.逍遥散加减治疗胆道蛔虫病 264 例疗效观察[J].中国医药导报,1994,9(5)：28－29.
④ 张禹.胆道蛔虫病的中医简易疗法[J].中西医结合肝病杂志,1993,3(1)：52－54.
⑤ 卢书山.复方川楝皮汤治疗胆道蛔虫病 167 例疗效观察[J].河南中医,1992,12(3)：127.
⑥ 张婷婷,曾芳,等.浅谈中医醋疗法之临床应用[J].中国民间疗法,2016,24(10)：7－8.
⑦ 张丽珍.胆蛔冲剂治疗胆道蛔虫症 23 例[J].浙江中医学院学报,1987,11(5)：23.

蛔虫性肠梗阻

概　述

蛔虫性肠梗阻是蛔虫病最常见的并发症。蛔虫在肠内扭结成团,使肠管部分或全部梗阻并刺激肠壁引起痉挛。表现有阵发性腹痛与呕吐,可呕吐蛔虫,常伴有便秘。腹部检查可扪到团块或条索状包块。

本病属中医"蛔厥"范畴。其病理特点是虫积肠道,通降失调。表现为阵发性腹痛,逐渐加重,伴呕吐,便秘,舌质红,苔黄腻,脉弦。治法以驱虫散结、泻积通便为主。

经　验　方

1. 捏揉法　先轻轻按摩,并对全腹进行扣诊,了解包块大小及腹腔炎症的情况,如无禁忌,便可在包块上进行捏揉。用力由轻到重,以患儿能接受为限。一般捏揉 10～30 分钟,蛔虫包块便可逐渐消散而解除梗阻。朱小珍用按摩捏揉法治疗蛔虫性肠梗阻腹痛,疗效较好。60％左右的患儿应用捏揉法后 3 小时内梗阻解除,5％左右用中药后排虫。捏揉法 1 次症状未完全缓解者,再行捏揉 1～2 次多可痊愈。[1]

2. 中药灌肠　苦楝皮 18 克、槟榔 18 克、莱菔子 18 克、全瓜蒌 20 克、茵陈 20 克、番泻叶 15 克、陈皮 15 克。煎取汁 150～300 毫升,每次滴入 100～150 毫升保留灌肠,每日 2 次,2 日为 1 个疗程。黄品信等用上方治疗 12 例患者,服药 1 个疗程均获痊愈。[2]

3. 耳压加服中药　取肝、胆、胰、脾、神门、皮质下、内分泌、眼等耳穴,用 0.6 平方毫米胶布粘

磁珠 1 粒(直径为 1.5 毫米,武汉长江水电科研院实验工厂生产)贴在上述一侧耳穴上,隔 1 天后换贴对侧耳穴,如此循环。每日饭后按压磁珠 15 分钟,10 次为 1 个疗程。未痊愈者休息 5 天后继续第 2 个疗程。万稚保等以磁珠压迫耳穴加服中药[金钱草 30 克、茵陈 20 克、栀子 10 克、柴胡 15 克、枳壳 20 克、鸡内金 10 克、郁金 12 克、大黄(后下)10 克等]治疗 30 例胆道蛔虫残体患者,治愈 25 例,治愈率 83.3％。中断治疗者 2 例。[3]

单　方

1. 葱白　组成:葱白、植物油。制备方法:取葱白 16 克,捣碎取汁加植物油 9 克,混合为 1 剂量,随用随配或制妥密闭备用。用法用量:确诊后即可服 1 剂量。临床应用:王向荣用上法治疗蛔虫性肠梗阻患儿 6 例,除 1 例因服药后药液吐出,补服 1 剂外,均服 1 剂治愈。服药后全部于当天或次日排出蛔虫,平均 3 天治愈。[4]

2. 芝麻油　组成:芝麻油。用法用量:芝麻油 50～100 毫升,1 次口服或胃管注入,用后如在 4～8 小时症状不见缓解,可重复给药 50～100 毫升以梗阻解除为度。临床应用:刘世雨用上法治疗蛔虫性肠梗阻 18 例,治愈 14 例,好转 3 例,无效 1 例。有效率 94.4％。用药后都有不同程度的排虫,未发现任何不良反应。[5]

3. 姜蜜汤　组成:生姜、蜂蜜。用法用量:取鲜生姜 100 克,捣烂取汁,与 100 毫升蜂蜜混合后服用(如行胃肠减压者,可自胃管内注入),据年龄大小予以不同剂量,2～5 岁 50～100 毫升,5～10 岁 100～200 毫升,1 次顿服。如服后 24 小时内病情未缓解,可重复等量 1 次。临床应用:魏益廷等用上方治疗小儿蛔虫性肠梗阻患者 85 例,治愈(服药后腹痛缓解,腹部包块消失,并排出蛔虫者)68 例,占 80％;有效(服药后腹痛缓解,包块消失,未排出蛔

① 朱小珍.捏揉法治疗蛔虫性肠梗阻腹痛[J].中国民间疗法,1998(1):36.
② 黄品信,等.中药保留灌肠治疗小儿蛔虫性肠梗阻 12 例[J].湖北中医杂志,1995,17(6):9.
③ 万稚保,等.磁珠压迫耳穴加服中药治疗胆道蛔虫残体 30 例观察[J].江西中医药,1994,25(1):45.
④ 王向荣.葱白汁植物油治疗蛔虫性肠梗阻[J].青海医药杂志,2000,30(1):64.
⑤ 刘世雨.口服芝麻油治疗蛔虫性肠梗阻 18 例临床观察[J].黑龙江中医药,1999(3):12.

虫者)17 例,占 20%;无效(服药 2 次后腹痛未缓解,梗阻未解除者)0 例。总有效率 100%。[①]

蛔 虫 性 腹 泻

概　　述

小儿蛔虫性腹泻是指小儿因感染蛔虫后而引起的腹泻。因蛔虫寄生肠道,扰动胃肠,阻碍气机运行,损伤脾胃,致使胃肠功能失调,清浊不分,并走大肠而成泄泻。临床一般发病缓慢,时轻时重,时发时止,缠绵难愈,大便日行 3～5 次,量亦较少,多为水样夹有不消化乳食残渣。或便出蛔虫。治疗首选驱蛔灵 100～150 毫升/千克/日(1 日总量不超过 3 克),空腹顿服,连服 2 日。其他如驱虫净、山道年等亦可选用。

本病属中医"虫证""泄泻"的范畴。其病理特点是蛔阻气机,运化失调。症见面色萎黄,消瘦神疲或烦躁不安,时伴腹痛、呕吐、纳少、异嗜、大便稀薄等。治法以驱蛔止泻为主。

蛔 虫 性 痈 疽

概　　述

蛔虫性痈疽是蛔虫病的并发症之一,主要由于蛔虫性肠梗阻持续时间较长,致使肠壁循环障碍而坏死穿孔。一般表现腹痛,按之疼甚,发热,消瘦,腹部可触及包块,舌绛,苔黄,脉细数。

本病属中医"蛔厥""肠痈"等范畴。其病理特点是虫积肠中,湿热蕴结,化腐成痈。手术切开排脓,内服大补元气中药。外治法:局麻下切开排脓,取出腹中积虫,外用五五丹引流,玉红膏外盖疮口,隔日换药 1 次。

① 魏益廷,等.姜蜜合剂治疗小儿蛔虫性肠梗阻[J].山东中医杂志,1996,15(8):379.

蛲 虫 病

概　述

蛲虫病是儿科常见的寄生虫疾病之一。临床以肛周瘙痒,夜间尤甚,肛周或大便见到蛲虫为主要特征,或见恶心、呕吐、腹痛、腹泻、食欲不振等胃肠激惹现象,亦可见磨牙、面色萎黄、形体消瘦、噩梦、尿频,遗尿等症状。蛲虫偶可寄生其他组织器官和侵入邻近器官而引起阑尾炎、腹膜炎、盆腔炎、尿道炎、阴道炎、肛门糜烂等,除此以外约1/3蛲虫感染者无症状。

蛲虫病患者是唯一传染源,传播主要依靠食入含有感染性虫卵的食物。肛-手-口直接传播是自身重复感染的主要途径。感染率方面,一般城市高于居住分散的农村,儿童高于成人,尤其集体生活的儿童感染率更高,并且具有家庭聚集性。幼儿时期多见。

蛲虫体形细小,呈白色,犹如线头,故俗称"线虫",属中医"虫证"范畴。其主要病理特点是感染虫卵所致。治法以杀虫止痒为主。我国古代医籍中对蛲虫病的记载颇为多见,早在北周姚僧垣的《集验方·治诸虫方》中就已经明确提出"蛲虫居胴肠,多则为痔,剧则为癞,因人疮处,以生诸痈疽、癣瘘、痸疥",首次正式提出蛲虫的命名,对于其寄居部位和并发症也作了详细记载。隋代《诸病源候论·九虫病诸候》中对其形态描述为"九曰:蛲虫,至细微,形如菜虫""形甚小,如今之蜗虫状",将其归属于"九虫"范畴内,同时论述"其内三虫偏能发动为病",又将"九虫"中最易致病的蛔虫、蛲虫、寸白虫再立"三虫"说,可见当时的人们就已经认识到了蛲虫病的危害,并详尽记述了蛲虫病的主要致病症状,生殖、生理习性及其病因

"胃弱肠虚,蛲虫乘之,轻者或痒,或虫从谷道中溢出"。同时,首先提出了小儿蛲虫病的传染源"蛲虫多所变化,亦变作疥。其疮里有细虫,甚难见。小儿多因乳养之人病疥,而染著小儿也。"中医中药对蛲虫病有良好的治疗效果,内外同治,可缩短疗程,提高疗效。

辨 证 施 治

《中医儿科临床诊疗指南·蛲虫病》(修订)分3型

(1) 虫扰魄门型　症见肛门瘙痒,搔抓难忍,夜眠不安,易惊哭闹,舌苔薄白,脉弦滑。治宜杀虫止痒,内外兼治。方用驱蛲汤(经验方)加减:大黄(后下)、木香、槟榔、芜荑、使君子、鹤虱、绵马贯众等。随症加减:腹痛者,加延胡索、白芍,外用生百部、苦楝皮、苦参等煎汤留灌肠。

(2) 湿热内蕴型　症见肛门或会阴部瘙痒,烦躁易怒,腹胀,恶心呕吐,尿频尿急,夜寐不安,舌质红,苔黄腻,脉弦滑。治宜杀虫止痒、清热除湿。方用追虫丸(《普济方》方)加减:鹤虱、苦楝皮、槟榔、使君子、瞿麦、滑石(先煎)、黄柏、石韦等。随症加减:肛周溃烂者,加百部、苦参、地肤子;尿频者,加苍术。

(3) 脾虚虫扰型　症见肛门瘙痒,夜寐不安,食欲减退,形体消瘦,或见腹胀便溏,舌质淡,苔薄白,脉细弱。治宜杀虫止痒、运脾养胃,内外兼治。方用驱虫粉(经验方)合参苓白术散(《太平惠民和剂局方》方)加减:党参、白术、茯苓、使君子、芜荑、六神曲、苦楝皮、鹤虱等。随症加减:腹泻者,加黄连、车前子(包煎);腹痛甚者,加陈皮、莪术、川芎;

瘙痒甚者,加白鲜皮、苦参、地肤子、蛇床子。①

经 验 方

1. 百楝汤 生百部 30 克、苦楝皮 30 克、白鲜皮 30 克、蛇床子 30 克、苦参片 30 克。以上 5 味药加入 500 毫升冷水浸泡 30 分钟后,文火煎煮取汁 200 毫升待凉,每晚睡前保留灌肠。<3 岁,每次 10 毫升;3～5 岁,每次 15 毫升;6～7 岁,每次 20 毫升;>7 岁,每次 25 毫升。对于肛周感染糜烂渗液呈湿疹样表现者,用棉质毛巾浸药液湿敷肛周 30～60 分钟,每日 2 次,至肛周干燥无渗液。5～10 天为 1 个疗程。孙守信等用上方治疗 130 例蛲虫病患儿,痊愈 108 例(83%),显效 18 例(14%),无效 4 例(3%)。总有效率 97%。②

2. 驱蛲汤 百部 5 克、川楝子 5 克、槟榔片 5 克、番泻叶 2 克、萹蓄草 6 克、茵陈 6 克、云木香 3 克、生大黄 3 克、甘草 3 克。每日 1 剂,水煎分 3 次服,连服 2 剂为 1 个疗程。若口服不配合之患儿煎汤取汁 50 毫升,睡前作 40 分钟保留灌肠,连续灌肠 2 晚。药物剂量随年龄变化,本方所列剂量为 3 岁以内患儿基础剂量,除番泻叶极量为 10 克外,其余药物均按年龄增减,3 岁后每增加 1 岁药物即相应增加 1 克,直至 17 岁为限,成人参考 17 岁患者剂量。杨炳洪用上法治疗蛲虫病患者 130 例,有效 127 例,无效 3 例。总有效率 97.6%。③

3. 驱蛲汤 苍术 10 克、厚朴 10 克、陈皮 10 克、槟榔 10 克、使君子 10 克、榧子 10 克、玉竹 10 克、黄精 10 克、百部 6 克、乌梅 6 克、生大黄(另包后下)6 克、甘草 3 克。随症加减:食欲不振,加焦山楂、谷麦芽、鸡内金;夜间磨牙、咬指甲、哭闹不安,加胡黄连、钩藤、牡蛎;腹痛,加木香、白芍。水煎服,2 日 1 剂,3 剂为 1 个疗程。服药前 1 天忌食油腻香甜之品。熊磊等用驱蛲汤及外用杀虫止痒剂治疗小儿蛲虫病 30 例,并用肠虫清治疗 20 例作为疗效对照组。结果:治疗组治愈 17 例,好转 12 例,无效 1 例。总有效率 96.7%;对照组治愈 5 例,好转 7 例,无效 8 例。总有效率 60%。两组差异非常显著($P<0.01$),驱蛲汤治疗蛲虫病疗效优于肠虫清。④

4. 驱蛲液 百部 30 克、苦楝皮 10 克、川椒 6 克。随症加减:若腹痛明显,加乌梅 8 克、延胡索 8 克、木香 8 克;恶心、呕吐者,加半夏 8 克、藿香 8 克。每日 1 剂,浓煎取汁 30～50 毫升(1～3 岁取汁 30 毫升,4～6 岁取汁 40 毫升,6 岁以上取 50 毫升)于夜间睡前保留灌肠。5 天为 1 个疗程。杨蓉等用上方加减治疗 80 例蛲虫病患者,痊愈(症状消失,未找到虫卵或成虫)74 例,有效(症状好转,偶可发现虫卵或成虫)5 例,无效(症状无改善,仍可发现虫卵或成虫)1 例。总有效率 98.75%。⑤

5. 熏洗法 苦楝根皮 20 克、鹤虱 15 克、蛇床子 15 克、生百部 15 克、野菊花 15 克、生甘草 5 克。上药放入砂罐内加水 2 000 毫升,煎沸 3 分钟后倒入洁净容器内,待温度适中,坐熏,温度进一步降低时以药液洗涤肛门,每晚睡前治疗 1 次。适用于治疗蛲虫病。陈继盛以上方治疗 300 多例蛲虫症患者,疗效甚佳。⑥

单 方

1. 硼砂 组成:硼砂。适用于蛲虫病。用法用量:先以 5% 硼砂水进行消毒,然后用镊子夹住消毒棉球(约小指头大小),拭净局部,用消毒棉球蘸抹硼砂软膏,将硼砂软膏棉球塞入患者肛门内,深度 1～3 厘米,塞入后拭净肛门周围,保留 12～24 小时,每日 1 次,10 次为 1 个疗程。若塞药后患者排便,便后重复再塞药。临床应用:于长义用上法外治配合内服治疗 400 例患者。1 个疗程

① 叶进,等.中医儿科临床诊疗指南·蛲虫病(修订)[J].中医儿科杂志,2018,14(1):1-4.
② 孙守信,等.百楝汤保留灌肠治疗小儿蛲虫病 130 例[J].中医儿科杂志,2013,9(3):29-30.
③ 杨炳洪.驱蛲汤治疗蛲虫病 130 例小结[J].云南中医中药杂志,2001,22(1):13.
④ 熊磊,等.内服外用中药治疗小儿蛲虫病 30 例[J].云南中医中药杂志,1999,20(3):22-23.
⑤ 杨蓉,等.驱蛲液治疗小儿蛲虫病 80 例[J].中医外治杂志,1999,8(5):7.
⑥ 陈继盛.熏洗法治疗蛲虫病[J].中医杂志,1992(1):38.

后治愈 396 例,好转 4 例。①

2. 白矾　组成:白矾。适用于蛲虫病。用法用量:将豆粒大小的白矾 1 块送入肛门内,每晚 1 次。②

3. 驱虫粉　组成:使君子 32 克、大黄 4 克。适用于蛲虫病。用法用量:研成细末,每次剂量为(年龄＋1)×0.3 克,每日 3 次,饭前 1 小时服用。每日总量不超过 12 克,连服 7 天为 1 个疗程。③

4. 石榴皮　组成:石榴皮、食醋。适用于蛲虫病。用法用量:取石榴皮 30 克碾成粗末,加水 500 毫升,煮开后加食醋 15 克,适温熏洗肛门,每晚睡前 1 次。④

5. 黄玉汤　组成:黄精、玉竹。制备方法:将药物放在碗中加水适量浸泡 1～1.5 小时,然后放于锅中隔水开锅蒸 25～30 分钟,去渣服汤,将药渣用上法再蒸 2 次,取汁分 2 次服用。用法用量:1～3 岁者各 10 克,3～8 岁者各 15 克。每日 1 剂,连服 3 日为 1 个疗程。临床应用:屈庆玲等用上方治疗 54 例蛲虫病患者,随访 6 个月至 2 年,治愈率为 95％。⑤

6. 百部使君子煎　组成:百部 30 克、使君子 30 克、米醋 25 毫升。制备方法:将百部、使君子放入砂锅或瓷罐内,加凉水 200 毫升,浸泡 30 分钟以上,煮沸后改用小火煎 30 分钟以上,待药液浓缩到 100 毫升时去渣,冷后加入米醋,用时加热到 37℃,或将药液倒在手背上感觉适宜则可灌入。用法用量:6 岁以下用 25 毫升,6～13 岁用 50 毫升,14 岁以上用 100 毫升。患者睡前先排空大便,取跪爬式,将臀部抬高,用一根消毒的导尿管涂油少许,插入肛门内 10～20 厘米,用消毒的 50 毫升注射器抽取药液缓慢灌入,以利保留,最好保留 1 夜。次日如法再灌第 2 剂,1 周

后再灌第 3 剂。临床应用:吴贤标用上方治疗 30 例患者,17 例灌肠 2 剂,另 13 例灌肠 3 剂。一般灌药 1 剂后肛门奇痒消除。半年后随访,全未复发,治疗中未发现不良反应。结论:百部、使君子与醋均有涤灭蛲虫的作用,三药合用,疗效可明显提高。⑥

7. 百部　组成:百部。适用于蛲虫病。制备方法:百部 30 克,放入药罐或瓷缸内,加凉水 200 毫升,浸泡 30 分钟以上,煮沸后改用小火煎 30 分钟以上,待药液到 100 毫升时去渣,冷却后加入米醋 25 克。待用时加热到 37℃或将药液倒在手背上感觉适宜即可灌肠。用法用量:6 岁以下用 25 毫升,6～10 岁用 50 毫升。临床应用:黄淑荣等用上法治疗 10 例蛲虫病患儿。结果:5 例灌肠 2 剂痊愈,5 例灌肠 3 剂痊愈。所有患儿均于灌入 1 剂后肛门奇痒消失,未见不良反应。随访 1 年,无复发。⑦

8. 灭蛲液　组成:使君子 300 克、雷丸 200 克、百部 100 克。制备方法:水煎半小时,澄清用液 1 000 毫升,放入两个 500 毫升的输液瓶内,封严再在沸水中煮 20 分钟后备用。用法用量:消毒棉做成黄豆大小,用镊子夹住棉球浸上药液,在儿童睡前放入肛门内,深度以使药棉不掉出为宜。药棉随大便排出体外,10 天为 1 个疗程。并注意调护,以防再感染。临床应用:刘延君用上方治疗蛲虫病患儿 260 例,其中幼儿园儿童 200 例,小学生 60 例。结果:治愈幼儿园蛲虫病患儿 183 例,治愈小学蛲虫病患儿 60 例,显效未根除 17 例。治愈率 93.46％。总有效率 100％。⑧

9. 生苦杏仁　组成:生苦仁、芝麻油。适用于蛲虫病。制备方法:生苦杏仁 12 克,捣烂加芝麻油少许,制成锥状体。用法用量:每晚塞入肛

① 于彪,等.老中医于长义内外合治蛲虫病 400 例[J].上海中医药杂志,2003(4):39-40.
② 荣雯.蛲虫、钩虫病家庭简易疗法[N].大众卫生报,2003-9-11.
③ 胡松,李萍.小儿蛲虫病的中西药治疗[J].农家顾问,2001(11):54.
④ 胡松,等.小儿蛲虫病的中西药治疗[J].农家顾问,2001(11):54.
⑤ 屈庆玲,等.民间验方黄玉汤驱蛲虫 54 例[J].中国民间疗法,1999(5):47-48.
⑥ 吴贤标.百部与使君子煎配醋灌肠治疗蛲虫病[J].吉林中医药,1999(2):32.
⑦ 黄淑荣,等.百部煎剂配醋灌肠治疗蛲虫病[J].实用桑寄生虫病杂志,1998,6(3):117.
⑧ 刘延君.灭蛲液治疗蛲虫病 260 例临床体会[J].河北中医药学报,1997,12(2):22.

门内,连用 3 日。①

10. 白果　组成:白果 7 个。适用于蛲虫病。用法用量:捣烂后夜间敷肛门处。②

11. 玉竹黄精饮　组成:黄精、玉竹。用法用量:1～3 岁患儿用黄精、玉竹各 10 克,3～8 岁患儿用黄精、玉竹各 15 克。将药物加水浸泡 60～90 分钟,然后放在锅里隔水蒸 25～30 分钟,去渣服汤,再将药渣用上法蒸 2 次,分 2 次服下,每日 1 剂,分 3 次服用,连服 3 天。临床应用:贾淑芳用上方治疗 54 例蛲虫病患儿,52 例获得治愈。③

12. 牵牛子　组成:牵牛子。适用于蛲虫病。制备方法:牵牛子 10 克(儿童减半)碾成细粉,加入面粉 100 克(两者比例 1∶10),烙成薄饼。用法用量:空腹 1 次食尽。半个月后重复治疗 1 次为 1 个疗程。④

13. 川椒芒硝　制备方法:将川椒煎煮 20 分钟后过滤,药渣备用,取其滤液将芒硝溶化;或将煎煮过的川椒再次煎煮 10 分钟,取滤液外用,待睡前清洗肛门处,可消炎止痒。用法用量:成人用川椒 25 克、芒硝 10 克,5～10 岁儿童用川椒 10 克、芒硝 5 克,另外可根据体质差异适量增减。每日 1 剂,每日早空腹服用。临床应用:窦秋莲等用上法治疗蛲虫病患者数例,结果显示 2 剂药即可治愈,患者症状全部消失。⑤

中 成 药

1. 驱虫消食片　组成:槟榔、使君子仁、雷丸、鸡内金、茯苓、牵牛子、芡实、炙甘草。适用于脾虚虫扰型蛲虫病。用法用量:每片 0.4 克。<3 岁,每次 1 片;3～6 岁,每次 2 片;>6 岁,每次 3 片。均每日 2 次。捣碎,温开水送服。⑥

2. 七味酸藤果丸　组成:酸藤果、阿魏、干姜、荜茇、麝香等。功效主治:驱虫,消炎;适用于驱除蛔虫、蛲虫。用法用量:口服,每次 2 丸,每日 2 次。⑦

3. 蛲虫药膏　组成:百部浸膏、甲紫等。适用于驱蛲虫。用法用量:每晚临睡前用温水将肛门周围洗净,将射管装在管口上,轻轻插入肛门中,挤压铅管后端,将药膏挤出,涂于肛门处。⑧

4. 蛲虫胶囊　组成:使君子、鹤虱、桠子肉各等份。适用于蛲虫病。用法用量:每粒含药粉 0.1 克,每次 1～2 粒,每日 3 次,空腹服用。⑨

5. 六神丸　组成:珍珠粉、犀牛黄、麝香、雄黄、蟾酥、冰片。适用于蛲虫病。用法用量:每 1 000 粒重 3.125 克。2～5 岁用 2～5 粒,5～7 岁用 5～8 粒,肛纳,另用六神丸 6～8 粒用少许温水化开后涂于肛周,用药 5～7 天。注意事项:须按年龄应用,其肛纳量视同口服量,不宜超过 10 粒,以免引起中毒反应。⑩

① 徐有贵,等.验方治疗蛲虫病[J].中国民间疗法,1997(6):41-42.
② 同上.
③ 贾淑芳.玉竹黄精饮治疗蛲虫病 54 例[J].中级医刊,1995,30(7):56.
④ 李国兰,等.牵牛子治疗蛲虫病 50 例[J].中国中西医结合杂志,1994(S1):338-339.
⑤ 窦秋莲,等.川椒芒硝治疗蛲虫病的临床观察[J].中医药信息,1992(5):32.
⑥ 叶进,等.中医儿科临床诊疗指南·蛲虫病(修订)[J].中医儿科杂志,2018,14(1):1-4.
⑦ 王功立.哪些药治蛔虫病与蛲虫病[N].中国医药报,2006-12-25(A03).
⑧ 同上.
⑨ 于彪,等.老中医于长义内外合治蛲虫病 400 例[J].上海中医药杂志,2003(4):39-40.
⑩ 刘宾,等.六神丸治疗蛲虫病 20 例[J].新疆中医药,1998(1):66.

绦 虫 病

概 述

绦虫病是各种绦虫成虫或幼虫寄生于人体所引起的寄生虫病；临床以腹痛、泄泻、饮食异常、乏力、大便排出绦虫节片为特征。人体绦虫病的病原体主要有猪绦虫和牛绦虫两种。我国西北、内蒙古、西藏等食肉较多的地区比较多见，其他地区也可见到。男女老幼均可感染发病，以青壮年多见，10岁以下儿童及60岁以上老人少见，儿童随年龄增长感染率增高。

牛绦虫病、猪绦虫病的潜伏期为2～3个月，短膜壳绦虫病潜伏期为2～4周，它的发生发展往往与人们的生产、生活习惯、人以外的中间宿主以及气候水土等自然因素有关。

我国古代对绦虫病早有认识，称为"寸白虫"或"白虫"。《诸病源候论》卷十八曰："寸白者，九虫内之一虫也。长一寸而色白，形小扁，……以桑枝贯牛肉炙食，并生栗所成。"认为与食半生不熟的猪肉或牛肉有关。《太平圣惠方》载："其虫发动，则伤人脏腑，饮食不成肌肤。"轻者无自觉症状，较重者全腹疼痛，食欲异常等，并可出现脾失运化，肝失疏泄等。《神农本草经》记载有三种驱虫草药，《千金方》已列述治疗寸白虫的1个古方，《外台秘要》收集共有24方。从历史上看，中医治疗绦虫病实为我国传统医药的一大特色。

辨 证 施 治

(1) 绦虫踞肠　症见大便发现白色节片或节片自肛门自动逸出，肛门作痒，患儿有腹胀或腹痛泄泻，食欲异常，大便不调，少数患儿有夜寐不宁，磨牙肤痒，病程长者伴体倦乏力，面黄肌瘦，纳呆便溏，舌淡脉细。方用驱绦汤。常用南瓜子、槟榔驱杀绦虫。取南瓜子（带壳）50～120克炒熟去壳，晨起空腹服之，2小时后取整槟榔10～40克打碎水煎取汁40～60毫升，顿服。无泄泻者半小时后可服泻药，如玄明粉或硫酸镁。驱虫后继以健脾丸调理脾胃，若脾胃虚弱之象明显，应先调补脾胃，后予驱虫。随症加减：腹痛较重，加延胡索、香附行气止痛；腹胀，加厚朴、苍术行气燥湿；夜寐不安，加酸枣仁、夜交藤养心安神；心脾亏虚，可用归脾汤。

(2) 囊虫移行　症见皮肤肌腠扪及囊虫结节，可见癫痫发作，头痛头晕，恶心呕吐，精神异常，视物障碍，甚至失明，少数患儿可瘫痪，舌苔白腻，脉象弦滑。方用囊虫丸：雷丸、干漆、黄连、白僵蚕、醋芫花、橘红、茯苓、生川乌、水蛭、大黄、桃仁、牡丹皮、五灵脂。上药制成蜜丸。每次服1/3丸，每日2～3次。随症加减：皮肤结节者，海藻玉壶汤化痰散结、活血化瘀；抽搐，可配以定痫丸化痰熄风、开窍定痫；瘫痪，配以涤痰汤合止痉散祛风解痉、涤痰通络。抗囊虫治疗，以六君子汤益气健脾、化湿除痰善后。自体感染囊虫病者，先彻底驱杀绦虫，再治疗囊虫。[①]

经 验 方

1. 槟瓜调胃承气汤　南瓜子100克、槟榔80克、使君子20克、川楝子20克、雷丸20克、大黄

---

① 汪受传.中医儿科学[M].中国中医药出版社，2004：270－275.

20克、芒硝20克、甘草3克。空腹时先吃南瓜子粉,将大黄、芒硝用开水泡入药器中上盖,雷丸冲细待用,其他药放入煎药具中加入1000毫升水煮沸40分钟,加入雷丸再煮6分钟即可,倒出待药温适宜后服下,再将泡好的大黄、芒硝水服下。纪建文等用上方治疗绦虫病患者80例,治愈68例,好转12例。①

2. 槟榔承气汤 槟榔片100克、生大黄20克、芒硝15～25克(冲服)、甘草15克。先煎槟榔片、甘草40分钟,后下大黄煎20分钟,第二煎30分钟,合并煎液300～400毫升。晨起先空腹服2/3中药煎剂,并冲服芒硝2/3量,服药前肌注甲氧氯普胺10毫克,间隔3小时服余下中药。如服药1剂驱虫未成功,间隔5～7天再治疗1次。陈治水等用上方治疗猪带绦虫病548例,治愈521例,好转27例。总有效率100%。②

3. 乌梅汤加减 乌梅30克、生槟榔20克、石榴皮10克、雷丸10克、使君子10克。另用生南瓜子50克空腹嚼服。取药1剂,头煎冷水泡半小时,文火煎沸20分钟取汁,另加水再煎沸10分钟取汁,两煎药汁合在一起浓缩成300毫升,晨起空腹顿服。郑淑芳用上方治疗7例绦虫患儿,患儿服药后均将虫体排出。③

4. 自拟粉剂 雷丸6～10克、浙贝母6克、槟榔各6克、使君子3克。随症加减:癫痫患者,加生枣仁、龙骨、牡蛎、朱砂及大仓丁,朱砂每日量不超过0.5克。1个月为1个疗程,服药前10分钟先服碳酸氢钠或胃舒平,用药期间禁用酸性药物和酸性食物。李登鲁等用上方加减治疗皮肤猪囊虫病患者31例,痊愈21例,显效1例,有效4例,无效5例。④

5. 灌肠方 雷丸粉6克、槟榔粉6克、浙贝母粉6克、使君子粉2～3克。上药加水100～150毫升,混合保留灌肠。若用水煎,宜采用文火,且煎煮时间不宜过长。李登鲁等用上方治疗8例皮肤猪囊虫病患者。结果:痊愈5例,显效1例,有效2例,无效0例。⑤

6. 驱绦汤 整槟榔(捣极细末先煎)150克、榧子20克、苦楝皮根20克、牵牛子15克、大黄15克、雷丸面20克、生南瓜子仁150克、硫酸镁30克。前5味中药水煎,晨起空腹服南瓜子仁,2小时后服中药煎剂冲雷丸面,过半小时后用水冲服硫酸镁,以上仅服1剂。回秀丽等用上方治疗28例住院绦虫患者,疗效显著。⑥

7. 驱绦汤 石榴根120克、雷丸9克、槟榔片30克、大黄9克。以水500毫升煎至150毫升(小孩减半),空腹顿服,服药4小时后,虫随大便排出。若只排出虫的下半部,再服药可排出其上半部。高惠和用上方治疗2例绦虫患者,患者服药后排出虫体,诸症消失。注意事项:服药后有轻度呃逆,不必治疗可自愈,勿服油腻、肥甘之物,妊娠禁服。⑦

单 方

1. 自拟栓剂 组成:雷丸、槟榔、浙贝母。用法用量:上药各等份制成,便后放入肛内,每日量6～8克,栓剂溶解时间需要3～4小时。临床应用:李登鲁等用上方治疗10例皮肤猪囊虫病患者,痊愈6例,显效2例,有效1例,无效1例。⑧

2. 南瓜子和槟榔 组成:南瓜子、槟榔。用法用量:空腹顿服炒南瓜子粉(带壳)60克,加食盐少量,30分钟后服槟榔粉煎剂300毫升(含槟榔80克),40分钟后服硫酸镁30克(加100～200毫升水溶解服用),服完药后多喝温开水。临床观

---

① 纪建文,等.自拟槟瓜调胃承气汤治疗绦虫病80例疗效观察[J].云南中医中药杂志,2006,27(2):22.
② 陈治水,等.槟榔承气汤治疗猪带绦虫病临床疗效观察及对绦虫头节的电镜观察[J].沈阳部队医药,2003,16(6):442－443.
③ 郑淑芳.乌梅汤加减治愈猪绦虫病7例[J].四川中医,2000,18(4):29.
④ 李登鲁,等.中药治疗皮肤猪囊虫病49例[J].中级医刊,1997,32(10):61－62.
⑤ 同上.
⑥ 回秀丽,等.驱绦汤治疗绦虫病28例[J].黑龙江中医药.1991(6):31.
⑦ 高惠和.驱绦汤治验[J].河北中医,1983(1):61.
⑧ 李登鲁,等.中药治疗皮肤猪囊虫病49例[J].中级医刊,1997,32(10):61－62.

察：李鸿斌等用上法治疗 64 例绦虫病患者,治愈率 100%。①

3. 鲜山楂、槟榔　组成：鲜山楂、槟榔。用法用量：鲜山楂 1 000 克(小儿减半,如系干品,成人 500 克,小儿酌减),洗净去核。下午 3 时开始食用,至晚 10 时前吃完,晚餐禁食。次晨用槟榔 100 克,煎至 1 小茶杯(100～150 毫升),1 次服完,然后上床休息。有便意时尽量忍耐一段时间,即可排出完整的绦虫。冬天应大便在温水内,避免虫体遇冷收缩不能完整排出。临床应用：尹惠东等以此方治疗 7 例绦虫病,效果颇佳。②

4. 雷丸散　组成：雷丸 500 克。制备方法：研碎过筛成细粉末,装入褐色瓶内备用。用法用量：成年人 1 次用药量 30 克,极量用 50 克。根据患者的身体强弱,病程的长短,年龄大小用药物量酌情或增或减。一般以空腹时 1 次药量用适量的凉开水调匀吞服。服用药物之后,从第一次大便中查白色绦虫团里寻找绦虫头,有头则治愈。临床应用：金基和以上方治疗 64 例肠绦虫病患者,患者均于服药 1 次即驱出绦虫并找出绦虫头,全部治愈。③

中 成 药

1. 南瓜子和槟榔浓缩口服液　组成：南瓜子、槟榔。制备方法：南瓜子 80 克捣碎去壳,槟榔 80 克分别水煎煮过滤浓缩至 50 毫升,加适量的防腐剂和调味剂。用法用量：治疗当天上午空腹服南瓜子浓缩液 50 毫升,5～15 分钟后服槟榔浓缩液 50 毫升。再过 30 分钟服 30% 硫酸镁 100 毫升,儿童用量酌减。临床应用：戎聚全等用上法治疗 50 例牛肉绦虫患者,驱虫率 100%。治疗后 4 个月考核治愈率 100%。④

2. 驱绦胶囊　制备方法：取仙鹤草根芽提取物,加入适量导泻中草药,混匀装囊,每粒 0.4 克,8 粒为 1 剂。用法用量：驱虫前 1 天和驱虫当天可常规用餐,但禁油腻和酒,成人 8 粒顿服,需大量饮水,儿童用药酌减。临床应用：温桂芝等用上法治疗 276 例绦虫患者,驱绦率 100%。⑤

① 李鸿斌,等.南瓜子和槟榔治疗牛带绦虫病的效果观察[J].实用桑寄生虫病杂志,1996,4(3):144.
② 尹惠东,等.鲜山楂、槟榔治疗绦虫病[J].山东中医杂志,1996,15(7):332.
③ 金基和.雷丸散治疗肠绦虫病 64 例[J].内蒙古中医药,1990,(1):7-8.
④ 戎聚全,等.南瓜子和槟榔浓缩口服液治疗牛肉绦虫 50 例效果观察[J].中国农村医学,1994,22(1):14.
⑤ 温桂芝,等."驱绦胶囊"的研制与疗效考核[J].佳木斯医学院学报,1993,16(4):38-39.

钩 虫 病

概 述

小儿钩虫病是指小儿感染钩虫所致的寄生虫病。又名黄肿病、疳黄、黄胖病、黄胖、饕餮黄、黄肿、食劳疸黄。民间又称为懒黄病、桑叶黄等。

小儿钩虫病是由小儿赤脚或坐地,皮肤触及钩虫丝状蚴后,进入体中引起。因其主要症状为好食易饥,倦怠乏力,肤色萎黄,面足浮肿。成虫寄生在小肠内吸血,以面黄浮肿,全身无力等气血虚弱脾虚湿困为主症。钩虫病流行相当广泛,在我国南方各省较为多见。

钩虫病在中医中又称"钩虫""伏虫"。《诸病源候论·九虫候》曰:"伏虫,长四分……伏虫,群虫之主也。"《丹台医案》中提到:"人有病黄肿者,不可误以为黄胆。盖黄胆者,遍身如金,眼目俱黄,而面无肿状,又呼曰黄之起由于湿热蒸染。而黄肿之症,则湿热未甚,而多因虫积食积之为害也,或偶吞硬食过多,碍其脾家道路,经久不消,脾胃失运化之权,浊气上腾,故面部黄而且浮,手足皆无血有虫者,又吐黄水,毛发直指肌肤不泽,且好食生米,茶叶之类者是也。若肿及四肢者难治,肿及腹者不治,饮食减少者不治,以其无胃气也。"

辨 证 论 治

本病辨证以气血不足、脾虚湿困为主,虽存湿热虫毒,总为虚多实少。在治疗上应以"急则治其标,缓则治其本"为基本原则。驱虫虽为根本治法,若患者脾胃受损,气血虚甚,应先予调补脾胃气血,然后再予驱虫。驱虫后气血仍盛时,应继续给予调理补益。

汪受传分3型

(1) 虫蚀胃肠型 症见上腹部不适或疼痛,食欲不振或消谷善饥,或嗜食异物,恶心呕吐,大便或干或稀,或有便血,面色萎黄,神疲体倦,甚者心慌气短,浮肿,舌淡胖苔薄白,脉细无力。病轻者先予驱虫,而后扶正调理脾胃;病重者,当先扶正调脾,补养气血后再择机驱虫。驱虫以贯众汤加减,扶正用香砂六君子汤或圣愈汤。驱虫常用贯众、榧子、槟榔、鹤虱、使君子、苦楝根皮、百部、雷丸等;调理脾胃用木香、砂仁、党参、白术、茯苓、炙甘草、半夏、陈皮;补养气血用当归、川芎、白芍、生地黄、熟地黄、人参、黄芪等。随症加减:若消谷善饥,嗜食异物者,加牡丹皮、胡黄连;食欲不振者,加乌梅、木瓜;大便稀溏者,加炮姜、乌梅,或以七味白术散加味;便血者,加生地榆、槐花炭;心慌气短者,加麦冬、五味子、龙骨、牡蛎;浮肿,加泽泻、车前子、制附子等。

(2) 虫毒犯肤型 症见入侵部位皮肤(以手足指趾间、足背、踝等部位多见)奇痒难忍,并有烧灼感,继而出现小出血点及丘疹,1～2天内转为水泡,常于数日内消失,亦可因搔抓而溃烂、化脓,局部蟊核(淋巴结)肿大。以外治法为主,选用止痒洗剂。若溃烂化脓,可以五味消毒饮内服,外治常用苦参、地肤子、蛇床子、黄柏、防风、千里光等,煎水熏洗局部;内服常用蒲公英、紫花地丁、土茯苓、野菊花、忍冬藤等。

(3) 虫行犯肺型 症见咳嗽声嘶,甚者有发热,气急,喉中痰鸣,痰中带血,舌质红,苔白或黄腻,脉滑数。驱虫用贯众汤,宣肺降逆用三拗汤加味,宣肺降逆用麻黄、杏仁、百部、半夏、前胡、竹茹、甘草等。随症加减:咽部不适,加射干、牛蒡子、桔梗、黄芩;喉中有痰,加葶苈子、莱菔子、车前子;若咳喘气急,还可选用小青龙汤或定喘汤;兼有发热,加连翘、知母、黄芩、蒲公英、鱼腥草、大青叶、芦根、青蒿;痰中带血者,加茅根、天冬、玄参、麦冬等。[①]

经 验 方

1. 八珍汤加味 熟地黄 30 克、川芎 6 克、白芍 10 克、当归 10 克、党参 10 克、白术 10 克、茯苓 10 克。每日 1 剂,水煎分 2 次服。适用于钩虫病。症见面色、肌肤萎黄,脘闷不舒,倦怠乏力,眩晕耳鸣,心悸少寐,或大便溏薄,舌淡苔薄。[②]

2. 黄病绛矾丸加味 苍术 10 克、陈皮 5 克、甘草 5 克、红枣 15 克、绛矾(吞服)0.5～1.5 克。每日 1 剂,水煎分 2 次服。适用于钩虫病。症见面色萎黄,或面黄而虚浮,纳食不香,食后腹胀,或嗜食生米、茶叶之类,大便干结或溏薄,抑或有奇臭,神疲肢软,舌淡苔薄。[③]

3. 熏洗法 桃叶 30 克、辣蓼草 30 克、葱 30 克、荆芥 30 克、紫苏叶 30 克、苦参 30 克。水煮三四沸,趁温热时熏洗患处,每晚 1 次。适用于钩虫病初期皮肤受邪阶段。[④]

4. 伐木丸 榧子 250 克、醋煅针砂 250 克、皂矾 500 克、厚朴(炒)500 克、陈皮 1 000 克、苍术 2 500 克、大枣 2 500 克。前 6 味共研细末,大枣炖烂去皮核,以枣肉拌药作丸如梧大子。成人每日 3 次,每次 10～15 克,儿童酌减。汤剂每日 1 贴,每日 2 煎,分早晚温服,其中针砂应先煎半小时,皂矾不入煎剂,每次 0.4～1 克,另包吞服。伐木平肝,杀虫消积,健脾燥湿,行气助运。适用于黄胖病(钩虫病)。症见面色萎黄不华、颜面虚浮、倦怠乏力、心悸气促、纳谷不香,或能食不消,或有异嗜

等。朱翠玲父亲用上方治疗黄胖病,临床疗效卓著,历 50 余年而不衰。[⑤]

5. 自拟方 榧子 15 克、槟榔 15 克、红藤 15 克、贯众 10 克、大蒜 3 瓣。水煎,连服 3 天。适用于钩虫病。[⑥]

6. 雷榧丸 雷丸 10 克、煅绿矾 12 克、槟榔 12 克、榧子肉 45 克、苍术 15 克、厚朴 15 克、陈皮 15 克。共研细末,糊丸。每次服 5 克,每日 2 次。适用于钩虫病。[⑦]

7. 经验方 组成:贯众 15 克、苦楝根皮 15 克、土荆芥 15 克、紫苏 15 克。适用于钩虫病。用法用量:每日 1 剂,煎汤服,连服 3 天。[⑧]

单 方

1. 醉鱼草花 组成:醉鱼草花 15 克(儿童酌减)。适用于钩虫病。用法用量:水煎 2 小时,取汁 100 毫升,于早餐前、晚餐后分服。注意事项:服药后个别人有恶心、腹痛、腹泻、头昏乏力等症状,停药即可消失。[⑨]

2. 马齿苋 组成:新鲜马齿苋 2 000 克、醋 1 000 毫升、面粉适量。适用于钩虫病。用法用量:制成茶饼,每块 30 克,每日 1 块,临睡前用开水冲服代茶饮。[⑩]

3. 炒榧子 组成:炒榧子。适用于钩虫病。用法用量:榧子炒熟去壳,每次嚼食 30～50 克。每日 1 次,连用 1 周。[⑪]

4. 雷丸 组成:雷丸素(一种蛋白酶,为驱虫有效成分,其对蛋白质有分解作用,可致虫节破坏,对钩虫有杀灭作用)。适用于钩虫病,多数病例虫体在第 2～3 日全部或分段排下。用法用量:每

① 汪受传.中医药学高级丛书——中医儿科学[M].北京:人民卫生出版社,1998:469－471.
② 沈一平.实用肠线虫病学[M].北京:人民卫生出版社,2002:172.
③ 同上.
④ 同上.
⑤ 朱翠玲.家传验方"伐木丸"[J].河南中医,1995,15(1):47.
⑥ 江育仁.中医儿科学[M].上海:上海科学技术出版社,1985:78.
⑦ 同上.
⑧ 同上.
⑨ 韩冰.祛风除湿醉鱼草花[N].大众卫生报,2017－7－13(6).
⑩ 杨春梅.食疗驱除幼儿肠道寄生虫[J].儿童启蒙,2003(9):17.
⑪ 沈一平.实用肠线虫病学[M].北京:人民卫生出版社,2002:172.

次 20 克,单用研末吞服,每日服 3 次,连服 3 天。①

5. 苦楝皮加槟榔　组成:鲜苦楝根皮 30 克、槟榔 10 克。适用于钩虫病。用法用量:煎汤,于临睡前顿服,连服 3～5 天。②

6. 使君子加槟榔　组成:使君子肉 30 克、槟榔 30 克、雷丸 10 克。适用于钩虫病。制备方法:上药共研细末,水泛为丸,如绿豆大。用法用量:每日早晨空腹服 5 克,连服 3 日。③

中 成 药

1. 皂矾丸　组成:皂矾 120 克、针砂(均煅红醋淬)120 克、苍术 180 克、厚朴 90 克。适用于驱虫后气血未复。制备方法:共研末,蜜糖 120 克做成丸。用法用量:每丸 6 克,每次 1 丸,每日 2 次。④

2. 加味绿矾丸　组成:苍术 30 克、厚朴 30 克、陈皮 30 克、甘草 30 克、槟榔 24 克、煅绿矾 24 克。适用于钩虫病导致贫血者。用法用量:共研细末,每服 3 克,每日 3 次。⑤

3. 榧子杀虫丸　组成:榧子 21 克、槟榔 21 克、红藤 21 克、百部 21 克、苦楝根皮 21 克、雄黄 3 克、大蒜 9 克取汁。适用于湿困虫伏。用法用量:共研末为丸(散剂亦可)。每日 3 克,每日 3 次。⑥

4. 紫雪丹　适用于钩虫病。用法用量:每次服 0.12～0.15 克,每日 1 次,临睡时服,忌饮酒。连服 5 日。不可多服,以防砒中毒。⑦

钩 虫 症 贫 血

概 述

由于慢性失血导致血红蛋白＜50 克/升者,须急症处理。临床表现为面色苍黄,黏膜苍白,毛发稀疏易落,精神萎靡,表情淡漠;或阵作烦躁,气短,心悸;或面部及下肢浮肿等。

中医疗法宜益气补血。方用独参汤:人参(红参、白晒参、高丽参均可)6～10 克,煎水连渣顿服。每日 1 次生脉散口服、肌注或静滴;十全大补汤煎汤口服。

西医疗法宜纠正贫血。输血应少量多次输血,每次 5～10 毫升/千克。口服铁剂同时服用稀盐酸,每次 10 滴及维生素 C,以助铁吸收。⑧

① 沈一平.实用肠线虫病学[M].北京:人民卫生出版社,2002:172.
② 江育仁.中医儿科学[M].上海:上海科学技术出版社,1985:78.
③ 同上.
④ 沈一平.实用肠线虫病学[M].北京:人民卫生出版社,2002:172.
⑤ 同上.
⑥ 同上.
⑦ 同上.
⑧ 学中医书馆.钩虫病[EB/OL].http://www.360doc.cn/mip/742802305.html,2021-01-08.

丝 虫 病

概　述

丝虫病是指丝虫寄生在淋巴组织、皮下组织或浆膜腔所致的寄生虫病,主要由蚊叮刺吸血经皮肤感染所致。我国有班克鲁夫丝虫(班氏)和马来布鲁丝虫(马来丝虫)两种。丝虫病的症状体征因丝虫寄生部位不同而异。早期主要表现为淋巴管炎和淋巴结炎,晚期则出现淋巴管阻塞所引起的一系列症状和体征。诊断主要靠在血液或皮肤组织内检出微丝蚴。丝虫病作为严重危害人民健康较常见的寄生虫病,目前我国仍存在晚期丝虫病患者,按世界卫生组织规划要求,2020年将实现全球消灭淋巴丝虫病。

丝虫病,虽在中医学文献里未见此名,但根据本病的临床特点,尤其是丝虫病到了晚期,形成了象皮腿,文献中有类似的记载,如"膈病""足膲""膏淋""癫疝""脚气""冬瓜腿""大脚风""溜血胶""沙木胶"以及"红丝瘤""流火""瘅筋"等。这些文献所记载的病名,与丝虫病所特有的淋巴管炎、乳糜尿、象皮肿等症状很相似。

从丝虫病所出现几种特有的症状,根据中医"辨证求因"的方法,其病因多为外感受风毒湿邪,或身冒雨湿,或坐卧湿地,致令湿邪浸淫,以致湿流下注而为脚胫肿胀。孙思邈云:"脚气病者,皆由感受风毒所致。"《素问·大阴阳明论》云:"伤于湿者,下先受之。"本病病机重点在脾湿,湿是阴邪,其气重浊,其性凝滞,突出病理表现是凝滞足的经脉,其中尤以足太阴脾经为最,因脾恶湿,湿遏脾阳,使脾阳不能宣化,湿流下注而为下肢脚胫肿胀。本病早期多为湿热,晚期多为寒湿。

辨 证 论 治

1. 中医学分2期

中医学根据患者的不同病变性质、部位和病程长短,形成其特有的辨证论治方法,多分为早期和晚期。

(1)早期　症见憎寒壮热,自汗或无汗,甚至泛恶呕吐,胃不知饿,四肢无力,倦怠,鼠蹊部有条红丝样流注于下肢脚胫,局部淋巴结肿大,足以上引起红肿光亮灼热压痛,肿处按之如泥陷下,早轻午后重,甚至局部硬肿,皮肤增厚。小便黄浊,舌苔多厚腻微黄,脉浮数或弦数。此乃风毒湿热之邪流注于脚。治宜祛散风毒、清除湿热。方用鸡鸣散(《证治准绳》方)、当归拈痛汤(李东垣方)、麻黄左金温汤(集验方)等。

(2)晚期　①虚实夹杂:症见足及胕肿硬不消,皮肤有结节而粗糙,色深沉晦而滞,局部知觉迟钝不仁,步履不便,鼠蹊部淋巴结肿大,或阴囊肿大,或小便白如米泔汁(乳糜尿)。发作时恶寒发热,渴不喜饮,舌苔厚而白滑,脉象濡弱沉涩等。此乃寒湿毒邪,凝滞经脉。治宜温通寒湿、活血消肿。方用乌头汤(《千金方》方)、近人跳建勋方(煎服后将药渣加开粱酒捣和盖敷腿上,以布包裹)。随症加减:若阴囊肿大者,用橘核丸(《济生方》方);萆薢分清饮(《杨氏家藏方》方)益智仁、川草薢、石菖蒲、乌药各等份为细末。每次服9克,水1.5盏,入盐1捻,温服。治真元不足,下焦虚寒、小便白浊,频数无度,被面如油,光彩不定,漩脚澄下,旋如膏糊;或小便频数,虽不白浊,亦能治疗。②脾虚气陷:症见尿浊反复发作,小便混浊如白浆,淋漓不尽,小腹坠胀,面色无华,神疲乏力,舌淡,脉虚数。

治宜健脾益气、升清固涩。方用补中益气汤合苍术难名丹。随症加减：若胃脘胀满，呕吐嗳气，加陈皮、半夏和胃降逆；兼食积停滞者，加神曲、麦芽、鸡内金、山楂消食健胃；若气虚及阳，腹痛即泻，手足欠温者，加肉桂、炮姜；腹中冷痛，加高良姜、制香附、吴茱萸温中理气止痛。③ 肾阴亏虚：症见尿浊迁延数，小便乳白如凝脂或冻胶，精神萎顿，消瘦无力，头晕耳鸣，烦热口干，颧红，舌质红，脉细数。治宜滋阴益肾。方用知柏地黄丸。随症加减：若虚火妄动，精关不固，肾虚遗精者，加牡蛎、金樱子、芡实、莲须固肾涩精；精血枯竭而见耳聋、足痿者，加紫河车填补精血。④ 肾阳亏虚：症见尿浊迁延日久，小便乳白如凝脂或冻胶，精神萎顿，消瘦无力，腰膝酸软，头晕耳鸣，面色㿠白，形寒肢冷，舌质淡白，脉沉细。治宜温肾固涩。方用鹿茸补涩丸。随症加减：若阳虚不能制水，犯溢肌肤而为肿者，加泽泻、白术、车前子；五更泄泻者，加吴茱萸、肉豆蔻、生姜、大枣；若阳虚日久，瘀血内阻者，加桂枝、丹参，并重用附子以温阳化瘀。①

2. 中华人民共和国中医药行业标准《中医内科病证诊断疗效标准》(ZY/T001.1-94)分3型

（1）热毒入络型　症见四肢或腹股沟肿胀疼痛，局部有自上而下逆行红线，局部发热、压痛，或小腿大片红肿，附近淋巴结肿痛，伴寒战发热，全身酸痛，舌红，苔黄，脉数。

（2）湿热下注型　症见恶寒发热，少腹一侧或两侧有条状压痛，附睾、睾丸疼痛肿大，或阴囊水肿，色红灼热，舌质红，苔黄腻，脉弦数。

（3）虫湿壅络型　症见下肢肿胀，局部皮肤粗糙增厚，或成溃疡，不易愈合，苔薄黄或腻，脉细滑。②

经　验　方

1. 射干煎剂　射干、金樱子、萆薢、桑螵蛸、金钱草。每日1剂，水煎服，早晚2次分服。10天为1个疗程。适用于治疗丝虫病。脾虚便溏及孕妇禁服。③

2. 中药外洗　（1）象皮肿的外治：轻者可用麻黄、透骨草、木瓜、荆芥、防风、槟榔、桑枝、花椒枝，煎水烫洗；重者洗后可采取桑绑疗法，即用25%桑叶注射液，肌肉注射，每日1次，自第3、4日开始用氯丁（或布质）胶松紧带或布带，自下而上绑扎患肢，3个星期为1个疗程。疗程结束后，应坚持绑扎至少2年。重者洗后亦可采取烘绑疗法，即将患肢放在能耐受的高温(60℃～100℃)烘炉内，每次热烘30～60分钟，烘后用布带绑扎，每日或隔日1次，1个月为1个疗程，间隔10天后可作第2个疗程，直到局部病变基本消退。（2）淋巴液肿、鞘膜积液、淋巴结和淋巴管曲张的外治：络石藤15克、泽兰15克、萹蓄15克、地肤子15克，煎水，熏洗患处。以五苓散加小茴香，水煎内服，外用玄明粉敷局部，适用于睾丸鞘膜积液。④

3. 杀虫消糜汤　苦参20克、山楂30克、茯苓15克、车前子15克、槟榔10克、地龙10克、萆薢10克、海藻10克。随症加减：偏重于湿热下注，加黄柏、滑石、石韦、金钱草、栀子等；乳糜夹红淋涩作痛，加炒蒲黄及冲服琥珀末以凉血化瘀；偏脾肾虚不固者，加黄芪、党参、山茱萸、五味子、诃子、芡实等，补益消涩同用。每日1剂，水煎，取汁300毫升，分2次饭后服。蜂蜜50克分2次药汁中兑服。症状消失后，将上药碾末制为蜜丸，每服20克，每日2次，连服半月或1个月巩固疗效。适用于丝虫病。⑤

4. 烘绑疗法　将患肢放在能耐受的高温(60℃～80℃)烘炉内热烘20～30分钟，烘后患腿皮肤呈潮红出汗，用纱布拭干后，用布绷带绑紧（最好用松紧带）。绑后最好卧床休息，将患腿抬高，以利其肿胀的消退。绷带除烘时放开，余时应坚持绑至病完全痊愈。隔日烘1次，烘12次为1

---

① 孟苗苗，秦林，等.丝虫病古今中医临床研究概况[J].江西中医药，2015，46(3)：77-80.
② 丝虫病的诊断依据、证候分类、行效评定——中华人民共和国中医药行业标准《中医内科病证诊断疗效标准》(ZY/T001.1-94)[J].辽宁中医药大学学报，2013，15(3)：222.
③ 孟苗苗，秦林，等.丝虫病古今中医临床研究概况[J].江西中医药，2015，46(3)：77-80.
④ 同上.
⑤ 陈述万.杀虫消糜汤治疗丝虫病乳糜尿54例[J].北京中医杂志，1992(3)：21-22.

个疗程,每个疗程应相隔1~2个月。适用于丝虫病象皮腿肿。①

5. 苍龙漆雄丸 苍术(土炒)500克、地龙(焙)500克、干漆(炒令烟尽)300克、雄黄(水飞)180克。上药共研细末,水泛为丸,如绿豆大。随症加减:阴囊水肿,配服禹功散;乳糜尿,配服八正散;象皮腿,配服三妙丸。成人每次服4.5克,早、晚各服1次。小儿酌减,温开水送服。3天为1个疗程。适用于血检丝虫阳性。②

6. 通络消肿剂 防己、蚕砂、牡丹皮、茜草、五加、桐皮、木瓜、牛膝、苍术、桑皮。上药加水500毫升,煎取300毫升,每日早晚分2次服。注意事项:有严重心肾病、高度贫血、妊娠等,列为禁忌。③

7. 杀虫活血剂 地龙、芜荑、甲片、榧子、紫草、威灵仙、当归、红花、槟榔、牛膝。上药加水500毫升,煎取300毫升,每日早晚分2次服。通络消肿剂和杀虫活血剂可以交间应用,重型以通络消肿剂为主,轻型以杀虫活血剂为主。注意事项:有严重心肾病、高度贫血、妊娠等,列为禁忌。④

8. 疏水消囊剂 全蝎、地龙、昆布、海藻、槟榔、苏木、荔核、甲片、桃仁、防己。上药加水500毫升,煎取300毫升,每日早晚分2次服。注意事项:有严重心肾病、高度贫血、妊娠等,列为禁忌。⑤

9. 三地渴 地龙、地鳖、地黄、干漆、甲片、桃仁、当归、马鞭草、牛膝。上药加水500毫升,煎取300毫升,隔日服1剂,服3剂后,检微丝蚴1次,记录虫数。仍找到微丝蚴时,再给予服3剂,服完再检微丝蚴1次,追踪3星期,每星期各检微丝蚴1次,至杀灭微丝蚴以绝迹为度。注意事项:有严重心肾病、高度贫血、妊娠等,列为禁忌。⑥

10. 驱虫补血丸 绵茵陈、雷丸、广陈皮、榧子

肉、乌梅肉、川椒目、熟干漆、百部、花槟榔、使君子、薏苡仁、紫草茸、全当归、郁李仁、土茯苓、皂矾、针砂、炒白术、荜澄茄、粉甘草、淮红花、土蜜、红枣。先将榧子去壳,取肉。大枣放锅内,加水渡煮调,去核,然后用铜丝筛擦匀。皂矾、针砂、干漆都要放锅中文火煅,存性,留备用。将以上各药,共同拌匀,在日光下晒干,研为细末,备用。先将少许药粉,水泛为丸,如菜籽大小,作为母丸。等晒干后,再用蜜将母丸擦匀,加上少许药面,做到边擦边加。最后成丸,如绿豆大。全部丸药做成后再加上1次蜜,放日光下晒干,即成。以半月为1个疗程。成人每次6克,180粒左右。每日3次,饭后服之,开水送下。年龄老少、体质瘦弱、及服药后反应较重者,酌减。每次服1个疗程,再进行1次血检,如仍有丝虫存在,继续再服1个疗程。3个疗程后,如仍为阳性者,不再服药,待3个月后复查。⑦

单 方

1. 罨敷法 组成:赤小豆60克、晚蚕砂60克,甘遂9克。适用于丝虫病。用法用量:研末调开水于熏洗后罨敷,每晚1次。⑧

2. 陆山合剂 组成:商陆、山柰、食盐各等份。适用于丝虫病。制备方法:将商陆、山柰研末,再加食盐共研匀。用法用量:将研成的药末,加烧酒调成糊状,用鸭毛涂敷患处。⑨

3. 漆龙丝虫丸 组成:干漆(炒令烟尽为度)300克、地龙500克、苍术(土炒)500克。适用于丝虫病。制备方法:上述药物共碾细末,水泛为丸,如绿豆大。用法用量:每日早、晚饭后,各服4.5克。孕妇忌服,儿童酌减。⑩

① 陈逸民.烘绑疗法治疗丝虫病象皮腿临床疗效继续观察[J].福建中医药,1965(3):6-10.
② 江苏中医.钩虫与丝虫病经验介绍[J].上海中医药杂志,1959(5):22-23.
③ 徐鼎庄.丝虫病的中医文献探讨及临床实践体会[J].福建中医药,1959(4):20-22.
④ 同上.
⑤ 同上.
⑥ 同上.
⑦ 左荫黄.中药"驱虫补血丸"治疗丝虫病简介[J].江苏中医,1958(1):21.
⑧ 王金云.中医对丝虫病的认识及治疗[J].江西医药杂志,1965,5(7):910-911.
⑨ 同上.
⑩ 曹策安,等.中医中药治疗丝虫病报告[J].江苏中医,1958(2):30.

血 吸 虫 病

概　　述

血吸虫病是指人体感染血吸虫导致的寄生虫病。在我国流行的主要是日本血吸虫病，主要发生在长江流域及江南各地。其主要病理改变为血吸虫成虫寄生于门静脉系统内，其虫卵沉积在肝和结肠壁，虫体代谢产物或产生的毒素对机体造成损害，尤以虫卵引起的肝、肠道病变最为严重。本病急性期主要表现为发热、肝肿大压痛，慢性期表现为腹痛、腹泻、肝脾肿大，晚期可见巨脾、腹水、上消化道出血等。

血吸虫病的传染源主要为患者，但血吸虫宿主种类较多，牛、猪、犬、羊、马、猫及鼠类亦可成为传染源。其传播途径主要有带虫卵的粪便入水、钉螺的存在、人体接触疫水。人群普遍易感，患者的年龄、性别、职业分布均随接触疫水的机会而异，以男性青壮年农民和渔民感染率最高。流行区居民由于多次重复感染，可获部分免疫力，非疫区人员至疫区极易感染。

血吸虫病预后与感染程度、病程长短、年龄、有无并发症、异位损害及治疗是否及时彻底有明显关系。急性血吸虫病患者经及时有效抗病原治疗多可痊愈。慢性早期患者接受抗病原治疗后绝大多数患者症状消失、体力改善、粪及血清学检查转阴，并可长期保持健康状态。晚期患者虽经抗病原治疗，但肝硬化难以恢复，预后较差。

本病急性期属中医"暑温""湿温""蛊疫"范畴，慢性及晚期属"积聚""蛊胀"范畴。《肘后备急方》对蛊的症状进行了描述，"吐血""下血如烂肝""腹内坚痛，面目青黄，淋露骨立，病变无常""蛊食

下部，肚尽肠穿"。巢氏《诸病源候论》之蛊毒门中有"蛊毒吐血候""蛊下血候"两条。一则说"不即治之，食脏腑尽则死"；另一则说"下血瘀黑如烂鸡肝"。《诸病源候论·痢病诸候》亦有蛊注痢候与肠蛊痢候的记载。蛊注痢候："……毒气侵食于脏腑，如病蛊注之象，痢血杂脓，瘀黑有片如鸡肝，与血杂下是也。"肠蛊痢候："肠蛊痢者，冷热之气，入在肠间，先下赤，后下白，连年不愈，侵伤于脏腑，下血杂白，如病蛊之状，名曰肠蛊也。"《千金方》书中所记蛊病症状，可以归纳为："吐血，或下血、血痢，或腹水、臌胀，或胕胀积聚"。"胕胀，腹前胀也"。《素问·六元正纪大论篇》载："心腹满热胕胀"，又云"瞋愦胕胀"，或"亦有得之三年乃死""急者一月或百日死"。这些记载与现代所称血吸虫病主要症状相符合。《外台秘要》中又有"二百日不治，嗷人心肝尽烂，下脓血，羸瘦，颜色枯黑而死"，"胸胁支满""腹内胀满，状若虾蟆"描述的亦是血吸虫感染。

辨 证 施 治

1. 血吸虫诊疗技术分 3 期

（1）急性期湿热蕴结型　症见发热微恶寒，胸闷胁痛，头身疼痛，咳嗽胸痛，或恶心呕吐，腹痛腹泻，甚则大便黏冻或伴有脓血，或发疹奇痒，时现时隐，小便黄，肝脾肿大，并有压痛，舌红苔黄腻或白腻，脉滑数或濡数。治宜清热化湿杀虫。方用清脾饮（陈自明《妇人大全良方》方）加减。随症加减：若热毒偏盛者，可加服六神丸；湿偏盛者，可合用三仁汤；黄疸者，加茵陈；腹痛、腹泻下痢者，可用葛根芩连汤合白头翁汤加减。

（2）慢性期　①慢性期肝郁脾虚型：症见胁

肋胀痛,腹痛腹泻,大便有白色黏冻,纳呆无力。舌质淡,苔薄白,脉弦细。治宜疏肝健脾。方用逍遥散加减。② 慢性期瘀血内阻型:症见面色黧黑,胸胁胀痛或刺痛,胁下或痞块,形体消瘦,舌质黯紫或有瘀斑,苔薄,脉细涩。治宜活血化瘀。方用化瘀汤加减。

(3)晚期 晚期发展为肝硬化,常有腹水、脾肿大、脾功能亢进、腹壁静脉曲张及出血倾向等。主要对肝、脾、肾三脏形成经隧阻滞、血瘀气滞的损害。方用半边莲汤:半边莲。或温补逐水丸:淡附片9克、肉桂9克、党参30克、炒白术15克、黑牵牛子6克、白牵牛子6克、阿胶9克、茯苓15克、甘遂9克、大戟9克、大枣30只。①

2.赵法新分6型

(1)肝胆湿热型 症见发热或微恶寒,或寒热往来,也可有不规则低热,口干但不欲饮,腹泻或便秘,甚者大便带有黏液或血便,小便黄,苔薄黄,脉濡数或弦。方用大柴胡汤加减。随症加减:湿重者,可加厚朴、苍术;疼痛较甚者,可加延胡索、川楝子;热毒偏盛者,可加服六神丸。

(2)肝郁脾虚型 症见胁肋胀痛,腹痛泄泻,大便带有黏液,头晕乏力,舌质淡,苔薄白,脉弦细。方用柴胡疏肝散加减。随症加减:如气虚较甚者,重用黄芪;泄泻较重者,可加茯苓、白术;胁痛重者,酌加青皮、白芥子等。

(3)瘀血内阻型 症见面色暗黄,胸胁胀痛,胁下有痞块,食欲不振,形体消瘦,舌质黯红有瘀点,苔薄,脉细涩。方用化瘀汤或旋覆花汤加减。随症加减:若胁下有痞块,而正气未衰者,可加三棱、莪术、土鳖虫等破血消坚之药;若久病体弱者,宜用黄芪建中汤加丹参、当归、川芎等补脾益气、养血化瘀。

(4)水湿停滞型 症见腹部膨隆,青筋显露,或四肢浮肿,四肢不温,纳食减少,舌苔白腻,脉象濡滑。方用五苓散或真武汤加减。随症加减:如

水湿过重,可加桂枝、猪苓、泽泻,以助膀胱之气化而利小便;或加附子、补骨脂以助肾阳。

(5)肝肾阴虚型 症见神疲乏力,胁痛腹胀,腰酸膝软,午后低热,头晕耳鸣,舌质红,苔薄光剥,脉细数。方用杞菊地黄汤加减。随症加减:若腹水明显者,可加猪苓、滑石、大腹皮等;兼潮热者,加柴胡、地骨皮等。

(6)肾阳亏损型 症见胁痛腹胀,腰膝酸软,形寒肢冷,面色㿠白,口淡无味,形体矮小,发育不全,舌胖,脉沉细。方用右归丸加减。随症加减:如体虚者,可加党参、巴戟天、肉苁蓉。②

3.余望交分晚期血吸虫病肝硬化腹水为4型

(1)气滞血瘀型 症见面色灰黑或黧黑,腹胀如鼓,青筋暴露,舌质淡红或有青紫瘀斑,苔淡黄或焦黑,脉弦缓或弦细,食纳少,大便溏而不爽,小便短少黄赤,口渴欲饮。方用五皮饮为基本方,酌加黑牵牛子10克、甘遂3克、大黄12克。随症加减:两肋胀痛,加白芍15克、乌药10克;偏热者,加白茅根、冬瓜皮。

(2)脾虚湿阻型 症见面色苍白,腹部膨胀,皮肤发黄,呼吸低浅,语声低弱,大便溏,小便不利且黄赤,舌质淡红,苔薄白,脉弦滑或缓。方用胃苓汤为基本方。随症加减:气虚,加党参15克、黄芪20克;黄疸,加茵陈20克、栀子12克;有出血倾向者,去苍术,加白茅根30克、仙鹤草15克、焦白术20克。

(3)脾肾气虚型 症见面色淡白,体瘦神疲,目眩心悸,目光无神,呼吸浅,声音低微,纳差,脉细弱,腹部按之不坚,大便溏。方用肾气丸合四君子汤为基本方。随症加减:阳虚偏盛,加淫羊藿15克、杜仲12克。

(4)脾肾阳虚型 症见面色淡白,腹胀,神萎声低,纳差,畏寒,四肢逆冷,大便溏,小便时利时不利,脉沉迟。方用附子理中汤合苓桂术甘汤加味。③

---

① 佚名.血吸虫诊疗技术[N].中国中医药报,2010-5-13(5).
② 赵法新.乡村中医临证大全[M].北京:中医古籍出版社,2001:314-316.
③ 余望交.中西医结合治疗晚期血吸虫病肝硬化腹水患者126例疗效观察[J].实用预防医学,1999,6(2):112-113.

经 验 方

1. 参芪糯米粉 党参 50 克、黄芪 50 克、白术 50 克、炒熟糯米粉 1 000 克。上述 3 药研粉过筛与熟糯米粉混匀。每次 50 克，加白糖适量，开水冲服，每日 2 次。适用于腹水消退后服用。[①]

2. 雷击丸 牙皂 50 克、贯众 50 克、细辛 50 克、桔梗 25 克、薄荷 25 克、木香 25 克、藿香 25 克、陈皮 20 克、半夏 20 克、甘草 20 克、防风 20 克、白芷 15 克、枯矾 10 克、雄黄 10 克、朱砂 10 克。上药除朱砂外，余药共研细面，过 120 目箩筛，不留药渣，麦面糊为丸，如梧桐子大，朱砂为衣，晒干，收藏备用。适用于感染血吸虫后，症见低热、咳嗽、皮痒或腹痛、呕泻、大便带血、脉弦苔腻者尤效。若壮热不退，形瘦体削，腹大如鼓、脾大坚实者，则不宜用。成人每次 15 克，每日 3 次，小儿酌减。江厚泽以此丸治疗 39 例急性血吸虫病，皆治愈。[②]

3. 茴香消痞丸 五灵脂 15 克、阿魏（面裹煨）15 克、醋制莪术 15 克、炒小茴香 15 克、肉桂 15 克、胡黄连 15 克、没药 15 克、当归 15 克、芦荟（化水）15 克、芜荑 15 克、青皮 15 克、桃仁 60 克、醋制三棱 60 克、槟榔 30 克、醋炒芫花 30 克、针砂（醋煅红飞透）30 克、禹余粮（醋淬水飞）30 克、大黄 10 克、蜈蚣（去头足）12 条。上药为末，用猪肝半具，巴豆 30 粒炒压去油，入猪肝内，好醋 250 克，煮烂熬干，再将药末同捣烂，加麝香 0.7 克，火糊为丸，如绿豆大。每日饭后服 1 次，每次 3 克，30 天为 1 个疗程。适用于血吸虫病晚期肝脾肿大而腹水较轻者，有软肝、消痞的作用。孕妇忌用。[③]

4. 101 冲剂 丹参 15 克、神曲 15 克、生鳖甲 10 克、淫羊藿 10 克、赤芍 10 克、郁金 10 克、茯苓 10 克、青皮 5 克、陈皮 5 克、甘草 2 克。晚期血吸

虫气滞血瘀伴阳虚型患者除肝脾肿大外，腹水时起时伏，面色㿠白或微黄，面部、下肢浮肿，神疲，大便溏泄，腹胀，畏寒，四肢违和，脉沉细或迟缓，舌质淡或胖，舌边有齿印。治疗上应以助阳补虚为主，活血化瘀为辅。施越云运用 101 冲剂加减治疗 102 例此型血吸虫患者，治愈 94 例（82.3%），无效 8 例（17.7%）。[④]

5. 自拟方 使君子 120 克、雷丸 120 克、鹤虱 120 克、苦楝皮 120 克、明矾 240 克、苍术 240 克、茵陈 240 克、枯矾 180 克、青矾 180 克、槟榔 60 克、熟地黄 30 克。炼蜜为丸如梧桐子大，每次服 5 克，饭后吞服，每日 3 次，体弱者日 2 次，3 周为 1 个疗程。适用于慢性血吸虫病。[⑤]

6. 肾苓汤加减 赤茯苓 12 克、木香 3 克、制厚朴 3 克、砂仁 3 克、川楝子 9 克、苍术 9 克、白术 9 克、陈皮 9 克、猪苓 9 克、泽泻 9 克、炒神曲 9 克、炒谷芽 9 克、炒麦芽 9 克。每日 1 剂，水煎 2 次，分 2 次服。袁祖华用上方治疗 1 例小儿肝吸虫病，患儿服药 1 周，诸症明显好转，二诊予攻补兼施，方用槟榔 12 克、雷丸 9 克、木香 3 克、砂仁 3 克、黑牵牛子 6 克、白牵牛子 6 克、酒当归 9 克、赤芍 9 克、陈皮 9 克、炒枳实 9 克、党参 9 克、川楝子 9 克、黄芪 9 克。继用上方加减用药 1 个月，肝脏明显回缩（5 厘米×3 厘米）质软，恢复健康，好转出院。[⑥]

7. 复方槟榔丸 槟榔 7.5 千克、炼制雄黄 0.5 千克、榧子肉 1.5 千克、茜草 1.5 千克、省藤 1.5 千克。净片雄黄研细末，置小型铁锅内，上盖以大瓷碗，再用研细的赤石脂固封碗口（或用食盐亦可），待雄黄溶成液体后取下候冷，雄黄凝固成块冷却研细，用萝卜水煮干，再用醋酥干。以上药物共研细末，用省藤水洒丸，用白蜡盖为衣。成人每日服 20 克，未满 15 岁者每日服 16 克，分 2 次服用，20 天为 1 个疗程。王定寰等用上方治疗 103 例早、

① 血吸虫诊疗技术[N].中国中医药报，2010 - 5 - 13(5).
② 江传宏.江厚泽老中医应用雷击丸经验[J].吉林中医药，2001,5(2)：6 - 7.
③ 杨扶国.中国百年百名中医临床家丛书[M].北京：中国中医药出版社，2001：5 - 17.
④ 施越云.中医中药治疗晚期血吸虫病的认识和体会[J].中国血吸虫病防治杂志，1994,6(5)：291 - 292.
⑤ 进生，等.中华民间秘方大全[M].北京：世界图书出版公司，1992：465 - 466.
⑥ 袁祖华.中医治疗小儿肝吸虫病的点滴体会[J].江苏中医，1964(3)：28.

中、晚期血吸虫病,治愈率 67％。[1]

单　方

1. 薏苡仁赤豆粥　组成:薏苡仁 30 克、赤小豆 30 克、粳米 100 克。适用于腹水消退后常服。用法用量:共煮粥,白糖调味服用。[2]

2. 鸦胆子仁　适用于血吸虫病。用法用量:每次 10 粒(0.4 克左右)装入胶囊后吞服,每日 3 次,10 岁以下小儿减半。40 天为 1 个疗程。[3]

预 防 用 药

松针　组成:松针(马尾松叶)500 克。适用于杀灭钉螺。用法用量:加水 2.5 千克煎成 1.25 千克。[4]

① 王定寰,等.复方槟榔丸治疗 103 例早、中、晚期血吸虫病初步总结报告[J].中医杂志,1958(9):616-618.
② 血吸虫诊疗技术[N].中国中医药报,2010-5-13(5).
③ 进生,等.中华民间秘方大全[M].北京:世界图书出版公司,1992:465-466.
④ 马丽华,等.中国秘方大全[M].北京:军事医学科学出版社,2004:465-466.

姜 片 虫 病

概　述

姜片虫因形似姜片,故得名。又因其色赤如生肉,亦称之为赤虫。多为生吃水生植物如菱角、荸荠等,将带有姜片虫囊蚴吞入而发病。姜片虫寄生于肠中,临床以腹痛、慢性腹泻、形体消瘦、面色萎黄为主要症状。儿童可见浮肿及不同程度的发育不良。

现代医学治疗:1. 吡喹酮,轻度感染者用总量5毫克/千克,中重度感染者可用总量10毫克/千克,上下午半空腹时2次分服。为首选驱虫药。2. 呋喃丙胺,每日40～60毫克/千克,最大量不超过2克,分3～4次口服,连服2天。为杀虫药。有轻微呕吐、腹痛等不良反应。3. 六氯对二甲苯,每日50毫克/千克,每晚1次顿服,连服1～2天。服后未解便者给轻泻剂。4. 硫双二氯酚(别丁),每日50毫克/千克,下午或晚上半空腹1次顿服,或连服2天,便秘者给轻泻剂。不良反应为轻微腹痛、腹泻、腹部不适、肠鸣等,一般于短期内消失。

在《诸病源候论》中关于蛊注痢疾有这样的记载:"毒气侵蚀于藏腑如病蛊住之家,痢血杂脓痕黑,有片如鸡肝,与血杂下是也"。大便泻出有片如鸡肝的记载,在隋唐医书中屡见不鲜。巢元方曾生动地描述"赤虫状如牛肉,片如鸡肝。"

辨 证 论 治

汪受传分2型
本病轻者无明显自觉症状,凡临床所见均以脾虚、气血不足之证为主,其治或直接予以驱虫,或先予驱虫而后予调理脾胃,惟病久体虚较甚者应先调理脾胃,补益气血,然后驱虫,或予驱虫扶正并进,视具体证情,灵活运用。

(1)虫扰气机型(轻证)　症仅见排虫或查见虫卵,或伴腹痛,多上腹部、右季肋部或脐部痛,腹胀肠鸣,大便稀或大便干结等。治宜驱虫杀虫。方用槟榔汤:整槟榔(杵碎)45克、榧子肉(杵碎)35克、大黄(后入)6克、广木香6克(后入)。此为成人1日剂量,小儿酌减。煎液于清晨空腹时分2次温服,或清晨、下午空腹(饭后3小时)服1次,服时可加适量调味剂。驱虫后,或伴腹痛、肠鸣、腹胀、便溏者,可予七味白术散加减。

(2)脾胃虚弱型(重证)　症见腹痛,腹泻,纳差,面色萎黄,消瘦乏力,精神不振,浮肿,甚至身材矮小,发育迟缓,舌质淡,苔白,脉细弱。治宜先健脾益气后驱虫,或两法并用。方用参苓白术散加减。[1]

经　验　方

1. 经验方　榧子30克、槟榔30克、大黄5克、木香5克。水煎服。适用于驱虫。[2]

2. 异功散　党参、白术、茯苓、陈皮、木香。随症加减:大便稀,舌淡,腹痛喜按,加制附子、炮姜;呕吐、恶心较重者,加干姜、制半夏。适用于姜片虫病辅助治疗。[3]

3. 雷榧丸　雷丸10克、煅绿矾12克、槟榔12克、榧子肉45克、苍术15克、厚朴15克、陈皮15克。共研细末,糊丸。每服5克,每日2次。适用

---

① 汪受传.中医药学高级丛书·中医儿科学[M].北京:人民卫生出版社,1998:484.
② 汪受传.中医儿科学[M].北京:人民卫生出版社,1998:79.
③ 汪受传.中医药学高级丛书·中医儿科学[M].北京:人民卫生出版社,1998:485.

于驱虫。①

4. **香砂六君子汤**（《和剂局方》方）　党参 13克、白术 10 克、茯苓 10 克、甘草 3 克、陈皮 6 克、半夏 6 克、广木香（后下）3 克、砂仁（杵，后下）3克、生姜 2 片、大枣 5 枚。1 剂煎 2 次。每次以水400 毫升煎至 100 毫升。每日 2 次分服。滋养强壮（补气扶正），健运脾胃。适用于治姜片虫病患者体气虚弱、营养不良、消化障碍等。②

5. **十枣汤**（《伤寒论》方）　芫花（炒黑）、甘遂、大戟各等份，大枣 10 枚。前 3 味为末，每用 1～2克，装入胶囊中，用大枣煎汤服下；或煮枣肉为丸服。泻下逐水、消胀，并能驱虫。适用于姜片虫病腹水、全身水肿等症，但仅宜于体强实证者，体气虚弱者禁用。必要时须得与扶正药物（如参、归、苓、术等）配合或交替使用，或先补后攻。③

单　方

1. **槟榔黑丑合剂**　组成：槟榔 9 克、黑牵牛子 9 克。功效主治：杀虫缓泻，在服药 1 小时后可排出虫体；适用于驱虫。用法用量：均炒，煎服。④

2. **黑白丑加槟榔**　组成：黑牵牛子 15 克、白牵牛子 15 克、槟榔 10 克。适用于驱虫。用法用量：研细末，分 2 包，空腹糖水冲服，连服 3～5 天。⑤

3. **槟榔**　组成：槟榔 30 克。适用于驱虫。用法用量：煎服，每日 1 次，连服 2 日。对服药后3 日未排虫者，可另加服 1 次剂量同前。⑥

4. **槟榔黑枣方**　组成：槟榔 1500 克、黑枣250 克。适用于姜片虫病。制备方法：将槟榔杵碎，和黑枣加水浸数小时后，煎熬 3 次，去渣，合并浓缩至 1500 毫升。用法用量：前一晚吃稀软易

消化食物，次晨空腹服药。成人服 60 毫升，10 岁以下服 30 毫升。半小时后再进食。⑦

5. **雷丸**　适用于驱虫。用法用量：雷丸研末，每次 10 克，每日 2 次，连服 3 天。⑧

6. **龙眼莲子粥**　组成：龙眼肉 5 枚、莲子肉10 克、糯米 30 克。适用于姜片虫引起的贫血及病后体弱儿。用法用量：煮粥，早晚各 1 次。⑨

7. **椰子**　组成：椰子。功效：椰子有驱除肠寄生虫作用，其内胚乳有杀绦虫作用，饮其汁而食其肉可驱虫。制备方法：将椰子去外皮，在内皮上钻孔取出椰水，加 0.25% 安息香酸防腐；或将椰壳锯开，取椰肉刨成丝，加半量开水，浸 1 小时后压滤取汁，使 1 毫升等于椰肉 1 克，加安息香酸防腐。用法用量：成人服 100 毫升；11～15 岁服 75 毫升，6～10 岁服 50 毫升，1～5 岁服 25 毫升。只服 1 次，时间不限，服后饮食照常，不需另服泻剂；亦可取椰肉直接服用，成人每次 0.5～1 个（重 105～210 克），儿童酌减。于清晨空腹时服，服后数小时再进食物。全日均食流质。临床应用：临床有以椰水试治姜片虫病 18 例，2 例排出；椰肉汁治疗 123 例，24 例排虫；全椰治疗 69 例，30 例排虫。大部分患者于排虫后自觉症状减轻。排虫数最少为 1 条，最多为 417条，平均为 76 条。均在服药当日或第 2 日排虫，虫体大多尚能活动。治疗中未发现不良反应。⑩

中 成 药

参苓白术丸　组成：人参、茯苓、白术（麸炒）、山药、白扁豆（炒）、莲子、薏苡仁（炒）、砂仁、桔梗、甘草。适用于重症驱虫前。用法用量：每次 6 克，每日 3 次⑪

---

① 郁觉初，巢因慈.临床实用中成药手册[M].南京：江苏科学技术出版社,1996：318.
② 张德超.中医虫病学[M].陕西：陕西科学技术出版社,1991：149.
③ 同上.
④ 汪受传.中医药学高级丛书·中医儿科学[M].北京：人民卫生出版社,1998：485.
⑤ 汪受传.中医儿科学[M].北京：人民卫生出版社,1998：79.
⑥ 汪受传.中医药学高级丛书·中医儿科学[M].北京：人民卫生出版社,1998：485.
⑦ 张德超.中医虫病学[M].陕西：陕西科学技术出版社,1991：148.
⑧ 张德超.中医虫病学[M].陕西：陕西科学技术出版社,1991：150.
⑨ 张德超.中医虫病学[M].陕西：陕西科学技术出版社,1991：150－151.
⑩ 同上.
⑪ 汪受传.中医药学高级丛书·中医儿科学[M].北京：人民卫生出版社,1998：485.

疟　疾

概　述

疟疾是由疟原虫经按蚊叮咬传播的传染病。临床上以周期性定时发作的寒战、高热、汗出热退、贫血和脾大为特点。疟疾广泛流行于世界各地,据世界卫生组织统计,目前仍有 92 个国家和地区处于高度和中度流行,每年发病人数为 1.5 亿,死于疟疾者约 200 万人。我国解放前疟疾连年流行,尤其南方,由于流行猖獗,病死率很高。新中国成立后,全国建立了疟疾防治机构,广泛开展了疟疾的防治和科研工作,疟疾的发病率已显著下降。

典型的疟疾多呈周期性发作,表现为间歇性寒热发作。一般在发作时先有明显的寒战,全身发抖,面色苍白,口唇发绀,寒战持续 10 分钟至 2 小时,接着体温迅速上升,常达 40℃ 或更高,面色潮红,皮肤干热,烦躁不安,高热持续 2～6 小时后,全身大汗淋漓,大汗后体温降至正常或正常以下,经过一段间歇期后,又开始重复上述间歇性定时寒战、高热发作。

寄生于人体的疟原虫有 4 种:间日疟原虫、恶性疟原虫、三日疟原虫和卵形疟原虫。我国以前 2 种为常见,三日疟原虫多见于受血患者,卵形疟仅发现几例。疟疾患者及带虫者是疟疾的传染源,且只有末梢血中存在成熟的雌雄配子体时才具传染性,传播途径明确,即人被有传染性的雌性按蚊叮咬后即可受染,人对疟疾普遍易感。疟疾分布广泛,北纬 60° 至南纬 30° 之间,海拔 2 771 米高至海平面以下 396 米广大区域均有疟疾发生,并受温度、湿度、雨量以及按蚊生长繁殖情况的影响。通常北方疟疾有明显季节性,而南方常终年流行。

疟疾通常呈地区性流行。战争、灾荒、易感人群介入或新虫株导入可造成大流行。

疟疾,民间称之为"打摆子""寒热病"。疟,又作"痁",远在殷墟甲骨文即有记载,《玉篇》释义"或寒或热病"。我国现存最早的中医理论著作、成书于先秦时期的《黄帝内经》中的《疟论篇》和《刺疟论》对疟疾病因、病机、症状、针灸治法都有记载。在《黄帝内经·素问》中归入"疟"类的疾病有风疟、温疟、寒疟等十余种。汉代《金匮要略》对疟疾的因、证、脉、治作了较为全面的论述。隋代《诸病源候论》指出瘴疟多发于岭南山瘴之地,由瘴毒引起:"其状发寒热,休作有时,皆由山溪源岭瘴湿毒气故也"。明代张景岳《景岳全书》明确了疟疾病是感受疟邪所致。清代陈修园对疟疾的诊治较前人又前进了一些,特别是在脉象掌握、疟疾种类、病程阶段、教学普及等方面颇有贡献,其治疟方剂中也有今日得到认可的常山等。

《中医内科学·疟疾》将疟疾分为正疟、温疟、寒疟、瘴疟、劳疟几种,认为疟疾的症状要点有二:一为发作时依次出现寒战,高热,汗出热退;二为有明显的发作期与间歇期(每日,或隔日,或三日)交替。

在临床治疗上,《神农本草经》记载使用常山治疗疟疾:"常山味苦寒,主治伤寒、寒热、热发温疟鬼毒,胸中痰结吐逆"。晋·葛洪在《肘后备急方》中已用黄花蒿治疟,即"青蒿一握,以水二升渍,绞取汁,尽服之"。据书中治寒热诸疟的医方,可知当时常山、青蒿已是治疟的主药。明代李时珍对治疟很有总结和发展,他把疟疾分为"有风、寒、暑、热、湿、食、瘴、邪八种,五脏疟,六腑疟,劳疟,疟母",并详论治疟诸药。

辨 证 论 治

中医证候诊断标准参照《中药新药临床研究指导原则》(试行)分5型

(1) 正疟 症见寒战壮热,休作有时,先有呵欠乏力,继则寒战鼓颌,寒罢则内外皆热,头痛面赤,口渴引饮,终则遍身汗出,热退身凉,舌红苔薄白或黄腻,脉弦。治宜和解达邪。方用柴胡截疟饮化裁:柴胡12克、半夏12克、常山12克、红参10克、草果10克、大枣10克、黄芩9克、生姜3克、槟榔15克。随症加减:若表实少汗而恶寒重者,加桂枝、防风、羌活以解表发汗;口干欲饮,加葛根、石斛生津止渴;湿热偏盛,胸脘满闷,可去人参,加苍术、厚朴、青皮以理气化湿。

(2) 温疟 症见热多寒少,或但热不寒,汗出不畅,头痛,骨节烦疼,口渴引饮,便结尿赤,舌红,苔黄,脉弦数。治宜清热解表。方用白虎加桂枝汤加减:石膏(先煎)24克、知母12克、桂枝12克、柴胡12克、青蒿15克、生地黄15克、麦冬15克、太子参20克、甘草6克。随症加减:若热多寒少,气短胸闷,汗多,无骨节烦疼者为热盛而津气耗伤,可用清热生津益气之白虎加人参汤加味治疗;津伤较甚,酌加石斛、玉竹养阴生津。

(3) 寒疟 症见但寒不热,或寒多热少,口不渴,胸胁痞满,神疲肢倦,苔白腻,脉弦迟。治宜辛温达邪。方用柴胡桂枝干姜汤合七宝截疟饮:柴胡12克、桂枝12克、厚朴12克、干姜6克、炙甘草6克、陈皮6克、瓜蒌根15克、牡蛎10克、黄芩9克、草果9克、常山9克、槟榔9克。随症加减:若汗出不畅者,去牡蛎;寒湿内盛,胸脘痞闷者,加青皮;泛吐痰涎者,加蜀漆、附子以温散寒痰。

(4) 瘴疟 ① 热瘴:症见热甚寒微,或壮热不寒,肢体疼痛,面红目赤,胸闷呕吐,烦渴饮冷,大便秘结,小便热赤,甚则神昏谵语,舌红绛,苔黑垢,脉洪数。治宜辟秽除瘴、清热保津。方用清瘴汤加减:青蒿15克、玉竹15克、茯苓20克、生地黄20克、柴胡12克、半夏12克、知母12克、陈皮6克、竹茹6克、黄芩9克、黄连4克、枳实10克、常山10克、益元散30克。② 冷瘴:症见寒甚热微,或恶寒战栗,不发热,甚则神昏不语,苔白厚腻,脉弦。治宜芳香化浊、辟秽理气。方用加味不换金正气散:藿香15克、佩兰15克、苍术15克、茯苓20克、厚朴12克、半夏12克、槟榔12克、陈皮6克、石菖蒲8克、草果10克、鲜荷叶30~60克。

(5) 劳疟 症见寒热时作,倦怠无力,食少,自汗,面色萎黄,形体消瘦,或胁下痞块,舌质淡,脉细无力。治宜扶正祛邪、调和营卫。方用何人饮加减:何首乌15克、当归15克、白术15克、红参10克、大枣10克、生姜4克、陈皮6克、炙甘草6克、茯苓20克、生地黄20克。或用补中益气汤,在疟发之时,加青蒿、常山祛邪截疟。此外,久疟不愈,气机郁滞,血行不畅,瘀血痰浊,结于左胁之下,形成痞块,治宜软坚散结、祛瘀化痰。方用鳖甲煎丸。[①]

经 验 方

1. 清瘴汤 柴胡6克、酒炒常山6克、黄芩9克、半夏9克、知母9克、青蒿9克、枳实9克、竹茹9克、茯苓9克、六一散(包煎)9克、石膏30克、黄连3克。此方集小柴胡、白虎、温胆于一体。适用于温疟恶性疟。[②]

2. 截疟七宝散加减 常山(酒炒)9克、柴胡9克、黄芩9克、知母9克、槟榔15克、草果6克、甲片6克。煎汁约600毫升,分4~6次服。适用于疟疾。[③]

3. 清脾饮 柴胡10克、黄芩10克、半夏10克、厚朴10克、白术10克、草果仁10克、大枣肉10克。加水1 400毫升,煎汁400毫升,每日1

① 疟疾[J].河北中医,2010,2(32):318-319.
② 崔鹏,金淑琴,等.《中医经验处方集》(上卷)撷英[J].辽宁中医药大学学报,2012,14(2):97-99.
③ 刘素华,等.疟疾的中医药防治[J].贵阳中医学院学报,1996,18(2):29-30.

剂,连服 3 剂。如未止,再加常山、乌梅各 10 克,同煎。适用于疟疾。①

4. 截疟方 生石膏 30 克、知母 9 克、怀山药 9 克、生甘草 9 克、桂枝 9 克。水煎,早晚各服 1 次,连服 2~3 剂。适用于疟疾热多寒少,或发热而无寒战和口渴汗出者。②

5. 压推法 绝大部分患者,在第 1 胸椎至第 8 胸椎间可查到一椎或数椎棘突有压痛,其中以第 3~6 胸椎为常见。选择其中较痛的棘突,以拇指作旋转或左右滑动地压,使患者感到压痛难忍为度,连续压 15~20 分钟。每天早晨压椎 1 次,连续压 3~4 天。有数个压痛椎棘者,可轮流选用。使用贴椒法与压椎法治疗间日疟、恶性疟共 50 列,疗效与针刺疗法相仿。③

单　方

1. 马鞭草 组成:马鞭草 30~60 克。适用于疟疾。用法用量:水煎,于疟疾发作前 1~2 小时服下。④

2. 石膏粥 组成:生石膏。适用于疟疾。用法用量:生石膏 100~200 克捣碎入砂锅,加水适量煮 30 分钟去渣,入粳米 100 克,煮粥,候温服食,每日 2~3 次。⑤

3. 西瓜汁 组成:西瓜。适用于疟疾。用法用量:新鲜西瓜去籽取瓤,取汁,代茶频服。⑥

4. 绣球花 组成:绣球花。适用于防治疟疾。用法用量:用 2~3 叶片,加水煎,分 3 次服用,连服 3 天。⑦

5. 豨莶草 组成:豨莶草。适用于防治疟疾。用法用量:每日 30 克,水煎,分 2~3 次服,连服 3 日。⑧

6. 穴位敷贴 组成:墨旱莲(鲜)25 克、樟脑 2 克、麝香少许。适用于疟疾。制备方法:共捣如泥备用,应用前临时配制。用法用量:穴位选双侧内关、大椎(或陶道)、劳宫,一般情况下仅取 1 组穴位即可,不愈者再用第 2 组穴。于疟疾发作前 3~4 小时取药膏约小指大一团,放于穴位上,用一个 3 厘米×3 厘米的塑料布盖其上,外面再以胶布条固定。5 小时后取下,对发作无规律者,可连贴 24 小时后再除药,对 1 次贴药未愈者,可于下次发病前 6 小时再予敷贴,贴 2 次为 1 个疗程。⑨

7. 外敷法 组成:槟榔 21 克、吴茱萸 9 克。制备方法:共研末装瓶备用。用法用量:发作前 3 小时用茶水调成糊状,取蚕豆大小置双侧内关穴上,纱布盖好,胶布固定 10 小时。每日 1 次,连用 3 次,一般 2 次即可控制。临床应用:张道诚用上方治疗 70 例疟疾患者,获效 68 例,无效 2 例。⑩

8. 木瓜叶汁 组成:鲜木瓜叶。用法用量:将嫩绿的木瓜幼叶捣汁、兑水、鲜服,该叶汁味极苦,每 2 个星期服用 1 次。木瓜叶中含有高剂量的氯奎,可预防疟疾。⑪

9. 马齿苋 组成:马齿苋未开花的含苞枝头 7 枝、红糖 25 克。适用于疟疾。制备方法:共捣成药泥即成。用法用量:用时把药泥放于内关穴上,后用敷料或手帕固定 24 小时则去除之。⑫

10. 徐长卿 组成:徐长卿 5~7 株。适用于疟疾。用法用量:加水 300 毫升,煎沸至 150~200 毫升,在疟发前 2~4 小时之间服,儿童减量。⑬

11. 贴椒法 组成:小辣椒。适用于疟疾。

① 刘素华,等.疟疾的中医药防治[J].贵阳中医学院学报,1996,18(2):29-30.
② 同上.
③ 针刺治疗疟疾的临床研究[J].中医杂志,1979(8):20-23.
④ 钟嘉熙.传染病中西医诊疗手册[M].广州:华南理工大学出版社,1998:295.
⑤ 马文辉.传染病中医诊疗技术[M].浙江:科学出版社,2009:201.
⑥ 同上.
⑦ 刘素华,等.疟疾的中医药防治[J].贵阳中医学院学报,1996,18(2):29-30.
⑧ 同上.
⑨ 王远华,等.穴位敷药治疗疟疾 45 例[J].陕西中医,1995,16(1):32.
⑩ 张道诚.外敷治疟法[J].湖北中医杂志,1984(2):32.
⑪ 李衍文.木瓜叶汁可预防疟疾[J].新中医,1982(4):29.
⑫ 陈飞.马齿苋外敷内关穴治疗疟疾[J].新中医,1982(8):23.
⑬ 河南省固给县力集公社卫生院中草药科研组.徐长卿治疗疟疾[J].新医药学杂志,1975(6):36.

用法用量：取小辣椒2～3个捣烂，放于脐中和大椎穴上，用胶布或药膏贴封，2小时后除去。每天早晨贴椒1次，连贴3～4天。贴椒后5～10分钟，局部有灼热、痛感，一般不会引起皮肤发泡。为求便捷，也可不用贴敷法，把辣椒切开后，在穴位上反复用力摩擦，使局部产生灼痛感亦能收效。[1]

12. 青蒿 组成：青蒿叶。适用于疟疾。制备方法：青蒿叶晒干，研成粉末，瓷瓶贮藏，用法用量：在发疟前3小时内，取青蒿末15克，开水泡浓，顿服。[2]

13. 雄黄丸 组成：雄黄(不拘多少)。适用于疟疾。制备方法：放入锅内微炒，研末。用雄黄、甘草汤及面粉打糊成丸，如黄豆大小。用法用量：每日服用3次，成人每次服2丸，小儿每次服1丸，用温开水送服。连服3日为1个疗程。[3]

中 成 药

青蒿素栓 适用于疟疾。用法用量：每枚600毫克，肛门用药。首剂600毫克，隔4小时再给600毫克，第2、3天上下午各给药400毫克。总剂量2 800毫克。注意第2、3天上、下午给药间隔8小时；塞药后3小时内排便者，以同量补给药1次。[4]

① 针刺治疗疟疾的临床研究[J].新中医,1972(105):29.
② 石敏.疟疾概谈[J].江西医药,1965,5(5):807-808.
③ 宿迁县来龙地区人民医院.疟疾验方[J].江苏中医,1960(10):38.
④ 符林春,等.青蒿素栓治疗疟疾223例[J].广东医学,1988(4):13-15,55-56.

阿 米 巴 病

概　　述

阿米巴病由侵袭性溶组织内阿米巴所致。通常分为肠阿米巴病（阿米巴痢疾）和肠外阿米巴病两大类。肠阿米巴病以痢疾样大便为主要症状；肠外阿米巴病以肝脓肿最为常见，肺、脑阿米巴脓肿亦可发生，肝脓肿又可以穿破腹腔、胸腔及心包。肠阿米巴病还可直接侵犯周围器官，蔓延至宫颈、阴道、皮肤等。

绝大多数阿米巴病不显症状。带有阿米巴包囊的小儿最多表现腹部不适，或食欲不振，一般发病较缓，大便次数不多，但也有达每日十余次者，大便含血及黏液，脓液少，无明显里急后重，右下腹可有压痛；少数起病急，有高热、寒战、中毒症状明显，甚至伴休克，大便次数达每日 20 次左右，呈血水样，腥臭，腹痛，右下腹压痛明显，或可触及包块（肠粘连所致），腹胀，肠鸣音可消失（严重肠出血及肠穿孔症状）。慢性者病程迁延，症状长期持续，或反复发作，发作时与上述症状相似，缓解时可无症状而仅有腹部不适，或食欲减退等。本病可继发贫血与消瘦。肝阿米巴病包括阿米巴肝炎及阿米巴肝脓肿，可见发热、寒战、神差、纳差等症状，肝脏增大，伴有压痛。

本病见于世界各地，感染率高低则因各地卫生条件和居民习惯之不同而有很大差异。在良好的环境卫生条件和卫生习惯下，感染率常不超过 2%～5%，反之，可高达 50%。我国在 1956 年根据少数地区统计，感染率约为 6%。慢性患者、恢复期患者及"健康"的包囊携带者为本病的传染源。急性患者，当其粪便仅排出滋养体时则不是传染源，不起传播作用。本虫种虽也可寄生于猴、野鼠、狗、猪等，但传播至人的机会极少。溶组织内阿米巴病在热带、亚热带和温带地区发病较多，以秋季为多，夏季次之。发病率农村高于城市，男多于女，成人多于儿童，幼儿患者则很少。本病大多为散发，在环境卫生及管理不良的集体单位中可以酿成流行，偶亦因水源受到严重污染而发生暴发流行。

中医无此病名，但其临床表现为肠炎者，属中医"泄泻"范畴；表现为痢疾者，中医则称之为"痢疾"或"下痢"。痢疾，古代有称之为"肠澼""滞下"等，含有肠腑"闭滞不利"的意思。《黄帝内经》称本病为"肠澼"，对其病因、症状、预后等方面有原则性的论述，指出感受外邪和饮食不节是两个致病的重要环节，并从症状、脉象表现来判断痢疾的预后。如《素问·太阴阳明论》言："食饮不节，起居不时者，因受之……因受之则入五脏……入五脏则䐜满闭塞，下为飧泄，久为肠澼"。《伤寒论》《金匮要略》对痢疾进行了初步的分类，如赤白痢、赤痢、血痢、脓血痢、冷痢、热痢、休息痢等。唐·孙思邈《备急千金要方》称本病为"滞下"，自宋·严用和在《济生方》正式启用"痢疾"病名，一直沿用至今。因阿米巴病易于反复发作，演变成慢性，故多将其归属于"久痢""休息痢"的范围。中医认为本病多因饮食不节（洁）而外受湿热、寒湿、疫毒之邪。痢疾为病发于夏秋之交，此时暑、湿、热三气交蒸，互结而侵袭人体，加之饮食不节（洁），邪从口入，滞于脾胃，积于肠腑，饮食、湿热积滞其中，与气血胶结，传导失常，脂络受伤，遂成痢疾。痢疾的病机主要是邪滞于肠，气血壅滞，肠道传化失司，脂膜血络受伤，腐败化为脓血而成痢。由于时邪疫毒或饮食不节而积滞于大肠，以致气血壅滞，与病邪相搏结，肠腑气机阻滞，通降不利，因而产生腹痛、大便失常之症。热郁湿蒸，气血凝滞，腐败肠间，以致肠腑脂膜血络受损，化为赤白脓血下痢，所谓"盖伤其脏腑之脂膏，动其肠胃之脉络，故或寒或热，皆有脓血"。

辨 证 施 治

曹武奎分6型

（1）肠道湿热型（湿热痢）　方用白头翁汤加减：白头翁15克、黄连6克、黄柏10克、秦皮10克、金银花10克、广木香10克、甘草5克。煎汤送服鸦胆子胶囊（鸦胆子9克，研碎去油，胶囊分装）。随症加减：下痢血多者，可加地榆炭清热止血。

（2）疫毒蕴结型（疫毒痢）　方用白头翁汤合清热地黄汤加减：白头翁15克、黄连6克、黄柏10克、秦皮10克、水牛角10克、牡丹皮10克、生地黄10克、赤芍10克、大黄10克、广木香10克、金银花10克、连翘10克，送服鸦胆子胶囊。随症加减：窍闭动风者，加全蝎、钩藤、石决明，配服紫雪丹以开窍熄风；肢厥虚脱者，急服参附汤，脱证解除后，按原证治疗。

（3）寒湿中阻型（寒湿痢）　方用胃苓汤加减：苍术10克、厚朴10克、陈皮10克、茯苓10克、泽泻10克、白术10克、猪苓10克、当归10克、炮姜9克、肉桂6克、广木香6克。随症加减：湿热征象明显者，可用白头翁汤加减，以清化湿热。

（4）热毒伤阴型（久痢）　方用黄连阿胶汤合驻车丸加减：黄连6克、黄芩10克、阿胶10克、白芍10克、当归10克、仙鹤草10克、地榆10克、石斛15克、沙参15克。

（5）脾虚肠热型（休息痢）　方用连理汤加减：党参15克、白术10克、炮姜10克、仙鹤草10克、广木香10克、槟榔10克、当归10克、白头翁10克、黄连6克、甘草5克。

（6）脾肾阳虚型（久痢）　方用附子理中汤加减：制附子9克、干姜9克、人参5克、甘草5克、白术10克、白蔻仁10克、茯苓10克。随症加减：痢久脾虚气陷，导致少气脱肛者，可用补中益气汤加减。[1]

经 验 方

1. 阿痢1号汤　白头翁30克、鸦胆子仁2克、苦参10克、仙鹤草10克、槐花炭10克、马齿苋15克、半夏9克、生姜9克、吴茱萸9克、柴胡9克、大枣12克、贯众6克、木香6克、甘草6克。每日1剂，水煎取400毫升，早晚温服。罗林山等将阿米巴患者50例随机分成治疗组和对照组各25例。两组均服用奥硝唑片，每次2片，早晚各服1次。治疗组服阿痢1号汤，对照组服白头翁汤，服法剂量同治疗组。10天为1个疗程。结果：治疗组治愈率72%，总有效率92%；对照组治愈率44%，总有效率68%。[2]

2. 三宝粥　生山药粉30克、三七粉6克、鸦胆子去皮50粒、白头翁60～90克。山药末煮粥，送服三七粉和鸦胆子。补虚固摄，化腐生肌。适用于痢久，脓血腥臭，肠中欲腐，兼下焦虚惫，气虚滑脱者。[3]

3. 艾灸疗法　取天枢、气海、足三里。选麦粒大小艾炷，用无瘢痕灸法，每穴5壮，每日1次，连续1～3个月。适用于慢性阿米巴病。[4]

4. 白头翁汤加味　白头翁40克、连翘15克、栀子12克、秦皮10克、大蒜子15克。加水400毫升煎成100毫升，保留灌肠，每日2次。幸平以上法配合内服上方治疗30例阿米巴痢疾，均获治愈。[5]

5. 白头翁汤　白头翁30克、金银花30克、紫花地丁30克、秦皮12克、黄柏12克、黄连10克、

① 曹武奎.中西医结合实用传染病学[M].天津：天津科学技术出版社，2008：867.
② 罗林山，宋太平.阿痢1号汤治疗肠阿米巴病（疫毒炽盛证）的临床研究[D].郑州：河南中医药大学，2016：6-13.
③ 陈海福，陈宝忠.《医学衷中参西录》治疗腹泻的方药研究[D].哈尔滨：黑龙江中医药大学，2014：19.
④ 王民集，等.中国针灸全书[M].郑州：河南科学技术出版社，2012.
⑤ 幸平.白头翁汤加味治愈阿米巴痢疾30例临床观察[J].中国乡村医药，2000，7（1）：13-14.

大黄 6 克。随症加减：大便常规以脓球为主，加重黄柏、黄连和大黄用量，加地锦草 30 克、牡丹皮 10 克；大便以红细胞为主，加地榆炭 10 克，大黄改用熟大黄。首剂加水 400 毫升，煎煮后取汁 300 毫升，二剂加水 200 毫升，煎煮后取汁 100 毫升。两剂混合待凉后，取药汁 200 毫升，保留灌肠。蔡榕用上方加减治疗 136 例肠阿米巴病患者，128 例痊愈，6 例有效，2 例无效。临床总有效率 98%。[①]

6. 截疟七宝饮加减　青蒿 30 克、草果 9 克、槟榔 9 克、厚朴 9 克、常山 9 克、当归 9 克、赤芍 9 克、白芍 9 克、姜半夏 9 克、甘草 3 克、红藤 15 克、白槿花 12 克。蔡宛如等用上方治疗阿米巴肠病 6 例，均获得满意效果。[②]

7. 燮理汤　生山药 24 克、金银花 15 克、生白芍 18 克、炒牛蒡子 6 克、黄连 5 克、肉桂 5 克、生甘草 6 克、鸦胆子（装胶囊，药汤送服）5～20 粒。随症加减：大便中以带血为主者，加生地榆 12 克、牡丹皮 9 克；大便中以黏液为主者，加生姜 6 克、苍术 9 克；腹胀痛甚者，加延胡索 9 克、广木香 9 克；纳呆者，加神曲 9 克、山楂 9 克；恶心、呕吐者，加竹茹 9 克、半夏 9 克。每日 1 剂，水煎，早晚分服。崔德彬用上方加减治疗阿米巴痢疾患者 37 例，服药后治愈 29 例，好转 6 例，无效 2 例。总有效率 94.9%。[③]

单　方

1. 白头翁　组成：白头翁 15～30 克。功效：白头翁汤具有抗阿米巴原虫的作用，煎剂及其含皂苷作用更为明显，浓度较高时可完全抑制其生长。用法用量：水煎，分 3 次服，7～10 天为 1 个疗程。临床应用：何梅英等用白头翁治疗 30 例阿米巴痢疾患者，18 例病情较轻者，给予单用白头翁 15～30 克；12 例病重者，另给予白头翁 30～60 克煎水保留灌肠，每日 1 次，疗程 7～10 天，均治愈。[④]

2. 鸦胆子　组成：鸦胆子仁。用法用量：取鸦胆子仁 15～20 粒，装胶囊内，每日 3 次，饭前半小时吞服，连服 7 天。临床应用：刘强用上法治疗阿米巴痢疾 12 例，痊愈 11 例，1 例未复诊。有效率 91.7%。[⑤]

3. 马齿苋粥　组成：马齿苋适量、粳米 30 克。功效主治：清热解毒，除湿止痢；适用于湿热内蕴而引起的赤白痢下。用法用量：先用水如常法煮米熬粥，另将马齿苋洗净切碎后，候粥将成时再将马齿苋入粥中熬熟，晨起当早餐食之。[⑥]

4. 石榴皮粥　组成：酸石榴皮 50 克、粳米 50～100 克。适用于慢性阿米巴痢疾。用法用量：先将石榴皮入水中煎煮约 30 分钟，去渣取汁，再将粳米入前汁中熬粥，粥成后当早餐食之。[⑦]

5. 陈茗粥　组成：陈茶叶 5～10 克、粳米 50～100 克。功效主治：消食化痰，清热止痢；适用于赤白痢下其症不甚重者。用法用量：先将茶叶入水中浓煎，去渣取汁，然后入粳米熬粥，粥当早餐。[⑧]

① 蔡榕.白头翁汤保留灌肠为主治疗阿米巴肠病 136 例[J].上海中医药杂志,1995(12)：18.
② 蔡宛如,等.中医截疟法治疗阿米巴病初探[J].浙江中医杂志,1994(8)：369.
③ 崔德彬.燮理汤治疗阿米巴痢疾 37 例[J].湖南中医学院学报,1994,14(4)：25－26.
④ 何梅英,贾秀平.白头翁治疗阿米巴痢疾 30 例疗效分析[J].首都医药,2013,16(8)：59.
⑤ 刘强.鸦胆子胶囊治疗阿米巴痢疾 12 例[J].井冈山医专学报,1999,6(2)：40.
⑥ 佚名.小儿痢疾食疗法[J].农林科学实验,1994(10)：45.
⑦ 同上.
⑧ 同上.

其他疾病

夏 季 热

概 述

夏季热是婴幼儿时期的一种特有疾病。临床以长期发热、口渴多饮、多尿、汗闭或少汗为特征。因病发于夏季,故名夏季热。本病主要发生于我国南方,如东南、中南及西南等气候炎热地区。发病多见于3岁以下小儿。发病时间多集中于6、7、8三个月,与气候有密切关系,气温愈高,发病尤多,但在秋凉以后,症状多能自行消退。有的患儿可连续数年发病,而随着年龄增大,其发病症状可逐年减轻,病程亦较短。本病若无其他合并症,预后多属良好。

本病与中医"暑热""痉夏""消渴"等病证有些相似,但也有不同之处。其病因病机是感受暑热之气,外灼肌腠、内袭肺胃,耗伤气阴所致。

辨 证 施 治

1. 刘真栋分4型

(1) 外感暑邪 多见于发病初起。症见高热无汗,多饮多尿,神疲倦怠,胃纳不佳,或伴有轻微的上呼吸道症状,苔白腻,脉滑数。长夏暑湿较盛,小儿形气未充,肌肤疏薄,卫外功能未固,外感暑热之邪所致。治宜清热解暑为主,辅以化湿和中。方用香薷饮加味:厚朴3克、香薷6克、炒扁豆6克、藿香6克、佩兰6克、覆盆子9克、菟丝子9克、甘草1.5克。随症加减:高热烦渴者,加黄连;咳嗽者,加薄荷、桑叶、杏仁、牛蒡子;呕吐者,加陈皮、竹茹;腹泻者,加煨葛根、黄芩炭。每日1剂,水煎取汁,每隔2小时服1次。

(2) 暑伤气阴 由于暑热之邪内蕴,热久耗伤津气,或小儿禀素阴虚复患本病所致。症见发热,口渴,多尿,少汗,烦躁明显,精神和食欲改变不大,发热大多早轻暮重,体温虽高而无头痛、恶风寒等症,病程虽长,亦无化火入营等征象。舌苔薄,质红绛,口唇干燥,脉滑数。治宜消暑益气、护阴泄热。方用王氏清暑益气汤加减:沙参6克、麦冬6克、知母9克、甘草1.5克、竹叶2.5克、黄连2.5克、石斛6克、鲜西瓜皮60克、荷梗1尺、粳米1撮。随症加减:汗少或无汗者,加藿香、薄荷、霍佩等;烦躁不安者,加钩藤、紫贝齿、磁石;小便次多无度者,加益智仁、覆盆子、蚕茧壳等;胃热偏重者,加重清泻胃热、益气生津之品,如鲜芦根、石膏等。或单用白虎加人参汤(人参、石膏、知母、甘草、粳米)。服法同上。

(3) 暑致下寒上热 多见于因先天不足,肝肾本虚,或久泻后复患本病的患儿。症见发热朝盛暮衰,头额无汗或少汗,口渴多饮,小便清长多奇,纳呆便稀,精神萎顿,面色无华,虚烦不安,下肢不温,舌淡苔少,脉濡细而数。治宜温下清上、护阴潜阳。方用温下清上汤:制附子6克、黄连3克、煅龙齿18克、煅磁石24克、太子参6克、补骨脂6克、覆盆子6克、桑螵蛸6克、白莲须6克、菟丝子6克、缩泉丸(台乌药、益智仁、淮山药,包煎)12克。服法同上。

(4) 暑伤脾气 多见于本病日久未愈,暑伤脾气者,或因禀素脾胃虚弱,或久泻后继患本病的患儿。症见发热,多饮,多尿,少汗,大便溏泄,四肢不温,面色㿠白,形体消瘦,苔薄白质淡红,脉濡等。治宜补中益气、健脾止泻。方用钱氏白术散:党参9克、茯苓9克、煨益智9克、甘草1.5克、炒白术6克、煨葛根6克、藿香6克、补骨脂6克、木香 3 克。服法同上。①

2. 胡献国等分 3 型

(1) 暑伤肺胃型　多见于素禀阴虚的患儿。患儿除发热、口渴、多尿、汗闭或少汗外，烦躁较为明显，精神食欲改变不大。发热虽高，病程虽长，但无头痛、恶风、恶寒和神昏惊厥等症状。多见唇红干燥，咽红，舌苔薄黄，脉滑数，指纹紫。治宜清暑益气、养阴生津。可选用下列足浴方。① 二香佩兰汤：香薷 30 克、藿香 30 克、佩兰 30 克、荆芥 30 克、紫苏叶 30 克、蒲公英 30 克、金银花 30 克、车前草 30 克。水煎取汁，待温足浴，每日 2 次，每次 10～30 分钟，每日 1 剂，连续 2～3 天。② 葛根升麻汤：葛根 15 克、升麻 15 克。将上药置武火煮沸，转文火煮 3～5 分钟，待温后足浴，每次 15～20 分钟，每日 2 次，每日 1 剂，连续 3～5 天。③ 青蒿香薷汤：青蒿 15 克、香薷 15 克、扁豆 15 克、西瓜皮 100 克。将青蒿、香薷、扁豆择净，西瓜皮洗净、切块，同放于药罐中，加入清水适量，武火煮沸，转文火煮 3～5 分钟，待温后足浴，每次 15～20 分钟，每日 2 次，每日 1 剂，连续 3～5 天。④ 芦根生地汤：芦根 50 克、生地黄 50 克、西瓜皮 100 克。将芦根洗净、切段，生地黄择净，西瓜皮洗净、切块，武火煮沸，转文火煮 3～5 分钟，待温后足浴，每次 15～20 分钟，每日 2 次，每日 1 剂，连续 3～5 天。⑤ 二叶二香汤：大青叶 30 克、鲜竹叶 50 片、鲜藿香 15 克、香薷 15 克、浮萍 15 克、大豆黄卷 50 克。加入清水 2 500 毫升，水煎取汁，待温后足浴，每次 15～20 分钟，每日 2～3 次。每日 1 剂，连续 3～5 天。

(2) 脾阳不振型　脾胃素虚或久病不愈的患儿多见本型。主要表现为发热或高或低，面色苍白，气短懒言，肢软乏力，睡时露睛，纳呆，口渴，尿多而清长，大便溏薄，舌质淡润，脉虚大或软弱无力，指纹淡。治宜补脾益气、甘温除热。可选用下列足浴方。① 党参升麻汤：党参 10 克、升麻 10 克、黄芪 10 克。将上药武火煮沸，转文火煮 3～5

分钟，待温后足浴，每次 15～20 分钟，每日 2 次，每日 1 剂，连续 7～10 天。② 参术芪草汤：党参 10 克、白术 10 克、黄芪 10 克、甘草 10 克。用法用量同上。③ 黄芪益气汤：黄芪 15 克、党参 15 克、升麻 15 克。用法用量同上。④ 芪术香兰汤：黄芪 15 克、白术 15 克、藿香 15 克、佩兰 15 克。用法用量同上。⑤ 升陈葛术汤：升麻 30 克、陈皮 30 克、葛根 30 克、白术 30 克。用法用量同上。

(3) 下虚上盛型　多见于脾肾两虚的患儿。除见发热、口渴多饮、多尿、汗闭以外，多见萎靡不振，虚烦不安，面色苍白，下肢清冷，食欲减退，小便频数而清长，大便稀薄，舌质淡，苔薄，脉微细而数，指纹淡红。治宜温下清上、护阴潜阳。可选用下列足浴方。① 沙参石斛汤：沙参 15 克、石斛 15 克、竹叶 10 克、西瓜皮 100 克。将沙参、石斛、竹叶择净，西瓜皮洗净，切块，加入清水适量，武火煮沸，转文火煮 3～5 分钟，待温后足浴，每次 15～20 分钟，每日 2 次，每日 1 剂，连续 7～10 天。② 附子花粉汤：附子 10 克、天花粉 10 克、黄芩 10 克。上药武火煮沸，转文火煮 3～5 分钟后，待温后足浴，每次 15～20 分钟，每日 2 次，每日 1 剂，连续 7～10 天。③ 附子黄连汤：制附子 15 克、黄连 15 克。用法用量同上。④ 二子二蛸乌梅汤：覆盆子 30 克、菟丝子 30 克、桑螵蛸 30 克、海螵蛸 30 克、乌梅 30 克。用法用量同上。⑤ 杜仲花粉汤：杜仲 30 克、天花粉 30 克、黄连 30 克、五加皮 30 克、菟丝子 30 克。用法用量同上。②

3. 梁剑波分 4 型

(1) 伤食停瘀型　主症为入夏之后发热，持续不退，无汗尿多，渴欲饮水，小腹胀实，便溏厌食，舌红，苔黄厚腻，脉多滑数，指纹紫滞。多见于夏天断乳，过食生冷饼饵，导致伤食成瘀，瘀积化热与暑热交缠遂成此证。治宜和中消导、清暑泄热。方用自拟地金保和汤加味：地骨皮、鸡内金、独脚金、青蒿、莱菔子、连翘、神曲、山楂、茯苓、法半夏、陈皮。若停瘀腹部胀实者，治宜和中

---

① 刘真栋.小儿夏季热的辨证论治[J].中国中医急症,2010,19(6)：1048.
② 胡献国,等.怎样辨证足浴小儿夏季热[J].中医杂志,2007,48(6)：568.

消瘀、清泄退热。方用蒿甲和中饮：青蒿、鳖甲、牡蛎、佩兰、枳实、茯苓、神曲、麦芽、水仙子、荷叶、白芍。

（2）伏燥伏火型　主症为持续发热不退，蒸热无汗，口渴而小便短赤，烦躁不安，夜睡不宁。或兼咳嗽（但肺部检查未见异常），夜热早凉，舌尖红，苔薄白干或黄干少津，脉多数疾。此乃去年感于温燥，肺金未靖，又逢暑热，伏燥骤发为病；或体内湿热素蕴，暑热湿火并发为病。治宜清金润燥，佐以消暑。伏燥者用自拟加味川贝瓜蒌散：川贝母、瓜蒌皮、栀子、黄芩、枇杷叶、甘草、地骨皮、青蒿、橘红、天花粉、冬瓜仁。伏火者用自拟寒芩四逆汤：寒水石、黄芩、生石膏、柴胡、白芍、枳实、甘草、牡丹皮、玄参、金银花、灯心草。若小儿肝火炽盛，兼见目赤唇红，夜寐躁扰龄齿者，治宜泻肝清暑，降火生津，方用自拟三石龙胆汤：生石膏、寒水石、石斛、龙胆草、栀子、生地黄、柴胡、黄芩、甘草。

（3）暑伤肺胃型　主症为长期发热，常持续2～3个月，气温愈高，发热愈高，夜热早凉，口渴多饮，小便清长，患儿虽病但精神尚好，玩耍如常，食欲无大改变，舌质淡白或淡红，指纹红紫，间或不显，脉数。此为暑伤肺胃，气阴损耗。治宜清暑透热、益气养阴。方用王氏清暑益气汤加地骨皮、青蒿、白薇、荷叶、白莲花。如症见烦躁不安，夜间哭闹，手足心热，则用自拟育阴清暑二至生脉散：花旗参、五味子、麦冬、竹叶、玄参、葛根、地骨皮、银柴胡、女贞子、墨旱莲。

（4）脾肾阳虚型　主症为长期低热不退，朝盛暮衰，精神萎靡，面色㿠白，形体消瘦，甚或足冷便溏，食欲不佳，舌淡白，苔净，脉细数乏力，指纹淡白隐约不清。多见于疾病中、后期，为久病及肾、上盛下虚之证。治宜温脾固肾、护阴潜阳。偏于肾阳虚者，方用附桂缩泉饮：制附子、肉桂、益

智仁、桑螵蛸、乌药、补骨脂、龙齿、石斛、青蒿；偏于脾虚者，方用举元煎或参苓白术散加地骨皮、白薇，长服一段时间方能奏效。[1]

经　验　方

1. 小柴胡汤合竹叶石膏汤加减　柴胡8克、黄芩3克、生石膏10克、淡竹叶10克、鲜荷叶10克、青蒿6克、白薇6克、葛根6克、薄荷（后下）2克、甘草1克。每日1剂，分早晚2次水煎服。张武标等用上方治疗夏季热患儿1例，连用7剂，复诊时患儿体温已基本正常，诸症消失。用生脉饮调理善后，10天后完全治愈。[2]

2. 石荷饮　鲜石斛6克、薄荷3克、连翘3克、钩藤3克、黄芩3克、冬瓜子5克、青蒿2克、甘草2克、六一散（鲜荷叶一角包）15克。每日1剂，水煎内服。视情况予2～6剂。姜鹤林等用上方治疗54例夏季热患儿，显效（体温降至37.5℃以下，口渴、多饮、多尿、汗闭等症状消失或明显改善）31例，有效（体温波动在37.5℃～38.0℃，口渴、多饮、多尿、汗闭症状亦见改善）19例，无效（发热、口渴、多饮、多尿、汗闭诸症未改善）4例。总有效率93％。[3]

3. 针灸治疗　取足三里、中脘、大椎、风池、合谷等穴。视病情行补泻手法，如下元不足者加肾俞，针后加艾条灸。每穴2～3分钟，每日1次，7次为1个疗程，一般治疗1～2个疗程。[4]

4. 清暑益气方　西洋参5克、金银花5克、知母5克、石斛6克、麦冬15克、黄芩15克、石膏15克、玄参10克、甘草3克。每日1剂，水煎，分3次服。解暑清热，益阴扶脾。熊桂林用上方治疗夏季热患儿36例，治愈31例，无效5例。治愈率86％。服药时间最短4天，最长10天，服药后无任何不良反应。[5]

①　梁宏正，等.梁剑波老中医治疗小儿夏季热经验介绍[J].新中医，1993(7)：3-5.
②　张武标，等.小柴胡汤在儿科的临床妙用经验[J].中国医药导报，2011，8(16)：122-123.
③　姜鹤林，等.石荷饮治疗小儿夏季热54例[J].浙江中医杂志，2010，45(11)：808.
④　汪受传.中医儿科学[M].北京：中国中医出版社，2007：3.
⑤　熊桂林.自拟清暑益气方治疗小儿夏季热的体会[J].中国医药导报，2007，4(29)：158.

5. 胡献国经验方 （1）药浴疗法：香薷 30 克、藿香 30 克、佩兰 30 克、荆芥 30 克、紫苏叶 30 克、蒲公英 30 克、金银花 30 克、车前草 30 克。水煎取汁，放入浴盆中，趁热熏洗患儿全身。每日 2～3 次，每日 1 剂，连续 2～3 天。芳香化湿，疏风清热。（2）足浴疗法：西瓜皮（切细）1 块、升麻 10 克、香薷 10 克、佩兰 10 克、竹叶 10 克、柴胡 10 克、黄芩 10 克。水煎取汁足浴，每日 2 次，每次 10～30 分钟，连续 2～3 天。芳香化湿，解表退热。①

6. 龚志贤经验方 金银花 15～20 克、连翘 15～20 克、鲜荷叶 15～20 克、黄芩 10～15 克、蝉蜕 8～10 克、紫草 6～10 克、扁豆花 10～20 克、甘草 3～6 克。随症加减：表邪重，加香薷 6 克、薄荷 8 克；里热炽盛，加生石膏 100 克、知母 15 克、青蒿 10 克；气阴两虚，加太子参 15 克、麦冬 15 克、五味子 6 克。刘登友等用上方加减治疗 40 例夏季热患儿，10 天后统计疗效。结果：治愈（体温正常，食欲佳，精神恢复，临床症状消失）36 例，占 90%；显效（体温 38℃以下，仍有部分临床症状）4 例，占 10%。总有效率 100%。②

7. 中药内服和外治法 内服药物：西洋参 4 克、苍术 4 克、鲜石斛 10 克、石膏 10 克、西瓜翠衣 6 克、芦根 6 克、薄荷 2 克、甘草 2 克。煎水代茶频频饮用。外用药物：金银花 30 克、连翘 30 克、鲜浮萍 30 克、鲜芦根 100 克、鲜石斛 100 克、鲜荷叶 1 张。煎汤 2 000 毫升兑水，将患儿身体除头部外浸于药液之中即可。药量随患儿体表面积多少略作加减，水温适宜，药液浸后擦干，外扑六一散。一般治疗 10 天后即可获效。③

8. 六叶苇根汤 丝瓜叶 3 克、藿香叶 3 克、金银花 3 克、苦瓜叶 2 克、佩兰叶 2 克、白扁豆 6 克、麦冬 6 克、鲜薄荷叶 10 克、芦苇根 10 克、太子参 10 克、鲜荷叶 15 克。将太子参、麦冬、白扁豆三味

药加水煎沸 5～10 分钟后再入其他药，沸后再煎 2 分钟即可。每日 1 剂，分 2～4 次服。丁素珍等用上方治疗 26 例夏季热患儿，治疗 6 天后统计疗效。结果：痊愈（体温正常，饮水量及尿量均降到正常范围）21 例，好转（体温下降或正常，饮水量及尿量明显减少）3 例，无效 2 例。1 年以后随访无复发病例。④

9. 白虎汤加味 生石膏（先煎）15 克、粳米（先煎）15 克、狗肝菜（鲜）15 克、知母 4 克、蝉蜕（后下）4 克、甘草 4 克、黄芩 4 克、西洋参 4 克、淡竹叶 6 克、鲜生地黄 10 克、白薇 3 克。随症加减：若热重不退，加大黄 3 克、金银花 8 克、连翘 5 克；口干烦躁不安，加西瓜翠衣 6 克、莲子 7 克、北沙参 8 克；口渴多饮多尿者，加天花粉 4 克；便结纳呆，加生大黄 3 克、生山楂 8 克；乏力倦怠，精神不振，加太子参 8 克；低热绵缠不断，去石膏、知母，加地骨皮 9 克、银柴胡 6 克。先以清水将粳米煮熟，去米，再加其他药，煎至约 50 毫升，必要时再煲原药渣煎至约 30 毫升。每日 1 剂。陈子昂用上方加减治疗 15 例夏季热患儿，显效 8 例，有效 5 例，无效 2 例。总有效率 86.6%。⑤

10. 黄芪人参汤 太子参 30 克、黄芪 9 克、麦冬 9 克、佩兰 9 克、青蒿 9 克、白术 9 克、炒神曲 9 克、苍术 6 克、陈皮 6 克、当归 6 克、升麻 3 克、黄柏 3 克、炙甘草 3 克、五味子 3 克。每日 1 剂，水煎服，每日 3 次，每次 100 毫升。丛树芹用上方治疗夏季热患儿 1 例，服 6 剂，体温基本恢复正常，精神转佳，食欲转佳。效不更方，再服 8 剂，诸症悉除，体重见增，随 2 年未见复发。⑥

11. 五叶汤 人参叶 6 克、紫苏叶 5 克、鲜荷叶 5 克、大青叶 4 克、淡竹叶 4 克。随症加减：高热无汗，加香薷、葛根、青蒿；烦躁惊厥，加蝉蜕、钩藤、炒僵蚕；口渴欲饮，加干石斛、知母、芦根；纳呆、消瘦，加冬白术、炒扁豆、大红枣；尿频清长，加

① 胡献国.怎样选用外治法治疗小儿夏季热？[J].中医杂志,2003,44(9)：713.
② 刘登友,等.名医验方治疗小儿夏季热 40 例[J].四川中医,2002,20(10)：64.
③ 孙尧中.内外合治小儿夏季热[J].浙江中医杂志,2002(7)：297.
④ 丁素珍,等.六叶苇根汤治疗小儿夏季热 26 例[J].四川中医,2001,19(2)：51.
⑤ 陈子昂.白虎汤加味治疗小儿夏季热 15 例[J].新中医,2000,32(1)：45-46.
⑥ 丛树芹.黄芪人参汤治疗小儿夏季热[J].四川中医,2000,18(9)：42.

白莲须、五味子、桑螵蛸。叶长青用上方加减治疗小儿夏季热,疗效满意。①

12. 祛暑散热汤 藿香 30 克、香薷 30 克、薄荷 30 克、浮萍 30 克、竹叶 30 克、大青叶 30 克、豆卷 50 克(为一次量)。上药共煎水 2 000~2 500 毫升,煎沸,滤去药渣,倾入盆内,待水温降至 40℃左右时,置患儿于水中,半仰卧,频频用手带水在患儿腋下、胸、背、手足心等部位抚摩。10~15 分钟后将患儿抱起,擦干身体,隔 3 小时后再如法 1 次,3 次为 1 个疗程。运用本汤浴前后均需口服"补液盐"或 10%葡萄糖盐水(适量)。孙浩运用本汤浴治疗小儿夏季热 18 例,汤浴 1~3 次后,汗出热退,经 1~2 周不复发热者 13 例;3 次后汗出热退,1~2 天后又复热,但体温未超过 38℃者 5 例。总有效率 100%。②

13. 推拿手法 分阴阳、平肝、清肺、补肾水、揉肾纹、掐二扇门、揉二马、清天河水、退六腑、揉大椎、推天柱骨、推脊。随症加减:兼表证,加开天门、分坎宫、运太阳、掐迎香、推三关;暑热伤气,加清脾胃、揉内劳宫、运板门、推涌泉;热极生风,加掐印堂、清肝、清心、掐老龙、揉小天心,并倍加清天河水、退六腑、推涌泉;气阴两虚,加捏脊、补脾土、摩中脘、揉丹田、推涌泉。以上手法每日 1 次,6 次为 1 个疗程。张文映用上法治疗小儿夏季热 22 例。结果:痊愈(治疗 1 个疗程,症状完全消失者)13 例,有效(治疗 2 个疗程,症状逐渐减轻者)7 例,无效(经手法治疗后,症状无改善)2 例。总有效率 91%。③

14. 达原饮加味 槟榔 9 克、厚朴 9 克、知母 10 克、白芍 10 克、黄芩 10 克、青蒿 10 克、草果仁 3 克、香薷 3 克、甘草 3 克。辛开达邪,辟秽化浊,清热解毒,祛暑化湿。每日 1 剂,水煎温服,4 小时 1 次,不分昼夜。侯薇用上方治疗 35 例夏季热患儿,痊愈(经治疗热退,汗出、饮食正常,体力渐恢

复,当年的病情无反复,第 2 年随访不复发者)28 例,显效(治疗后热退,当年病情无反复,但第 2 年随访复发者)4 例,有效(治疗后热退,当年病情反复,第 2 年随访复发者)3 例。④

单 方

1. 敷足疗法 组成:栀子 10 克、鸡蛋 1 个。功效:清热解毒,平肝泄热。制备方法:将栀子研末,与蛋清调匀,做成药饼,厚如 3 个 5 分硬币,摊于布上。用法用量:按男左女右将药饼敷于涌泉穴,包扎 8 小时换药 1 次药,连续 3 天。发热兼抽搐者加敷内关穴,或取生绿豆 50 克,蛋清适量,将生绿豆研为细末,加鸡蛋清调为糊状,做成直径 5~8 厘米,厚 0.6~0.8 的圆饼 2 个,分摊于布块上,敷双足心,外以敷料固定。每日 2 次,每次 6~8 小时,连续 2 天。⑤

2. 填脐疗法 组成:羚羊角 1~3 克。功效:平肝泄热。制备方法:研为细末,加清水适量调为稀糊状。用法用量:将上药敷肚脐孔处,敷料包扎,胶布固定,每日换药 1 次,连续 2~3 天,或取柴胡、黄芩各等量,研为细末,茶水调糊敷脐,每日换药 1~2 次,连续 2~3 天。⑥

3. 茜草根 组成:茜草根 10~12 克(病重者可用 20~24 克)。用法用量:水煎 2 次,分 4 次温服。临床应用:叶万选用上方治疗小儿夏季热 1 例,治疗 2 天后复诊,诸症悉除,唯精神疲倦,胃纳欠佳,用生脉饮加茜草根 5 克,连服 3 剂而病愈。1 年后随访,未见复发。⑦

中 成 药

1. 生脉饮口服液 组成:人参、麦冬、五味

① 叶长青.五叶汤治疗小儿夏季热[J].浙江中医杂志,2000(5):30.
② 孙浩.祛暑散热汤浴治小儿夏季热[J].中医杂志,1997,38(7):396.
③ 张文映.推拿治疗小儿夏季热 22 例.[J].浙江中医杂志 1994,29(6):253.
④ 侯薇.达原饮治疗小儿夏季热 35 例报导[J].新中医,1992,24(5):43,49.
⑤ 胡献国.怎样选用外治法治疗小儿夏季热?[J].中医杂志,2003,44(9):713.
⑥ 同上.
⑦ 叶万选.茜草根治疗小儿夏季热[J].浙江中医杂志,2000(4):165.

子。适用于暑伤肺胃证偏气阴耗伤者。用法用量：每次 5 毫升,每日 3 次。[1]

2. 健儿清解液　组成：金银花、菊花、连翘、山楂、苦杏仁、陈皮。适用于暑伤肺胃证偏热重纳差者。用法用量：每次 5～10 毫升,每日 2 次。[2]

3. 银黄注射液、柴胡注射液　功效：清热解毒,解肌退热。用法用量：取银黄注射液、柴胡注射液各 1 支,混合均匀,装入滴鼻瓶内滴鼻,6 个月～1 岁每侧 1～2 滴,1～3 岁每侧 3 滴,4～7 岁每侧 3～4 滴,均每日 4～6 次。一般用药 15 分钟后体温开始下降,12～24 小时体温可逐渐恢复正常。[3]

① 汪受传.中医儿科学[M].北京：中国中医出版社,2007：3.
② 同上.
③ 胡献国.怎样选用外治法治疗小儿夏季热？[J].中医杂志,2003,44(9)：713.

神 经 性 尿 频

概　　述

　　神经性尿频是儿科常见的泌尿系统疾病。临床表现以尿频为主,可伴尿急,不伴有尿痛、遗尿、排尿困难、发热、浮肿等。本病病因不一。小儿大脑皮质发育尚未完善,高级中枢对骶髓排尿反射初级中枢控制功能较弱。膀胱容量小,舒缩调节功能欠佳。不良环境因素的刺激,支配膀胱的副交感神经兴奋性增高,以致膀胱逼尿肌持续收缩、膀胱括约肌松弛、排尿反射亢进而引起尿频。此外,还与前列腺素分泌过多、锌缺乏有关。好发于学龄前期和学龄期儿童。

　　古代医籍无"神经性尿频"病名,可参见于中医"尿频"。一年四季均可发病。既往无泌尿系统疾病、手术、外伤史,可有受精神刺激的病史。临床表现以尿频为主,可伴有尿急,日间及入睡前排尿次数增加,轻重程度不一,分散注意力可减轻尿频症状,入睡后恢复正常。每次尿量较少,总尿量正常。无尿痛和排尿哭闹史,不伴有遗尿、尿潴留、尿失禁、排尿困难、发热、腰痛、浮肿、血尿、多饮等。本病病程较长,症状无进行性加重,查体无阳性体征。

　　临床辨证分为三型。(1)脾肾气虚证:病程日久,小便频数,淋漓不尽,入睡自止,尿液清或不清,神倦乏力,面色萎黄,食欲不振,或自汗出,易外感,甚则畏寒怕冷,手足不温,大便稀薄,舌质淡,或有齿痕,苔薄腻或薄白,脉细弱。治宜健脾益肾、升提固摄。(2)肾虚湿热证:病程迁延,小便频数,尿意窘迫,余沥不尽,夜尿正常,尿黄浑浊,精神困惫,常伴有烦躁,口渴不欲多饮,手

足心热,舌质红,苔薄黄腻,脉濡细数。治宜温肾固摄、清利湿热。(3)肝郁脾虚证:日间小便频数,尿急,量少,尿液不清,常反复发作,平素精神抑郁或急躁易怒,胸闷太息,小腹胀满,肠鸣矢气,大便溏结不调,或伴有神疲乏力,饮食不振,苔薄白,或有齿痕,脉细弦。治宜疏肝解郁、健脾利水。

辨 证 施 治

　　1. 王璐等分3型

　　(1)脾肾气虚证　病程迁延,小便频数,淋漓不尽,尿量正常,尿液清长,神倦乏力,食欲不振,面色萎黄,手足不温,畏寒怕冷,大便稀溏,自汗盗汗,口渴不欲多饮,舌质淡,边有齿痕,苔薄白,脉细弱。主方选用补中益气汤合缩泉丸加减,常用药物包括益智仁、山药、乌药、黄芪、白术、陈皮、升麻、柴胡、党参、甘草、当归等。

　　(2)肾虚湿热证　病程迁延,反复发作,小便频数,淋漓不尽,尿黄混浊,手足心热,口不渴或口渴不欲多饮,神倦乏力,大便偏干,舌质红,苔薄黄或腻,脉濡细数。主方选用萆薢分清饮合缩泉丸加减,常用药物包括益智仁、山药、乌药、萆薢、石菖蒲、茯苓、白术、车前子、黄柏。

　　(3)肝郁脾虚证　病程迁延,反复发作,小便频数,淋漓不尽,精神抑郁或急躁易怒,胸闷不适,小腹胀满,食欲不振,肠鸣矢气,大便溏结不调,舌质淡,边有齿痕,苔薄白,脉细弦。主方选用逍遥散加减,常用药物包括柴胡、当归、白芍、茯苓、白术、甘草、薄荷、生姜。

　　通过临床观察也得出,缩泉胶囊在神经性尿

频的治疗中使用率高,可以适用于各个证型。①

2. 闫雁分 3 型

(1) 心肾不交型　症见小便频数,短赤,颧红,盗汗,口渴,心烦,舌苔少,脉细数。治宜泻南补北、交通心肾。方用清心莲子饮合黄连阿胶汤。

(2) 心经热盛型　症见小便频数,烦躁易怒,食欲不振,舌质红,苔白腻,脉滑数等。治宜清心火、泻小肠、通利膀胱。方用导赤散合八正散。

(3) 心神不宁型　症见小便频数,心神不安,浮躁不宁,梦中易惊醒,舌淡,脉细弱。治宜养心安神、益气固摄。方用安神定志丸合甘麦大枣汤。②

3. 段桂芹等分 2 型

(1) 下焦湿热型　可见尿色黄赤,或伴尿热感,小儿常有烦躁,舌质淡红或偏红,舌苔薄黄或黄腻。治法以清利下焦湿热为主,佐以养阴凉血。药用生地黄 12 克、白茅根 12 克、滑石 12 克、通草 3 克、淡竹叶 6 克、萹蓄 10 克、瞿麦 10 克、车前子(包)10 克、黄柏 10 克。每日 1 剂,水煎服。

(2) 脾肾虚型　尿色清,可有面色萎黄,易汗出,舌质偏淡,舌苔薄白。治宜补脾固肾缩尿。药用熟地黄 10 克、菟丝子 10 克、补骨脂 10 克、炒白术 10 克、芡实 10 克、益智仁 6 克、五味子 6 克、炒山药 12 克。每日 1 剂,水煎服。

辨证施治的同时,配合转移注意力、消除紧张情绪、精神鼓励等心理治疗。一般服 6 剂即可痊愈,治疗时间最短 3 天,最长 20 天。临床观察:段桂芹等收治 64 例小儿神经性尿频患儿,按上述辨证施治进行治疗。结果:治愈(尿频、尿急等症状消失,1 个月未复发)54 例,占 84.37%;显效(尿频、尿急等症状基本消失,精神紧张、恐惧、环境改变等情况下,上述症状复发)5 例,占 7.81%;好转(小便次数减少,尿急症状减轻)3 例,占 4.69%;无效(诸症无改善)2 例,占 3.13%。总有效率 96.87%。③

经　验　方

1. 严汉华经验方　升麻 6～12 克、炙黄芪 10 克、金樱子 10 克、芡实 10 克、覆盆子 10 克、桑螵蛸 6 克、炙甘草 3～6 克(江苏天江药业有限公司生产颗粒剂)。每日 1 剂,120～150 毫升开水冲开,分 2 次或多次温服。7 天为 1 个疗程,随访半年,同时给予心理干预,鼓励患儿增强信心。马春霞治疗 60 例儿童神经性尿频患儿,随机分为治疗组和对照组各 30 例。治疗组予上方进行治疗。对照组采用西医方法治疗,予谷维素片、山莨菪碱片口服。3～5 天为 1 个疗程,第 1 个疗程未治愈者,3 天后进行第 2 个疗程,随访半年,同时给予心理干预,鼓励患儿增强信心。结果:治疗组、对照组的总有效率分别为 96.6%、60.0%,两组总有效率经统计学处理具有显著性差异($P < 0.05$);两组患儿尿频症状改善时间比较,治疗组平均(5.72±2.43)天,对照组平均(9.50±3.03)天,两组比较有显著差异($P < 0.01$)。④

2. 桑螵蛸益智仁汤　桑螵蛸 6 克、益智仁 5 克、熟地黄 10 克、茯苓 10 克、黄芪 10 克、白术 6 克、山茱萸 6 克、泽泻 6 克(上述为 6 岁的剂量,按照患儿年龄增减剂量)。随症加减:兼下焦湿热者,加萹蓄、黄柏;兼肝经郁热,加钩藤、黄芩、地龙;兼心神恍惚、注意力不集中者,加酸枣仁、远志。每日 1 剂,水煎服,7 天为 1 个疗程。芮霄枫等收治 218 例小儿神经性尿频患儿,随机分为实验组和对照组各 109 例。所有患儿均进行常规西医治疗,消炎痛、阿司匹林、碳酸氢钠,伴失眠、精神紧张者加鲁米那,疗程为 7 天。实验组在西医基础上再加服桑螵蛸益智仁汤加减治疗。结果:实验组、对照组的总有效率分别为 88.9%、63.3%,其差异具统计学意义($P < 0.05$)。说明中西医结合的方法对小儿神经性尿频的效果明显。⑤

① 王璐,袁斌.中医辨证治疗小儿神经性尿频的多中心临床分析[J].河北中医药学报,2017,32(4):22-24.
② 闫雁.从心论治小儿神经性尿频[J].中国中医基础医学杂志,2016,22(8):1131-1132.
③ 段桂芹,等.清热利湿为主治疗小儿神经性尿频 64 例[J].时珍国医国药,2000,11(8):732.
④ 马春霞.补肾升提法治疗儿童神经性尿频疗效观察[J].山西中医,2015,31(11):44.
⑤ 芮霄枫,等.桑螵蛸益智仁汤治疗小儿神经性尿频的临床观察[J].中国医药指南,2015,13(5):205-206.

3. 自拟方　益智仁 6～9 克、炒山药 6～9 克、补骨脂 6～9 克、枸杞子 6～9 克、桑螵蛸 6～9 克、石菖蒲 6～9 克、太子参 6～9 克、炒白术 6～9 克、黄芪 9～12 克、台乌药 3～6 克、升麻 3～6 克、通草 3～6 克。随症加减：汗多者，加用煅龙骨、煅牡蛎；食欲不振者，加麦芽；便溏者，加薏苡仁。每日 1 剂，水煎 120～150 毫升，分 2～3 次服用，1 周为 1 个疗程。朱永琴用上方加减治疗 32 例脾肾气虚型神经性尿频患儿，经 2 个疗程后，治愈（症状消失，小便次数恢复到病前状态）26 例，好转（小便次数减少，间隔时间延长）6 例，无效（症状无改善）0 例。总有效率 100%。所有患儿在治疗过程中均未见明显不良反应，随访观察 1 月，病情无复发。①

4. 艾灸配合耳穴贴压　(1) 艾灸：取穴脾俞、肾俞、气海俞、膀胱俞。采用艾条温和灸，将艾条一端点燃，对准穴位，距穴位皮肤 2～3 厘米熏灸，左手食指和中指置于施灸部位两侧感知施灸部位的温度，以局部有温热感而无灼痛为宜。每穴灸 5～10 分钟，以皮肤出现红晕为度。每次取上述穴位 4～6 个，每日 1 次，10 天为 1 个疗程，休息 5 天后进行第 2 个疗程。(2) 耳穴贴压：取穴耳穴皮质下、神门、脑干、肾、膀胱。用 75% 乙醇消毒一侧耳廓后，将王不留行子粘在 0.4 厘米×0.4 厘米脱敏肤色胶布中央，贴敷于一侧耳穴上，嘱患儿家长每日适当用力按压 4～6 次，每次 3～5 分钟，年龄偏大患儿亦可自行按压，以耳部发红、灼热、局部酸胀为度。每 3 天更换 1 次，两耳交替进行，5 次为 1 个疗程。刘燕丽用上法治疗 46 例小儿神经性尿频患儿，治疗 3 个疗程后统计疗效。结果：治愈（尿频、尿急症状消失）37 例，占 80.4%；好转（尿频、尿急症状改善，单次尿量明显增多）8 例，占 17.4%；无效（治疗后症状无变化）1 例，占 2.2%。有效率 97.8%。②

5. 耳穴贴压配合心理干预　(1) 耳穴贴压：取穴肾、膀胱、神门、尿道、肝、脾、肺、肾上腺、脑干。双耳采用乙醇棉球擦拭消毒，将表面光滑王不留行子贴于小块胶布中央，对准耳穴贴紧。双耳均贴敷，每耳选 4～5 个穴位，其余穴位贴敷另一耳，嘱患儿家长帮助每日适当用力按压数次，每次 1～2 分钟，以双耳发热或酸麻胀感最佳。每次贴压后保持 3～7 天（学龄前患儿贴敷 3～7 天，学龄患儿贴敷 5～7 天），第 2 次穴位互换贴压，贴压 3 次为 1 个疗程。(2) 心理干预：与家长进行沟通，消除家长的心理困扰，正确对待患儿病症，让其配合帮助治疗，禁止责骂及体罚患者，平日给予更多关爱，缓解患儿心理压力，让患儿主动说出心理烦恼，了解诱发病因，减少不利因素的影响。患儿有排尿意欲时，尽力分散其排尿注意力，拖延时间，5 分钟、10 分钟、15 分钟逐递增加，从而逐渐延长排尿间隔时间。如有进步，即表扬鼓励，增强患儿治疗信心。日常生活注意保暖，忌食冷饮和甜食。孙阿娟等用上法治疗 51 例小儿神经性尿频患儿。结果：经治疗 1 个疗程后，痊愈 19 例，有效 30 例，无效 2 例，总有效率 96.1%；治疗 2 个疗程后，痊愈 37 例，有效 14 例，无效 0 例，总有效率 100%；治疗 3 个疗程后，全部患者均痊愈，痊愈率 100%。1 个月后随访，均无复发。③

6. 耳穴配合超短波　(1) 耳穴：取穴尿道、神门、肾、膀胱、心、皮质下、三焦。将王不留行子贴附在小方块脱敏胶布中央，贴敷于一侧耳穴上，每天按压 3～5 次，每次每穴按压 2 分钟，局部有明显胀、热、痛感，隔日更换，两耳交替贴压。(2) 超短波物理治疗：功率 250 瓦，波长 7.37 米，电流 50～80 毫安，输出功率 40.68 兆赫兹。每次 20 分钟，每日 1 次，5 天为 1 个疗程。1 个疗程后评定疗效。孙均重等收治 120 例小儿神经性尿频患儿，随机分为治疗组和对照组各 60 例。治疗组予上法进行治疗。对照组予硝苯吡啶、谷维素。两组均 5 天为 1 个疗程，1 个疗程结束后评定疗效。结果：治疗组、对照组的总有效率分别为

① 朱永琴，等.中药治疗小儿脾肾气虚型神经性尿频 32 例临床观察[J].浙江中医杂志，2013,48(10)：741.
② 刘燕丽.艾灸背俞穴配合耳穴贴压治疗小儿神经性尿频 46 例[J].中国针灸，2013,33(9)：796.
③ 孙阿娟，等.耳穴贴压配合心理干预治疗小儿神经性尿频 51 例[J].上海针灸杂志，2013,32(1)：51.

96.67％、91.67％，两组比较 $P<0.05$。[1]

7. 推拿疗法 取穴脾经、肾、外劳宫、二马、气海、足三里、三阴交、膀胱俞、肾俞、八髎穴。采用补脾经 300 次、揉肾顶 100 次、揉外劳宫 200 次、揉二马 300 次、按揉气海 300 次、按揉足三里 300 次、按揉三阴交 200 次、按揉膀胱俞 200 次、擦八髎穴 50 次、捏脊 10 次。每日 1 次，7 天为 1 个疗程。米艳霞用上法治疗 60 例小儿神经性尿频患儿。结果：经 1～3 疗程治疗后，总有效率 100％。[2]

8. 补中益气汤加减 黄芪 18 克、党参 12 克、白术 12 克、芡实 12 克、益智仁 12 克、陈皮 10 克、当归 10 克、怀牛膝 10 克、桑螵蛸 10 克、柴胡 5 克、升麻 5 克。益气健脾，升举阳气。2 日 1 剂，水煎取汁 600 毫升，分 6 次温服。甘伯居用上方治疗 1 例神经性尿频患儿，患儿连服 5 剂后小便恢复正常，随访 1 年未复发。[3]

9. 缩泉固脬汤 桑螵蛸 6～9 克、淮山药 9～15 克、益智仁 6 克、覆盆子 9 克、白芍 12～15 克、炙甘草 6～9 克、龙骨 12～15 克、牡蛎 12～15 克、麦芽 9～12 克。随症加减：兼肺脾气虚，症见面白肢冷、易感冒、厌食、便溏、舌淡、脉弱者，加太子参、黄芪、扁豆；兼有湿热，症见大便秘结、小便短赤、舌质红、苔黄腻、脉数者，加萹蓄、瞿麦、滑石。每日 1 例，水煎 2 次，分 2～3 次服。陈霖将 68 例神经性尿频患儿随机分为治疗组和对照组各 34 例。治疗组予上方加减治疗。对照组予 654－2、谷维素口服治疗。3 天为 1 个疗程，效果不佳者，可继续治疗 1 个疗程，2 个疗程后判断疗效。结果：治疗组、对照组的治愈率分别为 88.2％、64.1％，总有效率分别为 100％、94.1％。两组总有效率比较，差异无显著性意义（$P>0.05$）；两组治愈率比较，差异有显著性意义（$P<0.05$）；治疗组治疗期间未出现明显不良反应，对照组有 10 例

（29.4％）出现面红、口干，两组不良反应发生率比较，差异有非常显著性意义（$P<0.01$）。[4]

10. 敷脐疗法 丁香、吴茱萸、肉桂、五倍子各等份。上药研粉过 80 目筛，装瓶备用。患儿脐部清洁，取药粉 3～5 克，黄酒调和如糊状，贴敷脐部，外用胶布固定，每日换药 1 次，5 天为 1 个疗程。一般 1 天有效，1 个疗程显效。王绍洁等用上法治疗 100 例小儿神经性尿频。结果：近期疗效很好，用药 3 天有效率 100％。[5]

11. 五苓散 桂枝 6 克、白术 6 克、茯苓 9 克、猪苓 9 克、泽泻 9 克。随症加减：小便黄、尿道口微红，加木通 6 克、车前子 10 克、淡竹叶 9 克、生地黄 12 克、甘草 6 克；伴遗尿，加覆盆子 5 克；小便清白，加附片（先煎）6 克。每日 1 剂，水煎服。陈元品用上方加减治疗 45 例神经性尿频患儿。结果：痊愈（症状消失不复发）40 例，有效（症状明显减轻或偶发）4 例，无效（症状无改善）1 例。总有效率 97.8％。用药少者 1 剂，多者 5 剂。[6]

12. 少腹逐瘀汤内服外敷 内服：炒小茴香 2 克、炒干姜 3 克、延胡索 3 克、川芎 3 克、肉桂 3 克、炒五灵脂 3 克、当归 6 克、蒲黄 6 克、鹿角霜 6 克、赤芍 10 克。每日 1 剂，水煎 100 毫升，分 3 次口服，6 天为 1 个疗程。外敷：将上方研成细粉加葱白 6 颗打碎，用醋调糊，用丝绸布包敷于脐下丹田穴，每晚 1 次，连用 6 天，无过敏情况可用第 2 个疗程。王亦专用上法治疗 32 例神经性尿频症患儿。结果：经上述方法治疗 1 个疗程后，痊愈（临床症状消失，每日小便次数减少到 5～8 次）26 例，有效（临床症状明显改善，每日小便次数减少到 10～13 次；或每日小便次数减少到原有的一半）4 例，无效（临床症状未见明显改善）2 例。总有效率 93.75％。[7]

13. 桂枝汤加味 桂枝 6 克、白芍 6 克、甘草 6

① 孙均重，等.耳穴配合超短波治疗小儿神经性尿频 60 例[J].山东中医杂志，2013，32(6)：415－416.
② 米艳霞.推拿治疗小儿神经性尿频 60 例临床观察[J].长春中医药大学学报，2012，28(4)：704.
③ 甘伯居.补中益气汤加减治疗疑难病举隅[J].实用中医药杂志，2010，26(2)：116.
④ 陈霖.缩泉固脬汤治疗小儿神经性尿频 34 例[J].光明中医，2010，25(6)：970－971.
⑤ 王绍洁，等.敷脐疗法治疗儿童尿频 100 例疗效观察[J].中国中西医结合儿科学，2009，1(1)：100－101.
⑥ 陈元品.五苓散治疗小儿神经性尿频 45 例[J].实用中医药杂志，2008，24(9)：574.
⑦ 王亦专.少腹逐瘀汤内服外敷治疗小儿神经性尿频症 32 例[J].中国中医药科技，2008，15(2)：114.

克、杏仁 6 克、生姜 3 片、大枣 6 枚、生龙牡各 15 克、山茱萸 15 克(以上为学龄期小儿用量)。随症加减:尿黄,加车前子、淡竹叶;纳差,加苍术、厚朴;乏力,加红参;精神不集中,加远志、枣仁。每日 1 剂,7 天为 1 个疗程。一般治疗 1 个疗程,1 个疗程无效者加服 1 个疗程。魏荣乐用上方加减治疗 78 例神经性尿频患儿。结果:2 个疗程后判断治疗效果,治愈率 81%,总有效率 95%。①

14. 五子汤 菟丝子 10 克、五味子 10 克、覆盆子 10 克、金樱子 10 克、车前子 10 克、熟地黄 10 克、炒山药 10 克、补骨脂 10 克、益智仁 10 克、甘草 5 克。随症加减:有湿热者,加淡竹叶 10 克;食欲不振,加白术 10 克、党参 10 克;手足不温,加山茱萸 10 克。9 天为 1 个疗程。于荣艳用上方加减治疗 28 例神经性尿频患儿。结果:治愈(服药 1 个疗程,症状消失,随诊半年无复发)15 例,显效(服药 1~2 个疗程,症状消失,随诊半年,偶有复发)8 例,有效(服药 1~2 个疗程,症状减轻,第 3 个疗程症状基本消失,随诊半年未加重)3 例,2 例无效患儿均为不能配合按时服药者。②

15. 自拟方 桑螵蛸 10 克、金樱子 10 克、人参 6 克、茯神 6 克、远志 6 克、当归 6 克、乌药 6 克、益智仁 6 克。每日 1 剂,煎服 2 次,5 天为 1 个疗程。刘海军等收治小儿神经性尿频症患儿 24 例,用上方进行治疗。结果:一般 1 个疗程,最多 2 个疗程即可治愈。尿频、尿急症状完全消失,随访半年内均无复发。③

16. 自拟方 益智仁 20 克、山茱萸 6 克、菟丝子 6 克、枸杞子 6 克、补骨脂 6 克、淮山药 6 克、乌药 5 克、陈皮 5 克、柴胡 5 克、升麻 5 克、川楝子 5 克。随症加减:肾阴虚明显,去乌药、陈皮、川楝子,加生地黄 10 克、五味子 10 克、龟甲胶 2 克;兼脾气虚者,加黄芪 10 克、党参 10 克;兼湿邪者,加

苍术 5 克、黄柏 5 克、泽泻 5 克。以上为 4 岁儿童服药量,每日 1 剂,水煎 2 次,混合后分早、中、晚 3 次温服。王武强用上方加减治疗 40 例小儿神经性尿频患儿。结果:治疗 7 天后,痊愈(症状消失,小便次数恢复到病前状态)22 例,好转(小便次数减少,间隔时间延长)17 例,无效(症状无改善)1 例。总有效率 97.5%。④

17. 五子衍宗丸加减 覆盆子 12 克、桑螵蛸 12 克、淮山药 12 克、益智仁 12 克、菟丝子 9 克、枸杞子 9 克、山茱萸 6 克、五味子 4.5 克、甘草 3 克。补肾固摄。龙惠珍用上方治疗神经性尿频患儿 1 例,并给予精神安慰,2 剂后,尿次明显减少,再服 2 剂告愈。⑤

18. 自拟方 补骨脂 12 克、黄芪 10 克、益智仁 8 克、菟丝子 8 克、乌药 8 克、五味子 5 克、桑螵蛸 5 克、山药 5 克。谢慧明用上方治疗 36 例小儿神经性尿频,全在 1 周内治愈,服药 3~7 剂。服药 5 剂以内痊愈者 23 例,未发现不良反应。⑥

19. 艾灸疗法 取穴:百会、关元、中极。采用艾条温和灸,施灸时将艾条一端点燃,对准穴位,距皮肤 2~3 厘米处悬灸,使局部有温热感。每穴灸 5~10 分钟,以皮肤红晕为度。每日 1 次,5 天为 1 个疗程。邢坤用上法治疗 80 例小儿神经性尿频。结果:治愈(治疗后小便次数恢复正常,3 个月后随访无复发者)75 例,好转(治疗后小便次数明显减少而未达到正常)5 例。有效率 100%。⑦

20. 固元散 熟地黄 20 克、益智仁 15 克、补骨脂 15 克、山茱萸 10 克、山药 10 克、茯苓 10 克、泽泻 10 克、乌药 5 克、车前子 8 克、桑螵蛸 8 克、金樱子 8 克。随症加减:气虚症状重者,加用黄芪精口服液;脾虚症状重者,加用参苓白术散;阴虚内热症状重者,加用知柏地黄丸。将上药研成细面消毒后装胶囊,每粒装药面 0.3 克,每次服 4~8

① 魏荣乐.桂枝汤加味治疗小儿神经性尿频疗效观察[J].现代中西医结合杂志,2007,16(26):3834-3835.
② 于荣艳.五子汤治疗小儿神经性尿频 28 例[J].河南中医,2006,26(1):65.
③ 刘海军,等.调补心肾法治疗小儿神经性尿频症[J].四川中医,2005,23(3):75.
④ 王武强.补肾理气法治疗小儿神经性尿频 40 例[J].陕西中医,2003,24(11):1022.
⑤ 龙惠珍.五子衍宗丸临床新用[J].陕西中医,2002,23(4):368.
⑥ 谢慧明.补骨脂治疗小儿神经性尿频[J].中医杂志,2002,43(8):573.
⑦ 邢坤.艾灸治疗小儿神经性尿频 80 例[J].上海针灸杂志,2002,26(11):10.

粒,每日 3 次,温开水送服,不能服胶囊者可直接冲服药面。用药期间避免劳累和精神紧张,7 天为 1 个疗程。展玉萍等用上方加减治疗 113 例小儿神经性尿频。结果:总有效率 98.2%,治疗时间最短 3 天,最长 14 天。①

21.补中益气汤合缩泉丸　黄芪 12 克、党参 15 克、淮山药 15 克、白术 10 克、陈皮 3 克、升麻 3 克、柴胡 4 克、当归 8 克、炙甘草 8 克、益智仁 8 克、台乌药 6 克。每日 1 剂,5 天为 1 个疗程。傅培鑫用上方治疗 52 例小儿神经性尿频。结果:全部治愈,其中服药 1 个疗程临床症状消失 36 例,服药 2 个疗程症状消失 16 例。②

22.螵蛸寄奴汤　桑螵蛸 10 克、金樱子 10 克、刘寄奴 15 克、生黄芪 20 克、益智仁 8 克、乌药 8 克、红花 6 克、川芎 6 克。每日 1 剂,煎服 2 次,5 天为 1 个疗程。服中药期间停用其他药物,1 个疗程结束后如未痊愈,接着服第 2 个疗程。黄毓庆用上方治疗 32 例小儿神经性尿频症。结果:1 个疗程治愈 26 例,2 个疗程全部治愈。随访 12 例,6 个月内无复发。③

23.五苓散　猪苓、茯苓、白术、泽泻、桂枝。程炳钧等用上方治疗 1 例小儿神经性尿频,患儿尿频、尿急半年余,每日排尿 30 余次,每次量 20~30 毫升,无尿痛,夜间此症消失,曾多次就医均诊为"泌尿系感染",用多种抗生素治疗无效。发育正常,营养中等,肾区无叩击痛,化验室各项检查均属正常。予五苓散 3 剂告愈。④

24.七草汤　金钱草 10 克、车前草 10 克、凤尾草 10 克、地锦草 10 克、通草 3 克、生甘草 3 克、灯心草 3 克。每日 1 剂,水煎服。清热解郁,化气行水。周炜用上方治疗 37 例小儿神经性尿频,疗效满意。⑤

25.补气温肾方　炙黄芪 12 克、益智仁 10

克、桑螵蛸 10 克、焦白术 6 克、乌药 6 克、制附子(先煎)6 克、山药 5 克。随症加减:夹有湿热尿痛者,加萹蓄 10 克、六一散(包煎)10 克;夹有外感流涕者,加桔梗 6 克;夹有食滞纳减者,加陈皮 6 克、焦山楂 10 克;阳虚小便清长者,加肉桂末(冲服)3 克;气虚少动者,加党参 10 克。以上药物加冷水适量浸泡 20 分钟,水煎 2 次,共煎成 200 毫升,小于 3 岁者每日服 100 毫升,大于 3 岁者每日服 200 毫升。补气温肾,约束水道。李洪如用上方加减治疗小儿神经性尿频症 30 例,服药 3 天症状消失 20 例,服药 6 天症状消失 7 例,服药 15 天症状消失 3 例。总有效率 100%。⑥

26.缩泉丸合补中益气汤加减　益智仁 10 克、乌药 10 克、山药 10 克、金樱子 10 克、党参 12 克、黄芪 12 克、白术 8 克、陈皮 8 克、升麻 5 克、柴胡 5 克、甘草 5 克。培元补肾,补中益气。每日 1 剂,水煎分 3 次服。侯桂莉用上方治疗小儿神经性尿频 36 例,全部治愈(临床症状全部消失),最少服药 3 剂,最多 12 剂。有 4 例症状复发又服药 3 剂而愈。⑦

27.利湿清热方　生地黄 9 克、竹叶 9 克、萹蓄 9 克、瞿麦 9 克、车前子(包煎)9 克、滑石(包煎)12 克、通草 3 克、甘草 3 克。每日 1 剂,水煎服。若药后 6 剂无效,则改用补肾缩尿方:熟地黄 9 克、菟丝子 9 克、补骨脂 9 克、炒白术 9 克、芡实 9 克、炒山药 12 克、益智仁 6 克、五味子 6 克、甘草 3 克。每日 1 剂,水煎服。毕可恩采用先利后补法治疗小儿神经性尿频 12 例,开始均服用利湿清热方,最多只服 6 剂,其中 3 剂愈 4 例,6 剂愈 4 例,另 4 例服至 6 剂无效,改用补肾缩尿方,6 剂愈。⑧

28.补中益气汤加减　党参 12 克、白术 10 克、柴胡 3 克、陈皮 3 克、甘草 3 克、升麻 6 克、淮山药 15 克、黄芪 20 克、肉桂 1 克。每日 1 剂,水

① 展玉萍,等.固元散治疗小儿神经性尿频 113 例[J].吉林中医药,2001(5):34.
② 傅培鑫.补中益气汤合缩泉丸治疗小儿神经性尿频 52 例[J].江西中医药,2000,31(3):28.
③ 黄毓庆.螵蛸寄奴汤治疗小儿神经性尿频症 32 例[J].四川中医,1998,16(9):43.
④ 程炳钧,等.五苓散治疗小儿神经性尿频[J].天津中医,1991(3):17.
⑤ 周炜.七草汤治疗小儿神经性尿频[J].云南中医杂志,1990,11(6):39.
⑥ 李洪如.补气温肾治疗小儿多尿 30 例[J].江苏中医,1990(8):16.
⑦ 侯桂莉.治疗小儿神经性尿频 36 例[J].辽宁中医杂志,1990(9):39.
⑧ 毕可恩.先利后补法治疗小儿神经性尿频 12 例[J].广西中医药,1990,13(2):12.

煎分 4 次服,6 天为 1 个疗程。健脾益气升阳。杨香锦用上方治疗小儿尿频症 112 例,痊愈 78 例,好转 28 例,无效 6 例。附验案 1 则,系证属中气不足,水道失约男性患儿,服药 3 剂,小便正常。半月后,旧病复发,予原方 6 剂,至今未见复发。[1]

29. 白茅根导赤汤 鲜白茅根 30 克、生地黄 10 克、木通 6 克、生甘草 4 克、竹叶 3 克。每日 1 剂,加水适量浸渍 30~40 分钟,水煎 2 次,分 2 次服,或代茶频服。邵金阶用上方治疗小儿白天尿频点滴 85 例,治愈(服药 5~10 剂症状消失,随访 3 个月以上未复发者)69 例,无效(服药 10 剂症状未消失或 3 个月以内又复发者)16 例。疗程最短 4 天,最长 10 天(其中 4~7 天 56 例,7~10 天 29 例),平均 6.55 天。[2]

30. 自拟方 潞党参 10 克、大丹参 10 克、生白芍 10 克、锻龙骨(先煎)10 克、细生地黄 10 克、钩藤(后下)10 克、牡蛎(先煎)15 克、生山药 15 克、炒白术 8 克、覆盆子 8 克、炒川续断 6 克、山茱萸 5 克、醋柴胡 1.5 克。每日 1 剂,水煎服。郭灿若用上方治疗 1 例证属肾气未充、复受惊吓之小儿尿频,3 剂后尿次减半,原方去大丹参、细生地黄、钩藤,加北沙参 7 克、车前子(包煎)7 克、福泽泻 7 克,又服 3 剂小便正常,随访 5 个月未见复发。[3]

单 方

何首乌 组成:何首乌 20 克(剂量随年龄大小稍作增减)。用法用量:水煎 2 次代茶频服,连续 10 天为 1 个疗程。临床应用:聂爱群等收治 66 例神经性尿频患儿,分为治疗组 34 例和对照组 32 例。治疗组用上法治疗,对照组予安定、谷维素及对症治疗。两组均 1 个疗程后统计疗效。结果:治疗组治愈(尿急尿频症状消失,小便次数正常)32 例(94.1%),无效(经 1 个疗程治疗,症状无改善)2 例(5.9%);对照组治愈 23 例(71.8%),无效 9 例(28.2%)。两组经统计学处理,有显著性差异(P<0.01)。[4]

中 成 药

1. 金匮肾气丸 组成:附子、肉桂、熟地黄、山药、泽泻、茯苓。功效:温养下元,益肾健脾。用法用量:(年龄+5)粒,每日 2 次口服。临床应用:张玲雪等收治 160 例神经性尿频患儿,随机分为治疗组和对照组各 80 例。对照组予硝苯地平片、谷维素片口服,同时注意合理饮食、保暖,治疗期间适当减少饮水量,避免不良刺激。治疗组在对照组治疗基础上加服金匮肾气丸。两组均 2 周 1 个疗程。结果:治疗组、对照组的总有效率分别为 95%、85%,两组比较有统计学意义(P<0.05)。[5]

2. 六味地黄丸 组成:熟地黄、山茱萸、牡丹皮、山药、茯苓、泽泻。用法用量:3~6 岁每次 4 粒,7~10 岁每次 6 粒,10~12 岁每次 8 粒,均每日 3 次,饭前空腹以淡盐开水送服。服丸剂有困难者可将上药加淡盐开水化开后服下。临床应用:李继书用上方治疗 100 例小儿神经性尿频,患儿全部治愈,多数患者服药当日起小便次数即开始减少,其中服药 1~3 天痊愈者 16 例,4~6 天痊愈者 73 例,6 天以上痊愈者 11 例;复发者 21 例,重复用药后仍痊愈。[6]

① 杨香锦.补中益气汤治疗小儿尿频症 112 例[J].湖南中医杂志,1989(6):34.
② 邵金阶.小儿白天尿频点滴 85 例治验[J].上海中医药杂志,1989(6):23.
③ 郭灿若.小儿尿频治验一例[J].江苏中医杂志,1984(5):58.
④ 聂爱群,等.单味何首乌治疗小儿神经性尿频 34 例小结[J].湖南中医杂志,1995,11(2):28.
⑤ 张玲雪,等.中西医结合治疗小儿神经性尿频 80 例疗效观察[J].河北中医,2015,37(1):65-66,75.
⑥ 李继书.六味地黄丸治疗小儿神经性尿频 100 例[J].实用中医药杂志,2000,16(9):24-25.

中　耳　炎

概　述

　　分泌性中耳炎是以中耳积液及听力下降为特征的中耳非化脓性疾病。本病儿童发病率较高，是引起小儿听力下降的最主要原因之一。

　　本病属中医"耳胀""耳闭""耳痹""耳胀闭"范畴。其发病多为外感，风邪入耳，气机不宣，邪气郁滞，致耳窍闭塞，耳窍积液，经气痞塞不通所致。基本病机在于清升浊降失调。由于肺失宣肃，肝（胆）失疏泄，脾（胃）失健运，肾气失化，而致痰浊瘀血留滞耳窍，而发其病。外感风邪热毒，内伤脏腑失调是致病主因。主病之脏在肺、脾（胃）、肝（胆）、肾。按中医病因可分为肺气虚型、肺脾气虚型、肾气虚亏型。

　　现代医学认为上呼吸道感染影响咽鼓管开合，或咽鼓管功能失常，中耳气压失调，血管通透性增强而渗液，可能与感染、免疫功能等有关。

经　验　方

　　1. 益气宣窍方　生黄芪 10 克、党参 10 克、茯苓 10 克、桂枝 10 克、五味子 6 克、辛夷 6 克、麻黄 6 克、石菖蒲 6 克、干姜 6 克、甘草 3 克（药味剂量根据患儿具体病情适当变化）。300 毫升水浸泡 30 分钟，文火煮沸后再煎 20 分钟取汁约 150 毫升，再加水 300 毫升煎煮 20 分钟，取汁 150 毫升，混匀后服用。体质量 15～25 千克，每日 1/2 剂，分 2 次口服；>25 千克者，每日 1 剂，分 2 次口服。

治疗期间忌食或少食辛辣刺激、生冷及油腻食物。王明星等收治 59 例儿童分泌性中耳炎，随机分为治疗组 30 例和对照组 29 例。治疗组予上方进行治疗。对照组予欧龙马滴剂口服。两组均连续治疗 28 天为 1 个疗程，共治疗 1 个疗程。结果：治疗组总有效率 80.00%，对照组 72.41%，两组比较差异无统计学意义（$P > 0.05$）；两组治疗后总积分差值比较差异无统计学意义（$P > 0.05$）；两组治疗后中医证候积分差值比较差异有统计学意义（$P > 0.05$），治疗组在改善中医证候方面明显优于对照组；治疗组治疗后声导抗检查总有效率 83.33%，对照组 68.56%，差异无统计学意义（$P > 0.05$），治疗组声导抗检查疗效优于对照组。[①]

　　2. 麻黄连翘赤小豆汤加味　麻黄连翘赤小豆汤（麻黄、连翘、赤小豆、桑白皮、杏仁、甘草）加土茯苓 30 克、生薏苡仁 30 克、茯苓 20 克、赤芍 15 克、泽泻 15 克、牡丹皮 12 克、白术 10 克、猪苓 10 克、桂枝 3 克。清肺利湿，宣降肺气，透达耳窍。苗卫萍用上方治疗 1 例中耳炎合并积水患儿，连服 5 剂后，耳闭减轻，耳鸣偶尔发生，听力好转，唯食纳减退，四肢乏力。舌质淡红，苔薄白，脉细濡转缓，上方加藿香 10 克、佩兰 10 克以芳香化湿醒胃。又 5 剂后，耳鸣消失，听力明显好转，耳闭症除，食纳转香，上方加黄芪 20 克、防风 6 克、炒白术 10 克，3 剂固表实卫，配制胶囊，每次 4 粒，每日 2 次（每粒 0.5 克），以资巩固。随访 1 年未复发。[②]

　　3. 中药内服外用　中药外用：冰片 2 克、白矾 10 克、鲜猪胆 1 枚。先将冰片、枯矾混合研磨成细粉，装入猪胆扎口，烘烤干燥后，再研磨成细

① 王明星,吴拥军,等.益气宣窍方治疗儿童分泌性中耳炎的临床疗效观察[J].河北中医,2014,36(3):335-337.
② 苗卫萍,苗子庆,等.麻黄连翘赤小豆汤加味治疗渗出性中耳炎合并积水症[J].陕西中医,2009,30(9):1241-1242.

粉,装瓶备用。患者先用 3% 双氧水清洗患耳,用棉签擦干后再用喷粉器将药吹入耳内,每日 1 次。中药内服予龙胆泻肝汤加减:龙胆草 12 克、黄芩 12 克、栀子 12 克、生地黄 12 克、车前草 30 克、当归 9 克、柴胡 9 克、木通 9 克、泽泻 9 克。随症加减:鼻塞,加白芷 12 克、辛夷 12 克、苍耳子 6 克;脓黄稠,加夏枯草 15 克、薏苡仁 30 克、佩兰 12 克。每日 1 剂,水煎取汁分 3 次服。慢性化脓性中耳炎多属脾虚湿困,上犯耳窍,选用参苓白术散加减:党参 15 克、白术 12 克、茯苓 12 克、炒白扁豆 12 克、陈皮 12 克、山药 12 克、砂仁 12 克、桔梗 12 克、薏苡仁 30 克、甘草 6 克。随症加减:乏力,脓质清稀,加黄芪 15 克、冬瓜仁 30 克;兼夹湿热,加黄芩 12 克、栀子 12 克。2 天 1 剂,水煎取汁分 3 次服。吕树奎用上法治疗化脓性中耳炎 60 例(70 耳),中药外用、内服均 5 天为 1 个疗程,治疗 3 个疗程后统计疗效。结果:痊愈(用药后听力恢复正常,鼓室无积液,保持 6 个月以上)46 例,好转(用药后听力显著改善,鼓室无积液,保持 1 个月以上)10 例,无效(用药后听力改善不明显,经上述治疗仍有积液)4 例。总有效率 93.3%。[①]

4. **猪苓汤加味** 猪苓 10 克、阿胶(烊化)10 克、滑石 9 克、茯苓 9 克、黄芪 9 克、石韦 9 克、益母草 9 克、赤芍 9 克、桑白皮 6 克、葶苈子 6 克、白术 6 克、黄芩 6 克、仙鹤草 20 克。上药煎取 50～150 毫升,每日 1 剂,分次口服。李雪生等收治 90 例渗出性中耳炎患儿,随机分为治疗组 60 例和对照组 30 例。治疗组予上方治疗。对照组予所有病例血管收缩剂滴鼻,咽鼓管吹张,鼓膜穿刺抽液,口服强的松、抗菌素等综合治疗。2 周为 1 个疗程。结果:治疗组、对照组的总有效率分别为 95.0%、73.3%,两组间总有效率比较,差异有统计学意义($P < 0.05$)。[②]

5. **龙胆泻肝汤配合西药** 龙胆泻肝汤:龙胆草 10 克、柴胡 10 克、黄芩 15 克、栀子 15 克、木通 15 克、泽泻 15 克、车前子 15 克、生地黄 15 克、当归尾 6 克、甘草 3 克(儿童酌减)。每日 1 剂,分 3 次日服。常宏艳选取 388 例(456 耳)急性化脓性中耳炎患者,随机分为治疗组 208 例(251 耳)和对照组 180 例(205 耳)。对照组予口服氨苄青霉素 0.5 克(若青霉素过敏者口服红霉素 0.25 克),儿童酌减,每日 3 次;局部用 3% 双氧水清洗患耳脓液后滴氧氟沙星滴耳液,每日 4 次。治疗组除采用对照组所用治疗方法外,加服龙胆泻肝汤。两组均 5 天为 1 个疗程。结果:治疗组、对照组的 1 个疗程和 2 个疗程的治愈率经统计学处理,均有明显差异($P < 0.01$,$P < 0.05$)。[③]

6. **泽泻汤加味** 泽泻 20 克、白术 10 克、茯苓 10 克、薏苡仁 10 克、赤芍 10 克、藿香 10 克、佩兰 10 克、石菖蒲 10 克、荆芥 10 克、防风 10 克、苍耳草 10 克、生甘草 6 克、红花 6 克。随症加减:有肝胆湿热,出现黄稠液体者,加用焦栀子、柴胡、龙胆草、黄芩等;痰湿夹热者,选加半夏、贝母、瓜蒌皮、胆南星。以上为成人剂量,小儿减半,水煎服,每日 1 剂,7 剂为 1 个疗程。朱荣强等收治 126 例(176 耳)渗出性中耳炎患者,分为治疗组 86 例(120 耳)和对照组 40 例(56 耳)。对照组予全身应用抗生素、皮质激素,并在鼓膜穿刺抽液时予 α-糜蛋白酶、地塞米松、生理盐水约 2 毫升冲洗中耳腔。局部治疗如鼓膜穿刺抽液,咽鼓管吹张,鼓膜按摩,鼻部滴用 1% 麻黄素。治疗组除服用汤剂外,其他与对照组相同。结果:治疗组、对照组的总有效率分别为 98.33%、85.71%,两组比较差异显著($P < 0.01$,);治疗组、对照组的复发率分别为 8.33%、25.00%,两组比较差异明显($P < 0.05$)。无论在提高临床有效率,还是在降低复发率上,治疗组均明显优于对照组。[④]

7. **宋长新经验方** (1)鼓膜内陷者治从手太阴肺经,药用川芎 10 克、炙麻黄 10 克、杏仁 10 克、陈皮 10 克、桔梗 10 克、丝瓜络 10 克、姜半夏

---

① 吕树奎.中药内服外用治疗化脓性中耳炎 60 例[J].河北中医,2009,31(4):504.
② 李雪生,等.猪苓汤加味治疗渗出性中耳炎疗效观察[J].辽宁中医杂志,2005,32(7):692.
③ 常宏艳.龙胆泻肝汤配合西药治疗急性化脓性中耳炎疗效观察[J].四川中医,2003,21(3):71-72.
④ 朱荣强,等.泽泻汤加味治疗渗出性中耳炎 86 例[J].实用中医药杂志,2002,18(11):19.

15克、茯苓15克、黄芩15克、当归15克、车前子20克、甘草6克(儿童酌减)。每日1剂,水煎服。(2)鼓室积液者治从足少阳胆经,药用柴胡10克、川芎10克、桔梗10克、黄芩15克、半夏15克、党参15克、当归15克、夏枯草15克、泽泻15克、车前子20克、甘草6克(儿童酌减)。每日1剂,水煎服。随症加减:热象明显、舌红苔黄者,加生地黄、龙胆草;鼻塞流涕者,加苍耳子;病程长,舌质淡属气虚者,加黄芪;顽固性中耳积液可短时间加用地塞米松和特非那丁。宋长新用上法治疗76例渗出性中耳炎患者。结果:痊愈(自觉症状消失,检查鼓膜恢复正常色泽,活动良好)62例、显效(自觉症状明显减轻,鼓室积液吸收,鼓膜内陷,活动度欠佳)12例、无效(症状体征无改善)2例。治疗时间最短3天,最长35天。其中3例属顽固性中耳积液者,在治疗期间加用地塞米松和特非那丁1周。总有效率96%。[1]

8. 外用经验方 明矾100克、猪胆3个、冰片2克、青黛2克、黄连5克。先把明矾打碎成细粉放入搪瓷盘内,再将猪胆汁倒进盘内于明矾上面,然后放在火上煅成块状样,煅时不能搅拌,待冷后加黄连共研成细末,再与冰片、青黛混匀,密闭避光备用。将患耳用3%双氧水洗净,用棉签拭干,取少许药末于细纸筒内轻吹耳内患处,每日1次,吹药后不要动,患耳内待其自然结痂、脱落,一般用药3次即可愈。用药时忌辛、辣、荤腥之物。[2]

9. 张勐经验方 黄连15克、枯矾10克、石膏10克。共研极细末后细筛加氯霉素针剂适量调匀贮瓶密盖。放阴凉干燥处备用。使用前,先用3%过氧化氢(双氧水)把耳道内脓液及分泌物洗净,患耳周围用75%酒精常规消毒。停2~3分钟后用消毒干棉签把耳道拭干,然后将药液滴入患耳内,每次1~2滴,每日2~3次,一般3~5天可

治愈。张勐用上方治疗1例中耳炎患儿,3天后病愈,随访1年未复发。[3]

10. 张子宽经验方 紫草3克、芝麻油40克。紫草入芝麻油内置火上煎炸,待油变紫色后滤取油液,装玻璃瓶备用。洗净患处,并滴入过氧化氢溶液后,再用棉花将液体擦干,而后滴入上方药数滴,每日2~3次。[4]

11. 陈友宏经验方 鲜猪苦胆(内含胆汁)1个、白矾末60克、绿豆50粒。上药共装入胆囊内封闭10天,待胆汁阴干,表面生长菌毛时取出胆囊内药物,再将苦参、黄柏各9克用芝麻油炸焦,加入冰片9克、麝香0.3克,和匀细末备用。一号药加黄连3克,二号药加勒马回3克。用法:先用棉花拭干患耳脓液,再用3%双氧水浸泡患耳2~3分钟,拭净患耳。尔后用适量药粉吹入内耳深部。慢性中耳炎用一号药,急性中耳炎用二号药。每日更换1次,一般用药2~3次痊愈。[5]

12. 民间验方 将1枚新鲜河蚌之两盖撬开,纳入指甲末(焙枯研末)少许、人中黄3克、冰片3克、老石灰10克。将上药外用黄泥包裹,置谷壳火中煨至冒青烟,取出去泥,研成极细末,入瓶密封待用。用法:先用棉签将耳道拭干,然后用小管将粉末吹入耳内。每日3~5次,每次0.15克。[6]

13. 自拟方 猪胆汁30毫升、枯矾30克。先将枯矾研为细末,再与胆汁混合拌匀,晾干为面,装瓶备用。使用时将药面少许置于适量芝麻油中,调匀滴耳。滴前需将耳内脓水用药棉揩净。[7]

单 方

鹿角霜(张介安经验方) 组成:鹿角霜10克、冰片1克。制备方法:研极细末装瓶备用。用法用量:先将患耳用生理盐水洗净,再滴菜油1滴

① 宋长新.中医药治疗渗出性中耳炎[J].湖北中医杂志,2000,22(11):35-36.
② 占冬松.中耳炎验方[J].江西中医药,1999,30(3):63.
③ 张勐.验方治中耳炎[J].四川中医,1995(10):50.
④ 张子宽.治中耳炎验方[J].四川中医,1989(8):44-45.
⑤ 陈友宏.治中耳炎验方[J].四川中医,1987(7):43-44.
⑥ 何耀荣.治中耳炎验方[J].湖南中医杂志,1986(2):56.
⑦ 樊学成,等.治中耳炎验方[J].四川中医,1984(4):62-63.

于耳内,将以上药粉少许吹于耳内,每日 2 次,一般用药 2～3 天可痊愈。临床应用:袁希波用上方治疗 1 例慢性中耳炎患儿,3 日后基本痊愈,随访多年未再复发。[①]

中 成 药

1. 三黄滴耳液　组成:黄连 60 克、黄柏 60克、大黄 60 克、苦参 60 克。制备方法:将上药洗净,加水 2 000 毫升浸泡 48 小时,文火煎煮 30 分钟,待冷后再用文火煎 30 分钟,冷却后去渣过滤,分别装入无菌小瓶中备用。临床应用:王浩澜选取 50 例急慢性外耳道炎、中耳炎患者,8 例流脓患者在应用上药前均先用 3‰双氧水清洗外耳道或鼓室分泌物,嘱咐患者取患耳向上位,滴入三黄滴耳液 6 滴(小儿减半),耳浴 10 分钟左右,每日 3次,7 天 1 个疗程,急性患者同时应用有效抗生素。

结果:在急性外耳道炎、急性中耳炎患者 40 例中,32 例 7 天内临床症状消失,干耳,检查恢复正常;8例在 2 周内症状消失,干耳。在慢性外耳道炎和慢性单纯型化脓性中耳炎患者 10 例中,2 周内干耳 7 例,3 例在经过 2 周治疗后分泌物减少,炎症减轻。全部 50 例患者均未见有出现头晕、头痛、眩晕、恶心、呕吐、耳痛、耳鸣、听力减退等不良反应的发生,无 1 例无效。总有效率 100%,治愈率 94%。[②]

2. 六神丸　组成:雄黄、牛黄、冰片、蟾蜍、麝香、珍珠等。用法用量:用双氧水洗净外耳道,干棉球揩净残留药液,用药棉卷成小条,蘸少许六神丸粉末送至耳道内,每日换药 1 次,2～3 天即愈。[③]

3. 复方西瓜霜　组成:西瓜霜、黄连、贝母等。功效:清热解毒,消肿止痛。用法用量:取桂林西瓜霜喷剂,将其喷入先用双氧水或生理盐水清洗后的患耳内,2 次/天。[④]

① 袁希波.鹿角霜治中耳炎有良效[J].中医杂志,2003,44(4):250.
② 王浩澜.三黄滴耳液的临床治疗观察[J].内蒙古中医药,2011(5):13-14.
③ 崔黎霞.临症巧用六神丸[J].河南中医,2001,21(2):33.
④ 陈晓玲.复方西瓜霜临床新用途[J].时珍国医国药,2001,12(2):161.

急性淋巴结炎

概　　述

急性淋巴结炎好发于春冬两季,是发病率较高的淋巴结疾病。其特征是淋巴结肿大、触痛拒按,可伴有恶寒发热、全身不适等症状,该病常累及儿童,予以积极治疗,绝大多数患者预后良好;若失治误治,进展为化脓性淋巴结炎、脓毒败血症,则预后恶劣。该病病因是化脓菌经淋巴管蔓延侵入到所属区域的淋巴结致病。以颈、腋窝和腹股沟等部位多见。

急性淋巴结炎属中医"痰毒"范畴,属风热痰毒之证。中医认为,本病由外感风温夹痰热侵袭少阳,至气血凝滞,郁久化火,蕴结而发。也有因口疮、龋齿、乳蛾或头面部疖肿等而诱发。

经　验　方

1. 中药内服外敷　仙方活命饮:金银花 15 克、防风 6 克、白芷 6 克、浙贝母 6 克、皂角刺 6 克、当归尾 3 克、陈皮 3 克、甲片 3 克、赤芍 9 克、天花粉 9 克、乳香 2 克、没药 2 克、甘草 2 克。每日 1 剂,水煎 2 次取 200 毫升,分 2 次服。金黄散:姜黄 20 克、大黄 20 克、黄柏 20 克、白芷 20 克、苍术 10 克、厚朴 10 克、陈皮 10 克、甘草 10 克、生天南星 10 克、天花粉 30 克。研末过筛,混匀即得。制成的金黄散与蜂蜜调拌成软膏,购置自粘贴涂上软膏即成如意金黄贴,用时敷贴患处。每日 1 贴,每次贴敷 12 小时。胡春生观察 64 例

小儿急性淋巴结炎,随机分为治疗组和对照组各 32 例。治疗组予上述中药内服外敷。对照组予头孢硫脒粉针剂、热毒宁注射液静滴,每日 1 次;体温大于 38.5℃口服泰诺林滴剂退热。结果:治疗组、对照组的总有效率均为 100%,两组比较 $P > 0.05$;治疗组、对照组的不良反应例数分别为 0 例、12 例,两组比较 $P < 0.05$。经过临床疗效观察证实,仙方活命饮配合如意金黄贴治疗急性淋巴结炎能达到与现代医学常规抗生素治疗同样的效果,而在药物不良反应、改善症状方面优于西医对照组,值得临床推广应用。[①]

2. 五味消毒饮加减　金银花 10 克、紫花地丁 10 克、炒栀子 10 克、牡蛎 10 克、北沙参 10 克、黄芩 10 克、野菊花 9 克、玄参 9 克、蒲公英 20 克、川贝母 3 克、夏枯草 12 克、莪术 6 克、桔梗 6 克、射干 6 克。清热解毒,滋阴利咽。吴玉晶等用上方治疗 1 例急性淋巴结炎,7 剂后咽痛减轻,淋巴结较前缩小一半,白天活动后时有汗出,舌红,苔微腻,脉滑,上方减桔梗、射干、黄芩,加浮小麦 30 克、炒谷芽 10 克、炒稻芽 10 克。继服 5 剂而愈。[②]

3. 海藻玉壶汤加减　海藻 15 克、昆布 15 克、金银花 15 克、连翘 15 克、青皮 6 克、甲片 6 克、皂角刺 6 克、夏枯草 12 克、天花粉 30 克、丹参 9 克、浙贝母 9 克、黄芩 9 克、生地黄 9 克(小儿剂量酌减)。每日 1 剂,水煎分 2 次内服,1 周为 1 个疗程。朱有光观察 42 例急性淋巴结炎患者,随机分为治疗组和对照组各 21 例。对照组给予西医常规治疗,采用青霉素肌注,过敏体质者改为口服红霉素治疗。治疗组在对照组常规治疗基础上,加

① 胡春生.中药内服外敷治疗小儿急性淋巴结炎疗效观察[J].湖北中医杂志,2015,37(9):45－46.
② 吴玉晶,徐荣谦.五味消毒饮在儿科疾病治疗中应用体会[J].中国中医药信息杂志,2014,21(6):114－115.

用海藻玉壶汤加减煎服。结果：治疗组、对照组的总有效率分别为95.24%、57.15%，两组总有效率比较，差异有显著性意义（P＜0.01）。①

4. 清热解毒化痰散结汤 板蓝根5～15克、黄芩4～10克、连翘5～10克、浙贝母5～10克、玄参5～10克、柴胡5～10克、夏枯草5～10克、海藻5～10克、昆布5～10克、僵蚕5～10克、薄荷3～6克、竹叶3～6克。随症加减：发热，加金银花5～15克、生石膏10～20克；咽喉肿痛，加桔梗4～10克、牛蒡子5～10克；牙龈肿痛，加生地黄5～10克、马勃5～10克、蒲公英5～15克；口腔溃疡，加吴茱萸5～10克、大黄5～10克。每日1剂，水煎服。马生莲选取128例急性淋巴结炎患儿，随机分为治疗组和对照组各64例。治疗组予上方加减治疗。对照组予静脉点滴抗生素，如青霉素类或头孢菌素类，对青霉素类或头孢菌素类过敏者予以大环内酯类。两组均以6天为1个疗程。结果：治疗组、对照组的总有效率均为100%；治疗组、对照组患儿的淋巴结肿痛消失时间比较，差异有显著性（P＜0.05）。故清热解毒化痰散结汤治疗小儿急性淋巴结炎可明显缩短疗程。②

5. 中药内服外敷 （1）口服中药：夏枯草20克、薏苡仁20克、赤芍20克、金银花25克、白芷10克、皂角刺10克、野菊花10克、天花粉10克、丹参10克、生地黄10克、牡丹皮15克、蒲公英15克、紫花地丁15克、甘草6克。随症加减：肿块坚实者，加浙贝母15克、甲片10克、陈皮10克；四肢疼痛者，加防己10克、猫爪草18克、桔梗12克；局部肿痛者，加乳香10克、没药10克、川芎10克；发热重者，加黄连6克、黄芩10克、栀子10克；便秘者，加大黄8克、桃仁10克。清热解毒，活血化瘀，化痰消肿。每日1剂，水煎分2次口服。（2）外敷中药：冰片30克、芒硝90克。混匀后装纱布袋。汤明胜等选取180例急性淋巴结炎患者，随机分为治疗组和对照组各90例。对照组

给予抗生素治疗，用头孢唑林钠粉针剂，对头孢类过敏者用克林霉素注射液静脉滴注。成脓后行脓肿切排并换药至伤口愈合。治疗组在对照组治疗的基础上局部应用上述中药内服外敷。均10天为1个疗程。结果：治疗组、对照组的总有效率分别为83.3%、57.8%，两组比较P＜0.05。③

6. 牛蒡解肌汤 牛蒡子10克、连翘10克、栀子10克、牡丹皮10克、石斛10克、玄参10克、薄荷（后下）6克、荆芥6克、夏枯草12克。对于局部肿痛较重，并伴低热者可增加牛蒡子、栀子、牡丹皮剂量至15克，并加用大青叶10克、蒲公英10克。1剂/天，每剂取汁400毫升，早晚各服200毫升。如局部症状较重者，予金黄膏外敷，1次/天。毕海军用上方加减治疗30例急性淋巴结炎患者，全部治愈（局部症状消失，体温恢复正常，局部未触及肿大淋巴结）。1周内治愈16例，2周内治愈14例。④

7. 昆布海藻汤 昆布30克、海藻30克、鳖甲30克、浙贝母30克、金银花15克、连翘15克、板蓝根12克、瓜蒌仁12克、射干12克、牡丹皮12克、赤芍18克、生地黄20克、甘草6克。加水500毫升煎至200毫升，每次100毫升，早晚服。西药用5%葡萄糖250毫升加青霉素钠（10～15）万单位/千克静滴。何洪兵选取330例急性淋巴结炎患者，随机分为治疗组230例和对照组100例。治疗组予上述中西医结合方法进行治疗。对照组用5%葡萄糖250毫升加青霉素钠（10～15）万单位/千克静滴。两组均以3日为1个疗程。结果：治疗组、对照组的总有效率分别为76.52%、61.00%，两组比较有显著性差异（P＜0.05）。⑤

单　方

1. 赤小豆方 组成：赤小豆60粒。制备方法：上药捣碎研为细末，过500目筛，鸡蛋清1枚，

① 朱有光.海藻玉壶汤加减治疗急性淋巴结炎的临床观察[J].基层医学论坛，2008,12(2)：18－19.
② 马生莲.清热解毒化痰散结汤治疗小儿急性淋巴结炎64例疗效观察[J].中医儿科杂志，2007,3(6)：20－21.
③ 汤明胜，等.中西医结合治疗急性淋巴结炎[J].湖北中医杂志，2006,28(9)：26.
④ 毕海军.牛蒡解肌汤治疗颈部急性淋巴结炎30例[J].天津中医药，2003,20(4)：35.
⑤ 何洪兵.中西医结合治疗急性淋巴结炎的临床疗效观察[J].中西医结合实用临床急救，1999,6(6)：269－270.

两者调和为糊状。用法用量：嘱患儿平卧，根据患处大小，以约 0.5 厘米厚度直接敷于患处皮肤。将双层湿润纱布置于药物覆盖之处，以免药物脱落，同时能够形成高渗环境，促进药物吸收。待药物结块后取下，将患处用清水擦拭干净。每日 1～2 次，直至肿痛消失。临床应用：刁娟娟等收治 42 例急性淋巴结炎患儿，随机分为试验组和对照组各 21 例。试验组予上方进行治疗。对照组予大青膏（大青叶、芙蓉叶、乳香、没药、黄连、大黄、黄柏、白矾、铅丹、铜绿、胆矾、白凡士林、芝麻油制备成膏）治疗。治疗期间，均嘱患儿注意休息，保持心情舒畅，忌食辛辣刺激、肥甘厚腻。密切观察两组患儿用药后平均起效时间、平均消肿时间及皮肤反应。结果：试验组起效时间、完全消肿时间短于对照组，明显缩短了病程且无不良反应。同时在药物的制备上更简易。[1]

2. 童肿膏 组成：生石膏 50 克、玄明粉 15 克、冰片 3 克。用法用量：将上药用生菜油调匀成膏状，每次取适量均匀涂于患处，以绷带包扎，每日换药 1 次。临床应用：张彦喜等收治 60 例急性淋巴结炎患儿，随机分为治疗组和对照组各 30 例。对照组予静脉滴注青霉素或头孢类抗生素加丁胺卡那；对于高热、全身症状重者给予降温、维持电解质平衡等对症支持疗法；脓肿形成者，给予及时切开排脓。治疗组在对照组的基础上加用童肿膏局部贴敷。结果：对照组局部消肿时间（5.3±0.82）天、发热消退时间（3.8±0.74）天、局部压痛消退时间（6.0±0.85）天、疗程（8.5±1.5）个；治疗组局部消肿时间（4.2±0.80）天、发热消退时间（3.2±0.85）天、局部压痛消退时间（4.6±0.78）天、疗程（6.8±1.45）个。治疗组在局部消肿时间、发热消退时间、局部压痛消退时间、疗程方面均优于对照组（$P<0.05$）。[2]

中 成 药

金黄膏 组成：天花粉、姜黄、白芷、苍术、黄柏、甘草等。用法用量：将金黄膏均匀地涂抹在消毒纱布上，外敷于患处，换药 1 次/2 天。临床应用：万兵选取 80 例急性淋巴炎患者，随机分为治疗组和对照组各 40 例。治疗组予金黄膏外敷联合头孢丙烯片口服治疗，对金黄膏过敏者禁止外敷。对照组予单纯头孢丙烯片口服。两组均以 7 天为 1 个疗程。结果：经治疗 1～2 个疗程后，治疗组、对照组的总有效率分别为 90%、75%，两组总有效率比较有显著性差异（$P<0.05$）。[3]

① 金喻，等.赤小豆方外敷治疗急性淋巴结炎[J].现代中医药,2013,33(1)：39-40.
② 张彦喜，等.中西医结合治疗小儿颌面部急性化脓性淋巴结炎 30 例[J].陕西中医,2005,26(5)：429-430.
③ 万兵.急性淋巴炎应用金黄膏外敷联合头孢丙烯片口服治疗的临床疗效观察[J].医学信息,2014,27(9)：543.

图书在版编目(CIP)数据

中医良方大典. 儿科卷 / 严世芸总主编；虞坚尔本卷主编. —上海：上海科学普及出版社，2021.4
ISBN 978-7-5427-7910-6

Ⅰ.①中… Ⅱ.①严… ②虞… Ⅲ.①小儿疾病-验方-汇编 Ⅳ.①R289.5

中国版本图书馆 CIP 数据核字(2021)第 006179 号

策划统筹　蒋惠壅
责任编辑　陈星星　柴日奕
助理编辑　黄　鑫　蔡丽娟
整体设计　姜　明

中医良方大典(儿科卷)

总 主 编　严世芸
本卷主编　虞坚尔
上海科学普及出版社出版发行
(上海中山北路 832 号　邮政编码 200070)
http://www.pspsh.com

各地新华书店经销　　苏州市越洋印刷有限公司印刷
开本 889×1194　1/16　印张 48　字数 1 260 000
2021 年 4 月第 1 版　　2021 年 4 月第 1 次印刷

ISBN 978-7-5427-7910-6　定价：288.00 元
本书如有缺页、错装或坏损等严重质量问题
请向工厂联系调换
联系电话：0512-68180628